Practical Operation of
General Surgery

谨以此书缅怀纪念
为我国外科事业作出贡献的前辈和老师。

裘法祖　教授

曾宪九　教授

黄萃庭　教授

傅培彬　教授

叶兴杰　教授

陈荣殿　教授

崔永锡　教授

实用普通外科手术学

梁力寿

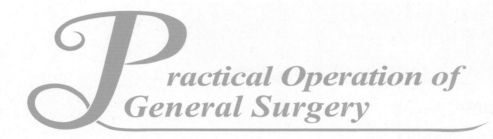

Practical Operation of General Surgery

实用普通外科手术学

主　编　杨春明

副主编　田晓峰　赵作伟

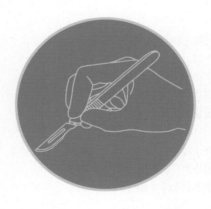

人民卫生出版社

图书在版编目（CIP）数据

实用普通外科手术学 / 杨春明主编 . —北京：人民卫生出版社，2014

ISBN 978-7-117-19759-5

I. ①实… Ⅱ. ①杨… Ⅲ. ①外科手术 Ⅳ. ①R61

中国版本图书馆 CIP 数据核字（2014）第 210439 号

| 人卫社官网 | www.pmph.com | 出版物查询，在线购书 |
| 人卫医学网 | www.ipmph.com | 医学考试辅导，医学数据库服务，医学教育资源，大众健康资讯 |

ISBN 978-7-117-19759-5

9 787117 197595 >

实用普通外科手术学

主　　编：杨春明

出版发行：人民卫生出版社（中继线 010-59780011）

地　　址：北京市朝阳区潘家园南里 19 号

邮　　编：100021

E - mail：pmph @ pmph.com

购书热线：010-59787592　010-59787584　010-65264830

印　　刷：三河市宏达印刷有限公司（胜利）

经　　销：新华书店

开　　本：889×1194　1/16　印张：70

字　　数：2070 千字

版　　次：2014 年 10 月第 1 版　2022 年 2 月第 1 版第 6 次印刷

标准书号：ISBN 978-7-117-19759-5/R・19760

定　　价：289.00 元

主编简介

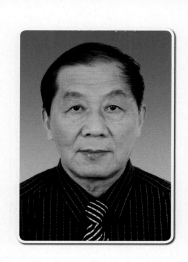

杨春明,1950 年高中毕业于上海市南洋模范中学,1955 年大学毕业于大连医学院医疗系。1985 年晋升教授,曾任大连医科大学附属第二医院外科教研室主任,兼任卫生部统考命题委员会委员,中华医学会外科分会门静脉高压症学组委员,中华创伤学会外科感染学组委员,《中华外科杂志》、《中华普通外科杂志》等 10 余种期刊编辑委员、荣誉编委,《中国现代普通外科进展》副主编。

长期从事普通外科临床工作,毕业留校任教后,从师著名外科专家叶兴杰、陈荣殿和崔永锡等教授,受到严格的基础医学训练和临床技术培训,擅长门静脉高压症、急性重症胰腺炎、胆石症和胆囊炎及各种内分泌外科疾病的诊治,对休克、感染、创伤后全身炎症反应等基础理论做了较广泛的研究。近 60 年来,担任医疗系多层次的教学和干部培养工作,培养硕士和博士研究生 20 余名。

自 1950 年代以来发表"急性梗阻性化脓性胆囊炎"、"膈下脓肿"、"内毒素休克"、"原发性硬化性胆囊炎"等论文近 200 余篇。主编《外科学原理与实践》、《现代急症外科学》等专著 4 部,参加编写卫生部高等医学院校规划教材《外科学》、教育部高等医学院校规划教材《外科学》、《外科学》(八年制)、《黄家驷外科学》和《现代外科学》、《腹部外科学》等专著 20 余部。完成省、市科研课题多项。多次赴美国、瑞典、日本和港澳台地区访问考察、学术交流和合作科研,多次主持和参与国际和国内医学和外科学术会议,为促进我国外科学发展和学术交流做了有益的工作。

副主编简介

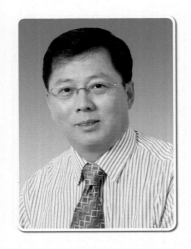

田晓峰,男,医学博士,二级教授,博士生导师。

1985年毕业于大连医科大学医疗系,攻读研究生先后获得硕、博士学位。从事普通外科临床工作和器官损伤保护、肿瘤诊治等基础研究,先后获得国家863、国家自然基金项目的资助。发表论文100余篇,被SCI、EI收录共40余篇,著书5部;获得国家发明专利1项、省市科技进步奖4项。现任辽宁医学会外科分会常委、大连市普外专业委员会主任委员、辽宁省特聘教授、辽宁省重点学科带头人。为辽宁省优秀人才计划、省百千万人才百人层次、大连市首批科技领军人才、市劳动模范、市十大杰出青年等称号获得者。

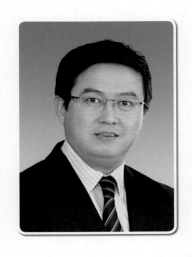

　　赵作伟，普外科教授，博士生导师，现任大连医科大学附属第二医院院长。

　　主要研究方向为消化道肿瘤的分子生物学特征与机制，作为项目主持人完成多项国家自然科学基金及省市科技计划项目。在国内外各级刊物上发表论文百余篇，以第一作者发表SCI论文10余篇。任中华医学会外科学分会胃肠外科学组委员、中国医师协会外科医师分会肿瘤外科医师委员会常委、省医学会全科医学分会副主委、省细胞生物学学会普通外科细胞生物技术委员会副主委等。获辽宁省百千万人才工程百人层次人选、大连市领军人才、市优秀专家、市十大杰出青年、省市五四青年奖章等荣誉称号。

编写委员会

（按撰稿章节顺序排列）

杨春明	李靖年	赵作伟	蒋朱明	付小兵	田晓峰
吴　毅	胡三元	武正炎	沈镇宙	姜　军	杨兴无
秦新裕	何裕隆	余佩武	祝学光	汪忠镐	王鹏志
林　锋	兰　平	时　军	顾　晋	郑民华	罗福文
郁宝铭	周总光	王立明	刘允怡	杨连粤	陈敏山
夏穗生	郑树森	王伟林	范上达	严律南	朱继业
邹声泉	张忠涛	吴金术	施维锦	高志清	田伏洲
杨尹默	彭淑牖	邵永孚	姜洪池	符伟国	辛世杰
王玉琦	任双义				

分编负责人

第 一 篇　外科手术学概论　　　　　　　　　赵作伟
第 二 篇　面、颈部手术　　　　　　　　　　田晓峰
第 三 篇　乳房手术　　　　　　　　　　　　沈镇宙
第 四 篇　腹壁、腹腔和腹膜后手术　　　　　杨兴无
第 五 篇　胃、十二指肠手术　　　　　　　　杨春明
第 六 篇　小肠手术　　　　　　　　　　　　杨春明
第 七 篇　结肠手术　　　　　　　　　　　　兰　平
第 八 篇　直肠、肛管手术　　　　　　　　　郁宝铭
第 九 篇　肝脏手术　　　　　　　　　　　　王伟林
第 十 篇　门静脉高压症手术　　　　　　　　杨春明
第十一篇　胆道手术　　　　　　　　　　　　邹声泉
第十二篇　胰腺手术　　　　　　　　　　　　彭淑牖
第十三篇　脾脏手术　　　　　　　　　　　　曹金铎
第十四篇　血管手术　　　　　　　　　　　　王玉琦
第十五篇　软组织手术　　　　　　　　　　　侯在恩

编 写 人 员

（按撰稿章节顺序排列）

杨春明	大连医科大学附属第二医院	秦新裕	复旦大学附属中山医院
李靖年	大连医科大学附属第二医院	陈峻青	中国医科大学附属第一医院
赵作伟	大连医科大学附属第二医院	何裕隆	中山大学附属第一医院
李 瑾	沈阳军区总医院	余佩武	第三医科大学西南医院
熊君宇	大连医科大学附属第二医院	郝迎学	第三医科大学西南医院
韩 梅	大连医科大学附属第二医院	祝学光	北京大学人民医院
蒋朱明	北京协和医院	王 远	北京大学人民医院
付小兵	解放军总医院第一医院	王秋生	北京大学人民医院
田晓峰	大连医科大学附属第二医院	汪忠镐	第二炮兵总医院
吴 毅	复旦大学附属肿瘤医院	曾庆良	遵义医学院附属医院
胡三元	山东大学附属齐鲁医院	王鹏志	天津医科大学总医院
王延磊	山东大学附属齐鲁医院	林 锋	中山大学附属第六医院
张光永	山东大学附属齐鲁医院	李 勇	中山大学附属第六医院
陈 波	山东大学附属齐鲁医院	兰 平	中山大学附属第六医院
武正炎	南京医科大学附属第一医院	时 军	南昌大学附属第一医院
李海志	南京医科大学附属第一医院	顾 晋	北京大学肿瘤医院
沈镇宙	复旦大学附属肿瘤医院	郑民华	上海交通大学附属瑞金医院
吴 炅	复旦大学附属肿瘤医院	罗福文	大连医科大学附属第二医院
姜 军	第三军医大学西南医院	彭 慧	上海交通大学附属瑞金医院
刘彩刚	大连医科大学附属第二医院	郁宝铭	上海交通大学附属瑞金医院
马镇海	大连医科大学附属第二医院	周总光	四川大学华西医院
王弥迦	大连医科大学附属第二医院	王立明	大连医科大学附属第二医院
范林军	第三军医大学西南医院	梁 锐	大连医科大学附属第二医院
郑艳丽	大连医科大学附属第二医院	温 浩	新疆医科大学附属医院
杨兴无	大连医科大学附属第二医院	邵英梅	新疆医科大学附属医院
师英强	复旦大学附属肿瘤医院	吐尔干艾力	新疆医科大学附属医院
刘 磊	深圳市儿童医院	刘允怡	香港中文大学威尔士亲王医院
王洪山	复旦大学附属中山医院	赖俊雄	香港中文大学威尔士亲王医院
孙益红	复旦大学附属中山医院	刘晓欣	香港中文大学威尔士亲王医院

杨连粤	中南大学湘雅二院	尤 楠	第四军医大学秦都医院
王志明	四川大学华西医院	田伏洲	成都军区总医院
周乐杜	四川大学华西医院	杨尹默	北京大学第一医院
陈敏山	中山大学附属肿瘤医院	高红桥	北京大学第一医院
黄俊廷	中山大学附属肿瘤医院	庄 岩	北京大学第一医院
刘芙蓉	中山大学附属肿瘤医院	彭淑牖	浙江大学附属第二医院
夏穗生	华中科技大学同济医院	许 斌	浙江大学附属第二医院
郑树森	浙江大学附属第一医院	邵永孚	中国医学科学院肿瘤医院
王伟林	浙江大学附属第一医院	明长生	华中科技大学同济医院
叶启发	武汉大学中南西院	朱明炜	首都医科大学北京医院
陈诗正	香港大学玛丽医院	曹金铎	首都医科大学北京医院
范上达	香港大学玛丽医院	姜洪池	哈尔滨医科大学附属第一医院
严律南	四川大学华西医院	张伟辉	哈尔滨医科大学附属第一医院
姜春萌	大连医科大学附属第二医院	唐 骁	复旦大学附属中山医院
许培钦	河南大学附属第一医院	符伟国	复旦大学附属中山医院
孙玉玲	河南大学附属第一医院	李 斌	大连大学附属新华医院
石景森	西安医科大学第一医院	张东明	大连医科大学附属第二医院
李 照	北京大学第一医院	李 磊	大连医科大学附属第二医院
高鹏骥	北京大学第一医院	王利新	复旦大学附属中山医院
朱继业	北京大学第一医院	石 赟	复旦大学附属中山医院
陈训如	成都军区昆明总医院	辛世杰	中国医科大学附属第一医院
邹声泉	华中科技大学附属同济医院	高洪明	中国医科大学附属第一医院
张忠涛	首都医科大学友谊医院	史振宇	复旦大学附属中山医院
韩 威	首都医科大学友谊医院	董智慧	复旦大学附属中山医院
孙诚谊	贵阳医学院附属医院	王玉琦	复旦大学附属中山医院
喻 超	贵阳医学院附属医院	竺 挺	复旦大学附属中山医院
吴金术	湖南省人民医院	任双义	大连医科大学附属第二医院
施维锦	上海交通大学附属仁济医院	刘 岩	大连医科大学附属第二医院
高志清	第四军医大学秦都医院	侯在恩	大连医科大学附属第二医院

Practical Operation of General Surgery

序　言

　　普通外科是外科十分重要的组成部分,不但诊治的病人多,治疗方法复杂,也是培养各外科专科医师的基地,在整个外科领域中占有重要地位。而普通外科手术,又是治疗普通外科疾病的重要手段,手术效果直接影响病人的预后。一位外科医师必须掌握外科的基本知识、基本理论和基本技能,同时还要学习和掌握各种外科手术技术,学习外科手术学是达到此一目的重要环节。

　　经历了近五年历程,投入了大量精力,杨春明教授等邀请组织全国包括 5 名院士在内的 114 位专家教授,在繁忙的医教研工作之余,用他们自己精湛的外科医学知识和丰富的普通外科手术经验,阐述各种普通外科的经验和进展,撰写了这本大型著作。他们通过通俗易懂的语言和深入浅出的文笔,将先进的普通外科知识和精湛的手术技巧表达出来,同时辅以精美细致的插图解说,将普通外科手术知识、信息和经验,奉献给广大外科同道和读者。

　　本书内容丰富、贴近临床,注重实用。形式新颖,图文并茂。全书内容 200 余万字,近 2000 余幅插图,涵盖了普通外科全部常见手术,特别对一些最常用、最基本的手术,每一步骤都加以详细描写,使读者和青年外科医师能受益良多,如胃切除术、疝修补术和乳腺癌手术等。本书还介绍了当前国内外兴起的各种普通外科微创手术的概况和技术,包括腔镜、内镜和机器人技术等,如胃、肝、胆道和结直肠腔镜手术等。

　　综观本书确是一本较优秀的外科手术学参考书,值得各级外科医师,特别是普通外科医师阅读参考。在此我诚恳地向外科医师,特别是普通外科专业医师推荐此书。

郑树森

2014 年夏

*Practical Operation of
General Surgery*

前　　言

　　普通外科手术是普通外科领域中最常使用的,无论平时或战时,普通外科各种疾病都严重威胁人民健康和生命安全,怎样更好地诊治疾病,如何做好每一例普通外科手术,是外科工作者始终关注的课题。

　　早在 20 世纪 70 年代,为支援三线建设,大连医学院举院南迁贵州遵义,当时为了医疗、教学和培养干部,外科同仁合作编写了《外科手术学》一书,并承蒙外科泰斗裘法祖教授审阅,推荐人民卫生出版社出版。但因当时其已接受另一部外科手术学的出版工作,故改由贵州人民出版社出版。出版以来,因其内容丰富,颇受读者欢迎。而在 80 年代,由人民卫生出版社以《实用外科手术学》书名出版,10 余年来 7 次印刷,是人民卫生出版社实用系列的最畅销书之一。

　　近年来,外科基本理论迅速发展,实验外科、基础医学和外科临床实践紧密结合,从而使普通外科的诊治方法和手术水平有了很大提高。我国外科工作者在这方面也取得可喜成绩,许多普外手术的质量都达到国际先进水平。为了及时反映我国普通外科手术学的成就,我们在吸取编写《实用外科手术学》的经验基础上,组织了全国包括 5 位院士在内的 114 位专家、教授,共同编著了这本《实用普通外科手术学》,这本书的编写一直得到了全国各兄弟院校、医院专家、教授的关爱和支持,特别承蒙黎介寿院士为本书题写书名,郑树森院士为本书撰写序言,又得到了人民卫生出版社的大力协助,也得到了大连医科大学附属第二医院的鼎力支持,在此表示衷心感谢。本书全部插图得到王东先生的加工和整理,参与本书编辑工作的王弥迦、李学璐、于昕彤等医师,也一并表示感谢。

　　鉴于我们经验有限,学识欠缺,书内必然有许多缺点和不足之处,恳请各位专家同道和广大读者见谅和赐教。

杨春明

2014 年夏

Practical Operation of General Surgery

目　录

第一篇　外科手术学概论

第一章　外科手术学历史和发展…………… 2
　第一节　现代外科手术学起源和发展……… 2
　　一、古代文明社会 ………………………… 2
　　二、中世纪时代 …………………………… 2
　　三、文艺复兴时期 ………………………… 2
　　四、17 世纪 ………………………………… 3
　　五、18 世纪 ………………………………… 3
　　六、19 世纪 ………………………………… 3
　第二节　外科手术有关学科发展和成就…… 3
　　一、解剖学 ………………………………… 3
　　二、病理生理学 …………………………… 3
　　三、麻醉学 ………………………………… 4
　　四、抗菌、无菌法 ………………………… 4
　第三节　我国传统医学中外科学成就……… 4
　第四节　现代外科学发展和前景…………… 4
　　一、全球外科学发展 ……………………… 4
　　二、新中国外科手术学成就 ……………… 5
　　三、外科手术学前景 ……………………… 5
第二章　病人安全和外科手术并发症……… 6
　第一节　病人安全和医疗过失……………… 6
　第二节　外科手术并发症…………………… 7
　　一、外科手术并发症定义 ………………… 7
　　二、外科手术并发症分类 ………………… 7
　　三、外科手术并发症防治 ………………… 7
第三章　外科手术基本技术和微创外科技术…… 9
　第一节　外科手术基本技术………………… 9
　　一、常用手术器械及用法 ………………… 9
　　二、外科手术基本操作 …………………… 13

　第二节　微创外科技术……………………… 22
　　一、概述 …………………………………… 22
　　二、腔镜技术 ……………………………… 22
　　三、内镜技术 ……………………………… 25
　　四、显微外科 ……………………………… 26
　第三节　达芬奇机器人临床应用…………… 27
　　一、概述 …………………………………… 27
　　二、达芬奇机器人手术系统在普通
　　　　外科应用 ……………………………… 30
第四章　普通外科手术麻醉选择…………… 34
　第一节　概述………………………………… 34
　　一、麻醉前评估 …………………………… 34
　　二、麻醉前准备 …………………………… 35
　　三、麻醉前用药 …………………………… 35
　　四、麻醉中监测 …………………………… 36
　　五、常用麻醉方法 ………………………… 37
　第二节　常见普通外科手术麻醉选择……… 38
　　一、甲状腺和甲状旁腺手术麻醉 ………… 38
　　二、乳腺手术麻醉 ………………………… 39
　　三、消化道疾病手术麻醉 ………………… 40
　　四、肝胆胰疾病手术麻醉 ………………… 40
　　五、腹腔镜手术麻醉 ……………………… 44
　　六、其他手术麻醉 ………………………… 45
　第三节　麻醉后监护………………………… 45
第五章　外科手术患者营养支持…………… 47
　第一节　概述………………………………… 47
　第二节　营养基质代谢及创伤 / 感染后
　　　　　代谢反应…………………………… 48

一、营养基质代谢 …………………48
二、创伤／感染后的代谢反应 ……49
第三节　肠外营养与肠内营养发展趋势及
　　　　适应证重新认识 ……………49
一、肠外营养支持 …………………49
二、肠内营养支持 …………………49
第四节　肠外营养和肠内营养应用 ………50
一、肠外营养（PN） ………………50
二、肠内营养（EN） ………………51
第五节　营养支持管理与监测 ……………52
第六节　营养支持并发症及其预防 ………53
一、肠外营养支持并发症及其预防 …53
二、肠内营养支持并发症及其预防 …54
第七节　证据（循证）医学对肠外、肠内营养
　　　　应用影响 …………………54

第六章　外科切口愈合与外科手术感染 ………56
第一节　外科切口愈合 ……………………56
一、对切口创伤修复现代认识 ………56
二、切口或创伤愈合病理生理过程 …57
三、切口和创伤愈合基本类型 ………57
四、影响切口或创伤愈合因素 ………58
第二节　外科手术感染 ……………………60
一、外科感染发病机制 ………………60
二、外科切口部位感染 ………………62
三、导管相关血循感染 ………………62
四、腹腔内感染 ………………………64
五、外科感染抗生素防治 ……………65
六、耐甲氧西林金黄色葡萄球菌
　　感染处理 …………………………66

第二篇　面、颈部手术

第七章　面、颈部应用解剖 ………………70
一、颈部范围 ………………………70
二、颈部筋膜 ………………………70
三、颈部肌肉 ………………………70
四、颈部血管 ………………………70
五、颈部淋巴组织 …………………71
六、颈部淋巴结分组 ………………71
七、颈部神经 ………………………71
八、颈部分区 ………………………72
第八章　面、颈部手术 ……………………73
第一节　唇癌切除术 ………………………73
第二节　舌切除术 …………………………74
一、舌部分切除术 …………………74
二、半舌切除术 ……………………74
第三节　颈部损伤手术 ……………………75
一、概述 ……………………………75
二、颈部软组织损伤手术 …………75
三、气管和食管损伤手术 …………76
四、颈部血管损伤手术 ……………76
第四节　腮腺切除术 ………………………78
第五节　气管切开术 ………………………82
第六节　甲状舌管囊肿手术 ………………85
第七节　颈部其他手术 ……………………86
一、颈部脓肿切开引流术 …………86

二、颌下囊肿切除术 ………………86
三、囊状淋巴管瘤切除术 …………87
四、鳃囊肿和鳃瘘手术 ……………88
第九章　甲状腺手术 ………………………90
第一节　甲状腺应用解剖和生理概要 ……90
第二节　甲状腺腺瘤切除术 ………………92
第三节　甲状腺大部切除术 ………………93
第四节　甲状腺全切除术 …………………96
第五节　甲状腺癌颈淋巴结清扫术 ………98
第六节　甲状腺微创手术 …………………100
一、腔镜甲状腺手术应用解剖 ……101
二、腔镜甲状腺手术径路 …………101
三、甲状腺良性疾病腔镜手术 ……104
四、腔镜辅助甲状腺癌手术 ………107
五、腔镜甲状旁腺手术 ……………109
第十章　甲状旁腺手术 ……………………111
第一节　甲状旁腺应用解剖和生理概要 …111
一、应用解剖 ………………………111
二、生理功能 ………………………111
第二节　甲状旁腺切除术 …………………112
一、传统双侧探查手术 ……………112
二、微创甲状旁腺切除术 …………115
三、内镜及内镜辅助下甲状旁腺
　　切除术 …………………………115

第三篇　乳房手术

第十一章　乳房应用解剖和生理概要……… 118
　第一节　乳房应用解剖 …………………… 118
　　一、乳腺内部结构 ……………………… 118
　　二、乳腺血供 …………………………… 118
　　三、乳腺淋巴引流 ……………………… 119
　　四、乳腺有关淋巴结 …………………… 119
　　五、腋窝局部解剖 ……………………… 119
　　六、胸肌筋膜与腋筋膜 ………………… 120
　　七、神经支配 …………………………… 120
　第二节　乳腺生理概要 …………………… 120
　　一、乳腺生长发育 ……………………… 120
　　二、下丘脑-垂体-卵巢内分泌激素及
　　　　乳腺调节作用 ……………………… 121
　　三、其他内分泌激素调节作用 ………… 122
第十二章　乳腺炎症性疾病手术 ………… 123
　第一节　急性乳腺炎手术 ………………… 123
　第二节　浆细胞性乳腺炎手术 …………… 124
　第三节　乳腺脂肪坏死手术 ……………… 124
第十三章　乳腺良性肿瘤手术 …………… 125
　第一节　乳腺纤维腺瘤手术 ……………… 125
　第二节　乳腺分叶状肿瘤手术 …………… 125
　第三节　乳腺导管内乳头状瘤手术 ……… 126
第十四章　乳腺癌手术 …………………… 128
　第一节　概述 ……………………………… 128
　　一、乳腺癌各种手术方式 ……………… 128
　　二、术前准备 …………………………… 128
　第二节　乳腺癌改良根治术 ……………… 129
　第三节　乳腺癌根治术 …………………… 133

　第四节　乳腺癌扩大根治术——内乳
　　　　　淋巴结清除 ……………………… 134
　第五节　乳腺癌保乳手术 ………………… 135
　第六节　前哨淋巴结活检 ………………… 137
　第七节　乳腺癌手术中意外处理 ………… 138
第十五章　腔镜乳腺癌手术和乳腺微创
　　　　　旋切手术 ……………………… 141
　第一节　全腔镜乳腺癌改良根治术及腔镜
　　　　　腋窝淋巴结清扫术 ……………… 141
　　一、全腔镜乳腺癌改良根治术 ………… 141
　　二、腔镜腋窝淋巴结清扫术 …………… 145
　第二节　乳腺微创旋切手术 ……………… 146
第十六章　乳房重建与修复 ……………… 150
　第一节　概述 ……………………………… 150
　第二节　预防性全乳切除时乳房重建 …… 150
　第三节　导管原位癌全乳切除与重建 …… 152
　第四节　Ⅰ期、Ⅱ期乳腺癌保乳手术中的
　　　　　重建策略 ………………………… 153
　第五节　植入物乳房重建 ………………… 157
　第六节　自体组织乳房重建 ……………… 159
　第七节　隆乳术 …………………………… 162
　第八节　乳房缩小术 ……………………… 164
　　一、垂直双蒂法乳房缩小术 …………… 164
　　二、下蒂法乳房缩小术 ………………… 166
　　三、双环法乳房缩小术 ………………… 167
　第九节　乳房再造术 ……………………… 168
　　一、背阔肌肌皮瓣乳房再造术 ………… 168
　　二、腹直肌肌皮瓣法乳房再造术 ……… 170

第四篇　腹壁、腹腔和腹膜后手术

第十七章　腹壁应用解剖和腹部切口………… 174
　第一节　腹壁应用解剖 …………………… 174
　第二节　腹部切口种类 …………………… 176
　　一、垂直切口（纵切口）……………… 177
　　二、横切口 ……………………………… 180
　　三、斜切口 ……………………………… 180
　　四、胸腹联合切口 ……………………… 183
　　五、腹膜后和腹膜外切口 ……………… 185
　第三节　腹部切口选择 …………………… 187
　第四节　腹部切口闭合 …………………… 187

　　一、腹膜闭合 …………………………… 188
　　二、肌筋膜闭合 ………………………… 188
　　三、皮下组织 …………………………… 188
　　四、皮肤缝合 …………………………… 188
　第五节　腹壁切口裂开缝合术 …………… 188
第十八章　剖腹探查术 …………………… 191
第十九章　腹腔脓肿手术 ………………… 196
　第一节　盆腔脓肿引流术 ………………… 196
　　一、经直肠切开引流术 ………………… 196
　　二、经阴道切开引流术 ………………… 197

三、经腹切开引流术 …………… 197
第二节　膈下脓肿切开引流术 ……… 198
　一、膈下间隙应用解剖 ………… 198
　二、经前侧腹膜外引流 ………… 198
　三、经腹腔切开引流术 ………… 200
　四、经后侧腹膜外切开引流术 … 200
　五、经胸腔切开引流术 ………… 202
第三节　其他腹腔脓肿切开引流术 … 202
第四节　腹腔脓肿置管闭式引流术 … 203

第二十章　腹膜后手术 ………… 204
第一节　概述 …………………… 204
第二节　腹膜后肿瘤切除术 ……… 205

第二十一章　其他腹腔内手术 … 209
第一节　腹内疝手术 ……………… 209
　一、十二指肠旁疝 ……………… 209
　二、经肠系膜裂孔内疝 ………… 210
　三、经大网膜裂孔内疝 ………… 210
　四、获得性后天性内疝 ………… 210
第二节　肠系膜和大网膜囊肿手术 … 210

　一、肠系膜囊肿切除术 ………… 210
　二、大网膜囊肿切除术 ………… 211
第二十二章　腹外疝手术 ……… 212
第一节　腹股沟疝手术 …………… 212
　一、腹股沟区应用解剖 ………… 212
　二、腹股沟疝分类 ……………… 215
　三、腹股沟疝手术方法 ………… 218
　四、无张力腹股沟疝修补术 …… 232
　五、腹腔镜腹股沟疝修补 ……… 235
第二节　其他腹外疝修补手术 …… 237
　一、股疝修补术 ………………… 237
　二、脐疝修补术 ………………… 241
　三、腹壁切口疝修补术 ………… 244
第三节　腹股沟疝修补术并发症 … 245
　一、腹股沟区组织器官损伤 …… 245
　二、内脏损伤 …………………… 246
　三、切口感染 …………………… 246
　四、疝复发 ……………………… 247

第五篇　胃、十二指肠手术

第二十三章　胃、十二指肠应用解剖和
　　　　　　　生理概要 ………… 250
第一节　胃、十二指肠应用解剖 …… 250
第二节　胃、十二指肠生理概要 …… 254
第二十四章　胃、十二指肠先天性畸形手术 … 257
第一节　新生儿胃穿孔修补术 …… 257
第二节　新生儿胃造口术 ………… 257
第三节　先天性肥厚性幽门狭窄手术 … 258
第四节　十二指肠闭锁和狭窄手术 … 258
第五节　环状胰腺手术 …………… 260
第二十五章　胃、十二指肠损伤的手术 … 262
第一节　胃损伤手术 ……………… 262
第二节　十二指肠损伤手术 ……… 262
第二十六章　胃造口术 ………… 264
第一节　隧道式胃造口术（Witzel 术式） 264
第二节　荷包式胃造口术（Stamm 术式） 265
第三节　活瓣管式胃造口术
　　　　（Spivack 术式） …………… 265
第四节　经皮内镜胃造口术 ……… 266
第二十七章　消化性溃疡病手术概述 ……… 269
第二十八章　消化性溃疡穿孔修补术和
　　　　　　　胃引流术 ………… 271

第一节　消化性溃疡穿孔修补术 …… 271
第二节　胃引流术 ………………… 273
　一、纵切横缝式幽门成形术 …… 274
　二、马蹄形切开式幽门成形术 … 275
　三、胃空肠吻合术 ……………… 276
　四、胃十二指肠吻合术 ………… 278
第二十九章　胃迷走神经切断术 … 280
第一节　概述 …………………… 280
第二节　胃迷走神经干切断术 …… 280
第三节　选择性胃迷走神经切断术 … 282
第四节　高度选择性胃迷走神经切断术 … 283
附：胃切开溃疡切除术 …………… 285
第三十章　胃部分切除术 ……… 286
第一节　Billroth Ⅰ式胃部分切除术 … 286
第二节　Billroth Ⅱ式胃部分切除术 … 293
第三节　Roux-en-Y 式吻合 ……… 299
第四节　胃肠道吻合器使用 ……… 302
第三十一章　胃癌手术 ………… 309
第一节　胃癌治疗策略 …………… 309
　一、合理外科治疗 ……………… 309
　二、化疗与外科治疗 …………… 310
　三、新技术应用 ………………… 310

第二节　概述 ···································· 310
第三节　胃癌 D₂ 式根治术 ·············· 311
　一、胃切除 ································ 311
　二、胃癌淋巴结清扫 ·················· 316
第四节　扩大胃癌根治术 ················ 319
　一、肝左叶切除 ························· 319
　二、胰腺尾和体部切除 ··············· 319
　三、横结肠切除 ························· 319
第五节　全胃切除术 ······················ 320
第六节　早期胃癌手术 ··················· 323
　一、内镜下黏膜切除术和内镜黏膜
　　　下剥离术 ··························· 324
　二、标准 D2 根治术 ·················· 327
　三、缩小手术 ··························· 328
　四、腹腔镜手术 ························· 330
第七节　胃癌联合脏器切除术 ·········· 331
　一、联合脏器切除定义 ··············· 331
　二、充分的术前评估和准备 ········· 331
　三、联合脏器切除手术技巧与原则 ··· 332
　四、常用胃癌联合脏器切除术式
　　　相关问题 ··························· 332
　五、术后注意事项 ····················· 334
第三十二章　腹腔镜胃癌手术 ·········· 335
第一节　适应证和禁忌证 ················ 335
　一、腹腔镜胃癌手术适应证 ········· 335
　二、腹腔镜胃癌手术禁忌证 ········· 335
第二节　腹腔镜胃癌手术围手术期处理 ··· 336
　一、术前处理 ··························· 336
　二、术后处理 ··························· 337
第三节　腹腔镜胃癌手术路径 ·········· 338
　一、腹腔镜胃癌手术路径基本原则 ··· 338
　二、病人体位及术者站位 ············ 338
　三、戳孔位置及建立腹壁戳孔要领 ··· 338

　四、分区域进行手术操作 ············ 339
第四节　腹腔镜胃癌根治术 ············· 341
　一、腹腔镜根治性远端胃切除术 ··· 341
　二、腹腔镜根治性近端胃切除术 ··· 343
　三、腹腔镜根治性全胃切除术 ······ 346
第五节　腹腔镜胃癌局部和扩大切除术 ··· 347
　一、腹腔镜胃癌局部切除术 ········· 347
　二、腹腔镜胃癌扩大切除术 ········· 347
第六节　腹腔镜胃癌姑息性手术 ······· 350
　一、腹腔镜姑息性胃切除术 ········· 350
　二、腹腔镜姑息性非胃切除术 ······ 350
第七节　腹腔镜胃癌手术并发症防治 ··· 354
　一、腹腔镜胃癌手术中相关并发症 ··· 354
　二、腹腔镜胃癌手术后近期常见
　　　并发症 ····························· 354
第三十三章　治疗肥胖症的手术 ······· 356
第一节　肥胖症及其治疗概况 ·········· 356
　一、肥胖症现状 ························· 356
　二、肥胖症治疗概况 ·················· 357
第二节　常用各种减重手术 ············· 358
　一、开腹减重手术 ····················· 358
　二、经腹腔镜减重手术 ··············· 362
第三十四章　十二指肠手术 ············· 366
第一节　肠系膜血管压迫综合征手术 ··· 366
　一、概述 ································· 366
　二、解剖概要和致病原因 ············ 366
　三、外科手术治疗 ····················· 367
第二节　十二指肠憩室手术 ············· 368
　一、概述 ································· 368
　二、手术方法 ··························· 369
第三节　十二指肠肿瘤手术 ············· 371
第四节　十二指肠息肉切除术 ·········· 371
第三十五章　胃食管反流手术 ·········· 372

第六篇　小 肠 手 术

第三十六章　小肠应用解剖和生理概要 ··· 376
第一节　小肠应用解剖 ··················· 376
第二节　小肠生理概要 ··················· 377
第三十七章　小肠先天性畸形手术 ······ 379
第一节　先天性肠旋转不全整复术 ····· 379
第二节　先天性肠闭锁、狭窄的手术 ··· 380
　一、先天性肠闭锁手术 ··············· 380
　二、空、回肠肠狭窄手术 ············ 383

第三节　Meckel 憩室手术 ·············· 384
第三十八章　小肠损伤手术 ············· 386
第一节　概述 ······························ 386
　一、分类 ································· 386
　二、致伤原因和损伤机制 ············ 386
　三、临床表现 ··························· 386
　四、诊断 ································· 387
第二节　小肠损伤手术方法 ············· 387

第三十九章　小肠造口术……………… 389
　第一节　概述………………………… 389
　第二节　小肠造口手术方法………… 389
第四十章　Crohn 病的手术…………… 393
　第一节　概述………………………… 393
　第二节　Crohn 病的手术方法……… 393
第四十一章　短肠综合征手术………… 396
　第一节　概述………………………… 396
　第二节　短肠综合征手术方法……… 396
第四十二章　肠梗阻手术……………… 399
　第一节　剖腹探查及肠减压术……… 399
　　一、肠梗阻剖腹探查术…………… 399
　　二、肠减压术……………………… 400
　第二节　肠粘连松解和肠折叠术…… 401
　　一、肠粘连松解术………………… 401
　　二、肠粘连肠排列术……………… 404
　第三节　肠套叠手术………………… 406
　　肠套叠复位术……………………… 407
　第四节　肠扭转手术………………… 408
　　小肠扭转复位术…………………… 408
　第五节　小肠导管抽吸治疗粘连性
　　　　　肠梗阻……………………… 410
　第六节　肠系膜血管病变绞窄性
　　　　　肠梗阻手术………………… 411
　　一、肠系膜上静脉切开取栓术…… 412
　　二、急性肠系膜上动脉栓塞或血栓
　　　　形成手术……………………… 413
第四十三章　肠外瘘手术……………… 416
　第一节　概述………………………… 416
　　一、肠外瘘病因和诊断…………… 416

　　二、肠外瘘分类…………………… 416
　　三、肠外瘘重要并发症…………… 416
　　四、肠外瘘处理原则……………… 416
　第二节　肠外瘘局部切除缝合术…… 417
　第三节　肠外瘘肠管切除吻合术…… 418
　第四节　其他肠外瘘手术…………… 418
　　一、肠管浆膜覆盖修补术………… 418
　　二、带蒂肠浆肌层片覆盖修补术… 418
　　三、空肠十二指肠瘘吻合术……… 419
　　四、肠瘘旷置术…………………… 419
第四十四章　小肠移植术……………… 420
　第一节　概述………………………… 420
　第二节　移植物获取手术…………… 421
　　一、供体选择与配型……………… 421
　　二、亲属活体节段小肠移植物获取术 … 421
　　三、脑死亡供体移植物获取术…… 422
　　四、无心跳供体移植物获取术…… 425
　　五、整块切除腹腔脏器分离……… 426
　　六、移植物修剪…………………… 426
　第三节　受体的术前准备…………… 427
　　一、术前评价……………………… 427
　　二、术前纠正性治疗……………… 427
　　三、术前准备……………………… 427
　第四节　单独小肠移植……………… 428
　第五节　肝肠联合移植……………… 430
　第六节　腹腔多器官移植…………… 434
　第七节　围手术期处理……………… 436
　　一、围手术期监测………………… 436
　　二、治疗…………………………… 437
　第八节　手术并发症………………… 437

第七篇　结 肠 手 术

第四十五章　结肠解剖和生理概要…… 440
　第一节　结肠解剖概要……………… 440
　第二节　结肠生理概要……………… 442
第四十六章　阑尾手术………………… 443
　第一节　阑尾应用解剖与生理概要… 443
　第二节　阑尾切除术………………… 444
　第三节　逆行性阑尾切除术………… 448
　第四节　阑尾脓肿引流术…………… 449
　第五节　腹腔镜阑尾切除术………… 449
第四十七章　巨结肠手术……………… 453
　第一节　概述………………………… 453

　第二节　结直肠切除直肠后吻合术… 453
　第三节　结肠直肠切除肛门外吻合术… 456
　第四节　经直肠肌鞘结肠拖出术…… 458
第四十八章　结直肠损伤手术………… 460
　第一节　结肠损伤一期缝合修补术… 460
　第二节　结肠损伤肠部分切除一期吻合术… 461
　第三节　结肠损伤肠外置造口术…… 461
　第四节　直肠损伤手术……………… 462
　第五节　预防性回、结肠造口……… 462
第四十九章　溃疡性结肠炎手术……… 464
　第一节　概论………………………… 464

第二节　结直肠切除 - 回肠造口及结肠
　　　　切除 - 回肠直肠吻合术 …………… 464
第三节　回肠贮袋制作 …………………… 466
　　一、储袋选择 ………………………… 466
　　二、储袋制作 ………………………… 467
第四节　回肠 Kock 造口术 ……………… 471
第五十章　结肠造口术 …………………… 474
第一节　盲肠造口术 ……………………… 474
第二节　横结肠造口术 …………………… 475
第三节　乙状结肠造口术 ………………… 476
第四节　肠造口闭合术 …………………… 477
第五十一章　结直肠息肉手术 …………… 479
第一节　经结肠镜结直肠息肉切除术 …… 479

第二节　剖腹或腹腔镜结合结肠镜息肉
　　　　切除术 ………………………… 480
　　一、剖腹结合结肠镜息肉切除术 …… 480
　　二、腹腔镜结合结肠镜息肉切除术 … 480
第三节　经肛门直肠息肉切除术 ………… 481
第五十二章　结肠部分切除术 …………… 482
第一节　结肠淋巴引流 …………………… 482
第二节　右侧结肠切除术 ………………… 482
第三节　左侧结肠切除术 ………………… 485
第五十三章　全结肠切除术 ……………… 486
第一节　全结肠切除术 …………………… 486
第二节　腹腔镜全结肠切除术 …………… 489

第八篇　直肠、肛管手术

第五十四章　直肠、肛管应用解剖 ……… 496
第五十五章　先天性直肠、肛管闭锁手术 …… 500
第一节　会阴部肛门成形术 ……………… 500
第二节　腹会阴直肠肛管成形术 ………… 502
第五十六章　直肠息肉手术 ……………… 505
第一节　经肛门息肉切除术 ……………… 506
第二节　经直肠镜息肉切除术 …………… 507
第五十七章　直肠脱垂手术 ……………… 509
第一节　注射治疗 ………………………… 509
第二节　肛门环缩术 ……………………… 510
　　一、黏膜切除缝合术 ………………… 510
　　二、纵切横缝术 ……………………… 511
第三节　直肠悬吊术 ……………………… 512
第四节　经会阴结直肠部分切除术 ……… 513
第五十八章　肛门失禁手术 ……………… 515
第一节　肛管括约肌修补术 ……………… 515
第二节　肛门后方盆底修补术 …………… 516
第三节　肛门前方括约肌折叠术（肛门
　　　　括约肌成形术） ………………… 518
第四节　人工肛门括约肌植入术 ………… 518
　　一、水泵式人工肛门括约肌 ………… 518
　　二、形状记忆合金人工肛门括约肌 … 519
第五十九章　直肠、肛管狭窄手术 ……… 520
第一节　肛管皮瓣成形术 ………………… 520
　　一、单纯成形术 ……………………… 520
　　二、Y-N 皮片成形术 ………………… 520
　　三、岛状皮片成形术 ………………… 521
　　四、锥状皮片成形术 ………………… 522

五、S 形皮片成形术 …………………… 522
第二节　直肠内直肠狭窄切开术 ………… 524
第三节　直肠后部直肠狭窄切开术 ……… 524
第四节　挂线疗法 ………………………… 525
第五节　手术效果 ………………………… 525
第六十章　肛裂手术 ……………………… 526
第一节　肛裂切除术 ……………………… 526
第二节　肛门外括约肌切断术 …………… 527
第六十一章　肛瘘手术 …………………… 528
第一节　肛瘘挂线疗法 …………………… 528
第二节　肛瘘切除术 ……………………… 529
第三节　肛瘘切开术 ……………………… 529
第四节　复杂肛瘘手术 …………………… 530
第六十二章　直肠肛管周围脓肿切开
　　　　　　引流术 ……………………… 531
第一节　概述 ……………………………… 531
　　一、发病机理 ………………………… 531
　　二、临床表现 ………………………… 531
　　三、治疗原则 ………………………… 532
第二节　直肠、肛管周围脓肿各种
　　　　手术方法 ………………………… 532
　　一、肛周脓肿切开引流术 …………… 532
　　二、肛周脓肿切开挂线术 …………… 532
　　三、坐骨直肠窝脓肿切开引流术 …… 533
　　四、骨盆直肠脓肿切开引流术 ……… 533
　　五、直肠后脓肿切口引流术 ………… 533
　　六、高位肌间脓肿切开引流术 ……… 533
第三节　术中注意要点和术后处理事项 …… 534

第六十三章 痔手术 ················ 535
　第一节 内痔切除术 ··············· 535
　第二节 内痔环形切除术 ············ 536
　第三节 混合痔切除术 ············· 538
　第四节 外痔血栓切除术 ············ 540
　第五节 缝合器痔切除术 ············ 541
第六十四章 便秘手术 ··············· 544
　第一节 直肠前膨出修补术 ·········· 544
　　一、直肠前膨出经直肠切开修补术 ····· 544
　　二、直肠前膨出经直肠闭合式修补术 ··· 546
　　三、直肠前膨出经阴道切开修补术 ····· 546
　第二节 直肠内套叠手术 ············ 546
　　一、直肠脱垂的注射疗法 ··········· 546
　　二、经直肠肛门行远端直肠黏膜
　　　　纵行缝叠 ················· 547
　　三、直肠远端松弛黏膜胶圈套扎术 ····· 547
　　四、PPH 手术 ················ 547

　　五、Delorme 手术 ·············· 547
　第三节 耻骨直肠肌综合征手术 ······· 547
第六十五章 直肠癌手术 ············· 549
　第一节 经腹会阴直肠肛管切除术 ····· 549
　　一、腹部手术 ················ 549
　　二、会阴部手术 ··············· 551
　第二节 直肠癌经腹前切除术 ········ 553
　　一、直肠前切除术发展与种类 ······· 553
　　二、低位前切除术手术操作步骤 ····· 553
　第三节 直肠经腹切除、结肠拉出切除术 ··· 557
　　一、改良 Bacon 术 ·············· 557
　　二、Turnbull-Cutait 腹会阴拉出切除术 ··· 560
　第四节 腹腔镜直肠癌手术 ·········· 562
　　一、概述 ··················· 562
　　二、腹腔镜 TME 直肠前切除术及低位、
　　　　超低位前切除术 ············ 563
　　三、腹腔镜 TME 腹会阴直肠切除术 ···· 566

第九篇 肝脏手术

第六十六章 肝脏应用解剖和生理概要 ······· 570
　第一节 肝脏外部形态 ············· 570
　第二节 肝脏分叶和分段 ············ 571
　第三节 肝脏血管和胆管 ············ 571
　第四节 肝脏生理功能 ············· 572
　　一、分泌胆汁 ················ 572
　　二、代谢功能 ················ 572
第六十七章 肝损伤手术 ············· 574
　第一节 概述 ················· 574
　第二节 常用手术方法 ············· 575
第六十八章 肝脓肿手术 ············· 578
　第一节 概述 ················· 578
　第二节 细菌性肝脓肿手术治疗 ······· 578
　　一、穿刺引流术 ··············· 578
　　二、手术治疗 ················ 579
第六十九章 肝囊肿手术 ············· 582
第七十章 肝海绵状血管瘤手术 ········· 584
　第一节 肝叶切除术 ·············· 584
　第二节 其他手术 ··············· 585
第七十一章 肝囊型包虫病手术 ········· 587
　肝囊型包虫内囊摘除术 ············ 587
第七十二章 肝切除术 ·············· 590
　第一节 概述 ················· 590
　第二节 解剖要点 ··············· 590

　第三节 传统右半肝切除术 ·········· 591
　第四节 左半肝切除术 ············· 593
　第五节 扩大右肝或左肝切除术 ······· 594
　　一、右三区肝切除术 ············ 594
　　二、扩大右肝切除术 ············ 594
　　三、左三区肝切除术 ············ 594
　　四、扩大左肝切除术 ············ 594
　第六节 其他肝切除术 ············· 594
　　早期肝内控制 Glissonian 鞘的
　　　前入路断肝法 ·············· 594
　第七节 肝中段切除术 ············· 597
　　一、肝门应用解剖 ············· 597
　　二、肝中叶切除术 ············· 598
　第八节 腹腔镜肝切除术 ············ 600
第七十三章 肝去动脉治疗方法 ········· 603
　第一节 肝动脉结扎、栓塞术 ········· 603
　　一、肝动脉结扎术 ············· 603
　　二、肝动脉栓塞术 ············· 604
　第二节 肝动脉阻断术 ············· 604
　第三节 肝动脉插管灌注术 ·········· 606
　第四节 肝血管埋入式药物输注
　　　　装置置入术 ·············· 606
第七十四章 肝癌局部消融治疗 ········· 608
　第一节 概述 ················· 608

一、超声引导方法 ················ 608
二、CT引导方法 ················· 609
三、经腹腔镜手术方法 ············ 609
四、开腹手术方法 ················ 610
第二节　肝癌射频消融治疗 ········· 610
一、射频消融设备 ················ 610
二、治疗原则 ···················· 611
三、适应证 ······················ 612
四、治疗前准备 ·················· 612
五、手术治疗步骤 ················ 612
六、并发症 ······················ 613
七、疗效评价及随访 ·············· 613
八、其他 ························ 614
第三节　肝癌微波固化治疗 ········· 615
一、微波治疗设备 ················ 615
二、适应证、治疗方法、术后并发症和
　　术后随访 ···················· 615
第四节　肝癌冷冻治疗 ············· 615
一、冷冻治疗设备 ················ 615
二、适应证、治疗方法、术后并发症和
　　术后随访 ···················· 616
第五节　瘤内无水酒精注射术 ······· 616
第七十五章　肝移植术 ············· 618
第一节　概述 ···················· 618

第二节　供肝切取术 ··············· 620
一、供肝的切取技术 ·············· 620
二、供肝修剪技术 ················ 621
第三节　受体肝切除术 ············· 622
第四节　原位肝移植术 ············· 623
第五节　背驮式肝移植术 ··········· 625
一、适应证和禁忌证 ·············· 626
二、优缺点 ······················ 626
三、手术步骤及操作要点 ·········· 626
第六节　小儿活体供肝移植术 ······· 632
一、活体肝移植发展简史 ·········· 632
二、供体评估及筛选 ·············· 632
三、供体手术方法和技巧 ·········· 633
四、受体手术方法和技巧 ·········· 635
第七节　成人活体供肝移植术 ······· 637
第八节　肝移植术后并发症及处理 ···· 646
一、术后腹腔内出血 ·············· 646
二、血管并发症 ·················· 646
三、胆道并发症 ·················· 649
四、胃肠道并发症 ················ 649
五、肝脏移植术后移植物抗宿主病 ··· 649
六、神经系统并发症 ·············· 650
七、精神并发症 ·················· 650
八、移植术后新生恶性肿瘤 ········ 650

第十篇　门静脉高压症手术

第七十六章　门静脉应用解剖和门静脉
　　　　　　高压治疗策略 ·········· 652
第一节　应用解剖 ················· 652
第二节　生理病理学 ··············· 655
第三节　外科治疗门静脉高压症策略 ·· 655
第四节　手术选择 ················· 656
一、手术原则 ···················· 656
二、病人选择 ···················· 656
三、手术术式选择 ················ 656
第五节　手术前准备 ··············· 657
一、改善一般状况 ················ 657
二、维护肝脏功能 ················ 657
三、预防感染 ···················· 657
四、预防肝性脑病 ················ 657
五、其他 ························ 657
第六节　手术后处理 ··············· 657
一、加强监护 ···················· 657

二、维护肝脏和肾脏功能 ·········· 657
三、防治感染 ···················· 658
四、维持热量、营养支持 ·········· 658
五、应用止血药物 ················ 658
六、常规手术后处理 ·············· 658
第七节　术后并发症及防治 ········· 658
一、腹腔内大出血 ················ 658
二、术后发热 ···················· 658
三、肝性脑病 ···················· 658
四、腹水 ························ 659
五、膈下感染 ···················· 659
六、胰瘘 ························ 659
第七十七章　门奇静脉断流术 ······· 660
第一节　内镜硬化剂注射和套扎手术 ·· 660
一、EV硬化治疗 ················· 660
二、EV套扎治疗 ················· 660
三、组织胶注射 ·················· 661

第二节　贲门周围血管离断术…………… 661
第三节　经胸食管横断和经腹血管离断术 663
第四节　胃底静脉缝扎术………………… 664
第五节　胃底横断术……………………… 665
第六节　其他门静脉断流术……………… 665

第七十八章　门 - 体静脉分流术………… 668
第一节　选择性门 - 体分流术…………… 668
　一、远端脾 - 肾静脉分流术…………… 668
　二、冠腔静脉分流术…………………… 671
　三、远端脾 - 肾静脉侧侧分流术……… 671
　四、远端脾 - 腔静脉分流术…………… 671
　五、保留胃冠状静脉的远端脾 - 肾静脉
　　　分流术……………………………… 672
　六、左肾静脉、脾静脉端侧吻合术…… 672
第二节　非选择性门 - 体分流术………… 672
　一、限制性门 - 腔静脉侧侧分流术…… 672
　二、限制性门 - 腔静脉架桥分流术…… 673
　三、限制性肠 - 腔静脉架桥分流术…… 674
　四、近端脾 - 肾静脉分流术…………… 674
第三节　经颈静脉肝内门 - 体静脉分流术 … 674

第七十九章　布 - 加综合征手术………… 678
第一节　概述……………………………… 678
　一、病因和发病机制…………………… 678
　二、病理和分型………………………… 679
　三、临床表现…………………………… 679
　四、诊断和鉴别诊断…………………… 680
　五、治疗适应证………………………… 680
　六、B-CS 治疗策略…………………… 680
　七、治疗方法…………………………… 680
第二节　下腔静脉隔膜切除并血栓
　　　　取出术…………………………… 681
第三节　下腔静脉球囊扩张成形并
　　　　支架置入术……………………… 684
第四节　脾静脉 - 颈内静脉转流术……… 685
第五节　肝静脉扩张成形并支架置入术… 687
第六节　腔 - 房或腔 - 腔转流术………… 688
第七节　肠系膜上静脉 - 下静脉腔 C 形
　　　　架桥术…………………………… 691
第八节　肠系膜上静脉 - 右心房
　　　　（肠 - 房转流术）分流术………… 693

第十一篇　胆 道 手 术

第八十章　胆道系统应用解剖和生理概要…… 696
第一节　胆道系统应用解剖……………… 696
　一、胆道系统胚胎学和常见
　　　先天性畸形………………………… 696
　二、肝内胆管…………………………… 696
　三、肝外胆道…………………………… 698
　四、肝外胆道血流供应………………… 700
　五、肝外胆道淋巴引流………………… 701
　六、肝外胆道神经支配………………… 701
第二节　胆道系统生理概要……………… 702
　一、胆囊生理…………………………… 702
　二、胆管生理…………………………… 702

第八十一章　胆道手术的围手术期处理……… 704
第一节　手术前准备……………………… 704
　一、询问病史…………………………… 704
　二、术前检查…………………………… 704
　三、患者心理准备……………………… 705
　四、手术前处理………………………… 705
第二节　手术中处理……………………… 706
第三节　手术后处理……………………… 706
第四节　围手术期各种处理……………… 707

　一、外科感染处理……………………… 707
　二、肝功能不全处理…………………… 708
　三、黄疸处理…………………………… 710
　四、腹水处理…………………………… 710
　五、凝血功能障碍处理………………… 711
　六、术后肺部并发症处理……………… 713
　七、围手术期监测……………………… 713

第八十二章　胆囊手术…………………… 715
第一节　胆囊造口术……………………… 715
第二节　胆囊切除术……………………… 718
第三节　胆囊癌手术……………………… 723
　一、胆囊癌根治术……………………… 724
　二、胆囊癌扩大根治术………………… 727
　三、姑息手术…………………………… 728
第四节　胆囊癌根治性切除术…………… 728
第五节　腹腔镜胆囊切除术……………… 733

第八十三章　胆总管手术………………… 743
第一节　概述……………………………… 743
第二节　胆总管探查引流术……………… 744
第三节　胆总管囊肿手术………………… 749
　一、胆总管囊肿切除术………………… 750

二、胆总管囊肿十二指肠吻合术 ········· 751
三、胆总管囊肿空肠吻合术 ········· 752
第四节　术后胆管狭窄手术 ········· 753
　　一、概况 ········· 753
　　二、胆管狭窄分类 ········· 755
　　三、保存括约肌胆总管狭窄修复术 ········· 755
　　四、胆总管狭窄整形术 ········· 755
　　五、胆总管对端吻合术 ········· 756
　　六、胆管狭窄胆管空肠吻合术 ········· 757
第五节　腹腔镜胆总管探查术 ········· 758

第八十四章　肝胆管手术 ········· 762
第一节　解剖概要 ········· 762
第二节　肝胆管探查术 ········· 762
第三节　肝内胆管结石清除术 ········· 765
第四节　肝部分切除术 ········· 766
　　一、肝左外叶切除术 ········· 767
　　二、肝左叶切除术 ········· 768
　　三、肝右叶切除术 ········· 768
　　四、肝段切除术 ········· 770
　　五、2~3级肝管切开术 ········· 771
第五节　胆管结石合并肝胆管狭窄手术 ········· 773
　　一、肝门部胆管成形术 ········· 773
　　二、高位肝胆管空肠吻合术 ········· 774
第六节　肝内外胆管结石微创治疗 ········· 776
　　一、腔镜外科技术 ········· 776
　　二、内镜外科技术 ········· 777
　　三、其他方法 ········· 779
述评:肝胆管手术 ········· 780

一、肝胆管探查术 ········· 780
二、肝部分切除治疗肝胆管结石 ········· 786

第八十五章　肝外胆道癌手术 ········· 789
第一节　胆管上端癌手术 ········· 789
第二节　胆管中、下端癌手术 ········· 792
　　一、根治性手术 ········· 792
　　二、姑息性手术 ········· 802

第八十六章　胆肠内引流术 ········· 804
第一节　胆囊空肠吻合术 ········· 804
　　一、胆囊空肠吻合术 ········· 804
　　二、改良胆囊空肠祥式吻合 ········· 804
第二节　胆总管十二指肠吻合术 ········· 805
第三节　胆总管空肠 Roux-en-Y 吻合术 ········· 806
第四节　皮下盲祥胆管空肠吻合术 ········· 807
第五节　间置空肠胆管十二指肠吻合术 ········· 809
第六节　Oddi 括约肌成形术 ········· 809

第八十七章　其他情况的胆道手术 ········· 811
第一节　胆管损伤手术 ········· 811
　　一、胆管损伤手术前准备 ········· 811
　　二、医源性胆管损伤手术 ········· 812
　　三、胆管吻合口和胆肠吻合口狭窄的预防 ········· 816
　　四、创伤性胆管损伤 ········· 818
第二节　胆管、胰管、十二指肠结合部手术 ········· 820
　　一、Vater 乳头的解剖生理及其病变分类 ········· 820
　　二、各类结合部疾病的诊断和治疗 ········· 823
第三节　先天性胆管囊性扩张手术 ········· 836

第十二篇　胰腺手术

第八十八章　胰腺应用解剖和生理概要 ········· 842
第一节　胰腺应用解剖 ········· 842
　　一、解剖特点 ········· 842
　　二、周围关系 ········· 842
　　三、胰管 ········· 844
　　四、胰腺动脉供应 ········· 845
　　五、胰腺静脉引流 ········· 846
　　六、胰腺淋巴引流 ········· 847
　　七、神经支配 ········· 848
第二节　生理概要 ········· 848
　　一、胰腺外分泌功能 ········· 848
　　二、胰腺内分泌功能 ········· 849
第八十九章　胰腺先天性发育异常手术 ········· 851

第一节　胰腺胚胎发育 ········· 851
第二节　环状胰腺手术 ········· 851
第三节　异位胰腺手术 ········· 852
第四节　胰腺分裂手术 ········· 852
第九十章　胰腺损伤手术 ········· 853
第九十一章　急性坏死性胰腺炎手术 ········· 856
第一节　概述 ········· 856
　　一、急性胰腺炎病理变化和分类 ········· 856
　　二、手术前评估 ········· 856
　　三、治疗原则和方法选择 ········· 857
第二节　胰腺坏死组织清创切除术 ········· 859
第三节　腹膜后经皮内镜胰腺坏死组织清除术 ········· 861

第四节 急性坏死性胰腺炎
　　　　并发症手术 …………………… 861
　一、胰腺脓肿手术 ………………… 861
　二、胰腺假囊肿手术 ……………… 862
第九十二章 慢性胰腺炎外科治疗 ………… 864
　第一节 概述 ……………………… 864
　第二节 手术治疗指征 ……………… 865
　第三节 手术方式演变和个体化选择 … 865
　一、神经切除术 …………………… 865
　二、引流术式 ……………………… 865
　三、切除术式 ……………………… 867
　四、联合术式 ……………………… 867
　五、术式选择 ……………………… 868
　第四节 胰腺空肠侧侧吻合术 ……… 869
　第五节 保留十二指肠的胰头次
　　　　全切除术 ………………… 872
　第六节 Frey 手术 ………………… 873
第九十三章 胰腺癌及壶腹区癌手术 ……… 874
　第一节 概述 ……………………… 874
　第二节 胰十二指肠切除术 ………… 875
　一、Child 手术 …………………… 875

二、Whipple 手术 ………………… 879
三、保留幽门术式 ………………… 882
四、捆绑式胰胃吻合术 …………… 885
五、捆绑式胰肠端侧吻合术 ……… 885
第三节 全胰十二指肠切除术 ……… 886
第四节 胰体、尾部切除术 ………… 889
一、术前诊断和分期 ……………… 890
二、胰体尾解剖 …………………… 890
三、胰体尾切除 …………………… 890
四、胰体尾肿瘤手术探讨 ………… 891
五、多学科综合治疗 ……………… 891
第九十四章 胰腺神经内分泌瘤手术 ……… 893
第一节 概述 ……………………… 893
第二节 胰岛素瘤剜除术 …………… 894
第三节 胃泌素瘤的十二指肠切除术 … 896
第九十五章 胰腺移植术 …………………… 898
第一节 适应证和禁忌证 …………… 898
第二节 受者术前检查和准备 ……… 899
第三节 供胰切取术 ………………… 899
第四节 胰腺植入手术 ……………… 902
第五节 胰腺移植术后处理 ………… 906

第十三篇 脾 脏 手 术

第九十六章 脾脏应用解剖和生理概要 …… 910
　第一节 脾脏应用解剖 ……………… 910
　第二节 脾脏生理概要 ……………… 912
第九十七章 脾切除术 ……………………… 916
　第一节 全脾脏切除术 ……………… 916
　第二节 部分脾切除术 ……………… 922
第九十八章 意外性脾切除术 ……………… 924

第一节 概述 ……………………… 924
第二节 急性意外性脾损伤预防 …… 924
第九十九章 腹腔镜脾切除术 ……………… 927
第一〇〇章 脾移植术 ……………………… 931
第一节 自体脾组织移植术 ………… 931
第二节 带血管蒂脾移植术 ………… 934
第三节 脾细胞移植术 ……………… 939

第十四篇 血 管 手 术

第一〇一章 周围血管手术的基本技术 …… 944
　第一节 血管缝合法 ………………… 944
　一、血管手术器械与缝合材料 …… 944
　二、血管缝合的基本技术 ………… 945
　第二节 血管吻合法 ………………… 947
　一、血运重建禁忌证 ……………… 947
　二、血管吻合基本技术 …………… 948
　第三节 血管移植术 ………………… 951
　一、移植血管分类 ………………… 951
　二、移植血管方法 ………………… 952

三、移植血管远期疗效 …………… 952
四、移植血管与腔内治疗 ………… 952
第一〇二章 内踝部大隐静脉切开术 ……… 954
第一〇三章 周围动脉栓塞手术 …………… 956
第一节 Fogarty 带囊导管取栓术 … 956
一、经股动脉 Fogarty 带囊导管取栓术 … 956
二、经腘动脉取栓术 ……………… 958
三、经肱动脉取栓术 ……………… 959
第二节 动脉切开取栓手术(经股、经腹) … 959
一、经腹主动脉切开取栓手术 …… 959

二、经股动脉切开取栓术 …………… 960
第一〇四章　周围动脉瘤切除手术 …… 961
　第一节　股动脉瘤和腘动脉瘤切除手术…… 961
　第二节　内脏动脉瘤手术 ………………… 965
　　一、脾动脉瘤手术 ……………………… 965
　　二、肝动脉瘤手术 ……………………… 966
　　三、肾动脉瘤手术 ……………………… 967
　　四、肠系膜动脉瘤手术 ………………… 968
　　五、胃和胃网膜动脉瘤手术 …………… 970
　　六、胃、胰十二指肠动脉瘤 …………… 970
第一〇五章　慢性动脉硬化性闭塞症手术 … 972
　第一节　大隐静脉倒置转流手术 ………… 972
　第二节　大隐静脉原位旁路吻合术 ……… 976
　第三节　大隐静脉股动脉 - 胫前、后 -
　　　　　腓动脉旁路吻合手术 …………… 977
第一〇六章　先天性动静脉瘘手术 …… 979
　　一、概述 ………………………………… 979
　　二、动静脉瘘的类型 …………………… 979
　　三、临床表现 …………………………… 979

　　四、辅助检查 …………………………… 980
　　五、治疗 ………………………………… 980
第一〇七章　下肢静脉曲张手术 ……… 982
　第一节　大隐静脉高位结扎剥脱术 ……… 982
　第二节　小隐静脉高位结扎剥脱术 ……… 984
　第三节　下肢深静脉瓣膜功能不全手术 … 985
　　一、静脉瓣膜环缩术 …………………… 985
　　二、带瓣静脉段移植术 ………………… 987
　　三、肌腱袢腘静脉瓣替代术 …………… 988
第一〇八章　下肢深静脉血栓形成及其
　　　　　　　综合征手术 ………………… 991
　第一节　股静脉切开取栓术 ……………… 991
　第二节　大隐静脉交叉转流术 …………… 992
　第三节　原位大隐静脉 - 腘静脉转流术 … 994
第一〇九章　腹部大血管手术 ………… 996
　第一节　腹主动脉分支闭塞重建术 ……… 996
　第二节　腹主动脉瘤切除术 …………… 1001
　第三节　腹主动脉瘤腔内修复术 ……… 1005

第十五篇　软组织手术

第一一〇章　表浅组织外伤手术………… 1010
　第一节　清创术 ………………………… 1010
　　一、清创术基本问题 ………………… 1010
　　二、清创术术前评估 ………………… 1010
　　三、麻醉 ……………………………… 1010
　　四、清创术步骤 ……………………… 1010
　第二节　手部软组织损伤早期处理……… 1011
　　一、手指甲下血肿引流术 …………… 1011
　　二、手指尖端横断伤缝合术 ………… 1011
　　三、手指皮肤缺损修复术 …………… 1012
　　四、手指外伤性截指修复术 ………… 1013
　　五、手指远端皮肤脱套撕脱伤修复术 … 1014
　　六、手掌皮肤缺损修复术 …………… 1015
　第三节　软组织金属异物取出术 ……… 1016
第一一一章　软组织感染手术 ………… 1018
　第一节　表浅脓肿切开引流术 ………… 1018
　　一、表浅脓肿切开引流术 …………… 1018
　　二、痈切开引流术 …………………… 1018
　第二节　手部感染切开引流术 ………… 1019
　　一、脓性指头炎切开引流术 ………… 1019
　　二、甲沟炎切开引流术 ……………… 1020
　　三、甲下积脓拔甲术 ………………… 1022

　　四、化脓性腱鞘炎切开引流术 ……… 1022
　　五、化脓性滑囊炎切开引流术 ……… 1023
　　六、掌中间隙脓肿切开引流术 ……… 1023
　　七、大鱼际间隙脓肿切开引流术 …… 1024
　第三节　新生儿皮下坏疽切开引流术 … 1025
　第四节　腘窝脓肿切开引流术 ………… 1025
　第五节　深脓肿切开引流术 …………… 1026
第一一二章　表浅软组织肿块手术 …… 1028
　第一节　皮脂腺囊肿切除术 …………… 1028
　第二节　毛细血管瘤和海绵状血管瘤
　　　　　切除术 ………………………… 1028
　第三节　腱鞘囊肿切除术 ……………… 1029
　第四节　脂肪瘤切除术 ………………… 1030
　第五节　鸡眼切除术 …………………… 1030
　第六节　颈部淋巴结切除术 …………… 1030
第一一三章　皮肤手术 ………………… 1032
　第一节　皮片移植术 …………………… 1032
　　一、刃厚皮片 ………………………… 1032
　　二、全厚皮片 ………………………… 1032
　　三、中厚皮片 ………………………… 1032
　第二节　有蒂皮肤移植术 ……………… 1036
　　一、扁平皮瓣移植术 ………………… 1037

二、管状皮瓣(皮管)移植术 …………1038
三、岛状皮瓣移植术 …………1040
第三节　游离皮瓣移植术 …………1042
一、足背皮瓣切取术 …………1041
二、下腹部皮瓣切取术 …………1041
三、前臂皮瓣切取术 …………1042
第四节　瘢痕挛缩畸形修复术 …………1042
一、瘢痕挛缩手术治疗原则 …………1042
二、常见部位瘢痕挛缩手术治疗 …………1044
第五节　下肢象皮肿手术 …………1051
第六节　腋臭手术 …………1053

第一一四章　常见体表先天性畸形
修复手术 …………1055
第一节　上睑下垂矫正术 …………1055
一、上睑提肌缩短术 …………1055
二、额肌瓣悬吊术 …………1056
第二节　并指分开术 …………1057

第三节　多指切除术 …………1058
一、末节多指畸形 …………1058
二、拇指多指畸形 …………1058
第四节　唇裂修复术 …………1059
一、单侧唇裂修复术 …………1059
二、双侧唇裂瓣修复术 …………1061
三、唇裂术后继发唇鼻畸形修复术 …………1062
第五节　腭裂修复术 …………1065
一、两瓣法腭裂修复术 …………1066
二、咽后壁组织瓣咽成形术 …………1067
第六节　先天性肌性斜颈矫正术 …………1067
一、胸锁乳突肌切断术 …………1067
二、胸锁乳突肌延长术 …………1068
第七节　先天性尿道下裂修复术 …………1068
一、阴茎皮管尿道成形法 …………1068
二、阴茎阴囊皮瓣尿道成形法 …………1069
三、阴囊纵隔血管蒂皮瓣尿道成形法 …………1070

参考文献 …………1072

索引 …………1074

第一篇
外科手术学概论

第 一 章

外科手术学历史和发展

了解外科手术学的历史和发展,对于外科医师的成长,特别是学习和掌握外科手术学理论和实践、继续教育和培训均十分重要。很明显,医学科学是一个需要终身学习的过程,外科手术学也不例外,在学习和掌握知识技术的过程中,可享受有兴趣的经验和可吸取的教训。当然,对于一个外科医生来讲,学习外科手术学历史及了解其发展的历史,是极有助于进入外科手术学的学习过程,同时提供了精神鼓舞。

第一节　现代外科手术学起源和发展

应该认识到,学习外科手术学历史,是对前人经验的复习和享受。

一、古代文明社会

地球自有人类后,他们为了生存,与野兽和彼此相互战斗战争,因此就有了外伤和战伤,也就出现了外科和手术。早在公元前 1000—5000 年,在中东巴比伦,就开始了世界第一例外科手术,那时已有记载,人类进行过伤口缝合、清创、处理闭肛、治疗脱位、截肢术、骨折的木夹板固定和剖腹产等。在公元前 1600 年时,古埃及已有骨外科解剖学的记载和有治疗脑外伤的经验积累,当出现虚脉和高热时常已说明治疗无望。公元前 800—700 年,在古希腊出现了医学校,比较重要的两所在 Cnidos 和 Cos.Cos 是现代医学之父 Hippocrates 的出生地。当时出现了 72 作坊,又称 Corpus Hippocraticum,许多外科手术学著作相继问世,如《创伤与溃疡》,痔、瘘、脑外伤和骨折的手术治疗等。

古罗马外科留下外科著作较少,但它受古希腊外科影响较大。在公元前 25—公元 50 年,Cornelius Celsus 等用拉丁文(非希腊文)写的外科手术学论著影响较大。如 Celsus 对急性炎症症状就总结描写为红、肿、热、痛,沿用至今。在罗马时代最著名的外科医学家 Galen(120—199),他仅次于 Hippocrates,著有许多手术解剖学,使用过多种外科手术器械,对欧洲医学的影响从 15 世纪直至文艺复兴时期。

二、中世纪时代

476—814 年,欧洲进入封建社会,战争连年,文化艺术陷入黑暗时期。此时医学发展甚少且慢,在外科界分为长袍和理发师外科医生,其地位甚至低于一般内科医生,且常多为兼职,以学徒获取一些医学知识和治病技能,如在 14 世纪时,理发师外科兴起。

这一时期,意大利外科教育兴起,比较著名的外科医生有米兰的 Lanfranc(1315)、Cosmas 和 Damian 孪生兄弟及 Mondeville(1260—1320)等。当时英国的外科手术不如意大利发达,主要有 Arderne,他从事军事外科学的研究和教育。

三、文艺复兴时期

正值 14—16 世纪,欧洲出现文艺复兴时期,无论是艺术、人文和科学都有长足发展。这开始于意大利北部,很快扩展到其他国家。人取代了神,成为社会的中心,也开始奠定了外科手术解剖学的基础。

如 Andreas Vesalius(1514—1564), 在 Padna 大学任教 7 年,致力于人体深层解剖学的研究,于 1534 年出版有关血管和血液循环的解剖学专著。此时期,在德、瑞士、英、意大利等国均发展了外科实践,以德国发展较快,Brunschwig(1450—1512)就是当时著名的外科学家,而 Hans von Gersdorff(1480—1540)个人就施行坏疽截肢术 200 例以上。

意大利的 Giovanni de Vigo(1460—1525),着力于创伤外科的治疗。Guido Guidi(1508—1569)则着重研究解剖学,特别是神经和静脉的解剖。英国于 1540 年成立了统一的外科行会,至 1745 年外科行业有了自己的独立团体,外科医生的地位也逐渐提高。

四、17 世纪

此时,欧洲从封建社会向资本主义社会过渡,物理学、化学、天文学的发展迅速;医学也从单纯的经验学转向科学,先带动起基础医学的发展,后又扩展到临床医学。

恩格斯曾指出:人对自然界相互关系的深入认识,归功于三大发现,即:①细胞的发现;②能量不灭定律的发现;③物种起源的发表(达尔文)。这个时期的物理学、化学和生物学的成就影响医学和外科学的发展。

17 世纪是医学发展历史的转折点,基础医学进步很快,临床医学也有长足发展。如在英国,政治局势稳定,出现了许多知名的外科学者,如 Woodall(1556—1643)、Read(1586—1644)、Wiseman(1620—1676)等。德国的著名外科学家有 Von Hilden(1560—1634)和 Scultetus(1595—1645)等。在法国,理发师外科医生变化较大,到了 17 世纪下半叶,法国出现了许多著名外科医生,如 Dionis(1643—1718),Felix(1650—1703)等,到 1690 年共有 400 多位外科大师活跃在巴黎。法国大革命也影响了医学教育,1790年革命政府议会就决定外科医生和其他科医生受同等教育。

五、18 世纪

这一时期,最重要的是外科学与解剖学的联系更为密切,这为外科手术发展奠定了扎实的理论基础,出现了外科解剖学的科学领域,外科教育也开始发达。尤其在法国,1731 年成立了法国皇家外科学会,有 70 多位会员,其中较著名的是 Petit(1674—1750)。在英国,外科教育也渐改善,外科医生开始接受良好的解剖学教育,当时著名外科学家有 Cheselden 和 Ranby 等,此时兴起理发师外科公司,Hunte 就收集了 13 000 件外科解剖学标本,从事了大量研究工作。在北美 1600—1750 年间医学和外科学也开始发展,医学教育从依赖欧洲逐渐开始本土化,在美国革命时期的著名外科学家有 Bard、Jones、Baynham 和 Warren 等。

六、19 世纪

最重要的研究,也是影响外科手术学发展的事件,是 Joseph Lister(1827—1912)将 Pasteur(1822—1895)的细菌学研究应用于外科手术学的临床灭菌法,还有使用石炭酸消毒伤口和空气的消毒等。

Lister 第二个重要发现是使用可吸收肠线缝合切口,较丝线缝合的感染率大为降低。此时另一位著名的外科学家是 William Halsted(1852—1922),他在 Johns Hopkins 医院倡导的传统医学教育,至今还影响着外科医生的培养和成长,他和同事、学生留下了大量有影响的外科手术学论著和期刊,如 Annals of Surgery(1893 年创刊)流行至今。

在英国,1843 年改革了皇家外科学会,这对英国甚至整个欧洲外科的发展影响较大,该会著名外科专家有 Astley Cooper(1768—1841)、Bell、Lawrence、Liston 和 Paget 等。德国在整个第一次世界大战时培养了一批外科学家,这也与当时德国社会政治和经济发展有关,著名的有 Hasselbach、Kern、Langenbeck,到 1860 年德国许多外科学家占据世界外科学顶峰,最为重要的是 Theodor Kocher(1841—1917)。法国的著名外科医生有 Guillaume Dupuytren(1778—1835)。美国外科在 19 世纪发展也较快,特别在南北战争时期,外科基本原理发展尤快,当时著名外科学家有 Sims、Mayo、Cushing 和 Kelly 等。

第二节 外科手术有关学科发展和成就

一、解剖学

外科手术学必须以人体解剖学为基础,最早在 1316 年就出现了解剖学手册,至 16 世纪文艺复兴时期,解剖学得到很快发展。法国著名科学家 Pare(1510)随理发师外科医生学徒,强调解剖学的重要性。德国 Vesalius 在 23 岁时就完成医学学业,专心从事人体结构研究,是 16 世纪最有造诣的外科解剖学家。英国解剖学家 Gray 在 1859 年发表《描述和外科解剖学》,迄今仍为解剖学经典名著,Cunninghan 的局部解剖学也沿用到今天。

二、病理生理学

意大利的 Morgagni(1682—1771),坚持临床与尸检的结合,使临床医学的科学基础明显提高。Hanter(1728—1793)要求外科手术学的发展须与解剖学、生理学和病理学相结合,同时提倡实验外科,以此改变固有的传统外科学习的方法。

18 世纪中叶,瑞士外科学家 Vonhaller,他还是生理学教授,象这样的专业结合,使许多生理学家成为实验外科学家。这样也使以解剖学为基础的外科学，进入以生理学为基础的外科学时代。近代外科生理学的一个重大进展，是1952年F.Moore发表的《对外科手术的代谢反应》；1959年他又发表《外科病人的代谢管理》，指导外科治疗，提高病人治愈率，缩短住院时间。

三、麻醉学

在19世纪初外科手术的死亡率仍高达40%~60%，许多病人因在手术前后未能解决疼痛、出血和感染等问题而死亡。为了解决这些疼痛问题，只能追求手术速度，当时甚至有53秒取出膀胱结石者。

1842年，美国Long首次使用乙醚麻醉，但未报道，1846年麻省总医院Morton成功地使用乙醚麻醉进行手术。1847年苏格兰Simpson使用氯仿麻醉。至此手术不再追求速度。至20世纪40年代，麻醉学已发展成为独立的医学专业。

四、抗菌、无菌法

法国Pasteur提出疾病的细菌学理论。美国Holmes明确提出产褥热是医生的手带给病人的疾病。匈牙利Sommelwels（1818—1865）提倡使用含氯的石灰水洗手后再去接生。英国Wells在1864年发表论文，指出化脓性感染与医院过于拥挤有联系。英国Lister使用石炭酸用于伤口，喷洒手术室消毒，从而使截肢的死亡率从45%降至15%。德国Koch在1878年创用蒸汽灭菌技术。美国Halsted在1890年创用橡皮手套，达到无菌要求。

第三节　我国传统医学中外科学成就

在公元前14世纪时的商代，中国已有疥、疮的记载。周朝时（公元前1066—481），外科已成立独立的疡科，当时对医生称疡医，治疗肿物、疡和外伤等。秦汉时期医学科学发展很快，医学名著《内经》问世，其中有外科专著"痈疽篇"等，提出20余种外科疾病和其治法。

1973年马王堆出土汉墓中，《五十二病方》是一部高水平的外科专著，当时就认识到破伤风的发病与创伤和脐带不洁有关，并提出治疗方法。汉朝末叶医学家华佗（140—203），使用麻醉药物麻沸汤为病人行死骨剔除术和剖腹术。公元4世纪，葛洪著《肘后卒救方》，论述了骨折治疗方法，并强调夹板固定的重要性。

南北朝龚庆宣著《刘涓子鬼遗方》，是最早的军阵外科学总结。隋代巢元方著《诸病源候论》（610）中的"金汤肠断候"中，叙述断肠缝合和腹外疝的手术方法；还认识到炭疽与乘马有关。唐代孙思邈的《千金要方》（652）记载了整复下颌关节的方法。宋代王怀隐著《太平圣惠》一书，提出砒剂治疗痔的方法。金元时期，齐德之著《外科精义》（1335）中，已说明了外科疾病不能仅看外表，应注意全身症状。危亦林所著《世医得救方》中，主张骨折治疗前应先行麻醉，并有切开复位的记载，对脊柱骨折主张悬吊复位的治疗，这比西方医学的记录早600余年。

明朝是我国外科发展的全盛时期，当时著名的外科学家有薛己、汪机、王肯堂、申斗垣、陈实功等，薛己总结小儿破伤风的防治方法。汪机批评脓肿自破的观点，强调针刺排脓的方法。王肯堂对炭疽的防治做了大量工作。陈实功所著《外科正宗》一书，提出治疗乳病和乳岩的方法。明代百科全书《普济方》中，记载有颈椎骨折复位方法。

清朝已开设专门治疗骨折的专科，促进正骨学的发展。《医学金鉴》中的"正骨尺法"是正骨专著，详细叙述了脊柱骨折的整复方法。至清末，高文晋著《外科图说》（1856），是别具一格的图释外科学。

第四节　现代外科学发展和前景

一、全球外科学发展

自20世纪中叶以来。全球兴起新的技术革命，十多年的发展，超过过去数百年，现代外科学进入蓬勃发展阶段。

各种新药相继问世，药理作用得到阐明，治疗范围也逐步扩大，与外科手术有关的麻醉药、肌松剂、抗生素、心血管药、胃肠道药和化疗药物不断问世，提高了医疗质量和病人安全。最明显的范例是消化性溃疡病人大多可用药物治愈而毋须再行外科手术治疗。各种诊断仪器和技术也相继投入临床使用，如BS、CT、MRI、PET等，提高了外科疾病的诊断水平。微创技术如内镜、腔镜等开展后，减轻了病人痛苦，提高治愈率。各种器官移植、新材料、电子技术、远程治疗技术也不断更新，使得外科手术学有了蓬勃发展。

在这发展过程中,外科医师肩负起历史责任,他们不辞劳苦,钻研创新,在艰辛条件和重重困难面前做出成绩来,仅在20世纪就有9位外科学家获得诺贝尔医学奖,在外科历史上谱写下沉甸甸的一页。

二、 新中国外科手术学成就

在旧中国,特别是近百年来,科学落后,医学发展不受重视,外科学更是处于低下落后状态,外科专科和医院缺少,只有少数大城市才有外科专科,许多外科手术都不能独立开展。

新中国成立后,这种落后情况发生根本转变,外科学技术普及,开展多种尖端手术,外科医生的培训工作也积极开展,许多新的外科专科相继成立,成立了全国性学术组织——中华医学会外科分会,有了《中华外科杂志》。

1958年成功抢救大面积烧伤,迄今已积累几十万例的经验,治愈率在90%以上。1963年成功施行了断肢再植,以后不断改进技术,处于国际领先地位。各种复杂手术陆续开展,颅内血管瘤、复杂心脏手术、肝、胰切除等。各种微创技术普遍应用于外科临床工作、内镜、腔镜、介入治疗等都广泛开展,全国的腹腔镜胆囊切除术已数十万例。各种器官移植也相继开展,肝移植已达数万例,质量仅次于美国。实验外科从无到有,对外科疾病的发病机制和诊治技术也加强研究,出版大量期刊专著,不断提高外科学术水平。医学院校迅速增多,外科医生的培养工作大大加强。外科学出现了欣欣向荣的良好局面。

三、 外科手术学前景

历史进入21世纪第二个10年,外科也进入了一个崭新的时代。外科机器人手术技巧的不断成熟,使微创手术朝向更高尖端精细的手术延伸。这将彻底改变外科手术的传统模式;同时,现代科技的发展,使外科手术学面临分子生物学和生物技术的挑战,外科手术已从技术工匠转变为艺术技艺。

也许会有一天,在不久的将来,外科手术随着科学和医学的发展而消亡。但在这漫长而又快速的进程中,外科医师知晓这些现代科技会导致外科手术消亡,但仍去迎接挑战,主动应用和推广这些现代科技,并不断探索和发展它们。为了人类健康而义无反顾,努力向前。

(杨春明)

第 二 章

病人安全和外科手术并发症

第一节 病人安全和医疗过失

医院的责任是治好病人的疾病，同时还要保证病人的安全，在诊治病人过程中尽量设法避免由于各种医疗过失引起的并发症，尽量减少死亡率。

医疗过失，又称医疗差错，有的又称为医疗误差或缺陷，严重者会出现医疗错误和事故。在诊治疾病的过程中，如果因为责任心不够或医疗技术不够臻善，就会产生一些过失或差错。如果再未加防范和纠正，就会进一步引起各种并发症的发生。所以应该在诊治病人时，不仅仅注意到发生并发症或是差错这一结果；更要注意引发这些并发症或差错的原因和过程，增加防范意失，积极防治这些并发症，减少错误和事故的发生。

由于医疗过失和医疗错误的存在，必然使医患关系和医疗纠纷逐渐凸显出来。如何合理解决这种不幸的局面，应认识到这是人类在社会文明进步过程中要感受的阵痛，也是人类历史发展的必然。从历史上看，早在1768年Blackstone将过失的概念引入医疗行业中来，到了1840年前后，欧洲即出现了医疗过失诉讼。当时就认为导致医疗过失诉讼增多的前提是医疗职业市场化，在医疗职业市场化的进程中，充斥着各种各样水平各异的医师，没有医疗质量控制，结果不断出现医疗过失。

但是医疗过失诉讼，严重困扰着专业医生。一方面是庸医或业余行医者，可以不问缘由给予病人想要的草药或治疗手段，也不会因病人不满而被起诉。而另一方面，受过医学教育和培训的医师，却常被教科书或手册指南为依据，用来指责违反规范或常规的证据。到了19世纪中叶，美国遭遇的医疗过失诉讼中，医师与律师间已形成了很深的隔阂。甚至有的律师让病人去控告医生，现在看来也有可能是他们想以此拓展其职业市场机会的想法。

再从医学科学方面审视，医学创新使医生们面临痛苦抉择，这可从三方面看：①医疗创新，可使人

们寻求更好、更完善的治疗方法，但他们尝试的新技术和新方法都存在一定潜在危险，这也为医疗诉讼提供新的理由，突出的例子是20世纪初的放疗技术。如果医学发展带来某些危险，那么为推动医学发展所付出的代价，就使更多数量的医疗诉讼出现。②规范医疗行为会增加医疗纠纷率：在20世纪初，美国建立了执业医师许可制度，当时将一些危险、不合格医疗从业者赶出医学界，但同时却能援引医师执业规范作为证明某些医师背离职业要求的证据，使医疗诉讼率增加。③医疗责任保险的推行，促发医疗纠纷的增多，医疗责任保险被视为是对医师的拯救措施，这样可使医疗风险分担给整个医疗界来承担，但却得到了事与愿违的一种状况，即被告的任何一个医师都会得到保险给予的回报，也更易促进医疗纠纷的增长。

怎样解决这一矛盾呢？在过去10多年间，美国工业界时兴过改善质量（quality improvement）一词，但这在医学界尚未得到重视。而事实上，依据美国健康医疗系统（AHCS）的调查，在美国每年约有98 000例与医疗过失和有关的病人死亡。这一事实引起了公众重视，引起了全社会对改善医疗质量必须杜绝医疗过失的讨论。2000年美国医学研究所（AIM）正式提出，"医疗过失"或"医疗错误"这一概念，目的是使医疗人员不回避在治疗过程中存在医疗过失这一事实；而应采取积极态度，改善和提高医疗质量，保证病人安全，不出现各种并发症。

我国卫生行政部门也提出"医疗警惕"的概念，指出医疗质量是对医疗行为的一项目标要求和质量意识，是医师、护士个人和医院质量计划的第一步，零缺陷是质量管理的目标要求，仅仅要求不比别人差不是医疗质量管理的哲学思维。为了实现医疗行为零缺陷目标，就必须制定规章和制度，进行学习、培训和检查，使各种不良反应和缺陷发生的可能性降至最低程度，使所有剩余的不良事件风险也降至最低水平。

在思想统一的同时，还要制定制度，进行伦理

学评估，确定怎样做才是最好的方式。具体执行时，还需在日常医疗工作中，遵循谨慎的原则、科学的态度。对不良事件进行监测、分析，以避免潜在的医疗风险。

医疗工作中还应注意开展新技术，创新革新。减少因医疗技术能力不足给病人带来的伤害，对每一病人要尽量减少医疗干预的次数和程度。要注意可能引起过失和并发症的过程，通过熟悉各种容易出现的并发症，尽量避免可能发生并发症各个环节的医疗过失。

第二节　外科手术并发症

外科手术治疗是全球健康关怀不可或缺的部分，每年全球共施行各种手术约 2 亿 3 千 4 百万例次。据世界银行报告，全球共有 1 亿 6 千 4 百万残疾人口，耗费了全部疾病负担的 11%，其中许多是能用外科手术治疗的。尽管外科治疗可防治人们失去肢体和生命，但也会带来并发症和死亡的危险。在工业发达国家，住院病人的围手术期死亡率是 0.4%，并发症率是 3%~17%，这一数字在发展中国家更高，由此可见，外科治疗和它伴随产生的并发症影响着世界各地的公共健康。事实上当前许多外科医疗纠纷争议中，经常谈及外科并发症问题，这是医患双方争议的焦点之一。

一、外科手术并发症定义

并发症是在某些原发疾病发展过程中所发生的，由于原发疾病、或其他原因所引起的继发性疾病情况。而外科手术并发症是不希望发生的，无预期的，由手术直接影响病人的结果，而这种结果有理由认为不应发生在手术进程中。

首先外科并发症是一种手术的结果；其次并发症是一种不希望发生的，不希望预期的，不应发生在手术进程中的；再次尽管已对外科并发症有了很好的阐述，但仍无法抵挡住各种评论。但也需将外科并发症和后遗症、治疗失败区分开来。

在 2008 年《World J Surg》开辟专栏汇集各国外科专家对外科并发症的意见。Schein 认为："外科并发症一直存在于外科医生的脑海中，他们辛勤地努力地防范它们，常为它们在深夜不眠，当它们发生后又在精神上"陷于苦闷之中"。Wheeler 提出，外科并发症被认为是不希望发生的，又不预期的，影响病人的手术直接后果。Agrrwal 认为外科并发症是一

种手术直接造成的后果，它是：①令人不愉快的；②不希望发生的；③不是预期的；④但是可避免的。当然目前对外科并发症的讨论方兴未艾，尚待进一步研究和探讨。

二、外科手术并发症分类

过去 10 多年，全球许多工业系统中心已产生并使用质量评估计划，提高了产品质量，但这些原则和概念尚难在医学领域中推广，缘之缺乏竞争之故。竞争仍是推动质量监测和提高的动力，美国于 1990 年成立了国家外科质量改善项目（NSQIP），开始在退伍军人医院记录外科治疗的预后，评价医院的医疗质量。

评定外科治疗质量的一个常用标识是外科手术后并发症的发生率，1992 年 Strasberg 等根据各种外科并发症的严重性，即外科治疗负面预后的程度，以胆囊切除术为例，将外科并发症分为 4 类：①1 级：较度并发症，仅会带来较小危险，大多仅需床边处理，所需药物包括止痛剂，止呕剂，退热剂，利尿剂，电解质和理疗等，其住院时间不会超过平均处置时间的一倍。②2 级：中度并发症，有潜在的生命危险，2a 级需 1 级药物以外的药物治疗，还包括需输血和 TPN，其住院时间超过平均处置时间的一倍。2b 级需进行创伤性操作治疗，如外科手术，内镜，放射线学的介入治疗。③3 级：严重并发症：会有持久的残疾。④4 级：因并发症而死亡。这种分类方法称为 T92，问世后很快应用于全球各地。

2004 年 Dindo 等将其扩展至 5 类 7 级。随后 Strasbeig 在 2007 年收集 129 篇文献和 44 000 病例，发现有 57% 的作者将并发症的分类加以紧缩，仅分为 4 类。但从临床应用角度看，对于食管切除和胰十二指肠切除等较复杂的手术而言，还需要一种扩展的和更为详细的分类方法，于是又出现了扩展型分 6 类的方法，将严重并发症再细分为毋需全麻的创伤性操作，需全麻操作和多器官衰竭等 3 类。最后 Strasbeng 将这种可紧缩又可扩展的分类方法称为手风琴（accordion）紧缩或扩展分类法，建议临床使用。

三、外科手术并发症防治

尽管外科并发症的种类繁多，发生率也可观，但统计资料显示，至少一半的外科并发症是可以预防的。在以前实践的努力中，已使外科手术部位感染或麻醉中的不幸意外有所降低，这对防治和减少

外科并发症有着积极的意义。2008 年 WHO 刊出指南,验证多种外科实践工作中保证外科病人的安全的条例。并在这一指南的基础上,设计了外科安全核对清单,应用于全球以降低各种外科并发症(表 2-1)。

表 2-1　外科安全核对目录清单

1. 病人进入手术室,在麻醉诱导前,手术组成员(至少是护士和麻醉师),口述确认:
- 核实病人身份,手术切口部位,手术术式,病人手术同意书
- 标记手术部位,有无标记不合宜处
- 监测仪已安置于病人身上,并可行使功能
- 手术组成员都须了解病人是否有任何过敏史
- 对病人的空气道和吸入危险做出评估,抢救器械和其他援助措施已备用
- 如可能术中失血 >500ml(儿童 >7ml/kg 体重),输血通路和各种液体已备用
2. 切开皮肤前,手术组全体成员(护士、外科医师、麻醉师)口述确认:
- 确认所有手术组成员的姓名和分工任务
- 确认病人身份,外科切口部位和手术术式
- 检查可能发生的预期危险事件
- 外科医师检查可能发生的危急和不期望的手术情况,手术所耗时间和预期失血情况
- 麻醉师检查病人与麻醉有关的特殊问题
- 护士检查器械及消毒情况,备用器械等
- 确认预防性抗生素在手术切口切开前(60 分钟内)静脉给入,有无适应证
- 确认各种必要的影像资料与病人是否相符,并展示在手术室内
3. 病人出手术室前,护士向手术组成员口述:
- 记录手术方式和步骤
- 清点各种缝针、敷料和器械
- 手术标本是否标记病人姓名和内容

一组 8 所医院使用这一安全核对清单,对 3955 例各种非心脏手术病人进行统计观察,并与未进行安全核对的 3733 例进行对照比较。结果发现未施行安全核对的死亡率是 1.5%,施行后降至 0.8% ($P=0.003$)。住院并发症率也由 11.0% 降至 7.0% ($P<0.001$),这充分显示安全核对的重要性。

为了减少外科手术并发症的发生,也应对常见外科并发症有所了解。过去常常仅注意到出现的外科并发症这一结果,没有注意到引发各种并发症的原因的过程。应通过熟悉各种容易出现的外科并发症,尽量避免发生并发症各个环节的医疗缺陷和过失。

Schwartz《外科学原理》一书中,甚至将围手术期处理一章改为外科病人安全、过失和并发症一章,还利用很多篇幅,系统地介绍了各种常见的外科并发症及其防治注意事项。其中容易发生在各种医护操作过程中的有:①中心静脉插管通道并发症:气胸、心律失常、空气栓子、肺动脉破裂和并发感染;②动脉通道并发症:动脉痉挛、血栓形成、出血、血胸、菌血症和假性动脉瘤等;③内镜:胃肠道穿孔,附加活检时更多,并多见于憩室症;④支气管镜:气管填塞、低氧血压、气胸、肺叶塌陷等;⑤气管切开术:气管无名动脉瘘;⑥经皮内镜胃造口术:胃管置入腹腔内腹膜炎和全身感染;⑦胸腔置管引流:误穿至皮下、肺、膈肌破裂、脓胸、出血;⑧诊断性腹腔穿刺:腹膜炎、内脏刺伤;⑨各种血管造影:出血和对比剂肾损害;⑩各种活检:出血感染,淋巴管漏,浆液漏。

各器官系统容易发生的并发症有:①神经系统:周围神经受压,中枢神经神智变化,注意电解质、毒药、外伤、代谢和药物等;②颈部血管:出血、神经损伤、抗凝治疗后出血、心肌梗塞;③甲状腺:出血、神经损伤、低钙抽搐;④呼吸系统:张力气胸、血胸、肺不张、吸入性肺炎、肺栓子等;⑤心脏:心律紊乱、心肌缺血、房颤等;⑥胃肠道:食管手术后漏、术后早期肠梗阻、胃肠道瘘、出血;⑦肝胆胰;⑧肾、血液系统、骨关节系统等。此外还需注意营养代谢,体温调节,肥胖,老年等特殊问题,尽量避免发生各种并发症。

(杨春明)

第 三 章

外科手术基本技术和微创外科技术

第一节　外科手术基本技术

手术是外科治疗的主要方式,它在去除病灶的同时不可避免地带来局部和全身的伤害,外科手术应遵循损害控制的基本法则。从手术操作层面应遵循以下基本原则:

1. 选择能充分显露手术野的最小切口和最短路径。

2. 使用精良器械和轻柔手法,按照解剖层次精细分离。

3. 有效及时止血,保持清晰无血的手术野,减少输血量。

4. 在根除病变的前提下尽可能保护周围健康组织,减少体内异物存留。

5. 采取合适的缝合材料和缝合方法,促进组织愈合,遗留最少的瘢痕。

6. 以简约规范的手术流程和娴熟快捷的操作技法,缩短手术时间,手术处理到位。

一、常用手术器械及用法

(一) 手术刀

常规手术刀由刀片和刀柄两部分组成。刀片有圆、尖、弯等形状,并分为不同型号,大刀片适于大幅度切开,小刀片适于精细切割,尖刃刀片用于皮肤戳孔和细小管道的切开。刀片的安放应使用持针器。手术刀主要用于切割组织,刀柄可用于组织的钝性分离。

根据手术需要采用不同的执刀法:

1. 执笔式　如同握笔写字,主要靠手指的动作完成切割,动作轻巧精细,适用于精细及小的切口,如解剖血管、神经等。这是最常用的一种执刀方式。

2. 执弓式　如同拉琴弓,主要靠腕部用力,力量及动作幅度均较大,适用于较大切口的皮肤切开。

3. 反挑式　执刀方法同执笔式,只是刀刃朝上,从下向上切割,可避免损伤深部组织,用于管道

器官或脓肿的切开等。

4. 抓持式　全手握持刀柄,主要靠肩关节活动,控刀比较稳定,用于切割范围大、组织坚厚的切开,如截肢等手术(图 3-1)。

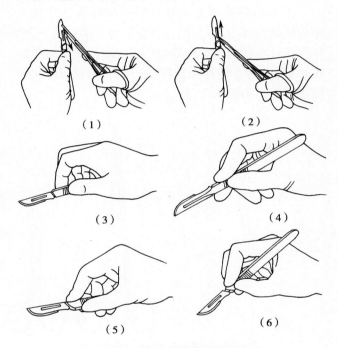

图 3-1　手术刀片的安装及执刀法
(1)安刀片;(2)取刀片;(3)抓持式;(4)反挑式;(5)执弓式;(6)执笔式

高频电刀:目前高频电刀使用广泛,工作原理是通过电极尖端产生的高频高压电流与机体接触时产生热效应,导致组织脱水、崩解、凝结,起到切割及止血作用。常用的高频电刀有单极电刀、双极电刀、氩气刀等。双极电刀用于精细部位操作。氩气刀适用于开放手术、腔镜手术、内镜手术。电刀的潜在风险是局部烧伤、副损伤、局部坏死等,使用时应注意:①事先检查电气元件有无故障;②手术室不能有易燃物质及氧气泄漏;③安放好病人身体上的负极板,使之最靠近手术部位,且保持负极板干燥;④电凝器的功率不应超过250W,不能用电凝功能进行一般组织切割,不能在积血中进行电凝;⑤切割或电凝

9

时电刀不应接触止血点以外的组织,尽量减少组织烧伤;⑥随时清除电刀上的焦痂,使之有良好的导电性;⑦重要组织或器官附近慎用或禁用电刀。

超声刀对组织的热损伤小,广泛用于肝切除手术。激光刀能量密度高、方向性强,用于皮肤、血管的手术。

其他手术刀还有骨刀、截肢刀、取皮刀等。

(二)手术剪

手术剪种类繁多,大致分为组织剪和线剪两大类。组织剪尖端薄而钝,剪锋锐利,有弯直之分,用于剪开及分离组织。线剪尖端圆钝、刃厚而直,用于剪断缝线、剪开敷料及引流物等(图3-2)。

手术剪的执剪方式是将拇指和环指分别扣入剪刀柄的两环内,中指放在环指的剪刀柄的前方,食指压在轴节处起稳定和导向作用。剪割组织时一般用正剪法,为了增加稳定性还可用扶剪法(图3-3)。使用时剪刀不能张开过大。

(三)手术镊

手术镊用于夹持和提起组织,协助另一器械的操作,如分离、剪开、缝合等。手术镊分为有齿、无齿两类,有齿镊用于夹持较坚韧的组织,对组织有一定的损伤作用。无齿镊用于夹持较脆弱的组织,对组织损伤较轻。正确的持镊方法是用拇指对食指、中指,拿住镊子中部(图3-4)。在分离及缝合皮肤时最好不用镊子直接夹持皮肤,用镊子的推挡作用有助于顺利缝合(图3-5)。

(四)血管钳

血管钳又称止血钳,是术中用于止血和分离的主要器械,也可用于牵引缝线、拔出缝针或代镊使用,但普通血管钳不能用来夹持皮肤、脏器及脆弱组织。临床常见的止血钳有:①蚊式止血钳:可做微细组织分离或钳夹小血管,不宜用于大块组织的夹持。②直止血钳:用以夹持皮下及浅层组织出血,协助拔针等。③弯止血钳:用以夹持深部组织或内脏血管

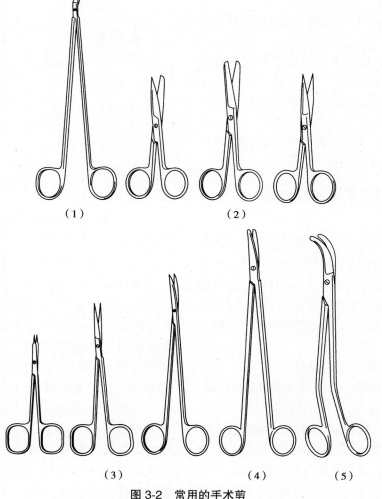

图 3-2　常用的手术剪
(1)血管剪;(2)外科剪;(3)精细解剖剪;(4)解剖剪;(5)深部解剖剪

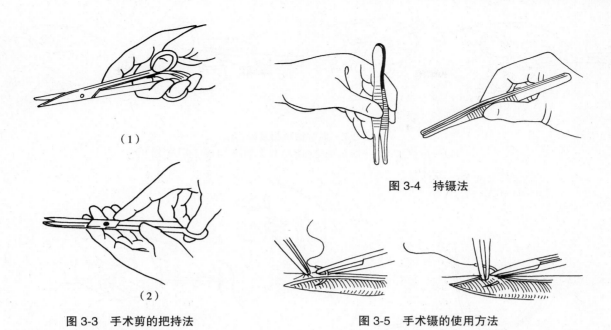

（1）

（2）

图3-3 手术剪的把持法
（1）正剪法；（2）扶剪法

图3-4 持镊法

图3-5 手术镊的使用方法

出血。④有齿止血钳：用以夹持较厚组织及易滑脱组织内的血管出血，如肠系膜、大网膜等，也可用于切除组织的夹持牵引。有齿止血钳对组织的损伤较大，不能用于一般的止血夹持（图3-6）。

正确的执钳方法同手术剪，也可用掌握法。右手松钳时拇指与环指相对捏紧挤压即可松开，左手松钳时拇指及食指捏住一环柄、中指及环指顶挤另一环柄即可松开（图3-7）。

（五）持针器

持针器用于夹持缝合针，有时也用于器械打结。缝合时持针器应夹持缝合针的中后1/3（图3-8）。持针器的握持方法有三种：①掌握法：各指均不在环柄中，满手握住持针器灵活方便，缝合时快速有力，

便于皮肤、筋膜、肌肉的缝合。②指套法：与血管钳握持方法一样，这种方法运针稳健准确，对缝合组织的牵扯小，用于较精细的缝合，是最常用方法。③掌拇法：拇指套入钳环内，食指压在钳的前半部作支撑，其余三指握钳环，靠拇指上下活动开闭持针器（图3-9）。

（六）缝合针及缝线

缝合针的针尖形状分为圆针和三角针，圆针对组织损伤小，可用于软组织、血管、神经、内脏的各种缝合。三角针针尖侧锋锐利，容易穿透组织，对组织的损伤大，用于缝合皮肤及坚韧的瘢痕等。直针适用于宽敞或浅部操作时的缝合，如皮肤或胃肠道的缝合，但目前已较少使用。目前临床上几乎所有的

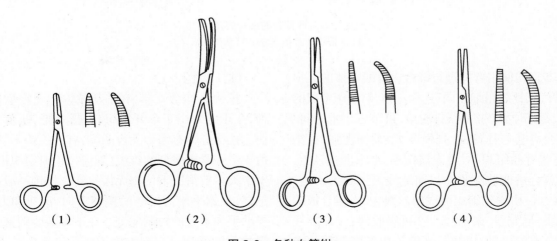

图3-6 各种血管钳
（1）弯血管钳；（2）直血管钳；（3）有齿血管钳；（4）蚊氏血管钳

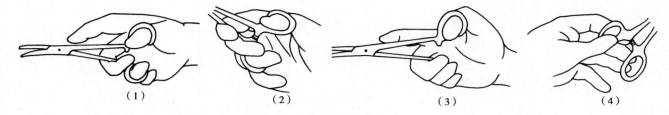

图 3-7　血管钳执钳及松钳法
(1)一般执法;(2)一般执法松钳法;(3)掌握法;(4)掌握法松钳法

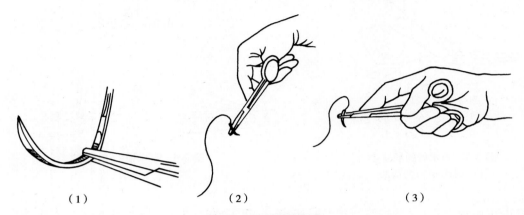

图 3-8　持针器使用法
(1)夹持缝合针;(2)掌拇法缝合;(3)掌握法缝合

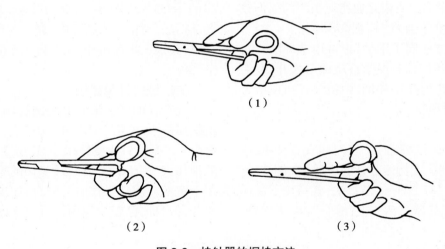

图 3-9　持针器的握持方法
(1)掌握法;(2)指套法;(3)掌指法

组织或器官均使用弯针进行缝合。针线一体的无损伤缝合针,其针线粗细相同,连为一体,对组织造成的损伤小,缝合时不必担心线针脱落,可节省手术时间。

缝线应基本具备:抗张强度大,柔韧性强,打结牢靠。平滑穿越组织,对组织损伤小。组织反应轻微,或组织愈合后能被吸收。目前缝线大致分为两类:①非吸收线:由蚕丝编织而成的丝线,及人工合成的聚丙烯线、尼龙线、聚酯线。②可吸收线:天然肠线及人工合成的聚糖乳酸线、聚糖乙内酰酯线等。选择缝线最重要的是遵循促进伤口愈合的原则。

(七) 拉钩

拉钩又称牵开器,有手动拉钩和固定牵开器两种,在手术中用于牵开组织,显露术野,便于手术操作。拉钩分为有齿和无齿两类,有齿拉钩不易滑脱,适于牵开紧密坚韧的组织。无齿拉钩对组织损伤小,术中大多数情况下使用无齿拉钩。拉钩一般由助手把握,根据手术需要随时调整方向、深浅和力量,需要助手和术者的协调配合。在不太需要频繁变换显露状况的情况下,使用相应的固定牵开器,省时省力,保持显露的稳定(图3-10)。

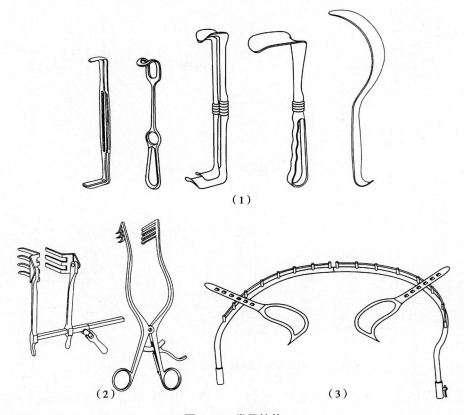

图 3-10　常见拉钩
(1)各种手动拉钩;(2)自动拉钩;(3)框架拉钩

（八）巾钳

巾钳主要用于固定覆盖皮肤的敷布,也可用于牵引及临时固定组织。巾钳的握持方法同血管钳(图3-11)。

（九）组织钳

组织钳又称爱立斯钳,用于夹持皮肤或较有韧性的脏器,对组织的损伤小(图3-12)。

（十）卵圆钳

卵圆钳用于夹持纱布球进行皮肤消毒或提拉

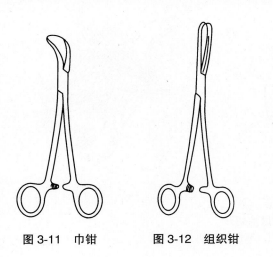

图 3-11　巾钳　　　图 3-12　组织钳

肠管等。

二、外科手术基本操作

外科手术从操作本身来说,都必须用刀、剪、钳、镊、针、线等这些必不可缺少的基本器械,来进行切开、止血、结扎、分离、暴露、缝合等这些基本操作,这些是外科医生必须掌握的基本技术。外科手术操作是技巧性很高的技术。良好的外科医师应具有鹰眼、狮心和女性的手。

（一）切口

理想的手术切口最基本的要求是:①接近病变部位、显露充分、便于操作、根据术中需要延长及扩大切口方便。②不损伤重要的解剖结构,术后对功能恢复有利。③兼顾美观的要求。切口选择应根据病情需要决定,切口过大则组织损伤大,切口过小则可能影响显露。

（二）切开

切开是手术的第一步,根据手术的部位选择适当的手术刀及执刀方法。切开时最好是一刀完成,切口平齐,深浅合适,避免拉锯式。在手术操作过程中根据需灵活应用手术刀的各个部分,刀刃是最锋

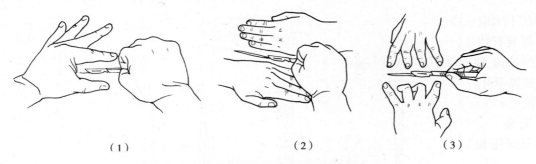

（1）　　　　　　　　（2）　　　　　　　　（3）

图 3-13　皮肤切开时绷紧皮肤的方法

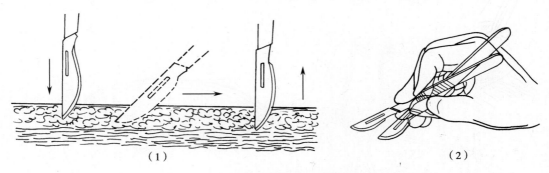

（1）　　　　　　　　（2）

图 3-14　皮肤切开时的运刀

利最主要的部分,用于切开切断时。刀尖在挑刀、刺穿和锐性剥离时用,刀柄用作钝性剥离。

皮肤切开时应将皮肤绷紧,有单手法,双手指压法,双手掌压法(图 3-13),这样使皮肤切开容易,有利于控制切口的平直,控制切口的长度和深度,也便于止血。切开时刀片与皮肤垂直不偏斜,先垂直下刀,然后刀柄与皮肤呈 45°角走行,再垂直出刀(图 3-14)。尽可能将皮肤和皮下组织在同一深度全层切开,使切缘整齐。皮肤切口的大小应以方便手术操作为原则。

筋膜和腱膜组织可直接用刀切开,也可先用刀切一个小口,然后用组织剪深入筋膜下进行分离后剪开,切开操作时应防止损伤深部组织器官(图3-15)。作胃、肠、胆管和输尿管等空腔切开时,需用纱布保护准备切开脏器或组织的四周,在拟作切口的两侧各缝一牵引线并保持张力,逐层切开。

高频电刀具有良好的止血功能,可用于皮肤、神经、胆管等以外组织的切割和游离。要先用手术刀切开皮肤,擦去血液后用电刀切割,较大的小血管可先在预定要切割的两边组织电凝后再切断。

（三）显露

良好的显露是手术质量的前提,涉及患者体位、麻醉效果、照明、牵开器及手术切口的选择。合适的体位有助于深部手术野的良好显露,根据手术路径、病变部位、手术的性质选择合适体位。麻醉要求镇痛完善和良好的肌松。手术野的照明有利于显露,

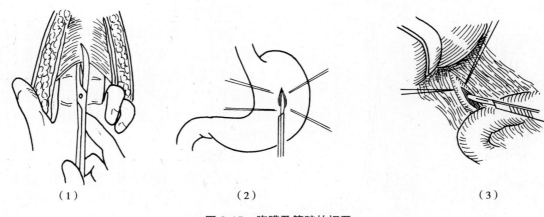

（1）　　　　　　　　（2）　　　　　　　　（3）

图 3-15　腹膜及管腔的切开

（1）腹膜的切开;（2）胃的切开;（3）胆管的切开

空间狭小的手术应选用头灯或冷光源照明。拉钩和自动牵开器要有效显露术野,拉钩的动作要轻柔,手心向上把持拉钩,根据手术进展及时调整位置。将附近组织或脏器牵开时,拉钩下方应垫湿盐水纱布。充分的显露使手术在直视下进行,能保证手术的安全。

(四)分离

分离是显露和切除的基础,是外科手术技术的重要组成部分。手术中根据病灶及解剖特点选择分离方法,达到显露、游离、切除的目的。疏松组织间隙可用血管钳、纱布球、剥离器、手指等进行钝性分离,钝性分离损伤较大(图3-16)。致密坚韧组织使用刀、剪进行锐性分离,锐性分离对组织损伤较小,需在直视下进行(图3-17)。锐性分离时必须认清解剖关系,确定刀或剪所达到的组织层次,防止意外损

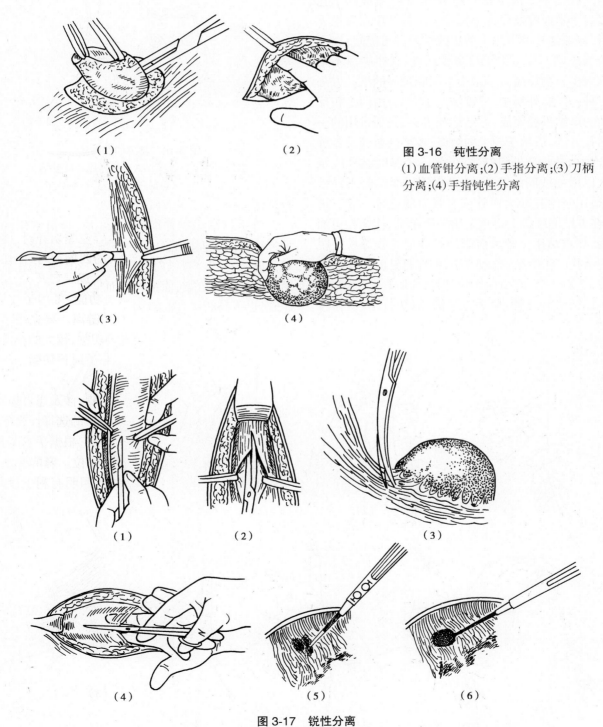

(1)　　　　　　　(2)

图3-16　钝性分离
(1)血管钳分离;(2)手指分离;(3)刀柄分离;(4)手指钝性分离

(3)　　　　　　　(4)

(1)　　　　　(2)　　　　　(3)

(4)　　　　　(5)　　　　　(6)

图3-17　锐性分离
(1)手术刀分离;(2)剪刀分离;(3)辨认解剖结构;(4)分离时保护组织结构;(5)(6)使用电刀分离

15

伤。分离时辨别解剖结构极其重要,在组织间隙或疏松结缔组织层内进行钝性分离比较容易且损伤较小。分离范围以需要为度,避免不必要的分离。在手术中往往两种分离方法组合使用。使用电刀进行锐性分离同时有凝血作用,适用于易出血的软组织切割。

(五) 结扎

结扎是手术最主要的基本功,熟练可靠的结扎可提高手术速度及保证手术安全。打结应在直视下进行,保证结扎的可靠。剪线残端要尽可能短,以不松脱为原则。皮下组织尽量少结扎,或钳夹后不结扎以减少异物反应。手术中常用和可靠的结扎方法有三种:方结、外科结、三重结。①方结:由两个相反方向的单结重叠而成,方结结扎可靠,是最常用的一种结扎方法,适用于较少的组织、较小的血管及各种缝合的结扎。②外科结:在做第一个结时结扎线绕两次以增加线间的摩擦力,再做第二个结时不易松脱,适用于结扎较大血管或有张力的缝合。③三重结:在方结的基础上再重复第一个单结,使结扣更加牢固,三重结用于较大血管结扎或尼龙线等易松脱线的结扎。④滑结:类似方结,但在打结时拉线用力不均,一紧一松,此结操作快,但易松脱(图3-18)。

打结法有三种:单手打结法、双手打结法、器械

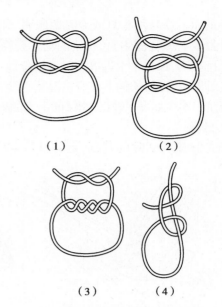

图3-18　常见的几种结
(1)方结;(2)三重结;(3)外科结;(4)滑结

打结法。

单手打结法操作简便,速度快,是最常用的一种方法。左手捏住缝合线的一端,右手捏住另一端,双手配合打结。打结时两端线呈180°,手指在靠线结较近处用力拉紧,使结扎紧而牢固,不容易把组织撕脱,也不易断线(图3-19)。

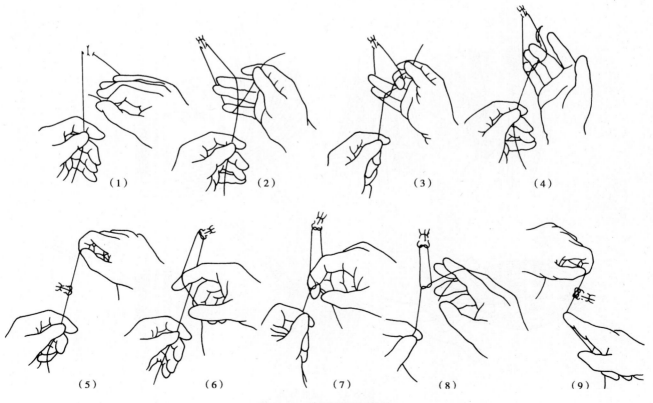

(1)　　　　(2)　　　　(3)　　　　(4)

(5)　　　　(6)　　　　(7)　　　　(8)　　　　(9)

图3-19　右手单手打结法

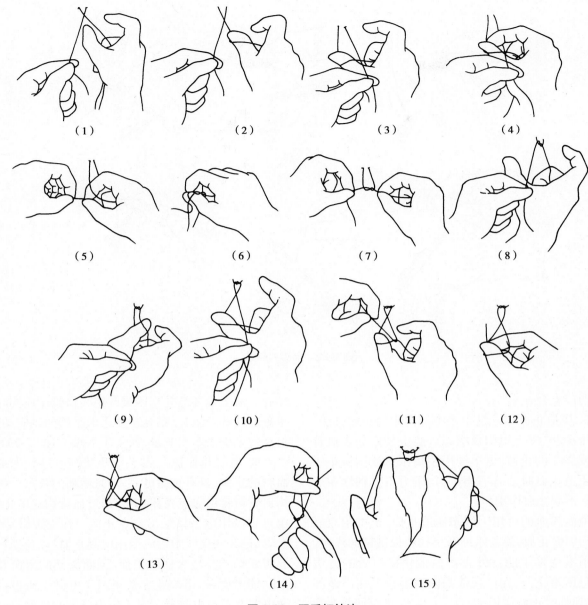

（1）　　　　（2）　　　　（3）　　　　（4）

（5）　　　　（6）　　　　（7）　　　　（8）

（9）　　　　（10）　　　　（11）　　　　（12）

（13）

（14）　　　　（15）

图 3-20　双手打结法

双手打结法牢靠，主要用于深部或组织张力较大的结扎（图 3-20）。

深部打结时的关键在右手食指的压线，要将线的一头缠绕在环指上，以中指固定，这样使夹线牢固，当食指向下压线时不易滑脱（图 3-21）。

器械打结法用于浅部组织或精细结扎。用持针器或止血钳打结主要优点是节省线，节省护士递线操作，可以省人省时间。缺点是缝合组织张力大时不易扎紧（图 3-22）。

无论用何种方法打结，相邻两个单结的方向不能相同，否则成假结而松脱。打结时两手用力点和结扎点应成一条直线，如果三点形成夹角，则用力拉紧时易断线。打结时两手用力要均匀，否则易形成

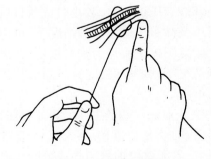

图 3-21　深部打结法

滑结。

（六）止血

在外科手术中止血是重要的基本操作，完善的止血可防止血液丢失，使术野清晰，保证手术安全及

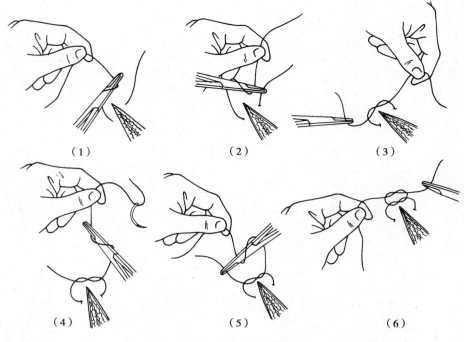

（1）　　　　　　　　　（2）　　　　　　　　　（3）

（4）　　　　　　　　　（5）　　　　　　　　　（6）

图 3-22　器械打结法

有利切口愈合。

1. 压迫止血法　是手术中最常用的止血方法，常用于皮肤、皮下组织及组织分离中创面的小血管出血或渗血的止血，可单纯用手指压迫或用纱布压迫。压迫止血时须有适当压力，压力不足则纱布形成引流不起止血作用。

创面渗血的可用干纱布压迫止血，也可用双氧水喷洒创面止血，温盐水纱布可较快控制创面渗血。

手术中发生的意外大出血最快捷有效的方法是紧急压迫止血，在可视范围内用手指捏住出血部位，起到临时止血作用，为进一步彻底止血创造有利条件。在出血部位看不清又无法手捏止血的情况下，可临时填塞纱布压迫止血，数小时或数日后酌情取出。在指压及纱布压迫无效的情况下，可用拳头压迫止血。紧急压迫止血是为临时措施，在出血得到初步控制情况下制定方案，充分显露寻找出血部位进行彻底止血。

2. 钳夹止血法　是最主要的止血方法，用于明显的小血管出血，止血准确、可靠。一般钳夹数分钟后可奏效，若无效可加做结扎或电凝止血。止血钳要看清、夹准，钳夹组织不宜过多，钳夹位置方便打结。

3. 结扎止血法　结扎止血法包括单纯结扎法和缝合结扎法，用于明确的血管出血止血。结扎时用血管钳夹住出血点，将血管及周围少许组织一并结扎。对于单纯结扎有困难或粗大血管还应同时或单独进行缝合结扎。结扎重要手术脏器的供应动脉，可有效减少手术出血量，便于手术操作（图 3-23）。

4. 电凝止血法　用于切开及游离过程中细小血管的止血，具有止血可靠、术野清晰的特点。可先用血管钳将出血点夹住，电刀通过血管钳通电止血。也可直接用电刀接触出血点止血。在空腔脏器、大血管、神经和皮肤附近应慎用电凝止血，以免损伤重要组织结构。较大血管出血、创面深部的出血及凝血功能障碍者，电凝止血效果差。电凝止血包括普通电刀及双极电凝器。对于较大范围的创面渗血可使用氩气刀止血（图 3-24）。

5. 药物止血法　主要用于广泛渗血的创面，有生物蛋白胶、明胶海绵等。

6. 止血带止血法　用于四肢的手术，止血范围大，包括整个术野处于无血状态。无血术野无疑使手术更方便，但术野内组织处于缺血状态也带来风险，止血时间应严格掌握。首次止血时间不应超过90分钟，若手术需要继续，则需松开止血带5~10分钟使组织供血，然后再重新上止血带，但再次止血不应超过60分钟。使用充气式止血带时，先驱血后充气，但肢体感染、肿瘤等不驱血。根据肢体粗细选择合适压力。使用橡皮止血带时，应注意压力适中。

7. 其他止血法　银夹止血法用于脑组织止血，骨蜡压迫止血法用于骨创面出血。

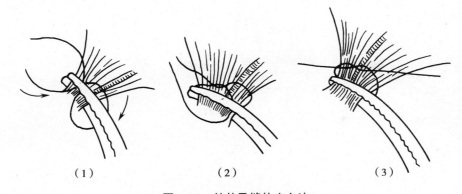

图 3-23　结扎及缝扎止血法
(1)结扎止血;(2)单纯缝扎止血;(3)"8"字缝扎止血

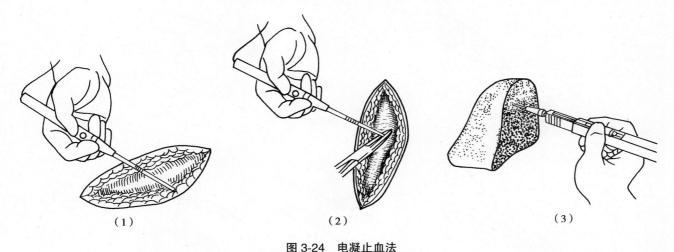

图 3-24　电凝止血法
(1)直接电凝止血;(2)间接电凝止血;(3)氩气喷凝止血

（七）缝合

缝合是促进组织修复的主要方法,缝合的根本目的是良好的愈合与吻合。缝合时既要保证组织足够的拉力,又要减少异物反应,故应该尽量少缝、少用粗线、少用连续缝合。缝合过紧将影响血运。良好的缝合应达到:①使组织对合,并保持足够的张力强度。②组织能顺利修复直至愈合。③缝合处愈合后不影响功能。

缝合的基本方法有间断缝合与连续缝合两类,每类又有单纯缝合、外翻缝合、内翻缝合三种。

(1) 间断缝合法:利用多根缝线闭合切口,每根缝线分别结扎。此种缝合牢固可靠,即使有的缝线断裂,其他缝线仍能维持组织的对合。单纯间断缝合法最常用,可用于各种组织的缝合,皮肤、皮下组织、筋膜、肌肉等一般用单纯缝合法。间断内翻缝合法常用于胃肠道的吻合。间断外翻缝合法常用于血管吻合、松弛皮肤的缝合、腹壁的减张缝合(图3-25)。

(2) 连续缝合法:是用一根线做同一层次的全部缝合,缝线在其两端打结。连续缝合法具有组织对合严密、止血好、缝合快的特点,常用于腹膜、筋膜的关闭及消化道、血管的吻合及闭合。单纯连续缝合法用于血管、胃肠、胆管的吻合及闭合以及筋膜的缝合。褥式缝合法适用于皮下组织少的松弛皮肤及腹膜的缝合。"8"形缝合法常用于止血、关闭腹膜及某些组织容易撕开的缝合。减张缝合法用于张力较大的组织缝合。荷包缝合法是围绕管腔所作缝合,主要用于包埋阑尾残端、固定消化道或膀胱的造瘘管。皮内缝合法从切口的一端进针,然后交替地经过两侧切口边缘的皮内穿过,一直缝到切口的另一端穿出,然后抽紧,皮肤则能对合,此方法主要优点是切口瘢痕小(图3-26)。

一般伤口缝合的层次是深筋膜、肌膜、腱膜、皮下组织和皮肤。缝合进针时应注意针体前部与组织垂直,靠腕部及前臂旋转力量进针,旋力是进针的技巧。出针时可用手术镊夹针的前部外拔,持针器从针后部前推,顺针弧度迅速拔出,当针要完全拔出时,可松开持针器,单用镊子夹持针前部将针继续外

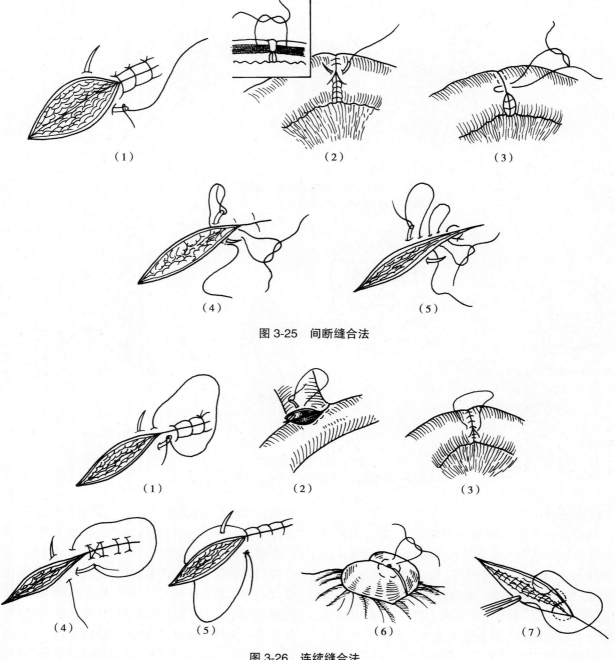

（1）　　　　　　　　（2）　　　　　　　　（3）

（4）　　　　　　　　　（5）

图 3-25　间断缝合法

（1）　　　　　　　（2）　　　　　　　（3）

（4）　　　　（5）　　　　（6）　　　　（7）

图 3-26　连续缝合法

拔,用持针器再夹针的后 1/3 将针完全拔出。或由助手协助拔针。缝合时要注意认清组织,按层次缝合,组织对合良好。缝合方法选择恰当,不留死腔。针距、边距适当。缝线选择合理,松紧合适,缝线与皮肤切口纵轴垂直。浅层缝合不能超越已缝合的深层,以免损伤深部组织(图 3-27)。

目前有各种类型的皮肤和内部组织缝合器用于外科缝合,其所用缝合材料主要是钛合金。缝合器具有组织对合整齐、组织反应轻微、节省手术时间等特点,用于消化管、皮肤及其他组织器官的缝合。

皮肤粘合剂使用最广泛的是纤维蛋白粘合剂,主要用于强化消化道吻合口,预防吻合口漏。用于封闭组织创面,控制创面渗血渗液,促进伤口愈合。氰基丙烯酸聚合物具有较好的强度,用于低张力创缘可替代缝线。使用粘合剂时伤口必须彻底清创和止血,创缘及附近皮肤必须干燥。

（八）剪线及拆线

手术中剪线必须在直视下进行,剪刀开口不要太大,剪刀钝头在下,以免损伤周围组织。线头长度应适当,剪线时将剪刀沿缝线下滑至线结,再侧翻转

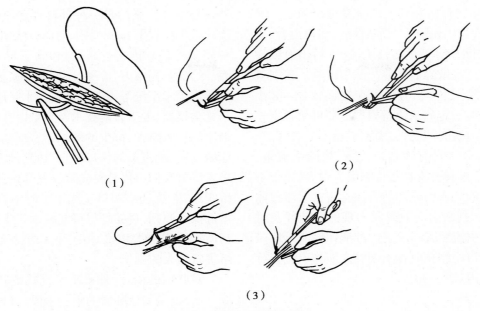

（1）

（2）

（3）

图 3-27 缝合时的进针与出针

15°~30°剪断,线头长度随翻转角度而异,皮下结扎止血应尽量剪短,以不剪断线结为度(图 3-28)。血管结扎要留 0.2~0.3cm,皮肤缝线应以 0.5cm 为宜。

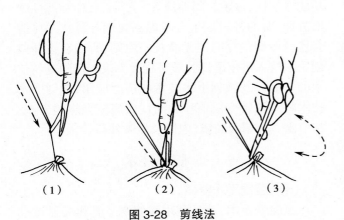

（1）　　　　（2）　　　　（3）

图 3-28 剪线法

皮肤切口拆线时间根据切口位置、切口性质、组织愈合情况等决定,一般头颈部术后 4~5 天拆线,躯干部 7 天左右拆线,四肢 10~14 天拆线。年老体弱者可适当延长拆线时间,切口感染时应随时拆除缝线。拆线时应遵守无菌原则,不能将暴露在皮外的线段拉进皮内。拆线时用镊子提起线结,使埋入皮内的线段部分露出,用剪刀贴皮肤将露出的皮下线段剪断,然后向切口中线方向抽出(图 3-29)。

（九）引流

外科引流是指将组织间或体腔内积聚的液体引流至体外的方法,引流的目的是有效地排除积聚物。因此,引流的基本原则是通畅、彻底、损伤小。

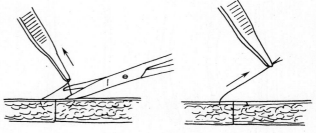

图 3-29 拆线法

影响通畅的因素包括引流切口的大小、引流口的位置、体位等,在做引流时必须考虑。较大或较深在的病灶有时存在分隔,使引流不彻底,引流时需注意切开分隔,并采用对口引流、多管引流、负压引流等方法,对不断出现的继发性坏死灶可多次引流。切开引流口时要避免损伤重要血管、神经、关节腔及脏器。应该认识到并不是所有手术都需要引流,引流可以预防感染,引流也可引起继发感染。

外科普遍遵循的原则还包括:引流管通道应最直并最接近病灶,且应置于最低位,但引流气体则应放在高位。引流管不经过手术切口而另戳口引出,以保切口一期愈合。引流管应用丝线固定在皮肤上以防脱落。引流孔径应与引流管径粗细相当,防止漏液或引流管受压变形。引流管应剪侧孔以利引流。引流物不应直接放在吻合口或修补缝合处,以防使缝合或吻合处破裂。较硬的管状引流物不可放在大血管、神经或肠管旁,以防损伤组织。

引流物放置的时间应视引流的特征、引流液性

21

质和量、有无异物存留和病人的全身情况而定。对于治疗性引流,当出血停止、感染控制、漏口愈合、积液清除即应拔除。对于预防性引流,术后出血或渗漏的主要危险已经解除后即应拔除引流物。若引流量很少或已无引流液,引流管可在放置后24~48小时拔出。若仍有一定的引流量根据需要可放置更长时间。引流管放置时间越长,引流口越不易愈合。

常用的引流材料有纱布引流条、橡胶引流条、卷烟式引流条、橡胶引流管及特制引流管等,用于不同需要的引流病灶。引流期间要注意观察引流液体的性质及数量,判断引流效果及出现的问题并及时处理。要防止引流瓶或引流袋内的液体倒流入切口内。引流管内口的侧孔应置于创腔内而非引流管行经的正常组织内(图3-30)。

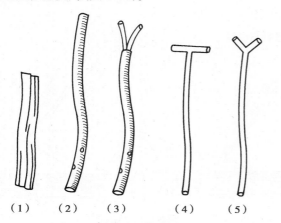

图3-30 常见的引流物
(1)乳胶片;(2)橡胶引流管;(3)双套管;(4)T形管;(5)Y形管

(李靖年)

第二节 微创外科技术

一、概述

早在1983年Wickham首次提出了微创外科的概念。 1987年3月法国Philipe Mouret首次运用腹腔镜行胆囊切除术成功,具有划时代的现代微创外科时代真正开始,随后微创外科技术才逐渐被广泛接受。

"微创外科(minimal invasive surgery,MIS)"是一种减轻手术带给患者痛苦的理念,外科学追求的最高境界之一,也是现代医学技术发展的趋势。"微创"是一个相对的概念,它有时代的局限性,随着文明的进步、科学技术的发展,其内涵也发生改变。微创外科有狭义和广义之分。狭义的是指腔镜外科和内镜

外科技术。广义的是一种外科理念,在不影响传统治疗效果前提下,减少手术创伤。微创外科,它既包含腔镜外科和内镜外科,也包含了导管介入、伽马刀、激光刀、超声刀、冷冻、微波、射频、显微、达·芬奇机器人手术系统等。微创外科技术是应用先进的电子光学仪器、人工智能技术及新型医疗设备,力求以最小的切口路径、最少的组织器官损伤、最轻的全身应激反应、最完美的伤口愈合,达到最理想的医疗效果。尽管我们历代外科先辈反复强调注意保护正常组织结构、能选小切口完成手术时不应选大切口手术等操作原则,目的是尽可能减少手术创伤,但与目前微创手术技术相比,传统手术方法无法避免地带给患者较大的创伤。

对肿瘤的治疗,外科手术是减缓肿瘤生长的最好方法,也是治愈肿瘤的唯一手段。目前,我们所拥有的辅助诊断技术能将大部分肿瘤疾病准确定位,只要做一个小范围的切除或淋巴结清扫就能恰当、准确的切除原发肿瘤。微创外科技术在治疗肿瘤疾病方面占据更多的优势,如腹腔镜及内镜手术技术在治疗良性肿瘤时,其手术切口小、术后疼痛轻、肠功能恢复快、住院时间缩短等。然而,在治疗恶性肿瘤方面,有的外科医生会考虑到微创外科技术可能会违背肿瘤治疗时的无瘤技术原则,所以在选择微创手术技术治疗恶性肿瘤时犹豫不决。但随着新技术的发展以及微创手术技术的广泛应用,微创手术技术将逐渐转变成治疗肿瘤性疾病较理想的方法。本节重点介绍腹腔镜、内镜及显微外科技术。

二、腔镜技术

(一)腔镜手术器械

腹腔镜手术,就是利用腹腔镜及其相关器械进行的手术:使用Hopking技术制造的冷光源提供照明,将腹腔镜镜头(直径为3~10mm)插入腹腔内,运用数字摄像技术使腹腔镜镜头拍摄到的图像通过光导纤维传导至后级信号处理系统,并且实时显示在专用监视器上。然后医生通过监视器屏幕上所显示患者器官不同角度的图像,对病人的病情进行分析判断,并且运用特殊的腹腔镜器械进行手术。

腹腔镜基本设备包括:①腹腔镜摄像系统、②二氧化碳气腹机、③多功能高频电刀、④冲洗吸引装置、⑤基本手术器械。

(二)腔镜基本操作

1. 建立气腹 分闭合法和开方法。一般选择在脐上或脐下做10mm切口,插入Veress气腹针,

向腹腔内注入一定量的 CO_2 气体,使腹内压力达到预定值,一般 12~14mmHg。

2. 插入套管　根据需要在腹部放置 3~4 个套管,在放入第一个套管后,插入腹腔镜,在腹腔镜下放置其他套管。

3. 术野显露　上腹手术通常取头高足低位 (30°~40°),下腹手术或盆腔手术采取头低足高位,左侧或右侧腹部手术可把病侧抬高。一般患者术前留置导尿管,放置胃管负压吸引。

4. 分离技术　①钝性分离,包括剥离、分离钳分离、小沙球分离;②锐性分离,用微型剪进行分离;③电凝分离,为腔镜外科较常用方法;④水射分离,通过高压水流分离疏松的组织;⑤超声刀分离和激光分离。

5. 止血技术　①电凝技术,包括单极电凝和双极电凝器两种;②夹闭止血,分钛夹和可吸收夹;③结扎止血;④医用生物胶止血;⑤超声刀,热凝固等方法之血。

6. 结扎技术　包括 Roeder 结、渔夫结、方结、外科结等,具体打结方法与传统的器械打结基本相同,只是难度更大,需要更熟练的技术和在腔镜放大视野下正规训练才能很好完成。

7. 缝合技术　腹腔镜下缝合是腹腔镜手术中难度较高的操作技术,是手术者必须掌握的手术技巧。传统手术缝合技术同样可以在腹腔镜下应用,几乎所有的针线均可用于腹腔镜手术。缝合完毕,根据需要做腔内或腔外打结。

8. 标本取出　也是一个重要的步骤。小的或略大于管鞘的标本可以直接从套管中取出;标本较大,可将操作孔扩大后取出;切除的组织巨大又为良性病变,可借助器械将组织粉碎或体积缩小后取出;若是肿瘤标本,则可能引起腹腔内或腹壁上的种植和播散,必须使用标本袋。

(三) 腹腔镜的应用

近年来绝大部分的普外科手术都已经应用了微创外科技术,如腹腔镜胆囊切除术已经成为治疗胆囊疾病的金标准方法,许多有经验的腹腔镜外科医师已尝试开展所有开腹手术所做的手术,甚至是一些复杂的手术,如胰腺切除或肝叶切除等。腹腔镜技术已经应用在很多领域,应用范围会越来越广,本节仅介绍腹腔镜手术治疗技术在治疗普外科恶性肿瘤疾病中的应用。

1. 结、直肠癌　自 1991 年,Jacbos 施行了首例腹腔镜切除乙状结肠癌的病例后,这种手术技术发展很快。目前,腹腔镜结、直肠癌根治手术已成为腹腔镜消化道肿瘤手术中较为成熟的手术方式之一。根据大宗病例的循证医学证据的结果,腹腔镜手术治疗结、直肠癌的残端复发率、五年生存率、总体生存率与常规开腹手术相比均无统计学差异。随着手术技术的提高和预防肿瘤扩散措施的采用,肿瘤细胞切口种植率低于 1%,与开腹手术相比也无显著差别。腹腔镜手术的远期疗效和提高生存质量方面也取得了很大进步。

目前,文献大都支持应用腹腔镜治疗结 - 直肠癌,与传统开腹手术相比有以下优势:①出血少、创伤小、恢复快;②对盆筋膜脏、壁两层之间疏松结缔组织间隙的判断和入路的选择更为准确;③腹腔镜可抵达狭窄的小骨盆并放大局部视野,对盆腔植物神经丛的识别和保护作用更确切;④腹腔镜下超声刀可达狭窄的小骨盆各部,能以锐性分离和极少的出血,沿盆筋膜间隙更完整地切除含脏层盆筋膜的直肠系膜。然而,腹腔镜下结肠切除术也存在以下不足:①术者缺乏直接对脏器的触感,手术时间相对较长,技术难度较大,对术者的要求较高;②对于超低位肿块,肠段的离断、关闭及吻合具有相当的难度。

2. 胃癌　1994 年,日本学者 Katano 开展了首例腹腔镜胃癌切除手术,使胃癌的外科治疗步入微创手术的新时代。通过外科学者的多年研究实践,腹腔镜胃癌根治手术已日趋成熟,手术的微创效果、近期及远期疗效都突显出优越性。临床试验也验证了腹腔镜下胃切除术与开腹手术结果相似。

根据肿瘤部位及大小不同,采用不同术式,对于早期胃癌腹腔镜手术的方法,根据切除范围主要有腹腔镜胃腔内黏膜切除术、腹腔镜胃楔形切除术,以上术式均属于对癌灶的局部切除,且清除病灶范围有限,并不清扫胃周淋巴结,术后均有肿瘤残留及复发的风险,因此应用范围局限。目前,腹腔镜胃癌根治术既能达到足够的切缘,又能根据肿瘤侵犯深度采取不同范围的胃周淋巴结清扫,因此广泛应用于早期胃癌的治疗。人们普遍关心的问题是腹腔镜手术治疗胃癌是否能达到足够切缘以及 D>N 的淋巴结清扫。腹腔镜胃癌 D2 根治术用于治疗部分较早期的进展期胃癌,术后微创优点明显,在肿瘤完整切除、肿瘤周围有足够阴性切缘及淋巴结清扫数量上与开腹手术相比均无统计学差异,能达到对胃癌的根治性切除,也可取得较满意的近期疗效。Kitano 等 (2007 年) 公布一项多中心大样本回顾性研究,包含日本 16 个中心 1294 例腹腔镜早期胃癌根治术，显示腹腔镜与开腹手术具有相同的肿瘤根治效果。

腹腔镜的胃癌切除术现在已经被广泛应用。腹腔镜胃癌根治手术操作复杂、切口吻合方式多样、淋巴结清扫困难、还会遇上意想不到的解剖变异等，这些因素都会延缓腹腔镜胃癌切除术的快速普及。

3. 食管癌　外科手术切除是治愈食管癌的唯一希望，然而大部分病人发现患病时已失去手术机会。即便已行手术切除，预后也非常差，病人术后第一年死亡率为 40%，五年生存率仅为 27%。评估微创外科技术治疗食管癌很困难，因为国内、外在食管癌手术切除标准上还没有达到共识。

1992 年，Cushieri 首次将微创外科技术用于食管癌手术，但手术结果并不理想，主要表现在手术时间太长，手术操作难度太高，最重要的是肿瘤和淋巴结的清扫无法确保。随着腔镜技术和手术器械的不断发展，越来越多的医疗中心开展了食管癌微创手术，并取得了许多积极的成果。早期微创外科技术主要用于食管憩室、贲门失弛缓症、良性肿瘤的治疗，在食管癌和肺癌等恶性肿瘤中仅仅用来做术前准确的分期。早期食管癌微创手术适应证很窄，主要用于高级别上皮内瘤变和早期食管癌（T≤2）的治疗。随着腔镜技术和器械的发展，适应证逐渐扩展。目前比较认同的适应证是：①第 1 胸椎、第 2 胸椎及部分第 3 胸椎下段食管癌；②肿瘤长度 <5cm 者，以腔内生长为主；③外侵肿瘤和肿大淋巴结与邻近组织无粘连固定；④心肺功能差不能耐受常规开胸术者；⑤晚期食管癌姑息性手术，提倡使用微创外科技术。食管癌微创手术和开放手术相比有其特有的禁忌证：①胸腹腔严重粘连；②不能承受单肺通气；③肿瘤和淋巴结与周围组织粘连紧密分离困难；④过度肥胖。国内部分医生也将术前放化疗作为禁忌证，尤其是放疗，因为放疗后粘连导致肿瘤和淋巴结更难剥离，手术风险高，但国外很多食管癌患者术前都进行过辅助治疗。总的来说，随着技术的发展，微创手术适应证越来越宽，禁忌证越来越少。

到目前为止，还没有大样本随机对照试验比较开胸手术与微创手术治疗之间的差别。但是，一直有试验报道微创手术治疗食管癌患者的预后与开胸手术相似，然而病人数量少不能得出可指导临床应用的结论。

4. 胰腺癌　在所有的普外科手术中，胰腺是最为复杂的腹膜后位器官，与主干血管、胆道及十二指肠毗邻。胰腺癌切除术主要是在胰头或胰尾进行，

因此应用微创手术技术治疗胰腺癌是最具有挑战性的手术方式。1994 年，Gagner 完成了首例腹腔镜下胰腺远端切除与腹腔镜下胰十二指肠切除术。腹腔镜下胰腺癌切除术术后在短期内有较好的预后，但由于临床操作技术过于复杂，能进行腹腔镜胰腺切除术的医生需要丰富的操作经历和技术经验，限制了在临床操作上的广泛应用。

胰腺癌患者切除胰腺术后预后效果非常差，仅有不超过 20% 的人能达到五年生存率。由于极差的预后，所以难以评估腹腔镜胰腺切除术与开腹手术的区别。目前，几乎没有关于胰腺癌腹腔镜手术术后的长期预后与开腹手术比较的文章，我国关于胰腺癌的腹腔镜治疗技术还处于起步阶段，在我国还有很大的发展空间。

5. 肝癌　与胰腺一样，不论是开放手术还是腔镜手术，肝脏切除手术一直是最为复杂的外科手术之一。尽管原位肝移植治疗肝癌存在争议，但是对于患者来说可以获得最高的生存率。对于移植本身而言，有限的器官和严格的适应证是限制治疗的关键因素。目前，外科手术仍然是肝癌病人主要的治疗手段。1992 年，Gagner 完胜了首例腹腔镜肝脏部分切除术，对于肝脏良、恶性疾病的楔形切除、小范围组织切除甚至大部组织切除的临床应用在国际上都有平稳的增长。

在治疗肝脏恶性肿瘤的原则上，腹腔镜肝脏肿瘤手术同样必须遵循传统开腹手术的肿瘤根治原则，包括足够的切缘（距肿瘤边缘 2cm）及肿瘤操作的不接触原则。取出标本后应立即切开标本检查肿瘤是否完整切除，切除范围是否达到根治标准，必要时送术中冰冻检查进一步证实。由于肝脏有易出血、止血困难、胆汁溢漏引起并发症以及空气栓塞等问题，这样使得许多外科医生在应用微创外科技术切除肝脏恶性肿瘤上犹豫不前。腹腔镜下肝切除术仍限于 I、II、III、IVb、V、VI 段较小的肿瘤（<5cm）及边缘的一些病灶。关于肝恶性肿瘤腹腔镜肝切除的远期疗效的报道很少，腹腔镜肝脏切除应用于肝恶性肿瘤存在很多争议。因此，我们不仅需要各种各样的腹腔镜设备和技术，我们更需要一名临床经验丰富的外科医生。

6. 甲状腺癌　尽管应用颈正中切口做甲状腺切除术仍然存在争议，但手术切除仍是治疗甲状腺癌的主要方法。开放性手术虽可有效的切除病灶，但手术创伤较大，并发症较多，且会在颈部留下永久性的瘢痕，给患者的心理和生理上带来了巨大创伤。

因此,诸多临床医师开始尝试采用隐蔽的手术切口来完成甲状腺手术治疗,虽然在颈部应用微创外科技术看起来是非常规的,但是外科医生仍热衷于应用腔镜甲状腺切除术治疗甲状腺良性和恶性疾病。

评估甲状腺癌微创手术治疗疗效的困难就是评估切口的美观等级,包括切口的长度及瘢痕。腔镜甲状腺切除术有七种入路方式,Aner的颈前入路、Ougard的颈前入路、Erzli的颈前入路、胸壁入路、乳晕入路、腋窝入路、下颌下入路,所有这些技术都被试验验证过。这些方法带给患者的益处有:切口美观、切口小、切口位于不明显部位、术后疼痛轻、术后住院日少等优点。很多外科医生对于腔镜下甲状腺切除术的手术适应证要求非常严格:①结节性甲状腺肿或伴囊性增生;②良性甲状腺肿瘤(甲状腺瘤),甲状腺单个结节最大直径<4cm,有报道直径>5cm的肿瘤也可以顺利切除;③原发性或继发性甲状腺亢进,无颈部放射治疗及手术治疗史,肿大在Ⅱ度以下;④无淋巴结转移和局部侵润的低度恶性甲状腺癌。其中,甲状腺的大小是限制甲状腺微创手术治疗的最大因素。

目前,关于甲状腺恶性肿瘤行微创外科技术治疗术后长期疗效的报道还未出现。甲状腺癌微创手术术后的远期生存率和复发率是作为评价癌症手术所考虑的主要因素,对于多数甲状腺癌患者来说,良好的预后和远期生存率不会被微创手术所影响。

7. 乳腺癌 乳腺外科的发展一直都围绕着乳腺癌的治疗展开,随着乳腺癌外科治疗理念的转变,现代乳腺外科越来越注重提高乳腺癌患者的生活质量。腔镜微创外科的理念与乳腺外科的发展方向有着高度的契合。腔镜技术的开展不仅减少了乳腺疾病患者的生理创伤,更重要的是减少了她们的心理创伤,在治疗疾病的同时,提高患者的自信,改善生活质量。

经腋窝腔镜乳腺皮下腺体切除术可通过隐蔽部位切口,实现了乳腺全切除术胸壁无切口的显著疗效,同时可行一期乳房重建术,使病人保持胸部美观,摆脱因失去乳房所造成的心理压力和身体不对称等生理影响。腔镜辅助乳腺癌改良根治术可以完成小切口下乳腺癌根治手术,避免常规乳腺癌根治手术带来的胸壁巨大丑陋切口瘢痕,为二期乳房重建创造有利条件。腔镜腋窝淋巴结清扫术由于结合了溶脂和吸脂技术以及腔镜的放大作用,因此手术视野更清楚,清扫范围更彻底,意外损伤更少。腔镜内乳淋巴结清扫术则克服了弃用乳腺癌扩大根治术

后该区域外科治疗的盲区。因此,腔镜乳腺手术解决了在小切口无法直视下完成乳腺复杂手术操作的技术难题,同时在手术疗效方面并不亚于常规手术。腔镜乳腺癌手术与传统手术相比,在手术时间、术后引流量、平均切除淋巴结个数等方面均无显著差异,而上肢疼痛、功能障碍及切口瘢痕等短期疗效明显优于传统手术。

经过近20年的发展,乳腔镜手术在我国顺利开展,给乳腺疾病的治疗带来了新的方法和治疗观念的改革。虽然腔镜技术能够超过常规手术获得极佳的外观,但手术时间太长难以广泛开展,在我国仍采用腋淋巴结清扫术和前哨淋巴结活检等。

三、内镜技术

(一) 内镜技术

在1795年,德国人Philipp Bozzini首创硬式内镜,由一花瓶状光源、蜡烛和一系列镜片组成,主要用于膀胱和尿道的检查,并在1905年提出了内镜(endoscope)的设想。目前,我们已经进入了电子内镜时代,电子内镜技术通过安装在内镜顶端的电荷耦合固体件(CCD),使光信号转变为电能,经视频系统处理后将图像显示在电视监视器上。电子内镜显像失真小,清晰度高,为诊断和治疗创造了良好的条件。

内镜技术,包括:①胃镜技术;②结肠镜技术;③胆道镜技术;④十二指肠镜技术;⑤小肠镜技术;⑥超声内镜;⑦胶囊内镜;⑧膀胱镜技术;⑨宫腔镜技术;⑩乳管镜技术等。

(二) 内镜基本操作

1. 染色 又称色素内镜 其原理是应用对比、吸收、功能、荧光等原理,在常规内镜检查过程中,用喷洒管在黏膜表面喷洒染料,将色素沉积到消化道黏膜隐窝,使异常凹陷处与正常黏膜形成对比,从而发现肉眼难以发现的病变。

2. 电子染色 其原理就是通过对不同波长光波的切换,将病变的范围及表面形态清楚显示。

3. 放大 将内镜倍数放大和提高分辨率,内镜放大后与实体显微镜所见相当,可以观察到发生于胃肠道黏膜的陷窝(腺管开口)、微血管的微细结构及绒毛的各种改变。

4. 自体荧光 荧光内镜利用蓝色光(波长为390~440nm)和绿色光(易受血红蛋白影响,波长为540~560nm)增强对肿瘤性病变、炎症性病变、正常组织的识别能力。

5. 超声内镜　是将微型高频超声探头安置在内镜顶端,当内镜插入体腔后,通过内镜直接观察腔内的形态,同时又可进行实时超声扫描,以获得消化管壁各层的组织学特征及邻近周围重要脏器的超声图像,鉴别壁内病变与壁外压迫,明确黏膜下肿物的起源与性质等,从而进一步提高内镜诊断水平和指导治疗。

6. 注射术　使用内镜注射针在内镜直视下穿刺注射相应的制剂,以达到止血、托起病灶、封闭小穿孔、使肿瘤坏死等目的。注射用制品,包括生理盐水、硬化剂、组织粘合剂、凝血酶以及生物胶等。

7. 钳夹术　对准出血点、创面基底、黏膜裂开的边缘进行钳夹,起到止血、闭合创面、预防出血等作用。

8. 切除术　使用切除器械,直接或剖开病灶表面的黏膜并将病灶套住,应用高频电流切除病灶。

9. 碎石术　使用激光、液电、水刀以及超声碎石器等特殊设备,在内镜直视下或辅以 X 线透视下破碎各种石头、粪块等。

10. 高频电刀切割术　是利用电极尖端产生的高频高压电流,使组织瞬时加热,实现对机体组织的分离和凝固。

11. 氩气刀凝切术　在镜下对准目标进行凝切,使得目标凝固、液化、气化。

（三）内镜技术应用

本节内容以胃镜技术、结肠镜技术来说明内镜技术在恶性肿瘤疾病中的应用。对于直径小于 2cm 的消化道原位癌、黏膜或黏膜下层癌,无肌层浸润、远处淋巴结转移者,可采用内镜下黏膜切除术切除肿瘤。而对于晚期肿瘤,内镜治疗的主要目的是止血、再通腔道、缓解症状,以改善病人的心理状态,提高生活质量。

1. 结、直肠癌　经肛门内镜直肠癌切除术（transanal endoscopic microsurgery,TEM）,是一种经肛门切除肿瘤的微创保肛手术方法,1983 首次应用于临床。目前,主要治疗直肠良性疾病,而适用范围主要包括:①Tis 及 T1 期分化良好的低危直肠癌患者;②T2 期低位或超低位直肠癌无法保留肛门又坚决拒绝行腹壁造瘘及人工肛门患者;③T2 期伴脑、心、肺、肝、肾等重要器官严重疾病或年老体弱无法耐受传统开腹手术患者。生命垂危为手术禁忌证。在行肛门内镜直肠癌切除前,应使用超声内镜检查,确定病变的浸润深度、范围大小以及有无淋巴结侵润。

传统的经肛门切除手术是目前广泛采用的一种术式,但要求肿瘤靠近肛门,以距肛缘 4~5cm 为宜,由于缺乏良好的显露,易造成分块切除或切除不准确,从而导致较高的术后复发率和并发症发生率。手术的安全性与有效性无疑是评价手术的基本标准,与传统的经肛门切除手术方式相比,TEM 操作时空间充足、视野广阔,这无疑为手术的安全性和有效性提供了重要保障。目前,全世界已有数十个国家的结、直肠外科医生实施微创外科治疗,其中挪威、瑞典、荷兰及丹麦将其列为国家标准并作为直肠癌治疗的首选方案,而法国、德国、意大利、爱尔兰、奥地利和南斯拉夫已将其作为中、低位直肠癌治疗的金标准。

2. 胃癌　内镜下胃黏膜切除术主要在日本进行,早期胃癌的定义也是根据日本的癌症分类来的:胃癌细胞仅浸润黏膜层及（或）黏膜下层而不论其面积大小及有无附近淋巴结转移。内镜下胃黏膜切除治疗早期胃癌与常规开腹手术相比,病人的预后无统计学差异,五年生存率可达 96%~99%。

内镜下胃黏膜切除术已广泛用于切除消化道扁平隆起性病灶,具有诊断和治疗双重作用。这种技术除了能获取整块病变黏膜外,在治疗一些癌前病变和局限于黏膜层的早期癌方面是一种最为有效的治疗手段。因其创伤小、适应证宽、并发症少等优点,已被临床所接受,并积累了比较成熟的经验。随着手术设备、技术的发展,内镜下胃黏膜切除术的适应证也由最初的扁平隆起性病灶到目前的平坦、凹陷性肿瘤及黏膜下肿瘤的切除。目前,很多微创手术方法都可以治疗早期胃癌,但内镜下胃黏膜切除术能准确的切除病灶所需要的深度,也为日后的外科治疗提供了更为准确的治疗依据。

目前,内镜下胃黏膜切除术的操作技术已成熟和规范。当然,内镜下胃黏膜切除术还有缺陷,如较大病灶（病灶 >20mm）常需多次分片切除,切除后的标本破碎,无法提供详细、准确的病理组织学评估,病灶残留,复发率较高等问题。近年,在日本以内镜下胃黏膜切除术为基础发展起来的黏膜剥离术应用前景更为广阔,无论病灶大小都能切除,尚能解决传统内镜下胃黏膜切除术不完全切除时残留癌和复发癌等问题。

四、显微外科

显微外科（microsurgery）,是利用光学放大设备,包括手术放大镜和手术显微镜,在精细的手术器械及手术材料的帮助下,进行精细操作的外科技术。在手术视野被放大的情况下进行外科手术操作,使手术野更加清晰、操作更加精细,从而降低了手术创伤,有利于组织愈合,极大地提高了手术的质量,同时亦扩大了外科手术的治疗范围。目前,显微外科已广泛应用于手术学的各个领域,如耳鼻喉科、眼科、手外科、整形外科、神经外科、妇科、泌尿外科。

我国显微外科从 20 世纪 60 年代初开始,大体经历了起步、发展、逐步成熟三个阶段。20 世纪 60 年代初至 70 年代初,我国显微外科处于起步阶段。设计和改进显微外科器械,探讨小血管吻合技术,提高小血管吻合通畅率,开展断肢及断指再植术是这一阶段的主要进展。70 年代初至 80 年代中期是我国显微外科的发展阶段。进一步提高小血管吻合通畅率,广泛开展断指再植术,拓展显微外科技术的应用领域是这一阶段的主要进展。80 年代后期至今是我国显微外科的逐步成熟阶段。显微外科技术走向成熟,并在基础及各应用领域取得丰硕成果,同时逐步完善了系统的理论体系,发展成为一门新兴的临床学科。我国学者在显微外科解剖和基础理论研究以及手术方法的不断创新,使得我国的显微外科在国际上一直处于领先水平。

显微外科利用的是光学放大设备,有其特有的缺点:①手术视野局限,手术视野被限制在小的直径范围之内周围所有组织视野都放弃了,意味着不能利用显微镜来进行深部组织定位;②手术视线移动的相对性,光学放大设备是眼睛外部结构,必须通过移动光学设备或手术床才可达到移动手术野;③非自动的焦距调整,与人眼睛不一样,光学设备不能自动完成焦距调整;④通常外科手术中,手术操作是通过手眼协调来共同完成,而受到手术器械的限制,眼睛和手首先接触的是手术器械;⑤虽显微镜下是三维结构,但有些人无法把光学仪器下图像看成三维图像。

(赵作伟)

第三节　达芬奇机器人临床应用

一、概述

1. 系统介绍及功能　外科机器人技术与系统是机器人技术、计算机控制技术、数字图像处理技术、微电机系统、传感器技术、生物制造与临床技术相结合的新兴多学科交叉技术。它可以有效地辅助医师进行手术定位和手术操作,提高外科手术的精确性、灵活性和稳定性,实现微创手术和数字化手术,是医学诊疗模式的变化。由 Intuitive Surgical 公司制造的"达芬奇"(da Vinci)内镜手术器械控制系统于 1999 年 1 月获得欧洲 CE 市场认证,2000 年 7 月通过了美国 FDA 市场认证,是世界上仅有的、可以正式在外科手术中使用的机器人手术系统。该系统使外科手术的精确和技术超越了人类双手的极限,从而拓宽了微创手术的应用。使微创外科真正向着实用型、疑难型、高危型的手术发展,达到"既微创又彻底"的理想境界。使用本系统的人员必须接受 Intuitive Surgical,Inc. 公司提供的专门培训,具备足够的机械手操作经验、可以应用机械手进行手术及各项相关工作。

达芬奇系统包括四个主要部分,如下图 3-31 所示,从左至右分别为:医生控制台、患者手术平台和

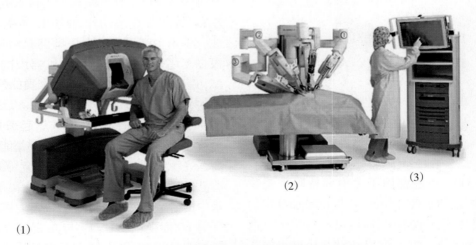

(1)

(2)

(3)

图 3-31　达芬奇内窥镜手术器械控制系统主要组件
(1)医生控制台;(2)患者手术平台;(3)影像处理平台

影像处理平台。以及 EndoWrist 器械。4 个看似独立的子系统在为病人实施手术时虽然各有分工,各司其职,但相辅相成,紧密关联。

(1) 医生控制台:该控制台是达芬奇系统的控制核心,正如在立体观察器中所见,器械头看起来与外科医生在主控制器(图 3-32)上的手对应。这一设计用意是模拟开放式外科手术中眼、手和器械的自然对准情况。而自然对准也有助于使手眼协调达到最佳。在手术中,医师坐在无菌区外的控制台前,双手正常位套入操作手柄指环,通过双手动作传动带动手术台上仿真机械臂完成各种操作。术者双脚置于控制台脚踏上配合完成电切、电凝等相关操作,并用一个双目内镜观察患者体腔内三维图像,根据术者意愿通过手控和踏板(图 3-33)控制腹腔镜,调节术野远近、大小。这就是说,达芬奇系统可以使医生在微创手术中达到与开放外科手术相当的灵巧程度。它还通过专利 Intuitive 运动模式,运动缩放和防抖提供了进一步的控制能力,使自然的手抖动或意外运动的影响降到最低。

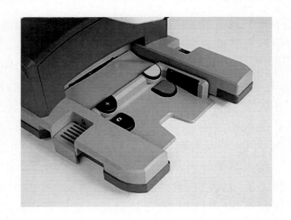

图 3-33 脚踏开关面板

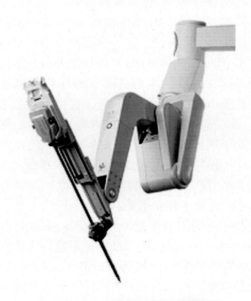

图 3-34 安装有器械的器械臂

直轴 360° 和水平轴 270° 旋转,且每个关节活动度均 >90°。外科医师通过操作手柄经计算机翻译和传送外科医师手部动作到机械臂器械末端,可进行上下、左右、旋转等连续动作,使其比人手有更大的灵活性。手术台旁可有一名医师助手和一名刷手护士,根据术者的意愿负责替换机器人的 Endo Wrist 器械,并可经辅助孔操作,进行牵拉、吸引等协助手术的一些工作。

(3) 影像处理平台:内装达芬奇系统的图像处理设备的核心部件,并配有触摸屏监视器,一个双高强光源系统,一个双面高清内镜(图 3-35),一个高清立体摄像头(图 3-36),以及高清摄像机控制单元。术中由台下巡回护士操作。高清立体摄像头设计为具有 60 度视场(FOV)。与 Intuitive Surgical 立体内镜组合使用时,影像处理系统可以将开放式外科手术(无放大镜)中所看到画面放大 6~10 倍,摄像臂

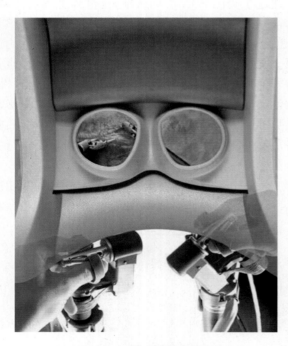

图 3-32 观察器与主控器

(2) 患者手术平台:包括 2~3 只机械臂及 1 只持镜臂(图 3-34)。持镜臂用于术中握持腹腔镜物镜,与传统腹腔镜助手握持相比,可提供更加稳定的图像。工作臂用于完成术中各种操作,有 7 个自由度,包括臂关节上下、前后、左右运动与机械手的左右、旋转、开合、末端关节弯曲共 7 种动作,可作沿垂

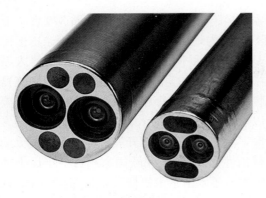

图 3-35　双面高清内窥镜

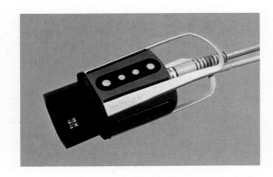

图 3-36　高清立体摄像头

内多角度影像合成 16∶9 比例的全景三维立体图，为术者提供真实的术野，利于术中辨认组织前后相当关系，使缝合、打结等操作如同传统手术。达芬奇还将荧光显影技术应用于临床，有利于进行前哨淋巴结活检及肿瘤患者的淋巴结廓清。

（4）EndoWrist 器械：与无辅助措施的人手相比，Intuitive Surgical 公司设计的 Endo Wrist 器械（图3-37，图 3-38），能达到人手的天然灵活性，而运动范围则优于人手的天然运动范围。Endo Wrist 可转腕器械具有 7 个自由度、180 度关节、540 度旋转。这

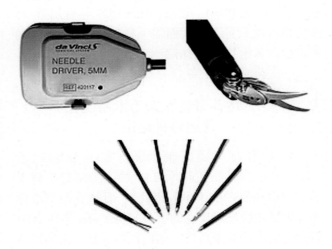

图 3-37　Endo wrist 器械

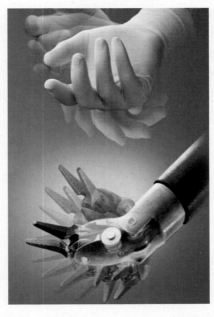

图 3-38　优于人手的 Endo Wrist 可转腕器械

样可以在微创环境操作时达到更高的精度。狭窄解剖区域中比人手更灵活。电脑控制，每秒同步可达1300 次。通过设计，突破人手局限的 EndoWrist 可转腕器械与达芬奇系统一起使用时，可以实现所有外科平台所能达到的最迅速和最准确的缝合、解剖和组织调整。EndoWrist 器械为多用途器械，可以供应 12mm、8mm 和 5mm 规格的产品。达芬奇还开拓了单孔腹腔镜技术。

综上所述，达芬奇机器人手术系统具有 2 个明显优势：一是突破了人眼的局限，使手术视野放大6~10 倍。机械手臂增加了活动的自由度，大大提高了手术医师的操作能力，能将控制柄的大幅度移动按照比例转换成患者体内的精细动作。二是突破了人手的局限，在原来手伸不进的区域，机器手可以在360° 的空间下灵活穿行，完成转动、挪动、摆动、紧握等动作，且机械手上有稳定器，具有人手无法相比的稳定性及精确度，消除人手可能出现的抖动现象，狭窄解剖区域中比人手更灵活，因而可辅助完成精细复杂等各类高难度手术。

尽管达芬奇手术机器人系统在临床中得到了越来越广泛的应用，但是其自身存在的缺陷也不容回避。达芬奇机器人最主要的技术缺陷在于触觉反馈体系的缺失，因术者双手不直接接触手术部位，无触觉感知，无法判断组织的质地、弹性等性质。并且系统的技术复杂，医生与系统的配合需要长时间的磨合。另外，达芬奇机器人的技术垄断，耗材价格昂贵，手术成本很高。同样的手术用达芬奇做要比

用腹腔镜做多花费 40% 左右的费用。此外,机器人体积庞大,需要配置专门的手术室及维护人员,手术前的准备及手术中更换器械等操作耗时较长,延长了手术及麻醉时间。

2. 适应证　目前通过 FDA 批准可以开展的达芬奇手术

(1) 心脏外科:乳内动脉游离术、(单、多支)心脏停跳搭桥、(单、多支)心脏不停跳搭桥手术、主动脉瓣切除术、二尖瓣成形、二尖瓣置换、房缺、心房黏液瘤、三尖瓣成形等。

(2) 胸外科:肺叶切除、食管膈肌疝修补术、食管切除、胸腺切除、纵隔肿瘤切除、肺大泡切除、食管反流手术等。

(3) 普外科:胆囊切除、胆道探查、胆肠吻合、肝部分切除(活体肝切除术)、后躯干迷走神经切断术、(左、右)半肝切除、胃胰十二指肠切除、胆胰分流术、胰腺远端切除术、胰切除术等。甲状腺切除术、阑尾切除术、膈肌疝修复术、切口疝修复、腹股沟疝修复、Heller 肌切开术、胃底折叠术、胃切除、胃减容手术、脾切除、十二指肠息肉切除术、左、右半结肠手术、乙状结肠切除术、小肠切除术、低位直肠切除术、直肠肿瘤切除手术、直肠固定术等。腋淋巴切除术、肠粘连分离术、乳房切除术、乳房成形术等。

(4) 泌尿外科:肾切除(包括活体肾切除)、半肾切除、肾上腺切除、肾盂成形术、输尿管成形(吻合)术、膀胱膨出修复术、直肠膨出修复术、根治性膀胱切除术、前列腺切除手术(淋巴清扫)。

(5) 妇科:全子宫切除术(良,恶性)子宫肌瘤手术、卵巢切除、输卵管成形手术、盆底成形(重建)手术等。

(6) 血管外科:腹主动脉瘤修复术、下腔静脉瘤切除术、髂股血管搭桥术、股腘动脉搭桥移植术、脾动脉血管瘤切除术、腹主双股动脉分流术、动静脉瘘管修复术等。

(7) 小儿外科:阑尾手术、胆囊手术、胆管成形手术、结肠切开术、远端胃切除术、肝门肠吻合术、胃底折叠术、脾切除、肾盂成形术、肾上腺切除、肾切除、部分肾切除、膀胱切除手术、心脏动脉导管未闭手术、纵隔肿瘤切除术等。

(8) 耳鼻喉科:会厌切除术、扁桃腺切除术、喉镜检查、声门上部分喉切除术等。

(9) 其他:腰交感神经切除术、前路脊椎融合术

3. 应用现状与展望　至今,全球共有 2226 台达芬奇手术机器人系统,主要集中于欧洲、北美发

达国家,其中美国超过 1615 台,欧洲 379 台。亚洲 150 台,中国内地 14 台。在香港威尔士亲王医院成立了具有世界水平的达芬奇外科手术机器人系统培训中心。如今在美国等发达国家,达芬奇机器人已在腹腔、胸腔、盆腔等相关手术领域中发挥重要作用。以前列腺癌根治手术为例,以往前列腺癌多行内科保守治疗,自 2000 年开展首例手术机器人前列腺癌根治性切除后,在北欧国家超过一半以上的前列腺癌根治手术由手术机器人完成,而在美国,这一比例更是高达 90%。因此改变了前列腺癌的治疗模式。

中国人民解放军总医院(301 医院)2007 年首先引进达芬奇外科手术机器人系统。开展全机器人心脏不停跳下房间隔缺损修补、心脏不停跳下房间隔缺损修补 + 三尖瓣成形、心脏不停跳下右房肿瘤切除、全机器人部分肺静脉畸形引流矫正及全机器人微创不开胸下室间隔缺损修补等 5 种国际首创手术。2009 年初,二炮总医院安装了第二台,开展复杂肝胆手术百余例,包括胆道恶性肿瘤,其中 1/3 为肝门部胆管癌;复杂肝内胆管结石;肝癌;联合肝段切除的胆囊癌;并且 27% 为既往有 1~4 次上腹部手术史。南京总医院开展结直肠癌手术。第三军医大学附属西南医院等开展胃癌根治术。沈阳军区总医院开展消化道肿瘤手术及纵隔肿瘤、肺叶切除等。

值得期待的是,使用达芬奇手术机器人,将逐步开创远程手术的实施。让医生在远离病人的地方进行精密的手术。2001 年 9 月,美国医生在纽约通过电视屏幕操纵机械手,远距离(7000km 外、横跨大西洋)遥控位于法国斯特拉斯堡医院手术室里的手术机器人,为一位 68 岁的患者成功进行了胆囊切除术,整个手术仅耗时 54 分钟,患者术后 48 小时恢复通气、排便,无并发症发生。正如 1927 年查尔斯·林德伯格首次只身飞越大西洋一样,这次里程碑式的手术被命名为"林德伯格手术",它标志着现代外科手术一次跨时代的飞跃。

二、达芬奇机器人手术系统在普通外科应用

1. 达芬奇机器人辅助胰十二指肠切除术(PD)　胰十二指肠切除术(PD)被认为是普外科手术中较难和复杂的手术。因此,一直被看做是微创外科领域最后最难攻克的堡垒。Dr.Yieng 等在 2001 年开使应用达芬奇系统。他们积累了较丰富的机器人胰腺外科经验,通过对手术技术的改进,他们发现

机器人 PD 比开腹 PD 更容易操作。

(1) 术前准备和麻醉:术前均按开腹胰十二指肠切除术手术行肠道准备。麻醉方面无特殊要求,体位选择平卧位、头高脚低 30°。

(2) 机器人系统的安装:脐上切口气腹针建立气腹,气腹压维持在 12mmHg。放入 12mm 镜头trocar,置入腹腔镜探查腹腔有无转移灶,并根据胰头位置校正术前设计的 trocar 位置。戳卡放置完毕后,将手术床调整为头高脚低 30°,将剑突与镜头戳卡连线为轴放置机械臂塔,安装各操作臂。1号臂装配超声刀或电凝剪及电凝钩,2 号臂装配卡氏钳(Cardiereforcep),3 号臂装配组织钳(Prograsp forcep)。助手孔用于辅助牵拉及施放血管夹(Hemo-lock 或钛夹)和腔内切割缝合器。术中术者坐于距离患者约 5 m 的医生控制台前,运用仿真手腕控制机械臂:右手操控 1 号臂,左手操控 2、3 号臂。

(3) 肿瘤切除:手术应用的是自下向上的方法,首先打开胃结肠韧带切断十二指肠(对于保留幽门的 PPPD)或胃(标准 PD)。对于 PPPD,结扎切断胃网膜右血管,分离十二指肠第一段并距幽门远端4cm 切断。对于标准 PD,将胃从网膜分离后,从幽门处切断。向门静脉方向分离肠系膜上静脉和脾静脉。在门静脉上方和横向分离门静脉和脾静脉汇合处。然后做延长的 Kocher 切口一直到十二指肠第 4 段。用 endostapler 在距离 Treitz 韧带 15cm 处切断空肠。小心地将胰头和钩突从肠系膜上血管分离开。继续在胰颈后层面分离直到网膜孔,进入小网膜囊。完全将十二指肠从后腹壁分离,并将胰头和钩突从肠系膜上血管分离开,通过这种方法可以建立一个"门静脉钩突隧道"。肝十二指肠韧带下部为该隧道进入小网膜囊的入口。用电凝钩或endostapler(如果胰腺较细)在胰腺颈部切断胰腺,找到胰管。在与胆囊管交界处钳夹并切断胆总管。切除胆囊,并将整个标本放入标本袋中,组织内包括门静脉后脂肪淋巴组织和胰十二指肠上后静脉(PSPDV)。

(4) 消化道重建:其顺序和传统的 PD 一致,选择胰胃吻合操作更简便可靠:胰腺断端套入胃后壁1~2cm 切口内,胃壁全层与胰腺被膜/实质间断或连续缝合。对于胰管直径 <5mm 者,在胰管内放入支架,当胰管扩张 >5mm 时,不需要放置支架。

胆总管空肠吻合,将近端空肠穿过横结肠系膜提起到右肝下间隙,进行胆管对空肠的端侧吻合开始,在距离切断闭合处 5cm 处做一小切口,沿肠

管对系膜缘做一支持线,由机器人第 4 臂抓住将空肠提到胆管近端。同时,第 4 手臂可以抬起肝脏。单层连续 5-0 可吸收线缝合;从左至右先完成后壁吻合,再取另一根 5-0 可吸收线从左至右缝合前壁,右侧前后壁对合处两条线打结。如果胆管直径<5mm,行间断缝合。最后行胃或十二指肠与空肠的吻合,吻合口距离胆肠吻合约 20cm,该吻合以 3-0可吸收单股线连续缝合全层,间断 3-0 vicryle 线缝合浆肌层。

(5) 标本取出:在腹腔将标本装入标本袋中,脐上切口扩大约 4cm,可将标本取出。

2. 达芬奇机器人辅助胃癌根治术　与结直肠癌等腹腔恶性肿瘤相比,胃癌淋巴引流途径更广泛,胃周解剖层次复杂,手术难度大,技术要求高。由于达芬奇机器人手术系统仍属于一种更智能化、精细化的腹腔镜手术系统,使常规腹腔镜手术难度较大的胃肠缝合和胃周血管脉络化操作变得简单方便。因而在实施较复杂的胃癌根治手术方面具有独特的技术优势。

(1) 术前准备和麻醉:同常规腹腔镜胃癌根治术。手术均在气管插管、全身麻醉下进行。患者取仰卧位,头高足低约 30°,右倾约 15°。

(2) 机器人系统的安装:按达芬奇系统说明书装配调试摄像头、机械臂套以及无菌套备用。紧邻脐孔下缘作小切口,置入 12mm 戳卡作为摄像孔。建立 CO_2 气腹,设定压力 12mmHg。置入摄像头,在腹腔镜监视下按图示放置其他戳卡。将手术床调整为头高足低约 30°,右倾约 15°。将剑突与镜头戳卡连线为轴放置机械臂塔,安装各操作臂。1 号臂装配超声刀或电凝剪,2 号臂装配卡氏钳(Cardiereforcep),3 号臂装配组织钳(Prograsp forcep)。助手孔用于辅助牵拉及施放血管夹(Hemo-lock 或钛夹)和腔内切割缝合器。术中术者坐于距离患者约 5m 的医生控制台前,运用仿真手腕控制机械臂:右手操控 1 号臂,左手操控 2、3 号臂。

(3) 肿瘤切除:2-0Prolene 线自腹壁于肝圆韧带右侧刺入腹腔,翻转于肝左叶脏面圆韧带左侧穿出肝脏,再由腹壁穿出,以纱布置于缝线与肝组织之间,提拉牵引肝脏,充分显露术野。以美蓝标记胃拟切线。早期胃癌可考虑保留大网膜。术中按普通腹腔镜胃癌根治术的解剖程序进行解剖操作,淋巴清扫路径一般选择:即自下而上、由左及右、先大弯后小弯进行操作,最后断十二指肠。具体步骤如下:No.4sb → 4sa → 2;No.4sb → 4d → 15 → 14v →

6；No.11 → 9 → 7 → 8a → 12a；No.5 → 3 → 1。最大限度的遵循了"整块切除"的原则。也可自上而下、先断十二指肠、由右及左、先小弯后大弯进行操作。主要血管以 Hem-o-lock 夹闭。远端于幽门下方 2~3cm 处以 endostapler 离断十二指肠。近端沿拟切线以 60mm 蓝色 endostapler 离断胃。标本置于标本袋中。

（4）消化道重建：采用腔内或开放式吻合进行。开放吻合作上腹部正中小切口，其他步骤同开腹手术。腔内吻合采用 Billroth Ⅱ式：确认 Treitz 韧带，空肠对系膜缘距 Treitz 韧带 15~20cm 处，胃大弯侧距断端 10cm 处，以超声刀打开 0.5cm 小洞，分别置入 60mm 蓝色 endostapler 闭合、切割吻合。再以 60mm 蓝色 endostapler 闭合胃空肠裂口。于结肠前空肠近端对胃大弯完成胃空肠吻合，术毕经戳卡孔于 Winslow 孔旁和脾门部各放置引流管 1 根。

（5）标本取出：扩大脐下缘切口约 3cm，可将预先置于标本袋中的标本取出。

3. 达芬奇辅助直肠癌根治术　达芬奇机器人手术系统，因其高倍三维成像及灵活精准的仿真手腕等技术优势，明显提高了深部狭小空间内的可操作性和精准性。达芬奇辅助直肠癌根治术比传统腹腔镜手术更具明显的优势，突出表现在低位前切除时，盆丛神经的显露及保护，明显提高患者术后生活质量。

（1）术前准备和麻醉：同常规腹腔镜直肠癌根治术。手术均在气管插管、全身麻醉下进行。患者取仰截石位，头低足高约 30°，右倾约 15°。

（2）机器人系统的安装：脐部右上方置入 12mm 戳卡作为观察孔，建立气腹，气腹压维持 12mmHg，置入观察镜。直视下建立各操作孔。机械臂塔对好"甜蜜点"后从患者左足侧推入，连接镜头臂及操作臂。1 号臂装配超声刀，2 号臂装配卡氏钳（Cardiereforcep）。将小肠推至右上腹，穿刺针经腹壁贯穿乙状结肠系膜相对无血管区，以 7 号丝线悬吊乙状结肠，充分展露肠系膜下血管根部及乙状结肠系膜与后腹膜返折处。女性患者同样方法悬吊子宫。辅助操作孔，用于助手进行冲洗、牵拉、安放止血夹、应用切割闭合器等操作。

（3）肿瘤切除：采用右侧入路游离直肠，在乙状结肠系膜与后腹膜的返折处切开后腹膜，沿 Toldot 筋膜分离乙状结肠系膜。向上分离到肠系膜下动脉根部，妥善保护上腹下神经丛。清扫肠系膜下动脉根部的脂肪及淋巴组织，近根部 0.5cm 以丝线或

Hemolok 结扎肠系膜下动脉。沿乙状结肠系膜的分离平面向下分离，于腹主动脉分叉处注意保护左右腹下神经，切断乙状结肠系膜直达肿瘤近端 10cm 处的乙状结肠壁，在骶前间隙锐性分离直肠系膜，按直肠全系膜切除原则分离至直肠预切断平面，直肠上段肿瘤游离至腹膜返折处，裸化直肠，经辅助孔以 ENDO-GIA 距肿瘤 >5cm 离断直肠。中低位肿瘤，继续向下打开盆底腹膜，沿 Denonvillier 筋膜前后两层之间疏松间隙游离直肠前壁，切断侧韧带，近精囊腺尾部时注意妥善保护骨盆神经丛发出的次级神经，游离直肠至盆底肌水平。至此达芬奇机器人手术系统镜下分离操作结束。直肠低位或超低位吻合，需在腹腔镜引导下进行。撤离达芬奇手术系统，连接腹腔镜，扩大 1 号臂戳卡孔至 12mm，以 ENDO-GIA 距肿瘤以远 > 2cm 处，切断闭合远端直肠。Miles 术则尽量在达芬奇系统下分离至盆底肌水平。

（4）消化道重建及标本取出：同腹腔镜辅助直肠癌根治术。

4. 达芬奇机器人辅助半肝切除术　传统腹腔镜肝切除比开腹手术具有明显的微创优势，但有一定局限性。达芬奇机器人手术系统融合了开腹及腹腔镜手术优势，降低了外科医生的学习曲线，可完成较复杂的肝切除手术。优于人手的 EndoWrist 可转腕器械配合高倍三维视野可完成肝门部的精细解剖、镜下细微管道吻合、以及控制导致腹腔镜肝切除中转开腹的肝实质深部的出血。

（1）术前准备和麻醉：同常规腹腔镜肝部分切除术。手术均在气管插管、全身麻醉下进行。患者取仰卧截石位，双臂缚于体侧，头高足低约 30°。

（2）机器人系统的安装：按达芬奇系统说明书装配调试摄像头、机械臂套以及无菌套备用。脐孔上缘作小切口，置入 12mm 戳卡。建立 CO_2 气腹，设定压力 15mmHg。置入摄像头，在腹腔镜监视下按图示放置其他 5 个戳卡。左、右半肝切除戳卡位置略有不同。有人习惯 2 号臂放置 12mm 戳卡其内套入 8mm 戳卡，便于术中第一助手更换辅助器械横断较薄的肝组织。将手术床调整为头高足低约 30°。将剑突与镜头戳卡连线为轴，机械臂塔经头侧推入，安装各操作臂。助手位于患者两腿之间。辅助牵拉及施放血管夹（Hem-o-lock 或钛夹）、腔内切割缝合器以及行腹腔镜下超声检查。1 号臂装配超声刀或单极电凝沟。2 号臂装配卡氏钳（Cardiereforcep），3 号臂装配组织钳（Prograsp forcep）。术中术者坐于距离患者约 5m 的医生控制台前，运用仿真手腕控制

机械臂:右手操控1号臂,左手操控2、3号臂。

(3)肿瘤切除:首先,经辅助口送入腔镜超声,探查肿物位置、确定安全切缘,发现变异的具有潜在危险的管道结构。在肝脏表面电灼标记拟切线。超声刀离断圆韧带及镰状韧带,电凝钩离断左侧三角韧带及冠状韧带。三臂向上抬起肝脏显露术野。分离左或右肝门静脉及肝管。切除胆囊,分离离断左或右肝动脉,以Hem-o-lock夹闭,右半肝切除时,分离离断肝右动脉时注意保留可能存在中肝动脉。结扎离断供应肝尾状叶的血管分支有利于左、右肝门静脉的分离。左或右门静脉主干需缝扎。这时可以下拉肝门部,有利于在肝总管分叉上方分离离断左或右肝管。胆管残端以5/0可吸收线连续缝合。经前路右半肝切除术,适用于肿瘤较大,右侧三角韧带及冠状韧带无法事先离断者,需将右半肝完全从右肾上腺及腹膜后游离出来,由下至上分离下腔静脉。Hem-o-lock夹闭小的血管穿支及肝静脉属支,较大血管应缝扎。以中肝静脉及左或右肝静脉干在肝表面上的投影线作为切除平面,开始进行肝实质切割前,先将气腹压尽可能降至维持术野显露即可,以减少气栓的发生。同样,也要降低中心静脉压以减少切割肝实质时过量出血。经第一辅助孔以超声刀切割肝包膜及浅层组织,双极电凝剪切割小的血管及胆管,对于直径大于2mm的管道,一般用Hem-o-lock夹闭,如供应第Ⅳ、第Ⅴ及第Ⅷ段的中肝静脉分支。第Ⅳ肝段的蒂部以内镜下切割闭合器处理。同时,外加缝扎。经第二辅助孔置入内镜下切割闭合器,靠近肝静脉主干,离断肝左或右静脉。冲洗术野,检查是否存在出血或胆漏,缝扎出血点及胆漏处。止血纱布覆盖创面。标本放入标本袋中,经脐上5~8cm横行切口取出,注意避免切断腹直肌。关闭切口后,再次建立气腹,检查创面是否有渗漏,放引流管于膈下。

(李 瑾)

第 四 章

普通外科手术麻醉选择

第一节　概述

普通外科手术在临床最常见,麻醉数量也最大。麻醉原则与其他手术一样,最重要的是保证病人安全、无痛和舒适,此外,还要提供良好的肌肉松弛,避免腹腔神经反射,保证最佳手术操作条件。

一、麻醉前评估

普通外科疾病种类多样、病情轻重不一,病人合并症也大相径庭。麻醉前需掌握所患外科疾病和并存内科疾病情况,对病人的全身状况和手术耐受能力作出准确评估,制定完善的麻醉方案。同时应根据病理生理改变及伴随疾病积极调整治疗,可增强麻醉、手术耐受能力,避免或减少围术期并发症,改善预后。

(一) 病史

包括饮酒、吸烟、喘息、过敏、家族史、手术史等。需了解并存疾病的用药方案及剂量。麻醉前是否继续用药根据病情、与麻醉药相互作用、药物半衰期而定。心血管系统常规用药应用至术前,但对凝血功能有影响的药物多需在术前减量或停药。较好的体能(能完成平均水平的运动,4~5 个代谢当量,相当于步行 4 个街区或上 2 层楼)会增加心肺储备,降低围术期不良事件的发病率。既往围麻醉期特殊情况对于本次手术的麻醉处理具有重要参考意义,需详细了解。包括对麻醉药物的特殊反应、面罩通气困难及气管插管困难、围术期呼吸循环不稳定、进入 ICU 治疗及术后苏醒拔管延迟等情况。家族中其他人员的异常麻醉史也有参考意义,某些解剖异常、代谢异常及对药物异常反应等往往存在家族聚集的情况。

(二) 体格检查

体格检查应全面而有重点,特别注意意识状态、气道、心肺、生命体征、氧饱和度、身高和体重。认知能力与围麻醉期认知功能异常有一定关联。张

口度,甲颏距离,有无缺齿、义齿及松动牙齿,颈部活动程度,气管是否有偏移,对围手术期气道处理具有指导意义。心脏听诊心率和心律情况,是否有杂音,肺部听诊是否有哮鸣音、啰音、呼吸音减弱或异常。发绀、杵状指(趾)、下肢凹陷性水肿,可提示病人的心肺功能状况。心肺功能较差的病人麻醉风险性大大增加。注意脊柱有无畸形、压痛,皮肤有无感染,周围神经感觉及运动功能是否正常,如存在异常,则行椎管内麻醉有一定顾虑。

(三) 辅助检查

常规实验室检查包括:血液常规检查,凝血功能检查,电解质检查,肝、肾功能检查等。物理检查包括心电图和胸部 X 线检查。对年龄较大或合并慢性疾病的病人应加做心脏超声、肺功能检查及血气分析等。对于异常结果应仔细分析,对其严重程度作出正确评价。必要时请相关科室协助诊治,以提高麻醉耐受力。

(四) 影响麻醉处理的重要因素

1. 冠状动脉疾病　严重程度不同,包括对围术期预后影响较小的轻度、稳定性疾病至可能引起致死并发症的严重疾病。评估基础为病史和既往检查(尤其是运动试验和造影检查),必要时需请相关科室协助诊治。

2. 心力衰竭　增加围术期不良事件的发生。由收缩功能障碍、舒张功能障碍或二者共同障碍引起。体重增加、气短、乏力、端坐呼吸、夜间阵发性呼吸困难、夜间咳嗽、下肢水肿等是病情加重的表现,需引起重视。

3. 起搏器和置入式心脏复律除颤器(ICD)　可受电磁干扰。带起搏器的患者术中使用电刀受到限制,单极电凝禁止使用,双极电凝可以使用。带 ICD 的患者需与制造商或心内科联系,必要时需对 ICD 装置进行重置。另外,此类患者术中使用某些带有磁性的仪器也需谨慎。

4. 高血压　高血压的严重程度和持续时间与终末器官损害、发病率和病死率相关。高血压患者

常伴有缺血性心脏病、心力衰竭、肾功能不全和脑血管病。目前推荐的标准是：如果患者有严重高血压（>180/110mmHg）择期手术应推迟，调整直至血压<180/110mmHg。

5. 肺部疾病　可增加肺部围术期并发症（PPC）的发生率。PPC 的预测因子有老年、心衰、慢性阻塞性肺疾患（COPD）、吸烟和阻塞性睡眠呼吸暂停（OSA）等。改善阻塞性疾病的通气状况，治疗感染和心衰，积极的肺扩张策略（咳嗽、深呼吸、呼气末正压通气、持续正压通气等）可降低 PPC 的发病率。

6. 阻塞性睡眠呼吸暂停（OSA）　OSA 患者患糖尿病、高血压、心房颤动、心动过速、心律失常、肺动脉高压、扩张型心肌病和冠状动脉疾病的概率更高。气道阻塞的发生率也更高，术前需仔细评估。

7. 糖尿病　患者可能合并多器官功能障碍、肾功能不全、卒中和外周神经病变等，罹患心血管疾病也很常见。长期血糖控制不佳可增加合并症的发病率，增加手术风险。

8. 过度肥胖　定义为身高体重指数（BMI）≥ 40。可伴有 OSA、糖尿病、高血压、肺动脉高压、气道阻塞、动脉血氧和降低等情况。可能需要特殊设备，如特制血压计袖带等。

9. 贫血　是围术期不良事件发病率增加的标志。贫血原因不明时，应推迟择期手术。

10. 高龄　年龄过大可增加手术和麻醉的风险，增加 PPC 的风险。

二、麻醉前准备

包括病人准备和麻醉医师准备两个方面。

成人择期手术病人应在麻醉前 12 小时内禁食，4 小时内禁水。小儿代谢旺盛，体液丧失较快，禁食、饮时间应做相应调整。3 岁以上小儿禁食 8 小时（牛奶看作固体食物），禁水 3 小时；6 个月到 3 岁的小儿禁食 6 小时，禁水 3 小时；小于 6 个月的小儿禁食 4 小时，禁水 2 小时，如果手术延迟，应补充饮水或静脉输液。

实施任何麻醉方式前均应对麻醉器械、监测仪器和药品进行仔细检查，核对麻醉器具并确认即时可用。麻醉药品和急救药品必须标示清晰准确。

对于病情危重的病人，应请示上级医师，必要时报危重报告备案。麻醉开始前应制定应急预案，并积极联系术后支持治疗。麻醉诱导期和苏醒期，病人情况变化较大，很多危急情况常出现在此期，对于危重病人，此期应保证有 2 名以上医生在场，以备抢救工作。

三、麻醉前用药

麻醉实施第一步是麻醉前用药，可以稳定病人情绪，缓解焦虑；减少气道分泌物，利于保持呼吸道通畅；提高痛阈，减少麻醉药用量及副作用；还可避免不良神经反射，提高麻醉质量。

常用麻醉前用药有以下几类：

1. 镇静安定药　使病人情绪稳定、记忆消失（顺行性遗忘），并可预防和治疗局麻药中毒。常用药物有地西泮 5~10mg 口服；咪达唑仑 0.04~0.08mg/kg 肌注。

2. 催眠药　使病人的紧张心理得到缓解。常用药物有苯巴比妥 0.1~0.2g 肌注。

3. 镇痛药　增强麻醉效果，减少麻醉药用量。常用药物有吗啡 5~10mg 皮下注射；哌替啶 1mg/kg 肌注。老人、小儿慎用；心、肺功能不全的病人酌情减量或不用；新生儿及预计 6 小时内分娩的孕妇禁用。

4. 抗胆碱药　减少分泌，保持呼吸道通畅，并能防止迷走神经反射亢进。常用药物有：阿托品 0.01~0.02mg/kg 肌注。心动过速、甲亢及发热的病人不适用，必需使用时可改用东莨菪碱 0.2~0.6mg/kg 肌注。盐酸戊乙奎醚（长托宁）是新型抗胆碱药，最大特点是对 M 型胆碱受体具有高度选择，有效抑制腺体分泌同时对循环系统没有明显影响，可广泛用于各种病人的麻醉前用药。用法为 0.5mg 麻醉前静脉注射。

5. H_2- 组胺受体拮抗药　减少胃液分泌，降低胃液酸度，降低返流和误吸的发生率，一旦发生可减轻损害。同时，也降低应激性溃疡的发生率和严重程度。

麻醉前用药应根据病情及拟行麻醉方法确定用药的种类、剂量、给药时间及方式。全麻病人以镇静药和抗胆碱药为主，有剧痛者可加用镇痛药以缓解疼痛，并可增强全麻药的作用。椎管内麻醉以镇静药为主。合并高血压及冠状动脉疾病的病人镇静药剂量可适当增加，但心功能差及病情严重者应酌减，抗胆碱药以东莨菪碱或长托宁为宜。一般状况差、年老体弱、恶病质及甲状腺功能低下者，对催眠镇静药及镇痛药都较敏感，用量应减少；年轻体壮或甲亢病人，用量应酌增。休克病人麻醉前用药尽量采用静脉注射，剂量也相应减少，甚至不用。

麻醉前用药一般在麻醉前 30~60 分钟肌肉注射或口服（安定）。紧张焦虑情绪较重者，可于术前晚口服催眠药或安定镇静药。随着新型强效麻醉药的问世,麻醉前用药的方式也进行了调整,很多单位采取了进入手术室后静脉使用麻醉前用药的给药方式。

四、麻醉中监测

随着医疗条件改善和技术进步,老年和危重病人逐渐增多,各类手术的范围也不断扩大,对麻醉处理提出了新的要求。麻醉期间监测技术的完善,可以及时发现病情变化,进行抢救和治疗,提高了麻醉和手术的安全性。

美国麻醉医师协会(ASA)规定的基本监测项目包括:心电图(ECG)、血压(BP),脉搏氧饱和度(SPO$_2$),呼气末二氧化碳(P$_{ET}$CO$_2$)和体温(T)。我国以心电图、无创血压(NIBP)和SPO$_2$作为基本监测项目,全身麻醉和气管插管病人还需监测(P$_{ET}$CO$_2$)。小儿、老年、危重病人及体外循环心内直视和肝移植手术还应监测体温。合并高血压、冠心病、休克、预计出血量较大等循环功能不稳定的情况,应同时监测有创动脉血压(IBP)、中心静脉压(CVP)和尿量。此外,特殊情况下还需使用Swan-Ganz漂浮导管监测肺毛细血管楔压(PCWP)及心排出量(CO),以便全面了解心血管系统功能,指导危重病人的治疗。

麻醉中监测可分为以下几个方面:

(一)心血管系统监测

1. 心率或脉搏　是最简单的心血管功能监测。脉搏的强弱在一定程度上与血压的高低成正比,可观察波形幅度或直接触诊脉搏强弱分析血压变化趋势。

2. 动脉压　为必需的生命监测指标。常用无创监测方法,目前比较普及的是电子血压计监测。在可能出现循环剧烈变化的阶段(如麻醉诱导期和苏醒期)应缩短测量间隔,甚至短期内采用连续监测模式。袖带宽度不合适,手术操作者的体位干扰,高频电刀信号干扰和病人体动等因素可能影响到测量准确性。因此,在预计术中心血管功能不稳定者(如心血管手术、严重创伤)、有心血管系统合并症、预计术中需反复动脉采血(如存在呼吸系统合并症、严重电解质紊乱)的病人建议进行有创连续动脉压监测,以提高手术的安全性。常用监测部位有桡动脉、足背动脉、肱动脉、股动脉等。使用前应先进行Allen试验,并遵循先外周动脉后中心动脉,先非主力侧肢体,后主力侧肢体的原则选择监测部位。穿刺操作严格遵循无菌原则、减少操作损伤,尽量缩短留置导管的时间,同时肝素持续冲洗,以减少并发症发生。

3. 心电图　术中心电图监测包括监测心律失常、心肌缺血的发生和变化趋势等。术中常采用改良的双极肢体导联,有3导联系统和5导联系统,其中标准II导联是最常采用的导联。5导联系统可同时监测II导联和V$_5$导联,心肌缺血监测阳性率达到80%,常用于合并心脏疾病病人监测。手术室中使用的各种仪器(如高频电刀)等干扰,是术中心电图监测误差的主要原因,可使用接地线等方法减少干扰。

4. 中心静脉压(CVP)监测　主要反映右心室前负荷,与血容量、静脉张力和右心功能有关。在大手术可能有大量体液丢失;潜在的低血容量;严重创伤、失血、需大量输液输血;脏器移植手术;合并严重心肺功能不全的病人,需进行此项监测。此外,中心静脉可为胃肠外营养提供途径,进行消化系统手术需行胃肠外营养的病人,也进行此项操作。常用部位有右颈内静脉、右锁骨下静脉等。

5. 某些特殊病人需进行血流动力学监测　包括漂浮导管进行肺动脉压、肺毛细血管楔压、心输出量、混合静脉血氧饱和度等参数测定。对心排血量的监测除标准的Swan-Gans导管测定外,近年出现的经外周动脉心排血量测定(APCO,如通过传感器连接桡动脉),经食管超声心动图(TEE)测定等微创监测技术,与标准心排量测定相关性高,可行性好,有广泛的临床应用前景。

(二)呼吸系统监测

1. 呼吸功能监测　包括潮气量、分钟通气量、气道压力及峰值压、呼吸频率、吸呼比值、呼气末正压通气(PEEP)、氧浓度等项目。

2. 脉搏血氧饱和度(SpO$_2$)监测　所有麻醉病人均应监测脉搏血氧饱和度。成人SpO$_2$正常值为≥95%,<90%为低氧血症。根据SpO$_2$可粗略估计氧分压的对应值,如SpO$_2$是95%,对应氧分压约为80mmHg,SpO$_2$是90%,对应氧分压约为60mmHg。指甲油,肢体运动,末梢循环不良等可能造成干扰,使SpO$_2$监测出现误差。

3. 呼气末二氧化碳分压(P$_{ET}$CO$_2$)监测　正常值为35~45mmHg,是肺通气,呼吸回路情况,全身循环情况及代谢状况的综合表现。目前是判定气管插管成功与否的金指标。包括波形监测和数值监测两个方面。呼吸环路中水蒸汽是测量误差的主要来源。

4. 术中血气分析可评价肺功能、电解质及酸碱平衡状况,及动态监测红细胞压积(Hct)变化,利于保持病人内环境稳定,改善预后。

(三) 麻醉深度监测

麻醉深度是指全麻药的控制作用与手术刺激反作用之间相平衡时所表现的中枢神经系统功能状态。理想的麻醉深度应保证病人术中无痛觉和意识活动,血流动力学稳定,术后苏醒完善且无回忆。目前临床使用较多的是脑电双频指数(BIS)和应用于吸入麻醉的肺泡最低有效浓度(MAC)。近年将物理概念熵引入临床,出现了熵指数这一新指标。

1. 脑电双频谱指数(BIS)　建立在脑电图基础上,是目前临床主要应用的麻醉深度监测指标。BIS 是一个统计数值,范围从 0(等电位脑电图)~100(完全清醒)。一般全身麻醉中比较适宜的数值是40~60,>80 认为病人很可能处于清醒状态;<40 则认为麻醉较深。

2. 肺泡最低有效浓度(MAC)　在吸入麻醉中应用,不同吸入麻醉药 MAC 是不同的,临床用以指导用药。

3. 熵指数　采集脑电图及额肌肌电图信号进行熵计算,表达信息的不规则性。分为状态熵(SE)和反应熵(RE)。SE 主要反映大脑皮层状态,RE 还包括了肌电活动变化,反应快于 SE。SE 范围是(0~91),RE 范围是(0~100)。一般认为 RE、SE 值40~60 浅麻醉状态,40 以下深麻醉状态,60 以上需使用麻醉药物才能进行手术。在全麻期间,如麻醉深度适中,RE 和 SE 是相等的,如不相等,可能是由于面肌肉活动过频,如浅麻醉状态。

(四) 体温监测

体温分为中心体温及外周体温。中心体温恒定在 36.3℃ ~37.2℃,低于 36℃ 称围术期低体温。有效中心体温监测部位包括食管、肺动脉、鼻咽部和鼓膜。鼻咽温度和鼓膜温度可反映脑组织情况。直肠温度和膀胱温度与中心体温相关性良好,但反应滞后于中心体温。外周体温以皮肤温度为代表,因干扰因素较多,术中监测很少采用。体温监测的适应证有小儿、老人、发热、休克、长时间大手术等。以上病人极易出现围手术期低体温,进而出现寒战,在老年及合并循环系统疾病的病人将导致氧供氧耗严重失衡,使围术期心血管意外的发生率大为增加。因此进行体温监测并采取积极措施保持病人体温恒定具有重要临床意义。此外,体温监测对于恶性高热也很有意义。

(五) 其他监测

包括凝血功能监测,肌松监测,尿量监测等。其中尿量监测可以反映肾脏功能。在无肾功能障碍时可根据尿量推测体内器官灌注、水平衡及血容量等情况。正常每小时尿量不少于 30~40ml(0.5ml/kg),24 小时尿量不少于 400ml。

五、常用麻醉方法

麻醉方法与麻醉药物的选择需根据病人全身状况、重要脏器损害程度、手术部位和时间长短、麻醉设备条件以及麻醉医生技术的熟练程度做出综合考虑。可选择麻醉方法包括局部浸润麻醉,神经阻滞麻醉、椎管内麻醉、全身麻醉及联合应用两种或两种以上麻醉方法的联合麻醉方法。

1. 局部浸润麻醉　适用于腹壁、疝、阑尾炎等简单手术。

2. 神经阻滞麻醉　包括颈丛神经阻滞麻醉、臂丛神经阻滞、下肢周围神经阻滞、肋间神经阻滞麻醉和椎旁神经阻滞等。颈丛神经阻滞麻醉可用于颈部包块、甲状腺、甲状旁腺等部位的手术,但当病变复杂或并存其他疾病时,常为全身麻醉所代替。肋间神经阻滞、椎旁神经阻滞等麻醉方法在现代临床麻醉中使用较少,一般可用于胸壁、乳腺等部位较小的手术。

3. 椎管内麻醉　包括蛛网膜下腔阻滞麻醉、硬膜外麻醉和脊硬联合阻滞麻醉。蛛网膜下腔阻滞麻醉适用于 2~3 小时内的下腹部、盆腔等手术。硬膜外麻醉有单次硬膜外麻醉和连续硬膜外麻醉两种,其中连续硬膜外麻醉是临床上较普遍应用的麻醉方法之一。连续硬膜外麻醉可选择不同穿刺点以阻滞相应节段,满足手术操作要求,可留置硬膜外导管满足手术时间要求,与蛛网膜下腔阻滞麻醉相比有很大优势,但有时会出现阻滞不全现象给手术造成困扰。脊硬联合阻滞麻醉,同样适用于下腹部、盆腔等手术,综合了蛛网膜下腔阻滞麻醉和连续硬膜外麻醉的优点,起效快,麻醉效果确实,肌肉松弛良好,且不受手术时间限制,目前应用比较广泛。对上腹部手术,高平面蛛网膜下腔阻滞对病人生理干扰较大,高位硬膜外阻滞则难以完全阻断自主神经的脊髓上行通路,内脏牵拉反射不能完全被抑制,且常限制呼吸肌运动,不利于通气,尤其一旦出现低血压,易使冠状动脉灌注不足,诱发心绞痛。因此,上腹部手术多采用全身麻醉。此外,当存在病人不配合,穿刺部位感染、病变、凝血功能障碍和颅内高压等椎管内麻醉禁忌情况时,全身麻醉则是最适宜和安全的麻醉方法。

4. 全身麻醉　在技术和设备条件充分满足的情况下,麻醉效果满意率和可控性都优于硬膜外麻醉。全身麻醉可充分供氧,保证通气,改善冠脉血氧状况及维持呼吸功能,有利于术中呼吸、循环管理,既保证病人安全,又使手术操作顺利。在病情复杂、侵袭范围大或长时间手术时安全性很高,是目前普通外科手术,尤其是中上腹部手术最常采用的麻醉方式。

第二节　常见普通外科手术麻醉选择

一、甲状腺和甲状旁腺手术麻醉

甲状腺疾病是常见的普通外科疾病,以甲状腺瘤、结节性甲状腺肿多见,麻醉处理一般无困难。功能异常性疾病如各种甲状腺机能亢进、甲状腺功能低下、甲状旁腺功能亢进等则需进行充分准备及采取适当麻醉措施。

(一)甲状腺瘤、结节性甲状腺肿

1. 病理生理及麻醉要点　围麻醉期的重点是确保呼吸道通畅。巨大甲状腺可压迫气管,引起气管移位、狭窄及软化,病人可有明显的上呼吸道梗阻表现,特别是平卧后呼吸困难加重。术前应照颈部X线片,评估气管受压,狭窄及软化的程度和部位,及对气道的影响。如气管受压明显且病人有呼吸困难,应选择合适型号的气管导管,且需行清醒气管插管。此类病人在手术终了准备拔出气管导管时也要非常谨慎,可在气管导管内留置引导管的情况下,试拔管,如有气道梗阻,立即重新插管,必要时气管切开,务必保证病人安全。

甲状腺血供非常丰富,术后出血可压迫气管,引起呼吸困难,是普外科急症之一,应做好再次气管插管、气管切开及伤口切开的准备。术中喉返神经损伤是甲状腺手术的重要合并症,单侧喉返神经损伤可引起一侧声带麻痹,病人声音无力、嘶哑;双侧喉返神经损伤引起双侧声带麻痹,造成上呼吸道梗阻和窒息,需要气管内插管或气管切开。

2. 麻醉选择　可选择局部浸润麻醉、颈丛神经阻滞麻醉、高位硬膜外麻醉和全身麻醉。如手术短小,基础代谢率在 +20% 以下,可在充分镇静的基础上采用局部浸润麻醉或颈丛神经阻滞麻醉,局麻药中不能加肾上腺素。颈丛神经阻滞后可能出现一过性喉返神经阻滞、星状神经节阻滞、臂丛神经阻滞或

膈神经阻滞,病人表现为声音嘶哑、颜面潮红、复视、上肢感觉运动异常,多单侧出现,个别病人可合并呼吸困难,术终多能恢复。对于以上病人,轻症者可在密切监护下继续手术,但若病人呼吸困难较重或有严重的紧张焦虑情绪,则应改做全身麻醉,切忌盲目加大镇静药物剂量,否则可能引起严重呼吸抑制,导致呼吸心跳停止的严重后果。必须注意的是,两侧颈深丛不宜同时阻滞,若合并双侧膈神经或喉返神经阻滞则可能严重影响呼吸功能,威胁病人的生命安全。

高位硬膜外麻醉选择 $C_{4,5}$ 或 $C_{5,6}$ 间隙穿刺置管,因并发症后果严重,目前临床上很少采用,为全身麻醉所代替。

全身麻醉是甲状腺等颈部手术最常采用的麻醉方法。多采用气管内插管,全凭静脉麻醉或静脉吸入复合麻醉方法。麻醉中应避免使用可能增强交感神经活性的药物,同时提供足够的麻醉深度。在麻醉诱导期及苏醒期、拔管期要密切注意气道情况,备有再次气管插管的器械,个别病人还需备有紧急气管切开器械。

(二)甲状腺机能亢进

1. 病理生理　甲状腺激素分泌增加引起甲亢,包括 Graves 病、高功能腺瘤等。其他原因有妊娠引起的甲状腺激素过度释放;亚急性甲状腺炎甲状腺激素渗出等。临床表现为:情绪紧张、兴奋易激惹、怕热、易出汗、食欲亢进、身体消瘦、手颤、凸眼。心血管反应包括血压升高、脉压增大、心律失常(如窦性心动过速、房颤)等高循环动力状态,严重者可出现收缩期杂音和充血性心力衰竭。甲亢危象为甲状腺功能极度亢进,机体处于高代谢、高消耗、高兴奋状态,如不控制可迅速导致衰竭和死亡。麻醉状态下,甲亢危象的症状可被掩盖,如果甲亢病人术中出现难以控制的心动过速及体温升高,则危象的诊断可确定,需积极治疗以改善病情转归。

2. 麻醉处理

(1)麻醉前准备:甲亢病人的术前准备非常重要,其目的是预防术中、术后发生甲亢危象及预防和治疗心房纤颤、充血性心衰等循环衰竭的危险情况。应达到的标准是:T_3、T_4 正常、临床症状减轻、心率80 次 /min 左右、血压不高于 140/90mmHg。术前常用的治疗药物有:硫氧嘧啶、他巴唑或甲亢平、卢弋(Lugol)氏液、优甲乐、β 受体阻滞剂。麻醉前用药剂量宜偏大,可使用苯二氮䓬类或巴比妥类药物。抗胆碱药物,如阿托品,易影响心率及热调节系统,一

般不宜应用,如确实存在分泌物旺盛的情况可选用长托宁麻醉前静脉注射。

(2) 麻醉选择:全身麻醉是目前最常采用的方法。甲亢病人精神过度紧张,尤其基础代谢率在+30% 以上者,需全身麻醉。咪唑安定、依托咪酯或异丙酚具有良好的镇静作用,静脉诱导迅速、平稳,适合甲亢病人麻醉。阿片类药物,如芬太尼,剂量可适当偏大,以减弱插管引起的循环波动。有些甲亢病人可能合并肌无力,肌松剂应选用对心血管作用较小的中、短效药物,如维库溴铵、阿曲库铵等。潘库溴铵可使心率增加,甲亢病人不宜使用。麻醉维持可选用异氟醚、七氟醚或复合 N_2O 吸入维持。氟烷可能引起甲状腺激素增加和心律失常,应避免使用。丙泊酚与芬太尼家族药物联合使用,辅以肌肉松弛剂的全凭静脉麻醉方法对心血管干扰小,麻醉维持平稳,临床应用非常广泛。对合并肌无力的病人,建议术中监测神经肌肉接头功能以指导肌松剂使用,力争达到术终自动恢复,避免肌松作用残余,如确需拮抗残余肌松作用,应谨慎进行。

3. 甲亢危象的治疗　甲亢危象高发于术后 6~18 小时,术前准备不充分是发生甲亢危象最危险的因素。个别术前诊断不明确的病人也有在术中发生,常与挤压或探查高功能腺瘤等手术操作相关。如病人术中出现难以控制的心动过速及体温升高,则需高度警惕甲亢危象,予以积极治疗。治疗方法以支持疗法、对症疗法为主,结合抗甲亢药物,包括静脉输液、物理降温、使用 β 受体阻滞剂等。艾司洛尔为超短效高选择性 β 受体阻滞药,在甲亢危象的治疗中很受重视。肾上腺机能不全者可给予氢化可的松。

(三)甲状旁腺机能亢进

1. 病理生理　甲状旁腺激素的生理作用为调节细胞外钙离子吸收,动员骨钙进入循环,造成骨内钙含量下降。甲状旁腺机能亢进的原因包括良性甲状旁腺瘤、甲状旁腺癌或甲状旁腺增生引起甲状旁腺素分泌过度等。其中,良性肿瘤占90%,甲状旁腺癌少见。甲旁亢的临床表现为:高血钙、内脏器官钙化、溶骨性改变(如骨骼变形、病理性骨折等)、电图改变(P-R 间期延长及 Q-T 间期缩短),个别病人可合并胰腺炎、心力衰竭等。术前应积极治疗,血钙浓度以 <3.5mmol/L 为宜。

2. 麻醉选择　麻醉方法的选择和管理与甲状腺手术基本相同。尽管有的病人存在肌无力症状,对去极化肌松剂非常敏感,但由于高血钙对非去极

化肌松剂呈现抵抗作用,因此需加强对神经肌肉接头功能的监测并指导肌松剂使用。甲旁亢病人存在不同程度的溶骨现象,因此搬动病人、安置体位时应轻柔,以防发生病理性骨折。术后近 1/3 病人可能发生低血钙,表现为口唇麻木或手足搐搦,严重者全身惊厥、喉痉挛甚至窒息。术后应常备 10% 葡萄糖酸钙或氯化钙,出现症状者予钙剂治疗,并保证呼吸道通畅。

二、乳腺手术麻醉

乳腺疾病见于各年龄女性,以青壮年妇女最多见。多数病人术前身体状况良好,麻醉处理相对简单,个别病人合并其他系统疾病,对麻醉选择有一定影响。根据病人的一般状况、手术部位、大小和难易程度,考虑麻醉方法。可选择局部浸润麻醉、连续硬膜外麻醉及全身麻醉。

1. 乳腺良性疾病　乳腺良性肿瘤,手术方式多变,从单纯肿瘤切除,到乳腺切除都有可能,可选择局部浸润麻醉,硬膜外麻醉和全身麻醉。

局部浸润麻醉适用于病变单一且较小,病人耐受能力较强的情况,但需注意短时间内反复多次注入局麻药可能造成药物总量过多,发生局麻药中毒。连续硬膜外麻醉根据手术部位可选择 $T_{2,3}~T_{5,6}$ 等部位进行穿刺置管。此类手术侵袭性不大,手术范围较小,只需较低的局麻药浓度和剂量,即可满足手术要求,临床比较常用。对多发病变,或者根据病人意愿,也可选择全身麻醉。

2. 乳腺癌　可选择连续硬膜外麻醉和全身麻醉。

连续硬膜外麻醉可控性强,对循环、呼吸、代谢及肝肾功能影响小,病人术中神志清醒,术后护理方便,可保留硬膜外导管术后镇痛,但应注意对局麻药浓度和剂量的掌握,低浓度低剂量容易镇痛不全,高浓度高剂量可使膈肌、肋间肌麻痹,致呼吸抑制而引起严重后果。硬膜外穿刺选择的部位属脊髓的中、高段,对操作技术要求较高,一旦出现神经损伤后果严重。近年来,连续硬膜外麻醉已逐渐为全身麻醉所取代。

全身麻醉是最常采用的麻醉方法,术中循环稳定,麻醉深度易于掌控。与硬膜外麻醉相比,术中镇痛效果好,安全性高,是危重病人和呼吸循环功能不良者的首选麻醉方法。对于老年病人的麻醉选择,主要取决于全身状况,麻醉药用量应使用其最小有效剂量。

三、消化道疾病手术麻醉

（一）胃肠手术

1. 病理生理　胃肠道疾病可引起严重的病理生理改变。呕吐、腹泻、发热的病人，持续胃肠减压的病人和肠梗阻的病人，可出现脱水和营养障碍，严重者内环境紊乱，干扰脏器功能。肠梗阻时由于肠壁通透性增加及肠道菌群迁移，还可引起感染性休克。溃疡性疾病可能侵蚀血管，如果是小血管，长期慢性失血可能引起术前贫血状态，起病隐匿，手术前可达重度贫血程度，需进行输血治疗纠正病人贫血状态，提高氧储备能力，保证手术安全；如果侵蚀到大血管，还可发生急性大出血，低血容量性休克，需立即采取相应抢救措施。胃肠手术的预后很大程度上取决于病人术前的生理状态和病人对麻醉与手术的耐受能力。

2. 麻醉选择　上消化道手术对心血管和呼吸系统都有影响。根据病人临床状况，可选择连续硬膜外麻醉或全身麻醉。

单独硬膜外麻醉难以完全阻断自主神经上行通路，内脏牵拉反射不能完全抑制，且常限制呼吸肌运动，不利于通气，同时胃肠道疾病常合并不同程度的内环境紊乱，因此除非手术短小，侵袭程度很轻，胃肠手术很少单独采用硬膜外麻醉，多采用全身麻醉。

全身麻醉是目前最常采用的麻醉方法。胃肠道疾病由于胃肠功能紊乱，常合并梗阻等原因，麻醉诱导时发生呕吐或返流的可能性大于一般手术，一旦发生可导致急性呼吸道梗阻、吸入性肺炎或肺不张等严重后果，应采取有效预防措施，如胃肠道准备、麻醉前放置胃管等。麻醉诱导推荐采用静脉快速诱导，在肌肉松弛剂辅助下气管内插管控制通气。有肠梗阻的病人麻醉诱导时尽量避免使用去极化肌肉松弛药，如琥珀酰胆碱，因可引起胃内压增高，增加反流误吸的发生率。面罩辅助通气过程中可通过体位调整，压迫环甲膜等方法，预防和减少返流误吸的发生。麻醉维持可用全凭静脉麻醉、吸入麻醉或静脉吸入复合麻醉。

需注意的是，术前接受肠道准备的病人，因富含电解质的肠道液体大量丢失，可能出现脱水，如不补充，在麻醉期间极易发生容量不足和低血压，接受硬膜外与全麻联合麻醉的病人尤其严重。手术期间应注意补充容量，以胶体液为优先考虑。胃肠手术时间通常较长，术中热量和蒸发量大，建议进行体温监测并采取积极措施保持病人体温恒定，改善预后。

（二）急性阑尾炎手术

急性阑尾炎是普通外科最常见的疾病，在急诊手术中占很大比例。阑尾炎通常局限在下腹部，全身症状较轻，机体内环境改变不明显。通常手术时间较短，可采用局部浸润麻醉、连续硬膜外麻醉、脊硬联合阻滞麻醉和全身麻醉等方法。

局部浸润麻醉不能抑制内脏牵拉反射，只适用于体型较瘦，阑尾位置靠近腹壁的病人，目前临床较少采用。

连续硬膜外麻醉和脊硬联合阻滞麻醉是最常采用的麻醉方法。联合阻滞麻醉起效迅速，效果确切，麻醉平面易于调控，临床应用广泛。但穿刺位置较低，一旦手术时间过长，麻醉平面难以维持，可能出现较严重的牵拉反应及镇痛不全。对于肥胖病人，手术暴露困难，局部粘连严重，阑尾位置特殊等预计手术难度较大、需时较长的情况，建议选择连续硬膜外麻醉或全身麻醉。另外，手术期间，探查阑尾或牵拉摆放肠道时，应注意肠道或肠系膜牵拉造成的反射性心率减慢、低血压，甚至心跳骤停，一旦发生应立即停止刺激，必要时使用阿托品治疗。

（三）腹部外疝手术

是普通外科另一常见手术，通常手术比较简单，耗时较短，麻醉方法参照阑尾炎手术。但遇有嵌顿疝、绞窄疝等病情比较复杂，尤其病史较长者，肠管情况难以预料，且可能合并不同程度的内环境紊乱，需慎重对待。建议采用全身麻醉较为安全。

（四）肛管手术

可采用局部浸润麻醉，骶管麻醉，鞍区麻醉，脊硬联合阻滞麻醉等。

局部浸润麻醉较常采用。由于肛周区神经分布丰富，局部浸润麻醉应注射一圈，特别是两侧与后方要阻滞完全。适用于手术范围小的肛门部手术，如单纯痔结扎切除、内痔注射、肛裂切除、浅表肛瘘切除、血栓外痔切取血栓等。

骶管是硬膜外腔的一部分，骶管麻醉是硬膜外麻醉方法的一种。可采取简易骶管麻醉穿刺法，即以7号注射器短针头在骶裂孔上方凹陷处穿刺注药。因骶裂孔解剖变异较多，骶管麻醉穿刺困难或失败的机会较多。对骶裂孔辨认不清时应选择鞍区麻醉或脊硬联合阻滞麻醉比较可靠。

四、肝胆胰疾病手术麻醉

（一）肝脏手术

1. 病理生理　肝脏具有极其复杂的生理生化

功能,肝功能障碍病人的病理生理变化是全身性和多方面的。肝脏疾病常起病隐袭,围手术期风险取决于疾病的性质,严重程度和肝功能损害程度。手术对肝脏功能的损害主要是缺血-再灌注损伤,其次是组织损伤。肝脏病人常合并肝功能储备减少,因此对缺血-再灌注损伤尤其敏感,可在肝切除前钳夹肝动脉和门静脉实行缺血预处理,使肝脏在后续的延长缺血中得到保护减轻损伤。常温下肝门阻断时间不宜超过 20 分钟。肝动脉血流具有自我调节机制,可一定程度代偿增加以保证肝脏的血供。术中对氧需求的增加,可通过气管内插管控制通气增加氧摄取来实现。

2. 麻醉选择 气管内插管全身麻醉是肝脏手术最主要的麻醉方法,关键在于麻醉用药、麻醉技术和手术操作对肝血流量的影响。控制失血及保护肝功能是麻醉和手术的主要原则。手术本身对肝脏的自主神经有抑制作用。现在临床使用的异氟烷、七氟烷及地氟烷对肝血管抑制很轻,且在体内代谢极低,毒性很小,可安全的用于临床。但对首次应用氟烷后发生原因不明的发热、黄疸,或在短期内(28 天)使用过氟烷,以及有活动性肝炎及严重肝功能衰竭的病人,以避免使用氟烷为好。许多麻醉药物,如瑞芬太尼,并不通过肝脏代谢,持续输注是术中镇痛的良好选择;阿曲库铵、顺式阿曲库铵通过假性胆碱酯酶代谢,肾脏排泄,是肝功能异常病人的首选用药。丙泊酚用于肝脏手术是安全的。丙泊酚辅以瑞芬太尼及肌松药的全凭静脉麻醉方法,术中能达到满意的麻醉效果,并减轻肝脏负担,改善病人预后,已成为临床应用的主流,但术后需注意及时追加镇痛药物。

3. 麻醉管理 肝脏病人的术中管理比麻醉方法更为重要。术中管理的焦点是维持血流动力学稳定,尽可能维持有效的肝血流以保持良好的肝氧供,保护支持肝脏的代谢。应遵循如下原则:

(1)作好充分的术前准备,尽一切可能纠正内环境紊乱。合并凝血障碍的病人,常使用新鲜冰冻血浆(FFP),因其包含丰富的凝血因子,可以改善凝血功能。

(2)术中减少一切不必要的用药,以减轻肝脏负担。

(3)术中监测应根据病人的术前状态、手术大小以及预计失血的情况进行选择。有创动脉压监测适用于血流动力学波动较大(如阻断门静脉)或需频繁抽血检查的手术;中心静脉监测用于控制中心静脉压,并利于药物输注。血气监测在肝脏手术中非常重要,能快速鉴别贫血,代谢异常及呼吸功能不全。肝脏手术时间长,大量输液,易使机体热量丧失,需监测体温,积极使用体温保护措施。

(4)术中力求血流动力学平稳,维持肝血流。降低中心静脉压可减少肝脏充盈,显著减少术中失血,因此避免 CVP 过高是术中血液保护的重要策略,CVP 控制在 3~5mmHg 的水平是适宜的。降低中心静脉压最常用的方法是在肝切除前限制补液,但应避免有效血容量不足引起的低血压和肾脏、肝脏血供减少的发生,可用血管活性药物维持血压,保证灌注。但血管收缩药物也会引起内脏血管收缩,肝脏缺血。因此,必须在维持一定血压和控制低血容量之间取得平衡。在容量补充上,优先选用胶体已达成共识。自体血回收技术在非肿瘤病人有很大优势。

(二)胆道系统手术

1. 病理生理 胆道系统梗阻(包括结石和肿瘤),胆汁淤积可造成肝功能损害,凝血因子合成减少,维生素 K 吸收障碍,影响凝血功能。黄疸与围手术期肾功能损害关系密切,术前应仔细评估。胆道系统自主神经丰富,迷走神经密集,在游离胆囊床、胆囊颈及探查胆总管时或胆道压力过高,冲洗过快时,可发生"胆-心反射"及"迷走-迷走反射"。

2. 麻醉选择

(1)麻醉方法同肝脏手术,主要是全身麻醉。

(2)因迷走神经反射常见,监测非常重要,尤其是要保持与手术操作的同步化,建议常规监测有创动脉血压和心电图。此外,黄疸病人常有较复杂的凝血异常,更易出血而发生低血压危象和肾功能衰竭,应监测中心静脉压指导液体平衡,加强循环容量的补充,特别是胶体及血浆的补充。

(三)胰腺手术

1. 外分泌性肿瘤

(1)病理生理:胰腺导管腺癌是最常见的上皮组织外分泌性肿瘤,约 80%~90% 位于腺体头部。胰头癌及十二指肠壶腹癌常需行胰十二指肠切除手术。该类手术侵袭范围大,时间长,周围邻近大血管,加上术前病人常合并黄疸,低蛋白血症及肝功能异常,术野渗血渗液多,易致循环容量减少,术中应积极输血输液,维持循环稳定,保护肝肾功能。

(2)麻醉选择:胰腺手术病人通常存在多种合并症,且手术可以造成机体储备能力降低,因此合并症及对全身状态的影响成为麻醉考虑的重要方面。麻醉方法同肝、胆手术,主要是全身麻醉。所有接受胰腺手术的病人都需要开放大管径的静脉通路,气管插管和控制呼吸。手术侵袭较大,应考虑使用有创监测,术后镇痛治疗及监护病房支持治疗。

2. 内分泌肿瘤

(1) 病理生理:胰岛素瘤是胰岛细胞肿瘤中最常见的一种,恶性比例低于10%。病人有低血糖症状,包括癫痫发作、唤醒困难、昏睡等。还可引起儿茶酚胺释放,导致出汗、焦虑和心悸。禁食期间及术中处理肿瘤时,需备有50%的葡萄糖溶液和钾,对血糖和电解质的严密监测应从术前晚开始,持续整个围术期。手术操作时可能出现剧烈变化,尤应注意。

(2) 麻醉选择:选择全身麻醉。氯甲苯噻嗪能够有效地控制60%病人的低血糖,但可能会引起麻醉中长时间低血压,应在手术前至少一周停药。七氟烷具有抑制胰岛自发分泌的作用而受到推荐,异氟烷对代谢影响很小也可使用。丙泊酚静脉麻醉对血糖的控制无明显影响,临床应用广泛。

(四) 门静脉高压症病人的麻醉

1. 病理生理　国内以肝炎后肝硬化最常见。门脉高压形成后可发生下列病理生理变化:脾大、脾功能亢进;交通支扩张。临床意义最大的是胃底、食管交通支扩张,常易破裂引起大出血,失血性休克,加重肝脏功能损害,腹水形成,肝功能损害,凝血功能改变。Child-Pugh评分将不同程度的血清胆红素、腹水、血清白蛋白浓度、凝血酶原时间及肝性脑病等5个指标,分为三个层次计分,是当今国际通用的肝硬化储备功能的分级标准,对术前评估、指导治疗、判断预后及药物疗效,均有重要参考价值(A级:1和2年的生存率分别是100%和85%;B级:80%和60%;C级:45%和35%。)。门脉高压病人的心血管功能总的特点为高动力状态即高心输出量、低外周血管阻力,对交感及儿茶酚胺的敏感性降低。放腹水可降低腹内压从而改善心血管功能,应在密切监测基础上缓慢进行。

2. 麻醉选择　选择全身麻醉。

肝功能障碍常可产生腹水和浮肿、低蛋白血症、电解质紊乱。低蛋白质血症时,药物与蛋白质结合减少,有药理活性的部分增多,可能发生"意外的"药物敏感性增强。

麻醉管理原则与肝脏手术的管理原则相同。

(五) 肝移植病人的麻醉

1. 麻醉选择　选择全身麻醉。丙泊酚辅以瑞芬太尼及肌松药的全凭静脉麻醉方法,减轻了肝脏负担,最为常用。异氟烷使肝脏氧供和氧耗关系更为合理,也可使用。阿曲库铵、顺式阿曲库铵不经肝

脏代谢,为首选用药。如使用经肝脏代谢的肌肉松弛剂如维库溴铵或罗库溴铵,应使用肌松监测仪。高潮气量、低频率机械通气,加入 $5cmH_2O$ 的呼气末正压(PEEP)有助于维持足够的肺泡通气量,并可防止气栓的危险。

2. 麻醉中监测　心血管功能不稳定,大量失血,低体温,迅速而显著的电解质和酸碱平衡紊乱,及凝血障碍在肝移植手术中很常见,必须加强监测。

(1) 血流动力学监测:包括心电图、有创动脉血压、中心静脉压和肺动脉压及心输出量测定等。由于肝移植过程中经常出现突然的血压变化和血流动力学不稳定,必须对心脏前负荷和心功能进行评估。右颈内静脉放置两个导管,一个用于快速扩容及必要时连接静脉—静脉旁路,另一个用于肺动脉导管(PAC)。PAC可对右心室舒张末期容积和心输出量进行持续监测,但由于并发症及准确性方面的原因,应用不是很广。经食管超声心动图(TEE)相对无创,可提供连续的心室及瓣膜功能及前负荷监测,对空气或栓子栓塞也可即时诊断,应用越来越广。

(2) 连续监测动脉血气,分析酸碱状态、电解质、葡萄糖及血细胞比容等。由于高血糖在脑缺血-再灌注损伤中的不利效应,应尽量维持血糖在正常范围内。

(3) 监测凝血酶原时间、部分凝血酶活酶时间、纤维蛋白原、血小板计数、纤维蛋白裂解产物等,分析凝血功能的变化。血栓弹性描记器(TFG)显示血凝块的形成速度、硬度及稳定性,可用于指导凝血治疗。

(4) 神经功能监测可为脑的状况及麻醉深度估计提供资料,新肝再灌注可能产生暂时的等电位大脑活动。目前主要是颅内压监测和脑电双频谱指数监测(BIS)。

(5) 尿量监测可以反映组织的灌注情况。在无肾功能不全和未应用利尿药的情况下,0.5~1ml/(kg·h)的尿量表明容量充足,心血管功能正常。如给予充足的液体治疗后尿量依旧很少,可应用利尿剂。

3. 麻醉管理　麻醉管理的基础是全面的了解病因、治疗及手术操作的影响。

(1) 必须建立快速输液通路,能在必要时快速大量输血输液。

(2) 体温监测和管理:肝移植手术由于失血量大,需大量输血输液、无肝期机体产热减少,再灌注期热量丧失等原因极易导致低体温。体温过低将使心血管系统、神经系统功能抑制,肝血流和肝代谢降

低,并使凝血机制受损、血小板功能障碍,加重凝血系统紊乱,必须进行体温监测,积极维持体内热量平衡,纠正体温调节紊乱。可采用鼻咽温度电极或鼓膜温度电极,因放置食管温度电极有引发食管曲张静脉破裂出血的危险,应尽可能避免。应采取加温和保温措施,包括:升高环境温度;使用强力暖风机连接变温气毯,变温毯覆盖及置于病人身下以保证热量供应;使用密闭呼吸回路;静脉输入温液体及温血;温液体冲洗及灌注等。

(3)血流动力学管理:迅速而严重的血流动力学变化很常见,通常继发于手术操作,如钳夹血管,突然出血和肝的再灌注等。在切除肝脏的过程中,钳闭下腔静脉和门静脉明显降低静脉回流,使心输出量降低40%~50%,同时伴有动脉血压显著下降。解决方法包括静脉-静脉转流,下腔静脉部分钳闭等技术,可减少心输出量,减弱血流动力学变化,维持血压稳定。

供体肝中常含有低温保护液,其中混有大量高钾溶液、炎症因子和介质。新肝再灌注过程中,混有这些液体的血液进入循环,可出现血流动力学严重不稳定,表现为心率、心肌收缩性和外周血管张力明显降低,常伴动脉低血压。这一现象称为"再灌注综合征"。再灌注阶段常可发生心律失常、心功能衰竭及大的气体栓塞,是术中死亡的主要原因。下腔静脉吻合期间,用冷盐水通过门静脉冲洗肝脏,可冲掉供肝的保存液、代谢产物和空气;吻合完成后,密切观察血流动力学状态的同时逐步开放门静脉和腔静脉,以免大量胃肠血和残留的肝保存液快速回心;新肝进入循环前给予大剂量皮质激素,抑制免疫反应,以上措施可有效降低再灌注综合征的严重程度。不严重的再灌注综合征通常持续时间较短,不需治疗;较严重者需血管加压药支持,常用药物有肾上腺素和去甲肾上腺素。

(4)输血和输液:肝移植手术失血量较大。出血通常不是由于大血管的吻合存在问题,更经常是由于门体静脉间复杂的侧支血管引起。术中常需大量补液以满足组织器官,尤其是肾脏灌注。容量的补充优先选用胶体,不含乳酸的晶体液如醋酸林格液既可维持体内电解质平衡,又可避免进一步的乳酸中毒,也可使用。新鲜冰冻血浆(FFP)因含有丰富的凝血因子而常规使用。红细胞悬液(比容40%~50%)提高血液的携氧能力,增加组织器官的氧供,经常使用。血液保护措施可以降低血制品的用量。另外,液体及血制品应加温后输入,以维持病人体温。大量输入胶体液,晶体液和血制品,可能增加肝脏充盈,导致术中失血量增加,也通过血液稀释作用而使凝血异常更加严重,同时在新肝再灌注的早期存在容量过负荷的风险,而过度限制容量常需使用大量血管收缩药,存在全身尤其是肾脏低灌注的风险,因此必须在维持一定血压和控制低血容量之间找到平衡。CVP控制在3~5mmHg的水平是适宜的,对低血压病人,应该首先纠正低血容量,在此基础上使用血管收缩药物。

(5)电解质管理:库存血的钾负荷很高,快速输库存血可能出现高钾血症,尤其在合并肾功能不全和酸中毒时。因此,必须常规检测血钾浓度,积极治疗高钾血症。措施包括葡萄糖-胰岛素注射,利尿,用洗血细胞机洗涤库存血及血液滤过等。低钾血症危险性小一些,常在手术后期由于移植肝对钾的再摄取而发生。补钾应慎重,警惕过度治疗。

(6)凝血机制紊乱的处理:大量输液的稀释,病理性纤维蛋白溶解,人工胶体的影响和从新肝中释放的肝素样物质和炎症介质,使肝移植手术中存在纤溶过度的情况,可使用抗纤溶药治疗。血小板、血浆和冷沉淀仍然是凝血治疗的主要药物。维持体温正常也是保持凝血功能的有力手段。

凝血监测在处理术中出血方面有很重要的意义。除血小板计数外,血栓弹力图可以迅速的提供全血中血块形成的速率和机械强度信息,并可清楚检测出非正常纤维蛋白溶解,可指导治疗。同时,肝移植手术中血栓形成和高凝状态也可能引起致死性并发症。血栓性并发症可发生在手术的任何阶段,TEE在快速诊断方面显示了优越性。术中和术后为避免血栓形成,血红蛋白输入应控制在100g/L以内。

(7)脑保护:在病肝切除和新肝再灌注过程中,颅内压(ICP)可能升高,ICP小于25mmHg是广泛接受的标准。当高于25mmHg 10分钟以上时,应予以干预。方法包括:头高位倾斜30°,甘露醇或高张生理盐水注射等。过度通气可通过收缩血管迅速降低ICP,但只作为紧急情况的急救措施而短时间采用,需避免脑血管长时间痉挛,导致氧供减少。

(8)手术后期管理:新肝的肝动脉流量具有压力依赖性,此时应维持全身动脉血压。如肝动脉流量仍然不足,应通过主动脉架桥重建肝动脉。新肝功能良好的标志是:肝动脉流量良好、早期形成胆汁、体温上升、凝血状态改善、酸中毒纠正、血钾降低和二氧化碳排出增加。

(9)肝移植手术后,病人转移到ICU病房进行术后护理。

五、腹腔镜手术麻醉

腹腔镜手术具有术后疼痛轻、活动早、美容效果好、住院时间短等优点,在普外科手术中所占比例越来越大。近年来,腹腔镜的适用范围逐渐扩大,一些高龄和危重病人也成为手术适用人群,这使麻醉医生面临严峻考验。一方面,腹腔镜可能严重影响这些病人的心血管功能和呼吸功能;另一方面,腹腔镜手术本身是一种微创操作,与开腹手术相比很有优势。麻醉医师必须对病人的情况进行更准确的评估,对可能出现的并发症早期诊断、早期处理,避免不良后果的发生。

腹腔镜手术必须向腹腔内注入气体(通常是二氧化碳),形成气腹状态以利手术操作。气腹和病人的特殊体位将导致一系列病理生理改变。病人的自身状况,包括病态肥胖,年龄以及心肺合并症等,也决定着心血管反应发生的严重程度。麻醉医生需全面了解腹腔镜手术的病理生理改变,为外科手术提供更安全的技术支持。

(一)病理生理改变

病理生理改变最主要的因素是腹内压和病人体位的影响。

建立气腹是向腹腔内充入 CO_2 气体,为腹腔内操作提供良好视野和足够空间。手术过程中不可避免的存在 CO_2 吸收,高碳酸血症本身可增加分钟通气量,使交感神经系统兴奋,血压、心率和心肌收缩力增加,可导致心律失常。气腹必然会引起腹内压(IAP)升高,并对心血管系统、呼吸系统和神经系统产生明显影响,病人的不利体位将进一步影响心脏和肺功能,增加返流的风险,并可能导致神经损伤。

1. 对循环系统的影响　最主要的血流动力学变化有:动脉血压变化(低血压和高血压),心律失常和心跳骤停。

腹内压一般维持在 12~15mmHg。不同水平的腹内压影响不同,小于 15mmHg 时,内脏血管床受到挤压,静脉回流增加,心输出量增加;同时,高碳酸血症使心脏交感兴奋性增加,外周血管收缩,心脏充盈压增加,这是心输出量增加的另一个原因。而且,心脏交感兴奋性增加也使体循环阻力增加,心指数降低。腹内压高于 15mmHg 时,下腔静脉和血管床受压严重,静脉回流减少,可致心输出量降低和低血压。心律失常有快速型和缓慢型。快速型心律失常主要是由于 CO_2 吸收和儿茶酚胺水平增高。缓慢型心律失常,包括心动过缓、房室分离,结性心律和心搏骤停等。原因包括气腹引起的腹膜牵张反应,迷走神经刺激,二氧化碳气栓等。

病人体位变化也影响心血管变化。头高位减少静脉回流和心输出量,结果是动脉压和心指数下降,外周血管和肺血管阻力增加。相反,头低位增加静脉回流,血压维持正常。心血管功能正常的病人可以很好耐受前负荷和后负荷及体位变化,但患有心血管疾病的病人耐受能力降低,严重者可出现急性肺水肿,心脏功能衰竭,需对容量负荷、体位和气腹压力仔细的观察和调控。

2. 对呼吸系统影响　腹腔镜引起的肺功能变化包括肺容量降低,气道压增加,及由于腹内压增高和病人体位变化引起的肺顺应性下降。

腹内压增高使膈向头侧移动,一方面导致功能残气量降低,出现术中肺不张,通气 - 灌注(V/Q)比例失调;另一方面,还可使支气管插管的发生率增高。这些病理生理变化将引起缺氧和高碳酸血症,最终导致缺氧性肺血管收缩。气腹可降低呼吸系统顺应性,使气道压增加。高腹内压使胸廓顺应性降低更多,并可由于肺泡压增加引起气胸和纵隔积气,尤其是在患有严重肺部疾病的病人行腹腔镜上腹部手术时更易发生。呼吸机制和血气变化也受病人体位和气腹时间的影响:头高位对呼吸功能的影响减少,头低位对呼吸功能的影响更加严重;气腹时间越长,CO_2 吸收越多,血气变化越明显。

有严重肺功能障碍的病人,术前应做动脉血气分析和肺功能检查,术中应留置桡动脉套管针,监测血气变化。当术中发生难治性低氧、高碳酸血症,或高气道压时,应放掉气腹。如果缓慢充气,使用低腹内压,仍发生以上并发症,必须转为开腹手术。

3. 对神经系统影响　高碳酸血症、头低位和腹内压增加,都会伴随颅内压(ICP)增加,进而引起脑灌注压降低,因此颅内顺应性降低的病人进行腹腔镜手术是不适宜的。

(二)腹腔镜手术的禁忌证

绝对禁忌证包括:休克,颅内压增加,高度近视和 / 或视网膜剥离,外科器械不足和监测设备不足。

相对禁忌证包括:有肺大泡、自发性气胸病史;妊娠;威胁生命的急症等。长于 6 小时的腹腔镜操作常伴有酸中毒和低氧血症,需慎重考虑。新开展的腹腔镜操作,必须精心准备,慎重操作。

(三)麻醉方法

腹腔镜手术的麻醉,特别强调心血管稳定性

好,药物短效、恢复迅速和术后疼痛轻等方面。气管内插管全身麻醉可以控制通气,是最安全和有效的方法。

吸入麻醉药和静脉麻醉药,阿片类镇痛药,肌肉松弛药都可用于腹腔镜手术麻醉。主要选择短效药物,如七氟烷,地氟烷,丙泊酚等。使用脑电双频指数(BIS)监测来精确控制麻醉深度,可以明显减少麻醉药物需要量,缩短恢复时间。"超短效"阿片类镇痛药,如瑞芬太尼,心血管反应轻,可提供良好的血流动力学稳定性,没有术后呼吸抑制和恢复延迟的风险,在腹腔镜手术中应用越来越广。肌肉松弛药以维库溴铵,阿曲库铵,顺式阿曲库铵和美维松等中、短效药物为主,在神经肌肉阻滞监测的指导下使用,能很好的实现术终神经肌肉阻滞完全恢复。

气腹过程中需维持 $P_{ET}CO_2$ 在正常水平。COPD病人和有自发性气胸、肺大泡病史的病人,增加呼吸频率好于增加潮气量,可降低气胸的风险。心功能不全的病人,应该避免使用对心脏有直接抑制作用的药物。输注血管扩张剂,如尼卡地平,降低气腹引起的心血管反应,对心脏病病人可能有益。腹腔镜手术中由于迷走神经紧张性增加,有反射增强的潜在可能,对阿托品的使用应持积极态度。

(四) 术中监测

腹腔镜手术中必须使用合适的监测项目,以减少并发症,确保麻醉安全有效。心电图、动脉血压、气道压、脉搏氧饱和度、呼气末二氧化碳($P_{ET}CO_2$)、肌松监测都是常规使用项目。对于血流动力学不稳定或合并心肺功能障碍的病人,及病态肥胖病人,应加用心血管监测和血气分析及尿量监测。

腹腔镜手术经常使用无创 $P_{ET}CO_2$ 评估通气功能是否足够。但由于存在 V/Q 失衡,$P_{ET}CO_2$ 与动脉血二氧化碳分压($PaCO_2$)相比,可能存在很大差异,心肺功能不全的病人,二者之间差异更大。因此,并存心肺疾患的病人和术中可能出现低氧,高气道压,或 $P_{ET}CO_2$ 升高的病人,需留置动脉套管针,持续动脉压监测和动脉血气分析。

肌松监测保证提供足够的肌肉松弛,良好的腹壁张力而减轻对腹内压的依赖,并可避免病人突然体动,减少器官意外损伤几率,非常实用。但在神经肌肉阻滞充分的情况下,可能发生麻醉深度不足引起知晓,使用 BIS 监测,可减少这种情况发生。此二项监测还可指导麻醉药用量,改善恢复质量。

(五) 腹腔镜手术的并发症

由于手术类型不同,外科医生受训程度和经验不同,腹腔镜手术的并发症差异很大。

1. 腹膜外充气　因气腹针位置错误引起,可致血管内,皮下组织内,腹膜前间隙、内脏、网膜、肠系膜或腹膜后隙二氧化碳充气。

腹壁或腹膜血管撕裂,甚至直接血管内充气,可能导致气体栓塞,这种情况很少出现,但却是腹腔镜手术的致死性并发症。表现为低血压、紫绀、心律失常、心跳骤停。TEE 可以早期发现和确诊。如果怀疑有气栓,应立即停止注气,放掉气腹。病人转为左侧卧、头低体位,使气体转移到右心室顶端,防止进入肺动脉。纯氧过度通气,可加速二氧化碳排除,放置中心静脉导管吸出气体,随时准备心肺复苏。

二氧化碳皮下充气可引起皮下气肿。表现为胸壁或腹壁触及捻发音或握雪感,伴随气道压升高和 $P_{ET}CO_2$ 浓度升高,可致严重高碳酸血症和呼吸性酸中毒。多数病人不需要特殊干预,放掉气腹后会消退。

2. 气胸　气腹时,气体可通过腹膜破口,或通过膈的先天缺陷(胸腹膜管未闭)进入胸腔而发生气胸;或由于气道压过高,肺大泡自发破裂也可导致气胸。气胸可以无症状,严重者也可表现为低血压和心脏骤停。治疗取决于心肺功能受抑制的程度,轻者可在严密观察下保守治疗,重者需作胸腔闭式引流。

3. 纵隔积气和心包积气　皮下气肿从颈部延伸到胸腔和纵隔可能导致纵隔积气。纵隔气肿还可由于 CO_2 通过心包腔和腹腔间的胚胎性通道进入纵隔而形成。处理取决于心肺功能受损的严重程度。病人需要放掉气腹。

4. 血管损伤　意外损伤大血管,如主动脉、髂总动脉、下腔静脉等,可导致严重并发症,需立即转为开腹手术控制出血。其他小血管损伤,如腹壁血管等,可在腹腔镜下处理。

5. 器官损伤　胃肠道损伤涉及小肠,结肠,十二指肠和胃,也有肝、脾、和结肠系膜撕裂伤。腹腔镜手术前,胃肠减压和留置导尿有一定保护作用。

六、其他手术麻醉

随着腔镜设备和外科手术技术的发展,微创手术范围越来越广,甲状腺腔镜、乳腺腔镜在临床也有应用。麻醉方法以全身麻醉为主。

第三节　麻醉后监护

大多数病人麻醉苏醒期是比较平稳的,但突发且危及生命的术后并发症也随时可能发生。病人从麻醉状态到完全清醒，以及最后回到普通病房这一阶段，对意识、呼吸和外周灌注进行严密监测是十分必要。麻醉后监护病房（postanesthesia care unit, PACU）可以提供良好监测和处理，极大的增加了麻醉和手术的安全性。

PACU 的大小由手术量决定，通常每间手术室约 1.5 张 PACU 病床。PACU 由麻醉医师、护士和急救人员组成，人员安排要灵活，在患者苏醒的最初 15 分钟护士与病人的比例应为 1∶1，之后是 1∶2 或 1∶3。对高危病人，则比例上升至 2∶1。PACU 应紧邻手术室，必要时使患者能迅速重返手术室，有 X 线检查和实验室设备，并备有进一步生命支持的药物和设备。根据病人病情定时监测和记录生命体征，必要时加做有创监测。PACU 毗邻重症监护病房（ICU）也同样重要，如果病人恢复时间延长或需要监测的项目增多，应转入 ICU。

PACU 中最常见的并发症是恶心呕吐。预防、发现和治疗心肺并发症是 PACU 的主要意义。ASA 分级较高、麻醉持续 2~4 小时、紧急手术、腹部和骨科手术病人并发症最多。

转出 PACU 前应达到一定的标准。Aldrete 改良的评分（表 4-1）是活动度、呼吸、循环、意识及氧饱和度等指标的量化，至少达到 9 分提示患者可转出。

表 4-1　Aldrete 改良评分（麻醉后恢复评分）

项目	标准	评分
肢体活动	能自动或在指令下活动四肢和抬头	2
	能自动或在指令下活动两个肢体和有限制的抬头	1
	无自动或在指令下抬头或活动肢体	0
呼吸	能做深呼吸和有效咳嗽，呼吸频率和幅度正常	2
	呼吸困难或呼吸受限但有浅而慢的自主呼吸，可能用口咽通气道	1
	呼吸暂停或微弱，需呼吸机治疗或辅助呼吸	0
循环	血压和脉搏稳定，血压比麻醉前低 / 高，但不到 20mmHg（SBP ≥ 90mmHg）	2
	血压低于 / 高于麻醉前水平 20~50mmHg；	1
	非高血压病而血压过分升高，或血压下降（低于麻醉前 50mmHg）	0
神志	处于醒觉和警觉状态，能辨认时间、地点和人	2
	对交谈有反应，但很容易再昏睡	1
	没有应答或仅对疼痛刺激有反应	0
末梢颜色	呼吸空气 SpO_2 >92%	2
	吸 O_2 时能维持 SpO_2 >92%	1
	吸 O_2 时 SpO_2 <92%	0

总分 =10，总分 ≥9 时，认为达到麻醉后恢复标准。

（熊君宇　韩　梅）

第 五 章

外科手术患者营养支持

第一节　概述

营养支持（nutrition support）是在国际上常用的名词。近年来又称之为营养支持疗法（nutrition support therapy），其内容有三个方面：营养补充（nutrition supplement）；营养支持（nutrition support）；营养治疗（nutrition treatment）。临床营养支持常通过肠外营养（parenteral nutrition，PN）与肠内营养（Enteral Nutrition，EN）有关的多种营养素构成的各种制剂和各种各样的静脉导管途径/胃肠道导管途径/经口途径，用重力/泵进入人体、在全面的营养代谢检测下完成。这两种途径营养支持的内容，大部分由各种营养素组成。由于历史上临床营养支持是以外科医师作为先驱，故有人称之为外科营养（surgical nutrition）。

中国的中华医学会肠外肠内营养学分会（CSPEN）（2006 指南）和欧洲的肠外肠内营养学会（ESPEN）（2003 指南）均指出在营养干预之前，先要用营养风险筛查（NRS）评估患者是否需要制定临床营养支持计划。如果需要，还要进行营养评定来细化营养支持计划的制定，然后是合适的营养干预，于是营养风险筛查 - 营养评定 - 营养干预就成为营养诊疗的三个关键性内容。

1967 年，美国的 Dudrick、Wilmore、Vars 与 Roads 等从动物研究到临床应用研究，均证实了肠外营养的有效性，引起全世界重视。Dudrick 与 Wilmore 应用的肠外营养液未包括十分重要的静脉脂肪乳剂，并引入了不合理名词"静脉内高营养"。瑞典 Arvid　Wretlind 在 1972 年报道了包括静脉脂肪乳剂的肠外营养。1970—1974 年，美国的 Scribner 及法国的 Solassol 提出了人工胃肠概念。在肠内营养方面，1957—1984 年，美国的 Greentein 等发展了由结晶氨基酸等组成的肠内营养制剂 Vivonex（商品名）系列产品，以氨基酸为基础的肠内营养可直接吸收，以短肽等组成的肠内营养制剂，可

在肠上皮细胞吸收，然后分解为氨基酸。以天然整蛋白等组成的肠内营养制剂，需经消化过程才能吸收。以上的从实验室到临床的（Bench-Bed，B to B）研究属于转化医学的 T1 阶段。

1980—1995 年国外的临床营养研究包括新的营养素的转化医学的 T1 阶段工作，如补充谷氨酰胺或谷氨酰胺双肽改善重症患者的结局、应用的激素（如 Growth Hormone）或介素（如 IGF1）、从鱼油提取 DPA 和 DHA 的静脉 Omega 3 制剂等等。

我国临床营养的临床和实验室研究可追溯到 20 世纪 60 年代，1960 年北京协和医院和上海中山医院均已应用大静脉插管，输入水解蛋白（Amegin）及高渗葡萄糖的营养液试用于外科肠梗阻和肠瘘等重病人，并观察了氮平衡变化，当时称之为静脉营养（intravenous nutrition）名词，所以探索应用静脉营养在国内已 50 年，虽然有病历记载，但没有文献报道记录。

1974 年，北京协和医院主编的《水与电解质平衡》一书中已经比较详细地用文字和图画介绍了静脉营养的临床应用，1978 年第九届全国外科学术会议（武汉）大会报道"肠外营养临床应用"，是国内最早的在全国大会报道的文献资料。1979 年，在《中华外科杂志》发表肠外营养（PN）和肠内营养（氨基酸为基础的 EN）联合应用于肠瘘的临床研究报道，被美国 Medline 收录，是肠外肠内营养在国内最早的正式报道和国际数据库的最早收录的文献。上海吴肇汉、吴肇光报道（1979）静脉营养在外科应用。南京黎介寿等相继报道了肠外营养的临床应用经验。从最早有文献报道来说，国内肠外、肠内营养支持有约 30 年历史。

临床营养已从少数医学院校的应用及研究，发展到目前大、中、小医院的广泛应用。到 1990 年前后，标准肠外营养支持的全部药物国内已经能够制造。20 世纪 80 年代中期北京协和医院静脉脂肪乳剂的研究结果表明国人对静脉脂肪乳剂耐受性良好。上海中山医院与医药用品厂合作研制出国产

PCV 静脉营养输液袋(现在用 PV),推动了含脂肪乳剂静脉营养液的配制。

　　长期肠外营养支持存在一些问题,有待改进。例如脂肪和水分的增加偏多,无脂肉质(lean body mass,LBM)的增加不够;肠黏膜可能萎缩;肠道内细菌及毒素可能移位。改进趋势中,还包括谷氨酰胺和重组激素与营养支持的联合应用。肠内营养又越受到重视。虽然肠内营养的重要性已被人们认识,但在某些临床情况下,仍然需要用肠外营养(PN)。

第二节　营养基质代谢及创伤／感染后代谢反应

一、营养基质代谢

　　营养基质(nutritional substrate)可分为三类:①供应能量的物质,主要为碳水化合物和脂肪;②蛋白质,这是构成身体的主要成分,是生命的物质基础;③身体各部分的各种元素,如各种电解质、微量元素以及各种维生素。以下略述碳水化合物、脂肪和蛋白质(氨基酸)的代谢。

　　1. 碳水化合物的代谢　碳水化合物是我国人膳食的主要成分,为热量的主要来源。各地区的人们所摄碳水化合物在膳食中的比例差别很大。碳水化合物经口入胃肠道后,经淀粉酶和双糖酶水解后,以单糖形式被小肠吸收,一半以上为葡萄糖,其余主要是果糖和乳糖。葡萄糖吸收后大部分以血糖形式随血循环分布全身,为身体细胞摄取和利用;小部分经胰岛素的调节转化为糖原。乳糖、果糖也转化为糖原贮存在肝脏和肌肉内。糖原贮存是相当有限的,总重约 500g,其中 200g 是肝糖原,可以转化成葡萄糖为身体所利用;其余 300g 是肌糖原,不能直接变成葡萄糖被身体利用,因此 24 小时的饥饿状态就可把肝糖原耗尽。以后如仍无外源性碳水化合物补充,则骨骼肌的蛋白质分解为氨基酸,经糖原异生途径转化成葡萄糖供给能量。

　　葡萄糖的氧化首先经磷酸化后氧化成丙酮酸,然后丙酮酸进入线粒体氧化脱羧转变为乙酰辅酶 A,再经三羟酸循环彻底氧化成二氧化碳和水并释放能量。丙酮酸在缺氧条件下可还原成乳酸。以后仍可氧化再生被彻底氧化利用。葡萄糖过多时,大量丙酮酸可经转氨作用生成丙氨酸,也可生成过量乙酰辅酶 A。过多的乙酰辅酶 A 超过了三羧酸循环可能氧化的量时可合成为脂肪酸。

　　胰岛素的作用是使糖原分解停止,促进糖原生成,刺激机体组织利用葡萄糖,并使一些葡萄糖经脂质生成作用转化为脂肪;通过上述作用降低血糖,把血糖调节在正常范围内。应激状态下如感染初期胰岛素释出增加,但由于糖皮质激素、儿茶酚胺、胰高血糖素和生长激素等亦增加,以及周围组织对胰岛素作用有抵抗,降低了血糖的利用,故可出现高血糖,常使葡萄糖由肾排出。

　　正常时,血中葡萄糖可被脑、肾髓质和一些血细胞直接利用,而肌肉和其他许多组织则可从脂肪酸代谢获得能量。脂质生成作用是糖原贮存已饱和时,从丙酮酸生成的乙酰辅酶 A 转化为脂肪酸,再与硝酸甘油作用合成三酸甘油酯,贮存在脂肪组织中。

　　2. 脂质代谢　脂肪是人体能量的主要贮存形式。脂肪组织中 90% 是三酸甘油酯。某些不饱和脂肪酸如亚油酸不能由体内合成,必须摄入。肠外输入的长、中链脂肪乳直接进入静脉血流。三酸甘油酯分解成甘油和脂肪酸。部分甘油经糖生成作用转化为葡萄糖;游离脂肪酸则氧化产生乙酰辅酶 A,经三羧酸循环释出能量(35kJ/g 脂肪)。如产生的乙酰辅酶 A 多于三羧酸循环可能氧化的量时,则可转化为酮体。酮体生成和糖异生作用均在肝细胞内进行。

　　3. 蛋白质(氨基酸)代谢　人体体重的 15% 是蛋白质,无脂肉质总体(lean body mass)的 20% 为蛋白质所组成。蛋白质是生命的存在方式。平均成人每天需要蛋白质为 1g/kg,用以补充身体蛋白质不可避免的消耗,如脱落细胞,肌肉伸缩时消耗的肌动蛋白和肌凝蛋白,以及用于身体的生长,组织的修复,维持循环中蛋白质含量及制造酶等。摄入的蛋白质经肠道中的蛋白酶水解成肽,最终水解为氨基酸,吸收后经门静脉进入肝脏。过去认为,有 8 种氨基酸人体不能合成,必须从外界补充,这 8 种为异亮、亮、缬、色、苯丙、蛋、赖、苏氨酸,称必需氨基酸。现在知道所谓非必需氨基酸也是相对的,如组氨酸、脯氨酸等。谷氨酰胺是条件必需氨基酸,在创伤／感染后,谷氨酰胺的补充是必需的。

　　在人体处于分解代谢占优势的情况时(如大剂量化疗／放疗、饥饿状态、感染等),能量摄入不足,肌肉蛋白质首先分解为氨基酸,经转氨或脱氨作用进行肠内细菌移位。

　　肠黏膜绒毛数量减少、高度降低代谢。谷氨酰胺流出肌肉。氨基酸脱氨后经乙酰辅酶 A 转化成酮体,或经草酰乙酸盐途径及糖异生作用变成葡萄糖;转氨后的丙氨酸可形成丙酮酸。

二、创伤/感染后的代谢反应

1. 创伤/感染后细胞外液有钠和水潴留,而钾和磷排出增加,在蛋白质分解的同时,脂肪氧化增加,静脉输入脂肪可发现脂肪廓清率加快,机体加速利用脂肪。

2. 糖代谢紊乱感染/大剂量化疗后的糖代谢紊乱,与内分泌变化有明显关系,常可观察到血液中一系列激素水平的增高。有报道给志愿者注射皮质激素、肾上腺素和垂体后叶素,模拟创伤/感染/大剂量化疗/放疗后的代谢反应,发现这些激素均导致类似创伤后血糖增高,即胰岛素抵抗。所以在应用肠外营养支持时,要充分考虑到这类病人对糖的利用要比一般病人差。

3. 体重下降创伤/感染及大剂量化疗/放疗后病人由于肌肉组织和脂肪组织的消耗增加,所以体重下降很明显。

第三节　肠外营养与肠内营养发展趋势及适应证重新认识

虽然肠外营养在疾病的治疗过程中发挥重要作用。但随着基础实验和临床研究的不断深入及循证(证据)医学系统评价(systemic review,SR)的影响,加深认识:当肠道有功能时,EN 优于 PN。

与 PN 相比,EN 有助于肠屏障结构和功能的维持、有助于减少肝功能损害及感染有关并发症的发生、能直接提供谷氨酰胺等条件必需营养素,从而可能会减少肠道细菌和毒素移位的发生、提高临床治疗效果、缩短住院时间并降低营养药品的费用。2000 年,接受 EN 与 PN 的病人比例在美国约为 10:1、欧洲约为 2.5:1。按照同期肠外与肠内营养药品用量的统计资料推算,我国 2010 年前后,EN 与 PN 的比例约为 1:(10~20),说明我国肠内营养的应用还较为滞后,合理应用 EN,这不仅有利于病人康复,还会节省有限的医疗卫生资源。"只要肠道有功能,就该充分利用"。

一、肠外营养支持

1. 适应证

(1) 高代谢状态:在大面积烧伤、多发性骨折等病人采用补充性肠外营养可能有帮助。

(2) 胃肠道皮肤瘘以及短肠综合征:两者均有肠道实际吸收面积的不足。高位胃肠道皮肤瘘,食物只经过一段肠道即从瘘口逸出,营养物质不能为小肠吸收。自 20 世纪 70 年代采用肠外营养以来,胃肠道皮肤瘘的死亡率已从以前的 60%~80% 下降到 8% 左右。短肠综合征病人还可在家庭内长期应用肠外营养。肛管及结肠手术的前后也是一种适应证。

(3) 急性肠道炎症性疾病:如 Crohn 病、广泛溃疡性结肠炎等炎性肠道疾病,在急性发作期或术前准备时,均适用肠外营养。口服普通食物在这种情况下往往导致腹泻加剧,肠道更多地丢失水、电解质和蛋白质。采用肠外营养还可使肠道休息,有利于减轻炎症和控制症状。

(4) 胃肠道梗阻:慢性幽门梗阻、慢性肠梗阻等。

(5) 肿瘤病人接受大面积放疗和大剂量化疗:放疗及大剂量化疗时,由于药物的毒性及胃肠道黏膜的上皮细胞对射线及化疗药的易感性,病人常有厌食、恶心及腹泻等反应。这种情况下如无营养支持,往往不能完成全部治疗过程,又易使体力下降,全身抵抗力降低而更促使肿瘤发展。肠外营养有利于支持病人完成放化疗,并减少并发症。适当的病例也可应用肠内营养。

(6) 轻度肝、肾功能障碍病人:此类病人的蛋白合成功能低下,可试用肠外营养支持。但不能阻止其营养状况及功能障碍的恶化。

2. 禁忌证　休克、重度脓毒症、重度肺功能衰竭、重度肝功能衰竭、重度肾衰竭等病人一般不宜应用。

二、肠内营养支持

肠内营养的可行性主要决定于小肠是否具有能吸收各种营养素的功能。当病人因原发疾病、治疗与诊断的需要而不能经口摄食,或摄食量不足以满足需要时,如胃肠道功能允许,首先应考虑采用肠内营养。

1. 肠内营养的适应证

(1) 不能经口摄食,经口摄食不足或禁忌:①经口摄食不能:口腔、咽喉或食管的肿瘤、炎症等;②经口摄食不足:营养素需要量增加而摄食不足,如重度烧伤、重度创伤、重度脓毒症、重度甲亢、癌症及化疗/放疗时。此外,又如厌食引起的蛋白质能量营养不良(protein energy malnutrition,PEM)、抑郁症;

③经口摄食禁忌：某些手术后，中枢神经系统紊乱，知觉丧失，脑血管意外以及咽反射丧失而不能吞咽者。

（2）胃肠道疾病：肠内营养时的营养素较全，成分型肠内营养不需消化，非成分型肠内营养亦易消化，通过较短的或黏膜面积较小的肠道即可吸收，并能维持肠道菌丛。成分型肠内营养无渣、无乳糖，对肠道及胰外分泌刺激较轻。此类适应证主要有以下几种：

1）短肠综合征：由于克隆病、肠系膜动脉或静脉栓塞、肠扭转而需要大量小肠切除的病人，术后应以肠外营养作为支持，有的甚至需要长期肠外营养。但有的在适当阶段应采用或兼用肠内营养，更有利于肠道发生代偿性增生与适应。

2）胃肠道瘘：肠内营养适用于提供的营养素不致从瘘孔流出的病人。成分型肠内营养较非成分型肠内营养更能降低瘘液的排出量，适用于低位小肠瘘、结肠瘘及远端喂养的胃十二指肠瘘。高位胃、十二指肠瘘应由空肠造口给以成分型肠内营养。近端有100cm功能良好的小肠的小肠瘘，可以由胃内喂养。有的学者建议采用肠外营养治疗高位胃肠道瘘，而将成分型肠内营养用于远端空肠、回肠瘘。

3）炎性肠道疾病：溃疡性结肠炎与Crohn病的病情严重时，应采用肠外营养使肠道得到休息。待病情缓解。小肠功能适当恢复而可耐受成分型肠内营养时，通过审慎的连续管饲，亦可提供充分热量与蛋白质。

4）胰腺炎：多数学者主张在处理胰腺炎的并发症而需开腹时，或胰腺炎病人的麻痹性肠梗阻消退后，可用成分型肠内营养剂进行经空肠的肠内营养治疗。

5）结肠手术与诊断的准备：成分型肠内营养无渣，适用于结肠手术准备或结肠镜检查和放射线诊断检查的准备，可使肠道清净。

6）憩室炎、胆盐腹泻、吸收不良综合征及顽固性腹泻。

（3）其他

1）术前或术后营养补充：需要择期手术的营养不足病人，于术前用两周肠内营养，可使代谢状况得到改善。在腹部手术24小时后，小肠蠕动及吸收功能逐渐恢复正常，放置空肠喂养管，术后可及时喂养。

2）心血管疾病：心脏病所致恶病质时，如经口摄入的热量不足4184kJ（1000kcal）/d，则应用肠内营养补充，以维持其代谢需要。

3）先天性氨基酸代谢缺陷病。

2. 肠内营养的禁忌证肠内营养不宜应用或慎用于下列情况

（1）年龄小于3个月的婴儿，不能耐受高张肠内营养液体的喂养。应采用等张的婴儿肠内营养液体。使用时要注意可能产生的电解质紊乱，并补充足够的水分。

（2）严重麻痹性肠梗阻、上消化道出血、顽固性呕吐、腹膜炎或急性腹泻。

（3）严重吸收不良综合征及严重营养不良病人，在肠内营养以前，应给予一段时间的肠外营养，以改善其小肠酶的活动力及黏膜细胞的状态。

（4）重度糖尿病和接受高剂量类固醇治疗病人，都不耐受一般肠内营养的糖负荷，可选用疾病导向型专用制剂。

（5）先天性氨基酸代谢缺陷病的儿童，不能用一般的肠内营养。宜选专用制剂。

第四节　肠外营养和肠内营养应用

一、肠外营养（PN）

1. 配方类型及输注途径临床上肠外营养支持方式可分为两种类型，即应用氨基酸-高浓度葡萄糖系统及应用氨基酸-中浓度葡萄糖-脂肪系统。采用高浓度葡萄糖作为主要能源的肠外营养必须经过中心静脉导管输入，且并发症多，现已很少应用。

应用氨基酸-中浓度葡萄糖-脂肪系统可由中心静脉输入，也可由周围静脉输入，近年应用经周围静脉置入的中心静脉导管（peripheral inserted center catheter，PICC）输入的比例增多。

2. 基质的需要量

（1）肠外营养支持中早已不使用水解蛋白作为氨基酸的来源。国内现在广泛使用复合氨基酸注射液，此种氨基酸注射液含有8种必需氨基酸及6~12种非必需氨基酸。关于氨基酸注射液的成分有大量的报道，但仍有不少问题有待进一步研究。目前国产复合氨基酸注射液已有许多品种，一般用量为1g/（kg·d）左右。最好用无抗氧化剂产品。

（2）能量的需要：提供足够的能量是肠外营养支持中一个重要的问题。如果没有足够的热量，就不可能维持正氮平衡。对保持正氮平衡的能量需要的研究表明，热量从0增加到167kJ（40kcal）/kg，氮的平衡有显著的增加；热量增加到40kcal/kg以上时,氮平衡不继续增加,而且对多数病人是过高的,所以一般可用84~126kJ(20~30kcal)/kg。

能量的来源:早期开展肠外营养时,主要以葡萄糖为能量来源;20世纪80年代以后,能量的1/2~1/3已可由脂肪乳剂提供。长期的肠外营养支持中使用脂肪乳剂可预防必需脂肪酸缺乏。Jeejeebhoy研究了肠外营养治疗中补充糖与补充糖加补充脂肪的不同。如单用葡萄糖作为热量来源,主要代谢产物是丙酮酸和乳酸,而且血清胰岛素水平4倍于正常人餐后水平,游离脂肪酸和酮体则减少。如用脂肪加糖作为热量来源,则丙酮酸和乳酸减少,胰岛素水平下降到接近正常。近年来有较多报道说明,如单独使用葡萄糖作为非蛋白热量来源,时有发生脂肪肝(多余的葡萄糖在肝脏转化为脂肪),但在使用葡萄糖加脂肪乳剂时就很少发生脂肪肝。

有人认为每周给500ml脂肪乳剂1次,可以预防必需脂肪酸缺乏。这个剂量可以抑制异常脂肪酸生成。但有研究表明,长期肠外营养支持的病人(70kg)每日用10%脂肪乳剂500ml时,仍不能使红细胞磷脂中的必需脂肪酸完全正常。所以每日500ml脂肪乳剂可能是最低的需要量。北京协和医院的临床肠外营养支持中,每日补充50~100g脂肪(20%脂肪乳剂250~500ml)作为能量及必需脂肪酸的来源。常用的脂肪乳剂制剂为长链制剂(LCT),但创伤后病人应用中、长链混合制剂(MCT/LCT)更加合适。

(3) 维生素:在肠外营养治疗中维生素是很重要的组成部分。

(4) 水和电解质:水的入量一般每天以2000ml为基础,亦有按每日每18kJ(1kcal)热量给水1~1.5ml计算者。尿量以每天1000~1500ml为宜。

成人主要电解质的需要量如下:钠100~126mmol,钾60~80mmol,镁7.5~12.5mmol,钙5~10mmol,磷酸盐10mmol。

(5) 微量元素:对于长时间肠外营养支持的病人,维持微量元素的平衡也是个重要问题。微量元素的每日需要量为:铜0.3mg、碘0.12mg、锌2.9mg、锰0.7mg、铬0.02mg、硒0.118mg、铁1.0mg。临床上已研究了肠外营养病人锌的需要量,锌是若干酶的必要成分,如果缺乏,可以发生皮炎;如有体液额外丢失,需要增加锌的供给量。近年来观察到肠外营养支持中缺铬时,可引起糖尿病及神经病变,补充后可纠正;缺铬时也易发生感染。

3. 脂肪乳剂已经可以与氨基酸等制剂混合后输入。但有脂肪代谢紊乱的病人,不宜使用脂肪乳剂。血中三酸甘油酯浓度超过2.26mmol/L的病人要慎用。若病人需使用脂肪乳剂,应作脂肪廓清率检查,以了解病人对外源性脂肪的利用情况。脂肪乳剂产品可在25℃~30℃温度保存。

各种营养要素都应在无菌条件下(PIVAS)混合在3L静脉输液袋中。如果患者特别衰弱,或免疫功能高度抑制,应用终端过滤器(0.22μm,1.2μm)。3L静脉输液袋可用1.2μm孔径的终端过滤器,以防止霉菌输入人体。

为了防止因病人咳嗽等动作导致中心静脉插管回血堵塞,也为使用PN的病人可以下地活动,推荐使用输液泵。由微电脑控制的输液泵均有气泡或走空报警器。对输液泵的流速要定期进行校正,若加用0.22μm、1.2μm滤器更能增加防止输入空气的功能。常用的BD、IMED、IVAC及Life Care等泵均有许多安全、报警功能,由微电脑控制的输液泵对肠外营养支持有较大帮助。

4. 肠外营养的日供应量一般成人如下:
(1) 氮入量0.15g/kg左右
(2) 热卡量105kJ/(25kcal)/kg左右
(3) 热量:脂肪:糖=1:(1~0.4):0.6
(4) 氮(N):钾(K)1g:5~10mmol
(5) 钠(Na)50~100mmol
支持过程中应适当骨骼肌活动。

二、肠内营养(EN)

肠内营养指经鼻胃/鼻肠管或经胃肠造瘘管输注肠内营养制剂,也有的病人愿意分次经口摄入,可以提供各种必需的营养素以满足病人的代谢需要。在消化道尚有部分功能时,肠内营养可取得与肠外营养相同的效果,较符合生理,费用较省,使用较安全,监护较易。由于膳食的机械刺激与刺激消化道激素的分泌,加速胃肠道功能与形态的恢复。所以基本原则是:只要肠功能允许,就应尽量采用肠内营养。

常用制剂:依成分和用途,可将肠内营养制剂分为三类。

1. 均衡型制剂提供均衡营养,以氮质来源不同再分为:

(1) 酸供氮制剂:不需消化液的作用即可充分吸收,不含乳糖,粪便产量极少,如爱伦多(Elental)和维沃(Vivonex TEN)等。

(2) 短肽供氮制剂:不需消化液的作用可由小

肠黏膜细胞直接吸收,在细胞内分解为氨基酸后入血,不含乳糖,粪便产量很少。如 Pepti 2000 和 Vital 等。

(3) 供氮制剂:以提纯的整蛋白为氮源,多数不含乳糖,口感好,可口服,使用方便,如安素(Ensure)和能全力(Nutrison)等。

2. 病导向型制剂依疾病特点组方,适于某一特定病人群体。

(1) 增强制剂:富含精氨酸、核苷酸及 ω-3 脂肪酸,适于术后病人及其他免疫功能受抑制者。如茚沛(Impact)。

(2) 肺病病人制剂:脂肪含量较高,糖类含量较低,二氧化碳产量较少,适于有肺功能不良的病人。如益肺能(Pulmocare)。

(3) 糖尿病制剂:富含缓释糖,适于糖尿病及手术后病人。如瑞代(Fresubin diabetic)。

(4) 婴儿制剂:仿母乳设计配方,渗透压不高。如小儿维沃(Vivonex Pediatric)。

(5) 其他制剂:包括肿瘤病人、肝功能不全、肾功能不全病人的专用制剂。

3. 组件型肠内营养制剂是指将单一或某类营养素分别包装的制品。可对均衡制剂进行强化或补充,以弥补其在适应个体差异方面欠灵活的不足。

各种商品经肠营养的维生素与矿物质含量,尤其是电解质的量相差较大,通常配成热量密度为 4.18kJ(1kcal)/ml 的溶液。肠内营养常含谷氨酰胺、MCT、纤维等成分,以利于肠功能的恢复。配套的肠内营养用器材也已有供应。

第五节　营养支持管理与监测

为了达到治疗目标,营养支持需要有一定的管理和监测。

(一)肠外营养管理

拟定的管理要求每人都需遵循,例如:完整的平衡表格(可参考北京协和医院的表格)有助于肠外营养支持的安全进行。病人的肠外营养内容应取决于科学的调查研究,而不应依赖于医院内不同医生的各自意见。输液管道必须保持高度无菌。单腔导管不可作其他用途。如采用多腔导管(如 BD 三腔导管),按一定的程序可作其他用途。置管后,医师要及时调整营养配方。护士则完成从观察病人生命体征到运转输液系统的多方面工作,如检查输液

速度,与病人及其家属接触,解除他们对肠外营养支持上的心理顾虑等。药剂师在肠外营养管理中的作用也很重要,可以为医师提供有关药物配伍禁忌、溶解度情况及混合各种制剂的指导,以便通过肠外营养支持纠正各种代谢紊乱,又可减少不必要的周围静脉输液。

(二)肠内营养管理

可分散在各病房进行,一般医师和护士大多能够完成肠内营养管的置入。在特殊情况下,可以要求专业护士或经验较多的外科医生、内科医生协助进行内镜引导下的胃内、肠内导管的安置。

(三)肠外营养支持临床监测

1. 中心静脉插管后监测中心静脉插管可通过上、下腔静脉分支的多种进路插入,但原则是一致的,即导管尖端应在上、下腔静脉的根部。1964—1978 年间的 1400 次中心静脉插管中,插管所致气胸、动脉穿刺、导管异位等异常情况约为 5.5%。1978—1992 年间的 850 次中心静脉插管中,导管异位及气胸等异常情况约 3.2%,动脉穿刺意外 0%。发生异常情况的可能性与术者的经验有密切关系。近年来,经外周静脉置入的腔静脉导管的临床应用,使得中心静脉插管更加安全、方便、值得推广应用。插管后均应摄胸片了解导管的位置。如为不透 X 线的导管,则可直接摄片。如是普通硅管,须注入对比剂 3ml 后摄片。

2. 对导管有关的感染的监护除了进皮点要用 PVP 碘每天 2 次灭菌外,还要严格避免微生物进入导管。可以应用 0.22μm 滤器,有条件时可定期进行滤膜的微生物培养。营养液应用前、后也可做定期的微生物培养检查。

3. 输液系统的监护包括进空气的除尘滤器,泵的选择,滤器的使用及各个连接点的可靠性检查,以免各种事故的发生。

4. 体液平衡等监测主要是水、电解质、氮平衡的监测。每例应有平衡记录表,平衡表格是了解肠外营养支持情况的重要依据。

5. 临床监测的基本项目

(1) 中心静脉插管后检查有无并发症,应摄 X 线片。

(2) 插管导管部位的皮肤应每天更换敷料,并用碘制剂作局部处理。

(3) 准确的输液速度,最好用输液泵。

(4) 每 3~7 天测 1 次体重。

(5) 测上臂中点周径及皮褶厚度,每 2 周 1 次。

作血常规检查,每周1次。

(6) 测体温、脉搏1天4次,测血压每天1次。

(7) 留24小时尿,记尿量。记总出入液量。

(8) 病房主治医师、住院医师及护士至少每天讨论病情1次。

(9) 使用临床观察表格,逐日填写。

6. 实验室监测一般含氮平衡,血浆蛋白,血糖及电解质等项目,每天分析尿的K、Na、UUN的排出量。

第六节　营养支持并发症及其预防

一、肠外营养支持并发症及其预防

1. 中心静脉置管、输液等技术问题所致的并发症

(1) 穿刺置管的并发症:锁骨下静脉穿刺中心静脉置管术,可能发生副损伤如气胸、血胸、液体输入胸腔或纵隔、穿刺针误入锁骨下动脉,误伤臂丛神经、胸导管、膈神经、气管等。插管时或以后还可能发生空气栓塞。导管质量不好者可能穿破上腔静脉引起大出血,还可由于导管插入过深进入右心室,引起心肌激惹、心律不齐以及损伤瓣膜,幸而很少发生。

术者熟练掌握技术,认真按照操作规程和解剖标志进行,绝大多数并发症是可以避免的;即使发生一些小的问题,处理得当也不致引起严重后果。经颈内静脉的中心静脉置管方法可减少和避免上述并发症。PICC最为安全,但应注意静脉炎的预防。

下述情况应避免作锁骨下/上静脉穿刺:①全身肝素化或凝血机制有严重障碍者;②严重肺气肿病人,肺尖部位过高易发生气胸者;③胸廓畸形致解剖标志不清楚者;④作过颈或胸部手术,改变了解剖关系者。

(2) 感染:感染的发生率在早年应用肠外营养支持时较高。如北京协和医院自1971—1974年与感染有关的总并发症率高达5%。感染的原因是由于导管系统以及营养液的污染,如置管当时无菌操作不够严格,也可能是在疗程中护理不周所致。经导管加入药物或经导管取血会增加污染的机会,故应视为禁忌。此外,病人体弱,应用多种抗生素以及激素治疗,在肠外营养病人容易招致真菌感染,故尤需警惕。但自从采用完全封闭输液装置,输液线上安置微孔滤器以及禁止经插管零星加药、抽血等后,导管有关脓毒症发生率已显著降低(1984年后为0%)。在治疗过程中出现感染迹象和不明原因的发烧,应时刻想到与导管和输入物有关。检测输液瓶内残液,作细菌培养和血培养,拔出导管时管尖作细菌培养,感染往往可以得到及时诊断和控制。肠道细菌移位也可导致脓毒症。

2. 与代谢有关的并发症

(1) 与输入高渗葡萄糖有关的并发症:

1) 高血糖和低血糖:应用由脂肪供应40%~50%热卡后,此并发症已很罕见。应用肠外营养初期,易发生的并发症为高浓度葡萄糖输入时,及输入后带来的问题。据Ryan统计,1980年前接受肠外营养治疗者中有15%的病人曾发生超过22.4mmol/L(400mg/dl)的高血糖;9.5%的病人于停输葡萄糖后发生过低于2.8mmo/L(50mg/dl)的低血糖。高血糖所致的高渗性利尿脱水并非少见。尤其在严重感染、外科创伤、水和电解质原来失衡的基础上,或应用某些药物使渗透压进一步升高,或药物影响机体对糖的耐受时,肠外营养输入高糖,如不掌握好单位时间内输入量,机体不能适应,就可出现高渗利尿,脱水甚至达到相当严重程度。重要的是预防,只要调节好单位时间入量,并注意临床反应如有无利尿、出入量平衡等,辅以实验室检测血糖、尿糖等,常可及时发现高血糖。治疗上在某些病人需加用外源胰岛素,在应激状态下,有时是必需的。

2) 非酮性高渗性昏迷:应用脂肪供应40%~50%热卡后,此并发症已很罕见。在血糖高达33.6~39.2mmol/L(600~700mg/dl)时可产生非酮性高渗性昏迷。

3) 肝脂肪变性:在较长期输入过量葡萄糖又缺乏必需脂肪酸情况下可发生,也和营养不良本身有关。故近年学者多不主张长期单纯用葡萄糖供给高热量。适当输脂肪乳可减少肝脂肪变性的发生。有动物实验表明,左旋肉毒碱强化的肠外营养能进一步减少肝脏脂质的含量。

(2) 与输氨基酸有关的并发症:

1) 高氯性代谢性酸中毒和高血氨症:20年前较多见,主要为过多地输入了含氯离子的氨基酸盐和游离氨高的氨基酸溶液所致。肝肾功能不全者更易发生,小儿也容易发生。纠正的方法为改用氨基

酸的醋酸盐,并用含游离氨低的氨基酸溶液。近年已很少发生。

2) 肝毒性反应:临床上常可发现肠外营养疗程中转氨酶、碱性磷酸酶以及血清胆红素升高等。一般认为是由于病人对氨基酸的耐受性不良所致;但长期应用高糖,小儿较长期应用脂肪乳剂亦可发生,尤其缺乏必需氨基酸时。此种肝毒性反应一般是可逆的。此外,目前的氨基酸溶液有用二硫化钠作为色氨酸的稳定剂,其分解产物有毒性,可致肝损害。不用/少用含这种稳定剂的氨基酸溶液,可减少这种并发症的发生。

3) 肝功能不正常的病人,输入含色氨酸、苯丙氨酸量高的溶液,由于苯核族氨基酸量大,可以改变血浆氨基酸谱,引起脑病。在这种情况下可输含支链氨基酸(亮氨酸、异亮氨酸和缬氨酸)高的溶液,各种商品氨基酸溶液成分不同,应用前要细读说明书。

(3) 重要营养基质的缺乏:实质是营养不良问题,而不是并发症,但其发生与肠外营养的某种基质,如维生素、微量元素、氨基酸等供给不足有关。此处仅择四种,提请注意。

1) 低血磷症:20世纪70年代认识不足,低血磷症时可发生。严重的低血磷症可表现为昏睡、肌肉软弱、口周或肢端刺痛感、呼吸困难、甚至发生昏迷抽搐,血中红细胞2,3-二磷酸甘油酸(2,3-DPG)降低等。但只要每日按需要量补充就可完全预防,如用静脉磷制剂Glycophos(华瑞)。

2) 锌缺乏症:临床可发生口周、肛周红疹、出血性皮疹、皮肤色素沉着、脱发、腹痛、腹泻或伤口愈合不良等。由于锌是许多重要酶所必需的元素,并和免疫功能有关,故严重锌缺乏的病人往往显得很危重。对肠外营养治疗的病人补充足够的锌,如静脉微量元素制剂Addamel N(华瑞),就可预防这种并发症。

3) 谷氨酰胺(glutamine)缺乏症:目前的商品氨基酸混合液均不含谷氨酰胺。然而研究证明谷氨酰胺能促进氮平衡,保护肠黏膜,减少细菌移位和肠道毒素入血。故值得注意并予补充。

(4) 其他并发症:长时间肠外营养病人可发生胆汁滞留性肝炎,认为和胆汁中水分减少有关。有的病人在应用肠外营养半年以上后,出现胆囊胀大的现象。这可能和长期不经口进食有关,十二指肠/空肠/回肠黏膜缺乏刺激,胆囊收缩素(CCK)、IgA的分泌减少也有关。

二、肠内营养支持并发症及其预防

肠内营养支持时,由于胃肠本身的吸收和调节作用,代谢性并发症很少见到。但经空肠造瘘输入过快或浓度过高,可发生倾倒综合征或腹泻等。尤其依赖重力滴注而不用输液泵,因受腹腔压力影响,滴入不均匀而时快时慢,有些病人难以适应。故最好用输液泵保持恒速输入。

此外,配得的营养液在温度高的条件下易孳生细菌和霉菌,输入后也易引起腹泻等。故需放在冰箱内,用时取出,并需适当加温。要想到并发症的可能,并给予注意。肠内营养的并发症不难预防和处理。

第七节　证据(循证)医学对肠外、肠内营养应用影响

证据(循证)医学(evidence based medicine,EBM)的基本思想是医生在作临床决策时应该以当前已有的最佳证据为依据,同时结合自己的临床经验和病人的实际情况,以实现对病人的最优化治疗并适当使用有限的卫生资源。EBM的重要贡献之一是认识到了随机、双盲、对照研究的重要性。在临床上,随机、对照研究(randomized controlled trial,RCT)是一种科学性较强的研究方案,曾被视为临床研究的"金标准"。20世纪80年代,"证据"的观点引入临床研究后,单用替代指标(surrogate parameters)来评价营养治疗效果的方法已显不够。营养治疗的最终目的是:减少与感染有关并发症,降低死亡率,缩短住院时间并降低住院费用等。

1991年,美国退伍军人管理委员会医院协作组在新英格兰医学杂志(New Eng J Med)上发表的论文把外科营养的适应证与营养评定联系起来,对围手术期支持治疗是否对病人(包括395例开腹或非心脏开胸病人)有益问题进行了多中心临床研究。如果发现,营养状况接近正常或轻度营养不良病人接受PN时,术后感染有关并发症的发生率升高,没有观察到PN的正面作用;对于有严重营养不良的病人,PN组感染有关并发症较对照组明显减少。认为只有存在严重营养不良时,才应给予PN支持,除非有其他应用指征。这一结论明显影响了此后肠外营养在美国的应用。

国内符合EBM的有关营养用药的临床研究较少。一个对国内肠内/肠外营养对比研究进行的

Meta 分析发现,相关的文献共有 70 余篇,其中只有 3 篇正确报道了研究方法。多数研究缺乏可靠的随机对照质量控制,许多研究不报道随机方法或随机方法错误,在很大程度上影响了其研究结果的可信性,很可能是因为作者不了解隐藏分配方案的重要性。希望今后能多进行一些符合证据(循证)医学的临床研究。

(蒋朱明)

第 六 章

外科切口愈合与外科手术感染

第一节　外科切口愈合

外科手术切口或创伤愈合是指手术切口或外伤过程造成组织缺损后，局部组织通过增生或再生方式来进行修补的一系列病理生理过程。本质上它是生物在长期进化过程中所获得的一种保护与更新方式的具体表现。从内容上来讲，愈合强调组织修复（愈合）发生时自身的病理生理过程，而修复的含义则更广些，还包括许多在处理创面过程中的人工技巧等，如对缺损创面采用手术方式修补的方式方法等。尽管不同组织接受手术或遭受分作后都有各自的修复特征与规律，但皮肤组织切开或创伤后的修复过程与规律则最具代表性，是目前人们研究最多的一类组织修复形式。

一、对切口创伤修复现代认识

手术切口或创伤后组织修复过程从凝血开始，由许多细胞相互协作共同参与完成。最初，血小板、中性粒细胞和巨噬细胞大量进入切口和创伤区，以清除受损组织和污染的微生物，其中血小板和巨噬细胞还分泌一些与成纤维细胞和内皮细胞有关的生长因子，接着成纤维细胞和内皮细胞逐渐取代受损基质。同时，上皮细胞也从创缘向内生长，直至覆着伤口。因此，切口和创伤修复的快慢取决于上述细胞进入伤口并在此增生的速度，而细胞的进入和增生又依赖于趋化因子和生长因子的参与。

趋化因子通常是肽类、蛋白质和蛋白质片段。它可引起细胞向一定方向移动，如从低浓度向高浓度方向移动。细胞对趋化因子的反应取决于其拥有的相应生长因子的受体数目。不同细胞对不同的趋化因子有不同的反应。

生长因子也是蛋白质和肽类，它们单独或几种生长因子协同作用，诱导细胞DNA的合成和分裂。目前已有许多生长因子被人们所认识。如血小板源性生长因子、酸性或碱性成纤维细胞生长因子、表皮细胞生长因子、转化生长因子、TGF-α、TGF-β、胰岛素样生长因子等。在低尝试条件下，细胞对生长因子的反应也取决于细胞上是否存在相应受体，如PDGF只对成纤维细胞起作用，而FGFs对成纤维细胞和内皮细胞均有作用。需要指出的是，某些生长因子也有趋化作用，这种双重作用对创伤愈合具有特别的意义。因此，有时也将它们称为分裂趋化因子。在切口和愈合早期的细胞间作用就需要这种双重作用的因子，而在后期，如DNA合成时，就不再需要趋化作用的存在了。

趋化因子产生于凝血过程，聚集的血小板是其主要来源。因此，有些能减少循环血小板数量的细胞毒性药物，同时也会影响到切口和创伤愈合，如抗巨噬细胞抗体。另外，巨噬细胞、成纤维细胞和内皮细胞本身也会产生一些趋化因子和分裂因子。

在手术切口或创伤部位加入某些组织内提取的物质来促进其愈合已有相当长的历史。特别是近几年来，随着人们对生长因子研究的深入，已有许多利用生长因子促进创面愈合的报道。由于局部加入生长因子后其有效浓度难以维持，往往需要给予大剂量的生长因子。为了解决这一难题，目前可以采用转基因方法解决这一问题。至今未见大剂量应用生长因子后产生全身毒副反应和某些局部副作用的报道。虽然生长因子水平的升高是增生性瘢痕形成的原因之一，但未见有注射了生长因子后形成增生性瘢痕的报告。

手术切口或创伤后，瘢痕张力大小取决于胶原的合成和沉积。而后者与成纤维细胞数量有关，还与切口氧张力、维生素水平和营养状况有关。而生长因子通过增强细胞分裂来促进胶原的合成。大多数生长因子同时还促进胶原酶的产生，从而使胶原降解加强。相反，TGF-β虽然也促进胶原合成，但它同时又抵制胶原降解。因此，人们认为TGF-β虽然也促进胶原合成，但它同时又抑制胶原降解。因此，人们认为TGF-β可能与某些纤维化疾病的发生有关。

二、切口或创伤愈合病理生理过程

现代高新生物技术的发展已从细胞、分子甚至基因水平揭示了创伤修复的许多奥秘,但传统上人们在描述组织修复的病理生理过程时仍局限在病理学领域。尽管在切口和创面愈合的分期上不同学者有不同的区分方法,但一般来讲比较公认的分期法仍习惯将切口和创伤愈合的基本病理生理过程大致分成创伤后早期炎症反应、肉芽组织增生和瘢痕形成三个阶段,当然它们之间并无截然的分界线,既相互联系,又各具特征。

1. 炎症反应期　手术切口或创伤后的炎症反应期从时间上来讲主要发生于伤后即刻至48小时。在此期间,组织变化的特征是炎症反应,受创组织出现水肿、变性、坏死、溶解以及清除等。最新的研究表明,炎症反应期的本质与核心是生长因子的调控及其结果。组织受伤,出血与凝血等过程可释放出包括 PDGF、FGF 以及 TGF 等在内的多种生长因子,这些生长因子在炎症反应期可以发挥如下作用:①聚集的白细胞能吞噬和清除异物与细胞碎片;②局部渗出物能稀释存在于局部的毒素与刺激物;③血浆中的抗体能特异性中和毒素;④渗出的纤维蛋白凝固后形成局部屏障;⑤激活的巨噬细胞等不仅释放多种生长因子,能进一步调控炎症反应,同时也影响后期肉芽组织中胶原的形成。这一阶段的变化是为后期的修复打下基础。

2. 肉芽组织增生期　约在手术切开或伤后第3天,随着炎症反应的消退和组织修复细胞的逐渐增生,创面出现以肉芽组织增生和表皮细胞增生移行为主的病理生理过程。此时组织形态学的特征为毛细血管胚芽形成和成纤维细胞增生,并产生大量的细胞外基质。通常,增生的成纤维细胞可以来自受创部位,即"就地"增生,也可以通过炎症反应的趋化,来自于创面邻近组织。而新生的毛细血管则主要以"发芽"方式形成。首先,多种生长因子作用于创面底部或邻近处于"休眠"状态的血管内皮细胞(特别是静脉的血管内皮细胞),使其"活化"并生成毛细血管胚芽,在形成毛细血管胚芽后呈袢状长入创区,最后相互联接形成毛细血管网。细胞外基质主要由透明质酸、硫酸软骨素、胶原以及酸性粘多糖等组成,其主要成分来自于成纤维细胞。肉芽组织形成的意义在于填充切口创面缺损,保护创面防止细菌感染,减少出血,机化血块坏死组织和其他异物,为新生上皮提供养料,为再上皮化创造进一步的条件。

3. 瘢痕形成期　切口和瘢痕的形成是软组织创伤修复的最终结局之一。对创面缺损少、对合整齐、无感染的创面(清洁的手术切口),伤后2~3周即可完成修复(愈合),此时的瘢痕如划线样,不明显,对功能无影响。而对缺损大、对合不整齐或伴有感染的创面,常需要4~5周时间才能形成瘢痕,且瘢痕形成较广,有碍观瞻,甚至对功能产生影响。瘢痕的形态学特征为大量的成纤维细胞与胶原纤维的沉积,其生化与分子生物学特征为成纤维细胞产生胶原代谢异常所致。有研究表明,异常瘢痕成纤维细胞中的 I、III 型胶原前体 mRNA 之比高达 22:1,而正常皮肤仅为 5:1,表明 I 型胶原前体 mRNA 转录选择性增强,而这种基因学的改变又与局部创面生长因子(TGF、TNF)、局部免疫(IgG、IgA、IgM)改变有关。瘢痕的形成与消退常取决于胶原纤维合成与分解代谢之间的平衡。在切口和创面愈合初期或纤维增生期,由于合成作用占优势,局部的胶原纤维会不断增加。当合成与分解代谢平衡时,则瘢痕大小无变化。当胶原酶对胶原的分解与吸收占优势时,瘢痕会逐渐变软、缩小,其时间视瘢痕的大小而异,通常需数月之久。

三、切口和创伤愈合基本类型

切口和创伤愈合的基本类型取决于创伤本身以及治疗方法等多种因素。过去 Galen(129—199 B.C)。主要将其分成一期愈合与二期愈合两类。但现代医学的发展,又出现了一些更细的分类法。以皮肤切开和创伤愈合为例,其修复的基本类型有一期愈合、二期愈合以及痂下愈合三类。

1. 一期愈合　是最简单的伤口愈合类型,也是组织的直接结合所致。这类愈合主要发生于组织缺损少、创缘整齐、无感染,经过缝合或粘合的手术切口。其基本过程是,在组织损伤后,血液在创面形成血凝块,使断端两侧连接,并有保护创面作用。伤后早期(24小时以内),创面的变化主要是炎症反应,渗出以及血凝块的溶解等。之后,创面浸润的巨噬细胞能清除创面残留的纤维蛋白、红细胞和细胞碎片。从伤后第3天开始,可见毛细血管每天以 2mm 的速度从伤口边缘和底部长入,形成新的血循环。同时,邻近的成纤维细胞增生并移行进入伤口,产生基质和胶原。伤后1周,胶原纤维可跨过伤口,将伤口连接。之后伤口内的胶原继续增加并进行改造,使伤口张力增加。过去曾长期认为此类愈合是两侧新生的表皮细胞、毛细血管内皮细胞和结缔组织在短时间内越过（长过）伤口所致，无肉芽组织形成。近来的研究表明，这一过程同样也有肉芽组织参与，其过程与其他软组织损伤修复类似，只是由于创缘损伤轻，炎症反应弱，所产生的肉芽组织量少，在修复后仅留一条线状瘢痕而已。

2. 二期愈合 又称间接愈合，它指切口边缘分离、创面未能严密对合的开放性伤口所经历的愈合过程。人们一般认为，由于创面缺损较大，且常伴有感染，因而愈合过程通常先由肉芽组织填充创面，继而再由新生的表皮将创面覆盖，从而完成修复过程。这种理论把创面肉芽填充与再上皮化过程看成是同步进行的。但也有学者的观点认为此类创面的修复首先为表皮细胞的再生，继之再刺激肉芽组织的形成，最终使创面得以修复，这种理论即所谓的"两步"法。尽管目前人们对二期愈合中创面再上皮化与肉芽组织生成的先后顺序存在争议，但对肉芽组织中新生血管的形成却有相对一致的看法。这一过程首先来自于多种生长因子（TGF\FGF）刺激创面底部或创缘"休眠"的血管内皮细胞，使之激活，再通过"发芽"方式产生的新毛细血管胚芽，经相互沟通而形成新生肉芽组织中的毛细血管网。与一期愈合相比，二期愈合的特点是：由于创面缺损较大，且坏死组织较多，通常伴有感染，因而上皮开始再生的时间推迟；由于创面大，肉芽组织多，因而形成的瘢痕较大，常给外观带来一定影响；由于伤口大、感染等因素的影响，常导致愈合时间较长，通常需要4~5周以上。

3. 痂下愈合 是一种在特殊条件下的伤口修复愈合方式。主要指伤口表面由渗出液、血液及坏死脱落的物质干燥后形成一层黑褐色硬痂下所进行的二期愈合方式。如小面积深二度烧伤创面的愈合过程便属此类。其愈合过程首先也是创缘的表皮基底细胞增生，在痂下生长的同时向创面中心移行，同时创面肉芽组织也发生增生。痂下愈合的速度较无痂皮创面愈合慢，时间长。硬痂的形成一方面有保护创面的作用，同时也阻碍创面渗出液的流出，易诱发感染，延迟愈合。因而临床上常需采用"切痂"或"削痂"手术，以暴露创面，利于修复。

四、影响切口或创伤愈合因素

影响切口或创伤愈合的因素众多，主要有全身与局部因素两方面。

1. 全身因素 患者营养缺乏，严重贫血，年老或患有全身性疾病，如糖尿病、动脉粥样硬化等，不仅延缓愈合过程，而且某些疾病还会成为局部慢性难愈合创面形成的真正谢罪，如糖尿病诱发的溃疡。过去有关药物对修复抑制效应的研究以类固醇类为主，这类药物主要通过抑制炎症反应和促进蛋白质分解来抑制修复过程。近来，随肿瘤治疗的进展，高剂量射线照射和一些抗肿瘤药物如阿霉素类应用后对修复的影响也已引起人们高度的重视。据研究，阿霉素类药物抑制修复是通过影响组织修复细胞周期来实现的。从预防角度来讲，人们推荐以手术后2周放疗为佳。而对于由放疗或化疗造成的溃疡，有报告外源性应用生长因子类制剂有很好的促修复作用。此外，创伤后神经内分泌失调和免疫功能紊乱对修复的不利影响也是人们关注的重点。

（1）年龄因素：衰老是影响创伤愈合的主要全身因素。老年人由于各种组织细胞本身的再生能力减弱，加之血管老化导致血供减少，因而创伤后修复显著延迟。儿童和青年人代谢旺盛，组织再生力强，伤口愈合上皮再生时间均比老年人短。

（2）低血容量休克或严重贫血：严重创伤后低血容量休克或容量复苏不完全的伤员，为保证心脑等生命器官功能，机体首先代偿性减少皮肤和软组织的血液供应。严重贫血的伤员，氧供不能满足组织代谢旺盛的要求，这些因素都影响创伤愈合。容量复苏充分与否，可通过皮温、皮肤颜色、血压、脉率和尿量加以判定。贫血病人可以补充新鲜血液和吸氧。低血容量和贫血病人全身抵抗力较低，术后易于发生局部或全身感染，应予警惕。水、钠补充要适量，过量则容易造成血液稀释，影响创伤愈合。

（3）全身疾患

1）糖尿病：糖尿病病人易发生创伤感染。当血糖 >200mg/dl 时，白细胞吞噬细菌的功能受到抑制，在创伤愈合过程中必须控制糖尿病病人的血糖水平。

2）动脉粥样硬化：动脉粥样硬化影响创面的供血不全和对局部感染的抵抗能力。

3）细胞毒性药物和放射治疗：多数细胞毒性药物能抑制纤维母细胞生长、分化和胶原合成，从理论上讲有延迟伤口愈合的作用，但在临床实践上未能得到充分证实。放疗亦干扰纤维母细胞的生长和分化。任何种类的照射（包括 γ 射线、X 线、α 及 β 线、电子束等）一方面能直接造成难愈合的皮肤溃疡，另一方面也能妨碍其他原因引起创面的愈合过程。其机制在于射线损伤小血管，抑制成纤维细胞增生和胶原蛋白的合成与分泌等。由于高剂量照射能显著延迟愈合伤口抗张力强度的增加，因此人们推荐以术后2周放疗比较安全。

4) 非甾体抗炎药物：炎症是创伤愈合的先导，没有炎症就不会有纤维组织增生和血管生成。抗炎药物是临床应用得最普遍的一种抗炎药物，有明显的抑制创伤愈合的作用。其主要机制是抑制炎症过程和促进蛋白质分解。临床证明，术前或术中使用类固醇的病例，其并发症明显增高，全身使用维生素A可拮抗非甾体抗炎药对炎症的抑制效应。近来也有研究表明，掌握好创伤后非甾体抗炎药的应用时间与用量，对创伤修复有时也有促进作用。其他抗炎药物对创伤愈合影响较小，但超过药理剂量的阿司匹林有延缓创伤愈合的作用。

5) 神经内分泌和免疫反应：任何致伤因子作用于机体只要达到足够的时间和强度均可激起全身非特异性反应，产生一系列神经内分泌和免疫功能的改变，如糖皮质激素的增加，导致那些依赖胰岛素的组织（骨骼肌）糖利用障碍，蛋白质分解增强；交感神经兴奋能明显抑制全身免疫反应。非致伤因子如社会因素，职业的不稳定和精神情绪焦虑，通过对神经内分泌免疫功能的影响而间接影响正常的创伤愈合过程。

2. 局部因素

(1) 切口内异物：在影响创伤愈合的局部因素中，首当其冲的是切口创面或伤道内异物存留对修复的影响。通常较大的异物肉眼可以看见或通过X线透视可以发现，但毫米级以下的异物刚肉眼很难发现。异物对创面愈合的影响主要来自以下方面：一是异物本身带有大量细菌，容易引起局部创面感染；二是有些异物，如火药微粒、磷粒、铅粒等，本身具有一定的组织毒性，可对周围组织造成直接损伤；三是异物刺激周围组织，加重急性炎症期的反应过程。因此，对外伤造成的创面，清创时应将异物尽量摘除。深部组织内的异物，如果不影响生理功能，也不必勉强摘取，以免造成较大的组织损伤。紧邻神经、血管外侧的锐性异物一般均应及时摘除。游离的较大骨碎片亦应摘除。手术时，结扎线和缝合线也都是异物，保留得越短、越少则越好，以减轻局部炎症反应。

(2) 切口内坏死、失活组织和凝血块：高速投射物伤或大面积组织挫伤的切口内都积存有大量凝血块、坏死组织碎片，切口周围也有较大范围的组织挫伤区。特别在高速投射物致伤时，大量能量传递给

组织，故伤道周围的组织在反复脉动和震荡后更易造成小血管堵塞，微循环障碍。在人体的防御功能达不到的地方，坏死组织也无法被清除掉。外科处理时可通过组织的颜色、紧张度、收缩性和毛细血管出血来判定是否为失活组织，凡是失活组织在清创时均应尽可能切除。同时，清除切口内的失活组织、凝血块也是预防伤口感染等的必要措施。

(3) 局部感染：对切口修复过程不会产生重大的影响。当切口发生感染时，切口内微生物在生命活动过程中和在破坏时分泌出来的外毒素，如金黄色葡萄球菌α毒素不仅引起红细胞及血小板的破坏，而且还促使小血管平滑肌收缩、痉挛，导致毛细血管血液阻滞和局部组织缺血坏死。葡萄球菌的杀白细胞素通过作用于靶细胞膜上的溶细胞效应，使之溶解死亡并丧失吞噬细菌的能力。同时巨噬细胞破坏后，处理抗原及传递抗原信息的能力受到极大限制，故在葡萄球菌感染中，常不能建立有效的特异性免疫。同时能产生杀白细胞素的菌株具有抗吞噬能力，并在吞噬细胞中增殖，以致造成易感部位的反复感染。

近年来发现从人体内分离出来的大肠杆菌的部分纯化制品，能溶解红细胞，导致细胞内铁离子的释放。铁离子一方面能助长大肠杆菌的生长而加重感染程度，另一方面在体外对人类白细胞及成纤维细胞也具有细胞毒作用，进一步使组织修复延缓。

绿脓杆菌对组织修复的影响与菌体外分泌的代谢产物有关。绿脓杆菌外毒素A不仅对巨噬细胞吞噬功能有明显的抑制作用（细胞毒作用），也使易感细胞蛋白质合成受阻。绿脓杆菌分泌的溶解弹性蛋白层发生溶解而导致坏死性血管炎。临床分离的菌株，约85%出现弹性蛋白酶和蛋白酶阳性，动物肌肉注射后可引起皮肤溶解和出血性坏死，滴入角膜可引起角膜溃疡和穿孔。

切口感染后大量细菌外毒素、内毒素和蛋白水解酶的综合作用，并通过它们的细胞毒作用引起细胞因子的生物学效应及自由基损伤，造成组织消肿、出血、脓性分泌物数量增多，蛋白质由创面大量丧失和电解质急剧增加，化脓性伤口的肉芽组织中蛋白质大量水解，细菌大量侵入周围组织，使肉芽组织生长缓慢或因肉芽的过度增生严重影响上皮形成，影响了切口修复的速度。

(4) 血肿和死腔：血肿和死腔都有增加感染的趋势，将直接或间接影响切伤愈合。无污染的手术切口，在关闭切口时应彻底止血，分层缝合不留死

腔。对有污染的伤口,清创时应尽可能少用结扎的方法止血,电灼或压迫止血应列为首选。关闭切口时应放置引流条,视情况在伤后48~72小时取出。

(5) 局部血液供应障碍:切口周围局部缺血既有全身性原因也有局部因素。局部因素中既有血管本身因素的影响,也有血管外组织出血消肿压迫血管壁造成的缺血。在致伤因子作用上,局部出现不同程度的细胞和组织损伤,启动了炎症过程,微动脉出现一过性的挛缩,时间约数秒至数分钟不等,紧接着出现血流动力学和流变学改变的三个时相:高流动相→低流动相→血流淤滞相。如果损伤因子过于强烈或持久,则低流动相延长,血浆外渗增多,血液粘度增加,血流淤滞。另外,白细胞自血管游出,在损伤区大量聚集,吞噬坏死组织和异物,氧耗量显著增加,代谢活动增强,这样,在损伤区可导致血液供应的相对不足。切口周围组织内出血、水肿、张力增加,压迫血管,也是伤口周围组织缺血的另一主要原因。创伤修复必须要有充分的血流,一方面是向创伤区提供充足的氧和必要的营养物质,另一方面要将局部产生的毒性产物、代谢废物、细菌和异物运出损伤区。

另外,切口缝合(特别是连续缝合)时张力要适度,缝合时张力过大,加之术后切口出血、水肿势必压迫血管,造成供血不全,影响切口愈合。

(6) 局部固定不良:邻近关节的切口,伤后早期应该制动。过早活动容易加重炎症过程中的渗出反应,加重局部肿胀,影响供血。新生的肉芽组织非常脆弱,牵扯易于损伤出血,影响纤维母细胞的分化和瘢痕组织的形成。骨折部分过早活动也容易出现骨不连接和假关节形成。

(7) 局部用药:在清创过程中,有些医生为了减少创面出血,在局麻药中加进了缩血管类药物和肾上腺素,这一举措的弊端在于加重了局部组织缺血和继发性伤口内出血。

(8) 创面局部外环境:相对于保持创面干燥而言,采用保温敷料使局部创面保持潮湿将有利于形成一个局部低氧环境,从而刺激成纤维细胞生长与毛细血管胚芽形成。在这种潮湿、低氧与微酸环境中,坏死组织的溶解增强,与组织修复密切相关的多种生长因子释放增多,且不增加感染率并能明显减轻创面疼痛。大量临床研究表明,采用保湿敷料对许多慢性难愈合的切口创面,如糖尿病溃疡、下肢动静脉疾病所致溃疡以及褥疮等已取得明显效果。

(付小兵)

第二节 外科手术感染

外科感染是指单独使用抗菌药物解决不了而需外科治疗的以及与外科手术和操作相关的感染。其主要特点是皮肤或黏膜屏障破损,多种致病微生物从破损部位入侵致病。

目前,手术患者获得性感染率将近2%~3%,其中择期手术患者1.09%发展为术后脓毒症,0.52%出现严重脓毒症,而非择期手术患者分别为4.24%和2.28%。院内发生的外科感染最常见的是外科切口部位感染(SSI),以及发生在外科病人中的导管相关血循感染(CRBSI),肺炎和泌尿道感染。这也反映了近年来外科感染中,院内感染已多于社区感染,内源性感染已超出外源性感染。

一、外科感染发病机制

1. 引起外科感染的危险因素 造成外科感染的高危因素中,不合理使用抗生素是重要原因,滥用抗生素使许多病原菌对抗生素的耐药性增加,耐药菌株感染日益增多。免疫抑制剂的使用,也增加病人对细菌的易感性。麻醉药物会作用于病人机体的免疫系统,影响围手术期的免疫机制。手术操作所致的应激反应能增加外科感染的危险。此外手术室和病房的环境、空气污染情况;创口有无血肿、异物、死腔和坏死无生机组织;患者原有疾病和营养免疫状态;手术的时间等,也都是重要的危险因素。

2. 全身炎症反应综合征(SIRS) 在宿主抗感染防御机制方面,手术创伤引起的炎症反应,宿主免疫防御会进一步放大天然和获得性免疫系统的作用,产生炎症反应。而这种炎症刺激造成的"第二次打击"是重要的机体损伤模式,它所致的全身炎症反应综合征(SIRS),可造成机体免疫监控丧失,引起免疫应答障碍,使炎症加剧,细菌更易入侵致外科感染。从临床角度看,当以下各指标有两项时即为SIRS:①体温 $>38℃$ 或 $<36℃$;② wbc$>12\,000/nm^3$;或 $<4000/nm^3$,杆状核 $>10\%$;③脉搏 $>90/m$;④呼吸增快 $>20/m$,或 $PaCO_2<32mmHg$。如 SIRS 合并致病细菌入侵,即发展为脓毒症(sepsis),加剧者进一步发展为严重脓毒症、脓毒性休克甚至 MODS,约有 26% 的 SIRS 发展为 sepsis,7% 死亡。

3. 脓毒症 外科手术后由于细菌感染、出血、输血或麻醉可使机体产生全身性炎症反应,发生严重免疫抑制,促进脓毒症的发生与发展。外科脓毒症占所有脓毒症近30%。脓毒症会伴有显著的天然和获得性免疫功能紊乱,脓毒症所致的死亡常发生在长期的免疫抑制状态,而不是在亢进的炎症反应阶段。在脓毒症后期,宿主的免疫功能严重受抑,手术表现为T细胞的无反应性和进行性免疫细胞的丢失。创伤或烧伤患者血中T细胞数量下降,而存活的T细胞也呈现无反应状态,即在特异性抗原刺激下,不能有效增殖或分泌细胞因子。同时,T细胞和B细胞数量由于凋亡而明显减少,单核细胞和滤泡样树突状细胞(DC)功能发生免疫麻痹,淋巴细胞和DC的减少对免疫抑制尤为重要,因为这两种细胞的减少常发生在机体遭受致命性感染时。DC是体内抗原提呈能力最强的免疫调节细胞,在介导宿主对微生物的天然和获得性免疫反应中起重要作用。脓毒症早期血中DC减少,脾脏DC凋亡增加,并与疾病的严重程度和死亡率升高有关;此外,血中DC和单核细胞(MDSC)出现持续性、功能性障碍,也造成脓毒症时宿主防御能力的降低。此外,小鼠髓系抑制细胞作为髓样前体细胞的代表,可被内源性或外源性因子激活,导致免疫反应的抑制。MDSC在脓毒症中的作用逐渐引起关注。脓毒症能引起骨髓、脾脏和淋巴结中MDSC大量扩增,表达IL-10、TNF-α和其他细胞因子。在这种情况下MDSC通过对IFN-γ的抑制作用,使CD8、T细胞耐受,诱发脓毒症逐渐加重。

4. 宿主抗感染防御机制

(1) 神经内分泌应激反应:外科手术能激活机体神经内分泌应激反应,涉及下丘脑-垂体-肾上腺皮质(HPA)轴和交感神经系统。大手术是激活HPA轴,促进皮质醇分泌的最强的诱发因素之一,手术开始后几分钟血浆皮质醇水平即显著升高。皮质醇具有显著的抗炎作用,能抑制巨噬细胞和中性粒细胞聚集到炎症部位,干扰炎性介质的合成。而交感神经系统的激活,还能促进肾上腺髓质和突触前神经末梢分泌去甲肾上腺素,从而产生促炎效应。

(2) 细胞介导免疫反应:免疫防御在宿主抗感染中发挥重要作用。组织损伤能引起天然的和获得性免疫反应,天然免疫系统产生最初的免疫应答,涉及巨噬细胞、自然杀伤细胞和中性粒细胞;而获得性免疫系统可由于外源性抗原提呈给CD4$^+$T和CD8$^+$T细胞而被激活。激活的CD4$^+$T细胞能分泌两种截然不同的、相互拮抗的细胞因子,一类为促炎细胞因子,包括肿瘤坏死因子和白介素;另一类是抗炎性细胞因子,如IL-4和IL-10。激活的CD4$^+$T细胞可

产生大量细胞因子,进一步放大天然和获得性免疫反应,产生炎症反应。免疫系统对任何损伤,包括手术创伤,都能迅速产生促炎细胞因子和其他炎性介质。在最初的炎症反应之后,接着发生代偿性的抗炎反应,这些抗炎细胞因子也具有强烈的免疫抑制作用。因此,外科感染会出现不同程度的细胞免疫反应下调,引起术后感染并发症。

5. 外科手术感染的炎症和免疫病理机制

(1) 二次打击学说:炎症刺激的"二次打击学说"是目前普遍接受的应激损伤模式。原发性损伤,如疼痛、外科手术、组织损伤或病原菌侵入,能使宿主免疫系统致敏,继而对随后即使相对较轻的打击也能产生非常强烈的宿主炎症及免疫反应,进一步发展为多器官衰竭甚至死亡。

1) 对第一次打击的反应:SIRS是应激引起的全身炎症反应,是外科大手术感染患者共同的临床表现。如果持续时间过长,会出现促炎症反应状态,包括凝血系统和补体级联反应的激活,以及中性粒细胞和内皮细胞的激活。

2) 对第二次打击的反应:长期应激和感染的共同作用,会导致患者出现各种不同的临床表型和转归。持续性促炎反应表现为凝血系统的广泛激活,以及天然和获得性免疫防御能力的改变。SIRS能引起获得性免疫监控的丧失,从而提高机体对病原微生物感染的敏感性;而继发性感染可能激发免疫细胞特征性基因表达,从而引起宿主的免疫应答发生障碍。

(2) 免疫平衡失调:外科感染后机体获得性免疫反应发生改变,主要影响T辅助细胞。Ⅰ型T辅助细胞(Th1)型细胞因子介导的通路暂时受抑,而Th2型细胞因子反应不受影响,导致外科大手术后Th1/Th2比值失衡。不同的病情可造成不同的T细胞反应,从而影响手术后感染的发病率。如肿瘤患者在手术前免疫系统即已受损,如食管癌患者Th2产生IL-4减少。此外,长期饮酒患者,术前Th1/Th2比值即已变化,与手术后感染增加有关。严重外科感染时抗炎细胞因子水平显著升高,T细胞从Th1向Th2漂移,从而导致脓毒症的免疫失调。Th1反应受抑,表现为IL-1、IFN-γ和IL-12水平下降,Th1反应增强则以IL-10和IL-4水平升高为特征。

(3) 影响机体免疫反应的因素:①年龄:一半以上的重症监护病房患者年龄超过65岁,年龄的增长显然与感染发病率及病死率增加有关。②性别:对感染性别差异的认识一直存在不同看法。有研究证

实,性别能影响早期免疫应答以及对损伤的风险预测,但是临床观察中还没有一致的报道。③所患疾病和治疗措施:如近期手术、抗生素治疗、既往是否有心源性休克或复苏等。全身炎症反应状态可能使机体对感染的敏感性增强,是大手术患者术后感染并发症风险增加的主要原因。④遗传因素:人类因感染性疾病死亡存在明显的遗传倾向,在单卵双胞胎,细胞因子的产生和遗传因素有着密切的关系。通过基因操纵使动物免疫反应过程中的主要基因发生缺失,则能够显著影响全身免疫反应。

二、外科切口部位感染

外科切口部位感染(SSI)是最常见的一种外科手术感染,是近年美国疾病控制中心(CDC)提出和发展的一种概念,它包括了任何一种发生在手术部位的感染。主要分为三类:①浅表SSI,发生在切口皮肤和皮下组织,最常见,占47%;②深层SSI,感染扩展到肌肉和筋膜,占23%;③器官/间隙SSI,如腹腔脓肿、脓胸、关节间隙感染,占32%。对SSI的诊断并非易事,仅有46%的在住院期诊断出;16%在出院时诊出;还有38%在再入院或随诊时做出诊断。SSI的发生与外科切口种类密切相关,按照手术过程中创口可能被致病细菌污染的机会和情况,手术切口可分为Ⅰ(清洁)、Ⅱ(清洁-污染)、Ⅲ(污染)和Ⅳ(污秽)四类,这种分类可粗略估计出不同切口发生感染危险性的机率,四类切口的感染率分别约为2.1%、3.3%、6.4%和7.1%(表6-1)。

表6-1　外科切口的种类

分类	定义
清洁	一个未感染的手术创口,它没有炎症记录,呼吸系、消化系、生殖系、和感染的泌尿系均未记录。此外,清洁创口是原发闭合的,如需要也是闭式引流的
清洁-污染	一个手术创口,它的呼吸、消化、生殖或泌尿道是在控制的情况下
污染	开放的、新鲜的、偶发的创口 手术时有较大的破损,在无菌技术下的大的胃肠道裂开,切口是急性、非化脓性炎症
污秽	陈旧的创伤创口,有失去生机的组织,已有临床感染或脏器穿孔

不同种类的外科切口有着不同的感染危险指数,如表6-2所示。

表6-2　切口分类与NNIS系统对SSIN危险估计比较

创口分类	NNIS 危险指数				
	0	1	2	3	全部
清洁	1.0	2.3	5.4	—	2.1
清洁-污染	2.1	4.0	9.5	—	3.3
污染	—	3.4	6.8	13.2	6.4
污秽	—	3.1	8.1	12.8	7.1
全部	1.5	2.9	6.8	13.0	2.8
最大比值	2.1	1.7	1.8	1.0	

NNIS(National Nosocomial Infection Surveillance System)

对于SSI的预防可从三方面着手,一是病人本身,在术前将宿主的抵抗力提高到最佳境地;二是手术操作要轻柔细致,减少操作,降低病原菌入侵机会;三是加强围手术期处理,包括预防性抗生素、防止异物和无生机组织残留、缩短手术时间、减少输血、合理准备消毒切口、术中维持病人巨噬细胞的功能,禁烟以及做好手术室环境管理等。最近HICPAC还推荐了预防SSI的多项措施,值得在临床工作注意施行(表6-3)。

表6-3　HICPAC推荐的预防SSI的措施

- 不要在患者急性感染时手术
- 不要剃毛
- 糖尿病患者要控制血糖值
- 对患者禁烟
- 患者沐浴使用抗菌肥皂
- 用有效的制剂准备皮肤
- 外科医生指甲剪短
- 有感染的外科医生不得参与手术
- 如有指征给予预防性抗生素
- 在手术过程中,维持预防抗生素值
- 手术室门维持关闭
- 使用无菌器械
- 避免使用火焰消毒法
- 戴好口罩
- 罩住所有毛发
- 戴消毒手套
- 使用围裙以抗液体穿透
- 使用闭式抽吸引流
- 对于污染创口延迟缝合
- 消毒敷料24~48h
- 对SSI使用CDC的定义
- SSI结果反馈给外科医生,再改进

(HICPAC:The Hospital Infection Control Practisices Advisory Consimitte)

三、导管相关血循感染

在围手术期,中心静脉(CVC)导管的功用十分重要,它可进行血流动力学监测、补液、输注药物、输血、给予肠外营养(TPN)等,这些都是周围静脉导管不能替代的。但CVC也会带来15%的各种并发症,包括置入和取出时的机械性损害(穿破动静脉、血肿、血胸、气胸等)、栓塞、感染等。其中最常见的感染并发症是导管相关血流感染(CRBSI),这种院内感染与外科切口感染、肺炎及泌尿道感染一并成为外科危重患者的4种最常见感染。在过去的20年中,CRBSI的发生率增加3~5倍,死亡率也高达10%左右,且延长患者住院和ICU停留时间,增加医疗开支,是一个值得重视的临床问题。

1. 定义　发生CRBSI前,先有导管的菌株定植(catheter colonization),其定义是导管的尖端、皮下段或中间段内,产生了多于15个菌落形成单位;而CRBSI的定义是指在48h内,同时发生了导管菌株定植和至少1次的周围静脉血内同一菌株培养阳性。CDC对CRBSI定义,除菌株培养阳性外,还包括临床特点,如发热、畏寒和(或)低血压,但无其他原因的菌血症;而对凝固酶阳性金黄色葡萄球菌的培养需2次阳性。更为严格的定义是美国传染病协会(IDSA)所制定的,认为有以下几种情况的一项者即为CRBSI:①导管半定量或定量培养导管菌落阳性;②从中心静脉和周围静脉按5:1比例取血样半定量培养菌株阳性或培养菌株计数呈大幅度增加;③在不同时间内中心静脉和周围静脉血样两者同时培养均阳性。

2. 流行病学　许多类型的导管装置均可导致菌株定植和CRBSI,其中周围血管导管感染率为0.5/1000导管日,动脉导管为1.7/1000导管日,周围血管透析导管为2.4/1000导管日,长期外科插入血管装置为0.1~1.6/1000导管日,但其中以CVC最为常见,占到全部CRBSI的90%以上。据统计,美国各医院的ICU中,每年有1500人行CVC插管,其中有25万人发生CRBSI。一般在CVC插管患者中有25%会发生菌株定植,平均在8天后会发生CRBSI;ICU的外科危重患者几乎有一半都行CVC插管,所以发生CRBSI的几率达2.9%~12.8%。最近的研究还显示,CRBSI的死亡率增加了3倍以上;Maki等对一组在ICU停留14天的患者的观察结果显示,行CVC插管121例,发生CRBSI的比率为6/1000导管日,而周围静脉插管为2.2/1000导管日,结论是周围静脉插管更为可行。

3. 危险因素和发病机制　引发CRBSI的各种危险因素中,医生、护士的操作经验不足是最主要的,其他还包括:ICU中护士接触患者次数多;在插管过程中使用全消毒屏障失败;插管部位选择不合宜;插入导管后有严重污染发生;导管放置时间超过7天等。另外的危险因素还包括:插管时患者所处

位置(门诊、住院部或ICU)、插管类型、插管数量、患者每日接受操作的次数、使用TPN插管等。在外科病房常见的CRBSI危险因素包括:插管数量多,超过3个;插管时间过长等。Johns Hopkins大学外科的一组临床试验研究结果显示,若组织专业团组执行严格的导管插管规则,使用单一通道和仔细护理,结果比一般输液和输注药物的插管导管发生CRBSI的几率减少5倍。最近还发现,若患者导管留置时间超过14d,发生CRBSI的几率会增加5倍。此外,肥胖也是一项危险因素,最近一组2037例ICU患者的研究,在1538例次发生CRBSI的分析中,发现肥胖也是一项独立危险因素。

4. 防范措施　近年许多学者致力于探讨各种防范CRBSI的策略和措施,其中CDC发表的CRBSI预防指南比较详尽地阐述了预防CRBSI的具体措施,其主要内容包括一般干预和CVC插管维护两个主要方面。一般干预包括加强医护人员培训、学习指南、ICU加强专护力量、严格把握CVC插管指征等;在CVC插管维护中有严格遵守肥皂和酒精洗手的规定,在插管时保持无菌操作原则,选好穿刺部位(最好是锁骨下静脉),操作时戴无菌手套,用双氯苯双胍乙烷(洗必泰)液处理患者皮肤,一般不使用全身预防性和局部用抗生素,培训精通专业团组,及时取除不需要的导管,插管时间最好勿超过72小时,尽量不使用导丝等。现将最为重要的几项措施分别叙述如下。

(1) 手的卫生:保持医护人员手部清洁是非常重要的预防措施。最近的研究指出,保持洗手和手部卫生,与降低CRBSI的危险直接相关。除继续教育外,应严格执行操作前洗手的常规。

(2) 插管时保持完整的无菌屏障:执行无菌插管操作十分重要,如操作前戴帽子、口罩、手术衣等。研究显示,使用完整无菌屏障可使肺动脉导管插管感染率下降2倍以上;如果严格执行完整的无菌屏障,可使每270例次插管患者中减少7例CRBSI发生和1例死亡。

(3) 使用洗必泰:插管部位的皮肤消毒可有效避免菌株定植和CRBSI的发生。全球各地最常使用的消毒剂是聚维酮碘,但更多的研究显示2%的洗必泰消毒皮肤会更好些。一组荟萃分析显示,相比于碘,使用洗必泰消毒皮肤可降低50%的CRBSI发生率。

(4) 使用抗感染封闭导管:使用抗感染封闭导管抗感染封闭导管(anti-infective lock catheter)是一

种预防 CRBSI 的有效措施,抗感染导管用洗必泰醋酸盐与磺胺嘧啶进行导管涂层,并采用肝素 + 头孢唑啉(或其他抗生素)联合封闭导管,这样可有效预防 G+ 细菌所致的 CRBSI。

(5) 导管的插管部位 CRBSI 发生的危险因素还包括插管部位处皮肤的菌落数量。研究发现,颈内静脉和股静脉插管的 DRBSI 发生率要比锁骨下静脉插管高 2~3 倍;特别更易于发生在 IUC 内行呼吸机换气的患者中。

四、腹腔内感染

腹腔感染是常见、多发的疾病和手术并发症,临床上尽快地明确诊断和采取有效的治疗措施是外科医生必须重视的问题。

1. 分类　腹腔感染包括原发性腹腔感染和继发性腹腔感染。原发性腹腔感染系指腹腔内无原发病灶,病原体来自腹腔以外的部位,通过血行播散、腹腔外脏器和组织感染的直接扩散或透壁性扩散等引起的腹腔感染。继发性腹腔感染是指感染的病原菌来自腹腔内,多为急性腹腔内脏器的坏死、破裂、穿孔或炎性病变的直接扩散而引起腹膜腔和邻近脏器感染。腹腔感染还可分为外科性和内科性腹腔感染。

2. 特点　外科性腹腔感染主要有以下特点:①大部分感染是由几种细菌的混合感染;②大多有明显的局部症状和体征;③常引起化脓、坏死等器质性病变,致使组织结构破坏;④常需手术引流或穿刺引流等治疗。复杂性腹腔感染包括:①弥漫性或局限性化脓性腹膜炎;②急性胰腺炎伴坏死感染;③阑尾穿孔或阑尾周围脓肿;④胃十二指肠穿孔;⑤外伤性和非外伤性小肠结肠穿孔;⑥腹腔脓肿;⑦腹部手术后腹腔内感染等。

3. 发病机制　腹腔感染的致病菌种均为人体肠道的正常菌种。致病菌可以是外源性的,也可以是内源性的。腹腔感染常常是需氧菌和厌氧菌的混合感染。需氧菌从所处的环境中摄取了氧,为厌氧菌的生长繁殖创造了缺氧环境;而厌氧菌释放出一些酶、生长因子、宿主反应抑制因子等,则有利于需氧菌的繁殖。所以两者具有协同作用,增强了其毒力和致病性。病原菌中前 5 位分别为大肠埃希菌、肺炎克雷伯菌、铜绿假单胞菌、屎肠球菌和金黄色葡萄球菌。

真菌感染也是当前常见腹腔感染之一,其中念珠菌属感染是所有真菌感染的首位病原菌。深部真

菌感染的诊断及治疗问题日益严峻。

4. 诊断　症状明显及全身性中毒症状的腹腔感染一般不难诊断,某些部位深在的局限性感染,则诊断有时较为困难。因此,临床上早期诊断、正确定位对预后至关重要。临床上腹部症状持续者应警惕腹腔感染的可能。诊断的要点:①结合手术情况,如有腹膜炎者及术中肠管间有脓苔粘连或有炎性大网膜存在者,则术后残余感染机会较多。②需排除切口部位感染。③注意腹部有无固定压痛部位或包块,盆腔脓肿时肛门指检常会提示腹膜炎。④膈下脓肿病例的 X 线检查常会提示胸膜炎性改变。⑤超声检查对腹腔脓肿诊断和定位灵敏度较高,是一种较好的诊断手段。对可疑的感染还可在超声或 CT 指引下进行诊断性穿刺。穿刺如抽得脓液不仅可明确诊断,还可进行细菌培养,有助于明确病原菌的种类和选择合适的抗菌药物。用评分方法评估腹腔感染的严重程度,不仅有助于准确、客观地判断病情和预测预后,还有助于治疗方式的选择和不同单位的资料交流和对比。腹腔感染的评分系统和分级系统多种多样,临床上应用最多的是 APACHE II 评分。APACHE II 评分不仅能较为准确地预测腹腔感染患者的术后死亡率,还可指导腹腔感染的手术治疗。HE III 评分在预测死亡率的精确性方面优于 APACHE II 评分,对创伤患者的预测价值优于 APACHE II 评分。另外,还有 Goris 评分、腹膜炎严重度评分、腹部再手术预测指数、简化的腹膜炎评分等,各有其优缺点。

5. 治疗

(1) 抗生素治疗:抗菌药物治疗是治疗外科性腹腔感染不可缺少的重要措施。复杂性腹腔感染时,选择恰当的抗菌药物作起始治疗具有重要意义。一项针对继发性腹腔感染患者的回顾性队列研究显示,不恰当的起始治疗可导致严重腹腔感染患者更高的临床治疗失败率,对患者的预后产生不利影响。另一项针对社区获得性腹腔感染患者的前瞻性研究显示,恰当的起始治疗可显著提高临床治疗成功率。同时,腹腔感染药物治疗的标准是抗菌谱能够覆盖腹腔感染最常见的病原菌,同时掌握恰当的用药时机和用药剂量,贯彻"全面覆盖、重拳出击、一步到位"的方针,不宜常规逐步升级。

在药物选择上,要考虑药物的药效学和药代动力学特点,以及我国当前细菌的耐药情况,从而经验性选择抗菌药物。细菌培养及药物敏感性报告后,便应重新评估原有用药方案。但是在进行抗生素针

对性治疗时,决不能简单地按照细菌培养和药物敏感性报告结果对号入座,而要根据病情和患者的特点,对照实验室报告,进行综合分析,抓住重点,选定用药方案。

(2) 手术治疗:外科处理腹腔感染的常用方法是剖腹手术。剖腹手术治疗腹腔感染的目的是控制感染源、清创与充分引流。在清创时,希望清除所有坏死组织。但外科处理腹腔感染往往会导致腹腔污染的面积进一步扩大,腹腔受细菌毒素污染的时间更长。这将引起细菌与毒素大量入血,损害呼吸与循环系统,严重者可致脓毒症和脓毒症休克。故临床清创时,要密切监测全身生命体征,适当而止。在治疗严重腹腔感染的过程中,一条珍贵的经验教训是:不能满足于一个感染源的发现,还应积极防止与处理残余感染的发生。对于常规外科处理不能控制的腹腔感染,腹腔开放是治疗腹腔感染的杀手锏,多能最终控制住腹腔与全身的感染症状。

外科处理急性腹膜炎多于术中用大量生理盐水冲洗腹腔,而对于腹腔感染较重、全身情况差的患者,满意地去除感染源,清理腹腔内的污染物并非易事。故开腹探查手术时应放置腹腔灌洗管,术后不断行腹腔灌洗。

(3) 微创治疗

1) 腹腔镜治疗:常见的腹腔感染大多数通过临床常规手段可以得到正确诊断和及时治疗,但仍有部分病例因多种因素而未能确立诊断。当患者的症状、体征及辅助检查不能提供有价值的诊断依据时,腹腔镜技术则可解决这一难题。对于术前无法明确诊断的病例,直接进行腹腔镜检查,一方面可以达到诊断病因的目的,同时进行有效的治疗;另一方面,还可以避免一些可能造成过度治疗的开腹探查。目前,腹腔镜技术已取代了过去的常规开腹,如消化性溃疡穿孔、急性胆囊炎、急性阑尾炎、肠憩室炎、肠坏死、妇科急腹症等,都已经可以采用腹腔镜方式治疗。另外,当发生感染性积液或脓肿时,也可通过腹腔镜进行脓肿引流或坏死组织清创术,腹腔镜技术在腹部外伤和腹腔感染治疗中已广泛应用。

2) 穿刺置管引流:随着医学的发展,外科感染引流的概念在不断地发生改变。传统的观点是"哪里有脓液,就应该引流哪里",现在认为对腹腔感染需常规引流的概念须加以改变。穿刺引流是微创和能达到良好引流效果的治疗手段,腹腔穿刺引流的理论依据为外科引流将被感染的腹水放出,可以减少对腹膜的炎性刺激和毒素吸收。但实践证明,全

腹膜炎甚或是局限性腹膜炎常规引流是无效,甚至是有害的。

为达充分引流目的,外科感染的引流应遵循以下原则:①建立有效的引流通道。引流管的放置应尽可能顺应解剖生理的要求,引流距离要短而直接,避免引流管扭曲、受压。②避免引流管周围组织的损伤,引流管勿直接压迫肠管等。③尽可能避免逆行性感染,多选用封闭式引流。④与腹腔隔绝又有便捷入路的脓肿或感染性积液,尽量选择腹膜外径路。

(4) 血液净化治疗:持续血液净化逐渐用于治疗严重腹腔感染,可有助于控制感染。血液净化治疗可调节感染所致的免疫功能失常,在清除部分炎性因子的同时还能改善单核细胞和内皮细胞的功能,有助于重建机体的免疫内稳定状态。每日血液透析能显著降低腹腔感染患者的死亡率。

五、外科感染抗生素防治

使用各种抗生素防治外科感染是一种重要手段,对它的评价可从临床介绍青霉素应用的效果加以认识,那就是抗生素防治是降低外科感染最有希望的措施之一。但对它的使用经历了一个逐渐加深认识的过程,早在 20 世纪 60 年代,多在手术后才开始使用抗生素,显然是无效的;接着,又将一些抗生素用于有特殊感染危险几率的患者,结果发生感染的机会反而增多;后来通过大量动物实验和患者试验发现只有在创口发生污染前(手术切口前)给予抗生素才会降低外科感染,特别是 SSI;进一步深入发现预防性抗生素的理想给药时间是手术开始前不久,这样才会使手术时血内和组织内抗生素浓度达到最高值,起到预防性作用。所以目前推荐的给药时间是手术开始前半小时内,至完成手术后 24 小时停药。给药的办法是一次静脉滴入。如手术时间过长、病人体重超重还要重复给药。

预防抗生素的适应证为 Ⅱ、Ⅲ 类切口,对于 Ⅰ 类切口的使用仍有争议。有人认为清洁创口使用抗生素也可能降低感染率,但这类患者的感染率底线也是低的,再加上经济上的负担和出现耐药菌株及药物不良反应,相比之下并不合算。但也有一些 Ⅰ 类手术如发生感染后果严重,如心脏开放手术、关节置换、血管置换和开颅手术等,宜应用预防性抗生素。对于 Ⅱ 类手术可考虑使用,Ⅲ 类切口则必须使用。

所选择的抗生素必须对熟知的病源菌有作用,如下消化道手术就需要对抗 G^- 和厌氧细菌的抗生

素。此外,应注意预防性抗生素与第一线治疗性抗生素有所不同,如亚胺培南对 G⁻ 和厌氧菌有治疗效用,但不能推荐作为预防用药。一般来见,选择一代头孢菌素用于非厌氧菌污染手术的预防,而二代头孢菌素用于可能被厌氧菌污染的手术。

如何正确把握围手术期抗生素的合理应用也是一重要问题,必须从学术和管理两个方面认真把握好抗生素的合理应用,加强围手术期抗生素应用的管理,及时纠正其中存在的问题。对于病例的选择:围手术期抗生素的使用需要考虑很多的因素,依据患者的疾病是感染性、非感染性或者存在潜在感染的危险,可分为治疗性与预防性;依据疾病与手术的种类,例如胆道结石比单纯的肝胆肿瘤更有感染的危险,肠道手术比胆道手术更容易发生感染;患者的机体状况、手术的大小、创伤的严重程度和手术的时机(急诊、择期)都是围手术期抗生素使用必须考虑的因素。但是精细的手术操作、严格的无菌观念常常可以降低感染的危险,从而减少抗生素的应用。

围手术期抗生素的选择还受到多方面的影响,不同地区、医院、科室和主管医生都有其用药习惯。对于治疗感染性疾病的抗生素应用,更要关注抗生素的有效性,在选用国产与进口抗生素时,重要的是质量把关。在未获得病原菌检验依据前,不得不靠医生的以往经验进行选择。抗生素的使用时间,在严格把握基本原则的前提下,还必须注意个体差异。同时应注意患者术后的综合处理。

重视外科病灶的妥善处理,外科引流是外科感染的最佳治疗方式,有效的外科引流比单独使用抗生素疗效更好;术后发热的处理并不应立即使用抗生素,及时的换药可发现有无切口感染,必要的腹部超声等影像学检查可了解有无和积液或感染病灶,有效的感染切口引流和处理残余病灶是正确的术后处理方式。成功的外科手术不能忽略围手术期的相关处理,合理的抗生素应用预防感染对手术起到了保驾护航作用,术前、术中和术后的使用必须严格掌握指征。

六、耐甲氧西林金黄色葡萄球菌感染处理

外科感染的另一重要问题是耐甲氧西林金黄色葡萄球菌(MRSA)所引起的严重感染。40 年来,由于抗生素尤其是广谱抗生素的滥用,MRSA 造成的院内与院外感染均呈上升趋势。中国国内主要地区 12 所教学医院 MRSA 平均检出率为 55.9%,最

高为 77.5%,是 MRSA 感染的严重国家之一。目前 MRSA 感染已与 HBV/AIDS 并列世界范围内三大最难解决的感染性疾患。MRSA 具有多重耐药性,病死率较高,治疗极为棘手,MRSA 严重的耐药性是导致它广泛传播的主要因素。它几乎对所有正在使用的 β- 内酰胺类抗生素耐药,通过从某些肠球菌处获得质粒来扩大其耐药谱或增强其耐药性。

所幸截至 2008 年,国内 CHINET 细菌耐药监测尚未发现对万古霉素、替考拉宁的耐药株。决定 MRSA 的高度耐药是其染色体上存在一段 DNA 序列(mecA 基因),除了能产生正常的青霉素结合蛋白(PBPs)外,还编码一种特殊的替代性青霉素结合蛋白(PBP2 α)。它与 β- 内酰胺类抗生素的亲和力低,而正常 PBPs 与 β- 内酰胺类抗生素的亲和力高。但当细菌表面 PBPs 分子皆被抗生素抑制时,PBP2 α 可替代 4 种 PBPs 的功能,作为替代酶完成细胞壁的合成,从而导致耐药。

此外,MRSA 的广泛传播是由其接触传播的途径和耐药基因的转移传播途径决定的。如果住院患者大量使用抗生素,以及放化疗法、机体毒性药物、原发疾病、有创诊断和治疗措施使得机体抵抗力极其低下,MRSA 可经患者 - 医护人员 - 患者的途径传播,临床特点是:有手术、深部动静脉导管装置、气管切开机械辅助通气、ICU 入住或继往 ICU 入住史,且患者病情危重、病程长、免疫力低下,多伴有长期的基础疾病史,具备这些因素的患者极易 MRSA 感染。

对 MRSA 感染的治疗:应根据感染程度制订个体化治疗方案,及早、足程、足量选用抗 MRSA 感染药物,并积极增强患者的免疫功能,以提高患者的生存率。对 MRSA 的治疗应当采取防治结合的综合策略,包括:合理使用抗生素、监测 MRSA 环境污染和医院内人员携带情况、加强对物体表面和手的消毒;对明确为 MRSA 感染的患者,应当隔离并在药敏试验的基础上治疗 MRSA 感染等。

无论 MRSA 菌株对 β- 内酰胺类抗菌药物体外药敏试验结果是否敏感,均视为耐药。因此,在临床治疗 MRSA 时,应注意:①不应选用 β- 内酰胺类抗生素,包括青霉素类、头孢菌素类、单环菌素类、碳青霉烯类等药物。②抗生素轮流使用:这使细菌在一定时间内与一部分抗生素脱离接触,使耐药菌恢复为敏感菌。③联合用药:万古霉素与利福平或小剂量庆大霉素(2mg/kg)联用治疗深部组织 MRSA 感染效果良好;MRSA 感染用夫西地酸和利福平与阿米卡星或奈替米星联合用药,发生耐药的可能性明显

减少。

对于疑似 MRSA 感染患者,若一味等药敏结果报告后再选药,而没有及时经验用药,可使患者病情加重,错过最佳抢救时机。因此,对于 MRSA 感染高发区域患者或易感人群,早期可经验性试用利福平、复方新诺明、利奈唑胺等药。对于疑似 MRSA 重度感染患者,则建议试用万古霉素、替考拉宁、阿贝卡星等药。若后续的药敏试验证实不是 MRSSA 感染,再果断停用上述药物。早期经验性应用万古霉素、利奈唑胺治疗 MRSA 感染,可避免重度感染所致的长期住院或死亡的严重后果。

对确认为严重 MRSA 感染的患者,肾功能正常的患者,首选万古霉素治疗,发挥时间依赖性杀菌作用。对需要联合用药的 MRSA 感染患者,应尽量合理搭配使用抗生素,如万古霉素和利福平或庆大霉素联合使用可以提高疗效。对肾功不全者,则选用利奈唑胺或者在严密监测肾功能、血药浓度的情况下应用万古霉素等。

外科手术患者一般不考虑 MRSA 感染的预防用药。对于以往有 MRSA 定植或感染史但未知已否清除,却需要接受手术的患者,则需接受糖肽类抗生素的预防用药,或联合应用对其他病原菌有效的抗生素。如果患者有重新出现 MRSA 带菌的危险或患者来自 MRSA 高度流行的机构,也建议使用糖肽类抗生素。

(杨春明)

Practical Operation of General Surgery

第二篇
面、颈部手术

第 七 章

面、颈部应用解剖

一、颈部范围

颈部的上界为下颌骨下缘、下颌骨至第 1 颈椎的水平线;颈部的下界为胸骨上切迹、锁骨上缘、肩锁关节至第 7 颈椎棘突的连线。

颈部是头部与胸部及上肢的交界部位。

二、颈部筋膜

了解颈部筋膜的层次,对颈部手术十分需要,颈部的筋膜围绕着肌肉、血管和脏器,形成了明晰的外科手术平面。颈部筋膜可分为浅层筋膜和深层筋膜。

颈部浅层筋膜由颈阔肌、疏松结缔组织、脂肪、皮神经支和小血管组成。颈阔肌是一条随意肌,由面神经的颈支供应支配(图 7-1)。覆盖了颈部前面和侧面大部分区域,从胸上部和肩部伸向下颌骨;也覆盖了胸大肌及三角肌的上部,并与面部肌肉相混合,再穿过下颌骨,其前缘接近颏部下方,向外侧延伸至锁骨。颈部手术时,当切开皮肤后,常切开此层筋膜,在颈阔肌下方分离皮瓣。颈部深层筋膜包含了蜂窝组织、血管和颈部器官,在一些部位形成较为明确的纤维鞘,称为包埋层、气管前层和脊椎前层(图 7-2)。

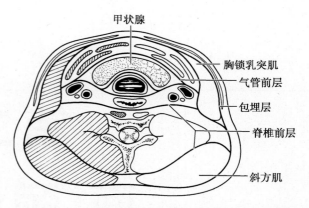

图 7-2 颈部深筋膜由包埋层、气管前层和脊椎前层组成

三、颈部肌肉

颈部肌肉分为 3 组,最浅表的是颈浅肌群;中间的是舌骨上、下肌群;深层的是颈深肌群。

颈浅肌群主要有二:颈阔肌位于颈浅筋膜中,起自胸大肌和三角肌表面的筋膜,止于口角;胸锁乳突肌起自胸骨柄和锁骨的胸骨端,两头汇合后向上止于颞骨的乳突。

舌骨上、下肌群位于舌骨与下颌骨与颅底之间,包括有二腹肌、茎突舌骨肌、下颌舌骨肌、颏舌骨肌、胸骨舌骨肌、肩胛舌骨肌、胸骨甲状肌和甲状舌骨肌等。

颈深肌群又分内、外侧二群;内侧群有椎前肌、头长肌和颈长肌;外侧群有前斜角肌、中斜角肌和后斜角肌。

四、颈部血管

1. 颈部动脉 主要来自颈总动脉,左侧颈总动脉源于主动脉弓,右侧源自头臂干,均上行经胸锁关节后方,沿气管、食管、喉外侧至甲状软骨上缘,在此分为颈内和颈外动脉。颈总动脉和其外侧的颈内静脉、迷走神经三者被包被于颈动脉鞘内。

颈内动脉在颈部无分支,垂直向上经颈动脉管进入颅内,与颈外动脉也无侧支交通,故突然结扎颈内动脉后,可发生脑软化等病变。

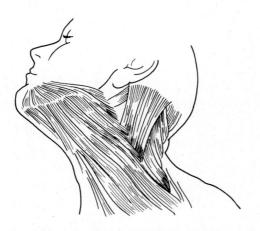

图 7-1 颈阔肌形成了颈部浅筋膜

颈外动脉向上走向下颌角,穿过腮腺再分为颌内动脉和颞浅动脉,其他的主要分支有甲状腺上动脉、舌动脉、颌外动脉和枕动脉。

颈总动脉在分为颈内和颈外动脉处有颈动脉窦和颈动脉小球两个特殊结构,颈动脉窦是颈总动脉与颈内动脉交界处的膨大部分,窦内有压力感受器,是一种特殊的感觉神经末梢,受刺激后,可反射性引起心率缓慢、血管扩张和血压下降。颈动脉小球在颈内、外动脉分叉处后方,为一扁平椭圆形小体,为一化学感觉器,当血液内 CO_2 升高时,可反射性地引起呼吸加速和加深。

2. 颈部静脉　汇集颅内硬脑膜窦的静脉血,向下行出颅成为颈内静脉,与颈内动脉伴行,于胸锁关节后方与锁骨下静脉汇合成为无名静脉。其属支可分为颅内支和颅外支,颅内支收集脑、脑膜、颅骨的静脉血,经乙状窦注入颈内静脉;颅外支主要有面静脉、下颌静脉、甲状腺上、中静脉,汇集入颈内静脉。

五、颈部淋巴组织

颈部的淋巴管与静脉伴行,回流方向则有所变异。颈部淋巴结可分为浅深两组,互成网状。浅组淋巴结主要有枕淋巴结、耳后淋巴结、腮腺淋巴结、颌下淋巴结和颏下淋巴结等。颈深组主要位于颈动脉鞘内结缔组织中,还有的在气管、食管和沿副神经走行处及锁骨上淋巴结(图7-3)。

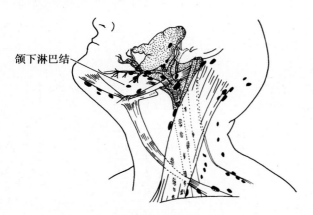

颌下淋巴结

图 7-3　颈部的淋巴结

胸导管和右淋巴导管:

胸导管源自腰椎前面的乳糜池,经纵隔上行到锁骨上,在第7颈椎转向前方,再经锁骨下动脉、前斜角肌,最后注入颈内静脉与锁骨下静脉交角处。胸导管收集横膈以下器官组织的淋巴液及左侧胸腔淋巴液,向上走行 40cm,在锁骨上 3~5cm 进入颈静脉内。右淋巴导管由右侧颈淋巴干、锁骨下淋巴干

及支气管纵隔淋巴干汇合成,引流右侧胸腔的淋巴结,最后汇入右锁骨下静脉和颈内静脉内。

六、颈部淋巴结分组

在各种面颈部恶性肿瘤的手术中,根据病情进行颈淋巴结清扫术是一个重要环节,因为淋巴结转移是影响预后的危险因素,尤其是在各种甲状腺癌,特别对髓样癌是重要的危险因素。

依据鳞状上皮癌进行颈淋巴结清扫的具体划分,颈淋巴结一般分7组,ⅠA是颏下组;ⅠB是颌下组;Ⅱ、Ⅲ、Ⅳ组是沿颈静脉上、中、下的三组;Ⅴ组是颈后三角组;Ⅵ组是颈中央组,Ⅶ组是纵隔淋巴结组。其中最为重要的是中央组淋巴结,这是甲状腺癌最常转移的淋巴结,位于颈正中下方,上缘是舌骨,下缘是胸骨上切迹,外侧缘是颈总动脉,中央组淋巴结包括了气管前、气管旁、气管周围、环状软骨和沿喉返神经走行的各淋巴结。中央组转移淋巴结大多在喉的下方,甲状腺上极的癌瘤,其转移淋巴结也偶尔至喉咽旁淋巴结。有时甲状腺癌还会转移至第Ⅶ组淋巴结(图7-4)。

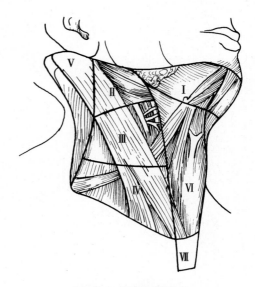

图 7-4　颈淋巴结分组

中央组腔隙中还有许多其他组织结构,如喉、咽下部、气管、食管、甲状腺和甲状旁腺、颈部胸腺、喉上和喉返神经、甲状腺上、下动脉和甲状腺上、中、下静脉。这些均需在淋巴结清扫中小心游离,妥为保护。

七、颈部神经

由第1~4颈神经前支构成的颈丛,位于颈侧部

胸锁乳突肌深面、中斜角肌和肩胛提肌起始部的前方,再从此神经丛发出皮神经和肌神经支。颈部皮神经支自胸锁乳突肌后缘中部穿出,经固有筋膜分布至皮下,主要有颈横、耳大、枕小上皮神经等4支。

颈部深层神经为颈 5~8 和胸前支组成的神经丛,从颈部的前、中斜角肌穿出,分布至上肢。

迷走神经是副交感神经,在颈部位于颈动脉鞘内,在颈部分出喉上神经穿过甲状舌骨肌至甲状腺上叶,喉返神经是左右迷走神经在不同平面发出分支,又返回颈部,分布至喉部内诸肌肉内,如术中损伤会引起声带麻痹而声音嘶哑、误吸入和呼吸困难等并发症。颈部交感神经丛位于颈动脉鞘后方,受伤或肿瘤浸润可发生 Horner 综合征。

膈神经属于一种混合神经,其感觉支支配心、胸膜,运动支支配膈肌,如损伤则发生膈肌瘫痪。副神经由颈静脉孔穿出,分布至咽喉肌、胸锁乳突肌和斜方肌等处。

八、颈部分区

颈部的每一侧由胸锁乳突肌分为颈前三角和颈后三角。

颈前三角又可再分为颏下三角、颌下三角、颈动脉三角和肌三角。内有颈总动脉、颈内静脉、迷走神经、气管、食管、甲状腺和甲状旁腺等。颈后三角则有锁骨下动脉、胸导管、臂丛神经、副神经和颈淋巴结等(图 7-5)。

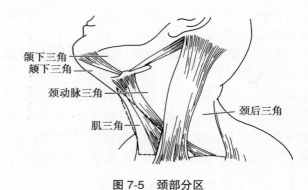

图 7-5　颈部分区

（杨春明）

第 八 章

面、颈部手术

第一节 唇癌切除术

唇癌较少见,但为面颈部第二位的恶性肿瘤,占全身癌的 1%~4%。从病理解剖学分类看,多为鳞癌,其次为肉瘤、黑色素瘤和梭形细胞癌等。对其治疗可先行术前新辅助放疗,待肿瘤缩小后再手术切除之。

唇癌多发生在下唇,男性为多,仅有 10% 发生颈淋巴结转移,此时多不需行颈部淋巴结清扫术;如已转移应行颈淋巴结清扫术。

因是体表肿瘤,唇癌较易诊断,故病期多为早期,仅行楔状切除术,即可取得良好疗效。

【唇部的淋巴引流】

上下唇的淋巴引流不同,上唇至同侧的耳前、耳下、耳后和颌下淋巴结;而下唇则引流至颏下淋巴结以及同侧和对侧的颌下淋巴结,后再引至颈深淋巴结(图 8-1)。

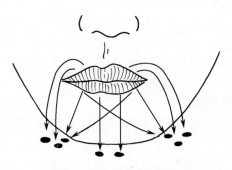

图 8-1 唇部的淋巴引流

【适应证】

唇癌切除术切除范围占上下唇 1/3 以内的患者,下唇的患者更适宜行 V 形切除术。

【术前准备】

术前 1~2 日清洁口腔。

【手术步骤】

1. 定点划线 用细针头蘸亚甲蓝液,沿唇红和切线定点和划线,切线应距离肿瘤 >1cm。

2. 切开 助手先用双手的拇指和示指捏紧双

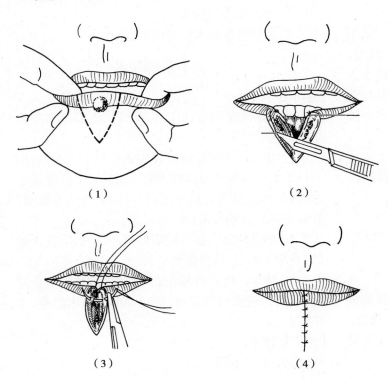

(1)

(2)

(3)

(4)

图 8-2 下唇癌 V 形切除术

(1)确定切线捏紧下唇两侧止血;(2)切除唇癌,分离皮下组织;(3)逐层缝合;(4)缝合皮肤对合唇红缘

侧口角下缘,这样可以控制切口出血[图 8-2(1)]。术者再用尖刀沿切线行下唇全层 V 形切开。对出血点可先用压迫方法止血,必要时用电凝止血。

3. 分离口轮匝肌　切开整个下唇皮肤、皮下组织和黏膜后,先检查切缘有无癌瘤组织残留,必要时冰冻活检,扩大切除范围。然后用小尖刃刀在皮下和轮匝肌之间潜行分离 2~3mm,这样可防止缝合后发生皮肤内卷[图 8-2(2)]。

4. 缝合　仔细止血清洁创面后,用细的可吸收线由内层黏膜向外间断缝合黏膜、肌层和皮肤。当缝合皮肤时,需仔细对合双侧唇红缘[图 8-2(3)(4)]。

【术中注意事项】

1. 切开皮肤时要整齐、准确,使双侧切缘厚度相同。

2. 缝合时对位准确,双侧唇红缘对齐。

3. 肌层缝合要牢靠,不留死腔,促进愈合。

【术后处理】

1. 保持口腔清洁　每次进餐后要用含漱剂漱口。

2. 切口一般不引流,但如切口较大,切除范围多时,可用唇弓固定,保护伤口以防裂开。

3. 术后 6~7 日拆线。

第二节　舌切除术

【适应证】

常用的舌切除有两种,一是部分切除术,适用于良性肿瘤和未侵及肌层的舌边缘的浅表黏膜癌;另一是半舌切除术,适用于舌前方 2/3 的已侵及舌肌,但尚局限的舌癌。又因舌癌发展快,较早就可能发生淋巴转移,故同时行颈淋巴结清扫术及术后辅助放疗。

【术前准备】

1. 如已确诊舌癌,术前应行超声及全身检查,确定有无颈淋巴结和全身远处转移。

2. 术前行口腔清洁护理。

一、舌部分切除术

【手术步骤】

1. 切口　先以舌钳夹住舌尖或用粗丝线贯穿之,将舌拉出;在距舌癌边缘 >1.5cm 处行梭形切口。

2. 切除　以尖刃刀沿切口切至肌层,切除舌癌瘤块,同时仔细止血。

3. 缝合　用细丝线将肌层和黏膜层创面分层作褥式加间断缝合,勿须引流(图 8-3)。

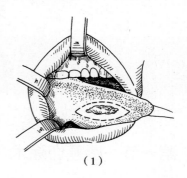

（1）

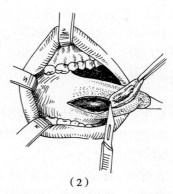

（2）

图 8-3　舌部分切除术
(1)切口;(2)切除肿瘤

【术后处理】

1. 术后 3 日内进流质食,以后渐改为正常饮食。

2. 用含漱剂漱口　保持口腔卫生。

3. 术后 6~7 日拆线。

4. 恶性肿瘤须术后辅助放、化疗。

二、半舌切除术

【手术步骤】

此种术式需气管内全麻,咽部用湿温盐水纱布填塞。

1. 切口　用粗丝线贯穿尖舌后拉出舌头,再用开口器和口腔拉钩显露好术野。沿舌正中纤维缝做直切口,深达整个舌的厚度,切口后方直达舌根部。并直角转向病侧行横切口达舌缘。

2. 切除肿瘤　逐层沿切口切开舌肌、结扎舌动脉、横断舌根部,切除患侧半舌。

3. 缝合　将舌背部和底部的黏膜对缝,防止发生舌扭转,清除口腔积血,取出咽部的盐水纱布,术毕(图 8-4)。

【术后处理】

同舌部分切除术。

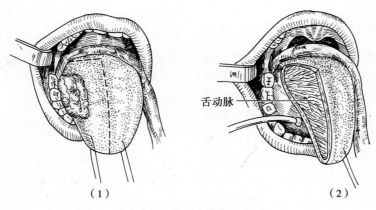

（1）　　　　　　　　　　　　（2）

图 8-4　半舌切除术
（1）切口；（2）切除肿瘤

第三节　颈部损伤手术

一、概述

整个颈部暴露在外部，无骨骼保护，较易受伤。颈部损伤可累及软组织、气管、食管、咽喉及颈部的动静脉。其开放伤多由刀刺、枪弹所致，闭合伤则为钝器和外力撞击伤引起，特别是加速度的机动车车祸致伤。

发生颈部损伤时，最紧迫的问题是及时检查颈部大血管和气管的情况，这牵涉到大出血致低血容量休克和气道阻塞而发生窒息。如有呼吸困难需及时检查气管通畅情况；局部进行性增大时可能是血管破裂；声嘶、Horner 征等是神经损伤体征；皮下气肿应考虑气管损伤。还要系统检查颈部有无畸形、皮肤色泽、捻发音、震颤、有无局部肿胀和膨隆、气管有无移位，如移位可能由于大的血肿压迫气管所致。

对颈部损伤的伤情评估，可将颈部分为 3 个颈区来推断，这种分区主要根据颈部的一些骨性标志来划分。第 I 颈区的上界为胸骨上切迹水平线，第 II 颈区下界与 I 区相连，上界为两下颌骨角连线；第 III 颈区的上界为颅底。在这三个颈区中，I 区的损伤死亡率最高；II 区损伤发生率较高，但死亡率较低；III 区是颈部重要血管、气管、食管损伤较集中的区（图 8-5）。

当颈部发生损伤后，如伤员出现失血性休克，血流动力学情况又不稳定时；伤口大量出血不止又无法止住时；呼吸道发生梗阻，伤员出现低氧血症时；或有咯血、呕血、神志昏迷时，均考虑进行手术

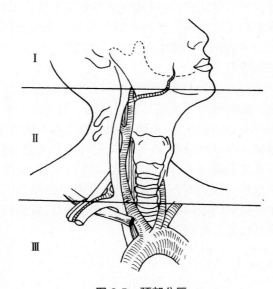

图 8-5　颈部分区

治疗。

手术前须加准备，如尽量用纱布垫压迫伤口止血，并防止气栓形成；气管插管或气管切开以防止呼吸道阻塞；液体复苏和备血等。

二、颈部软组织损伤手术

颈部软组织损伤，因血供较丰富，清创缝合后较易愈合。浅层软组织的刺、切损伤，如无严重污染即不易引起感染或化脓，清创缝合即可，视具体情况放置引流。如深层软组织损伤，并侵及深筋膜以下时，清创后必须予以引流，不然易引起化脓和积脓。对于大血管附近的创口，引流后可松散缝合数针，保证引流通畅。如已有炎症或感染发生，则创口不予缝合，待炎症消退后再二期缝合。如已化脓则需切开引流之。

三、气管和食管损伤手术

颈部气管损伤较常见,因其前缘接近外皮,较为暴露,外界暴力或锐器伤常伤及环状软骨及各气管环,发生部分破裂,严重者可完全断离。气管损伤发生后,检查时可见喉部损伤、气管中断或扭曲等改变,附近软组织和纵隔气肿,也能出现气胸。如未加处治,随病情发展可相继出现气管变窄而发生缺氧甚至窒息。故应积极准备,及时手术治疗。手术时可根据创口和伤情选择切口,入路以便于显露气管又不伤及附近血管为原则。在显露气管损伤开始修补前,先吸尽气管内分泌物和积血,如气管创口较小,仅行间断缝合气管软骨环和内腔黏膜即可,再加强缝合气管前筋膜,皮肤和皮下不要紧密缝合,以免造成术后发生皮下气肿甚至纵隔气肿。如气管创口过大,一期缝合困难时,可先行气管切开术,再待时机二期缝合。

颈部食管因位置较深,损伤发生率远低于气管创伤。此时的重要问题是显露问题。对于小的食管挫伤或很小的裂伤,仅行清创和置橡皮片引流即可,这样裂口也可自行愈合,外用凡士林纱布覆盖,缝合皮下及皮肤即可。如裂口长度超过1cm时,应清创和探查伤口周围状况后,用丝线做内层黏膜连续缝合和外层肌肉的间断缝合,然后缝合创口,视创口污染情况放置引流(图8-6)。

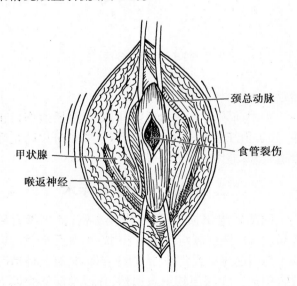

图8-6　食管裂伤缝合法

对于过大的创口,周围挫伤严重或污染较重时,则可将创口暴露,将食管腔与皮肤缝合。形成人工的食管外瘘,术后鼻饲肠内营养,待病情稳定、感染控制后二期缝合裂口。一般食管裂伤缝合术后,

均需用橡皮片引流,深筋膜皮下组织和皮肤应松散缝合,便于引流防止感染。术后尚需抗感染治疗,加强营养,及时更换敷料,如有多量分泌物或伤口化脓,则需敞开引流。当饮水后无伤口漏液时,即可拔除鼻饲管改用口服饮食。

四、颈部血管损伤手术

颈部的主要动脉有颈总动脉、颈外动脉、颈内动脉、椎动脉等;主要静脉有颈内静脉和颈外静脉。这些血管损伤时均可能发生大出血,甚至休克、死亡。即使创伤伤口不大,伤口内出血也易于压迫呼吸道而发生窒息,影响生命。此外颈部大静脉损伤还可因管腔内负压而引起患者产生空气栓子而死亡。因此对这种损伤的治疗策略是及早手术治疗。

在手术前尽快完成病史采集和体格检查。一些辅助检查十分重要,如颈部X线摄片,可诊断骨折、气胸、血胸等。颈部超声检查可协助了解颈部血管血流动力学情况,还可判断血肿的大小,部位和周围组织压迫状况。在病情允许时可进行各种内镜检查。血管造影术已渐少使用。在完成各种必要准备后,应及早探查手术,以减少并发症率和死亡率。

(一)颈外动脉损伤手术
【体位】

仰卧位,可垫高双肩,面部向健侧旋转,显露患侧。
【手术步骤】

(1)切口:从后上方向前下方,沿胸锁乳突肌前缘2cm处做纵行斜切口,切口长6~7cm即可。再根据术中伤情是否扩大切口。

(2)切开皮下组织和肌筋膜:切开皮下组织后,将胸锁乳突肌向后外方牵开,显出其深层的面静脉和舌静脉,结扎切断此两静脉。然后将二腹肌后腹和舌下神经牵向上方;在切口内侧触及舌骨大角。

(3)显露颈外动脉:一般情况下,颈动脉分叉处位于下颌角的下方,此处的颈外动脉位于前方稍深处,且有许多分支,可借此分叉处分辨出颈外动脉。在分叉处后面有一些神经,如舌下、迷走、喉上等神经,尽量避免损伤。再将胸锁乳突肌与乳突分离,于舌骨大角下方分出颈动脉鞘,剪开后即显示颈动脉的分叉点,并可见颈外和颈内动脉。

(4)检查损伤情况:先将表层的颈内静脉细心牵向外侧,显露和了解其下方的颈外动脉损伤情况,

此时用手指按压此动脉根部,如搏动消失则可证实为颈外动脉。

(5) 结扎颈外动脉:如遇颈外动脉损伤严重又无法修复时,可采取结扎方法予以处理,但结扎部位应位于甲状腺上动脉的远端,这样可避免发生血栓、并可阻止血栓向颈总和颈内动脉蔓延。结扎方法应注意在甲状腺上动脉和舌动脉之间游离动脉,然后分别结扎其远近端,远端仅结扎一次即可,近端则应双重结扎,并缝扎一针加固(图8-7)。

(6) 冲洗缝合:术毕清除积血和血块,冲洗干净后逐层缝合至皮肤,一般情况下勿须引流。

(二)颈内动脉损伤手术

【体位与切口】

同颈外动脉损伤手术。

【手术步骤】

颈内动脉与颈外动脉损伤手术的区别在于颈内动脉无分支,如贸然将其结扎,必然引起同侧脑部血供障碍,发生偏瘫甚至死亡,故应尽量将其修补或将颈外动脉移植过来。

(1) 颈内动脉修补术:寻找至颈内动脉破损处,阻断其血流,从损伤裂口注入肝素液,一般以12 500单位肝素溶于500ml生理盐水内冲洗血管内腔,如检查动脉内膜完整即可予以修补。修补时先剪去少量动脉外膜,用7-0不吸收线行间断全层横行缝合,但注意要外翻血管内膜,如动脉管腔较大时,亦可纵行缝合。

(2) 颈内动脉吻合术:如遇破裂严重无法缝合时,可行切除破损部位而行动脉端端吻合术,吻合使用7-0不吸收线,吻合口内膜外翻,缝合时注意无张力。缝合时如费时过长,可行暂时内分流方法供应远端动脉血流以防止脑缺血。如无法吻合时,还可行自体大隐静脉移植术。

(3) 颈内动脉与颈外动脉吻合术:有时颈内动脉损伤过于严重,无法再保留吻合时,可行与颈外动脉吻合术,即先结扎颈内动脉近端,再剪断相当水平部位的颈外动脉,将其远端结扎,再将其近端与颈内动脉远端行对端吻合,吻合方法同前,使颈外动脉血流供应颈内动脉(图8-8)。

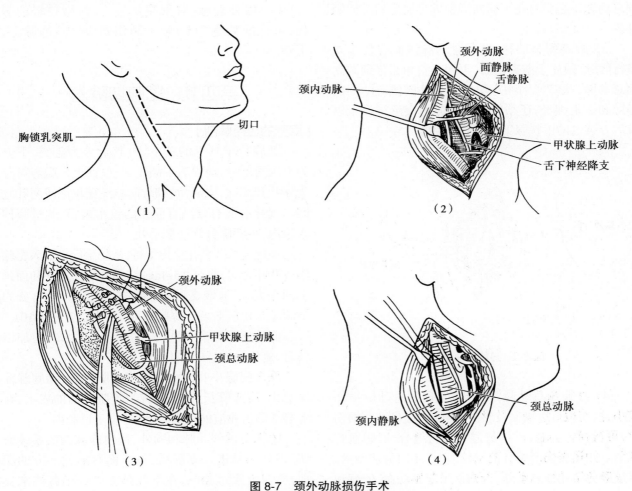

图8-7　颈外动脉损伤手术
(1)切口;(2)显露颈外动脉;(3)结扎颈外动脉;(4)颈外动脉结扎点

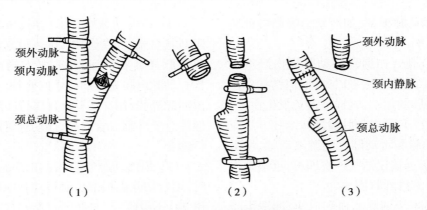

（1）　　　　　　　　　（2）　　　　　　　　（3）

图 8-8　颈内与颈外动脉吻合术

（三）颈总动脉损伤手术

【手术步骤】

（1）体位：平卧，头稍向健侧转动，颈部稍伸展。

（2）切口：在胸锁乳突肌前缘行斜切口，如显露颈总动脉下段时，还可在切口下端向后延伸。切开皮肤、颈阔肌，显出胸锁乳突肌，将其连同胸骨舌骨肌和胸骨甲状肌一同牵向外侧，即可寻到其下方的颈总动脉。必要时还可切断胸锁乳突肌起始部的锁骨头。

（3）游离颈总动脉：在颈总动脉浅面有数小支横行静脉，须先予游离切断，再用小直角钳仔细游离颈总动脉，此时特别注意勿损伤其外侧伴行的颈内静脉和迷走神经，还须保护好后方的交感神经干以及后方越过的甲状腺下动脉（图 8-9）。

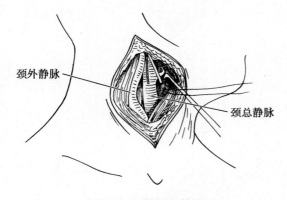

图 8-9　显露颈总动脉

（4）修补颈总动脉：检查如发现颈总动脉损伤较小，损伤裂口边缘又较整齐，内膜无明显剥脱损伤时，可行横行缝合，而尽量避免纵行缝合，以防血管狭窄。如遇裂伤严重且范围较大时，还须行清创术。尽量避免结扎颈总动脉，否则易引起脑缺血，偏瘫和死亡。

（四）颈内静脉损伤手术

颈内静脉在颈动脉鞘内（同在内的有颈总动脉和迷走神经），损伤后易发生空气栓塞。

【手术步骤】

（1）体位：切口与其他颈部损伤手术相同。

（2）显露途径：与颈总动脉相同，首先切开颈动脉鞘，颈内静脉位于颈总动脉外侧，仔细将其游离。

（3）修补静脉：对于裂伤较小、污染较轻的裂伤，可行静脉缝合术；较大裂伤则应结扎静脉上、下端。

第四节　腮腺切除术

【腮腺的应用解剖】

腮腺位于耳垂的前下方，其上界为乳突，下方为下颌角下方，前界为下颌支、咬肌面上。腮腺可分为深叶和浅叶，中间为峡部，面神经穿越深浅两叶之间。腮腺表面有颈固有筋膜的致密被膜，此被膜伸入腺内，将腮腺分为许多小叶。

面神经从茎乳孔穿出下行，从腮腺后方进入腮腺深浅两叶之间，前行 0.5~1.0cm 时，分出面颞支和面颈支两个大支，面颞支再分为颞支、颧支，颊支再分为下颌缘支和颈支，最后均终于面部各肌肉（图 8-10）。

面神经有许多不同类型的走行，手术时应加以注意，避免损伤（图 8-11）。

许多腮腺小叶的小管汇集成腮腺管，在腮腺前缘穿出，腮腺管长约 5cm，行于咬肌浅面的皮下，在上第 2 臼齿相应的颊黏膜处，开口于口腔内。

腮腺与颈外动脉和颈外、颈内静脉的关系较密切，颈外动脉进入腮腺后，行于面后静脉下方的深面，再向上穿过腮腺，在下颌颈支处分出各终末支（图 8-12）。

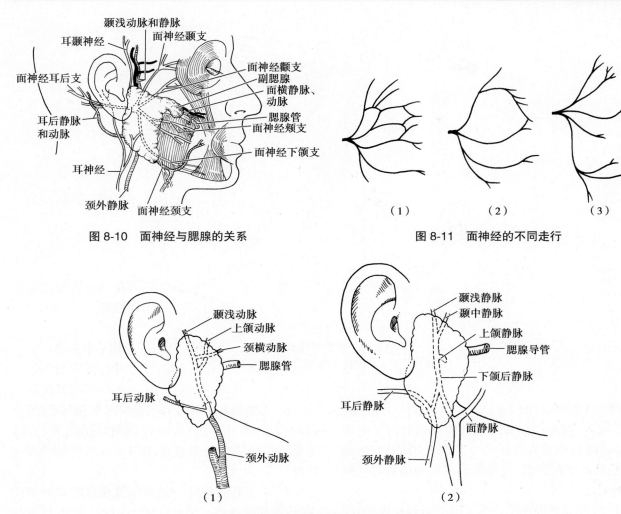

图 8-10 面神经与腮腺的关系

图 8-11 面神经的不同走行

（1）　　　（2）　　　（3）

图 8-12 腮腺与颈外动脉和颈内、外静脉的关系
（1）与颈外动脉的关系;(2)与颈外、颈内静脉的关系

【适应证】

1. 腮腺混合瘤 是最常见的腮腺肿瘤,约占90%,组织学属良性肿瘤,但因包膜不完整而常在切除术后易于复发,复发率在 30%~40%;恶变率也高达 30%,所以认为其生物特性不完全是良性的。对此肿瘤应尽早切除,且应在术中将腮腺组织完全切除。但在术中还须注意保存面神经。有时大的腮腺混合瘤常向腮腺外侧生长,手术切除相对容易些,在不显露面神经的情况也可予切除。

2. 腮腺癌 须全部切除腮腺,还应同时行颈淋巴结清扫术,必要时甚至要牺牲面神经。

3. 其他腮腺肿瘤 如为血管瘤,常蔓布腮腺,须将血管瘤与腮腺一并切除;其他如淋巴瘤样囊性腺瘤和乳头状瘤等切除后不易复发,可不必同时切除腮腺。

4. 腮腺管结石 单发结石可从口腔内的腮腺管开口处切除之;但对多发性结石,因常合并慢性炎

症变化,腮腺也常萎缩,故应切除腮腺。

5. 慢性腮腺炎 对反复发作,且非手术疗法已无效者,可行腮腺浅叶切除术。

【术前准备】

1. 检查面神经有无受侵或受压情况。

2. 检查口腔内的腮腺管口,术前用平头针头注入亚甲蓝液 1ml 有利于术中识别腺体。

3. 术前剪除耳周的毛发。

【手术步骤】

1. 体位 仰卧位,头向健侧偏斜,病侧外耳道塞进棉球保护。

2. 切口 采用 S 状切口,手术开始时,术者用左手握住肿瘤,将其牵拉向下前方;助手再用手将耳垂牵向上方。自耳前方的颧弓根部开始切开皮肤,沿耳屏前方下至耳垂部,然后向乳突部弯曲,再向下前方切开,止于下颌角。有时也可将切口沿下颌下缘,向前下方延伸切开。还有的使用改良“Y”形切

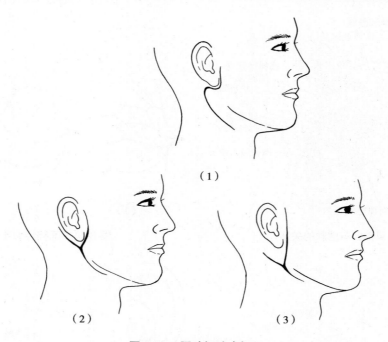

图 8-13　腮腺切除术切口
(1)常用切口;(2)改良 Y 形切口;(3)倒 T 形切口

口和倒"T"形切口(图 8-13)。

3. 游离皮瓣　以刃刀锐性游离切口前方的皮瓣,上方颊部切口直接游离至腮腺筋膜;下方颈部切口需游离至颈阔肌,这样可显露腮腺的后界[图8-14(1)]。

4. 显露面神经主干　为了避免面神经损伤,在切除腮腺前需将面神经主干显露。方法有二:

(1) 直接显露法:面神经主干位于乳突的外侧面,深约 1~1.5cm,显露时沿乳突前缘向深处游离,在腮腺腺体后缘的包膜作钝性游离,此时可将腮腺向前方推开,并将二腹肌后腹向后方牵开,即可见面神经在二腹肌后腹的乳突附着处稍上方纵行[图8-14(2)]。再沿面神经主干向前游离少许,即可见其进入腮腺上缘处。有时面神经主干进入腮腺,也有的在进入前分叉为两支,即上方的颞面支和下方的颈面支。

(2) 间接显露法:先提起腮腺浅叶向上,沿腮腺后缘游离出胸锁乳突肌及其上方的耳大神经,再向深层分离出颈外静脉,沿此静脉向上方分离至面后静脉分支进入腮腺体处的浅部,即可寻找到面神经的颈支和下颌缘支;再循此向上方分离,即找到面神经主干[图8-14(3)]。

5. 切除腮腺浅叶　保护好面神经主干,向前并向上寻找到颞支和颧支,加以保护后,由外耳道软骨部向前分离出腮腺,切除肿瘤及浅叶[图8-14(4)]。

6. 切断结扎腮腺管　一般情况下,腮腺管位于腮腺前方,颧弓下方 1.5cm 处,水平方向走行,在尽量靠近口腔端切断腮腺管,以 4-0 丝线将腺管残端扎牢。

7. 切除腮腺深叶　如术中发现深叶有肿瘤侵犯,即需切除深叶。先将面神经与深叶分离,以神经钩将面神经拉向上外方;再分出深叶附近的颈外动脉和颌内动脉,勿损伤之;结扎和切断其上方的颞浅动脉,将深叶切除[图8-14(5)]。

8. 引流、缝合　复位面神经,冲洗切口,在腮腺窝内置一橡皮片引流,分别以细丝线缝合腮腺筋膜和颈阔肌,再缝合皮肤。将橡皮片自切口下方引出,用纱布加压包扎,勿留死腔[图8-14(6)]。

【术中注意事项】

1. 整个手术过程中,重要的问题是尽量注意保护好面神经,如遇肿瘤较大不易游离腮腺时,可先从腮腺前缘寻到腮腺管,结扎切断,再沿管近端向后方牵拉,协助显露腮腺深叶及面神经的主干和分支。

2. 术中如怀疑肿瘤有癌变时,及时取活组织行冰冻切片病理检查,如确认为癌,即应切除整个腮腺,并据具体情况行颈部淋巴结清扫术。在根治性腮腺癌切除中会损伤到面神经,此时可请整形外科医生参与手术,行显微外科神经移植术,可利用附近的枕神经分支供自造吻合用(图 8-15)。

3. 注意止血,勿损伤颈外静脉,面后静脉。术

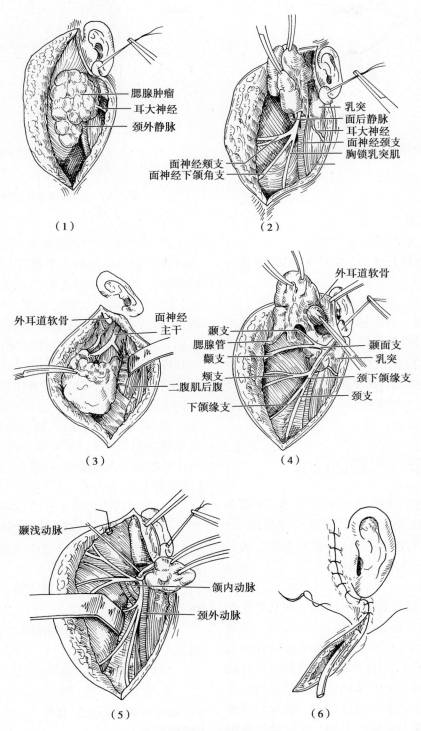

图 8-14　腮腺切除术
(1)游离皮瓣;(2)直接法显露面神经;(3)间接法显露面神经;(4)切除腮腺浅叶;
(5)切除腮腺深叶;(6)缝合引流

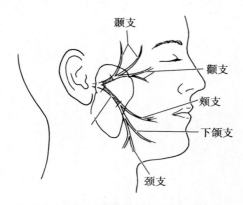

图 8-15 腮腺根治性切除的面神经再造术

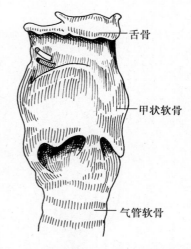

图 8-16 舌骨、甲状软骨和气管软骨

后常规引流防止形成血肿。

【术后处理】

1. 切口加压包扎 2~3 日。

2. 术后 24~48 小时拔出胶片引流。

3. 术后 3 日内进行流食,减少下颌运动,防止切口裂开。

【并发症】

1. 面神经瘫痪 有时因创口炎症水肿而压迫面神经,可出现一过性暂时性面神经麻痹,待炎症消退后可自行恢复。但如损伤致面神经瘫痪,则需行睑板成形术或舌下神经移植术加以矫正。

2. 唾液腺瘘 小的瘘可自行愈合,大的瘘需手术结扎损伤的腮腺管。

第五节　气管切开术

气管切开术是临床常用的外科手术,特别是在严重面颈部损伤和大手术后病情危重情况下,利用气管切开术进行机械通气,是挽救患者生命的措施。

【气管的应用解剖】

气管的上方联接舌骨和甲状软骨,此三个骨均为颈部的骨性标志。舌骨与下颌骨同一水平,舌动脉经舌骨大角上缘穿行;甲状软骨是喉部软骨的最大一块,位于舌骨下方,左右各有一软骨板。男性的甲状软骨前方是喉结,是甲状软骨前缘呈直角向前方凸出部分。两个软骨板上缘之间的凹陷为甲状软骨切迹,与颈动脉分支处同一水平。环状软骨在甲状软骨的下方,两者由环甲膜相连,环状软骨上缘还有小关节面与杓状软骨相接(图 8-16)。

气管位于颈部正中前方,上段为颈段,位置较浅,仅距皮肤 1.5~2.0cm;下段逐渐变深,在胸骨上缘处距皮肤可达 4~4.5cm。气管的前方有皮肤、皮下组织、浅筋膜和颈阔肌覆盖,浅筋膜与颈阔肌之间有许多颈前静脉丛的小静脉穿行,最后向下汇入颈前静脉。再向里为深筋膜的浅层、中层和气管前筋膜,此筋膜附着于气管的前壁。气管的两侧为甲状腺,甲状腺峡部位于第 3、4 气管环的前面,被气管前筋膜包绕,在气管切开时,需将峡部推向上方,或将其切断,才能显露下方的气管加以切开。气管的两侧还有甲状腺最下动、静脉和甲状腺奇静脉丛,再偏外侧有颈动、静脉等重要血管。在此处有一颈部安全三角,此三角为倒立形,两上角各位于环状软骨与胸锁乳突肌交界点,下角位于胸骨切变的中点。气管切开的切口在此安全三角内才比较安全。

【适应证】

1. 手术后严重肺部感染,特别是经气管插管后呼吸道分泌物过多积存并造成呼吸困难。

2. 胸腹部手术后所致的咳嗽、咯痰,排痰功能减退或喉麻痹。

3. 急、慢性喉阻塞,喉水肿,咽喉部肿瘤压迫,瘢痕挛缩狭窄。

4. 喉部外伤,颈面咽喉部大手术后致上呼吸道阻塞。

5. 呼吸道异物,无法经口取出。

6. 肺功能不全,肺心病,脊髓灰白质炎,破伤风,渐冻症等致呼吸肌麻痹。

【术前准备】

1. 每例气管切开术均需征得患者及家属同意。

2. 做好术中器械准备,如照明措施、吸引装置,喉镜和插管。

3. 根据患者气管粗细,选好相当直径的全套气管套管(图 8-17)。

【手术步骤】

1. 体位　仰卧位,垫起双肩及颈部,术中保持颈部后仰位,如患者无法平卧时可采头枕高或半坐位。

2. 切口　颈中线垂直切口,上起自甲状软骨下缘,下止于胸骨上切迹上 1.5cm 处[图 8-18(1)]。

3. 切开皮下组织　先切开颈浅筋膜和颈阔肌深达颈前肌群,以小拉钩向两侧拉开诸肌肉,对皮下较大的浅静脉结扎、切断,以免出血影响手术进行,再纵行切开白线。

4. 处理甲状腺峡部　用手指探摸气管向上、下游离。向上分离时可见质软色淡红的甲状腺峡部,以弯止血钳在峡部后方的气管前间隙分离,再用小拉钩将峡部向上拉开[图 8-18(2)]。如遇峡部较大不易向上拉开时,则可切断。此时对气管前筋膜、胸骨上窝和气管两旁软组织不宜过分游离,以防发生气胸或纵隔气肿等并发症。对各出血点需仔细结扎止血。

5. 切开气管　用小尖刃刀刀在颈正中线第 3~4 软骨环处切开气管,方向是自下向上,刀尖向上挑

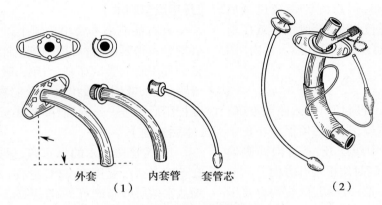

外套　　内套管　　套管芯
（1）　　　　　　　　　　　　　（2）

图 8-17　气管套管
(1)普通气管套管;(2)气囊气管套管

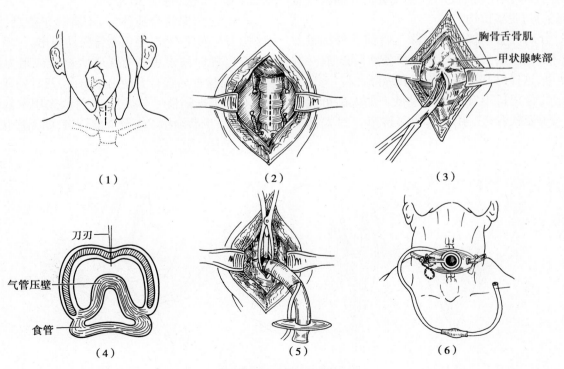

（1）　　　　　　　　（2）　　　　　　　　（3）

刀刃
气管压壁
食管
（4）　　　　　　　　（5）　　　　　　　　（6）

胸骨舌骨肌
甲状腺峡部

图 8-18　气管切开术
(1)切口;(2)拉开甲状腺峡部,显露气管;(3)切开气管 3~4 软骨环;(4)勿在咳嗽时切开气管,以免伤及后壁;
(5)插入气管套管;(6)固定套管

起,刺入 2~3mm 为度。切忌在患者咳嗽时切开,这样可能伤及气管后壁[图 8-18(3)]。

6. 置入气管套管 切开气管后,用气管扩张钳扩开气管[图 8-18(4)],随即插入带管芯的气管套管[图 8-18(5)]。此时如患者咳嗽强烈,可暂时拔出套管,抽吸出管内分泌物和血性液体,再置入套管,复查证实无误后,再取出拉钩,重复试验有无气体自套管进出。

7. 切口处理 视切口大小加以处理,小的可不予缝合,大的在缝合切口上、下两端各缝 2 针,不要过紧,以免发生气肿或纵隔气肿,在气管套管和切口皮肤间垫一 3~4 层纱布,再将固定带绕过颈后部,打结于颈侧部,松紧适度,以免套管滑落或压迫局部致水肿。气囊套管则可注入 3ml 气体入囊内[图 8-18(6)]。

【术中注意事项】

1. 注意体位 气管切开时切口和入路要准确,其前提是患者保持正确体位,头部必须保持在正中的后仰位,切口必须沿正中线切开,不可向两侧偏斜,且随时探触气管位置,随时纠正切开方向。

2. 拉钩适度 切口一层一层切开,拉钩也要一层一层牵开,拉的力度适度,双侧均匀,免得将气管拉向一侧。当触及气管时,拉钩需向上、向外牵拉,防止向内、向下用力时反而压住气管。在插入气管套管前,切勿脱落拉钩。

3. 分离气管前壁筋膜 除气管前壁外尽量勿分离侧壁,前壁的气管前筋膜无须分离,同气管一并切开即可,这样可避免伤及胸膜和纵隔。

4. 气管切口不宜过高或过低 如太高可能伤及第一气管软骨环,引起咽喉部狭窄。如太低易

使套管脱出压迫,惹致损伤出血,甚至伤及胸内大血管。

【紧急情况下的气管切开术】

有时因病情危重急需气管切开,但又无各种手术器械时,可不消毒皮肤,使用日常生活的小刀紧急切开气管前的各层,用手探至气管环后,以手指为向导用小刀切开第 3 或第 4 气管环,将小刀插入气管内,以 90 度角从而撑开气管切口。用普通的橡皮管插入,露在皮肤外的导管剪成两瓣,瓣端剪小孔穿入绳索加以固定在颈部(图 8-19)。待情况平稳后再进一步消毒整理切口,更换气管导管。

【环甲膜穿刺术】

有时甚至来不及用普通小刀紧急切开气管,患者窒息不得延误时,可用一较粗针头,在甲状软骨下方的环甲膜处尝试穿刺,当刺入吸出空气时,可连接于吸引器,或用口吸出气管分泌物或血液等。待解除梗阻后再进一步处理(图 8-20)。

【术后处理】

1. 气管切开术的病室内,保持清洁,空气湿度在 50% 左右,温度在 22℃ 左右。在气管套管口用湿盐水两层纱布遮盖,每日更换 2~3 次,以防止干痂形成,防止异物吸入。

2. 用含抗生素的蒸气或超声喷雾吸入气管套管内每日 4 次,每次 30 分钟。

3. 注意保持合适体位,不宜过于变动,翻身时保持头与胸部一致,避免套管松动脱出。

4. 随时注意患者有无呼吸困难或阻力增大情况,及时检查导管有无梗阻或出血,及时处理。

5. 根据病情尽早拔管,拔管前先用木塞堵管口 1/2,进一步渐渐堵 2/3 至全部管口,如无症状待 1~2

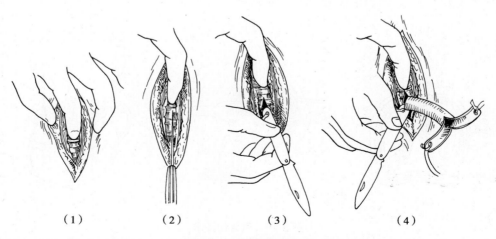

图 8-19 紧急气管切开术

(1)切开皮肤和皮下组织;(2)切开气管;(3)插入小刀柄,转动 90°;(4)插入普通橡皮管

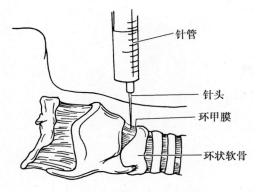

图 8-20 环甲膜穿刺术

日后方可拔管。拔管前先准备一套气管切开器械放置床边,如拔管后又出现呼吸困难,立即由原切口插入导管。

第六节 甲状舌管囊肿手术

甲状舌管囊肿,是胚胎期甲状舌管未能萎缩闭合所致,甲状舌管在胚胎期从上至下的下降过程中所经的径路上,均可发生此囊肿或瘘。如舌根部、盲孔处、舌骨上、舌骨下或颈前喉下部等。一般均位于颈前中线,或稍偏旁(图8-21)。一旦囊破溃形成瘘管,因经常继发感染而使局部形成瘢痕组织,为手术造成困难。儿童或青年又会因发育不全,解剖层次不够清晰,或未切断舌骨显出舌根部从最顶端切除,而术后易于复发。

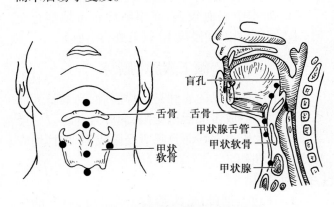

图 8-21 甲状舌管囊肿的常见位置

【适应证】

甲状舌管囊肿近期增大较快,或曾有囊肿感染史,或已破溃形成瘘,均为手术适应证。

【术前准备】

1. 体位 仰卧位,上半身抬高 20~30 度,肩下垫枕使头处于过伸状态,这样便于充分显露。

2. 切口 在舌骨下方 1~2cm 的中点,尽量靠近

囊肿处,依皮肤皱纹行倒弧形切口,囊肿较大时可行梭形切口[图8-22(1)]。

3. 显露和分离囊肿 切开皮肤和颈阔肌后,用小拉钩将颈部的胸骨舌骨肌向两侧拉开,显出甲状舌管囊肿,分离囊肿时先从下端开始,用齿钳或缝粗丝线后将囊肿向下向前方牵引[图8-22(2)]。由囊肿两侧逐渐向上分离,即可寻见一纤维组织带将囊肿连于舌骨后方,并向上延伸。

4. 切除舌骨中段 为使囊肿在舌根部最高处切除,应切除舌骨中段,先钝性分离附着于舌骨的肌肉,再向上下分离,显出并游离舌骨中段,将其中间段 1cm 左右切除。之后再将纤维蒂尽量向上提起,一直到附着在舌根部盲孔处[图8-22(3)]。

5. 切除舌内部分的甲状舌管 当舌骨切断后,即可见到甲状舌管最上端连接在舌根盲孔附近。为了尽量在最上端切除甲状舌管,助手此时可用示指伸入患者口腔内,向后探及盲孔处,按压此处的盲孔向颈前方切口处推出[图8-22(4)]。在根部最深处结扎切断甲状腺舌管。须注意的是助手压的方向应为 45 度角。舌骨距舌根部约 2.5cm,不要扎的过深,以免伤及盲孔处的口腔黏膜[图8-22(5)]。

6. 清洗缝合 如因推出过于用力而切除伤及口腔黏膜时,用可吸收线间断缝合 2~3 针将其闭合。然后冲洗伤口,逐层缝合舌骨下肌,舌骨可不缝合,再缝合颈阔肌至皮肤。

7. 引流 在以下情况时,宜在伤口处置胶皮片引流:①术中切开口底口腔黏膜;②原来瘘管已感染;③因粘连较重,分离时渗血较多[图8-22(6)]。

【术中注意事项】

1. 手术尽量将囊肿或瘘管全部切除,不能遗留黏膜上皮组织,不然极易复发。有时术前 1~2 小时自瘘管口注入亚甲蓝液,可协助于术中显露瘘管,彻底切除。

2. 术中注意保持呼吸道的通畅,如有呼吸道阻塞,必须清除血块和分泌物,不然会增加颈静脉淤血而使出血增加。

3. 有时囊肿位于甲状腺峡部附近,术中应仔细检查,与甲状腺锥体叶的囊肿相鉴别。

4. 术中在盲孔附近须仔细检查,除外舌甲状腺的可能,防止误切造成甲减。

【术后处理】

1. 注意保持口腔卫生,经常含漱,防止感染。

2. 手术后 24~48 小时取出切口引流片。

3. 术后保持呼吸道通畅,及时吸附分泌物或渗

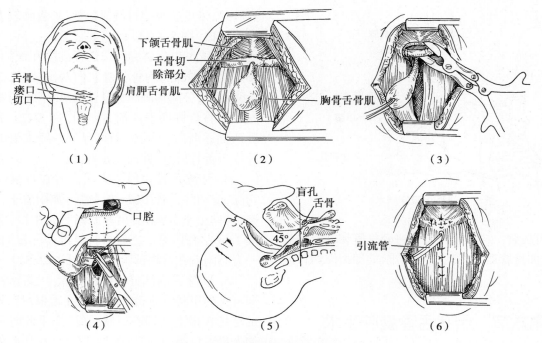

图 8-22　甲状舌管囊肿切除术

(1)切口;(2)分离囊肿蒂至舌骨;(3)切除舌骨中段;(4)向下推出盲孔;(5)示指按压盲孔的程度要适中;
(6)缝合引流

血,防止窒息发生。如有呼吸急促,面部青紫和低氧血症情况,及时检查切口下是否肿胀,压迫气管,及时拆线,清除血块后再缝合。

第七节　颈部其他手术

一、颈部脓肿切开引流术

颈部脓肿主要是由于局部脓肿或化脓性颌下、颏下淋巴结炎引起,也有一种危急情况,即 Ludwig 颈炎引起的口底部脓肿,因其极易将舌底部浸润,引起舌水种并向上向后推移,从而压迫咽喉部而致窒息,这种舌底部脓肿宜及早切开引流。

【手术步骤】

1. 体位　仰卧位,头偏向健侧,有时还宜将颈后部垫枕,以利显露。

2. 切口　对于颈部脓肿,在决定切开引流前,应先行试验性穿刺,获得脓汁后再切开之,这样可避免误切入血管瘤等易于出血的肿块。切口的选择,宜沿脓肿之长轴,或顺皮纹方向,长度应与脓肿边缘相同。

3. 排出脓汁　切至脓肿外壁后,以小止血钳伸入脓腔,撑开止血钳扩大切口,并用手指伸入脓腔,分离腔内分隔并达腔壁。此时特别注意勿伤及壁外

附近的颈部血管,以免引起术中出血并发症。

4. 引流　冲洗脓腔后,以橡皮片引流之。

【术后处理】

1. 引流条加以固定防止滑出,也勿将引流条附在皮肤面上。

2. 及时更换敷料,待无脓汁后即可拔出。

3. 如术中出血较多,需用细纱布条填塞止血时,术后引流条需慢慢拔出,以免撕裂出血。

二、颌下囊肿切除术

颌下区最常见的囊肿是皮样囊肿,当其长大深入至舌底可造成舌部活动受限;囊肿合并继发感染或继续长大压迫咽喉而致呼吸受限或困难时,均应考虑将其切除。

【手术步骤】

1. 体位　仰卧位,头抬高 15~25 度,肩下部垫枕,头颈两侧用沙袋固定。

2. 切口　在颌下行倒弧形切口。

3. 分离皮下皮瓣及肌层　切开皮肤后,再向下切开皮下组织及颈阔肌,将此皮瓣向上游离至下颌骨下缘,向下游离至舌骨上缘,牵开其下方的二腹肌前腹,游离至下颌舌骨肌浅面后将其切开,钝性分离,此时需结扎切断面静脉分支,显出囊肿。

4. 切除囊肿　在颌下囊肿周围游离,直到上方

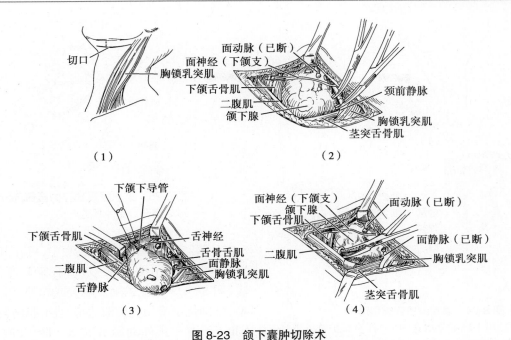

图 8-23　颌下囊肿切除术

(1)切口;(2)结扎切断面静脉;(3)自二腹肌分离出囊肿;(4)结扎切断 Wharton 导管,切除囊肿

舌的底部,有时需结扎切断 Wharton 导管,这样可完全分离囊肿与深层的粘连。逐一结扎切断囊肿的小血管,最后切除之(图 8-23)。

5. 冲洗伤口　去除血块和无生机组织后,将残腔冲洗,用细的不可吸收线缝合下颌舌骨肌、颈阔肌和皮下和皮肤,可不置引流。

【术后处理】

1. 术后注意切口下方有无肿胀,如肿胀可试验穿刺除外血肿,如发生血肿及时拆线引流,否则易发生口底水肿甚至呼吸困难。

2. 术后 5~6 日拆线。

三、囊状淋巴管瘤切除术

囊状淋巴管瘤亦称淋巴水瘤,是由胚胎时期淋巴组织未能通向淋巴管而发展产生,好发在颈部、肩背部、前胸部等处,在颈部的则多沿胸锁乳突肌发生,可向后伸展至肌肉后方,向下发展到锁骨上区,并能向肌肉内伸进。淋巴管瘤内含淋巴液,如积聚肿大可产生相应的压迫症时应手术切除。

对于婴幼儿的囊肿,如无压迫症状时可缓延至 4~5 岁后再手术,对其非手术的治疗方法有穿刺抽液,注射硬化剂和放射治疗等。但最有效的方法还是手术切除。

【适应证】

淋巴管瘤生长快,肿大压迫气管、食管引起呼吸和吞咽困难,或肿大引起容貌缺陷。

【手术步骤】

1. 体位　仰卧位,头偏向健侧,肩下垫枕抬高肩部,这样有利于囊肿边界向后达颈后部的手术显露,有时当囊肿边界达腋窝时还须将同侧上肢外展。

2. 切口　根据囊肿大小和位置决定,一般在囊肿中心沿皮纹做切口,大的囊肿还可做梭形切口[图 8-24(1)]。

3. 显露囊肿　逐层切开皮下组织、颈阔肌和肌筋膜,有时在皮下和肌间隙即可见到囊肿的分叶小囊,沿其包膜钝性分离,结扎其表面的小血管,充分显露出囊肿。

4. 游离囊肿　由于囊肿的壁很薄,分离时在包膜和外周组织的进行,尽量勿损伤包膜,在分出囊肿浅面包膜时,即可使用湿纱布覆于囊肿上,用手慢慢轻柔分出周围囊壁[图 8-24(2)]。如囊肿较大时,还须分离胸锁乳突肌后缘及斜方肌前缘之间的间隙,注意勿损伤副神经、颈内静脉等重要组织。当游离囊肿至下颌角时,还须注意保护好面神经和舌下神经;分至锁骨上区时保护好锁骨下血管和臂丛神经[图 8-24(3)]。

5. 切除囊肿　将囊肿完全显出后,予以切除,切除后用碘酊或碳酸处理残留囊壁组织。在创面残腔填以碘仿纱条压迫止血,并置橡皮条或烟卷引流,然后逐层缝合肌层、皮下和皮肤,切口加压包扎之。

【术后处理】

术后 24~48 小时去除引流,术后 3~4 天 拔出堵

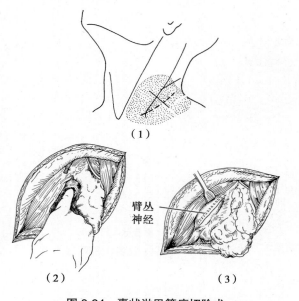

图 8-24 囊状淋巴管瘤切除术
(1)切口;(2)用手轻柔分出囊肿;(3)注意保护锁骨下血管和臂丛神经

塞纱布条,更换敷料至切口拆线。如皮下有残存淋巴液积存,可穿刺抽液再压迫包扎促其愈合。

四、鳃囊肿和鳃瘘手术

在胚胎发育过程中,如果原始呼吸器未能闭合消失,就会留下痕迹,形成鳃囊肿或鳃瘘。在四对鳃裂中常见的为第一和第二鳃裂,第一鳃裂的常见畸形是其腹侧部分形成的开口于外耳道的鳃瘘(图

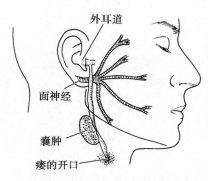

图 8-25 第一鳃裂残存的腹侧部分形成瘘开口于外耳道内

8-25)。第二鳃裂在下降的过程中,可在其路径中形成各种不同部位的囊肿或瘘,有完全瘘、窦道或鳃囊(图 8-26)。常见的第 2 鳃裂或囊肿可分为四种类型,分别位于胸锁乳突肌边缘(Ⅰ),肌肉与颈静脉间(Ⅱ),颈内和颈外动脉分叉处(Ⅲ)及咽壁内(Ⅳ)(图 8-27)。

【适应证】

幼儿就可发现鳃囊肿或鳃瘘,鳃囊肿不能自行消退,宜手术切除;鳃瘘形成后易于继发感染,更宜及早手术切除,小儿 2 岁以后即可进行手术治疗。

【手术步骤】

1. 体位 采头高 15~25 度斜坡位,这样在手术过程中不致发生面颈部静脉回流障碍而淤血;仰卧,肩部垫枕使颈部后伸,便于显露;面转向健侧,沙袋垫于两侧固定。

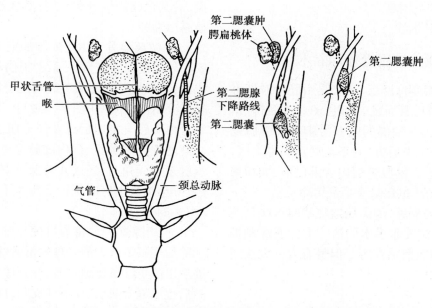

图 8-26 第 2 鳃裂下降路径,图示鳃瘘自腭扁桃体的高度降至狭部及形成的先天性畸形

2. 切口　沿胸锁乳突肌前缘行斜切口或倒弧形切口;或以囊肿为中心做横切口。切口应是以显露囊肿或瘘、等于或大于囊肿的直径为宜。

3. 显露鳃囊或瘘　切开皮肤后,逐层切开浅筋膜和颈阔肌,游离皮瓣,沿鳃囊肿的边缘游离分开后牵向外侧,再分离胸骨舌骨肌并牵向内侧,细心剥离囊肿的四周和底部,使之游离,分离时不宜过于用力,以免破损囊壁残留组织。

4. 切除囊肿　当游离至囊肿的深面时,注意其深部的颈内静脉和颈总动脉避免损伤。如遇囊肿更向深处延伸至咽部时,应追踪到囊肿的最底部,在该处结扎切断,切除囊肿。

5. 切除瘘管　手术开始时即注入瘘口亚甲蓝0.5~1ml,在瘘口处作梭形切口,沿瘘管走行加以仔细游离,至胸锁乳突肌前缘时,将其与深部筋膜游离分开,将肌肉向外侧牵开,游离颈动脉前面至颈总动脉分叉处,再将二腹肌后腹牵向上方,显出副神经加以保护,边提起瘘管边分离,最后在根部切断(图8-28)。

【术后处理】
同囊状淋巴瘤切除术。

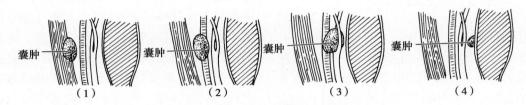

图 8-27　第 2 鳃裂囊肿四种类型

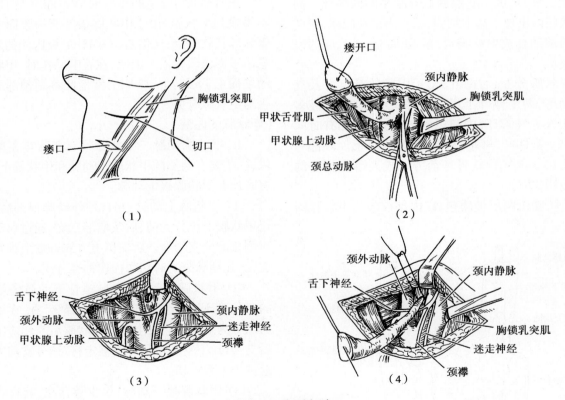

图 8-28　切除鳃瘘
(1)切口;(2)显露鳃瘘;(3)显露颈动脉鞘;(4)切除鳃瘘

（杨春明）

第 九 章

甲状腺手术

第一节 甲状腺应用
解剖和生理概要

【甲状腺应用解剖】

甲状腺源于原始消化道,胚胎第3周时,在盲孔处由内胚层向上增厚并突出,形成甲状腺囊,迅速下降的过程中,留下一条与咽部相连的狭长的甲状腺盲管,在第6周时退化。第7周时,甲状腺原始细胞向两侧发展,形成甲状腺两侧叶和中间的峡部。同时甲状腺内出现了滤泡细胞,第9周出现胶质,说明已能摄取碘合成甲状腺素,至14周时,甲状腺的发育完成。

甲状腺分左、右两叶,位于甲状软骨下方及气管的两旁,两个侧叶上极通常平甲状软骨,下极多位于第5~6气管环,中间以峡部相连,峡部有时向上伸出一锥体叶,可垂直向上附于舌骨上。峡部一般位于第2~3气管软骨环前方。成人甲状腺重约20~30g(图9-1)。

甲状腺由两层被膜包裹:内层被膜称甲状腺固

有被膜,极薄,紧贴腺体并形成纤维束伸入腺实质,将甲状腺分隔成大小不等的小叶;外层被膜是甲状腺假被膜,又称甲状腺外科被膜,较厚,包绕并固定甲状腺于气管和环状软骨上。实际上该膜不完全包被甲状腺,在与气管接触处没有该膜。两层膜间有疏松的结缔组织、甲状腺的动、静脉及淋巴管、神经和甲状旁腺,手术分离甲状腺应在此两层被膜之间进行。甲状旁腺一般有4个,附着于甲状腺两侧叶的背面,在两层被膜间的间隙内。

正常情况下,颈部检查时既不能清楚看到,也不易摸到甲状腺,由于甲状腺借外层被膜固定于气管和环状软骨上,还借左、右两叶上极内侧的悬韧带悬吊于环状软骨上。因此,在吞咽动作时,甲状腺亦随之而上、下移动。临床上常借此鉴别颈部肿块是否与甲状腺有关。

【甲状腺的血管】

1. 甲状腺动脉 甲状腺具有非常丰富的血液供应。主要有两侧的甲状腺上动脉和甲状腺下动脉,有时尚有甲状腺最下动脉。

(1) 甲状腺上动脉:起自颈外动脉根部后下行,近甲状腺上极分为前、后及峡部三支,通过峡部支与对侧相应分支吻合。后支稍上方靠近喉上神经外侧支,结扎动脉分支时切勿损伤神经分支。

(2) 甲状腺下动脉:起自锁骨下动脉旁第一段的甲状颈干,向上、内行经颈动脉鞘后方,在甲状腺后缘分为上、下两支,上支在甲状腺后与相应上动脉后支吻合,下支在甲状腺下极走行,该分支前方与喉返神经关系密切。

(3) 甲状腺最下动脉:仅少数存在,起自无名动脉或主动脉弓,在气管前面上行至甲状腺峡部或一叶下极(图9-2)。

2. 甲状腺静脉 甲状腺丰富的静脉网汇成三条主要静脉,即甲状腺上、中、下静脉。甲状腺上静脉与甲状腺上动脉伴行流入颈内静脉;甲状腺中静脉常单行流入颈内静脉;甲状腺下静脉由甲状腺下方直接流入无名静脉。

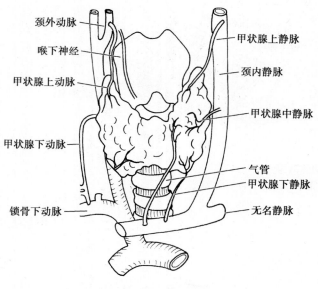

颈外动脉
喉下神经
甲状腺上动脉
甲状腺下动脉
锁骨下动脉

甲状腺上静脉
颈内静脉
甲状腺中静脉
气管
甲状腺下静脉
无名静脉

图9-1 甲状腺前面观

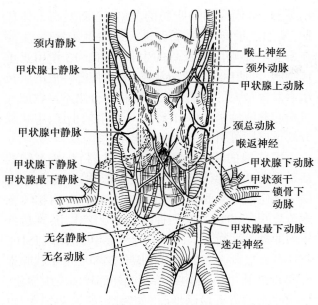

图 9-2　甲状腺血液供应

【甲状腺的淋巴回流】

甲状腺的淋巴管很丰富,小叶间的淋巴丛汇集成淋巴管伴随静脉走行,注入甲状腺附近的淋巴结,再分别汇入颈深淋巴结的上群、下群及气管前、气管旁淋巴结,亦可直接进入锁骨上淋巴结或胸导管。

颈部淋巴结可分为七个区:Ⅰ区包括颏下、下颌下淋巴结,下以二腹肌前腹为界,上以下颌骨为界,又可分为 A(颏下)和 B(下颌下)两区;Ⅱ区为颈内静脉上群淋巴结,上以二腹肌后腹为界,下以舌骨为界,并以在该区中从前上方行向后下方的副神经为界分为前下的 A 区和后上的 B 区;Ⅲ区为颈内静脉中群淋巴结,上以舌骨为界,下以环甲膜为界;Ⅳ区为颈内静脉下群淋巴结,上以环甲膜为界,下以锁骨为界;Ⅴ区为颈后三角淋巴结,后侧以斜方肌前缘为界,前侧以胸锁乳突肌后缘为界,并以环状软骨下缘平面分为上方的 A 区(颈后三角区)和下方的 B 区(锁骨上区);Ⅵ区包括上自舌骨、下至胸骨上间隙,颈动脉鞘内缘至气管旁、气管前淋巴结;Ⅶ区为胸骨柄上缘至主动脉弓上缘的上纵隔淋巴结。

【甲状腺的神经支配】

甲状腺主要受交感神经和副交感神经支配。与外科手术关系密切的是走行于甲状腺周围的喉返神经和喉上神经。

1. 喉返神经　起自迷走神经,支配声带的运动。其下降后形成一个回返的线路,在右侧环绕右锁骨下动脉,左侧环绕主动脉弓,上行于甲状腺背面,走行在气管、食管间沟内(图 9-3)。

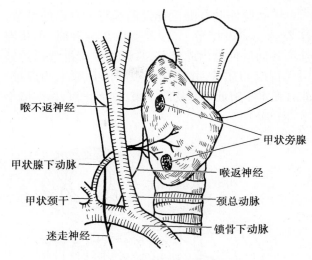

图 9-3　喉返神经的解剖行径

喉返神经的走行和位置很少变异,但偶尔有喉不返神经,约占 0.1%~0.4%,恒定在右侧,它直接从颈部迷走神经分出,不向上返折,手术时需留意勿加损伤。

Simon 三角是喉返神经上行必经之路,其前边是气管,后边是颈总动脉,下方是甲状腺下动脉,喉返神经一般在 Simon 三角内侧走行,易于辨认。

外科手术中喉返神经最易损伤的部位有①甲状腺外侧韧带;②喉返神经与甲状腺下动脉交叉处;③胸入口处(图 9-4)。

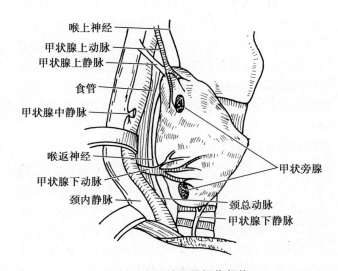

图 9-4　喉返神经易损伤部位

在甲状腺下极,喉返神经与甲状腺下动脉的分支交叉。在甲状腺上极,喉返神经在甲状软骨下角的前下方入喉,二者之间这一段即所谓喉返神经的"危险区",手术时易损伤该段神经。

甲状腺侧叶在喉返神经前侧有一突出的结节，称 Zuckerkandl 结节，当甲状腺巨大腺肿时，甲状腺外侧叶向后伸展出此结节，常压迫或牵扯喉返神经引起相应的症状，并增加了甲状腺切除术的困难。故宜在术中将此结节切除下来，创面止血，再继续手术（图 9-5）。

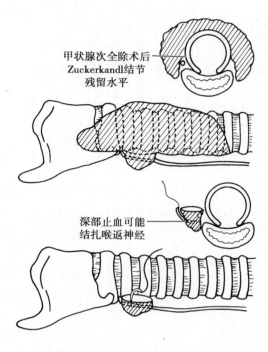

甲状腺次全除术后 Zuckerkandl 结节残留水平

深部止血可能结扎喉返神经

图 9-5　甲状腺 Zuckerkandl 结节

2. 喉上神经　亦来自迷走神经，分内、外两支，内支（感觉支）支配声门上方咽部感觉，损伤后可产生饮水呛咳的症状；外支（运动支）在咽下缩肌侧面与甲状腺上血管伴行至甲状腺上极，支配环甲肌，使声带紧张，损伤后可导致发音减弱、易于疲劳，结扎甲状腺上动脉时应紧靠腺体结扎，以防损伤喉上神经。

【甲状腺生理概要】

甲状腺的主要生理功能是摄取和浓集无机碘化物，以及合成、贮存和分泌甲状腺素。甲状腺素是一类含碘酪氨酸的有机结合碘，分为四碘酪氨酸（T4）和三碘酪氨酸（T3）两种。合成完毕后便与甲状腺球蛋白结合，贮存在甲状腺滤泡中。贮存在滤泡内的甲状腺球蛋白在促甲状腺激素（TSH）的作用下，被重新摄入滤泡细胞内然后被蛋白酶水解，释放出 T3、T4 入血。在血液循环中，绝大部分的甲状腺激素与血浆蛋白结合在一起发挥其生理作用。

甲状腺素是维持正常生命活动所必须的，其主要作用：①增加全身组织细胞利用氧的效能，加速蛋白质、碳水化合物和脂肪的分解，全面增高人体代谢，增加热量的产生；②促进人体的生长发育，主要在出生后影响脑和长骨的生长发育。T3 作用于垂体细胞，可使生长激素分泌增加，还使已释放的生长激素发挥最大的生理效应。甲状腺分泌不足在成人可引起黏液性水肿症，在幼儿可产生呆小症；甲状腺分泌过盛则可引起甲状腺功能亢进症。

甲状腺的功能活动，与人体各器官、各系统的活动及外部环境相互联系、相互影响，并受大脑皮层 - 下丘脑 - 腺垂体系统的控制和调节，因相关激素浓度反馈和负反馈的神经 - 内分泌作用，维持着体内的动态平衡。垂体前叶分泌促甲状腺素（TSH），TSH 有直接刺激和加速甲状腺分泌和促进甲状腺素合成的作用。当人体内在活动或外部环境发生变化，甲状腺素的需要量激增时（如寒冷、妊娠期妇女、生长发育的青少年），或甲状腺的合成发生障碍时（如给予抗甲状腺药物），血中甲状腺素浓度下降，即可刺激腺垂体，引起 TSH 的分泌增加（反馈作用），而使甲状腺合成和分泌甲状腺素的速度加快；当血中甲状腺素浓度增加至一定程度后，它又可反过来抑制 TSH 的分泌（负反馈作用），使合成和分泌甲状腺素的速度减慢。

第二节　甲状腺腺瘤切除术

【适应证】

甲状腺腺瘤或单发的囊肿。甲状腺腺瘤大多是单发结节，有完整的包膜，与正常甲状腺组织分界明显。单发的孤立囊肿也可行单纯的囊肿切除。甲状腺腺瘤合并有甲状腺机能亢进时，则应行甲状腺次全切除术。对于甲状腺肿的手术适应证是：①甲状腺过大；②出现压迫症状；③疑有恶变；④胸骨后甲状腺肿。

【术前准备】

1. 先治疗好各种口腔疾病，如龋齿，扁挑体炎。

2. 术前 2~3 日清洁口腔，勤漱口。

3. 准备下面部及颈部皮肤。

4. 有甲状腺机能亢进的应按甲亢术前准备。

【手术步骤】

1. 体位　常规甲状腺手术体位。

2. 切口　切口的长度应以能获得最佳显露为原则，位于甲状腺侧叶腺瘤的手术切口不宜过小，可采用颈前低弧状切口，胸骨柄切迹上两横指，颈横纹处切口会减少术后瘢痕更加美观。

3. 经颈正中线入路，显露甲状腺　先分离皮瓣，切断甲状腺前肌群，显露甲状腺后仔细检查，明确腺瘤大小、位置、数目、性质和周围正常甲状腺组织的关系。如肿瘤较小，就勿需切断甲状腺前肌群，仅向两侧拉开即可。

4. 分离、切除腺瘤　对于孤立性腺瘤，切开其浅表的甲状腺组织直至腺瘤包膜，用弯止血钳或手指沿腺瘤包膜钝性剥离，至腺瘤基底部时腺瘤和甲状腺组织间不易剥离的部分用止血钳夹住，于腺瘤和止血钳之间切断(图 9-6)，移走腺瘤，结扎残端，须完全切除瘤体以免复发，最后以细丝线间断缝合甲状腺残端，要将基底组织一并缝合以消灭死腔。亦可在显露瘤体后将其提起，沿基底部甲状腺组织上夹两排直止血钳，在其间围绕瘤体切开变薄的腺体达瘤体包膜，边切边止血，背侧注意保护喉返神经，紧贴下极时注意保护甲状旁腺。仔细止血后间断缝合残留甲状腺边缘。切下腺瘤立即送冷冻切片病理检查，确定有无恶变。

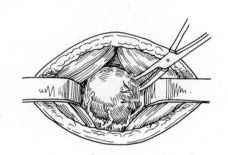

图 9-6　甲状腺腺瘤切除术

第三节　甲状腺大部切除术

【适应证】

1. 单纯性甲状腺肿，伴有明显压迫症状者。
2. 巨大甲状腺囊肿、多发甲状腺腺瘤或疑有恶变者。
3. 甲亢患者非手术治疗无效者。
4. 毒性甲状腺腺瘤，毒性结节性甲状腺肿。

【术前准备】

对于 Graves 和其他继发性甲亢患者，手术前准备十分重要，这是防止术中甲亢危象，出血和其他发症的关键。

1. 一般准备　消除思想顾虑和恐惧心理，适当给予镇静剂和安眠剂，检查和治疗生命器官，特别是心血管系统器质性疾病。完成各项检查，包括颈部X线片，声带检查，气管受压移位情况，心脏功能等。

2. 药物准备　通过药物准备，降低 BMR 和减少甲状腺的供血情况，是手术成功的一个重要环节。

硫脲类药物合并碘剂，合用或不合用交感神经阻滞药(如心得安)，常用的硫脲类药物有甲硫咪唑(他巴唑)、甲亢平、硫氧嘧啶类(甲基和丙基)。最常用的他巴唑，开始剂量稍大，每日 40mg，分 4 次口服，至手术前。

手术前 2 周左右加用碘剂，复方氯化钾液(碘5%，碘化钾 10% 的卢戈碘液)，每次 5~10 滴，每日 3 次。

同时还可加用心得安，在术前 7~10 日给予，术后再给 3~7 日，每日 60~120mg，也有单用心得安准备的。

【手术步骤】

1. 体位　常规甲状腺手术体位(图 9-7)。

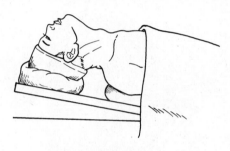

图 9-7　体位

2. 切口　胸骨切迹上方约 1~2 横指处，沿皮纹方向作一弧形切口，切口两端至胸锁乳突肌外缘(图9-8)。

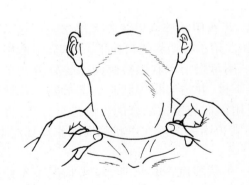

图 9-8　切口

3. 手术路径　切开皮肤、皮下组织及颈阔肌。用组织钳提起并牵开皮肤及颈阔肌的切口边缘，在颈阔肌与颈深筋膜的疏松组织间用锐性和钝性分离法交替剥离。彻底止血后，依次缝合、结扎颈前静脉的上、下两端(图 9-9)。于正中颈白线纵行切开颈前筋膜，钝性分离甲状腺前肌群，直至暴露出甲状腺真被膜(图 9-10)。

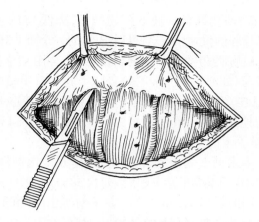

图 9-9 分离颈阔肌后疏松组织

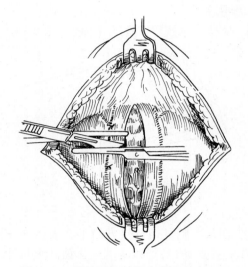

图 9-10 钳间切断甲状腺前的颈前肌群

4. 显露甲状腺 甲状腺大部切除一般从右侧叶开始。用小拉钩将切口向上下牵开,显露甲状腺腺叶。用示指沿甲状腺被膜间隙轻轻分离至外侧及上、下极,并最终将甲状腺大部显露。若粘连较重,可用钝性与锐性结合的方法进行分离,也可用0.25%普鲁卡因溶液在甲状腺周围作局部注射,有助于分离。

5. 甲状腺血管的处理 一般情况下先处理甲状腺上动、静脉。显露甲状腺后,甲状腺上极处用圆针、粗丝线,作一针深入腺体组织的"8"字缝合,结扎缝线留作牵引。左手拇指及中指持牵引线向下牵拉腺体,紧靠腺体上极贴近血管,自内侧后面绕血管顶住指尖传出。从血管后面穿两根4号丝线,分别结扎血管近、远端,在结扎线间以蚊式止血钳夹住血管后,在远心端结扎线及止血钳间剪断血管,近心端贯穿缝扎一次。操作需细致确切,以防甲状腺上动脉撕破引起严重出血,此时止血困难且易伤及附

近组织(图 9-11,图 9-12)。轻轻向内侧牵拉腺体,在腺叶外缘中部找到甲状腺中静脉,分离后结扎、切断(图 9-13)。继续钝性分离上极后面,同时处理所遇血管分支。分离甲状腺上动、静脉及结扎、缝合时须紧贴侧叶上极,以防损伤喉上神经(图 9-14)。将腺体向上牵引沿侧叶外缘向下分离可显露甲状腺下静脉,约 3~4 支,逐一分离后结扎切断(图 9-15)。甲状腺下动脉主干一般不予结扎,只结扎进入固有包膜和腺体处的动脉分支,以免损伤喉返神经和影响甲状旁腺的血液供应(图 9-16)可不必常规显露喉返神经。

6. 峡部的处理 侧叶上、下极完全分离后,将甲状腺右叶向外侧牵拉,显露峡部并在上缘切开筋膜,以中弯止血钳从其深部伸入使与气管分离,引过

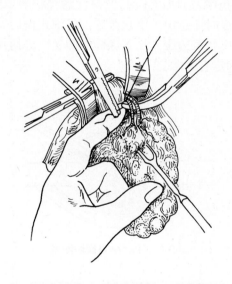

图 9-11 分离甲状腺上动、静脉

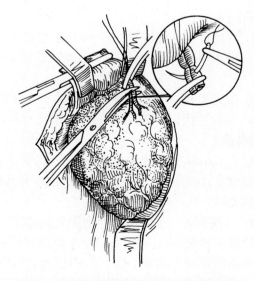

图 9-12 结扎、剪断加缝扎甲状腺上动、静脉

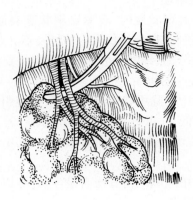

图 9-13　尽量靠近腺体处理上极血管,避开喉上神经外侧支

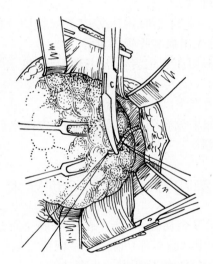

图 9-14　结扎、切断甲状腺中静脉

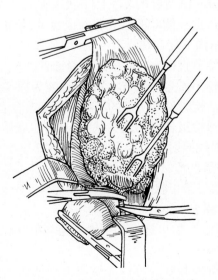

图 9-15　结扎、切断甲状腺下静脉

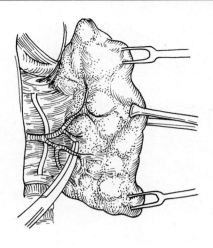

图 9-16　包膜内结扎、切断甲状腺下动脉分支

两根 7 号丝线,分别结扎峡部左右两侧,在线间切断峡部。如峡部宽厚,用两排弯止血钳依次夹住,切断、夹住或缝线。分离峡部至气管前外侧面。有椎体叶时,将其与患叶一并切除(图 9-17)。

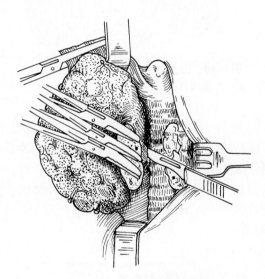

图 9-17　钳夹、切断、结扎峡部

　　7. 甲状腺切除　甲状腺游离完成后,从侧叶外缘向前内侧翻开,显露腺体后面,沿预定切线在外侧用尖头直止血钳夹住固有包膜及少许腺体组织,确知未伤及喉返神经及甲状旁腺。再外翻腺体,同法沿内侧预定切线夹尖头直止血钳两排,提起腺体,在两排止血钳间切开包膜及少许腺体组织(图 9-18)。根据手术要求楔形切除大部腺体,对甲状腺功能亢进者,可仅保留后内侧拇指末节大小薄片状腺体遮盖甲状旁腺及喉返神经(图 9-19)。

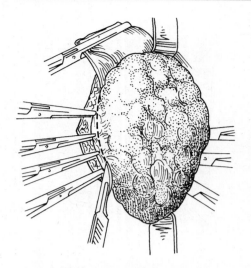

图 9-18　沿腺体后侧切线夹钳

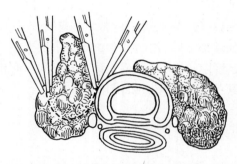

图 9-19　沿血管钳前侧楔形切除腺体大部,保留腺体后部

8. 缝合　结扎或缝扎残面出血点,检查无出血点后间断缝合残余腺体两对侧缘,如对缝困难,可将外侧缘缝在气管前筋膜上。如需切除两叶时,同法切除另侧叶。以温生理盐水冲洗创面,彻底止血。确信止血完善,放置引流管或引流条后缝合切口(图 9-20)。

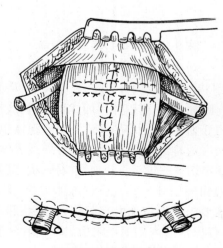

图 9-20　缝合切口引流

【术中注意事项】

1. 游离甲状腺时,要紧贴甲状腺表面,沿两层被膜间隙进行,避免损伤喉返神经及不必要的出血。

2. 在分离、结扎甲状腺上动脉时,要靠近甲状腺上极,避免损伤喉上神经。

3. 术中切除甲状腺不宜过多,以免引起术后甲状腺功能低下,并注意保护甲状旁腺,若发现甲状旁腺,将其切成薄片,立即移植在颈前、中斜角肌肌层中。

4. 术中应随时检查患者发声状况,以了解有无喉返神经损伤。

5. 术中若发现患者发音异常系喉返神经损伤时,可暴露喉返神经两断端,即行神经对端吻合术。

【术后处理】

1. 术后 24 小时内床旁应备气管切开包,并随时检查有无出血和呼吸困难等。

2. 密切注意患者有无声音嘶哑,饮水呛咳,手足抽搐等。

3. 适当予以抗感染治疗。

4. 如果放置引流管或引流条,应在术后 24~48 小时内拔除。

第四节　甲状腺全切除术

甲状腺全切除术,指一侧甲状腺全部切除,并非将两叶甲状腺全部切除。往往保留对侧全部或部分甲状腺组织,维持所需的生理功能。

【适应证】

1. 限于一侧叶的多发性甲状腺腺瘤。

2. 占据一侧叶的巨大腺瘤或囊肿,使正常甲状腺组织结构不复存在。

3. 结节直径 >4cm,但未能确诊者。

4. 较小孤立性结节,经病理证实为原位癌。

5. 活检时见到明显的不典型病理改变者。

6. 活检报告疑为乳头状癌,且有甲状腺癌家族史或放射线照射史。

【术前准备】

同第三节甲状腺大部切除术。

【手术步骤】

1. 体位、切口选择和手术入路与甲状腺大部切除术相同。

2. 游离腺叶　可以先游离上极或游离侧面离断甲状腺中静脉后再游离上极。一般多数是离断中静脉后再游离上极。用拉钩把颈前肌群向外侧牵开，注意要把胸骨甲状肌一同牵开，不要只牵开胸骨舌骨肌，同时用阑尾钳或直血管钳钳夹甲状腺组织，把腺叶向内向前牵拉，或用手指裹一纱布置于腺叶，向内向上推离腺叶。在牵拉颈前肌群和腺叶时要轻柔，勿用暴力，否则容易撕裂中静脉。用小纱布球或直角钳分离腺叶侧后面与颈动脉鞘之间的疏松组织，这时可遇到甲状腺中静脉，可一支或多支或缺如。紧贴腺叶结扎、切断中静脉。进一步向上游离到上极的侧面。此时，拉钩向上、向内牵开胸骨甲状肌，这样就容易完全游离上极的外侧面，如果胸骨甲状肌在此时影响上极的游离，在该肌甲状软骨的止点处可切断部分该肌，这样帮助显露上极，切断该肌不会有什么影响。此时，应该分离上极内侧与环甲肌之间的间隙（环甲间隙）。用血管钳或阑尾钳钳夹上极甲状腺组织，向下向外牵拉，用直角钳紧贴上极内侧分离与环甲肌之间的间隙，游离出上极血管，不要靠近环甲肌分离该间隙，否则容易损伤喉上神经的外侧支。紧贴甲状腺上极结扎、切断上极血管，不要大块结扎上极或远离上极甲状腺结扎，这样都容易损伤喉返神经的外侧支。进一步向内向上牵拉上极，分离上极后内侧，此时要注意上甲状旁腺不要切除或损伤，把上甲状旁腺游离出手术野，注意其血运情况。游离下极，紧贴甲状腺切断甲状腺下静脉（注意下静脉进入下极、下动脉不进入下极）。

3. 离断甲状腺下动脉及显露喉返神经　进一步向内向前牵拉甲状腺，游离其侧后面，显露甲状腺下动脉，下动脉不是在下极进入甲状腺而是在腺叶中、下部侧面经过分支进入甲状腺，此时喉返神经多在下动脉主干或分支的后面行走，也可以在动脉的前面走行。要注意不要结扎下动脉的主干（国内有的教科书上及手术学上写要在主干结扎，国外严禁在主干结扎，因为甲状旁腺的血供来源于下动脉，如果结扎主干，甲状旁腺容易缺血），要紧贴甲状腺结扎下动脉的三级分支，这样就可以最大限度的保留甲状旁腺的血供，此处容易损伤喉返神经，要明确不是神经时才可以结扎一切"线样"结构。此处找到喉返神经后，沿气管食管沟向上显露喉返神经到其入喉处（环甲肌下缘），使其全程显露，以防损伤（图9-21），因为即使挫伤也可引起术后暂时性伤侧声带麻痹。

在切除甲状腺腺叶，将腺叶向上翻转时，需特别注意甲状腺上极后方喉返神经的损伤（图9-22）。

还需注意在甲状腺切除后，在仔细止血或电凝止血或缝合时，勿损伤喉返神经（图9-23）。

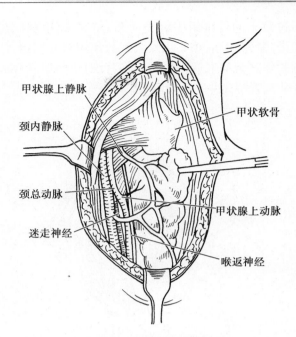

图 9-21　喉返神经的走向

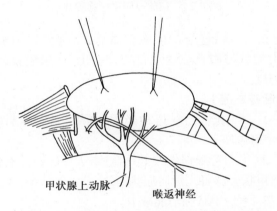

图 9-22　在提起甲状腺向上翻抬时，特别注意甲状腺上极后方，喉返神经的损伤

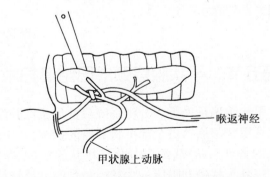

图 9-23　甲状腺大部切除术后，特别留意在止血、电凝或缝合时，勿损伤喉返神经

4. 切除一侧腺叶　清楚地分离出喉返神经和上下甲状旁腺后才可以安全地行一侧腺叶切除，可先用长弯血管钳自下极开始靠对侧腺叶钳夹切断峡部，断端结扎或缝扎。甲状腺与第一、二气管环之间

通过致密的纤维组织组成的 Berry 韧带(甲状腺悬韧带)紧密相连,小心用蚊式钳分离钳夹并切断,注意紧邻其旁的喉返神经勿损伤,此时可将甲状腺腺叶从气管游离并完整切除(图 9-24)。

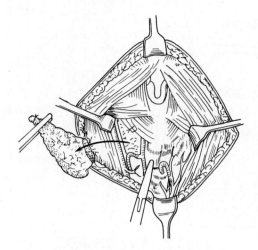

图 9-24　切除一侧甲状腺腺叶

　　5. 止血、缝合　彻底止血后,常规放置引流,细引流管另戳孔或皮片自切口引出,逐层缝合,关闭切口。

【术后并发症】

　　1. 术中喉上、喉返神经损伤导致患者术后呛咳、声音嘶哑。

　　2. 甲状旁腺损伤致低钙血症,大多经数月后保留的甲状旁腺可代偿而症状消失。

　　3. 术后甲状腺功能减退。

【术后处理】

　　常规静脉给予葡萄糖酸钙 1~3 天。其余同甲状腺大部切除术。

(田晓峰)

第五节　甲状腺癌颈淋巴结清扫术

　　甲状腺癌是人类内分泌系统最常见恶性肿瘤。分化性甲状腺癌约占全部甲状腺癌的 95%,其中最常见的是乳头状癌,约占分化性甲状腺癌的 95%。甲状腺乳头状癌的临床一大特征是颈淋巴结转移,所以颈淋巴结清扫术是外科治疗甲状腺癌的重要组成部分。

【解剖要点】

　　颈部淋巴结按层次分浅、深两组。浅筋膜层上为浅层淋巴结,极少有肿瘤转移;颈深筋膜下为颈深淋巴结,可以根据部位分为颈侧及中央区两组。同

时将其分为 7 个区域,见(图 9-25)。Ⅰ区:包括颏下和颌下两组淋巴结,分Ⅰa与Ⅰb两亚区;Ⅱ区:为颈内静脉上组淋巴结,亦分为Ⅱa与Ⅱb两亚区;Ⅲ区为颈内静脉中组淋巴结;Ⅳ区为颈内静脉下组淋巴结;Ⅴ区指锁骨上及颈后区淋巴结,分Ⅴa与Ⅴb两亚区。Ⅵ区亦称之为中央区淋巴结(图 7-4,图 9-26),该区是甲状腺癌最常见转移部位。

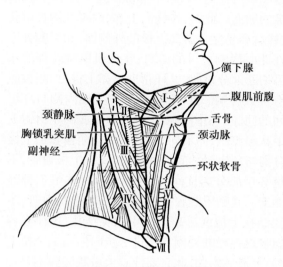

图 9-25　颈部淋巴结分区

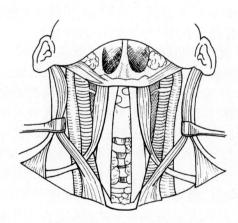

图 9-26　颈前中央区淋巴结

【适应证】

　　甲状腺癌颈淋巴结清扫术分中央区淋巴结清扫及颈侧区淋巴结清扫术。中央区淋巴结清扫术的手术适应证为颈侧区临床未发现有颈淋巴结转移的患者。颈侧区淋巴结清扫术的手术适应证为临床 CN1 的患者。

【手术前准备】

　　一般无需特殊准备,仅对需作颈侧区淋巴结清扫术的患者修理耳后区毛发。

【手术步骤】

（一）中央区淋巴结清扫

1. 体位　仰卧头过伸位

2. 切口　胸骨切迹上 1.5cm，水平弧形切口。

3. 切除患侧甲状腺时，暴露喉返神经，沿喉返神经表面，全程暴露喉返神经，清除颈总动脉内侧，气管表面，胸骨切迹以上区域的淋巴脂肪组织。

（二）颈淋巴结清扫术（根治性）

1. 体位　仰卧位头偏向健侧。

2. 切口　呈 L 形切口（图 9-27）。

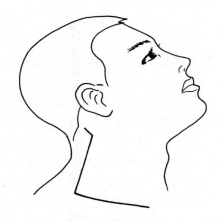

图 9-27　切口设计

3. 分离皮瓣　于颈宽肌下分离，上到下颌骨缘，下至锁骨水平，前抵颈白线，后方为斜方肌前缘。

4. 根据肿瘤治疗原则　组织切除可以由下向上，由外及里。首先清扫颈后三角内淋巴脂肪组织，断颈外静脉，结扎肩胛舌骨肌下腹。断副神经，清扫副神经链淋巴脂肪组织，沿颈横动脉表面清扫颈后三角。断胸锁乳突肌下端，仔细辨认颈内静脉下端给予结扎，沿颈内静脉分别切断颈 2、3、4 神经根，断胸锁乳突肌上端，由后向前游离标本，暴露二腹肌后缘，分别断副神经上端及颈内静脉上端。切断带状肌上下两端及肩胛舌骨肌上端连同甲状腺标本大块切除（图 9-28）。

5. 仔细止血　冲洗伤口后留置负压引流一根，逐层关闭伤口。

【几种改良术式】

1. 改良性颈清扫术　由于分化性甲状腺癌的颈淋巴结转移大多在淋巴结包膜内，有时仅外侵个别组织，如胸锁乳突肌，颈内静脉，副神经等，术中只要保留这三个组织的任何一个，即称之为改良性颈清扫。

2. 功能性颈清扫术　分化性甲状腺癌更多见的是仅有淋巴结转移，而无转移淋巴结外侵现象，对

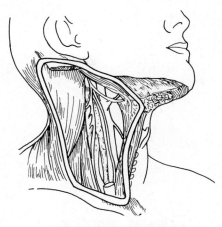

图 9-28　颈经典性清扫术
（Ⅰ-Ⅴ区淋巴结）

这部分人可以保留副神经，胸锁乳突肌及颈内静脉，更有甚者可以保留肩胛舌骨肌，颈外静脉，简称"五保留"（图 9-29）。

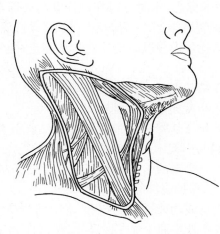

图 9-29　颈改良清扫术
（Ⅰ-Ⅴ区淋巴结）

3. 保留颈丛的功能性颈淋巴结清扫术　由于颈清扫术后，对颈部的感觉与外形有较大影响，直接影响患者的生存质量。分化性甲状腺癌是低度恶性的肿瘤，大多患者能长期生存，为了改善患者的生活质量，采用保留颈丛神经的择区清扫术，即仅清扫颈Ⅱa、颈Ⅲ、颈Ⅳ（图 9-30）。切口可采用延长的水平弧形切口，使外形更改善。

4. 双侧颈淋巴结清扫术　约有 10% 的患者就诊时可以出现双侧颈淋巴结转移。手术可以采用一期同时手术，亦可以分二期手术，即先行一侧颈清扫术，待手术完成 7 天后再进行对侧颈淋巴结清扫术。

【术中注意事项】

1. 颈淋巴结清扫的手术切口有多种，可以根据

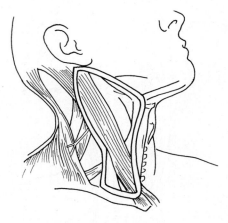

图 9-30 颈侧清扫术
(Ⅱ-Ⅳ区淋巴结)

自己的习惯与手术的便利并考虑患者的外形而实施不同的切口。

2. 清扫颈后三角时,应注意手术平面,避免过深而影响臂丛神经及损伤膈神经,颈横动脉是一个很好的手术标志,术时可以在颈横动脉表面清扫颈后三角,因臂丛神经与膈神经均在颈横动脉深面。

3. 结扎颈内静脉时要注意辨认迷走神经,以免误伤。

4. 在结扎左侧颈内静脉下端时要注意仔细结扎胸导管,以免造成术后乳糜漏。

5. 断颈 2、3、4 神经根时要注意结扎其伴行血管,这是最易引起术后出血的部位。

6. 部分患者的舌下神经可在二腹肌下方,术中要注意辨认保护该神经。

7. 改良或功能性颈清扫术,术中副神经的辨认可以在胸锁乳突肌上 1/3 处寻找,然后向外下延行入斜方肌。

8. 断颈 3、4 神经根时不宜过深,以免损伤膈神经。

9. 在保留胸锁乳突肌时要注意保护副神经的胸锁乳突肌支,一旦损伤术后会出现胸锁乳突肌的萎缩。

10. 保留的颈内静脉常有许多小分支,虽然非常细小,但术中是要仔细结扎,以免术后出血。

11. 行一期双侧颈淋巴结清扫应注意以下几点:①一期手术由于体位原因,副神经的寻找与保护较困难,故更须小心仔细辨认。②一期手术时不能同时切除双侧颈内静脉,否则会导致急性脑水肿,威胁生命,如必须切除双侧颈内静脉,应尽可能保留一侧颈外静脉,术中将颈外静脉与颈内静脉作一吻合,建立颅内外静脉通路。③一期双侧颈淋巴结清扫

术后常会引起喉头水肿,如术中已有一侧喉返神经损伤,应做预防性气管造瘘术,并及时应用糖皮质激素,减轻喉部水肿。

【术后处理】

1. 保护引流管通畅 当引流液少于 30ml 即可拔除。

2. 术后 24 小时内常会出现术后伤口出血,一旦发现出血应及时止血。

3. 术后出现乳糜漏可采用低脂饮食,强负压吸取外加局部加压包扎,大多三天内会治愈,如每天引流量超过 500ml,应及时再次手术结扎。

(吴 毅)

第六节 甲状腺微创手术

传统甲状腺手术已经有 100 多年的历史,目前仍然是治疗甲状腺疾病的主要手段。但绝大多数甲状腺疾病患者为女性,而颈部又是体现人体美的重要部位,所以传统甲状腺手术在颈部留下的 6~10cm 瘢痕极大地影响了颈部的美观,给患者(特别是年轻、对美容效果要求较高的患者)造成极大的心理压力和负担。从 20 世纪 80 年代末兴起的现代腹腔镜技术以其创伤小、外表美观、术后恢复快等优点迅速风靡世界,很快应用到普外科、泌尿外科、妇产科、胸外科等各个外科领域,应用范围逐渐从自然腔隙(如腹腔、盆腔、胸腔等)脏器手术扩展到人造腔隙手术(如经腹膜外腔隙疝修补术、经下肢皮下腔隙大隐静脉切取术等)。在这种情况下,腔镜甲状腺及甲状旁腺手术应运而生。1996 年美国 Gagner 等应用腔镜技术成功地施行了首例腔镜甲状旁腺次全切除术,1997 年 Hüscher 等报道了首例腔镜甲状腺腺叶切除术,体现了腔镜手术美容及微创的优点。从此,腔镜甲状腺外科逐渐发展起来。

开展腔镜甲状腺手术首先要解决的问题是如何建立并维持足够的皮下操作空间。充足的手术空间是保证腔镜甲状腺手术顺利进行和成功的关键环节之一。皮下操作空间多采用皮下扩张棒钝性游离,结合手术器械分离来建立,也可以通过腔镜专用的气囊 Trocar 来创建。手术空间的维持主要有持续皮下充气法、免气体装置颈前悬吊法,以及传统的拉钩法;另外也可以将充气法与悬吊法联合使用。由于甲状腺血供丰富,质地脆弱,易于出血,所以止血问题是开展腔镜甲状腺手术需要克服又一难题。超声刀能直接凝固切割 3mm 以下的血管,且几乎没有热

传导效应，再加上腔镜的放大作用能清楚的辨清神经和血管结构，为腔镜甲状腺手术的可行性、安全性提供了保证，最终腔镜甲状腺手术得以开展并在世界范围内推广开来。

一、腔镜甲状腺手术应用解剖

甲状腺解剖结构复杂，且与重要的神经血管相毗邻，因此腔镜甲状腺手术容易导致副损伤。掌握甲状腺解剖以及与其周围结构的解剖关系，是成功开展腔镜甲状腺手术的基本要求。

1. 甲状腺的位置及其毗邻　甲状腺呈"H"形，分为左、右侧叶和连结两侧叶的峡部。侧叶呈锥状，适对第5~7颈椎平面，其上端和下端分别称为上极和下极，上极较尖小，而下极较平整。有时侧叶的下极可伸至胸骨柄的后方，称为胸骨后甲状腺。甲状腺峡位于第2~4气管软骨的前方。甲状腺的前面，由浅入深有皮肤、浅筋膜、颈筋膜浅层、舌骨下肌群及气管前筋膜。侧叶的后内侧邻接喉与气管、咽与食管以及喉返神经等；侧叶的后外侧与颈动脉鞘及鞘内的颈总动脉、颈内静脉和迷走神经，以及位于椎前筋膜深面的颈交感干相邻。当甲状腺肿大时，如向后内方压迫，可出现呼吸、吞咽困难和声音嘶哑；如向后外方压迫交感干时，可出现Horner综合征，即瞳孔缩小、上睑下垂、面部无汗等。

2. 甲状腺的被膜　在甲状腺表面有两层纤维组织膜，紧贴腺体表面者称甲状腺真被膜，该膜的纤维束伸入腺实质内；甲状腺真被膜的外面是甲状腺假被膜，其在侧叶的内侧以及峡部的后面延至环状软骨和气管软骨环的环骨膜，构成甲状腺悬韧带，使甲状腺紧贴在甲状软骨和气管软骨环的前面和两侧。因此，当吞咽时，甲状腺可随喉部活动而上下移动，据此可鉴别此处肿块是否来自甲状腺。在真、假被膜之间，充填有疏松结缔组织、血管、神经及甲状旁腺。喉返神经行走于假被膜之外，所以，如在真、假被膜之间进行甲状腺手术时可避免损伤喉返神经。

3. 甲状腺血管与周围神经的解剖关系　甲状腺血液供应主要来源于甲状腺上、下动脉。这两支动脉分别起源于颈外动脉和甲状颈干。喉上神经与喉返神经是迷走神经的分支。

(1) 甲状腺上动脉与喉上神经：甲状腺上动脉起自颈外动脉起始部的前面，伴喉上神经外支行向前下方，至侧叶上极附近分为前、后两支。前支沿侧叶前缘下行，分布于侧叶前面，并有分支沿甲状腺峡的上缘与对侧支吻合；后支沿侧叶后缘下行，与甲状腺下动脉的升支吻合。喉上神经是迷走神经的分支，在舌骨大角处分为两支：内支伴喉上动脉穿甲状舌骨膜入喉，分布于声门裂以上的喉黏膜；外支伴甲状腺上动脉行向前下方，在距侧叶上极约1cm处与动脉分开，弯向内侧，分支支配环甲肌及咽下缩肌。甲状腺次全切除术结扎甲状腺上动脉时，应紧贴腺的上极进行，以免伤及喉上神经外支等。

(2) 甲状腺下动脉与喉返神经：甲状腺下动脉起自锁骨下动脉的甲状颈干，沿前斜角肌内侧缘上行，在颈动脉鞘与椎血管之间弯向内下，近甲状腺侧叶下极再弯向上内，至侧叶后面分为上、下两支，分布于甲状腺、甲状旁腺、气管及食管等。喉返神经是迷走神经的分支。左喉返神经勾绕主动脉弓，右喉返神经勾绕锁骨下动脉，两者均上行于气管与食管之间的沟内，至咽下缩肌下缘、环甲关节后方进入喉内，称为喉下神经，其运动支支配除环甲肌以外的所有喉肌，感觉支分布于声门裂以下的喉黏膜。左喉返神经行程较长，位置较深，多行于甲状腺下动脉的后方；右喉返神经行程较短，位置较浅，多行于甲状腺下动脉前方。二者入喉前都经过环甲关节后方，故甲状软骨下角可作为寻找喉返神经的标志。喉返神经通常行经腺鞘之外，多在甲状腺侧叶下极的后方与甲状腺下动脉有复杂的交叉关系。因此，施行甲状腺次全切除术时，应远离甲状腺下极结扎甲状腺下动脉，以免伤及喉返神经。

二、腔镜甲状腺手术径路

经过15年的发展，腔镜甲状腺手术的径路多种多样，五花八门，大致可分为颈部小切口手术和颈部无瘢痕手术。前者主要有微创腔镜辅助甲状腺切除术(minimally invasive video-assisted thyroidectomy, MIVAT)和胸骨切迹径路。该类径路优点是主操作孔与病灶较为接近，故无需过多的游离皮瓣，创伤轻；缺点是颈前皮肤仍留下小的切口疤痕。后者包括锁骨下径路、胸骨前径路、乳晕径路、腋窝径路、腋乳联合径路、颈后径路等。该类径路优点是其切口不在颈部，美容效果佳；缺点是操作孔与病灶位置较远，故需较多的游离皮瓣，创伤大。下面就其操作要点及优缺点分别作一介绍。

1. 腔镜辅助手术(MIVAT)　在胸骨切迹上方做一15~20mm水平切口(图9-31)，在颈阔肌下分离，纵形切开颈白线，用两或三个传统手术小拉钩牵引，从皮肤切口置入5mm腹腔镜，在其监视下用2mm内镜器械或传统器械进一步操作。该术式不

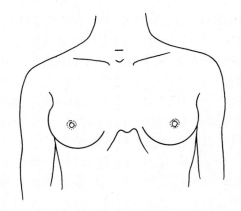

图 9-31 MIVAT

需要皮下充气,主要使用传统手术器械完成,相对容易掌握,而且创伤小,较传统手术美观;缺点是颈部仍留有小的手术瘢痕,且肿块不宜过大(直径一般 <35mm)。

2. 胸骨切迹径路 在胸骨切迹上方做一 10mm 切口,钝性分离至颈阔肌深面,插入 10mm trocar 并固定,注入 CO_2 气体。置入腹腔镜,在其监视下,左右颈部另外穿刺 2 个小 trocar(图 9-32),送入微创器械进行操作。该术式创伤小,外观较传统手术美观;缺点是需要皮下充气维持操作空间,且完全镜下操作难度较大,手术时间较 MIVAT 及传统手术长,而颈部仍留有瘢痕,美容效果与 MIVAT 无明显差别,目前应用较少。

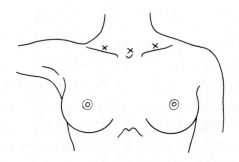

图 9-32 胸骨切迹路径

3. 锁骨下径路 在肿瘤侧锁骨下做一 10~15mm 切口,为主操作孔,沿颈阔肌深面游离后,在颈阔肌平面下穿过 2 条 Kischer 钢丝,提起固定于一 "L" 形提拉装置上,建立手术空间;于对侧锁骨下及肿瘤侧颈侧部,分别穿刺 2 个 5mm trocar(图 9-33),进行操作。该径路不需过多游离皮瓣,且颈部无瘢痕,但切口位置仍然较高,目前应用已较少。

4. 乳晕径路 于胸骨前、双乳头连线中点处作一 10mm 纵行切口作为观察孔,左右乳晕上缘

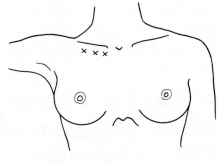

图 9-33 锁骨下路径

分别作 5mm、10mm 切口作为操作孔(图 9-34)。用大弯分离钳或特制皮下分离棒(图 9-35)向肿物方向分离,潜行扩张皮下间隙至颈前部(图 9-36),两外侧至锁骨中线。正中切口内置入 10mm trocar,充入 CO_2 气体,压力维持在 6~8mmHg。置入腹腔镜,在其监视下于左右两侧切口内分别置入 5mm、10mm trocar。置入分离钳及超声刀,继续游离建立皮下隧道(图 9-37)。游离范围上至舌骨,两侧至胸锁乳突肌内侧缘(图 9-38)。该径路切口非常隐蔽,美容效果极佳,而且适合于单双侧手术,适用范围广;缺点是距病灶较远,需要大面积游离皮瓣,创伤较大。

5. 胸骨前径路 如同锁骨下径路,传统的胸骨前径路距病灶较近,美容效果并不令人满意。我们对胸骨前径路进行了改进,改善其美容效果的同时,

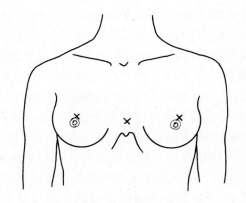

图 9-34 乳晕路径

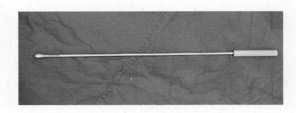

图 9-35 皮下分离棒

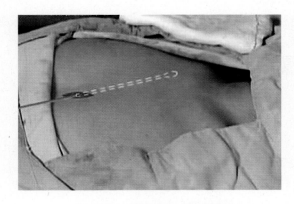

图 9-36　钝性游离皮下间隙

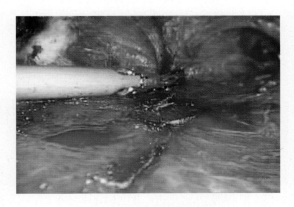

图 9-37　游离皮下间隙

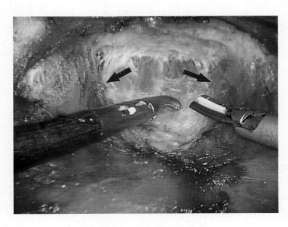

图 9-38　皮下间隙范围
（箭头示胸锁乳突肌内侧缘）

尽量减轻创伤。观察孔位于胸骨切迹下约 10cm，长约 10mm，操作孔分别位于左右乳头上方约 5cm 处，分别为 5mm、10mm（图 9-39），皮下隧道的建立和维持方法同乳晕径路。此法是在乳晕径路的基础上作了改进，减小了手术创伤，缩短了手术时间，并最大限度地保证了美容效果，易于被患者接受。缺点是对于某些患者切口仍然不够隐蔽，且不适合于瘢痕体质的患者。

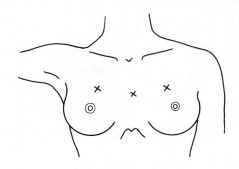

图 9-39　胸骨前路径

6. 腋窝径路　悬吊肿瘤侧上肢，暴露腋窝。腋窝处取一 30mm 切口，沿胸大肌筋膜浅层颈阔肌下分离至甲状腺，穿刺 12mm trocar，缝线固定。注入 CO_2 气体，压力 6mmHg；送入腹腔镜，在其监视下于该操作孔下方穿刺 2 个 5mm trocar（图 9-40），用以送入抓钳、超声刀、剪刀等腹腔镜器械。游离皮下间隙，建立皮下隧道至颈部[12,13]。该径路最大的优点是切口非常隐蔽，美容效果极佳；其主要缺点是处理对侧病灶较困难，尤其是处理对侧甲状腺的上极，故仅适合于单侧病变；又由于操作器械间距较小，手术难度较高，应用受到限制。

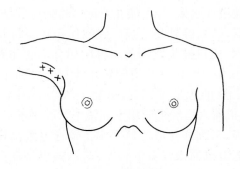

图 9-40　腋窝路径

7. 腋乳联合径路　主要有腋双乳联合径路和双侧腋乳联合径路。前者分别在双侧乳晕及患侧腋窝做 5mm 切口，钝性游离皮下腔隙，分别置入长度为 20cm 的 5mm Trocar（图 9-41）；充入 CO_2 气体维持手术空间；中间乳晕戳口为观察孔，两侧戳口为操作孔。标本经扩大后的腋窝切口取出。后者在双侧乳晕处各做 12mm 切口，在两侧腋窝分别做 5mm 切口（图 9-42），钝性游离皮下隧道后置入相应口径 trocar，充入 CO_2 气体维持手术空间，压力 5~6mmHg；一侧乳晕戳孔为观察孔，其余均为操作孔。切除肿块置入标本带中自乳晕戳孔取出。两种方法均可行双侧甲状腺切除，且瘢痕隐蔽，美容效果

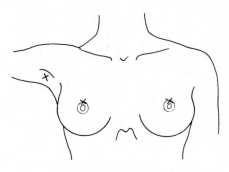

图 9-41　腋双乳联合路径

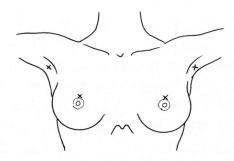

图 9-42　双侧腋乳联合路径

较好。缺点是皮下游离范围较广,创伤较大。

8. 其他径路　以上介绍的径路是文献报道中最常用的。除此之外,一些新奇的手术径路已经或正在被设计出来,并可能在不远的将来应用于临床。如颈后入路,经乳突与颈后线间作一 3~4cm 切口完成手术,切口被头发遮盖。再比如真正的无瘢痕甲状腺手术—经自然孔道腔镜手术(NOTES),已经在尸体上被证实是可行的,可能不久将应用于临床。此外,机器人已经被应用于腔镜甲状腺手术,使其更加准确、精细和先进。该手术主要通过腋窝径路实施。随着机器人设备的普及,该术式也将在世界范围内得到推广。

上面介绍的这些径路均有其优缺点,没有一种径路是金标准。根据文献报道和我们的经验,最佳手术径路的选取是根据疾病情况、患者的意愿、医生的经验、医院设备条件等综合权衡之后做出的,前提条件是手术的安全性和有效性,在此基础上追求最大限度地减轻手术创伤,缩小或隐蔽手术瘢痕,以达到美容目的,不能片面追求美容和微创而将治疗效果忽略,这是本末倒置的。

三、甲状腺良性疾病腔镜手术

1997 年,Huscher 等报道了首例腔镜甲状腺手术。此后,腔镜甲状腺手术以其美观、恢复快、术野清晰等优点在世界范围内逐渐流行推广。在甲状腺良性疾病的治疗中,腔镜手术取得了良好的临床效果。下面以乳晕径路为例作一介绍。

【适应证和禁忌证】

1. 适应证
(1) 甲状腺腺瘤。
(2) 甲状腺囊肿。
(3) 结节性甲状腺肿(单个或多个,最好直径 ≤5cm)。
(4) 孤立性的毒性甲状腺结节。
2. 绝对禁忌证
(1) 有严重的心、肝、肺、肾等主要脏器功能不全,全身情况差,不能耐受麻醉及手术。
(2) 难以纠正的严重凝血功能障碍。
(3) 既往有颈部放射治疗史。
(4) 巨大的甲状腺肿块(直径 >5cm)。
(5) 甲状腺功能亢进(Ⅲ度)。
(6) 恶性肿瘤发展快、有广泛淋巴结转移。
3. 相对禁忌证
(1) 颈部既往有手术史。
(2) 甲状腺炎。
(3) 甲状腺功能亢进(Ⅱ度以下)。

【术前准备】

除常规的血常规、凝血功能、心电图和胸片检查外还应选择以下检查:
(1) 甲状腺功能检查。
(2) 甲状腺超声。
(3) 颈部 CT。
(4) 甲状腺细针穿刺细胞学检查。
(5) 同位素扫描。
(6) 声带活动功能检查。

【手术方法】

1. 麻醉　一般采用气管插管全身麻醉,胸骨切迹径路也可采用颈丛麻醉。
2. 体位　手术体位与传统手术类似,头不必过分后仰,使颈部皮肤松弛,以利于充气制造空间。手术开展初期,应在皮肤消毒前在颈部手术区标记结节所在位置、双侧胸锁乳突肌、胸骨上切迹、甲状软骨及套管位置,以利于确定皮瓣剥离范围和术中肿块定位(图 9-43)。
3. 手术空间的建立及维持(图 9-44)。

【手术步骤】

1. 腔镜甲状腺结节切除术　适用于甲状腺单个孤立的良性结节。建立手术操作空间后,纵行切开颈白线。分离病灶侧颈前肌群与甲状腺之间的疏

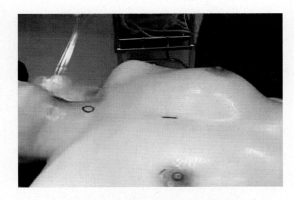

图 9-43　标记肿瘤及戳孔位置

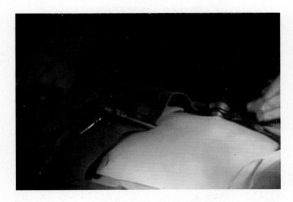

图 9-44　Trocar 放置

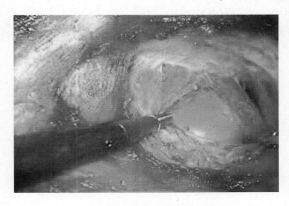

图 9-45　显露甲状腺及肿块

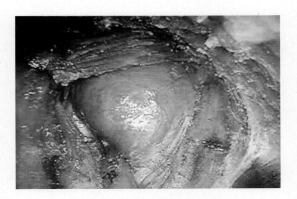

图 9-46　牵开舌骨下肌群

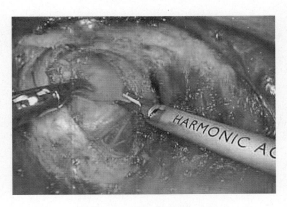

图 9-47　沿肿块边缘切除

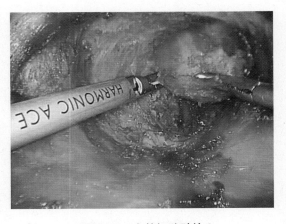

图 9-48　完整切除肿块

松间隙,显露甲状腺及肿块(图 9-45)。病灶侧甲状腺前肌群是否切断,应视病灶大小、位置而定。上极肿块、较大肿块,为了便于显露,可切断患侧部分甲状腺前肌群,也可以用丝线贯穿缝合舌骨下肌群并经皮肤引出,在体外通过牵拉丝线来牵开甲状腺前肌群,显露术野(图 9-46)。暴露患侧甲状腺,寻找到肿块后,用无创伤抓钳提起正常甲状腺组织,沿肿块边缘用超声刀边分离边凝切,直接将肿块及周围部分腺体切除(图 9-47,图 9-48)。甲状腺肿块切除后,置入标本袋中(图 9-49,图 9-50),由 10mm 戳口取出(图 9-51)。若肿块为囊性,也可将囊液抽尽后取出。送快速病理检查。冲洗手术野,确切止血后,缝合颈前肌群和颈白线(图 9-52)。创面放 5mm 引流管(图9-53)。通过挤压尽量排空皮下气体后,关闭切口(图9-54)。

2. 腔镜单侧甲状腺大部切除术　对甲状腺多发或较大的结节则需行甲状腺大部切除术。建立手术操作空间后,纵行切开颈白线。分离病灶侧颈前肌群与甲状腺之间的疏松间隙至胸锁乳突肌内侧,并切断颈前肌群。可以用两根丝线牵开胸锁乳突肌,以利于肿块显露。在患侧甲状腺下极钝性分离游离出甲状腺下血管和喉返神经,远离喉返神经,用超声

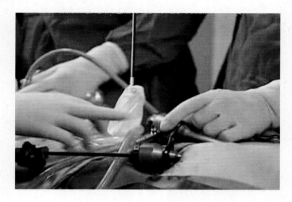

图 9-49　置入标本袋

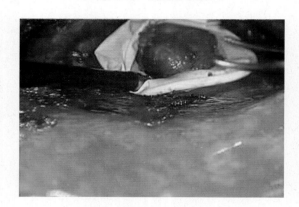

图 9-50　将肿瘤置入标本袋中

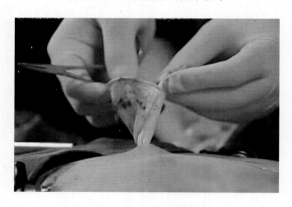

图 9-51　取出肿块

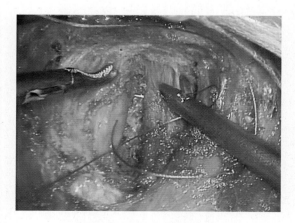

图 9-52　缝合舌骨下肌群

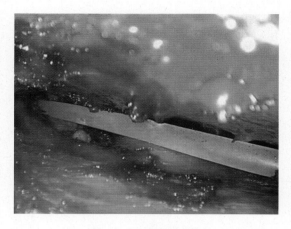

图 9-53　放置引流管

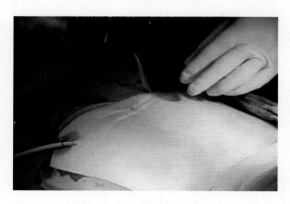

图 9-54　关闭切口

刀切断血管。接着从下外侧至上游离甲状腺，同法处理甲状腺中静脉。然后将甲状腺向上内侧翻转，游离并显露甲状腺上极血管和喉上神经，紧贴甲状腺上极用超声刀凝固切断甲状腺上血管。处理血管时也可用钛夹夹闭后切断。在整个过程中要注意对喉返神经、喉上神经和甲状旁腺的辨认和保护。然后离断悬韧带和甲状腺峡部，用超声刀切开甲状腺，切除甲状腺前侧大部分，保留后侧少量甲状腺组织。标本送入标本袋从 10mm 切口取出，送快速病理检查。冲洗手术野，确切止血后，缝合颈前肌群和颈白线。创面放引流管。通过挤压尽量排空皮下气体后，关闭切口。

3. 腔镜双侧甲状腺大部切除术　操作同单侧甲状腺大部切除术，处理完一侧甲状腺再处理另一侧。

【术后处理】

1. 观察生命体征变化、发声和吞咽情况。

2. 备气管切开包。

3. 引流管放置 1~2 天。

4. 术后 2~3 天可以出院。

5. 随访。

【并发症及防治】

根据文献报道,腔镜手术并发症与传统手术无明显差别,甚至少于传统手术,较常见的并发症有:

1. 皮下气肿和高碳酸血症 如果 CO_2 注入压力过高,可造成广泛而且严重的皮下气肿,甚至纵隔气肿,近而影响患者的呼吸、循环功能。一般来说,术中 CO_2 压力控制在 6~8mmHg,是较为安全的,不会对患者的生理功能造成较大的影响。尽量缩小皮下游离面积,手术完成后应尽量挤出皮下积气,以防皮下气肿的发生。

2. 出血 由于甲状腺本身血供丰富,尤其是甲亢时,血管充血扩张,增多增粗,出血更易发生。术中应充分暴露手术区域,保持术野清晰。在甲状腺大部切除时,应首先处理下内侧的甲状腺下极血管和外侧的甲状腺中静脉,这是减少和防治术中出血的关键。

3. 喉上、喉返神经损伤 由于腔镜的放大作用,术中可清楚地辨认喉上、喉返神经,只要处理甲状腺血管时远离神经,则可减少或避免喉上、喉返神经永久性损伤。大多喉上、喉返神经损伤是牵拉造成神经水肿所致,待炎症消退后可以恢复。

4. 甲状旁腺损伤 甲状旁腺位于甲状腺背侧被膜外,位置深,难以清晰显露,多因过于追求病灶的扩大切除,甲状腺背侧被膜保留不足而导致误伤,主要见于甲状腺病灶位于腺体深部的病例;也有报道是术中超声刀的热力损伤引起;多表现为一过性低钙血症,一般不需特殊处理;经术后静脉及口服补充钙剂,3 个月内症状消失。术中应保证超声刀距离甲状旁腺足够的距离,防止热损伤。

5. 甲状腺功能减退 术中甲状腺组织切除过多或残留腺体的血液供应不足可导致甲状腺功能减退。因而,在切除甲状腺腺体时,需保留腺体背面 5mm 厚的甲状腺组织,使残留部分有拇指末节大小。另外,在结扎甲状腺动脉时,应保证残留甲状腺腺体有相应的血液供给。术后一旦发生,应口服甲状腺素片控制甲状腺素水平。

6. 中转开放手术 文献报道中转率 0~13% 不等,中转原因主要有术中出血、肿块过大、冰冻切片示恶性肿瘤,另外还有局部粘连、喉返神经显露困难、淋巴结转移等。总体上腔镜甲状腺手术对技术熟练的腔镜医师是安全的,但手术指征仍须严格把握,并随时做好中转手术的准备。

【甲状腺良性疾病腔镜手术的评价】

甲状腺良性疾病腔镜手术不仅达到了同传统手术完全相同的治疗效果,而且具有美观、术中出血少、术后恢复快、并发症少、住院时间短等的优点。因而腔镜下甲状腺切除术集治疗和美容为一体,安全可行,具有广阔的发展前景。

四、腔镜辅助甲状腺癌手术

甲状腺癌患者年轻女性较多,术后生存时间也比较长,同时出于提高生活质量的要求,甲状腺癌患者也希望颈部美观。腔镜甲状腺癌切除术最早由 Miccoli 等于 2002 年报道。多宗大样本研究表明,对于低度恶性的甲状腺乳头状癌,MIVAT 及完全腔镜下手术是安全有效的,其并发症发生率、术后 5 年生存率等方面与传统手术无明显差别。现对腔镜辅助甲状腺癌切除术作一介绍。

【适应证】

目前认为较小的低度恶性的甲状腺乳头状癌,即低于 45 岁、没有淋巴结肿大、没有肿瘤局部侵犯的患者可行腔镜甲状腺癌切除术。

【禁忌证】

1. 既往颈部有手术或放疗史、甲状腺炎。
2. 有严重的心、肝、肺、肾等主要脏器功能不全;全身情况差不能耐受全麻。
3. 难以纠正的严重凝血功能障碍。
4. 恶性肿瘤发展快、有广泛淋巴结转移。

【术前准备】

术前应仔细进行全面体检,注意有无肺、肝的转移。术前诊断未明确,核素扫描为无功能结节的甲状腺病变,或有颈淋巴结肿大的,在术前需作细针穿刺细胞学检查。应做好术中快速病理检查准备。

【手术方法】

1. 麻醉 气管插管全身麻醉。
2. 体位 患者取仰卧位,颈部无需垫高。
3. 手术径路 以 Miccoli 采用的胸骨切迹上小切口途径为例介绍。

【手术步骤】

1. 操作空间的建立 于胸骨切迹上 2cm 处做一长约 1.5cm 水平切口,切开皮下脂肪与颈阔肌,切开时应仔细操作以避免任何微小的出血。纵形切开颈白线至少 3cm。用 2 个常规拉钩维持操作空间,一个拉钩牵起带状肌,也可以使用悬吊技术将胸锁乳突肌向外侧牵开以扩大手术空间,另一个拉钩协助显露甲状腺腺叶(图 9-55)。经皮肤切口用常规手术器械游离带状肌与甲状腺之间的间隙,置入 5mm 30° 腹腔镜。在腔镜视野下用直径 2mm 的器械操作。

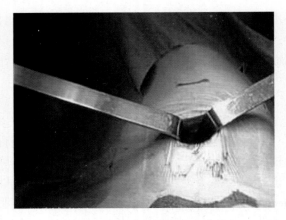

图 9-55　牵开切口

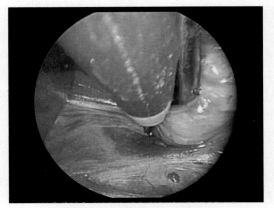

图 9-58　切断甲状腺上极血管

2. 结扎主要甲状腺血管　喉返神经尚未显露前，避免电凝（单、双极）至关重要。可用施夹器以小血管夹止血。首先游离出甲状腺中静脉（图 9-56），用小血管夹夹闭甲状腺中静脉后离断，显露甲状腺上极。向下牵拉甲状腺腺叶，将喉上神经向外侧牵开，用小血管夹夹闭甲状腺上动静脉后离断。在大多数手术中，喉上神经外侧支很容易鉴别，可避免损伤（图 9-57）。夹闭并切断甲状腺下血管（图 9-58），显露气管前外侧面。

3. 暴露喉返神经与甲状旁腺　向内上方牵引甲状腺腺叶，用剥离器轻轻推开甲状腺床的筋膜。喉返神经一般位于甲状腺气管沟内（图 9-59）。由于内镜的放大作用，很容易发现甲状旁腺（图 9-60）。处理靠近喉返神经的血管时，可用施夹器以小血管夹止血。通过这种方法，将喉返神经及甲状旁腺从甲状腺游离。

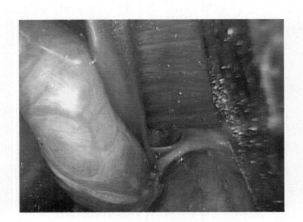

图 9-56　显露甲状腺中静脉

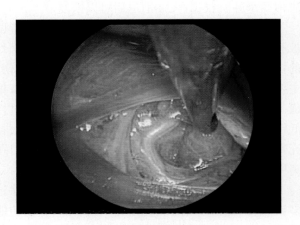

图 9-59　显露喉返神经

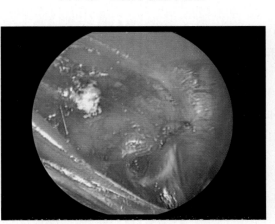

图 9-57　显露喉上神经

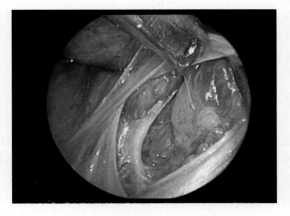

图 9-60　显露喉返神经、甲状旁腺

4. 切除甲状腺　取出内镜和拉钩,用常规血管钳小心地将腺体上部移至切口外(图9-61),在腺体上极轻轻牵引可将腺体完全取出。这时手术操作同开放手术一样是在直视下进行的。结扎小血管,离断Berry韧带,将腺叶从气管游离(图9-62)。再次检查喉返神经,避免损伤是非常重要的。将峡部从气管游离切断。同法处理对侧甲状腺腺叶。标本取出后用大量蒸馏水浸泡冲洗手术空间,创腔放引流管,缝合颈白线和颈阔肌(图9-63),切口用皮下缝线缝合或用皮肤胶粘合(图9-64)。

【术后处理】

1. 全麻患者清醒后即可改为半卧位。

2. 术后24小时内严密观察有无创口出血和呼吸困难等并发症。床边常规放置气管切开包。

3. 术后1~2天拔除引流管。

4. 监测血钙水平,如发生低钙血症,经静脉或口服补充钙剂。

5. 监测甲状腺素水平,如出现甲状腺功能减

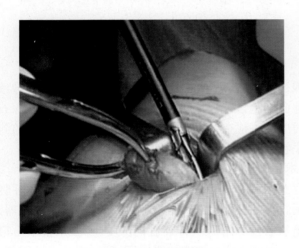

图9-61　提出肿块

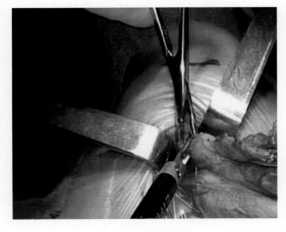

图9-62　切除肿块

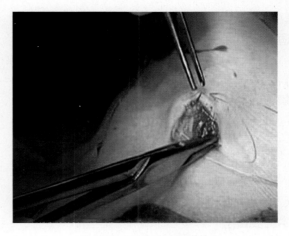

图9-63　缝合颈白线

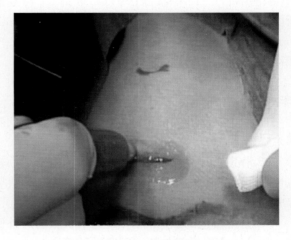

图9-64　关闭切口

退,需口服甲状腺素片替代治疗。

对于甲状腺恶性肿瘤是否适用于腔镜手术的问题,目前仍存在很大争议,争议的焦点是甲状腺癌进行腔镜甲状腺手术的切除范围是否能够达到开放手术要求、腔镜手术过程是否会引起肿瘤的播散和手术后患者的生存时间是否会受到影响。有学者主张,在腔镜甲状腺切除术发展成熟到有足够的信心清除沿颈动脉分布的淋巴结之前,不宜应用于处理恶性肿瘤。目前MIVAT仍主要限于低度恶性的甲状腺乳头状癌,但相信随着技术的进步,经验的积累,其应用范围将逐渐拓宽。

五、腔镜甲状旁腺手术

Gagner于1996年首次报道内镜下甲状旁腺切除术,随后陆续开展起来。与传统手术相比,腔镜甲状旁腺手术不仅疗效相同,且具有很好的美容效果。足够的手术操作空间、腔镜的放大作用和超声刀确切的凝血功能及无热传导效应,为腔镜甲状旁腺手

术成功开展的提供了保证。

【适应证】

甲状旁腺功能亢进,术前诊断为甲状旁腺腺瘤者。

【禁忌证】

1. 合并巨大结节性甲状腺疾病者;

2. 甲状腺、甲状旁腺及颈部手术史者;

3. 颈部放射史者;

4. 凝血功能障碍者;

5. 病态肥胖及内科治疗有效者。

【术前准备】

腔镜甲状旁腺手术的术前准备基本同传统手术,术前需行 ^{99m}Tc 甲状腺区扫描,颈部 CT 与高清晰度 B 超定位,以及血钙和甲状旁腺素(Parathyroid hormone,PTH)等检查。

【麻醉方法】

采用全身麻醉方法。

【手术方法】

1. 体位、操作空间的建立和维持同腔镜甲状腺手术。

2. 沿颈白线纵行分离带状肌,向一侧牵引。辨清甲状腺峡部,根据术前的定位游离患侧甲状腺腺叶。

3. 显露白色的颈血管鞘,到达甲状腺的后外侧方。切开甲状腺后部与气管间联系的筋膜。

4. 甲状腺上极很容易向前方牵开,检查上甲状旁腺。再由甲状腺腺叶自外侧向中间游离,显露下极,检查下甲状旁腺。显露甲状旁腺肿瘤(图 9-65)。

5. 甲状旁腺腺瘤血管用超声刀离断,边切边凝切除病变腺瘤(图 9-66)。

6. 切除标本置入塑料袋中取出,并立即行冰冻切片检查。

7. 冲洗创腔,仔细止血,放置引流管。

8. 缝合带状肌,免缝胶带粘贴切口。

术中分离甲状旁腺时应非常小心,一旦甲状旁

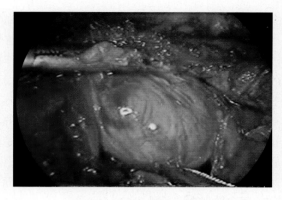

图 9-65　显露右侧甲状旁腺瘤

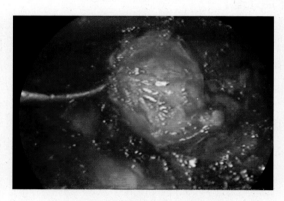

图 9-66　完整切除甲状旁腺肿瘤

腺被膜破裂,高功能性细胞就有可能外溢,从而导致腺瘤细胞自体种植和甲状旁腺功能亢进复发。探查时应注意检查常见异位甲状旁腺位置。术中可监测甲状旁腺素水平,以判断肿瘤是否完全切除。

【术后处理】

术后 24 小时内严密观察有无创口出血和呼吸困难等并发症。床边常规放置气管切开包,吸引器,给氧装置。术后次日查血钙浓度,一般来讲术后第二天血钙下降至正常水平以下,这时需补充钙制剂,数日后血钙可完全恢复正常水平。术后 5~10 分钟 PTH 可下降至术前值的 50% 以下,一个月后 PTH 可降为正常。

(胡三元　王延磊　张光永　陈波)

第 十 章

甲状旁腺手术

第一节　甲状旁腺应用解剖和生理概要

一、应用解剖

甲状旁腺通常位于甲状腺左右两叶背面的疏松脂肪组织中,数目不恒定,一般为4枚,分为上下两对,对称分布。甲状旁腺形似扁豆,呈黄、红或棕红色,质地柔软,每枚平均重量30~45mg,大小约为5mm×3mm×1mm。

上甲状旁腺源自胚胎期第Ⅳ咽囊背侧,发育时随同甲状腺一起下移,故与甲状腺的位置相对恒定,80%位于以喉返神经与甲状腺下动脉交叉上方1cm处为中心、直径2cm的圆形区域内。下甲状旁腺源自胚胎期第Ⅲ咽囊背侧,发育时随同胸腺下移,二者在咽部分离。由于下甲状旁腺下降路径长,故位置变异较大,60%位于甲状腺下、后、侧方,此外还可沿甲状腺韧带直到胸腺上端,或位于胸腺内,极少数可位于胸骨后前上纵隔(图10-1~图10-3)。

甲状旁腺血供80%左右来自甲状腺下动脉,少数来自甲状腺上下动脉的吻合支,沿甲状腺后被膜解剖有助于保留其血供(图10-4)。

二、生理功能

甲状旁腺分泌甲状旁腺素(parathyroid hormone,PTH),主要作用于骨、肾和小肠,调节和保持血清钙水平。PTH的主要生理功能有:①促进破骨细胞活性,使骨钙(磷酸钙)溶解释放入血,致血钙和血磷浓度升高。当其血中浓度超过肾阈时,经尿排出,导致高尿钙和高尿磷。②抑制肾小管对磷的重吸收,

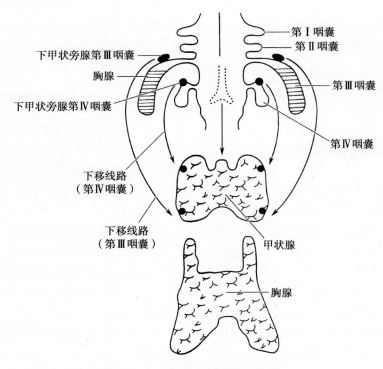

第Ⅰ咽囊
第Ⅱ咽囊
下甲状旁腺第Ⅲ咽囊
胸腺
第Ⅲ咽囊
下甲状旁腺第Ⅳ咽囊
第Ⅳ咽囊
下移线路(第Ⅳ咽囊)
下移线路(第Ⅲ咽囊)
甲状腺
胸腺

图10-1　甲状旁腺的胚胎发育

111

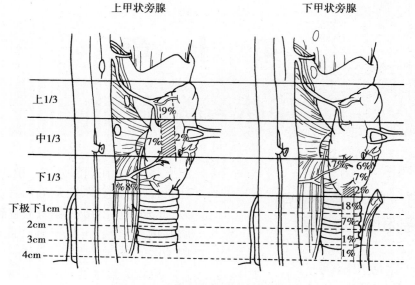

上甲状旁腺　　　　　　　下甲状旁腺

上 1/3

中 1/3

下 1/3

下极下 1cm

2cm

3cm

4cm

图 10-2　甲状旁腺的解剖变异

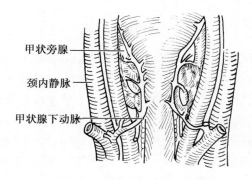

甲状旁腺

颈内静脉

甲状腺下动脉

图 10-3　甲状旁腺的常见位置

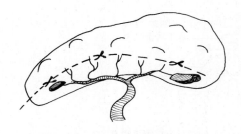

图 10-4　甲状腺后被膜解剖平面

使尿磷增加、血磷降低；同时加强肾小管对钙的重吸收；促使 1α- 羟化酶在肾脏内激活维生素 D3。③通过维生素 D3 的作用，促进小肠黏膜对钙的吸收。因此当发生甲状旁腺功能亢进时，可出现高血钙、高尿钙和低血磷。PTH 不受垂体控制，其分泌主要受血清钙浓度调节，与血钙离子浓度之间存在反馈关系，血钙过低可刺激 PTH 释放；反之，血钙过高则抑制 PTH 释放。PTH 正常分泌有昼夜节律性，在夜间 20 点及凌晨 4 点钟两个宽高峰，白天血中浓度则保持平稳。

第二节　甲状旁腺切除术

甲状旁腺切除术有传统、微创和内镜及内镜辅助下手术三种。传统的甲状旁腺切除术为双侧探查手术，目的是切除所有异常腺体，对于弥漫性增生病例，仅保留少部分甲状旁腺组织。近年来，甲状旁腺微创手术日趋普及，其开展得益于甲状旁腺超声、CT、MRI、^{99m}Tc 甲氧基异丁基异腈（Technetium ^{99m} sestamibi，^{99m}TcMIBI）联合单光子放射计算机断层显像及术中 PTH 测定等定位技术的发展和内镜技术的创新，使得手术朝向更加简洁、精确、安全的方向发展。

一、传统双侧探查手术

熟知颈部解剖、正确辨别甲状旁腺是成功实施手术的关键。具体的手术治疗方式因病因不同而有所变化，治疗原则是去除病变腺体，维持术后正常血钙水平。

【解剖要点】

1. 切断甲状腺中静脉，将甲状腺牵向内侧。

2. 解剖喉返神经并加以保护。

3. 进行活检或切除前找到全部甲状旁腺。

4. 上甲状旁腺通常位于甲状腺叶中 1/3，即环甲关节平面。

5. 下甲状旁腺通常位于甲状腺下极 1cm 范围内。

【适应证】

1. 症状性原发性甲状旁腺功能亢进症（肾结

石、纤维囊性骨炎、神经肌肉综合征)。

2. 符合以下条件之一的无症状性(轻型)甲状旁腺功能亢进症

(1) 血清钙超出参考值上限 1mg/dl;

(2) 尿钙 >400mg/24 小时;

(3) 肌酐清除率低于同龄参考值 30%;

(4) 骨密度值 T-score<-2.5;

(5) 年龄 <50 岁。

3. 继发性甲状旁腺功能亢进症(慢性肾病所致)。

4. 甲状旁腺癌。

【术前准备】

1. 血清钙中度升高者,手术前晚静脉输注生理盐水充分补液;血清钙重度升高者,术前 24 小时输注生理盐水 2~3L,然后利尿治疗。

2. 血清钙超过 3.5mmol/L 时应用帕米膦酸二钠 15~30mg,加入 500ml 生理盐水中,输注时间大于 4 小时;若血清钙超过 4mmol/L,帕米膦酸二钠剂量为 60~90mg。

3. 术前喉镜检查了解声带功能。

【手术步骤】

1. 麻醉　首选全麻,其次为局部区域阻滞麻醉。

2. 体位　仰卧位,肩背部垫枕,头正中过伸,上半身抬高 30 度。

3. 切口　环状软骨下 1cm,长约 5cm 平行颈纹弧形切口。

4. 游离皮瓣　用电刀分离颈阔肌下皮瓣,上至甲状软骨切迹,下至胸骨颈静脉切迹,两侧至胸锁乳突肌内侧缘。

5. 显露甲状腺　自动拉钩拉开上下皮瓣,切开颈白线,向外侧牵开舌骨下肌群,暴露甲状腺(图 10-5)。

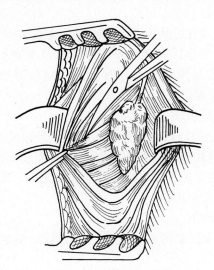

图 10-5　显露甲状腺

6. 显露下甲状旁腺(临床上统计甲状旁腺腺瘤以右下甲状旁腺最为常见,故一般先探查右侧)　离断甲状腺中静脉,向内上牵拉甲状腺。在甲状腺下极附近寻找下甲状旁腺,通常位于甲状腺下静脉分支间的脂肪组织中。

7. 显露上甲状旁腺　通常位于甲状腺上极后面,喉返神经进入环甲膜处 1cm 范围内(图 10-6)。

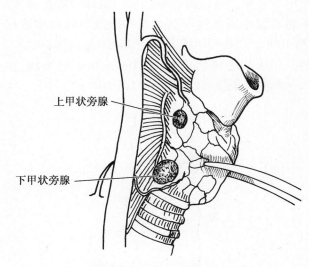

图 10-6　显露上、下甲状旁腺

8. 在探查异位的甲状旁腺时,还可以从三个解剖分区探查(图 10-7)。

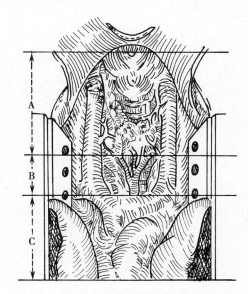

图 10-7　甲状旁腺探查三分区

A. 颈部甲状腺区;B. 胸骨柄后区;C. 上纵隔区

9. 切除病变腺体

(1) 如果为单个甲状旁腺腺瘤,单纯切除病变腺体即可;

（2）如果增大腺体呈纤维化，与周围结构粘连，临床怀疑为甲状旁腺恶性肿瘤时，需行包括病变腺体在内的患侧甲状腺切除术，如果同时有淋巴结肿大，应行同侧中央区颈淋巴结清扫术，甲状旁腺冰冻切片检查对确诊甲状旁腺癌帮助不大；

（3）如果为多个腺体增生性病变，有两种术式可供选择：一是行甲状旁腺次全切除术，即切除 3 枚半甲状旁腺。可以将切除的增生腺体冷冻保存，以备将来发生永久性甲状旁腺功能低下时移植治疗（图 10-8）。二是行甲状旁腺全切除术加自体移植术，将其中 1 枚腺体切成 1mm×1mm×1mm 的小块，植入一侧前臂屈肌内约 15 小块（图 10-9）。

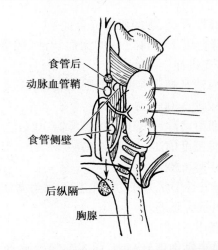

图 10-10　异位上甲状旁腺的可能位置

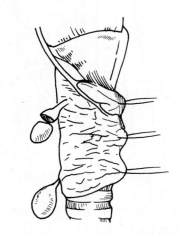

图 10-8　甲状旁腺次全切除术

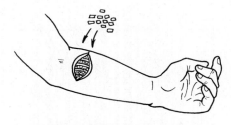

图 10-9　甲状旁腺前臂自体移植术

10. 缝合切口　一般无需放置引流。

11. 异位甲状旁腺的处理　常规解剖位置未发现甲状旁腺时，提示存在甲状旁腺胚胎发育异常，术中颈部超声检查有助于发现甲状腺内的异位甲状旁腺。上甲状旁腺的异常位置有 4 处：食管后、颈动脉血管鞘、食管侧壁和后纵隔（图 10-10），下甲状旁腺的异常位置有 5 处：甲状腺内、气管前和气管旁、胸骨甲状肌内、胸腺上极内和前纵隔（图 10-11）。

寻找异位的甲状旁腺应遵循以下步骤：

（1）检查甲状腺被膜，触摸甲状腺腺体；

（2）经颈部胸腺部分切除，即切除胸腺上部及

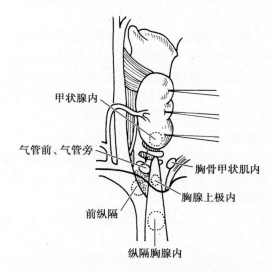

图 10-11　异位下甲状旁腺的可能位置

气管旁组织；

（3）检查咽旁、咽后及食管间隙；

（4）打开颈动脉鞘，沿颈总动脉行径检查；

（5）结扎甲状腺下动脉或行甲状腺腺叶切除术；

（6）终止探查，行 ^{99}mTcMIBI 联合单光子放射计算机断层显像及术中 PTH 测定等定位方法寻找异位甲状旁腺。

【术中注意事项】

喉返神经的走行与上、下甲状旁腺关系密切，上甲状旁腺通常位于喉返神经的后面及头侧，下甲状旁腺通常位于喉返神经的前面及尾侧。术中需仔细辨别，避免损伤。

【术后处理】

1. 注意监测血钙变化，有无颜面、手足的麻木抽搐。

2. 出现低血钙症状时，应采用静脉注射 10%

葡萄糖酸钙 10ml,必要时每 8 小时重复 1 次至症状消失或血钙浓度正常。

二、微创甲状旁腺切除术
(minimally invasive parathyroidectomy,MIP)

【适应证】

适合手术治疗的单发性甲状旁腺腺瘤患者。术前定位检查阴性或多发性甲状旁腺腺瘤者不适合行 MIP 治疗。

【术前准备】

术前定位检查首选 ^{99}mTcMIBI 联合单光子放射计算机断层显像技术。其他检查方法,例如超声、CT、MRI 检查也可使用,但敏感性较差。

【手术步骤】

1. 麻醉　全麻或颈部区域阻滞麻醉。
2. 体位　同传统双侧探查手术。
3. 切口　胸锁乳突肌前缘定位阳性部位,沿皮纹切口,长约 2~3cm(图 10-12)。

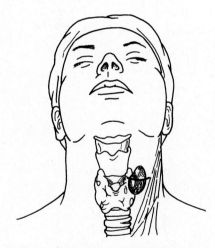

图 10-12　微创甲状旁腺切除术切口

4. 显露切除病变甲状旁腺　切开颈阔肌后稍予分离,于胸锁乳突肌前缘纵形劈开颈前肌,直抵甲状腺背面,寻找病变腺体。切除甲状旁腺。
5. 缝闭切口　无需引流。

三、内镜及内镜辅助下甲状旁腺切除术

近年来,腔镜技术的开展与普及,使得内镜及内镜辅助下甲状旁腺切除术渐成趋势。开展此项技术需要有熟练的腔镜技术及开放甲状旁腺切除术为基础。

【适应证】

适合单发、定位准确的甲状旁腺腺瘤患者。

【禁忌证】

1. 腺瘤直径大于 3cm。
2. 复发性疾病。
3. 以前未曾行范围广泛的颈部手术。
4. 多发性内分泌肿瘤和家族性原发性甲状旁腺功能亢进症患者。
5. 甲状旁腺癌。

【术前准备】

同微创甲状旁腺切除术。

【手术步骤】

1. 麻醉　全麻。
2. 体位　同传统双侧探查手术,但不强调颈部过伸。
3. 戳口选择　内镜下甲状旁腺切除术一般选择 3~4 个戳口,使用 5mm 内镜经下颈部中央戳口置入,另外 2~3 个戳口根据需要置于胸锁乳突肌内侧缘处。需要充气建立操作空间(图 10-13)。内镜辅助下甲状旁腺切除术切口选在胸骨颈静脉切迹上方 2cm 处,长约 1.5cm,无需充气。

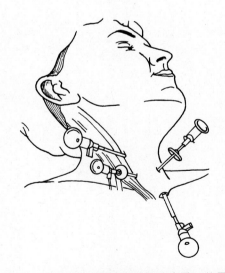

图 10-13　内镜下甲状旁腺切除术戳口位置

4. 具体显露、探查同常规手术无明显差异。

(武正炎　李海志)

第三篇
乳房手术

第 十 一 章

乳房应用解剖和生理概要

第一节　乳房应用解剖

乳房位于胸前部,向前隆起,上起第二肋间下至第六肋间,于胸壁间沟之称下乳沟。内侧到胸骨旁线,外侧达腋中线,外上方可向腋部伸展,又称乳腺尾部(axillary tail of Spence)。其基部位于胸大肌及胸肌筋膜的表面。乳房中间有乳头,周围皮肤有明显的色素沉着,色泽较深,称为乳晕(areola of breast)。青春期乳晕呈浅棕色,妊娠及哺乳后乳晕部有色素沉着,呈深褐色。乳晕部皮肤可以有毛发及腺体,如汗腺及皮脂腺。在妊娠及哺乳期可以增大,称蒙氏(Montogomery)结节。少数女性在乳腺外上,近腋部,胸大肌外侧可以有副乳。

乳腺位于浅筋膜的浅层与深层之间,浅筋膜浅层位于真皮的深层,深层与胸大肌筋膜紧密相连。乳腺被包裹于浅筋膜的二层"包囊"中,浅筋膜向乳腺中延伸形成小叶间隔,此间隔一端连于皮肤,一端连于胸肌筋膜,对乳腺组织可起一定的支持作用,称为乳腺悬韧带(Cooper lig)。当肿瘤侵犯周围组织时,由于肿瘤组织的增大,而悬韧带不能随病变的增大而延伸时,呈相对缩短而牵拉表面皮肤呈凹陷状,称为"酒窝征"。当乳腺肿瘤阻塞乳房淋巴回流时,发生相应区的皮肤水肿,表面毛囊和皮脂腺处的皮肤与皮下组织筋膜相连,皮肤呈现多点凹陷的水肿称"橘皮样变",浅筋膜与胸大肌筋膜之间为乳房后间隙,组织较为疏松,乳房有一定的活动度。当肿瘤侵犯胸大肌筋膜时整个乳房的活动会受到限制。

一、乳腺内部结构

乳腺是由腺体、输乳管、脂肪及纤维组织组成。每侧乳腺由 15~20 个腺叶组成,每个腺叶分成若干个腺小叶,每个腺小叶又由 10~100 个腺泡组成。腺泡排列在小乳管周围,其开口与小乳管相连称末梢导管,末梢导管与乳腺小叶共同组成乳腺基本单位。

多个末梢乳管又汇集成小叶间乳管,多个小叶间乳管再汇成腺叶的输乳管又称小叶间输乳管,并开口于乳头部。输乳管在近乳头部稍狭窄,在达乳晕处较膨大,称为输乳管窦,又称为壶腹部。每个乳头有 15~20 个输乳管口,腺叶之间有丰富的结缔组织将腺叶予以分隔(图 11-1)

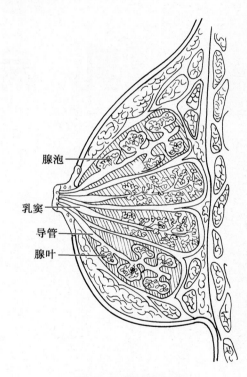

腺泡———

乳窦———

导管———

腺叶———

图 11-1　乳腺的结构

二、乳腺血供

乳房的血供主要来自内乳及胸外侧动脉,约 60% 的乳房组织(主要是内侧及中央部)的血供来自内乳动脉,30% 的乳腺组织(主要是乳腺外上方)的血供来自胸外侧动脉。胸肩峰动脉的胸肌支,第三、四、五肋间血管的外侧支,肩胛下及胸背动脉亦有小支供应乳腺。乳房及胸壁的静脉回流到胸内静脉,腋静脉及肋间后静脉。

三、乳腺淋巴引流

乳房淋巴回流是是非常丰富的,乳房皮下及乳头下有淋巴网。浅层淋巴网位于真皮乳头下层,淋巴管常无瓣膜,并与周围皮肤浅淋巴管网有广泛交通。深层网位于真皮及皮下组织交界处,管腔内有瓣膜,其淋巴管深入皮下成丛并向乳头方向集中,形成乳头下淋巴管丛。向乳晕方向集中,形成乳晕下淋巴管丛。此二丛汇成较大的集合淋巴管,与血管伴行与皮下最后汇流到局部淋巴管。乳晕下淋巴管较丰富,与乳腺实室淋巴管相通。

乳腺实质淋巴管起自小叶结缔组织及血管周围内的毛细淋巴管网,沿输乳管向乳头汇集汇入乳晕下淋巴丛。一般乳腺浅筋膜层的毛细淋巴管汇入乳晕周围淋巴管丛或直接注入局部淋巴结。乳腺深层的毛细淋巴管较粗,淋巴管可直接汇入胸肌筋膜的淋巴管丛或注入乳晕下淋巴管丛。

乳晕下淋巴管丛通常有两条较大的输出淋巴管,外侧干主要收集乳腺外侧及中央部的集合淋巴管,向外上方经胸大肌外缘,沿胸外侧血管上行注入腋淋巴结的前群及中央群。内侧干收集乳腺内侧部淋巴回流,穿过胸肌注入内乳淋巴结及腋部淋巴结。腋淋巴结收集约75%的乳房淋巴回流,内乳淋巴结收集约25%的淋巴回流(图11-2)。

四、乳腺有关淋巴结

腋淋巴结　腋淋巴结位于腋静脉周围,自Halsted韧带到背阔肌前缘的脂肪组织内,淋巴结分布、排列、数目差别较大。Haagensen报道腋淋巴结最多可达82个,最少为8个。Prickrer等报道,腋淋巴结平均可达21.5个。腋淋巴结接受约75%的乳房淋巴回流,内乳淋巴结接受约25%的淋巴回流。

腋淋巴结从解剖部位可分为5群:①前群,位于腋窝内侧、胸外侧血管周围。②中央群,位于腋窝中央、腋静动脉下方的结缔组织内,为腋窝最大组的淋巴群。③外侧群,位于肩胛下血管的远端,沿腋血管分布。④后群,沿肩胛下血管周围分布。⑤尖群,又称锁骨下淋巴结群,位于胸小肌内侧缘以上、腋静脉周围。部分可在腋静脉上缘、胸肩峰血管周围,常是腋淋巴结群的最高位。

临床上腋窝淋巴结常根据胸小肌的解剖可将腋淋巴结分为三群。胸小肌外侧缘以下为下群,即腋窝的外侧群及后群、及部分中央群淋巴结。胸小肌后方为中群;胸小肌内侧缘以上为上群淋巴结,即尖群淋巴结(图11-3)。

胸肌间淋巴群　又称为Rotter淋巴结群。有些学者将其纳入腋淋巴结群,实际上该组淋巴结在胸大、小肌间,在胸肩峰血管周围接受乳腺深部及胸大肌的淋巴回流,该组淋巴结经常为1~2个,可直接回流向锁骨下淋巴结,腋淋巴结清除时应包括该组淋巴结在内。

胸骨旁淋巴结　又称内乳淋巴结,位于胸骨旁两侧,距胸骨缘约1cm处,在胸廓内动脉(又称内乳血管)的两侧。胸廓旁淋巴结分布于第1~6肋间胸骨旁,其中主要在第1~3肋间,第4肋间很少有淋巴结,第5、6肋间接受胸壁的淋巴结回流。胸廓内淋巴结接受约25%的乳房淋巴回流。

五、腋窝局部解剖

腋窝位于肩关节下方、上臂和上胸壁之间。上

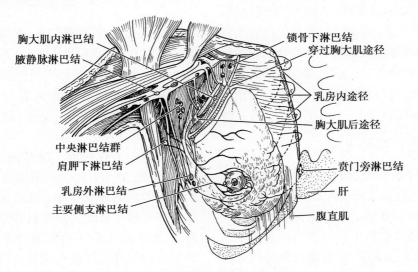

图 11-2　乳房淋巴引流途径

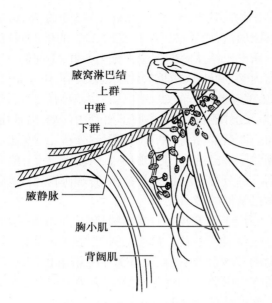

图 11-3 腋窝淋巴结分群

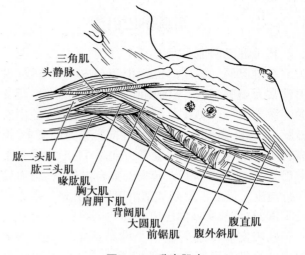

图 11-4 乳房肌肉

臂外展时,该处呈穹隆样凹陷,称腋窝。腋窝的前壁为胸大、小肌,锁骨下肌及其筋膜。外侧为肱骨结节间沟,其前内侧为肱二头肌和喙肱肌;内侧壁为前锯肌及第 1~4 肋间;后壁侧有肩胛下肌、大圆肌、背阔肌及肩胛骨。腋窝上方有腋血管及臂丛神经通过。腋窝内主要为疏松脂肪结缔组织填充,内含腋淋巴结群及淋巴管,以及血管神经、腋部脂肪组织与锁骨及锁骨上脂肪结缔组织相连。

六、胸肌筋膜与腋筋膜

胸大肌筋膜为胸固有筋膜的浅层,覆盖在胸大肌表面,上达锁骨,下达腹直肌鞘表面,内侧达胸骨部,外侧移行覆盖于背阔肌表面。在胸大肌下缘与胸固有筋膜附着。胸小肌筋膜系胸固有筋膜深层,分前后两层包绕胸小肌,形成胸小肌鞘。此筋膜在胸小肌以上及外侧部称胸锁筋膜。胸肩峰血管的胸肌支及胸外侧神经的分支穿过该筋膜。腋筋膜为腋窝底的深筋膜,向内与固有筋膜相通,向前与前锯肌筋膜相连(图 11-4)。

七、神经支配

胸大、小肌受胸前神经、胸外侧神经及胸内侧神经的支配,在改良根治术时如将支配胸大、小肌的神经损伤,将导致胸肌萎缩。胸外侧神经起自臂丛外侧束,跨过腋静脉后在胸小肌内侧缘沿胸肩峰动脉的内侧支进入胸大肌深层,支配胸大肌的锁骨分及胸骨分的内 1/3 部位。

胸内侧神经,起自臂丛内侧束,至腋静脉内侧,不跨越腋静脉,沿胸小肌深面向前下方,有小分枝支配胸小肌,并有分支穿过胸小肌支配胸大肌的外侧缘。腋窝内有胸长及胸背神经,分别支配前锯肌、背阔肌及肋间臂神经。①胸长神经起自臂丛颈 5~7 神经根,位于胸廓侧方,沿前锯肌表明向下,支配前锯肌,与胸外侧动脉伴行,周围为腋淋巴结前群。②胸背神经起自臂丛的后束,沿腋静脉的后内侧下行,与肩胛下血管伴行进入背阔肌。③肋间臂神经,由第二肋间神经外侧皮支,经腋窝分布于上臂内侧皮肤,常较粗,称肋间臂神经,损伤后可引起上臂内侧皮肤麻木。

第二节 乳腺生理概要

一、乳腺生长发育

乳腺是女性重要特征,是哺乳动物特有的器官。乳腺在胚胎期、幼儿期、青春期、妊娠期、哺乳期和绝经后老年期均受体内内分泌的调控而发生相应的变化。了解乳腺发育过程与内分泌的关系,对研究乳腺疾病的发生、发展、治疗、预防均有重要的意义。

乳腺的发育过程 胚胎期受母体雌激素的作用,在妊娠 35 天起即出现乳腺芽,以后自二侧腋窝到腹股沟内侧形成有 6~8 对的表面增厚,为乳腺始基。在妊娠 7 周起乳腺始基开始退化,仅存胸前一对,乳腺芽内陷至间质内,发育成为乳腺。第 8 周起始基部的外胚叶细胞形成乳头芽,在妊娠 6 月以后逐步形成乳腺导管系统。出生后 7 天有时在乳头下方可及硬结,大都是由于母体雌激素以及新生儿垂体分泌高浓度的催乳素所引起,在出生2周后会逐步消失。

儿童期的乳腺基本处于"静止"状态。青春期乳腺基本结构包括腺泡及腺体逐步发育完善,并由大量结缔组织填充于乳腺中。结缔组织中的纤维连于胸肌筋膜称乳腺悬韧带,并将乳腺分割成15~20个腺叶。每个腺叶又分成若干小叶,每个小叶为复合的管状腺泡,由分泌上皮细胞组成。小叶腺泡产出的乳汁由小叶内导管输出,汇入小叶间导管,最后汇入总导管(又称输乳管),开口于乳头。妊娠前半期受雌激素及孕激素共同作用,乳腺导管开始生长,扩大并形成分支。导管树形成多个囊泡,小导管及腺泡迅速增生,腺泡增大,结缔组织减少。妊娠中期随着垂体分泌的催乳素以及胎盘分泌的雌激素、孕激素的逐步升高,乳腺末端输乳管明显增生,腺上皮细胞增生明显,乳房增大,乳晕皮肤颜色加深,乳晕腺增大,乳头增大。妊娠后期到分娩,血中PRL水平达高峰,血管增粗,血流量增多,分泌上皮活跃,发育成熟的腺上皮开始有分泌时为初乳,内含脂肪滴、乳蛋白、乳糖及抗体等。分娩后由于血中雌激素及孕激素的含量突然下降,催乳素水平明显上升,使乳腺开始泌乳。哺乳期的乳腺腺体发育成熟,腺泡腔进一步扩大,腺泡处于不同的分泌状态,腺泡腔内充满乳汁。停止哺乳后催乳素水平下降,上皮分泌活动减退,小叶结构开始萎缩,分泌细胞退化,乳腺又进入了静止过程。绝经后卵巢雌激素及孕酮开始下降,乳腺导管及结构退化,周围纤维基质增加,乳腺的实质被脂肪及基质所替代。随着年龄的增大,乳腺内的脂肪及基质退化,引起乳腺皱缩,小叶结构消失,密度下降,乳房外形随之萎缩下垂。

二、下丘脑-垂体-卵巢内分泌激素及乳腺调节作用

1. 下丘脑促性腺激素释放激素 女性乳腺的生理性周期的改变受到下丘脑、垂体和卵巢激素的作用,通过神经、体液的调节而出现周期性的改变。下丘脑脉冲式的分泌促性腺激素释放激素(GnRH)促使垂体细胞合成及分泌黄体生成素(LH)及卵泡刺激素(FSH)。其脉冲频度及幅度呈规律性及周期性。由于GnRH使垂体释放的LH和FSH量呈一定比例,并且有规律性的分泌,使卵泡生成和内分泌的释放亦呈周期性改变,因而内分泌的功能亦呈周期性改变。而卵巢分泌性激素亦可逆向调节下丘脑分泌GnRH及垂体分泌LH、FSH,这种调节称为负反馈调节。GnRH除作用于垂体外,对卵巢、胎盘等亦有一定的调节作用。在下丘脑—垂体—卵巢轴的调节中,GnRH有直接或旁分泌调节的多条通路,该轴中垂体前叶及卵巢所分泌的激素更直接作用于乳腺,引起乳腺周期性的生理改变。

2. 卵巢激素

(1) 雌激素(Estrogen):主要由卵泡细胞产生,是影响乳房发育、生长的重要激素。体内的雌激素有3种类型:雌酮(Estrone E1)、雌二醇(Estradiol E2)及雌三醇(Estriol E3)。其中雌二醇的活性最强,亦是调节乳腺周期性变化及引起乳腺癌的主要激素。而雌三醇的活性较低,由雌二醇及雌酮降解而来,对乳腺癌的发生有一定的保护作用。绝经期后的妇女体内雌激素主要来自于肾上腺分泌的雌激素及食物中摄入的胆固醇经芳香化酶的作用转化成雌激素。雌激素的作用可使导管增生、延长,结缔组织增生,对女性生殖系统的发育、蛋白质的合成、水钠潴留及骨骼代谢有一定的作用。

(2) 孕激素(Progesterone):又称黄体酮,由卵巢黄体产生,孕激素的作用是在雌激素作用的基础上使乳腺导管进一步增生或延长,并促进腺泡及腺小叶形成。妊娠时黄体及胎盘可分泌大量孕激素,使乳腺腺泡、腺小叶、导管均得到充分发育,做好哺乳的准备。

行经期的女性,乳腺在下丘脑、垂体、卵巢的相互作用下,体内雌激素及孕激素的分泌有周期性的改变,可分为三个阶段:①增生期,在月经来潮后7~8天开始到18~19天止。此期在雌激素的作用下,乳腺延伸增长,管腔扩大,导管上皮增生肥大,核仁增大,核 体、线粒体增多,构成新的腺小叶。②分泌期,行经后5~7天起到月经来潮止。此期内随着孕激素分泌增多,乳腺小叶导管末端分支增多,腺管扩张,上皮基底膜增厚,小叶内腺泡上皮增生肥大,导管及腺泡内有分泌物积聚,小叶及叶间结缔组织水肿,血管扩张,并有淋巴细胞及浆细胞浸润。因而表现为乳腺体积增大,乳腺有肿胀、压痛。月经来潮后上述症状可以减轻缓解。③行经期,月经来潮后,由于雌激素及孕激素水平急剧下降,乳腺导管及小叶明显复归退化,末梢导管及上皮细胞萎缩,管周纤维组织呈玻璃样变性,淋巴细胞浸润减少。临床上乳腺松弛变软,胀痛及触痛也缓解或消失。乳腺随着月经周期的改变出现增生与复归的变化,因此临

床检查乳腺的最佳时机是月经来潮后的一周左右。此时乳腺是最松弛,变化最小的时期。乳腺如有病理改变,在此期间是最容易检出的。

三、其他内分泌激素调节作用

1. 肾上腺皮质激素　肾上腺分泌的盐皮质激素(如醛固酮),糖皮质激素(如皮质醇)以及少量性激素(雄激素与雌激素),尤其绝经后妇女体内雌激素部分由肾上腺分泌的雄激素经芳香化酶的转化而成。肾上腺分泌的激素对乳房的生长发育、乳腺小叶及腺泡的发育有重要作用。

2. 甲状腺激素　甲状腺激素间接影响乳房的发育。甲状腺激素可使细胞内的蛋白酶载运蛋白大量增加,相应增强机体的功能。也可促进乳腺的生长发育,甲状腺功能低下时也可影响乳腺的发育。

3. 胰岛素　胰岛素对乳腺的生长发育也有重要的作用。

(沈镇宙)

第 十 二 章

乳腺炎症性疾病手术

第一节　急性乳腺炎手术

急性乳腺炎(acute mastitis)大多数发生在产后哺乳期的最初 3~4 周内,尤以初产妇为多见。致病菌大多为金黄色葡萄球菌,少数为链球菌。急性乳腺炎的感染途径有:①致病菌直接侵入乳管,上行到腺小叶。腺小叶中如有乳汁潴留,使得细菌容易在局部繁殖,继而扩散到乳腺实质。致病菌常为金黄色葡萄球菌或链球菌,感染可在局部引起炎症,继而沿乳腺纤维间隔蔓延,形成多房性的脓肿;②致病菌直接由乳头表面的破损、皲裂侵入,沿淋巴管蔓延到腺小叶或小叶间的脂肪、纤维组织,引起蜂窝织炎。金黄色葡萄球菌常常引起深部脓肿,而链球菌感染往往引起弥漫性蜂窝织炎。

起病时常有高热、寒颤等全身中毒症状,患侧乳房体积增大,局部变硬,皮肤发红,有压痛及搏动性疼痛。如果短期内局部变软,说明已有脓肿形成,需要切开引流。患侧的腋淋巴结常有肿大,白细胞计数常增高。

脓肿的临床表现与其位置的深浅有关,位置浅时,早期有局部红肿、隆起,而深部脓肿早期时局部表现常不明显,以局部疼痛和全身性症状为主。脓肿可以单个或多个,可以先后或同时形成;有时自行破溃或经乳头排出,亦可以侵入乳腺后间隙中的疏松组织,形成乳腺后脓肿(图 12-1)。

【治疗及手术步骤】

早期乳腺炎时患侧乳腺应停止哺乳,同时用吸乳器吸出乳汁,用乳罩托起乳房,局部用热敷或鱼石脂油膏外敷,全身应用抗生素,或局部注射在炎症病灶四周。已有脓肿形成时,则应及时切开引流。深部脓肿如果波动感不明显,可先用超声波定位,并用针头穿刺证实后再行引流。手术切口可循乳管方向作放射状切口(图 12-2),如果有数个脓腔,则应用手指分离纤维间隔,分开脓腔间的间隔,充分引流(图12-3),必要时作几个切口甚至对口引流(图 12-4)。

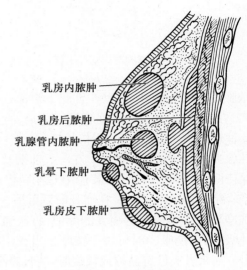

图 12-1　乳房脓肿部位

乳房内脓肿
乳房后脓肿
乳腺管内脓肿
乳晕下脓肿
乳房皮下脓肿

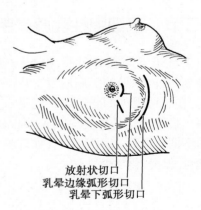

放射状切口
乳晕边缘弧形切口
乳晕下弧形切口

图 12-2　切口

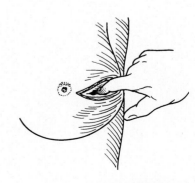

图 12-3　手指分离纤维间隔

123

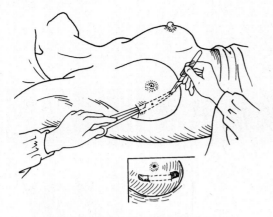

图 12-4 脓肿对口切开引流

深部脓肿或乳腺后脓肿,可以在乳腺下皱褶处作弧形切口,在乳腺后间隙与胸肌筋膜间分离,直达脓腔。此种切口便于引流,不易损伤乳管。

乳腺炎的预防较治疗重要。在哺乳前期及哺乳期要保持两侧乳头的清洁,如果有乳头内缩者,应将乳头轻轻挤出后清洗干净。在哺乳前后可用 3% 硼酸水洗净乳头。养成定时哺乳的习惯,每次哺乳后将乳汁吸净,不能吸净时可用手按摩挤出或用吸乳器吸出。如果乳头已有破损或皲裂时,应暂停哺乳,用吸乳器吸出乳汁,待伤口愈合后再行哺乳。

第二节 浆细胞性乳腺炎手术

常由于乳晕下导管有阻塞,引起导管扩张,管壁上皮萎缩,管内积聚的类脂质及上皮细胞碎屑侵蚀管壁后,在管壁周围的脂肪组织内见有片状的浆细胞浸润。浆细胞性乳腺炎(plasma cellular mastitis)在发展的不同阶段还有不同命名,如乳腺导管扩张症、粉刺型乳腺炎、化学性乳腺炎等。

本病常见于绝经前后,为非哺乳期的乳腺炎症,起病常在乳晕周围出现红肿,有急性炎症症状,有时有乳头内陷。病程较长,可反复发作。早期可有一侧或双侧乳头浆液性排液,有时在乳头或乳晕下形成边界不清的小结节。病变发展时局部可出现红、肿、痛等症状,并在乳晕周围或乳腺实质出现肿块,亦可出现皮肤粘连、乳头回缩、局部水肿以及腋淋巴结肿大等征象,易误诊为乳腺癌。有时肿块逐步软化形成脓肿,穿破后形成经久不愈合的瘘管。

在有乳头排液时可以作手术切除扩张的导管。局部炎症明显时应用抗生素治疗,避免切开引流。脓肿形成后常自行穿破,形成瘘管,可经久不愈。此时可作手术治疗,切除瘘管及其周围组织。

第三节 乳腺脂肪坏死手术

乳腺脂肪坏死(breast fat necrosis)大多发生在脂肪丰富、肥大、下垂型乳腺,常有局部外伤史。

起病常较急,突然出现乳房坚硬,肿块,并与皮肤粘连,可有压痛,有时与乳腺癌很难鉴别。但腋淋巴结常不肿大。一般很少有继续增大,X 线摄片检查时可见有皮肤凹陷、肿块阴影、边界不清,有毛刺征,并可见有微细钙化点等,也不易与乳腺癌相鉴别。

切除活检是首选的治疗方法。手术在局麻或全麻下作肿块完整切除,送病理检查。切除的坏死组织切面呈白色。镜检在早期时可见脂肪细胞结构模糊,广泛坏死时可见慢性炎症反应,病变中心有异物巨细胞和淋巴细胞浸润,周围被巨噬细胞和新生结缔组织包围。

(沈镇宙)

第 十 三 章

乳腺良性肿瘤手术

第一节　乳腺纤维腺瘤手术

【概述】

纤维腺瘤(fibroadenoma)是属于乳腺纤维上皮型肿瘤,是青少年中常见的肿瘤,发病年龄在20~30岁之间最多。纤维腺瘤的发生与体内雌激素水平有关,因而肿瘤很少发生在月经来潮前或绝经后。肿瘤大多是单发,但有15%~20%的患者可以多发,亦即同时在乳房内出现多个肿块,或在局部肿块切除后在乳腺其他部位再长类似的肿块,但在经过妊娠及哺乳后,很少再有新的肿块生长。

纤维腺瘤大小不一,以往将直径超过7cm以上者称巨纤维腺瘤。目前将巨纤维腺瘤纳入良性分叶状肿瘤,肿块大都呈卵圆形,有时为分叶状,表面光滑,实质有弹性,与周围组织分界清楚,触诊时有滑脱感,活动度大,与皮肤及胸肌无粘连,腋淋巴结无肿大。纤维腺瘤生长缓慢,可以数年或数十年没有变化,但偶尔在妊娠或哺乳期可以突然迅速增大。

纤维腺瘤是属于良性肿瘤,很少发生恶变,但也有很少数患者可在妊娠或哺乳期有增大,一般对临床较明显的纤维腺瘤可以应用手术切除,同时亦可明确诊断。

【手术步骤】

手术可以在局麻下进行,有时肿块较小,在应用局麻后常不易扪及,因而如能在肋间神经阻滞或静脉麻醉下进行,常便于暴露及手术操作、手术切口的选择。如肿瘤在乳房上方可采用沿皮纹的弧形切口;在乳房下方则常用放射形切口;位于乳晕周围者可作沿乳晕切口;肿瘤位于乳房下方者,亦可经乳房下皱褶处弧形切口。术时在暴露肿瘤后可将肿瘤包括其包膜完整切除(图13-1)。

第二节　乳腺分叶状肿瘤手术

【概述】

与乳腺纤维腺瘤同属于纤维上皮型的肿瘤,占乳腺肿瘤的0.3%~0.9%,占乳腺纤维上皮型肿瘤的2%~2.5%,常为单发。WHO(2003版)将分叶状肿瘤分为良性、交界性及恶性三大类。良性分叶状肿瘤的间质比纤维腺瘤更丰富,间质细胞在邻近上皮处更密集,形成"导管周间质",核分裂罕见。交界性分叶状肿瘤的间质与纤维瘤病或低度恶性纤维肉瘤相似。而恶性分叶状肿瘤的间质更丰富,异型性和核分裂更明显。分叶状肿瘤发病年龄大都为20~70岁,病程较长,生长缓慢,肿瘤体积有时较大,或短期内肿瘤内出血或囊性变而突然增大。肿瘤边界清楚,结节分叶状质韧,部分区域可呈囊性,表面皮肤可因瘤体增大,压迫成菲薄光滑水肿样,但与肿瘤不粘连。良性分叶状肿瘤一般不转移,但切除不当易

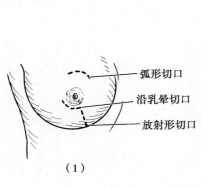

（1）

弧形切口
沿乳晕切口
放射形切口

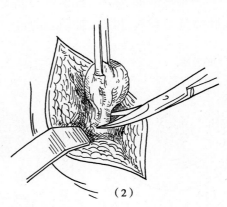

（2）

图 13-1　乳腺纤维腺瘤切除术

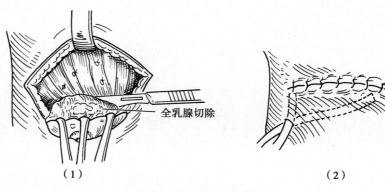

（1）　　　　　　　　　　　　　　　　（2）

图 13-2　全乳腺切除术

有局部复发,可在多年后出现复发。交界性者局部复发风险高,复发出现较早,且复发后分化程度可升级。恶性分叶状肿瘤可以有血道转移。

【手术步骤】

分叶状肿瘤的治疗主要是手术治疗。对分叶状肿瘤的手术范围一般需根据肿瘤的大小而可作肿块广泛切除或部分乳房切除,尤其是良性或交界性的分叶状肿瘤。恶性分叶状肿瘤的手术范围同样可作局部广泛切除术。如肿瘤范围较大,反复发作或有多个结节时可作全乳腺切除术(图 13-2)。有时还要连同胸大肌筋膜一并切除。分叶状肿瘤很少有淋巴结转移,淋巴结转移率为 5% 以下,因而一般不需处理淋巴结。如临床有肿大淋巴结时可作淋巴结活检,如有转移者,可再作淋巴结清扫术。

分叶状肿瘤的预后与手术方式及肿瘤分化程度有关,单作肿瘤切除或摘除的局部复发率高,复发后再作彻底的切除,仍可获得较好的结果。中度及高度恶性肿瘤可有血道转移,化疗及放疗的疗效尚难评价。

第三节　乳腺导管内乳头状瘤手术

【概述】

导管内乳头状瘤是一种有纤维血管轴心的良性乳头状病变。临床上可分为中央型乳头状瘤及周围型乳头状瘤,前者常位于乳晕附近及大导管壶腹部;后者起源于终末导管小叶单位,常有多发性,称为多发性导管内乳头状瘤。中央型乳头状瘤好发年龄在 40~50 岁。临床以血性或浆液血性溢液较为多见,通常发生在大导管壶腹部。有时在乳晕部可触及小结节,轻压有乳头排液,可有助于病变导管的定位。周围型导管内乳头状瘤年龄与中央型管内乳头状瘤相似,症状不明显,一般较少乳头排液。常表现为在乳腺内摸到结节或显微镜下发现,常合并导管上皮增生,恶变机会较大导管乳头状瘤多。

导管内乳头状瘤常以溢血为主要的临床表现,手术须将溢血的导管予以完整切除。因而术时的定位非常重要,可在术前先作乳腺导管镜检查。导管镜在溢血的乳头开口部进入,见到乳头状瘤后置入倒钩的导向钩。也有在术时用 7 号平头针或细的钢丝插入有溢血的乳管口内,或注入少许美蓝,术时在美兰蓝染的引导下将病变导管切除。

【手术步骤】

手术常在肋间神经阻滞或静脉麻醉下进行。切口的方法有两种:①沿乳晕部切开 ②沿排液导管口作放射形切口,切开皮肤及皮下组织在乳晕后方找

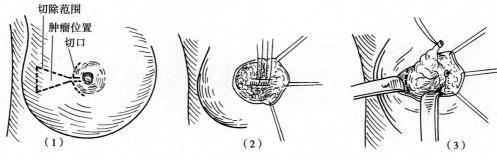

（1）　　　　　　　　（2）　　　　　　　　（3）

图 13-3　乳腺导管内乳头状瘤切除术
(1)切口;(2)结扎腺管;(3)切除

到导向钩,然后沿导向钩将有乳头状瘤的导管及周围的乳腺组织作切除。有时在手术时小导管内有褐色液体溢出,需同时予以切除。切除乳腺组织可直达乳腺后间隙。止血后,二侧乳腺组织可稍予以缝合,然后依层缝合。由于管内乳头状瘤常较小,有时病理检查时不易找到,术时如见到肿瘤可予以标记(图 13-3)。

(沈镇宙)

第 十 四 章

乳腺癌手术

第一节 概述

乳腺癌是女性中常见恶性肿瘤,手术治疗是乳腺癌的主要治疗方法之一。乳腺癌的手术步骤包括两个部分:①乳腺原发病灶的处理,可以有乳腺全切除及部分乳腺的切除术。②区域淋巴结的处理,腋淋巴结的处理方法有腋淋巴结清扫术及前哨淋巴结活检等。内乳淋巴结疑有转移时同样可以用手术清除或放射治疗。

病变限于乳房局部及区域淋巴结的乳腺癌,手术是主要治疗手段。手术目的是使肿瘤能获得局部及区域淋巴结的控制,防止局部复发。同时亦可获得必要的资料了解肿瘤的生物学特性、肿瘤的范围等以判断预后,及术后选用辅助治疗的方案。

【手术指征】

对于病变局限于乳房及区域淋巴结的乳腺癌,手术是主要的治疗手段。亦即是符合国际临床分期O、Ⅰ、Ⅱ及部分Ⅲ期而无手术禁忌证的乳腺癌患者。

手术禁忌证

全身性的禁忌证:①肿瘤已有远处转移;②一般情况差,已有恶液质者;③重要脏器有严重疾病,不能忍受手术者;④年老体弱,不适合手术者。

局部病灶的手术禁忌证,有以下情况之一者:①皮肤橘皮水肿占乳腺面积一半以上;②皮肤有卫星结节;③肿瘤直接侵犯胸壁;④胸骨旁肿大淋巴结,且证实为转移;⑤锁骨上淋巴结肿大,且证实为转移;⑥患侧上肢水肿;⑦炎性乳腺癌。

有以下五种情况中任何两项以上者:①肿瘤溃破;②皮肤橘皮水肿超过乳房面积1/3以上;③肿瘤与胸大肌固定;④腋淋巴结最大直径超过2.5cm;⑤淋巴结彼此黏连或与皮肤、局部组织黏连。

一、乳腺癌各种手术方式

1894年Halsted创建了乳腺癌根治术后,此手术方式一直被认为是乳腺癌的主要手术方式,亦是肿瘤外科的代表性手术。手术包括原发灶的广泛切除与区域淋巴结的整块切除。20世纪50年代起认识到内乳淋巴结也是乳腺癌的第一站转移淋巴结,因而手术的范围应包括内乳淋巴结的清除,因而开展了包括内乳淋巴结清除的扩大根治术。但在20世纪70年代起认识到乳腺癌的治疗失效,主要是远处转移,扩大根治术并不提高治疗效果,因而开展了保留胸肌的改良根治术,使术后有较好的外形及功能。80年代以后,对乳腺癌的生物学特性有了进一步的认识,在适当的患者采用保留乳房的手术,同时术后合并放射治疗的疗效与根治性手术的效果相似。因而在适当的病例中开展了保乳手术。此方法已成为目前常用的治疗手段之一。对腋淋巴结的处理在根治术中是作为手术的一部分,淋巴结清除的目的是使局部淋巴结能得到很好的控制,减少复发,同时也能获得必要的资料,以判断预后,为术后选用辅助治疗提供证据。然而近年来的研究认识到常规的淋巴结清除对淋巴结无转移的患者带来了不必要的手术及术后后遗症,因而开展了前哨淋巴结活检的方法。对确有转移的患者采用淋巴结清扫术,无转移者避免了不必要的清除术。

二、术前准备

1. 常规病史,体格检查,心肺功能,肝肾功能、血常规、血糖等。

2. 术前乳腺肿块的辅助检查 包括钼靶摄片、B超,必要时MRI检查,有乳头溢液或溢血者可作细胞学检查或乳管镜检查。

3. 术前明确肿块的性质 以往常采用细针细胞学检查,但细胞学检查不能代替组织学检查。如需要明确肿块的组织学性质,以及其分子分型等可采用空心针活检。一般空心针活检可安排在手术前1~2天进行。

第二节 乳腺癌改良根治术

乳腺癌改良根治术是切除整个乳腺连同胸大肌筋膜,保留胸大肌、胸小肌(Auchincloss 术)或切除胸小肌(Patey 术),腋下淋巴结需同时切除。Auchincloss 术式腋淋巴结的清除可以包括腋中、下群;Patey 术式由于胸小肌同时切除,淋巴结清除范围可包括到上群淋巴结,因而术时如中下群腋淋巴结有转移的患者可以采用 Patey 术(图 14-1)。

乳腺癌改良根治术适用于临床Ⅰ、Ⅱ、Ⅲ期的患者,术时发现肿瘤与胸肌有黏连或侵犯时,或腋淋巴结转移较广者,也可改变术式为根治术。

【麻醉】

可采用全身麻醉或高位硬膜外阻滞麻醉,后者的进针间隙为 T2-T3 间隙。

【体位】

平卧位,上肢外展 90°外旋。消毒完毕后予以固定。

消毒范围:上起颌下部、下平肋缘,内侧应包括到达对侧乳头线,外侧达腋后线。先用布单垫于腋后线,随后覆盖手术巾。手术部位显露上方起自锁骨下缘,下达肋缘,内侧应达胸骨中线,外侧为腋中线,使整个胸壁及腋下部予以充分显露,以利手术操作。

【手术步骤】

1. 手术切口 乳腺癌的手术切口选择有多种,应根据肿瘤的部位选择适当的切口,目前常用的切口有 Stewart 切口及 Halsted-Meyer 切口。Stewart 切口为横形切口,切口的设计应根据肿瘤部位而定,但如肿瘤位于乳腺的周边部位,切除术后如伤口张力过大时,则需作皮下广泛游离或植皮。切口一般在肿瘤外 3~4cm,内侧达第四肋间胸骨缘,外侧为腋

皱襞下 2cm,横切口在分离腋部皮瓣时应充分暴露腋部。Halsted-Meyer 切口目前已不常用,然而肿瘤位于乳晕的上或下方近边缘处,不适合应用横切口时可以采用此切口。一般以肿瘤为中心,在肿瘤外 3~4cm 做皮肤切口,切口的上缘为三角肌与锁骨头间,相当于喙突部,下达肋缘(图 14-1)。

2. 分离皮瓣 完成切口后可用巾钳或双钩钳将皮肤边缘提起(图 14-2),术者左手用干纱布做相对的牵引,使皮瓣分离时能有较好的平面。皮瓣在切口边缘还是应用薄皮瓣法,将皮瓣在皮肤和浅筋膜浅层之间进行解剖,浅筋膜表面的皮下浅血管层可保留在皮瓣上,这样可以改善皮瓣的血液循环,减少术后皮瓣的缺血坏死,但浅筋膜以内的静脉应保留在标本上,在离切缘 4~5cm 外皮瓣的分离可逐步转厚,可以包括少许皮下脂肪组织,但不应该将乳腺组织残留在皮瓣上。下皮瓣的分离同样在皮下组织与乳腺浅筋膜间进行。术者用另一手提起皮瓣而助手则轻轻地拉开深筋膜组织。上皮瓣分离范围应达胸大肌的锁骨部,内侧达胸锁关节,下缘可见在腹直肌及前锯肌表面处乳腺浅筋膜逐步与深筋膜相连,在外侧则达背阔肌表面(图 14-3),分离到背阔肌即表示已达到乳腺实质的外侧缘。腋部皮瓣的分离需充分,必须超过整个腋尾部。见到背阔肌后沿背阔肌向上分离,背阔肌上缘常呈白色肌腱,此时须注意其上方即为腋静脉。

采用厚皮瓣还是薄皮瓣常是有争论的。一般皮下的浅筋膜常较薄,与乳腺的浅筋膜间似有一分隔区,两者之间有一无血管区,一般较易分离,在用高频电刀分离时应在此平面内分离,可以减少出血。在分离外侧皮瓣的过程中,助手应将乳房向相对侧牵拉,术者将皮片拉紧,这样容易明确分离的层次,皮瓣的分离亦应由薄逐渐变厚。在腋中线处,可以先找到背阔肌。背阔肌的纤维呈纵形,较好辨认。

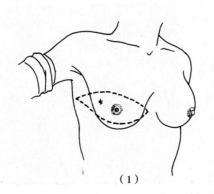 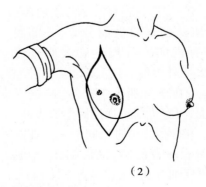

(1)   (2)

图 14-1 乳腺癌改良根治术的切口

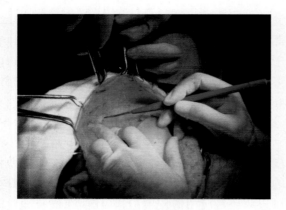

图 14-2　将皮肤边缘提起

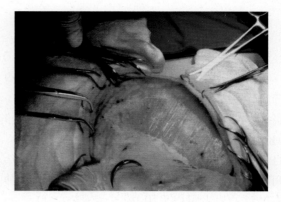

图 14-4　标本由内向外分离

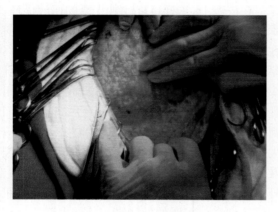

图 14-3　外侧缘达背阔肌表面

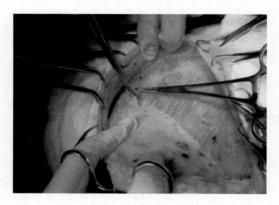

图 14-5　第二肋间内乳血管

3. 分离乳腺组织　分离皮瓣后可自上而下或自内侧胸骨缘起将乳腺组织提起分离，此时可明确看到乳腺后间隙与胸肌筋膜间有一间隙。切除时应将整个乳腺组织连同底部的胸大肌筋膜一并切除（图 14-4）。可自上而下或自内而外，如果应用高频电刀，方向必须与胸大肌的纤维相平行。术者一手将乳腺组织轻轻提起，即可看出乳腺与胸肌间的间隙，然后在胸肌表面分离，将胸肌筋膜一并切除。在胸肌内侧部常有数个内乳血管的穿支，尤其在第一肋间的下缘常有来自内乳血管的穿支，较粗，应予以切断、结扎（图 14-5）。

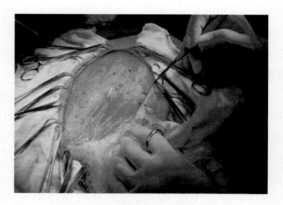

图 14-6　乳腺组织自胸壁切离

　　在各个肋间亦有一些小的穿支，注意切断、结扎，下方在腹直肌及前锯肌表面分离，其筋膜可予以保留，乳房有内向外分离达胸大肌外缘（图 14-6）。分离胸大肌外缘时，注意来自臂丛神经内侧束的胸内神经，支配胸大肌下 1/3，约 1/3 病人此神经在胸小肌侧面，可穿过肌束而达胸小肌表面，手术时应予以保留。在胸大、小肌之间为一潜在的间隙，其中有一组 Rotter 淋巴结，又称胸大、小肌间淋巴结，手术时须仔细分离，予以清除（图 14-7，图 14-8）。

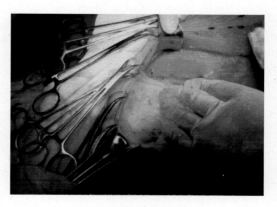

图 14-7　解剖胸大、小肌间隙

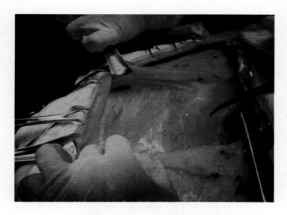

图 14-8　清除胸大、小肌间淋巴脂肪组织

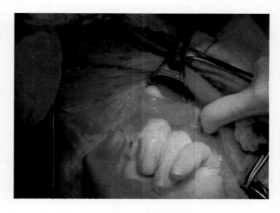

图 14-9　分离胸小肌

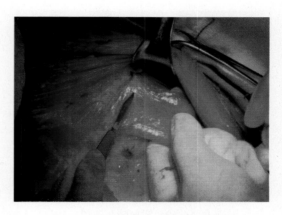

图 14-10　切断胸小肌绘图附着点

在保留胸大、小肌的术式中,腋淋巴结的清除常仅能达到腋中线上缘。为能清除较高位的淋巴结,可用拉钩将胸小肌向内拉起,切开喙锁筋膜,将脂肪分离,显露腋静脉后可用刀片或浅薄剪刀沿腋静脉仔细分离,用纱布将脂肪组织轻轻下推即可显露腋静脉。将腋血管周围的脂肪、淋巴组织予以解剖分离。腋血管鞘一般不必切除,可以避免腋血管旁淋巴管网损伤以减轻术后上肢的水肿,解剖范围内侧必须达胸肩峰动脉,外侧达背阔肌外缘。

4. Patey 手术与 Auchincloss 手术均为改良根治术,但 Patey 手术需切除胸小肌,腋部淋巴结的清除范围可达到与根治术相仿。该术式在消毒复巾时同时将上臂部消毒,远端用手术巾覆盖,上肢不作固定,手术时抬高上肢便于切除胸小肌及解剖腋部时能更好地予以暴露。乳腺切除的步骤与 Auchincloss 手术相似,乳腺组织由内向外解剖到胸大肌外侧大肌向内侧拉开。在暴露胸小肌后,将胸小肌边缘分离,即可用手指将胸小肌钩起,手指分离的方向由胸小肌内侧进入,在胸小肌后方分离胸小肌,然后将小肌提起,这样较为方便,同时不易损伤腋静脉,在肩胛骨喙突部将胸小肌止点切断(图 14-9,图 14-10),用钳子将胸小肌提起,用电刀将胸小肌后方肌纤维呈垂直方向切离,在切离胸小肌时须注意胸小肌内侧的神经、血管束需要保留,手术时认清该神经、血管束后,可用钳子或薄剪刀将其分开,然后再切断胸小肌在第二、三、四肋骨胸壁的附着点,此时可充分暴露胸大肌与胸壁间的潜在间隙。以利于腋淋巴结的清除。

5. 腋部淋巴结的清除,清扫腋血管周围淋巴结及脂肪组织。可用拉钩将胸肌拉开,从喙肱肌及锁骨下肌表面切开胸锁筋膜,显露腋静脉。将腋血

管周围的淋巴及脂肪组织予以分离,腋血管向下的分支予以一一显露钳夹后切断结扎,腋静脉鞘一般可不必予以打开,因为一般的淋巴结并不与腋静脉黏连。如果将腋静脉鞘予以切除,将会使血管壁上的一些细血管或淋巴管网剥除而术后容易引起水肿。(图 14-11,图 14-12)如果淋巴结与血管紧密相粘,则可用刀片耐心细致地在血管及淋巴结的间隙逐步切离,不要损伤静脉,如果有损伤时可用将血管上端暂时阻断,将破损口缝合。腋淋巴结清除范围,在 Auchincloss 手术时,内侧可以达到胸小肌后方,而 Patey 手术由于切除了胸小肌因而基本上可达到与根治术相仿的清除范围,最高位可达接近锁骨头部的 Halsted 韧带处,外侧均应达到背阔肌前缘。约 5%~10% 的人群在背阔肌表面有一小束肌肉在腋静脉前跨过称为 Langer 弓(图 14-13)。术时可将该束肌肉切断,而后可以显露腋静脉(图 14-14)。

腋窝可由内向外解剖,在胸壁侧面注意常有一横行较粗的肋间臂神经,在第二肋间较粗切断该神经后,腋部组织有松弛感而易于解剖。沿胸壁侧面

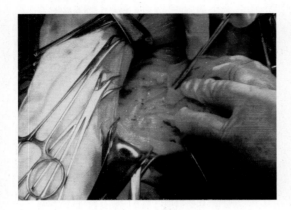

图 14-11　暴露腋血管(1)

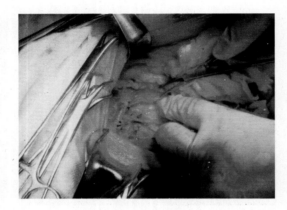

图 14-12　解剖腋血管(2)

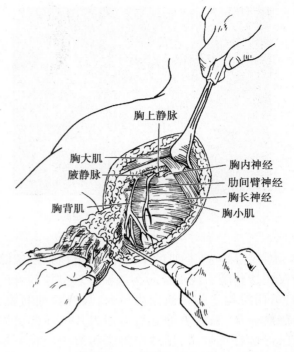

图 14-14　切断 Langer 弓

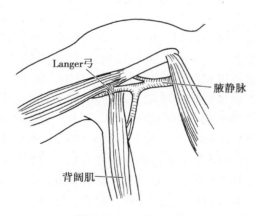

图 14-13　Langer 弓

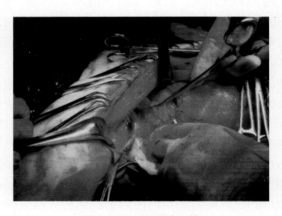

图 14-15　解剖腋血管

解剖时,在肋间臂神经深部2cm处,即可见胸长神经,该神经在肋间肌表面紧贴胸壁,注意保护胸长神经,可用剪刀沿其表面分离,避免损伤。

解剖腋静脉,其外侧有腋静脉较大分支胸外侧静脉,将其分离结扎切断后可以作为一个标志,因其下方即是肩胛下血管及胸背神经。肩胛下血管在肩胛下肌表面,其内侧与血管伴行的有胸背神经,肩胛下血管的后外上方有旋肩胛动、静脉,在该组织血管下方有时有一组淋巴结,手术时应予清除。解剖肩

腋下血管时其表面常有数个小血管,应仔细辨认后,予以切断结扎。胸背神经在其内侧,少数可在该血管束的外侧(图 14-15)。解剖时宜用剪刀或血管钳分离,避免用电刀,以免损伤神经而引起肌肉萎缩。胸背神经及肩胛下血管在下方进入背阔肌。将肩胛下肌与胸壁间隙解剖后,整个改良根治术的标本可自背阔肌表面切除。

6. 创面的处理　手术后应仔细止血,用顺铂40mg置于200ml生理盐水或蒸馏水中冲洗伤口。缝合伤口时可将皮瓣与胸壁做适当固定,以减少张力并使皮瓣能紧贴于胸壁,创面一般置负压吸引2根,选择一根相对较粗、内径5mm的塑料或硅胶管置于腋下部,另选一根稍细的内径2~3mm的硅胶

管经创面内侧置于肱骨头部胸大肌附着端接近，两管均可从伤口下方另戳口引出，用"Y"形管连接负压吸引瓶或低负压持续吸引瓶。压力一般以40~60mmH₂O为宜。腋下部引流管一般放置72小时。硅胶引流管可持续负压吸引3~7天或引流液在30ml以下时拔出。伤口一般10~12天拆线，如有积液可使用注射器抽吸出，或者皮片引流并可适当予以加压包扎，以利伤口的愈合。

第三节　乳腺癌根治术

乳腺癌根治术是最老、最经典的术式。手术切除整个乳房、表面皮肤、胸大小肌以及同侧腋下淋巴结作整块的切除。术后胸壁常留下明显的畸形，同时上肢的功能也会受到一定的障碍。此手术方式在欧美一些国家已不再采用。在我国目前应用此方式亦很少。但对临床Ⅱ、Ⅲ期肿瘤，肿块与胸肌及其筋膜有粘连，临床腋淋巴结已有转移或胸肌间淋巴结有转移者，仍是该手术的指征。

根治术与改良根治术不同之处在于根治术时同时切除胸大、小肌，使整个腋部完全暴露，腋部脂肪及淋巴组织容易清除，同时可以清除锁骨下脂肪淋巴组织，术后由于皮肤直接与胸壁相粘，皮肤下即为肋骨及肋间肌，因而造成胸壁有一定的畸形（图14-16）。

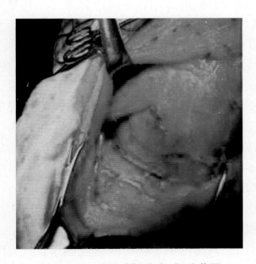

图14-16　乳腺癌根治术，切除范围

【术前准备】

麻醉、体位、消毒范围以及切口选择等同改良根治术，以往曾经做过活检者，包括空心针穿刺活检

的疤痕应包括在皮肤切除范围之内，切口两端的皮肤有时可采用反逗点状，以免手术后两侧形成"犬耳状"，上下皮片的切口长度宜相似，可以避免缝合时皮片长度的不均而致皱褶。

【手术步骤】

手术切口及皮瓣分离的范围同改良根治术。

皮瓣分离后切断胸大、小肌。胸大肌的锁骨部分可予以保留，而仅需切除其胸骨部分。方法：可以将上皮瓣牵开，在锁骨下1~2cm处切开胸肌筋膜，然后可以看出胸大肌的胸骨份与锁骨份之间有一自然的间隙，而易于分离，锁骨份常稍覆盖于胸骨份之上，一般在二者之间进入较易将两部分分开（图14-17）。然后将胸大肌外侧缘分清楚，用示指由胸大肌后方紧贴胸大肌进入，将胸大肌胸骨份勾出（图14-17）。手指进入部位越接近肱骨头越好，然后将胸大肌的附着点切断，将肌肉向下拉开，沿胸大肌锁骨缘下方分离，在近胸锁关节部后再沿胸骨部切断胸大肌并切断其与肋骨及肋间肌的附着点（图14-18）。在第二肋软骨上缘，及第3、4肋间均有数支内乳血管向胸肌的穿支，此处切断胸肌时宜注意防止这些穿支的回缩而引起出血，尤其在第二肋间

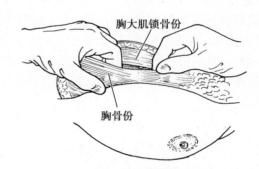

图14-17　显露胸大肌胸骨份

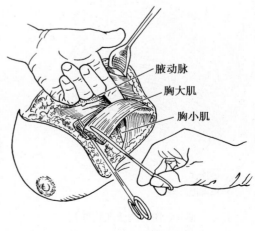

图14-18　切断胸大肌

部。用电刀解剖时应较慢,看清血管后予以钳扎止血;如用一般刀片解剖,可先用手指伸入胸肌后,用血管钳夹住肌肉,切断,予以结扎。在解剖时如遇到出血或穿支回缩时,必须小心,不要用血管钳垂直地向胸壁止血,因为这样操作有时血管钳尖端可以穿透肋间肌及胸膜,造成气胸。钳住后,可以缝扎止血。继续将胸大肌自胸壁切离后,再将胸小肌自喙突部附着点切断,并将胸小肌的胸壁附着点切断,可将胸小肌提起明确可看出其在第三、四、五肋的附着点,予以切离。

区别胸小肌与前锯肌的方法为:①胸小肌的肌束是由上而下的,而前锯肌则是由内而外;②可将胸小肌的喙突部切断端轻轻提起,胸小肌随之可以上提,而前锯肌则并不随之活动。

腋淋巴结清除同改良根治术,一般腋血管的清除可由内向外逐步分离,由于胸肌已作切除,腋部明显暴露在视野下,腋淋巴结的清除范围可以更广,上方可达 Halsted 韧带处。同时可以将锁骨下的淋巴脂肪组织同时清除,方法是腋静脉内侧部解剖时可用二把鼠齿钳将胸大肌的锁骨份提起,这样可清楚暴露锁骨下区,明确胸肩峰血管及腋动、静脉后将其周围脂肪组织清除(图 14-19),注意头静脉予以保留。腋部解剖完毕后标本由内向外在背阔肌外缘,将乳房、胸大、小肌及腋部脂肪淋巴组织完整切除(图 14-20)。标本切除后,创面的处理同改良根治术,由内乳淋巴结位置于胸肌已切除,伤口缝合张力相对较低。

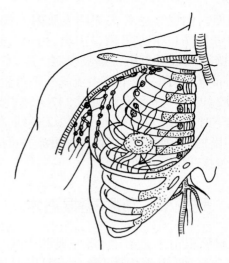

图 14-20 内乳淋巴结位置

第四节 乳腺癌扩大根治术—— 内乳淋巴结清除

在乳腺癌根治术后有一部分病例出现内乳区的复发,同时 Turner-Warwick 应用核素 ^{198}Au 注入乳房,经追踪发现乳房的淋巴结引流 75% 到腋部淋巴结,25% 到内乳淋巴结,因而在 20 世纪 50 年代后期起开展了很多的包括内乳淋巴结清除的扩大根治术。复旦大学附属肿瘤医院在总结 2000 余例扩大根治术后,病理分析内乳淋巴结的转移率为 15%,病灶位于乳房内侧或中央部,尤其是临床ⅡB 或Ⅲ期的病例,有腋淋巴结转移时内乳淋巴结转移率较高,其内乳淋巴结转移率可达 25%。术后随访资料比较了根治术与扩大根治术的疗效,在临床Ⅰ、Ⅱ期病例无差别。在Ⅲ期同时伴临床腋淋巴结有肿大,病理证实有转移的患者,此组患者应用扩大根治术的疗效较好。扩大根治术目前不是作为常规的手术方式,而是选择性用于部分Ⅱ、Ⅲ期尤其病灶位于乳腺中央或内侧,同时伴有腋淋巴结肿大的病例(图 14-21)。

【手术步骤】

内乳淋巴结的清除有两种手术方式:①胸膜内扩大根治术——Urban 创用的方法,手术将第 2、3、4 肋软骨,及其周围第 1~4 肋间内乳血管及其周围淋巴结、胸膜一并清除,用阔筋膜张肌修补胸膜缺损,术后必须放置胸腔引流管。②胸膜外扩大根治术(即 Margottini 手术)——手术时切除第 2、3、4 肋软骨,将其下方内乳血管及淋巴结清除,保留胸膜,该方式

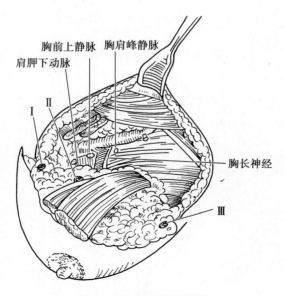

胸前上静脉 胸肩峰静脉
肩胛下动脉
Ⅱ
Ⅰ
胸长神经
Ⅲ

图 14-19 胸大肌切断后

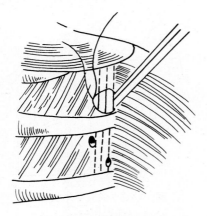

图 14-21 分离内乳血管

由于术时未进入胸腔,因而不需要修补胸膜及置胸管,减少了术后肺部并发症。

临床Ⅱ、Ⅲ期病灶,尤其位于乳房中央及内侧者适合此手术方式。此手术方式可以了解内乳淋巴结有无转移,因手术清除了内乳淋巴结,对内乳淋巴结可能有转移者术后避免内乳区的放射治疗。同时该手术亦可以作为术后分期的指标。

年老体弱或有呼吸道及心血管系统并发症者不宜行此手术。亦有在根治术或改良根治术后用放射治疗代替内乳淋巴结的清除。

手术可采用全麻或硬膜外麻醉,体位及皮肤准备同根治术或改良根治术。

内乳淋巴结清除常在根治术或改良根治术同时进行,内乳淋巴结可与根治术或改良根治术的标本整块切除。亦可先切除乳腺及腋淋巴结,以后再做内乳区的清除。

在作改良根治术时,可在胸大肌内侧部,将第1~4肋软骨表面的胸大肌切开,暴露第1~4肋间。术时先在第2肋软骨上缘于胸骨旁将肋间肌切开,切口约1.5~2cm,直达胸横筋膜。将胸横筋膜切开,即可见其下方的脂肪组织,内乳血管即位于其中。用小纱布或棉花球将脂肪组织推开即可暴露内乳血管。一般静脉在内侧,动脉在其外侧,注意轻柔地解剖。将血管先少许提起,然后用蚊式钳沿血管深面分离,将血管分离出。有时此肋间隙很窄,或在分离时因肋间血管或内乳血管的分支破裂而有出血时,不要盲目钳夹或分离,否则容易损伤乳内血管主干,或损失胸膜引起气胸。可先用纱布将该肋间隙压迫止血,以后再由下而上逆行操作时解剖出血管。血管分离出后用丝线穿过结扎,然后切断。

在第4肋间胸骨缘外侧同样切开肋间外肌及肋间肌后,可看到胸横肌的筋膜,该筋膜略呈银白色,可在此筋膜层表面分离。因内乳血管即在该筋膜的表面,如将胸横肌切开容易损伤胸膜。用示指进入肋间隙在胸横筋膜表面,在第4肋软骨后方进入分离,应用手指指腹,推开肋间隙,推的方向是有内向外,手指进入后先分离胸骨后方再向外侧推,要轻柔,手指推开到达第4肋上缘后,可以用骨剪先切开肋软骨的外侧部,用巾钳轻轻将肋软骨提起,将肋软骨的骨膜剪开,然后再将肋软骨与胸骨的连接部切断。在第4肋软骨切断后,可解剖出乳内血管下端。第4肋间内乳血管的位置通常在偏内侧,贴近胸骨缘的脂肪组织内,予以分离,结扎后切断,再结扎。第4肋软骨切断后暴露的空间较大,操作较为方便。用同样的手法在第2、3肋软骨后方分离,再予以切断。第2肋软骨后方,内乳血管位于胸膜表面。该处已无胸横肌,在推胸膜时容易损伤而引起穿孔。笔者的经验是用示指在第2肋骨后方稍做推开后,指尖向上方顶,在第1肋间处见到手指后将表面胸内筋膜顶出,再将第2肋软骨剪断。这样第2、3、4肋软骨连同其深面的内乳血管及淋巴结可以做整块的切除。

肋软骨切除后缺损一般不必做修补,可将游离的皮瓣在肋软骨切缘的下缘及下一肋骨的上缘做固定,同时肋软骨下缘常有肋间血管的小分支,在该处与皮瓣固定后亦可防止术后的出血。

内乳淋巴结清除,目前临床应用较前为少,由于治疗概念的改变,同时放射治疗的技术不断改进,术后应用放射治疗代替了内乳淋巴结的清除。但如病灶位于乳房中央或内侧部,尤其是临床二、三期的患者,仍有一定的意义,可了解内乳淋巴结有无转移,同时提高肿瘤的局控率。

意大利 Yeronesi 在 20 世纪 70 年代首先开展了乳房象限切除术(联合放疗)治疗早期乳腺癌;随后美国 Fisher 又开展了广泛切除肿块(联合放疗)的方法。经过 20 年的随访证实了保乳手术可替代根治术治疗早期浸润性乳腺癌,至今保乳手术已经成为外科治疗早期乳腺癌的最佳选择。

但是必须倡导保乳治疗的规范化,要具备三个必要条件:①应具备技术和设备;②了解保乳手术的特点,病人要明确保乳意图;③病人有条件接受术后放疗及影像学随访。

第五节　乳腺癌保乳手术

乳腺癌保留乳房的手术方式一般分为两个部

分,一部分是原发灶的切除;另一部分是腋淋巴结的清除,近年来亦有用前哨淋巴结活检替代淋巴结清除术。保乳术后原发灶需要作放射治疗,以降低及减少局部复发机会。

保乳治疗要严格掌握适应证,确定保乳治疗时应对以下因素进行仔细的评估:病史与体格检查;双乳钼靶X线摄片;必要时磁共振检查,明确乳房内有无多发病灶;乳腺切除标本的病理组织学检查,明确原发灶的性质以及各切缘与肿瘤的距离;病人自身的要求与期望,以及术后放、化疗的应用,随访条件等。

保留乳房手术一般用于临床Ⅰ、Ⅱ期的病例,适合于以下情况:①肿瘤直径4cm以下(T_1、T_2);②肿瘤位于乳晕外1~2cm;③临床腋部无明确肿大淋巴结;④对肿瘤较大或局部晚期病灶经化疗后肿瘤降期能适合上述①、②、③条件者,但应在新辅助化疗前对原发肿瘤边界进行明确的体表标记,以指导降期后原来肿瘤床的完整切除;但对选用保乳手术仍需慎重考虑;⑤非妊娠哺乳期、无放射治疗禁忌证者(如硬皮病、活动性系统性红斑狼疮)

保留乳房手术不适合用于:①肿瘤位于乳晕下;②多原发病灶,且位于乳房不同象限;或钼靶摄片提示乳房内弥漫性微小钙化灶,伴有恶性特征;③腋淋巴结已有明确转移;④乳房较大,术后放疗不易定位;⑤患侧乳腺曾接受放射治疗;⑥手术中冰冻切片发现手术切缘阳性,扩大切除后仍然阳性。

原发灶的切除方法有局部广泛切除、肿瘤广泛切除、1/4乳房切除等,肿瘤广泛切除是目前最常用的方法,其要求常是将肿瘤完整切除,并在肿瘤外有1~2cm正常的乳腺组织。在标本切下前应先用丝线在标本的上、下、内、外分别做标记,以便在病理检查时明确切缘有无肿瘤细胞残留及部位。病理科医生可在手术标本外上、下、左、右、表面、基底涂上不同颜色的染料,再予以剖开标本,观察并取不同颜色部位的组织做切片,以明确各切缘的情况,是否有残留的癌细胞。

【手术步骤】

1. 手术切口 为了手术后有较好的外形与美容,手术切口必须周密设计,可以采用放射形或弧形切口。一般肿瘤位于乳房上方时常采用弧形切口切除肿块(图14-22),而腋淋巴结清除可在腋部另作切口较为隐蔽,这样可使外形较好和美观。有时肿块位于乳房腋尾部或外上方时亦可采用放射状切口(图14-23),并可向腋部延伸,以便淋巴结可以整块

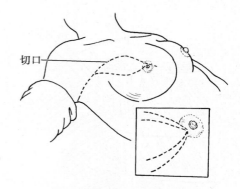

图 14-22 保乳手术切口
(弧形切口)

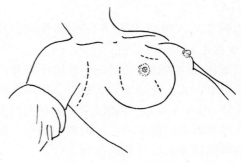

图 14-23 保乳手术切口
(放射状切口)

的切除,而病灶位于乳房下方时,常采用放射形切口。

2. 皮肤的切除 保乳手术后为使局部有较好的外形。因而皮肤不需做广泛的切除,如肿瘤与皮肤无黏连,一般可保留皮肤,或仅将肿瘤表面一小片皮肤的切除,皮肤下可以保留部分脂肪(图14-24)。

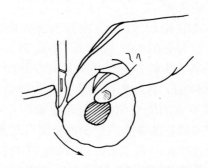

图 14-24 沿肿瘤外周侧方切除皮肤

3. 在皮肤及皮下组织分离,再深向乳腺组织,必须注意切缘距肿瘤有1~2cm的正常组织,手术时必须有充分的暴露,先切开肿瘤周围的一侧乳腺组织,进入乳腺后间隙,然后用一手指伸入乳腺后间隙,这样可使整个标本均在掌握之中,胸大肌筋膜应予以一并切除,能充分掌握切除的范围是否足够(图14-25)。

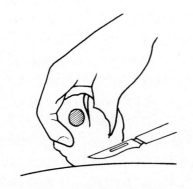

图 14-25　沿肿瘤基底正常组织切除

手术一般用刀或电刀,有些学者认为用电刀切割时,切缘可能会有电凝坏死,而影响组织学检查。然而如果正确掌握电刀的使用方法,电刀切割造成切缘坏死几率甚少,不影响病理检查,而且电刀手术有助于防止局部创面肿瘤细胞的种植,减少复发。

4. 切除的标本必须标记明确,及时送病理检查、明确切缘,基底有无肿瘤。若切缘有癌细胞残留,必须再次手术,直至切缘阴性为止,若切缘多次仍为阳性,必要时需改为全乳切除术。如果术前应用空芯针活检证实为癌,而作保乳手术者,可在标本切除后病理科医生可在六个面涂以不同颜色的染料,然后切开标本,分别取不同面的组织检查以明确切缘距肿瘤的距离,以及有无肿瘤或导管原位癌残留,如有则需再次补充切除。

5. 创面应仔细止血,在上、下及内、外侧切缘均应放置钛夹,为术后放疗作定位用,乳腺组织并不要求对缝,因重新缝合常会使乳腺外形受到影响,同时过多的考虑乳腺组织的缝合会影响手术时肿瘤广泛切除的要求。因而乳腺组织切缘缝合有困难时不必对缝。可将切缘与胸肌筋膜稍作固定,创面在仔细止血后不必放置引流条,若有少许渗液可使局部缺损得以填充,使外形较为饱满,术后给予抗菌素以预防感染。

6. 腋淋巴结的处理　腋部若另作切口,可选择在腋皱裂下 2cm,内侧起自胸大肌外缘,外侧达背阔肌前缘的弧形切口,该切口的优点是暴露较好,且位于腋部较为隐蔽,术后有较好的外形,对上肢功能的影响较小,皮瓣的分离外上方达胸大肌的肱骨头附着处,下方达腋窝的下缘。腋淋巴结清除术以往均采用薄皮瓣,目前均适当保留皮下深层脂肪组织,使术后外形更为完美,腋窝解剖同改良根治术,标本取下后,创面止血并置负压引流一根。

第六节　前哨淋巴结活检

腋窝淋巴结清扫(ALND)曾经是乳腺癌手术的重要组成部分,它可为乳腺癌做病理分期、预后判断和治疗选择提供信息和资料;但是 ALND 后常产生上肢水肿等并发症。故当保乳治疗方法兴起后,如仍仍一味对全部病人采用 ALND 是不合理的。因此前哨淋巴结活检(SLNB)开始成为保乳手术后的一种最小手术方法。

前哨淋巴结活检(sentinel lymph node biopsy,SLNB)是近十余年来在早期乳腺癌应用保乳手术替代根治性手术后在乳腺癌治疗中有一重大进步,应用微创活检技术,准确确定淋巴结状况,与经典的根治性手术相比,对淋巴结无转移的患者可免除腋淋巴结清除的创伤或术后腋窝放疗所带来的并发症。

前哨淋巴结的定义是原发肿瘤向淋巴管或淋巴结引流的第一个或数个淋巴结。前哨淋巴结阴性时,其他淋巴结有跳跃性转移的机会很少,约 5%~10%。临床上前哨淋巴结活检的技术在有经验的团队中已经相当成熟,有很高的成功率及较低的假阴性率。但该技术需要外科、影像诊断科、核医学科及病理科的密切合作。然而在初开展此项工作时,为了提高活检的成功率,需要有完整的训练曲线,在确保熟练掌握此技术后逐步作为临床应用,以替代腋淋巴结清除术。

前哨淋巴结目前已是早期浸润性乳腺癌的标准治疗方式。2009 年 ST.Gallen 早期乳腺癌辅助治疗的专家共识,支持该方法的适应证是除了炎性乳腺癌以外所有临床腋淋巴结阴性的早期浸润性乳腺癌。如果临床有可疑肿大淋巴结并在超声引导下进行细针或空芯针穿刺活检经细胞学或组织学检查阴性及临床 N_0 患者需新辅助化疗前都可以作前哨淋巴结活检。

1. 前哨淋巴结的操作　前哨淋巴结活检时均需应用示踪剂,包括蓝染料和核素标记物。蓝染料包括专利蓝和异疏蓝。国内较多应用亚甲蓝,核素示踪剂推荐使用 ^{99m}TC 标记的硫胶体,标记核素强度 0.5~1.0mci/0.5~2.0ml。该示踪剂对患者及医务人员均是安全的,不需要特别防护。二种示踪剂均有较高的成功率,但亦有一定的假阴性率。如二者联合应用则成功率更高。

2. 示踪剂注射部位　由于肿瘤周围的皮下、乳晕下有较丰富的淋巴管,故示踪剂可注射于肿瘤表面的皮内或皮下，乳晕皮内或皮下，以及肿瘤周围的乳腺实质内，其成功率相似。但如果乳房外上象限已进行过活检时，常干扰腋部的淋巴回流而使活检失败。核素示踪剂注射时间一般要求在术前3~18小时，采用皮内注射可以缩短到术前30分钟。在应用核素示踪剂时可以在术前先作淋巴显像，有助于确定腋窝以外的前哨淋巴结，但对腋窝前哨淋巴结的检出并非完全必要。应用染料示踪剂可在术前5~10分钟时注射。一般常注射于乳晕下，用量为1ml，注射后进行局部按摩，增加局部的压力，促进淋巴引流达区域淋巴结。

3. 前哨淋巴结的意义　术时包括蓝染淋巴结，蓝染淋巴管直接指向的淋巴结，或同位素注射后任何一个放射计数达到最高计数值10%或以上淋巴结，或在手术时发现任何有可疑的淋巴结均应予以评估。前哨淋巴结数一般为2~3枚，15%患者可以检测出4枚以上前哨淋巴结。前哨淋巴结的假阴性率为10%~15%。如找到多枚前哨淋巴结时假阴性率为4.3%。二种方法联合检测时为8.7%，单用染料法时可达17.7%。

4. 术中淋巴结的确认　前哨淋巴结活检需要在术中正确判断淋巴结有无癌细胞转移。如有转移者则必要时可一次完成腋淋巴结清除术，推荐使用的方法有冰冻外切片病理组织学和印片细胞学检测作为术中诊断的检测方法。术后分子诊断技术则较病理组织学技术更为快速简便。目前已在一些有分子诊断技术条件的医院开展。术后病理组织学诊断仍是诊断的金标准。推荐可将淋巴结沿长轴切成2mm厚的组织块，对每个组织块进行逐层或连续切片用HE染色。病理切片不常规推荐应用免疫组化染色。如无连续切片条件者应将淋巴结沿长轴切开，每个组织块切一个层面作HE染色。

5. 前哨淋巴结转移类型的判定标准　淋巴结的部位不影响诊断，转移灶可位于淋巴结内、突破淋巴结包膜或侵犯淋巴结外。一般前哨淋巴结转移可以有以下几种情况：①宏转移：淋巴结内有>2mm的转移灶，常标记为$pN_1(SN)$，此类情况下非前哨淋巴结的转移机会较高，最多可达50%，建议作腋巴结清除术。②微转移：淋巴结内转移灶>0.2mm，但<2.0mm，常记录为pN_1mi或$pN_1mi(sn)$。单个转移灶为微转移的患者接受保乳治疗时可以不推荐腋淋巴结清除，其他情况下的处理同宏转移。但如作腋清扫时可导致15%患者分期提高，7%患者改变辅助治疗方案。③ITC：单个肿瘤细胞或最大径

≤0.2mm的小簇肿瘤细胞，单张组织切片不连续或接近连续的细胞簇≤200个细胞，称ITC(个别细胞)，记录为$PN_0(it)$或$PN_0(it)(sn)$。如使用分子技术(RT-PCR)检出组织学阴性淋巴结的微小转移灶标记为$PN_0(molt)$或$PN_0(molt)(sn)$。此类患者如作腋清扫可有4%患者分期提高，但不接受腋清扫者的腋窝复发率无明显改变，也不推荐常规腋清扫术。

6. 乳腺癌SLN活检取代腋淋巴结清扫的大型临床试验　NSABP B32共入组5600例患者，已于2004年2月结束入组，随访期为10年。入组的标准为临床腋窝淋巴结阴性、可手术的浸润性乳腺癌患者，要求术前有原发灶的明确病理诊断。排除标准包括腋窝淋巴结已接受活检，原发肿瘤溃疡、红肿、皮肤侵犯、胸壁侵犯，多中心肿瘤，乳腺其他恶性肿瘤，隆胸或假体植入术后，以及既往用过化疗、放疗、内分泌治疗等的患者。该实验主要目标是比较SLN阴性的患者和阳性患者不同手术方式的预后，免疫组化发现SLN微转移的预后，SLN活检在不同研究者中的成功率、敏感度和假阴性率。同时比较两组的并发症和患者的自我评价。

由美国外科医师协会组织的Z0010试验针对T_1、T_2、N_0、M_0乳腺癌，接受保乳手术、SLN活检、髂脊骨髓穿刺，已结束入组，共5539例患者入组。SLN活检阳性或失败者行腋清扫。SLN阳性者亦可进入Z0011试验；SLN活检阴性者不再行腋清扫。然后进行放疗和全身辅助治疗。该研究主要目标是比较两组的总生存率；次要目标为HE染色的诊断价值，SLN阴性患者无远处转移生存率和腋窝复发率，免疫组化发现SLN微转移的预后，骨髓微转移的预后。

Z0011试验针对T_1、T_2、N_0、M_0乳腺癌，接受保乳手术、SLN活检，SLN阳性患者随机分为腋清扫组和无腋清扫组。2枚或2枚以上SLN阳性者、淋巴结结外浸润的患者被排除。研究主要目标是比较两组的总生存率和并发症。

尽管上述前瞻性临床研究的主要观察终点，也就是生存率的比较均未报告，需一定时间的随访；但是，初步的分析已经显示；腋窝前哨淋巴结活检技术能够准确判断淋巴结状态，相比传统的腋淋巴结清扫术，该技术显著降低了手术并发症。

第七节　乳腺癌手术中意外处理

1. 出血　常见的出血部位是胸肌的胸骨缘处的肋间血管的穿支，一般在第二肋软骨的上缘及第

三、四肋间较多,若作改良根治术时,可仔细辨识内乳血管穿支,予以结扎切断;若应用电刀切割时移动要慢,辨清血管;如移动较快时,可能暂时凝血,而术后易再出血。作乳腺根治术时,由于需要切除胸肌,手术时在切断胸肌附着点时留0.5~1cm的胸肌以便有出血时便于结扎。亦可以在胸骨缘切断胸肌时先用血管钳钳夹胸肌,予以结扎。

2. 腋血管损伤 术时充分保暴露腋静脉,操作轻柔仔细,对腋静脉向下分支,逐一切断结扎,若遇静脉损伤出血时,可用血管钳钳夹止血后缝扎或结扎。若不易钳夹时可将腋静脉两端暂予以阻断,认清破口后再予以缝合。肩胛下血管表面常有2~5支向前行的小血管,一般较细,术时应仔细辨认予以分离结扎。

3. 胸背及胸长神经的损伤 注意认清神经行走的方向,胸背神经常与肩胛下血管伴行,一般其上端在肩胛下血管的内侧,以后逐步转入肩胛下血管的后方,直视下仔细解剖胸背神经直接进入背阔肌部;胸长神经位于内侧近胸壁部,胸长神经较胸背神经为细,在解剖腋下时将腋窝组织与胸壁分离后,在外侧壁即可找到胸长神经,予以仔细解剖。

4. 乳内血管出血 行内乳淋巴结清除时,在第一肋间分离内乳血管时,内乳血管的小分支若不慎撕裂时常引起出血,由于该部位较狭小,其下方即为胸膜,若盲目用钳夹分离止血时易损伤内乳血管主干,并向下戳破胸膜造成气胸或血胸。此时可将第一肋间用纱布填塞止血,然后从第四肋间按前述操作规程依次切断第4、3、2肋软骨后,标本向上提起,内乳血管即可清晰保留,直视下很容易将内乳血管分离、结扎。

5. 胸膜穿破 胸膜穿破是内乳淋巴结清除时常见的并发症,一般容易发生在第四肋间手指进入后向上推开胸膜时造成,因而在第四肋间手指进入后,指尖应向上顶在胸骨逐步推开胸膜。在第一肋间分离乳内血管时应将血管提起,沿血管分离,有时内乳淋巴结肿大与胸膜相粘连,在分离时亦易损伤,一般胸膜破损在内乳淋巴结清除时发生率约10%~20%。如手术在全麻下进行时,胸膜损伤穿孔后,可以控制呼吸避免肺萎缩。在硬膜外麻醉下手术时,如有胸膜穿孔常可引起肺萎陷或张力性气胸等并发症,可即出现反常呼吸等症状。一般胸膜破损较大时常导致肺的萎陷,同时可引起病人突发呼吸困难、血压下降等,此时可用氧气面罩加压给氧,使肺部扩张。有时破损较小,空气可自破损口进入,

不易排出时易引起张力性气胸,病人出现呼吸困难,纵隔摆动,血压下降,心率增快等症状,处理方法亦是用面罩加压,必要时可将破损口适当扩大,使胸腔内气体容易排出。如果破损口不大可以做修补,缝合时可以用肌瓣予以填塞。如破损口较大不能修补,可以不必修补。术后由于创面需放置负压吸引,因而可不必放置胸腔引流管,但创面的止血必须彻底,尤其肋软骨缺损部的周围,止血须完善,手术创面缝合完善,避免漏气,术后应用负压吸引管鼓励患者咳嗽,以利肺部的膨胀,在拔出引流管前须做肺部的X线检查,观察肺部的情况,肺完全扩张后再拔出引流管。

6. 术后处理 术后常规处理除包括按不同麻醉方式要求的平卧和禁食外,应对手术区采用乳腺癌专用的加压包扎带或者采用胸腹部术后应用的多头带对手术区加压包扎。手术当日密切观察患者的生命体征,尤其是手术引流液的数量、颜色和有无血块等,以及时发现术后有无出血;次日起逐渐开始下肢、上肢等活动以预防静脉血栓形成。

乳腺癌相关的并发症主要有以下:①出血:常见的出血部位是胸肌的胸骨缘处的肋间血管穿支,及第2肋骨上缘和第3、4肋间较多,术时应注意各穿支,予以钳夹、切断、结扎。其次是胸壁,尤其在胸大肌表面及前锯肌表面静脉丛,在用电刀操作时,有时凝血不完全或术后负压吸引时凝结的血痂脱落引起出血。预防的方法主要是较大的血管应予以结扎。缝合前应冲洗创面,仔细检查有无活动性出血。②腋部及皮下积液:是常见的并发症,一般在乳腺癌手术后有20%~30%的病例可出现皮下积液。液体的积聚可能由于创面较大皮下及组织间的积液未能完善地引流,以及皮下淋巴管的开放而使淋巴液渗出。如果术后引流管有阻塞也可以引起积液,皮下有饱满波动感。皮下积液后,皮肤不能紧粘于胸壁而易引起皮瓣缺血坏死。手术在缝合切口前将皮肤与胸壁做适当的固定,引流管放置于适当的位置,术后保持负压引流管的通畅,一般引流液在30ml以下时再予以拔出,拔管后如有必要可予以加压包扎,以防皮下积液。拔管后如有积液可以抽液或置引流管加压包扎。③皮瓣坏死:皮瓣分离不当,皮下微血管网未予以保留,电刀使用不当,烫伤皮瓣,同时皮瓣过长、术后积液等均可引起皮瓣坏死。应正确掌握皮瓣分离方法,皮瓣厚度适中,分离时一般在肿瘤周围较薄、以后逐渐变厚,术后防止皮下积液等可以减少皮肤坏死。皮肤坏死一般在术后早

期即可有所表现：在皮瓣周围有颜色变深的界限，并逐步加深；坏死区域较宽时，可逐渐变成灰色，再转成黑色。坏死区域不大者，可不必将其切除，待其逐步硬结后脱落；如坏死区域较大，可将坏死皮肤切除，待其基底部肉芽长出后再行二期植皮。④上肢水肿及术后功能障碍：乳腺手术时由于作胸肌的解剖及腋淋巴结的清除，术后可造成上肢功能障碍及上肢水肿。如果术后应用放射治疗，可加重水肿的发生。有积液时应及时处理，早期开展上肢的功能锻炼，防止患肢的感染，避免提拎重物，提高放疗的技术，有助于减少上肢水肿。

（沈镇宙）

第 十 五 章

腔镜乳腺癌手术和乳腺微创旋切手术

第一节　全腔镜乳腺癌改良根治术及腔镜腋窝淋巴结清扫术

一、全腔镜乳腺癌改良根治术

全腔镜下乳腺癌改良根治术,是在腔镜下切除所有腺体并进行腋窝淋巴结清扫,保留乳头乳晕及全部皮肤,为采用假体一期乳房重建提供良好的皮肤条件。此术式主要包括腔镜下皮下腺体切除和腔镜下腋窝淋巴结清扫,此两部分的操作在技术上已非常成熟并已建立了相应的技术标准。因此全腔镜乳腺癌改良根治术为乳腺癌患者提供了一种新的术式,作为保乳手术和根治、改良根治的补充术式,为乳腺癌的外科治疗提供了一种新的选择。

【解剖基础】

乳房是皮肤汗腺的衍生物,借 Cooper 韧带将腺体固定在浅筋膜的深层与浅层之间,形成两个潜在的间隙包括乳房皮下间隙和乳房后间隙,此两个间隙内主要为脂肪组织填充,腋窝的淋巴结缔组织间也主要为脂肪组织,脂肪组织可通过溶脂吸脂技术去除并充入 CO_2,从而建立腔镜操作空间,为完成乳腺癌腔镜手术提供了必要条件。乳房皮下及后间隙吸脂后只需在腔镜下切断 Cooper 韧带、乳头后方的大乳管以及乳房边缘与腺体相连的纤维组织,即可完成腺体组织的切除。充分吸脂后可直接显露腋静脉,腋静脉作为腋窝中最重要的结构是寻找和解剖胸长神经、胸背神经血管以及清扫淋巴结的重要解剖标志。

【手术适应证】

手术适应证:①穿刺活检明确诊断为乳腺癌;②肿块 <3cm,或经新辅助化疗后肿块 <3cm,距腺体表面最近处 >2mm,与胸壁无固定,无明显酒窝征,无新近出现的乳头内陷或偏斜;已行切除活检者,切口 <5cm,有明确的彩超或其他客观记录显示原肿块 <3cm,未曾出现过皮肤和乳头受累者;通常情况下,

只要肿瘤未侵及皮肤和胸大肌筋膜,对肿瘤大小位置无严格的限制;③肿块位于中央区时只要未侵及乳头乳晕复合体未出现明显的乳头歪斜也可作为乳腺癌腔镜手术的适应证;④有较高的美观需求,心理上能接受假体重建;⑤体积在中等大小以下的乳房,无明显下垂。

【术前准备】

术前 1 天进行同侧腋窝及乳房的皮肤准备,包括:刮尽腋毛以及乳晕周围的体毛,手术区域表面皮肤包括腋窝和乳房的皮肤清洁;确定好病灶的位置并在体表做好标记;术晨禁食水;如准备行假体一期重建者,根据健侧乳房体积估计所需的假体大小,准备相应的假体。

【手术步骤】

1. 手术体位及麻醉　患者仰卧,气管插管全麻,患侧上肢外展 90°,手术床要求能控制侧偏角度,患侧垫高 15°~30°。有足够强度的头架固定上肢。术前标记肿块位置、乳房腺体边界、胸大肌外缘及腋窝边界。由于进行腔镜手术的病例均为较早期病例,其手术范围主要以乳房皮下腺体切除和腋窝淋巴结切除为主,而乳房边缘周围的有筋膜和脂肪组织可适当保留。由于手术范围较大,术中需进行溶脂吸脂操作以及充气建立操作空间,麻醉以气管插管全麻为宜。

2. 手术入路和器械选择　手术入路选择的原则包括:方便手术操作,切口尽量隐蔽,又可充分利用。基于以上原则,手术切口位置分别选在①腋窝;②乳晕外上缘;③乳头水平线上距乳房外缘 1cm 处;④腋前线上距乳房外下缘 1cm 处。切口大小分别为 1cm 左右。进行腺体切除时采用①、③、④切口,行腋窝清扫时采用②、③、④切口(图 15-1,图 15-2)。每两个 Trocar 间距均在 5cm 以上,从而有效避免腔镜下操作时观察镜和操作器械间的相互影响。

手术器械可与常规腹腔镜器械通用。观察镜采用 10mm 或 5mm 的 30° 镜有利于增大手术视野,方便手术操作;采用螺纹 Trocar 有利于固定,避免

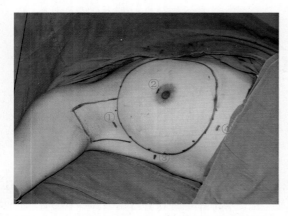

图15-1　术前标记乳房边缘、肿块位置及腋窝范围，并标记切口位置

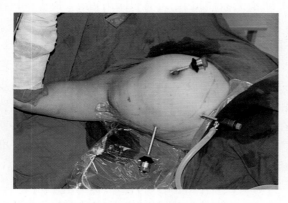

图15-2　清扫腋窝时腔镜经乳房外下缘 Trocar 入路，上肢屈曲外展并固定于头架上

Trocar 随着手术操作上下移动，采用光面 Trocar 或切口稍大 Trocar 无法固定时可采用缝线缩小切口并固定。手术中的分离切割、止血，主要用电凝钩操作，处理较大血管时也可使用超声刀。吸脂时采用带侧孔的有手柄的金属吸头。

3. 溶脂与吸脂　溶脂液配制：灭菌蒸馏水 250ml＋ 注射用生理盐水 250ml＋2% 利多卡因 20ml＋0.1% 肾上腺素 1ml，配成 521ml 的溶脂液。根据乳房大小不同溶脂液用量一般在 500~1500ml。

溶脂吸脂方法：采用较粗长针头经在乳房皮下、乳房后间隙及腋窝均匀注入溶脂液，但不需浸至腺体层内。溶脂范围需超过乳房边界 1~2cm，在腋窝注射溶脂液时需在皮下及较深脂肪层内均匀浸润。包括喙锁筋膜深面、背阔肌前缘、腋静脉下方的脂肪间隙。溶脂液注射 10~20 分钟后再开始吸脂，在乳房皮下间隙吸脂时吸头侧孔避免朝向皮肤，以保护皮下血管网；在腋窝内吸脂时为防止损伤重要结构，需避免吸引头侧孔朝向腋静脉、胸背及胸长神经。吸脂过程中可结合腋静脉的体表投影及背阔肌

的解剖位置确定吸引头进入的长度和深度。

4. 操作程序

（1）腔镜下腋窝淋巴结清扫术：根据改良根治手术肿瘤整块切除的原则，需先行肿瘤和腺体的切除后进行腋窝淋巴结清扫。但肿瘤转移的途径之一是通过区域淋巴结向远处转移的，先清扫腋窝淋巴结理论上能够先阻断淋巴转移途径，更符合肿瘤外科的无瘤原则。同时先清扫腋窝时胸大小肌外缘与皮肤间的纤维组织的可起到有效的牵拉作用方便腋窝第 2 组淋巴结的显露和清扫。同时腋窝清扫后也可方便胸大肌外上缘腺体的游离。腋窝淋巴结的清扫手术入路以乳房外下切口为观察孔，乳晕外上缘切口和乳头水平的乳房外侧边缘切口为操作孔。置入 Trocar 后充入 CO_2，充气压力维持在 8~10mmHg。在腔镜的监视下首先切断乳房外侧皮下间隙内的 Cooper 韧带，扩大手术视野，并方便腔镜和操作器械进入腋窝。主要步骤包括：①扩大腋窝腔隙（图 15-3）：切断腋窝皮肤与胸大肌外缘或深层组织相连的纤维条索，扩大腋窝间隙，方便手术操作。②显露腋静脉：沿胸大肌外缘游离腋窝内的结缔组织，沿胸小肌外缘切开喙锁筋膜；沿胸前外侧神经血管游离其周围的脂肪、淋巴组织，直至腋静脉（图 15-4）；③显露胸背神经血管（图 15-5）：沿腋静脉下缘游离腋窝内的脂肪、淋巴组织，在距腋静脉 1~2cm 处采用电凝或超声刀切断胸外侧动静脉；④清扫腋窝外侧的淋巴脂肪组织：从腋窝外侧壁开始，沿背阔肌前缘由外向内清扫胸背神经血管外侧及其周围的淋巴脂肪组织；⑤显露胸长神经（图 15-6）：沿侧胸壁与背阔肌内侧缘向深层纵向游离脂肪淋巴组织，自腋静脉下缘至进入前锯肌处全程显露胸长神经；⑥清扫胸小肌后方和内侧的淋巴脂肪组织：腔镜斜面朝向

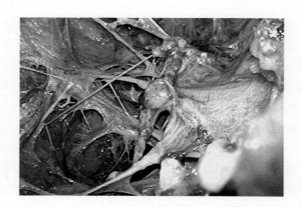

图15-3　腔镜进入腋窝后可见腋窝外侧壁与胸大肌外缘相连的纤维组织横跨在腋窝，切断后可扩大腋窝间隙，方便手术操作

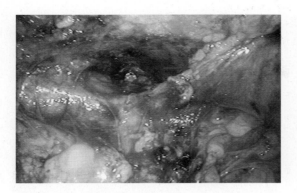

图 15-4　沿胸前外侧神经血管游离脂肪淋巴组织，显露腋静脉

（箭头所指为胸前外侧神经及其伴行血管）

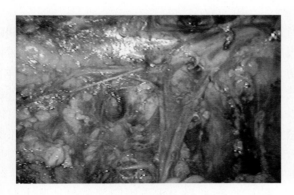

图 15-5　沿腋静脉下缘游离脂肪、淋巴组织游离后胸背神经、血管已完全显露

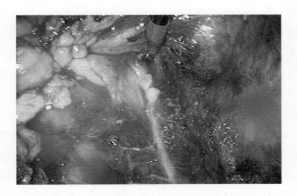

图 15-6　沿侧胸壁与背阔肌内侧缘向深层纵向游离脂肪淋巴组织，自腋静脉下缘至进入前锯肌处全程显露胸长神经

内侧，沿腋静脉下缘向胸小肌后及内侧方向游离并切除Ⅱ水平淋巴脂肪组织；⑦清扫胸长和胸背神经之间的淋巴组织：自腋静脉下缘开始沿背阔肌前缘在胸长神经和胸背神经之间游离淋巴脂肪组织直至乳房外上缘，从而完成腋窝清扫。

（2）腔镜下皮下腺体切除术：腋窝淋巴结清扫完成后，关闭乳晕外上缘切口，在乳房外上缘外侧

约 1cm 处沿腋横纹切开皮肤约 1cm，乳房外下缘切口仍作为观察孔，乳头水平乳房外缘处及腋窝切口作为操作孔。上肢屈曲固定于头架上（图 15-7）。在腔镜监视下先处理乳房外下象限皮下间隙，切断 Cooper 韧带，扩大操作空间，顺次处理乳房外上、内下及内上象限。切断乳房皮下间隙内大部分与皮肤相连的 Cooper 韧带后，从乳房外下缘开始由外向内切断腺体边缘附着的纤维组织，进入乳房后间隙（图 15-8），结合体表标记沿乳房边缘游离腺体，腺体边缘游离约二分之一后先切断乳头后方的大乳管再继续游离腺体边缘。按照由内下向外上的操作顺序切断腺体边缘与周围相连的纤维组织后，最后切断腺体内上边缘与胸大肌外上缘和相连的纤维组织，完成腺体切除，直至完全切除整个腺体（图 15-9）。

切除完成后，延长腋窝切口至 3~5cm，经腋窝切口取出切除的腺体及清扫的腋窝组织，如腺体较大而腋窝切口相对较小时，可通过切口放入组织剪将切除的腺体剪成 2~3 部分后分次取出，但要尽量避免剪开肿瘤病灶。标示出腺体中肿瘤病灶的位置，将腋窝组织分离找出淋巴结后与切除腺体组织一并

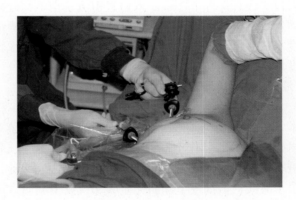

图 15-7　腔镜皮下腺体切除手术入路选用腋窝、乳头水平与腋后线交界处及乳房外下缘切口，同侧上肢曲屈固定于头架上，以方便手术操作

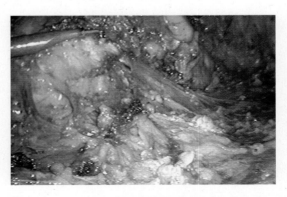

图 15-8　于乳房外下缘切断腺体与周围相连的纤维组织，进入后间隙

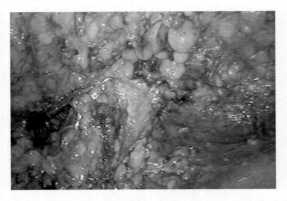

图 15-9　由内下向外上切断腺体边缘与周围相连的纤维组织后，最后切断腺体内上边缘与胸大肌外上缘和相连的纤维组织，完成腺体切除

图中钳子提夹部位为腺体在胸大肌外上缘附着处

送病理检查。大量温热蒸馏水冲洗手术野，洗出术腔游离的脂肪或组织颗粒，检查有无活动性出血直至流出液完全清流澈，必要时镜下止血。直视下检查腋窝，避免腋窝内游离组织的残留。需放置假体者经腋窝切口游离胸大肌后间隙，经腋窝植入适合大小的假体，可吸收缝线缝合关闭胸大肌外缘假体入口。经乳房外下 Trocar 入口置引流管至腋窝处并固定（图 15-10）。术毕于乳房四周及腋窝置棉垫适度加压包扎 3~5 天，以防止术后出血。假体上缘轻度加压包扎以防止假体向上移位（图 15-11）。

【注意事项和操作要点】

1. 溶脂吸脂　溶脂吸脂是乳腺腔镜的基本技术，也是关键技术，充分的溶脂吸脂能为乳房腔镜手术建立足够的操作空间，保证乳腺腔镜手术的顺利进行。溶脂吸脂不充分可能会增加手术难度，延长手术时间。但如皮下脂肪完全吸净或皮下脂肪太薄会影响皮肤以及乳头乳晕的血供，导致术后乳头乳晕坏死。因此，在保证充分吸脂建立操作空间的同

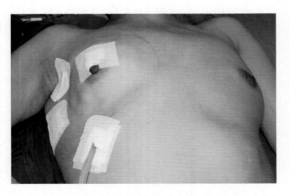

图 15-10　于腋窝置管引流经乳房外下 Trocar 入口引出并固定，敷贴包扎伤口

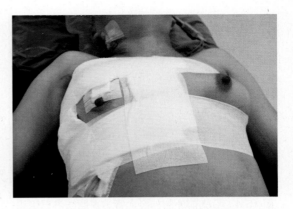

图 15-11　植入假体后在乳房四周、腋窝填塞棉垫加压包扎

时还需注意在真皮下适当保留薄层脂肪。皮下间隙吸脂时注意吸引头侧孔朝向腺体或背向皮肤，可以防止皮下层吸脂过度。在乳房后间隙吸脂时同样要注意防止过度损伤胸大肌筋膜，尤其是乳大肌外缘以及乳房下缘，此处吸脂时吸引头侧孔要朝向腺体，避免朝向胸大肌。充气后进镜观察，如因吸脂不充分影响操作空间可在镜下明确需再次吸脂的部位后退出腔镜再次吸脂。

腋窝吸脂过程中重点吸脂部位包括胸大肌外缘、胸长神经周围和背阔肌前缘。但吸脂范围不能超过腋静脉上方，吸引器吸头要避免朝向腋静脉、胸大肌外缘、背阔肌、胸长神经以及胸背神经。如吸脂过程中有较多出血，可先行压迫止血。但只要溶脂液注射均匀，溶脂时间在 10 分钟以上，吸脂时用力适当，避免粗暴用力吸刮，一般不会损伤较大血管。但小的血管分支损伤及其引起的少量出血难以避免，但一般不需特别处理。

2. 术中注意保留胸肌筋膜　随着辅助治疗理念与技术的进步，乳腺癌手术的范围趋于缩小，在保证手术疗效的前提下，手术范围缩小可使重要的组织结构和相应的功能得以保留，从而改善术后功能和外观。胸大肌筋膜对于维持胸大肌功能的正常发挥，防止术后肌肉组织与周围组织的粘连有重要作用，同时也是胸大肌表面与皮肤或其他组织的天然屏障。在胸大肌筋膜未受肿瘤明显浸润的前提下，在乳腺癌改良根治术中保留胸大肌筋膜是安全的，而且有利于减少术后引流量，缩短引流时间，减少术后并发症。胸大肌内下缘的筋膜及其前方少量脂肪组织的保留对于开放行改良根治者有助于维持术后胸前皮肤的平整，减少术后胸壁积液的机会；而对于全腔镜乳腺癌改良根治术乳房下缘及内下胸大肌

筋膜的保留有助于增加胸大肌间隙下缘的强度,在切断胸大肌下方起点时此筋膜有助于保持胸大肌后间隙的完整性。腔镜手术操作中尤其注意保留乳房内下缘乳大肌前方的筋膜。进入后间隙游离腺体后方时注意紧贴腺体后方操作,可以完整保留胸大肌筋膜。胸大肌外侧及前锯肌表面的筋膜对于维持胸大肌后间隙外侧缘的强度,需放置假体者对防止胸大肌后间隙内的假体向侧方移位有重要作用。胸大肌外上缘表面筋膜也需特别保留。保留胸大肌外上缘腺体附着处的筋膜在假体经此处放置后,通过缝合此处的筋膜可关闭假体入口,隔断胸大肌后间隙与腋窝和乳房后间隙的通道,保持假体所在胸大肌后间隙的相对独立,维持假体重建乳房的正常位置。但如果肿瘤位置距后间隙较近时,相应部位的胸肌筋膜需彻底切除,必要时送冰冻切片检查。因此在保留胸大肌筋膜时也要考虑其安全性,掌握好适应证,确保肿瘤未侵及胸大肌筋膜。

3. 腋静脉附近操作时避免切开腋静脉鞘　乳腺癌腋窝清扫手术中传统的清扫程序需要切开腋静脉鞘,以彻底清除腋血管浅面、下方以及整个腋腔中的脂肪淋巴组织,尤其是当腋静脉周围有肿大融合甚至侵及腋静脉鞘的淋巴结时,切开腋静脉鞘可以增加淋巴结清扫的彻底性。但当腋窝淋巴结未侵及腋静脉时,通过精细的解剖技术,可以在不切开腋静脉鞘的前提下完成腋窝淋巴结的清扫。同时乳腺癌作为一种全身性疾病,局部手术无论有多彻底从广义上理解均为"姑息性手术",因为手术范围不可能无限扩大,彻底的根治手术也不可能清除进入血液中的癌细胞,而进入血液中的癌细胞才是导致乳腺癌复发转移的根本原因。因此,局部手术范围的盲目扩大并不能提高乳腺癌生存率,而适当范围的局部手术辅以术前术后的综合治疗才时乳腺癌治疗的理想选择。目前对于乳腺癌腋窝淋巴结转移所形成的共识是:对于腋窝淋巴结清扫的目的主要用于以对疾病分期,其分期意义大于根治意义。可见过大的淋巴结清扫范围不但无益于乳腺癌疗效提高,还可能会增加术后并发症的发生率,延长住院时间,甚至耽误术后化疗的正常进行,不利于患者的术后恢复。

腋静脉属于中型静脉,其内的静脉瓣膜对维持静脉血的向心性流动、促进上肢回流有促进作用。腋静脉鞘切开后其管径变粗,腋静脉瓣无法对合,失去单向活瓣的作用,出现腋静脉内血流淤滞,可能导致术后上肢水肿。因此无论在开放手术还是在腔镜手术中,在清扫腋窝淋巴结过程中要尽可能保留腋静脉鞘的完整。适合腔镜手术的乳腺癌患者主要为Ⅰ、Ⅱ期和少数Ⅲ期患者,腋窝淋巴结多无肿大融合,清扫过程中多数无需切开腋静脉鞘。腔镜手术中手术视野被放大4倍以上,在游离腋静脉浅面及下方的脂肪组织时可借助腔镜的放大作用进行精细操作,辨认腋静脉后采用分离钳或小弯钳适度牵拉拟游离的脂肪结缔组织或淋巴管,电凝钩操作部位离开腋静脉约5mm以上,可以在完整清除腋窝淋巴结的同时在腋静脉周围保留薄层的纤维组织,避免切开腋静脉鞘,防止损伤腋静脉。

【术后处理】

术后腋窝留置引流管5~7天,引流液变为淡黄,引流量减少到10ml/d以下时拔除。术后预防性应用广谱抗生素5天。术后常规采用辅助化疗,ER+/PR+者常规采用内分泌治疗。腋窝淋巴结无转移或转移在3个以下者不放疗,腋窝淋巴结转移在4个以上者行腋窝、锁骨上及胸骨旁放疗。乳房区域不作常规放疗。

二、腔镜腋窝淋巴结清扫术

腋窝淋巴结清扫是乳腺癌改良根治的重要组成部分,为完成腋窝淋巴结清扫以及乳腺原发灶的切除,常需巨大的手术切口以及助手长时间的拉钩配合,不但费时费力,还影响美观。腔镜腋窝淋巴清扫术可改变开放腋窝淋巴结清扫的手术方法,缩小手术切口,改变腋部伤口对腋窝及上肢功能的影响,是乳腺外科的重要进展之一。

【解剖要点】

腋窝分四个壁,①前壁:由胸大小肌、锁骨下肌和锁胸筋膜构成。②外侧壁:由肱骨结节间沟、肱二头肌短头和喙肱肌组成。③内侧壁:由前锯肌及其深面的上4个肋与肋间隙构成。④后壁:由肩胛下肌、大圆肌、背阔肌与肩胛骨构成。其间主要由脂肪组织、淋巴组织以及神经血管组织填充。乳房约75%的淋巴引流经此流向腋窝淋巴结,因此多数情况下乳腺癌的转移部位首先是腋窝淋巴结。因此,腋窝淋巴结清扫是乳腺癌手术的重要环节。腋窝清扫时要求完整切除腋窝中淋巴结,由于淋巴结散布在腋窝脂肪组织之中,因此腋窝清扫只有将脂肪组织一并清除才能确保手术的彻底性。腔镜手术的前提条件是要有足够的操作空间,通过溶脂吸脂技术吸除脂肪组织后充入CO_2,即可建立充分的操作空间,为腔镜手术提供条件。

【手术适应证】

1. 乳腺癌适合保乳手术者；

2. 腋窝无明显肿大融合的淋巴结；

3. 肿瘤位于乳房内上、外下或内下象限,采用横切口进行改良根治时腋窝显露困难者。理论上所有的可手术乳腺癌均可采用腔镜进行腋窝淋巴结清扫,但如果肿瘤位于外上象限,所选术式为改良根治术,较小切口即可完成开放条件下的腋窝清扫,此时如进行腔镜下腋窝清扫则不能使患者获得更多的益处。

【术前准备】

术前 1 天进行同侧腋窝及乳房的皮肤准备,包括:刮尽腋毛以及乳晕周围的体毛,手术区域表面皮肤包括腋窝和乳房的皮肤清洁;确定好病灶的位置并在体表做好标记。

【手术步骤】

1. 手术体位及麻醉　患者仰卧,气管插管全麻,患侧上肢外展 90°,手术床要求能控制侧偏角度,患侧垫高 15°~30°。有足够强度的头架固定上肢。术前标记肿块位置、胸大肌外缘及腋窝边界。麻醉以气管插管全麻为宜。

2. 手术入路和器械选择　确定 Trocar 放置的位置,Trocar 入口选择的原则为:隐蔽或术后疤痕不明显,有利于手术操作,应尽量选择在乳房切除、保乳手术切口内,或选在术毕可用于放置引流管的位置。为避免术中操作器械的相互影响,Trocar 之间的距离大于 5cm。

观察镜采用 10mm 或 5mm 的 30°镜有利于增大手术视野,方便手术操作;采用螺纹 Trocar 有利于固定,避免 Trocar 随着手术操作上下移动。手术中的分离切割、止血,主要用电凝钩操作,处理较大血管时也可使用超声刀。吸脂时采用带侧孔的有手柄的金属吸头。

3. 溶脂与吸脂　溶脂液配制:灭菌蒸馏水 250ml+ 注射用生理盐水 250ml+2% 利多卡因 20ml+0.1% 肾上腺素 1ml,配成 521ml 的溶脂液。

溶脂吸脂方法:采用较粗长针头经腋窝由浅入深注入溶脂腺,在皮下及较深脂肪层内均匀浸润。包括喙锁筋膜深面、背阔肌前缘、腋静脉下方的脂肪间隙。溶脂液注射总量在 300~500ml 左右。溶脂液注射 10~20 分钟后再开始吸脂,吸脂时为防止损伤重要结构,需避免吸引头侧孔朝向腋静脉、胸背及胸长神经。吸脂过程中可结合腋静脉的体表投影及背阔肌的解剖位置确定吸引头进入的长度和深度。

4. 操作程序及术中注意事项　主要操作同"同全腔镜乳腺癌改良根治术"中的"腔镜下腋窝淋巴结清扫术"。

【术后处理】

腔镜下腋窝淋巴结清扫术不是一单独的手术,可能是保乳手术或改良根治术的一部分,因此其术后处理同遵循保乳手术或改根治手术的处理原则。

(范林军　姜军)

第二节　乳腺微创旋切手术

近年来,随着居民生活水平的提高,高脂肪食物摄入增加、环境激素的作用、生活压力增大等因素,世界范围内女性乳腺良恶性肿瘤的发病率均呈现显著的逐年上升趋势。乳腺疾病治疗传统是手术切除病灶,创伤较大,易成瘢痕。随着人们生活水平和广大患者健康意识的提高,女性在进行乳腺手术的同时,对美提出了更高的要求。如何既能切除乳腺病灶,又尽量减少对乳房外观的影响,成为乳腺外科医生追求的目标。在这一背景下,乳腺微创旋切手术应运而生。

【技术原理及优缺点】

乳腺微创旋切手术使用真空辅助乳腺微创旋切系统进行。目前在我国医院中应用的较多的设备包括:ATEC SUROS、SenoRx ENCor、Mammotome(图 15-12)。设备组成一般包括:旋切刀手柄、控制主机、真空抽吸泵。它是在超声立体定位引导下,通过细小的穿刺针孔,利用真空负压抽吸乳腺组织,完全自动地对乳腺病灶进行重复切割,不需重复进针退针,不需要重复手动操作,大大缩短整个手术时间。实施乳腺肿物的完整切除(图 15-13)。微创旋切手术切除乳房肿块后不但外部几乎无瘢痕,取得传统手术不能达到的美容效果,并且对内部乳管的损伤较小,更适合年轻女性。

微创手术优点:①切口美观。切口一般 3~5mm(是传统切口的 1/10 左右),无需缝合,术后基本不留疤痕,且切口选择隐蔽,穿着内衣后不能被发现;而对于多个病灶的患者,传统手术需要多个切口,影响乳房美观,而采用微创旋切手术,多数只需一个切口即可解决问题。即使多个切口,由于伤口小,基本不影响美观(图 15-14)。②安全性高。痛苦小。手术并发症少,对周围组织损伤小。③手术时间短,术后恢复快。④定位精确。由于在 B 超引导下,不仅能完整切除肿瘤,且能够准确切除触诊无法触及的深

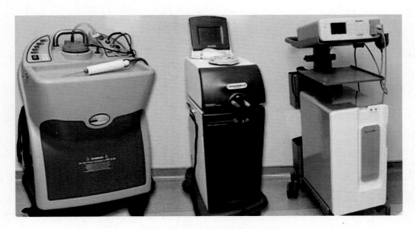

图 15-12　乳腺微创旋切手术常用的设备
（从左至右依次是 ATEC SUROS、Mammotome 和 SenoRx ENCor）

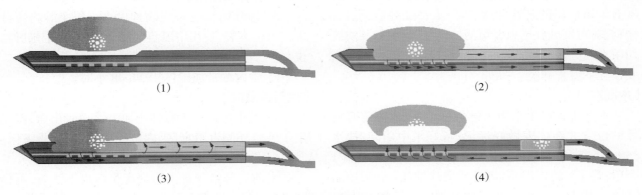

(1)　　　　　　　　　　　　　　　(2)

(3)　　　　　　　　　　　　　　　(4)

图 15-13　微创旋切过程示意图
(1)使用钼靶或超声引导,穿刺针插入乳房,活检槽中心对准病灶中心;(2)组织被真空吸引入活检槽;(3)旋切刀前进,切取组织标本;(4)旋切刀退出,真空系统帮助将组织运回到组织收集槽/盒中,以便取出

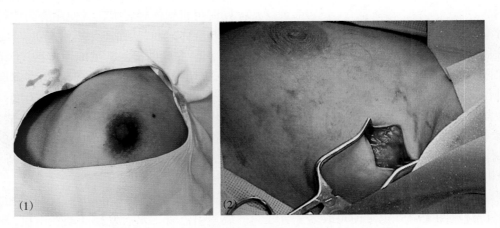

(1)　　　　　　　　　　　　　　　(2)

图 15-14　乳腺微创旋切手术切口与开放手术切口比较
(1)微创旋切手术切口;(2)常规开放手术的手术切口

部乳腺肿块。⑤感染率低。微创旋切手术对正常组织的损伤小，无任何异物残留人体，感染风险显著降低，节约了抗感染成本。

微创手术缺点：费用相对较高。微创手术耗材均为进口，成本较高，并且医疗保险不能报销。

【手术适应证】

手术适应证：①临床不能触摸到，由B超发现的乳腺微小肿瘤：通过B超的引导可获得活检肿瘤组织；②可疑乳腺病变（如钙化点，结节性增生）：其他活检方法无法获得足量组织用于病理诊断；③良性肿瘤：钼靶或B超检查为乳腺良性肿块；肿瘤的大小≤2.5cm，特别适合于一侧乳房内有多个肿块的患者。

【手术禁忌证】

手术禁忌证：①有严重性全身器质疾病和衰竭而难以耐受的患者；②有出血倾向和凝血功能异常；③有丰富血供的恶性肿瘤；④巨大良性肿瘤及血管瘤；⑤对可疑乳腺癌患者可活检，但应避免行肿块旋切手术；⑥病变位于乳腺尾部近腋窝区，可损伤腋窝及锁骨下血管神经。

【术前准备】

术前1天或手术当天进行术区备皮；确定好病灶的位置并在体表做好标记；备好术中用品：盐水250ml 1瓶、100ml 1瓶（袋）；无菌手套3付、换药盘1个（备镊子）、消毒用品（酒精或碘伏棉球）、麻醉用品（利多卡因20ml；10ml、20ml注射器一支）、术区止血：肾上腺素1支、洞巾1个、尖刀、纱布5~8块、弹力绷带2卷。甲醛液及标本袋或瓶；用无菌手套包裹超声探头，涂以常用的皮肤消毒液。安装并启动仪器。

【手术步骤】

1. 手术体位　患者仰卧，患侧可稍抬高15度，双手抱头。根据病灶位置患者体位可进行适当调整，如左乳外象限肿物可取右侧卧位，右乳外象限肿物可取左侧卧位。术者一般站立在患者右侧操作，超声医师在患者左侧。

2. 手术切口的选择　手术入路选择的原则包括：方便手术操作，切口尽量隐蔽，又可充分利用。基于以上原则，手术切口可选在腋前线、乳房下皱襞处或乳晕区。对多发性肿块，尽可能选择兼顾多部位肿块的进针部位（图15-15），必要时可取多个切口。

3. 常规消毒铺巾。局部麻醉肿块周围及针道。一般使用0.5%~1%的利多卡因进行麻醉。

4. 按照设计的切口位置，切开皮肤3mm。进针，旋切病灶组织，将其完全切除。旋切刀可作扇形旋

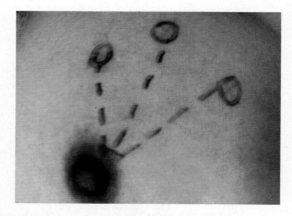

图15-15　乳腺微创旋切手术的手术切口设计

转，以进行多次、多处旋切，必要时调整旋切槽的方向。超声再次确定肿块已完全切除，并确定有无出血及血肿形成，拔除穿刺针，局部压迫10~15分钟，弹力绷带加压包扎（图15-16）。

5. 切除组织送常规病理检查。每个肿物应分别装入标本袋，使用甲醛溶液浸泡，并准确记录肿物位置。

6. 术区绷带加压包扎24~48小时。

【术后并发症】

1. 术中出血　①腺体出血。②血管出血，多发生于乳房外侧近腋窝区、内侧胸骨旁区、锁骨下区。③肌肉出血。

术前局部给予肾上腺素稀释液皮下注射，可预防术中出血，且不会发生局部皮肤坏死等并发症。另外，切口设计时应尽量避免针道经过血管密集区。

2. 胸大肌及胸前损伤　位于乳腺深部的肿物行微创旋切手术时，旋切刀应水平放置，刀槽向上；同时可将腺体轻轻提起或使用麻药注射于胸大肌筋膜与腺体之间，从而避免损伤胸肌。

3. 皮肤破损　常见原因包括：①穿刺刀头切割伤，旋切刀的刀头非常锋利，如力度掌握不当很容易穿透皮肤。在操作中应注意控制力度。②切割槽紧贴皮肤，肿物表浅时应将切割槽水平放置，横向切除肿物，如患者皮肤松弛，可由助手拉平皮肤保持一定张力后进行操作。或于皮下注射麻药、盐水等使肿物远离皮肤。

4. 术后出血，对于切除范围较大的乳腺手术可放置引流管。术后发现活动性出血，及时处理。微创旋切术后应常规进行绷带包扎，包扎时间不能小于24小时。

5. 局部血肿形成：部分患者可在术后第一次换药时发现乳房血肿，表现为乳房肿胀，局部皮肤瘀

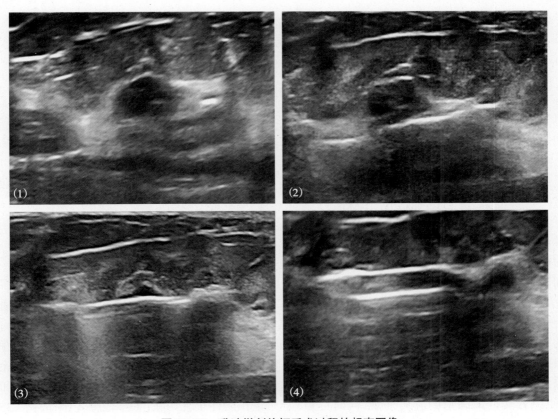

图 15-16　乳腺微创旋切手术过程的超声图像
(1)肿物图像(为进旋切针前);(2)肿物图像(进旋切针后);(3)肿物切除部分后的超声图像;(4)肿物完整切除后图像

斑,经挤压可见刀口有陈旧性血液或血凝块流出。发现这种情况,可先行局部超声明确血肿性质。若为局部少量积血,注射器抽吸即可。若为大的血凝块可以将其从刀口挤出,对于已机化的血凝块,经 3 个月无明显吸收者,可再次应用微创旋切系统将其切除。

6. 肿物残留　多见于双乳多发肿物,肿物散在,术中容易将较小的病灶遗留。为此术前应对病灶进行准确、精细的定位。

【术中及术后注意事项】

术中注意事项:沿胸壁水平进针;避免损伤皮肤;避免残留。

术后注意事项:手术后需用弹力绷带加压包扎 48 小时;根据病情口服或静脉注射抗生素 24~48 小时预防感染,但一般不必常规使用抗生素;术后 3 个月需复查乳腺彩超。

(马振海　王弥迦　刘彩刚)

第 十 六 章

乳房重建与修复

第一节 概述

目前,随着早期诊断和全身治疗的进步,一半左右的可手术乳腺癌患者有机会保留乳房,在接受全乳切除和因保乳手术导致乳房外形毁损的患者中,乳房重建与修复手段已经广泛应用于乳腺癌的外科治疗。乳房重建技术经历了 30 余年的发展,从最初的单纯使用植入物,到当今自体组织重建,以及组织扩张器联合永久植入物的重建策略,乳房重建与修复的目标就是期望用患者能够接受的最小创伤,使患者获得最满意的乳房外观,同时尽量减少手术并发症。美国一项大样本的调查结果显示,1998—2002 年,51 000 名乳腺癌患者在接受全乳切除术后 4 个月之内,16% 接受了乳房重建手术;而另外一项来自于同一时间段的研究,报道了 2700 多名在 8 家 NCCN(全国综合性肿瘤治疗网络)的肿瘤中心接受全乳切除的患者,有 42% 接受了乳房重建手术。国内许多肿瘤中心尚未设立整复外科,乳房重建的工作往往由肿瘤外科医生完成,即便邀请其他医疗单位的整形外科医生协助,也只占总手术量中很少的比例。笔者所在的医院,目前乳房重建手术的比例约占全乳切除手术的 3.8%,近年来,这一比例正在不断攀升;同时,随着重建技术的发展和医生对重建方法的深入了解和掌握,乳房重建的模式、方法也在经历一些改变。

外科医生应在肿瘤切除范围和术后美学效果间权衡得失,因美容效果约有 20%~40% 不够满意。事实上乳房重建与修复技术的应用,使得保乳手术成为灵活的技术,目前我国还处在早期发展时期。

根据重建的时间,乳房重建可以分为即刻重建和延期重建两大类。乳房重建可以在全乳切除的同时,在一次麻醉过程中完成,称为即刻重建;也可以在全乳切除术后的数个月或数年后进行,称为延期重建,这一重建的时间往往取决于病人。乳房重建的时机选择取决于很多因素,只有充分考虑了两种重建手术的优缺点,以及病人自身的诸多因素,才能确定最佳的时间。

第二节 预防性全乳切除时乳房重建

越来越多的数据显示,对具有乳腺癌遗传易感性或其他高危因素的女性进行筛查和干预可能减少乳腺癌的风险。主要的干预手段包括化学预防和手术预防,手术预防包括双侧乳房预防性切除和双侧卵巢预防性切除。有几种情况下,医生会和病患讨论预防性全乳切除:①年轻患者(一般指 <35 岁),接受保乳治疗被列为相对禁忌;②一侧患乳腺癌需要接受全乳切除,在伴或不伴其他高危因素的情况下,同时行对侧乳房预防性切除;③在 BRCA1/2 突变基因携带者或其他一些具备乳腺癌高危因素的人群进行双侧预防性乳房切除。在突变携带者中进行的随机临床研究中证实,预防性的乳房切除手术可有效降低乳腺癌的风险。预防性乳房切除的手术方式包括单纯乳房切除(切除双侧乳腺组织、乳头 - 乳晕和梭形乳房皮肤),保留皮肤的全乳切除术,皮下乳腺切除(保留乳房皮肤和乳头 - 乳晕复合物),改良根治术(乳房切除,同时行腋窝淋巴结清扫)。然而,乳腺组织广泛分布于前 / 侧胸壁和腋窝皮下,上述预防性乳房手术无法确保切除全部乳腺组织,相对而言,保留乳头 - 乳晕的皮下腺体切除手术更易残留乳腺组织,长期随访后发现乳腺癌的发生率增加。而且,乳头感觉往往缺失;在重建乳房以后,保留下来的乳头位置往往无法控制,造成不对称和美容效果不佳。因此,在乳头重建技术较为成熟的情况下,预防性乳房切除以保留皮肤的全乳切除为宜。当然,保留乳头 - 乳晕复合物可以获得更为美观、自然的乳头,仍然有一部分整形外科医生用于临床实践,一些文献也支持这一术式在肿瘤学上是安全的手段。也有报道认为,目前乳晕的重建主要依靠文身的方法,结果往往不够自然,因此采用保留乳晕、切除乳

头的皮下腺体。在对高危人群实施预防性乳房切除时,保留乳头的术式是否妥当应该考虑以下因素:①保留的乳头及其下方的残留腺体发生乳腺癌的风险;②在对残留腺体进行癌症早期诊断时,现有的手段(如临床体检、超声、钼靶或磁共振)是否有效;③保留乳头以后,应该权衡潜在的风险和美观上的获益;④充分利用现有的遗传咨询和突变基因检测手段。

接受预防性乳房切除的患者并非均要求进行乳房重建,一组荷兰的报道显示,94% 未曾患乳腺癌的病人选择即刻重建手术,仅 64% 曾接受乳腺癌治疗的病人接受了即刻或延期的乳房重建。有些病人是因为一侧乳腺癌接受全乳切除手术后,或手术后接受过放射治疗,对乳房重建的美容效果有顾虑;有些患者对自己乳房切除后的形体已经充分适应,不愿意接受再一次的手术打击或担忧术后的并发症;这些患者一般选择外戴的假体。尽管没有大宗的数据,目前国内的乳腺癌患者选择乳房重建的比例仍然较低,复旦大学附属肿瘤医院 2009 年和 2010 年乳房即刻重建手术比例分别是 3.5% 和 3.8%。

保留皮肤的全乳切除手术切口一般围绕乳头-乳晕复合物设计,其优点是保留几乎所有乳房的正常皮肤,尤其是乳房下皱褶,重建后乳房可显示自然的下垂感;切口短小而且隐蔽,在乳晕重建后切口疤痕进一步被遮盖,因而总体的美容效果非常良好。当然,这一术式相比传统的单纯乳房切除难度稍大,要求肿瘤外科医生注意保护皮瓣的血供,同时避免残留腺体;术前在患者体表标记乳房的边缘,术中留意不要破坏乳房皱褶,为重建手术创造有利条件。

和乳腺癌术后的乳房重建比较,预防性双侧乳房切除,或者一侧乳腺癌保留皮肤全乳切除,对侧预防性切除,联合即刻乳房重建有其固有的优势,主要表现在这一术式更容易达到双侧的对称性,两侧乳房的下垂度、体积、皮肤切口和切除的范围基本是一致的;同时,预防性切除及重建的乳房不会经历术后辅助治疗,包括放疗和细胞毒药物化疗,从而避免相关并发症的发生。研究显示,和治疗性全乳切除术后的乳房重建比较,预防性乳房切除及重建手术后,乳房部位的并发症减少,美容效果更为理想,患者对治疗后的满意度更高。和那些身患乳腺癌的病人相比,接受预防性乳房切除手术的病人往往更为年轻,也更为健康,在一组荷兰的报道中,具有 BRCA1/2 突变或乳腺癌家族史的人群,选择预防性乳房切除的年龄主要集中在 30~40 岁,在曾接受一侧乳腺癌

治疗的女性中,选择预防性乳房切除的年龄集中在 40~50 岁;所有的手术过程都可以择期进行,也不必顾虑手术后的化疗和放疗,这些因素都为获得理想的美容效果提供了条件。当然,在进行预防性乳房切除时,偶尔可能在标本中发现隐匿性的恶性病变,在一项包含双侧乳房预防性切除和乳腺癌患者对侧乳房预防性切除的研究中,作者报道这一比例达到 2.7%,因此,有必要在术前告知病人这种可能性,其后采取的辅助治疗可能对即刻重建的乳房外观造成影响。

预防性乳房切除术后的乳房重建方法与乳腺癌术后的乳房重建技术相仿,以乳房即刻重建为主,同时,大多数情况下需要进行双侧乳房的即刻重建。乳房重建的技术包括了植入物重建和自体组织重建以及联合自体与植入物的重建方式。自体组织重建是最为理想的重建材料,一般来自下腹部的皮瓣是最为常用的供区。在双乳预防性切除的患者中,病人往往较为年轻,甚至未曾生育,下腹部不会太丰满,没有过多的组织;这些病人可能需要考虑其他的组织进行重建,比如背阔肌肌皮瓣或臀部、大腿的皮瓣,也可以考虑植入物重建。需要指出的是,预防性乳房切除的患者往往需要双侧乳房重建,在确定自体组织供区和技术时,需要更为重视避免供区的并发症。因此,在运用腹部皮瓣时,建议选择穿支皮瓣如 DIEP 或 SIEA 皮瓣,从而减少腹部前壁的组织损伤;针对这些患者较为年轻的特点,直接将植入物放置于乳房皮瓣下,重建乳房的外观往往不够自然,一般更主张将植入物放置在自体组织/皮瓣的下方,尤其适用于乳房体积较大的患者。

预防性乳房切除联合乳房重建术后,患者对手术的满意度取决于诸多因素,不仅限于手术本身,还包括手术后的恢复时间、手术后的并发症,有报道显示,预防性手术后患者对于患乳腺癌仍然存在顾虑,而且成为影响术后满意度的重要因素。这一担忧及其相关的焦虑情绪甚至超过手术本身,成为患者满意度下降的主要因素。由此可见,对乳腺癌高危人群进行预防性乳房切除和重建手术仍然存在一定争议,在对手术进行决策的时候,首先应该组织一个团队,最好包括遗传学家、普外科医生、肿瘤科医生、整形外科医生、妇科医生、专职护士、心理医生,对病人提出的多方面问题给予充分的解答,并与病人、家属反复讨论,提供最佳的心理支持和遗传检测、咨询,仔细了解病人的心理状态、受教育程度,需要对病患详细阐述手术的具体方案,乳房重建的时机,自体组

织和植入物的优劣,自体组织的选择和病人的体形相关,不同类型的乳房植入物,可能造成的乳房和供区瘢痕、术后可能的并发症和不适;必要时还需要进行乳头乳晕重建,重建的乳头感觉一般是缺失的;今后仍然需要对肿瘤的发生进行密切监控;需要明确告知患者,乳房重建手术的美容效果是无法预期的,特别在一侧曾经接受乳房切除或保乳手术后经过放疗,进行对侧预防性切除和双侧乳房重建时,两侧的对称性几乎很难完美,大多数情况下需要一次以上的手术进行修正。同时,影响重建术后满意度的研究报告提示,患者所做的满意度评分高低往往与医疗中心甚至医生密切相关,说明乳房重建对医生及其医疗团队的培训要求较高,随着技术改进和成熟、医生经验的累积,术后的美容效果也会不断提高。

第三节 导管原位癌全乳切除与重建

乳腺导管原位癌(ductal carcinoma in situ,DCIS)是早期乳腺癌的一个阶段,组织学水平显示肿瘤细胞未突破基底膜,理论上讲通过局部治疗可以治愈。但是,DCIS处理可能并非想象中那样简单。肿瘤较为局限,手术切缘足够,核分级较低者可采用单纯手术广泛切除;大多数患者需要结合术后放疗;一旦存在多中心的病灶,或者无法达到切缘阴性,抑或肿瘤和乳房的比例不理想,保乳后乳房美观不能保证,或依据患者的主观意愿,那么,全乳切除联合即刻乳房重建应该是最佳的选择。这些患者基本上不需要后续辅助治疗,可以长期生存,肿瘤复发转移风险极低,因此患者常常更重视术后的形体美观和生活质量。重建的方法可以选择植入物或自体皮瓣。

由于乳房DCIS患者接受全乳切除后,无需进行术后辅助放疗。因此,这一类患者术后放疗不会造成的包囊挛缩等并发症,放疗对重建乳房美容效果的影响不大,有一些医学中心推荐以植入物为基础的乳房重建为首选。瑞典Karolinska医学中心的研究结果显示,在DCIS接受全乳切除和即刻植入物重建的患者中,随访4~15年后的问卷调查发现她们达到了很好的生活质量水平,与接受保留乳房手术的DCIS患者相当;在量表中的生理机能和身体疼痛部分,全乳切除和即刻重建患者甚至优于保乳和正常对照人群的水平,可能这些病人在接受较

大或多次的手术,经历较长时间的康复后,内心对生活质量的概念和评价会发生变化,从而帮助自身去适应这一疾病,在心理学上可以称之为反应转移(response shift)。上述结果在其他研究报道中也得到了证实。

DCIS大多数情况下没有临床可触及的肿块,判断病灶的范围可能存在偏差;同时,当前对于即刻乳房重建手术而言,乳房切除的方式常常采用保留皮肤的全乳切除(skin sparing mastectomy, SSM)。DCIS患者全乳切除术后的局部复发率大约为1%~3%,SSM的切口设计原则是切除乳头乳晕复合体及肿瘤表面和活检的皮肤,保留大部分乳房正常皮肤和乳房下皱襞,以提高重建术后的美学效果;当然,这一术式对DCIS而言可能存在的风险是,残留少量的皮下腺体,这一情况在病灶范围评估不甚准确的DCIS患者中可能造成局部复发的增加。乳房切除手术时,即使标准的全乳切除术,残留乳腺组织是不可避免的,个别文献中SSM皮瓣下乳腺残留的几率达59.5%。

为了减少医源性的腺体残留,SSM的手术切口设计应该有以下原则:乳头乳晕复合体的保留应该慎重;穿刺(空芯针活检)针道和手术活检的皮肤应该切除;如果病灶较为浅表,应切除病灶表面的皮肤;如果乳房较大,且有明显下垂,可应用缩乳成形的手术切口。一项回顾性研究报道了一组DCIS患者接受SSM后的复发情况,局部复发率为3.3%;可能与复发相关的因素包括,年龄≤50岁、肿瘤范围超过40mm、高分级、有坏死、切缘≤1mm、活检方式、SSM类型,其中包括肿瘤大小、核分级、粉刺型、切缘距离几项影响局部复发最为重要的因素,多因素分析仅高分级与局部复发风险相关。除了注意SSM方式以外,研究发现,术中对SSM的标本进行钼靶X线摄片,评估病灶和手术切缘的距离有助于减少可能的残留,并予以及时处理。

DCIS患者接受SSM和即刻乳房重建后复发方式见诸于一些回顾性报告,尽管局部复发例数不多,多发生于皮瓣下方,临床可触及;小部分通过术后对重建乳房的钼靶摄片得以诊断;局部复发总的发生率和常规的全乳切除术后无差别,但是,大多数的复发为浸润性癌灶,个别患者同时伴有远处转移。因而,有必要对SSM联合自体皮瓣乳房重建的患者进行术后的钼靶摄片,对复发病灶进行早期诊断;另外,对于切缘接近,特别是≤1mm的患者推荐进行术后的辅助放疗。

第四节 I期、II期乳腺癌保乳手术中的重建策略

前瞻性临床研究证明,早期乳腺癌的保乳治疗与全乳切除手术可以达到相同的总生存率和无病生存率。保乳手术过程中,通常采用肿块广泛切除,或更大范围的区段甚至于象限切除术,足够安全的切缘距离意味着切除较大范围的正常乳腺组织,有可能导致乳房局部腺体缺失,引起术后、特别是放疗后乳房变形、乳头乳晕复合体的移位等乳房外观的损害。文献报道,保乳手术后,25%~30% 的乳房外形美观度欠佳。切除的乳腺组织量和肿瘤部位是影响乳房美观的最主要的因素,Cochrane RA 发现影响美观度的组织量上限是乳房总体积的 10%。当肿瘤位于乳房内侧,则不能超过 5%;乳房外侧的腺体较丰富,这一上限可扩展至 15%。

自 20 世纪 90 年代起,乳腺癌的外科治疗正在不断向专科化发展,普外科对于乳房的解剖和系统治疗的把握不足,催生了乳腺外科,在借鉴了全乳切除术后整形外科的一些技术后,肿瘤整形外科(onco-plastic surgery)这一新的名词诞生了。在不影响肿瘤局部治疗效果的前提下,术前由肿瘤外科医生和/或整形外科医生对乳房的缺损进行评估,并做好相应准备,术中采用肿瘤整形乳房手术技术,在缺损部位进行局部的充填,进而改善保乳术后的乳房外形。其特点在于肿瘤广切时确保达到足够的切缘距离,而又不影响术后乳房的外形;同时,该整形手术和肿瘤的切除是在同期完成的。最为常用的方式是腺体瓣移位,即乳房固定术(mastopexy)。通过这些肿瘤外科手术技术的介入,保留乳房术后的美观度可以得到极大的改善,外观欠佳的比例不到 7%。保乳手术中的肿瘤整形技术介绍:

1. 倒 T 形乳房成形术 这是一种最常用的乳房成形术,文献报道也是最多的。适用于体积较大的、较为下垂的乳房,当肿瘤位于乳房下方时最为适合。术中可将肿瘤和乳房下方的腺体、皮肤整块切除,确保足够的切缘距离;在乳晕周围去表皮后,提升乳房,并达到缩乳的目的;这一术式中,乳头乳晕的血供来自于乳房上蒂,根据肿瘤的位置,可以演化为其他的术式,将其称为"治疗性乳房成形术",在治疗肿瘤,保留乳房的同时,也可以治疗巨乳症,缓解相关的不适,增加患者的满意度。这种术式的另一个优点在于,巨乳症的患者缩乳成形后,便于

保乳术后放疗的实施,方便设野并减少放疗的剂量(图 16-1)。

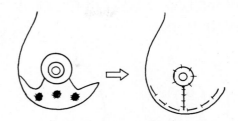

图 16-1 倒 T 形乳房成形术

2. 垂直疤痕乳房成形术和 J 形整复 事实上,这是倒 T 形乳房成形术的一种变体。主要适用于肿瘤位于乳房下方的患者,当肿瘤偏向乳房下方的一侧时,可以一定程度的潜行分离腺体瓣;设计切口时,同样需要考虑乳晕周围去表皮,乳房向上或内上有一定程度的提升;如果患者乳房较大,或者肿瘤广泛切除术后,残余皮肤过多,该术式就不太适合(图 16-2)。

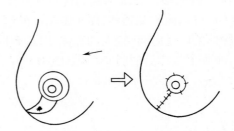

图 16-2 垂直瘢痕乳房成形术和 J 形整复

3. 环乳晕技术 参考乳房提升的技术,即"Round block"方法,当乳房有轻度的下垂,肿瘤位于乳晕周围,可以设计乳晕周围的去表皮切口,使乳头向内上方提升,乳头乳晕的血供来自于其下方的垂直腺体;同时,将肿瘤整块切除,皮瓣下方较为广泛的潜行分离,使腺体移位、塑型,充填缺损部位;如果肿瘤接近表皮,则需要切除其覆盖的皮肤(图 16-3)。

4. 下蒂法乳房成形术 皮瓣设计的原理类似

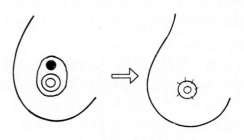

图 16-3 环乳晕成形术

倒 T 形乳房成形术,适用于肿瘤位于乳房上方环乳晕或中央深部的患者,乳头乳晕的血供源自乳房下方的腺体和皮肤蒂,上移后可用于充填肿瘤广切术后的缺损(图 16-4)。

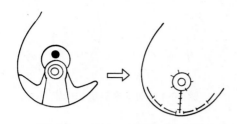

图 16-4 下蒂法乳房成形术

5. 外侧乳房成形术 60% 的乳房恶性肿瘤位于位于乳房外侧,所以,该术式非常普遍适用于保乳手术,也可用于新辅助治疗后的局部广切。切口的设计原则是乳房外侧的腺体和表面皮肤的广切,切除的腺体如同金字塔形,底部朝向乳头方向,尖端向着乳房外侧;同时在乳晕周围进行去表皮,使乳头乳晕复合体向内上移位。该术式的优点还在于,乳房外侧的切口可以向腋窝延伸,便于腋窝的处理;乳房内下方腺体的广泛游离,较大的腺体切口,有助于腺体重构,减少了放疗后的脂肪坏死(图 16-5)。

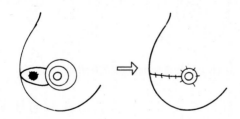

图 16-5 外侧乳房成形术

6. Omega 成形术 当肿瘤位于乳房内上方时,保乳切口设计往往比较困难,因为该部位腺体较少,同时需要考虑术后穿着袒胸的服饰。环乳晕技术可针对较为靠近乳晕的肿瘤;对乳房较大而且下垂的病例,Omega 成形术,也称为蝙蝠翼切口,可以整块切除肿瘤、表面皮肤及腺体,缝合时不需要大范围的潜行分离腺体,又可提升乳头乳晕复合体和乳房下方各象限;虽然手术疤痕较长,但是术后放疗可抑制疤痕组织(图 16-6)。

7. 乳房下皱褶成形术 对于肿瘤位于或接近乳房下皱褶的患者,沿乳房下皱褶方向设计半月形切口最为方便,不仅可以很容易地实施整块广切,重塑乳房下皱褶,缝合后的手术疤痕也非常隐蔽;该术式适用于乳头-乳房下皱褶距离较长的患者(图 16-7)。

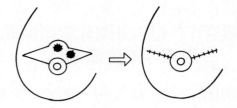

图 16-6 Omega 成形术

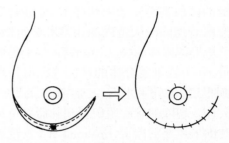

图 16-7 乳房下皱褶成形术

8. 内侧乳房成形术 当肿瘤位于乳房内侧时,可采用该术式。切口设计原则有如外侧成形术的镜像,有一点区别在于,乳晕周围少量的去表皮,不需要将乳头过多地向外侧移位。当切除范围较小时,仅需要两侧腺体对合;切除组织量大时,则需要在乳房下皱褶做辅助切口,将下方的腺体向内上推移,填补缺损(图 16-8)。

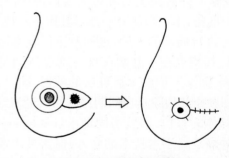

图 16-8 内侧乳房成形术

9. 乳房中央的肿瘤保乳成形术 当肿瘤位于乳头乳晕下方,或距离乳头 2cm 以内时,保留乳头乳晕复合体往往是不安全的。笔者认为,在这种情况下,全乳切除联合即刻乳房重建是首选的外科处理方法。当然,切除乳头乳晕复合体的保乳手术也被一些同行所推崇。一般有三种方法:①对于乳头乳晕较小的患者,沿乳晕做圆形切口,将乳头乳晕、下方腺体一并切除,然后皮内连续缝合切口;②当乳晕范围较大时,可作横梭形切口,缝合后形成一横向的手术疤痕;③对于乳房较大且有下垂的患者,可采取倒 T 形乳房成形术;当然,也可采用 Grosotti 皮瓣法,将乳头下方向外下延伸的皮肤、腺体瓣推移至乳房中央缺损处。乳头重建可以延期进行(图16-9)。

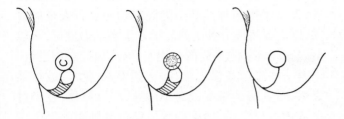

图 16-9　乳房中央肿瘤保乳成形术

对称性手术:肿瘤整形的乳房手术由四个方面构成,①包括适当范围的肿瘤切除;②局部广泛切除后的部分乳房重建;③全乳切除后的乳房重建;④对侧乳房的对称性手术。对侧乳房的对称性手术对两侧乳房最终的美观度至关重要,一般主张对称性手术应该延期进行。原因在于:患者保乳、放疗或全乳切除联合即刻乳房重建后,往往在3~6个月后乳房才能定型;患者可能需要接受术后辅助化疗或内分泌治疗,均可能对体重造成明显的影响,也会影响乳房的大小和外形;延期的乳头重建和对侧乳房的对称性手术应该一并考虑,笔者主张对侧乳房的对称性手术先行实施,再进行患侧的乳头重建。对于个

别年龄较大的患者,其乳房大而且下垂,但是肿瘤较小,不需要接受术后放疗,可考虑同期行保乳手术和双侧乳房缩乳成形术(图16-10)。

保乳术后对乳房缺损的修复除了应用邻近的腺体或腺体皮瓣外,还可应用远处的皮瓣或肌皮瓣。笔者一般不主张使用下腹部皮瓣进行部分乳房缺损的修复,因为该皮瓣组织量较大,更适合进行全乳切除或双侧乳房切除术后的重建。保乳术后部分乳房缺损修复时,最为常用的远处皮瓣是:部分乳房切除联合即刻背阔肌肌皮瓣/肌瓣乳房重建:在一些保乳术后乳房皮肤、腺体组织量缺损较为广泛的情况下,同时患者的乳房不大,无法应用乳房腺体、皮肤瓣进行整形修复时,可考虑背阔肌肌皮瓣或肌瓣的修复,一般只需要部分背阔肌即可;由于肩胛下血管、胸背血管蒂较长,该带蒂皮瓣可用于修复乳房任何部位的缺损。其优点在于,一部分患者清扫腋窝淋巴结后,肩胛下血管及胸背血管、神经均已解剖显露,便于获取皮瓣;而且皮瓣血供可靠,组织血运良好;即使较大量的缺损也能够得到很好的修复,不会导致患侧乳房的缩小、乳头移位。当然,也有人认为尽量不要在保乳手术中应用带蒂皮瓣修复缺损;而且背部皮肤的色泽、质地和胸前皮肤有差别,导致不够美观(图16-11)。

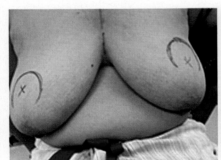
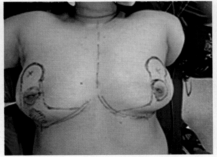
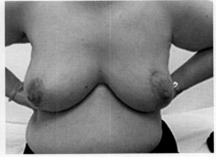

图 16-10　对侧乳房的对称性手术

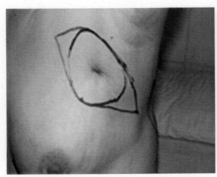
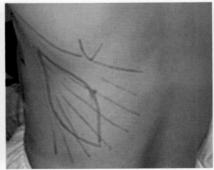
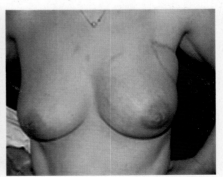

图 16-11　背阔肌肌皮瓣

胸背动脉穿支皮瓣(thoracdorsal artery perforator flap, TDAP flap)：TDAP 皮瓣的特点是：①胸背动脉穿支解剖位置虽有个别变异，但较为恒定，大都在腋下皱襞 8cm，肩胛下角外侧 3cm 相交点左右，但穿支数目、口径等的个体差异较大；②文献认为，穿支供血皮瓣范围较广(15cm×20cm~20cm×25cm)，皮瓣血供丰富，能满足不同面积缺损的修复；笔者的经验是，TDAP 穿支个体差异较大，当决定使用该皮瓣修复较大面积的缺损时，应尽量切取部分背阔肌，以确保皮瓣的血供；③穿支血管蒂较长，报道穿支的中位长度达到 12cm，为皮瓣的带蒂转移带来方便，一般可用于修复乳房外侧、中上方和中下方的缺损。TDAP 皮瓣与传统意义上的部分背阔肌皮瓣的主要差别在于，TDAP 保留背阔肌，或只取血管蒂周围少量背阔肌肌纤维，并且把胸背神经保留在原位，相对完整地保留背阔肌的功能，同时减少背部血清肿的发生机会。同时，在修复一些部分乳房缺损时并不需要太厚的皮瓣，比如乳房中上方的缺损，使用 TDAP 皮瓣就恰到好处(图 16-12)。

从肿瘤学角度考虑，在保乳治疗过程中实施肿瘤整形乳房手术的患者多属于肿瘤较大，或者有较为广泛的导管内癌成分，或存在某些多灶甚至于多中心病变，该术式试图确保足够切缘距离的肿瘤切除，达到较为满意的局控率，同时运用整复手段提高术后的乳房美观度。已有的一些大样本的报道显示，针对这部分特殊群体的保乳手术方式，局部复发率和其他生存指标与接受常规保乳治疗的患者没有差别。

正如前文所述，保乳术后的部分乳房重建需要由多学科团队和患者共同沟通和讨论，决定修复与重建的策略。最为理想的状态是在保乳手术实施之前，对于可能出现的乳房缺损和变形作出预估，并在切缘距离足够安全，或术中病理检查切缘无肿瘤累及的情况下，术中即刻进行部分乳房重建，放疗在手术后进行。临床上的情况可能更为复杂。比如，肿瘤多灶性，或经新辅助治疗，肿瘤缩小达到保乳标准，但是术中病理诊断不能确定切缘是否安全的时候，则需要将部分乳房修复重建手术延迟进行，一般可以在保乳切除术后的 2 周左右，或放疗之前进行。还有一些患者在保乳治疗，包括手术、化疗、放疗结束后，对乳房美观度极为不满意，要求修复，在经过手术和放疗之后，再进行腺体移位等肿瘤整形乳房手术，切口的并发症相当高，一般主张全乳切除和即刻自体组织乳房重建；如果乳房局部外形欠佳，乳房和乳头的对称性尚可，则可采用部分背阔肌肌皮瓣或胸背动脉穿支皮瓣加以修复；如果仅存在患侧乳房缩小，乳房轮廓、外形尚可，则需考虑行对侧乳房的缩乳、提升等对称性手术。

在决定肿瘤整形乳房手术方法时，还需要考虑乳房表面皮肤的缺损范围，当肿瘤累及皮肤或其他情况导致较大范围皮肤缺损的时候，则应考虑背阔肌肌皮瓣或 TDAP 皮瓣修复，另外一种选择是全乳切除后的即刻或延期重建。在皮肤缺损不明显的时候，就应根据乳房大小决定手术的方式，胸罩为 A 或 B 罩杯的情况下，多考虑全乳切除加即刻或延期乳房重建，或部分切除后的背阔肌肌皮瓣重建；在 C 罩杯而且乳房无明显下垂的患者，肿瘤较大时也应该采用上述方法，肿瘤较小时可考虑腺体瓣的移位修复；在 D 罩杯及以上的患者中，首选腺体瓣移位重新塑型，或考虑缩乳提升等肿瘤整形乳房手术。

笔者的工作经验中，国人大多数乳腺癌患者的乳房不是太大，D 罩杯很少；保乳患者以青年或中年为主，乳房下垂不是非常明显；接受保乳治疗的患者肿瘤期别均较早，肿瘤小；新辅助全身治疗后保乳的患者仍然较少。这些因素导致了肿瘤整形的乳房手术技术开展很少。随着保乳手术的日益广泛开展，

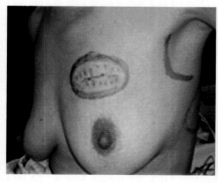 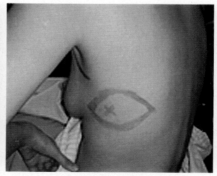 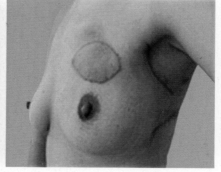

图 16-12　胸背动脉穿支皮瓣

患者自我形体美观意识的提高，保乳治疗过程中的肿瘤整形技术势必会得到重视，乳房专科医生应该尽快掌握这些实用的手术方法，并在工作中不断积累经验。

第五节　植入物乳房重建

乳腺癌术后的乳房重建与修复，对于恢复患者的形体美观，改善其生活质量大有裨益。在部分经选择的患者中，植入物为基础的乳房重建可以达到理想的效果。乳房重建的较大规模开展起始于20世纪70年代，当时较常用的方法是背阔肌自体组织皮瓣；进入80年代后，腹部皮瓣，特别是TRAM皮瓣开始广泛应用，与此同时，全乳切除术后植入组织扩张器的方法也逐渐开始用于乳房重建。文献报道，2007年，全美有60 000名妇女接受乳腺癌术后的乳房重建，其中，四分之三应用了植入物为主的乳房重建。植入物乳房重建被广泛应用有两个先决条件：①乳房切除的手术方式有较大的改变，从以往切除患侧乳房大量正常皮肤的全乳切除转变为保留皮肤的全乳切除，较多的乳房正常皮肤和软组织保留以后，便于覆盖植入物，同时，保持了乳房原有的轮廓和外形；②植入物的不断改进，植入物的材料、表面结构、植入物的外形均适用于不同的情况，出现了解剖型的假体，便于重塑稍大并有下垂感的乳房，使重建乳房的外形更加自然。植入物为基础的乳房重建美容效果已有极大的改观，有文献指出，其结果几乎等同于自体组织皮瓣的乳房重建。

和自体组织乳房重建比较，植入物重建的优势在于手术时间较短，术后恢复快，无需担心供区的并发症。植入物乳房重建的方式包括：即刻植入标准或可调节的假体；放置组织扩张器后，另行更换为永久植入物；自体组织和植入物结合的乳房重建。选择何种植入物重建方式取决于以下因素：乳腺肿瘤的部位、分期，病患期望获得的乳房大小、形状，可能获得的供区组织，最为重要的还是病人自身的喜好。尽管即刻植入假体的重建有时也可以获得较满意的效果，大多数情况下，植入物重建乳房还是分步骤实施的，组织扩张-植入假体作为常规的两步法乳房重建更为可靠。一个成功的乳房重建手术需要每个患者的情况设计个体化的手术方案。

1. 重建方式的选择　针对一个乳腺癌患者选择乳房重建的方式时，往往会考虑到多方面的因素，包括乳房的体积、外形，所需接受的辅助治疗，患者是否有合并疾病，是否有足够的供区组织，而更为重要的是患者自身的取舍。

接受全乳切除的患者一般均适合采用某一种植入物为主的乳房重建。近年来，遗传咨询与检测发现家族聚集性倾向，或携带某些高致病基因突变的患者，越来越多地倾向于接受预防性乳房切除，这些患者往往较为年轻，还有一些身材较为纤瘦的病人，腹部或臀部没有足够量的供区组织进行自体组织重建，往往适合接受假体重建。另外一部分患者原本适合接受自体组织皮瓣重建，但是，患者不愿身体承受更多的创伤和手术疤痕，住院时间较长，对术后较长时间的康复有顾虑，也会选择植入物重建。

患者所在医院和主诊医生也是影响其抉择的重要因素。在美国，大学附属医院或较大的肿瘤中心，一些整形外科医生具备熟练的显微外科技术，术后皮瓣监测的护理团队富有经验，可以更为安全有效地开展游离皮瓣的乳房重建；而在一些地方或社区医院，缺乏这些重要的人力资源，就不可能开展这类手术。国内也存在类似的情况；同时，由于供应商所能提供的扩张器及假体的型号、规格不齐全，植入物重建尚未得到广泛开展；而自体组织乳房重建需要一定的学习过程，许多肿瘤外科或乳腺专科医生正致力于这方面的学习和提高。

从乳房体积和外形考虑，体积小和中等的乳房，没有明显下垂的患者，较为适合植入物重建；乳房体积大，下垂明显的患者如果采用植入物重建，往往需要考虑对侧乳房的缩乳成形或乳房提升手术，以期双侧的对称效果。对于双乳同期手术的患者而言，更容易达到这一目的。

2. 禁忌证　乳腺癌患者接受全乳切除术后，皮肤、软组织无法覆盖植入物，以及胸壁切口存在活动性感染，是植入物乳房重建的绝对禁忌证。

植入物重建的相对禁忌证包括：乳腺癌术后皮瓣较薄或皮瓣缺血，或者患者合并结缔组织病，如硬皮病；患者有较长吸烟史；肥胖的患者。上述情况下，植入假体后的胸壁皮瓣发生坏死的机会明显增加。胸壁曾经接受放疗或全乳切除术后接受过放疗的患者，不仅组织扩张较为困难，而且发生感染、扩张器暴露、移位的风险也会增加。术后拟行放疗的患者发生并发症的几率较高。尤其是包囊挛缩的可能性明显增加，导致局部疼痛或重建乳房变形。这些患者往往需要切除包囊，重新放置植入物，一些患者可能经历多次手术。因而，一些作者认为需要术后放疗的患者是植入物重建的绝对禁忌证；另一些作者认为如果放疗在更换永久假体之后进行,患者对重建乳房的满意度还是不错的。

3. 植入物相关的重建时机 乳房重建的时机包括即刻重建和延期重建。这种分类方式不仅适用于自体组织重建的技术,对以植入物为主的重建技术也同样适用;以往由于乳房切除手术方式的局限,以及植入物材料的限制,植入物较少用于即刻重建,现在已经有了极大的改观;组织扩张器-永久假体分步骤的重建使即刻乳房重建后的美容效果大大改善。还有学者提出了延期的即刻乳房重建模式(delayed-immediate reconstruction),即在不明确是否需要术后放疗的患者中,先行植入组织扩张器,待病理报告明确后再行永久性的乳房重建手术,以减少因放疗导致重建后的并发症。

从肿瘤治疗角度而言,乳腺癌患者即刻重建,包括植入物重建技术,其安全性是可靠的。有资料证实,和单纯行全乳切除的一组患者比较,植入物即刻乳房重建治疗组局部和区域的肿瘤复发风险是相似的。同时,假体并未影响到局部和区域复发的早期发现。与延期重建比较,接受植入物即刻重建的患者恢复更快,美观度更好,整个重建手术所需的周期更短;而且,患者较少经受乳房缺失造成的心理创伤,总体生活质量更好。

4. 植入物相关的重建技术 假体乳房重建包含三种主要的技术:①一步法放置一种标准的或可调节的永久性假体;②分两步放置组织扩张器和永久性假体;③联合植入物和自体组织。

一步法放置永久性假体适用于乳房较小,没有明显乳房下垂的患者,同时,患者不愿意多次术后扩张,并接受再次更换为永久假体的手术;这一技术也要求肿瘤外科医生行全乳切除时保护皮瓣的血供,为置入假体,有良好、健康的组织覆盖提供基础。有了可调节的永久性假体之后,这一技术也适用于一些乳房体积稍大的患者,或者乳房较小的患者全乳切除时造成较大的皮肤缺损,在术中行假体部分扩张后,术后外科医生再经过埋植于皮下的注射泵实施扩张,至一定体积后,经一小切口取出该注射泵。手术过程中,假体应放置于胸大肌和前锯肌下方,往往需要将胸大肌的肋缘的附着点离断,并将前锯肌的部分肌束掀起,一般这些肌束可以覆盖部分假体;尤其是手术切口下方的假体表面会有肌肉组织覆盖,这对于假体的安全性非常重要,万一切口表皮出现少量缺血坏死,假体不至于暴露。这一术式尽管比较方便病人,减少手术次数和总体重建周期,但是

也有一定的风险,因为一定体积的假体对肌肉、软组织、皮瓣都会造成压迫,要求术后密切观察乳房手术皮瓣、切口,一旦发现皮瓣、表皮缺血坏死,应尽早切除清创,防止假体感染和暴露。

组织扩张器-永久假体分步骤重建的技术目前得到更为广泛的应用,总体而言,这种技术比一步法使重建乳房的美观度更有保证。特别有利于在一些全乳切除术后组织覆盖不足的患者,重建一个外形、下垂度较为理想的乳房。扩张器一般放置于胸大肌和部分前锯肌构成的囊袋下方,大多数扩张器有一根导管连接一个活瓣,并有一个注射泵埋植于稍远离扩张器的皮下。国外也有将注射活瓣设计放置于扩张器前方,术后通过一个磁性装置导引进行注射扩张。术中先注入一定量的生理盐水,缝合伤口。术后两周左右,待确认伤口愈合,无感染迹象的情况下,即可开始扩张。一般每周注射一次,每次可注入 60~100ml,也要考虑到患者本人的耐受性。总注射量可以超过对侧乳房体积的 20%~30%,过度扩张的目的是使覆盖的皮瓣、组织更为松弛,减少今后发生包囊挛缩的机会。解剖型的扩张器还有助于扩张乳房下半部分,塑造局部下垂的外形。整个扩张的周期取决于诸多因素,一般可持续 3 个月至半年,如果需要放疗,希望在放疗开始之前更换为永久假体。更换假体时,需要暴露扩张器所在的囊袋,调整其边缘,使乳房外形、轮廓更为满意。

联合植入物和自体组织的重建技术中,最为常用的自体组织是背阔肌肌皮瓣。由于乳腺癌手术过程中,肿瘤外科医生已经显露了腋窝的结构,便于这一皮瓣的应用;同时,背阔肌范围较大而薄,适合覆盖假体。背部的手术切口可以设计为横棱形,缝合后手术疤痕可以被内衣所遮盖;取瓣的过程中,和扩大的背阔肌肌皮瓣不同,不需要附带背阔肌肌肉表面的脂肪组织,背部愈合后没有明显的组织缺损,背部供区发生血清肿的机会也不高。在塑型时,假体可以置于背阔肌和胸大肌之间,背阔肌肌皮瓣可以覆盖整个假体;笔者更倾向于将胸大肌的肋骨和部分的胸骨附着点切断,假体的上半部分由胸大肌覆盖,下半部分由背阔肌覆盖,其优点是重建乳房的内上象限更为饱满,轮廓更为自然。

5. 植入物的类型 植入物主要分为盐水囊假体和硅胶假体两大类。总体而言,硅胶假体手感更好,重建的乳房外形、轮廓更为自然。盐水囊假体可能会出现肉眼可见的局部皱缩等影响美观度的情况。以往围绕硅胶假体植入后是否引发自身免疫疾

病和神经系统疾病的报道,对于患者而言仍有困扰。迄今为止,并未出现有足够说服力的证据显示硅胶假体与这些疾病的发生有关。2006年,美国FDA批准,只要在假体可被追溯,并入组跟踪研究计划的前提下,硅胶假体可用于乳腺癌术后的乳房重建和乳房美容手术。乳腺癌术后植入物重建手术中往往采用毛面材料的假体,一方面减少假体在肌肉下方囊袋中的移位,假体相关的包囊挛缩发生率也较光面假体要低。

6. 并发症 植入物重建相关的并发症发生率较低。全乳切除并放置假体或组织扩张器后,近期并发症包括感染、血肿、血清肿、乳房皮瓣坏死、假体暴露。一般而言,假体暴露后都需要将其取出,只有在确认其没有感染的情况下才能将其替换,但是这样做往往没有足够的把握。发生感染后,应将假体取出,在3~6个月后另行放置植入物。

远期并发症包括植入物的移位、泄漏、包囊挛缩和植入物表面的局部皱缩。较为严重的包囊挛缩常常需要手术切除包囊的疤痕组织,松解包囊后植入新的假体,有些患者还需要多次手术。假体表面的皱缩一般发生于盐水囊假体植入后,而且患者的乳房皮瓣往往比较薄,一些皮瓣下的组织缺损也会使假体的皱缩更为明显。以往发生这一并发症后,没有太理想的补救手术,更换一个更大的假体也起不到很好的作用。目前,最为理想也最为简便的方法是脂肪抽吸后局部注射,可以达到较好的充填效果。当然,其肿瘤学的安全性和远期的美容效果有待进一步的研究。

7. 植入物重建的优缺点 植入物重建的优点包括:重建的单次手术时间明显缩短,住院时间缩短,手术更为简单,医生的学习周期较短,没有供区的疤痕,术后恢复快;重建乳房的皮肤源自于原先的胸壁乳房皮肤,因此颜色和质地更为自然,和对侧也较为匹配。国外还存在保险公司给付的便捷性也推动了植入物重建在许多医院的开展,即便是整形外科非常强的肿瘤中心,自体组织重建的比例也在下降。

植入物重建的缺点在于:重建过程中,特别是组织扩张过程会引起胸壁的不适,需要多次进行注射扩张,扩张后需要再行手术置换永久性假体。植入物重建的乳房一般而言更为突起,固定/下垂度不足,因此不够自然;对称度也是植入物重建时较难做到的,尤其是单侧重建后,往往需要行对侧乳房的对称性手术。

笔者的经验是,乳房重建对国内的乳腺癌患者而言尚属于一种新的手术方式,患者在选择手术方案时更多的考虑到肿瘤治疗的效果,对需要多次手术的植入物重建方式会产生较多的顾虑;患者常常对植入物本身也会产生顾虑。另外,假体型号、大小不够齐备,也限制了植入物重建的开展。因此,我们更多地选择自体组织重建。

第六节 自体组织乳房重建

自体组织的乳房重建是指利用患者自身的组织进行的乳房重建,自体组织重建的优点在于重建后的乳房美观、自然,并且随年龄、体重的改变,重建乳房的外形也可以有所变化,双侧的对称性较为理想;其缺点在于重建手术时间长,对外科医生的技术要求高,可能出现较多的并发症,术后恢复的时间较长。最常用的自体组织取自于下腹部皮瓣和背部,较少采用的供区包括臀部、大腿的皮瓣。

1. 背阔肌肌皮瓣 自20世纪70年代起,以背阔肌(latisimus dorsi, LD)肌皮瓣为主的乳房重建方法逐渐减少,并被植入物重建和TRAM重建所替代。然而,它仍然是整复重建外科医生的一项重要工具。当今的乳房重建手术中,LD肌皮瓣经常用于其他方法重建失败后的补救手段,或不适合TRAM重建手术的患者。包括体形瘦小的、下腹部脂肪较薄的病人,或接受过腹部手术,导致腹壁下血管者腹壁穿支血管离断者(例如腹部整形手术)。应用背阔肌肌皮瓣的绝对禁忌证包括后侧胸廓切开术及胸背血管损伤者,后一种情况在延期重建、曾经接受腋窝清扫手术的患者中较多见。在乳房较小的患者中,LD肌皮瓣可用于即刻重建乳房,而不需要植入物。大多数情况下,在即刻重建乳房时为了达到两侧对称,需要植入物增加容量。植入物表面覆盖背阔肌可以使重建的乳房呈现适度的下垂,外观更为自然。笔者进行这一手术时,常常将胸大肌掀起,连同背阔肌用于覆盖假体,这样重建乳房的内上方更为饱满。外侧部分的肌肉缝合至胸壁,以将假体完整覆盖。术后供区的血清肿是肥胖患者重建术后的常见并发症。笔者的经验是,在取瓣时,不需要附带背阔肌表面的浅筋膜脂肪,不仅可以减少背部血清肿的发生率,而且背部外观较自然,不会有明显的变形、塌陷。

扩大背阔肌肌皮瓣(extended latissimus dorsi musculocutaneous flap, extended, LDMF)是常用的一种自体组织类型。为避免使用假体,Hokin等提出

单纯应用扩大背阔肌肌皮瓣,此术式经过不断改进,被越来越多的医师所接受。该皮瓣移植最适用于乳房偏小或中等大小而身体稍胖,或对侧乳房下垂,或不适合 TRAM 的患者,重建后的乳房柔软,手感柔软,并能形成乳峰。笔者认为其操作要点在于取瓣时附带背阔肌表面及其邻近的部分脂肪组织,包含了胸背筋膜以下的肩胛、肩胛旁和椎体旁脂肪组织,以提供足量的组织,但必须注意保留 Scapa 筋膜以上的浅筋膜脂肪,以免造成背部皮瓣坏死、血清肿和外形欠佳。

背阔肌肌皮瓣的取瓣:将患者至于俯卧或侧卧位,在背阔肌表面作一棱形的皮肤切口;皮肤瓣的方向可以是横向或斜形,取决于受区疤痕及放置皮瓣的方向。皮瓣的宽度可达 8~10cm,根据皮肤的弹性可以一期缝合背部切口。

背阔肌皮瓣一支主要血供来自于胸背血管,取瓣过程中来自椎体和肋间动脉穿支的血供均被断扎,因此,解剖腋窝,或清扫腋窝淋巴结时应注意保护肩胛下血管。该皮瓣的血管蒂是胸背动脉,取瓣时仔细处理上述穿支血管可以预防术后背部血肿。神经支配来自于胸背神经,一些报道认为离断该神经可以避免术后肌肉的不自主收缩,并解除患者一些困扰。笔者认为没有必要切断胸背神经,这样可以减轻背阔肌的失神经萎缩;而且,保留神经后并未发现患者出现重建乳房的不自主收缩。

获取该皮瓣后,可以从腋窝上方的皮肤隧道移送至乳房缺损处,放置引流,背部逐层缝合切口,患者恢复至仰卧位。此时,可以将肩胛下血管、胸背血管进一步解剖,断扎肩胛下血管的前锯肌支,并处理肩胛下血管向后方肩胛下肌发出的分支,避免皮瓣移至胸前时对血管蒂的牵拉。ELDF 移至胸前乳房皮瓣下,进行乳房的塑型,可以将此肌皮瓣与乳房边缘进行数针内固定;皮瓣下方的然后用植入的皮肤瓣修复全乳切除术后的皮肤缺损。

由于胸背动脉提供很好的血供,皮瓣的失败很少发生。背部血清肿是最常见的并发症,因此,应用 LD 皮瓣背部必须放置引流,有时这些引流需要放置数周时间,直至引流量少到可以被拔除。

LD 皮瓣有几种改良的模式,最常用的是扩大背阔肌皮瓣,包含了胸背筋膜以下的肩胛、肩胛旁和椎体旁脂肪组织,以增加组织量。通常,不需要植入物就可以依靠全部的自体组织进行重建,研究证明对小至中等大小的乳房重建而言,该皮瓣实施的自体组织重建是可靠的。

背阔肌肌皮瓣及其改良模式为乳房重建提供了很好的自体组织来源,适用于全乳切除术后或保乳术后。在植入物重建失败,又不适合其他自体组织重建的患者中,该皮瓣可当作挽救的措施,但是不应高估其价值。国外近年来该皮瓣用于即刻乳房重建有所减少,国内乳腺癌患者要求重建的以中青年为主,肿瘤外科医生对腋窝的解剖更为熟悉,因此背阔肌肌皮瓣仍然是最常用的自体组织用于重建乳房;对于乳房体积较大的患者,如果术者对腹部皮瓣不熟悉,可采用 LD 皮瓣联合植入物,往往能够达到很好的美容效果。

2. 下腹部供区的皮瓣 由于下腹部有足够的组织量和皮肤,用于乳房重建,一般而言不需要联合使用假体,重建的乳房外形、轮廓、大小、质地均非常自然,已成为最为常用的自体组织供区。下腹部皮瓣的类型包括带蒂腹部横行腹直肌肌皮瓣(TRAM)和游离皮瓣两大类,游离皮瓣中可分为游离 TRAM、保留肌肉的游离 TRAM(MS-FTRAM)、DIEP、SIEA,这些皮瓣对腹壁肌肉和筋膜的损伤依次减少。选择何种皮瓣取决于患者自身的情况、医生所掌握的技术能力,比如一位双侧同时重建的患者,尽量采取游离皮瓣,特别是 DIEP 技术;有长期吸烟史的患者微循环功能不佳,应尽量考虑血供较为可靠的皮瓣,避免使用穿支皮瓣;年轻、有生育要求的患者,应首先考虑对腹壁破坏较小的穿支皮瓣。

带蒂 TRAM 皮瓣:尽管自体组织乳房重建技术的进步一直在持续,带蒂 TRAM 皮瓣自报道以来仍然受到广泛的应用。该皮瓣的血供来源是腹壁上血管,这一恒定的血管源自内乳血管,经过肋弓后缘,进入腹直肌,在脐孔水平下方发出穿支,进入下腹部的皮瓣,并在腹直肌内与腹壁下血管有交通。带蒂 TRAM 的下腹部皮瓣与腹直肌附着,血供恒定,手术操作较为简便,不需要游离皮瓣中所必需的显微外科技术,术后也不需要严密的皮瓣监测,目前仍然受到一些外科医生,甚至于整形外科医生的推荐。

带蒂 TRAM 乳房重建手术患者的选择还是比较重要的,为减少皮瓣和供区的并发症,应该选择身体较为健康的病例,有长期高血压、糖尿病、自身免疫性疾病、长期吸烟、过度肥胖、既往腹部手术史等患者中应慎用该手术,而建议采用其他重建方法。耻骨上横型剖宫产手术对带蒂 TRAM 一般不会有影响,有些产科医生结扎了腹壁下血管,反而可以增强 TRAM 皮瓣的血供。因此,术前应充分了解患者的既往史、手术史。

带蒂 TRAM 可分为单蒂和双蒂。单蒂 TRAM 的血供一般只能满足同侧的 1 区、2 区和中线对侧的少量 3 区组织，4 区和大部分的 3 区皮瓣应该抛弃；双蒂 TRAM 更多用于需要组织量较大的延期乳房重建，或者双侧乳房的重建。

腹壁上血管进入下腹部皮瓣的穿支多数从脐孔水平下方发出，分为外侧排和内侧排，通常外侧排比内侧排发达，接近脐孔的穿支最为粗大。带蒂 TRAM 取瓣时，笔者常规采用保留前鞘的技术，也就是显露穿支后，在其邻近部位切开前鞘，同时保留部分腹直肌肌束，从而减少局部的创伤；大部分患者前鞘缺损处可以直接缝合。同侧的腹壁下血管可以解剖至髂外血管处，保留此血管蒂的目的主要是万一腹壁上血管意外损伤，或皮瓣转移后肌肉蒂扭曲皮瓣血供不良时，可以选择受区血管进行吻合，增强皮瓣血供或静脉回流。

选择同侧腹直肌蒂或对侧肌肉蒂都是可行的。有人担心同侧肌肉蒂可能存在过度的扭转，笔者的经验是两侧的腹直肌蒂都存在一定程度的扭转，既然扭转不可避免，就要设法减少其他导致血管蒂扭曲、受压的因素。因为内乳血管从肋弓后方、剑突外侧移行为腹壁上血管时，较为靠近内侧，在将腹直肌后方掀起，摸到腹壁上血管搏动，甚至可以直视到血管时，切断腹直肌在肋弓的外侧份，这样肌肉蒂较窄，既能够避免压迫静脉，又可减轻剑突表面的隆起。另外，将皮瓣送至胸前的隧道不能过窄，笔者的经验是将隧道设计在乳房皮瓣的内下，尽量偏向内侧，减轻对下皱襞的破坏（图 16-13）。

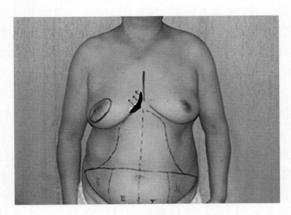

图 16-13　乳房皮瓣内下隧道

重建乳房的塑型在即刻重建的病例中较为方便，保留皮肤的全乳切除后，乳房皮瓣形成的囊袋非常便于塑型；对于延期重建的患者而言，乳房塑型需要考虑乳房的宽度，乳房下皱襞的位置，乳房隆起的

高度、下垂度，皮瓣的摆放多采用垂直方向，这样皮瓣最宽处适宜作为乳房的下半部分，方便塑造出一定的下垂感。

采用保留前鞘的取瓣技术后，前鞘缺损处往往可以直接缝合，在缺损的下半部分需注意将腹内斜肌腱膜一并缝合。一般而言，可以不放置补片，个别患者缺损范围较大，在缺损处放置补片。建议常规在对侧腹直肌前鞘进行纵向折叠缝合，不仅可以对腹壁塑型，也可以将偏移的脐孔拉回中线。

带蒂 TRAM 乳房重建术后的主要并发症有两方面，一是皮瓣血供不佳导致的，带蒂皮瓣的血供经过较长的血管蒂，再加上肌肉蒂的扭曲成角，循环会有不同程度的障碍，特别是静脉回流障碍更为多见，易出现比如脂肪液化、脂肪硬结、皮瓣坏死等近期并发症，远期可导致重建乳房变形；范围较小的脂肪液化可以穿刺抽吸，范围较大的脂肪和 / 或皮瓣坏死需要择期行手术切除，缺损处可以再次塑型或转移背阔肌皮瓣加以修复。二是供区并发症，包括腹壁切口延迟愈合、腹壁虚弱、膨出、腹壁疝及腹壁疼痛，多数的腹壁切口问题可通过换药、二期缝合予以解决；术中注意前鞘的缝合技术，必要时放置补片，术后嘱咐患者保护腹壁，避免频繁的便秘、负重等活动，可将腹壁疝的发生减少到很低的水平；持续的腹壁疼痛可以先行保守治疗，局部注射止痛药物，无效的情况下可以手术探查，松解神经断端或挛缩的疤痕。

3. 下腹部游离皮瓣　从解剖学角度而言，下腹部游离皮瓣的血供通过腹壁下深血管或腹壁下浅血管与受区血管吻合后，经过腹直肌内的穿支血管，直接到达皮肤及脂肪组织，其血供更为直接，在吻合通畅的情况下，这个皮瓣的灌注更可靠；自脐孔水平以下，腹壁下血管发出穿越腹直肌的穿支血管分为外侧排和内侧排，穿支的口径、走行变异较多，需要术中仔细解剖，并作出评估，确定游离皮瓣的类型，这一步骤是游离皮瓣重建中最为重要的环节。腹壁下血管与腹壁上血管在腹直肌内有交通支连接。

在应用腹部自体皮瓣重建乳房的术式中，游离横型腹直肌皮瓣（F-TRAM）或保留肌肉的游离 TRAM（MS-FTRAM）皮瓣与腹壁下深血管穿支皮瓣（DIEP）最为常用，带蒂的 TRAM 皮瓣由于对供区的损伤较大，在具备显微外科技术手段的医疗单位逐渐减少，而腹壁下浅动脉皮瓣（SIEA）由于其血管解剖上不恒定，需要更高的手术技巧，仅在部分病例中应用。

从带蒂的 TRAM 皮瓣，到游离 TRAM，再到 DIEP 及 SIEA 等穿支皮瓣，主要的目的在于减少供区的手术创伤和并发症，当然也可能伴随着皮瓣相关的并发症增加，如 DIEP 和游离 TRAM 比较而言，皮瓣的脂肪坏死等并发症略高。Man LX 报道了一项荟萃分析结果，比较游离 TRAM 和 DIEP 重建乳房后的并发症，发现 DIEP 脂肪坏死的风险高 2 倍（RR 1.94，95% 可信区间 1.28-2.93），皮瓣坏死的风险也要高 2 倍（RR 2.05，95% 可信区间 1.16-3.61）。而 DIEP 重建乳房后发生腹壁膨出和腹壁疝的风险较游离 TRAM 低一半（RR 0.49，95% 可信区间 0.28-0.86）。当分析保留肌肉的游离 TRAM 与游离 TRAM 时，并未发现皮瓣相关的并发症有所增加。

在上述几种腹部游离皮瓣中，比较有争议的是保留肌肉的游离 TRAM 和 DIEP 之间的差别，理论上讲，DIEP 仅保留腹壁下血管的穿支，腹直肌只是分离而不损伤，但是实际操作过程中，几支穿支并不是都位于肌肉的同一间隙，在解剖分离过程中往往会损伤肌束和神经；另有报道指出，这些穿支在肌肉中的走行距离平均为 1.32cm，实施保留肌肉的游离 TRAM 仅切除穿支附近的少部分肌束，这样一方面保证穿支不受损伤，同时对腹壁供区的影响也不大。

当确定使用腹部游离皮瓣进行乳房重建时，决定使用何种皮瓣取决于多种因素，术前对患者的评估、术前影像学检查的发现、术中对穿支解剖的发现、各种皮瓣的利弊都是需要考虑的因素。当面对一位肥胖、吸烟的患者，或腹壁有接受过抽脂，或者需要接受术后辅助放疗，或患者需要较大组织量进行乳房重建时，多数会建议运用保留肌肉的游离 TRAM；除外上述情况，均可使用穿支皮瓣，尤其是双侧乳房重建的患者，一般解剖过程中如果发现腹壁下浅血管的直径达到 1.5mm，即可尝试 SIEA 皮瓣；当然，大多数情况下仍会考虑 DIEP，穿支中包括有明显的静脉和有搏动的动脉，1~2 支穿支即可，尽量选择邻近的穿支，这样在解剖穿支时不至于过度损伤肌肉；如果穿支血管不理想，那就要选择多个穿支，建议切取附着的少量前鞘和肌束，确保穿支的血运。

受区血管目前多选择内乳血管，主要的原因是内乳血管的位置便于术者和助手进行显微外科操作；另外，由于腋窝前哨淋巴结评估的广泛应用，许多患者不再接受腋窝淋巴结的清扫，也就不会暴露肩胛下血管；当然，内乳血管更接近心脏，灌注更为直接、充分。大多数患者中，内乳血管的口径与腹壁

下血管较匹配，但是笔者发现少部分患者中内乳静脉口径较细，需要另行寻找受区血管。

自体组织乳房重建手术之前需要对病患进行充分的沟通和告知，大多数患者在手术后的不同阶段需要进行再次手术，包括针对皮瓣、供区并发症的处置；对重建乳房的修整或对侧乳房的改型，以达到最佳的美容和对称效果，比如抽脂、脂肪注射、对侧乳房的隆乳、缩乳、乳房提升；乳头乳晕的重建和文身。这些乳房重建手术后的修整，以及乳头乳晕重建可以在最大程度上提高乳房的美观度、对称性，患者的满意度也会有极大的提升。有研究报道一组 DIEP 或 SIEA 游离皮瓣乳房重建术后的患者，初次重建手术后，接受再次手术的平均次数是 1.06，即刻重建和延期重建患者之间没有差别；随着医生经验的积累，对侧乳房的改型往往会放在初次乳房重建手术时进行，减少了手术的次数；即刻乳房重建并未延迟辅助治疗的开展，也并未增加局部复发率。

（沈镇宙　吴　炅）

第七节　隆乳术

【应用解剖】

女性乳房不单是哺乳器官，更是展现形体美的最显著标志。乳房的大小、形状因种族、年龄、发育状况及妊娠、哺乳而明显不同。

成年女性乳房在锁骨中线上位于第 3~6 肋骨之间，或是第 2~6 肋间隙之间，内起胸骨旁线，外达腋前线。内侧 2/3 位于胸大肌之前，外侧 1/3 超过胸大肌下缘，位于前锯肌表面（图 16-14）。乳头位于第 4 肋间隙或第 5 肋与锁骨中线交点处，乳头至胸骨中线距离约为 11~13cm，乳头至胸骨上凹距离约为 18~22cm（图 16-15）。乳晕直径为 3.5~4.5cm。乳房在第 6 肋处有一弧形皱襞称为乳房下皱襞。乳房的血液供应主要来自胸廓内动脉发出的第 2、3、4 肋间穿支、胸外侧动脉、胸肩峰动脉的胸肌支、肋间动脉的外侧穿支，以及肩峰下动脉的分支等，这些丰富的血管，在乳房内互相吻合形成血管网（图 16-16）。乳房的静脉分浅深两组，浅静脉在乳头周围皮下组织内形成静脉丛，深静脉与同名动脉伴行。乳房皮肤的感觉神经来自第 2~5 肋间神经分支，乳头乳晕的感觉神经主要来自从腋中线穿出的第 4 肋间神经分支（图 16-17）。乳房整形手术中要避免这些神经损伤，以免影响术后乳头乳晕的感觉。

隆乳术最早始于美国，至今已有 70 余年的历

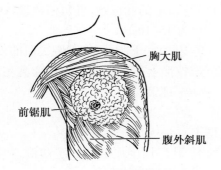

图 16-14　乳腺的位置

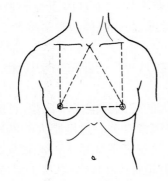

图 16-15　乳头位置

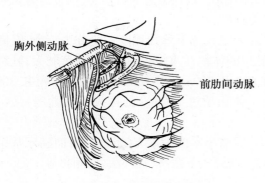

图 16-16　乳房的血管网

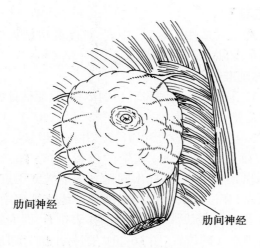

图 16-17　乳腺的神经供应

史。根据置入的材料种类,隆乳方法主要有液体代用品注射法、自体组织移植法和假体置入法。在液体代用品的注射方面,早期采用液体石蜡和硅胶等材料,但因术后引起诸多的并发症已被淘汰。1997年以来国内曾采用的聚丙烯酰胺水凝胶注射隆乳,但也因存在太多的问题,已于 2006 年被国家禁用。目前尚未发现较为安全可靠的注射隆乳代用品。自体组织移植法常用的是自体脂肪颗粒注射移植隆乳术。但临床上发现,大量脂肪注射后其成活率低,每次注射剂量有限,需要多次注射才能达到理想效果,另外还容易出现脂肪液化、感染、结节、钙化等不良反应,尤其钙化后对乳房肿瘤的鉴别诊断造成影响。所以该方法的应用也逐渐减少。目前,乳房假体置入法仍然是世界上应用较为广泛和安全的方法。

【适应证】

1. 原发性乳房的发育不良,及青春期前乳腺组织病变或因外伤导致的乳房发育不良。

2. 哺乳后的乳房萎缩。

3. 保留乳头乳晕的单纯乳腺切除术后。

4. 乳房虽然不小但患者为了追求完美的体形而要求自己的乳房更大者。

5. 乳房不小但有轻度下垂者。

【切口的选择】

1. 腋窝横皱襞切口　优点切口隐蔽,因为切口与皮肤皱襞一致,术后瘢痕不明显,不损伤乳房。缺点是切口远离乳房,操作不便,术后需固定好,以免乳房假体上移。

2. 腋窝前皱襞切口　术中较易显露胸大肌外侧缘,很容易进入胸大肌下间隙或乳腺下间隙。不易损伤重要血管、神经。但切口方向与皮纹垂直,术后瘢痕明显。

3. 乳晕下切口　可以直视下操作,彻底止血容易。一般术后瘢痕不明显,但可能出现乳头麻木或损伤乳腺腺管。

4. 乳房下皱襞切口　直视下操作,较容易进入胸大肌下方。所遗留瘢痕因人而异,有的不明显,有的则会有明显的瘢痕(图 16-18)。

【假体的类型及置入层次】

乳房假体有硅凝胶假体和盐水充注假体,盐水假体因质感差,易渗漏,目前应用较少。而硅凝胶假体目前在临床上应用较广泛。假体的形状主要有圆形和解剖形。假体的质地有光面假体和毛面假体。

假体置入的层次可以为乳腺下或胸肌下(图16-19)。一般主张置入胸肌下,尤其对于乳房较小、

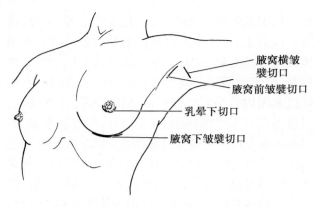

图 16-18　隆乳术的切口

腋窝横皱襞切口
腋窝前皱襞切口
乳晕下切口
腋窝下皱襞切口

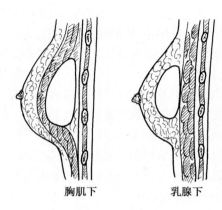

胸肌下　　　　乳腺下

图 16-19　假体置入层次

皮肤较薄的患者,将假体埋植于胸大肌下会使假体隐藏得更好,假体边缘也更不明显。但对于乳房有一定组织量的患者和原有乳房下垂的患者,假体也可置于胸肌前面。

自 2001 年有人提出双平面法隆乳术后,这种方法陆续在国内开展,此方法采用乳晕下半环形切口,在腺体表面向下分离至乳房下皱襞,分离并离断部分胸大肌起点,假体置入后,其上方位于胸大肌后,下方位于乳腺腺体后,去除了胸大肌起点的束缚,使术后乳腺下极更自然,而上极更丰满。

【术前准备】

假体的选择:我国女性胸廓较窄,乳房的体积一般在 350ml 左右。如果乳房组织在 100ml~150ml 左右者,可选择 200ml~250ml 之间的假体。另外选择假体的容积还要根据患者的身高、胸廓的宽度、胸部皮肤及肌肉的紧张状况及患者的要求等因素而定。

【手术步骤】

以腋窝切口胸肌下隆乳术为例:

1. 患者取平卧位,双上肢外展 80° 固定,将假体的底盘中心置于乳头,用亚甲蓝在胸壁上画出大

于假体直径约 5cm 的标记线,乳房假体埋入的囊腔为圆形,直径为 15~16cm。

2. 切开皮肤、皮下脂肪,找到胸大肌的外侧缘,切开肌筋膜,按照上述标记线范围用隆乳剥离铲在胸大肌下剥离一腔隙。

3. 置入假体,逐层关闭切口。

【术后处理】

1. 术毕,乳房周围用敷料固定塑形,并适当加压包扎,以减少剥离腔的出血。

2. 定期换药,术后 10~14 天拆线。

3. 嘱患者术后一个月内避免上肢剧烈运动。定期做乳房按摩,防止假体包膜挛缩。

第八节　乳房缩小术

乳房肥大的病因目前尚不清楚,可能与雌激素水平、遗传等因素有关。过度肥大的乳房不仅影响患者的体形,给患者造成巨大的心理压力,同时增生的乳房可引起肩背部疼痛、乳房下湿疹、肩部软组织乳罩带的勒痕等症状和体征。乳房缩小术可以减少患者的痛苦,增强患者的自信心,恢复患者苗条的曲线美身材。

乳房肥大及下垂的程度一般分为三类:轻度肥大,乳房的体积在 400ml~600ml。中度肥大,乳房体积在 600ml~800ml。重度肥大,乳房体积在 800ml 以上。体积超过 1500ml 的称为巨大乳房,又叫巨乳症。

乳房缩小术的手术方法很多,目前临床常用的有垂直双蒂法、下蒂法、双环法、内侧蒂等。

一、垂直双蒂法乳房缩小术

【适应证】

该术式适用于轻度、中度、重度乳房肥大的缩小整形或乳房下垂的矫正。

【手术前准备】

1. 采用排水法测量乳房的体积,以便估计每侧乳房需要切除的量。

2. 患者直立位设计切口线,并用亚甲蓝标记

(1) 确定新乳头、乳晕的位置:方法有三种:①标出锁骨中点,再标出同侧乳房下皱襞中点,连接两点,穿过乳头中点构成锁骨中线或乳房中线。乳房下皱襞中点到乳房中线的体表投影,即为新建乳头中点 n 的位置(图 16-20)。②标出胸骨切迹中点,距离胸骨切迹中点 18~22cm 与乳房中线的交点,

为新建乳头中点 n 的位置(图 16-21)。③双侧上臂中点的连线,与乳房中线的交汇点为新建乳头中点 n 的位置(图 16-22)。以新建乳头中点 n 为中心,以 2.5cm 为半径画圆,圆周的上 2/3 构成乳晕的周边,乳晕的下 1/3 是乳晕下方皮肤切除的部分,故新建乳晕直径为 3.3~3.4cm。

瓣的下缘,即 ma 线。从 l 点出发向乳房下皱襞外侧终点 b 画一弧线,构成外侧皮瓣的下缘,即 lb 线(图 16-23)。

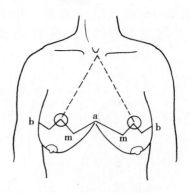

图 16-23 中间线

(3)垂直双蒂的设计:在新乳晕下方向乳房下皱襞设计宽约 6~7cm 的去上皮区(图 16-24)。

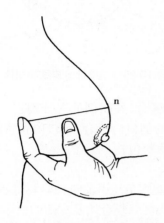

图 16-20 乳头中点 n 的位置

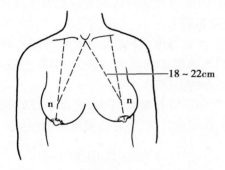

图 16-21 新建乳头中点 n 的位置(1)

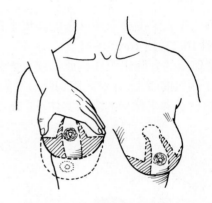

图 16-24 宽 6~7cm 的去上皮区

【手术步骤】

1. 患者平卧位,双上臂外展 80°。

2. 用橡皮管止血带在乳房根部结扎,按设计线切开皮肤,用刀片去除新乳晕下方的去上皮区的上皮,制成宽 6~7cm 的皮下筋膜蒂(图 16-25)。

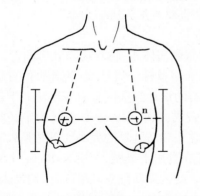

图 16-22 新建乳头中点 n 的位置(2)

(2)设计乳房内侧皮瓣及乳房外侧皮瓣:从新建乳头位置 n 向外下方设计点 l,向内下方设计点 m,连接 nl 及 nm,nl 及 nm 两线与乳房中线夹角均为 30°~65°,nl=nm=8~8.5cm,从 m 点出发向乳房下皱襞内侧终点 a 画一弧度向上的弧线,构成内侧皮

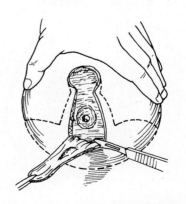

图 16-25 6~7cm 的皮下筋膜蒂

3. 切除乳房下方及两侧的皮肤,在乳房内、外侧皮瓣浅筋膜下下分离,制成可以旋转移植的皮瓣,便于手术完成后的皮肤缝合,也便于有足够的手术野进行乳腺部分切除、塑形及悬吊。楔形切除乳腺中下部分,形成皮下蒂供血的乳头、乳晕皮瓣(图16-26)。

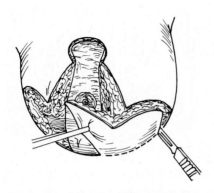

图 16-26 重塑半球形乳腺实体

4. 将乳头乳晕上移至新乳头的真皮平台上,缝合固定(图16-27,图16-28)。

5. 将保留的乳腺组织在胸肌筋膜表面分离、悬吊、固定于胸肌筋膜上,并对乳腺切除边缘做大衣襟样叠合缝合,重塑半球形的乳腺实体(图16-29)。

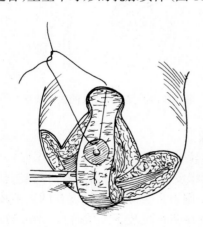

图 16-27 去掉的表皮

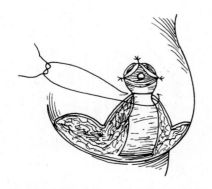

图 16-28 切除乳头、乳晕以外的表皮

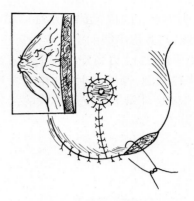

图 16-29 切除部分皮肤和腺体

6. 创口缝合,关闭创面 分别进行筋膜层、皮下层及皮肤的创口内缝合,创口内置负压引流。并以松软纱布敷料包扎。

【术后处理】

1. 术后观察负压引流量,24~48小时拔除引流。同时注意乳头乳晕复合体及皮瓣的血运。

2. 注意出血、血肿、脂肪液化、感染、创口裂开、皮瓣坏死、乳头乳晕坏死等并发症的发生及处理。

【术中注意事项】

1. 垂直双蒂形成时,去上皮的深度不要过深,以免影响乳头乳晕的血供,同时还要防止破坏皮下筋膜蒂下方的血供。

2. 在移植折叠缝合乳头、乳晕边缘时,要避免张力过大而压迫乳头、乳晕皮瓣蒂部的血供。

二、下蒂法乳房缩小术

【适应证】

同"垂直双蒂法乳房缩小术"

【术前准备】

1. 测量乳房体积,估算切除乳房的量。

2. 以亚甲蓝标记设计线:新乳头位置的确定及内外侧皮瓣的设计方法同垂直双蒂法。下部蒂的设计应卧位完成,以乳头为中心2cm为半径画圆所得到的是新乳头和新乳晕的大小。下蒂是以乳房中线为轴,基底在乳房下皱襞,宽度8~10cm,上界在乳头乳晕上方。此区除新乳头乳晕区外,均需去表皮(图16-30)。

【手术步骤】

1. 乳房根部结扎止血带,用刀片切除下蒂除乳头乳晕区以外的表皮(图16-31),沿设计切口线切开皮肤、皮下组织和腺体,切除内侧、外侧及下蒂顶端到新乳头乳晕位置的顶端的皮肤和腺体(图16-32)。

2. 将下部蒂向上方提起,乳头、乳晕复位,内外

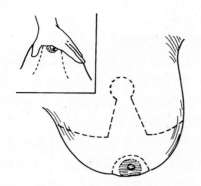

图 16-30 去掉的表皮

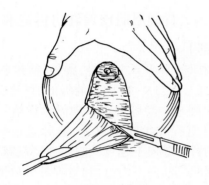

图 16-31 切除乳头、乳晕以外的表皮

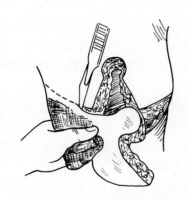

图 16-32 切除部分皮肤和腺体

侧皮瓣向中央推进包裹下蒂,逐层缝合关闭切口。创口置负压引流(图 16-33,图 16-34)。

【术中注意】

　　下蒂的乳头乳晕下要保留至少 3cm 厚度的乳腺组织,下蒂基底部要保留足够多的乳腺组织,并尽量要保持与胸大肌筋膜的连接,以保证深部血管的完整性,避免乳头乳晕的坏死。

三、双环法乳房缩小术

【适应证】

　　以矫正乳房下垂为主的乳房整形技术,也是用于乳房轻度、中度肥大。

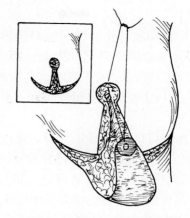

图 16-33 包裹下蒂,逐层缝合

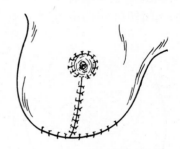

图 16-34 闭合切口

【术前准备】

　　以亚甲蓝标记切口设计线:站立位标记乳房中线、胸骨正中线、胸乳线(胸骨上凹至乳头连线),按新乳头位置确定方法标记新乳头位置,在新乳头位置上方 2cm 定点 A,为新乳晕上缘。患者平卧位,自胸骨正中线经外侧第四肋间水平向外 7~9cm 定点 D,具体数值根据患者的体形而定,体形娇小者取值略小。测量 OD 距离。继续沿乳房水平向外定点 B,OB=OD−2cm,目的是为了减少乳房外侧缘切口的张力。于乳房下皱襞中点沿乳房中线向上 5~7cm 定点 C,一般 OA 的距离通常大于 OC 的距离。弧形连接 ABCD 四点即为外环切口。以乳头为中心,3~4cm 为直径标记内环切口线(图 16-35)。

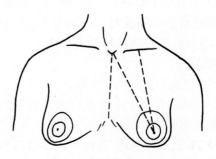

图 16-35 标记内环切口线

167

【手术步骤】

1. 乳房根部结扎止血带。沿双环切口线切开皮肤,用刀片去除两个环之间的表皮形成真皮帽。经外环切口切开皮肤、皮下组织达乳腺包膜,松开止血带,在皮下组织及乳腺包膜间剥离至乳腺基部边缘。

2. 在外环切口上半部分 V 形切除过多的上象限乳腺组织。剩余乳腺组织悬吊并重新塑形。将真皮帽边缘与乳腺基底筋膜缝合固定,重塑乳房形态。

3. 修剪皮瓣下过多的脂肪组织,外环真皮层 4-0 可吸收线做荷包缝合,收紧荷包缝合线使外环与内环大小接近,置负压引流,5-0 线间断缝合乳晕和外环皮肤,关闭切口(图 16-36)。

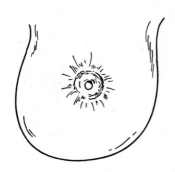

图 16-36　关闭切口

【术后处理】

1. 术后 24~48 小时拔出负压引流,并注意观察乳头乳晕复合体及皮瓣的血运情况。

2. 术后一周后佩戴适当大小的乳罩,以便塑形及托起新建立的乳房。

3. 术后在乳晕周边可见放射状皮肤皱襞,多在术后 3~6 个月变浅并消失。

第九节　乳房再造术

乳房再造术的方法有乳房假体置入、自体组织移植及乳房假体联合自体组织移植三种方法。自体组织移植方法有背阔肌肌皮瓣、横行腹直肌肌皮瓣、臀大肌肌皮瓣和局部胸腹部皮瓣等方法。再造的时机包括:即刻乳房再造及延期乳房再造。

【手术适应证】

1. 先天性乳房发育不良者。

2. 因感染、烧伤、肿瘤切除术等原因造成的一侧或两侧乳房缺失。

3. Ⅰ、Ⅱ期乳癌患者,有即刻再造乳房要求者。

4. 乳癌根治术后 2 年以上,无复发迹象,有乳房再造要求者。

【乳房再造时机的选择】

1. 即刻乳房再造术　①乳房良性病变行乳房单纯切除术者可行即刻乳房再造术。②Ⅰ、Ⅱ期乳腺癌及导管内癌患者,有即刻乳房再造要求者,切除乳癌的同时可进行乳房再造。

2. 延期乳房再造术　乳腺癌术后需要进行辅助治疗的患者,目前建议在术后 3~6 个月进行乳房再造术,即在完成化疗后进行。如果乳癌术后需要放疗的则应在停止放疗后 6~12 个月进行。

一、背阔肌肌皮瓣乳房再造术

【应用解剖】

背阔肌起自下 6 个胸椎、腰椎、骶椎棘突及髂嵴后部,部分起自 9~12 肋骨的外侧面,其血液供应由来自肩胛下动静脉的胸背动静脉供给。成年人胸背动脉直径在 1.5mm 以上,静脉直径约 2.5mm 左右。胸背动脉向下越过大圆肌,沿背阔肌前缘深面与前锯肌之间向下内行,到肩胛骨下角稍上方进入肌肉。

【适应证】

1. 改良乳癌根治术术后即刻乳房再造。

2. 乳癌根治术术后延期乳房再造。

3. 各种良性病变导致的乳房缺损或畸形。

【禁忌证】

1. 乳腺癌手术时已损伤肩胛下血管或胸背血管。

2. 因手术、外伤等原因导致胸背部瘢痕提示肌皮瓣血供不良者。

3. 乳腺癌放射治疗后,胸背动静脉已损伤。

【术前准备】

1. 患者直立位测量锁骨中点经乳头至乳房下皱襞之间的距离,及胸骨中线经乳头至腋前线之间的距离,健侧和患侧的两个指标相差 7cm 以内者适合应用背阔肌肌皮瓣法。还可以依据测量结果设计背阔肌皮瓣的大小。

2. 标记肌皮瓣的设计线　先标记胸背动静脉的起始处的体表投影点 a,即腋窝下方 2.5cm 与背阔肌前缘后方 1.5~2.5cm 的交点。在骶髂关节上缘设计点 b,ab 连线是肌皮瓣的纵轴,按需求在纵轴上设计肌皮瓣的大小。

【手术步骤】

1. 患者取健侧卧位,供区侧上臂外展 90°(图 16-37)。

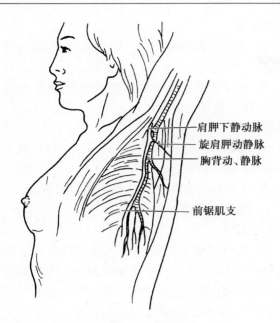

图 16-37　血管走行

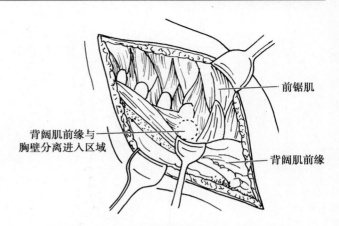

图 16-39　分离背阔肌达腋下 4~7cm 处

2. 按切口设计线,先切开皮瓣前缘及下缘的皮肤及皮下组织,直达肌肉表面,找寻背阔肌前缘,沿背阔肌前缘与胸壁之间进行钝、锐性分离,达肌肉前缘后 3~5cm 处,可见胸背动静脉,不必仔细解剖蒂部的血管神经束。继续向上、下方分离,向下分离使背阔肌连同皮瓣一并掀起,向上分离背阔肌达腋下 4~7cm 处(图 16-38)。

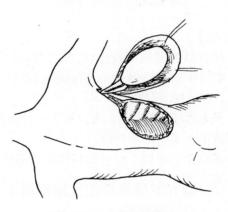

图 16-40　皮瓣转移修复

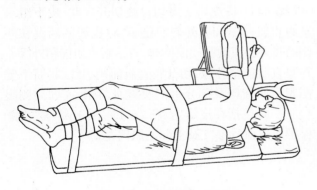

图 16-38　患者采健侧卧位

3. 切断、结扎旋肩胛动脉,如胸外侧动脉也起源于肩胛下动脉,也予以结扎。掀起背阔肌肌皮瓣。供区创缘两侧游离后可直接拉拢缝合,必要时进行皮瓣转移修复或游离植皮修复(图 16-39)。

4. 切除患侧胸部瘢痕,在胸大肌浅面广泛分离,在胸前、后两切口之间,靠近腋窝做能容背阔肌皮瓣前移的皮下隧道,该隧道应处于第 2、3、4 肋的区域,应宽大,以防背阔肌肌皮瓣蒂部受压或扭曲(图 16-40)。

调整患者体位为平卧位,将背阔肌皮瓣穿过隧道,将背阔肌上部固定在第 2 肋骨表面的筋膜或骨膜上,下部固定在乳房下皱襞下方 1~2cm 处,内侧固定在胸骨旁线区(图 16-41)。皮瓣大部分缝合后,留外侧切口,以便由此放置假体,假体的容积依据对侧乳房大小而定。留置负压引流,关闭切口。如果胸壁皮肤缺损很多,背阔肌肌皮瓣移植后,在胸部皮肤及背阔肌瓣下方可安放组织扩张器,待组织扩张后,Ⅱ期安放乳房假体(图 16-42)。

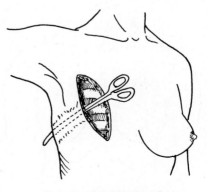

图 16-41　固定背阔肌

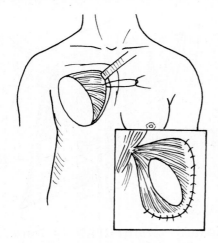

图 16-42 安放乳房假体

【术后处理】

1. 用松软的敷料覆盖创口,并对安放假体的周围用定型的松软敷料做衬垫,背阔肌肌皮瓣蒂部避免受压。胸部加压包扎。

2. 负压引流维持 3~5 天,待每日引流量少于 20ml 时拔出。术后两周拆线。

3. 术后 7 天患侧上肢可做轻微运动锻炼。

二、腹直肌肌皮瓣法乳房再造术

【应用解剖】

腹直肌肌皮瓣的血液供应主要来自腹壁上下动脉与伴行静脉,腹壁上动脉为胸廓内动脉的延续,自第 7 肋软骨分出,在剑突与第 8 肋间由腹直肌后鞘进入腹直肌内后,向下走行至脐附近与腹壁下动脉分支吻合。腹壁下动脉是髂外动脉的分支。腹壁上下血管发出肌皮穿支,提供腹直肌表面皮肤的血供。腹壁上下动静脉在腹直肌下互相吻合,借助这个血管吻合,以腹壁上动脉为蒂可制成整个下腹部横行腹直肌肌皮瓣(transverse rectus abdominis myocutaneous flap)又称 TRAM 皮瓣,TRAM 皮瓣用于乳房再造。(图 16-43)

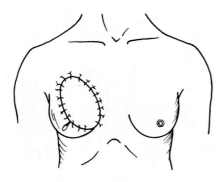

图 16-43 TRAM 皮瓣

【适应证】

1. 适用于乳腺癌根治术后,胸壁组织缺损量大的情况。

2. 伴有腹壁松垂脂肪堆积的患者,乳房再造同时还有腹壁整形的要求。

【禁忌证】

1. 季肋部已进行横向腹部切口手术后,或下腹横向腹部切口手术后。

2. 下腹部旁正中切口或正中切口术后。

3. 既往有腹壁成形手术史者。

【术前准备】

1. 估计切取肌皮瓣的组织量 患者直立位测量锁骨中点经乳头至乳房下皱襞及前正中线经乳头至腋前线的距离。依据患侧与健侧的上述两个指标差值估计所需腹直肌肌皮瓣的组织量。

2. 结合患者下腹部松垂的情况设计 TRAM 皮瓣 双手将患者下腹部对捏,检测下腹部的皮肤张力,估计可切取的范围。一般肌皮瓣上缘起自脐孔下,下缘到耻骨联合,两翼达髂前上棘。

【手术步骤】

1. 切取 TRAM 皮瓣 按皮瓣下缘切口线切开皮肤、皮下组织至腹直肌前鞘、腹外斜肌腱膜。在健侧腹直肌前鞘处切开前鞘,于腹直肌深层、腹直肌后鞘表面可见腹壁下动静脉,予以切断并结扎(图 16-44)。按皮瓣上缘切口线切开皮肤、皮下组织至腹直肌前鞘和腹外斜肌腱膜,将皮瓣的两翼在两侧的腹外斜肌腱膜浅面掀起,直达腹直肌前鞘外缘。在腹直肌前鞘外缘,切开腹直肌前鞘边线,将脐下健侧腹直肌前鞘及部分患侧腹直肌前鞘,连同健侧腹直肌一并包括在皮瓣内(图 16-45~ 图 16-47)。注意保护肌皮血管穿支及上部的肌肉蒂。

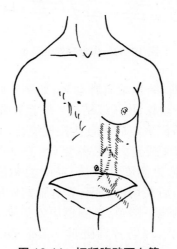

图 16-44 切断腹壁下血管

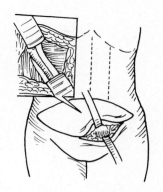

图 16-45　做成皮瓣(1)

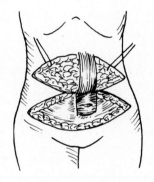

图 16-46　做成皮瓣(2)

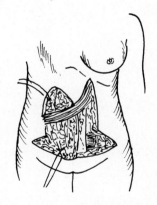

图 16-47　做成皮瓣(3)

2. 肌皮瓣转移　切除患侧胸部受区的瘢痕,使之容纳移植的肌皮瓣。修整肌皮瓣的大小及形态。在上腹部作皮下隧道,将肌皮瓣穿过隧道再造患侧乳房。(图 16-48)

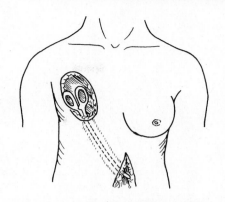

图 16-48　肌皮瓣穿过附近再造患侧乳房

3. 供区的修复　将供瓣区上缘皮下组织广泛游离至季肋部,使其向下拉向耻骨上的切口缘。将供区联合腱与对侧鞘用 4 号线加强缝合,做腹壁整形,将上腹皮瓣向下牵拉并重建脐孔,逐层缝合下腹壁创缘。胸腹部分别置负压引流。(图 16-49)

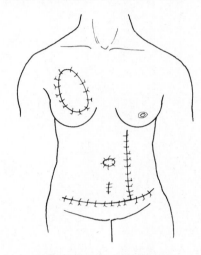

图 16-49　缝合皮肤置引流

【术后处理】

1. 观察皮瓣的血运情况。

2. 负压引流维持 3~5 天,待每日引流量少于 20ml 时拔出。术后 10~14 天拆线。

3. 术后两周内尽量保持屈髋或半坐卧位。

(郑妍丽)

171

第四篇
腹壁、腹腔和腹膜后手术

第 十 七 章

腹壁应用解剖和腹部切口

第一节 腹壁应用解剖

腹壁常为腹前壁和侧壁的统称,腹部手术切口或腹腔镜孔必须经腹壁施行。腹壁的上界是胸骨剑突、双侧肋弓下缘和第11、12肋骨游离缘;下界是耻骨联合、腹股沟韧带和髂嵴;后界为腋后线,与腹后壁相连接。

【腹壁分区】

可将腹壁用两条直线和两条横线划分为9个区。左右两条直线是通过双侧锁骨中点和腹股沟韧带中点的垂直连线;上横线是通过双侧肋弓下缘低点(相当第10肋骨处);下横线通过双侧髂嵴最高点。划出的9个区分别为腹上、左季肋、右季肋、脐、左腰、右腰、腹下、左髂和右髂区(图17-1)。

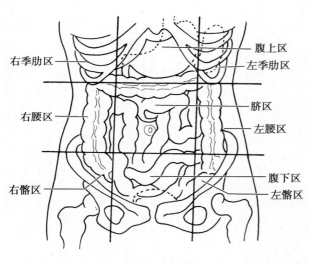

图 17-1 腹部分区

腹壁常用的体表标志有剑突、肋弓、腹白线、脐、半月线、髂嵴、耻骨联合和腹股沟韧带等。这些标志对选择和确定切口的位置有一定作用。

【腹壁层次】

不同部位的腹壁层次不同,但总的看腹壁可分为皮肤、浅筋膜、肌肉层、腹横筋膜、腹膜外脂肪和腹膜(壁层)等。

1. 皮肤 腹壁皮肤薄且具弹性,与皮下组织附着较松,活动度也大,但脐部皮肤则与腹白线相连较紧密。腹壁皮肤有皮纹(Langer线),其方向是从上外斜向下内。

2. 浅筋膜 腹壁的浅筋膜分浅、深两层:①浅筋膜浅层(Camper筋膜)是脂肪组织层,较松散,其中有小血管和神经支走行。不同胖瘦的浅筋膜厚薄也不同;②浅筋膜深层(Scarpa筋膜)是致密的膜样层,含多量弹力纤维,与其下方肌肉深筋膜相连。浅筋膜的血液供应较差,切开或损伤后不易愈合,易于感染,手术操作时注意轻柔和无菌技术,缝合时勿留死腔和血肿。

3. 肌肉层 是保护腹腔内脏器的屏障,由中间的腹直肌和锥形肌和双侧的扁平肌组成(图17-2)。

(1)扁平肌:由腹外斜肌、腹内斜肌和腹横肌组成,互相交叉排列,以增强腹壁力度,有利于防止术后刀口裂开和切口疝形成。

1)腹外斜肌:起自下6肋骨前侧面,肌纤维斜向下内走行,上部分在近中线外变为扁平肌腱,成为腹直肌前鞘;下部分在髂前上棘平面变为腱膜,铺张于髂前上棘和耻骨结节间,增厚为腹股沟韧带。

2)腹内斜肌:起自后侧的腰背筋膜、髂嵴和腹股沟韧带外侧,肌纤维斜向上内方向走行,并与腹外斜肌相交叉,上部分止于下肋骨,下部分变为扁平肌。在半环线以上分为前后两层,前层与腹外斜肌形成腹直肌前鞘,后层与腹横肌形成腹直肌后鞘,但在半环线以下又都成为腹直肌前鞘。

3)腹横肌:起自下6肋骨,腰背筋膜、髂嵴前3/4和腹股沟韧带外1/3,肌纤维斜向上内方向走行,变为扁平肌在半环线以上与腹内斜肌形成腹直肌后鞘,在半环线以下与腹外斜肌和腹内斜肌形成腹直肌前鞘,腹内斜肌和腹横肌的部分肌纤维绕行到精索后方,融合成联合肌腱,止于耻骨嵴。

(2)腹直肌:为一条带状肌,下起自耻骨联合和耻骨上缘,腹中线两旁,向上展开,止于胸骨剑突和

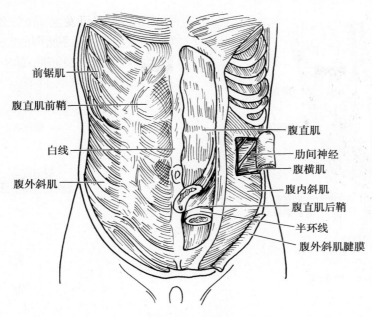

图 17-2　腹壁肌肉层

第 5~7 肋软骨前方,止点比起点大了 3~4 倍,故使上腹部的腹直肌变宽且薄,偶有上腹部腹直肌外缘伸展至腋前线者。

腹直肌有三个腱划,上面一个在剑突与脐之中点处,中面一个在脐平面,下面一个在脐与耻骨中点,各腱划有小血管穿行,术中应留意止血。与腹直肌相关的三个线是:

1) 白线:脐上部的白线较明显,左右两侧腹直肌鞘内缘的腱样结构融合成白线,宽约 1~1.5cm。脐下部的白线窄而不显。

2) 半月线:双侧腹直肌的外缘凸起,在皮肤显出纵形呈半月形的浅沟。

3) 半环线:腹直肌前后均有腱鞘包绕,前鞘自上至下均有;后鞘则在脐下 3~4cm 消失,此处仅有腹横筋膜包在腹直肌后面,其上下交界处呈半弧形游离缘,称半环线(图 17-3)。

(3) 锥形肌:在腹直肌下方,下起自耻骨联合和耻骨上缘,向上内走行,止于腹白线和腹直肌内缘下部。下腹部手术选正中切口时,应在两侧锥形肌之间进入(图 17-4)。

4. 腹横筋膜　在腹横肌与腹膜之间,上腹部的较薄弱,向下至腹股沟韧带处则变得较致密,再向下包绕精索,成为精索内筋膜。

5. 腹膜外脂肪　这层结缔组织含有脂肪,与腹膜后间隙的疏松结缔组织相连接,此层内小血管较多,手术时需注意止血。

6. 腹膜　为腹壁最内层,上方与膈相连,下方

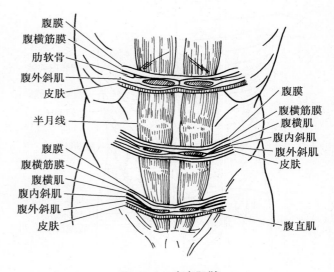

图 17-3　腹直肌鞘

反折至盆腔诸脏器表面。

【腹壁血管】

腹壁上部的动脉源自腹壁上动脉(来自胸廓内动脉),腹壁下部的动脉,分别来自腹壁下动脉和旋髂深动脉(来自髂外动脉),此两动脉走行于腹直肌后方;还有腹壁浅动脉(来自股动脉),走行于在浅筋膜的浅、深两层之间。腹壁上下部的动脉在腹直肌鞘内相吻合。侧腹壁的动脉来自上部的肋间动脉(下 6 对)和下部的腰动脉分支吻合(图 17-5)。

腹壁静脉伴动脉而行,各静脉间交通吻合支丰富,这样会有助于切口愈合。

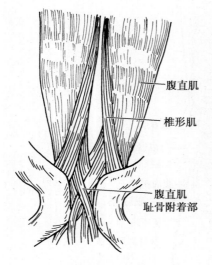

图 17-4　锥形肌

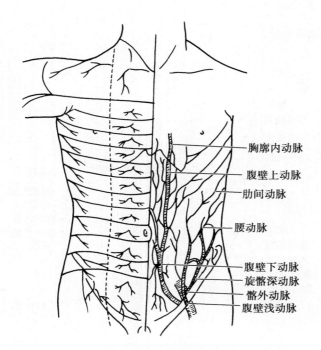

图 17-5　腹壁的动脉和神经

【腹壁神经】

腹壁神经有 7~12 肋间神经、髂腹下神经和髂腹股沟神经分布,在腹部手术中注意保护这些神经,损伤后会造成腹壁肌肉软弱而致切口疝的发生(图 17-5)。

【脐】

脐位于腹部中点白线上,相当于第 3~4 腰椎水平,是脐带的留痕。出生后通过的脐的各管道(脐尿管、左脐动脉、右脐动脉和脐静脉)相继闭锁,但如脐尿管未闭,会发生脐尿管瘘,尿液可自脐孔外溢;

脐部组织缺陷可发生脐疝;如连接小肠的卵黄管未闭,会发生粪瘘。胚胎期的脐动脉闭塞成脐侧韧带,脐静脉闭塞成肝圆韧带,如术中使之再通,可以此进行肝内灌注治疗(图 17-6)。

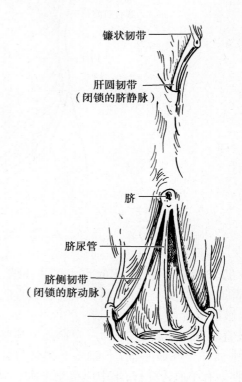

图 17-6　脐的内面观

第二节　腹部切口种类

腹腔内各种手术都须经由腹前壁切口进入腹腔,常用的腹部切口有五种:即垂直切口、横切口、斜切口、胸腹联合切口和腹膜后/外切口(图 17-7)。

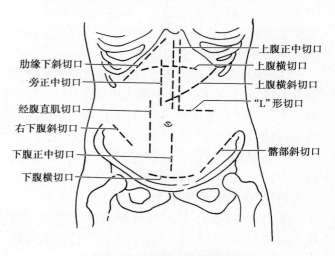

图 17-7　常用的腹部切口

一、垂直切口（纵切口）

这种直切口可位于正中、旁正中或侧旁正中；可位于脐上或脐下；可向任意方向延伸，特别在腹部外伤时，或大型腹部手术时，正中垂直切口可上延伸至剑突，下延伸至耻骨联合。

（一）正中切口

正中切口一般通过腹白线，进入腹腔快，缝合也便利，显露好，可检查半个腹腔，但血供差，相对易于裂开。

【手术步骤】

1. 皮肤切口　自剑突下方1cm至脐上方垂直纵形切开，必要时可从脐右方绕过而扩大延长切口。开始时，术者和助手在切口两侧反方向按压牵拉皮肤，或术者用左手拇指和示指在切口两侧上端按压，当皮肤绷紧后，右手持刀，一次切开皮肤，再切开皮下组织，止血后用小敷巾保护皮肤切口（图17-8）。

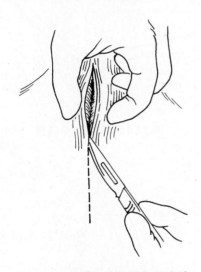

图 17-8　上腹正中切口切开皮肤

2. 切开白线　先在白线中部切一小切口，用组织剪分别向上、下剪开白线。剪开时注意勿损伤白线下方的富含血管的腹膜外脂肪组织，在上方靠近剑突时，常有腹壁上动脉的小分支分布，更需留意止血。有时可用左手示指和中指伸入，向两侧分开，仔细剪开白线上端（图17-9）。尤其当急性肠梗阻，膨胀的肠管常伸展于切口下方，更应防止损伤。

3. 牵开腹膜外脂肪　用手指轻轻推开腹膜外脂肪组织，在圆韧带两侧切开腹膜（胆道、十二指肠和胰头部手术在右侧，胃、脾手术在左侧）。

4. 切开腹膜　用齿镊夹住一小块腹膜，提起，助手用止血钳在对侧腹膜夹住提起，随后术者放松

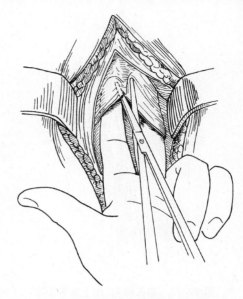

图 17-9　手指保护下切开白线上端

一下齿镊，再重新夹住腹膜提起，再用右手拇示指在两镊钳之间触摸有无内脏被夹住，证实没有时即切开一小口，剖入腹腔（图17-10）。之后术者用一弯止血钳夹住对侧腹膜，助手再用另把弯止血钳夹住术者对侧腹膜提起，术者用长镊夹一块盐水纱布塞入切口上方的腹腔内，将腹膜与下方脏器隔开，在长镊或手指保护下切开腹膜（图17-11）。切口下方的腹膜，则可用刀切开，此时用左手示指和中指塞垫于腹膜下，也使腹膜与其深层的脏器隔开，以防误伤（图17-12）。切开腹膜的长短，应与皮肤切口相等，以充分显露。在切开时如遇小血管应结扎之。

5. 缝合切口　先清点纱布器械。仔细清洗吸

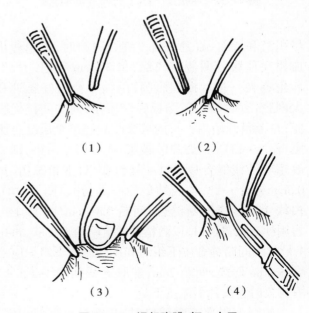

（1）　　　　　　　（2）

（3）　　　　　　　（4）

图 17-10　提起腹膜，切一小口

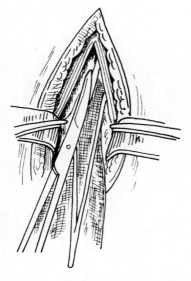

图 17-11 塞入纱布,向上剪开腹膜

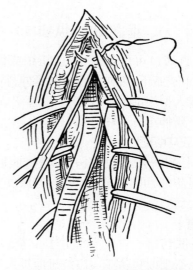

图 17-13 自上角开始缝合腹膜

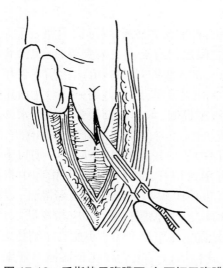

图 17-12 手指垫于腹膜下,向下切开腹膜

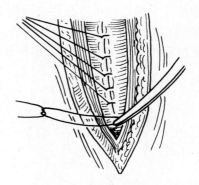

图 17-14 间断缝合腹膜

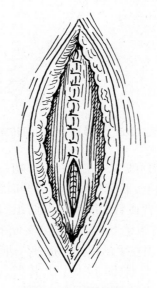

图 17-15 缝合白线

尽积液和渗血,放置引流。缝合腹膜时,先用弯止血钳夹住腹膜两侧游离缘,每 3~4cm 一把,上、下两角各夹一把。提起腹膜,用纱布覆盖好肠管和大网膜,有时需用压肠板轻轻压住,向中间拉拢腹膜,自上角开始用一长的可吸收线连续全层缝合腹膜(图 17-13)。如遇腹腔较胀,或有切口污染,则可改用间断线缝合腹膜,1-4 号丝线,自上角开始,每0.5cm 缝合一针,各线结最后一并剪去(图 17-14)。白线 4 号丝线间断缝合,间断 0.8~1cm(图 17-15)。再用纱布覆盖切口,以酒精棉球重新消毒皮肤,再用1 号丝线间断缝合皮下组织和皮肤。皮下组织应缝合 Scarpa 筋膜,间距 2cm,皮肤缝线间距 1~1.5cm,有污染时置皮片引流皮下。

如行下腹部正中切口时,基本与上腹部相同,但在切口和缝合时,须注意保护膀胱和脐侧韧带。

(二)旁正中切口

旁正中切口在减少切口裂开和切口疝方面与正中切口相比并不占多少优势,缘于此切口易经过腹直肌前后鞘,在闭合切口时要修复前后鞘缺损,易造成局部炎症和粘连瘢痕,在前瞻性随机试验中显示,正中切口与旁正中切口相比,在防止切口感染和切口疝方面无甚差异。

这一切口可在上、下腹部的左或右侧施行,在急症剖腹探查时较为常用,可便于向上、下延伸扩大。切口位于正中线旁 2.5~3cm 处。这种切口仅切断腹直肌前后鞘的腱膜。切口缝合后腹直肌介于前后鞘切开线之间,具有保护作用,且能耐受腹腔内压力,愈合也较好。但操作时须注意避免损伤靠近腹壁的供应血管。

【手术步骤】

1. 切开皮肤　在腹中线旁 2~3cm 切开皮肤及皮下组织,上腹切口的上端可斜向内侧(朝向剑突)。

2. 切开腹直肌前鞘　切开腹直肌前鞘后(图17-16),将其深层的腹直肌从前鞘内侧分离,腱划附着较紧处可锐性分离,如遇血管应予结扎切断,然后将腹直肌向外侧牵开,显出腹直肌后鞘(图 17-17)。

3. 切开腹膜　将腹直肌后鞘与腹膜用齿镊和止血钳一并提起,证实未夹住内脏后切开。

旁正中切口的模式图如图 17-18 所示。

4. 缝合切口　用可吸收长线一并缝合腹直肌后鞘和腹膜,再用 4-0 丝线间断缝合腹直肌前鞘。重新消毒皮肤后用细丝线缝合皮下组织及皮肤。

(三) 侧旁正中切口

位于传统的旁正中切口侧方 3cm 处,是 1980年 Guillon 从旁正中切口改良而来的(图 17-19)。经循证医学随机前瞻数据证实,它比旁正中切口和正

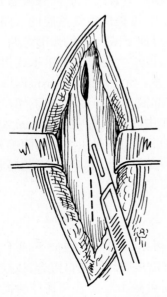

图 17-16　旁下正中切口,切开腹直肌前鞘

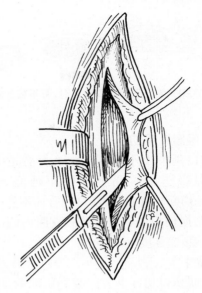

图 17-17　切开腱划

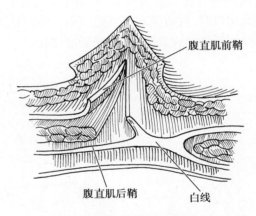

腹直肌前鞘

腹直肌后鞘　　白线

图 17-18　旁正中切口模式图

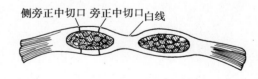

侧旁正中切口　旁正中切口　白线

图 17-19　侧旁正中切口与旁正中切口

中切口的切口疝发生率均减少,分别为 0%、14.9% 和 6.9%,显然有统计学意义。

【手术步骤】

侧旁正中切口选在旁正中切口侧方 3cm 处,切开皮肤和皮下组织后,在腹直肌前鞘外侧切开,此处正好在腹直肌前鞘中点与外 1/3 交界处。仔细分开腹直肌与前鞘与后鞘,分别做切口于前鞘和后鞘上,注意上下端可斜向内侧,上端朝向剑突,下端朝向耻骨联合。此种切口与旁正中切口的位置不同。闭合此种切口时,可充分缝合前鞘而后鞘可不缝合(图 17-20)。

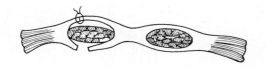

图 17-20 侧旁正中切口缝合时,可不缝合后鞘

(四) 经腹直肌切口

此切口延中线外侧 4~5cm,在侧旁正中切口外侧,优点是操作方便,易于向上、下延长,缝合也方便;缺点是切断腹直肌鞘,切口愈合前不能耐受腹内压力,也会损伤神经和血管致腹直肌内侧部分组织萎缩,影响腹壁强度。

【手术步骤】

沿皮肤切口切开下方的腹直肌前鞘,用刀背钝性纵行分离腹直肌,同样注意腱划处止血结扎。向左右两侧分开腹直肌纤维后,切开腹膜(图 17-21)。缝合此切口时,将腹膜和腹直肌后鞘一并缝合,然后用丝线间断缝合腹直肌前鞘,逐层至皮肤。

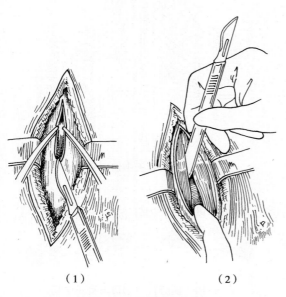

(1)　　　　　(2)

图 17-21 经腹直肌切口

二、横切口

横切口在腹部手术中更符合解剖学和外科手术的原则,从解剖学上讲,腹前壁筋膜的走行是横向的。在缝合切口时,横切口的张力缝线是头尾上下向放置,这种垂直于肌肉纤维走行的旋转更为安全,又不易切断筋膜。从大量回顾性临床研究中显示,横切口优于垂直切口,从长短期效果分析,包括手术后疼痛、肺部并发症、切口疝和切口裂开的发生率,横切口和正中垂直切口的发生率分别为 0%

和 0.69%;发生切口疝的几率则分别为 0.85% 和 3.85%。

总之,横切口有以下诸优点:①和腹部肌筋膜平行走行,损伤少;②不易切断神经而影响功能,发生切口裂开和切口疝的机会少;③横切口边缘易于缝合,肠管不易外突至切口;④术后切口张力小,可抵抗咳嗽,肺部并发症也少。但横切口也有其缺点:①操作费时;②手术病变不肯定时,横切口不易提供良好的显露术野及便于探查。上腹部横切口适用于胃胰及肝的手术;下腹部横切口常于妇科和盆腔手术。上下腹部横切口还可向下向上呈弧形弯曲,适应边缘和盆腔的解剖开关,以扩大显露。

上腹部横切口常用于胰腺和胃部手术,在切断腹直肌时,应注意在切断同时仔细止血,防止用大块钳夹肌肉造成肌肉缺血坏死。还须注意上腹部横切口需结扎切断圆韧带,方可进入腹腔内(图 17-22)。

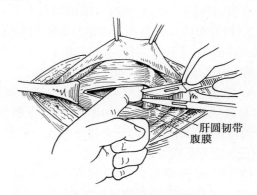

肝圆韧带
腹膜

图 17-22 上腹部横切口

下腹部横切口常用于前列腺或膀胱手术,妇科手术也常使用,可提供后骨盆腔的入路。较低的下腹部横切口可向下或向上呈弧形弯曲,以适应骨盆的解剖开关,以扩大显露妇科手术或男性耻骨后前列腺切除术等。常使用 Pfannenstiel 切口,此切口也是一种下腹部横切口,但弧形向下切口两端斜向上方,皮肤切口中间距耻骨联合上 5cm 左右,约 12cm 长(图 17-23)。腹直肌是由中间向两侧分离,在中线切开腹膜进入腹腔。此切口须注意将膀胱向下推开,以防损伤(图 17-24)。

三、斜切口

斜切口可由横向向上或向下成不同的角度做切口,有时常沿皮肤纹线切口缝合,以获取更好的美容效果,同时可减少对血管和神经的损伤。此种切口显露较差,尽量施用于病理变化在上腹或下腹部

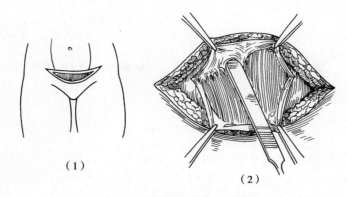

图 17-23　下腹部 Pfannenstiel 切口
(1)切口;(2)横向分离腹直肌前鞘

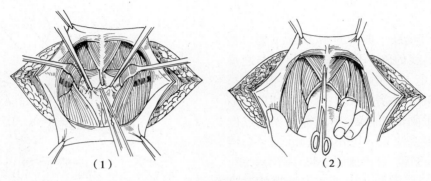

图 17-24　切开腹直肌,切开腹膜
(1)切开腹直肌,在中线进入腹腔;(2)切开中线腹膜

且已明确部位的手术。

(一) Kocher 右肋缘下斜切口

常用于开放性胆囊或胆道系统的各种手术,尤其适用于较肥胖、肌肉强壮或肋弓角度较阔的病人。

【手术步骤】

1. 切口　中间始于中线剑突下 2.5~5cm 处,向外侧下方斜向于肋缘下 2.5cm 处,长约 10~12cm。对于肥胖病人的肝脏手术,切口还可延至更下方一些(图 17-25)。

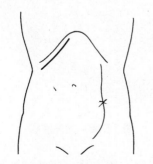

图 17-25　右肋缘下斜切口

2. 切开腹壁　腹直肌前鞘的切口走行如同皮肤切口,从内侧向外侧切断腹直肌,使用电刀仔细止血,较大血管应结扎之,以控制来自腹壁上动脉分支的出血。切口外侧的腹部扁平肌层则可根据手术显露需要加以延长。此时注意第 8 肋间神经的保护,然后切开腹膜剖入腹腔(图 17-26)。

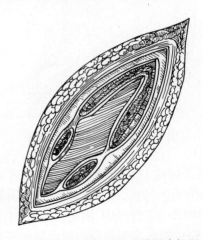

图 17-26　右肋缘下切口的肌肉切开

3. 缝合切口　在闭合切口时,须分别缝合腹直肌前鞘和后鞘,腹直肌肌纤维也须对拢缝合。

(二) 左肋缘下斜切口

适用于脾切除术,施行方法与右侧相同。

(三) 双肋缘下斜切口

左右两个肋缘下斜切口，跨过中线，形如"箭头"(朝上)或水桶上的三角形提柄，有时可在中间向上行垂直形延伸，成为"人"字形，这种切口对上腹部的显露较佳，特别适合于肝切除、肝移植手术，全胃切除术或双肾上腺切除术等。

(四) 右下腹斜切口

即 McBurney 切口，这种阑尾切除术常用的切口，是 1894 年 Charles McBurney 首先提出的，而当前许多外科医生更选用由 McBurney 切口改良的 Rockey 切口，即较为横向的，顺皮肤纹向右下腹斜切口。

【手术步骤】

1. 切口和切开皮肤　典型的 McBurney 切口是在脐与髂前上棘连线的外、中 1/3 交界处，作与之垂直的斜切口，切口上 1/3 在连线上方，2/3 在其下方。成人一般 5~6cm，如术中需扩大显露，可将切口向上或向下延长。但是阑尾切除的切口，需视压痛点位置及病人腹壁厚度来决定。切开皮肤和浅筋膜，结扎出血点。推开浅筋膜，显出深层的腹外斜肌腱膜。

2. 切开腹外斜肌腱膜　用手术刀沿腹外斜肌纤维方向将腱膜切开一小口，然后再用组织剪向上、下方向剪开，长度与皮肤切口相同(图 17-27)。

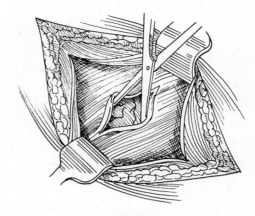

图 17-28　牵开腹内斜肌

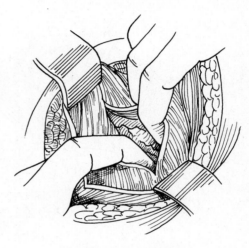

图 17-29　牵开腹横肌

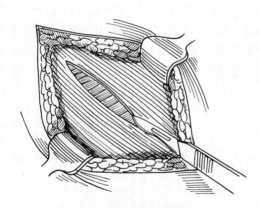

图 17-27　切开腹外斜肌腱膜

3. 牵开腹内斜肌与膜横肌　腹部各扁平肌都应沿肌纤维走向分离，用手术刀在腹内斜肌切一小口，用止血钳插入肌纤维中，相互交叉分开(图 17-28)，再用小直角拉钩或双手示指向腹内斜肌纤维垂直方向牵开腹横肌(图 17-29)，直至腹膜。

4. 切开腹膜　术者和助手使用齿镊和止血钳交替提起腹膜，再以手指触诊并无内脏被夹后，用小尖刀将提起之腹膜切一小口，分别以止血钳提起两侧的腹膜切缘，用大镊置入纱布保护切口下方的内脏，再剪开腹膜，切口略小于皮肤切口即可，进入腹腔(图 17-30)。

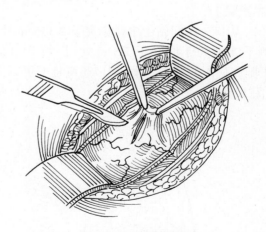

图 17-30　切开腹膜

5. 缝合切口　用 1 号可吸收线连续缝合腹膜，再用 1-0 丝线间断缝合腹横肌和腹内斜肌各 3、4 针，用 4 号丝线间断缝合腹外斜肌腱膜，最后用细丝线缝合皮下组织和皮肤。

四、胸腹联合切口

如上腹部手术用上腹部切口不够满意，或施行胸腔和腹腔相连的脏器手术时，可作胸腹联合切口，使腹腔与胸腔融为一体，充分显露，便于手术操作。右侧胸腹联合切口适用于右膈、食管中上段、肝、下腔静脉、右肾和右肾上腺、胰头部手术；左侧胸腹联合切口则适用于贲门胃底部、胃、胰尾、脾、左肾和左肾上腺、主动脉手术等。

【手术步骤】

1. 体位　患者采取"螺旋形"体位，手术侧肩部和臀部垫高 45 度，借助砂袋使患者腹部水平倾斜 45 度，完全显露胸部侧面，手术侧的肘部屈曲固定于床头架上（图 17-31）。

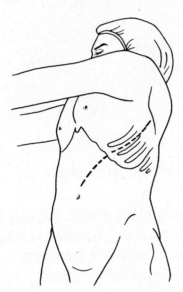

图 17-31　胸腹联合切口的体位

2. 切口　一般先行开腹手术切口，当探查后决定可否手术后，再确定是否需要开胸，切口由垂直正中切口经第 7 或 8 肋间隙延伸，切至腋后线处，完全切开皮肤，显出下层的胸腹部肌肉（图 17-32）。

3. 切开肌层，进入胸腹腔　沿皮肤切口向深层切断分开前锯肌和腹外斜肌，再切断部分背阔肌和腹内斜肌，切开腹直肌前鞘（图 17-33）。切断腹直肌的部分或全部，切开腹膜进入腹腔，向上切断肋间肌，将胸膜切一小口，待肺萎缩之后，扩大胸膜切口，进入胸腔（图 17-34）。如果仅行脾或肾手术时，可不必切开胸膜进入胸腔，仅将胸膜推开即可。

4. 切断肋弓　使用肋骨剪切断同一肋间的肋软骨并切除约 1cm 一段长的肋弓软骨，以便在关胸缝合时能严密缝合肋间肌（图 17-35）。

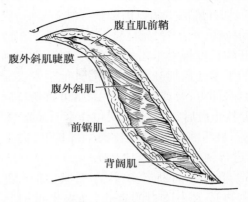

图 17-32　切开皮肤，显出下层肌肉

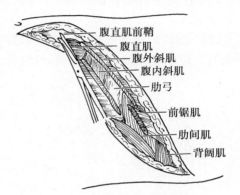

图 17-33　切断胸腹诸肌肉

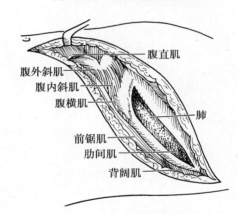

图 17-34　切开胸腹膜，进入胸腹腔

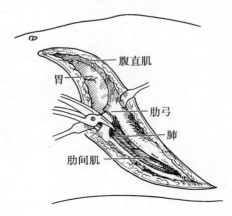

图 17-35　切断肋弓软骨

5. 切开膈肌 切口周围垫好纱布垫后,放置胸腔自动拉钩,扩张后,充足显露手术术野(图17-36)。沿切开的长度视手术需要来决定,对于贲门和食管下端的手术还需切开食管裂孔;其他手术仅需部分切开膈肌即可;肾或肾上腺手术则可将切口向外斜行。缝扎止血后,保存长线头以作牵引显露术野(图17-37)。最后将胸腔自动拉钩全部扩开,向上推开肺脏,进行胸内操作(图17-38)。

6. 闭合 间断丝线缝合膈肌,如已切开裂孔则需再造大小适当的裂孔,如太大可引起裂孔疝,太小又易致狭窄引起吞咽障碍,并与食管下端固定。

7. 引流 清洗检查胸腹腔后,在肋间低位置入胸腔引流管。以粗丝线缝合切断的肋弓软骨,对拢

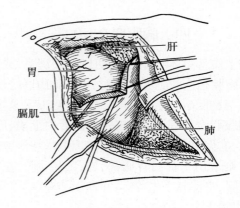

图 17-37 切开膈肌

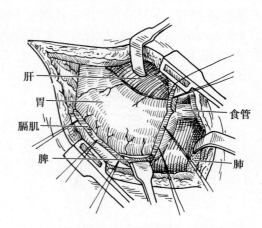

图 17-38 推开肺脏,显露术野

之,再分别间断丝线缝合胸膜、腹膜以及各层肌肉,皮下至皮肤(图17-39)。有时需减张缝合,防止切口裂开(图17-40)。须注意的是切开膈肌时,勿损伤肝左叶;在切断肋弓和其后面的膈肌时,应注意结扎切断的肋间血管,缝合时,注意在缝合膈肌时,闭合肋膈角,以防遗漏空隙,造成膈疝。

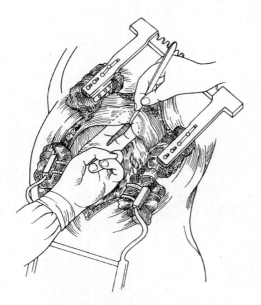

图 17-36 放置胸腔自动拉钩

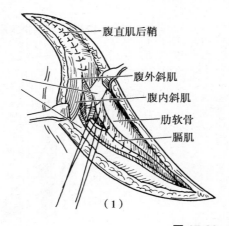

（1）

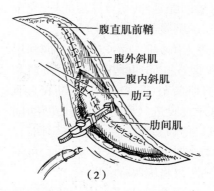

（2）

图 17-39 缝合各层
（1）缝合膈肌和腹壁肌肉;（2）置引流管,缝合肋弓和胸、腹壁肌肉

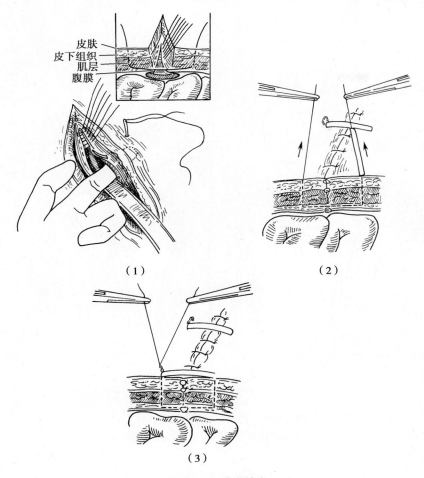

图 17-40　减张缝合

(1)褥式缝合腹膜后,用粗线或钢丝行全层减张缝合;(2)在拉紧减张缝线的同
时缝合腹直肌前鞘、皮下组织及皮肤;(3)最后拧紧减张的钢丝或将缝线结扎

五、腹膜后和腹膜外切口

腹膜后和腹膜外切口比起腹膜内切口有许多优点:如:①不易牵拉和误伤腹内脏器;②降低术后肠粘连和肠梗阻;③术中如遇出血,易于塞压止血;④如发生感染、漏液时易于局限化;⑤更易引流。这类切口适用于腹膜后间隙内的肾、肾上腺、输尿管、膀胱等脏器的手术,也适用于脾动、静脉、下腔静脉、腹主动脉、腹股沟疝、腰交感神经、以及髂部的手术。

1. 腰部区域的腹膜后切口　这一手术常用于肾切除术、腰交感神经切除术,输尿管取石术和主动脉等手术。患者采侧膝髋屈曲并升高 30~45 度的体位。切口始于平脐水平的腹直肌前鞘,沿第 12 肋切开皮肤 12~14cm,沿肌肉走行切开腹外、内斜肌和腹横肌纤维,钝性分离腹膜外脂肪和腹膜,切开腹膜,进入腹膜后腰部区域,此处还须注意解剖腰肌。在腰部区域,较易分辨肾下极、输尿管和交感

神经,下腔静脉走行于腹主动脉右侧。在手术操作中尽量将腹膜返折部用纱布推开垫好,如万一不慎打开,应立即用可吸收线缝合破损的腹膜。术毕,将腹膜后脂肪和腹腔脏置回原位,逐层缝合腹壁各层(图 17-41)。

2. 肾上腺的腹膜后切口　借助这一切口可完全解剖分离肾上腺,也可行下腔静脉的手术。体位采俯卧位,切口自第 10 肋骨距中线外侧 5~6cm 行垂直切口,切口下端向外侧弯曲少许呈"J"形(图 17-42)。继续向深层切开皮下脂肪,腰背筋膜后层和背阔肌纤维,向中间牵拉显露腰背筋膜和 12 肋,在骨膜下切除 12 肋,注意勿损伤其深层的胸膜。再沿腰方肌侧缘纵行切开腰背筋膜,显露出 Gerota 筋膜。此时即可在直视下结扎各小血管,轻柔将 12 肋间神经牵拉向下。再分离胸膜的横膈附着点,将其推开,如万一撕破胸膜,即应及时处理,在胸膜内置一引流管从伤口引出,将肺过度通气排出胸腔内的

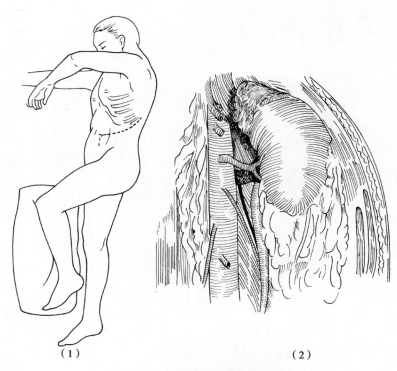

图 17-41　腰部区域的腹膜后切口
(1)切口位置;(2)腹膜后间隙的显露

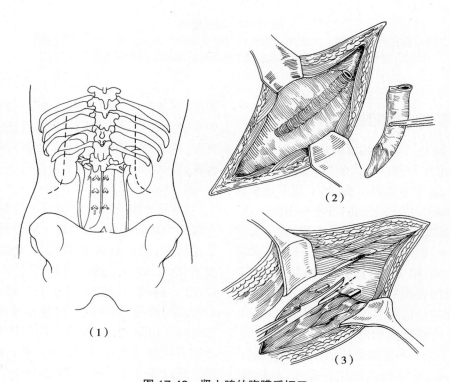

图 17-42　肾上腺的腹膜后切口
(1)切口位置;(2)切除第 12 肋骨;(3)显出 Gerota 筋膜腔

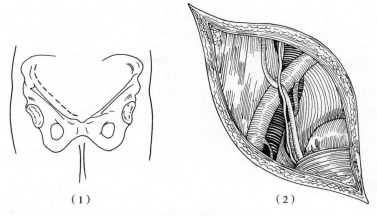

图 17-43 髂窝的腹膜后切口
(1)切口位置;(2)进入腹膜后间隙

残气,快速拔出引流管,闭合胸膜。

3. 髂窝的腹膜后切口 此切口主要施行远端输尿管、膀胱、髂总和髂内血管以及髂窝部的手术,也常用于髂窝的肾移植术。切口自髂前上棘上 2cm 处到耻骨联合处,如手术需要可向头侧延伸到肋缘。下层分离腹部各扁平肌进入腹膜外区域,钝性分离腹膜外脂肪和腹膜,将其推开,注意勿损伤撕破,然后进行髂窝部的手术操作(图 17-43)。

第三节 腹部切口选择

影响腹部切口的选择有许多因素,包括:可能病变的脏器位置,患者肥胖情况,手术的紧急程度,过去腹部手术切口位置和外科医生的习惯等。大多数外科医生更倾向于选择正中或旁正中切口进行腹部脏器手术,在急诊手术时,正中切口无疑会简捷快速些,如手术需要还可向上向下延长,达到充分显露目的;此外,如果原切口已软弱甚至形成切口疝,还可通过正中切口对原切口加以探查和修补切口疝。但注意前后两切口距离勿小于 5cm,以免造成中间组织缺血而影响愈合。切口的选择也要考虑进一步施肠造口术的预留造口切口位置。最后还须考虑,如万一原发疾病复发,再次手术的切口选择位置。

可将一些腹部切口选择的原则归纳如下:

1. 位置适宜 距离手术探查和切除的脏器距离近,便于显露术野。

2. 长度合宜 手术切口长度要充分,才能顺利操作,不应片面强求小切口而增加手术操作困难;但也不能无原则的扩大切口。

3. 易于延长 如纵形切口就可在手术需要时,不因解剖关系限制切口的延长。

4. 避免损伤 切口应尽量减少腹壁各层肌肉、筋膜、血管和神经的损伤。

5. 便于缝合 切口的选择也要便于能牢固地缝合,还要注意切口的美容效果。

6. 并发症少 尽量能考虑到能减少切口疼痛、切口裂开、切口疝等并发症的发生。

具体在考虑选择正中切口抑或横切口时,须注意以下几点。对胸肋角狭窄患者,横切口或斜切口更适用些。但在肥胖、胸肋角宽的患者,肋下斜切口的显露会更为满意。特别是进行胆道、脾、胰腺手术时。有些外科医生认为,横切口有更好的解剖学基础,应该肯定。从解剖学观点分析,前壁肌肉的筋膜纤维是横向走行的,易被垂直纵行的切口离断。经过精心设计的循证医学显示,横切口优于垂直切口,无论是短期长期效果看,术后切口疼痛、肺部并发症、切口裂开和切口疝等横切口均优于垂直切口。

在垂直的三种切口选择中,侧旁正中切口比正中和旁正中切口更为可取,它可显著减少切口疝的发生率,正中、旁正中与侧旁正中切口的切口疝发生率分别为 14.9%、6.9% 和 0%。

如诊断未确定而剖腹探查时,一般可采用右侧经腹直肌切口,半在脐上,半在脐下,手术开始时切口可小些,术中探查后再根据情况适当扩大。婴儿的腹部切口以横切口更为合宜。术中发现切口距灶过远可闭合探查切口,另选择距离病灶近的切口。

第四节 腹部切口闭合

腹部切口的闭合是常见手术操作,由于学习和培训方法不同,术者的闭合方法也各异。但刀口闭合的主要目的是术后维持腹壁的良好功能,尽量减少各种并发症甚至切口裂开、切口疝、切口感染和窦道形成等,还能留下美观的疤痕。

一、腹膜闭合

尽管 20 世纪 70 年代曾有随机对照研究缝合与不缝合腹膜差别不大的报告,但是缝合腹膜会减少术后疼痛,减少肠粘连的发生率。缝线用 PDS 单线连续缝合。

二、肌筋膜闭合

有分层缝合、一并缝合两种方式,分层缝合是将腹股鞘前鞘单独缝合,后鞘常与腹膜同时缝合;另种办法是将各层肌筋膜一并缝合。两者发生感染和腹壁疝的差别不大。关于缝合技术方法,有连续和间断之分,连续缝合较间断缝合安全,分散缝线的张力,减少组织受压缺血。另一种争论是使用哪种缝线,可吸收肠线的术后切口疼痛率低,发生瘘的机会少;但它的张力不足,增加裂开和切口疝的形成。近年来使用的合成可吸收线,弥补了可吸收肠线的缺点。合成的可吸收线有多种,常用的有乳酸羟基乙酸(Vicryl)型、聚二噁烷酮(PDS)聚乙醇酸(Dexon)和聚葡萄糖酸酯(Maxon)型等,以聚丙烯更为可取。至于缝线是单纤维线抑或多纤维线,由于多纤维线可为细菌提供更多更好的生长繁殖环境,会增加切口感染率。

总之,对肌筋膜的闭合方式,更为可取的是使用合成的单纤维可吸收线,如 PDS 或 Vicryl,施行大块组织(连同前后鞘)连续缝合方法,这样耗时少,能降低切口感染、切口疝或窦道的发生率。

三、皮下组织

对于肥胖患者,皮下组织的缝合成为一难题,皮下组织血供差,如遗留下一个潜在空间,再加上脂肪组织液化形成积液时,极易发生感染。所以多数人主张缝合皮下组织,可减少切口的渗出和切口的死腔,一组随机剖腹手术对照组,研究结果显示缝合皮下的切口感染率为 14.5%,而不缝合达 26.6%。为了减少皮下组织死腔的积液,可用封闭性皮下引流,以减少感染风险。此外尚须注意缝合皮下组织的缝线,以 Vicryl 缝线间断缝合为宜。

四、皮肤缝合

除了严重污染的切口(包括Ⅳ类和严重Ⅲ类)应敞开行二期缝合外,Ⅰ、Ⅱ类或轻的Ⅲ类切口均应缝合皮肤。缝合皮肤的方法有多种,如间断缝合、皮下缝合、钉皮器和粘合剂等。但其目的相同,即保持皮肤组织完整,减少感染、美观、减少疼痛等。一些随机对照试验研究显示,使用顺滑的单纤维可吸收线行皮下缝合更为可取。而氰基丙烯酸盐粘合剂在修复皮肤瘢痕方面更为适合。

第五节　腹壁切口裂开缝合术

腹部手术后腹壁切口可发生多种并发症,常见的有手术部感染、坏死性筋膜炎、血肿、缝线脓肿等,但最为严重的是腹壁切口裂开。腹壁切口裂开可发生在筋膜层,皮肤仍保持完整;也可以全层裂开,甚至有内脏组织脱出。切口裂开的发生率曾高达 10% 左右,近年来由于缝线的改进和闭合切口新的技术应用,发生率已降至 1% 左右。但一旦发生这严重并发症,死亡率高达 9%~43%,最近的报道平均 10% 左右。

腹壁切口裂开多发生在手术后 7~10 日,病人切口处可突然流出淡红色液体,挤压切口两侧更为明显;如果同时有腹膜炎症或切口感染,则可能有脓液流出。如全层裂开,会有内脏组织脱出,裂开如仅发生在切口下腹膜外,裂开是逐渐缓慢的,渗液也会引流干净;如全层裂开,则渗液会继续不断流出。

【病因和评估】

造成腹壁切口裂开的因素很多:①病人状况不佳:营养不良,晚期肿瘤病人,血浆蛋白下降,年迈,同存其他重要器官疾病,如心脑血管病和糖尿病等,黄疸,贫血,腹水等;②手术切口存在缺陷:如缝线选择不当,结扎不牢,麻醉不佳而腹肌松弛不够致腹壁撕裂;③其他因素:如手术时间长,非清洁切口,长期吸烟史,出现咳嗽、呃逆、呕吐、喷嚏、便秘等影响腹壁切口裂开。根据一组 570 例腹壁切口裂开的结果制定的腹壁切口裂开危险因素评分系统表 17-1、表 17-2 所示。

【手术适应证】

适应证须根据腹壁裂开具体情况来考虑,腹壁切口裂开可分为全层完全裂开和部分裂开两类。部分裂开又可分为浅层部分裂开和深层部分裂开两种。

1. 完全裂开　指从皮肤到腹膜的腹壁各层均裂开,有时伴有内脏脱出,这种裂开应急行腹壁切口缝合术,再根据探查结果,附加其他必要的治疗措施。

表 17-1　腹壁切口裂开危险指数因素评分系统

危险因素	评分
脑血管病变	4
COPD	4
患肺炎	4
急诊手术	4
手术时间长 >2.5h	6
手术医师经验不足、<4 年	2
清洁伤口	−3
切口浅表感染	5
切口深层感染	17
未戒烟	6
出现其他手术并发症	7

表 17-2　腹壁裂开危险分级

危险分级	总分	切口裂开率
低危	<3	1.47%
中危	4~10	2.70%
高危	11~14	4.53%
极高危	>14	10.90%

2. 浅层部分裂开　仅皮肤和皮下组织裂开,肌腱膜以深的组织完好,仅皮下引流,再使用宽胶布拉拢固定切口,大多都可愈合。

3. 深层部分裂开　肌腱膜以深的组织裂开,而皮肤和皮下组织尚未裂开或已裂开,可先用宽胶布拉拢固定切口,再扎以腹带加固,这样可使部分病人待切口愈合形成切口疝并发症以后,再择期行腹壁切口疝修复术。如病情继续加重也应行紧急缝合手术。

【手术步骤】

1. 术前应将全层裂开的切口创面用无菌敷料覆盖,特别注意包扎保护好膨出的肠管和大网膜,免于污染;安定病人情绪,可使用镇静剂;禁食、胃肠减压,以减轻腹胀;补充水和电解质,注意营养支持;如病人有肺部并发症,并咳嗽较重时,可适量使用镇咳和镇静剂。

2. 体位采卧位。

3. 消毒皮肤　在消毒皮肤时,如遇肠管、大网膜从裂开切口处脱出,可用消毒纱布在裂口周围轻覆盖,防止冲洗液体流入腹腔内,用冲洗生理盐水冲洗膨出的脏器,再用消毒纱布覆盖肠管。用碘酊、酒精消毒皮肤,裂口周围则用稀释的洗必泰液消毒。

4. 内脏复位　使用局麻剂浸润麻醉裂口的皮肤和皮下组织,并向腹腔和肠管表面喷洒,待 5 分钟后再开始剪除切口缝线,用组织钳将腹壁切口裂开处边缘夹住上提,再将腹膜浸润麻醉。最后探查腹腔,如肠管未破损,则用双手交替、分段逆返腹腔内,并用纱布垫覆盖好,防止再次膨出到腹腔外。

5. 缝合腹壁　裂开切口腹壁如炎症变化不重,可逐层缝合,如炎症重、消肿明显,组织脆弱时,可先褥式缝合腹膜,暂不打结,再用粗合成缝线行腹膜外全层腹壁减张缝合。随后在拉紧全层减张缝线的情况下,再将腹膜缝线拉紧打结。接着再用合成可吸收线褥式缝合肌层、腱膜,最后缝一端套上一细胶皮管,再拉紧粗线固定切口。

如果腹壁分层缝合不易进行,还可行腹壁全层大块缝合(腹膜除外),以大的弯角针穿引 7 号粗线在距切口边缘 2~2.5cm 处穿入,穿过皮肤、皮下、肌层、在腹膜外穿至切口对侧,同样经肌层、皮下穿出皮肤。一般情况下,一个切口可缝合 3~4 针,每针间距 2.5~3cm,不宜太密以免影响切口血运。

遇有腹腔脏器并未膨出,仅有粘连,且不影响缝合时,可不分离粘连。如影响缝合时,则需将腹膜边缘加以分离后再缝合。

【术中注意事项】

1. 术中腹腔内脏继续膨出,影响缝合,此种情况可以是因对胃肠道牵拉刺激,引起胃肠道反应,腹内压增加,以致内脏继续膨出,应先应用 1%~2%普鲁卡因喷洒在腹腔及肠管上,5~10 分钟后再行缝合;也可以是病人精神紧张,恐惧不安所致,应作好解释,取得合作,令病人深呼吸,以缓解紧张,不得已时可改用全麻;若遇儿童患者,难以取得合作,应给予基础麻醉或镇静药物,或改用全麻。

2. 切口感染　组织水肿,减张缝线可割破皮肤,对此种病人,缝合时宜选用金属丝,以减少组织反应,随时调整缝线松紧程度。

3. 大网膜或肠管夹于缝线之间　拉紧缝线时,要看清楚,拉紧后要用手指伸入腹腔检查,证实未夹有组织后才可打结。

4. 缝合时损伤肠管　若损伤肠管,可形成肠瘘,造成病情复杂化。一旦缝合时突破肠管,应立即作浆肌层间断缝合或间断褥式内翻缝合修补。

【术后处理】

1. 胃肠减压　腹壁切口裂开常有腹胀、肠麻痹,故应以鼻胃管行减压,以减轻腹胀和胃肠道反应。如无明显腹胀,又非胃肠道疾病时,也可不行胃肠减压,相应补充液体。

2. 饮食　待胃肠道功能恢复时，可予流质食，渐改为半流食，食物应富含高蛋白、维生素 C 等。

3. 抗感染　切口裂开有腹内感染和其他并发症，应同时积极处理。

4. 拆线　一般要延长拆线时间 8~10 日为宜，减张缝线可在 2 周拆除，如伤口愈合欠佳时，可再延长 3~5 日。腹膜外引流条，在 24~48 小时后拔除。

【腹壁裂开预防】

针对各种原因加以预防。

1. 全身营养状态　失血、脱水、营养不良，都可影响切口愈合。血浆蛋白低可造成组织水肿，缺乏维生素 C 则影响细胞间质纤维组织的形成。除急症手术外，对择期手术，术前纠正贫血、脱水及维生素缺乏，改善营养状态，提高对手术的耐受性及切口愈合能力，是有裨益的。

2. 生物因素　腹内残余感染和腹壁感染是造成腹壁裂开的一个重要因素。术中应注意无菌技术，操作轻巧，以免造成过多的组织损伤；对腹腔有污染或渗出液较多者，应充分吸引，并于腹腔内旋转香烟引流，于侧腹壁另戳小口引出。腹膜外或皮下置胶皮片引流。这对预防切口及腹内的感染，减少腹壁裂开的发生，均有明显的效果。

3. 机械因素

（1）肺部并发症的发生和腹壁裂开有密切关系。因此，术前要注意口腔卫生，如有慢性感染灶、上呼吸道感染，应先予治疗。术中应避免着凉、呕吐，预防吸入性肺炎。术后胃肠减压管不宜久放，保持口腔清洁，鼓励早期翻身活动，在保护好腹壁切口的情况下鼓励咳嗽。

（2）应在良好麻醉情况下关闭腹壁切口，使腹肌松弛，以保证腹壁各层的顺利缝合。因为在病人挣扎中缝合腹膜时，穿针处可有部分裂开，如术后突然呕吐、咳嗽，也易造成切口裂开。

（3）在连续缝合腹膜时，中间应加针缝合，缝线间距不宜过稀也不宜过密。一般情况下缝合太稀比较少见，而太密是常犯毛病。缝合过密，腹膜所承受的张力虽是最低，但在腹膜上所穿过的缝线孔道太多，稍一用力就容易撕裂。腹膜缝合的间距以 1cm 为宜。

（4）术后腹胀是促使腹壁裂开的重要因素，应予预防和及时解除。如术后 2~3 日内胃肠功能尚未恢复而发生腹胀，应行胃肠减压，定期有效扩肛，对预防腹胀和腹壁裂开有积极效果。如系腹腔内残余感染造成腹胀者，应积极处理腹内残余感染。

（杨兴无）

第十八章

剖腹探查术

急腹症和平时或战时的腹部外伤,都会威胁病人的生命安全,需及时做诊断并合理处理。而各种常见的腹腔内疾病,包括先天性畸形、感染、肿瘤等疾病,有的也需手术治疗,也应需在手术前做出诊断和治疗计划。在过去,对于其中一些诊断未明的病例常需剖腹探查术,在术中了解确实病情,再据此手术治疗;但近年来各种诊断技术进展迅速,绝大多数病人可在术前通过特殊检查做出诊断,而不必通过施行剖腹探查来做出诊断。当前只有严重的腹部外伤和特殊疑难病例,还需剖腹探查术。本章仅重点介绍腹部外伤的剖腹探查术。

【适应证】

1. 有腹腔内出血征象或已呈出血性休克,腹腔试验性穿刺抽出不凝血时。

2. 腹部非穿透性外伤,呈现腹膜炎体征,腹腔试验性穿刺抽出肠道内容物。

3. X线检查有气腹征。

4. 腹部穿透性外伤,经非手术治疗病情不好转,有呕血、便血或尿血。

5. 腹部穿透性外伤,检查腹部伤口与腹腔相通;伤口有气体或胃、肠、胆道内容溢出;弹道伤的方向可能涉及腹腔时。

【手术前准备】

1. 抢救治疗低血容量休克 腹部外伤或腹膜炎患者大多有创伤和失血性休克,此时需尽快建立输液输血通道(以上肢为好),及时快速输入晶体液及胶体液,尽可能快速输血,做到液体复苏,如经输血 1000ml 后休克仍不好转时,应在抢救休克的同时,立即剖腹探查。

2. 胃肠减压 一方面可减轻腹胀有利手术进行;另一方面可改善呼吸机能,有利氧气交换。

3. 留置导尿 排空膀胱有利手术进行,及时记录尿量,指导抢救休克和纠正水、电解质失衡。

4. 预防和治疗性抗生素 手术前半小时静脉推注二代或三代头孢菌素。

【手术步骤】

1. 体位 仰卧位。

2. 切口选择 剖腹探查的切口,一般选择与病变最近的部位,然后再考虑不同的病情选择不同的手术切口。

对于非穿透性腹部外伤,常采用腹部正中切口或旁正中切口,或经腹直肌切口,可在术中发现病变的便于向下延长扩大切口。如同时合并胸部外伤,亦可行胸腹联合切口。切口的选择,应避免用创伤伤口为切口,以减少术后感染和切口裂开并发症。

对于腹腔内感染的切口,一般选用右中腹直肌切口,切口上 1/3 应在脐上方,切口长短以能容手进入腹腔探查为宜,这种切口还可根据术中需要向上下方延长。

对于腹部肿块的切口,应根据肿块所在部位来选择,常使用正中或正中旁切口。如临床诊断肝脏肿瘤时,有时术中需备特殊拉钩行胸腹联合切口。

急性肠梗阻的剖腹探查切口宜采用正中或旁正中切口。

3. 剖入腹腔时的观察和处理 术中剖开腹腔时,可透过半透明的腹膜观察到腹腔内有无出血情况,如有蓝色液体即为出血;也可观察可能存在有腹膜炎的征象,如腹膜充血和水肿;还可观察到胃肠穿孔时积存的气体。剖入腹腔后,要注意有无气体溢出,辨别其气味;同时观察溢出的液体量、色、味等。不同病变有不同的表现:如有多量不凝鲜血流出,可能为实质空腔脏器穿孔;如有粪臭样物溢出,可能为结直肠或阑尾穿孔;如有胆汁样液则表示可能为胆道系统、十二指肠或胃穿孔。同时需留部分液体行细菌培养和涂片镜检。

4. 抽吸腹腔内出血 为便于探查,须先用吸引器吸出出血溢液,抽吸时先用手持纱布垫压住出血处,以减少在抽吸时的继续出血等。

5. 探查 当出血和积液清除后,即可探查,此时应考虑具体病情和拟定探查的部位,次序和重点。一般先从可能的正常区开始,后探查病变区。还要

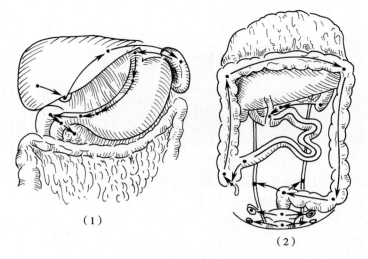

（1）　　　　　　　　　　（2）

图 18-1　腹腔探查次序

特别留意胃后壁、贲门区、十二指肠、结直肠和腹膜
后间隙,探查手法应轻柔,探查范围要全面。

　　一般的探查次序是先从肝脏开始,先右叶、后
左叶,至贲门再向左侧探查脾脏,再沿胃前弯从左向
右至幽门、十二指肠球部和降部,探查胆道系统和胰
腺后,再探查小肠,从 Treitz 韧带直至回盲部,最后
探查阑尾、结肠、直肠和膀胱;如系女性还需探查子
宫及附件(图 18-1)。

　　各部探查注意点是:

　　(1) 肝脏:先膈面,后脏面,用手掌在肝表面滑
动触摸,探查有无损伤、肿瘤、硬化、囊肿或炎症
(图 18-2)。

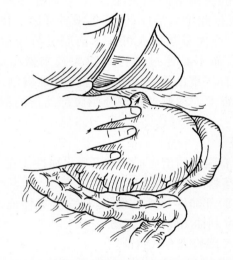

图 18-3　探查食管裂孔部

破裂,防止延迟性脾破裂的内出血。此处还需注意
结肠脾区有无肿瘤等病变,脾门处还可检查胰尾部
(图 18-4)。

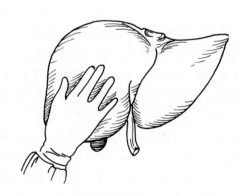

图 18-2　探查肝脏

　　(2) 贲门和食管裂孔:裂孔疝病人可呈现上腹
腹痛症状,此时先将肝左叶牵拉向上后方,用手将贲
门推向下左方即可显示食管下段,再检查此处有
无穿孔、肿瘤和裂孔疝,同时注意肝左叶病变情况
(图 18-3)。

　　(3) 脾脏:脾脏是最易出血的实质性脏器,有膈
面和脏面,又位置较高,必须仔细探查,发现包膜下

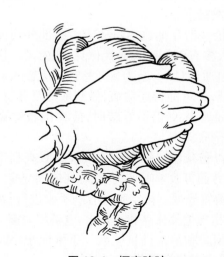

图 18-4　探查脾脏

（4）胃：沿胃前壁大小弯、肝胃韧带检查病变和淋巴结，再于胃、结肠韧带处剖开一小口，撑开扩大，对胃后壁及小网膜腔进行探查，胃穿透伤时，只要有胃前壁裂伤，就应探查胃后壁有无裂伤；另靠贲门处的胃大弯胃短静脉是易于出血部位，也应仔细探查（图 18-5）。

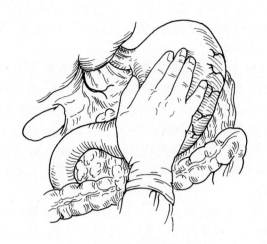

图 18-5　探查胃前壁、后壁

（5）胆道系统：先检查胆囊的大小、张力、损伤、炎症的程度，有无结石、囊内有无出血等，再将左手示指伸入 Winslow 孔内，用拇指对示指检查肝外胆管的粗细、炎症、结石、损伤、肿大及附近淋巴结（图 18-6）。

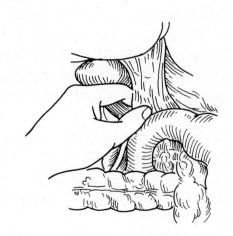

图 18-6　探查胆道系统

（6）胰腺：胰腺位于腹膜后，不易显露，需先提起横结肠，在其根部由右向左分别触诊头、颈和体部，检查有无肿块、损伤和炎症，坏死性胰腺炎时，包膜可充血、水肿、有坏死灶，周围还有渗液，再剖开胃结肠韧带进入小网膜腔，仔细检查体和尾部，还可检查钩突部（图 18-7）。

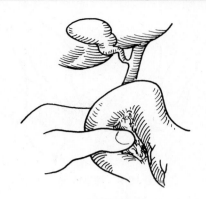

图 18-7　探查胰头部

（7）小肠：从 Treitz 韧带开始，从此向远端查至回盲部，检查有无肿瘤，炎症性狭窄、梗阻、穿孔，特别注意微小穿孔，常通过覆盖的大网膜仔细检查才可发现。同时检查小肠系膜的血供、淋巴结等（图 18-8）。

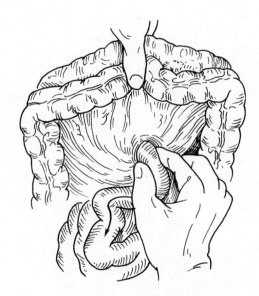

图 18-8　探查小肠

（8）阑尾：急性阑尾炎是最常见的急腹症，但临床变化各异，阑尾解剖也常有变异，须仔细检查，可先找到盲肠，沿结肠带向盲肠顶端寻找，最后可见到阑尾，注意阑尾的位置、指向、炎症及肿瘤（图 18-9）。

（9）结肠、直肠：探查结肠先从升结肠开始：沿肝曲、横结肠、脾曲、降结肠、乙状结肠至直肠，检查各部位结肠的损伤、肿瘤、套叠、扭转、粘连、憩室等病变，并注意其粘连器官和输尿管，肾脏病变，同时注意肠系膜病变（图 18-10）。

（10）膀胱子宫及附件：深入盆腔、依次探查膀胱、子宫和附件及腹膜后的输尿管，注意出血、肿瘤和炎症等病变（图 18-11）。

193

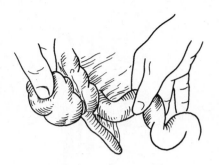

图 18-9 探查阑尾

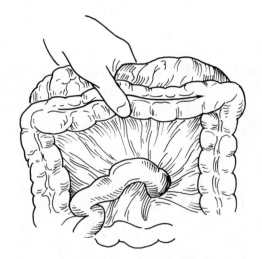

图 18-10 探查横结肠

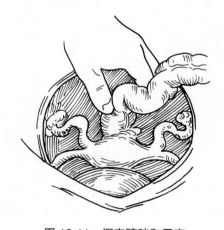

图 18-11 探查膀胱和子宫

以上仅是一般的探查顺序,还应根据具体病变情况有重点的探查,如出血、胃肠穿孔时,首先重点探查易于出血的肝、脾、胃、输卵管处,以及易于穿孔的胃肠等空腔脏器。腹腔内大出血等危及生命,应优先探查,止血,而后再有次序地探查。

对于消化道大出血病人,首先要注意胃、十二指肠肿瘤、溃疡等,然后除外食管胃底静脉曲张破裂出血、胃黏膜撕裂出血、胆道出血以及少见的胃血管

畸形引起的出血。门静脉高压不但可引起胃食管内出血,还能引起腹腔内出血,应予注意。

6. 不同病变的探查注意事项

(1) 腹部外伤:主要有两种情况,一是腹腔内大出血,常见出血部位为实质脏器,如肝、脾、肾,以及肠系膜血管等;另一是腹膜内积气及胃肠内容物,此时应探查空腔脏器,如胃、十二指肠、小肠、结肠、直肠、膀胱;如发现胆汁,则重点探查胆道系统、胃和十二指肠等。

(2) 急性上消化道出血:最先探查最常见的出血部位,即胃、十二指肠溃疡和癌的出血,以及食管胃底曲张静脉出血;其次探查胆道出血的胆道系统,行胆囊及胆总管穿刺检查;空肠上段病变亦可发生上消化道出血,不能忽视;上述检查如肝、胆无阳性发现时,则根据胃肠道内出血,剖开胃肠道探查出血来源。

(3) 急性腹膜炎:从正常区开始,最后检查病变区,注意大网膜移动所至处常为炎症所在,特别脓液集聚和脓苔所在处。胰腺炎时常发现腹腔内有皂化斑点。

(4) 急性肠梗阻:剖腹探查的重要问题是检查肠梗阻原因和部位,另一是辨别是否存在绞窄性肠梗阻。剖入腹腔后,轻轻提出肠管逐段对膨胀及变色重的肠段探查,一直找到病变部位,如仍无法观察到病变肠段,可先行将扩张的肠段减压,吸出肠内容物,一方面可降低绞窄危险,一方面便于探查。然后检查是否存在粘连、扭转、套叠、内疝、或是肠系膜血管栓塞等病变。判断肠管是否绞窄,是否尚有生机是重要问题,可从肠管色泽、蠕动、血管转动等方面辨认,还可使用术中超声探头、观察肠系膜血管搏动情况。

(5) 腹部肿块:探查肿块的性质、来源以及与周围组织器官的关系特别是与血管的关系,以确定可否切除及拟定切除方案。如恶性肿瘤还要探查有无转移,种植,转移灶具体部位及情况,对囊性肿块还可试验性穿刺了解性质。

7. 清理腹腔和引流 尽量吸尽腹腔内渗液、积血及胃肠内容物,清除组织碎屑及异物;再用冲洗盐水冲洗腹腔,直至盐水澄清,根据病情可在腹腔内使用抗癌化疗药物或抗生素,但须稀释,防止过敏刺激反应的发生。

对严重外伤史伴腹膜炎者,术后须放置引流管视病情分别采用双腔管、单腔管或烟卷引流条等。引流管宜从另小戳口引出,引流管应固定在腹壁上,

防止脱落或滑入腹腔内。

8. 切口缝合 一般采用一期缝合,有轻度污染者可放置腹膜外或皮下橡皮条引流。易于裂开的切口,如患者营养不良、年迈、危重者,可行减张缝合或二期缝合。

（杨兴无）

第 十 九 章

腹腔脓肿手术

腹腔脓肿常为腹腔内严重感染,渗出的液体形成脓液聚积在腹腔某一部位,周围炎性纤维组织形成假膜包绕最终形成脓肿。最常见的腹腔脓肿有盆腔脓肿,膈下脓肿和肠间脓肿。治疗腹腔脓肿的原则是通畅引流使其愈合,临床常用的有经皮脓肿穿刺置管引流和手术切开引流两种方法,各有其优点。穿刺置管引流方法简便,减轻病人痛楚,但引流常不畅,也不宜用于腹腔深处脓肿的治疗;手术切开引流虽增加病人痛楚,手术切口也会遗有瘢痕,但引流通畅,治疗效果好。这要根据患者的具体情况加以选用。

第一节 盆腔脓肿引流术

盆腔脓肿常发生在急性弥漫性腹膜炎的恢复期,患者如仍持续有全身中毒症状,白细胞计数仍高,大便次数增多,且有黏液便时,可行直肠指诊触及直肠前壁有触痛的囊样肿块即应考虑已形成盆腔脓肿。此时使用超声检查或 CT 扫描能协助定位并了解脓肿具体情况,指导选择手术方法。

盆腔脓肿的引流手术可通过经直肠、经阴道或经腹部三种途径引流。

一、经直肠切开引流术

【适应证】

适用于低位盆腔脓肿,经直肠前壁予以切开引流,此方法操作较简便,因体位关系引流较通畅,效果满意。但操作有一定盲目性,易损伤肠管引流致肠瘘发生。术前最好行试验穿刺,获取脓液后再引流。

【手术步骤】

1. 体位 使用膀胱截石位,患者后臀部尽量向前靠近手术台前缘。

2. 扩肛 指诊确定脓肿位置及大小范围,然后用双手示指反方向渐渐扩张肛门,使肛门括约肌尽量松弛。

3. 试验穿刺抽脓 置入肛门镜,用 PVP 碘或 1:1000 新洁尔灭消毒脓肿部位的直肠黏膜。用长穿刺针在脓肿隆起变软部位穿刺。如抽出脓液,沿穿刺针头将有沟槽探针插入脓腔内,再拔出穿刺针头。

4. 切开脓腔 使用尖刀沿沟槽探针切开直肠前壁少许,再用弯止血钳置入脓腔,撑开扩大切开的引流口,如可能还可将示指插入脓腔,边探查边扩开引流口,直至脓液尽量引出。一般情况下,勿须冲洗脓腔。此时可嘱患者增加腹部压力或按压下腹部,有助排出脓液。

5. 放置引流 当脓液尽量排尽后,于脓腔内放置头端有侧孔的软橡皮引流管;如估计脓液不多时,也可放置烟卷引流(图 19-1)。

【术中注意事项】

1. 在切开脓肿前,必须鉴别直肠前壁的脓块是脓肿还是小肠肠腔。这主要由试验穿刺液来区别,脓液一般质地均匀,黄色混浊臭味腥,镜检可见多量脓细胞。如怀疑肿块为小肠肠腔时,则及时改用经腹腔脓肿切开引流术。

2. 直肠前壁的切口使用直切口,勿用横切口。切开处尽量向上前方,但引流口尽量要低,切口也要足够大。

3. 在探入脓腔和血管钳放入脓腔时,均应保持轻柔,探入不能太深,以免伤及周围脏器或使脓腔向腹腔内破裂而致感染扩散。

4. 常规脓液细菌培养和药物敏感试验。

5. 男性患者术毕从导尿管注入生理盐水 20ml,如自引流口流出液体,说明已有膀胱损伤,再做相应处理。

【术后处理】

1. 术后 1~2 日用流质食或低渣食。

2. 术后半坐位 1~2 日,以利引流。

3. 术后 3~4 日后排便时引流管排出时,不必再置放;但如烟卷引流在术后 1~2 日内脱出,则需重新置放。

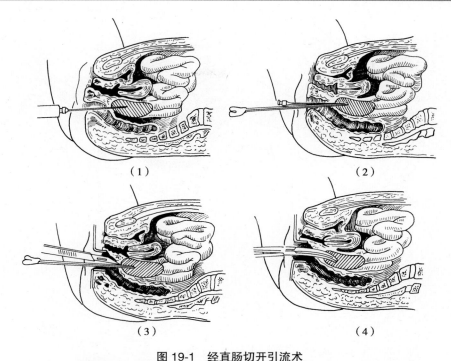

图 19-1　经直肠切开引流术
(1)试验穿刺抽脓;(2)插入沟槽探针;(3)切开盆腔脓肿;(4)扩大引流

二、经阴道切开引流术

【适应证】

已婚妇女患盆腔脓肿,直肠指诊可触及包块,且阴道后穹隆突出明显时可行此种手术。

【手术步骤】

1. 体位　截石位。

2. 消毒和导尿　先用 1:1000 苯扎溴铵(新洁尔灭液)、硫汞液或 PVP 碘消毒会阴部,冲洗阴道。放置导尿管排空膀胱尿液。放置阴道扩张器。用子宫颈钳提起宫颈后唇,显出后穹隆。

3. 穿刺　在后穹隆处用长的穿刺针头进行试验性穿刺,抽出脓液后不要抽尽,保留住针头,再将一有槽探针插入盆腔脓肿内。

4. 切开　拔出穿刺针头后,沿探针沟槽以小尖刀切开脓肿的腔壁,再用血管钳挑开扩大脓腔切口,还可用手指放入脓腔探查,并分开其中的纤维隔,通畅放出脓液。

5. 放置引流　根据脓腔的大小,放置脓腔1~2条烟卷引流,或一根软硅胶引流管,自阴道引出(图 19-2)。

三、经腹切开引流术

【适应证】

盆腔脓肿较高位,比较表浅,触诊时可在耻骨上方触及脓肿块,而在直肠指诊时不易触到时。或需同时探查和处置腹内原发性疾病时(如急性阑尾炎并盆腔脓肿时)。

【手术步骤】

1. 体位　平卧位。

2. 切口　在耻骨上行下腹正中切口,长约 5~6cm,切开腹壁,剖入腹腔后,先找至膀胱和子宫,并将其向下推移,再用纱布保护好周围组织。

3. 探查　沿直肠前壁向下探查至直肠膀胱窝,明确脓腔位置。

4. 切开　先用穿刺针抽得脓液,再用血管钳分开脓腔壁,引流出脓液,吸净脓腔内脓液。

5. 放置引流　根据脓腔大小,放置1~2条烟卷引流或1根软硅橡管至脓腔内,由切口引出。

【术中注意事项】

1. 术中可触摸膀胱内的留置导尿管,以免术中误伤膀胱。

2. 剖开腹腔后,如发现有肠管与脓腔壁粘连,应先仔细分离避免损伤小肠的肠壁。

3. 切开脓肿后,还可用手指探入脓腔,轻轻分离松解纤维粘连。

【术后处理】

注意引流须通畅,视病情在术后5~7日拔出引流。勿过早拔出,以免发生残余脓肿。

197

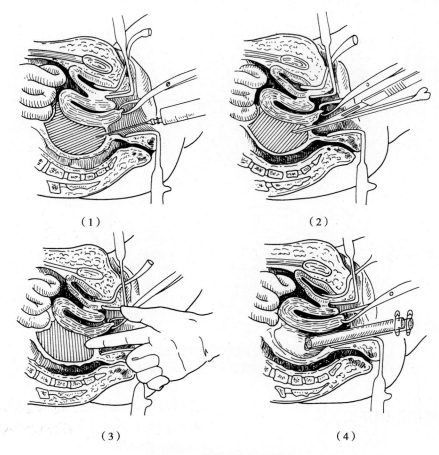

图 19-2　经阴道切开引流术
(1)显露后穹隆,行试验穿刺;(2)切开脓腔;(3)扩大引流分开纤维隔;(4)放置引流

第二节　膈下脓肿切开引流术

一、膈下间隙应用解剖

膈下间隙是横膈膜之下,横结肠及其系膜之上脏层腹膜和壁层腹膜之间的间隙。膈下间隙又被各种韧带和脏器分为许多小的间隙,首先被肝脏分为肝上和肝下间隙;肝镰状和冠状韧带又将肝上间隙分为右肝上前间隙、右肝上后间隙和左肝上间隙;肝镰状韧带又将肝下间隙分为右肝下间隙和左肝下间隙;肝胃韧带将左肝下间隙分为左肝下前和左肝下后间隙。因此,膈下间隙共有7个,6个在腹膜腔内,1个在腹膜腔外;4个在肝上,3个在肝下(图19-3,表19-1)。

膈下间隙发生感染后可演变为脓肿,即为膈下脓肿。膈下脓肿多见于右肝上后间隙和右肝上前间隙。各个间隙的脓肿手术切开引流途径不同,但原则是尽量勿污染腹腔,引流要通畅。常使用的引流

表 19-1　膈下脓肿的分布

分区			病例
腹膜内	肝上	右区	14
			5
		左区	10
	肝下	右区	1
		左前区	1
		左后区	1
腹膜外区			

途径有:经前侧腹膜外、经腹腔、经后侧腹膜外和经胸腔等(图19-4)。近年来对表浅的膈下脓肿也可行置管闭式引流方法。

二、经前侧腹膜外引流

【适应证】

此术式适用右肝上前、右肝下、左肝下前间隙

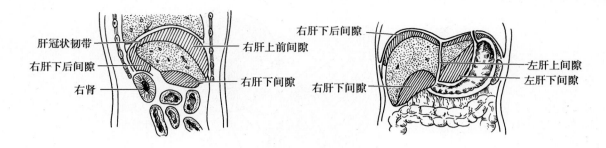

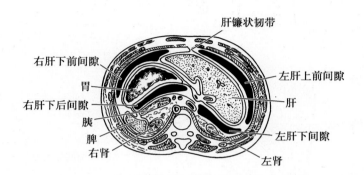

图 19-3　膈下间隙（自上向下观）
(1)矢状面;(2)冠状面;(3)横切面

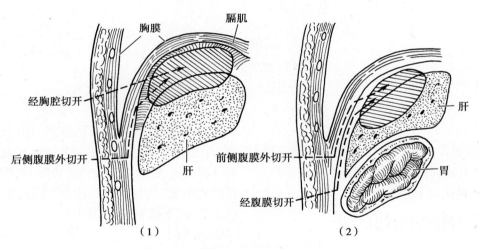

（1）　　　　　　　　（2）

图 19-4　膈下脓肿切开引流途径

的脓肿。

【手术步骤】

1. 体位　平卧,将季肋部垫高。

2. 切口　根据脓肿左右位置,分别采用左、右肋缘下 2cm 左右的斜切口,逐层切开皮肤、皮下结缔组织、腹直肌前鞘、腹直肌、腹横肌及腹横筋膜;靠腹外侧的脓肿则仅切开腹外斜肌、腹内斜肌、腹横肌和腹横筋膜,显露出腹膜。

3. 切开脓肿依据脓肿部位,使用示指在腹膜和膈肌之间向上分离,当触及脓肿壁时,用穿刺针试验

穿刺,抽得脓液,再用尖刃刀切开脓肿。此时可用示指伸入向各方探查,了解脓腔大小和深度,分开纤维隔。

4. 引流　于脓腔底部放置烟卷引流条或软硅橡管引出。如脓腔较大时可再放置一细硅塑管,留置作冲洗用(图 19-5)。

【术后处理】

1. 全身使用抗生素治疗　加强营养支持,鼓励早期活动,多做深呼吸,使膈肌恢复功能,并促使脓液排出。必要时通过细硅塑管使用含抗生素的冲洗

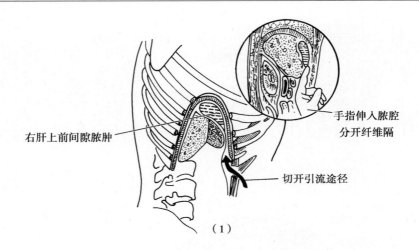

右肝上前间隙脓肿

手指伸入脓腔
分开纤维隔

切开引流途径

（1）

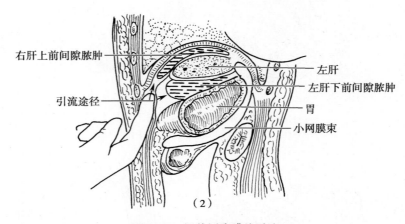

右肝上前间隙脓肿

引流途径

左肝
左肝下前间隙脓肿
胃
小网膜束

（2）

图 19-5 经前侧腹膜外引流
（1）右肝上前间隙引流途径;（2）左肝上间隙,左肝下前间隙引流途径

盐水冲洗脓腔。

2. 术后及时更换敷料 根据引流脓液情况逐渐拔出引流条和引流管,必要时可行脓腔碘液造影,当脓腔缩至 5cm 直径以下时拔出。

三、经腹腔切开引流术

【适应证】

1. 体位 仰卧位。

2. 切口 根据脓肿部位选择切口,但一般使用肋缘下斜切口即可,需剖腹探查者可行上腹部直切口。

3. 探查 剖开腹壁后,检查腹壁层与脓肿有无粘连,如有粘连,可在粘连处行切开引流;如尚未形成粘连,则先切开腹膜,检查脓肿周围组织,先行试验性穿刺确定脓肿位置,在切开脓肿前,可将腹膜与脓肿壁相互缝合;如无法缝合,可用纱布垫将脓肿周边垫好,防止脓液在切开后外溢污染。

4. 切开引流 切开脓肿壁,用吸引器吸尽脓液,再用示指伸入脓腔,探查其深度和大小以及与周围脏器的关系,并分开腔内纤维隔,再放置烟卷或软硅橡管引流。切口小的可不再缝合,大的可缝合切口上部分,下部留引流口引流。

【术后处理】

同经前侧腹膜外切开引流术。

四、经后侧腹膜外切开引流术

【适应证】

右肝上后间隙、右肝下间隙和腹膜外间隙脓肿的引流方法是经右后侧腹膜外切开引流术;左肝下后间隙脓肿则采用经左后侧腹膜外切开引流术。

【手术步骤】

1. 体位 左侧卧位,患侧在上方,并稍向前斜15°左右,沙袋垫腰部。

2. 切口和显露 从胸 12 腰 1 椎体棘突平面向

腋后线作一斜行切口,切开皮肤后,向下切开皮下组织,牵开背阔肌和下后锯肌,切除部位 12 肋骨,此时注意勿损伤肋骨上缘和内面的胸膜,防止发生气胸。切除肋骨后,在平腰 1 椎棘突平面切开第 12 肋骨内面的骨膜,缝扎肋间血管,显露骨膜深层的膈肌。将膈肌在脊椎的附着部切开;即可见到肾周围囊(Gerota 囊)的上区,将脂肪钝性分离后,显出肾包膜的后壁。

3. 切开引流　先用示指探查脓肿的确切部位,此时如查脓肿偏上方,用手背将腹膜从膈面剥下,向上分离;如位于肝下肾前方,则可在肾上极之前方向下分离。试验穿刺抽得脓液,即可顺穿刺针切开脓肿壁,抽出脓液。用止血钳分离脓腔,用示指伸入脓腔分开纤维隔,了解脓腔大小,再放置烟卷或软硅橡管引流。视情况缝或不缝合切口(图 19-6)。

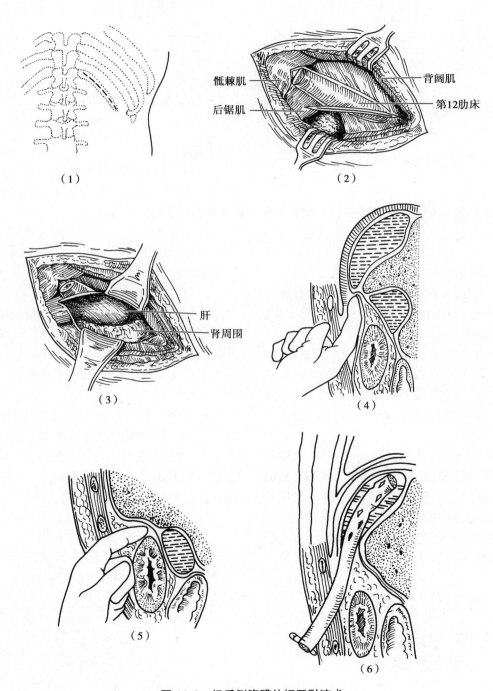

（1）
骶棘肌
后锯肌
背阔肌
第12肋床
（2）

肝
肾周围
（3）

（4）

（5）

（6）

图 19-6　经后侧腹膜外切开引流术
(1)切口;(2)切开第 12 肋床;(3)显露肝后区;(4)向上分离;(5)向下分离;(6)脓肿引流

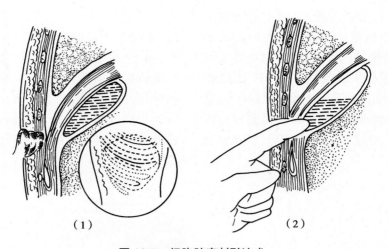

图 19-7　经胸腔穿刺引流术
（1）干纱布堵塞促使胸膜发生粘连;（2）切开脓腔,用手指分开纤维隔

五、经胸腔切开引流术

【适应证】

仅在右肝上前间隙的高位脓肿或腹膜外间隙脓肿时使用。

【手术步骤】

1. 体位　同经后侧腹膜外切开引流术。

2. 切口　沿第8、9或第10肋骨在腋中线作一与肋骨平行的切口,长8~9cm,切除一段肋骨,显露出下方的胸膜,注意勿伤及肋间血管。

3. 分期引流　此术可分为一期或二期手术,主要依据胸膜与膈肌有无粘连而定。一期手术是针对已有粘连者,可直接在粘连部位试验穿刺,获得脓液后,沿穿刺针一期切开相互粘连的胸膜与膈肌引流脓腔。

二期手术是针对尚未形成粘连的脓肿,从原切口剖入后,用碘酒棉球涂擦胸膜,再用干纱布堵塞切口,促进肋膈角产生粘连,待4~5日后再行二期手术,手术时通过粘连的胸膜与膈肌,试验穿刺抽得脓液后,沿穿刺针切开脓肿壁,吸出脓液,同样以示指探查脓腔,放置引流（图19-7）。

【术后处理】

同经后侧腹膜外切开引流术。

第三节　其他腹腔脓肿切开引流术

其他的腹腔内脓肿有双侧髂窝、肠间隙和肠管与腹壁间的脓肿等。

【适应证】

如出现其他腹腔内脓肿,经支持治疗病情不好转、局部炎症范围有扩大趋势者,应作切开引流术。

【手术步骤】

1. 脓肿定位　手术成败的一个关键是准确的定位,可采用超声、CT、MRI等检查方位,对腹腔内脓肿准确定位,再选用切开入路。

2. 体位　仰卧位。

3. 切口　切口选择局部炎症反应最明显处,或有炎症包块处的腹部切口。切开皮肤、皮下组织、分离肌层。当剖入腹腔时,注意此时肠管可能与腹膜已发生粘连,特别注意加以保护勿损伤,以免发生肠瘘等并发症。

4. 引流　切开腹膜后,在炎性包块周围用纱布堵塞保护。然后用手指钝性分离进入脓腔,并分开纤维隔,勿用锐器分离避免误伤肠管。吸尽脓液后,放置烟卷引流,大的伤口部分缝合;引流周围置凡士林纱布保护之（图19-8）。

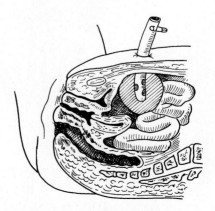

图 19-8　腹腔内脓肿切开引流术

【术后处理】

同其他切开引流术。

第四节　腹腔脓肿置管闭式引流术

随着抗感染措施的完善和全身使用各种有效抗生素情况,对一部分表浅的腹腔内脓肿,在准确定位后,可行套管针穿刺后置入引流硅橡管加以闭式引流。对较大的脓肿可同时置入细硅橡管,在引流后对脓肿行冲洗或灌洗术,也能取得与开放引流术同样的效果,且可减轻患者痛苦。

(杨兴无)

第二十章

腹膜后手术

第一节　概述

原发性腹膜后肿瘤的发病率国内外近似,约 1.5~2.5/10 万人口,占全部恶性肿瘤的 0.5%。腹膜后软组织肉瘤占全身软组织肉瘤的 15%。腹膜后肿瘤虽少见,但组织起源多样化,病理分类复杂,诊治较为困难,至今仍是腹部肿瘤外科诊治难度较大的一类肿瘤。腹膜后软组织肉瘤往往在较晚期诊断出,手术治疗是主要手段,手术切除方式基本已接近标准化。切缘无肿瘤细胞浸润的完整切除是腹膜后肿瘤手术的主要目标。术前对腹膜后血管、腹腔脏器的病理解剖性生长方式的评估,会影响到手术方式及手术结果。血管置换和联合脏器切除从整体上

提高了手术切除的效果。肿瘤累及血管可分为 I 型(动静脉均累及),II 型(动脉累及),III 型(静脉累及)及 IV 型(无血管累及)。

腹膜后软组织肉瘤已在数十年前就引起了外科医生和肿瘤专家的研究兴趣。腹膜后腔包括与腹膜后肉瘤关系密切的主动脉和腔静脉。除了血管,腹腔器官,如肾脏、脾脏和胰腺通常都可受到肿瘤的浸润(图 20-1)。

尽管肿瘤出现在腹膜后,但累及腹腔脏器仍很常见,直肠及腹膜化的脏器也常被累及。肿瘤有时甚至累及到胸腔、肺及心脏。器官和血管广泛累及的主要原因在于不同组织结构(腹膜后、腹腔、胸腔)广泛地浸润性生长。腹膜后肉瘤直至肿瘤变大时才引起注意。小的腹膜后肉瘤很少被及时发现,甚至

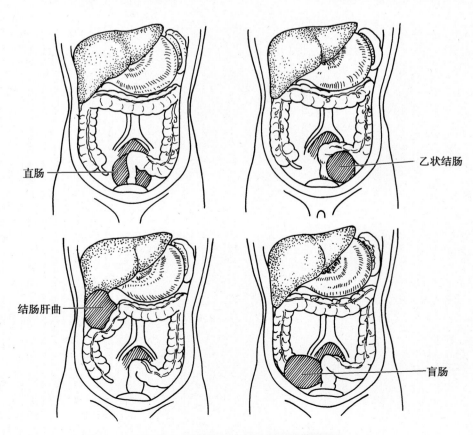

图 20-1　腹膜后肿瘤分别累及不同肠段

增大性的肿瘤也极少有明显症状。腹膜后软组织肿瘤多数为脂肪肉瘤、平滑肌肉瘤或恶性皮肤纤维瘤。肿瘤标本可达几十公斤重,大的肿瘤在肉眼上形态多样。局部复发及远处转移是常见的腹膜后软组织肉瘤的死亡原因,因此肿瘤的局部控制是最重要的治疗方法,手术治疗是主要手段。放疗常作为高级别腹膜后软组织肉瘤的治疗手段,但对直肠或肾脏均有毒性作用,同样,有效的辅助化疗方案也仍存在争议。

第二节　腹膜后肿瘤切除术

自美国纽约纪念肿瘤中心(MSKCC)的 Pack 于1952年首次报道腹膜后软组织肿瘤首选手术治疗以来,至今50年的历史仍强调外科手术为首选。但近代治疗观点较前已大为改进及完善,多数作者均认为首次治疗及第一次复发者强调肿瘤全切除术,即整块切除并保证肉眼切缘阴性,而不完整切除仅适用于缓解症状者。

【解剖要点】

腹膜后间隙的范围

(1)腹膜后间隙的位置:腹膜后间隙介于腹膜壁层与腹内筋膜之间。

(2)腹膜后间隙的界限:腹膜后间隙上起自膈肌,下至骶骨岬续于盆壁腹膜后隙。两侧向外连接于腹膜外蜂窝组织。腹膜后间隙有许多重要器官,如肾脏、肾上腺、输尿管、腹主动脉、下腔静脉,腹腔神经丛及腰交感神经干等。由于以上解剖特点,腹膜后肿瘤早期不易被发现,且因复杂的解剖关系而使手术困难,危险性高。手术中不仅要熟悉腹膜后间隙的正常解剖关系,更要充分估计到腹膜后肿瘤所致的腹膜后间隙内重要器官的移位,尤其要明确主要血管腹主动脉和下腔静脉及其分支、肠系膜上动静脉等大血管的解剖方位的变化,以最大限度地减少手术损伤。

【适应证】

1. 位于腹腔及腹膜后的脂肪肉瘤、平滑肌肉瘤、节细胞神经瘤、纤维肉瘤、恶性纤维组织细胞瘤、神经源性肿瘤。

2. 位于腹腔考虑为淋巴瘤需要取活检,明确病理诊断者。

3. 压迫直肠、膀胱、输尿管、消化道的腹膜后肿瘤。

4. 除外远处转移及营养不良的腹膜后肿瘤。

【术前准备】

1. 术前要有完整的影像学检查　如B超、CT、磁共振、GI、IVP,或DSA。

2. 麻醉选择气管插管全麻或硬脊膜外麻醉　近年来多主张采用全麻,其优点不仅可使腹肌充分松弛暴露病变部位,同时也不因麻醉平面限制,而影响延长切口。

3. 常规行肠道准备　包括抗菌素及泻药。纠正全身营养状况,有高血压及心脏疾患需服药纠正。

4. 充分准备血源　要有大量输血的准备。输液及输血应采用上肢或颈静脉处,一般不用下肢输液,避免手术时压迫下腔静脉影响液体回流。如考虑血管破损修复,须准备血管外科器械。

5. 术前考虑需行联合脏器切除时,要了解所切除脏器的代偿功能　如行患侧肾脏切除时,须行肾盂造影及同位素肾图,明确了解对侧肾脏功能,以避免手术时出现的困境。

6. 手术前与家属谈话须告知手术危险性及切除可能性,手术后再发的可能,使家属充分了解手术的危险及风险性。

【手术步骤】

1. 体位　包括平卧位、侧卧位、斜卧位、截石位等。

2. 切口　正中切口、经腹直肌切口、胸腹联合切口、横切口、丁字形切口。

3. 探查　手术探查按常规要由远及近,先探查肝、脾、膈肌、盆腔、子宫卵巢。触摸肿瘤要轻柔,肿瘤表面血管多怒张,往往仅稍予触摸即可引起较多量出血。故触摸肿瘤时尽量避开血管,深部未暴露充分时也不必勉强探查。需延长切口后再予探查也可。探查肿瘤时需明确的内容应包括:肿瘤大小及部位、能否切除或部分切除、是否需切除邻近脏器、重要血管神经是否累及、肿瘤良恶性判别、手术风险度估计等。手术中最关键的问题是要明确肿瘤能否切除。估计肿瘤能否切除时,可采用双手触摸法。沿肿瘤四周探查完毕后,再沿肿瘤基底近腹主动脉及下腔静脉旁,达脊柱及腰大肌之间,可了解肿瘤是否侵及脊神经根、脊柱横突或脊髓。如肿瘤基底宽,无法探清时,可以切开侧后腹膜,达一定深度后,了解脊柱后方的解剖层次,如果双手在脊柱与腰大肌间感觉空虚,甚至会合,则肿瘤常能被完整切除。肿瘤固定不是无法切除的征象,外科医生要明确无法切除的具体原因,肿瘤是否浸润至重要血管、脊髓、大血管等,是否有远处转移,而不是仅根据肿瘤固定而臆断无法切除。

4. 手术方式 手术方式选择是外科医生在术前根据影像学检查,同时结合手术探查作出的判断,腹膜后肿瘤是否能切除,如何切除,切除的具体步骤,以及术中危险性的估计,是对术者综合能力的考验。有时术前 CT 检查提示肿块累及腔静脉,或腔静脉不显影,但术中切除肿瘤时发现仅是压迫腔静脉,所以要避免假象。采取何种术式往往也并不能短时间确定,常在手术中根据实际情况不断变更手术方案,以求达到最佳治疗目的。

(1) 肿瘤全切除术:此手术方式的概念是完全切除肿瘤,无肉眼残留。由于腹膜后间隙的特殊性,并不拘泥切除边界达 3~5cm 的肢体肉瘤的原则,更重要的是区分肿瘤的假包膜,要求在假包膜外切除,而不应遗留假包膜,此点是预防复发的重要因素。为提高疗效,除肿瘤全切除外,脂肪肉瘤还须尽量切除周围脂肪组织,类似腹膜后淋巴清扫术。原则上手术区不得有脂肪组织残留。肾周脂肪起源的肉瘤,还须考虑将受累肾脏切除,这也是防止某些肉瘤术后复发的重要方面。

手术操作可采用锐性及钝性分离交替进行,遇到分离困难及解剖不清晰时,可变换方向,由周围向中心推进,表浅向基底解剖。如遇基底解剖不清,粘连紧密,为防止意外,允许先将大体肿瘤切下,再清除残留肿瘤。任何时候均要牢记肿瘤将离体时,切忌牵拉或搬动鲁莽。尤其巨大肿瘤将切除时,更应注意以免重力下突然将大血管撕裂发生意外(图 20-2)。

腹膜后肿瘤常引起邻近脏器、血管的解剖变异或移位,如胰腺压迫位置的改变,输尿管、门静脉、肝动脉、胆总管拉长变细,解剖位置改变,手术中极易

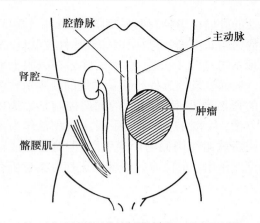

图 20-2　防止肿瘤将要切除时大血管撕裂

损伤。此时除须对正常解剖熟悉外,还要善于辨别手术中发生的各种变异情况,及时正确判断及处理。

(2) 肿瘤联合脏器切除术:腹膜后肉瘤多与邻近组织器官紧密粘连,如无法分离或分离困难时,应考虑行肿瘤联合脏器的整块切除。据认为,此种手术可提高切除率,减少复发率。但应保证肿瘤完整切除的基础上完成联合脏器切除。如果肿瘤不完整切除或破溃,也就失去了联合脏器切除的意义。常见切除的器官有胃、脾、肠、胰腺、肝等(图 20-3)。

(3) 肿瘤部分切除术:当肿瘤不能完整切除时,采用肿瘤部分切除常能减少肿瘤负荷及邻近器官的受压,解除梗阻。如肿瘤压迫大、小肠形成肠梗阻时,需行此手术。另外肿瘤压迫输尿管形成疼痛,肾盂积水时,也须考虑行部分切除。但应用此手术方式时要强调术时了解肿瘤的恶性程度。某些低度恶性肿瘤经肿瘤部分切除后,辅以术后补充放疗,常能长期生存。但对于某些恶性程度高的恶性神经鞘瘤、血管肉瘤等则需慎重考虑。临床经验提示,某些高分级肉瘤在部分切除后,还未出院即呈现出较前更

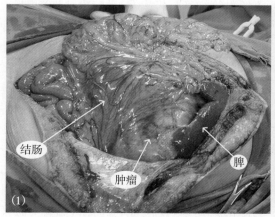

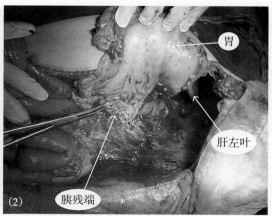

图 20-3　腹膜后肿瘤联合脏器切除术

大的肿块,造成医生难以处理的困境。因此,肿瘤部分切除术后,关键是有否综合治疗措施控制残留肿瘤。目前较常用的方法是在肿瘤残留创面放置银夹标记备日后放疗。近年来有采用铱 [192] 置管内照射,同位素粒子内照射,化疗药物缓释剂,腹腔化疗泵埋置等新技术,期望能改善部分切除病例的生存期。也需制定前瞻性治疗方案,随访后得出结论。肿瘤部分切除常因肿瘤累及重要血管及神经,血管外科的修复也有助于完整切除肿瘤。肿瘤部分切除时,还要考虑肿瘤创面止血的难度。某些低度恶性肿瘤止血较易,但富于血管的高分级肉瘤常造成创面止血困难。此时要考虑将肿瘤大部或基本切除,残留创面越小,越有利于止血。

(4) 复发性肿瘤切除术:复发性肿瘤切除难度较大,原因是正常解剖结构已不存在,血管、神经可能移位,输尿管、膀胱、肠管等可能已受累。通常手术能否成功依靠医生的主观判断、临床经验及手术技巧。应在术前了解原手术记录及切除情况,病理诊断及切片会诊,要有联合脏器切除的准备。与病人家属谈话也要强调手术难度及风险性。

手术切口多利用原切口,但具体实施过程中可沿原切口上、下方先切开进腹,这样可以避免误伤原切口下方的粘连肠管。有时因腹膜与肠管浆膜层粘连,常恐伤及肠管而误在腹直肌后鞘与腹直肌间分离,此时并未进入腹膜腔,需及时纠正。复发性肿瘤手术时常见此情况。复发性肿瘤的探查也有其特殊性,常规的探查肝、脾、卵巢因粘连而无法进行。实际上此时则以探查肿瘤为主,探查的过程也是切除的过程,尤其巨大肿瘤未分离到一定程度,根本无法了解肿瘤深部情况。主观臆断肿瘤与大血管粘连无法切除是不妥当的。有时肿瘤四周完全游离后,即可明确肿瘤基底情况。

手术探查过程中还须将肿瘤表面的肠管予以分离。多次复发者肠管与肿瘤外膜有可能融合,分离过程中常难以剥离肠管,甚至会破溃。肠管多处破溃会影响术者的信心。此时可将肿瘤上、下端的肠管找出,如肠管多处破损,肠系膜血供受影响,则将肠管切除并直接端端吻合更为可取。多次复发者的大、小肠均可盘绕肿瘤,此时要区分大、小肠的近、远侧端,避免大、小肠切除后,吻合出现错误。

在切除肿瘤过程中,还需尽量将肿瘤包膜一并切除,复发性肿瘤可存在较厚的假包膜。如侵及膀胱周围,可向下方沿耻骨后及盆底提肛肌平面生长。此时需将无法窥及的包膜一并剜出,否则极易术后复发。如认为包膜无法清除彻底,可用洗必泰溶液、碘伏液冲洗创面,或应用化疗药物浸泡创面,术后补充放疗理论上可起到延缓复发的作用。

复发性腹膜后软组织肉瘤常向腰骶区膨胀性、外凸性生长(图 20-4),因此外科手术除顾及腹腔手术外,还需术中变换体位,行腰骶尾部切口切除肿瘤。肿瘤多次复发后常形成大小不等的子瘤,手术中也应一并切除干净(图 20-5)。

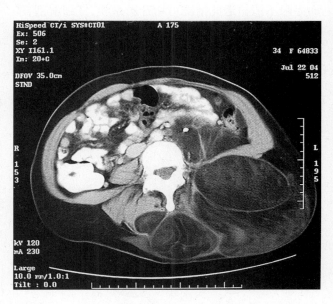

图 20-4　腹膜后脂肪肉瘤复发后向腰骶部外凸性生长

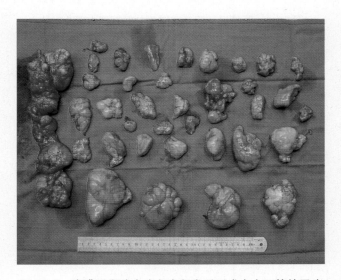

图 20-5　腹膜后脂肪肉瘤多次复发后形成大小不等的子瘤

【术中注意事项】

1. 手术切口应按层次逐层切开,因某些肿瘤可累及腹壁肌层,如纤维瘤病等。脂肪肉瘤也可绕过腹壁半环线而于腹膜外生长。即使肿瘤未侵及腹壁外,也可因瘤体巨大压迫腹壁诸层使组织结构变薄,切忌切入瘤体,造成手术尚未开始即已使瘤体破溃的不利局面。

2. 结肠也是肿瘤最易于侵犯的脏器,如果结肠血供与肿瘤连接,爬伏于肿瘤表面,肿瘤常依赖结肠血管形成共同血供而无法分离,则需整块脏器联合切除。勉强剥离血管易造成肿瘤包膜残留,同时也会在剥离后发现结肠血供不良仍需切除肠管。

3. 肠系膜根部的血管相对固定,常与肿瘤紧邻而界限不清。遇此情况可切开肠系膜,仔细解剖,暴露肠系膜上动脉、静脉的主干,结扎与肿瘤浸润的血管分支,甚至一并切除血供受损的肠管,则有可能切除肿瘤(图 20-6)。近来血管外科可植入人造血管维持肠系膜血管供应。

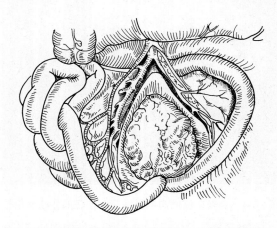

图 20-6　腹膜后及肠系膜肿瘤从肠系膜血管中分出

4. 位于中线的肿瘤切除时,先将肿瘤从瘤床上松动后,再处理腔静脉及腹主动脉。

5. 在大出血剜出肿瘤时,切忌手法粗暴,应做到胆大心细,触及条索状及搏动性管状物时,要考虑到重要血管及输尿管,避免撕破损伤。

6. 止血无效时,可考虑用外包塑料袋的长纱布条压迫止血,将塑料袋剪多个孔隙,置于瘤床出血处,将长纱条填入塑料袋内,压紧后引至腹膜外腹壁,一周后逐渐向外拔除,直至 2~3 周内完全拔除,最后将塑料袋取出。

【术后处理】

腹膜后肿瘤因创面较大,术后可发生腹腔出血等并发症,因此术后 48 小时内要进行心电监护、24小时出入量、氧饱和度、中心静脉压、动脉压等监测项目。如发现并发症要及时处理。

1. 腹腔出血为最常见并发症,尤其在术后三天内出血,出血量多少不等。因肿瘤创面大而出现的渗血,只要生命体征平稳,可以保守治疗。包括输血、应用止血药物。

2. 肠梗阻多出现在术后 7~10 日,多为粘连性及功能性,与手术创面较大有关,可保守及肠胃减压治疗。如症状不缓解可摄胸 X 线片、立卧位,根据病情决定是否再手术治疗。

3. 由于腹膜后肿瘤常联合脏器切除,有些腹膜后及肠系膜重建过程中防止遗漏孔隙,造成日后内疝及肠梗阻发生。

4. 其他并发症还包括肾功能衰竭,诱发心律失常、肠切除后吻合口漏。胰腺部分切除后胰液漏等并发症,可根据病因处理。

(师英强)

第二十一章

其他腹腔内手术

第一节　腹内疝手术

小肠梗阻约占外科急诊入院病人的 20% 左右，对其诊断面临挑战，许多疾病不易在术前正确诊断，所以许多是在手术中才诊断出来，临时根据诊断和病情拟定手术方案。腹内疝就是其中一种，约占小肠梗阻的 0.6%~5.8%。先天性腹内疝最常见的是十二指肠旁疝，经肠系膜裂孔疝和经大网膜内疝；后天性腹内疝则发生在腹部手术后的医源性腹膜或肠系膜缺损。

一、十二指肠旁疝

在文献记载的 500 例腹内疝中，十二指肠旁疝占到 53%。十二指肠旁窝是先天形成，而疝是由于此窝逐渐扩大而发生的。十二指肠旁疝又有左右之分，其中 75% 在左侧，男女之比为 3：1，平均年龄 30~40 岁。

常见的左侧十二指肠旁疝，是部分小肠突入左侧结肠系膜的无血管区，夹在后腹壁和结肠系膜与肠系膜下静脉之间，疝囊的开口在左结肠静脉升支肠系膜下静脉之上，而疝囊位于左侧结肠系膜内（图 21-1）。

右侧十二指肠旁疝同样起源于胚胎时期小肠

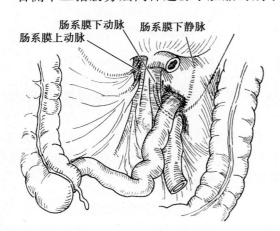

图 21-1　左侧十二指肠旁疝

旋转的异常，没有移向右侧，右侧结肠系膜继续移向前方，并同肠系膜上动脉形成了疝囊的前缘（图 21-2）。

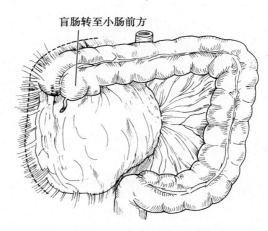

图 21-2　右侧十二指肠旁疝

【手术步骤】

如果在其他手术时发现病人有十二指肠旁疝，即应加以处理，因为约有 50% 病人在有生之年会发生嵌闭，增加了并发症率和死亡率。

手术原则是返纳疝内容物和切除疝囊，恢复小肠至原来位置，并修补疝囊的缺损。

手术如发现疝囊口较大，可手法复位小肠，使用不吸收缝线缝合闭合缺损；如术中发现小肠已明显受压水肿，疝口较紧缩，或发现疝囊内容物粘连明显时，此时需在疝囊口无血管区切断松解（肠系膜下静脉右侧），再仔细将疝内的小肠返纳。如仍无法松解疝囊口，则可去疝囊前壁切开疝囊壁，再还纳疝内容物。有时为了还返疝内扩张的小肠，还需行小肠切开减压术，以便于返纳疝内容物。

随后从肠系膜下静脉左侧朝向左侧结肠切除疝囊，注意勿损伤边缘动脉。对于已发生绞窄的肠管，则宜将坏死小肠充分切除，保证切缘必须有生机，吻合后不致发生漏液。晚近已开始应用腹腔镜左和右侧十二指肠旁疝还纳修补术。

二、经肠系膜裂孔内疝

这种内疝发生在肠系膜先天性缺损的裂孔上，一段小肠肠袢穿越裂孔，肠系膜的另侧，形成了内疝（图21-3）。本病大多发生于儿童和青少年，并常同时发生先天性小肠狭窄或肠系膜缺血，发生部位则多靠近 Treitz 韧带或回盲瓣处。裂孔多呈圆形或椭圆形，并多位于回结肠动脉和肠系膜上动脉第一分支之间，裂孔大小多在 2~3cm 间。修补时先还纳小肠肠袢，再缝闭裂孔。

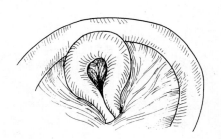

图 21-3　肠系膜裂孔疝

三、经大网膜裂孔内疝

此疝占各种内疝的 5% 左右，为腹腔内脏，特别是小肠穿过大网膜的先天性缺损裂孔形成的（图21-4）。确切原因未明，但与炎症、损伤和循环系统病变有关，还有个别报导双重大网膜裂孔疝的，疝内容物先穿过胃结肠韧带，后又再穿过胃肝韧带者（图21-4）。

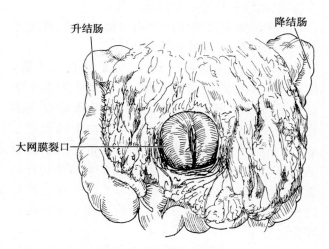

图 21-4　经大网膜裂孔内疝

对其处理是先松解狭窄的大网膜疝环，再还纳疝入的小肠，如已有狭窄坏死则还须同时切除小肠。

四、获得性后天性内疝

最常见于肠切除术后，肠系膜未对拢缝闭，留有空隙裂孔，手术后另一段小肠穿过形成了后天获得性肠系膜裂孔内疝（图21-5）。以及行胃切除术或胃短路 Roux-en-Y 吻合术后，小肠疝入肠系膜缺损或留下的间隙内形成的内疝（图21-6）。对其处理是松解疝环，还纳疝内容物后，闭合疝环。

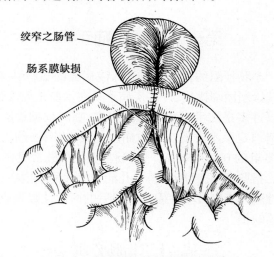

图 21-5　后天获得性肠系膜裂孔内疝

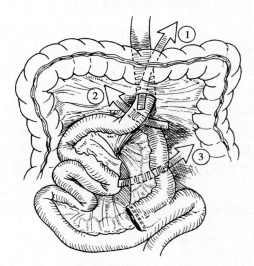

图 21-6　胃短路手术 Roux-en-Y 吻合术

第二节　肠系膜和大网膜囊肿手术

肠系膜囊肿和大网膜囊肿均为腹腔内游离度较大的囊性肿块，如体积较大，也会产生压迫症状；少数会恶变，均应宜手术治疗。

一、肠系膜囊肿切除术

肠系膜囊肿有肠源性囊肿、皮样囊肿、乳糜性囊肿、浆液性囊肿、囊状淋巴管瘤及外伤性囊肿等。大多肠系膜囊肿为良性,属恶性的少见,如恶性畸胎瘤和淋巴管肉瘤等。

对其手术有摘除和切除术,如囊肿与肠管或系膜不能分开时,则需在切除囊肿的同时,切除相应的肠管及系膜。

【手术步骤】

1. 切口　根据囊肿的位置和大小制定,一般采距囊肿近的直切口。

2. 探查　剖入腹腔后,仔细探查囊肿的具体位置,大小、与肠管和肠系膜的关系,检查肠系膜正反两面,选择无血管区切开囊肿表面的浆膜。

3. 分离囊肿　提起囊肿表面的浆膜,用组织剪沿囊肿中线的浆膜与囊肿之间锐性分离,尽量避免伤及肠管的供血血管。在分离过程中,如遇血管较少区可用手指或棉球钳钝性分离,直至将囊肿分出肠系膜,如遇较大的血管应结扎切断(图21-7)。

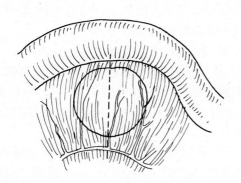

图 21-7　小肠系膜囊肿切除术

4. 切除囊肿　将囊肿根部的血管结扎止血后,切除囊肿,再仔细在囊肿床上止血。如此时发现相对应肠管有缺血情况则应切除。

【术中注意事项】

1. 对于接近肠系膜血管主干的囊肿,特别较大的囊肿,当对其无法分离时,可连同相应肠管一并切除,两端再对端吻合。

2. 有一部分巨大囊肿与肠系膜贴紧无法分离时,可行囊肿部分切除术,切开囊壁吸出囊内容物,

囊壁用碳酸处理后,切除多余囊壁,再对拢两侧浆膜加以缝合。

3. 个别病例,还可行囊肿小肠 Roux-en-Y 吻合术。

【术后处理】

1. 胃肠减压、禁食 1~2 日,肠道功能恢复后进流质和半流质食。

2. 术后使用 B 超检查,随诊观察有无囊肿复发,切除不全或腹腔渗液等情况。

3. 注意观察个别肠管血供受影响的病例,可能发生肠坏死情况。

4. 施行肠切除或 Roux-en-Y 吻合病例,术后注意吻合口漏、出血或肠梗阻等。

二、大网膜囊肿切除术

大网膜囊肿多为先天性异位淋巴组织异位的淋巴液聚集发展而来,也有的是后天性炎症等因素引起的淋巴管堵塞而引起。囊肿内容物多为浆液性,囊肿大小不一,自 1~20cm 不等。少数囊肿为皮样囊肿,还有因出血、脂肪坏死或外伤后出血血肿液化形成。其内容物分别为混浊或血性,称为假性囊肿。

对大网膜囊肿的治疗,因其绝大多数为良性,仅行局部切除即可,可连同网膜作楔形切除(图21-8)。

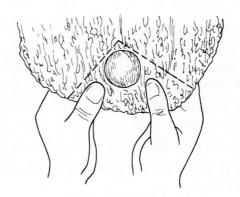

图 21-8　大网膜囊肿切除术

(杨兴无)

第二十二章

腹外疝手术

腹外疝是普通外科最常见的疾病之一。如按5%的发病率计,我国就会有6000余万病例。美国1996年共施行各种腹外疝修补术82万例,所耗资金达10余亿美元。

疝也是引起急性机械性肠梗阻的重要原因之一。疝修补术后的不适及复发也影响着病人的生活和工作。而疝修补术是普通外科最基本的手术,是培养外科医师解剖基础和手术技术的重要手术。近年来对腹外疝的解剖学、病理生理学和分子生物学研究有长足进展,特别是无张力修补术逐渐替代传统的张力修补术,可视认为是疝外科的一次技术革命。

疝修补术已有100多年历史,最开始是组织缝合修补术,1884年Bassini开创了腹股沟疝的根治性修补方法,其复发率仅为2%~7%,随后各种改良修补方法如雨后春笋不断涌现,如Ferguson、McVay、Halsted和Shouldice等方法,尤其是Shauldice法的复发率已降至1%以下,成为近年来疝修补术的金标准。

1986年,Lichtenstein开始应用人工假体网片修补术式,提出了无张力修补的概念,成为疝修补术的又一重要里程碑,是一个新的金标准。但迄今虽然疝修补术已有很大进展,但是术后复发仍纠结着外科医师,而修补年数愈长,复发率也愈高;网片修补也存在许多没有解决好的问题,这些都有待进一步改善和解决。

在各种腹外疝中,以腹股沟疝的发病率最高,占80%以上,其次为脐疝、切口疝和股疝。

第一节　腹股沟疝手术

腹股沟区为髂前外侧壁的外下部,位于腹股沟韧带、腹直肌外侧缘及髂前上棘至腹直肌外侧缘水平连线之间,发生在该区域的疝统称为腹股沟疝,是人体最常见的腹壁疝,其中斜疝最多,占腹股沟疝的95%,腹股沟斜疝是指疝囊经过腹壁下动脉外侧的腹股沟管深环突出,经过腹股沟管全长至腹股沟管浅环突出到皮下,进入到阴囊或者大阴唇。而腹股沟直疝是指疝囊未经过腹股沟角区向前凸出到皮下者。腹股沟疝易发生于男性患者,右侧较左侧多见。

一、腹股沟区应用解剖

1. 腹股沟区的界线　腹股沟区是指位于髂前上棘水平以下的腹前壁部分,其上界就是髂前上棘水平连线,外下界为腹股沟韧带,内界为下腹正中线。在腹股沟区的表面标志有髂前上棘,耻骨结节,腹直肌外缘及腹股沟韧带等。

2. 腹股沟区的层次(图22-1)

(1) 皮肤:腹壁的皮肤要比背部的皮肤薄,与皮下组织相对游离。腹股沟区的皮肤弹力线(Kraissl线)的走行是从上外斜向下内,行皮肤切口尽量与此线平行。

(2) 皮下组织:分为浅深两层。浅层是以脂肪组织为主的浅筋膜浅层,即Camper筋膜;深层为膜状层的浅筋膜深层,即Scarpa筋膜。前腹壁无深筋膜。

(3) 无名筋膜:此层是覆盖在腹外斜肌表面的一层独立的筋膜,将腹外斜肌与皮肤隔开。外环处的脚间纤维就是由腹股沟区低位的无名筋膜所构成。

(4) 腹外斜肌腱膜:是腹部前侧壁三层肌肉的最外层,在腹股沟区该层肌肉移行为腱膜。腹外斜肌腱膜向中线行至腹直肌外缘,在此处与腹内斜肌和腹横肌融合成腹直肌前鞘。腹外斜肌腱鞘向下伸至髂前上棘和耻骨结节,并增厚卷成腹股沟韧带。再向下内方延伸为髂窝韧带、耻骨韧带和反转韧带(图22-2)。在腹股沟韧带中点上内方处的腹外斜肌腱膜有一三角形裂隙,有精索由内向外通过,此为外环。再向下延续为阴囊的精索外筋膜层,即Scarpa筋膜。前腹壁无深筋膜。

1) 腹股沟韧带:即Poupart韧带,由腹外斜肌腱膜在髂前上棘和耻骨结节之间增厚卷成。在腹股沟

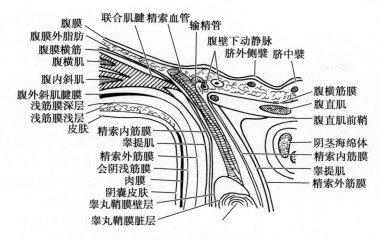

图 22-1　腹壁和阴囊的层次

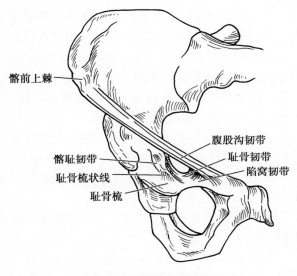

图 22-2　腹股沟区的韧带

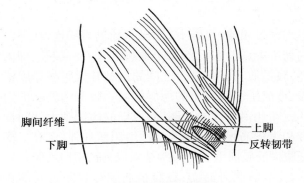

图 22-3　外环附近的结构

斜疝中,腹股沟韧带构成了其向外走向的腹股沟管下壁,在疝修补术中亦占重要位置。

2) 陷窝韧带(Gimbernat 韧带):腹股沟韧带走向至耻骨结节后,其部分纤维继续向后、下、外方延伸,附于耻骨梳,这段腱性组织为陷窝韧带。陷窝韧带构成了股管的内侧壁。

3) 耻骨韧带(Cooper 韧带):陷窝韧带向外下方延伸,附于耻骨梳状线上的腱膜,耻骨韧带在腹股沟斜疝或直疝的 McVay 方法修补术中占重要位置。

4) 腹股沟外环附近的结构:①上脚:外环上内缘的纤维,附于耻骨联合;②下脚:外环下外缘的纤维,附于耻骨结节;③脚间纤维:外环上方的尖端处,上下两脚之间的纤维,当它收缩时可缩小外环;④反转韧带:下脚的部分纤维向后内方向反折,在精索后方走行,延伸到上脚后方,止于白线(图 22-3)。

(5) 腹内斜肌:腹内斜肌起自髂前上棘和腹股

沟韧带的外侧 2/3,在腹股沟区内的腹股沟韧带内 1/2 处并无腹内斜肌纤维,致使该区域腹壁薄弱,形成了斜疝突出的部位,腹内斜肌上部的纤维与腹横肌腱膜融合成联合肌腱,下缘呈弓状越过精索前方、上方,与腹横肌下缘的纤维共同构成了提睾肌。如果认为腹股沟区内无腹内斜肌纤维附着,那么位于此层的组织应是精索,精索自内环的外上方自腹内外行于腹股沟管内,再自外环通出。形成了腹股沟区腹壁的最中间的一层(图 22-4)。

(6) 腹横肌腱膜:在腹股沟区域的腹横肌已经移行为腱膜,其上方主要部分形成了联合肌腱,下方形成了提睾肌,覆盖于精索外层,腹横肌腱膜的最下部分和内上部分是不相连的,这样形成了腹股沟韧带内侧 3/4 处无腹横肌附着的情况,这一区域的间隙形成了腹股沟管的后壁,仅有腹横筋膜覆盖,成为腹部的薄弱区,也是斜疝突出的部位。上面所提的联合肌腱,其实应称为腹横肌弓,这弓的下缘即弓状下缘,它与腹股沟韧带构成了腹股沟管的上下壁,其间距越大,腹股沟管就越敞开,就越容易发生斜疝。

(7) 腹横筋膜:位于腹横肌深面,外侧 1/2 与腹

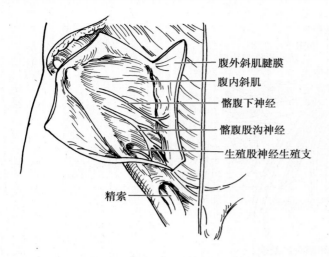

图 22-4 腹股沟区的腹内斜肌

股沟韧带相连,内侧 1/2 与耻骨梳韧带相连,在腹股沟韧带中点上方 1.25cm 处腹横筋膜有一裂孔,即内环,腹横肌与耻骨韧带之间的区域并无腹横筋膜覆盖,形成了斜疝突出的薄弱区域。腹股沟斜疝的内环就在此薄弱区的外侧,而内环的内侧则由凹间韧带和腹横筋膜悬韧带等腱性组织所加强,还有一部分腹横筋膜向下走行包绕精索成为精索内筋膜。

(8) 腹膜外脂肪:在腹横筋膜与腹膜之间的疏松脂肪组织,内有腹壁下动脉、旋髂浅动脉和生殖股神经的生殖支通过(图 22-5)。

(9) 腹膜:在内环周围的腹膜与腹横筋膜融合较紧。将以上腹股沟区腹壁的层次可概括为:皮肤 - 脂肪 - 筋膜 - 腱膜 -(精索 / 子宫圆韧带)- 腱膜 - 筋膜 - 脂肪 - 腹膜。归纳起来看,腹股沟区腹壁可分为深浅两层,其分界是腹股沟管内的精索,而腹股沟管就

是这两组肌肉腱膜层面之间的裂隙。这深层组织,包括腹横肌腱膜和腹横筋膜,这在腹股沟疝的病因学和修补术中都十分重要;而浅层组相对就不甚重要。

3. 腹股沟管的解剖 在正常情况下,腹股沟管并非真正的管道,而是一潜在间隙,斜疝即从此间隙突向腹壁,腹股沟管与腹股沟韧带相平行,长约 4~5cm,有内外两口和四个壁,男性有精索、女性有子宫圆韧带、还有生殖股神经的生殖支和髂腹股沟神经穿过。

(1) 内口:即内环(腹环),是腹横筋膜的椭圆形裂孔,位于腹股沟韧带中点上方的 1.25cm 处,其内下方有腹壁下血管,外上方是腹横筋膜纤维。

(2) 外口:即外环(皮下环),是腹外斜肌腱膜上的三角形裂孔,位于耻骨结节外上方,正常人仅能容入一小指尖。外环的内上缘是上脚,外下缘是下脚,尖端的连接部分是脚尖纤维。

(3) 前壁:为覆盖在精索前方的腹外斜肌腱膜,外侧 1/3 还有部分腹内斜肌纤维。

(4) 后壁:为精索后方的腹横筋膜,近外环处的内侧 1/3 有联合肌腱加强后壁。

(5) 上壁:为腹横肌腱膜和部分腹内斜肌纤维组成的弓状下缘。

(6) 下壁:为腹股沟韧带向后下方反折形成的沟槽(图 22-6,图 22-7)。

4. 直疝三角 即 Hesselbach 三角,是腹股沟直疝发生的部位,外侧壁是腹壁下动脉,内侧壁为腹直肌外侧缘,外下界为腹股沟韧带(图 22-8),该处腹壁缺乏完整的肌肉覆盖,是腹股沟区的一个薄弱

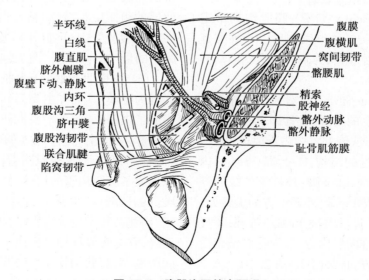

图 22-5 腹股沟区的内面观

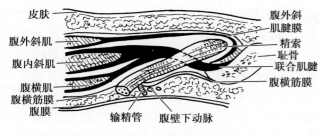

图 22-6 腹股沟的纵切面

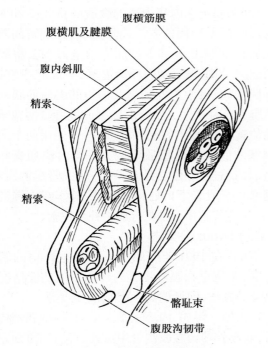

图 22-7 腹股沟管的横切面

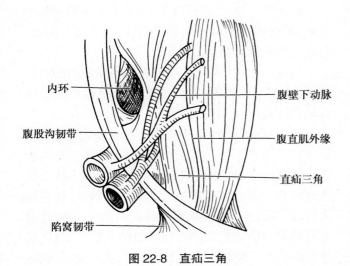

图 22-8 直疝三角

点,直疝三角与腹股沟深环之间有腹壁下动脉和凹间韧带。

5. 腹股沟区的血管 该区域的动脉主要有来自于髂外动脉分支的腹壁下动脉,腹壁下动脉是区

分斜疝和直疝的标准,在内环的内侧靠近腹股沟韧带处分出,斜向内上方走行。此外还有髂外动脉分出的旋髂深动脉及股动脉分出的腹壁浅动脉、阴部外浅动脉分布,这些动脉均有静脉伴行(图 22-9)。

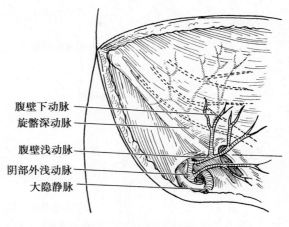

图 22-9 腹股沟区的血管

6. 腹股沟区的神经 主要包括髂腹下神经、髂腹股沟神经和生殖股神经生殖支,在疝修补中应注意避免损伤。

(1) 髂腹下神经:来自第 1 腰神经及部分第 12 肋间神经,在髂前上棘前 2.5cm 处穿出腹内斜肌,向内下方走行于腹外斜肌深面,于外环上方 2.5cm 处穿出至皮下。

(2) 髂腹股沟神经:来自第 1 腰神经,在髂腹下神经下方,走行在腹外斜肌深面,它在腹股沟管中沿精索前外侧走向下内方,出外环后分布于阴囊前部皮肤。

(3) 生殖股神经生殖支:来自第 1~2 腰神经,沿精索后内侧走向下内方,穿出外环,分布在提睾肌和阴囊皮肤(图 22-10)。

二、腹股沟疝分类

最简单的腹股沟疝的分类是斜疝、直疝和股疝三类。较详尽的分类也是为了便于诊断和治疗的选择,目前最为常用的分类方法是:Gilbert 分类法和 Rutkow-Robbins 附加分类法,其他法还有 Nyhus 法、Bendavid 法和 Stoppa 法等。

(一) Gilbert 分类法和 Rutkow-Robbins 附加分类法

1988 年,Gilbert 基于解剖学和功能缺陷的情况,根据手术中所见,提出了一种比较详尽的分类系统,在分类时先要了解三种基本情况,即:疝囊是否存在、内环的大小和状况、腹横筋膜-腹横肌腱膜的

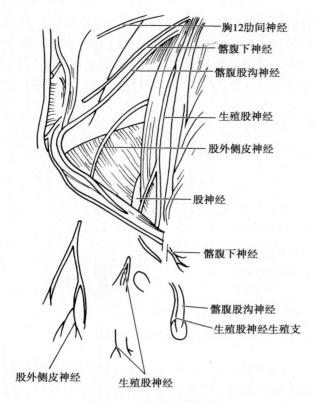

胸12肋间神经
髂腹下神经
髂腹股沟神经
生殖股神经
股外侧皮神经
股神经
髂腹下神经
髂腹股沟神经
生殖股神经生殖支
股外侧皮神经　　生殖股神经

图 22-10　腹股沟区的神经

完整性,根据这三种情况他将腹股沟疝分为 7 型,其中 1、2、3 型是斜疝,4、5 型是直疝,6 型是斜疝和直疝同存,7 型是股疝。

1. 1 型　内环较紧,通过它可穿出任何大小的疝囊,如通过外科手术返纳疝囊、并保持内环的完整性时,疝囊即能维持在腹腔内。

2. 2 型　内环中度增大,但直径不大于 4cm。

3. 3 型　内环扩张,直径大于 4cm,疝囊增大,其内常会有一滑疝或阴囊内的组织,并侵及直疝三角间隙,累及腹壁下血管,使之向内移位。

4. 4 型　尽管内环尚完好,但腹股沟管的上顶全部缺损。

5. 5 型　为直疝。其内环是一憩室样缺损,直径在 1~2cm,常在耻骨上方,亦可在腹股沟管后壁的任何部位。

6. 6 型　在 1993 年,Rutkow 和 Robbins 在 Gilbert 分型的基础上,附加了 6 型和 7 型,6 型是直疝合并发生了斜疝(即马裤型疝)。

7. 7 型　各种类型的股疝。(图 22-11)

以上各种分型,还必须说明其具体情况,是易复性、难复性、嵌顿性或是绞窄性疝,是否有滑疝或脂肪瘤存在等。近年来临床使用不用缝合的网塞填充法处理 1 和 2 型疝,对 3 型疝则需先在精索旁缝

合腹横筋膜后,这样可将内环从 4cm 缩到 2 型那样大小,再植入网塞填充进行修补。

Rutkow 和 Robbins 根据这种分型方法,提出不同类型疝的处理原则,较为实用。对于 1、2、3 型疝,先游离疝囊至内环,与精索的脂肪组织分开,如果是嵌顿疝或巨大疝时才打开疝囊,否则很少去打开疝囊,因此也勿需结扎,而仅仅是将游离出的疝囊送回腹腔,在内环处置入网塞,对于 1 型疝仅间断缝合数针,将网塞固定在内环周边的腹横筋膜上;2 和 3 型疝则需将网塞稳固的置于内环边缘,并加密间断缝合在腹横筋膜上;4 和 5 型疝应用电刀切去腹膜前脂肪组织,清晰地见到内环周边至少 5mm 完整的腹横筋膜组织,将游离的疝囊及覆盖的腹横筋膜和腹横肌腱膜一并送入,置入网塞,并间断缝合网塞至永久性位置上;6 型的斜疝并直疝者,需使用两个或多个网塞才能成功;7 型股疝则先仔细游离疝囊和周围组织的粘连,疝囊必须打开,并从股管送回腹腔,用网塞置于股管下口处,并安全的缝牢在周围筋膜上,一般情况下并不需要再加用补片覆盖。

(二) Nyhus 分类法

Nyhus 在 1991 年介绍了一种根据严格的解剖学标准,并注意到腹股沟管内环和后壁功能情况制定的分类方法,即所谓的"个体化"分类法。

1. 1 型　斜疝,内环正常大小,其构型和结构也正常,疝囊外伸至腹股沟管中点处,直疝三角则完全正常。

2. 2 型　斜疝,内环薄弱,但未累及腹股沟管的上壁,疝囊伸出至可充满腹股沟管,但未进入阴囊,直疝三角未受影响。

Nyhus 认为 1 型疝无需行腹肌筋膜和肌腱的修补,仅高位结扎疝囊即可。2 型疝需足够的高位结扎疝囊,内环亦需加以闭合。

3. 3 型　表现为失去腹股沟管后壁的完整性,3 型包括了 3 种亚型:①3A 型是直疝,直疝三角的腹横筋膜薄弱,在此处突出疝块,不管何种大小或形状的直疝均包括在 3A 型内;②3B 型 是斜疝,指那种大的、扩张内环的疝。疝囊常落入阴囊内,有时还会有右侧的盲肠和左侧的乙状结肠坠入形成滑疝,这种滑疝常损害腹股沟管的上壁,此外内环变得薄弱,并有腹壁下血管的移位。Nyhus 推荐对 3A 和 3B 型疝通过腹膜前途径修补,如经后腹膜前途径方法,则需放置补片加强修补;③3C 型 亦即股疝,应将髂耻束与 Cooper 韧带缝合,但 Nyhus 亦指出可用充填塞网修补。

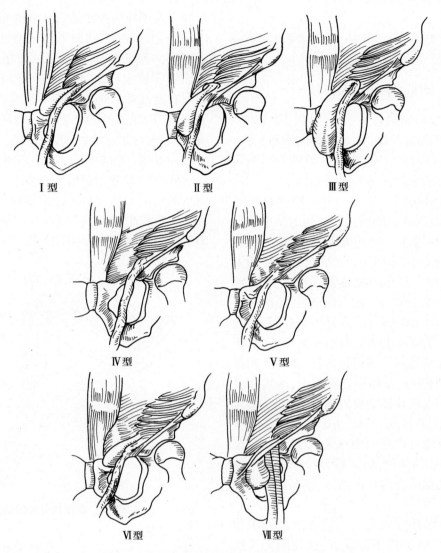

Ⅰ型　　　　　　　　　　Ⅱ型　　　　　　　　　　Ⅲ型

Ⅳ型　　　　　　　　　　Ⅴ型

Ⅵ型　　　　　　　　　　Ⅶ型

图 22-11　Gilbert 分类法和 Rutkow-Robbins 附加分类法

　　4.4 型　是复发性疝，可分为 4 种亚型，即直疝（4A 型）、斜疝（4B 型）、股疝（4C 型）和这些疝的复合型（4D 型），无论用哪种方法修补这型疝的并发症发生率均较高，Nyhus 推荐对 4 型疝应施行后侧髂耻束修补并镶嵌上加强的补片。

　　（三）Bendavid 分类法

　　1993 年，Bendavid 提议使用疝的种类、分期和尺寸大小进行分类方案（即 TSD 分类法），共分 5 型：①1 型是前外侧型疝（原斜疝）；②2 型是前内侧型疝（原直疝）；③3 型是后内侧型疝（原股疝）；④4 型是后外侧型疝（原血管前疝）；⑤5 型是前后侧疝（原腹股沟并股疝）。每一型疝又分为 3 期，来表示疝的扩展范围。

　　（四）Stoppa 分类法

　　Stoppa 根据欧洲的经验，经过十余年反复讨论，从 Nyhus 分类法中衍生出 Stoppa 分类法，主要根据加剧因素，分为 4 类：①1 型是斜疝，内环正常，小于 2cm，多在年轻人中，手术仅简单游离并闭合疝囊即可；②2 型亦是斜疝，但内环扩大，直径大于 2cm，手术不仅闭合内环，还应行 Bassini-Shouldice 修补术；③3 型包括斜疝、直疝和股疝，但均有加剧的因素存在，斜疝 3 型可用 Bassini-Shouldice 修补术方法治疗，直疝 3 型可置入假体补片治疗，股疝 3 型可用充填网塞于股管口治疗；④4 型指所有复发型疝，分为 3 种亚型，4R1 型是第一次复发的小斜疝，置充填网塞治疗；4R2 型是第一次复发的耻骨上部位的直疝，亦用充填网塞或用补片治疗；4R3 型是所有其他型的疝，包括双侧复发疝、复发股疝、多次复发斜疝、大口径内环的复发疝和绞窄性复发疝等，这些类型的疝均需大的假体补片加固腹壁薄弱区域。

以上4种分类法,以Gilbert分类法和Rutkow-Robbins附加分类法较为实用。

三、腹股沟疝手术方法

腹壁疝的治疗原则是尽早手术治疗。因疝块会不断增大,使腹壁缺损严重,从而影响生活和工作;斜疝又易于发生嵌顿和绞窄,未及时处理会影响病人生命安全,防患于未然是非常重要的。

对于腹股沟斜疝修补手术的基本原则是修复缺损的内环和腹股沟管。腹股沟斜疝病因学中的重要因素是内环处出现了外突的腹膜囊,而腹横肌腱膜和腹横筋膜的组织结构变化,又决定着内环的大小和其边缘的强度。斜疝的腹膜囊,一般是从内环外侧,有时稍靠精索上方穿出的,此处也正是腹横筋膜悬带分离臂之间相对薄弱的部分。相对而言,内环内侧则覆盖着腹横筋膜悬带和凹间韧带,同时还有精索,特别是输精管斜行至内环内侧,进一步阻挡疝囊不易自此处外突。但如果疝囊很大,缺损亦可侵及腹股沟管后壁,疝块即会较直地穿出腹腔,增大的内环渐渐靠拢到外环的下和后方。所以在修补斜疝时,首先要注意增强内环的外侧区,通过分离提睾肌而充分显露内环的外侧部,再缝合拉拢腹横筋膜的缺损,也需要加强缝合内环内侧区,亦即腹股沟管后壁的缺损。

临床常用的修补方法可分为传统疝修补术和无张力疝修补术,25岁以下的患者,往往因先天性内环口发育不全而导致斜疝的发生,但这类患者因自身组织良好,且处于生长发育期,故一般不建议使用补片修补术式,25岁以上患者,视具体情况可以使用补片。

腹股沟斜疝修复术的一般手术原则:

1. 充分显露　切口上方需在腹壁下动脉处,使疝囊颈充分显露出来。

2. 高位结扎疝囊　在内环处完全分离出疝囊,这样才能消灭腹壁的袋形外突,防止疝的复发。

3. 仔细止血　沿精索走行的大小出血点要一一结扎止血,防止术后形成血肿,继发感染。

4. 加强腹壁　主要是利用缝合或修复的方法加强腹壁,特别是加强腹股沟管后壁的力量,减少薄弱环节,这是手术成败的关键。术前必须仔细选择修复方法,术中应认真操作。

根据腹股沟斜疝的解剖特点和临床表现,证明加强腹股沟管后壁,防止疝复发的重要环节在于妥

善缝牢内环处的腹横筋膜。腹横筋膜围绕精索形成内环口,并呈漏斗状向下进入腹股沟管,变成精索内筋膜。形成腹股沟斜疝后,腹横筋膜则同时围绕着疝囊和精索(图22-12)。所以,手术修复斜疝时,必须在此漏斗口部纵行切开精索内筋膜,显露疝囊和精索,并将二者分离,然后在内环平面横行切开疝囊,将疝内容物返纳后,闭合腹膜。并要特别注意缝牢腹横筋膜。除婴幼儿外,还需将腹横肌和腹内斜肌的联合肌腱缝于腹股沟韧带上,进一步加强腹股沟管的后壁。修复手术中显露内环的途径有三种:一是经腹股沟部,二是经腹腔,三是经腹膜前。临床上常使用前两种方法(图22-13)。

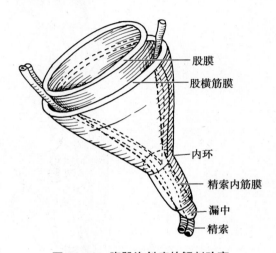

图22-12　腹股沟斜疝的解剖改变

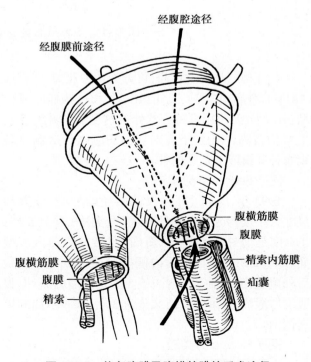

图22-13　修复腹膜及腹横筋膜的手术途径

（一）精索原位腹股沟斜疝修复术（Ferguson 修补术）

是精索原位的修补手术，这种加强腹股沟管前壁的修补术，从理论上讲是不尽合理的，而且经过多年实践也证明它的效果欠佳。这种术式仅适用儿童和年轻人较小的斜疝，其腹横筋膜无明显缺损和腹股沟管后壁较为健全的斜疝，一般病情较轻的直疝亦可使用。手术时在处理完毕内环缺损后，在精索前方将腹横肌腱膜和联合肌腱缝合至髂耻束或腹股沟韧带上，闭合腹股沟管。

【手术步骤】

1. 体位、切口　仰卧位。自腹股沟韧带中点上方 3cm 处至耻骨结节，作与腹股沟韧带平行的斜切口，长约 6cm（图 22-14）。

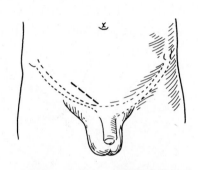

图 22-14　Ferguson 修补术的切口

2. 显露疝囊　切开皮肤后，最先遇到的是浅筋膜浅层（即皮下脂肪）。切开此层时，可在术野见到两条腹壁浅部动脉（即切口外段的腹壁浅动脉和切口内段的阴部外浅动脉），应一一结扎、切断，防止不必要的出血，再顺切口方向切开浅筋膜深层（图 22-15）。

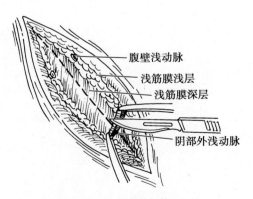

图 22-15　切开浅筋膜浅层和深层

用缠纱布的手指向两侧钝性分离浅筋膜深层下面的结缔组织，显露腹外斜肌腱膜。在腹外斜肌腱膜上切一小口，先用剪刀在腱膜下潜行分离，再用剪刀挑起腱膜，顺纤维方向向上和向下剪开，以免损伤紧贴在腱膜下的髂腹下神经和髂腹股沟神经。当向下朝外环剪开时，可用镊子插入外环，将其撑开，以免损伤经外环通出的髂腹股沟神经（图 22-16）。

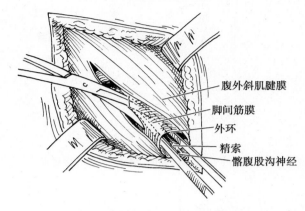

图 22-16　切开腹外斜肌腱膜

用小止血钳夹住提起腹外斜肌腱膜的两缘，用缠以纱布的示指在腱膜切缘深面向两侧分离。下外侧缘需分离到腹股沟韧带，上内侧需分离出腹内斜肌、腹横肌游离缘和联合肌腱（图 22-17）。分离过程中，注意不应损伤腹外斜肌腱膜深面的髂腹下神经和髂腹肌沟神经。

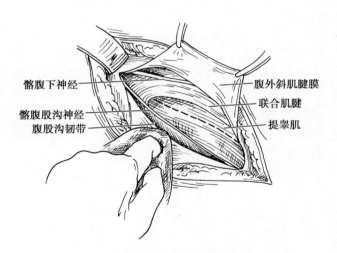

图 22-17　向两侧分离

将腹内斜肌、腹横肌用直角拉钩向上拉开，显露精索和覆于其上的提睾肌。在前方切开提睾肌，用小止血钳轻轻夹住切缘拉向两侧，就可看到精索（图 22-18）。

仔细分离精索，注意其周围的组织，在精索的内上方寻找疝囊。有困难时，可嘱病人用力咳嗽或收缩腹肌，使疝囊外突。辨清疝囊后，即可提起、切开（图 22-19）。

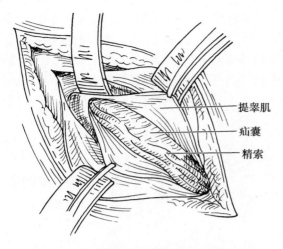

图 22-18　拉开腹内斜肌、腹横肌，切开提睾肌

提睾肌
疝囊
精索

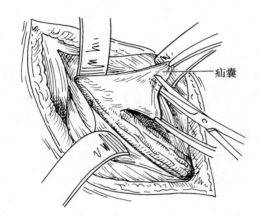

图 22-19　寻找并切开疝囊

疝囊

3. 高位结扎疝囊　欲求疝囊的高位结扎，首先必须将疝囊向上分离至内环处。分离疝囊时，可用止血钳提起疝囊切开缘，并用左手示指伸入疝囊作为支持，再用右手示指缠以纱布仔细钝性分离，逐渐将疝囊与精索等组织分开（图 22-20）。如粘连较重，

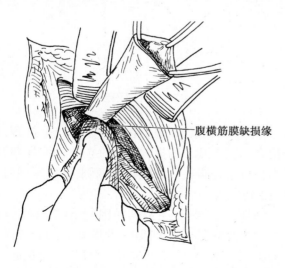

图 22-20　分离疝囊至内环处，辨清周围重要组织

腹横筋膜缺损缘

也可使用锐性分离。

向上分离疝囊见到腹膜外脂肪时，即已分至疝囊颈以上。在内环处应辨清附近的组织结构。在疝囊内侧，常可见弧形的腹横筋膜缺损缘。将手指经疝囊颈伸入腹腔内，可触及腹壁下动脉在内环的内下方搏动。精索在疝囊的外下方，其中的输精管常紧贴疝囊壁，分离时应避免损伤。然后用手指将疝内容物推入腹腔。

如果疝囊较小，可在颈部缝扎、切断（图 22-21）；如果疝囊较大，则可将疝囊游离缘提起，并将疝囊颈尽量拉出。在颈部高位用 4 号丝线作荷包缝合（图 22-22）。扎紧荷包缝线后，再行缝扎加固，使局部腹膜不再存在袋形突出。然后在缝线远端 1cm 处切除疝囊。缝合时必须注意避免损伤精索和腹壁下血管，还应避免扎住腹腔内脏器。如疝囊较大，可不分离疝囊下半段，只在其中部切断后切除上半段，保留

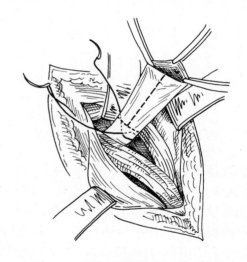

图 22-21　小的疝囊可高位缝扎切断

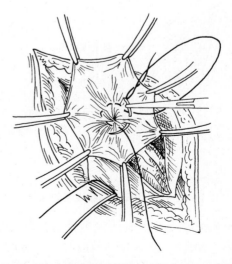

图 22-22　大的疝囊，可高位荷包缝合，切除多余囊壁

下半段,以减少组织损伤和出血。最后将疝囊残端推回腹外间隙。

4. 修复腹壁　在精索不移位的情况下修复腹壁各层。

首先,将上层精索轻轻向外下方拉开,用 4 号丝线间断缝合腹横筋膜的弧形缺损,一般需 3~5 针,缝合后的内环应使精索不受压迫,约能通过一止血钳尖为准。缝合时需注意避免损伤内侧的腹壁下动脉及从腹横筋膜深面穿出的精索外血管和耻骨血管(图 22-23)。

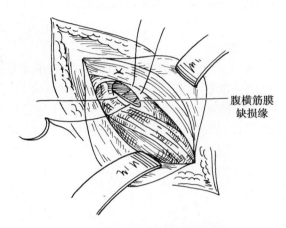

图 22-23　修复内环、腹横筋膜

其次,将提睾肌切开缘作间断缝合后,用 4 号或 7 号丝线从上方开始将联合肌腱间断缝于腹股沟韧带上,针距 1cm 左右。待全部缝好后,自上向下依次将线打结(图 22-24)。腹股沟韧带上的针孔要浅而宽,以防损伤股动、静脉。几个针孔不要缝在同一纤维束间,以防拉紧后撕裂,影响修复后强度。缝合时还要注意避免张力过大,影响愈合。

然后,将两层腹外斜肌腱膜重叠,用 4 号丝线间断缝合(图 22-25)。缝至外环时,需注意保留能容纳一小指尖的间隙,以免新形成的外环太小,影响精

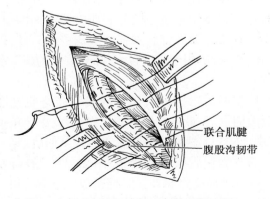

图 22-24　将联合肌腱缝于腹股沟韧带上

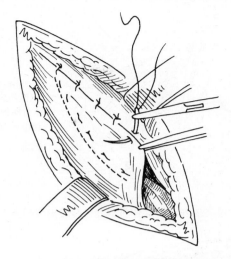

图 22-25　将腹外斜肌腱膜重叠缝合

索内血液返流,发生术后阴囊水肿,甚至造成睾丸萎缩。同时尚要注意勿将髂腹下、髂腹股沟神经和膀胱缝住。

5. 缝合　仔细止血,必要时用温盐水纱布敷压创面。小出血点均应一一结扎,然后冲洗伤口,用细丝线间断缝合浅筋膜深层和皮肤。一般情况下不需引流。

(二)精索腱膜下移位腹股沟斜疝修复术(Bassini 修补术)

是精索移位至腹外斜肌腱膜下的加强腹股沟管后壁的斜疝修补术式,应用范围广,适用于一般成人的腹股沟斜疝腹股沟管后壁有缺损者。手术开始时的步骤同 Ferguson 修补术,在修复肌股沟管时,先将精索游离提起至腹内斜肌浅面。在精索后方将腹横肌腱膜和联合肌腱缝合至髂耻束或腹股沟韧带上,加强了腹股沟管后壁。

修复时先用橡胶皮片将精索拉开,间断缝合腹横筋膜上的缺损。然后用 4-0 或 7-0 号丝线间断缝合联合肌腱和腹股沟韧带,自上向下约缝 4~5 针。先不结扎,待全部缝好后再自上而下依次扎牢(图 22-26)。将精索放在腹内斜肌外面,间断缝合提睾肌,再重叠缝合腹外斜肌腱膜,外环处需能容纳一小指尖(图 22-27)。最后缝合皮下组织和皮肤。

(三)改良精索腱膜下移位腹股沟斜疝修复术——耻骨韧带修复术(McVay 修补术)

McVay 提出腹横筋膜和腹横肌下方的纤维并不是附着到肌股沟韧带,而是附着在耻骨梳韧带(Cooper 韧带)上,而腹股沟疝发生中腹横筋膜是最薄弱处,故主张在加强腹股沟管后壁时,将腹横筋膜和联合肌腱缝于耻骨梳韧带上(图 22-28)。McVay

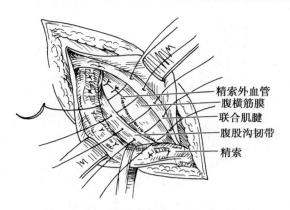

图 22-26　将联合肌腱缝于腹股沟韧带上

精索外血管
腹横筋膜
联合肌腱
腹股沟韧带
精索

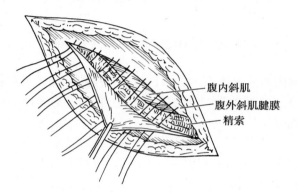

图 22-27　重叠缝合腹外斜肌腱膜

腹内斜肌
腹外斜肌腱膜
精索

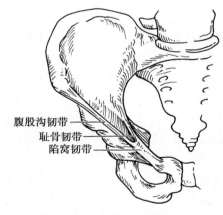

腹股沟韧带
耻骨韧带
陷窝韧带

图 22-28　耻骨韧带和腹股沟韧带的关系

修补术的主要优点有耻骨梳韧带较固定,坚韧不易撕裂;此种缝合符合解剖层次和组织结构的原则;直视下缝合也较安全。但缺点是位置较深,不易显露,有时还需在腹直肌前鞘作减张切口(图 22-29)。其适应证为巨大斜疝、老年人直疝和复发疝。据 Rutledge 报告 747 例 906 次手术后随诊 9 年(平均)结果,复发率仅 1.9%,复发疝的复发率为 2.4%。

　　手术开始步骤同精索原位腹股沟斜疝修复术。在修复时,先拉开精索,将内环处的腹横筋膜缺损间断缝合。然后在腹直肌前鞘纵行切开,减少缝合的

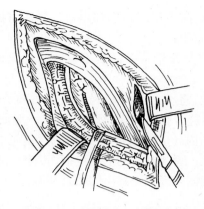

图 22-29　切开腹直肌前鞘,减少缝合张力

张力(图 22-29)。

　　用左手示指触及股静脉加以保护,再用 4 号或 7 号丝线间断缝合联合肌腱和耻骨韧带 3~4 针(图 22-30)。将精索置于腹内斜肌外面,重叠缝合腹外斜肌腱膜后,依次缝合皮下组织和皮肤。

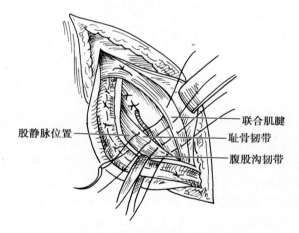

股静脉位置
联合肌腱
耻骨韧带
腹股沟韧带

图 22-30　将联合肌腱缝于耻骨韧带上

(四) 精索皮下移位腹股沟斜疝修复术(Halsted 修补术)

　　这是精索皮下移位的腹股沟斜疝修补术,手术的特点是将精索移位至腹外斜肌腱膜浅面的皮下,利用腹壁各层肌肉腱膜加强腹股沟管的后壁,以减少疝的复发,适用于年龄较大、疝囊较大的腹壁薄弱的病人。

　　修复时,拉开精索,用细丝线将联合肌腱缝在腹股沟韧带上,最上一针不能缝得太紧,以免压迫精索(图 22-31)。然后将精索置于腹外斜肌腱膜外面,再将腹外斜肌腱膜重叠缝合(图 22-32)。有时在精索自内环处尚需将腹外斜肌腱膜切口上端另切一横行小口,切断部分纤维,使精索不致受压。最后将精

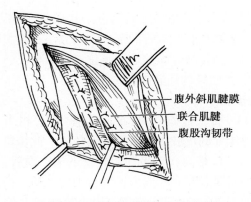

图 22-31 将联合肌腱缝于腹股沟韧带上

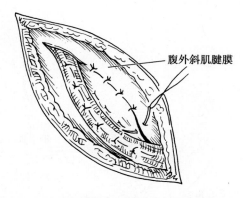

图 22-32 重叠缝合腹外斜肌腱膜,精索置于皮下

索置于皮下层,间断缝合皮下组织和皮肤。

（五）Shouldice 修补术

目前在众多的疝修补术中,Shouldice 手术是适应证最广的术式,其适应证有直疝、较大的斜疝和大部分复发疝等。Shouldice 修补术的基本原则是:①腹股沟疝的主要发病原因是腹股沟管后壁缺损,是腹横筋膜薄弱或破损的结果,因此修复腹横筋膜是加强腹股沟管后壁的关键步骤;②在强调腹横筋膜修补的基础上,将腹横肌腱筋膜和腹内斜肌腱膜与腹股沟韧带缝合,以达到无张力和纤维解剖性愈合;③从内到外的腹横筋膜、腹横肌腱膜和腹外斜肌腱膜等各层,均应行双重折叠缝合或双层加固技术,并使缝线抽紧后呈锯齿形,以减轻张力;④采用的缝合材料要求强度大,不吸收,异物反应轻,不窝藏细菌,以聚丙烯单丝较为理想。

在加强联合肌腱的缝合中,最好将腹横肌腱膜和腹内斜肌腱膜分别缝在腹股沟韧带上,即先从内环口处将腹横肌腱膜缝于腹股沟韧带上,直至耻骨结节处,然后返回向内环口方向,将腹内斜肌腱缝于腹股沟韧带缘上的腹外斜肌腱膜上。最后重叠缝合腹外斜肌腱膜,上叶边缘缝于下叶边缘浅面,外环口

容纳一小指,在此处还须将提睾肌远侧残端贯穿缝在腹外斜肌深面,以缩小外环口。

疝囊切除前的步骤同前。分离囊颈时必须达到内环口处,把内环口周缘的腹横筋膜边缘分离出来,在颈部行荷包缝合或贯穿结扎,切除疝囊远端,任疝囊残端退缩回内环口内腹膜外间隙。此时,以解剖镊子或止血钳提起内环口内侧缘的腹横筋膜,看到并向后推开腹壁下动脉及其他腹膜外脂肪组织,向耻骨结节方向剪开腹股沟管后壁的腹横筋膜(图 22-33)。

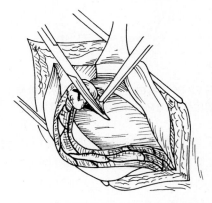

图 22-33 向耻骨结节方向剪开腹横筋膜
(注意腹壁下动脉及腹膜外脂肪组织)

首先提起腹横筋膜上侧瓣,分离其下的脂肪层,继而提起下侧瓣,注意来自腹壁下动脉的分支穿通该筋膜瓣走向提睾肌和精索,即精索外动脉,在分支基部予以切断、结扎。下缘筋膜瓣必须分离到其融合至腹股沟韧带深部处。充分止血后,进行腹横筋膜修补和内环重建。采用双对抗缝合技术,用 4-0 或 7-0 号丝线从下端开始向上递行交叉连续缝合(图 22-34)。下外侧筋膜瓣重叠缝到上内侧瓣的深面,一直缝达内环外侧缘,留下精索出口。

然后,将上内侧筋膜瓣的游离缘盖在外侧瓣上面,再把上瓣游离缘与下瓣同腹股沟韧带深面融合

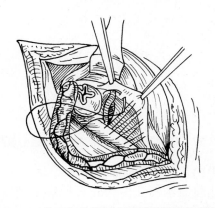

图 22-34 从下向上逆行交叉连续缝合腹横筋膜

223

处连续自上向下缝到耻骨结节附近，与最初的一针缝线打结，缝合针距2~4mm，以不同深度，缝成不平的锯齿状，以增加强度（图22-35）。完成腹股沟管后壁修复和内环口重建。

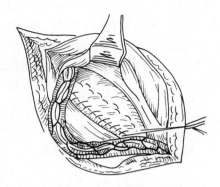

图22-35　再由上向下将上瓣游离缘与下瓣同腹股沟韧带深面融合处连续缝合

最后，把联合肌腱和腹横肌腱膜（弓），缝合到腹股沟韧带上，以增强腹股沟管后壁（图22-36）。精索置于腹外斜肌腱膜下，缝合该腱膜（图22-37）。

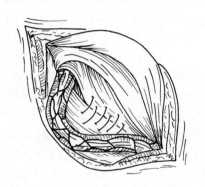

图22-36　将联合肌腱与腹横肌腱膜缝合到腹股沟韧带上

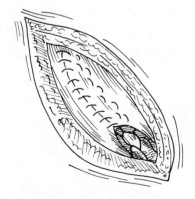

图22-37　精索置于腹外斜肌腱膜下，缝合该腱膜

（六）小儿腹股沟斜疝修补术

小儿腹股沟斜疝多为先天性腹膜鞘突未闭所致，疝囊常与精索和睾丸紧密愈着。因小儿处于发育过程，所以手术时，仅需高位结扎疝囊，多不需切除疝囊和修复腹股沟管后壁。常用方法有经腹股沟疝囊高位结扎和经腹腔疝囊高位离断两种。

1. 经腹股沟疝囊高位结扎术

【手术步骤】

（1）切口、显露疝囊：在病儿耻骨上，相当于腹直肌外缘处的皮肤自然皱襞做斜切口。此切口需较成人的切口略高和较平。切开皮下浅筋膜后，可见到腹外斜肌腱膜和较成人比例为大的外环。小儿腹股沟管较短，多在1cm左右，用小拉钩向上外方向拉开外环，再用止血钳分开提睾肌，即可显露出精索和疝囊（图22-38）。

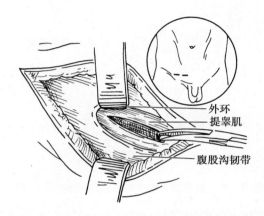

图22-38　拉开外环，分开提睾肌，显露精索和疝囊
（附图示切口）

（2）分离疝囊：分出疝囊，用止血钳提起后剪开（图22-39）。扩大疝囊切口，并将其边缘用止血钳提起，平铺展开。在内环和外环之间，用一把组织剪置于囊壁和精索之间，环绕疝囊锐性分离，并将疝囊壁横断（图22-40）。上半段疝囊用纱布将其与精索钝性分离至疝囊颈部（图22-41）。

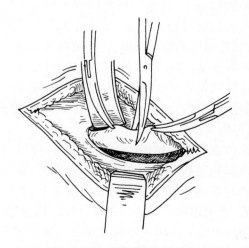

图22-39　分离并切开疝囊

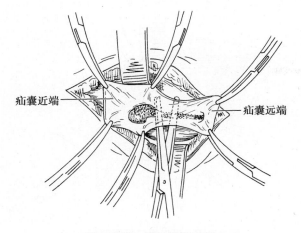

图 22-40　锐性分离疝囊

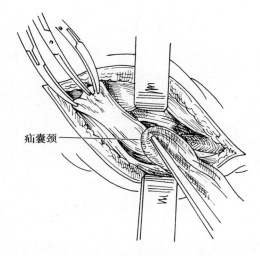

图 22-41　分离疝囊至颈部

（3）缝扎囊颈：用左手示指介入疝囊，将囊内容物推回腹腔（图 22-42），再将疝囊颈部拧绞后缝扎，并剪去多余的上段疝囊（图 22-43）。下半段疝囊不需切除，在止血后放回阴囊原位。检查精索，不要扭曲，防止睾丸血运障碍（图 22-44）。

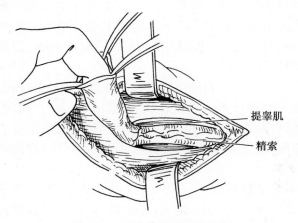

图 22-42　将疝内容物推回腹腔

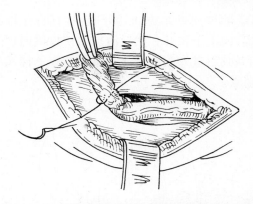

图 22-43　缝扎疝囊颈部后，修复腹横筋膜的缺损

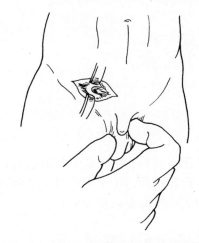

图 22-44　放回下半段疝囊，避免精索扭曲

（4）缝合：仔细止血后，缝合提睾肌和腹外斜肌腱膜（图 22-45）。再逐层缝合皮下组织和皮肤。

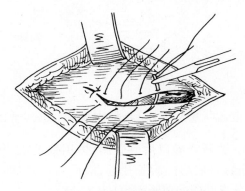

图 22-45　缝合腹外斜肌腱膜

2. 经腹腔疝囊高位离断术

【手术步骤】

（1）切口：此种手术的切口应比经腹股沟途径的切口稍高。在病侧腹股沟管内环上方约 0.5cm 处（相当于病侧下腹部自然皱襞平面）作一长约 3cm 的横切口；切口的内侧端趋于病侧腹直肌外缘。切开皮肤和浅筋膜后，按切口大小切开腹外斜肌腱膜（图

225

22-46）。再顺肌纤维方向切开腹内斜肌，并将其钝性分离，向上下拉开。然后沿皮肤切口横向切开腹横肌和腹膜，进入腹腔。注意避开髂腹下神经和腹壁下血管。

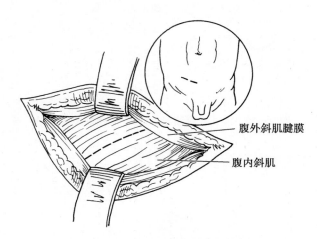

图 22-46 切开腹外斜肌腱膜
（虚线为分开腹内斜肌处）

（2）显露疝囊口：用蚊式止血钳提起切口下缘的腹膜向下牵拉后，即可见内环处的疝囊口（图22-47）。伸入小指检查疝囊内情况。

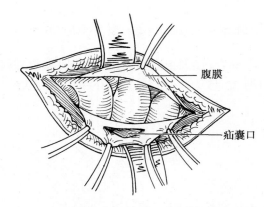

图 22-47 进入腹腔后，提起下缘腹膜，找到疝囊口

（3）剪断疝囊口后唇腹膜：另用数把蚊式止血钳将疝囊口后唇的腹膜提起，沿后唇后侧（即囊口下侧）分离并横向剪断腹膜（图22-48）。

（4）缝合腹膜：将腹壁的腹膜切口上缘与剪断的疝囊口后唇的腹膜下缘用细丝线连续缝合，闭合腹腔（图22-49）。这样，就可将疝囊和内环附近的腹膜一并旷置在腹腔外，腹腔内容物再也不会经内环处的疝囊口进入疝囊内，达到高位处理疝囊的目的。

（5）缝合腹壁：逐层缝合腹壁各层。此手术适用于婴幼儿先天性腹膜鞘突未闭而形成的腹股沟斜疝和用其他方法修复的术后复发性斜疝。在手术过

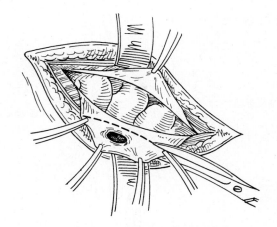

图 22-48 沿疝囊口后唇剪断腹膜

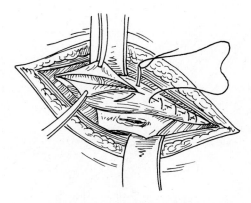

图 22-49 缝合腹膜旷置疝囊

程中，切口位置十分重要。太高、太低和太内、太外均不易找到内环开口处，需要注意。此外，在剪断内环后唇的腹膜时，必须将腹膜与腹膜外结缔组织分开，否则会误伤输精管、腹壁下血管和膀胱。其余同"一般腹股沟斜疝修复术"。

（七）滑疝修补术

腹股沟斜疝的部分疝囊壁由腹腔内脏本身构成时，即为滑疝。其发生率虽低，但如果处理不当，常损伤内脏或造成复发。手术时，除了要完成一般腹股沟斜疝修复术的手术步骤外，还需将脱出的内脏送回腹腔。对腹股沟滑疝常用的腹腔外和经腹腔两种修补方法。

1. 腹腔外滑疝修补术　此法适用于一般滑疝，脱出肠袢长 5cm 以上，但不超过 10cm 者。对有较长肠袢脱出超过 10cm 以上的滑疝，用此法修复会引起肠折曲而致梗阻或影响血运，应采用经腹腔法修复。

【手术步骤】

（1）显露、切开疝囊：皮肤切口与"一般腹股沟斜疝修复术"相同。因脱出的脏器形成疝囊后壁，

故疝囊的前侧即是脏器的腹膜反折。纵行切开疝囊前壁后(图 22-50)。如见到疝内容物和由结肠(或其他内脏)构成的疝囊后壁,即可诊断为滑疝(图 22-51)。

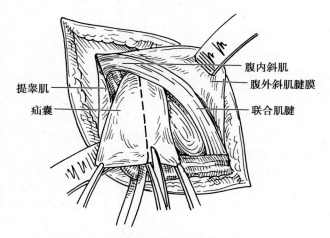

图 22-50　纵行剪开疝囊前壁

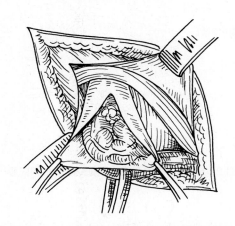

图 22-51　切开疝囊,可见结肠构成的疝囊后壁

(2) 剪开结肠两边的腹膜:将精索从疝囊上分离后拉开。铺开疝囊壁,把疝内容物经疝囊颈部送回腹腔,看清构成疝囊后壁的结肠。然后,用几把止血钳夹住并提起结肠旁边的腹膜,在离结肠边缘 2cm 处剪开筋膜两边及顶端的腹膜,直至疝囊颈部(图 22-52)提起脱出的结肠,在结肠后面轻轻分离至内环以上(图 22-53)。

(3) 重建结肠系膜:撤除止血钳,用手提起结肠,在结肠后面把两侧的腹膜切开缘拉拢缝合,形成一个新的结肠系膜,再缝合剩余的疝囊切开缘(图 22-54)。

(4) 高位缝扎疝囊颈:将结肠送回腹腔,在疝囊颈部高位结扎,切除多余的疝囊,或在上半段疝囊作 3 道荷包缝合(图 22-55),然后自内而外顺次结扎,

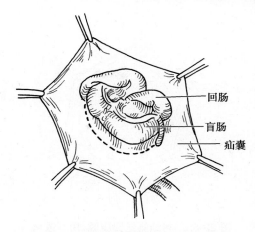

图 22-52　离结肠边缘 2cm 处切开腹膜

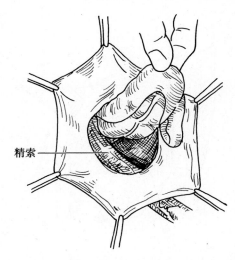

图 22-53　拉出结肠

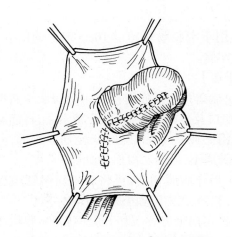

图 22-54　缝合两侧腹膜切开缘

将疝囊向内翻入(图 22-56)。

(5) 修复腹股沟管:用 4 号丝线间断缝合腹横筋膜缺损,按"精索皮下移位腹股沟斜疝修复术"修复腹股沟管,最后缝合皮下组织及皮肤。

2. 经腹腔滑疝修补术(LaRoque-Moschcowitz)

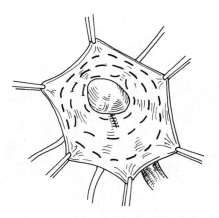

图 22-55 将结肠送回腹腔,用 3 道荷包缝合高位缝扎并内翻疝囊

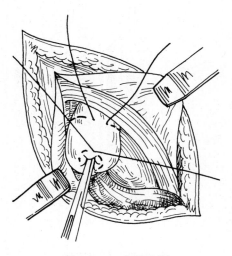

图 22-56 内翻疝囊

此法适用于滑脱肠管超过 10cm 以上的巨大滑疝。多用于左侧。

【手术步骤】

(1) 显露并切开疝囊:按"一般腹股沟斜疝修复术"的切口及显露。分离、拉开精索后,将疝囊前壁切开线沿距肠壁 1.5cm 处延长至疝囊颈部,分离脱出的结肠周围,但切勿损伤其血管。

(2) 另作腹膜切口:再将腹外斜肌腱膜尽量向上拉开,充分显露出腹内斜肌(图 22-57)。然后在髂腹下神经走向上方逐层切开腹内斜肌、腹横肌和腹膜(图 22-58)。

(3) 自腹膜切口提出疝内容物:切开腹膜后,术者一手示指自下方上推疝囊,另一手拇、示指在上方拉出滑疝内容物。双手配合操作,将滑出的内容物(部分乙状结肠)送回腹腔,并自上方切口提出(图 22-59)。

(4) 重建乙状结肠系膜:当将滑疝内容物完全送回腹腔,又提出腹腔时,即可看到原来在(图

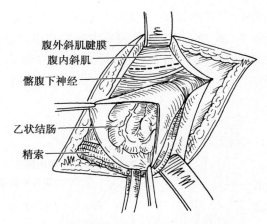

图 22-57 纵行剪开疝囊前壁,拉开腹外斜肌腱膜,显露腹内斜肌

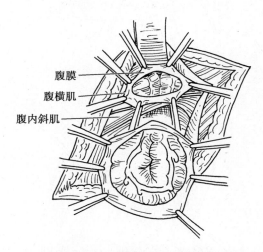

图 22-58 逐层切开腹内斜肌、腹横肌和腹膜

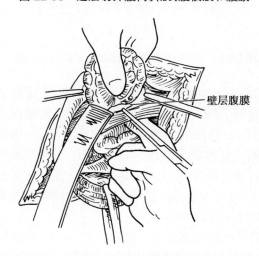

图 22-59 推回疝内容物,再经上方切口提出

22-58)中所示疝囊前壁切开时的两疝方向已完全上下颠倒过来(图 22-60)。切除乙状结肠系膜的多余部分,将两侧残留的游离缘用细丝线间断缝合(图 22-61)。

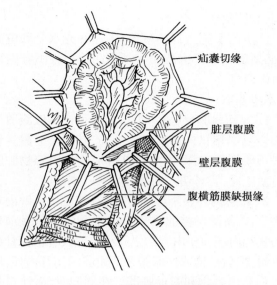

图 22-60 完全提出疝内容物

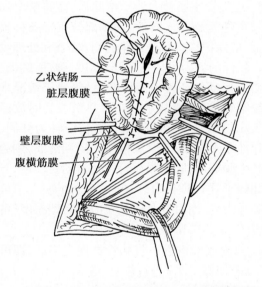

图 22-61 部分切除后缝合乙状结肠系膜

(5) 还纳疝内容物:将乙状结肠送回腹腔。一般情况下,并不需要与壁层腹膜固定。

(6) 缝合腹膜、修复腹股沟管:用中号丝线分层缝合腹膜、腹横肌和腹内斜肌,完全闭合髂腹下神经上方的切开部分(图22-62)。然后修复内环口的腹横筋膜,并按精索皮下移位腹股沟斜疝修复术修复腹股沟管,缝合皮下组织及皮肤。

3. 腹腔外滑疝修补术(Zimmerman) 随着腹股沟疝修补术的进步,利用腹横筋膜和修复内环口的重要性日益受到重视。而高位结扎疝囊原则已不被过分强调。这一新观点已被许多学者迅速应用于滑疝的修复。Zimmerman 等1967年提出了一种简单技术修复滑疝。比 LaRoque 和 Bevan 两种方法大为

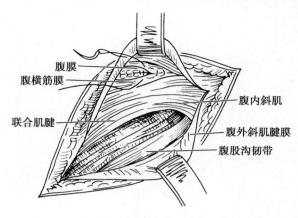

图 22-62 缝合上方切口

简化,收到相当满意的效果。

【手术步骤】

(1) 切口、显露内环:同一般腹股沟斜疝修复术。显露疝囊后与精索剥离达内环口水平。在前侧切开疝囊,切除多余的疝囊,不必剥离与肠管紧密粘连的疝囊后壁和进行腹膜化。

(2) 缝合疝囊:用 7-0 丝线仅作一单纯的外荷包缝合(图 22-63),然后缩紧外荷包缝合打结。助手扶持疝囊残端,术者用剥离子仔细把精索从疝囊后壁钝性剥开,达内环口以上(图 22-64)。

(3) 修复内环口:把疝囊残端返纳进内环口的腹膜外间隙。按常规用 7-0 号丝线间断修复内环口及腹横筋膜裂隙(图 22-65)。其余可按 Bassini 法修复。

4. 术中须注意事项:

(1) 滑疝的疝囊可大可小,也可没有,因此在未找到疝囊前切口不可开大,以免伤及内脏。对辨认确有困难者,应按经腹腔滑疝修复术切开上方腹膜,

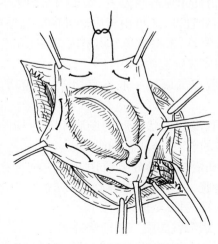

图 22-63 切除多余的疝囊,用 7 号丝线作单纯的外荷包缝合

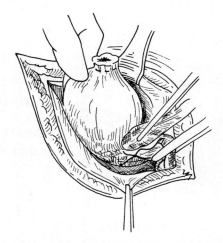

图 22-64　把精索从疝囊后壁钝性剥开至内环以上

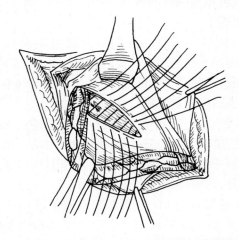

图 22-65　间断缝合内环口及腹横筋膜裂隙

待伸入手指检查即可确定。

（2）分离结肠时，除应避免分破肠壁外，还应注意在疝囊后面有脱出结肠的供应血管，慎勿损伤。在切除或高位缝扎疝囊颈时，尤应注意。

（3）滑疝术后容易复发，除了因术中未能确认，未做恰当处理外，还可由于内环处的腹横筋膜缺损未得妥善修复，未将结肠分离至内口以上就作缝扎，以及残留腹膜突起等原因。

（4）脱出的阑尾一般不宜切除，以免增加感染机会。

（5）脱出的乙状结肠的肠脂垂不宜切除，以免误切潜在的憩室，造成感染或肠瘘。

（6）疝囊内侧缘分离或切开前应试行穿刺，避免误伤膀胱，一旦膀胱被误切开，应立即缝合，并放留置导尿管，引流至拆线后拔除。

（八）绞窄性腹股沟斜疝修补术

腹股沟斜疝发生绞窄后，除了局部肠管坏死外，更严重的是引起肠梗阻和全身水电解质的平衡

失调，必须紧急手术治疗。

手术前要施行胃肠减压，迅速补充水分和电解质，必要时输血。麻醉时必须提防反射性呕吐造成致命性窒息。

【手术步骤】

1. 显露、切开疝囊　手术切口可按一般腹股沟斜疝修复术切口向下延长 2~3cm，以便于显露。切开时不要切得过深，因疝囊外各层因疝内容物肿胀压迫而变薄，容易切入疝囊，误伤疝内容物。

2. 松解内环狭窄　切开疝囊后，尽快松解内环的狭窄，以解除肠祥的绞窄。此时，可在疝囊颈前外侧的狭窄内环和疝内容物之间小心置入有槽探针或止血钳，然后沿槽或在略张开的钳翼间切开内环，以免损伤疝内容物和附近脏器。在此同时，需注意勿使坏死的肠段滑入腹腔。

3. 处理绞窄肠祥　绞窄解除后，应将整个疝囊内的绞窄坏死肠段连同近、远端部分正常肠祥提出切口，严格保护切口免受污染，再行检查和处理绞窄肠祥。肠祥的活力可依据色泽、温度、弹性、蠕动、肠系膜血管搏动和疝囊内液体颜色、气味等情况来判断。绞窄解除，经温盐水纱布垫热敷或暂时放回腹腔内 5~10 分钟后，存活的肠管颜色应转为红润、肠壁有弹性和硬度，肠管浆膜恢复光泽和滑润，刺激肠管能产生肠蠕动，肠系膜血管恢复搏动。

如经上述处理仍有怀疑时，对老年病人宁可切除该肠祥为妥；而对婴儿或儿童应取谨慎态度，可先放回腹腔，术后严密观察。

4. 修复腹股沟管　将肠管处理完毕后，即可按"腹股沟斜疝修复术"进行修复、缝合。

【术中注意事项】

1. 切开皮肤时，可在肿块外的切口上端先显露腹外斜肌腱膜，然后在腱膜外上方向下分离、切开，以免损伤疝内容物。

2. 切开狭窄的内环时，应在内环上缘靠外侧由内向外切开，以免损伤内环内侧的腹壁下血管。

3. 肠祥的活力有疑问时，切不可侥幸放回腹腔，尤其是老年人。如病人情况允许，应作肠切除吻合术。

【术后处理】

1. 术后继续胃肠减压　小儿应按时扩肛直至肠蠕动恢复。根据病情补液、输血。

2. 腹胀严重时可用理气通肠药物及针灸治疗（见"腹壁切口裂开缝合术"的术后处理一节）。

3. 术后注意观察　如腹部有肠梗阻和腹膜炎症状，以及对肠祥活力有怀疑而又已放回腹腔者，尤

应严密观察,必要时重新剖腹探查。

4. 应用抗生素,预防切口感染。

(九)腹股沟直疝修补术

腹股沟直疝常发生在老年人,多为腹壁的薄弱所造成,与由先天性缺损所致的腹股沟斜疝不同,故在修复时,应注意加强局部腹壁。

【手术步骤】

1. 显露直疝外突部　皮肤切口应比斜疝修复术稍偏内侧。切开腹外斜肌腱膜,向上拉开联合肌腱,向下拉开精索,即可显露出直疝的外突部和附近组织结构。

2. 环形切开疝基底部腹横筋膜　分离并拉开精索后,先向内上方提起直疝突出部分,在其下缘用刀环形切开疝基底部的腹横筋膜(图22-66)。再向外下方拉开直疝,同样切开疝基底部内上缘的腹横筋膜,直疝是从腹壁下动脉内侧的腹股沟的三角向外突出的,故切开基底部外侧时,要避免损伤腹壁下动脉。待整个基底部环形切开后,用止血钳向上提起切开的腹横筋膜远端缘,这部分腹横筋膜即被外翻呈杯状,并将其剥离(图22-67)。

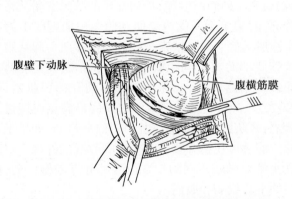

图 22-66　环形切开疝囊基底部下缘腹横筋膜

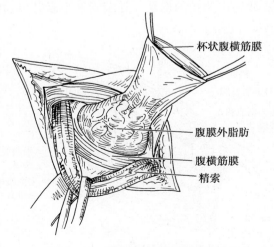

图 22-67　剥除疝囊外的腹横筋膜

3. 分离疝囊　分离腹膜外脂肪,显出直疝疝囊。用止血钳夹住疝囊顶部提起,沿疝囊壁将疝囊与膀胱作锐性分离,最后将疝囊完全分出。这样,既可估计其范围大小,又可稳妥地切开疝囊进行处理(图22-68)。

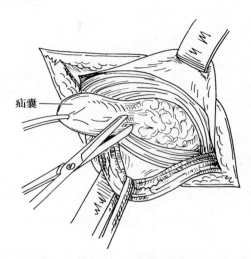

图 22-68　分离膀胱显露疝囊

4. 切开疝囊　无论是进行斜疝修复或是直疝修复,都必须切开疝囊。如果轻率提起疝囊不予切开,仅在疝囊颈部简单结扎,既不能达到高位结扎的目的,又可能误伤内脏。切开并提起疝囊,仔细检查疝囊与周围组织的关系;特别是注意腹壁下动脉在直疝疝囊颈的外侧,而髂内动脉分出的闭合的脐支则常在直疝疝囊颈的内侧(图22-69)。

5. 切除疝囊、缝合囊颈　将疝内容物放回腹腔,清理疝囊后,在靠近疝囊颈部切除疝囊囊壁。因直疝疝囊颈一般较宽,不易行内荷包缝合或单纯缝

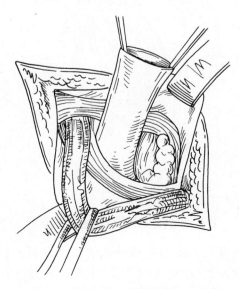

图 22-69　切开疝囊

扎,故常行间断缝合关闭。缝合宜使用 4-0 号丝线,第 1 层是间断褥式缝合,第 2 层是间断"8"形缝合(图 22-70)。

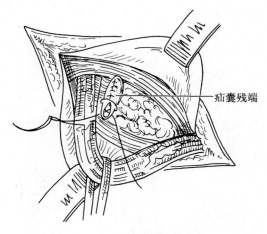

图 22-70　加固内翻缝合囊颈

直径小于 3cm,基底宽的直疝囊,可以不切开腹横筋膜和疝囊,只在隆起处的腹横筋膜上缝合一排内翻缝合,使隆起的部分折叠内翻后,再按 Halsted 法修复加强腹股沟管后壁。

6. 修复腹股沟管　缝合腹股沟后壁时,先用 4-0 号丝线间断缝合腹横筋膜(图 22-71)。然后将联合肌腱与腹股沟韧带缝合。重叠缝合腹外斜肌腱膜,将精索置于腹外斜肌腱膜的外面,最后缝合皮下组织和皮肤。

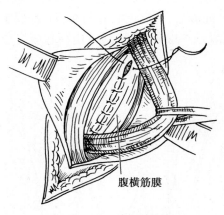

图 22-71　缝合腹横筋膜

四、无张力腹股沟疝修补术

腹股沟无张力疝修补术的概念和技术已经被越来越多的外科医师所接受,因其手术创伤小、术后疼痛轻、恢复快、复发率低、操作简单易学、学习曲线短等特点,越来越多的患者接受了这一术式,据不完全统计,2009 年全年中国接受该类手术后的患者人数近 50 万,手术后早期效果肯定,具有非常广阔的前景。因此,对于外科医师来说,无论年资高低,都应当亲自学习、掌握无张力疝修补术的要点和手术操作的规范化,这样才能提高手术的成功率和减低手术并发症。

(一) Lichtenstein 修补术

是无张力修补术,是腹股沟疝修补术的革命性变革,经全球数万例的经验证明,无论其近期或远期效果均优于以往任何术式。Lichtenstein 术式的问世,也统一了一个多世纪围绕着腹股沟修补术式的争论。Lichtenstein 修补术的适应证很广,包括按 Nyhus 分型的 2、3 和 4 型,经深入讨论,认为 1 型疝不存在腹横筋膜缺损,况且此型病例多为小儿,腹横筋膜区组织尚在发育,使用网片后可妨碍该区组织发育,故现已统一对 1 型疝不主张使用网片修补。

手术时,从耻骨结节开始向外侧延长做一个 5cm 长的皮肤切口,不超过 Langer 线(皮肤正常张力线),要很好的暴露耻骨结节和内环。皮肤切开后,切开腹外斜肌腱膜,把切开后的腱膜下瓣从精索游离,腱膜上瓣从腹内斜肌和腹内斜肌腱膜上游离距腹股沟底 3cm。精索与被盖的提睾肌一起从腹股沟管底部游离直到距耻骨结节 2cm 处。处理斜疝疝囊要暴露内环,在深环处纵形切开提睾肌鞘(图 22-72)。斜疝疝囊从精索上游离的最高点应超过疝囊颈,并还回入腹不做结扎。对腹股沟疝,如果是大的。疝囊被还纳并要做一个可吸收线的缝合。对腹股沟区要做较周到的检查以除外并存的壁内疝、低位的半月线疝和股疝。

应用一片 8cm×6cm 的补片。补片内侧端被剪成腹股沟内侧角的形状。在精索往上牵开后,补片

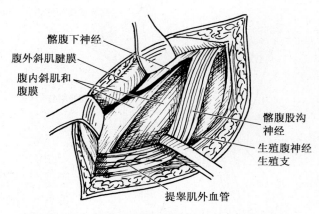

图 22-72　提睾肌纤维在内环水平横断或纵行切开

圆角以单丝不可吸收缝线固定在耻骨上的腹直肌前鞘，并把补片重叠腹直肌鞘1~1.5cm。在补片的外侧端剪开一裂口后，出现上下两尾片，上尾片用止血钳夹住从精索的下方拉出向病人头侧，使精索位于上下尾片之间。(图22-73)稍宽的上尾片用一止血钳夹住后盖过下尾片(图22-74)。

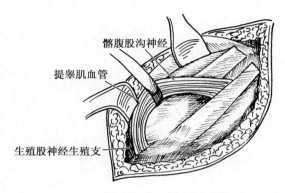

图22-73　精索位于已剪开补片的两片尾叶之间

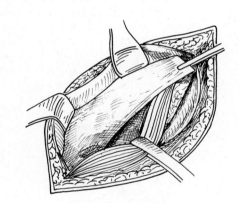

图22-74　两片尾叶交叉

把补片的上缘用2针可吸收缝线间断缝合固定在原位，一针在腹直肌鞘，另一针在内环侧方的腹内斜肌上。用不可吸收缝线把上、下尾叶的下缘各以1针固定在腹股沟韧带已完成的连续缝合的结旁，这就由补片产生了一个新的内环(图22-75)。外侧过多的补片要修整，要超过内环至少5cm，并被塞进腹外斜肌腱膜下。腹外斜肌腱膜用可吸收缝线在精索上缝合。

(二)网塞修补法

Lichtenstein是置一补片在从髂前间隙到腹直肌鞘的肌前位置，补片仅仅覆盖于腹股沟管和疝缺损或称疝孔，所以这补片是小于置于腹膜前补片。Lichtenstein修补手术对原发性腹股沟疝是一个简单易懂的手术。为了复发性腹股沟疝要游离瘢痕组织再置入与平展一张合成补片是不必要的。因为通

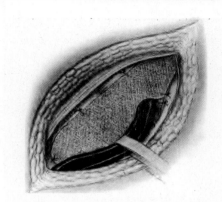

图22-75　两片尾叶的下缘缝合在腹股沟韧带上，由补片组成新内环

常出现的是稳定的瘢痕和相对小的缺损。最好不要去破坏这些结构。为此，在1971年Lichtenstein和Shore做了一个圆柱形盘卷的网塞，首先使用在复发股疝和复发腹股沟疝的病例。这个方法是有效的修补，而且复发率很低。一些外科医师改进并结合Lichtenstein的补片和网塞技术创造了大量极富想象力的补片模式如：伞样、降落伞样、蝴蝶样及花蕾样等。1993年Rutkow和Robbins第一次叙述了无张力网塞补片技术作为原发性和复发性腹股沟疝的标准手术方法。

(三)Kugel修补法

1975年法国医生Stoppa使用涤纶布作为材料，即将一张大的不吸收补片放至腹膜与腹横筋膜之间，补片以内环口为中心向四周展开，用补片加强薄弱的腹横筋膜，根据缺损的范围，使用足够的补片覆盖弓状线以下的单侧或双侧腹膜前间隙，下面要超过耻骨肌孔缘，不缝合，网片借助腹腔内的压力贴在腹壁之上，以后靠增生的纤维与组织固定，使补片没有伸展性，挡住内脏不能由腹壁缺损处突出。1999年美国医生Kugel在Stoppa的基础上加以改进，在双侧聚丙烯网周围加上聚丙烯弹力记忆环，以利补片在腹膜前间隙内展平。我们目前经常应用的为Bard改良Kugel补片。该补片使用的是微创的无张力疝修复技术，可以完全通过一个4~6cm切口完成，需要缝合最少。是在局麻或区域麻醉下的通过开放的、前入路的方法进行的腹膜前疝修复技术。Bard改良Kugel补片是一种自膨胀性聚丙烯补片，可以充分覆盖疝发生区域。深层放置的组织的良好长入可以增强修补效果。补片覆盖全腹股沟区，包括直疝、斜疝和股疝区域，最大程度的降低复发和遗漏疝的发生风险(图22-76，图22-77)。

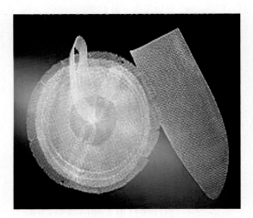

图 22-76　Bard 改良 Kugel 补片

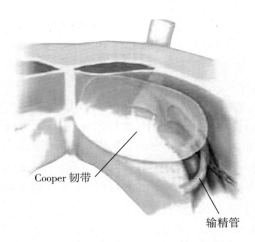

图 22-77　Bard 改良 Kugel 补片覆盖范围

　　手术中沿耻骨结节向髂前上棘方向做一 4~6cm 斜切口，通过切口进入腹股沟管，沿斜向钝性分离出平片的空间（图 22-78）。如为斜疝，游离精索和疝囊，用高位游离技术，从精索上分离疝囊在输精管和睾丸血管分叉处完全分开，有助于防止疝囊在补片下游动而造成的复发风险，之后在内环处回纳疝囊。如为直疝，游离精索并将疝囊分离至直疝三角基部，在疝囊基部环形离断并将疝囊推回腹膜前间隙（图 22-79）。之后插入医用纱布，定位腹壁下血管（中间为内环，向外到直疝区域），用钝性分离，通过分离腹膜前脂肪和腹横筋膜创建腹膜前间隙，撑开腹膜到腹壁下血管和精索的空隙，从中间向四周创建一个足以容纳补片的间隙（图 22-80）。之后保持提拉腹壁下血管，将补片卷成卷状，先保持中间耻骨结节方向，然后向外朝髂前上棘方向插入补片，补片的正确位置需在腹膜和精索之间，之后补片弹性张开（图 22-81）。之后拉紧定位带使补片居中并紧贴后壁，当拉起定位带时，在补片的定位指袋伸入食指，并滑动一圈，保证补片平贴腹股沟后壁（图 22-82）。拉紧

定位带将一片缝于联合肌腱，另一片缝于腹股沟韧带的边缘，避免缝于腹壁下血管区域和包绕神经，之后剪掉定位带多余的部分（图 22-83）。之后在平片

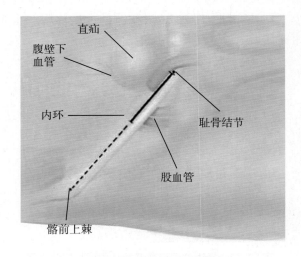

图 22-78　进入腹股沟管

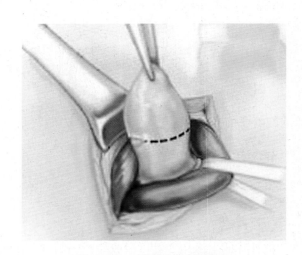

图 22-79　斜疝及直疝的修复

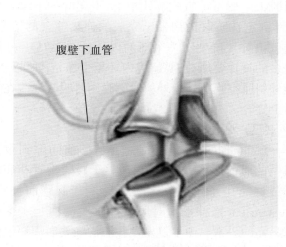

图 22-80　创建腹膜前间隙

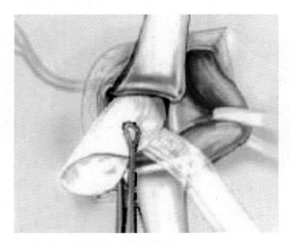

图 22-81　植入改良 Kugel 补片

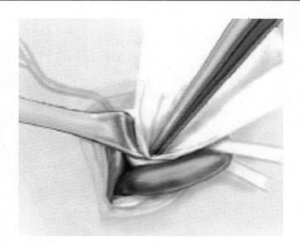

图 22-84　加强平片放置

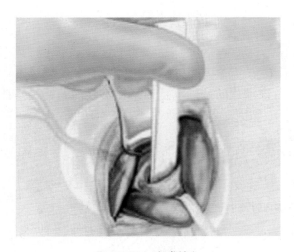

图 22-82　完成植入

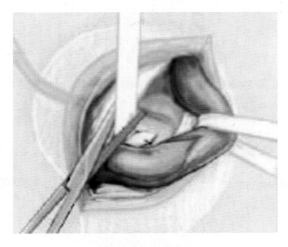

图 22-83　固定

上创建一个供精索通过的孔,放置平片后环绕精索宽松缝合 1~2 针,补片盖过耻骨结节及超过内环口各 2cm(图 22-84),逐层关闭后术毕。

五、腹腔镜腹股沟疝修补

腹腔镜腹股沟疝修补术(LIHR)作为一种全新的术式逐渐在世界范围内开展,尤其近几年,随着微创手术经验的积累和技术的进步,加上手术本身术后不适少、疼痛轻、恢复快,可同时检查和治疗双侧腹股沟疝和股疝,对复发疝使用腔镜下疝修补可避免原入路引起的神经损伤和缺血性睾丸炎的发生,越来越多的患者和外科医生选择腹腔镜疝修补手术。

腹腔镜疝修补常用的方法有三种:

(一)经腹腹膜前修补法(TAPP)

这种术式的基础是 Stoppa 的开放式腹膜前修补术,选用脐孔为观察孔,在脐水平稍下的两层腹直肌外缘各打一个 5mm 的操作孔。进入腹腔后,先辨认以下结构:①脐中韧带:是脐尿管闭塞后的残留痕迹,位于中线,从膀胱底延伸至脐孔;②脐内侧韧带:为一层腹膜皱褶,覆盖在闭塞的脐动脉表面,位于脐中韧带的两侧;③脐外侧韧带:是覆盖在腹壁下动脉表面的腹膜皱褶,位于脐内侧韧带的外侧。④正中间隙:位于脐内侧韧带和脐外侧韧带之间 . 是腹股沟直疝突出的部位;⑤侧间隙:位于腹壁深血管外侧,是斜疝进入腹股沟内环的部位(图 22-85),用剪刀在疝缺损上方 2cm 处剪开腹膜,切开中间的腹膜时应避免损伤腹壁下动脉。

对于斜疝,小的疝囊容易与精索分离而还纳回腹腔,应尽可能剥离,但大疝囊因与精索长期致密粘连,强行剥离会引起术后阴囊血肿。故可在内环口横断疝囊,近端疝囊与精索仔细分离,远端留置于原位,手术中需要将疝囊与后方的精索血管及输精管充分游离 6~8cm,否则补片会覆盖在疝囊上,引起斜

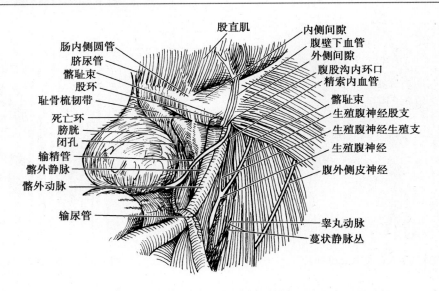

图 22-85　腹膜打开后腹腔镜视野下腹膜前间隙的解剖

疝的复发。

直疝疝囊位于直疝三角内,将疝囊和腹膜前脂肪从直疝三角中游离出来,并显露其后方的耻骨结节和耻骨梳韧带。此处的腹横筋膜便是疝缺损区域的腹壁组织了,称为"假性疝囊",将该组织完整从疝囊上分离并还纳入缺损处是非常重要的(图22-86)。腹膜前间隙的分离范围为内至耻骨联合,外至腰大肌和髂前上棘,上至联合肌腱上至少3cm,内下方至耻骨梳韧带下3cm,外下方至精索"盆壁化"6~8cm,选用足够大的补片(图22-87),通常选用15cm×10cm 的补片,补片过小是术后复发的重要原因之一。通常补片平铺于精索上方,尽量展平,补片应该完全覆盖住直疝、斜疝和股疝间隙,可采用疝固定器或缝合的方法固定。补片应与腹直肌、耻骨梳韧带和联合肌腱固定(图22-88),其中与耻骨结节的覆盖和固定尤为重要,缝合补片上方时应避免损伤腹壁下动脉,钉合下方时应避开危险三角和疼痛三角区域。腹膜应充分关闭,避免补片与腹腔内容物接触,否则可能引起术后肠梗阻、感染、肠漏等并发症(图22-89)。

(二)腔内铺网修补法(IPOM)

该方法不解剖腹膜前间隙,而是通过腹腔镜把疝内容物还纳后直接把补片覆盖在缺损的腹膜内面固定,此手术损伤小、操作简单,近期疗效满意,但由于补片与内脏直接接触,可造成与粘连有关的严重并发症,同样需要全麻、气腹,花费高,聚丙烯补片可引起肠粘连甚至肠瘘,此种手术方式一度被遗弃,但随着防粘连补片的问世现又推广开来。

(三)完全腹膜外修补法(TEP)

该术式的基础也是 Stoppa 腹膜前的补片修补,

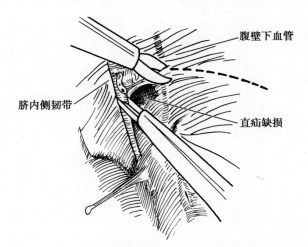

图 22-86　右腹股沟直疝修补的腹膜前间隙分离

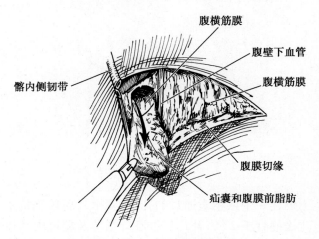

图 22-87　注意"假性疝囊"

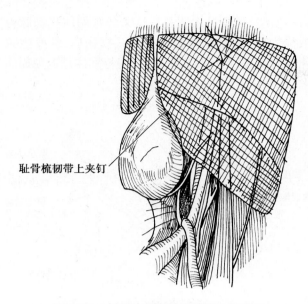

图 22-88　固定于腹膜前间隙的补片形状

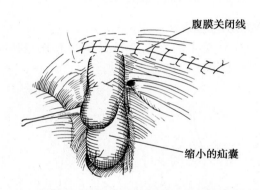

图 22-89　经腹腹膜前补片植入术的腹膜关闭

与 TAPP 的主要区别是腹膜前间隙的分离完全在腹膜外进行而且不进入腹腔。在腹膜外建立气腹,并完成腹膜前间隙的解剖操作,避免了腹腔内操作的可能引起的各种并发症,同时还兼有腹膜前修补的优点,在临床上的应用正逐渐增加。但对有腹部手术史的患者和多次复发疝,由于解剖瘢痕和粘连容易造成损伤,选择 TEP 时要特别慎重。

目前是否应用腹腔镜行腹股沟疝修补术还存在一定的争议,有些学者反对这种手术,主要原因:①开放式无张力疝修补术简单易行效果好,并发症和死亡率极低,复发率低,没有必要开展 LIHR;②开放式无张力疝修补术能在局麻下完成,而 LIHR 常常需要全麻;③ LIHR 的手术并发症发生率高而且严重;④ LIHR 的手术费用昂贵;⑤在基层医院无法广泛开展。有研究显示,超过半数的腹腔镜疝修补术的复发与外科医师的技术有关,但是从长远来看,随着手术操作的熟练及经验的增加,采用腹腔镜手术的患者出院后的直接或间接费用(如并发症或复发等的相关费用)与开放式手术是相当或更低的,而其他的如完全康复的时间、慢性疼痛的发生率这些健康指标很少纳入经济评价中来。

腹股沟疝修补术有多种术式,各种术式中并不存在所谓的"金标准",目前临床中所选用的术式都是合理的,LIHR 既不能代替开放手术,也不会被其他手术方式所代替,正确的选择术式可以获得最佳的临床及经济效益。

第二节　其他腹外疝修补手术

一、股疝修补术

股疝占整个腹外疝的 5%,好发于中年以上的女性。股疝发生嵌顿的机会较多,所以宜及早手术修复。股疝的诊断常较困难,甚至发生误诊。如术前未能检查出来而按肠梗阻进行剖腹探查术,会造成术中切口选择错误而增加手术困难。故凡遇老年肠梗阻病人,特别是女性病人,应在术前常规检查股部,以免遗漏。施行股疝修复术的原则与腹股沟斜疝修复术基本相同,主要是高位结扎疝囊,修复闭合股管。术中应避免损伤邻近组织特别是膀胱、小肠和闭孔动脉等。

(一)股管应用解剖

腹股沟韧带与髂骨之间的半月状裂孔被髂耻韧带分为内外两部分:外侧部称肌裂孔,有髂腰肌和股神经通过;内侧部称血管裂孔,有股动脉和静脉通过。血管裂孔再向内侧为陷窝韧带;在股静脉和陷窝韧带之间,有一充有脂肪组织的潜在间隙,即为股管(图 22-90,图 22-91)。

股管长约 1~2cm,有 2 口、4 壁、管内有少量脂肪和淋巴组织。上口(即股环)呈卵圆形,长径约

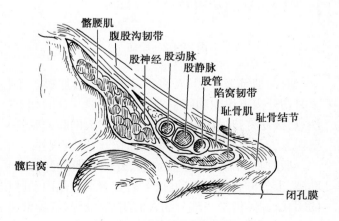

图 22-90　股管自大腿面观

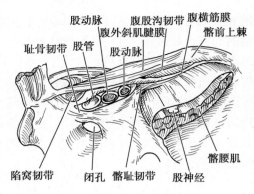

图 22-91　股管自盆腔面观

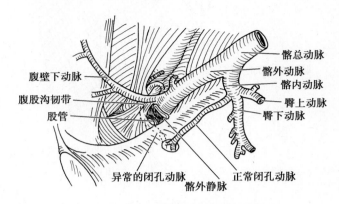

图 22-93　闭孔动脉及其起源的变异

1.25cm,正常情况下有股中隔(腹横筋膜)覆盖。下方是股筋膜的一处卵圆型缺损即卵圆窝,向前开口,有筛筋膜覆盖。前壁为腹股沟韧带,后壁为耻骨肌筋膜,内壁与陷窝韧带相邻,外壁有股中隔与股动脉相隔。

　　股环(股管的上口)是下腹部的一个薄弱点,当腹腔压力增高时,腹膜即可随腹内脏器一起被推入股管,形成疝囊,向下至卵圆窝,再向前越出下口,即成股疝(图 22-92)。股疝处自皮肤向内,有皮下脂肪、筛筋膜、脂肪组织、股中隔、腹膜外脂肪和腹膜等层。

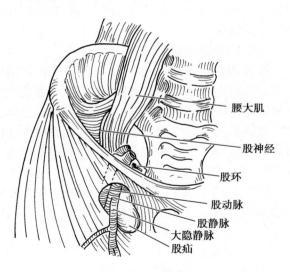

图 22-92　股疝

　　有时股疝发生后,常将很薄的筛筋膜胀破。手术时切开皮下组织和股中隔后即达腹膜。这时如不注意,极易将腹膜误诊为是股中隔,将大网膜或肠管壁误诊为是腹膜外脂肪和腹膜而切开,造成意外。

　　股管周围有许多重要血管,外侧有股静脉和股动脉,上外方有腹壁下动脉,上后方有来自髂内动脉的闭孔动脉。但是一部分病人的闭孔动脉起源异常,可来自腹壁下动脉,在股管内侧或外侧沿骨盆内面

向内后绕行,再进入闭孔。这条异常的闭孔动脉曾被称为"死亡动脉",手术中万一损伤后,常发生致死性的出血,在行股疝修复时,应特别注意避免损伤(图 22-93)。

【手术方法的选择】

　　股疝修复术的手术途径有经股部和经腹股沟两种(图 22-94),二者各有优缺点。

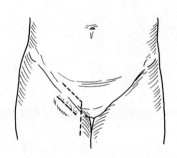

图 22-94　股疝修复切口

　　经股部手术可直接进入疝囊,术中操作简便,但显露较差,特别当疝囊较大时不易高位结扎,股疝嵌顿时不易解除嵌顿,发生肠坏死时不易行肠切除术。

　　经腹股沟手术虽然显露途径比较间接,但显露较好,并可向下延长作纵行切口,以利显露疝囊,对较大的疝囊或嵌顿性股疝较易处理,必要时还可改行下腹纵行切口。

　　(二)经股部股疝修补术

【手术步骤】

　　1. 切口　在腹股沟韧带下方 2~3cm 处,以股管位置为中点,作与韧带平行的斜切口,长约 6cm,如属嵌顿性疝,宜在股管部位作纵行切口,并根据术中情况向上延长,扩大显露范围。

　　2. 显露疝囊　切开皮肤和皮下组织后(图

22-95),在腹股沟韧带下方的卵圆窝处分开覆于疝囊表面的脂肪结缔组织(包括筛筋膜、股中隔和腹膜外脂肪组织等),显露疝囊。用两把小弯止血钳夹起疝囊后将囊壁切开(图22-96)。用止血钳夹住疝囊壁的切缘,将囊壁切口张开、提起,即可见疝囊内的腹内脏器(小肠或大网膜等)。在疝囊颈外下方可见大隐静脉,应注意避免损伤(图22-97)。

3. 高位结扎疝囊　将疝内容物送回腹腔,用4号丝线高位缝扎疝囊颈,然后剪去多余的疝囊(图22-98)。

4. 修复股管　修复股管的方法有两种:一是将腹股沟韧带缝于耻骨肌筋膜上(图22-99),另一是将腹股沟韧带缝于耻骨韧带上(图22-100)。用4号丝线间断缝合3~4针,等全部缝好后,再一一结扎。缝

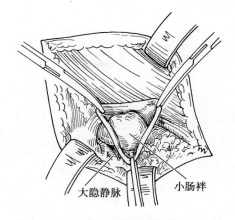

图 22-97　显露疝内容物

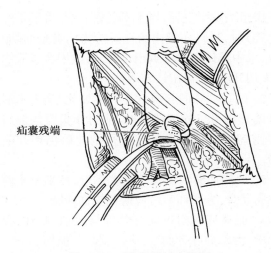

疝囊残端

图 22-98　高位缝扎疝囊颈

合时要避开大隐静脉和股静脉,以免损伤。同时,注意缝线不要缝得太靠近血管,以免压迫大隐静脉进入股静脉处。

5. 缝合　仔细止血后,缝合股管下口周围的筋膜、皮下组织和皮肤。

【术中注意事项】

1. 因为股疝自腹腔外突时压迫筛筋膜,使疝囊

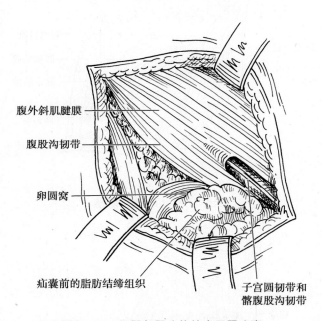

腹外斜肌腱膜

腹股沟韧带

卵圆窝

疝囊前的脂肪结缔组织

子宫圆韧带和髂腹股沟韧带

图 22-95　经股部股疝修补术显露疝囊

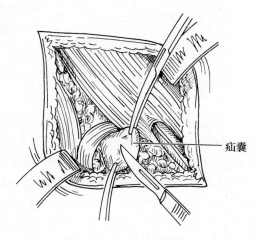

疝囊

图 22-96　切开疝囊

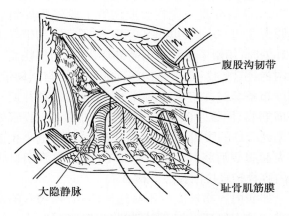

腹股沟韧带

大隐静脉

耻骨肌筋膜

图 22-99　缝合腹股沟韧带与耻骨肌筋膜

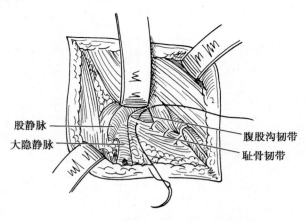

图 22-100　缝合腹股沟韧带与耻骨韧带

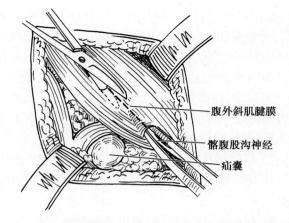

图 22-101　经腹股沟肌疝修补术,剪开腹外斜肌腱膜

外各层组织发生变异,当手术显露疝囊(特别是经股部途径)时,易将疝囊内肠袢误诊为疝囊壁而切开。所以,术中辨认疝囊遇到困难时,可改用经腹股沟途径,先切开腹腔,再辨认疝囊壁。

2. 闭孔动脉的起源常有异常变化,当手术需要切开陷窝韧带以松解股环时,应另作腹股沟部斜切口显露韧带。异常血管应先行结扎后再切开陷窝韧带。

3. 股疝疝囊内缘常与膀胱靠近,特别是术前未排空膀胱者,分离疝囊时应避免损伤膀胱。

4. 股疝疝囊附近还有髂外与股动、静脉、腹壁下动脉、大隐静脉等血管,应注意避免损伤。

5. 股疝修复是否成功,很大程度上取决于疝囊颈是否得到高位结扎。用经股部途径修复时,必须特别仔细将疝囊分离到颈部以上结扎、切断。遇有大的复发性股疝,最好采用经腹股沟途径修复,或采用经腹股沟与股部联合纵行切口的途径修复,较为方便可靠。

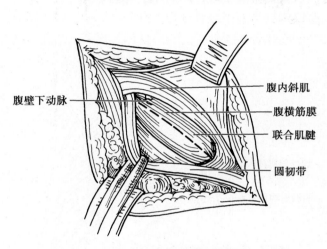

图 22-102　切开腹横筋膜

(三)经腹股沟部股疝修补术

【手术步骤】

1. 切口　与腹股沟斜疝修复术的切口相同。

2. 显露疝囊　先在腹股沟管上段将腹外斜肌腱膜近端切一小口,再向下剪开,至子宫圆韧带导出外环处时,用镊子保护后剪断外环,注意勿损伤髂腹股沟神经(图 22-101),再向深部分离出子宫圆韧带,用纱布条套过并将它拉向外下方,即可显露并切开腹横筋膜(图 22-102)。分开腹膜外脂肪,在股管处可见到股疝的腹膜外突部分(疝囊)。用两把小止血钳夹起腹膜后将其切开(图 22-103),从腹膜切口将疝内容物轻轻拉回腹腔并检查。

如疝内容物被嵌顿不易送回时,必须切开陷窝韧带以扩大股环。切开时,先将钳夹腹膜的止血钳

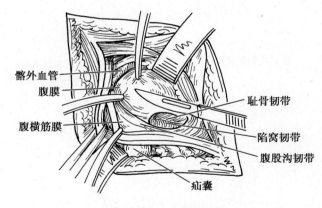

图 22-103　切开腹膜

拉向外侧,用左手示指托插在股疝囊颈部的腹膜和陷窝韧带之间;如有异常起源的闭孔动脉应先结扎,再切开陷窝韧带(图 22-104)。经此处理,拉出肠管仍有困难时,应部分切开或 Z 形切开股环前壁的腹股沟韧带,进一步松解股环。检查肠管,如未坏死,即可将其放回腹腔,处理疝囊;如已坏死,则应自腹股沟韧带上方提出坏死肠袢,施行肠切除吻合术。

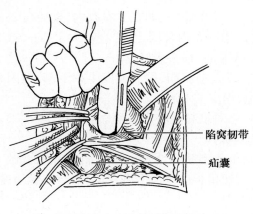

图 22-104　切开陷窝韧带

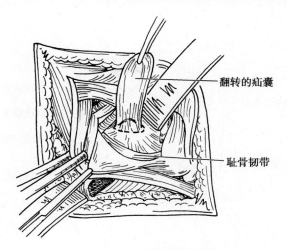

图 22-106　上提翻转的疝囊

操作时要仔细,避免术野污染。

3. 高位切除疝囊　从腹股沟韧带浅面经皮下潜行分离疝囊后,将腹膜切口,用大止血钳向下探入股疝疝囊,找出疝囊下端。在囊外分开疝囊周围粘连,用左手示指将疝囊下端上推(图 22-105)。再用止血钳夹住疝囊底部,边拉出边分离,将整个疝囊自腹膜切口提出,使疝囊向外翻转。沿疝囊颈最高处切除疝囊(图 22-106),用 4-0 号丝线间断褥式缝合疝囊颈部的腹膜(图 22-107),在高位切除疝囊的操作中,要注意避免损伤术野外侧髂外血管。

4. 修复股管　自髂外静脉内侧 0.5cm 至髂嵴处,将耻骨韧带和腹股沟韧带用 4 号丝线间断缝合,最内侧 1 针可将陷窝韧带缝上(图 22-108)。缝合时需用左手示指保护髂外静脉,以免损伤。第 1 针缝线不要太近静脉,以免引起大隐静脉和股静脉回流障碍。然后,缝合切开的腹横筋膜(图 22-109)。

5. 缝合　仔细止血后,将子宫圆韧带放回原处,逐层缝合腹外斜肌腱膜、皮下组织和皮肤。

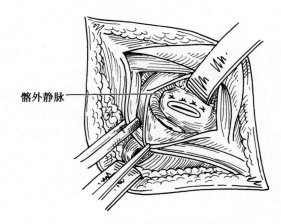

图 22-107　高位切除后缝合囊颈

【术中注意事项、术后处理】
同经股部股疝修复术。

二、脐疝修补术

脐疝分为 3 型,即脐膨出(婴儿型或胚胎型脐疝)、小儿型和成人型(图 22-110)。

脐膨出最少见,发生率为 1/5000,是一种先天性

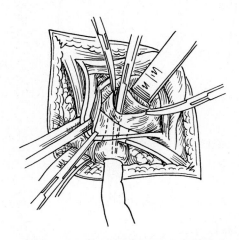

图 22-105　分离疝囊粘连,上推疝囊

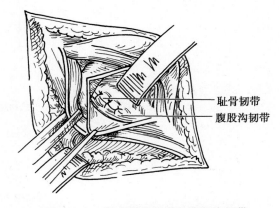

图 22-108　缝合耻骨韧带与腹股沟韧带

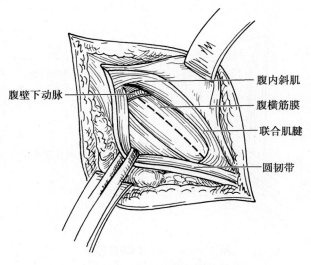

图 22-109　缝合腹横筋膜

图中标注：腹壁下动脉、腹内斜肌、腹横筋膜、联合肌腱、圆韧带

缺损,突出到脐带内的腹内脏器仅被覆一层羊膜和腹膜,无皮肤外遮。如暴露在空气中时间较长,会很快干燥并发生坏死,以致内脏从缺损处膨出体外。

小儿型脐疝较多见,发生率为1%,多发生在2岁以内,常由于先天脐部腹壁缺损和后天腹内压力增高所致。疝囊外被覆着皮肤和腹膜。

成人型脐疝较少见,多发生在中年以上。发生原因一方面是由于脐部有缺损,另一方面是由于腹内压力增高。

【适应证】

脐疝手术修补的适应证是:

1. 脐膨出应在出生后短期准备后手术。

2. 小儿型脐疝,如在2岁以内,直径在2cm以下,可试用胶布内翻固定,如直径大于2cm,或2岁以后仍不自愈,应手术修复。

3. 成人型脐疝,虽嵌顿发生率不高,但因其不易自愈,均应手术治疗。

4. 各种嵌顿性脐疝应紧急手术治疗。

【手术步骤】

以小儿型脐疝为例。沿脐疝下方边缘做一弧形切口,切口长度以能上翻皮瓣、显露疝囊为度(图22-110)。

皮肤切开后,继续向下切开皮下浅筋膜,显露腹直肌前鞘、钝性分离出脐疝疝囊,在其基部作椭圆形切口,切开腹中线筋膜和部分腹直肌前鞘。分离疝囊周围的粘连组织并切开疝囊,切开时需注意避免损伤疝内容物(图22-111)。分离出疝环四周的腹膜后,用止血钳提起、张开,再用小指探入疝环,检查附近有无重要脏器和粘连(图22-112)。将疝囊清理完毕后,剪去多余的疝囊腹膜,将腹膜作间断外翻褥式缝合,闭合腹腔(图22-113)。重叠腹中线的筋膜切缘和两侧腹直肌前鞘(上瓣重叠于下瓣之上约2~3cm),用4-0或7-0号丝线将下瓣间断褥式缝合于上瓣之下,然后将上瓣覆于下瓣外面作间断缝合(图22-114,图22-115)。缝针不宜过深,以免损伤腹腔内脏器。

待筋膜修复完毕后,先用示指将皮肤切口上瓣的脐孔撑开,松解周围的粘连(图22-116),再用另手示指敷以纱布将脐孔下压。然后,将脐孔部位的皮

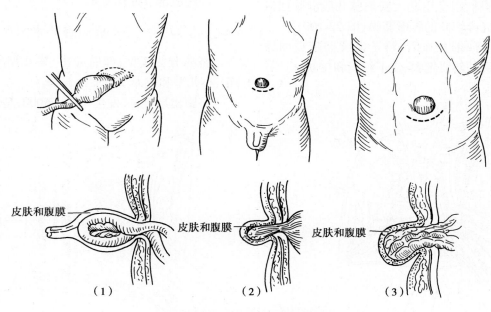

图 22-110　脐疝类型及切口
(1)婴儿型;(2)小儿型;(3)成人型

图中标注：皮肤和腹膜

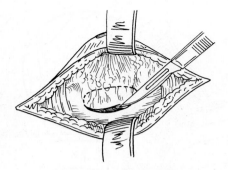

图 22-111　切开疝囊基部

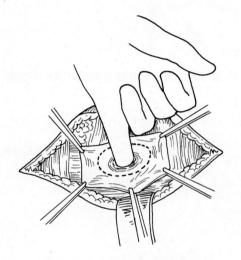

图 22-112　检查疝环附近粘连

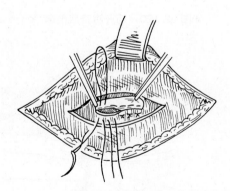

图 22-113　缝合腹膜

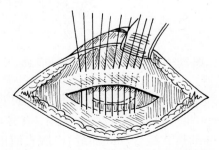

图 22-114　重叠缝合筋膜和腹直肌前鞘

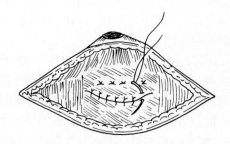

图 22-115　筋膜缝合完毕

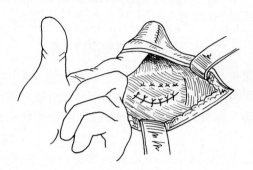

图 22-116　松解脐孔皮下粘连

下组织缝合固定在中线的筋膜面(图 22-117)，最好将浅筋膜也固定在深面的筋膜和腹直肌前鞘上(图 22-118)。最后，间断缝合皮下组织和皮肤。对较大

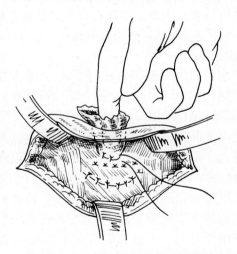

图 22-117　缝合固定脐孔皮下组织

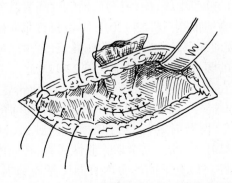

图 22-118　将浅筋膜缝合固定于腹直肌鞘

的分离创面,应于皮下和筋膜上之间放置烟卷引流。

【术中注意事项】

小的疝囊无粘连,分离切开常无困难;但大的疝囊病史久,常与内脏有粘连,在分离、切开疝囊时,要注意避免损伤疝内容物。如果在疝囊远端切开时,因粘连不能进入腹腔,可将疝囊提起,分离出腹直肌前鞘和疝囊颈的交界处(该处多无粘连),然后在此处切开疝囊,用小指伸入探查,推开粘连。如为肠管,可推回腹腔;如为大网膜,可与疝囊一并切除。

三、腹壁切口疝修补术

腹壁切口疝的发生,常受以下因素的影响:切口有无张力、切口位置、缝线类型和缝合技巧等。这些因素大部分可设法避免和纠正,以预防切口疝的发生。

发生切口疝后,如无特殊禁忌情况,原则上宜及早手术修复。因时间愈长,疝囊增大,腹壁周围肌肉愈弱,手术成功机会也就相应减少。但另一方面,切口疝多为切口感染的后遗症,切口愈合后短期内瘢痕尚有充血水肿,甚至尚有隐匿的感染存在,过早进行修复手术也不易成功。所以,一般以切口愈合后半年再行修复为妥。如病人有严重心血管系统等疾病不宜手术时,则可使用疝带治疗。

【手术步骤】

手术切口需根据切口疝的位置、大小而定。因需将原切口瘢痕一并切除,故常采用梭形切口。现以上腹部经腹直肌切口疝为例:

对有皮肤覆盖的切口疝,可在切开皮肤瘢痕后锐性分离。对仅有瘢痕覆盖的切口疝,则可在皮肤和瘢痕结缔组织交界处切开,显露出切口疝外层覆盖的纤维结缔组织,即所谓假性疝囊。将假性疝囊四周的结缔组织充分分离,使之与邻近的腹壁皮肤和皮下组织分开。一般两侧需超出 2~3cm,以减少缝合时的张力(图 22-119)。用止血钳提起两侧腹直肌前鞘的筋膜组织,向外拉开,沿假性疝囊基部边缘切开腹直肌前鞘(图 22-120)。再将腹直肌向前侧拉开,继续向深部锐性分离假性疝囊、直至显露疝囊颈和两侧的腹直肌后鞘和腹膜(图 22-121)。

先在疝内容物与疝囊无粘连处切开疝囊,再沿假性囊颈部与正常腹膜组织交界处环形剪开(图22-122)。切开时要注意避免损伤内脏,大网膜粘连可以结扎、切断。完全切除假性疝囊,将疝内容物送回腹腔。检查下面的腹内脏器无粘连和损伤后,用 7-0 号丝线间断褥式缝合腹直肌后鞘和腹膜(图

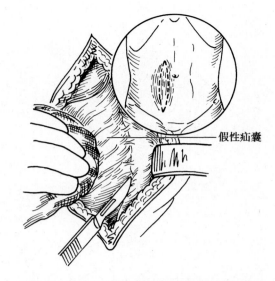

图 22-119　分离假性疝囊周围纤维结缔组织

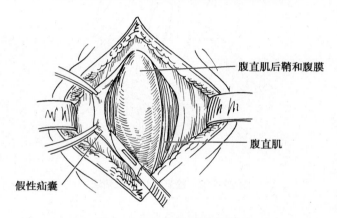

图 22-120　切开腹直肌前鞘

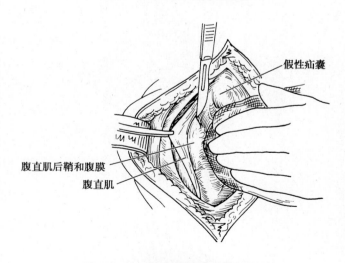

图 22-121　显露腹直肌后鞘和腹膜

22-123)。用 4-0 或 7-0 号丝线间断缝合腹直肌(间距 1~1.5cm 即可)(图 22-124)。再用 7-0 号丝线重叠缝合(间断褥式缝合和间断缝合)腹直肌前鞘(图22-125)。最后缝合皮下组织和皮肤。

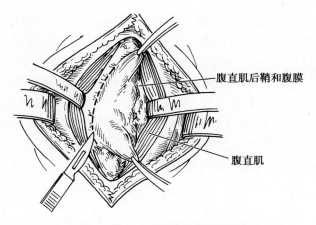

图 22-122　切除疝囊

腹直肌后鞘和腹膜

腹直肌

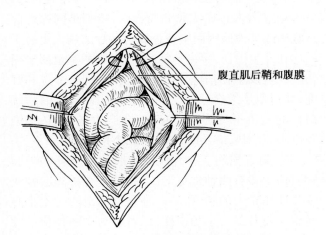

图 22-123　缝合腹膜和腹直肠后鞘

腹直肌后鞘和腹膜

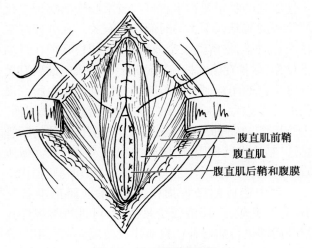

图 22-124　缝合腹直肌

腹直肌前鞘
腹直肌
腹直肌后鞘和腹膜

【术中注意事项】

1. 术中应尽量减少损伤组织,彻底止血,减少切口张力,保证切口愈合,以免术后复发。

2. 疝囊外组织很薄,切开皮肤时要注意避免损伤疝内容物。

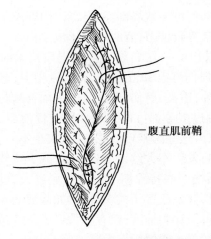

图 22-125　重叠缝合腹直肌前鞘

腹直肌前鞘

3. 如果遇到巨大的切口疝,腹膜和腹直肌后鞘由于瘢痕收缩,缺损较大,往往修复缝合有张力。这时,应在开始分离过程中保留切口两缘腹直肌前、后鞘间瘢痕组织的连续性,待修复缝合时,把两侧前鞘做翻转鞘瓣以修复后鞘缺损。

【术后处理】

切口疝修复术后,特别要注意防治各种增高腹内压力的因素,必要时胃肠减压 2 日。切口拆线时间应适当延长至 8~10 日,拆线后再下床活动。

第三节　腹股沟疝修补术并发症

无论是传统疝修补术、无张力疝修补术还是腹腔镜下疝修补术,均会引起各种并发症,常见的并发症主要有组织器官的损伤、感染、复发和麻醉相关的并发症等。

一、腹股沟区组织器官损伤

1. 睾丸　缺血性睾丸炎和睾丸萎缩是最常见的两种并发症,缺血性睾丸炎是一种反应性炎症,常发生在开放疝修补术后的 24~72 小时,很少发生在腹腔镜疝修补术后,主要表现为睾丸肿大,呈木样僵硬、疼痛、低热,病程可持续 5~6 周,如果病情继续进展,数月后可演变为睾丸萎缩,睾丸缩小并丧失功能。发生睾丸并发症的主要原因是游离精索时损伤了静脉,使之淤血和继发血栓形成,切断精索动脉则很少发生该并发症。

2. 精索和输精管　术中损伤可造成横断和输精管梗阻,易发生在开放手术过程中,尤其是复发性疝修补术,如发生输精管横断,可予对端吻合,中间置一"0"号聚丙烯线做支撑,3~4 日抽出。如不慎钳压输精管,可导致局部炎症反应,随即发生纤维化和粘连,最终致梗阻,有时还会形成瘘道。

3. 淋巴管　在疝修补术中剥离精索时如过度骨化,可损伤淋巴管,致淋巴液引流受损,造成局部积液,此外,钳夹、剪伤、电凝及聚丙烯补片与脂肪组织的接触过多等都可以致局部浆液性渗出,在腹股沟区可以因这些因素形成浆液瘤,大小不一,有时很大而膨出,发生率大约在 2%~10%,减少该并发症的措施包括在一些特殊情况下如疝囊过大、过多的分离操作时,应该放置闭式引流管,如浆液瘤 6~8 周未变化时,可予穿刺抽液,仅有少数形成假性包裹而需手术切除,置入假体后发生浆液瘤的并不多见。

4. 血管　动脉和静脉损伤造成的出血,可发生在疝修补术的各个层面,开放和腹腔镜修补术中都可以出现。在表浅的,有皮下血肿或严重的瘀斑,这是由于结扎血管不够细心或电凝所致,阴部、旋髂和腹壁浅血管均可发生。在深层,在切除提睾肌时,如不慎结扎输精管外动脉,可致张力性血肿和伸向阴囊的瘀斑。在分离腹横筋膜时需注意内环内缘的腹部下血管,避免其损伤撕裂,这些血管尽量不予强行分离,特别当复发性疝时,在分离附近粘连结痂时更易损伤。

异位的闭孔动脉源自于深部腹壁下动脉,常在盲目结扎 Cooper 韧带时造成它的出血,或是在股疝嵌顿时从腹股沟韧带下方切开陷窝韧带过程中损伤,这一号称"死亡动脉"的损伤应尽量注意避免。

股静脉的损伤也常在疝修补时发生,一种情况是缝合腹股沟韧带,另一种是缝合耻骨韧带,均可伤及股静脉,其发生率在 0.35%~1.6% 之间,股动脉损伤较股静脉为少,在建立腹股沟管后壁时易于损伤,它位于腹横筋膜深面 1~1.5cm 处。

对于所有的血管出血都应该在直视下控制出血,严禁深部的缝合和盲目的钳夹。手术后严密观察以便早期发现血管的损伤和栓塞、栓子形成坏疽等并发症,晚期的并发症还有血管堵塞、假性动脉瘤和动静脉瘘等。

置入假体虽然也能贴近动脉和静脉,但很少伤及这些血管,至于腹腔镜疝修补术时,可能伤及腹壁下和精索血管,但个别情况下也可伤及髂外、旋髂深、闭孔血管。当然置入套管处也会发生不同程度的出血。

5. 神经　疝修补术后发生的慢性神经性疼痛严重程度一般不同,并且常很难缓解,一般持续时间大约在术后三个月至一年左右,大部分都可以通过非手术治疗逐渐减轻而痊愈,但也有少数病人因疼痛而要求再次手术,症状包括感觉过敏、感觉异常、感觉迟钝等,引起慢性疼痛的可能原因包括:①损伤缝合了髂腹股沟神经、髂腹下神经等;②缝合过多、过密;③补片的精索开口太小压迫生殖股神经;④术后疤痕组织压迫神经;⑤过多的补片等异物组织植入人体。再手术时,应尽力将腹股沟区的三支神经分离出来,有时需将被瘢痕牵拉的神经支以放松,有时甚至需将生殖股神经切断,此外,选择轻量型补片也是一个降低慢性疼痛的手段。

二、内脏损伤

1. 膀胱损伤　无论是开放抑或腹腔镜疝修补术,均可发生膀胱损伤。膀胱位于腹股沟管的后方,可因粘连滑入直疝或股疝疝囊内,特别是同存有前列腺癌或其他原因而实行过放射治疗的病人更易于粘连和发生损伤,罕见的情况下,膀胱憩室也易于损伤。一旦发生损伤应该了解损伤的情况、部位和程度,并行双层缝合修补之。腹腔镜疝修补术的膀胱损伤的发生率约为 1.5%~5%,会产生尿潴留、感染和血尿等症状,应及时诊断并加以手术治疗。

2. 肠管损伤　在开放性腹股沟疝修补术中肠管损伤主要有两种常见形式,一种是在游离嵌顿或绞窄性疝囊内的肠管,另一种是处理滑疝时不小心撕破。前者多为小肠损伤,后者多为大肠损伤。绞窄性疝发生的部位多为斜疝的外环口和股疝的股管处,特别是股疝,早期确诊和治疗非常重要,因为绞窄性股疝的手术死亡率直接与绞窄肠管的病理变化严重程度与延误手术的时间长短有关。在处理绞窄性股疝时候,松解其绞窄或狭窄部位时,必须在直视下操作,尽量在陷窝韧带内侧进行。并确定此处有无异常走行的闭孔血管。腹腔镜疝修补术发生肠管损伤的几率约为 0.06%~0.2%,这类损伤包括小肠损伤、大肠损伤、Richter 疝的肠管壁、填充假体所致的肠管粘连、粘连性肠梗阻、肠壁腐蚀和置入腹腔镜器械所直接造成的食管、十二指肠、小肠、大肠和膀胱损伤。

术中造成的肠管损伤,如果术前肠道准备充分,且穿孔较小,肠液仅少量溢出,可进行常规穿孔修补后即进行疝修补。目前建议使用大网孔组织分离补片和生物组织补片,如果未进行肠道准备或者准备不充分抑或者穿孔较大、有较多肠液溢出及结肠穿孔时,原则上只进行穿孔修补,待 3 个月后再进行疝修补术。

三、切口感染

感染的发病率虽然不太高,但是一旦感染,后续治疗处理会相当麻烦,有时甚至要经过多次手术或者应用价格昂贵的生物补片才能治愈,女性出现感染的概率比男性高2.1倍,老年人更为常见,大于70岁的较常人高出3.2倍,置引流的更容易感染。而嵌顿疝、复发疝、脐疝和股疝亦显示较高的感染率。手术时间过长也是感染的一个重要原因,譬如少于30分钟的手术切口感染率为2.7%,而大于90分钟的达9.9%。感染的原因一般包括:①术前没有常规术区备皮,准备不规范;②无张力疝修补术的补片放置不平整、卷曲等造成了死腔的存在;③丝线是引起感染的很重要的因素,但是相当多的外科医师还没有注意这个问题,目前建议尽量应用可吸收缝线和单股不可吸收缝线;④没有选择渗透性较好的碘酒和酒精进行皮肤消毒,而是选择了渗透性相对较差的碘伏消毒;⑤手术方式选择不合理,在严重的嵌顿及绞窄性疝手术中应用补片,这种情况在《腹股沟疝、股疝手术治疗方案》中是不推荐使用的。发生的切口表层感染并不影响疝的复发率,但深层感染则常增加复发率。放置假体补片的切口感染的感染率为0.6%,一般轻度感染不必将补片取出,而发生化脓性感染时则应该取出。有时延迟性感染亦会出现在置入补片的疝修补术后,有时数月后才发生,其原因未明,故此种情况宜使用预防性抗生素,预防性抗生素一般在术前30分钟一次性给药。

四、疝复发

疝修补术后复发仍是比较常见的并发症,在我国因随诊等因素的影响,真实的复发率很难准确判断,一般腹股沟疝的复发率为2.3%~20%。影响疝复发的原因有很多,主要的有:

1. 解剖学因素　许多解剖学因素影响疝的复发。

(1) 在修补之前,未能充分检查和暴露腹股沟管后壁以及内环缺损处的肌腱膜层,这样在修补时就很难充分缝合这些肌腱膜层。特别是内环处的腹横筋膜缺损和腹股沟管后上壁的腹横筋膜和腹横肌腱膜,这些组织如未加显露,就不可能完成内环缺损的修复和腹股沟管后壁的重建。

(2) 未能将腹横肌腱膜而是将腹内斜肌缝于腹股沟韧带,未将这些腹股沟缺陷区最坚实的肌腱性结构用作修补。

(3) 疝囊未能高位结扎,精索未能与疝囊分开,致使内环不能很好的闭合,也是造成复发的原因。

2. 术式的选择　各种不同的术式,其复发率不同,腹股沟疝的复发率以 Shouldice 术式最低,以 Bassini 术式最高。

3. 并发感染　切口感染会大大增加复发的几率,其发生率高于40%。

其他影响疝复发的因素包括外科医生的经验、所用的缝合材料、耻骨结节上外区的缺损等。对于复发疝的再手术修补术式的选择,一般使用超出缺损范围3cm 的聚丙烯网片来修补,精索仍置于腹外斜肌腱深面。

(杨兴无)

第五篇
胃、十二指肠手术

第二十三章

胃、十二指肠应用解剖和生理概要

第一节　胃、十二指肠应用解剖

【胃、十二指肠应用解剖】

　　在胚胎第 5 周时，胃即从胚胎的管状前肠分出，第 7 周时已有形态学的构型，出生后呈梨状外形，位于上腹部。腹腔上部包含了胃、十二指肠、肝、胆囊和胰腺。3/4 的胃位于左季肋部，1/4 在上腹部。但其位置常取决于其充满程度和收缩情况，也与膈肌的位置有关。胃的入口为贲门，出口为幽门。可分为胃底部、体部和幽门部三部分。胃底部毗邻食管，在贲门平面处，是胃的最高部分。胃体部在胃底部下方，止于幽门角切迹的垂直线，包含了胃大弯和胃小弯。幽门部位于胃体部和十二指肠之间，又分为幽门窦部和幽门管部，幽门前表面有一条静脉，是胃与十二指肠的分界线（图 23-1）。

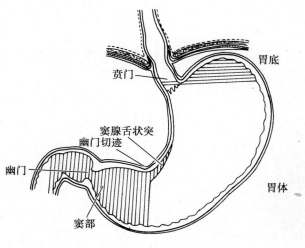

图 23-1　胃的三部分

　　胃周围有韧带与周围器官相连接，胃结肠韧带连于横结肠，并延伸至大网膜，小网膜有两层腹膜，从肝门部向下到胃小弯和十二指肠球部，构成了网膜囊的前壁，并形成肝胃韧带和肝十二指肠韧带。在其右侧游离缘含有肝动脉、肝外胆管和门静脉。胃脾韧带从胃大弯左侧延伸至脾门部，其内含有胃

短血管和胃网膜左血管。还有胃膈韧带，自胃小弯至膈下方。

　　胃后表面有胃结肠韧带和小网膜（网膜囊的前壁），此网膜囊敷盖着腹后壁的壁层腹膜，与胰腺、左肾上极和肾上腺接壤。网膜囊顶部由肝脏下缘和贲门部位的部分膈肌组成；网膜囊底部由横结肠及其系膜构成。有许多途径可进入网膜囊，如经胃结肠韧带；经小网膜；经大网膜和横结肠；经 Winslow 孔和经横结肠系膜等，但以较宽广的经结肠韧带最为常用（图 23-2）。

　　十二指肠在胃与空肠之间，呈半环状围绕胰头，分为 4 部：

　　第一部为球部，活动性大，大部有腹膜覆盖。

　　第二部为降部，位于腹膜后，内侧与胰腺头部相连，胆总管与胰管共同开口于十二指肠内侧后壁中点的 Vater 壶腹。胆总管、胰管和壶腹部的括约肌形成了十二指肠乳头括约肌，又称 Oddis 括约肌，向前突出，使附近黏膜隆起，形成十二指肠乳头。

　　第三部为横部，也在腹膜后，自降部横行，越过椎体后至腹腔左侧，其上缘与胰腺头部的钩突相邻，前方有肠系膜上血管跨过，如过紧会造成血管压迫综合征。

　　第四部为升部，由第三部延续向远端，先升再转折向下抵十二指肠悬韧带（Treitz 韧带）处与空肠相接。近段十二指肠的位置异常并非少见，这与肝胃韧带和肝十二指肠韧带的不同固定附着有关。而 Treitz 韧带的位置也对此有影响（图 23-3）。

【胃、十二指肠的血管】

　　腹主动脉在 12 胸椎处分出腹腔干，又很快地分成了 3 个主支，肝总动脉、胃左动脉和脾动脉。有时会有附加的动脉分布至膈肌上。供应胃的动脉非常丰富，组成了四个系统。

　　1. 胃左动脉　在贲门分布于胃小弯区，靠近贲门时分出食管升支与食管动脉吻合，然后分前后两支沿胃小弯向下右与胃右动脉吻合。

　　2. 胃右动脉　源自肝固有动脉，沿胃小弯分前

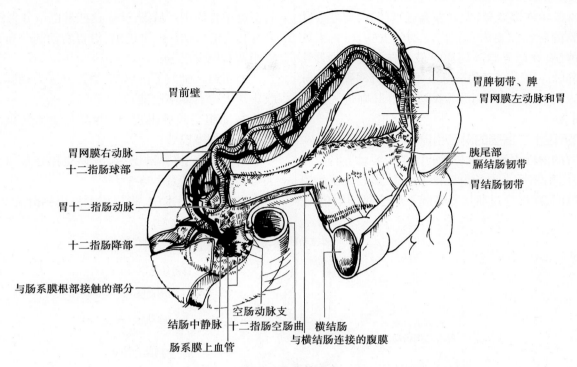

图 23-2　胃的后面

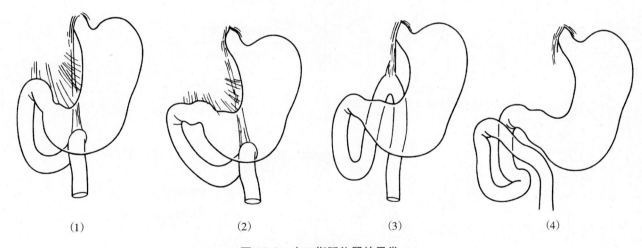

图 23-3　十二指肠位置的异常

(1) 正常位置,幽门和十二指肠球部比胃窦部高,固定在肝胃韧带和肝十二指肠韧带上;(2) 十二指肠球部水平位,十二指肠上部分有较短的肝十二指肠韧带;(3) 十二指肠空肠曲抬高位;(4) Treitz 韧带缺如,整个十二指肠位于脊柱,在脊柱右侧

后两支,与胃左动脉吻合。胃右动脉也偶有自肠系膜上动脉分出者。

3. 胃网膜右动脉　是胃十二指肠动脉的分支,胃十二指肠动脉自肝总动脉分出后,在十二指肠与胰腺之间下行,于十二指肠球部下缘分为胰十二指肠上动脉和胃网膜右动脉。胃网膜右动脉沿胃大弯左行,分布于胃大弯区,与胃网膜左动脉吻合。

4. 胃网膜左动脉　源自脾动脉,经胃脾韧带沿胃大弯向右下行,分布于胃大弯左侧,再与胃网膜右

动脉吻合。另有胃短动脉,自脾动脉分出后途经大网膜左缘分布在胃底部左缘。也偶有较大的胃后动脉,亦源自脾动脉,分布于胃底部后壁。供应胃的动脉变异主要在肝动脉和胃十二指肠动脉,当解剖此区和十二指肠球部时应当留意。十二指肠球部和近段十二指肠的动脉源自肝总动脉或胃十二指肠动脉的分支,有时会显示出十二指肠前上动脉,十二指肠球部后壁常由 2~3 支小的十二指肠动脉分布。胃十二指肠的静脉,在胃小弯区集中于胃左静脉处,

此处常发生许多变异,尤其在靠近贲门处,胃左静脉与食管静脉在黏膜内有较广泛的侧支吻合,再引入上腔静脉,在门静脉高压症时最易在此处形成食管曲张静脉。胃大弯区的静脉支则流入胃网膜右静脉再进入胃左静脉,左侧的胃网膜左静脉则进入脾静脉(图23-4)。

【胃和近段十二指肠的淋巴引流】

胃的淋巴引流途径与胃的四条主要动脉行程相同,流向则相反。胃的淋巴液从胃黏膜汇流至黏膜下淋巴网,随即穿过肌层至浆膜下淋巴网,再经淋巴

管汇流至胃周围区域淋巴结,这些淋巴结分为四组。

1. Ⅰ组　幽门上淋巴结,沿胃右动脉分布,收集胃小弯右侧淋巴液;

2. Ⅱ组　幽门下淋巴结,沿胃网膜右动脉分布,收集胃大弯右侧淋巴液;

3. Ⅲ组　腹腔淋巴结,沿胃左动脉分布,收集胃小弯左侧淋巴液;

4. Ⅳ组　胰脾淋巴结,沿脾动脉分布,收集胃大弯左侧淋巴液(图23-5)。

在胃癌根治术中,将胃周围淋巴结分为23组,

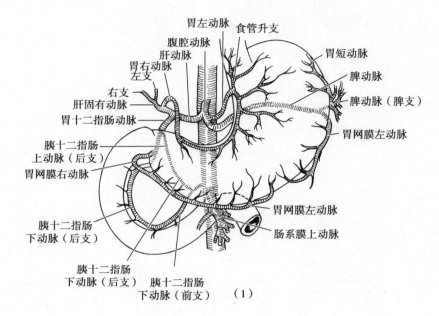

（1）

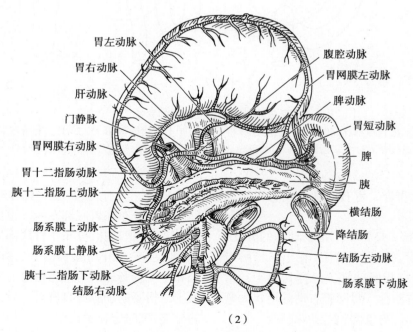

（2）

图23-4　胃十二指肠的血管
(1)前侧;(2)后侧

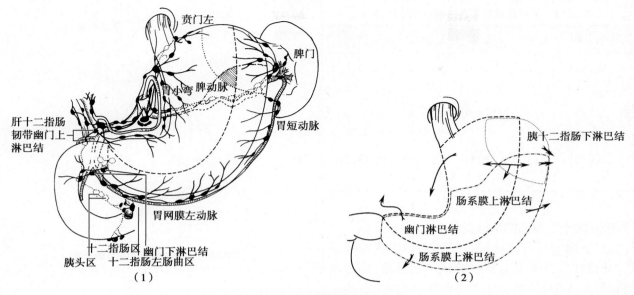

图 23-5 胃的淋巴引流

根据术中清除 1、2、3 站不同组别的淋巴结,将胃癌根治术分为 D_0、D_1、D_3 和 D_3 式手术。胃癌肿瘤部位与淋巴结分站和分组关系,如图 23-6 和表 23-1 所示。

这 23 组分别是:①贲门右区;②贲门左区;③沿胃小弯;④沿胃大弯;⑤幽门上区;⑥幽门下区;⑦胃左动脉旁;⑧肝总动脉,8a 肝总动脉前、8b 肝总动脉后;⑨腹腔动脉旁;⑩脾门;⑪脾动脉,11p 近端脾动脉旁、11d 远端脾动脉旁;⑫肝十二指肠韧带内,12a 肝动脉旁、12p 门静脉后、12b 胆总管旁;⑬胰头后;⑭肠系膜上血管;⑮结肠中动静脉旁;⑯腹主动脉旁,a1 膈肌主动脉内裂孔至腹腔干上缘、a2 腹腔干上缘至左肾静脉下缘、b1 左肾静脉下缘至肠系膜下动脉上缘、b2 肠系膜下动脉上缘至腹主动脉分叉处;⑰胰头部前;⑱胰腺下缘;⑲膈下区;⑳食管裂孔区;㉑胸下部食管旁;㉒膈上区;㉓后纵隔。另外左锁骨上淋巴结和脐周淋巴结也有临床意义。

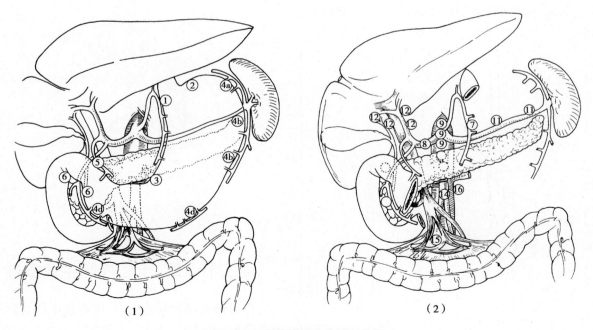

图 23-6 胃的淋巴结分站和分组

253

表 23-1　不同部位胃癌各站淋巴结的划分

淋巴结站别	全胃	窦部	体部	贲门部
第一站（N1）	1,2,3,4,5,6	3,4,5,6	1,3,4,5,6	1,2,3,4
第二站（N2）	7,8,9,10,11	1,7,8,9	2,7,8,9,10,11	5,6,7,8,9,10,11
第三站（N3）	12,13,14	2,10,11,12,13,14	12,13,14	12,13,14

【胃和近段十二指肠的神经支配】

　　上腹部的神经支配来自交感和副交感神经系统，交感神经纤维来自腹腔神经丛的分支，伴腹腔动脉各分支走行；副交感神经纤维来自左、右迷走神经。迷走神经在肺门下方形成分支，互相交通成食管丛。食管丛的神经纤维在食管裂孔上重新汇合成前后迷走神经干，沿食管右半侧下降至腹腔。前干在贲门部分成两支：一是肝支，沿肝总动脉走行分布至肝门；一是胃前支分布至胃前壁。后干穿行于食管右后侧结缔组织内，向下行分成两支：一是腹腔支，沿胃左动脉至腹腔丛；一是胃后支，分布在胃后壁（图 23-7）。胃前支和胃后支又称 Latarjet 神经胃前支和胃后支（图 23-8）。胃前后支分出至胃的小支为鸦爪支（图 23-9）。另常有一支来自迷走神经后干第一支直接通往胃底部的一较粗分支，还有分布在胃大弯远端的一些分支，在迷走神经切断术时都易于遗漏，故称为罪恶支（criminal nerve of Grassi，图 23-10）。

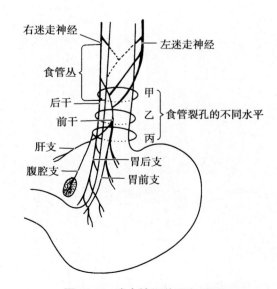

图 23-7　迷走神经前干和后干

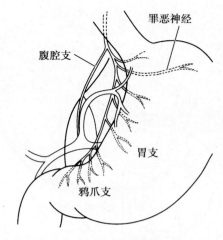

图 23-8　Latarjet 神经和罪恶支

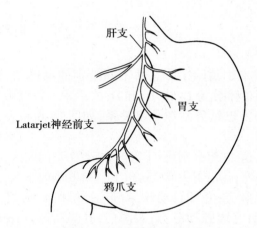

图 23-9　迷走神经鸦爪支

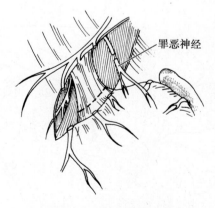

图 23-10　迷走神经罪恶支

第二节　胃、十二指肠生理概要

　　胃通过运动和分泌功能，能将食下的食物与胃液混合后，通过搅拌作用（似磨盘作用），进行初步消化，形成食糜排入十二指肠进一步消化。胃黏膜也有吸收某种物质的功能。

【胃的运动功能】

胃运动受中枢神经系统监控,神经蛋白链及其他脑内神经蛋白刺激迷走神经影响胃运动。胃的运动功能分布在胃的两个不同的区域,胃肌在近端 1/3 壁可分为三层,外层肌纵形,中层肌环形,内层肌斜形;而远端 2/3 胃壁外层纵形肌较厚,易于分辨,内层斜形肌则不易于分辨。胃的电位起搏点位于胃近端大弯侧,可有规律地发出脉冲信号,通过胃窦部 - 幽门及十二指肠之间的协调产生有节律的自上而下的蠕动,使胃内食物与胃液充分混合,再经胃壁肌肉机械性的研磨过程,使食物团成为细小的碎块分次地进入十二指肠,继续酶的消化。

【胃的分泌功能】

胃酸分泌来自胃体及胃底黏膜上的壁细胞,这些分泌功能主要由迷走神经通过两种不同机制来控制,即直接的胆碱能的刺激和间接地释放胃泌素(Gastrin)刺激壁细胞质上的胃泌素受体而提高胃酸的分泌。胃壁细胞细胞膜上有乙酰胆碱受体、胃泌素受体和组胺 2 受体等。这些受体在相关介质刺激下,会引起细胞内第二信使刺激细胞膜上的 ATPase 氧离子分泌,而产生胃酸。

1. 胃多肽(Gastric Peptide)的分泌　每日分泌胃液 1500~2500ml,胃液主要成分是胃酸,以及各种消化酶、电解质、黏液和水。胃酸的分泌来自胃体和胃底黏膜的壁细胞,其分泌功能主要由迷走神经,通过两种不同的机制来控制,即直接胆碱能的刺激和间接的通过释放胃泌素,再刺激壁细胞质的胃泌素受体而增加胃酸的分泌。目前临床使用的质子泵抑制剂,即通过抑制 ATPase 的活动达到降低胃酸的目的。除胃泌素外,生长抑素亦非常重要,此外,VIP、P 物质、降钙素基因相关多肽等亦为胃所分泌,行使各自的功能。

(1) 胃泌素(Gastrin):胃泌素由胃窦部的 G 细胞所分泌,它有许多分子构型,如 G-34(大胃泌素)、G-17(小胃泌素)和 G-14(微小胃泌素等),但 90% 的胃泌素为 G-17 型,而在血液中 G-14 占主要地位,因 G-34 的半衰期较 G-17 为长。胃泌素的活性成分是五肽(pentapeptide)成分。进食后,胃泌素成为胃酸分泌的主要激素调节者。

(2) 生长抑素(Somatostatin):由胃底和胃窦部散布的神经内分泌 D 细胞生成,有 14 肽和 28 肽分子构型,在胃内主要是 14 肽型。生长抑素可直接抑制壁细胞的胃酸分泌,同时也能抑制胃泌素分泌,还能

下调组胺释放。感染幽门螺杆菌(HP)的患者,其基础和刺激后的胃泌素浓度均明显升高,可能与 HP 会减少窦部 D 细胞数量使生长抑素减少,导致胃泌素升高。

(3) 胃泌素释放多肽(Gastrin-Releasing Peptide,GRP):GRP 是通过结合位于 G 细胞和 D 细胞的受体,刺激胃泌素和生长抑素的分泌,半衰期仅 1.4 分钟。

(4) 组胺:组胺在正常情况下贮于肠嗜铬细胞样(ECL)细胞内的酸性颗粒内,ECL 细胞具有胃泌素、乙酰胆碱和肾上腺素的受体,刺激这些受体即可使组胺释放。所以 ECL 细胞是激活壁细胞起主要作用的细胞。

(5) 生长素(Ghrelin):是最近发现的一种 28 个氨基酸多肽,由胃底的泌酸细胞所分泌,在维持胃的内环境稳定中起重要作用。它可通过刺激丘脑下区的生长素受体而增加食物摄入量。现已证实胃切除术和胃引流术可明显地降低血内生长素值。

(6) 瘦素(Leptin):是由胃主细胞分泌的一种 14-KD 蛋白,是一种肥胖基因的表达产物,可调节体内脂肪含量。也是通过刺激丘脑下区来影响能量及食欲。是一种有力的胃的保护剂,可抵抗因胰岛素过敏、炎症反应和免疫反应所造成的胃的损害。

2. 胃酸的分泌　胃壁细胞(泌酸细胞)分泌胃酸受三种局部刺激因素所制约:乙酰胆碱、胃泌素和组胺。乙酰胆碱从迷走神经和副交感神经节细胞释出,主要通过神经传导调控酸的分泌。胃泌素是通过内分泌激素作用,使壁细胞分泌胃酸。组胺是通过旁分泌样作用,并受到 ECL 细胞、G 细胞和迷走神经作用,使壁细胞分泌胃酸(图 23-11)。

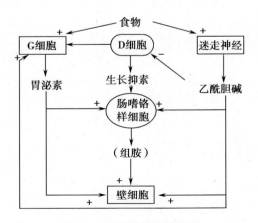

图 23-11　胃酸的分泌作用

【胃的屏障功能】

胃的屏障功能受很多解剖和生理因素影响,如

胃细胞数量、细胞连接紧密性、细胞更新过程、黏液分泌情况、碱性液分泌情况、胃 PH 值和分级循环血流等。所有这些因素的增加或降低,均可影响屏障功能改变,引起诸多胃的疾病发生。

【十二指肠生理】

　　十二指肠从胃内接受食糜,从胆汁、胰液内接受各种消化酶(包括蛋白酶、脂肪酶、蔗糖酶、麦芽糖酶),将其混合进一步起消化作用。同时十二指肠黏膜上皮的内分泌细胞也能分泌胃泌素、胆囊收缩素、促胰液素、抑胃肽等激素参与食物的消化作用。

(杨春明)

第二十四章

胃、十二指肠先天性畸形手术

第一节　新生儿胃穿孔修补术

新生儿胃穿孔是比较少见的疾病，但由于病情严重，死亡率较高。近年来因新生儿外科及麻醉技术的发展，合理使用抗生素及支持疗法。死亡率已有显著下降，术后存活率与患儿的体重和及时的诊断和治疗有直接关系。

穿孔最常见部位是胃大弯处胃前壁，胃壁肌层缺损的范围较广泛，不只是局限于穿孔部位。组织学检查可见肌层黏膜和血管都有异常。穿孔部附近的黏膜变薄，胃腺发育不良，有的地方无胃腺。黏膜下肌层菲薄，穿孔处则无肌纤维。并有缺氧后微循环内血小板凝聚，血管周围水肿。

【术前准备】

保暖，补充血容量，纠正水电解质失衡及酸中毒，胃肠减压，应用抗菌素及维生素 K。应加强呼吸管理，行气管插管人工呼吸机辅助呼吸，术前可先做腹腔穿刺抽气，使呼吸困难及发绀得以改善。

【手术步骤】

如胃壁肌层缺损的范围较广泛，应将坏死、薄弱、不正常的胃壁全部切除，切除范围以切缘有新鲜血液流出，胃壁颜色正常为标志。然后全层缝合，再行浆肌层内翻缝合。如修补不甚满意或局部血运不够理想，可同时行胃造瘘。关腹前应用大量温盐水彻底冲洗腹腔。

【术后处理】

须注意保温、吸氧或辅助呼吸。在肠道功能恢复前需持续胃肠减压及输液。同时给予有效的抗生素和足量的维生素。可应用静脉高营养疗法，以防发生并发症。

【预后】

虽然对新生儿的诊断、治疗及术后监护水平都在不断提高，但由于胃穿孔发病迅速，早期出现中毒性休克，故死亡率仍很高。其预后与患儿孕龄、出生时体重、原发病因、治疗是否及时、有无合并畸形及并发症密切相关。从远期效果看，大部分病例无贫血，发育营养与同年龄小儿相似。

第二节　新生儿胃造口术

新生儿胃造口术在许多不同的新生儿疾病中应用增多，使之成为当前的一种常用手术。新生儿胃造口术的目的为：①作为营养支持的方法；②作为最有效的胃肠减压的方法。

【适应证】

1. 食道闭锁　无论有无食道气管瘘存在。可常规施行作为修复前的准备或修复时的附加手术；对合并有食管气管瘘或修复术后并发吻合口瘘、吻合口狭窄或食管气管瘘复发者则更为重要；不伴食管闭锁的食管气管"H"形瘘修复后亦可应用。

2. 高位小肠梗阻　特别是十二指肠闭锁或空肠闭锁，作为辅助手术。

3. 膈疝　特别是高危病儿生后 24 小时内出现巨大的后外侧膈疝时。

4. 腹裂　作为修补手术的辅助手术。

5. 其他少见疾病如食管狭窄、新生儿食管破裂。

【术前准备】

根据新生儿生理特点及患儿主要疾病所需术前准备不可忽略。

【手术步骤】

上腹正中切口。经腹白线，打开腹腔，选用适当型号的四翼导管。在胃体前壁靠左侧，与大弯稍有距离处，预置双重丝线荷包缝合线。在荷包中央劈开胃壁全层，置入导管，结扎荷包线（图 24-1）。左上腹壁另戳孔，引出导管，将导管周围胃壁贴近壁层腹膜并固定缝合。逐层关闭腹部切口，导管妥为固定于腹壁。

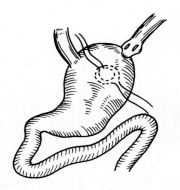

图 24-1　在胃前壁置入导管

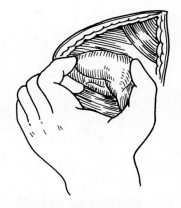

图 24-2　使幽门黏膜向外膨出

第三节　先天性肥厚性幽门狭窄手术

先天性肥厚性幽门狭窄是由于幽门环肌肥厚、增生，其腔道狭窄使幽门部机械性梗阻，是新生儿、婴幼儿常见病之一。Fredet（1907 年）和 Ramsteat（1912 年）相继创建幽门环肌切开术治疗该病获得良好疗效，使死亡率明显下降，目前已降至 1% 以下。

【适应证】

本病绝大多数需外科手术，极少数患儿因发病晚，例如 3 个月开始呕吐，不严重，可保守治疗或伺机手术。

【术前准备】

入院后纠正脱水和碱中毒，营养不良者给予完全胃肠外营养，贫血者术前少量输血，每次 25~30ml。

【手术方法及步骤】

1. 1908 年及 1911 年分别由 Frede 及 Ramstedt 首创幽门环肌切开术，方法简单，疗效满意。已被广泛采用。切口选择应从美观及愈合两方面考虑。可取右上腹直肌切口、右上腹横切口或脐上弧形切口均可，进入腹腔提出幽门至切口外固定，幽门前上方无血管区纵行切开浆膜及浅肌层，其长度向胃端延长 0.5cm，而十二指肠端决不可多切，以免造成穿孔。用刀柄插入分开肥厚的肌层至黏膜，然后用幽门分离钳逐渐分开幽门肌层，至使幽门黏膜向外膨出为止（图 24-2）。肌层切口渗血，可用热盐水纱布压迫数分钟，多能止血。如仍有出血，可用细丝线缝合止血。止血必须彻底，以免术后出血。

2. 经腹腔镜手术　国内外有逐渐普及之势，一般做两至三个腹壁小切口，一个放置腹腔镜，一个放置特别肠钳或切开刀，行幽门环肌切开术。术后恢复快，不留瘢痕，与传统手术比较，手术时间及安全性方面并无差异。

【术后处理】

无需胃肠减压，一般禁食 6~8 小时后即可喂水，如不吐即可给奶。如有呕吐，多为黏膜水肿所致，应控制饮食，用少量多次喂奶法。

第四节　十二指肠闭锁和狭窄手术

先天性十二指肠闭锁和狭窄（congenital atresia and stenosis of the duodenum）是胚胎发育过程中十二指肠部发育障碍，引起先天性十二指肠内梗阻。发病率约为 1:10 000~1:40 000。本病占十二指肠梗阻中的 0.8%~2.5%。在小肠闭锁中占 37%~49%。国内报道较低，约占 1/15。女婴略多于男婴。发生闭锁与狭窄的比例约为 1:2 或相等。

【病理】

十二指肠闭锁与狭窄可发生在十二指肠的任何部位，以十二指肠第二段多见，尤以壶腹附近最多见。闭锁与狭窄的比率为 3:2 或 1:1。病理分型尚未统一，Aitken 将其分为三型。而 stauffer 将其分为两类七型。

闭锁 I 型：十二指肠隔膜型闭锁，肠管连续性不中断。

闭锁 II 型：十二指肠闭锁两端由纤维索带连接。

闭锁 III 型：十二指肠闭锁两端分离。

闭锁 IV 型：隔膜型闭锁，隔膜脱垂到远端肠腔内形成“风袋型”。

狭窄 I 型：十二指肠隔膜型狭窄，中央有开口。

狭窄 II 型：十二指肠风袋型隔膜，中央有极小孔。

狭窄 III 型：十二指肠某段肠管缩窄。

各型十二指肠闭锁为完全性肠梗阻，故胃及

十二指肠闭锁近端均有明显扩张,肠壁增生肥厚,早期有较强肠蠕动,久之蠕动功能减弱闭锁远端的十二指肠细小萎瘪,肠壁菲薄,肠腔内无气体。十二指肠狭窄为不完全性肠梗阻,肠腔内阻塞较轻,随时间延长。病程发展,近端十二指肠可逐渐扩张形成巨十二指肠。

十二指肠闭锁或狭窄的病例,胆总管或胰管开口的位置不恒定,有的开口于近侧或远侧端;有的为双管道,开口于近远两侧端;有的距盲端较近,有的较远;有的开口于隔膜基底部上或下方;或瘘孔边缘,手术时应特别注意,以免损伤。

根据文献和我们的资料,约有30%~50%的病例可同时伴发其他畸形。主要有消化道畸形,如肠旋转不良、环状胰腺、多发生性肠闭锁、肛门直肠畸形、食管闭锁等。还有21-三体综合征、先天性心脏病及泌尿、生殖系和四肢畸形等。

【适应证】

十二指肠闭锁及狭窄,一经确定诊断后应给予手术治疗,因病儿均为机械性肠梗阻。来院时病儿情况较好,无明显贫血及离子紊乱者,可急诊手术。否则应积极治疗并发症,如早产儿已合并营养不良、肺炎、硬肿症者,积极给予保温或入温箱,抗生素消炎,静脉高营养治疗,病情好转后再给予手术治疗。如婴儿或儿童十二指肠狭窄者,应给予胃肠减压,纠正脱水、离子紊乱及贫血,好转后再手术治疗。一般选择气管插管全身麻醉,晚期重症病儿也可选用气管插管给氧及局麻。

【手术方式及步骤】

一般在新生儿及小婴儿采用右上腹部横切口,其他年龄组采用右上腹旁正中切口,开腹后探查,确定十二指肠闭锁及狭窄的类型,探查有无多发性闭锁或狭窄,以及其他伴发畸形,决定术式,本病目前有如下手术方法:

1. 隔膜切除并肠管纵切横缝术　本术式适合于隔膜型及风袋型闭锁及狭窄。暴露出十二指肠梗阻远近端,在十二指肠扩张与狭窄变界处切开,显露瓣膜,仔细观察胰胆管开口与瓣膜的关系,一般轻轻压迫胆总管,有胆汁排出处即为十二指肠乳头,如胰胆管未开口于瓣膜上,用弯剪刀沿瓣膜的边缘环行剪除隔膜,边剪边缝合黏膜,以防出血。在剪除隔膜时不要用力牵拉,以免剪破肠壁,并应注意勿损伤壶腹部的胆总管开口。隔膜切除后,将十二指肠壁切口横行缝合。如胰胆管开口位于瓣膜上,或位于瓣膜基底部,则应保留胰胆管开口部

的部分瓣膜,仅做瓣膜大部分切除术。本手术损伤小,不影响肠管血运,成形肠管粗细过渡平缓,肠内容物易于通过,有利于肠功能尽早恢复。缺点是当隔膜有明显炎症水肿,隔膜位于壶腹部时,切除隔膜不彻底,以及术中极易出血,造成手术失败,症状复发。

2. 十二指肠十二指肠吻合术　本术式适合于十二指肠闭锁或狭窄中远、近端较接近的病例。其优点是吻合口的路径短,符合正常生理功能,方法较简便,是较常用的术式(图24-3)。手术方法是在十二指肠外侧切开后腹膜,充分游离十二指肠,可游离到屈氏韧带,使闭锁近端扩张的十二指肠无张力地靠拢远端萎陷的肠管,行端端吻合。对巨十二指肠的病例,由于十二指肠近端盲袋异常扩张和肥厚,失去蠕动和收缩功能,故目前多主张将扩张肥厚的十二指肠近端肠管于其外侧行锥形裁剪后,与闭锁下方的十二指肠行端端吻合术,可提高手术治愈率。

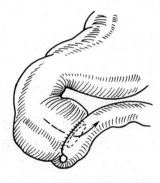

图24-3　十二指肠前壁菱形侧侧吻合术

3. 结肠后十二指肠空肠吻合术　此术式是治疗十二指肠闭锁的传统手术。近年来已很少应用,仅适合于闭锁盲端距离较大,不能行十二指肠吻合术的病例。一般在结肠后,距离屈氏韧带10~15cm处提起空肠,按顺蠕动方向与扩张的十二指肠行侧侧吻合术。也有人行空肠纵行切开与十二指肠扩张最低点横行切开行吻合,吻合口在1.5~2cm。本术式操作简单,但疗效并不很理想,术后可产生"盲袢综合征"。

【术后处理】

十二指肠闭锁及狭窄术后处理尤为重要,特别是对早产儿、婴幼儿、低体重儿更为重要,术后应给予心电监护、保温、吸氧,必要时超声雾化吸入,减少呼吸道及肺部并发症,预防和治疗硬肿症;合理静脉高营养、输血浆、全血及白蛋白;选择合适的抗

生素,防止交叉感染。术后注意防止呕吐误吸,保证胃肠减压通畅尤为重要。十二指肠闭锁或合并有巨十二指肠狭窄者,术后胃肠减压放置时间应较长,直到胃肠减压量逐渐减少,而且颜色由黄绿色逐渐变成白色泡沫状。对能暂时关闭胃肠减压,观察 24~48 小时,无呕吐时,进少量糖水 1~2 天,然后进奶,由小量多次喂养开始。未达到全奶量前,应继续静脉营养补液。十二指肠闭锁肠蠕动功能恢复较慢,一般在 12~14 天左右,因此术后护理极为重要。

【术后并发症】

1. 吻合口梗阻　原因多为吻合口水肿,内翻过多、胎粪阻塞以及肠近端切除不够,肠蠕动功能不良等。如有良好的减压及静脉或肠道喂养管的营养支持,可耐心等待,否则常需在 1 周内再次手术探查纠正。

2. 吻合口漏　在营养有保障的情况下,很小的肠瘘不伴明显腹膜炎表现者,有时非手术治疗可以治愈。但较大的漏,腹膜炎明显时,则必须及时手术处理。

3. 肠粘连所致肠梗阻　在有胎粪性腹膜炎病儿更易发生,非手术治疗无效时须行手术治疗。

4. 肺炎　一般呼吸道感染或吸入性肺炎都是严重并发症,必须积极预防、治疗。

5. 少数肠闭锁患儿术中未发现闭锁近侧存在的隔膜型狭窄,术后早期无完全性梗阻,随患儿发育、饮食改变,经数月甚至数年后出现不完全性梗阻症状或影响营养发育时才出现,则行再次手术治疗。

第五节　环状胰腺手术

环状胰腺(annular pancreas)是胰腺组织以环状或钳状包绕在十二指肠第二段致十二指肠梗阻的一种先天畸形,在 18 世纪中叶被命名为"环状胰腺",是种罕见的胰腺组织胚胎发生异常。

【病理及分型】

环状胰腺绝大多数位于十二指肠降段,胆总管胰管开口的壶腹附近,呈薄片带状的正常胰腺组织环绕于十二指肠周围。根据胰腺组织环绕十二指肠的形状不同可分为环状、钳状和分节状等类型。也有人将其分为四型:①胰腺环绕十二指肠前后壁;②胰腺环绕十二指肠侧后壁;③胰腺环绕十二指肠前侧及后壁;④分节状环状胰腺。环状部分的胰腺为正常的胰腺组织,有胰岛和腺泡组织,

它不但环绕而且长入十二指肠肠壁内,就是在黏膜下层也有胰岛组织存在。其外分泌管有很大差异,有的是原始性的,在环的前面转向左侧,与主胰管连接;而最常见是在环状部有一较大的胰管。起始于前面,向右围绕于外侧及后面,最后与胆总管或主胰管相连接。有时胆总管下部通过环状胰腺的后面,使其受压或弯曲成角而致阻塞。环状胰腺可引起上消化道续发性病变,主要是十二指肠第一段扩张,肠壁增厚。其程度与环状胰腺所致梗阻成正比,长期胃、十二指肠液的滞留,可引起胃、十二指肠溃疡。

环状胰腺组织可压迫胆总管远端造成胆道系统不完全性梗阻,致肝外胆管扩张,胆汁淤滞,产生不同程度的黄疸;由于胆汁潴留致胆管内压增高,胆汁可逆流入胰管,导致胰腺炎。环状胰腺和其他先天性畸形一样常伴发其他畸形,伴发畸形的发生率可高达 69%,最常见的伴发畸形为消化道畸形,如十二指肠闭锁或狭窄、肠旋转不良等。

【适应证】

环状胰腺唯一的治疗方法是手术,环状胰腺造成十二指肠梗阻即需手术治疗。

【术前准备】

术前准备同十二指肠闭锁。

【手术方法及步骤】

手术不作胰腺分离及切除,应行改道手术,手术方法很多,目前公认最好,符合解剖生理的手术方法是十二指肠前壁菱形侧侧吻合术(图 24-3):先游离十二指肠梗阻部的近远端,越过环状胰腺,在十二指肠近端作横切口,十二指肠远端作纵切口,然后进行全层结节吻合。吻合后使吻合口呈菱形持续开放,十二指肠与空肠连续性好,内容物易于通过(图 24-4)。

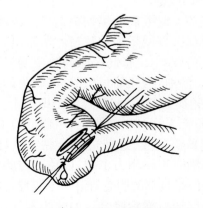

图 24-4　吻合口呈持续开放

结肠后胃空肠吻合术,十二指肠空肠吻合术,虽然手术较简便,但易产生盲袢综合征,近年已很少应用。

【预后】

环状胰腺有人报道在 20 世纪 60 年代时,其死亡率可达 31%。合并其他畸形者达 69%。近年来,尤其 20 世纪 90 年代以来,由于对手术方法的改进,基本上淘汰了结肠后胃空肠吻合术,采用十二指肠前壁菱形侧侧吻合术,术后效果明显提高。

(刘　磊)

第二十五章

胃、十二指肠损伤的手术

胃损伤可由机械性、物理性和化学性因素所致,损伤可造成不同深度甚至全层受损,因胃的活动性大,前面有肋弓保护,胃壁又较厚,故损伤较少见。胃损伤常为锐器刺伤和弹片穿透伤,故处理时前后壁均须探查。胃还可因饱食后引起胃破裂或胃体贲门部黏膜撕裂伤(Mallory-Weiss 综合征),还须注意胃损伤常伴邻近器官损伤。

十二指肠损伤的临床表现和外科处理均较复杂,这是因为其解剖位置的特殊情况所致,大部分十二指肠位于腹膜后,易于漏诊,合并胰腺损伤比率高,损伤后不易拉拢吻合,修补缝合后易于狭窄,易产生并发症,死亡率高。故凡上腹部和后腰部外伤,均须考虑十二指肠损伤的可能。

第一节　胃损伤手术

【适应证】

1. 胃黏膜、黏膜下或胃腔内出血等情况,可由胃镜诊断和处理;但胃壁穿透性损伤或胃腔外出血则须剖腹手术处理。

2. 上腹部外伤后出现腹痛、呕吐、呕血、腹膜刺激征象时。

3. 影像学检查发现气腹征。

4. 试验性腹腔穿刺发现胃内容物或胆汁等。

【术前准备】

1. 积极抢救休克、液体复苏、检查有无合并伤,特别是气胸、窒息和大血管损伤等情况。

2. 置鼻胃管,抽吸胃内容物,并持续留置。

【手术步骤】

1. 剖腹探查　剖入腹腔后检查腹腔内积血部位和积血量,顺血块集中部位查到活动出血点,立即钳夹缝扎止血,再吸净积血,探查有无邻近其他器官损伤,并作相应处理。

2. 检查胃的损伤　全面触诊和视诊胃的前壁和后壁全部,在胃结肠韧带或胃脾韧带的相对无血管区,剖开进入网膜囊,检查胃后壁。特别注意有无

血肿、水肿、血管出血点和溢出的胃内容物。

3. 缝合修补胃损伤　对胃损伤和破裂,应据不同程度和范围采取不同方法。裂口边缘不整,胃壁组织挫伤或坏死者,应先剪除修整,结扎止血后缝合修补。胃壁浆肌层裂伤,可用不吸收线作浆肌层缝合修补。胃壁全层裂伤时,先行全层间断缝合,再行浆肌层间断缝合。胃体和胃底部裂伤可纵行缝合,也可横行缝合。如在食管下端和贲门部裂伤,处理相对困难,应扩大切口,充分显露后修补,有时可在胃腔内注入蓝色染料协助诊断裂伤部位和范围,此处小的裂伤可间断缝合,如损伤范围大,缝合全层后外加胃底折叠术加固。胃前壁损伤时,可覆盖大网膜加固,后壁损伤时可行折叠加固。术中置较粗鼻胃管通过贲门裂伤缝合处,留置较长时间,防止发生狭窄。胃幽门部裂伤缝合时,应采用纵切横缝方法,防止术后狭窄。如缝合张力过大时,可剪开十二指肠降部外侧腹膜,使之松解游离,减轻张力。还须视具体情况加作幽门成形手术。对于损伤特别严重,范围广泛,局部难于修补和缝合的损伤,酌情行胃部分切除术和相应的胃肠道连续性重建吻合(Billroth Ⅰ和Ⅱ,Roux-en-Y 等)。

【术中注意事项】

1. 术中对于难于寻找和判断的裂伤,尤其在贲门和食管下端部位的,可自胃腔内注入蓝色染料,协助发现。

2. 对于胃后壁的损伤,需格外警惕,各种并发症的发生主要是显露不全所致,需广泛地打开网膜囊,将胃后壁翻起检查才能充分显露。

第二节　十二指肠损伤手术

大部分十二指肠位于腹膜后,损伤后不易显现症状难于诊断,故凡上腹部或右侧腰部的外伤都应考虑十二指肠损伤的可能。剖腹探查时须仔细检查十二指肠,如发现局部腹膜后出现血肿,或有游离气体及胆汁染色,均应剖开后腹膜,探查各段

十二指肠。

【手术步骤】

1. 充分显露十二指肠　在诊断十二指肠损伤后,要充分显露十二指肠。先游离结肠肝曲,切断十二指肠结肠韧带。向下沿升结肠旁沟切开后腹膜,向左侧翻开升结肠显出十二指肠(图25-1)。

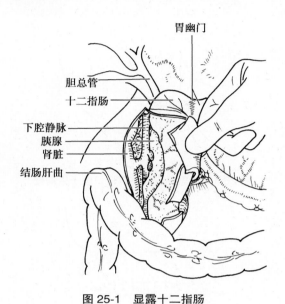

图 25-1　显露十二指肠

2. 单纯裂伤的缝合　如十二指肠裂伤未波及胰腺、胆管者可行单纯缝合修补。将损伤处无生机组织剪去,肠壁加以修整,用不吸收缝线行全层间断缝合,外浆肌层加丝线间断缝合加固。一般缝合口与十二指肠纵轴方向垂直,必要时用一条带蒂的大网膜覆盖固定,但须注意勿拉太紧,防止狭窄发生。

如损伤时间短,创口小,腹腔污染不重,可将鼻胃管拉入十二指肠内,尖端置入缝合口以远10cm处,术后持续抽吸减压。否则需行胃造口术(暂时性),将引流管尖端同样置于裂伤缝合口以远10cm处。彻底冲洗腹腔,十二指肠旁再置一烟卷引流管或双套管引流(图25-2)。

3. 肠壁损伤缺损的修补术　十二指肠损伤造成肠壁缺损者属严重损伤,因十二指肠肠壁内侧与胰腺相连,缺损后不易拉拢吻合,十二指肠肠壁血供为末梢动脉,侧支少,损伤后易缺血、坏死;十二指肠后壁无腹膜覆盖,肠腔压力增高时易形成吻合口瘘。对于此种严重损伤,应行肠壁修补术。

一般行空肠浆膜覆盖修补,小肠浆膜愈合能力佳,具封闭肠穿孔促使其愈合的作用,分袢式和Y形吻合两种术式。

(1) 空肠袢式浆膜覆盖修补:十二指肠裂伤先作一般缝合修补,在横结肠后将一段游离空肠拖到结肠系膜上方,将空肠袢一侧覆于十二指肠裂伤缝合口处,用不吸收丝线将此空肠袢与十二指肠壁行缝合固定,缝合应在裂口周围健康的肠壁上,空肠袢近远段再行一侧侧吻合(图25-3)。

(2) 空肠Y形吻合覆盖修补:先在Treitz韧带下方20cm处横断空肠,其远端缝闭,并将其从横结肠系膜小孔拖至结肠上方,再将此段远端空肠覆盖在十二指肠裂口缝合处,四周缝合加固。最后对空肠近段肠袢与远端肠袢行端侧吻合(图25-4)。此种术式的空肠肠袢活动度大,修补范围也大,十二指肠后壁损伤亦可应用。

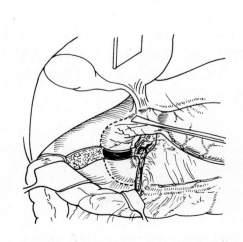

图 25-2　十二指肠裂伤单纯缝合术

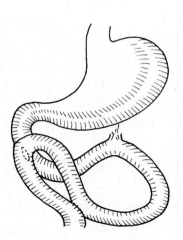

图 25-3　空肠袢式浆膜覆盖修补

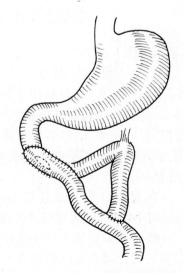

图 25-4　空肠Y形吻合覆盖修补

(杨春明)

第二十六章

胃 造 口 术

胃造口术（gastrostomy）是在胃前壁与前腹壁之间建立一个通往体外的通道，以解决患者的营养供给问题，并可作为暂时性的胃引流措施。胃造口术的方法很多，但一般分为暂时性和永久性两类。暂时性胃造口一般瘘口内放置一导管，拔除后即可自行愈合；而永久性胃造口，则作一黏膜管道，直接开口于体外皮肤，可较长时间维持，勿须长时间留置导管。此术如仔细操作，大宗病例报道成功率可达99%，无死亡率。

【适应证】

1. 未能切除的食管或贲门癌，行胃造口喂食，但须注意这类患者预后较差，选择患者手术时宜审慎考虑。

2. 以前曾施行过贲门或食管癌切除术发生梗阻，须行暂时性胃造口术。

【体位和切口】

一般采仰卧位。

切口采上腹正中切口。

第一节　隧道式胃造口术
（Witzel 术式）

【手术步骤】

当剖入腹腔并探查后，在胃前壁显露出一处8cm×5cm的区域，最好位于胃体部或胃窦部中央部位，用纱布垫将胃托出腹腔外便于手术。先将胃造口管（圆头侧孔管）置于胃前壁，尽量远离病变部位，使用间断浆肌层缝合叠盖胃造口管至少长5cm（图26-1）。

在胃造口管末端近端2cm处的胃壁上，戳一2cm的小切口，包括胃壁全层（图26-2）。

将胃造口管置入此小戳切口内2~3cm，用浆肌层荷包缝合闭合此戳创切口，外加两层浆肌层缝合加固（图26-3）。

这样就形成了一条围绕胃造口管的浆肌层隧道。

在闭合腹腔前，应再检查胃造口管是否通畅，

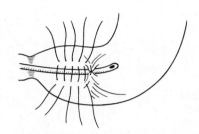

图 26-1　叠盖缝合固定胃造口管于胃前壁

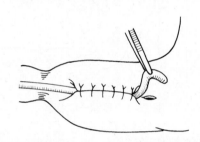

图 26-2　在胃造口管终末端 2cm 处戳开胃前壁

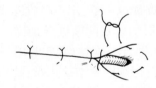

图 26-3　荷包缝合，闭合戳创切口

缝合线是否牢靠，再将胃前壁隧道的浆肌层，缝合固定在壁层腹膜上，在此处戳一小孔，引出胃造口管至皮肤外（最后位于腹部切口下方），将导管缝合固定于皮肤上（图26-4）。

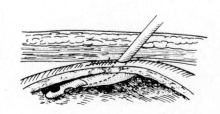

图 26-4　胃造口管通出腹腔，并用丝线固定于皮肤上

行 Witzel 胃造口术后 6 小时，即可通过胃造口管喂食。如果胃前壁病变范围大而无法行造口时，

可使用 Witzel 技术行空肠造口术。

第二节　荷包式胃造口术
(Stamm 术式)

【手术步骤】

剖入腹腔,探查上腹部诸器官,特别是胃的病变情况后,于胃体中部显出胃的前壁,提出胃脏,四周以纱布垫垫好,便于操作。

先于胃体中部前壁缝一荷包缝合线,中央部戳一创口至胃腔内,将此戳口用大止血钳扩张后,置入一带气囊的 Foley 管于胃腔内,验证此导管必须置于胃腔内,而不是黏膜和黏膜下层之间的间隙内(图 26-5)。

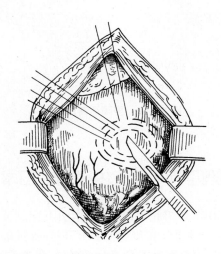

图 26-5　胃前壁戳一创口,置入导管

将荷包缝合线扎紧后,距离此缝线外 1~1.5cm 处再缝合一荷包缝合,双层加固,使用间断浆肌层缝合固定于壁层腹膜上。气囊导管自原切口左下方另小戳创口引出至皮肤外,缝线固定于皮肤上(图 26-6)。

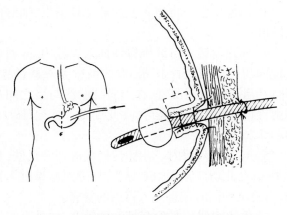

图 26-6　气囊管引出至皮肤的各层缝合情况

一般在术后 6 小时即可通过胃造口管喂食。

【术中注意事项】

1. 手术中放置胃造口管时,必须验证导管是否置入胃腔内,而不是在黏膜和黏膜下层之间。

2. 胃肿瘤浸润的胃壁组织常较脆弱,所以在缝合胃壁时需覆盖大网膜加固。

3. 如果胃壁情况不允许行胃造口时,亦可用 Witzel 方法行空肠造口术。

第三节　活瓣管式胃造口术
(Spivack 术式)

管式胃造口术是一种永久性外瘘式的胃造口术,比较常用。此术系利用胃前壁做一管道,通出至体外,灌注食物。

【手术步骤】

1. 胃前壁做胃壁瓣　在胃前壁中部的大、小弯之间做一门形皮瓣,宽 5cm、长 7cm,基底部靠近大弯(图 26-7),这样可保证皮瓣的血供。先切开浆肌层,黏膜下血管缝扎止血,再剪开黏膜,吸尽胃内容物。

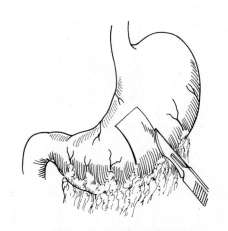

图 26-7　在胃前壁做胃壁瓣

2. 制作"屏障活瓣"　先在大弯侧胃壁瓣的基底部放置一硬橡皮管,围绕此橡皮管折返并将浆膜间断缝合固定(图 26-8),预制成一个可防止返流的"屏障活瓣"。

3. 制作"胃管"　将 F18 导管插入胃腔内,沿此导管将胃瓣切缘间断全层缝合,再加一层间断浆肌层缝合加固,完成带蒂的"胃管"制作(图 26-9)。

4. 闭合胃前壁切口　自胃部缺口顶端(小弯侧)中点开始,向下用 4-0 丝线间断全层缝合胃壁切口(图 26-10)。

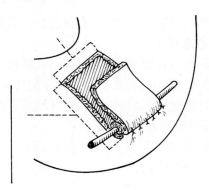

图 26-8　制做"屏障活瓣"

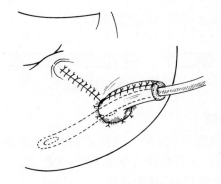

图 26-11　引出"胃管"

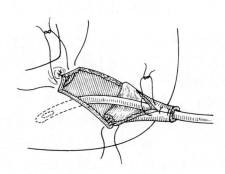

图 26-9　制作"胃管"

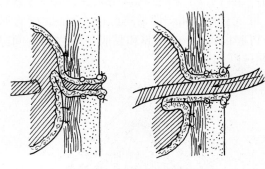

图 26-12　屏障活瓣的功用

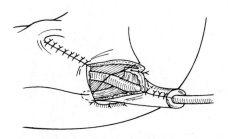

图 26-10　闭合胃前壁切口

5. 将"胃管"引出腹壁、固定　将"胃管"连同 F14 导管一同引出腹壁,引出切口在左腹直肌外缘、肋缘下的位置,戳一小口,位置宜高于"胃管"的基部,以避免胃内容物外溢。引出"胃管"应露出皮肤 0.5cm 处,将此"胃管"与周围腹膜、肌筋膜和皮肤分别用丝线间断缝合固定之(图 26-11),最后缝合腹壁切口。屏障活瓣的功用如(图 26-12)所示。

【术后处理】
1. 施行此术,尽量注意勿使胃大弯的胃壁瓣切的太小,这样可致"胃管"的缝合张力过大,导致以后可能发生缝线裂开和胃壁坏死。
2. 术后待肠蠕动恢复后再灌注流质食物,切口愈合后可拔出 F18 导管,当灌注食物时再临时插入导管。

第四节　经皮内镜胃造口术

1980 年介绍此术,是内镜指引下穿刺置管完成胃造口术,勿须全麻和剖腹手术,但须保证能安全地将胃镜插入胃内,并具胃充气的条件,患者如有腹水/腹腔内感染或近期内施行过上腹部手术者为手术禁忌证。

【手术步骤】
1. 体位　仰卧位,头略抬高。
2. 麻醉　在口咽部喷雾局部麻醉剂,必要时可给予静脉镇静剂。
3. 消毒皮肤　将患者上腹部常规消毒,铺好消毒敷巾。
4. 插入胃镜　将纤维胃镜插入胃腔内,并通过胃镜向胃内充气使之扩张,胃的前壁紧靠腹前壁,同时开启胃镜内照明灯,在上腹部肋缘与脐之间观察由胃镜透照出的光亮区,在此处做一标记(图 26-13~ 图 26-15)。
5. 导管穿入胃内　在标记处局麻切开皮肤,长约 1cm,自此切口穿入 16F 导管针,通过腹壁进入胃内,内镜医师同时观察穿入胃内的导管。
6. 置入引线　拔除套管针的针芯,从外套管插

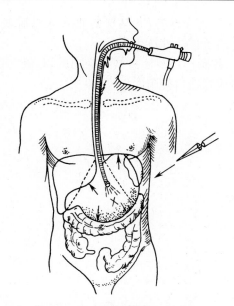

图 26-13　纤维胃镜插入胃腔内

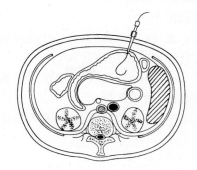

图 26-16　置入引线

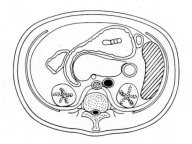

图 26-14　纤维胃镜插入胃腔内

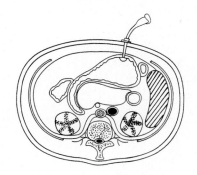

图 26-17　置入造口导管

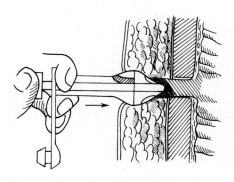

图 26-18　穿入导管至胃内

内 PEG 造口导管或 de Pezzer 导管位置是否妥当，然后自腹壁外放置补垫，将导管与衬垫固定在腹壁上。

9. 改用硅胶管及堵塞装置　1 个月后，胃前壁与腹壁粘连牢固，可用硅胶管替代原造口导管，并配置移动的堵塞器，长久使用(图 26-19)。

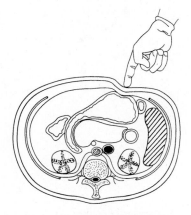

图 26-15　在胃镜透光处做一标记

入一较粗尼龙线。内镜医师再从胃内牵引此尼龙线，将此尼龙线连同胃镜一并导出(图 26-16)。

7. 置入造口导管　将 PEG 造口导管或 de Pezzer 导管牢牢固定在尼龙引线上，并在导管和引线上注水性润滑剂，慢慢将此导管自口腔拉入胃内，并自胃内拉出前腹壁(图 26-17，图 26-18)。

8. 放置补垫固定导管，再次插入胃镜，检查胃

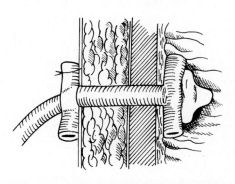

图 26-19　改用永久性硅胶管及堵塞装置

【术中注意事项】

1. 反复通过口腔,食管导入引线和导管时,要仔细轻柔,防止损伤口腔、咽、食管。

2. 置入造口导管时,注意与腹壁松紧相宜,以免发生漏液或压迫组织坏死。

3. 在各项操作过程中,注意无菌操作,防止发生局部和全身感染,尤其要防止吸入性肺炎发生。术前宜给予预防性抗生素。

4. 各操作环节注意修整突出的胃黏膜翻转,防止其造成胃造口梗阻。

(杨春明)

第二十七章

消化性溃疡病手术概述

【概述】

消化性溃疡病(PUD)是很常见的临床疾病,发病率占总人口的2%,和它有关的病死率高达4%左右。过去认为它的发病是由于胃酸分泌过多、迷走神经亢进和胃排出障碍等因素所致。近年来认识到幽门螺杆菌(*Helicobacter pylori*,HP)和非甾体抗炎药(NSAIDs)的致病的作用,导致研发更为有效的治疗药物,如H_2组胺受体拮抗剂和质子泵抑制剂(PPIs)等,使得大多数慢性难治性PUD,经内科药物治愈,而择期手术显著减少。据芬兰一组统计资料显示,自1987—1994年间,治疗PUD的择期手术率从11.9%降为1.3%,降低了89%。但PUD的并发症率仍较高,为10%~20%,所以手术治疗各种并发症的比率并未发生显著变化。据英国流行病学研究报导,十二指肠溃疡并发出血、穿孔的发生率,在老年病例中有升高趋势,人们将这种情况归咎于普遍使用NSAIDs、低剂量的阿司匹林、吸烟和5-羟色胺摄取拮抗剂等所致。总之,目前对PUD的手术适应证是:①出血,年发生率约为100/10万;②穿孔,年发生率约为11/10万;③梗阻,幽门周围和十二指肠球部溃疡结痂所致,是PUD的最常见并发症;④内科治疗无效,在目前PPIs时代较少;⑤具恶性病危险,尤其是巨型溃疡更应重视。

外科手术治疗PUD的目的为:①使溃疡愈合;②预防或治疗各种溃疡并发症;③致力于治疗各种溃疡的病因;④减少手术后消化性后遗症。

其实没有哪一种手术能满足以上要求,为了选择手术,外科医生必须了解溃疡病的特点、可能的致病因素、病人状况和手术特点等。

【难治性十二指肠溃疡病的手术选择】

自从发现HP后,现已证实95%以上的十二指肠溃疡有这种螺杆菌感染,如能使用抗菌药物根除HP感染,勿须再使用抑酸药物,也可使95%的十二指肠溃疡愈合。这一结果改变了难治性十二指肠溃疡的治疗观点。但部分病例仍需外科手术时,目的是通过迷走神经切断术或胃窦部切除术,而降低胃酸分泌。对于有适应证的难治性十二指肠溃疡,可选择:①各种类型的迷走神经切断术;②附加或不附加胃引流术;③附加或不附加胃部分切除术或胃窦部切除术。

【难治性胃溃疡病的手术选择】

胃和十二指肠溃疡均为消化性溃疡,不同的是胃溃疡常为胃癌的窝藏处,一般情况下应切除并行活组织检查。Johnson根据胃溃疡的解剖位置和胃酸分泌情况,将胃溃疡分类为5型,根据不同情况采用不同术式(表27-1)。

表27-1　胃溃疡的分型(Jonson改良法)

分型	位置	胃酸情况
I	胃小弯	低酸
II	胃幽门部和十二指肠球部	高酸
III	幽门(幽门以近2-3cm处)	高酸
IV	胃小弯靠近胃食管结合部	低酸
V	任何位置,由药物致病	低酸

(1)I型胃溃疡:最为多见,发生在小弯胃体部和窦部结合处,低酸分泌,大多数患者可行远端胃部分切除(B-I或B-II吻合),这样可切除溃疡和患病的胃窦部,同时可了解有无癌变,单独切除远端胃的复发率较低,为5%左右。而过时的迷走神经切断术附加胃引流术,溃疡复发率很高。近年来还推荐高度选择迷走神经切断术附加黏膜层溃疡切除术,其预后亦好,复发率为6.5%左右。

(2)II型胃溃疡:溃疡同时发生在胃幽门管和十二指肠球部,局部表现是大的、深的、边缘不整的溃疡,常发生在年轻人,高酸分泌。手术前须行胃镜活组织检查,以除外癌变。手术选择与十二指肠溃疡相同,如迷走神经切断术附加胃窦部切除术,或是高选择性迷走神经切断术。

(3)III型胃溃疡:幽门前溃疡,是高酸分泌型,故与II型胃溃疡相似,治疗后复发率较高,可达16%~44%。再加上可能是胃癌的窝藏处,故在治疗时须特别谨慎,外科治疗选择迷走神经切断附加胃窦部切除为宜。

(4) Ⅳ型胃溃疡:位于沿胃小弯较高近食管曲处,胃窦部黏膜可向胃食管曲推进1~2cm,由于系低酸分泌型,故常有吞咽困难和返流性食管炎发生。又因为溃疡较大,较深,周围组织炎症较重,使手术操作产生一定困难,术式有多种。

(5) Ⅴ型胃溃疡:可发生在胃的任何部位,与使用NSAIDs有关,如药物治疗无效时才可考虑手术。

【消化性溃疡各种并发症的急症手术】

年迈体弱的患者易发生消化性溃疡的各种并发症,对这些并发症施行手术治疗时需注意的是:①直接对各种并发症作相应处理;②降低将来的溃疡复发率;③手术术式尽可能的安全、快捷和有效;④减少以后药物对胃肠道的作用;⑤确定有无HP感染,并作相应处理。

1. 出血 大多数胃肠道出血经内镜证实是发生在胃和十二指肠1~2部,约有10%~20%的消化性溃疡出血患者经内科治疗无效而需外科手术治疗。其死亡率仍较高,特别老年妇女约在5%~10%左右。如遇溃疡床的小动脉出血,血凝块覆盖和大的溃疡床等都易于复发出血,这些情况的内镜止血有25%失败率。目前对消化性溃疡并发出血的手术适应证有:①液体复苏(输血)3单位后,血流动力学仍不稳者;②内镜治疗后仍出血;③治疗稳定后又发生再出血;④复发出血后发生休克;⑤每日输血3单位后仍继续慢性出血。

对此类患者首先要控制出血,内镜检查确定出血部位,溃疡处的小动脉出血为常见原因,手术时先要缝扎出血点,然后进行降酸的确定性手术。一般需纵形切开幽门,辨认出血血管,一般是胃十二指肠动脉,将其头尾端分别缝扎,再控制其分出的胰腺支。同时利用此切口施行Heineke-Mikulicz幽门成形术。

待出血完全控制后,选用高度选择性迷走神经切断术处理出血的十二指肠溃疡,安全且效果较好。也有的推荐迷走神经干切断术。对于胃溃疡出血,则选择远端胃切除术,Billroth Ⅰ或Ⅱ式吻合术,术中

还可行活检以判断是否癌变。

2. 穿孔 十二指肠溃疡并发穿孔的发生率高于胃穿孔,占十二指肠溃疡的2%~10%。对它的治疗传统概念是穿孔修补附加迷走神经干切断术及幽门成形术,但长期随诊观察122例,经25年随诊,48%患者还需进一步内科或手术治疗。而采取高度选择性迷走神经切断术附加大网膜修补穿孔的患者,复发胃溃疡也达16%,且慢性幽门十二指肠瘢痕也视为迷走神经切断术的禁忌证。自从发现HP后,资料证明81%的十二指肠穿孔患者的HP为阳性,故随后对其治疗十分重要。目前对十二指肠溃疡穿孔的治疗方案是:穿孔已超过24小时,用对比剂确定穿孔已闭合可保守治疗;如未闭合则视溃疡史长短而定,如病史短可行大网膜填塞修补,并针对HP治疗。如病史长,以前曾治疗过HP,患者情况不稳定,仅行大网膜填塞修补术;如情况稳定,则行大网膜填塞和迷走神经切断术加幽门成形术或行大网膜填塞术加高度选择性迷走神经切断术。胃溃疡穿孔多发生在65岁以上的老年患者,死亡率较高,达10%左右,多为Ⅰ、Ⅱ型胃溃疡所致。多数患者可行胃部分切除术,或穿孔填塞修补术,除非年迈危重者且不稳定者。Ⅳ型胃溃疡穿孔则多考虑行大网膜填塞修补术和活组织检查。对Ⅱ型胃溃疡穿孔也可行迷走神经干切断术和胃窦切除或修补术。除非患者是复发性溃疡,或经过对HP治疗的溃疡,一般可不附加降低胃酸分泌的手术。Ⅲ型胃溃疡穿孔者病变以十二指肠溃疡为多,如仅用大网膜填塞修补常术后会发生胃出血,故可行胃窦切除术和迷走神经切断术。

3. 胃出口梗阻 发生率约占各种溃疡并发症的5%~8%。胃出口梗阻的患者约半数为胃癌。此类患者可先行保守治疗,包括鼻胃管抽吸、液体复苏和纠正电解质和酸碱失衡,维持营养和抗酸治疗,禁食48~72小时后仍无效时应果断采用手术治疗。气囊扩张术易发生穿孔并发症,且延误胃癌的治疗。此类患者可选择胃部分切除或胃窦部切除术。

(杨春明)

第二十八章

消化性溃疡穿孔修补术和胃引流术

第一节　消化性溃疡穿孔修补术

消化性溃疡穿孔重要原因是服用 NSAIDS 类药物和吸烟,其发病率在增加,尤其好发在年迈妇女中。决定其愈后的因素有:①延误治疗时间,有些与过度诊断费时有关;②胃溃疡穿孔预后较十二指肠穿孔差;③患者年迈;④低血压,收缩压低于100mmHg 者。

【适应证】

一般情况下,消化性溃疡穿孔时应行手术修补术。仅有一小部分病例可采用非手术治疗,如年轻、病史短、穿孔时间短,病情较稳定的十二指肠溃疡穿孔。但需在胃内注入水性对比剂证实穿孔已闭合,无对比剂溢入腹腔内。及时给予鼻胃管减压和有效抗菌药物治疗,并严密监测观察,一旦出现腹膜刺激征和全身感染症状时则改行手术治疗。胃溃疡穿孔不易愈合,又易复发,故不宜非手术治疗。

【术前准备】

溃疡病急性穿孔时病情均较重笃,一般情况差,均应行手术前准备,包括鼻胃管减压,抗菌药物,纠正水、电解质和酸碱失衡,补充血容量等。2~4 小时后待病情有所好转时进行手术,但如病人已出现中毒性休克,也应积极抢救休克的同时,在 1~2 小时后及时手术。

凡遇十二指肠溃疡穿孔患者,首先通过水性对比剂了解穿孔是否已闭合,如已闭合,可采用非手术治疗。如未闭合,可分两种情况,一种情况是近期才发生症状,可行穿孔修补、大网膜填补治疗,并行 HP 测定给予相应治疗。另一种情况是有长期溃疡病史并已进行 HP 治疗者,如病人情况稳定,可行修补和大网膜填补,附加迷走神经干切断术及幽门成形术,或附加高度迷走神经切断术。如病人情况不稳定,则仅行修补和大网膜填补。

【手术步骤】

1. 体位　平卧位。

2. 切口　一般采上腹正中切口,如术前疑有胃溃疡穿孔者,也可行左侧经腹直肌切口。如疑及十二指肠溃疡穿孔者,则也可行右侧经腹直肌切口。

3. 探查腹腔　寻找穿孔切开腹膜,了解溢出气体和液体的量和质。穿孔多在十二指肠和胃的前壁,穿孔处常有脓性渗出物沉积粘附,有时穿孔会被大网膜、肝下缘、胆囊等粘连覆盖,轻轻分离后,显露之,挤压胃部还可有液体和气泡自穿孔处渗出。如前壁未找到,还可剪开胃结肠韧带,自网膜囊检查胃的后壁以发现穿孔。

4. 修合修补穿孔　发现穿孔后,剪去不规整边缘,沿胃长轴使用 4-0 缝线 3~4 根,跨越穿孔处作全层或浆肌层间断缝合,小心结扎缝线,闭合穿孔,暂不剪断缝线。如系十二指肠穿孔,则需缝合全层(图28-1,图 28-2)。

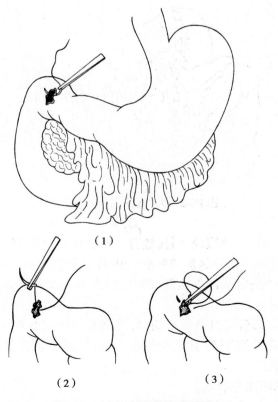

（1）

（2）　　　　（3）

图 28-1　十二指肠穿孔全层缝合

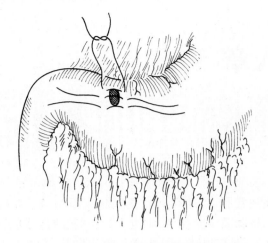

图 28-2　胃穿孔浆肌层缝合

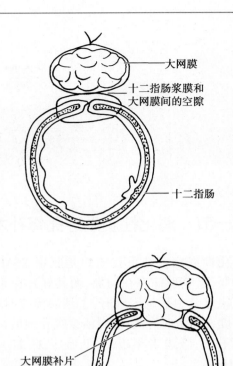

大网膜

十二指肠浆膜和
大网膜间的空隙

十二指肠

大网膜补片
修补溃疡穿孔

图 28-4　大网膜补片填充缝合固定

5. 覆盖大网膜　将一游离带血管蒂的大网膜,拉至穿孔处作补片覆盖,然后将缝线松松地结扎固定(图 28-3)。结扎不能过紧,以免引起缺血坏死。如穿孔口径过大,缝合修补困难时,则可直接将大网膜补片填塞于穿孔处,再用 4/0 缝线全层缝合固定于肠壁上(图 28-4)。

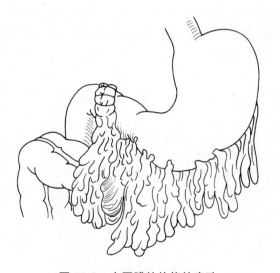

图 28-3　大网膜补片修补穿孔

6. 清洗腹腔、引流缝合　反复检查穿孔修补缝合牢靠后,并尽量抽吸腹腔内残渣和渗出液,用多量冲洗盐水冲洗腹腔,吸尽之(尤其是肝下区及盆腔处)。

按各层缝合腹壁切口,对腹腔污染较重者在腹腔内放置烟卷引流或软胶管引流,皮下放置胶片引流。

【术中注意事项】

1. 由于溃疡病穿孔周边组织炎症水肿明显,组织脆弱,所以在缝合时应在穿孔周围较正常的胃、十二指肠壁进针。每一缝针针距均要宽,进针要深,结扎时也尽量注意在放松胃牵拉的情况下缓缓进行,也防止结扎过紧,造成组织被缝线割裂。

2. 如穿孔较大,且组织过于脆弱,单纯缝合可能发生梗阻时,可先穿好各缝线而暂不结扎,并将一带蒂大网膜覆盖于穿孔处,然后同时结扎缝线,闭合穿孔(图 28-5)。

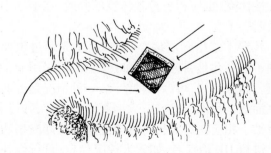

图 28-5　较大的溃疡穿孔,用大网膜嵌入修补

3. 穿孔周围瘢痕大且硬而无法缝合修补时,可将溃疡穿孔处行菱形切除,然后横行缝合,并覆盖大网膜(图 28-6)。

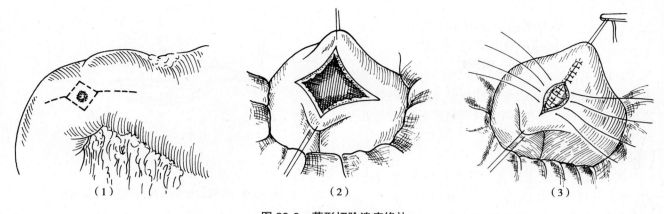

图 28-6　菱形切除溃疡修补

(1)切口;(2)菱形切除溃疡,延长切口;(3)横行缝合肠壁溃疡

4. 若是十二指肠溃疡穿孔,又靠幽门部,如强行单纯缝合可能产生幽门梗阻,可作菱形切除,再自两侧角纵形延长切口,随之横行缝合作一幽门成形术。

5. 当疑及溃疡有癌变可能时,应取活组织冰冻切片检查,如证实为胃癌,患者情况又允许时,即按胃癌术式处理。

第二节　胃引流术

当各种病因引起胃出口梗阻时,需行胃引流术,将胃与十二指肠或空肠沟通,达到胃内容物引流的目的。当初 Dragstedt 施行迷走神经干切断术治疗十二指肠溃疡时,并不同时行胃引流术,致使 1/3 患者产生恶心、呕吐和腹胀症状。进一步研究发现迷走神经干切断术后使得胃窦部及幽门部供应神经缺失,使窦部的泵作用消失,无法使胃内容物顺利排入十二指肠内,最终致使胃出口梗阻。故进行迷走神经干切断术或膈上迷走神经切断术均应同时行胃引流术。

胃引流术有幽门成形术和胃空肠吻合术两类;幽门成形术保持原有解剖学关系,较少发生胆汁返流,当前 90% 的胃引流术均为幽门成形术的多种变型术式(图 28-7)。

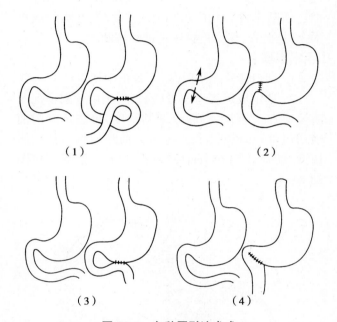

图 28-7　各种胃引流术式

(1)胃空肠吻合术;(2)Heineke-Mikulicz 幽门成形术;(3)Jakoulay 胃十二指肠吻合术;(4)Finney 胃十二指肠吻合术

【适应证】

1. 迷走神经干切断术或膈上迷走神经切断术后所致的胃出口排出障碍。

2. 十二指肠溃疡并发幽门梗阻,患者情况差而不能耐受胃部分切除等较大手术,可行迷走神经切断术以减少胃酸分泌,同时行胃引流术。

3. 胃溃疡并发幽门梗阻,又不能耐受胃部分切除,可行胃溃疡局部切除,同时行胃引流术,因胃酸不高,可行胃空肠吻合术。

4. 胃癌引起幽门梗阻,肿瘤无法切除,可行姑息性胃引流术。

【术前准备】

1. 胃出口梗阻患者多有胃潴留,影响水和食物的摄入,应在术前酌情纠正水、电解质失衡状况。

2. 由于胃内容物潴留,常致胃黏膜水肿、充血,应在手术前禁食、鼻胃管抽吸,术前晚洗胃。

3. 进手术室前进一步抽出胃内潴留物,以免在麻醉过程中发生误吸引起窒息。

一、纵切横缝式幽门成形术
（Heineke-Mikulicz 术式）

1888 年，Heineke 和 Mikulicz 分别叙述了这种术式，由于操作简易，故经常使用于溃疡瘢痕造成的胃出口梗阻，此术有单层和双层缝合两种，后者更为常用。

【适应证】

目前此种术式主要适用于幽门瘢痕和粘连不重，勿需分离十二指肠的十二指肠溃疡。如十二指肠前壁穿孔可一并切除溃疡；如同时有后壁出血则可切开缝扎出血血管；如瘢痕严重粘连广泛时，则可行 Finney 式成形术。在行幽门成形术前，先行迷走神经切断术；而对并发出血的患者，先行幽门成形术，缝扎血管，然后再行迷走神经切断术。

【手术步骤】

1. 切口体位　平卧位，上腹正中切口。

2. 选定成形切口位置，检查胃幽门梗阻情况及溃疡所在位置，了解瘢痕挛缩程度，再选定幽门前壁切口部位，沿胃、十二指肠长轴跨越幽门括约肌切开，切口长约 6~7cm（胃侧大于十二指肠侧）（图 28-8）。

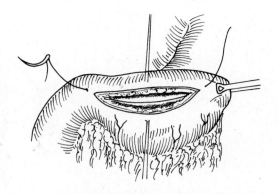

图 28-9　在两侧缝牵引线后切开，缝合两角

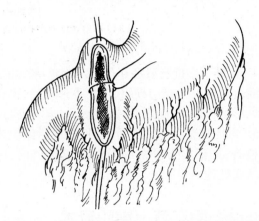

图 28-10　拉紧全层引线，使原纵形切口变成横形切口

缝合（Cushing）至上角，同样用半荷包缝合埋藏上角。完成浆肌层缝合，再移去保护纱布（图 28-11，图 28-12）。

6. 网膜覆盖加固　使用拇、示指在胃、十二指肠外探查吻合口通畅后，以大网膜和小网膜覆盖吻合口，并用丝线将网膜固定于胃壁（图 28-13），逐层缝合腹壁。

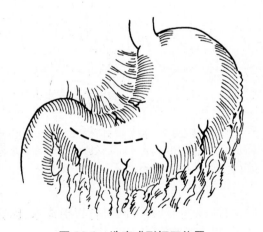

图 28-8　选定成形切口位置

3. 切开前壁　垫好切口周围的纱布，于预定切口中点两侧各缝一牵引线，在之间切开胃、十二指肠壁全层及括约肌，吸尽胃内容物，仔细止血。

4. 成形性吻合　在切口两角用 4-0 缝线全层间断缝合一针，向上下拉紧牵引线后，再抽紧切口两角的全层缝线，慢慢拉拢收紧，使原纵切口变成横形切口（图 28-9，图 28-10）。

5. 缝合浆肌层　由下角向上缝合浆肌层，使用半荷包缝合下角，打结固定。向上行内翻褥式

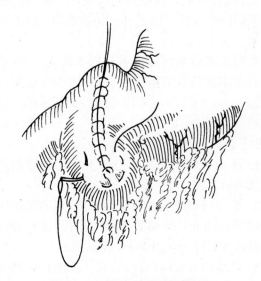

图 28-11　半荷包缝合埋藏下角

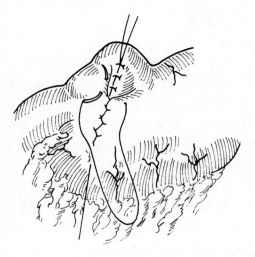

图 28-12　浆肌层缝合至上角,同样半荷包缝合

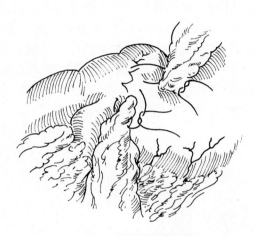

图 28-13　覆盖网膜加固

【术中注意事项】

1. 作为治疗十二指肠溃疡的手术,幽门成形术须与迷走神经切断术结合使用,术中注意无菌操作,先迷走神经切断术,后幽门成形术。

2. 如溃疡在前壁,可在行纵切口时,作一梭形切口切除溃疡;如溃疡在后壁又有出血时,应先缝扎止血,再成形术。

3. 前壁纵形切口长度要适宜,如过长时横向缝合会有困难,如过短时因瘢痕收缩造成狭窄。

【术后处理】

1. 手术后继续禁食,鼻胃管抽吸 1~2 日,肠蠕动恢复后再进食。

2. 继续补液,纠正电解质和酸碱失衡。

3. 病情较轻,体格较好者可快速外科通道处理,早日进食。

二、马蹄形切开式幽门成形术
(Finney 术式)

【适应证】

适用于十二指肠溃疡周围存在紧密粘连而无法分离时,或行 Heineke-Mikulicz 幽门成行术有较大张力时。

【手术步骤】

1. 体位、切口　平卧位,上腹正中切口。

2. 分离十二指肠　在十二指肠降部外侧切开后腹膜(Kocher 切口),将十二指肠头部和降部分离,使十二指肠降部内侧缘与胃大弯贴近(图 28-14)。

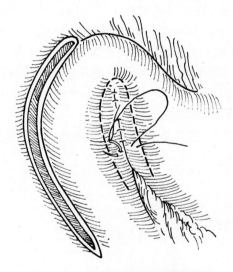

图 28-14　分离十二指肠球部和降部

3. 吻合口后壁缝合　将胃大弯与十二指肠降部内缘的浆肌层缝合,用丝线从上端开始,间断缝合,第 1 针始于幽门下缘,长约 6cm(图 28-15)。

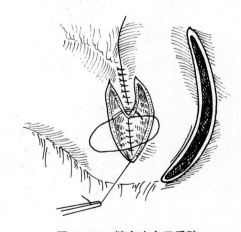

图 28-15　缝合吻合口后壁

4. 切开胃肠壁,缝合后壁内层　距离后壁缝线0.5cm 处,分别切开胃和十二指肠肠壁,呈马蹄形。缝扎出血点后,吸尽胃、十二指肠腔内容物后,用可吸收线在后壁作连续锁边缝合,最终将下角对拢。

5. 缝合前壁内外层　用同一可吸收线绕至前壁,作全层连续内翻褥式缝合至上端,将两线头结扎,线结打在腔内(图 28-16)。再用丝线作浆肌层缝合吻合口前壁外层(图 28-17),最后用拇指和示指探测吻合口通畅情况,再逐层缝合腹壁。

三、胃空肠吻合术

胃空肠吻合术可作为暂时性或永久性的姑息手术方法,处理胃远端和十二指肠的良、恶性病变,一般在结肠前吻合。手术操作简便,适用于不能耐受胃切除术的溃疡病幽门梗阻患者,和不能切除的胃幽门部恶性肿瘤。对于可切除的溃疡和肿瘤不能行此手术。

【吻合方法的选择】

胃空肠吻合术有许多具体吻合术式可供选择,

如图 28-18 所示。

【手术步骤】

1. 体位、切口　平卧位,上腹正中切口。

2. 选择空肠吻合段　剖入腹腔,确定患者适于行胃空肠吻合术后,开始提起横结肠,沿其系膜至根部找到十二指肠悬韧带,从空肠起始部向远端 15~20cm 处选择一段空肠,用细丝线将肠壁浆肌层缝合作标记,以备吻合用。

3. 闭合横结肠和空肠系膜间隙　拉开横结肠系膜,自其根基部向肠管侧用丝线间断缝合两系膜 4~5 针,闭合其间隙,防止术后发生内疝(图 28-19)。

4. 选定吻合口　吻合口一般选择在幽门切迹下方的胃前壁,稍靠近胃大弯。如系胃癌患者,吻合口应尽量远离肿瘤,免受侵犯又造成梗阻。选定吻合部位后,将已缝好标记线的空肠在结肠前上提,与预先拟定的胃壁对拢,长轴方向是顺蠕动方向(即空肠近端对胃大弯),在拟定吻合口两端各缝一浆肌层牵引线,打结后牵引之(图 28-20)。

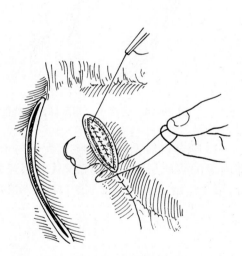

图 28-16　缝合前壁内层

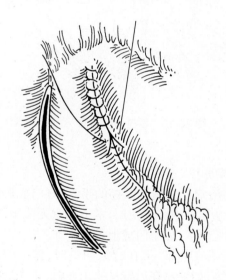

图 28-17　缝合前壁外层

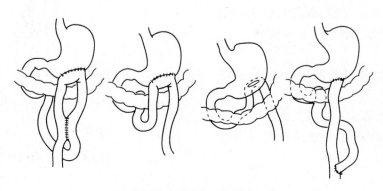

图 28-18　各种胃空肠吻合术式

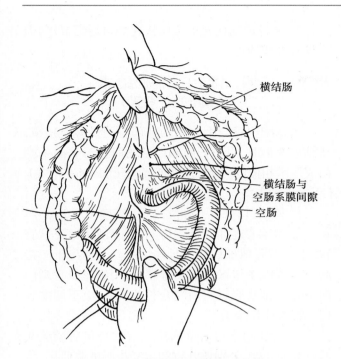

图 28-19　闭合横结肠空肠系膜间隙

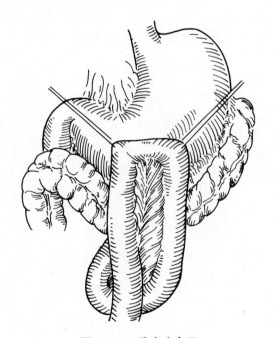

图 28-20　选定吻合口

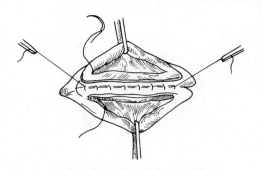

图 28-21　连续缝合后壁浆肌层

的内容物。从吻合口远端角开始吻合后壁内层的全层,用可吸收线自肠腔进针,穿入胃腔,将胃肠壁作一针全层缝合,在腔内打结后,用此线行后壁全层锁边缝合,保持边距 0.5cm,针距 0.6cm,一直缝至近端角,使之完全内翻(图 28-22)。

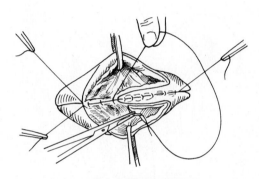

图 28-22　后壁全层锁边缝合

7. 缝合吻合口前壁内层　继续使用后壁吻合的同一缝线,沿前壁改行全层连续内翻褥式缝合(Connell 缝合),并绕回缝合开始处,将会的吸收线在腔内打结,这样,缝合完毕前壁的内层(图 28-23)。

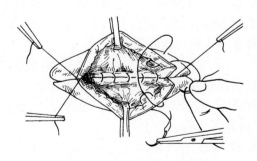

图 28-23　缝合吻合口前壁内层

5. 缝合吻合口后壁外层　先在吻合口四周及后壁处垫好纱布垫加以保护,防止胃肠内容物溢出污染腹腔,用丝线将胃空肠壁(即吻合口后壁外层)作一排浆肌层间断缝合(图 28-21)。

6. 缝合吻合口后壁内层　沿后壁外层缝线两侧 0.5cm 处切开胃、空肠壁的浆肌层,缝扎每一黏膜下血管,连带一些浆肌层组织,免得剪开后,黏膜层过多而外翻。再剪开胃和空肠壁黏膜,吸尽胃空肠

8. 缝合吻合口前壁外层　此层使用丝线作浆肌层间断缝合(图 28-24)。吻合口两角用浆肌层“8”字形或褥式缝合加固,完毕后检查肠袢有无扭曲。然后移去纱垫,测试胃肠吻合口可否通过 3 横指,

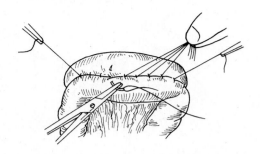

图 28-24　缝合吻合口前壁外层

空肠祥输入和输出口可否容纳拇指通过（图 28-25）。清点腹腔，吸尽渗液，逐层缝合腹壁。

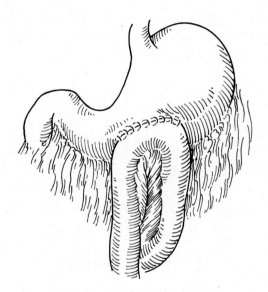

图 28-25　胃空肠吻合术完毕

【术中注意事项】

1. 施行结肠前胃空肠吻合时，空肠输入肠祥的长短须合适，一般距十二指肠悬韧带 15~20cm 为宜，如过短会发生受压引起胃肠液潴留；过长则又会引起食物在输入肠祥内停滞。

2. 吻合口 4~6cm 长为宜，如过小，易充血水肿；过大可引起食物排空加速引起倾倒症状。

3. 对胃、空肠壁的黏膜下小血管应一一缝扎止血，可防止术后吻合口出血。

4. 全层连续内翻褥式缝合吻合口时，针距要匀，边距 0.5cm，针距 0.6cm 为宜，这样才使吻合口均匀内翻，不致发生皱折和漏孔。

【术后处理】

1. 术后禁食，鼻胃管抽吸 1~2 日，待肠蠕动恢复后进流质食。

2. 禁食期间宜继续补液。

3. 全身情况佳者可考虑快速外科通道，可勿需下鼻胃管和禁食。

四、胃十二指肠吻合术（Jakoulay 术式）

当胃幽门管与十二指肠球部有明显瘢痕狭窄，或粘连变形时，可不切断幽门括约肌行与 Finney 幽门成形术相似的胃十二指肠吻合术（Jakoulay 术式）。

【手术步骤】

1. 体位、切口　平卧位，上腹部正中切口。

2. 缝合吻合口后壁外层　剖入腹腔后，检查胃、十二指肠球部病变的具体情况。分离出十二指肠至降部内缘与胃窦部大弯靠近，用细丝线自幽门向下作一排浆肌层间断缝合长约 5cm，上下两端各留一缝线或作牵引。

3. 缝合吻合口后壁内层　沿吻合口后壁缝线两侧 0.5cm 处，分别切开胃和十二指肠的浆肌层，将黏膜下小血管逐一缝扎，之后剪开黏膜（图 28-26）。吸净胃肠腔内容物，从吻合口上角用可吸收线锁边缝合吻合口后壁全层，向下达下角（图 28-27）。

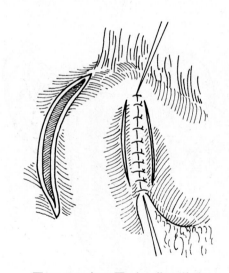

图 28-26　切开胃、十二指肠前壁

4. 缝合吻合口前壁　用一可吸收线绕到前壁，作前壁连续全层内翻褥式缝合至吻合口上角，并与原上角的可吸收线与腔内打结，之后再用丝线将前壁外层作间断浆肌层缝合，术毕（图 28-28）。

【术中注意事项】

同 Heinek-Mikuliez 成形术。

【术后处理】

同胃空肠吻合术。

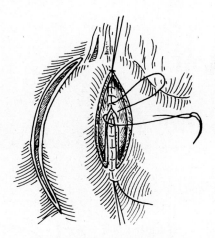

图 28-27　锁边缝合后壁内层

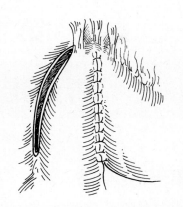

图 28-28　缝合吻合口前壁内层和外层

（杨春明）

第二十九章

胃迷走神经切断术

第一节 概述

胃迷走神经切断术（vagotomy）如果说从手术技术角度看，是将迷走神经横断，阻断其感觉、分泌和运动神经冲动，一般需切除1~2cm一段，并送病理检查确认是否是迷走神经纤维。切断迷走神经的机理是消除直接乙酰胆碱能刺激的胃酸分泌。在胃内，迷走神经纤维分布至黏膜内，对头相的胃酸分泌起主要作用，切断后可使基础胃酸排出量（BAO）下降75%，使最大胃酸排出量（MAO）下降50%。使胃的壁细胞对组胺和胃泌素的反应降低。同时也会降低胃远端的运动，使排空固体食物的功能出现困难，这会出现在20%的手术后患者中，从而导致胃潴留、慢性腹痛和腹胀等症状。

多年来，使用各种迷走神经切断术治疗十二指肠溃疡，既可降低胃酸、减少溃疡复发，又可避免胃部分切除术后产生的各种并发症。而对于胃溃疡，因为它的发生主要是胃出口排出障碍所致的胃窦相分泌起重要作用，故使用胃窦部切除或半胃切除治疗，一般不需切断迷走神经。

必须注意的是，迷走神经切断术，并不能作为一种独立的手术来施行，它须与胃引流术或胃部分切除术相结合来施行。常使用的迷走神经切断术有迷走神经干切断术（truncal vagotomy），选择性胃迷走神经切断术（selective vagctomy）和高度选择性胃迷走神神经切断术（highly selective vagotomy）等。

【适应证】

十二指肠溃疡的各种并发症和顽固性溃疡，胃部分切除术后或胃肠吻合术后的吻合口溃疡。迷走神经干切断术适用于病情较危重的患者，操作简单，术后腹胀、腹泻等症状较重。选择性迷走神经切断术适用于对手术耐受性较好的患者，术后对胃肠道功能扰乱较轻，但手术操作较复杂。高度选择性迷走神经切断术只切断胃壁细胞区的迷走神经，可不附加胃引流术，可作为独立手术施行，手术操作更为

严格复杂（图29-1）。

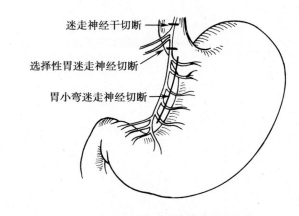

迷走神经干切断

选择性胃迷走神经切断

胃小弯迷走神经切断

图29-1 各种迷走神经切断术的术式

第二节 胃迷走神经干切断术

迷走神经干切断术是在迷走神经下行至膈下时将前干和后干切断（图29-2）。

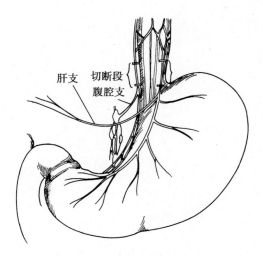

肝支 切断段
腹腔支

图29-2 迷走神经干切断术

这种术式是在前干和后干分出肝支和腹腔支前切断，就同时切断了分布至小肠、胰腺、近段结肠和肝胆系统的迷走神经纤维。择期的迷走神经干切

断术应附加胃窦部切除和胃十二指肠吻合术,如急症施术,则应附加幽门成形术。

【手术步骤】

1. 体位、切口　平卧位,上腹部正中切口,自剑突至脐,必要时可剪断左侧肋弓软骨。

2. 显露食管裂孔　剖入腹腔后先探查,确定十二指肠溃疡诊断后进行手术操作。先将肝左外叶游离,用拉钩或手小心将其向下牵开,剪断肝左三角韧带和冠状韧带,再用纱布覆盖肝左叶,再将其向下右拉开(图 29-3),显露贲门及食管裂孔。此时需注意结扎从膈肌到肝脏的小血管和膈肌表面的副肝静脉。

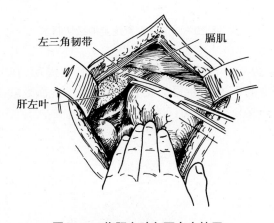

图 29-3　将肝左叶向下右方拉开

3. 游离出食管,用手检查事先放置好的食管为鼻胃管,以确定这一部位,是否为食管下段,于食管裂孔腹膜反折处以下横形剪开腹膜,注意勿损伤裂孔上缘的膈下静脉(图 29-4)。再用手指沿食管周围

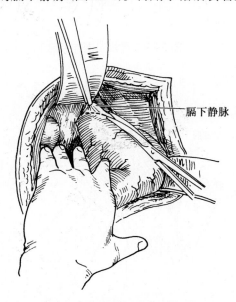

图 29-4　将肝左叶向下右方拉开

的疏松结缔组织中分离出一段食管,用橡皮管穿过食管将其提起。

4. 切断迷走神经前干　迷走神经前干(左支)常于食管前壁偏左下行,切开腹膜后即可见到,如有困难,可将胃向下牵拉,将食管绷紧,即能在其表面摸到此条索样物,即为前干。将其分离出 3~5cm 一段,予以切除,两断端用丝线结扎,以防神经营养血管出血(图 29-5)。

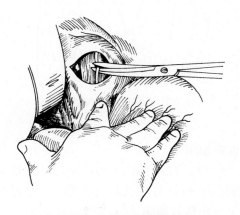

图 29-5　切断迷走神经前干

5. 切断迷走神经后干　用手指或纱布条将食管拉向左侧,于食管后方疏松结缔组织内寻到迷走神经后干。后干与食管有一定距离,藏于腹膜后组织内,找到后分离出 3~5cm 一段神经,予以切除,两端也用细线结扎止血(图 29-6,图 29-7)。

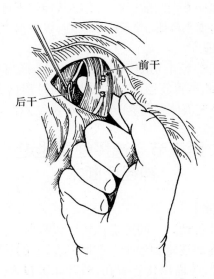

图 29-6　寻找迷走神经的后干

6. 缝合食管裂孔的腹膜　缝合此处腹膜,将肝左叶复位。再进行胃引流术或胃部分切除术。

281

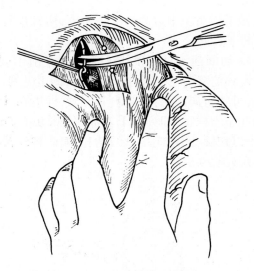

图 29-7　切断迷走神经后干

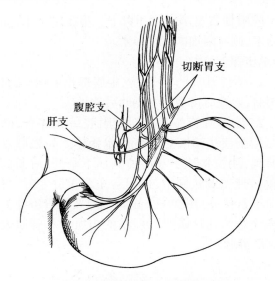

图 29-8　选择性胃迷走神经切断术

【术中注意事项】

1. 手术前下鼻胃管,作为术中切开食管裂孔处腹膜的标志,但在分离并拉开食管后,应将鼻管退出,以免损伤食管黏膜。

2. 在切开或剪断肝左三角韧带和冠状韧带及切开食管裂孔腹膜过程中,均需仔细止血,以免渗出弥散于腹膜后间隙,增加寻找迷走神经的困难。

3. 在分离和牵引迷走神经前,应先用 0.25% 利多卡因在其周围浸润。分离手术也应轻柔,以免引起迷走 - 迷走反射,甚或引起心跳骤停。

4. 迷走神经走行变异较大,在切断前、后干后,还要仔细检查贲门前后有无直接从神经干近端分布至胃壁的细小纤维,并予全部切断,以免溃疡复发。

【术后处理】

迷走神经干切断后,胃张力减弱,肠麻痹时间较长,因此鼻胃管留置时间要长,同时禁食 2~3 日,由静脉补充液体和营养,至肠蠕动恢复为止。

第三节　选择性胃迷走神经切断术

【手术步骤】

1. 体位切口　同迷走神经干切断术

2. 显露迷走神经干　剪断肝左三角韧带,拉开肝左外叶,显露出食管裂孔,剪开此区腹膜,分离食管及迷走神经干(图 29-8)。

3. 切断胃前支　用一条细胶皮管绕过迷走神经前干轻轻拉开,向下方剪开腹膜,扩大小网膜切口,此时需将胃向下牵拉,即可寻到前干分出的肝支

(图 29-9)。再用另一细胶皮管将肝支提起,在分出肝支的下方切断胃前支(图 29-10)。注意尽量将其各分支分离至胃小弯处切断。

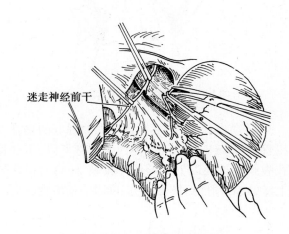

图 29-9　寻找迷走神经前干

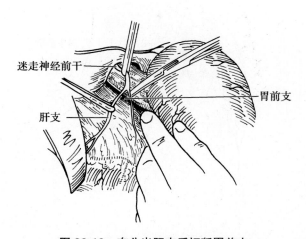

图 29-10　在分出肝支后切断胃前支

4. 切断胃后支 将食管下端及贲门向左侧牵拉,于贲门上方食管右侧的腹膜后疏松结缔组织内摸到条索物,即为迷走神经后干,分离后用细胶皮管轻轻牵引,并将胃向下前方牵扯,同时将前干和肝支轻轻向右侧拉开,再沿后干向下寻找,即可摸到并见到腹腔支(图 29-11)。它向腹腔丛走行,轻轻拉开后,在分出腹腔支后切断胃右支,应尽量将其各分支分离至胃小弯切断(图 29-12)。

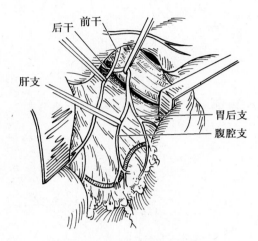

图 29-11 显出胃后支和腹腔支

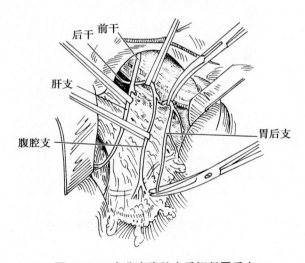

图 29-12 在分出腹腔支后切断胃后支

5. 寻找并切断膈上迷走神经胃支 有些患者的胃支可能在前、后干未分出肝支和腹腔支前直接从膈上迷走神经干发出,分支至贲门附近的胃前后壁。故需分别牵拉迷走神经前、后干,在贲门处逆行向上检查寻找膈上迷走神经干。切断其分布至贲门胃前后壁的神经纤维支,如遗留部分胃支纤维即可能溃疡复发。但需注意保留分布在食管下段的神经纤维。

6. 缝合食管裂孔腹膜 仔细缝合食管裂孔的腹膜切口,肝左叶复原位,再行胃引流术或胃部分切除术。但在溃疡病并发大出血时,则应先处理胃、十二指肠溃疡,控制出血后再行迷走神经切断术。

【术中注意事项】

由于迷走神经前后干分出分支后,各分支间可能有交通支存在,因此在术中应将所有胃前、后支分出分支处胃小弯之间的小支分离并切除,以防溃疡复发。

【术后处理】

同迷走神经干切断术。

第四节 高度选择性胃迷走 神经切断术

高度选择性胃迷走神经切断术(HSV)又称壁细胞胃迷走神经切断术和近端胃迷走神经切断术。是治疗十二指肠溃疡的较好方法。用以治疗胃溃疡仍有争论。因 Billroth I 式胃部分切除术是治疗胃溃疡更为广泛应用的方法。但高选择迷切可保存胃和幽门括约功能,有助于食用较大的食物,还能防止倾倒综合征等并发症(图 29-13)。

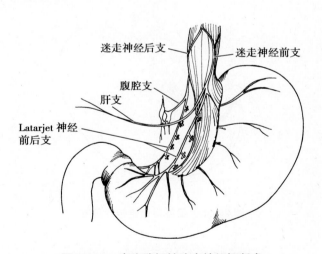

图 29-13 高度选择性迷走神经切断术

【手术步骤】

手术包括了三个主要步骤:①在胃小弯分离小网膜前面;②在胃小弯分离小网膜后面;③分离腹部食管的下段。

1. 体位、切口 平卧位,上躯干需垫高,使胸前剑突保持在最高位,便于深拉钩显露贲门部。切口同迷走神经干切断术,采用上腹正中切口。

2. 显露胃小弯 显露贲门、食管下端和胃小弯部,将胃大弯向下左方向牵引,沿胃小弯切开胃表面的脏层,在胃小弯游离缘与迷走神经的前支之间的狭小间隙内,将小网膜内的小血管——结扎切断,显露出 Latarget 神经胃前支及鸦爪支(图 29-14)。

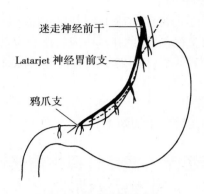

图 29-14　显露胃小弯

3. 显露胃迷走神经前支　为便于显露神经和血管,可先切除一部分肥厚的浆膜,然后在小网膜无血管区剪开一裂隙,用示指伸入到小网膜和胃的后面,将胃推向腹侧,绷紧后易于辨认迷走神经胃前支的各胃壁分支(图 29-15)。

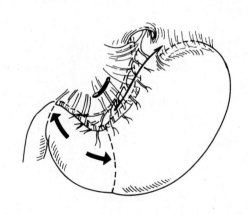

图 29-15　显露胃迷走神经前支

4. 分离切断胃迷走神经前支的各分支,自贲门向下一步一步地切断结扎小网膜前层内的诸小血管,直至鸦爪支处,沿胃前支下缘将分布至胃的各分支——切断(图 29-16)。

5. 显露胃迷走神经后支,分离切断其各分支,同样方法切开胃小弯后面的浆膜,在结缔组织内分离显露出胃迷走神经后支,将其分布至胃后壁的小分支——切断(图 29-17)。

6. 分离食管下段、切断其迷走神经罪恶支神

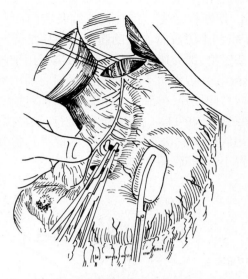

图 29-16　切断胃迷走神经前支的各分支

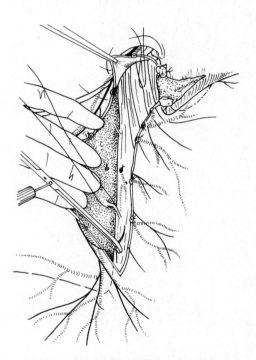

图 29-17　分离切断胃迷走神经后支的小分支

经,这是重要但也困难的步骤,为使胃壁细胞群迷走神经完全切断,就需沿贲门向上游离食管下段5~6cm,先游离易于分离的食管左前方,再分离困难分离的右后方。有一支源自后干能通过胃底部的较粗分支,常称为罪恶神经,必须将其切断,如果遗漏该支,即可能有溃疡复发之虞(图 29-18)。

7. 小弯侧创面腹膜化　最后将胃小弯前后面裸露的创面用间断丝线缝拢,予以腹膜化(图29-19)。

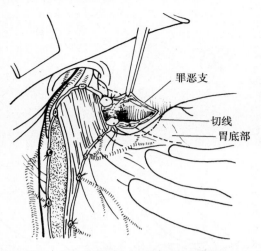

图 29-18　分离食管下段切断迷走神经罪恶支

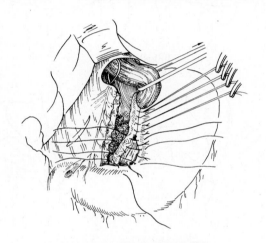

图 29-19　胃小弯创面腹膜化

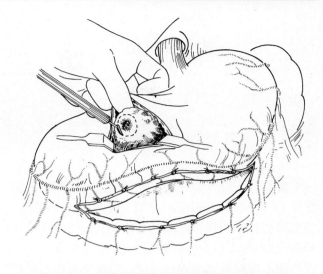

图 29-20　切开胃前壁，推出胃溃疡，由电刀切除

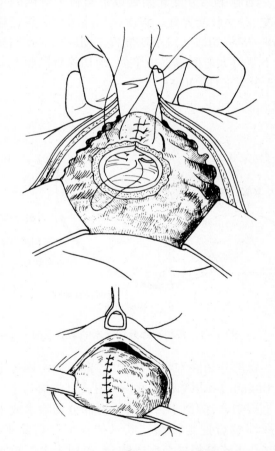

图 29-21　缝合溃疡缺损，一并结扎缝线

附：胃切开溃疡切除术

　　一部分胃溃疡患者行高度选择性胃迷走神经切除术后，尚需切开胃行局部胃溃疡切除术。由于迷走神经切断术减少了胃小弯的血供，故胃切口应在靠近大弯进行，一般选胃远端行纵形切口，切开胃壁后，吸净胃内容物，术者用左手在胃小弯小网膜无血管区将胃溃疡推向前侧，以电刀距溃疡边缘 5mm 处切开黏膜，向下抵溃疡底部纤维组织处（图 29-20）。

　　如遇有出血即停止操作，这种电刀切除可减少患者发生穿孔，再用可吸收线缝合缺损处，先缝好缝线，最后一并结扎之（图 29-21）。

　　还需注意用示指穿过幽门至十二指肠第二部，检查胃出口是否通畅或有无部分梗阻，如有梗阻，可试用示指予以扩张，如梗阻明显则应行幽门成形手术。最后闭合胃前壁，切下溃疡组织送冰冻切片病理检查，如为癌应做相应手术。

（杨春明）

285

第 三 十 章

胃部分切除术

胃部分切除术有远端和近端之分,远端切除较常用,又包括胃窦部切除、半胃切除和次全切除等。胃窦部切除术切除胃远段的30%左右,切线从胃小弯幽门切迹以上2~3cm处至胃大弯的垂直线。半胃切除术切除胃远端50%左右,切线从胃小弯侧的胃左动脉第二分支起始处以下至胃大弯侧的胃网膜左、右动脉交界处。胃次全切除术切除胃远端的70%~75%,切线从胃小弯侧胃左动脉第二支起始处以下至胃大弯侧脾下极平面,即切除胃网膜左动脉2~3个分支(图30-1)。

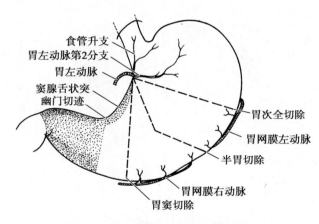

食管升支
胃左动脉第2分支
胃左动脉
窦腺舌状突
幽门切迹
胃次全切除
胃网膜左动脉
半胃切除
胃网膜右动脉
胃窦切除

图30-1 各种胃部分切除术的切除范围

胃部分切除术将胃切除后,胃肠道的重建主要有Billroth I和II式两种,Billroth I式是将胃与十二指肠直接吻合,多用于胃溃疡行胃部分切除术或十二指肠溃疡行迷走神经切断术加胃部分切除术后。Billroth II式是将胃与空肠吻合,多用于十二指肠溃疡行胃次全切除术后,吻合方式主要是根据在结肠前或后;吻合口是全口或半口;空肠近端对胃大弯或小弯等分为多种术式(图30-2)。

第一节 Billroth I式胃
部分切除术

Billroth I式胃部分切除术,包括了幽门在内的

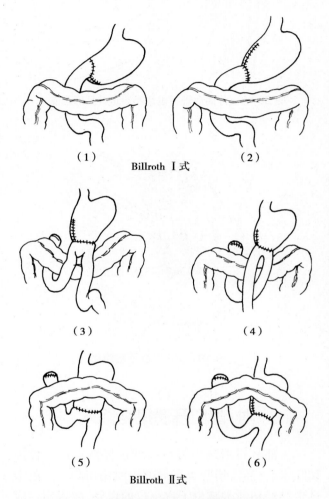

（1）　　　　（2）

Billroth I式

（3）　　　　（4）

（5）　　　　（6）

Billroth II式

图30-2 胃部分切除术后胃肠道重建方式
(1)小弯侧吻合;(2)大弯侧吻合;(3)结肠前近端对小弯半口;(4)结肠前近端对大弯半口;(5)结肠后近端对小弯全口;(6)结肠后近端对小弯半口

胃远端部分切除,然后使用胃十二指肠吻合术建立胃肠道的连续。典型的Billroth I式胃部分切除术应更为广泛地切除胃小弯区的胃体部。至于胃十二指肠吻合术则有端-端和端-侧两种方式。

【解剖要点】

做好胃部分切除术,要求外科医生掌握一个细致的有关胃、十二指肠和周围组织的解剖知识。为了切除胃远端和十二指肠近端,就必须充分游离

十二指肠,以做到无张力的吻合,这就要掌握十二指肠周围的血管走行等解剖知识(图30-3~图30-5)。

【适应证】

1. 胃溃疡(Johnmson I型和并发出血)。

2. 十二指肠溃疡(须与迷走神经切断术合用)。

3. 十二指肠溃疡的各种并发症。

4. 迷走神经切断术后复发溃疡。

5. 胃癌。

6. 联合手术的一部分。

【手术前准备】

1. 手术前一般需下鼻胃管(施行外科快速通道者可免去)。

2. 如有幽门梗阻,术前需下胃管洗胃,并纠正

水、电解质和酸碱失衡,还须注意各种离子的补充。

3. 酌情在术前一日进半流质或流质饮食,并在术前一日肥皂水灌肠。

【手术步骤】

1. 体位、切口　仰卧位,上腹正中切口,肋弓角狭窄者,可向上左方延长,切断肋弓。

2. 探查　剖入腹腔后,有顺序地、系统地探查上腹部,了解胃病变范围,血管走行、淋巴结情况,藉以确定切除胃大、小弯的界限,一般胃大弯在胃网膜左、右血管之间交汇处,小弯在贲门以远2~3cm处,高位胃溃疡时近端切线宜更高些(图30-6)。

3. 分离胃大弯　分离从胃大弯中部的胃网膜左、右动脉交界处开始,如系良性病变,分离在胃网

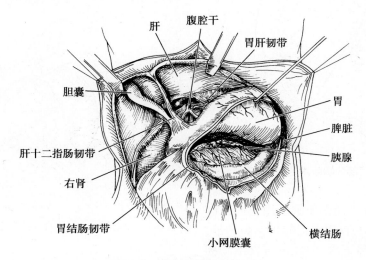

图30-3　胃和周围组织的关系

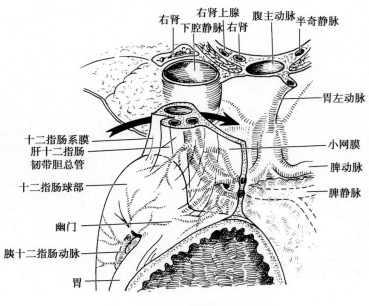

图30-4　肝十二指肠韧带的解剖

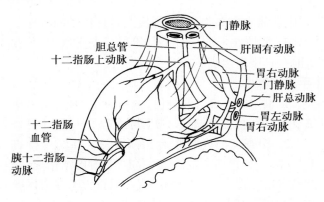

图 30-5　十二指肠球部血管走行变异

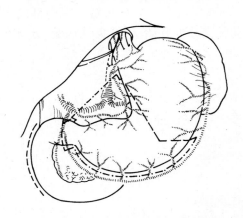

图 30-6　Billroth I 式胃部分切除术的切除范围

膜动脉和胃壁间进行,可选择无血管区用止血钳在胃结肠韧带分出一小孔洞,再用手提起胃结肠韧带,沿胃大弯侧胃网膜血管弓下缘,向左侧将胃结肠韧带剪断,结扎,一直分离到胃网膜左动脉远端 2~3 支分支处为止,切断血管双重结扎(图 30-7)。

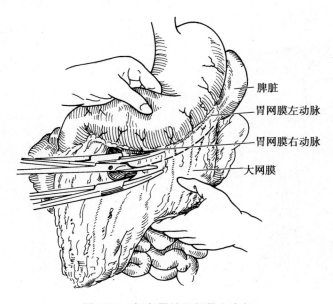

图 30-7　切断胃结肠韧带左半部

再反方向向胃大弯右侧分离,由于右侧的胃结肠韧带和胃后壁经常与其后侧的横结肠系膜和胰腺头部粘连,不宜同样地像左侧那样大块钳夹切断,而是应先剪断胃结肠韧带前层,用手指将前后层钝性分开 。此时须特别注意保护结肠中动脉,将其向后推开。随即在幽门以近大弯处,贴近胃壁分出胃网膜右血管的近段,结扎切断之。再继续紧贴胃和十二指肠下缘分离。近幽门以远 1~2cm 处,并将来自胰十二指肠上动脉的诸小分支切断(图 30-8),使胃大弯完全骨骼化。

4. 分离胃小弯　在胃小弯小网膜的无血管区内,穿一孔洞,先向右侧分离,辨出胃右动脉血管,结扎切断。再向左侧分离,在胃左动脉第二支以远处结扎切断,使胃小弯骨骼化(图 30-9)。

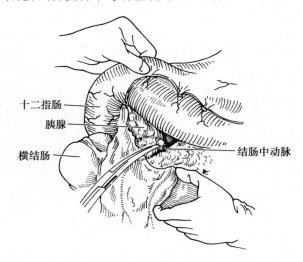

图 30-8　切断胃结肠韧带右半部

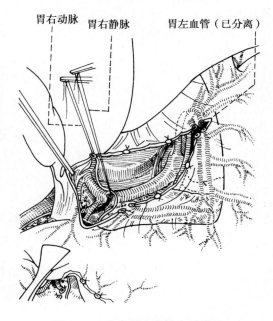

图 30-9　分离胃小弯使之骨骼化

5. 游离并切断十二指肠近段　在胃大、小弯向十二指肠球部方向分离，应超出幽门以远 2~3cm，此时特别注意仔细分离胃十二指肠后壁的炎症粘连，勿损伤其后方的胰腺、门静脉和上腔静脉等重要组织。于是在幽门近、远侧并排各夹两把十二指肠钳，后面垫好纱布垫，在两钳之间切断十二指肠（图30-10）。

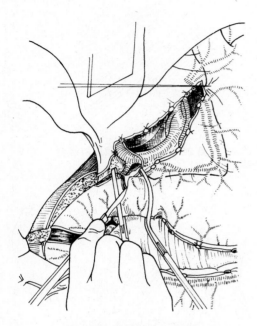

图 30-10　切断十二指肠

十二指肠残端纱布包好，暂不处理。把胃残端翻起上提。

6. 切除胃体远端　先在胃体上拟定切除线（图30-11），在切除线以远 2cm 处夹一把 Payr 胃钳，再于此钳近段胃大弯侧，用一把十二指肠钳呈水平位，夹住胃体贲段的一半，在十二指肠钳远端 0.5cm 处与

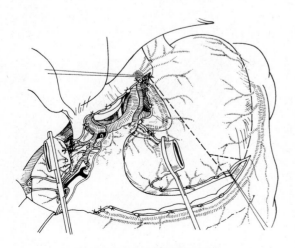

图 30-11　胃体远端切除线

钳平行切断胃大弯侧胃体（图30-12）。而小弯侧切口则应斜向贲门部，以更多地切除胃窦部及小弯侧向贲门部延伸的舌状突出部，在胃左动脉第2分支以远处夹一把大弯钳，沿此钳切断，将胃远端完全切除（图30-13）。

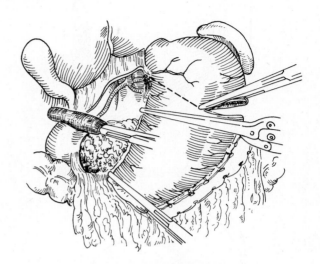

图 30-12　切断胃大弯部

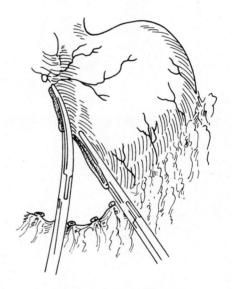

图 30-13　切除胃远端

7. 缝合胃小弯部断端　为避免胃肠吻合口过大，易于发生倾倒综合征之虞，而采用闭合胃小弯侧一半切口的方法，即半口吻合。先用可吸收线自胃切口下端环绕胃弯钳行一排全层连续缝合（图30-14）。然后，抽去弯钳，拉紧肠线两端，再用上端的可吸收线，自上至下，对准第1排缝线间隙行第2排全层连续缝合（图30-15），两线头在缝合口下方会合打结。然后将缝合口两侧浆肌层行间断丝线缝合加固包埋残端粗糙面（图30-16）。

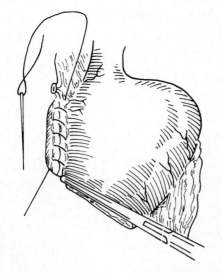

图 30-14 连续第一排缝合胃小弯侧断端

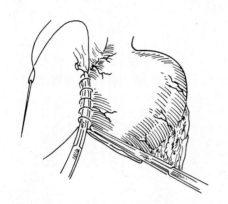

图 30-15 连续第二排缝合胃小弯侧断端

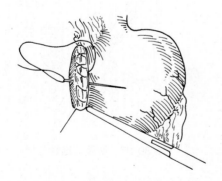

图 30-16 浆肌层间断缝合加固

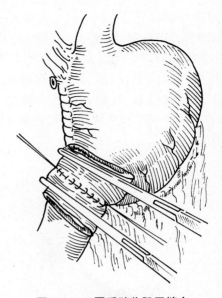

图 30-17 胃后壁浆肌层缝合

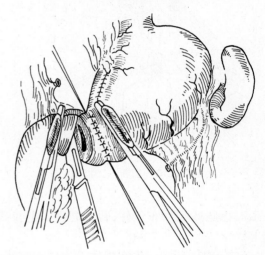

图 30-18 将十二指肠残端切除

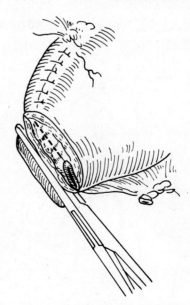

图 30-19 切除胃残端的钳夹部位

8. 胃十二指肠吻合 先将胃和十二指肠残端后壁与胰腺的粘连分开。如无张力，即可在后壁浆肌层作间断缝合，两端留线牵引（图 30-17）然后将钳过的胃和十二指肠残留边缘切除（图 30-18）。

对胃的残端则需切开前后壁的浆肌层，仔细缝扎黏膜下血管止血，然后切除胃残端的钳夹部位（图 30-19）。用 1-0 可吸收线锁边缝合吻合口后壁全层（图

30-20)，绕至前壁行前壁全层间断内翻缝合（图30-21）。再将前壁浆肌层间断缝合，并在吻合口上再加荷包缝合加固（图30-22）。

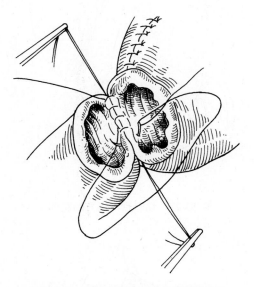

图 30-20　锁边缝合吻合口后壁全层

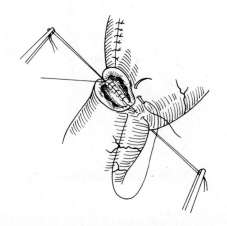

图 30-21　吻合口前壁全层间断内翻缝合

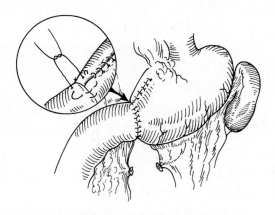

图 30-22　吻合上角加荷包缝合加固

【几种改良术式】

1. 胃十二指肠端侧吻合术式　当十二指肠残端附近紧密粘连而无法备用吻合时，可考虑使用此术式。先切开十二指肠外侧后腹膜，将十二指肠游离，在胃和十二指肠后壁使用丝线间断浆肌层缝合，注意须将胰腺包膜缝合在内（图30-23）。将十二指肠球部降部交汇处纵形切开，沿走向纵轴切开可增大吻合口径。再放开胃残端夹钳，使用可吸收线行胃十二指肠后壁全层连续缝合（图30-24）。前层则使用原来的可吸收线，连续内翻全层缝合（图30-25）。最后间断缝合前壁的浆肌层，上角可使用荷包缝合加固（图30-26）。

2. 贲门下方的高位胃溃疡手术术式　如遇此种情况首先要置一较粗的鼻胃管至胃内，这样更易

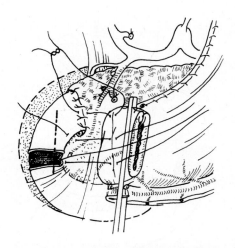

图 30-23　缝合胃十二指肠后壁浆肌层

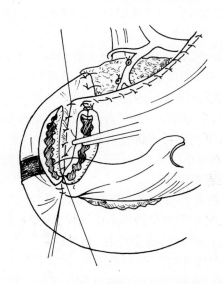

图 30-24　连续全层缝合胃十二指肠后壁

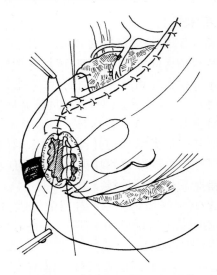

图 30-25 连续全层内翻胃十二指肠前壁

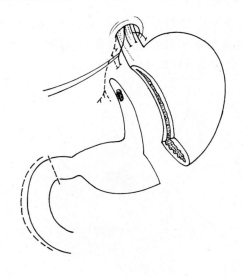

图 30-27 切除贲门下方的溃疡

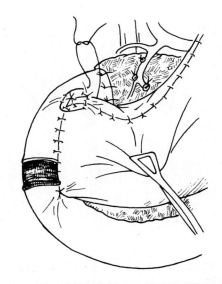

图 30-26 间断缝合胃十二指肠前壁浆肌层

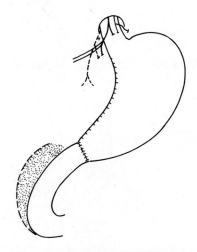

图 30-28 行胃十二指肠端端吻合

于分辨和确认贲门区。首先切除包括一部分胃小弯的贲门下方的溃疡（图 30-27）。将胃小弯部分的切面，用间断丝线全层内翻缝合，然后行胃十二指肠端端吻合（图 30-28）。有时会遇到吻合困难或血运不佳情况，可加用胃底折叠术或半胃底折叠术，亦或将一段游离的小肠覆盖加固于胃小弯缝合口处。

【术中注意事项】

1. 患者如系穿透性溃疡，小网膜腔粘连严重而闭锁时，可先剪开胃结肠系膜前层，再用指推压和分离粘连，保护好结肠中动脉，将其向后下方推开，在靠近胃大弯处向幽门下方游离，在直视下看清结肠中动脉后，才能将胃网膜右动脉自根部结扎切断。

2. 注意胃十二指肠吻合口不能有张力，如术前存在幽门梗阻，吻合后可能发生吻合口两端胃壁和

肠壁收缩牵拉，造成吻合口狭窄。此时应将十二指肠外侧后腹膜切开，游离十二指肠使之左移，同时将胃肠后壁浆肌层缝线穿过并固定在胰腺表面的后腹膜，这样会防止胃肠两端的回缩。

3. 手术后发生近期出血，多因胃的小弯侧缝线针距过大，漏掉小动脉而发生出血。故应将缝合胃小弯的针距线保持在 0.6cm 左右。

4. 如十二指肠肠腔过于狭小，可在吻合前将十二指肠断端切开一小段约 1~1.5cm，再做吻合，这样可扩大吻合口径。

【术后处理】

1. 术后平卧，清醒后半坐位。

2. 保持鼻胃管通畅，持续抽吸，记录引流量，观察有无活动性出血，如最初 12 小时内出血大于500ml，说明有可能出现活动性出血，应积极治疗，必

要时再次手术止血。

3. 术后 48 小时如无血液,即可拔出鼻胃管。

4. 在胃肠减压期间,给予足够液体和肠外营养,之后及时改为肠内营养。

5. 鼓励咳嗽,尽少导尿,预防肺内感染及泌尿系感染。

第二节　Billroth Ⅱ式胃部分切除术

这种胃部分切除术需切除胃 50%~80%,并闭合十二指肠残端,使用胃空肠吻合重建胃肠道的连续性。但最初 Billroth 是闭合胃断端行胃前壁胃空肠吻合术,随后多种改良重建术式不断涌现,而将各种胃空肠吻合的术式统称为 Billroth Ⅱ式胃部分切除术。

【适应证】

1. 胃癌　Billroth Ⅱ式手术最初的适应证是针对胃窦部分化好的胃癌,如果胃癌位于胃底、胃体部,又是未分化的,则应行全胃切除术。

2. 十二指肠溃疡　对于良性的消化性溃疡的外科手术,当十二指肠球部溃疡瘢痕粘连较重残端难于处理时,一般均采用 Billroth Ⅱ式手术。

3. 胃溃疡　胃良性溃疡常使用胃部分切除术并胃十二指肠吻合术。对幽门和幽门前溃疡(胃出口溃疡),则行 Billroth Ⅱ式胃切除,还须附加迷走神经切断术。

4. 溃疡病并发出血或幽门梗阻时,有时须在术中开放十二指肠作检查和治疗操作,同样需施行 Billroth Ⅱ式手术。对于大的水肿的易碎的十二指肠后壁溃疡,将其分离出来极为困难,此时应闭合十二指肠残端,行 Billroth Ⅱ式手术。

5. 对于无并发症的幽门和幽门前胃溃疡,无并发症的十二指肠溃疡,不应行 Billroth Ⅱ式手术。毕竟此术式的并发症率、死亡率和胃切除术后综合征均高于其他 Billroth Ⅰ式手术和迷走神经切断术。

【手术前准备】

1. 置鼻胃管减压,对幽门梗阻患者要常规应用。

2. 对消化性溃疡患者行戊肽胃泌素试验和胃酸分泌功能试验。

3. 最重要的是除外患者胃的恶性疾病,包括胃镜检查及活组织检查,并检查有无远距离转移情况。

4. 如因幽门梗阻造成营养不良等,则酌情给予短期的肠外和肠内营养支持。

【手术步骤】

1. 体位　仰卧位。头稍高,特别对肥胖患者。

2. 切口　上腹正中切口,如显露需要,可扩大切口,向上偏左切断肋弓,向下可绕至脐左方。

3. 剖腹及探查　切开腹膜后,仔细检查各脏器及组织的病变情况,发现有无手术前未考虑到的疾病,然后再次确认手术指征。

4. 游离胃大弯　在游离胃之前,先用纱布垫 1~2 只,垫在脾脏后方(图 30-29),稍将其抬高,这样可防止因大网膜与脾脏之间的粘连牵引张力过大,而撕裂脾包膜造成出血。

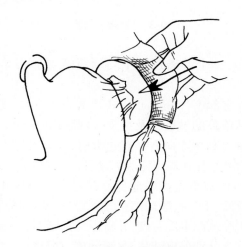

图 30-29　将纱布垫垫在脾脏后方

同样可用手在胃小弯部将胃向下推拉,更易显露胃底部和胃小弯,但切勿牵拉胃大弯的脾胃韧带处,以免撕裂脾脏,引致出血(图 30-30)。

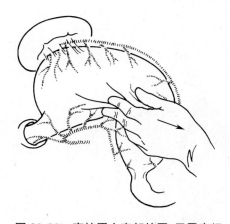

图 30-30　牵拉胃小弯部的胃,显露贲门

为显露小网膜囊,可沿大网膜切开,对胃良性疾病,在胃大弯与胃网膜血管之间剖开即可(图 30-31)。这种游离一般从胃近端开始,因此区域粘

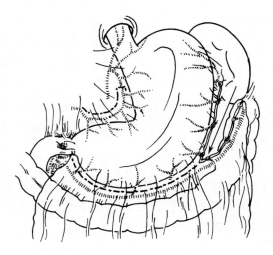

图 30-31　显露小网膜囊

连较多,整个游离过程中均须留意勿损伤结肠中动脉。

　　胃窦部癌行 Billroth Ⅱ式胃部分切除时,则应将沿胃网膜弧的淋巴结及整个大网膜组织全部切除,这种游离和切除向右一直达幽门,在靠近胃十二指肠动脉处结扎切断胃网膜右动脉。

　　5. 游离十二指肠球部　在胃小弯部打开小网膜囊,靠近十二指肠球部壁分离胃右动脉和静脉,将十二指肠球部牵向右侧,并将十二指肠上、下缘的小血管分支分别分离结扎,逐渐游离,直至胰腺和十二指肠后壁融合处。然后在幽门线以远切断十二指肠,注意在十二指肠后壁需预留 2cm,供残端封闭包埋用(图 30-32)。如果患者为胃癌,此时则应行幽门后淋巴结清扫术。随即结扎胃右动脉,切除所有胰下方的脂肪结缔组织。

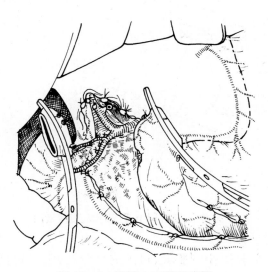

图 30-32　游离十二指肠球部

　　如遇十二指肠球部和周围组织瘢痕纤维化较重时,在分离到幽门后区时,必须留意勿损伤胆总管,如不易寻到胆总管时,可用一橡皮管置入胆管内,这样可沿导管走行靠近十二指肠壁,仔细分离出十二指肠球部。有时还可将左手示指伸入十二指肠球部残端内,帮助分出球部,同时还能协助辨别出Vater 壶腹(图 30-33,图 30-34)。

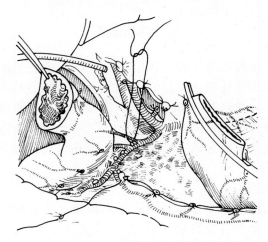

图 30-33　置入一橡皮管入胆总管内协助分离

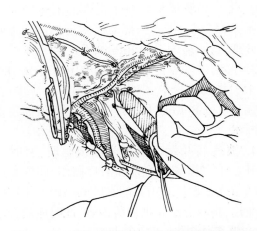

图 30-34　伸入示指入十二指肠残端协助分离

　　6. 封闭十二指肠残端　十二指肠残端分离后内全层使用 3-0 可吸收线行连续内翻缝合(Connell),外层则使用间断浆肌层缝合(Lembert),上下两角使用半荷包缝合埋入缝合(图 30-35)。须注意缝合避免张力。有时残端可使用缝合器闭合,外层亦须附加浆肌层间断 Lembert 缝合加固(图 30-36)。

　　7. 特殊情况的处理方法

　　(1)十二指肠溃疡穿透后壁:后壁粘连不易游离时,可使用 Nisson-Cooper 方法封闭残端。先使用全层间断缝合方法,将残端的十二指肠前壁,缝于后壁及胰腺前包膜上,有时还包括部分溃疡的边缘。

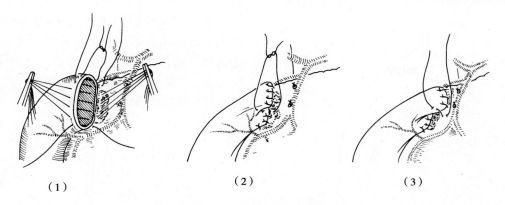

（1）　　　　　（2）　　　　　（3）

图 30-35　封闭十二指肠残端

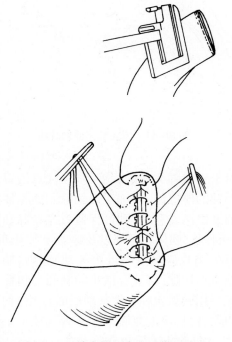

图 30-36　缝合器闭合十二指肠残端

外层则使用间断浆肌层（十二指肠前壁）和胰腺前包膜缝合（图 30-37）。但须注意缝合勿伤及胰管和胆总管。

（2）十二指肠残端过短：肠壁又僵硬不能内翻缝合，可将一段空肠上提穿过横结肠系膜到十二指肠残端附近，将空肠浆膜间断缝于十二指肠残端的全层后壁上，然后再将前壁贴缝于空肠浆膜上间断缝合（图 30-38）。

（3）置入导管闭合残端：有一种情况是残端实在太短而无法缝闭时，可置入一引流管于十二指肠内，用荷包缝合闭合残端开口，外加大网膜覆盖加固（图 30-39），术后再择期拔除引流导管。

8. 切除胃　对于胃良性病变的胃部分切除时，胃小弯的血管向近端分离至贲门与胃角切迹中点处即可。如选相对高的胃小弯切除线，则可完全切除窦部胃黏膜。如胃溃疡在胃小弯位置较高、角切迹以上时，可行小弯的斜行切线（图 30-40）。

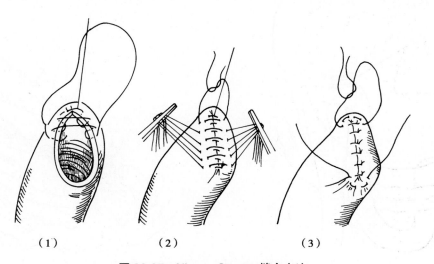

（1）　　　　　（2）　　　　　（3）

图 30-37　Nisson-Cooper 缝合方法

对于胃窦部癌的患者,在行胃部分切除时,应在靠近腹腔动脉起点处结扎胃左动脉,同时切除附近的淋巴结,切除线在胃小弯贲门下方4cm处。但须留意,约有10%的胃左动脉源自肝左叶,可仔细检查肝胃韧带发现之(图30-41)。

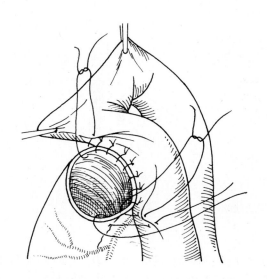

图30-38　空肠覆盖缝合法

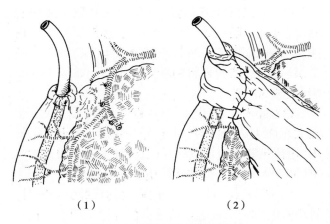

（1）　　　　　　　　　　（2）

图30-39　置入导管闭合残端

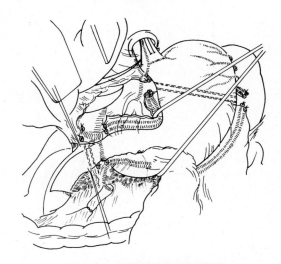

图30-41　胃窦部癌的切除线

对于胃窦部大弯的胃癌,则须注意沿胃大弯和沿脾动脉的淋巴结,仔细予以切除。如不怀疑有胃大弯的淋巴结转移时,则可保留胃左动脉和整个大网膜,而脾脏、胰体和尾部以及脾动脉则须切除。对脾动脉的结扎应尽量靠近腹腔动脉起始处。对胰腺远端钳夹切除,再缝合诸小动脉和小胰管(图30-42)。然后用胰腺包膜包埋胰前后面。无论何种方式的胃切除,胃切缘的浆膜下小血管均须一一缝扎止血,这样才可防止术后吻合口出血。

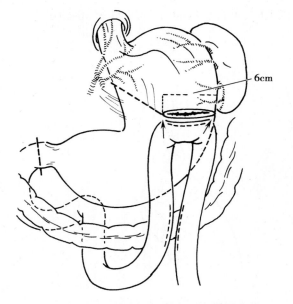

图30-40　胃小弯溃疡较高时的切线

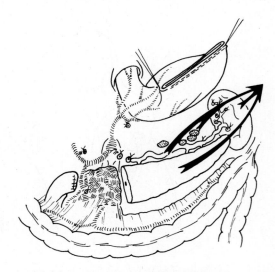

图30-42　胃窦部大弯处癌的切除

9. 胃空肠吻合 胃切除后,再将近端空肠提到胃切断面,仔细确认为空肠而非回肠后,并沿空肠向近端识别出十二指肠空肠曲,然后进行胃空肠吻合的操作。空肠可在横结肠或在结肠后(自结肠系膜戳孔上提);空肠近端可对胃大弯(顺蠕动)或对胃小弯(逆蠕动)胃的吻合口可全口或是半口,这些都根据横结肠及其系膜的宽窄 Treitz 韧带的位置和胃的病变情况等决定,笔者单位常采取结肠前、空肠近端对胃大弯的吻合方式。不论何种方式,必须注意近端空肠留的短些,又不能有张力。

将空肠近端拉至胃残端切缘的大弯处用 3-0 丝线行连续浆肌层胃空肠吻合的后壁缝合,缝线距离胃切缘 0.5cm,缝线两角须将胃前后壁缝在一起(图30-43)。随即对齐胃残端开口,将空肠在距后壁缝线 0.5cm 处全层切开,并将浆膜下小血管一一缝扎止血。还须注意空肠的切口要小于胃的切口 1cm 左右。

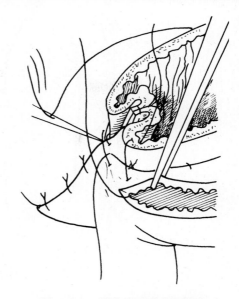

图 30-44 胃空肠后壁全层缝合

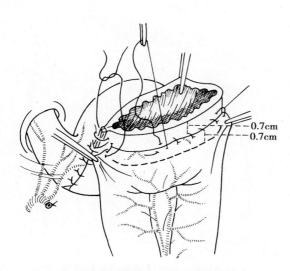

图 30-43 胃空肠吻合口后壁缝合浆肌层

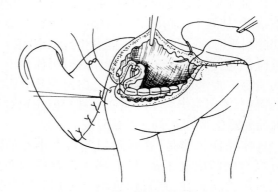

图 30-45 胃空肠前壁全层缝合

胃和空肠后壁全层缝合是使用 3-0 可吸收线行连续缝合(图 30-44),然后同样连续内翻缝合前壁全层(Connell)(图 30-45),最后丝线连续缝合吻合口前壁的浆肌层(图 30-46)。大弯和小弯的缝合各加一针浆肌层向上 0.5cm 的缝线加固(图30-47)。

为防止手术后发生返流性胃炎,可在空肠近端和远端(即输入祥和输出祥)之间行一侧侧吻合(Braun 吻合),这样可使输入段空肠的内容物直接流入输出段而不返流至胃内。吻合口 5~7cm 长,距胃应在 15cm 左右(图 30-48)。

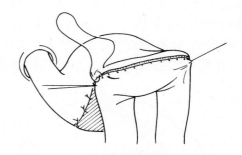

图 30-46 胃空肠前壁浆肌层缝合

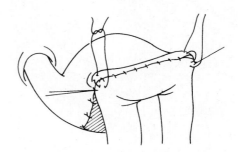

图 30-47 大弯和小弯两角缝针上吊固定

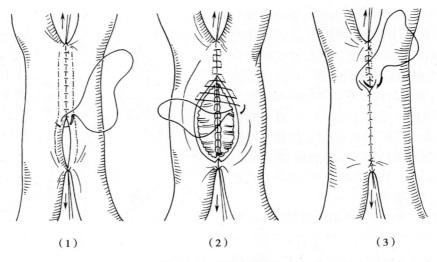

（1）　　　　　　　　　　（2）　　　　　　　　　　（3）

图 30-48　Braun 吻合

【术中注意事项】

　　1. 此术式最常见和危险的并发症是十二指肠残端瘘，故凡遇十二指肠球部溃疡有广泛粘连瘢痕而切除困难时，或在切断后可能发生残端内翻缝合困难时，不能勉强进行剥离切断。这时可使用十二指肠溃疡旷置术（Bencroft 术式）。保留一部分胃窦部的胃壁，使用它缝合十二指肠残端。但注意对胃窦部黏膜要全部切除，防止溃疡复发。

　　具体操作步骤是：在胃幽门部将大小弯的网膜分离至幽门以近 3cm 处，这样可保存残端的血供。再用胃钳夹住，在胃钳远端环形切开窦部前后壁的浆肌层，深达黏膜下层，用剪刀和纱布球分离出浆肌层至幽门环处（图 30-49）。在幽门环部作一荷包缝合，收紧缝线，在缝线近端切断黏膜层（图 30-50）。分离而充分止血，丝线作浆肌层间断缝合，使前后壁创面合拢，并包埋黏膜残端（图

30-51）。最后再加一排间断浆肌层缝合如图（图30-52）。

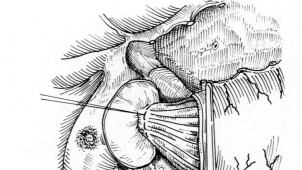

图 30-50　荷包缝合幽门前黏膜层

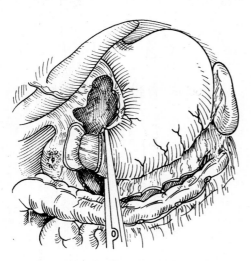

图 30-49　分离胃窦部浆肌层达幽门环

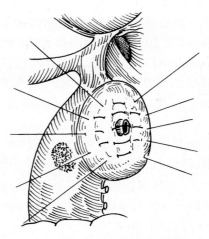

图 30-51　切断黏膜、缝合创面

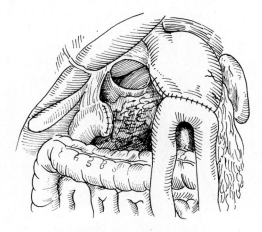

图 30-52　外层浆肌层缝合

2. 在处理有瘢痕的十二指肠残端时,应特别留意其背侧的胆总管、门静脉和肝动脉等重要组织,如有胆总管破损发现胆汁溢出时,须仔细分离,发现损伤裂孔,用不吸收细丝加以缝合封闭。

3. 术中必须检查看到 Treitz 韧带,再提起空肠起始端加以证实确定后再行胃空肠吻合。防止误将回肠末端误当空肠起始部进行吻合,这样会造成严重后果。

4. 施行结肠前胃空肠吻合时,必须常规闭合空肠系膜与结肠系膜之间的间隙,防止内疝发生。

5. 胃空肠吻合的胃断端开口,无论是半口或是全口,均须在吻合时保持水平位置,输入和输出的空肠袢的两角应成直角,输出袢还须上吊固定 1cm 左右,以免影响排空功能。

6. 闭合腹腔前将残存大网膜平整摊铺在肠曲前,将一部分放在十二指肠残端部位。

【术后处理】

同 Billroth I式胃部分切除术。

第三节　Roux-en-Y 式吻合

Roux-en-Y 式吻合在溃疡病和胃癌的胃部分切除术中不常使用,但在胃癌全胃切除术时常常使用也常用于胆肠吻合术时。此外治疗胃切除术后返流性胃炎时,也有使用 Roux-en-Y 式吻合矫正。有时对于低酸性胃溃疡伴严重萎缩性胃炎的患者,为防止术后返流性胃炎引起的肠上皮化生或残胃癌的发生,也可在第一次胃部分切除时行 Roux-en-Y 式吻合。

【手术步骤】

当胃部分切除后,十二指肠残端按常规处理闭合(第三十章第二节之,闭合十二指肠残端),遂按照

(图 30-53)行 Rowx-en-Y 式吻合。

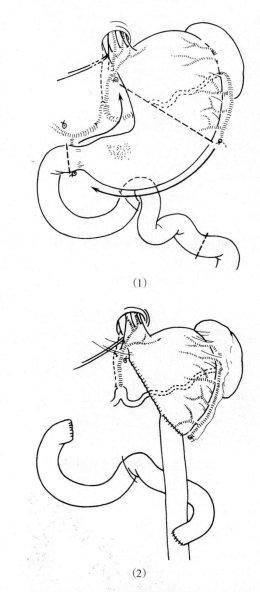

(1)

(2)

图 30-53　Roux-en-Y 式胃空肠端端吻合术
(1)切断线;(2)吻合图式

1. 切断空肠　先将切断的胃向左上方提起,将横结肠及大网膜提向上,找到空肠近端肠袢,在空肠起始部向下 12~15cm 左右处将其切断(图 30-54)。在肠系膜寻找一处无血管或少血管切开系膜,在系膜两侧分别结扎止血(图 30-55),将切断之空肠远端从结肠系膜小戳孔提上靠近肯的断端(图 30-56),而空肠近端仍留在结肠系膜下方。

2. 胃空肠吻合　用一把胃钳夹住预定胃切除线的近端(注意尽量保持水平线),用另一把肠钳夹住空肠远端口后,行空肠远端与胃切缘下 1/3 端端吻合。吻合口后壁外层使用细丝线浆肌层间断缝

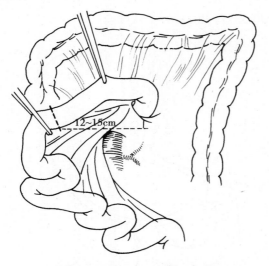

图 30-54　提起横结肠示空肠切线

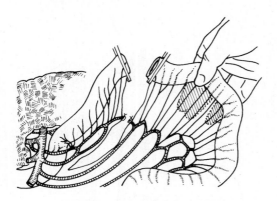

图 30-55　切断空肠及其系膜

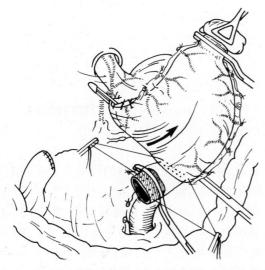

图 30-56　自结肠系膜小戳孔提上空肠远端,靠近胃切线

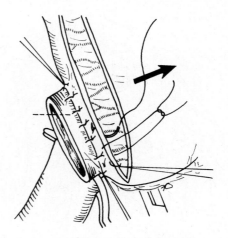

图 30-57　行吻合口后壁外层缝合

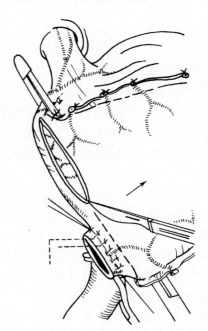

图 30-58　切开胃后壁

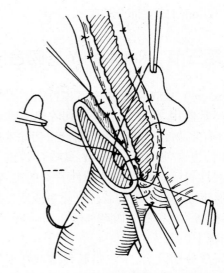

图 30-59　行吻合口后壁全层锁边缝合

合(图 30-57),之后切开胃残端 5mm 处的胃后壁(图 30-58),再行胃空肠吻合口的后壁全层缝合,这时使用可吸收细线连续锁边缝合(图 30-59),向上同样缝

合方法闭合胃切缘的上 2/3（图 30-60），用同一可吸
收线从胃上角向下角交叉全层缝合加固（图 30-61）。
然后缝合胃空肠吻合口前壁全层，最后用 3/0 丝线
间断缝合前层的浆肌层（图 30-62），上下两角加固缝
合（图 30-63）。

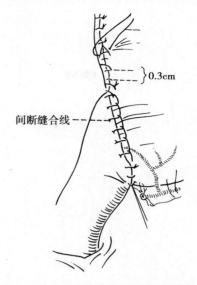

图 30-62 间断缝合吻合前壁浆肌层

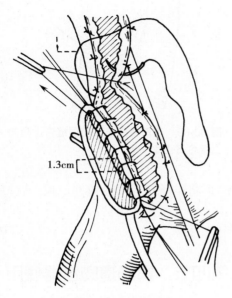

图 30-60 缝合封闭胃切缘上 2/3

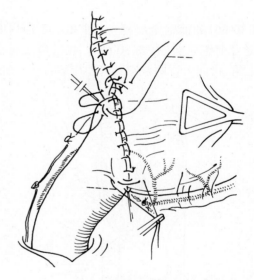

图 30-63 加固吻合口上下两角

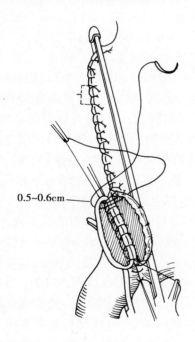

图 30-61 缝合胃切缘上 2/3

3. 空肠空肠端侧吻合 同样先将横结肠和大
网膜提起，将近端空肠口对准胃空肠吻合口下方
15cm 处的空肠左侧壁（图 30-64），行空肠远侧吻合
或吻合口的后壁浆肌层缝合（图 30-65）后壁全层缝

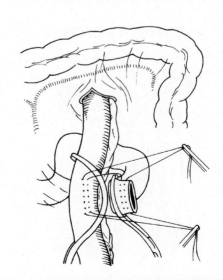

图 30-64 将近端空肠口远端空肠左侧壁相缝合

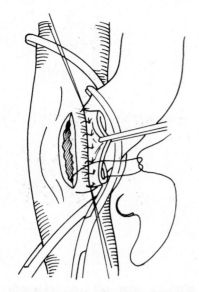

图 30-65　行吻合口后壁浆肌层缝合

合(图 30-66)和前壁全层缝合(图 30-67),最后间断
丝线缝合前壁浆肌层(图 30-68)。此处须注意在吻
合口上角,再向上行两段空肠浆肌层缝合 3~5 针,以

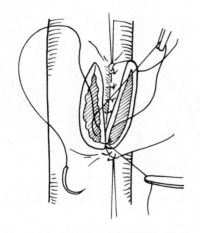

图 30-66　行后壁全层缝合

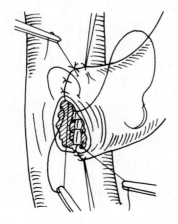

图 30-67　行前壁全层缝合

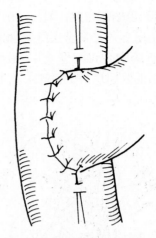

图 30-68　行前壁外层浆肌层缝合上角向
上缝合 3~5 针,成 Y 形

形成"Y"形将结肠及大网膜放回原位,清洗后闭合
腹腔。

(杨春明)

第四节　胃肠道吻合器使用

　　胃肠道吻合器的应用是胃肠外科领域的进步
和发展。其优点:①完成一些手工吻合困难的吻合,
如位置较深的弓上、膈下或盆腔的吻合。对贲门癌
可经腹行根治性近端胃部分切除术,无需开胸,手术
创伤小、安全;对低位直肠癌病人,可提高保肛率,改
善生活质量;②减少由于手术及麻醉时间延长带来
的创伤,减轻对肺、心、肝、肾等脏器的影响,增加手
术的安全性;③吻合质量高,吻合口内壁光滑、整齐,
吻合后两排钉紧密可靠,吻合口血供较好,吻合口并
发症发生率低于传统的双层吻合法;④不仅适用于
开腹手术,也可应用于腹腔镜手术。
　　胃肠吻合器根据结构和功能的不同,可分为以
下种类:管状吻合器(circular stapler)、直线切割吻合
器(linear cutter)、直线缝合器(linear stapler)和荷包
缝合器(purse-string device)(图 30-69)。其中管状吻
合器主要用于肠道的端端吻合,侧侧吻合器主要用
于胃肠道的侧侧吻合,直线缝合器主要用于胃肠道
的残端闭合,荷包缝合器用于吻合前吻合口的荷包
缝合。使用吻合器前应仔细阅读说明书,了解器械
的结构和性能。
　　吻合器在胃手术中的应用主要有以下两种情
况:一是切割后的器官的直接缝合,如用直线切割吻
合器进行胃壁病灶局部切除等;二是用于胃切除后
的消化道重建。远端胃部分切除术消化道的重建,

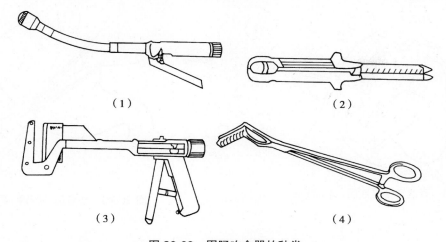

图 30-69 胃肠吻合器的种类
(1)管状吻合器;(2)直线切割吻合器;(3)直线缝合器;(4)荷包缝合器

因手术方式的不同而有差别,胃肠吻合器在 Billroth
I式中,应用于胃的切割封闭、胃十二指肠吻合和胃
切口的闭合;在 Billroth Ⅱ式中,用于十二指肠残端
切割封闭、胃空肠吻合、切口的闭合以及空肠 - 空肠
吻合。近端胃部分切除手术消化道的重建与远端胃
部分切除相似,应用直线切割吻合器切除近端胃,在
胃前壁上做小切口,置入管状吻合器,进行残胃后壁
与食管吻合,用直线缝合器关闭前壁小切口。全胃
切除手术消化道的重建,主要方式有食管 - 空肠吻
合术、食管 - 空肠 Roux-en-Y 吻合及空肠间置术,
吻合器可以应用于十二指肠残端切割封闭、食管 -
空肠吻合、空肠 - 空肠吻合以及十二指肠 - 空肠吻
合等。

1. 胃壁病灶局部切除术

(1)如果病灶位于胃前壁,可在病灶两端各缝
一牵引线,通过牵引线将病灶部位胃壁提起,用直线
切割吻合器切除胃壁局部病灶(图 30-70)。病灶位
于胃后壁者,则应先切开大网膜,将胃游离后,用直
线型切割吻合器进行胃部分切除(图 30-71)。如果

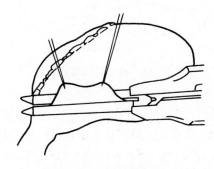

图 30-71 胃后壁病灶切除

切除的胃前壁组织不大,因胃体较大,无论沿胃体
长轴切除,还是横切,都不会导致术后胃腔狭窄(图
30-72)。术中也可以用直线缝合器嵌闭、缝合胃壁,
后沿缝合器边缘切除部分胃壁(图 30-73)。

(2)如果病灶位于小弯侧或大弯侧,可采用楔
形切除法。病灶位于小弯侧者,先切开小网膜,将胃
游离,如病灶在大弯侧,先分离大弯侧网膜。用直线
型切割吻合器或直线缝合器楔形切除部分胃壁(图
30-74)。操作中,在胃切除的交汇处两次缝合应交
错钉入,以防术后发生吻合瘘。

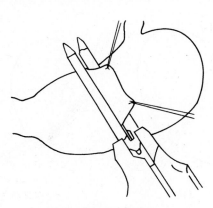

图 30-70 胃前壁病灶切除

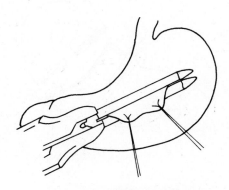

图 30-72 胃壁长轴切除

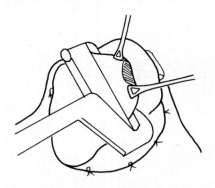

图 30-73　直线缝合器嵌闭、缝合胃壁

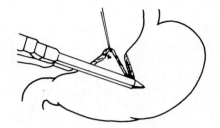

图 30-74　胃小弯侧病灶切除

2. 胃节段切除术　①根据病灶确定拟切除的节段胃部分，游离大网膜和小网膜，于上下切除边缘缝牵引线，标记切缘、牵开胃壁。②用直线切割吻合器楔形节段切除病灶区胃壁（图 30-75）。也可用直线缝合器分别嵌闭、缝合病灶区近端和远端胃壁，手工切除节段胃组织。③向大弯侧近端和远端胃腔内置入直线切割吻合器，于胃后壁行胃 - 胃吻合（图 30-76）。④用直线缝合器关闭胃 - 胃吻合后的创口（图 30-77）。

3. 胃切除后的消化道重建

（1）Billroth Ⅰ式胃 - 十二指肠侧端吻合：①完成胃与十二指肠游离后，于幽门下切缘处放置荷包缝合器，缝荷包线，切断十二指肠（图 30-78）。②在预

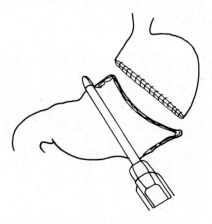

图 30-75　楔形节段切除胃组织

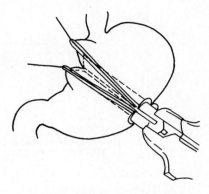

图 30-76　在胃后壁行胃 - 胃吻合

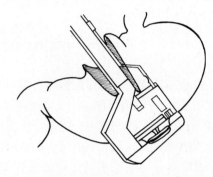

图 30-77　用直线缝合器关闭胃 - 胃吻合后创口

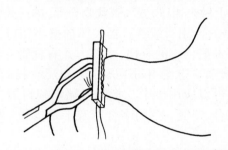

图 30-78　在幽门下用荷包缝合器缝荷包线

定切除部位切开大弯侧［图 30-79（1）］，用直线缝合器关闭小弯侧［图 30-79（2）］，切除远端胃，大弯侧暂不缝合。③通过大弯侧开放残端置入管状吻合器，于胃体部后壁将吻合器中心杆戳出。将抵钉座置入

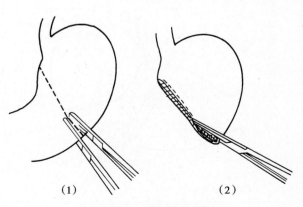

（1）　　　　　　　　　　　　　　　（2）

图 30-79　远端胃切除

十二指肠残端，收紧结扎荷包缝线，与中心杆连接，靠拢并调节间距，击发、吻合（图30-80）。④退出吻合器，检查两组织圈是否完整。用直线缝合器关闭胃大弯侧残端，完成胃十二指肠吻合（图30-81）。

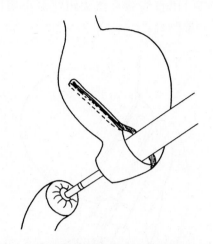

图 30-80　用管状吻合器行残胃后壁 - 十二指肠端侧吻合

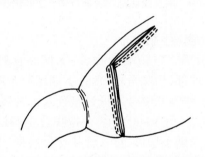

图 30-81　用直线缝合器关闭胃大弯侧残端

（2）Billroth I式胃 - 十二指肠端端吻合：用直线缝合器将胃远端切除，十二指肠残端预置荷包线；将管状吻合器抵钉座置入十二指肠残端，收紧结扎荷包线；在胃前壁作一小切口，将管状吻合器置入胃内，吻合器中心杆在胃大弯侧断端戳出；将抵钉座与器身连接、靠拢，击发、吻合（图30-82）。退出管状吻合器，胃前壁切口用直线缝合器关闭，完成残胃 - 十二指肠端端吻合（图30-83）。

（3）Billroth II式管状吻合器胃 - 空肠吻合：①游离远端胃后，用直线切割吻合器切断十二指肠和胃体（图30-84）。②用丝线于空肠对系膜缘拟定吻合处做荷包缝合，切开肠壁，置入吻合器抵钉座，收紧并结扎荷包线；在残胃前壁做小切口，吸尽胃内容物（图30-85）。③将管状吻合器伸入胃腔，中心杆从胃后壁大弯侧缝合线上方约3cm处戳出，连接抵钉座，靠拢并调节至合适间距，击发、吻合（图30-86）。④退出吻合器，用直线缝合器关闭胃前壁切口，完成胃空

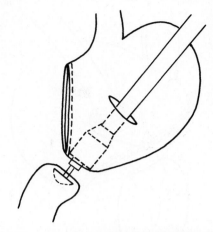

图 30-82　从胃前壁小切口置入管状吻合器，并与抵钉座连接

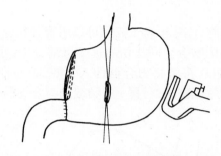

图 30-83　用直线缝合器关闭胃前壁小切口

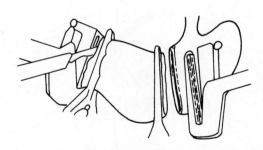

图 30-84　直线切割吻合器切断十二指肠和胃体

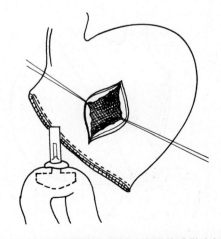

图 30-85　空肠做荷包缝合，残胃前壁做小切口

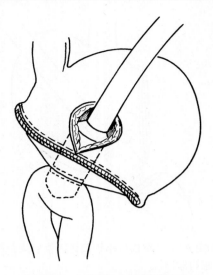

图 30-86　残胃 - 空肠侧侧吻合

肠侧侧吻合(图 30-87)。⑤也可以用管状吻合器行胃 -
空肠端侧吻合。同法切除远端胃部分后,残胃前壁
做小切口,将管状吻合器伸入胃腔,中心杆从残胃
断端大弯侧戳出,行胃 - 空肠端侧吻合(图 30-88)。

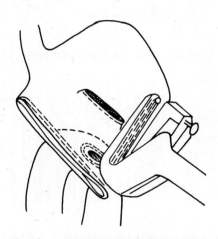

图 30-87　直线缝合器关闭胃前壁切口

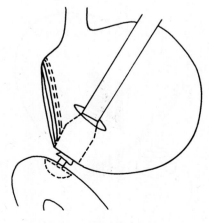

图 30-88　残胃 - 空肠端侧吻合

（4）Billroth Ⅱ式直线吻合器胃 - 空肠侧侧吻合:
用直线切割吻合器切除远端胃部分,将残胃和空肠
预定吻合部位接近,在左端胃肠壁做小切口,置入直
线切割吻合器并合拢,击发、吻合(图 30-89)。确认
吻合满意后,用直线缝合器关闭左侧小切口,完成
胃 - 空肠侧侧吻合。

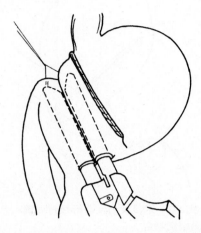

图 30-89　用直线切割吻合器行胃 - 空肠侧侧吻合

4. 食管 - 空肠吻合

（1）食管 - 空肠端端吻合:①横断食管下端和
十二指肠球部,切除全胃,食管下端用荷包缝合器预
置荷包线,将管状吻合器抵钉座置入食管残端,收紧
结扎荷包线(图 30-90)。②在拟吻合空肠的远侧肠
壁对系膜缘做小切口,置入管状吻合器身,于空肠近
侧断端伸出,空肠近侧断端预置荷包线,束紧并结扎
于吻合器中心杆(图 30-91)。③将吻合器中心杆与
抵钉座对接并靠拢,击发、吻合(图 30-92)。④退出
吻合器,用直线缝合器关闭空肠小切口,完成食管 -
空肠端端吻合(图 30-93)。

（2）食管 - 空肠端侧吻合:操作方法基本与食
管 - 空肠断端吻合相同。食管断端置入吻合器抵钉
座,荷包结扎;将管状吻合器身从拟吻合空肠的近端

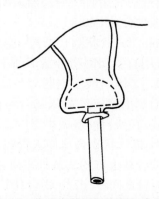

图 30-90　将吻合器抵钉座置入食管残端

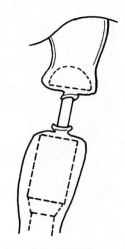

图 30-91　将管状吻合器身置入拟吻合的空肠，连接抵钉座

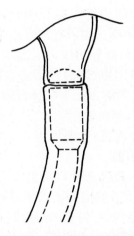

图 30-92　将吻合器中心杆与抵钉座靠拢、吻合

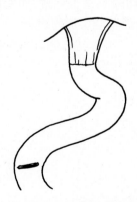

图 30-93　关闭空肠小切口，完成食管 - 空肠端端吻合

置入空肠，中心杆从对系膜缘肠壁戳出，行食管 - 空肠端侧吻合（图 30-94）。退出吻合器后，空肠上端用直线缝合器关闭，为避免下垂引起盲袢症状，应将空肠残端缝合固定于食管上或膈肌上。

5. 肠 - 肠吻合

（1）空肠 - 十二指肠端端吻合：多用于全胃切除

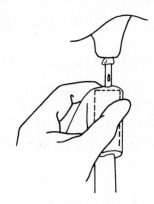

图 30-94　吻合器身从空肠近端置入空肠，行食管 - 空肠端侧吻合

空肠间置术。切断十二指肠球部，用荷包缝合器预置荷包线，置入管状吻合器的抵钉座；在间置空肠中央部对系膜缘做小切口，向下伸入吻合器身，与十二指肠吻合（图 30-95）；用直线缝合器关闭空肠小切口，完成吻合。

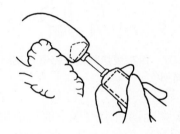

图 30-95　空肠 - 十二指肠端端吻合

（2）空肠 - 空肠吻合：空肠 - 空肠吻合又分为端侧吻合和侧侧吻合，前者多用于 Roux-en-Y 吻合中，后者可用于 Roux-en-Y 吻合、空肠代胃术和 Braun 吻合。

以 Roux-en-Y 吻合举例说明空肠 - 空肠的端侧吻合和侧侧吻合。在空肠 - 空肠端侧吻合中，吻合器身可由上提的空肠近侧端置入，也可以在空肠远侧部位做小切口伸入（图 30-96），抵钉座置于 Treitz

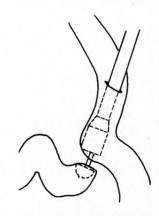

图 30-96　由空肠小切口置入吻合器身进行吻合

韧带空肠断端,进行吻合,用直线缝合器关闭空肠小切口。

空肠－空肠侧侧吻合可以应用直线切割缝合器进行。用直线缝合器关闭 Treitz 韧带空肠断端,与上提的空肠远侧端靠拢,于空肠断端和上提空肠远侧部位做小切口,将直线切割吻合器置入,合拢并完成吻合(图 30-97),用直线缝合器关闭空肠创口(图30-98)。

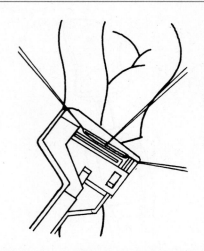

图 30-98　用直线缝合器关闭空肠创口

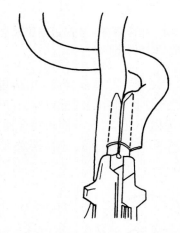

图 30-97　用直线切割缝合器进行空肠－空肠侧侧吻合

6. 胃肠吻合器使用过程中的可能出现的问题及处理方法

(1) 吻合器不能插入管腔:主要原因是吻合器选型过大,应根据肠管直径选择吻合器。

(2) 吻合器退出困难:其主要原因是吻合器选型过大和吻合口切割不全,如为切割不全应重新吻合。

(3) 吻合口周边组织裂开:组织过厚或消化道管壁水肿时使用吻合器可能出现组织裂开,如出现这种情况,可进行修补,但以手工缝合为妥。

(4) 吻合口出血:原因包括吻合组织过薄或缝合了系膜血管,预防方法为选择钉脚长度合适的钉仓并避免压榨系膜血管。

(5) 吻合口梗阻:主要原因为吻合器选型过小或两个吻合端扭曲。

(6) 缝合不全或吻合口切割不完全:主要原因包括消化管周围系膜或网膜组织没有清除、吻合器没有旋紧至合适位置、钉仓内组织嵌入过多、吻合口张力扩大、荷包缝合线滑脱等。在退出吻合器后,应常规立即检查切除圈是否完整,如发现切除圈不完整,必须在相应位置全层加固缝合。

(王洪山　孙益红　秦新裕)

第三十一章

胃 癌 手 术

第一节 胃癌治疗策略

近 20~30 年来,胃癌从临床到基础研究中关于其临床 - 病理分期与治疗策略颇受重视、十分活跃,而且发生了很大变化。对"胃癌临床分期是决定治疗方法的基础,病理分期是评价预后的基础"已形成共识。2010 年日本胃癌学会修订的第 14 版《胃癌处理规约》与第 3 版《胃癌治疗指南》均主动废止了日本学者坚持多年的胃癌解剖学分期法,同国际 TNM 委员会合作修订、出版了第 7 版胃癌 TNM 分期法。该分期法中修改的最大点是 TNM 分期第 4~6 版 T2 包含的 MP 与 SS,第 7 版 T2 仅为 MP、T3 仅为 SS。这在胃癌 T 分期认识与实施决心上是一个很大的进步。这是基于多年来临床实践与基础研究的丰硕成绩,对早期胃癌 T1a、T1b 期淋巴结转移率的差别,对进展期胃癌不同类型特殊异质性的深刻认识。胃癌浸润型(包含 Borrmann3 型、4 型和混合型)居多,约占 60% 上下。其淋巴结转移特点、浆膜受侵与腹腔脱落癌细胞对预后均有极其严重的意义。胃癌临床诊疗中的科学认证,如胃癌第 4~6 版 TNM 分期划分癌浸润胃壁深度,MP 是癌局限在胃壁固有肌层内,SS 是癌浸润深达浆膜下层,未侵及浆膜,而且把 MP 与 SS 均列入 T2 中,但外科医师术中对浸润型胃癌肉眼观判定为 SS,实际上浆膜多有破坏、缺损,癌细胞暴露或脱落入腹腔,已成为腹膜转移的基础性因素。N 分期中 N 的定义是第 7 版 TNM 分期中最大的修改点,把胃周区域淋巴结转移程度以枚数(数间距更小)取代了解剖学编码与分站。此 N0~N3 与其转移度(淋巴结转移枚数 / 清除淋巴结枚数)结合应用更能充分地反映其预后。第 7 版 TNM 分期建立于更为充分的病理生物学基础,具有更高的科学性,必然决定着胃癌合理治疗的策略,而且方法简明,利于国际上广泛应用。

一、合理外科治疗

外科治疗基于不同 TNM 分期施行缩小、标准、扩大手术,掌握各种术式的适应证及其合理切除范围。

1. 术前、术中认真确定临床分期,是合理治疗的前提。

2. 确定手术种类、施行合理外科治疗 术前应初步认定临床分期,癌肿类型,有无扩散或扩散种类与范围,拟定实施手术种类;术中确定癌肿类型、腹膜与癌底浆膜是否受侵、胃周脏器有无受侵、淋巴结转移情况,特别要仔细观察散在的小淋巴结,大多数医院应争取检查腹腔脱落癌细胞。能做腹腔液中某些微量癌基因(如 CEA)检测更好。这些都是科学的确定分期实施根治性、非根治性手术极为重要的基础资料。

3. 胃切除范围与淋巴结清除范围 对可根治性手术要严格掌握合理的缩小手术、标准根治或扩大切除手术。对 T2 以上或 cN(+)胃癌应行标准的远端或全胃切除,T1、N(+)胃癌依据癌肿位置可考虑行缩小切除胃手术,如保留幽门的远侧胃切除,贲门侧胃切除等,胃周脏器受侵可选择联合脏器切除术。切除距离,依癌肿病期与类型应有区别。T1 癌应确保癌缘外切除 2.0cm、T2 癌局限型应切除 3.0cm 以上,浸润型应切除 5.0cm 以上,食管受侵癌亦应切除 5.0cm 以上,怀疑癌残留(+)行术中快速病理切片检查。

4. 手术应避免两种错误 ①不足治疗:对病期与癌肿类型判定欠准确而致切断端癌残留或标准根治术缩小区域淋巴结清除范围;②"过度"治疗:曾有一段时期对胃癌手术疏于严格分期,似乎误认为手术越大、切除范围越大,则切除癌肿越彻底,术中只重视切除癌肿与淋巴结,未察觉到脱落癌细胞的严重危害而"过度"治疗。如对 I 期胃癌施行标准根治术,甚或对 I、II 期胃癌行扩大手术;对非根治切除病例施行规范的扩大切除术。此外,对某些超扩大手术,如 Appleby 手术、左上腹内脏全切除术均应极慎重地施行。

二、化疗与外科治疗

化疗 20 余年来胃癌化疗取得良好进展,在胃癌综合治疗中占有一定地位,根据不同分期用于术前与术后辅助治疗。

1. 术前化疗　适应证是可行根治 D2 切除的胃癌。施行术前化疗前确定分期仍是极其重要的。一般认为适应证是 Borrmann 4 型、大的 3 型胃癌或胃周淋巴结转移严重的病例。切记应排除早期胃癌与不能根治切除的晚期胃癌。其方案尚未获公认,日本多用 S-1/CDDP 方案,欧美喜用 EOX 方案,我国对 Folfox 方案正在研究中。

2. 后辅助化疗　I 期［T1a(M)、T1b(SM)、N(-、+)］和 T2(MP)、T3(SS)、N(-)病例不行术后辅助化疗。适应证是 T2、N(+)、T3、N(+)、T4、N(-、+)。东西方国家应用方案不同。日本多主张 S-1 单药或 S-1/CDDP 并用方案,欧美选用 DCF、ECF 或 EOX 方案,目前尚难确认何者占绝对优势。

三、新技术应用

20 世纪 80 年代以来,手术器械的创新发展与手术手技都取得了很大进步。对胃癌治疗不仅要求提高长期生存率,还要求减轻痛苦提高生活质量。应用较成熟的新技术主要有内镜切除与腹腔镜胃切除术。

1. 内镜切除　分为内镜黏膜切除(EMR)与内镜黏膜下剥离术(ESD)。基本要求是胃周淋巴结转移(-),癌灶可完全切除。根据大量文献报告现将内镜治疗适应证分为绝对适应证:肉眼观为黏膜内(M)癌、2.0cm 以下、分化型、不论大体类型、无溃疡,可行 EMR;扩大适应证:M 癌、大于 2.0cm 或溃疡(+)或未分化型和黏膜下浅层(SM1、距黏膜肌深层不足 500μm)癌,切除后检查水平切断端与垂直切断端均无癌浸润,即 HMO(-)、VMO(-)与 V(-)、LY(-)。EMR 切除不完全的可能性高,应行 ESD,均属临床研究。

2. 腹腔镜胃切除　腹腔镜手术比传统开腹手术具有侵袭小、术中出血少、影响呼吸功能轻、术后疼痛轻、住院天数少等优点,倍受病人欢迎。临床上逐渐扩大应用范围,日本统计 2007 年腹腔镜胃切除术约占胃癌手术的 20%。适应证由早期胃癌扩大到 T2 期癌。需要高超熟练的手术技艺。现仍为临床研究阶段,应积极、有组织地进行此项工作。

(陈峻青)

第二节　概述

胃癌的外科治疗,已进入了个体化治疗时期,其基本原则是在保证安全的前提下,使手术尽可能地力求根治,低侵害和保存脏器功能,具体实施方法是按胃癌的分期进展情况选择手术、腹腔镜治疗和/或化学治疗。

胃癌主要分为早期和进展期两类,判断标准是侵犯的深度,早期胃癌仅局限于黏膜和黏膜下层;进展期胃癌侵及肌层以上。有无淋巴结转移不能作为判断早晚期的标准。

胃癌手术应以整块切除癌灶和可能受浸润胃壁在内的部分胃或全胃,并按临床分期标准清除胃周围的淋巴结,重建消化道。淋巴结清除的范围分为根 1(D₁)、根 2(D₂)和根 3(D₃)三种,即清除第 1、2、3 站淋巴结。这须按照胃癌的原发灶位置(胃窦、胃体和胃底部)的不同,而清除相应的淋巴结。

对手术具体的范围不同的第 1、2、3 站淋巴结的区分,则根据胃癌病灶的部位和大小,将其分为远端、近端胃次全切除术,全胃切除术,扩大胃癌根治切除术等。癌灶位于胃窦和胃底部不超过一个胃区的可行远端和近端胃次全切除术;如超过一个胃区或位于胃体较大的应行全胃切除术。

目前对 Ⅱ、Ⅲ 期进展性胃癌采取 D₂ 淋巴结廓清的胃癌根治术,其中胃引流区域淋巴结廓清对提高胃癌治疗效果非常重要,施行时应注意按淋巴流向途径和胃癌淋巴转移规律,由中央向周围整块切除 D₃(enbloac resection)。对进展性胃癌的预防性 D₃ 淋巴结的廓清这种扩大的手术,持保留或否定态度。

为了做好胃癌的手术,必须按照程序进行,主要有胃的大部分切除、区域淋巴结的廓清和消化道的重建吻合。当然还要熟知胃的解剖学、生理学和病理学基础知识,熟练掌握手术操作技术,包括切开、缝合、结扎、止血等,将这些操作紧密结合起来,以保证手术的安全性、低侵害性和根治性。

近年来对食管胃结合部腺癌(AEG)有所重视,因全球范围内胃癌的发病率在下降,但 AEG 却呈上升趋势,其诊治效果差,>80% 的 AEG 在诊断时已达进展期,5 年生存率也低于 30%。外科手术切除是其治疗的基础,对进展型 AEG 手术可采用胸腹部切口,经根治性切除,即完整切除肿瘤原发灶,并行充分地淋巴结清扫。对于早期 AEG 癌,则采取内镜黏膜切除术或剥离术;>3cm 的肿瘤即应行不同类型的胃切除术。

第三节 胃癌 D_2 式根治术

【胃癌手术治疗适应证】

1. 胃癌的主要治疗方法是胃切除手术。

2. 胃近端的早期胃癌。

3. 早期多中心胃癌。

4. 胃体、底、贲门和全胃癌。

5. 弥散型胃癌。

6. 残胃癌。

7. 胃肉瘤。

8. Z-E 综合征。

【手术前准备】

1. 手术前行内镜活检,确定诊断,明确分期。特别要了解近段胃癌有无向胸腔侵犯,行开胸准备。

2. CT 和超声检查以排除胃腔外肿瘤侵犯和淋巴结转移(可行细针穿刺抽吸活检确定)。

3. 手术前 1 周根据患者营养情况行肠内和 / 或肠外营养支持。

4. 术前 1 日清洁灌肠准备。

【手术步骤】

一、胃切除

胃癌手术的范围,应根据肿瘤位置,范围及转移情况而定,常用的有全胃切除、次全切除和部分切除等,以次全胃切除为例,详述如下。

1. 体位、切口 仰卧位,采上腹正中切口,如显露需要可向上劈开肋弓,向下绕脐延长切口。

2. 探查腹腔 剖入腹腔后,进行系统的探查,对胃及附近的肝、脾、横结肠、小网膜和大网膜、胃周围淋巴结、小肠及其系膜、腹腔各凹陷和穹隆部进行仔细视诊和触诊,确定有无转移,必要时取活组织行冰冻切片病理检查(图 31-1)。

这时所要解决的问题是通过认定和除外有无淋巴结或附近器官的转移,来进行根治性或姑息性手术。还有通过了解邻近组织或器官,如腹腔动脉干、主动脉和膈肌情况,以判定能否行胃癌的根治性切除术。如果可能施行治愈性切除,则行:①根除胃及附件;②在起始处切除胃的各主要血管支;③切除所有胃和区域性淋巴管和淋巴结(包括第Ⅰ、Ⅱ站)(图 23-5,图 23-6)。

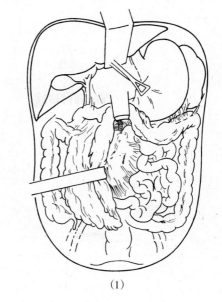

(1)

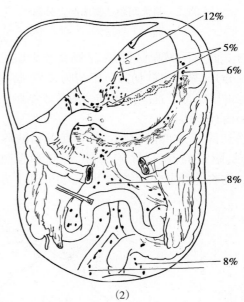

(2)

图 31-1 手术探查胃的顺序及腹腔内转移淋巴结位置
(1)手术探查胃的顺序;(2)腹腔内需探查主要的淋巴结部位(百分比系癌所占比例)

3. 游离大网膜 在分离周围粘连后,将大网膜向上提起,并与横结肠向相反方向牵拉,用电刀或小的解剖刀沿着横结肠和大网膜相接触的部分,在靠近横结肠上缘切断游离(图 31-2)。

当分离大网膜至右侧结肠肝曲处的十二指肠结肠韧带时,结扎组织块宜小些,而勿大块结扎。至左侧结肠脾曲处,分离开膈结肠韧带后,再将大网膜在与胃脾韧带下缘接壤处与胃结肠韧带后缘分开,而切缘的小血管须仔细结扎止血(图 31-3)。

为了保持结肠脾曲的正常位置,尽量保留脾结

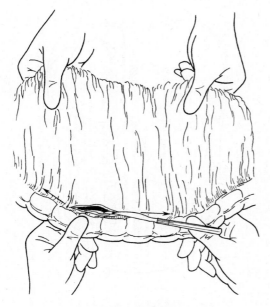

图 31-2　将大网膜从横结肠上分离

肠韧带。此时网膜囊已打开,结肠系膜上层也与胰前包膜分开,显露出并切除位于结肠系膜、胰腺下方和胰腺淋巴结群。这些淋巴结一般位于结肠系膜的血管层内(图 31-4)。

当切除了这群淋巴后,即可直视到胰腺上缘的表面,附近的淋巴结、脾动脉、静脉和腹腔动脉干等。并将胰腺前包膜游离下来,切除其下方的淋巴结。

对网膜应整块切除,即以体层(即腹膜层)为基础的解剖游离,这样才能将网膜囊可能脱落的癌细胞和大网膜乳斑样组织上存在的癌细胞整块切除之。切除网膜时应将大网膜后叶与结肠系膜前叶从结肠系膜后叶锐性剥离下来,并反折至胰腺前方,向上达胰腺上缘,显露出肝总动脉和脾动脉根部。

在胰腺下缘向上方向游离进入胰腺后间隙,从肾周围的 Gerota 筋膜将胰后筋膜游离出,向左游离后,完成胰尾和脾的翻转,并完整地将网膜囊袋的腹膜切除。

对大网膜的切除时的重要标识是大网膜和横结肠壁上附着的脂肪囊,由此进入横结肠系膜前叶,沿此层面锐性剥离即可将大网膜和横结肠系膜前叶剥离出。

4. 切除脾脏　在根治性胃切除术中,最后需伴同整块切除脾脏。如果脾脏粘连紧密亦需游离切除之。而在姑息性胃切除中勿切除脾脏,术中可在脾后方垫加棉纱垫托起,以减少胃脾韧带和胃短静脉的张力,防止其损伤。

在切脾过程中,首先一步是分离大网膜左端时游离出脾的下缘(图 31-5),此时须将大网膜与横结肠游离(图 31-6)。再进一步从脾前面和后面途径游

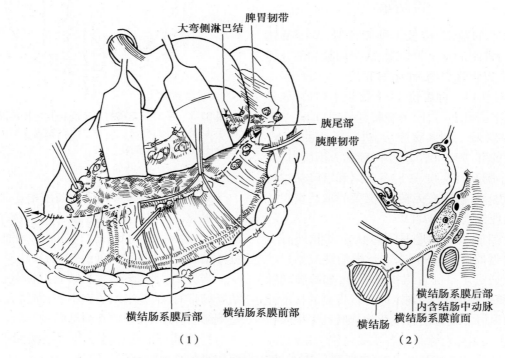

（1）　　　　　　　　　　　　　（2）

图 31-3　已将大网膜从横结肠及胃上分离开来
（1）前面观;（2）侧面观

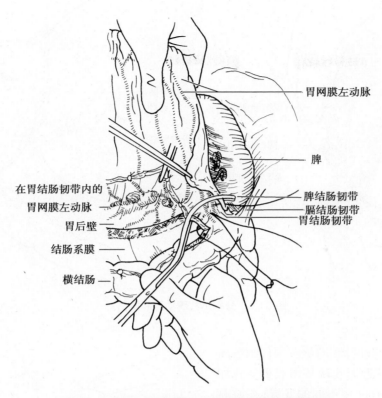

胃网膜左动脉

脾

脾结肠韧带
膈结肠韧带
胃结肠韧带

在胃结肠韧带内的
胃网膜左动脉
胃后壁
结肠系膜
横结肠

图 31-4 游离大网膜前叶，从胰腺前下缘切除淋巴结

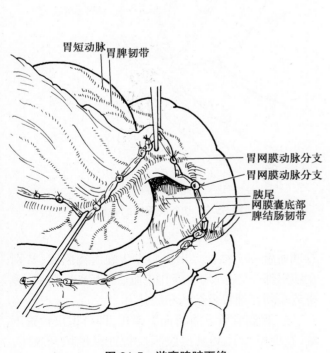

胃短动脉　胃脾韧带

胃网膜动脉分支
胃网膜动脉分支
胰尾
网膜囊底部
脾结肠韧带

图 31-5 游离脾脏下缘

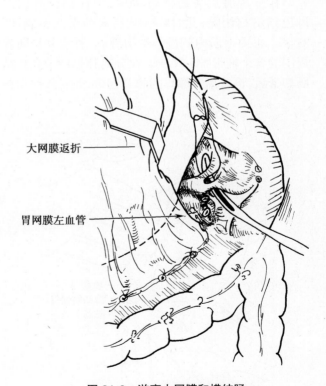

大网膜返折

胃网膜左血管

图 31-6 游离大网膜和横结肠

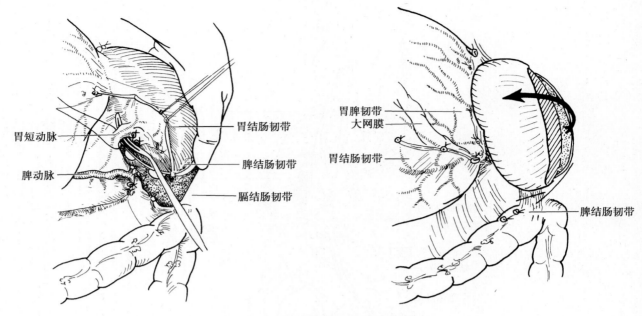

图 31-7　分别结扎脾动脉和脾静脉

离,分别结扎各血管,对脾动脉和脾静脉须仔细游离
后分别结扎切断,脾动脉近侧残端必须双重缝扎加
固(图 31-7)。脾动脉会有许多不同的变异,在游离
时须加注意,防止发生术中或术后出血。

在从脾脏后方游离过程中,须仔细行脾门的
淋巴结清扫切除,此时将脾从后向前牵向右侧(图
31-8)。再向上向内侧慢慢牵引脾脏,看清并切断脾
周围的各个韧带(图 31-9)。在分离脾膈韧带和脾结
肠韧带后,再分离近端胃的脾肾韧带,此时须注意将

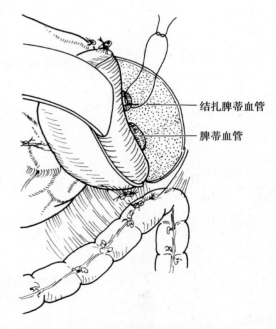

图 31-9　切断脾周围的各韧带

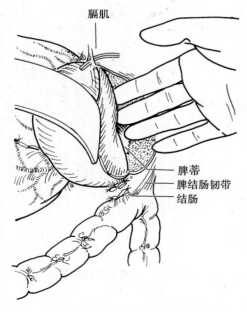

图 31-8　用手推开腹膜,游离脾脏

胃壁血管——结扎。出血常发生在游离胰腺,特别
在胰尾部,出血处均应缝扎止血。最后切除脾脏,脾
蒂近端须仔细双重结扎和缝扎。

5. 显露食管　将胃向下牵拉,即可识出食管下
端,在此处壁层和脏层腹膜反折处纵形切开腹膜。
再将左肝三角韧带切开,将肝左叶牵向右侧,沿食管
下端浆膜切口向深切至肌层(图 31-10)。将食管左
侧附着的结缔组织——清理,并钝性剥离食管的后

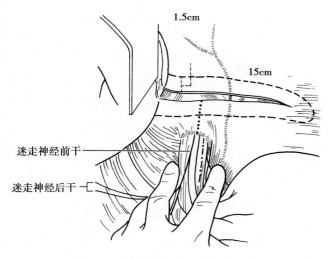

1.5cm

15cm

迷走神经前干

迷走神经后干

图 31-10 牵开肝左叶,切开食管下端的腹膜

壁。用右手示指,逐渐钝性游离出食管后壁间隙(图31-11)。

同时尽可能地将贲门周围的淋巴结清扫切除,并行冰冻切片病理学检查。使用手指和小纱布球将食管游离,尽量向上至纵隔(图31-12),以显露纵隔内的淋巴结,并了解肿瘤侵犯情况,清扫切除纵隔内淋巴结。将迷走神经前干和后干显露和分离出来。这样才能将腹腔内的食管向下推移5~6cm左右。

6. 游离和切断闭合十二指肠 先分离十二指肠结肠韧带,尽量靠近十二指肠降部远端处切开腹膜,十二指肠远端游离至十二指肠降部与横部肠曲处,并游离结肠肝曲,将横结肠的纤维结缔组织游离出。将十二指肠向内侧牵引后,即可游离出十二指肠后壁,直至下腔静脉处(图25-1)。再切开十二指

肠降部的内侧缘,更充分地游离之。

在贴近肝下缘游离胃小弯部,尽量切除小网膜,在胃右动脉根部游离并切断,同样切断胃冠状动脉。这样使十二指肠骨骼化,便于横断十二指肠近端(图31-13)。为很好地横断十二指肠,必须在十二指肠后壁游离腹膜至胰十二指肠动脉,将于其表面的粘连组织分离之,并小块结扎切断。

十二指肠残端可用缝合器闭合(图31-14),切缘行术中冰冻活组织病理检查,以了解有无肿瘤侵害。如十二指肠残端粘连紧密,不易游离而无法行缝合器闭合时,可开放行间断缝线闭合及腹膜后的粘连分离,在胃胰皱襞处即可见到胃左动脉、冠状静脉和附着的脂肪纤维结缔组织和淋巴结,有时为较厚的索状物,将其向近和远端分离(图31-15)。如十二指肠残端游离甚好,又无淋巴结转移,在胃部分切除后又允许拉下时,也可考虑行Billroth I式胃十二指肠吻合术。

7. 近端胃的骨骼化 将胃向上稍用张力的提起,先把小弯部与胰腺及腹膜后的粘连分享,在胃胰皱襞处即可见到胃左动脉、冠状静脉和附着的脂肪纤维结缔组织和淋巴结,有时较厚的索状,将其逐向近和远端分离(图31-15)。

偶尔会见索状物自胃左动脉连于肝左叶,需将其游离切断。此时应特别注意需仔细分离胃左动脉,如在其根部粘连紧密就不能在其发源处结扎切断,可分别将其分布到胃壁的分支一一结扎切断。这样就可将胃近端的小弯部骨骼化。并在靠近脾脏的胃左上区游离和切断胃后动脉。如胃癌位于窦部的早

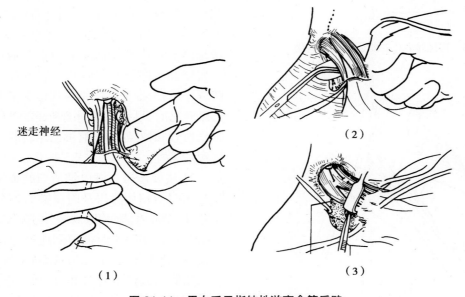

迷走神经

(1)

(2)

(3)

图 31-11 用右手示指钝性游离食管后壁

315

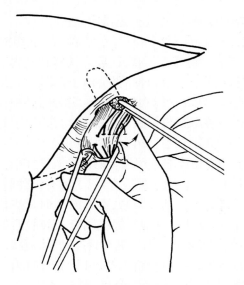

图 31-12　将食管向下牵拉

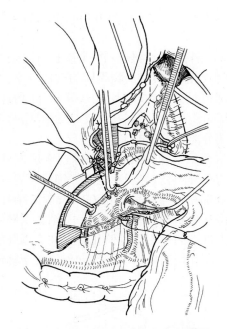

图 31-13　胃远端和十二指肠近端骨骼化

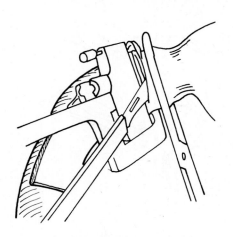

图 31-14　缝合器闭合十二指肠残端

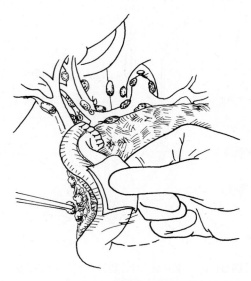

图 31-15　十二指肠后区的淋巴结廓清

期胃癌，或是姑息性胃切除时，可保留脾脏，在靠近脾脏处切断胃脾韧带。至此，整个胃完全游离，特别是小弯部显露清晰，便于淋巴结的清扫。

8. 切除胃　在完成胃的近端游离步骤后，胃远端即可放开钳夹，开放胃腔，将胃提下再切断食管下端，近端切缘亦应常规送冰冻活组织检查有无肿瘤侵犯，再具体采取相应处理。

二、胃癌淋巴结清扫

这是外科治疗胃癌的重要步骤，是保证胃癌根治的基本环节。

1. 基本原则　淋巴结清扫的范围是基于胃淋巴流向的研究理念而施行的胃周围的淋巴组织由淋巴结和淋巴管构成，外被以脂肪结缔组织，并沿血管和神经纤维浅层走行。在清扫时，应将血管周围的淋巴结、淋巴管和脂肪结缔组织一并整块切除。方法是由中向周围末梢廓清；分层次清扫，即在胃小弯的胃壁和胃网膜的前后叶分层附着部着手；还要按程序清扫，即按淋巴结转移情况采取对策，如无淋巴结转移时，可在血管周围神经纤维层外清扫，避免损伤血管和神经，如已有淋巴结转移，可在血管外膜层廓清为宜。

2. 主要步骤　淋巴结清扫的步骤有二：①在胃切除术时清扫切除胃及附属物的各组淋巴结，还需切除脾、结肠系膜、胰腺周围、纵隔下部的诸淋巴结；②根除在胃切除术时循解剖途径可取得的腹腔干、主动脉、肝动脉、胃十二指肠动脉、肠系膜上动脉和十二指肠后的诸淋巴管和淋巴结，连其伴行的血管一并切除。对所有根治性胃癌切除手术中，均应尽力根除所有可取得的淋巴结和淋巴组织。

3. 廓清扫技术　每位外科医生应根据其掌握的解剖学知识,选择最便捷的解剖游离和切除各淋巴结。

在胃切除过程中,已将3、4、5、6等组淋巴结连同胃一并清除,而后最先清扫的是十二指肠球部后上区的诸淋巴结,即12组淋巴结,沿胃十二指肠动脉,胰十二指肠动脉和胃网膜右动脉起始部等标识,将附近的各淋巴结廓清切除(图31-15)。

于十二指肠后方的外侧,向下腔静脉方向逐渐剥离胰头部,这时颈显示出十二指肠与胆总管之间的空间,即肝十二指肠韧带外下缘,上至胆囊管水平。此区常可发现淋巴结,予以清扫(图31-16)。

廓清时最重要的淋巴结是腹腔干淋巴结9组,对它的清扫可自肝总动脉开始,8组此处淋巴结常可窥见和触及,用剪刀剪开位于淋巴结表面的浆膜及纤维组织,然后沿肝周有动脉向腹腔干的淋巴结剥离开,清扫切除(图31-17)。

用手指钝性剥离方法分出肝总动脉,并用橡皮带将其向下牵引,此时特别注意,如有动脉粥样硬化时,必须注意仔细轻柔,分离牵引血管,以免撕裂出血(图31-18)。沿肝总动脉朝向腹腔动脉分离切除所有淋巴结,并仔细显露脾动脉的近端。向后方显出胃胰皱襞,这样可显出胃左动脉和胃左静脉,在此处所见胃左静脉在胃左动脉左前方,向下又跨过脾动脉,尽量在此将胃左静脉向上分离(图31-19)。并在脾动脉上方将其切断结扎,胃左动脉则在起始部附近予以切断结扎(图31-20)。同时将附近的动脉周围的7和11组淋巴结予以清扫切除。

这时从胃左动脉侧间隙内,伸进示指慢慢游离于其前面的结缔组织(图31-21),将其切断伸向两侧牵引,显露出腹腔动脉的各个侧壁,再向上向两侧游离直到腹主动脉穿过裂孔处,清除尽附近的结缔脂肪组织和细小淋巴结和淋巴管,但注意此处带有胸导管经过,可将其缝闭。腹腔神经丛亦须切除之(图31-22)。

将弓形韧带分离出,并使用止血钳将其张开,仔细解剖切除附着于主动脉上的所有细小淋巴结和淋巴管(图31-23)。随即用左手示指伸入Winslow

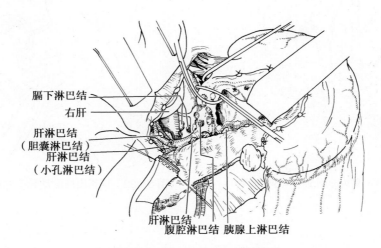

膈下淋巴结
右肝
肝淋巴结
(胆囊淋巴结)
肝淋巴结
(小孔淋巴结)

肝淋巴结
腹腔淋巴结　胰腺上淋巴结

图31-16　胃后间隙淋巴结的廓清

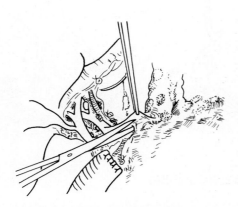

图31-17　剥离肝固有动脉和腹腔干淋巴结

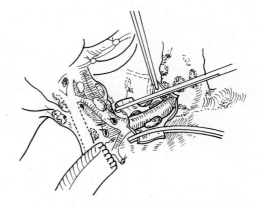

图31-18　剥离并显露出肝总动脉及附近淋巴结

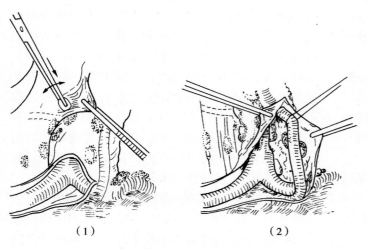

（1）　　　　　　　　（2）

图 31-19　分离胃左动脉和胃左静脉

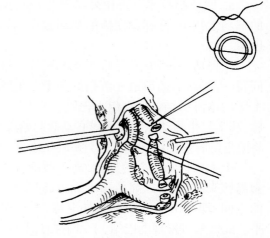

图 31-20　切断结扎胃左动脉和胃左静脉

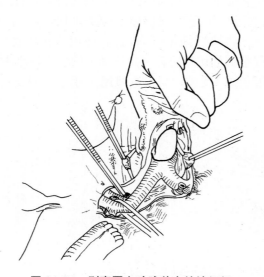

图 31-21　剥离胃左动脉前方结缔组织

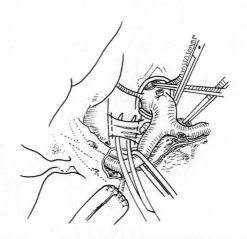

图 31-22　显露出腹腔动脉干并切断腹腔神经丛

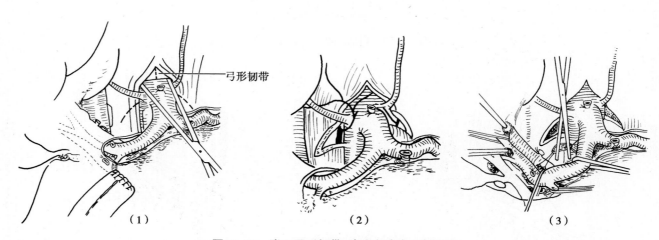

弓形韧带

（1）　　　　　　　　　　（2）　　　　　　　　　　（3）

图 31-23　张开弓形韧带,清除主动脉上淋巴结

孔中,沿门静脉上方行经显出附于其上的淋巴管,将其切除。再将肝总动脉肝固有动脉和胆总管附近的淋巴结一一切除(图 31-24)。至此,已将 D$_2$+12 组各淋巴结清扫完毕。

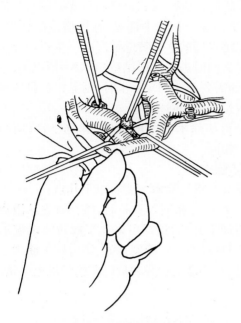

图 31-24　清除肝门部淋巴结

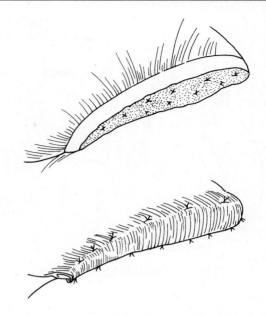

图 31-25　肝断面以镰状韧带覆盖

第四节　扩大胃癌根治术

当胃癌的肿瘤灶侵犯至邻近组织或器官时,除行胃切除、淋巴结清扫和脾切除外,切除肝左叶、胰腺体部和尾部横结肠等。

一、肝左叶切除

如胃癌侵犯至肝左叶,可在胃切除后将肝左叶切除,其入路是切开左三角韧带,向肝静脉处分离,显出肝左叶,在距肿瘤 2cm 处切除肝脏,一般勿须阻断肝门部血管,但各个小血管及胆管应一一缝扎,然后游离出镰状韧带,于切面缝合固定(图 31-25)。如需切除整个肝左叶时,则应阻断肝门的肝左动脉、左门静脉和左肝管。

二、胰腺尾和体部切除

游离胰尾、体部从胰尾远端开始,将其后面胰床部逐渐分离,显露出脾动脉和静脉,此时可逐一廓清(10 组和 11 组淋巴结)(图 31-26)。随后切断胰体、尾部,近端切缘的边缘外留一些,以便缝闭。胰腺管分出用可吸收线缝闭,仔细缝扎各小出血点,最后缝

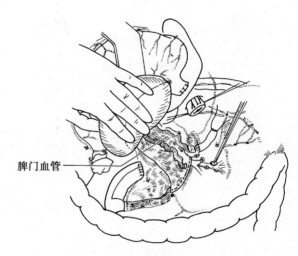

脾门血管

图 31-26　显露胰体、尾部

合胰腺切缘。至于胰腺体部的最近端切缘,以不超过肠系膜上静脉和门静脉为度(图 31-27)。术中如必要可结扎切断肠系膜下静脉,一般不致发生不良后果。

三、横结肠切除

如有横结肠转移,则需将其切除,一般情况下须连同其系膜及 15 组淋巴结一并切除廓清。切除结肠时从其近端开始向远端游离,范围包括横结肠右端脾曲和降结肠部(图 31-28)。双侧断端可用缝合器吻合或手吻合,但须注意将升结肠和降部结肠充分游离,避免在有张力情况下吻合,系膜孔隙亦须间断缝线闭合,以防止内疝发生。如患者术前已存

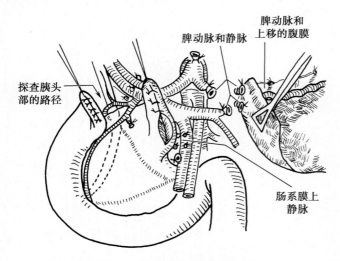

图 31-27 切断胰尾部分并缝合之

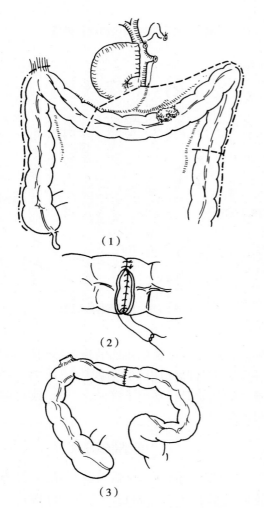

(1)

(2)

(3)

图 31-28 横结肠切除和游离范围
(1)切除范围;(2)端端吻合;(3)吻合完成

在结肠梗阻情况,或吻合口不太牢靠时,须行盲肠管式造口,以防吻合口漏发生。

第五节 全胃切除术

本节所述的是经腹腔全胃切除术,全胃切除术是治疗胃的良性病变或胃癌的重要方法。其适应证有:胃贲门癌,胃上、中部癌,弥漫型浸润性胃癌,以及促胃泌素瘤的某些特殊情况时。全胃切除术治疗胃癌时需同时进行淋巴结清扫术,一般以 D_2 手术为常用,如需要 D_1 或 D_3 手术时,则需根据具体病情增加或减少手术切除范围。

全胃切除术的术前准备、麻醉、切口均与部分胃切除相同。

【手术步骤】

施行全胃切除术主要有以下几点:

1. 探查 在剖入腹腔后,探查时先从游离肝左侧的诸韧带开始,这样可以先了解胃近端癌的扩散范围,同时可游离食管裂孔处,了解膈下腹膜反折处的情况,尤其是食管旁和贲门左侧的淋巴结情况(图31-29)。

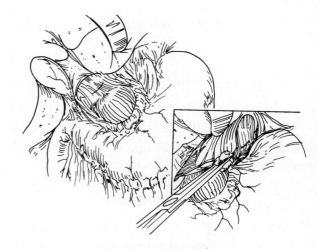

图 31-29 显露食管裂孔

2. 完全显露胃近端 为此需尽量在靠近脾门游离切断胃短血管。将胃近端左侧骨骼化,至能完全显露出左肾上腺为止。此时可用一把无损伤血管钳(Satinsky 钳)夹住食管下端,既可作为切线的部位;又可固定好食管,便于手术进行(图31-30)。

3. 判定胃癌性质和侵犯情况 对于胃近端、贲门部的癌,须对食管缘的组织进行活检,有时胃近端癌有局部侵犯时,其黏膜缘可能为良性组织,但食管外会有侵犯,通过活检可了解浆膜层周围有无癌肿组织。

4. 切除胃 按一般胃部分切除方法,切除全胃。

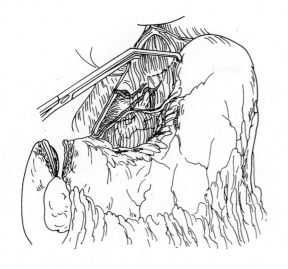

图 31-30　显露胃近端,用钳固定好食管

5. 游离空肠袢　在切除胃后,随即游离近端空肠肠袢,并在 Treitz 韧带下方 60~70cm 处用吻合器钳夹空肠(图 31-31),再行 Roux-en-Y 式吻合术,在吻合时须留意保存充分的小肠血管供血,注意勿损伤肠系膜的动脉弓,同时使吻合口勿出现过分的张力。

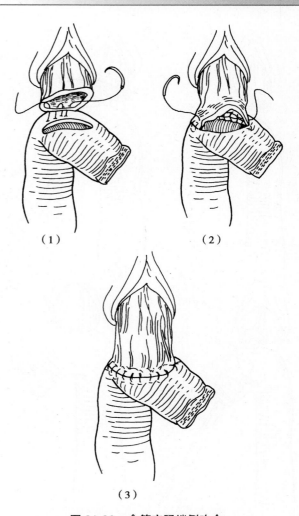

（1）　　　　　　　　　（2）

（3）

图 31-32　食管空肠端侧吻合

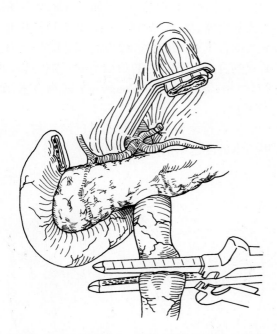

图 31-31　在距 Treitz 韧带下方 60~70cm 处用吻合器钳夹空肠

6. 胃肠道的重建　将食管下端断端与空肠近端行端侧吻合,吻合的方法如图 31-32 和图 31-33 所示,缝合线可从后壁中点开始,向两侧缘延伸,然后转回到前壁,最后在前壁中点打结。

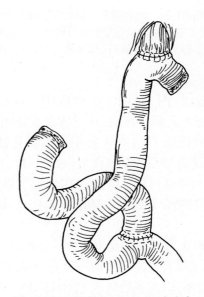

图 31-33　完成 Roux-en-Y 式吻合

还可以使用吻合器完成食管空肠端侧吻合术,具体步骤如图 31-34 所示。开始在食管下端预缝

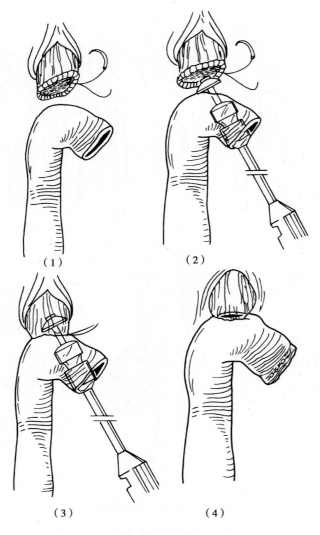

（1）　　　　　　　　　　　（2）

（3）　　　　　　　　　　　（4）

图 31-34　吻合器完成食管空肠端侧吻合
（1）在食管下端预缝一荷包缝线；（2）将吻合器头自空肠壁戳出；（3）吻合器头伸入食管后，拉紧并扎紧荷包缝线；（4）吻合完成模式

一荷包缝线［图 31-34（1）］，然后从空肠近端断端肠腔开口处置入吻合器头，从空肠对系膜侧肠壁通出［图 31-34（2）］，再将吻合器头置入食管断端内，拉紧荷包缝合线后，行吻合术［图 31-34（3）］。完成后如图 31-34（4）所示。有时因解剖关系或其他原因，亦可行吻合器食管空肠端端吻合，如图 31-35所示。

7. 改良术式　因全胃切除后，食管直接通入空肠，出现了对食物贮存功能的影响，于是出现了各种改良吻合术式，如各种间置空肠和贮袋的制作等，但又出现了操作复杂和并发症多的缺点，这时需根据病情和术者经验加以选择，常用的方法有：

（1）贮袋的制作和应用，最为简单的是，空肠双腔侧侧吻合贮袋代胃，行食管空肠端侧吻合术，如图

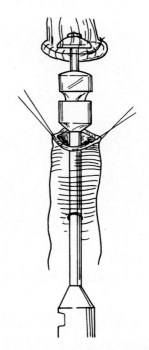

图 31-35　吻合器食管空肠端端吻合术

31-36 所示。这种方法较为简便，又可在直接视野下完成。

（2）其他种改良吻合术式：如① S 贮袋并 Roux-en-Y 式吻合，如图 31-37（1）示；② J 贮袋并 Roux-en-Y 式吻合，如图 31-37（2）示；③ P 贮袋并 Roux-en-Y 式吻合，如图 31-37（3）示；④ 远端贮袋，如图 31-37（4）示；⑤ 双贮袋并 Roux-en-Y 式吻合术，如图 31-37（5）示。

8. 胃癌行全胃切除术时的淋巴结清扫，与胃癌 D_2 根治术的淋巴结清扫基本相同。

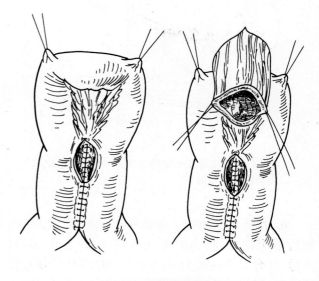

图 31-36　空肠双腔侧侧吻合形成贮袋

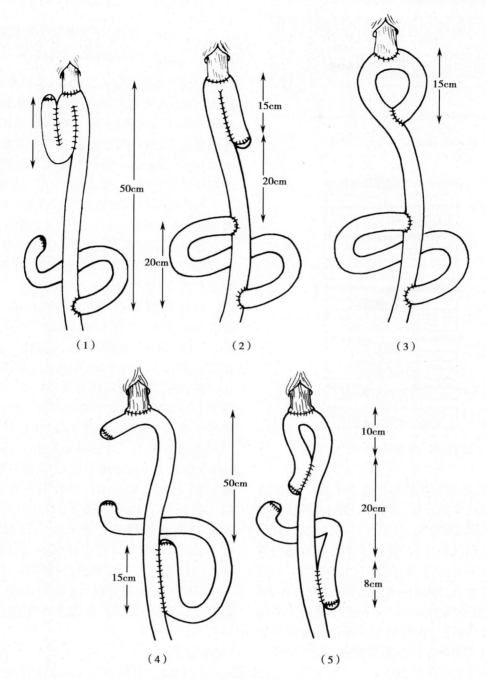

图 31-37　其他种改良吻合术式
(1)S贮袋;(2)J贮袋;(3)P贮袋;(4)远端贮袋;(5)双贮袋

(杨春明)

第六节　早期胃癌手术

早期胃癌(early gastric cancer,EGC)的概念于1962年由日本内镜学会最早提出,定义为癌肿的浸润局限于黏膜或黏膜下层,不论其有无淋巴结转移(图31-38)。根据浸润的深度,EGC可分为黏膜内癌(M-Carcinoma,MC)及黏膜下癌(SM-Carcinoma,SMC)。日本内镜学会根据EGC的肉眼所见形态,将其分为3型:隆起型(Ⅰ型)、表浅型(Ⅱ型)和凹陷型(Ⅲ型)(图31-39)。EGC的概念主要是针对外科手术可能治愈的胃癌作出的限定,并非代表癌发生时间的早晚。无论有无淋巴结转移,EGC的预后明显优于进展期胃癌。

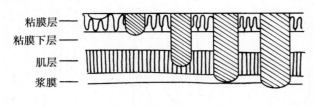

图 31-38　胃壁结构与早期胃癌

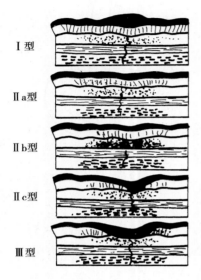

图 31-39　早期胃癌分型

目前,EGC 的治疗仍以开放性手术治疗为主(表31-1)。胃癌根治术的开展,对 EGC 浸润与转移的规律有了深入认识,20 世纪 80 年代日本学者提倡,采取合理的手术切除范围,在完成手术治愈胃癌的前提下尽量减少手术创伤,即 EGC 的缩小手术。与标准胃癌根治术相比,缩小手术包括胃切除范围的缩小、淋巴结廓清范围的缩小以及相关脏器功能的保留等。近年来,内镜技术与微创技术在外科各个领域得到广泛开展,应用于 EGC 的缩小手术,发挥了进一步降低手术创伤的作用。

一、内镜下黏膜切除术和内镜黏膜下剥离术

内镜下黏膜切除术(endoscopic mucosal resection,EMR)是由内镜息肉切除技术和内镜黏膜注射术发展而来的一项内镜技术。1984 年,多田正弘等首次将该术用于治疗早期胃癌,并将该术命名为剥脱活检术(strip biopsy)。因该术使病变黏膜有足够范围及深度的完整切除,故又称 EMR。随着内镜技术的进步与内镜器械的改进和发明,EMR 不断得到改进和创新,透明帽法、套扎法、分片切除法等方法和手段在临床上获得广泛应用。日本胃癌学会(JGCA)《胃癌治疗指南》(第 2 版)已将 EMR 作为标准治疗方法载入,但要严格把握其适应证。

内镜黏膜下剥离术(endoscopic submucosal dissection,ESD)是在 EMR 基础上发展而来的一种技术,在侵犯黏膜层和部分侵犯黏膜下层的 EGC 中应用逐渐增多。由于 EMR 存在一些不可避免的技术缺陷和 EGC 术前准确分期较困难,术后不完全切除率和肿瘤残留复发率均较高,1994 年日本国立癌症中心医院 Hosokawa 和 Yoshida 设计并开始使用玻璃绝缘头的 IT 刀(insulation-tipped electrosurgical knife)治疗 EGC,2004 年此技术被正式命名为内镜黏膜下剥离术(ESD)。ESD 的开发和临床应用,极大地拓宽了 EGC 内镜下治疗的应用范围,但目前 ESD 尚不能称之为循证医学证据级别高的治疗方法,未分化型胃癌直径 >2cm 或黏膜下癌直径 >0.5cm 时也可以观察到淋巴结转移,术前准确分期和术后精确的病理检查至关重要,因此,现阶段 ESD 仍属于临床研究范畴,推荐在有经验的医疗中心开展探索。

【适应证】

1. EMR　肿瘤直径 <2cm,大体类型不计,无合

表 31-1　早期胃癌外科治疗的基本原则

	N0	N1(1~2 个)	N2(3~6 个)	N3(7 个以上)
T1a-M	ⅠA EMR(整体切除) (分化型、2cm 以下、非溃疡型) 胃切除术 D1(上述以外)	ⅠB 胃切除术 D1+No.8a、9(2cm 以下) 胃切除术 D2(2.1cm 以上)	ⅡA 胃切除术 D2	ⅡB 胃切除术 D2
T1b-SM	ⅠA 胃切除术 D1(分化型、1.5cm 以下) 胃切除术 D1+No.8a、9(上述以外)			

并存在溃疡的分化型黏膜内癌。

2. ESD治疗 EGC的扩大适应证①不论病灶大小,无合并存在溃疡的分化型黏膜内癌;②肿瘤直径<3cm,合并存在溃疡的分化型黏膜内癌;③肿瘤直径<2cm,无合并存在溃疡的未分化型黏膜内癌;④肿瘤直径<3cm,无合并存在溃疡的分化型黏膜下层1(SM1)癌;⑤年老体弱、有手术禁忌证或怀疑有淋巴结转移的黏膜下癌而拒绝手术者可视为相对适应证。

尽管内镜手术已经成为常用技术,但在实际中仍然限于肿瘤的大小和部位,必须慎重选择病例,严格把握适应证,不能因为选择微创手术而耽误治愈手术的机会。

【术前准备】

1. 询问病史 了解患者一般情况、全身重要脏器功能,有无心肺功能不全、高血压病和糖尿病,有无哮喘和外科手术史,尤其是凝血机制,术前有无使用抗凝药物史。

2. 完善辅助检查 如血常规,肝、肾功能,出、凝血时间,常规行心电图检查。

3. 向患者及家属说明手术过程,以及可能出现的并发症。可以采取预防和处理并发症的措施,取得患者的充分理解、同意,并签署知情同意书。

4. 术前禁食6小时以上。

【操作方法】

1. 操作方法及技巧 传统EMR有以下几种:黏膜剥离活检法(strip biopsy)、透明帽法(EMR-C)、套扎器法(EMR-L)和分片切除法(EPMR)。EMR操作的方法虽略有不同,但基本原则和操作技巧大体相同,大致分为4步:明确病灶并标记、黏膜下注射、圈套病灶和切除病灶。术中监测血压、血氧饱和度和心电图等重要生命体征。

(1)明确病灶并标记:使用染色(如0.1%~0.4%靛胭脂染色)、放大内镜及超声内镜(EUS)等先进的内镜诊断技术确定病灶范围、大小、浸润深度,电凝标记病灶(图31-40)。

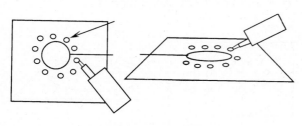

图31-40 标记病灶

(2)黏膜下注射:黏膜下注射生理盐水或1:20 000肾上腺素盐水,使之与黏膜下层分离并明显抬举、隆起(图31-41)。注射液体量根据病变大小而定,以整个病变充分抬举为限,并可在操作中重复注射。当黏膜无隆起时,提示癌浸润已达黏膜下层深部,可能已浸润至肌层,发生转移及穿孔的几率较高,不宜行EMR治疗。

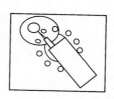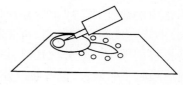

图31-41 黏膜下注射

(3)圈套病灶:黏膜下注射后,圈套器外销抵住病变周边0.5cm正常黏膜,收紧圈套器,圈套病灶(图31-42)。

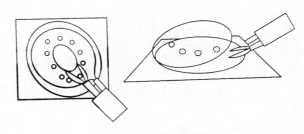

图31-42 圈套病灶

(4)切除病灶:圈套病灶后将整个病灶进行电切除(图31-43,图31-44)。切除前可稍放松圈套器使可能受累及的固有肌层回复原位。如此操作可安全、完整切除包括周围正常黏膜在内的病变。

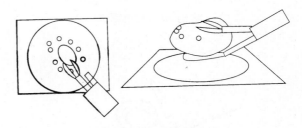

图31-43 电切除病灶

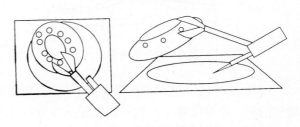

图31-44 移除病灶

黏膜剥离活检法是黏膜下局部注射后,使用双通道内镜,使用活检钳提起病变,用圈套器将病变切除(图31-45);透明帽法将透明帽套在内镜前端,高频圈套器安装在透明帽内,黏膜下注射后通过负压吸引将病变吸入透明帽套内,用圈套器切割(图31-46);套扎器法是在内镜头端安装套扎器,内镜下将套扎器对准所要切除的病变吸引后,橡皮圈套住病变,再用高频圈套器在橡皮圈下圈套电切包括橡皮圈在内的病变(图31-47);分片切除法,即对病灶较大,不能一次圈套切除者,可先将主要病灶切除,然后再将周围小病灶分次切除,凹陷性病变黏膜下注射后隆起不明显者,也可通过分次切割清除病灶,但分次切除后存在组织标本再构建困难,难于评估是否完全切除等问题。

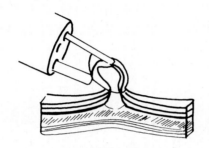

图31-45 黏膜剥离活检法

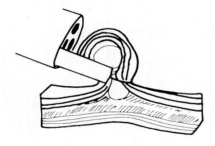

图31-46 透明帽法

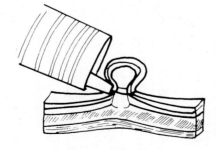

图31-47 套扎器法

EMR成功的关键在于足量黏膜下注射,使病灶完全抬举。足量黏膜下注射目的是使病变充分隆起以利于完全切除及防止穿孔,还可以排除黏膜下浸润病变。黏膜下注射液一般采用含有肾上腺素的生理盐水或单纯生理盐水。生理盐水扩散较快,也可采用高渗盐水、10%葡萄糖液、10%甘油、5%果糖、50%右旋糖酐及透明质酸钠等。通常在病变远侧端边缘开始注射,以免近侧端注射后隆起影响远侧端的观察,然后在两侧及近侧端注射。此外,准确的吸入、套扎也是完全切除的关键。切除后,应观察创面数分钟,如无出血方可退出内镜,有出血者用电凝探头进行止血。

2. ESD主要操作要点及步骤

(1) 标记:明确病灶后,利用0.1%~0.4%靛胭脂染色、清楚地显示肿瘤边界,用Flex刀(Flex-knife)或针形刀(needle knife)在肿瘤边界外侧约0.5cm作电凝标记(图31-40)。对EMR术后复发或残留病变,标记范围应适当扩大,于病灶外缘0.5cm~1.0cm处进行标记,以免病变再次复发。

(2) 黏膜下注射:EGC病变区域黏膜下层注射后,将病灶抬起,黏膜层、黏膜下层与固有肌层分离,有利于ESD完整切除病灶,而不易损伤固有肌层,减少穿孔和出血等并发症的发生(图31-41)。注射过程中注射针位置应在黏膜下层,有时针刺入肌层造成注射困难和病变抬举不良,此时轻轻拔出注射针可发现注射阻力立即减小,黏膜下明显隆起。进行黏膜下注射后,无抬举征的病灶不适合行ESD治疗。注射液中加用肾上腺素和靛胭脂,能使局部血管收缩以止血及减少出血,同时易于分辨剥离范围、时刻监测剥离的深度,减少穿孔并发症的发生。

(3) 边缘切开:顺利预切开病变周围黏膜是ESD治疗成功的关键步骤。黏膜下注射、病变被充分抬举后,利用针形切开刀或Hook刀沿标记外侧切开周围部分黏膜,再用IT刀深入切开处黏膜下层切开周围全部黏膜(图31-48)。首先切开的部位一般为病变的远侧端,如切除困难可以使用翻转内镜的方法。亦可直接采用Flex刀、Hook刀(hook knife)等直接切开病变周围正常黏膜。穿孔的发生多与黏膜下注射不充分和切开刀放置过深有关。

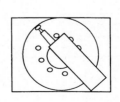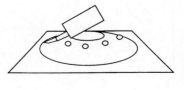

图31-48 边缘切开

（4）黏膜下剥离：这是 ESD 最主要的过程。当肿瘤四周被充分切开后，如果肿瘤小，有时可使用圈套器剥离切除病灶；但如果肿瘤较大、肿瘤部位伴有溃疡形成、肿瘤形态不规则或胃角等部位难以圈套切除时，则必须用切开刀于病灶下方对黏膜下层进行剥离（图 31-49，图 31-50）。黏膜下剥离的难易程度主要与病变大小、部位，是否合并溃疡、瘢痕形成等有关。在进行下一步剥离前，要判断病灶的抬举情况，必要时要反复进行黏膜下注射，以维持病灶的充分抬举。术中应按照病灶具体情况选择合适的治疗内镜及附件，如果视野不清可使用透明帽推开黏膜下层结缔组织，以便更好显露剥离视野。

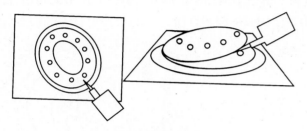

图 31-49 黏膜下剥离

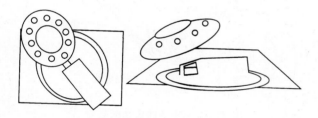

图 31-50 移除病灶

（5）创面处理：肿瘤完整切除后，应对 ESD 治疗创面上所有可见血管进行预防性止血处理，小血管或可能发生渗血部位采用止血钳、氩离子血浆凝固等治疗，较大裸露血管应采用止血夹夹闭，最后喷洒黏膜保护溶剂保护胃创面，预防出血。对于局部剥离较深、肌层有裂隙者，金属夹缝合裂隙是必要的。术毕应用金属夹缝合大部分创面，尽可能对缝创面，可以大大缩短住院时间，减少术后出血的发生。

【术后处理】

1. 术后禁饮食 24 小时，补液、止血、抑酸等治疗，创面大且深者应延长禁食时间；如无并发症，术后第 2 天可进温凉流质饮食，逐渐过渡到半流质饮食、普食。

2. 对切除标本应常规进行病理组织学检查，确定切除是否完全及病变浸润深度。将标本每 2mm 间隔连续切片，Hamada 等认为标本边缘无癌细胞存在应符合以下标准：①每一切片边缘均未见癌细胞；②各切片的长度应大于相邻切片中癌灶的长度；③癌灶边缘距切除标本的断端在高分化腺癌应≥1.4mm，中分化腺癌应≥2mm。对不完全切除的高分化腺癌可再做内镜切除治疗，而低分化腺癌应行外科手术治疗。EMR 和 ESD 后病理检查提示有黏膜下浸润或有残留，或者淋巴管、血管有癌细胞侵袭，被认为是非治愈性切除，应追加外科手术治疗。

3. 口服质子泵抑制剂（PPI）和胃黏膜保护剂至溃疡愈合。2 个月后随访胃镜了解溃疡愈合情况及明确局部是否存在复发。如果 ESD 完整治愈切除肿瘤，术后每年随访胃镜 1 次。如果肿瘤未能被完整切除或切除的病灶界限不清，但符合淋巴结阴性的肿瘤，术后至少 3 年内应每 6 个月随访 1 次胃镜，以及时发现局部复发。

【主要并发症及处理】

1. 腹痛 腹痛是 EMR 和 ESD 典型的症状，常为轻、中度，治疗主要为口服常规剂量质子泵抑制剂（PPI）和胃黏膜保护剂。

2. 出血 出血是 EMR 和 ESD 最常见的并发症，分为术中出血和延迟出血。术中出血病变大多位于胃体中、上 1/3 部位；延迟出血为术后 30 天内的出血，多发生于胃体中、下部。可通过内镜黏膜下注射无水酒精、氩离子血浆凝固术、电活检钳及止血夹等有效止血。

3. 穿孔 发生穿孔的高危因素有：病变位于胃体中、上部，合并溃疡形成及肿瘤直径≥3mm。术中穿孔明确后，使用内镜充分吸引胃内气体，用止血夹封闭穿孔，当穿孔较大时可利用大网膜将其封闭。术后治疗包括：①术后胃肠减压 6 小时；②严重穿孔气腹可能导致腹腔间隔室综合征，从而引起呼吸功能受损或休克等，因此当腹腔内高压时，应使用 14G 穿刺针在超声引导下进行腹腔穿刺抽气减压；③穿孔封闭后，静脉预防性应用抗生素 2 天。

二、标准 D2 根治术

胃癌手术分为标准手术与非标准手术，以根治性切除为目的及标准所进行的手术为标准手术，要求切除 2/3 以上的胃及行 D2 程度的淋巴结清扫，即 D2 根治术。D2 根治术作为胃癌的标准术式，同样广泛应用于 EGC 的治疗，已获得良好的治疗效果。日本《胃癌治疗指南》（第 3 版）建议直径 >2.0cm、淋巴结转移为 N1 的 T1 病例，淋巴结转移为 N2 和 N3 的 T1 病例，选择 D2 根治术（表 31-1）。在缺乏准确细致分期技术的情况下,D2 根治术仍是 EGC 合理的选择。

标准手术通常选择全胃切除术或远端胃切除术。对于贲门到肿瘤上缘(包括黏膜下浸润)距离不足 3cm 的 T1 期肿瘤,应选择全胃切除术。

D2 根治术的手术术式及手术步骤等参阅本章第一节、第二节和第三节。

三、缩小手术

胃癌缩小手术是指胃切除范围及淋巴结清扫范围不能满足标准手术要求的术式。EGC 的缩小手术是主要针对 T1a-M、T1b-SM 的 EMR、ESD 以外情况实施的手术。EGC 实施缩小手术最大的风险在于术前对癌的浸润或转移范围诊断不足,致使手术的范围未能够超过浸润或转移的范围,导致癌残留,使本来极具治愈可能的 EGC 陷入治疗的困境。所以,对于 EGC 患者选择缩小手术或者选择其中的任何一种术式,都应该严格遵守其适应证,在不具备进行准确术前分期的情况下,仍应以手术彻底清除癌组织为首要目的。

1. D1、D1+No.8a、9　第 3 版日本《胃癌治疗指南》采取术式与淋巴结清扫范围固定的方式,将淋巴结清扫的范围规定为更为简明的 D1/D2 清扫术,No.7 淋巴结作为 D1 清扫范围处理(表 31-2)。

cT1 期的肿瘤发生淋巴结转移的可能性较低,其清扫范围原则上为 D1 清扫术。

对不能进行 EMR 和 ESD 的、无淋巴结转移的黏膜内癌,或分化型、直径 <1.5cm、无淋巴结转移的黏膜下癌,可进行缩小手术 D1。

淋巴结转移的可能性较低、却不能进行缩小手术 D1 的 T1 病例,具体为:无淋巴结转移的黏膜下癌,或者是直径 <2.0cm、淋巴结转移为 N1、以 D1+No.8a、9 有望治愈的 T1 病例,可选择缩小手术 D1+No.8a、9。

2. 保留幽门胃切除术　1967 年 Maki 等首次报告用保留幽门的胃切除术(pylorus-preserving gastrectomy,PPG)治疗胃溃疡,1989 年松野等在 PPG 的基础上增加了淋巴结清扫,将其应用于 EGC 的治疗。由于幽门括约肌功能的保存,PPG 术后能对胃的排空予以调控和防止十二指肠内容物的胃内返流。调查资料显示 PPG 术后倾倒综合征的发生率低,体重减少不明显,可提高患者的生活质量。另外,由于迷走神经肝支、腹腔支的保留,术后发生胆石和腹泻者减少。

【适应证及要求】

日本《胃癌治疗指南》(第 3 版)规定 PPG 是针对下缘距幽门环 4cm 以上的胃中部的肿瘤(图 31-51)。黏膜内癌公认为是 PPG 适应证,No.1、No.5 无转移的黏膜下癌也可为该手术的适应症。PPG 切除范围应保留胃的上 1/3 和幽门前庭 3、4cm 范围内的胃,其淋巴结清扫的范围 D1 为 No.1、3、4sb、4d、6、7,D2 为 D1+No.8a、9、11p。

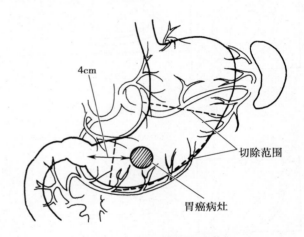

图 31-51　PPG 的胃切除范围

【手术步骤】(以 D2 手术为蓝本)

(1)腹腔探查:明确是否有肝转移,腹膜种植和腹主动脉周围淋巴结转移,结合术前辅助检查,明确进行 PPG 的可能性。

(2)确定切除范围、处理大网膜:距离胃大弯血管弓 3cm 以上切断胃结肠韧带,清扫了 No.4sb、4d 淋巴结,左侧到左、右胃大弯动脉交界处,右侧至十二指肠降部(图 31-52)。

(3)保留幽门下动静脉:剥离胃结肠韧带与横结肠系膜间的生理愈着,清扫 No.6 淋巴结,根部切断胃网膜右静脉,保留幽门下静脉,暴露胃十二指肠

表 31-2　手术术式与淋巴结清扫程度

	远端胃切除术	近端胃切除术 *	全胃切除术	保留幽门胃切除术
D1	No.1、3、4sb、4d5、6、7	No.1、2、3、4sa、4sb、7	No.1~7	No.1、3、4sb、4d6、7
D2	D1+No.8a、9、11p、12a	D1+ No.8a、9、10、11	D1+ No.8a、9、10、11、12a	D1+ No.8a、9、11p

* 另外,对于食管浸润癌,D1 需追加 No.20 组淋巴结,D2 需追加 No.19、20,No.110、111 组淋巴结

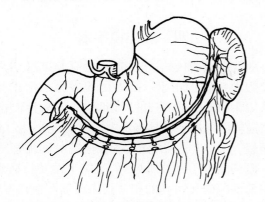

图 31-52　确定胃切除范围,处理大网膜

动脉,切断胃网膜右动脉,保留幽门下动脉。

(4) 处理胃小弯侧:切断肝胃韧带,保留迷走神经前干及其肝支,切断迷走神经前干的胃前支,保留胃右动脉及其第 1 分支,在第 1 分支和第 2 分支间切断胃右动脉。

(5) 横断远端胃:向贲门侧方向游离胃窦,横断远端胃,保留幽门前庭 3cm~4cm 范围内的胃。

(6) 清扫胰腺上缘淋巴结:切开胰腺上缘,从右向左清扫 No.8a 淋巴结,保留 No.12a 淋巴结,切断胃左静脉,显露脾动脉的近段,清扫 No.11p 淋巴结,保留胃后动脉。

(7) 切断胃左动脉:清除腹腔干及胃左动脉周围的组织(No.7、9 淋巴结);游离胃左动脉根部,切断迷走神经后干的胃后支,保留迷走神经后干的腹腔支,在根部切断胃左动脉。

(8) 切断近端胃:沿胃小弯向贲门方向切除小网膜组织,清除 No.3 和 No.1 淋巴结;沿近切缘切断胃,先大弯侧切断,后小弯侧切断、闭合(图 31-53)。

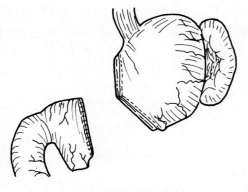

图 31-53　胃部分切除术后

(9) 消化道重建:为防止吻合口变形和狭窄,残留幽门前庭部与近端胃的大弯侧吻合,采取分层吻合。内层黏膜对黏膜采用 3-0 可吸收缝线连续缝

合(图 31-54),外层是浆肌层对浆肌层的间断缝合,可用 3-0 的微乔(Vicryl,Ethicon)缝线(图 31-55,图 31-56)。

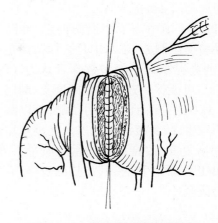

图 31-54　黏膜对黏膜连续缝合

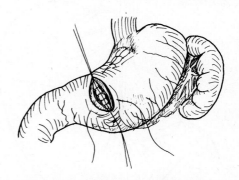

图 31-55　浆肌层对浆肌层间断缝合

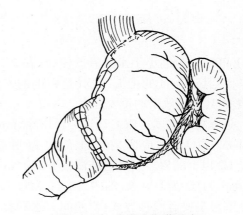

图 31-56　完成消化道重建

【注意事项】

(1) PPG 的关键是保留幽门和一定范围的胃窦区域,以及发挥幽门功能的支配神经的保存。为了保留幽门的功能胃窦部保留的范围,有的研究主张胃的远端距幽门 1.5cm 切断,但研究发现,在幽门前庭残胃吻合后,1.5cm 的距离因距离幽门括约肌太

329

近易造成其功能障碍，以及瘢痕狭窄和括约肌的纤维化，从而导致胃潴留，排空障碍，因此有学者主张，在保证切缘安全的前提下，胃切除后的幽门前庭残胃吻合距离幽门 2.5cm 为宜。

（2）PPG 手术中为了不损伤神经，淋巴结清扫的彻底性将受限制，对于术中是否保留迷走神经幽门支，目前尚存争议。但多数学者认为，PPG 治疗 EGC 中应尽可能保留迷走神经的肝支、幽门支和腹腔支（图 31-57），以保证幽门的功能，可以减少术后胆石症的发生，减少腹泻次数以及促进术后体重减轻的早期恢复等，改善患者的生活质量。另外，明确 No.5 淋巴结无转移时，其清扫的省略，有利于幽门功能的健全。

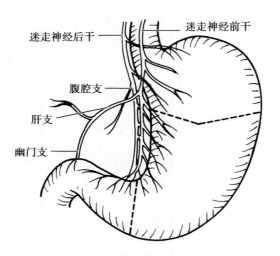

图 31-57　迷走神经及其分支

（3）PPG 作为缩小手术具有低侵袭、安全、根治的效果，但其适应证的把握，尤其是精确的术前诊断，是影响其治疗效果的重要因素。

3. 近端胃切除术　EGC 行近端胃切除（proximal gastrectomy，PG）的适应证是：胃上部的 T1 肿瘤、可以保留 1/2 以上的胃。其淋巴结清扫 D1 为 No.1、2、3、4sa、4sb、7，D2 为 D1+ No.8a、9、10、11。PG 术后的消化道重建主要有两种方式：空肠间置术和食管残胃吻合术。食管残胃吻合术的效果和空肠间置术无明显差别，但前者病人术后生活质量较后者好，目前大多采用直接的食管残胃吻合术式。PG 对 EGC 的治疗效果与全胃切除术相同，但研究显示该术式可以改善手术后消化吸收功能，病人体重恢复好于全胃切除术。

PG 的具体手术步骤等参阅本章第二节。

四、腹腔镜手术

随着手术器械的进步，近年来对 EGC 患者试行开展腹腔镜辅助手术。EGC 的腹腔镜下手术分为局部切除和淋巴结清扫的胃切除。与开腹手术相比，腹腔镜辅助胃癌手术具有术中出血少、创伤小、术后疼痛轻、肠道功能恢复早、患者住院时间缩短等优点。但其要求手术技术熟练，且安全性及长期预后等相关情况尚无明确的相关临床证据。在日本《胃癌治疗指南》（第 3 版）中，腹腔镜下胃局部切除术和辅助胃切除术被定位为针对临床分期 I A 的临床研究性治疗，其远期疗效和生活质量尚有待于综合、系统性评价。

1. 腹腔镜下胃局部切除术　腹腔镜下胃局部切除术包括腹腔镜下胃楔形切除术（local wedge resection，LWR）及腹腔镜下胃腔内黏膜切除术（intragastric mucosal resection，IGMR），二者虽然比 EMR 侵袭性大，但能保证完整切除，可应用于 EMR 困难或不适合的病例。

EGC 腹腔镜下胃局部切除术的适应证为：①术前诊断为胃黏膜内癌，难以行 EMR；②隆起型直径 <25mm；③凹陷型直径 <15mm，无溃疡。LWR 适用于对位于前壁和大弯侧的病灶的切除，在后壁的肿瘤往往采用 IGMR 进行切除。

LWR 通过胃壁全层缝线或胃内插入 T 形棒提起病灶，预切平面用腹腔镜下直线切割吻合器将提起的病灶连同胃壁一起离断（图 31-58），创面严密止血，也可通过小切口腹腔镜辅助下行胃楔形切除术。IGMR 术中使用胃镜将病变定位，通过胃镜将胃吹起，腹壁和胃前壁通过腹腔镜、胃镜置入 3 个带球形物的戳卡（Trocar），戳卡的末端位于胃腔内，将戳卡的球形物充气后将其固定，通过戳卡向胃腔内吹入

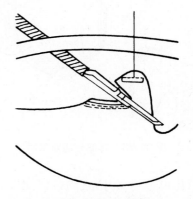

图 31-58　腹腔镜下胃楔形切除术

CO_2。确定肿瘤的位置后,切除的边缘用电灼标记,通过电灼或超声刀切除病变,保留肌层的完整性(图31-59)。

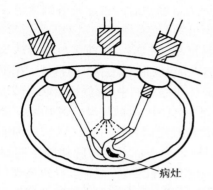

图31-59 腹腔镜下胃腔内黏膜切除术

腹腔镜下胃局部切除术后须将切除病变送冰冻病理检查,有如下情况须中转开腹行根治性胃切除术:①切缘肿瘤阳性;②周围静脉或淋巴管浸润;③胃癌浸润至黏膜下层的中下部分。

2. 腹腔镜辅助胃切除术 LWR 及 IGMR 与 EMR 及 ESD 相同,均属于癌灶局部切除,且切除病灶范围有限,不廓清淋巴结,存在术后肿瘤残留及复发的风险。EGC 的腹腔镜下根治性胃切除术可达到足够的切缘,又能根据肿瘤侵犯深度采取不同范围的淋巴结清扫,其手术适应证为具有淋巴结转移风险的 EGC。EGC 腹腔镜下根治性胃切除术按淋巴结清扫范围分为 D1、D1+No.8a、9 以及 D2 根治术,其手术术式包括远端胃切除、近端胃切除术和全胃切除,各种术式及淋巴结清扫范围的适应证同开腹手术。

EGC 腹腔镜手术的术前准备、手术步骤、术后处理等参阅第三十二章。

（王洪山 孙益红 秦新裕）

第七节 胃癌联合脏器切除术

在我国,多数胃癌患者确诊时已属进展期癌,其中部分病例癌肿直接浸润邻近脏器或发生肝转移等,选择其中合适的病例将原发病灶连同受累脏器一并切除,不仅可以缓解症状,改善生活质量,甚至有的病例可以达到根治而长期存活。根据中山大学胃癌诊治研究中心资料,初诊胃癌病例中约 36% 的患者因脏器侵犯而涉及联合脏器切除问题。因此,联合脏器切除作为胃癌临床处置的常见事件,应予重视。

一、联合脏器切除定义

胃癌联合脏器切除即整块地切除胃癌或转移灶直接侵及的周围脏器,包括根治性联合脏器切除术和姑息性联合脏器切除术。根治性联合脏器切除术应达到的标准为:①切除端无肿瘤残留;②足够范围的淋巴组织清扫(D> N);③受累脏器与组织整块切除;④无远处转移。姑息性联合脏器切除,即无法达到彻底切除肉眼可见肿瘤的联合脏器切除术。

二、充分的术前评估和准备

1. 严格掌握手术适应证 胃癌联合脏器切除术为腹部外科复杂的大手术,手术死亡率和并发症发生率高,故术前要求严格掌握适应证。目前的共识是:证实为胃癌,邻近脏器有侵犯,局部病变能行联合脏器整块切除,在排除严重心、肺功能不全、严重营养不良以及全身广泛转移等情况时可行联合脏器切除。

2. 充分的术前准备 联合脏器切除手术范围广、脏器的病理生理功能影响较大,故术前准备工作要充分。接受联合脏器切除的患者年龄宜小于 75 岁,身体状况要好。同时应重视对并存疾病的处理,如高血压、糖尿病、冠心病等,严重者应权衡利弊,慎重手术。合并低蛋白血症者,术前应该予以纠正,营养不良者根据患者胃肠功能情况给予肠内或肠外营养支持。

3. 完善的术前检查 完善的影像学检查有助于术前明确受累脏器的范围和深度,充分估计完整切除的可能性。常用的检查手段主要有 B 超、腹部平片、CT、MRI、消化道钡剂造影、泌尿系造影及血管造影等。CT 扫描除了具有良好的空间分辨力和密度分辨力,且可以进行大血管的三维成像等,可作诊断和评估的首选。PET-CT 对恶性肿瘤和转移灶的灵敏度和特异性均很高,对确定治疗方案有重要意义。

值得一提的是不应忽视基本的体格检查,一些基本检查可以发现影像学难以发现的病变,对确定治疗方案至关重要。如锁骨上窝、脐周及腹股沟淋巴结的触摸,若有可疑淋巴结应切取活检。直肠指诊也应列为常规检查。

4. 科学地制定手术方案 胃癌联合脏器切除术含不确定因素多、难度大、风险高,术中常可出现一些难以预料的情况,尤其是术中大出血和损伤周围器官的发生率较高,故术前应结合目前的体格检查、影像学所见等精心设计手术方案。要充分估计术中可能遇到的各种困难、解决的办法,做到有进有退。联合脏器切除不仅涉及到腹部诸多的脏器,如胃肠、胆道、肝、脾、胰腺等,还涉及到麻醉科、妇科、泌尿外科,甚至骨科等。术前应仔细分析病情,必要时邀请相关科室医生会诊,共同参与制定手术方案。

5. 尊重患者的意愿　胃癌联合脏器切除的手术风险性大,医疗费用高,疗效差,故术前应与患者及其家属详细沟通,告知其病情的严重程度,可以选择的治疗方法,手术治疗的目的、意义,手术切除的可能性,手术的风险性,可能发生的严重并发症及严重后果等。在诊治过程中要充分体现患者及家属对病情的知情权,充分考虑患者对治疗的选择与期望,尊重其意愿,这是循证医学的要素之一,也是医疗中的伦理问题。

三、联合脏器切除手术技巧与原则

胃癌联合脏器切除术通常较胃癌 D2 根治术难度增大、危险性增加、操作也更加复杂。进入腹腔后应仔细探查以了解肿瘤的位置、与临近脏器浸润情况及粘连程度 ,如有腹水应行脱落细胞检查,有腹膜结节应切取作冷冻病理组织学检查。探查后应明确病变浸润、转移涉及的脏器,能否切除？若可以则需要联合切除哪些脏器？

胃癌联合脏器联合切除的手术原则包括:解剖应由浅入深、由外围向中间、由易到难;遵循"无瘤原则"整块切除病灶及脏器,不要在切除脏器间肿瘤界面内分离等。由于肿瘤浸润、粘连等原因常导致组织结构移位,容易损伤血管、胆管、输尿管、神经等重要结构,故术中应仔细辨认,切忌大块结扎或者想当然地贸然从事。

联合脏器切除要求手术医生应具有良好的心理素质,术中始终保持清醒的头脑,遇到出血和重要结构损伤时不要惊慌,应予以妥善处置。在未能明确可否切除时,切不可盲目地切断胃肠,避免陷入"进退两难"的境地。经过探查确认达不到治愈性切除时,应审时度势,改为缓解症状改善生活质量的姑息性手术。

四、常用胃癌联合脏器切除术式相关问题

1. 胃癌联合脾脏切除　除肿瘤或转移淋巴结直接浸润脾脏、脾门血管、脾动脉等脾切除的绝对适

应证外,对其他状态下的脾切除与否,历来是纷争不断。反对者认为:脾脏极少直接受累,脾切除影响免疫功能,改善手术技巧可彻底清扫 No.10 及 11 组淋巴结,保脾为胃癌预后的独立影响因素等。支持者则认为脾切除可提高胃癌特别是近端胃癌的 No.10 及 11 组淋巴结清扫率。目前多数学者认为联合脾切除不应作为胃癌根治性手术的常规。根据笔者中心数据,总体胃癌病例中,胃癌根治联合脾脏切除者约占 6%,另有 1.3% 为胰尾联合脾切除。上述病例中,脾脏直接受浸润者约占 1%,术后病理证实脾门淋巴结阳性者为 3%。可见,脾切除率明显高于脾脏侵犯率和脾门淋巴结转移率。导致该现象的主要原因有两点,其一,手术过程中脾脏的副损伤;其二,脾或脾胰联合切除较保脾的 No.10 组淋巴结清扫更为便捷。

根据笔者中心胃癌数据库的回顾性分析表明,脾门淋巴结阳性和阴性胃癌患者的平均生存期分别为 73.7 个月、26.2 个月（$P<0.0001$）,该结果提示应重视脾门淋巴结清扫,并且对脾门淋巴结探查阳性或可疑阳性者及上部或中上部癌应常规清扫脾门淋巴结。对上述脾门淋巴结转移状况进一步分层分析显示,脾门淋巴结阴性者行脾切除和保脾 No.10 清扫的平均生存期分别为 35.6 个月、75.7 个月（$P=0.020$）;而脾门淋巴结阳性者切脾与保脾的平均生存期分别为 25.6 个月和 22.7 个月（$P>0.05$）,上述分析结果表明对脾门淋巴结阴性者,保脾可显著改善患者预后,而对脾门淋巴结阳性者,即便联合脾切除也对改善预后无益。因此,笔者认为,以脾门淋巴结清扫为目的脾切除不宜提倡;对上部癌或中上部癌,脾切除不应列为常规术式;重视并提高 No.10 组淋巴结的清扫率应通过改善脾门解剖技术达到。联合脾切除仅在以下情况适用:脾脏血行转移或直接受侵犯,融合淋巴结侵犯脾动脉干或脾门血管,且排除肝脏转移、腹膜种植和淋巴结广泛转移等不能治愈因素。

需要说明的是胃癌根治术中的脾切除与单纯的脾切除不同,因涉及到 No.10 组淋巴结清扫,故而应脾脏连同脾动脉及周围脂肪组织、淋巴结的切除。脾切除方法有两种,原位脾切除术和托出式脾切除术。原位脾切除时脾的游离和脾蒂的离断均在左上腹原位进行。托出式脾切除是先离断脾结肠韧带、脾肾韧带、脾膈韧带,再沿肾前筋膜（即 Gerota 筋膜）浅面将脾和胰体尾游离并托出于腹腔外,而后紧贴胰腺边缘脉络化脾门血管并离断之,如此脾门淋巴结及脾脏便整块切除。

2. 胃癌联合胰体／尾联合脾切除　较之胃癌联合脾切除，胰体尾联合脾切除因患者分期更晚、手术难度大、手术相关并发症多、对预后改善作用有限等诸多不利因素，而引发更多争议。日本学者 Maruyama 等人证明胃的淋巴结不进入胰腺，手术中不必常规切除胰腺和脾静脉，而将脾、脾动脉和脂肪结缔组织包括淋巴结完全切除，即可达到根治效果。现在，这一观点得到越来越多专家的认可。故目前多数学者认同只有肿瘤直接侵犯了胰腺时，才行联合胰体尾切除术。

根据我中心数据的回顾性分析表明，胰腺浸润占总体病例的 5.8%，其中 68.9% 的病例获根治性切除，并且接受联合切除的病例有增多趋势，生存分析表明根治性切除和非根治性切除患者的平均生存期分别为 37.8 个月和 8.9 个月（$P=0.000$），因此，在有望获根治切除的胰腺浸润患者，胰脾联合切除应持积极态度。值得一提的是，接受联合切除的病例中有 3.7% 为非胰腺浸润者，主要原因为追求脾门淋巴结的彻底清扫所致，尽管胰腺浸润患者 No.10 组淋巴结阳性率（14.9%）要显著高于无浸润者（9.4%）（$P=0.000$），但进一步分析表明，在没有胰腺侵犯的状态下，无论 No.10 组淋巴结阳性与否，通过胰脾联合切除来提高 No.10 组淋巴结的清除率对改善预后无益，切除与非切除的平均生存期分别为 20.6 个月和 18.5 个月（$P=0.806$）。因此，以淋巴结清扫为目的胰脾联合切除在增加并发症的同时对改善胃癌患者的预后无益。

3. 胃癌联合胰十二指肠切除　目前关于胃癌联合胰十二指肠切除的报告很少。笔者所在中山一院的研究证明侵犯胰腺的进展期胃癌联合胰十二指肠切除术的生存率明显高于姑息性手术。我们的经验认为下列指征可作为胃癌根治术加胰十二指肠切除术的参考：①胃癌侵犯十二指肠超过其起始部 1~2cm；②胃癌侵犯胰头且较固定者；③多原发癌需切除上述器官；④幽门下淋巴结转移并侵犯胰头者；⑤十二指肠悬韧带第 12 组淋巴结转移且通过胰十二指肠切除术可完全清扫者；⑥发现胰头或十二指肠肿物，无法鉴别肿瘤直接侵犯或是炎症包块，术中活检可能引起胰瘘等并发症者。要强调的是此类手术创伤大，应该由有经验的医师实施。

4. 胃癌联合种植的腹膜切除　无论对首诊病例还是复发病例，腹膜种植转移均为胃癌最常见的远处转移方式，笔者科室统计数据显示其转移率分别为 10%、50%，约占总体病例的 13%，并且常与其他转移方式合并存在，如 56.8% 的肝转移胃癌患者及 55.6%Krukenberg 瘤患者合并腹膜种植。对此类患者，多数观点认为已失去根治机会，病灶切除不但无益于改善预后，同时增加并发症，但也有观点认为，如能行包括种植灶在内的腹膜切除，并达肉眼根治水平，将能显著改善预后并为后续治疗创造条件。对笔者中心胃癌单纯腹膜种植患者的回顾性分析表明，包括种植灶在内的病灶全切除加规范淋巴结清扫患者平均生存期为 47.8 个月，而原发灶姑息切除、造口或旁路手术、探查活检术则分别为 13.9 个月、10.1 个月、3.7 个月（$P<0.05$）。因此，我们认为对符合下述条件的病例应积极行包括种植灶在内的腹膜切除、原发灶切除、规范淋巴结清扫。手术耐受力良好，无邻近脏器广泛浸润，无腹主动脉旁肿大融合淋巴结，无其他腹腔器官转移，非腹腔广泛、弥漫种植。

5. 胃癌联合肝脏切除　目前，肝切除仍然是肿瘤肝转移患者能获得长期生存的有效途径。同时性肝转移癌手术适应证：①一般状态好，可耐受手术，肝脏储备充足；②原发病灶可根治性切除；③肝切除在技术上可行，单发病灶或 3 个以内可切除的病灶；④肝外包括门静脉旁无淋巴结转移。对于无法切除的肝转移灶，术后行肝动脉插管化疗或肝动脉内安置化疗泵化疗，术后辅以注射无水酒精、冷冻或超声聚焦刀等治疗。胃癌合并肝转移者联合手术切除加以术后综合治疗，部分患者借此可获长期生存。

笔者科室数据分析表明，无论外科干预与否，其预后均不如腹膜种植患者，可见肝转移是胃癌进展过程中的更晚期事件。因此，对该类患者是否应行手术切除更应持谨慎态度。回顾我中心近 10 年的数据显示，肝转移约占胃癌总体病例 4.5%，H1、H2、H3 分别为 2.6%、0.8%、1.1%，其中约 45.6% 病例获肉眼根治性切除，H1、H2、H3 的根治率分别为 54.5%、40.0%、28.6%（$P=0.000$）。对总体肝转移病例的生存分析结果表明，根治与非根治的平均生存期分别为 13 个月、9 个月（$P<0.05$）。进一步分层分析表明，接受根治术患者中 H1、H2、H3 的中位生存期分别为 16 个月、17 个月、3 个月，而接受非根治术患者中 H1、H2、H3 的中位生存期分别为 9 个月、6 个月、4 个月，因此，根治性手术可显著提高 H1、H2 患者的生存期，而对改善 H3 患者的预后无益。如前所述半数以上的肝转移患者合并腹膜种植，对该类患者的生存分析表明病灶全切除、病灶姑息切除和非病灶切除的中位生存期分别为 5.5 个月、6.0 个月、2.0 个月（$P=0.495$）。综上所述，对仅合并肝转移胃

癌的手术指征与传统观点基本相同,即 H1、H2 病例积极病灶切除,H3 病例的病灶切除不为主要治疗手段;对肝转移合并腹膜种植的胃癌病例,应列为病灶切除禁忌证。

6. 胃癌联合 Krukenberg 瘤切除　胃癌合并 Krukenberg 瘤者约占女性胃癌的 5%,较胃癌其他联合脏器切除相比,相关文献较少,临床处理缺乏统一意见。从目前数量有限的文献来看,大多数学者主张在原发灶可切除的情况下行子宫和 / 或附件切除可延长患者生存期。回顾分析我中心的数据显示,Krukenberg 瘤患者中约 44% 的病例为女性胃癌远处转移的唯一方式。对胃癌合并 Krukenberg 瘤患者的生存分析表明病灶全切除、病灶姑息切除和非病灶切除的平均生存期分别为 19.9 个月、12.5 个月、5.7 个月($P=0.000$),与多数文献结果相吻合。值得注意的是当 Krukenberg 瘤存在的情况下,胃癌 P3 型腹膜种植率显著低于盆腔腹膜种植病例,分别为 44.4%、85.7%($P=0.006$),相应的其根治性切除率和预后均较盆腔种植为佳。因此对不伴其他部位远处转移的胃癌 Krukenberg 瘤患者应积极行附件和 / 或子宫切除。

7. 其他联合脏器切除术式　2002 年,Kunisaki 等报道胃癌的淋巴引流和淋巴结转移发生改变,应对进展期胃癌行左上腹脏器全切除术(全胃、横结肠、横结肠系膜、胰体尾、脾、肝左叶、部分食管、膈肌、左肾及肾上腺)及腹主动脉旁淋巴结清扫术,然而此手术因手术侵袭过大、长期生存率低,故并未得到大多数学者的认同。

Appleby 术式(联合胃十二指肠左侧切除肝总动脉、腹腔动脉、胆囊切除)也曾用于治疗胃癌,近年来多数学者认为此手术技术复杂、术后死亡率高,合并症严重,目前临床应用不多。

此外,对于某些浸润周围脏器的进展期胃癌患者,出现严重的并发症如出血等,严重威胁患者生命。为挽救患者的生命,即使存在腹膜的广泛种植也必须切除出血的病灶,此时可行姑息性的联合脏器切除。常用的姑息性联合脏器切除还包括:联合卵巢切除术或者肺部、脑部单一转移灶切除等。这些术式即使达不到根治目的,也可挽救患者生命,改善生活质量。

五、术后注意事项

胃癌联合脏器切除的术后监测、异常情况的及时发现及处理,对于降低术后并发症的发生和手术病死率极为重要。胃癌联合脏器切除术后应注意的事项包括:

1. 术后应密切监测生命体征,随时了解病情变化。高危患者术后应考虑转入重症监护病房进行监护和处理;

2. 密切观察引流液的性质、颜色和量,及时对异常情况作出分析和处理,特别应注意腹腔出血、胆瘘、胰瘘、肠瘘等并发症的观察和处理,尤其当需要再次手术时,应该当机立断;

3. 手术剥离面大、出血较多者,术后应该维持血容量保持血压稳定,必要时应用止血药,补充凝血因子、纤维蛋白原、浓缩血小板或新鲜血浆等;

4. 应用抑酸药,预防应激性溃疡。若术中行胰腺部分切除或损伤胰腺者,术后可应用抑酶剂等抑制胰液分泌,预防胰瘘发生;

5. 联合应用广谱抗生素,预防和控制感染;

6. 胃癌患者多合并营养不良,故术后常营养支持,应根据情况进行肠外营养或者肠内营养支持;

7. 联合脾脏切除者术后应注意复查血小板计数并及时予以处理,避免血栓形成发生,联合胰腺切除者应注意复查淀粉酶以及血糖变化等,以及时发现异常,联合肝脏切除者术后注意肝功能变化并及时予以处理;

8. 术后应根据患者病理分期情况,及时予以辅助放化疗等综合治疗。

总之,胃癌联合脏器术前应恰当地掌握手术指征,充分地进行术前准备,正确判断可切除性,周密设计手术方案,术中应进行细致有序的操作,术后应注意及时发现并处理并发症,力求遵循根治性、安全性、功能性三原则,以期使患者最大程度地获益。

(何裕隆)

第三十二章

腹腔镜胃癌手术

微创外科是近二十年来高速发展的新兴学科，以腹腔镜外科为代表的微创外科已拓展到外科的各个领域，在胃肠外科领域，腹腔镜结直肠癌手术已广泛开展，而胃癌的腹腔镜手术发展明显滞后，主要与胃癌淋巴结转移途径广泛、解剖层次复杂、胃周血管丰富等诸多因素有关。1994 年，日本学者 Kitano 首次报道腹腔镜胃癌根治手术，开启了腹腔镜胃癌手术研究的先河，此后经过十余年的发展，腹腔镜胃癌手术取得较大的进展。总结腹腔镜胃癌手术这十余年的发展历程，主要分为以下几个阶段：20 世纪 90 年代初期至中后期为腹腔镜胃癌手术探索阶段，以早期胃癌腹腔镜手术为主；20 世纪 90 年代中后期至 21 世纪初期，进展期胃癌腹腔镜手术例数逐年增加，手术技术安全性和可行性逐步得到证实；21 世纪初期至今，为腹腔镜胃癌手术快速发展期，开展单位和手术例数迅速增加，手术技术日趋成熟，手术适应证和手术范围逐渐扩大。

第一节　适应证和禁忌证

一、腹腔镜胃癌手术适应证

早期胃癌的腹腔镜手术治疗方法包括腹腔镜胃腔内黏膜切除术（laparoscopic intragastric mucosal resection，IGMR）、腹腔镜胃楔形切除术（laparoscopic wedge resection，LWR）、腹腔镜下胃癌根治术（LAG）。IGMR 及 LWR 均属于对癌灶的局部切除，并不清除胃周淋巴结，适用于以下条件者：①黏膜内癌难以采用内镜下胃黏膜切除术者；②黏膜内癌隆起型直径 <25mm 或凹陷型直径 <15mm；③无溃疡。IGMR 主要适用于位于胃后壁的早期胃癌，LWR 主要适用于位于胃前壁和胃大弯侧的早期胃癌。但近两年来随着内镜技术以及腹腔镜技术的提高，尤其是内镜下黏膜下层切开剥离术（endoscopic submucosal dissection，ESD）的开展，使腹腔镜下局部切除术在早期胃癌中的应用比例逐渐下降。对于早期胃癌淋巴结的转移情况，综合文献显示，早期胃癌原发病灶限于黏膜内者，其淋巴结转移率为 2.4%~16.7%；一旦癌肿侵及黏膜下层时，淋巴转移率即显著提高，达 16%~46.7%。由于术前超声胃镜等检测方法对肿瘤浸润层次的判断较难，无法进行准确的分期，对于早期胃癌是否存在淋巴结转移，术前更是难以准确判断，因此对于这两种术式应严格掌握适应证。当发现肿瘤侵犯至黏膜下层时应行腹腔镜下胃癌根治术（LAG），适当加行胃周淋巴结清扫。

关于腹腔镜胃癌根治术在进展期胃癌中的适应证目前尚存在一定的争议，理论上各期胃癌均可在腹腔镜下探查并决定手术方法，但根据胃癌标准 D2 根治术淋巴结清扫范围和熟练腔镜医师腹腔镜技术所能够完成的程度，腹腔镜进展期胃癌根治术的适应证应选择 TNM 分期为 I、II 期及 III a 期的病人。

1. 已被广泛认可的适应证　①胃癌肿瘤浸润深度在 T2 以内者；②胃恶性间质瘤、淋巴瘤等其他恶性肿瘤；③胃癌的探查及分期；④晚期胃癌的短路手术；⑤胃癌术前、术中分期检查考虑为 I、II 及 III a 期者。

2. 可作为临床探索性研究的适应证　①肿瘤侵及浆膜层但浆膜受侵面积小于 $10cm^2$ 者；②胃癌伴肝或腹腔转移患者的姑息性胃切除术。

二、腹腔镜胃癌手术禁忌证

1. 胃癌伴大面积浆膜受侵（$\geqslant 20cm^2$），或肿瘤直径大于 10cm。

2. 淋巴结转移灶融合并包绕重要血管者。

3. 肿瘤与周围组织广泛浸润者不宜行腹腔镜手术。

4. 全身情况不良，虽经术前治疗仍不能纠正者。

5. 有严重心、肺、肝、肾疾患，不能耐受手术者。

6. 腹部严重粘连、重度肥胖、胃癌的急症手术（如上消化道大出血、穿孔等）和心肺功能不良者为相对手术禁忌。

第二节　腹腔镜胃癌手术围手术期处理

一、术前处理

(一) 心理准备

手术前期,病人及家属的心理活动非常活跃,心理变化和心理矛盾也很多。最常见的心理反应是对手术的恐惧而引起的焦虑和不安。

腹腔镜手术是现代电子科学、内镜技术与传统外科技术相结合的产物,这一技术对于大多数病人来说比较陌生,其实有的病人及家属对其安全性持怀疑态度。医护人员应该把这一新技术的优点和局限性向病人及家属介绍,消除病人的恐惧心理,使病人能正确对待腹腔镜手术。

(二) 一般准备

1. 皮肤准备　由于腹腔镜胃癌手术需要在脐周建立观察孔,所以病人术前要洗澡,清洁脐部,防止术后感染。

2. 术前支持治疗　营养不良、贫血,可减弱病人对手术的耐受力,影响组织修复和创口愈合,降低抗感染能力。对此类病人术前应补充热量、蛋白质和足够的维生素。对于贫血严重者或血清蛋白过低的病人,对手术及麻醉耐受力较差,术中、术后易发生各种并发症,术前必须纠正。

3. 胃肠道准备　良好的胃肠道准备有利于腹腔镜手术操作和术后胃肠功能的恢复。胃癌手术常规术前2天全流质饮食,术前8~12小时开始禁食,术前4小时开始禁止饮水,以防因麻醉或手术过程中的呕吐而引起窒息或吸入性肺炎。对存在幽门梗阻的患者,需在术前用温盐水进行洗胃,以减轻黏膜水肿。对于可能侵犯横结肠的患者还需行肠道准备,酌情在术前一日行肥皂水灌肠或口服容量性腹泻药。

4. 其他　手术前夜,可给予镇静剂,以保证良好的睡眠。如发现病人有与疾病无关的体温升高,或妇女月经来潮等情况,应推迟手术。

(三) 特殊准备

对行腹腔镜胃癌手术病人除了解疾病的局部病变外,还应全面了解病人的全身情况,有无影响手术的潜在危险因素。这些因素包括:心血管系统功能、肺功能、肾功能、肝功能、内分泌功能、营养代谢状态、血液系统等。医生应全面地询问病史、系统体格检查,对病人的全身状况作出正确估计和处理。

1. 心血管疾病的处理　老年病人常伴有心血管疾病,这类病人的手术死亡率是无心脏疾病患者的2.8倍。通常认为三个月内发生过心肌梗塞者,为手术绝对禁忌,择期手术应在梗塞发生后6个月以上,无心绞痛发作,在严格监护下施行。

对于高血压病人,如血压在21.3/13.3kPa以下,其麻醉和围手术期危险性很小,不需作特殊准备,如发现血压过高,应在术前给予恰当的处理,以避免术中麻醉及应激导致脑血管意外的发生。术前应选用合适的降血压药物,使血压平稳在一定水平,但不要求降至正常后才作手术。冠心病患者术前可予钙通道阻滞剂等扩张冠状血管,有利于减少心肌缺血、缺氧的发生。

2. 呼吸系统疾病的处理　呼吸系统疾病也是腹腔镜胃癌手术前应作相应处理的一个重点,通常认为上腹部手术较下腹部手术更易于术后发生肺部并发症,这是由于腹部切口导致神经肌肉活动受限而影响呼吸。影响术后肺部并发症的因素很多,而慢性呼吸道疾病是引起术后肺不张、肺部感染及呼吸衰竭的基本原因。其中以慢性阻塞性肺部疾病(COPD)为最多见。

对这一类病人的处理主要是呼吸道的清理和改善肺功能。术前应行肺功能测定及血气分析,行胸部X线或胸部CT检查。对于吸烟病人要戒烟,戒烟1~2周,黏膜纤毛功能可恢复,痰量减少。可应用支气管扩张药物、祛痰药。雾化吸入,深呼吸锻炼,咳嗽训练,选用有效抗生素控制感染等治疗。

3. 糖尿病病人的处理　由于糖尿病患者对手术耐受性差,麻醉和手术可使血糖进一步升高,容易导致酮症酸中毒。所以对于此类患者,术前应了解糖尿病的程度,有无并发症,与内分泌科共同制定治疗方案,控制血糖接近正常范围。糖尿病病人术前应详细检查心血管、周围神经和肾功能状况,因为术后合并症是心肌缺血性疾病、心衰、肾衰;控制糖代谢、纠正体液电解质平衡。每日监测空腹血糖、控制饮食、改善营养状况;术前3日停用长效降糖药或长效胰岛素制剂,改用正规胰岛素降糖。

4. 慢性肝功能不全　手术前对肝脏储备功能的预测和营养状况的估计,受到学者们重视。较简便的是为大家熟知的Child肝脏基础功能分级对肝功能储备功能估计过高。肝功能不全者,术前应注意询问有无乏力、纳差等肝炎症状,通过B超或CT检查以及体格检查有无腹水,意识及营养状况,全面了解肝脏储备能力。术前肝功能改善包括：①饮食多样化,无肝昏迷病人可给予蛋白供应,减少脂肪饮食;补充各种维生素,尤其是维生素K;②纠正贫血和低蛋白血症,使血浆白蛋白提高到35g/L以上,血红蛋白恢复到90g/L以上;③纠正水与电解质紊乱,尤其是低钾血症;④纠正凝血功能异常;⑤术前护肝和保肝治疗。

5. 慢性肾功能不全　病人既往有肾损害或慢性肾功能不全,会增加手术的并发症率和死亡率。肾疾病的最大危险是发生肾功能不全或衰竭。术后肾衰的主要原因是术前对肾功能不全准备不充分,慢性肾功能不全发生术后肾衰的常见诱因是术中肾脏缺血、术后感染及肾毒性药物。术前应检查血常规、尿常规、尿比重及24小时尿蛋白、电解质测定(如钠、钾、氯、钙、镁、磷)、BUN和肌酐、血糖、血脂、血浆白蛋白以及内生肌酐清除率。术前改善肾功能,术中防止低血压,术后防治感染及避免使用对肾脏有损害的药物。

6. 下肢深静脉血栓形成的预防　腹腔镜胃癌手术的CO_2气腹压力在一定程度上会影响下腔静脉回流,增加术后深静脉血栓形成的风险。所以对于有静脉血栓形成风险的患者包括年龄大于40岁、肥胖、有血栓形成病史、静脉曲张、吸烟等,应重视深静脉血栓形成的预防。如预防性使用低分子量肝素,气压治疗下肢和口服华法林等。

二、术后处理

腹腔镜胃癌手术的术后处理是围手术期处理的一个重要阶段,是连接术前准备、手术与术后康复之间的桥梁。术后处理的目的是通过必要的监测和护理,使手术应激反应减轻到最小程度,预防及处理各种并发症,使患者早日恢复健康。

(一)常规处理

1. 术后病人的监护　建立和解除气腹时,病人可发生心律失常,是由于注入腹腔内的CO_2可经腹膜吸收进入血液循环,呈现轻度酸中毒的表现。心电监测能及时发现各种心律失常及血流动力学变化,以便能在短时间内处理。一般术后监测6~8小时或病情需要监测更长时间:如发现有T波低平或倒置,ST段下移、明显的U波,QT间期延长等异常心电图,及时给予处理。

腹腔镜手术多采用全麻,麻醉药物及肌松剂均可使病人呼吸受到抑制,发生低氧血症。加之CO_2气腹对呼吸系统产生机械性和化学性两个方面的影响。在机械影响方面,腹内压增高使膈肌活动受限和终末呼吸量下降,导致呼吸死腔和CO_2潴留。化学影响则主要是CO_2吸收入血,使血中CO_2含量增加,可致呼吸浅快,故手术后常规监测血氧饱和度可及时发现某些病情变化,如通气不足、呼吸道梗阻、吸入氧浓度过低、休克造成组织灌注不良等。

2. 术后体位　全身麻醉尚未清醒的病人除非有禁忌,均应平卧,头转向一侧,使口腔内分泌物或呕吐物易于流出,避免吸入气管,直到清醒。腹部手术后,多取低半坐位卧式或斜坡卧位,以减少腹壁张力。腹腔镜手术腹部切口一般低于8cm,所以无需用腹带保护切口。

3. 引流物的处理　要注意外露部分是否固定妥当,有无落入伤口内,注意保持胃管和腹腔引流管通畅,并注意观察和记录引流液的量及颜色。如果短时间内引流出大量鲜红色液体,则要考虑可能有吻合口出血或腹腔内出血的可能,应及时作出处理,必要时再次手术止血。一般在引流液逐步减少或消失后拔除,或者在残端漏,吻合口漏的顾虑解除时,也即7~10天后可以拔除。目前快速康复外科主张术后尽早拔除胃管、腹腔引流管等引流管,减轻患者不适,促进胃肠功能的尽快恢复。

4. 饮食和补液　胃癌手术后,一般需禁食24~48小时,待胃肠功能恢复后再开始进少量流质饮食,患者胃肠功能未恢复期间须经胃肠外途径补充水电解质和营养物质。目前主张术后早期予以低热卡(10~15kcal/kg/d)供能,且尽早恢复肠内营养。

5. 术后活动　腹腔镜手术属微创手术原则上应该鼓励患者术后早期床上活动,争取在短期内起床活动。早期活动有利于增加肺活量,减少肺部并发症,改善全身血液循环,促进切口愈合,减少因静脉血流缓慢并发深静脉血栓形成的发生率。此外,尚有利于肠道蠕动和膀胱收缩功能的恢复,从而减少腹胀和尿潴留的发生。

(二)各种不适的处理

1. 疼痛　麻醉作用消失后,切口受到刺激时会出现疼痛。术后疼痛可引起呼吸、循环、胃肠道等功能变化。胸部和上腹部手术后疼痛,使患者不愿深呼吸和咳嗽,易促成肺膨胀不全或肺内感染。有效的止痛会改善手术的预后。目前常用镇痛方法是病人自控镇痛,操作简单,效果可靠,特别适合于腹部手术病人。

2. 呃逆　手术后发生呃逆者并不少见,多为暂时性,但有时可为顽固性。呃逆的原因可能是神经中枢或膈肌直接受刺激引起。手术后早期发生者，可采用压迫眶上缘，抽吸胃内积气、积液，给予镇静或解痉药物等措施。施行上腹部手术后，如果出现顽固性呃逆，要特别警惕吻合口或十二指肠残端瘘，导致膈下感染之可能。此时，应作 CT、X 线摄片或超声检查，一旦明确有膈下积液或感染，需要及时处理。

3. 发热 手术后发热是最常见的现象，术后 2~3 天发生低热小于 38℃ 常为吸收热所致，一般不需特殊处理。如患者突然出现高热，应注意观察有无肺内感染、吻合口瘘等发生，应特别注意深静脉置管引起的高热，如无法排除，则应拔除深静脉置管，并行细菌培养。

4. 腹胀 术后早期腹胀一般是由于胃肠功能受抑制，肠腔内积气不能排出所致。随着胃肠功能的恢复，可自行缓解。如术后数日仍未排气，伴有呕吐，肠鸣音亢进，甚至出现气过水声，应警惕肠梗阻的发生，如经非手术治疗不能好转者，应及时手术。

第三节 腹腔镜胃癌手术路径

一、腹腔镜胃癌手术路径基本原则

腹腔镜胃癌手术的路径包含了手术体位、术者站位、戳孔布局的选择，以及胃周围组织分离和淋巴结清扫顺序。合理的手术路径是腹腔镜胃癌顺利进行的前提和保证。

在开展腹腔镜胃癌手术的初期阶段，手术路径比较混乱，国内外均是边摸索边改进。术者站位有站病人左侧、右侧、两腿间及术中互换等多种位置。腹壁戳孔布局国内外经历了从 7 孔、6 孔到 5 孔的过程，目前多为 5 孔布局，除脐孔相对固定，其他 4 个操作孔的位置较混乱。Uyama 等在剑突下开第 6 个孔，花较多时间悬吊或挑起肝脏，增加了创伤，手术视野暴露也不佳。韩国学者则在右上腹作两个相距 5cm 的平行戳孔，取标本时连通、扩大形成 5~7cm 的切口，由于横断了腹直肌，增大了腹壁创伤。

胃周围组织分离和淋巴结清扫的顺序，Han 及 Uyama 等报道的方法是将开腹手术的次序原样移植至腹腔镜手术。但是，开腹手术的次序并不适合腹腔镜手术，由于失去了手的直接牵引和大型拉钩的牵拉暴露，通过有限的几把腹腔镜钳子，很难像开腹手术一样自如地操作，手术难度比较大。

笔者经过不断探索，建立了一套全新的手术路径：病人取平卧两腿分开位，术者站病人左侧操作；按"弧形五孔法"作腹壁戳孔；手术过程分解为胃体大弯区域、胃窦及幽门下区域、胰腺上缘区域、胃小网膜区域、贲门膈肌脚区域等五个手术视野，顺次进行胃周组织分离；淋巴结的清扫按：No.4d→4sb；No.14v→6；No.1p→7→9→8a；No.12a→5→3；No.10→2→1 的顺序进行。原则上是自下而上、由左及右、先大弯后小弯进行操作，最后断十二指肠和食管。前三个步骤均在胃大弯侧和胃下方操作，仅后两个步骤需要短时间挑起肝脏，在胃小弯侧操作，最大限度地避免了反复翻动胃，降低了癌细胞脱落种植的风险，暴露也比较好。

二、病人体位及术者站位

患者平卧两腿分开，术者站于患者的左侧、助手站右侧、扶镜助手站两腿之间。监视器屏幕须用两台，摆于两肩侧，正对术者和助手（图 32-1）。

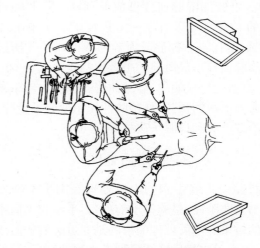

图 32-1 手术体位俯视示意图

三、戳孔位置及建立腹壁戳孔要领

采用"弧形五孔法"，戳孔分布见图 32-2。脐窝边缘建立第一个戳孔（A 孔），腹腔镜镜身由此进入；左侧腋前线肋缘下建 10mm 戳孔为术者主操作孔（B 孔），脐左 5cm 偏上建 5mm 戳孔为辅操作孔（C 孔）；右锁骨中线平脐偏上建 10mm 戳孔（D 孔）为助手主操作孔；右侧腋前线肋缘下建 5mm 戳孔为辅操作孔（E 孔）（图 32-2，图 32-3）。

腹壁戳孔的位置如图 32-2 所示，但初学者容易忽视打腹壁五个戳孔的方向细节，使手术全程都显别扭。笔者的经验是：五个孔要尽量拉开距离，避

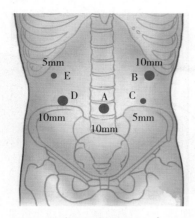

图 32-2　戳孔位置示意图

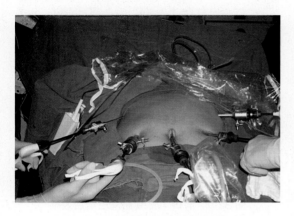

图 32-3　戳孔位置与方向场景

免器械相互干扰；戳卡与腹壁成 45°角，符合视觉习惯；戳卡指向剑突与脐窝连线中上 1/3 点，以胰腺上缘区域为中心；右手戳孔（即 B、D 孔）打 10mm 大口径戳卡，方便纱条、钛夹钳进出；器械方向应与镜头方向一致，二者夹角不要超过 90°，避免形成镜像操作（图 32-3）。打 A 孔时，脐窝浅的病人作脐窝下缘弧形切口美观、方便；腹壁厚、脐窝深的病人宜作脐窝上缘纵行切口，穿刺时方向朝上方，与腹壁成 45°角。消瘦、腹壁较薄的病人，戳卡口皮肤不要切大了，避免手术过程中戳卡滑出。

　　术者与助手各持两把器械通过各自一侧的腹壁戳孔进行操作，两人之间可以相互配合，各自的两只手之间也能自如地配合。手术全程术者与助手不需要交换位置，扶镜助手也能处于一个稳定、舒适的位置。在游离脾门及贲门左侧区域时可将手术台适当摇成头高左高位置，帮助显露视野。

　　早期日本术者喜欢站于两腿间，通过 C、D 两个戳孔操控手术器械。这样的站位，优点是术者本人比较方便，缺点是扶镜助手只能站于病人左侧或右侧，扭着身体扶镜，既不稳定又容易疲劳；而且第一

助手只能操控一把器械，难以有效地配合术者。国内有学者采用术者站于病人右侧，第一助手站左侧，扶镜助手站两腿间的站位方法。操控虽无大碍，但是左肝叶的牵开、胃小弯侧的暴露遇到了麻烦。助手站左侧通过 A 孔或 B 孔挑起肝脏左叶，均不如通过 E 孔来挑肝叶方便；而且器械头端垂直于肝叶，容易戳伤肝脏。掀起胃大弯，进行胰腺上缘区域游离时也存在这个问题。因此，笔者试用了几例手术后摒弃了上述两种站位。

四、分区域进行手术操作

　　将手术过程分解为胃体大弯区域、胃窦及幽门下区域、胰腺上缘区域、胃小网膜区域、贲门膈肌脚区域等五个视野顺次进行操作。

　　1. 游离胃体大弯区域　助手左手持肠钳通过 E 孔进入、钳住胃大弯，将大网膜向头侧掀起、翻到左肝下，右手钳子帮助调整；术者用电钩或超声刀从横结肠中部开始分离，进入小网膜囊，沿结肠分离大网膜至结肠脾曲，游离胃网膜左血管。清扫第 4d、4sb 组淋巴结（图 32-4，图 32-5）。

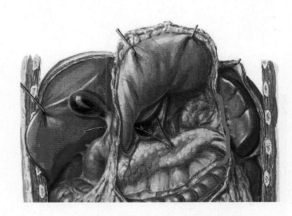

图 32-4　游离胃体大弯区域示意图

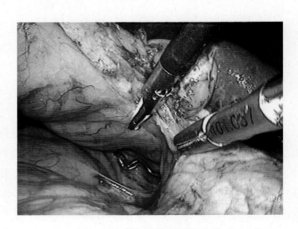

图 32-5　游离胃网膜左血管

2. 游离胃窦及幽门下区域　用电凝钩沿横结肠向右侧游离,至结肠肝曲。助手左手肠钳夹住胃窦,向上翻卷,右手持分离钳,帮助术者做精细操作。术者左手钳则要将横结肠系膜向下牵,便于右手分离、清扫14v、6组淋巴结。沿结肠中静脉向胰腺下缘方向分离,暴露肠系膜上静脉,清扫第14v组淋巴结。在胰十二指肠前筋膜深面分离,暴露右结肠静脉,在胃网膜右静脉汇入胃结肠静脉干处上钛夹后切断。紧贴胰腺表面清扫第6组淋巴结。裸化胃网膜右动脉根部,近端上双重钛夹后,用超声刀切断(图32-6,图32-7)。

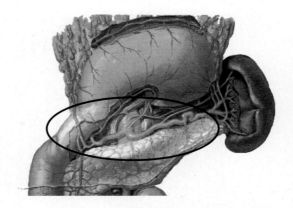

图32-8　游离胰腺上缘区域示意图

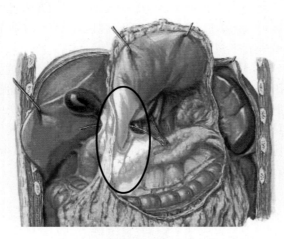

图32-6　游离幽门下区域示意图

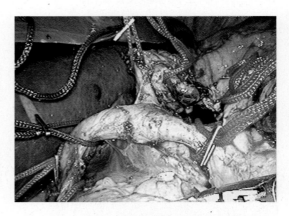

图32-9　清扫7、8、9组淋巴结后效果

干,清扫7、9组淋巴结。沿肝总动脉前方及上缘分离,清扫8a组淋巴结。

4. 游离胃小网膜区域　将胃转而向下腹部牵拉,助手左手肠钳将肝脏挑起,右手持分离钳或吸引器协助术者;打开肝十二指肠韧带被膜(图32-10,图32-11)。沿胃十二指肠动脉及肝总动脉充分显露

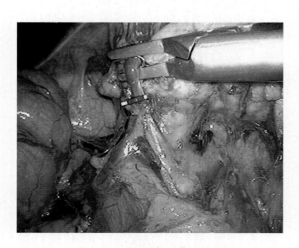

图32-7　切断胃网膜右静脉

3. 游离胰腺上缘区域　助手左手肠钳夹住胃胰皱襞将胃向上翻卷,右手钳帮助把大网膜塞到肝、胃之间;术者左手钳可夹持一块小纱条压住胰腺中部,右手用超声刀沿血管间隙分离(图32-8,图32-9)。紧贴胰腺上缘分离,暴露脾动脉,清扫11p组淋巴结。沿脾动脉显露肝总动脉及腹腔动脉

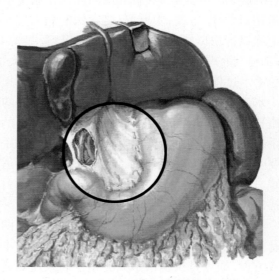

图32-10　游离胃小网膜区域示意图

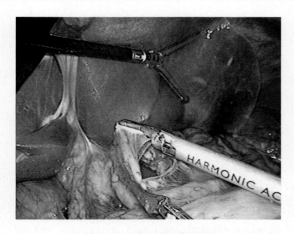

图 32-11 剪开肝胃韧带

胃右动脉及肝固有动脉前方,清扫 12a 组淋巴结。紧贴肝脏切断肝胃韧带至食管膈肌裂孔的右侧,用超声刀游离贲门右侧的淋巴脂肪组织至胃小弯中上1/3,不需刻意清扫第 3、5 组淋巴结,在切除胃组织时连同小网膜可一并移除。

5. 游离贲门膈肌脚区域 行全胃切除和近端胃切除时需要显露贲门膈肌脚区域。助手左手钳通过 E 孔挑起肝左叶,右手钳抓住胃底往下、往内侧牵拉;术者用超声刀顺势将剩余的几支胃短动脉切断,清扫第 10 组淋巴结;并在贲门上缘游离裸化食管下段,断迷走神经,清扫第 1、2 组淋巴结(图 32-12)。

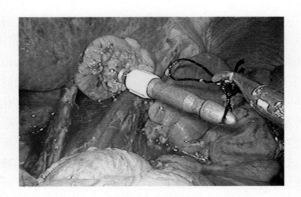

图 32-12 贲门膈肌脚区域清扫后效果

第四节 腹腔镜胃癌根治术

根据腹腔镜胃切除的范围,腹腔镜辅助下胃癌根治术有 3 种手术方式:腹腔镜辅助下远端胃切除(LADG)、腹腔镜辅助下近端胃切除(LAPG)、腹腔镜辅助下全胃切除(LATG)。其术式选择原则与传统的开腹手术相同,主要取决于病灶的部位。

根据腹腔镜淋巴结清扫范围,腹腔镜胃癌根治术分为:①D1 式(清扫第 1 站淋巴结);②D1+α 式(D1+No.7,下部癌是 D1+No.7、8a)或 D1+β 式(D1+No.7、8a、9);③D2 式(清扫第 1 站加第 2 站淋巴结)。合理的淋巴结清扫是腹腔镜胃癌根治术中最关键的问题。淋巴结清扫的适应证:①D1+α 的适应证是不适合内镜下胃黏膜切除的黏膜胃癌和直径小于 1.5cm 的高分化黏膜下胃癌;②D1+β 式的适应证是不适合 D1+α 淋巴清扫且无明确淋巴结转移(N0)的黏膜下胃癌和虽有胃周围淋巴结转移(N1)但肿瘤直径小于 2cm 的早期胃癌;③D2 的适应证是有明确胃周围淋巴结转移(N1)且肿瘤直径大于 2cm 的胃癌或有第 2 站淋巴结转移(N2)的胃癌或进展期胃癌。

一、腹腔镜根治性远端胃切除术

1. 适用于胃中下部癌。

2. 肿瘤远近切缘应在 3~5cm 以上。当幽门管受侵时,十二指肠切缘应距肿瘤 3cm 以上。进展期胃癌,应切除大网膜、胃远端大部,十二指肠球部部分,清扫 1、3、4d、4sb、5、6、7、8a、9、11p、12a、14v 组淋巴结。

3. 采用气管内插管全身麻醉。取平卧分腿位。术者站于患者左侧或两腿之间。

4. 脐孔穿刺并建立气腹,也可采用开放式。维持腹内压在 12~15mmHg(1mmHg=0.133kPa)。通常在脐孔处或在耻骨上 10mm 戳孔放置镜头,左侧腋前线肋缘下行 12mm 戳孔为主操作孔,脐左5cm 偏上行 5mm 戳孔为辅操作孔,右侧腋前线肋缘下 5mm 戳孔,右锁骨中线平脐偏上 12mm 戳孔(图 32-13)。

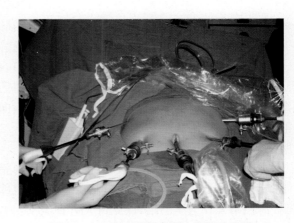

图 32-13 腹腔镜胃癌根治术戳孔位置

5. 腹腔探查　确定病变部位、有无淋巴结及腹腔转移。必要时可用腹腔镜超声探查肝脏有无转移灶。

6. 淋巴结清扫顺序　常见的有以下两种：①14v→6→4sb→5→12a→8a→7/9→1→3；②14v→6→4sb→7/9→8a→12a→5→1→3。

7. 分离大网膜　将大网膜向头侧翻起，从横结肠偏左部以超声刀或电凝钩离断大网膜，进入小网膜囊，向右侧至结肠肝曲，并在结肠系膜前叶后方分离，切除结肠系膜前叶（图32-14，图32-15）。

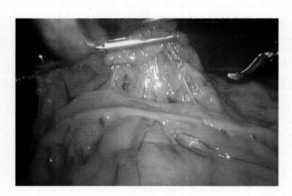

图32-14　助手将大网膜向头侧翻起

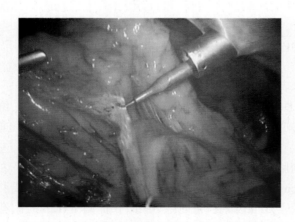

图32-15　术者用电凝钩向脾区、肝区离断大网膜

8. 清扫14v组及6组淋巴结　沿结肠中动脉及其分支分离，向上暴露肠系膜上静脉、右结肠静脉、胃网膜右静脉及Henle干，在根部切断胃网膜右静脉，清扫14v组淋巴结。向右沿胰十二指肠前筋膜深面分离至十二指肠。沿胰腺下缘及胰头表面向上清扫，脉络化胃网膜右动脉于根部切断，裸化十二指肠下缘（图32-16）。

9. 清扫4组淋巴结　继续沿结肠分离大网膜至结肠脾曲，贴近胰尾裸化胃网膜左动静脉，于根部切断，清扫第4sb组淋巴结，裸化胃大弯直至预切平面（图32-17）。

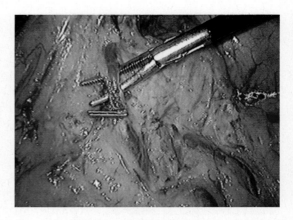

图32-16　暴露肠系膜上静脉、右结肠静脉、胃网膜右静脉，Henle干，清扫14v、6组淋巴结

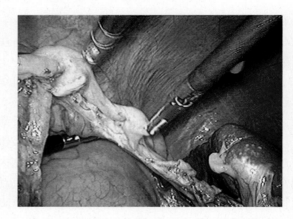

图32-17　裸化胃网膜左动静脉，于根部切断，清扫4sb组淋巴结

10. 清扫11p、7、9组淋巴结　将大网膜置于肝脏下方，助手抓持胃胰皱襞，将胃翻向上方。清扫胰腺前被膜，紧贴胰腺上缘分离，先暴露脾动脉，清扫11p组淋巴结。由左向右进行清扫，打开脾动脉外鞘，沿脾动脉显露肝总动脉及腹腔动脉干，脉络化胃左动脉，根部上钛夹后切断，清扫7、9组淋巴结。胃左静脉的汇入方式主要有3种：①从脾动脉或肝总动脉的下方汇入脾静脉；②向右侧走行，汇入门静脉；③从肝总动脉或脾动脉上方汇入脾静脉，前两种汇入方式常见，视具体情况处理（图32-18）。

11. 清扫8、12组淋巴结　继续沿脾动脉向右暴露肝总动脉，于血管鞘内分离，将胰腺向左下牵拉，沿肝总动脉前方及上缘分离，清扫8a组淋巴结。沿胃十二指肠动脉及肝总动脉充分显露胃右动脉及肝固有动脉，打开肝十二指肠韧带被膜，继续脉络化肝固有动脉前方及外侧，清扫12a组淋巴结。于胃右动脉根部上钛夹后切断（图32-19）。

12. 紧贴胃壁小弯侧，超声刀分层切开，清扫胃小弯及贲门右侧淋巴结第1，3组（图32-20）。

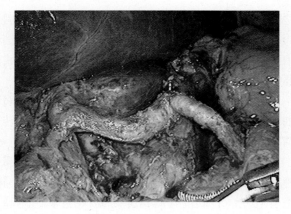

图 32-18　裸化腹腔干、脾动脉近端,暴露胃左动脉,清扫 7,9,11p 组淋巴结

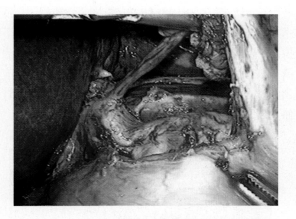

图 32-19　裸化肝总动脉、肝固有动脉,暴露胃右动脉,清扫 12a,8a 组淋巴结

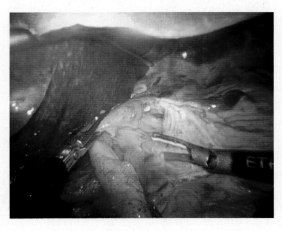

图 32-20　清扫胃小弯及贲门右侧第 1,3 组淋巴结

13. 远端胃手术后吻合方法　①毕 I 式吻合:清扫完成后,以血管吊带捆扎幽门部,上腹正中取长约 4~6cm 切口,塑料袋保护切口。先将十二指肠提于切口外,距幽门 3cm 作荷包缝线切断十二指肠;将胃暂时放回腹腔,十二指肠残端放入 25mm 吻合器蘑菇头后送回腹腔;将胃提出,前壁切口,置入吻合

器完成吻合,于预切平面切断胃。胃十二指肠吻合口间断全层缝合加强,胃管置入输入襻;②毕Ⅱ式吻合:清扫完成后,腹腔镜下以 45 或 60 mm 切割缝合器切断十二指肠,分别以无损伤抓钳抓持胃残端及近端空肠。上腹正中取 4~6 cm 长切口,塑料袋保护切口。将胃脱出腹腔外,距肿瘤 5 cm 以上以直线切割缝合器或闭合器离断胃。将空肠提出腹腔外,在胃大弯侧及空肠对系膜缘分别戳孔,插入 45 mm 切割缝合器完成胃空肠吻合,胃管置入输入襻,间断缝合关闭共同开口。也可加行布朗式吻合,此时胃空肠吻合口距屈氏韧带 20cm。两吻合口相距 15cm(图 32-21~ 图 32-24)。

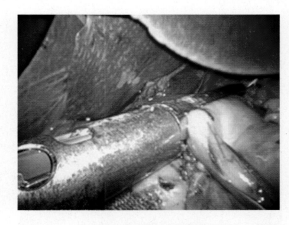

图 32-21　腹腔镜下直线切割闭合器离断十二指肠

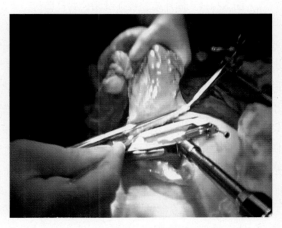

图 32-22　将远端胃自上腹小切口提出腹腔外,用切割闭合器距肿瘤 5cm 以上断胃

二、腹腔镜根治性近端胃切除术

1. 适用于胃上部癌。

2. 麻醉及患者体位同远端胃癌根治术。应切除大网膜、胃近端大部、食管下段部分。食管切缘距肿瘤应在 3cm 以上,胃切缘距肿瘤应在 5cm 以上。

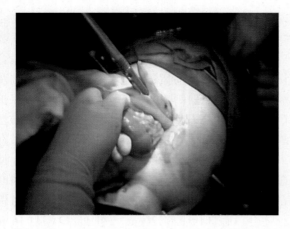

图 32-23　采用 45mm 或 60mm 腔内直线切割器完成胃空肠侧侧吻合

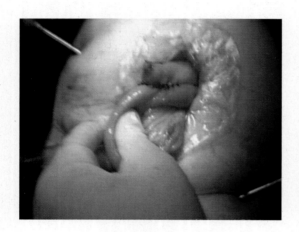

图 32-24　体外或腔镜下缝闭公共开口

近端胃癌 D2 淋巴结清扫术应常规清扫包括：1、2、3、4sa、4sb、5、7、8a、9、11p、11d 等站淋巴结。是否应联合脾脏切除以及清扫第 10 组淋巴结，不同学者有不同观点。建议可参考以下标准考虑是否行联合脾切除：①胃小弯侧癌由于很少转移至脾门部，在探查脾门无肿大淋巴结情况下可保留脾脏；②胃大弯侧癌距脾脏 5cm 以内者原则上应联合脾脏切除或胃后壁癌侵犯浆膜时且肿瘤大于 4cm 者；③当 4sb 组或 11d 组考虑有转移或术中病理检查显示有转移时应考虑行脾脏切除以及清扫 10 组淋巴结。有不少学者考虑到近端胃切除术后近期生活质量差以及长期的反流性食管炎等诸多问题，主张对胃上部癌行全胃切除术。具体胃切除范围应依手术者个人经验决定。在行全胃切除时，对于胃上部癌不必加行 14v 及 12 组淋巴结清扫。

3. 脐孔穿刺并建立气腹，也可采用开放式。维持腹内压在 12~15mm Hg。通常在脐孔处或在耻骨上 10mm 处戳孔放置镜头。左侧腋前线肋缘下行 12mm 戳孔为主操作孔，脐左 5cm 偏上行 5mm 戳孔为辅操作孔，右侧腋前线肋缘下 5mm 戳孔，右锁骨中线平脐偏上 12mm 戳孔。根据不同的吻合方式必要时可将左下戳孔改为 10mm。

4. 探查　置入 30° 腹腔镜探查腹腔，了解病变的位置、大小、与周围器官的关系，了解淋巴结转移情况及其他脏器的情况，确定肠管切除的范围。

5. 分离大网膜及胃脾韧带　从结肠中部向脾曲离断大网膜，于根部切断胃网膜左动静脉。患者取左高右低位暴露胃脾韧带，贴近脾门用超声刀切断胃短动脉。至脾上极最后一支胃短动脉处暂停。

6. 清扫 7、8a、9、11p 方法同远端胃大部手术　清扫 7、8a、9、11p 组淋巴结后，将胰腺向右下牵拉，在肾前筋膜前的疏松间隙内分离，沿脾动脉表面清扫 11d 至脾门部，切断最后一支胃短动脉时应适当远离脾脏，否则易导致脾尖缺血或脾上极血管出血（图 32-25）。

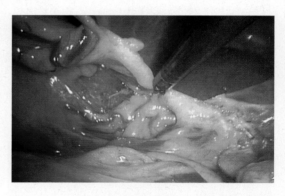

图 32-25　切断胃短动脉时应适当远离脾脏，操作轻柔，否则易导致脾撕裂出血

7. 裸化食管　继续分离至贲门左侧，切断胃前后迷走神经，裸化食管至食管游离度足够吻合。当食管下段受侵时，可采用在后纵隔分离的方法解决，或中转行胸腹联合切口手术。腹腔镜下具体操作方法如下：切断左三角韧带将左肝牵向右侧，在食管膈肌裂孔的穹隆部向正前方打开膈肌 4~cm，在膈肌脚的中下部充分切断两侧膈肌脚，注意避免损伤胸膜，将胸膜继续向两侧推开。与肿瘤上方食管置牵引线尽量将食管向下牵引，继续向上充分游离食管至保证足够的切缘。在这种情况下一般建议采用全腹腔镜下吻合，具体办法见后（图 32-26，图 32-27）。

8. 清扫第 5 组淋巴结　沿肝总动脉暴露胃右动脉并切断，裸化幽门上方及胃窦小弯侧至胃角部。

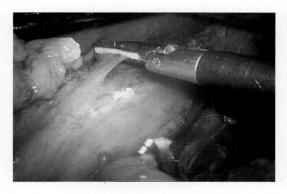

图 32-26　切断迷走神经前干

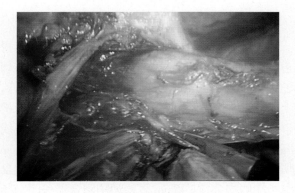

图 32-27　切断迷走神经后干,裸化食道下端

9. 联合脾切除术方法　当行联合脾切除时,助手先抓持脾胃韧带将胰尾及脾脏提起,切断脾结肠韧带;先分离胰体尾后方的疏松间隙,助手将胰尾挑起后切断脾肾韧带充分游离胰体尾及脾脏。清扫完成后上腹部取 7~8cm 长切口,放入手辅助器;先将脾脏置于腹腔外,完成脾切除及第 10、11 组淋巴结清扫(图 32-28)。

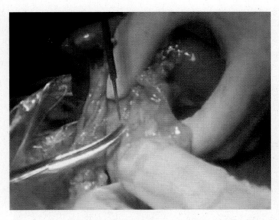

图 32-28　将脾脏充分游离后,由上腹部小切口提出腹腔外,完成第 10 组淋巴结清扫

10. 吻合方式　近端胃手术后吻合方式种类繁多,应依术者的个人经验而行,以保证安全可靠的吻合。但当存在以下情况时应考虑行全腹腔镜下吻合:①患者肥胖或桶状胸廓前后径很大时;②预计切断平面在膈肌食管裂孔附近或更高时;③食管下段存在癌症侵犯时;④左肝肥大影响暴露者。另外关于近端胃大部切除后是否行幽门成形术亦可依据个人经验而定。下面提供 2 种近端胃切除术后的吻合方法:①小切口辅助下胃食管吻合:清扫完成后,以血管吊带捆扎食管,于上腹正中剑突下方取 5~7cm 小切口,塑料袋保护切口。提起食管,距肿瘤上缘 3cm 以上置荷包钳,完成荷包缝合后离断食管,将胃提出切口外,距肿瘤 5cm 以上横断胃后将其暂时送回腹腔。食管置入 25mm 吻合器蘑菇头,于胃前壁作小切口,置入吻合器,于后壁穿出,完成胃食管吻合;②手助器辅助的全腹腔镜下胃食管吻合:清扫完成后,以血管吊带捆扎食管,将胃向左下方牵拉,切开食管右侧 1/3,腹腔镜下完成食管右半荷包缝合。取上腹正中切口约 7cm,安置手助器,将 25mm 吻合器蘑菇头置入腹腔。重建气腹,将蘑菇头置入食管后完成剩余部分荷包缝合,离断食管。将胃提出腹腔外切断,前壁开口置入吻合器由后壁穿出。重建气腹,腔镜下完成吻合,关闭胃前壁开口(图 32-29~ 图 32-32)。

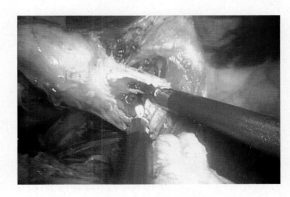

图 32-29　将胃向左下方牵拉,切开食管右侧 1/3

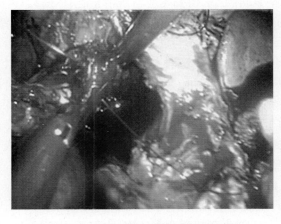

图 32-30　腹腔镜下将蘑菇头置入食道

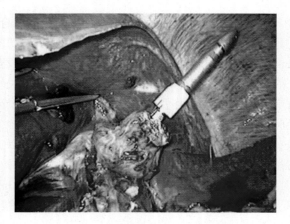

图 32-31 腹腔镜下完成荷包缝合

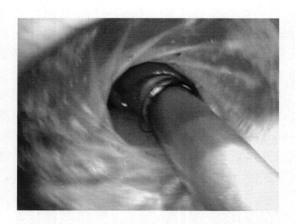

图 32-32 由上腹辅助切口置入吻合器完成吻合

三、腹腔镜根治性全胃切除术

1. 适用于胃中部癌或胃上、下部癌侵犯中部者、革囊胃。

2. 麻醉及患者体位同上。应切除大网膜、胃全部、食管下段、十二指肠球部。食管切缘距肿瘤应在 3cm 以上，十二指肠切缘距肿瘤应在 5cm 以上。全胃 D2 淋巴结清扫术应常规清扫包括 1、2、3、4sa、4sb、4d、5、6、7、8a、9、11p、11d、12a、14v 等站淋巴结。对于胃上部癌可不行 12a 及 14v 清扫。对于是否应联合脾脏切除以及清扫第 10 组淋巴结，不同学者有不同观点。建议可参考以下标准考虑是否行联合脾切除：①胃小弯侧癌由于很少转移至脾门部，在探查脾门无肿大淋巴结情况下可保留脾脏；②胃大弯侧癌距脾脏 5cm 以内者原则上应联合脾脏切除或胃后壁癌侵犯浆膜时且肿瘤大于 4cm 者；③当 4sb 组或 11d 组考虑有转移或术中病理显示有转移时应考虑行脾脏切除以及清扫 10 组淋巴结。

3. 脐孔穿刺并建立气腹，也可采用开放式。维持腹内压在 12~15mmHg。通常在脐孔处或在耻骨上 10mm 处戳孔放置镜头，左侧腋前线肋缘下行 12mm 戳孔为主操作孔，脐左 5cm 偏上行 5mm 戳孔为辅操作孔，右侧腋前线肋缘下 5mm 戳孔，右锁骨中线平脐偏上 12mm 戳孔。根据不同的吻合方式必要时可将左下戳孔改为 10mm。

4. 探查 置入 30°腹腔镜探查腹腔，了解病变的位置、大小、与周围器官的关系，了解淋巴结转移及其他脏器情况，确定肠管切除的范围。

5. 淋巴结清扫方法可参考远端胃癌及近端胃癌清扫方法。

6. 以 45mm 直线切割缝合器切断十二指肠。

7. 消化道重建方式 腹腔镜下全胃切除后胃肠道重建方式以 Roux-en-Y 吻合最为常用。①小切口辅助下食管空肠端侧吻合：以血管吊带捆扎食管，于上腹正中剑突下方取 5~7cm 小切口，塑料袋保护切口。提起食管，距肿瘤上缘 3cm 上荷包钳、荷包线后离断，置入 25mm 吻合器蘑菇头。距屈氏韧带 15cm 处切断，游离远端空肠，自远断端插入吻合器完成食管空肠端侧吻合，以 45mm 直线切割闭合器关闭空肠断端。距食管空肠吻合口 40~60cm 水平完成近远端空肠侧侧吻合；②全腹腔镜下食管空肠侧侧吻合：清扫完成后，以血管吊带捆扎食管。于正前方打开膈肌，于两侧切断膈肌脚，进入后纵隔，并扩大空腔以利吻合。腹腔镜下游离小肠系膜，将游离好的小肠送入扩大了的食管膈肌裂孔。食管牵向左下方，食管右侧及空肠对系膜缘分别戳孔，腹腔镜下置入 60mm 切割缝合器，其两脚分别插入食管及空肠，完成食管空肠侧侧吻合，以无损伤抓钳抓持共同开口的前后壁空肠及食管。在该钳上方，以 2 个 45mm 切割缝合器切断食管及空肠，完成吻合。食管内注入空气检查吻合口是否存在瘘（图 32-33~ 图 32-36）。

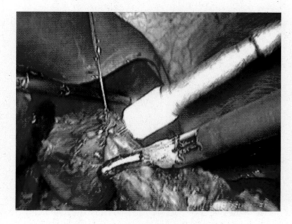

图 32-33 腹腔镜下完成食道下段荷包缝合

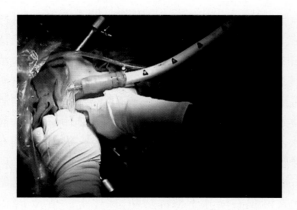

图 32-34　吻合器中心杆由远端空肠对系膜缘穿出

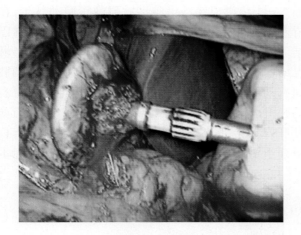

图 32-35　重建气腹，吻合器中心杆与蘑菇头对接

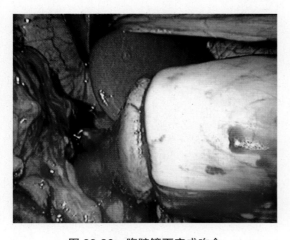

图 32-36　腹腔镜下完成吻合

第五节　腹腔镜胃癌局部和
扩大切除术

一、腹腔镜胃癌局部切除术

目前针对早期胃癌的腹腔镜手术有：腹腔镜下

胃局部切除术和腹腔镜胃癌根治术。腹腔镜下胃局部切除术包括：腹腔镜下楔形切除术（LWR）和腹腔镜下胃内黏膜切除术（IGMR）。腹腔镜下胃局部切除术治疗早期胃癌的适应证为：①癌肿局限于黏膜层；②直径小于 2.5cm 的隆起型病灶（Ⅰ或Ⅱa型）或直径小于 1.5cm 的平坦型或凹陷型癌灶（Ⅱb 或Ⅱc型）；③癌肿细胞分化良好。业已证实，符合上述要求的病例极少发生淋巴结转移，可以行胃局部切除术。术后必须对手术标本作规范化的病理学检查，以确认切除缘有无肿瘤残留。

这两种术式的选择主要取决于病变部位，LWR适合于病变位于胃前壁、胃大弯、胃小弯者；IGMR适合于胃后壁、邻近贲门或幽门处的病灶。无论是LWR 还是 IGMR，一般都需要术中内镜下的肿瘤定位。LWR 是在胃镜定位下在胃肿瘤周围精确地置入标志牵引线，以确保充分的手术切缘，应用超声刀作楔形胃局部切除，并在腹腔镜下间断缝合胃浆肌层或者直接应用线型切割吻合器作局部胃楔形切除。IGMR 需要 3 个带气囊的穿刺套管，经过腹壁置入胃腔后在胃腔内建立 CO_2 空间，应用电刀、超声刀、线型切割吻合器作胃黏膜下胃局部切除，胃壁的戳创口可以在腹腔镜下缝合或用线型切割吻合器闭合。

二、腹腔镜胃癌扩大切除术

将切除 2/3 以上胃的 D2 根治术作为进展期胃癌根治切除的标准术式已为大多数学者所认同，大于此范围的手术称胃癌扩大根治切除术，包括扩大器官切除术和扩大淋巴结清扫术。笔者在熟练掌握腹腔镜胃癌 D2 根治手术后，在腹腔镜下成功对分期较晚的进展期胃癌开展了扩大根治手术，在不增加戳孔和器械的情况下也可以完成 No8p、12b、12p及 16a2、16b1 组淋巴结的清扫。本章节重点介绍腹腔镜下淋巴结的扩大清扫手术。

（一）腹腔镜胃癌扩大手术的适应证

胃癌的扩大淋巴结清扫是根据日本第 13 版胃癌处理规约，在胃癌根治术清扫第 1,2 站淋巴结的基础上，进一步扩大清扫至第 3 站淋巴结。目前，普遍被接受的胃癌 D3 根治术指征为：

1. 全身情况能耐受手术。

2. 胃癌浸润至浆膜及浆膜外（T3 或部分 T4），无肝脏、腹膜等远处转移。

3. 第 2 站淋巴结（N2）明显转移。

4. 腹主动脉旁少数淋巴结转移（3 枚以内）和

微小转移。

5. 术者有扎实的 D2 根治手术基础。

腹腔镜下行淋巴结清扫与开腹手术的原则一致,因此腹腔镜胃癌 D3 根治术若能严格掌握上述手术的指征,应不会显著增加手术并发症发生率与手术死亡率,且可改善患者的 5 年生存率。

(二)体位及戳孔位置

全身麻醉,患者取平卧位两腿分开,术者站于患者左侧,助手站右侧,扶镜助手站两腿间(图 32-37)。戳孔采用"弧形 5 孔法"(图 32-38),即:脐孔穿刺建立 CO_2 气腹,压力 12mmHg。左侧腋前线肋缘下行直径 10mm 戳孔为主操作孔,脐左 5cm 偏上行 5mm 戳孔为辅操作孔,右侧腋前线肋缘下行 5mm 戳孔,右锁骨中线平脐偏上行 10mm 戳孔。进腹后常规探查肿瘤位置,确定病变部位、淋巴结及腹腔转移等情况。

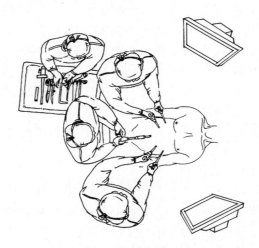

图 32-37　病人体位和术者站位

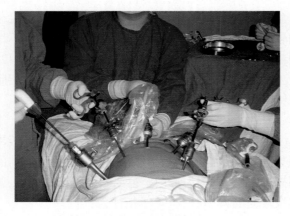

图 32-38　"弧形 5 孔法"戳孔布局

(三)N1、N2 站淋巴结清扫

将大网膜向头侧翻起,从横结肠中部以电钩离断大网膜,进入小网膜囊。向左分离出胃网膜左动

静脉,于根部上钛夹后切断,清扫 No.4d、4sb 组淋巴结。沿脾门用超声刀离断胃脾韧带及胃后动脉,清扫 No.4sa、10 组淋巴结。继续分离至贲门左侧,清扫 No.2 组淋巴结。提起大网膜沿横结肠向右侧游离至结肠肝曲,铲除结肠系膜前叶。沿结肠中动脉及其分支分离,向上暴露肠系膜上静脉、右结肠静脉、胃网膜右静脉及 Henle 干,在根部切断胃网膜右静脉,并清扫 No.15、14v、6 组淋巴结(图 32-39)。向右沿胰十二指肠前筋膜深面分离至十二指肠。脉络化胃网膜右动脉于根部切断,裸化十二指肠下缘。清扫胰腺被膜,紧贴胰腺上缘分离、暴露脾动脉,清扫 No.11 组淋巴结。沿脾动脉显露腹腔动脉干,在胃左动脉根部上钛夹后切断,清扫 No.7、9 组淋巴结。沿肝总动脉前方及上缘分离,清扫 No.8a 组淋巴结(图 32-40)。打开肝十二指肠韧带被膜,清扫肝固有动脉前方及外侧的 No.12a 组淋巴结。于胃右动脉根部清扫 No.5 组淋巴结(图 32-41)。超声刀剪开肝胃韧带,紧贴肝脏下缘游离至食管右侧,清扫 No.3 组淋巴结。最后在上腹做小切口取出胃标本(图 32-42)。

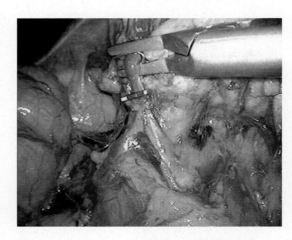

图 32-39　No14v、6 组淋巴结清扫后效果

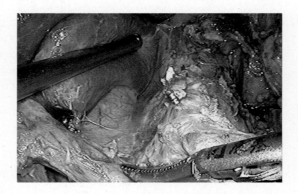

图 32-40　No7、8a、9 组淋巴结清扫后效果图

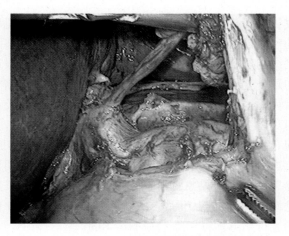

图 32-41　No5、8a、12a 组淋巴结清扫后效果图

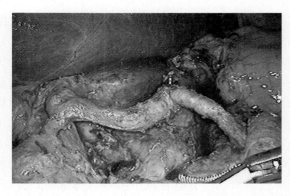

图 32-43　No8p、11p、12p、12b 组淋巴结清扫后效果图

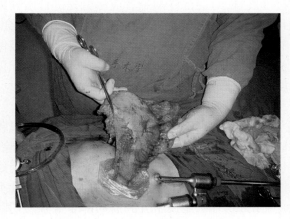

图 32-42　上腹小切口取出胃标本

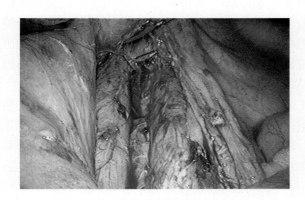

图 32-44　No16、b1 组淋巴结清扫后效果图

（四）N3 站淋巴结清扫方法

用自制的切口封闭器封闭切口，重建气腹。采用"动脉悬吊法"清扫 No.8p、12p、12b 组淋巴结：助手左手肠钳通过 E 孔挑起肝脏，右手分离钳通过 D 孔提起肝总动脉和肝固有动脉；术者左手分离钳通过 C 孔用提起淋巴脂肪组织，右手超声刀通过 B 孔打开动脉鞘，清扫 No.8p、12p、12b 组淋巴结（图 32-43）。采用"中间入路"清扫 No.16a2、16b1 组淋巴结：将横结肠向头侧翻起，小肠翻向右侧，暴露出腹主动脉下段，剪开后腹膜，从肠系膜下动脉起始部向上清扫 No16b1 组淋巴结至左肾静脉上缘（图 32-44）；将胰体向下压，清扫腹腔动脉至左肾静脉间的 No.16a2 组淋巴结（图 32-45），在胰腺下方会师。近端胃癌在切断食管后，清扫 No.19、20 组淋巴结（图 32-46）。N3 站淋巴结清扫完毕。

消化道重建：根据病变部位分别行远端胃大部切除、B-Ⅱ式吻合术，近端胃大部切除、食管 - 残胃吻合术和近端胃大部切除、保留残胃的双通道重建术。

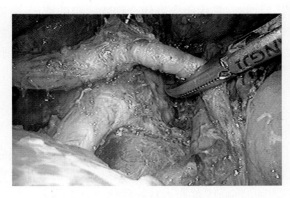

图 32-45　No16a2、11p 组淋巴结清扫后效果

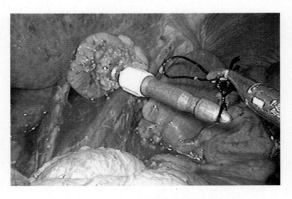

图 32-46　No19、20 组淋巴结清扫后效果

（五）腹腔镜胃癌根治术联合脾脏与胰体尾切除

对于胰体尾的切除与否目前大家的观点较为统一，只有在肿瘤直接侵犯胰体尾实质情况下需联合切除，而对于旨在脾门淋巴结清扫而进行的脾脏切除尚存争议。早期胃癌或胃下部癌脾门淋巴结很少转移，无需为清扫脾门淋巴结而切除脾脏。胃上部癌有15%~20%脾门淋巴结转移率，必须进行脾门淋巴结清扫。有学者提出应联合脾脏切除，而有些主张可采取保留脾脏的脾门淋巴结清扫。笔者的经验是腹腔镜下清扫第10、11d组淋巴结时将脾脏与胰体尾等充分游离，取一辅助切口，将胰体尾及脾脏拖至腹腔外，根据脾门淋巴结转移情况，切除脾脏或保留脾脏清扫脾门淋巴结，可满足彻底清扫淋巴结的目的并降低手术操作的难度与风险。

首先用超声刀分离脾胃韧带，将脾胃分离，然后沿胰体尾下缘在腹膜 Toldt 筋膜上正确的间隙进行游离脾结肠韧带、脾肾韧带及脾膈韧带等，以脾脏为依托，逐步游离连同胰体尾翻向右侧，取上腹部正中长约 8~10cm 切口，将胰体尾、脾脏拖至腹腔外。切除脾脏时只需在胰尾分离脾动、静脉主干，结扎后切断即可。如胃癌侵犯胰体尾，则在脾动、静脉根部结扎后切断，采用闭合器闭合切除侵犯的胰尾，将胰体尾及脾脏整块切除。保留脾脏时，需显露脾动、静脉进、出脾脏分支，在脾上、下叶动脉分界处切开脾胃韧带前叶，仔细清扫脾门部脂肪组织和淋巴结。

第六节 腹腔镜胃癌姑息性手术

胃癌姑息性手术的目的主要有两个：一是减轻患者的肿瘤负荷，提高放化疗效果；二是解除患者梗阻、出血、疼痛或营养不良等症状。

目前胃癌姑息性手术的主要术式有两大类，一类姑息性胃切除术，即切除主要癌灶的手术，包括姑息性近端胃切除、姑息性远端胃切除、姑息性全胃切除和姑息性胃联合周围脏器切除术；另一类是姑息性非胃切除术，主要包括胃空肠吻合术、胃造瘘术。

一、腹腔镜姑息性胃切除术

腹腔镜姑息性胃切除术包括腹腔镜姑息性近端胃切除、腹腔镜姑息性远端胃切除、腹腔镜姑息性全胃切除和腹腔镜姑息性胃联合周围脏器切除术等。从20世纪80年代开始提倡积极施行姑息性胃切除术以来，很多报道认为胃癌姑息性切除有利于改善患者的生存期和术后生存质量，以切端残留癌的疗效最佳，其次为胃周围浸润，再次为残留转移淋巴结与肝转移，而以腹膜种植为最差。但这些报道均建立在回顾性分析基础上，且有些笔者将胃癌术后镜下残留归于姑息性切除组与未能切除组比较不但难以令人信服，同时也不能获得统计学支持。目前有几乎相同数目的学者认为胃癌姑息性切除不能给患者带来任何利益，特别是对症状轻微的晚期胃癌患者不会从姑息性肿瘤切除加部分淋巴清扫、姑息性胃切除加脾切除等手术中获益，盲目不加评估的进行姑息性胃切除术是不科学的。

我国晚期胃癌患者比例较高，目前存在手术治疗过度之嫌，对局部晚期患者应尽量先进行新辅助化疗，以期达到降期而重新获得根治性切除机会。当然对于胃癌伴有出血、梗阻等症状，且经过积极保守治疗无法控制的，或胃癌合并穿孔的应采取积极态度，及时行姑息性切除手术是必要的。

（一）手术适应证

与开腹手术基本相同，主要是晚期胃癌因腹膜播散、多发性肝转移或远处转移不能行根治性切除；评估患者预期寿命较长，且全身情况尚可能耐受姑息性切除术的；尤其是有明显的出血，不切除癌灶不能止血的；或有明显梗阻且肿瘤局部非常容易切除的；或已经出现穿孔，行修补术有困难或再穿孔风险高但局部情况允许行胃切除的。

（二）麻醉与体位

参考腹腔镜胃癌根治性手术。

（三）手术步骤

因手术是姑息性的，以解决并发症为主要目的，无需行标准淋巴结清扫，如胃周转移淋巴结比较游离可顺便将其切除；如肿瘤累及横结肠可切除局部受累肠管，切缘距离病灶 2~3cm 即可。应尽量避免联合开胸行姑息性胃切除、姑息性胃切除联合脾切除或姑息性胃切除联合胰腺体尾部切除，更不可冒险行姑息性胃切除联合胰十二指肠切除，因为这些手术并发症发生率和死亡率均较高，且不能有效延长患者生存期。可参考腹腔镜胃癌根治性手术。

二、腹腔镜姑息性非胃切除术

腹腔镜姑息性非胃切除术，主要包括腹腔镜胃空肠吻合术、腹腔镜胃造瘘术和腹腔镜空肠造瘘术。

（一）腹腔镜胃空肠吻合术

1. 手术适应证 胃癌引起幽门梗阻且肿瘤已固定不能切除者，或胃癌引起幽门梗阻虽肿瘤局部尚能勉强切除但已发生腹腔广泛转移,且患者手术耐受力弱,评估术后存活时间短者,均可作胃空肠吻合术以解除梗阻。

2. **手术体位和戳孔位置**　术前已确定行单纯胃空肠吻合者:患者取平卧两腿分开位,术者站于患者的右侧、助手站左侧、扶镜助手站两腿之间。监视器屏幕两台,摆于头侧,正对术者和助手。消毒范围:锁骨水平至耻骨联合水平,两侧至腋后线。铺巾范围:剑突、脐窝、两侧腋前线之间的区域。

术前已确定单纯行胃空肠吻合者:脐孔穿刺并建立气腹,维持腹内 CO_2 压力在 12mmHg。右锁骨中线平脐偏上行 10mm 戳孔为操作孔,右侧腋前线肋缘下行 5mm 戳孔为辅操作孔。左侧腋前线肋缘下行 5mm 戳孔为助手主操作孔。

原拟行胃癌根治术,但术中探查发现无法行根治性手术,但符合胃空肠吻合手术适应证者戳孔位置同胃癌根治术。

3. **手术步骤**　游离胃结肠韧带暴露胃后壁(图 32-47,图 32-48),确定远端胃癌无法切除,且中上段胃壁未受肿瘤侵犯、无明显水肿。

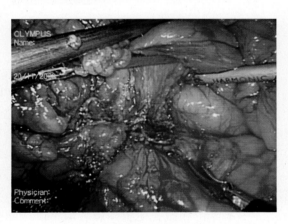

图 32-47　肿瘤位于远端胃后壁无法切除

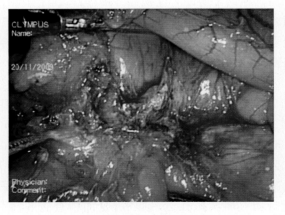

图 32-48　肿瘤位于远端胃后壁无法切除

将大网膜及胃体向上翻起,将距屈氏韧带 20cm 处空肠(输入袢对胃大弯)自结肠前拉向胃体后壁,缝针固定胃后壁近大弯侧(距肿瘤上方至少 5cm)及距屈氏韧带 20cm 处空肠对系膜侧,并保留缝线作为牵引线(图 32-49,图 32-50)。

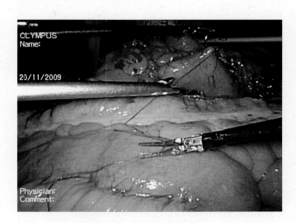

图 32-49　缝合牵引线(1)

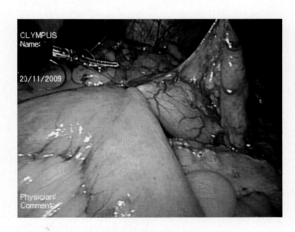

图 32-50　缝合牵引线(2)

于牵引线右侧胃后壁近大弯侧及空肠对系膜侧各开一约 0.5cm 小孔(图 32-51,图 32-52),将右侧脐平面穿刺器换为直径 12mm Trocar,置入腔内 60mm 直线切割缝合器,将钉匣及钉座分别置入胃及空肠开口(注意牵拉牵引线,使胃壁、空肠壁对齐)(图 32-53,图 32-54),行胃空肠侧侧吻合(结肠前,输入袢对胃大弯)。

镜下以"3-0 带针线"连续或间断缝合关闭侧侧吻合后残留小切口缘(图 32-55,图 32-56)。

镜下以"3-0 带针线"间断或连续缝合关闭空肠系膜及横结肠系膜之间间隙,以防发生内疝。对术前已确定行胃空肠吻合者,腹腔镜常规探查后,沿胃大弯血管弓外侧打开大网膜,向上翻起胃体暴露胃后壁。余手术步骤自第 2 步开始同上。

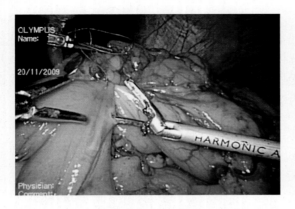

图 32-51　空肠戳孔

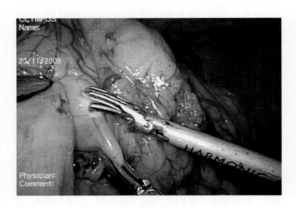

图 32-52　胃戳孔

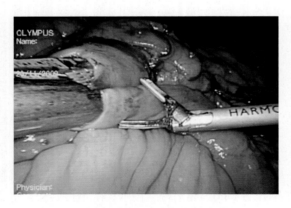

图 32-53　置入直线切割缝合器

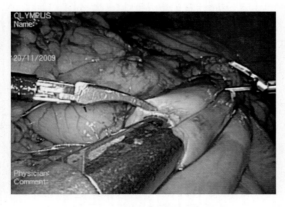

图 32-54　置入直线切割缝合器

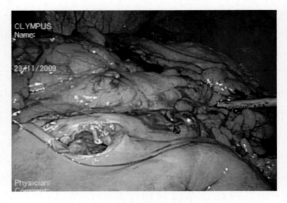

图 32-55　直线切割缝合器缝合后

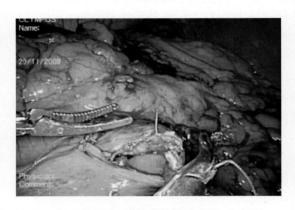

图 32-56　缝合吻合口残缘

（二）腹腔镜胃造瘘术

1. 手术适应证　贲门或食管癌不能手术切除者，可作为一种减轻症状的手术；贲门或食管良性狭窄病人，行暂时性胃造瘘术作为准备手术，以利今后的彻底手术或扩张治疗；某些特殊的腹部大手术病人，术后作暂时性胃造瘘术，早期用以减压，以后可用以喂饲，以利病人康复。

2. 手术体位和戳孔位置　患者取平卧两腿分开位，术者站于患者的右侧、扶镜助手站两腿之间，无需其他助手协助。监视器屏幕一台，摆于头侧，正对术者和扶镜助手（图 32-57）。消毒范围：锁骨水平至耻骨联合水平，两侧至腋后线。铺巾范围：剑突、脐窝、两侧腋前线之间的区域。

采用"弧形三孔法"，戳孔分布（图 32-57）。脐孔穿刺并建立气腹，维持腹内 CO_2 压力在 12mmHg，剑突与脐连线中点或左侧锁骨中线肋缘下 5cm 处 10mm 戳孔为主操作孔，右侧腋前线肋缘下 5mm 戳孔为辅助操作孔。

3. 腹腔探查及肿瘤定位　建立气腹后，腹腔镜镜身通过脐窝戳孔进入腹腔，全面检查腹腔，依次观察膈肌、肝脏表面、右侧腹壁、髂窝、盆腔、左侧腹

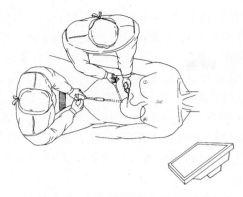

图 32-57　手术体位及戳孔位置

壁有无转移,特别注意预行胃造瘘处胃壁有无病变。如不适合行胃造瘘术则改行空肠造瘘术或告知家属后放弃手术。

　　4. 手术方法　　在胃大弯侧胃网膜血管弓外用超声刀离断网膜约 12cm(图 32-58,图 32-59)。

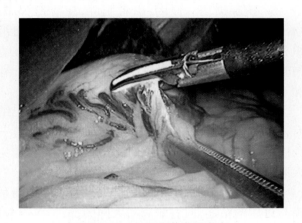

图 32-58　向远端游离胃大弯

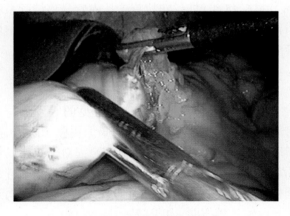

图 32-59　向近端游离胃大弯

　　在近胃窦处切断胃网膜右血管,并从此处用直线切割闭合器分次切割闭合胃前后胃壁全层,从而在胃大弯形成一直径约 12mm 的管状胃,近端开口于胃体上段近胃底处(图 32-60,图 32-61)。

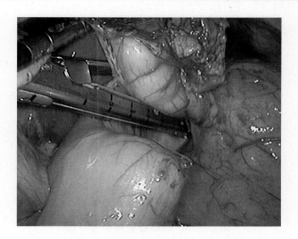

图 32-60　切割胃大弯前后壁形成管状胃

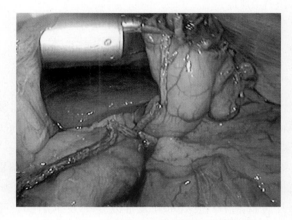

图 32-61　切割胃大弯前后壁形成管状胃

　　将此管状胃的远端的盲端用抓钳钳夹,并随左上腹的 Trocar 一并退出,将管状胃的远端盲端提出腹壁切口(图 32-62,图 32-63)。

　　直视下在切口外将盲端切开,胃壁全层与皮下组织缝合一周,形成一胃黏膜外翻的造瘘口。再次置入腹腔镜,检查腹腔内无渗血,清点器械、纱布无误后,消除气腹丝线缝合各戳孔,酒精纱布覆盖,敷

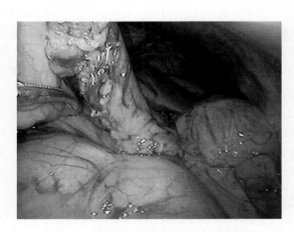

图 32-62　经 Trocar 提出管状胃的远端盲端

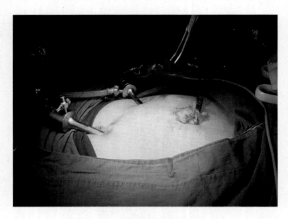

图 32-63　提出管状胃腹壁外观

贴包扎切口。

第七节　腹腔镜胃癌手术并发症防治

腹腔镜胃癌根治术并发症发生率及何时需要中转开腹仍是外科医师所关注的重要问题。目前关于腹腔镜胃癌根治术的手术并发症文献报道不一，日本内镜外科协会调查结果显示腹腔镜辅助远端胃癌根治术并发症发生率及病死率分别为 12%、2%，而开腹胃癌 D2 根治术并发症发生率及术后病死率分别为 10.2%~14.4%、0~1.2%，两组间比较差异无显著性意义。Kiyama 等报道 101 例腹腔镜胃癌根治病人，术后总并发症发生率为 10%。我院前期腹腔镜胃癌根治术报道结果显示，术后总的并发症发生率为 7.9%。

一、腹腔镜胃癌手术中相关并发症

1. 腹腔内出血

(1) 分支血管出血：原因：常见出血部位为：胃十二指肠动脉向十二指肠上段后壁分支；肝总动脉向胰腺上缘分支；胃网膜右静脉与胰头分支；预防措施：术中在进行上述部位操作时，避免钝性分离、撕裂分支血管，使用超声刀离断分支血管（最好使用防波堤技术）。

(2) 主干血管出血：原因：解剖结构变异或术中解剖结构显露不佳，超声刀或电凝钩误损伤；超声刀钳夹不全；血管夹脱落。预防措施：沿正常解剖平面仔细分离、显露主干血管，确认无误后再钳夹、离断血管；正确掌握各种血管夹使用方法。

2. 脾脏撕裂伤　原因：由于部分患者左侧大网膜常与左结肠旁沟和脾脏下极粘连，术中向左侧离

断大网膜，清扫 No.4sb 组淋巴结时，常由于牵拉大网膜导致脾脏下极撕裂伤。预防措施：术中离断左侧大网膜，清扫 No.4sb 组淋巴结时，为了减轻牵拉张力，更好显露，变更手术体位为头高左高位，小心牵拉粘连大网膜。

3. 脾脏下极缺血　原因：离断胃网膜左动脉位置太低，将胃网膜左动脉到脾脏下极分支一并结扎。预防措施：离断胃网膜左动脉在其脾脏下极分支以上结扎。

4. 横结肠损伤　原因：部分患者横结肠冗长，在近肝曲处屈曲打折，十二指肠上段和肝曲横结肠腹膜前筋膜短缩，向右侧切开十二指肠上段和肝曲横结肠腹膜前筋膜时误伤横结肠。预防措施：向右侧切开十二指肠上段和肝曲横结肠腹膜前筋膜时采用锐性和钝性相结合的方法，锐性切开腹膜前筋膜，钝性分离筋膜下疏松组织，将横结肠向下推开。

5. 胰腺损伤　原因：患者肥胖，在清扫 No.6、14v、8a、11p 组淋巴结时误将胰腺组织当成脂肪组织和淋巴结一并切除。预防措施：患者肥胖时，在清扫 No.6、14v、8a、11p 组淋巴结时仔细辨清胰腺上缘和下缘。

6. 胆囊坏疽　原因：清扫 No.12a、12b 组淋巴结时，误伤胆囊动脉。预防措施：胆囊动脉位于胆囊三角以内，行上述淋巴结清扫时，分清解剖结构，避免大束钳夹切断。

7. 结肠系膜损伤　原因：部分患者右侧结肠系膜与胃后壁粘连，向右侧离断大网膜，清扫 No.14v、6、15 组淋巴结时误伤结肠系膜。预防措施：在清扫 No.14v、6、15 组淋巴结时，首先从内侧分离结肠系膜与胃后壁粘连，然后认清结肠中血管，紧贴结肠中血管向胰腺下缘清扫。

二、腹腔镜胃癌手术后近期常见并发症

1. 十二指肠残端瘘　为最常见的并发症。其可能原因为：①切割时，十二指肠上提张力过大，离断后断端退缩，缝合钉脱落；②超声刀对十二指肠壁的热损伤；③输入袢留置长度不合适，导致输入袢不全梗阻，输入袢张力过大（过短导致吻合口成角，过长导致输入袢扭曲，内疝）。

预防方法为：①使用 Endo-cutter 离断十二指肠时，上提张力不宜过大；②超声刀分离十二指肠后壁时，避免损伤十二指肠壁；③输入袢留置长度为 10cm 左右，将空肠系膜缝于中结肠段，避免胃及吻合口缩回左上腹后导致成角；④间断缝合加强十二

指肠残端;⑤胃管置入输入袢;⑥行空肠空肠侧侧吻合(Braun 吻合)。

2. 吻合口并发症　包括吻合口瘘,出血,梗阻。多数文献报道腹腔镜全胃切除术并未增加吻合口并发症的风险。由于吻合器械的进步,手术技术的提高,近年吻合口并发症发生率明显降低。

预防方法为:只要保证吻合口两端组织血供好,无张力,熟练掌握吻合器械使用方法,吻合口并发症极少发生。即使发生,多可通过保守治疗痊愈。

3. 术后腹腔内出血　腹腔镜胃手术后消化道出血与开腹手术的发生率基本一致,腹腔内出血常见原因及预防主要有:①血管断端钛夹松动脱落导致出血;②超声刀处理由主干血管直接分出的分支血管,如胃短动脉时,应用防波堤技术,并且要适当远离动脉主干切断血管,以防术后血压升高冲破凝固块导致出血。

4. 肠粘连、肠梗阻　腹腔镜手术可减少肠粘连、肠梗阻的发生。

5. 急性胰腺炎　常见原因:①各种原因所致的输入袢梗阻导致十二指肠内压增高;②术中能量器械热力或直接损伤。预防方法为:注意输入袢留置长度,避免过长或过短;术中使用超声刀或电钩分离胰腺被膜或周围结构时,尽可能远离胰腺。

6. 淋巴瘘　腹腔镜手术由于超声刀对淋巴管断端具有更佳的凝结效应,可降低术后淋巴瘘的发生。

7. 切口感染　腹腔镜小切口术后感染机会小于开腹手术。

(余佩武　郝迎学)

第三十三章

治疗肥胖症的手术

第一节　肥胖症及其治疗概况

一、肥胖症现状

(一) 肥胖症 (morbid obesity)

正在成为全球性流行病,肥胖是个人为界定的概念。曾经用理想体重(ideal body weight)或体重指数(body mass index, BMI)两个指标来测算每个人体重的范围从而判断是否肥胖及其程度。[理想体重=身高(cm)–105±5%;BMI= 体重 / 身高^2,(以 kg/m^{2}表示)]凡体重超过两个指标的正常范围者便定为超重或肥胖;凡超过理想体重 100 磅或是其两倍,或者 BMI>40kg/m^2 的重度肥胖者(我国则以 BMI>32kg/m^{2}为界)则定为肥胖症。近年来用 BMI 来判断肥胖程度已成为世界各国治疗肥胖症的共识,并逐渐取代了理想体重的使用。我国、亚太地区及欧美各国按 BMI 值划分肥胖程度的具体数值见表 33-1。

表 33-1　国内外用以界定肥胖程度的 BMI 数值 (kg/m^2)

	WHO 标准	亚太地区	我国
正常范围	18.5-24.9	18.5-22.9	18.5-23.9
超重	25-29.9	23-24.9	24-27.9
轻度肥胖		25-29.9	
中度肥胖	30-39.9	30-34.9	≥28
重度肥胖	40-50	≥35	≥32

由于 BMI 在反映不同年龄、性别、种族、职业(如运动员)或疾病(如水肿)情况下的肥胖程度存在一定的局限性,还可结合腰围测定来判断。据大型权威组织统计提出我国男性以 85cm;女性 89cm 作为适宜腰围的切点,可与 BMI 相结合用以判断肥胖者腹部脂肪组织的堆积及相关疾病。

近半个多世纪以来,除非洲地区外,全球正处于肥胖及肥胖相关疾病肆虐的威胁中。据美国 2003 年的统计资料表明:约 2/3(66%)的美国成年人超重,32% 的人肥胖;5% 为重度肥胖。在世界范围内,肥胖人数几乎较 20 年前增长了一倍,目前,全球肥胖者约 30 亿人。我国自改革开放 30 年来,随着人民生活水平的大幅度提高,高脂肪、低碳水化合物膳食摄入量的增加和劳动强度的普遍降低以及体力活动的减少,使超重和肥胖者在城乡各类人群中迅速增长,肥胖问题也正在成为我国卫生保健工作领域中备受关注的热点。据 1992 年第三次全国营养调查(78 704 人)和 2002 年中国居民营养与健康状况调查(209 849 人)的资料,比较 10 年间我国居民超重率和肥胖率的变化表明:2002 年,我国 0 岁以上全人群的超重率与肥胖率分别为 17.6% 和 5.6%,二者之和为 23.2%,已接近总人口的 1/4,共约 2.8 亿人,其中超重者 2.15 亿,肥胖者 6844 万人,与 1992 年比较,10 年间超重率和肥胖率分别上升了 38.6% 和 80.6%,其中,超重和肥胖的患病人数共增加了约 1 亿人,包括超重增加了 7000 万人;肥胖增加了 3000 万人。若单以 18 岁以上的成年人做比较时,2002 年,我国约有 2 亿人超重,6000 万人肥胖,分别较 1992 年增长了 40.7% 和 97.2%。充分显示出超重和肥胖问题已成为影响我国城乡居民健康的重要疾病,因而防治工作迫在眉睫。综上所述,超重和肥胖,目前无论在发达国家还是发展中国家,均呈上升趋势,成为一种全球性流行病。

(二) 肥胖伴随着严重的健康问题

肥胖对健康的影响有三:首先,肥胖较体重指数正常者伴发糖尿病、高血压、睡眠呼吸暂停、充血性心衰、高血脂、中风、冠心病、胆结石、某些肿瘤(子宫内膜、乳腺和结肠癌)、骨关节炎、胃食管返流及脂肪肝的危险明显高于体重指数正常者;其次,由这些疾病引起的并发症甚至病死率在肥胖者中也比体重指数正常者高许多倍。例如,据美国统计资料报道:BMI 35kg/m^2 者的死亡危险约为 BMI 20~25kg/m^{2}者的 2.5 倍;而 BMI>40kg/m^2 者的死亡危险则是 BMI 20~25kg/m^2 者的 10 倍。肥胖症成为继吸烟之后第二位导致病人早死的原因,并被世界卫生组织认定为影响健康的第五大危险因素。第三,超重和肥胖给国家、社会、家庭及个人带来巨大的医疗花费与经济负担。据估计，在发达国家，治疗肥胖的经济成本平均约占卫生总支出的 2%~7%；1998 年，美国用在超重和肥胖相关疾病上的花费约 9620 亿美元，占保健费用的 9.1%。据我国疾病预防控制中心统计资料显示：2002 年中国约有 1.6 亿 18 岁以上的成年人患高血压，比 1991 年增长 31%。预计未来十年还将有更大幅度的增长。而据专家预测我国未来十年，由心脏病、中风和糖尿病等主要非传染性疾病造成的经济损失将达 5000 亿美元。

二、肥胖症治疗概况

（一）减肥治疗的选择

肥胖症的治疗包括非手术和手术治疗两类。前者主要是通过减肥药物降低食欲、配制各种食谱限制热卡摄入、改善不良饮食习惯和增加体育锻炼以达到消耗过多脂肪及降低体重的目的，统称为内科或传统减肥。该治疗因为疗效不高且不持久，因而只适用于超重或轻—中度肥胖者；平均在 3~6 个月内能降低 5%~10% 的多余体重，但必须长期坚持治疗，否则 1~2 年后体重必然会反弹；对重度肥胖者则难以奏效，需靠手术减肥治疗。虽然从 1950 年便有了手术减肥的实践，但在世界各国，真正经过临床总结，达到技术成熟、疗效稳定并得到相关的医疗行政和卫生保险部门认可，并由专业学会进行技术培训和专业管理是在 20 世纪 90 年代。例如1991 年美国国家卫生院（NIH）发布了共识声明，承认减重手术（bariatric surgery, or weight loss surgery）在治疗重症肥胖症的效果。规定 BMI>40kg/m^2 或者 BMI>35kg/m^2 伴有肥胖相关并发症（如糖尿病、高血压或睡眠呼吸暂停综合征等），或者经内科减肥失败、无手术禁忌证者可考虑手术减重。

（二）手术减重的原理与术式

减重手术的设计是基于两种考虑。一种是通过手术影响肥胖者营养物质的吸收而获得体重下降的结果，被称作减少吸收型手术；另一类手术被称作限制摄入型手术，是根据溃疡病病人做了胃切除后，因胃的容积缩小、热卡摄入受限而引起体重下降的事实，而采用的各种缩小胃的容积、限制热量摄入的手术。最早在 20 世纪 50 年代施行的直接把近端空肠与远端回肠在距回盲瓣 45cm 处行端侧吻合的空回肠短路术（jejunoileal bypass, JIB）就是减少吸收型手术的代表。该手术能降低 70% 过多的体重，减重效果很好。但由于肠道严重吸收不良、病人排便

频，可导致术后重度脱水、电解质紊乱、酸中毒、细菌滋生、肾结石、甚至肝功能不全等难以承受的生理紊乱，除极少数病人外，大多数病人被迫改变术式因而已遭淘汰。60、70 年代推出的袢式胃短路术（loop gastric bypass），70、80 年代早期出现的水平式胃成形术或胃分割术（gastric stapling）均属限制摄入型手术。但由于袢式胃短路术后常引起倾倒综合征和碱性反流性胃、食管炎症状，不得不另作修改手术，变胃空肠袢式吻合为 Roux-en-Y 吻合。而水平式胃成形术则由于减肥失败率很高已被放弃。目前仍在使用的限制摄入型手术包括 20 世纪 80 年代采用的垂直束带胃成形术（vertical banded gastroplasty, VBG）及可调节式胃束带术（adjustable gastric banding, AGB）。这种束胃带最初是由手术医生自己在术中用聚丙烯材料缝制而成的，随后便出现了硅胶等材料的产品。手术通过束胃带，能限制胃腔扩张和减慢食物通过，并迅速产生饱感而停止进食，从而因摄食减少引起体重下降，但并不影响营养物质的吸收和不发生前述减少吸收型手术的生理紊乱，因此从 20 世纪 80、90 年代初开展以来成为较风行的减重手术。尤其当腹腔镜手术开展后和 2002 年 FDA 批准了一些专门设计的可调节性束胃带产品在临床应用后，经腹腔镜施行的可调节式束胃带手术（laparoscopic adjustable gastric banding, LAGB）因其操作简便，因而迅速开展起来。国内由于大多由腹腔镜外科医生从事减重手术，故也以 LAGB 术式多见。属于此型手术者还有一种袖状胃切除术（sleeve gastrectomy, SG）。对于重度或超级肥胖者（BMI>60kg/m^2），可选择此手术作为第一期治疗，经过术后观察，再定是否还需二期行其他类型的手术。从 20 世纪 70 年代起，在处理上述手术造成的生理紊乱或并发症中，诞生了第 3 类以限制摄入为主 / 轻微减少吸收；或减少吸收为主 / 轻微限制摄入相结合的综合性手术。Roux-en-Y 胃短路术（Roux-en-Y gastric bypass, RYGB），便属前者；从开始用于修改 JIB 手术到成为一个独立的术式，已成为当今公认减肥手术的金标准。而胆胰旷置 / 十二指肠转位术（biliopancreatic diversion/duodenal switch, BPD/DS）则属于后者。由于该手术有较强的减少营养物质吸收作用，因而减重效果明显，适用于超级肥胖者，对于前述做了一期袖状胃切除术后还需行二期手术的超级肥胖症者 BPD/DS 是最佳的选择。表 33-2 列出了目前临床常用的治疗肥胖症的手术类型及其主要临床效果。

表 33-2　目前治疗肥胖症常用的手术及减重效果

手术类型	手术名称	多余体重降低率（%）
限制型手术	SG	33%~83%
	AGB	50%~60%
	VBG	63%~70%
限制为主 / 轻度减少吸收	RYGB	70%~80%
减少吸收为主 / 轻度限制	BPD/DS	77%~88%

（三）手术与传统减重治疗远期疗效的对比及进展

2004 年瑞典肥胖病人研究组（The Swedish Obese Subjects，SOS）首次发表了一项对 4047 例肥胖病人从 1987 年至 2001 年进行的手术与非手术传统减重远期效果的前瞻、匹配的队列研究。对采用各种减重手术（手术组，2010 例）或非药物性传统治疗（对照组，2037 例）的肥胖者（男性 BMI>34；女性 >38kg/m²）进行了 2 年（共 4047 例）至 10 年（共 1703 例）的随访（随访率 99.9%）观察并比较两种治疗的远期疗效。结果证明：①手术减重不但效果明显优于传统治疗且疗效持久。例如对照组在治疗 6 个月时达到体重下降的最大值，平均约下降治疗前体重的 1%；至 2 年时反而上升 0.1%；10 年时上升 1.6%。而手术组体重下降的最大值在术后一年时，依手术类型不同其下降的范围在 20%~38% 之间，均显著优于对照组。随访至 2 年时，平均下降值约 23.4%；至 10 年时，仍维持在平均下降 16.3% 的水平。②减重手术中，以胃肠短路手术的降体重效果最好，VBG 其次，AGB 较弱，随访至一年时依次平均下降治疗前体重的 38%、26% 和 21%；10 年时下降 25%、16.5%，和 13.2%。③在完成 10 年随访的肥胖者中，对照组体重下降≥20% 治疗前体重者只占 3.8%，明显低于手术组（分别占胃分流术组 73.5%，VBG 组 35.2% 和束胃带组 27.6%）。④减肥治疗使手术组病人术前的高血糖、高尿酸、高甘油三酯血症及低密度脂蛋白和收缩压升高等异常在随访 2 年和 10 年时均较对照组有显著好转；但血清总胆固醇升高和高舒张压的改善不够明显。⑤随访 10 年时，对照组死亡 129 人，手术组 101 人，最常见的死因是心肌梗死和肿瘤。以上结果说明：手术作为一种治疗肥胖症的方式，不但其长期效果明显优于非手术治疗；而且还有缓解甚至治疗肥胖症常见的并存疾病如糖尿病、痛风及高血脂的趋势，且并不增加死亡率。在此基础上，近年来，陆续观察到施行 RYGB 或其他胃肠旁路手术对于合并糖尿病的肥胖者，术后除得到体重减轻的效果外，还显示出抗糖尿病的作用；甚至在手术后早期体重尚未减轻之前（例如 RYGB 术后 3 天，其他手术后 1 个月内），已看到糖尿病病情的缓解（血糖值下降）和较早的药物停用；手术是否与胰岛 B 细胞功能提高或胰岛素抵抗改善或其他机制有关尚待进一步的了解。2008 年，澳大利亚学者报道了他们为期两年的一组随机对照研究，对两年内确诊患 2 型糖尿病的肥胖者（BMI=30~40kg/m²），随机施行 LAGB 术加传统减肥药物 / 锻炼治疗，或单纯减肥药物 / 锻炼治疗 2 年后的病情变化。结果证实手术组病人糖尿病病情的完全缓解率（73%）明显高于传统治疗组（13%），血糖、糖化血红蛋白水平、胰岛素抵抗、降糖药物用量和代谢综合征指标等较大幅度的降低，而并无严重手术并发症发生。由于两组除手术外治疗相同，而 LAGB 手术属于缩小胃体积和限制进食量性质，治疗结果除糖尿病病情的显著变化外，手术组体重降低（20.7%）明显优于传统治疗组（1.7%），似乎提示对于病程较短的轻型糖尿病人，LAGB 术后的病情缓解主要归因于体重减轻。由此不但使减重手术的临床价值受到外科学界的高度重视；也使糖尿病的治疗理念受到极大冲击，因此有人提议将减肥外科更名为代谢外科，成为 21 世纪外科领域的一个重大事件。

第二节　常用各种减重手术

从表 33-2 多余体重降低率显示出：以两种类型相结合的手术效果似乎比单纯一种类型的手术要好。手术操作从 20 世纪 90 年代以来已从大多数采取开腹手术转变到基本选用腹腔镜下操作。本节拟对其中最常用的两种手术做开腹和腹腔镜下操作的具体介绍，其余均只介绍腹腔镜下的操作，以适应目前的实际需要。

一、开腹减重手术

【手术适应证】

由中华医学会外科学分会下属的内分泌、腹腔镜与内镜，胃肠外科及外科手术学学组根据国外的经验，结合我国的国情，于 2007 年制定了《中国肥胖病外科治疗指南》。规定凡有以下 1~3 之一者，同时具有 4~7 情况时，适宜手术治疗。

1. 确认合并单纯脂肪过剩相关的代谢紊乱综合征　如 2 型糖尿病、心血管疾病、脂肪肝、脂代谢紊乱、睡眠呼吸暂停综合征等，且预测减重有利于治疗。

2. 腰围　男性≥90cm，女性≥80cm；血脂检测：甘油三酯≥1.7mmol/L 和（或）空腹血高密度脂蛋白胆固醇：男性 <0.9mmol/L；女性 <1.0mmol/L。

3. 体重连续增加 5 年以上，BMI ≥32kg/m²。

4. 15~65 岁。

5. 非手术治疗无效或不能耐受者。

6. 无酒精、或药物依赖者。

7. 了解手术及其潜在并发症风险，对术后生活方式、饮食习惯改变理解，并能积极配合术后随访。

【手术前评估】

减重手术前的评估包括两方面：一方面是对病人是否适宜手术及其并存疾病的情况进行评估；另一方面是和其他腹部大型手术同样的常规评估，可参照其他胃肠手术进行。本节主要介绍第一方面的要点。

1. 要组成多学科团队对病人进行评估　团队应包括外科医生、麻醉师、营养师、护士、精神科医生和 / 或心理学者以及心脏、呼吸、消化、内分泌等学科的专家，通过交谈、问卷、授课及各项专科检查后，对病人的精神、心理状况，要求手术的决心与信心，对手术治疗后的获益与风险及手术对病人饮食习惯、生活方式影响的理解程度和存在的特殊问题等，经过评估后共同确定手术的适宜性。

2. 评估可能并存疾病

（1）心血管系统：术前除应了解有无胸痛史、发作与活动的关系外，必要时应行心电图、超声心动及心功能试验。

（2）呼吸系统：在常规动脉血气及呼吸功能检测之外，对有驾驶中、工作时不自觉入睡或一夜睡眠后仍感十分疲劳者，或有打鼾史或睡眠中有呼吸困难者，要作睡眠试验除外睡眠呼吸暂停综合征。若确诊者，术后睡眠时应使用专门的气道正压通气装置，以防缺氧。

（3）肾功能：应常规检测血清肌酐必要时施行影像学检查除外器质性病变。

（4）代谢紊乱：均可通过血液检测明确各种高脂血症和 2 型糖尿病的有无，并给予治疗，积极纠正，以降低手术并发症。

（5）消化系统：由于肥胖症术前合并胆结石或术后减重期间发生胆结石的比例均较高，而术后发现时又可能受手术类型的限制不易处理，因此术前应常规行腹部超声检查确定结石的有无，若术前已存在胆结石，大多数外科医生主张同时行胆囊切除术。对术前无胆结石、拟行减少吸收型手术者，因术后胆石发生率很高，故认为预防性胆囊切除术做为该类减重手术的一部分是合理的，而行限制摄入型手术者，建议术后除定期超声筛查外，应予熊去氧胆酸 300mg，bid 服用 6 周。此外还应对有胃、食管反流症状者常规做上消化道内镜检查以确定 GERD 诊断并排除 Barrett 食管及裂孔疝。

（6）其他问题：①术前是否合并脐疝或腹部疝，术前应讨论该病人的手术切口、入路及对疝的处理意见。②预防深静脉及肺栓塞的措施：动员病人多活动，手术中使用弹力袜，围手术期肝素抗凝及必要时下腔静脉内放置滤器等。③抗生素种类和剂量的选择等。

（一）Roux-en-Y 胃短路术

Roux-en-Y 胃短路术（Roux-en-Y gastric bypass，RYGB）是一种以限制摄入为主 / 轻微减少吸收的混合型手术。前者体现在缩小胃的容积；后者则由旷置部分小肠而实现。本手术包括三部分：①制造一个容积在 15~30ml、与远端胃完全分开的近端小胃囊（可为水平位或垂直位）；②确定 Roux 空肠壁的选取点及长度；③完成胃小囊与 Roux 空肠壁的吻合，吻合口直径应 <12mm。具体操作如下：

1. 切口　上腹正中剑突至脐切口。

2. 步骤　进入腹腔后，可使用腹部自动拉钩及肝脏拉钩以牵开肝左叶、显露胃与食管的结合部。常规探查无手术禁忌证后，在食管 - 贲门结合部左侧的胃角处仔细观察有一个后腹膜的薄弱区，可经此处轻轻插入示指到食管 - 贲门后方进行轻柔的钝性分离，从左向右分离到小弯侧胃 - 食管结合部以下 2.5~3.0cm 处将手指尖露出。注意动作必须轻柔，不得损伤位于该处的胃左动脉上行分支以保证胃近端的血供，也可用锐性分离的办法，沿着胃上部小弯侧仔细结扎脾动脉到胃的分支约 2cm 距离，以便制造一个开口。目的同样是在食管胃结合部的后方开辟一个空间以便插入线形闭合切割器，制造近端的小胃囊［图 33-1（1）］。通常用能产生 4 排钉子的 B 型 90mm 线形闭合切割器（TA90B stpler）由与之连接的尿管引导通过上述空间，制造一个主要位于小弯侧、4cm 宽、1.5cm 高、约拇指大小的小胃囊（容积约 20~30ml），与主要位于大弯侧的远端胃完全分开，并用缝线加固闭合端。然后在距 Treitz 韧带 15~100cm 处横断空肠，取远端空肠与小胃囊行侧侧吻合，成为 Roux 臂。该吻合可以按照手术医生的习惯及组织的张力选择在结肠前或结肠后，胃前或胃后施行；通常使用肠吻合器（EEA）完成。可

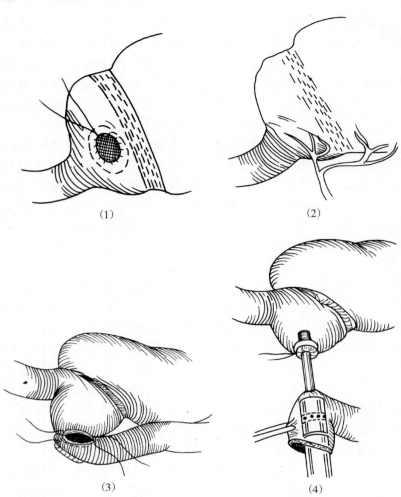

（1）　　　　　　　（2）

（3）　　　　　　　（4）

图 33-1　RYGB 手术步骤说明
（1）注意保存胃左动脉上行分支，以确保近端胃囊的血供;（2）在近端微囊前壁中央切开、扩张并留置荷包缝合线;（3）从远端空肠口放入 EEA 吻合器的钉座，从距末端 2~3cm 的对系膜缘处穿出再植入胃囊上的荷包缝合口内，收紧并结扎荷包缝合;（4）浆肌层间断缝合加固胃空肠吻合口

先在小胃囊的中心用电刀切开一个小孔，然后用大号止血钳轻轻扩张至 EEA 的头端能够插入其内的大小。随后用 3-0 聚丙烯缝线在胃囊开口处距边缘约 3~4mm 处做荷包缝合 [图 33-1（2）]，注意需针距均匀、每针大小相等，至少需缝 12 针，以免荷包收紧时黏膜外翻。然后从远端空肠的断端处放入 EEA stpler 的钉座部分使其在距空肠末端 2~3cm 的对系膜缘处穿出，装上头端的帽盖后插入胃囊上的荷包缝合口内收紧并结扎 [图 33-1（3）]。将 EEA stapler 在保持轻度向空肠侧施压下收紧，检查胃囊处无黏膜外翻后击发，完成胃空肠吻合。注意吻合口的直径必须在 12mm 以下（可容示指尖通过）。退出吻合器后要将其打开，检查留在其中已被切除的圆形组织片是否完整。也可伸进示指尖对吻合口的大小及完整性进行检查，还可请麻醉师从胃管内注入 30~40ml 亚甲蓝溶液后夹闭胃管，手术者检查手术野有无蓝色液体渗出。如无缺损便可将留置的胃管拉到吻合口的空肠端，并用 3-0 丝线围绕吻合口做浆肌层缝合 6~7 针以减轻吻合口处的张力 [图 33-1（4）]。随后可

用 TA-55 线形闭合切割器关闭空肠断端。最后再将近端空肠与 Roux 臂在胃空肠吻合口以下 75~150cm 处用 GIA 和 TA-55 行空肠 - 空肠端侧吻合术。该长度的选择决定病人术后减少吸收作用的强弱，长度越长，旷置的小肠越多，减少吸收的作用越强。手术结束后，应关闭肠系膜、后腹膜上的开口以免发生内疝。随后逐层缝合关腹，结束手术。

3. 注意事项　①要注意保存胃左动脉上行的分支，以保证小胃囊的血供;②要确保小胃囊的容积及近、远端胃的完全分割;③要注意胃空肠吻合口的直径;④恰当选择 Roux 臂的长度。

4. 手术常见并发症　本节仅对渗漏、出血及倾倒综合征的发生及处理作简要讨论如下（表 33-3）。

表 33-3　RYGB 术后常见的并发症

并发症	发生率（%）
胃肠渗漏	0.7~5.1
出血	0.8~4.4
狭窄	8~19

并发症	发生率（%）
边缘溃疡	0.7~5.1
肠梗阻	0.2~4.5
倾倒综合征	50
伤口感染（开放手术）	13
切口疝（开放手术）	35

（续表，右上角）

（1）胃肠渗漏：大多数发生于术后 7 天之内，其余的在 28 天之内。死亡率可达 30%。最早出现的症状是心率增快（>120/ 分）和呼吸功能受损。组织缺血是引起渗漏的主要危险因素。可疑者要采取影像检查，对确诊者或虽未找到渗漏部位，心律仍持续增快，经过检查已排除器质性心脏病变且通过胃肠减压、保守观察，一般情况逐渐加重者，均应施行手术探查。应当行一期修复、腹腔引流术。

（2）出血：要注意发生的时间和性质。术后立即发生的大出血多需要立即手术止血，而表现为黑便、呕血、HCT↓者，多提示为腔内出血，大多与切割吻合器缘出血有关，有可能通过保守疗法得到控制包括液体复苏、输血、停用抗凝药物及给止血药等。必要时仍应经内镜下对胃肠吻合口出血点止血或经腹腔镜或开腹行腹腔出血点止血。

（3）倾倒综合征：有两种类型。一种发生于进餐后 15~30 分钟出现腹部绞痛、大量腹泻、胀气、恶心、眩晕及心率增快。另一种发生于进餐后 2~3 小时。表现为出汗、虚弱、疲劳及眩晕等低血糖症状。治疗包括除调节食物摄入，避免甜、酸味及营养丰富的饮料外，还要改变进食习惯（少量、多餐、餐后平卧）及食品类别（多吃质地干燥的食品，少喝汤、食物不要过热或过冷）等。对于第二种症者，若经上述治疗不能缓解时，还可给予葡萄糖苷酶抑制剂（arcabose）单用或与钙拮抗剂（verapamil）及生长抑素八肽联合治疗。同时应进一步检查除外胰岛细胞增生症。此外，倾倒综合征的存在及治疗也有利于减重手术的处理，因此，有人说是一种期待的并发症。

（二）袖状胃切除术

袖状胃切除术（sleeve gastrectomy，SG）以纵向切除大弯侧的大部分胃（约 75%~80%）、保留沿胃小弯走行包括胃窦、幽门沿向近端十二指肠，构成一个如衣袖状、直径可容 60Fr 导管或胃镜通过、容积约 100~200ml 的小胃为特征，故而得名。此外，除切除大弯侧胃、制造袖状小胃外，本手术不改变胃肠道的走行。目前，该手术既可在治疗重症肥胖症时作为可分期施行的十二指肠转位术的第一部分，也可作为一种纯限制摄入型的手术，独立用于一般肥胖症者。有意义的是该手术除有限制食物摄入的作用外，还像减少吸收型手术一样，对病人的食欲及进食行为产生影响，具体表现在术后食欲刺激素（ghrelin）水平显著降低，因而手术后的减重效果与兼有限制摄入和减少吸收作用的 RYGB 手术相近。此外，该手术还特别有益于合并炎性肠病、需要抗炎治疗的肥胖者。

1. 切口　上腹正中剑突至脐切口，必要时可延长绕至脐下。

2. 步骤　进入腹腔常规探查，无异常情况后，使用固定在手术台上的腹部自动拉钩及肝脏拉钩以牵开肝左叶、显露胃大弯侧。按胃切除手术步骤首先分离大网膜的前后层，避免损伤结肠的血供。然后游离大弯侧系膜，从幽门处开始，分组结扎胃网膜右及胃网膜左动脉到胃大弯侧的分支。然后注意用纱垫保护脾脏，用手轻轻托起，结扎胃脾韧带及来自脾动脉的胃短血管。向上直至左侧膈脚。游离完毕后，使用线性闭合切割器从距幽门 4~8cm 处向上，沿着胃的纵轴、平行于胃小弯、紧靠着胃腔内的 46~60Fr 探针（术中由麻醉师协助经口放置在小弯侧胃腔内），连续击发，直至 His 胃角处，完成袖状小胃的形成。然后仔细检查闭合的边缘有无活动出血，可予以缝扎或使用纤维蛋白胶止血，还可将胶涂在小胃的前壁以预防与肝的粘连。在小胃的金属闭合边缘处留置引流管后逐层缝合，结束手术。

3. 注意事项　①仔细处理大弯侧的血管，保护好脾脏；②手术后认真检查闭合缘的出血点并认真止血；③腹腔引流管可依引流量变化在术后第 2~7 天拔除；④术后第 1~2 天经吞稀钡检查无渗漏后，可开始进流食。

4. 手术常见的并发症　包括①出血：主要发生在金属钉的闭合缘。发生率约 0%~6.4%。可能因胃壁较厚使用的线性闭合器较大、钉距稍宽所致，因此多数作者建议要对闭合缘用缝线加固、或用纤维蛋白胶封闭，预防出血。由于缝线加固有引起胃出口狭窄的危险，故目前多数使用纤维蛋白胶封闭。②渗漏：袖状胃切除作为一期手术发生渗漏的几率约 1.4%；若作为其他手术失败而改作二期手术则可达 6.25%。渗漏多见于 His 胃角处，由于该处的胃组织较薄弱，故有作者建议在切除大弯侧胃、封闭此处时，改用较小号的闭合钉并且不要距离食管胃结合部太近。③狭窄：发生率约 0.7%。大多见于 His 胃角处。病人若出现咽下困难、呕吐、反流、不能进食及脱水时,应行上消化道造影以确诊。通常可行内镜下扩张治疗;若狭窄环太小及狭窄段太长时,则需经手术解除狭窄包括转变成其他手术如 RYGB 或经腹腔镜行狭窄段浆肌层切开术缓解症状。

二、经腹腔镜减重手术

(一) 腹腔镜 Roux-en-Y 分流术 (Laparoscopic Roux-en-Y Gastric Bypass, LRYGB)

1. 穿刺套管的安置(图 33-2)。

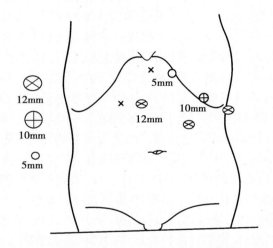

图 33-2　腹腔镜 Roux-en-Y 术穿刺套管的安置部位

2. 手术步骤

(1) 患者取平卧位或反 Trendelenberg 位,术者站于患者两腿之间或右侧,第一助手立于患者左侧。

(2) 造气腹后,用超声刀在胃左动脉第二分支以外分离肝胃韧带,在浆肌层和迷走神经胃后支之间分离胃后壁。分离后用线形闭合切割器距胃食管交界处 1cm 将胃底部横行离断,造成一个 10~30ml 的小胃(图 33-3)。

(3) 提起大网膜和横结肠找到 Treitz 韧带,将一根 50cm 长的布带经套管送入腹腔,测量 Treitz 韧带以下的肠袢及 Roux 肠袢长度。据美国医生的经验,40 <BMI<50 的患者 Roux 肠袢长度为 75cm,BMI>50 的患者 Roux 肠袢长度为 150cm。距 Treitz 韧带 15~50cm 处,用线形闭合切割器切断空肠后,在其远端 100~150cm 处用缝线标记。将圆形吻合器的底钉座中心轴插入并固定于胃管的开放端,由麻醉师将胃管插入胃内。用超声刀在小胃闭合端切开一小口,将胃管拉出并经左上腹套管拉出体

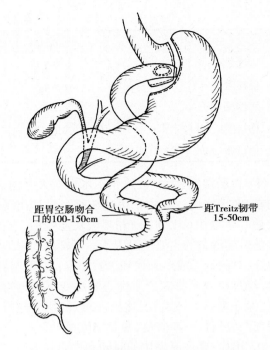

图 33-3　腹腔镜 Roux-en-Y 术示意图

外。离断胃管与底钉座,底钉座留在小胃内。将空肠远端经横结肠系膜造口在横结肠后上方提出,以备与小残胃吻合。将 25mm 环型吻合器由扩大的腹壁切口置入腹腔并由空肠远断端伸入肠管 5cm,钉头从肠系膜对侧肠壁穿出,取出钉头后收紧吻合器两端,完成小残胃 - 空肠吻合。取出吻合器,在 150cm 标记处用线形闭合切割器行空肠 - 空肠吻合(图 33-3)。肠钳暂时夹闭 Roux 肠袢,经鼻胃管注入 5ml 美蓝溶液检查吻合口有无渗漏。如有渗漏则缝合加强。最后,缝合横结肠系膜裂口以避免发生内疝。

(4) 用超声刀在空肠远端标记处和近端空肠拟吻合处各切一小口,用线形闭合切割器做侧侧吻合。取出吻合器后局部用丝线缝合加强,在两个吻合口周围均放置引流管,缝闭戳口。

3. 注意事项　①必要时使用止痛剂,应用抗生素预防感染;②术后第 2 或第 3 天用消化道水溶性造影剂行消化道造影检查吻合口情况。③患者无吻合口漏,术后第 3 天左右可进流食后即可出院。④术后第 1 年内每 3 个月门诊复查,1 年后每年复查一次。⑤医生也应坚持电话随访并给予营养方面的指导和建议。

4. 常见并发症　术后最常见的并发症有胃空肠吻合口狭窄(8.9%)、肠梗阻(7.3%)、胃肠道出血(4%);其余的有胆囊结石(2.8%)、吻合口漏(1.6%)、

残胃穿孔（0.8%）。此外还有消化性溃疡、急性胃扩张、腹内疝、戳口疝、术口感染等。值得注意的是术后肺栓塞、呼吸衰竭、下肢深静脉血栓形成及下肢骨室筋膜综合征，虽然发生率很低，却很危险。远期并发症则主要是营养不良。

此外，有的专家对 LRGB 进行了改进，即腹腔镜迷你胃旁路术（laparoscopic mini-gastric bypass，LMGB）。该术式是先用线形闭合切割器从胃窦部到 His 角距胃小弯 1.5cm 处离断胃体，在胃小弯侧形成一狭长的管状胃，再在距 Trietz 韧带约 200cm 处行小肠与管状胃的端侧吻合。

（二）腹腔镜可调式胃束带术（Laparoscopic Adjustabale Gastric Band，LAGB）

1. 穿刺套管的安置（图 33-4）

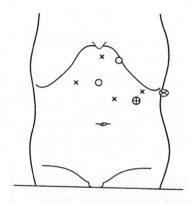

图 33-4　腹腔镜可调式胃束带术穿刺套管的安置部位

2. 手术步骤　采用气管插管全麻。患者平卧，头抬高 20°~30°，两腿分开约 30°。术者位于患者两腿之间，扶镜手位于患者右侧，另一助手位于患者左侧，器械护士位于患者左足处。

常规建立气腹后采用 4~5 孔法技术操作。观察孔（10mm）一般在脐左上方 6~8cm 处（可通过光学镜长度与观察孔至贲门距离进行调整）。主操作孔（12mm）在左锁骨中线肋缘下 3~4cm，2 个辅助操作孔（5mm）在右锁骨中线肋缘下 2cm 及剑突下（图 33-4）。

牵开肝左外叶，向下方牵开胃底，使胃膈韧带保持一定张力。以超声刀或电刀在脾上极及贲门连线中点（或左侧膈肌脚左缘）切开浆膜，开一小窗。在胃底部小弯侧远离胃壁切开小网膜无血管区，暴露右侧膈肌脚。距贲门 2cm 处自右侧膈肌脚浅面开始在胃后壁后方抬起胃壁向贲门切迹方向仔细分离。以可旋转分离钳自小弯侧进入胃后壁，轻柔向大弯侧推进，从大弯侧开窗处穿出，建立胃后隧道。

以 20ml 注射器将胃束带内空气排空，通过扩大为 15mm 的主操作孔将胃束带送入腹腔。用可旋转分离钳将胃束带自大弯侧向左拖曳自小弯侧穿出，使胃束带放置在胃后隧道中。将胃束带两端对接并上扣，使之在胃周形成环绕。以 2-0 不可吸收线将胃束带上下方的胃前壁间断缝合 2~3 针。靠大弯侧 1 针缝合在左侧膈肌脚上，使胃束带胃壁固定在一起以防止滑脱。将硅胶管自主操作孔引出，调整留于腹腔内的长度后与注水泵连接。将注水泵埋植固定在左上腹部腹直肌前鞘前面（图 33-5）。检查无戳口出血后解除气腹，缝合戳口。

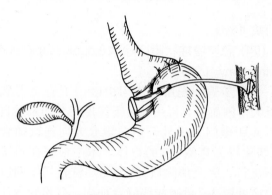

图 33-5　腹腔镜可调式胃束带术示意图

（三）腹腔镜垂直胃成形术（Laparoscopic Vertical Banded Gastroplasty，LVBG）

该术式曾被欧洲医学界誉为治疗病态肥胖症的黄金术式，在很长一段时间成为减肥手术的首选。胃小弯具有胃壁较厚、不易发生扩张的特点，应用闭合切割器沿胃小弯侧将胃分为两部分，并在出口处应用束带环扎。

1. 穿刺套管的安置　同胃束带术。

2. 手术步骤　用圆形吻合器在贲门下距小弯数厘米处的胃壁上开窗。以线形闭合切割器分隔胃腔，在胃小弯侧构造了一个垂直的管状胃囊。术中注入生理盐水并测量胃囊内静水压以确定囊腔的容积，并在其出口处用补片环形包绕，以防出口扩张（图 33-6）。

该手术的关键技术是胃囊容积、胃腔分隔及输出口的固定。手术中不可使胃壁紧裹胃管以防囊腔过小和术后梗阻。术中测量静水压应在 70cm 水柱以下以保证囊腔容积小于 20ml。应用线形闭合切割器分隔胃腔可以减少钉合线松脱的发生率。输出口用束带固定，可以延缓食物的排空，使饱感持续较长的时间。即使小弯侧胃壁发生扩张，仍可保持一

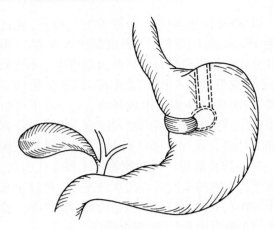

图 33-6　腹腔镜垂直胃成形术的示意图

定的减重效果。

（四）腹腔镜袖状胃切除术（Laparoscopic Sleeve Gastrectomy, LSG）

手术步骤　先用超声刀由幽门下直至胃底游离胃大弯侧血管。再用腔镜下线形闭合切割器自胃大弯侧距幽门 5cm 处开始向胃底方向连续闭合切割，切除胃大弯侧 3/5 的胃体。术中最好在胃镜引导下进行。完全切除后，两个相邻钉仓切缘间以及有出血处以 3-0 可吸收线缝合加固。残胃腔内注入美蓝溶液检查有无渗漏（图 33-7）。

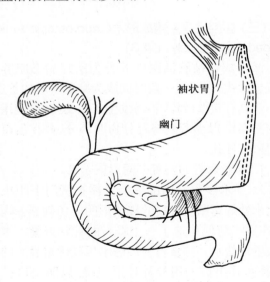

图 33-7　腹腔镜袖状胃切除术的示意图

（五）胆胰转流术（Biliopancreatic Diversion, BPD）

20 世纪 70 年代出现了胆胰转流术，即切除远端胃，在距回盲瓣 250cm 处切断。取其远端与残胃吻合，近端与距回盲瓣上方 50cm 处切断的远端吻合，距回盲瓣上方 50cm 处切断的近端与低位的空肠做端侧吻合（图 33-8）。

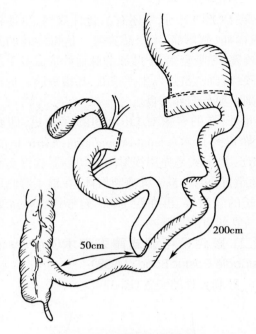

图 33-8　胆胰转流术示意图

这一胆胰转流术也称为 Scopinaro 手术，后又进行了不少改良。虽然转流小肠内有胆胰液，使食物潴留或细菌繁殖减少，但仍有腹泻、排气、贫血、吻合口溃疡、骨质脱矿物质和蛋白质吸收不良等并发症。

（六）胆胰转流加十二指肠转位术（biliopancreatic diversion with duodenal switch, BPDDS）

Marceau 等（1993 年）首先提出了胆胰转流加十二指肠转位术（图 33-9）。之后广泛应用于美国和加拿大，改进点主要有：

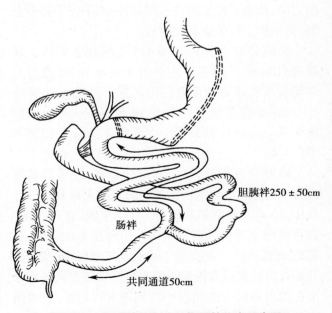

图 33-9　胆胰转流加十二指肠转位术示意图

（1）改变 BPD 手术中的水平位远端半胃切除，代之以纵向切除 2/3 大弯侧胃的袖状胃切除（见开腹及腹腔镜袖状胃切除部分）。

（2）保留幽门。

（3）从十二指肠第一部分处切断，其近端与距回盲瓣 250cm 处切断的远端小肠行十二至肠 - 回肠吻合，十二指肠远端用吻合器闭合。距回盲瓣上方 250cm 处切断的近端小肠则与距回盲瓣上方 100cm 处的回肠作端侧吻合，形成 100cm 长的共同通道。

（4）现在已不用切断十二指肠的方法，直接用吻合器操作。

（祝学光　王　远　王秋生）

第三十四章

十二指肠手术

第一节　肠系膜血管压迫综合征手术

一、概述

外科临床中常遇一组表现为上消化道不同程度通过障碍的病人,术中或尸检发现是由于肠系膜上动脉静脉或其分支(如结肠中动脉、静脉)压迫了十二指肠第三段所致。这种情况曾称为十二指肠血管压迫综合征、十二指肠血管性压迫症、肠系膜上动脉十二指肠压迫症及 Wilkie 病等。其临床症状不易自行好转,常须外科手术治疗。

最早 Rokitansky 于 1861 年描述本病的症状,1927 年 Wilkie 报告 75 例,而后 Barner 和 Sherman 综合世界文献 281 例,才引起人们的注意。本病并非罕见,只是一部分患者病情较轻,或是通过姿势改变后症状缓解而未加留意而已。本病常分为两类,一类为年轻女性,身体变弱,病因不明,约占 3/4;另一类与年龄无关,常发生在全身烧伤或损伤后仰卧固定后引起,并常致急性胃扩张或吸入性肺炎。

二、解剖概要和致病原因

在胚胎发育第 5 周时,小肠超出其他部分,特别是腹壁的生长速度,进入小肠拉长期,这使得肠管膨出到脐带外,通过卵黄管与卵黄囊相通(图 34-1)。随后小肠的头端,包括十二指肠和部分空肠,穿出前腹壁的脐环,并沿着其供应血管肠系膜上动脉为轴心,向未来的结肠右侧作逆时针方向扭转 90°(图 34-2)。在胚胎 10 周时,脐带中肠管又开始返回腹腔,头端的十二指肠最先返回,在返回过程中同时扭转,使之位于肠系膜上动脉左后下方,尾端的结肠最后返回,位于肠系膜上动脉的前方(图 34-3)。到了新生儿出生不久,肠管的扭转即先完成。

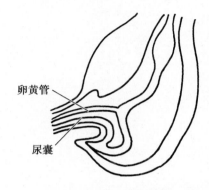

图 34-1　小肠的发育,膨出脐带外

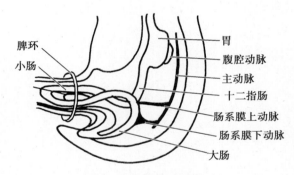

图 34-2　逆时针扭转 90°

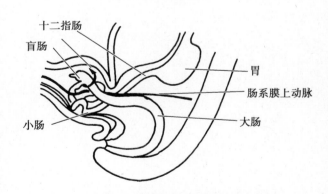

图 34-3　返回腹腔,位于肠系膜上动脉前后

到了成人后,肠系膜上动脉与主动脉之间形成了一个夹角,而十二指肠第三段正好在夹角中横穿过(图 34-4)。一部分病人因以下原因即可使此夹角变窄,压迫十二指肠而致病。①小肠重量较重,将肠系膜上动脉向下牵拉;②肠系膜上动脉解剖学变异,

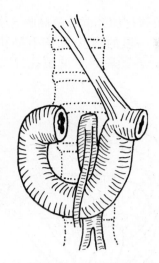

图 34-4　成人后，十二指肠在夹角中穿孔

靠近主动脉使夹角变小；③十二指肠第 3 部后方的腰扭明显前突；④十二指肠悬韧带（Treitz 韧带）过于短缩而拉紧。

一般成年正常人此夹角的度数平均为 41.25°，范围是 20°~70°；如患病后此夹角均缩小到 10°~20°。这种疾病病人的十二指肠悬韧带的长度由正常的 10cm 平均短缩至 2~3cm。此外非但是肠系膜上动脉，其分支结肠中动脉或伴行的较粗的肠系膜上静脉。亦可构成压迫十二指肠的原因（图 34-5）。

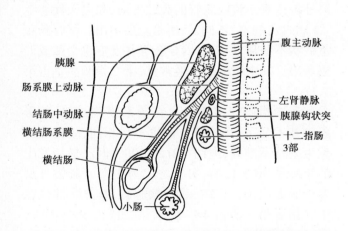

图 34-5　肠系膜上动脉、结肠中动脉与主动脉间形成夹角

此外病人的体质如较虚弱，饮食习惯如惧食等，也是致病原因所在。

三、外科手术治疗

【适应证】

约有 75% 的病人因症状较重，影响生活而需外科手术治疗，有的还需二次手术才能解除症状。

从发病学观点看，手术目的是切断缩短的十二指肠悬韧带，使十二指肠第三段抗解向下，狭小的夹角就不再会紧压十二指肠。但又因由此造成局部渗血粘连仍会收紧十二指肠悬韧带症状仍可复发，对这类病人应行十二指肠空肠吻合术，目前短路吻合术约占全部手术的 70%，这种手术术后可使 82% 的病例克服症状。

对于各个具体病例来讲，症状轻者可行内科对症和营养支持治疗；症状较重，内科治疗无效者可行手术治疗。

【术前准备】

1. 对病情较重，营养较差的病人应改善全身情况，纠正水和电解质紊乱，给予肠外或肠内营养支持。

2. 术前置鼻胃管行洗胃和减压。

【手术步骤】

1. Treitz 韧带松解术　剖入腹腔后，将横结肠及其系膜向上牵开，同时提起空肠起始部，显出其下方位于横结肠系膜根部的 Treitz 韧带，可见此韧带较紧，压迫了十二指肠，用组织剪剪开此韧带及其后面的腹膜，轻轻分离十二指肠空肠曲，使之向下游离，直到十二指肠第三部不再受压为止，然后仔细止血清洗术野，缝合腹膜切口（图 34-6）。

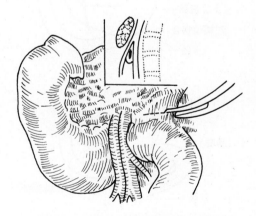

图 34-6　剪开 Treitz 韧带，使之松解

2. 十二指肠空肠侧侧吻合术　剖入腹腔后，先将横结肠及其系膜向上牵引，显露出横结肠系膜根部，在结肠中动脉右侧的无血管区切开后腹膜，这是可显出十二指肠第三部可见其明显扩张。此时将 Treitz 韧带下方的空肠拉上，与十二指肠行侧侧吻合术，吻合口约 4~5cm 即可，内全层、外浆肌层间断缝合，完成吻合后需将横结肠系膜切口的裂孔与十二指肠壁固定缝合，以防形成内疝（图 34-7）。

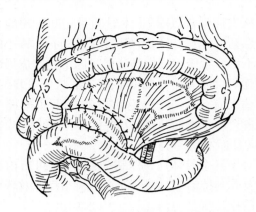

图 34-7　十二指肠空肠侧侧吻合术

进行这一手术时可同时切断松解短缩的 Treitz 韧带。

这种十二指肠空肠侧侧吻合术的远段肠管（空肠）是逆向蠕动的，易造成术后返流或因肠管扩张引起的腹胀腹痛症状，所以可将逆蠕动吻合法改为顺蠕动吻合法，即将远段空肠先拉向右上腹使之绕一弯后，再与十二指肠行侧侧吻合术，这样近远两段肠管均为同一方向蠕动，术后效果较为满意（图 34-8）。

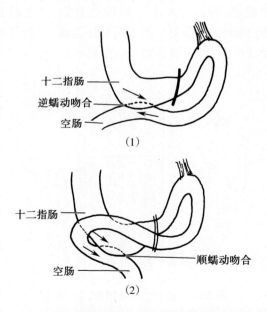

图 34-8　将十二指肠空肠吻合从逆蠕动改为顺蠕动吻合

3. 十二指肠空肠 Roux-en-Y 吻合术　为了防止吻合后的返流，还可行 Roux-en-Y 式手术，即在显露出十二指肠第三部和空肠，起始部后，于 Treitz 韧带远端 15cm 处切断空肠，同时将肠系膜游离和延长，再将空肠远端提上与十二指肠第三部行侧侧吻合术，而空肠断端与远段空肠行侧侧吻合术，吻合口约距十二指肠空肠吻合口 15cm 左右；还须注意 此

吻合口的上角须行加针缝合两侧肠管浆膜 3~5 针，使之形成平行一段的构形，更有利防止返流现象。还须注意闭合各肠段后方的裂孔，防止内疝形成（图 34-9）。

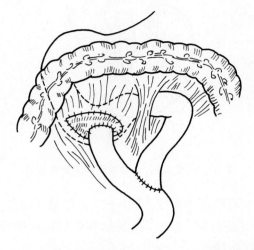

图 34-9　十二指肠空肠 Roux-en-Y 吻合术

第二节　十二指肠憩室手术

一、概述

小肠憩室包括肠壁各层的一部分突出至浆膜层外抵达肠系膜或肠管的腹腔方向，与先天性憩室（如 Meckel 憩室）不同，后者是全层突出。尽管肠憩室症状不明显，但有时因穿孔等并发症也会酿成严重后果。其中结肠憩室最常见，十二指肠憩室占第二位。

十二指肠憩室多发生在肠系膜侧，不易用影象学技术显示，且检查方法也不尽相同，故其确切发生率常不准确，大约在 0.2%~20% 间。最易发生的年龄是 50 岁以后，男女之比为 2：1。肠腔外型多于肠腔内型，且多在靠近胰腺侧，其分布部位在十二指肠第一段占 4%~12%，第二段占 56%~80%，第三、四段共占 4%~36%（图 34-9）。大约有 2/3~3/4 的十二指肠憩室发生在壶腹周围 2cm 范围内，且大多在壶腹部上缘，绝大多数在十二指肠内侧壁，还有 4%~16% 在前壁和外侧壁。还有 18%~27% 第二段的憩室穿透至胰腺内。

约有 5%~10% 的十二指肠憩室会产生各种并发症，最多见的有穿孔、梗阻、出血和各种与胆道和胰腺相关的并发症，这在治疗时应加以注意。

对无并发症的病人，可先施行非手术疗法，包括抗酸剂、抗胃肠痉挛剂、低脂饮食和适量镇静剂等。对个别病例可施行内镜胆总管扩张、内镜十二指肠乳头切开术等。

二、手术方法

【适应证】

十二指肠憩室出现严重并发症，并发症常与胆道与胰腺有关，所以并发症较难处理。对于无并发症的十二指肠憩室，如手术治疗可能有 8%~10% 的死亡率，即使手术后的症状克服率也仅在一半左右。

许多腔内十二指肠憩室可以使用经内镜切开，切除或扩张方法治疗，但当这种方法无法辨清憩室与胆管胰腺的关系时，则仍需施行开始的外科切除憩室手术，这样可防止发生胆管损伤或医源性胰腺炎。

1. 切开十二指肠憩室切除术　剖入腹腔后，先找到十二指肠降部，将其外侧缘加以游离，在其前壁行纵形切口，长 3~4cm，全层切开后，用小拉钩将内、外侧壁拉开，吸尽肠内容物，显出十二指肠乳头，常在其附近发现十二指肠憩室的肠壁开口，用一齿钳通过开口夹住憩室的顶端黏膜层，将其拉出，再仔细切除整个憩室黏膜，边切除边止血，然后在憩室开口

处黏膜缝好缝线，暂不结扎，当缝完其下方的肌层后，再拉紧原来黏膜缝线，予以结扎。置一硅胶导管于乳头内引流。最后缝合十二指肠前壁，术毕（图34-10）。

2. 扩大括约肌成形术　十二指肠内侧（胰腺侧）憩室，因与胰腺组织和胰管常粘连紧密，无法彻底切除，这时可行扩大括约肌成型术。先切开十二指肠前壁，充分显露出乳头，可见共同通道和憩室开口较靠近，即可各予切开，然后将两条管道一同行环形间断浆肌层缝合，做一个扩大的括约肌成形术，将憩室开口包括进去、使通畅无阻。而共同通道另置一硅橡管引流（图 34-11）。

3. Roux-en-Y 式改道手术　有时十二指肠憩室因解剖关系无法切除，然而又因它经常发生有食物经过流入发生胆道和胰管的感染，可采取 Roux-en-Y 式改道手术。先在幽门以远 3cm 处横断十二指肠，闭合之。再将空肠起始部距 Treitz 韧带 15cm 处切断，切断远段自结肠后提上与胃幽门处行端端吻合；近端再与空肠行端侧吻合术（图 34-12）。

为了防止术后可能发生的胆管阻力障碍而发生结石和炎症，可同时行胆囊切除术；或切除胆囊行胆总管空肠肠端侧吻合术（图 34-13）。

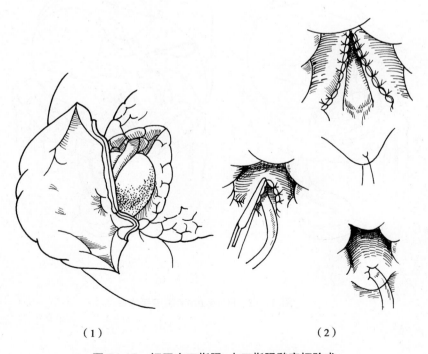

（1）　　　　　　　　　　　　（2）

图 34-10　切开十二指肠，十二指肠憩室切除术

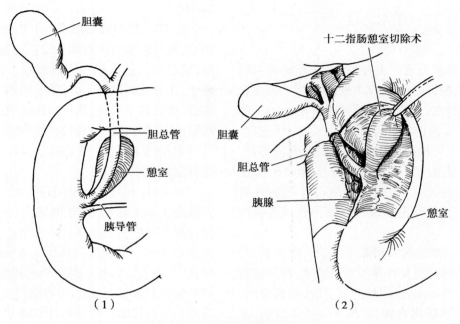

（1）　　　　　　　　　　　　（2）

图 34-11　扩大括约肌成形术

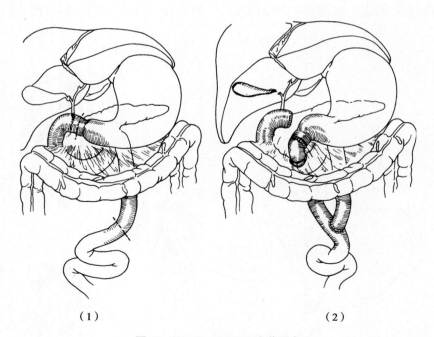

（1）　　　　　　　　　　　　　（2）

图 34-12　Roux-en-Y 改道手术

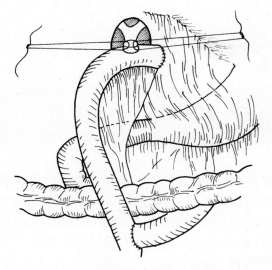

图 34-13　胆总管空肠吻合端侧吻合术

第三节　十二指肠肿瘤手术

小肠肿瘤较少见,十二指肠肿瘤也较少见,因其长度仅占全部小肠的 8%,但肿瘤发生率占小肠肿瘤的 10% 左右。但因十二指肠解剖部位的特殊性,其手术难度较大。

十二指肠癌或壶腹区癌,一般行胰十二指肠切除术。

十二指肠良性肿瘤中,息肉较多见,其病理性质常为腺瘤性息肉,对其治疗时需注意肠道其他部位同存的腺瘤性息肉。十二指肠乳头状息肉也较常见,其体积较大,多发生在十二指肠第三和第四段,切除时常规术中冰冻活检,以发现可能的恶变,及时彻底切除。

第四节　十二指肠息肉切除术

【适应证】

直径较大的,不能使用内镜电凝套切的息肉,可使用手术切开十二指肠行息肉切除术。

【手术步骤】

体位和麻醉同一般剖腹手术。

1. 探查　剖入腹腔后,显露十二指肠,特别注意触诊第三和第四段,如能在手术前使用各种影像学技术定位,则可直接触诊检查该部位。如确定息肉在第三、四段,则通过横结肠系膜右侧无血管区,切开后显出十二指肠。

2. 切开十二指肠　于息肉所处部位的十二指肠前壁缝两牵引线,在其间与肠长轴行平行切口,仔细止血,吸尽肠内容物后用小拉钩牵开肠壁,探查确认息肉所在。

3. 切除息肉　如发现息肉蒂长且细,在其根部缝扎切断即可;如为广基性息肉,则需在根部梭形切除,止血后间断缝合创口(图 34-14)。

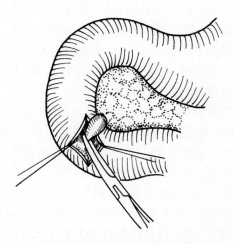

图 34-14　切除十二指肠息肉

4. 缝合切口　冲洗肠腔,止血,行间断浆肌层缝合肠壁,外加浆膜层缝合,再冲洗术野闭合腹腔。同时将鼻胃管头端放置入十二指肠切口远段肠腔内,术后持续抽吸引流减压(图 34-15)。

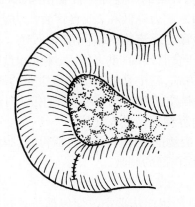

图 34-15　缝合肠壁

（杨春明）

第三十五章

胃食管反流手术

胃食管反流病（gastroesophageal reflux disease，GERD）是指胃和十二指肠内容物反流入食管而引起的一种疾病。GERD 的消化系统症状包括反酸、反食、烧心、嗳气、胸背痛、腹胀、吞咽困难等。但是显得更为重要的是其食管外表现，包括咽异物感、咽喉疼痛、声音嘶哑、鼻塞、流涕、口腔溃疡，尤其是咳嗽、咳痰、喘息、憋气以至窒息。

GERD 在西方十分常见，西欧和北美 GERD 症状患病率至少每周 1 次烧心和 / 或反流者为 10%~20%，亚洲较低。日本的 GERD 症状患病率约 6.6%，韩国为 3.5%，新加坡为 10.5%。我国据 1996 年北京和上海两地对成年人进行流行病学调查显示 GERD 的发病率为 8.97%，经内镜或 24 小时 pH 监测证实者 5.77%，有反流性食管炎者 1.92%。

【病因】

胃食管反流病及其并发症的发生是多因素作用的结果，主要有以下几方面：

1. 胃食管接合部的抗反流屏障功能削弱 主要包括：①食管裂孔疝破坏了解剖学结构；②不伴有解剖学结构异常的一过性下食管括约肌（LES）松弛增加；③LES 压力降低和 / 或食管裂孔功能不全。

2. 食管对反流物的清除能力下降 食管清除主要借助于食管蠕动、重力作用、唾液和食管内黏液的中和等方式，其中食管蠕动为最主要的清除方式。

3. 胃排空障碍 胃排空延迟使胃内的压力升高，使胃内容物容易进入食管。

4. 反流物的攻击作用 包括胃酸、胆汁及各种消化酶时损伤部的刺激。

【病理】

GERD 的组织病理学改变包括一系列提示上皮损害和修复的特征：复层的鳞状上皮基底细胞层增生增厚超过整个上皮厚度的 15%（增生超过 3 层）；黏膜固有层乳头向上皮腔内延长大于上皮厚度的 2/3，浅层毛细血管扩张，充血或（及）出血；固有层内炎性细胞主要是中性粒细胞和淋巴细胞浸润；糜烂及溃疡；胃食管交界处以上出现 Barrett 食管改变。

所谓 Barrett 食管是指食管下段正常的复层鳞状上皮被单层柱状上皮替代的一种病理学现象，可伴有或不伴肠化生，根据病变长度，以 3cm 为界，分为长段 Barrett 食管和短段 Barrett 食管两种类型。

【病理生理】

反流导致食管外症状的可能机制：①食管 - 支气管反射：远端食管酸化时，酸刺激食管的化学感受器触发迷走反射，引起支气管收缩。这个机制可解释由反流引起的哮喘等呼吸道病变，但不能解释 GERD 的其他食管外表现，如流清涕、鼻后滴流、鼻塞、喷嚏、耳痛、耳痒、耳鸣、听力下降、咽痛、咽异物感、流泪、眼胀、口腔溃疡和牙齿腐蚀等临床表现；②来自食管的炎性介质影响呼吸功能；③反流物通过在反流时出现的咽喷嘴所形成微喷射机制或喷洒现象，使反流物形成微细颗粒或雾状物而被喷至口腔、鼻腔、中耳、以至喉、气管、支气管和肺部造成黏膜的强烈刺激，引起咳嗽、咽异物感、痰液分泌增多、鼻涕、鼻塞、喷嚏、耳鸣、喉气管痉挛、窒息等临床表现，和支气管扩张、肺大泡、气胸、肺纤维化等后果。

通过上千例的实践，以上发病过程可以附图来表示：①胃食管相：反流物到达食管远端；②食管咽相：反流上达咽部；③口鼻腔相：反流物经过呈鸟嘴状的咽部形成咽部反流以至喷射，直向口鼻腔；④喉气管相：当反流或喷射进入喉气管时常可立即引起喉气管痉挛，反复发作后便引起一系列呼吸道严重并发症（图 35-1）。

【临床表现】

1. 典型症状 主要包括反胃（regurgitation）、烧心和嗳气。烧心是 GERD 的最常见症状，是胸骨后烧灼样或热的感觉，主要是食管黏膜上皮深层感觉神经末梢受到酸性物质刺激引起。反胃是指在不用力的情况下，胃内或食管内容物反流到咽部、口腔、鼻腔等部位。反流物多为酸性，因此习称"反酸"，如混有胆汁，则为苦味液体，很多病人表现为饭后习惯性将食物反到口中，然后再次下咽，如同动物的"反刍"，也有些病人表现为饭后大量喷射性反食，

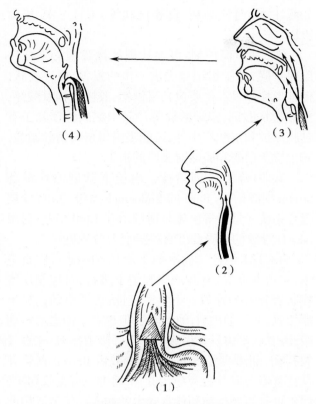

图 35-1　GERD 的发病过程

而无恶心征兆和腹部的强烈收缩。反胃多在病人弯腰、用力、嗳气或腹部加压的情况下出现。

2. 非典型症状　包括胸背痛、呃逆、腹胀、吞咽困难等。胸背痛多由反流物刺激食管感觉神经以及食管痉挛所致,疼痛部位多在胸骨后或剑突下,可反射到背部、肩部、下颌、耳和臂部,严重时可为剧烈刺痛,有的酷似心绞痛。吞咽困难与食管运动功能紊乱有关,部分病人是由食管狭窄引起。

3. 食管气道反流引起的症状　主要包括以下几个方面症状:①咽喉部症状:与 GERD 相关的主要症状为反复的清嗓动作、咽异物感、癔球症、咽喉疼痛、声音嘶哑、吞咽困难等。②上呼吸道症状包括反流物进入鼻腔、中耳、鼻泪管而引起的这些部位的激惹和慢性炎症,主要表现为流清涕、鼻滴后流、鼻塞、喷嚏、咳嗽、流泪、耳鸣、突发性耳聋等过敏性鼻炎样症状。③下呼吸道被激惹和炎症引起的顽固性咳嗽、咳痰、喘息等过敏性哮喘样表现。此种由反流引起的咳喘痰表现多无季节性,多与饮食和体位有关,夜间明显,多有夜间憋醒或呛咳现象。④口腔症状:酸性胃内容物长期停留在口腔可引起口腔特有的疾病,如牙侵蚀症、口腔烧灼感、舌痛、复发性溃疡、慢性牙龈炎等。

笔者的工作就是基于反流引起的呼吸困难和

窒息,并先后将其列为胃食管喉气管综合征和食管气道综合征。

【诊断】

1. 内镜检查　该方法可以明确有无反流性食管炎及其程度,是否伴有食管裂孔疝,是否出现胃食管反流病的并发症如食管溃疡、狭窄、食管癌等。胃食管反流病根据其内镜下表现可以分为非糜烂性胃食管反流病、反流性食管炎和 Barret 食管。非糜烂性胃食管反流病(non-erosive reflux disease,NERD)是指有典型的 GERD 症状,但内镜检查无食管黏膜糜烂者,据报道 70% 的胃食管反流病属于 NERD。反流性食管炎的分级法多采用洛杉矶标准:A 级,一个或一个以上食管黏膜糜烂,长径 <0.5cm。B 级,一个或一个以上食管黏膜糜烂,长径 >0.5cm,但相互不融合。C 级:病变在黏膜顶部有融合,累及了部分食管壁。D 级:病灶出现相互融合,而且病变至少累及 75% 以上的食管壁圆周。

2. X 线钡餐造影　传统的食管钡餐检查将胃食管影像学和动力结合起来,可显示有无黏膜病变、狭窄及食管裂孔疝等,并显示有无钡剂的胃食管反流,因而对诊断有互补作用,但灵敏度较低。

3. 食管 24 小时 pH 或阻抗监测　能详细显示食管内反流频度以及和症状的关系。

4. 食管测压　食管测压不直接反映胃食管反流,但能反映胃食管交界处的屏障功能。

5. 食管胆汁反流测定　部分 GERD 患者有非酸性反流物质因素的参与,特别是与胆汁反流相关。可通过检测胆红素来反映胆汁反流存在与否和其程度。

6. 诊断性治疗　质子泵抑制剂诊断性治疗(PPI 试验)已被证实是行之有效的方法。建议用标准剂量的 PPI,1 天 2 次,疗程 1~2 周。如服药后症状明显改善,则支持为与酸相关的 GERD;如服药后症状改善不明显,可能有酸以外的因素参与或不支持诊断。食管外症状患者抗反流治疗起效往往较慢,诊断性治疗的疗程应相应延长,最长可达 3 个月。

【治疗】

1. 非药物治疗

(1) 体位:是减少反流的有效方法,如餐后保持直立位,避免弯腰扫地和用力提重物等,睡眠时尽量避免平卧而取半卧位,抬高床头 15~20cm 等;

(2) 改变饮食结构、进食习惯和控制体重:饮食应以高蛋白、低脂肪食物为主,应减少每餐的食量,限制咖啡、酒精、酸辣食品、巧克力、番茄和柑橘制品等。睡前 2 小时避免进食以减少夜间食物刺激的胃酸分泌；

（3）戒烟酒；

（4）某些药物易引起反流症状应用时应加注意，如：黄体酮、茶碱、前列腺素 E、抗胆碱药、β 受体兴奋剂、α 受体阻滞剂、多巴胺、安定和钙通道阻滞剂等。

2. 药物治疗

（1）抗酸药：指碳酸氢钠、氢氧化铝、氧化镁、碳酸钙等中和胃酸的药物，仅用于症状轻、间歇发作的患者作为临时缓解症状用。

（2）抑酸药：H_2 受体拮抗剂包括法莫替丁、雷尼替丁、西米替丁等，此类药物与组胺竞争壁细胞上 H2 受体，从而抑制组胺刺激壁细胞的泌酸作用，使胃酸分泌减少。质子泵抑制剂：包括奥美拉唑、兰索拉唑、潘妥拉唑、雷贝拉唑、埃索美拉唑等，该类药特异性地作用于壁细胞，降低壁细胞中的 H^+/K^+ATP 酶的活性，从而强有力地抑制胃酸的分泌，可使食管糜烂得到愈合并能控制反流的症状。

（3）促动力药：这类药物的作用是增加 LES 压力、促进食管的蠕动、加快胃排空，从而达到减少胃内容物向食管反流及减少其在食管的暴露时间。如吗丁啉、西沙必利、莫沙比利等，每日三次，饭前服用。

（4）黏膜保护剂：可在病损的黏膜表面形成一层保护膜，保护组织免受进一步的损害，减轻症状，促进炎症修复。主要包括硫糖铝、胶体次枸橼酸铋、藻酸盐抗酸剂、铝碳酸镁等。其中铝碳酸镁除了有黏膜保护和抗酸作用外，还能吸附胃蛋白酶和胆酸，减少胃蛋白酶和胆盐对黏膜的损害。

3. 内镜下微创治疗　内镜下微创治疗设备 Stretta 射频治疗、Bard 的 Endocinch 系统、NDO 全层缝合系统。笔者等已施行射频治疗 1200 多例，对由 GERD 导致的呼吸和五官科病变者效果更好。

4. 手术治疗　标准的手术是 Nissen 胃底折叠术，它可在开腹、开胸或腹腔镜下进行，对控制反流症状有较好的疗效。手术适应证：①严格的内科治疗无效；②虽经内科治疗有效，但患者不能忍受长期服药；③确诊由反流引起的严重呼吸道疾病；④食管裂孔疝，疝囊直径 >2cm 者。少数由 Barrett 食管并发食管癌者以及食管穿孔者，则需考虑行食管切除，偶尔也有需要行结肠代食管术的病人。笔者等用此术 600 例以上，对消化道表现者的疗效也好。

（汪忠镐　吴继敏）

第六篇
小 肠 手 术

第三十六章

小肠应用解剖和生理概要

第一节　小肠应用解剖

（一）小肠范围

小肠是腹腔内面积最大、活动最活跃的器官，起自幽门止于回盲瓣，包括十二指肠、空肠和回肠三部分，通称的小肠则指空肠和回肠。空肠起自十二指肠空肠曲 Treitz 韧带处，向远端走行约小肠的 2/3 与回肠接壤，空肠与回肠并无明确的界限，其主要区别在于系膜动脉的分布方式，空肠动脉常只有一支单一的边缘动脉，分支较长且较直；回肠动脉的血管则较短，分支层支较多（图 36-1）。空肠多在左下腹，回肠则多在右下腹部和盆腔内，空肠与回肠的区别点还有：空肠的肠腔较粗，肠壁较厚，肠系膜较薄，淋巴结少且小，色泽偏深等。

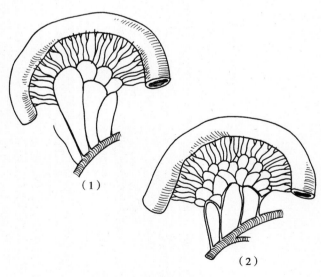

图 36-1　小肠的动脉网
（1）空肠；（2）回肠

小肠长度为 600cm，但长度因人而异，成人一般具一定弹性和伸缩性，临床所见的长度远较此为短，临床测量小肠长度的方法常为自鼻部放置聚丙烯细导管，达到回盲部的长度，约 260cm。

（二）小肠系膜

小肠通过扇状的肠系膜，悬吊于腹膜后，左上方自第 2 腰椎左侧，斜向右下至于右骶髂关节处。肠系膜根部肠管系膜缘的距离长短不一，最长可达 25cm 左右。肠系膜内会有脂肪组织、血管、淋巴组织和神经等，其中的脂肪组织从近端至远端逐渐变厚，也影响了回肠内血管的分辨。由于肠系膜的附着，能防止肠扭转的发生。

（三）小肠血液供给

小肠动脉源自腹主动脉分出的肠系膜上动脉，它从胰腺头部下后方穿出，跨过十二指肠第三部前面，进入小肠系膜根部，相继分出结肠中动脉、结肠右动脉、回结肠动脉和小肠的 15~20 支动脉支（图 36-2）。这些小动脉支之间有着许多吻合支，愈向远端愈为丰富。

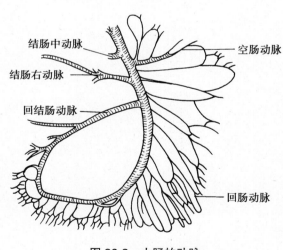

图 36-2　小肠的动脉

小肠的静脉走行与动脉相同，汇入肠系膜上静脉后至门静脉。

（四）小肠淋巴组织

小肠的淋巴组织愈靠近远端愈丰富，在回肠肠壁上的黏膜下层有聚合的淋巴结和淋巴块（Peyer 块）。小肠的淋巴结分为肠壁、邻近肠系膜血管部和肠系膜动脉主干部，最后汇入腹主动脉的腹腔淋巴结而入乳糜池内。

（五）小肠神经组织

小肠由自主神经支配,其中交感神经纤维发自胸 9~10 脊髓节,至肠系膜上神经节,其节后神经伴肠系膜上动脉进入小肠。如受刺激则可使肠管张力松弛,运动受抑制,收缩血管。副交感神经则由迷走神经与肠内神经丛的神经元相接,调节肠管张力运动及小肠腺体分泌。肠管内的神经有 Auerbach 神经丛(在肠肌内)和 Meissner 神经丛(在黏膜下),刺激前者可使肠管平滑肌收缩,刺激后者可部分抑制平滑肌。小肠感觉神经的传入纤维分布在肠黏膜内,数量较运动神经为少,与运动神经相伴进入脊髓与脑干内。传入神经在肠壁内与肌间神经丛和黏膜下神经丛形成反射弧,这是小肠自主收缩和体液分泌的神经机制。肠系膜根部的感觉神经感觉较灵敏,故可在小肠炎症或外伤时感剧烈锐痛。

小肠的肠壁可分 3 层,即浆膜、肌肉和黏膜层。浆膜层即腹膜脏层;肌层又分为外层的纵形肌和内层的环形肌;黏膜下层具有较强的弹力纤维和结缔组织,缝合肠壁时必需缝上这一层。黏膜腺体具分泌功能,小肠黏膜有许多绒毛,每一绒毛由柱状上皮细胞覆盖,并含有一个毛细血管和淋巴管,具强大的吸收力(图 36-3)。

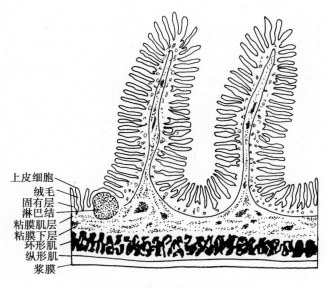

上皮细胞
绒毛
固有层
淋巴结
粘膜肌层
粘膜下层
环形肌
纵形肌
浆膜

图 36-3　小肠黏膜的组织结构

第二节　小肠生理概要

小肠是人体消化食物与吸收营养的主要器官,其主要生理功能有运动、分泌、消化吸收和屏障功能等。

（一）运动功能

小肠的运动功能分节运动、蠕动和黏膜绒毛的运动。

分节运动是肠壁环形肌的收缩运动,是按规律的在同一时间内的多发性交替运动,主要作用是可使肠腔内食糜团与消化液充分混合,并与黏膜充分接触,有利于消化和吸收。蠕动是肠壁纵形肌与环形肌协调收缩形成的,成为肠内食糜团得以向前输送的动力。当小肠受到外界刺激后,即可引起肠管蠕动,但如遇强烈刺激如外伤、手术操作、化学刺激等则会形成反射性停止蠕动。

（二）分泌功能

小肠可分泌肠液和各种激素。肠液由小肠黏膜绒毛底部的小肠腺分泌,每日量可达 1000~3000ml,肠液内所含的各种酶和电解质是消化过程所必需的,此外肠液还能稀释消化液、调节肠腔内渗透压。小肠 pH 为 7.8,其所含电解质浓度与血浆近似,固体成分 1.5%,主要是各种无机盐。

激素分泌是内分泌功能,由分布在小肠内分布在黏膜及腺体的上皮细胞之间的内分泌细胞所分泌,分泌各种肠激素有 11 种之多,如胃泌素、胰泌素、缩胆促胰素和抑胃多肽等。这些激素都是先流入血循环内,再作用于各种消化器官,并影响着全身代谢。

（三）消化吸收功能

小肠的消化功能是在各种消化液中的酶、电解质、水及肠道内细菌作用下,所发生的一系列复杂的生物化学过程。而吸收功能是将经过消化作用的营养物质、水,经小肠吸收入血液和淋巴系统内,再经门静脉和胸导管输入肝内和血液内,供给全身营养。

吸收功能主要是通过小肠黏膜行使的,小肠黏膜的皱襞、绒毛和微绒毛的吸收面积可达 10m²,是小肠黏膜肉眼所见的百倍,小肠绒毛就有 500 万个,这样就极度加大了食糜与黏膜的接触,便于促进吸收。特别是空肠,在小肠近端 1/4 的黏膜总面积达到 1/2 以上,空肠吸收了大部分的碳水化合物、蛋白质和脂肪等消化产物以及各种维生素;而回肠则吸收胆盐和 VitB。小肠的吸收功能储备能力很强,当空肠切除后,回肠可逐渐代偿空肠的吸收功能。水也是大部分在小肠内,主要是在空肠吸收,量约占 90%,速率也达每小时 300ml。

（四）屏障功能

正常小肠小肠的屏障是完整的黏膜上皮和其

分泌黏液的完整保护层,以及正常的肠黏膜通透性,如果这些结构和功能受损,肠黏膜屏障即受到损伤,具体表现在肠黏膜萎缩、肠黏膜通透性增高、肠壁出现微穿孔、肠道内细菌和毒素移位,机体内源性感染,多脏器功能不全、脓毒症甚至危及生命。而谷氨酰胺能促进氮的平衡,保持肠黏膜完整,维持肠管的屏障功能。

(杨春明)

第三十七章

小肠先天性畸形手术

第一节 先天性肠旋转不全整复术

肠旋转不良（congenital malrotation of intestine），是指胚胎期肠管以肠系膜上动脉为轴心的旋转运动发生障碍，导致肠管位置发生变异及肠系膜附着不全，易引起肠梗阻的一种先天性疾病。肠旋转不良是新生儿肠梗阻的常见原因之一。在上消化道畸形中，其发病率低于肥厚性幽门狭窄。有报道74%于新生儿期发病，男性发病率明显多于女性。男女之比为2∶1。

【病理】

胚胎期中肠旋转过程的异常，可产生各种病理改变，导致各种病理类型肠梗阻，手术中必须充分注意予以解除。

1. 腹膜束带压迫十二指肠　肠旋转不良时中肠由脐带基底部进入腹腔后旋转过程的停止，是最常见的病理改变。盲肠及升结肠位于幽门部或胃的下方，从盲肠及升结肠发出的腹膜束带跨越十二指肠的第二、三段，并固定于腹壁右后外侧，使十二指肠受压而致梗阻，有时盲肠位于十二指肠前并被固定，也可造成该部位梗阻。

2. 肠扭转　肠旋转不良时，小肠系膜未能从左上至右下方牢固地固定于后腹壁，使肠系膜根部明显变窄，极易发生肠管环绕肠系膜根部扭转。绝大多数为顺时针方向扭转，极个别病例亦可逆时针方向扭转，扭转可为部分中肠，亦可全部中肠扭转，扭转程度不一。

3. 空肠上段膜状束带压迫后扭转　十二指肠空肠袢未发生旋转运动，不经过肠系膜上动脉的下面和后面而位于其前面，从而使空肠第一段被粘连和牵拉。在肠系膜部位有许多膜状束带造成空肠上段梗阻，手术中必须予以松解。以上三种病理改变最为常见，尚有少数病例肠管有其他病理改变。

4. 肠不旋转　中肠由脐带基底退回腹腔时，不发生任何程度的反时针旋转。使小肠位于右侧腹部，

结肠、盲肠、阑尾位于左下腹部。

5. 盲肠位置正常的旋转不良　个别病例出现盲肠旋转正常，而十二指肠旋转不良。此时十二指肠空肠袢位置异常，结肠位置正常。也可出现十二指肠及盲肠旋转至正常位置，但盲肠结肠系膜不附着。由升、横结肠及结肠肝曲发出的腹膜带压迫十二指肠造成梗阻。

6. 肠反时针旋转　造成十二指肠空肠袢及盲肠结肠袢位置完全颠倒，造成横结肠梗阻。此外，尚有十二指肠反向旋转等畸形，高位盲肠、活动性盲肠、腹膜后盲肠、大网膜附着不全、十二指肠旁窝（可发生内疝）均与肠旋转不良有关。

【适应证】

有临床症状，经检查确诊后应当及时手术治疗。

【术前准备】

1. 完全性肠梗阻或疑有肠绞窄者，应尽快手术，伴有严重脱水患儿，可给静脉输液积极准备3~6小时后再手术。

2. 不完全性肠梗阻患儿常伴有慢性脱水及营养不良，可经静脉途径纠正，改善其一般状况，及时手术而不需急诊手术。

【手术步骤】

1. 盲肠松解术　盲肠位于右上腹部，覆盖于十二指肠上，或连接盲肠和结肠的腹膜带压迫十二指肠而造成梗阻，剪开贴近盲肠右侧的腹膜（图37-1），向左侧游离直肠及结肠，显露十二指肠全部。但有时在十二指肠空肠交界处附近有增生的纤维带压迫十二指肠，或使其粘连、扭曲。必须将纤维带剪断，才能完全显露十二指肠，使肠道彻底通畅，然后将盲肠移向腹腔左侧。按层缝合腹壁。

2. 扭转复位术　切开腹膜后，如见一空虚的小肠团，肠壁呈紫色，而看不到盲肠和结肠，则为中肠扭转。应将全部小肠提出于腹壁外，即可见小肠系膜扭转，盲肠及部分结肠也随着扭转并包绕于系膜根部。扭转的方向，往往是顺时针方向。用双手托起全部小肠，按扭转相反的方向旋转小肠系膜，直至

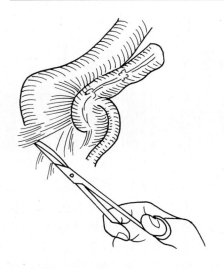

图 37-1　盲肠松解术

将扭转的系膜完全复位为止。复位后全部小肠将迅速恢复其正常的血运,肠腔充气,梗阻基本解除。但应注意,手术至此并未结束,因此种病变同时都有盲肠高位,固定于右上腹部,如不处理,仍将出现肠梗阻症状。因此,必须同时做盲肠松解术,将盲肠右侧的腹膜剪开,彻底显露全部十二指肠,才能完全解除梗阻。

【术中注意事项】

1. 因先天性畸形的病儿,常伴有多发性畸形,在矫正旋转不良后,应仔细检查十二指肠,如发现十二指肠本身有病变(如狭窄)存在时,也应同时处理。

2. 如发现为逆时针方向旋转,十二指肠及肠系膜上动脉在前面压迫横结肠引起肠梗阻时,则应将升结肠由十二指肠前绕过,并与梗阻远端的横结肠行侧侧吻合,以解除梗阻。

3. 在手术中,如阑尾本身无改变.则不必常规切除阑尾,以避免增加污染腹腔的机会。

4. 术中不必企图将盲肠放在正常的解剖位置上,因这种措施不但很难做到,即使勉强做到也将造成再次梗阻。

【术后处理】

术后留置胃肠减压,给予静脉补液至肠蠕动恢复开始进食。

第二节　先天性肠闭锁、狭窄的手术

一、先天性肠闭锁手术

空回肠肠闭锁是新生儿肠梗阻重要原因,约占新生儿小肠梗阻病例的1/3。发病率约1:(5000~20 000)活婴,Ravitch 报道为 1:2710 活婴。性别差异不明显。小肠闭锁发生在空肠与回肠的机会相近,也有报道回肠闭锁的发生率为空肠的两倍。

目前,多数作者认为小肠闭锁与狭窄的病因,是妊娠后期胎儿肠道因某种获得性病变影响肠管血液供应,发生肠管无菌性坏死、吸收、修复等病理生理过程所形成的先天性疾病。从临床观察结果也说明肠闭锁与上述原因有关。

【病理】

1. 部位　小肠闭锁回肠较空肠多,一般为单处闭锁,多发性闭锁约占 5.7%~33%。在全部肠闭锁与肠狭窄病例中肠闭锁约占 95%,肠狭窄为 5%。

2. 分型

Ⅰ 型:膜状闭锁(图 37-2)。小肠腔为一隔膜所阻塞,隔膜系黏膜及纤维性变的黏膜下组织构成,肠管保持连续性。闭锁近端肠管扩张肥厚。远端则萎瘪细小,肠腔内无气体。隔膜中央有针眼大的小孔时远端肠腔可有少量气体。

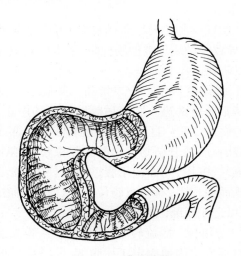

图 37-2　膜状闭锁

Ⅱ 型:盲端闭锁(图 37-3)。闭锁两端呈盲袋,两盲袋之间有索带相连,肠系膜正常。索带一般长数厘米,文献记载索带可长达 40cm,占全部小肠的 60%。

Ⅲ A 型:盲端闭锁肠系膜分离(图 37-4)。闭锁两端呈盲袋,肠系膜呈"V"形缺损。

Ⅲ B 型:"Appel-peel"闭锁。闭锁两盲端分离。本型因肠系膜上动脉发育不全,仅分为第一空肠支及结肠动脉,回结肠动脉成为闭锁远端小肠唯一的营养血管。该段小肠一系膜完全缺如,小肠环绕血管支似削下的苹果皮串或螺旋样畸形。整个小肠长

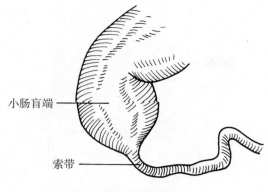

图 37-3　盲端闭锁

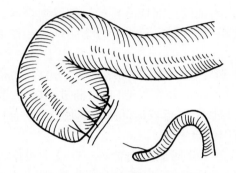

图 37-4　盲端闭锁肠系膜分离

度明显短缩,且因缺乏肠系膜固定容易发生小肠扭转。

Ⅳ型:多发性闭锁。小肠多处闭锁,闭锁间系膜可呈"V"形缺损,或由索带相连似一串香肠。

各型闭锁中,以Ⅰ型及Ⅱ型最多见,约占全部病例的 64.8%。

【术前准备】

诊断确定后立即进行术前准备。一般情况较好者,术前补充适量 2:1 的 10% 葡萄糖液和生理盐水,放置新生儿胃管,补充维生素 K 和 C,注射抗生素即可手术。有脱水和电解质紊乱,术前应按脱水程度计算液体和电解质补充量,纠正酸中毒,输入适量的红细胞悬液或新鲜血浆。合并肺炎者应给足量抗生素,吸氧,保暖。术前积极准备 3~4 小时,全身情况改善后即可手术。

【手术方式及步骤】

1. 单发型空、回肠闭锁手术　经右侧脐上横切口手术,进入腹腔后的顺序操作是:①首先寻找扩张最显著的肠段即闭锁所在,有时切开腹膜后,膨大扩张的盲袋自动显露于切口。应判断闭锁位于空肠或回肠;确定闭锁部位近端扩张肠管直径大小、蠕动情况,有无炎症、坏死或穿孔。再检查闭锁远端肠管直径、长度,肠系膜是否缺如,结肠有无异位(肠旋

转不良),同时检查有无并存畸形。②找到闭锁远端的肠管,由盲端插入 6 号细针,或插入导管注入生理盐水,使远端细小肠管逐渐扩张,观察并追踪气体或盐水在肠管内的动态,直至进入盲肠和结肠。如在术前作过钡灌肠显示出全部胎儿型结肠则可排除结肠闭锁。③远端肠管如系 Apple-peel 型闭锁,需轻柔操作,慎防发生肠扭转。④检查腹腔内有无并发畸形。⑤在行肠吻合术前,应切除近端扩张的肠段 10~20cm,切除远端肠管 2~3cm(图 37-5),因扩张肠端的血运较差,愈合能力差,向远端肠袢注入生理盐水,使其扩张,同时可探查下端肠袢是否通畅。有时远端肠腔可存有肠道分泌物或胎粪样便,应用盐水冲洗促其排出。切除近端扩张肠段和远间断侧盲端,在对系膜侧修剪远端肠袢呈斜形,以扩大吻合口的面积(图 37-6)。吻合口可用 5~0 丝线作一层间断缝合,使黏膜均翻在肠腔内,在两端处加强 1~2 针。二层缝合法,先作一层交锁连续缝合,再以丝线作浆肌层间断缝合,再缝合肠系膜间隙。⑥折叠缝合近端肠管之肠系膜,使其与远端短小之肠系膜等长后,缝合肠系膜裂隙。⑦检查吻合口有无泄漏或梗阻。⑧顺序整理小肠和网膜,缝合腹膜和腹壁。⑨合并胎粪性腹膜炎仅松解可能造成梗阻的部位粘连,不宜过多操作。伴肠旋转不良者行 Ladd 手术。

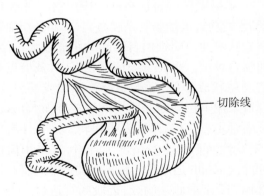

图 37-5　切除远端肠管 10~20cm

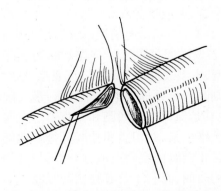

图 37-6　远端肠袢修剪呈斜形以扩大吻合口径

2. 空肠近端闭锁手术　高位空肠闭锁形成空肠起始部甚至十二指肠扩张和肥厚,单纯肠吻合因保留蠕动功能不良肠管,术后梗阻持续存在,必须先裁剪或切除部分扩张肠管,方能促使术后蠕动功能恢复。①近端肠管裁剪尾状成形端端吻合术:提起闭锁近端空肠,根据远端肠管口径大小,计划裁剪扩张肠管的长度和范围。然后于对系膜侧切除部分空肠肠壁使形成尾状。边切除边缝合肠壁止血。切除远端肠管盲端,行端端或端背吻合术。为防止空肠吻合术后造成十二指肠空肠曲过度弯曲发生梗阻,需松解屈氏韧带。将横结肠向上翻起,于空肠起始部横行切开后腹膜2~3cm,显露屈氏韧带。将其附着于空肠壁上的部分逐一结扎切断,钝性游离空肠起始部使十二指肠空肠曲下移,用细丝线纵形缝合后腹膜的切口。操作时注意避开屈氏韧带右侧的肠系膜上动静脉,切勿损伤。②近端扩张肠管折叠缝合术:充分游离十二指肠空肠曲,于对系膜侧将扩张肠壁向内折叠缩小肠腔口径,用5-0丝线行针距1cm的连续浆肌层缝合。与远端肠管行端背吻合术。吻合口完成后于系膜侧和对系膜侧各置1针穿过浆肌层的"U"形缝合,加固吻合口以防泄漏。本术式优点是增加小肠黏膜吸收面,对可能发生短肠综合征的病例尤为有利。

3. 苹果皮样(Apple-Peel)闭锁手术　本型闭锁位于近端空肠,远端肠管系膜游离,小肠环绕血管支呈螺旋状盘曲。闭锁两盲端间的距离较大,手术时增加吻合难度。病儿一般情况较好者,裁剪近端扩张空肠尾状成形,与远端肠管行端端或端斜吻合,吻合口采用单层间断黏膜内翻法缝合,吻合后仔细理顺肠管走行方向,谨防发生扭转。病儿伴有低体重、多发性畸形或全身情况欠佳者,宜采用简捷术式,可行Santulli造瘘术。将扩张的近端肠管与远端肠管行"T"字形侧端吻合,近段肠管造瘘。也可行Bishop-Koop造瘘术,近端肠管与远端空肠倒"T"字形端侧吻合,远端肠管造瘘(图37-7),术后给胃肠道外营养,2~3个月后全身情况改善后行关瘘手术。

4. 多发性闭锁手术　首先判断闭锁部位的数目和类型,本型表现为Ⅰ型、Ⅱ型、Ⅲ型及狭窄并存。手术原则是妥善处理近端扩张肠管,最大限度保留小肠,尤其是保留末端回肠和回盲瓣。末端回肠吸收脂溶性维生素,并担负胆盐肠肝循环功能。回盲瓣不仅防止结肠内容物返流,同时延长食物滞留于回肠内的时间,有利于营养物质的吸收。切除回盲瓣相当于切除50%的小肠。闭锁仅数处且距离近

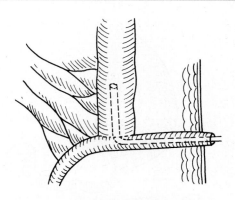

图37-7　近远端肠管倒"T"形吻合

者,可将闭锁段全部切除再行一期肠吻合术。闭锁多处且距离较远者,只切除每个闭锁盲端作多个吻合口。

5. 造瘘术　为了保证肠吻合口愈合,可以在吻合口上约10cm处作肠造口术,插进细尿管,其顶端达吻合口以上进行减压,待肠蠕动恢复,吻合口通畅后再将引流管去除。

6. 关于作肠侧侧吻合术　在技术操作上比较方便,但术后常有"盲端综合征",近端肠袢可以逐渐扩大,肠内容物潴留,细菌繁殖,导致一系列病理现象出现。

【术后处理】

术后仍需保温,给抗生素,维持水、电解质平衡,经静脉营养以保证一期愈合。术后一年内均须注意喂养与营养,方能使病儿正常发育。

【术后并发症】

1. 吻合口梗阻为术后最常见并发症,包括功能性和机械性梗阻。

(1) 功能性梗阻:①近端肠管蠕动功能不良:由于闭锁近端肠腔内压力持久增高及肠管扩张,肠壁肌层肥厚,蠕动功能不良或消失。肠吻合前未切除该段肠管或切除不彻底,以致影响吻合口通过功能。②远端肠管发育不全:胎儿发生肠闭锁后,远端肠腔内长期处于空虚状轴管发育不全,肠壁无蠕动。施行肠切除吻合术后远端肠管功能的恢复需要一定的时间,因此出现暂时性吻合口梗阻。③闭锁部位及邻近肠管肌间神经节细胞减少,肠闭锁的病变肠段因炎症或血供障碍均可导致肠管神经丛及神经节细胞发育障碍或变性,造成吻合口功能性梗阻。

(2) 机械性梗阻:①吻合技术不佳:是吻合口梗阻常见原因,如远近两端肠管口径不相称,吻合时近端肠壁过多折叠,或缝合时进针距切缘过大,内翻组织过多;远端肠管直径小于1cm而采用双层吻

合法吻合肠管,造成吻合口狭窄或梗阻。②术后肠粘连,导致吻合口附近肠管扭曲或折叠,使吻合口成角梗阻。

吻合口梗阻的临床表现与处理:病儿在手术1周后胃肠减压液仍为胆汁性,或拔除胃管后反复出现腹胀、呕吐、无正常排便时应考虑吻合口梗阻可能。可经胃管注入适量碘油行造影检查,了解吻合口通过情况。如确定存在吻合口机械性梗阻应再次手术,解除梗阻原因,切除病变肠段及原吻合口重行吻合术。功能性梗阻往往与闭锁远近端肠管肌间神经节细胞数减少、远端肠管发育不全有关。这种情况应继续 TPN,注意补充多种维生素与微量元素。耐心喂养,先给予少量要素饮食或母乳。随着肠管的继续发育,蠕动功能可望恢复。这个过程一般需要 2~3 周。

2. 吻合口漏

(1) 全身因素:晚期病例,伴有水、电解质紊乱,低蛋白血症,维生素缺乏或黄疸等原因,影响吻合口胶原纤维形成和组织愈合。

(2) 局部因素

1) 手术技术错误:是发生吻合口漏的最主要因素:①吻合技术不佳,如缝线过粗,缝合针距过疏或过密。②吻合口双层缝合时,或遗漏黏膜或缝浆肌层时缝针穿过肠壁全层。③吻合时两端肠壁对合不良,黏膜外翻。④误扎或切断肠系膜血管,损伤吻合部肠管血运。⑤使用硬质肠钳钳夹肠壁及系膜,挫伤肠管组织及系膜血管,影响吻合口血运。

2) 近端扩张肠管切除不够:保留肥厚、水肿及血运不良的肠管,使吻合口愈合不良。

3) 吻合远端存在梗阻:如遗漏多发闭锁,远端肠管发生粘连或扭曲,远端肠腔内干粪阻塞等,造成近端肠内容物通过障碍,肠腔内压力增加,致吻合口破裂或渗漏。

临床表现:新生儿发生吻合口漏不易确诊。漏的时间多在术后 3~7 天之间。小儿术后持续胃肠减压情况下,发生吻合口漏时的表现往往类似肠麻痹,如腹胀、腹部压痛、体温升高、核左移及排便不畅,临床医师常误认是肠麻痹或手术后反应。有时腹部 X 线拍片见有少量游离气体,也易与术后气腹混淆。直至腹部切口溢出粪汁或肠液方获确诊。因此,凡术后出现上述症状应考虑有吻合口漏可能。仔细观察病情及体检,如症状体征不见好转,应重复腹部 X 线拍片或腹部 B 超检查、腹腔穿刺等以协助诊断。

处理:吻合口漏初期,腹腔内感染严重,应避免过多的手术探查,也不宜行复杂的肠切除吻合或修补术。在掌握了吻合口漏的情况之后,作局部扩创引流,留置双腔管保持吸引。根据每日引流液的性质和量,作好液体和电解质的补充,纠正酸碱中毒。给予胃肠道外营养以提供足够的热量和营养。加强抗生素治疗,有效控制感染及腹部皮肤的护理。在积极治疗下,使小儿度过急性期,待进入稳定期阶段后再行进一步的手术治疗。已局限的回肠末端或结肠吻合口皮肤瘘,可采用保守疗法:维持水、电解质平衡,加强营养支持疗法,控制感染,保护腹部皮肤。如病情稳定,能较正常排便时,给要素饮食或母乳,较小的吻合口漏可望自行愈合。

3. 坏死性小肠结肠炎　小肠闭锁肠管血液供应原有先天性缺陷,尤其是 Apple-Peel 型闭锁,小肠营养仅依靠右结肠动脉逆行的血液供应,任何影响血液循环的因素,如脱水,均可使肠道内血流减少,微循环灌注不良而触发坏死性小肠结肠炎发生。病变可累及小肠和结肠。病儿表现为腹胀、呕吐、发热、腹泻或便血,全身中毒严重。腹部 X 线拍片可见小肠和结肠明显胀气和液平,小肠内肠气分布明显不均,小肠间隙增宽。小肠肠壁和门静脉积气时可确诊。轻症者积极治疗中毒性休克,纠正脱水和酸碱平衡失调,胃肠减压及有效抗生素等,已发生肠梗阻或肠坏死穿孔者应手术治疗,根据病情行肠切除吻合术、或肠外置、肠造瘘术。

4. 短肠综合征　可发生于多发性小肠闭锁,或 Apple-Pee1 闭锁并发肠扭转肠坏死病例。

二、空、回肠肠狭窄手术

空、回肠肠狭窄(Jejunoileal stenosis)发病率低,约为小肠闭锁的 1/19~1/20。多发性狭窄罕见。胎儿小肠肠管或系膜轻度受损,胚胎期肠腔内残留个别空泡的一部分,均可形成空、回肠狭窄。空、回肠狭窄病理变化较轻,肠管连续性和系膜正常。通常分为两种类型:①隔膜型:肠腔内形成一圆形黏膜瓣,瓣中央有孔洞。孔洞直径大小不一,很少形成类似十二指肠的风袋型隔膜。小孔隔膜形成的病理和症状与小肠闭锁相似。孔洞大者仅于肠腔黏膜面形成一环形黏膜嵴,肠腔通过较好。②管状缩窄型:空回肠某一段肠管较狭小,肠壁稍僵硬,蠕动功能较差,病变肠管长数厘米至十余厘米不等。狭窄段近端肠管轻度扩张和肥厚。严重狭窄者表现与肠闭锁相同。

临床症状取决于狭窄程度,狭窄愈重症状愈

重,出现的时间愈早。病儿于生后数周乃至数月出现不完全性小肠梗阻症状,反复发作间歇性呕吐、腹痛和腹胀。随年龄增长间歇期缩短,症状逐渐加重,常伴营养不良和发育障碍。

小肠狭窄有时与小肠其他病变所引起的不全性梗阻不易区别。钡餐检查可协助确定狭窄部位和程度。

本病预后良好。手术切除狭窄段,与近端扩张肠管行端端吻合术。高位空肠隔膜型狭窄若肠壁组织较正常,行肠壁纵形切开隔膜剪除后横形缝合。管状狭窄肠蠕动不良伴近端空肠扩张者,切除狭窄肠段,扩张肠管裁剪尾状成形,空肠端端吻合。术后处理同空、回肠闭锁。

第三节　Meckel 憩室手术

Meckel 憩室是由于卵黄管退化不全引起的,卵黄管退化过程正常发生在孕 5~7 周。麦克尔憩室是一个真性憩室,含有肠管的所有层次。血液供应来自残留的原始右侧卵黄动脉,后者直接起源于肠系膜。它是由卵黄管回肠端闭合不全形成的,绝大多数发生在距回盲瓣 100cm 以内的末端回肠,憩室位于回肠系膜对侧缘。麦克尔憩室可于任何年龄出现临床症状,80% 发生在 10 岁以内,其中 50% 小于 2 岁。小于 3 岁婴幼儿发生并发症较常见,并发症的风险随着年龄的增长而降低。

【适应证】

小儿麦克尔憩室并发症,以肠梗阻、溃疡出血、穿孔居多。一旦明确诊断,即应外科手术治疗,而且绝大多数是在急症情况下手术。但术前明确麦克尔憩室诊断者甚少,因此手术常常带有剖腹探查性质。在探查手术时,如未发现原拟诊断的病变,应想到是否麦克尔憩室引起的并发症,应探查距回盲部 100cm 以内之回肠。

【术前准备】

麦克尔憩室并发症是小儿外科较常见急腹症病因之一。患儿大多有严重水、电解质及酸碱平衡失调,同时有炎症病灶的存在。病儿全身状态差,因此必须认真做好术前准备,对完全机械性肠梗阻或腹膜炎的病例,应在入院 2~4 小时行急症手术。

1. 憩室并发肠梗阻　可表现为各种类型的肠梗阻,且易出现肠管梗塞坏死的绞窄性肠梗阻。大多病儿有脱水、酸中毒表现,故术前给补液、纠酸,对有贫血、血压偏低者,术前可按 10~20ml/kg 体重输

血,提高血容量。同时术前安置胃肠减压管,静脉滴注抗生素。

2. 憩室并发大出血　首先要控制憩室溃疡的进行性出血。临床上要注意监护,观察生命体征。应用止血药物,输血及血液代用品,以提高血容量,预防和矫治失血性休克;待一般情况有所改善,血红蛋白在 80g/L 以上,血压正常平稳后,行急症手术治疗。对明确诊断而临床上又难以矫治的进行性出血,可考虑在积极抗休克同时进行手术,切除病灶,消除出血。

3. 憩室炎及穿孔腹膜炎　由于严重感染患儿病情多较严重,甚至出现中毒性休克,术前应给予广谱抗生素及灭滴灵静点。补液,纠正电解质失衡及酸中毒,输血。若有高热应予以物理降温,使体温控制在 38.0℃ 以下;若有呼吸急促,给予吸氧。术前准备力争在入院后 4 小时内完成,然后进行手术。

4. 憩室疝　按嵌顿性疝进行术前准备。

【手术原则】

凡憩室伴有外科急腹症者,皆应手术切除憩室,解除梗阻,消除炎症及出血病灶。对于大多数病人,行单纯憩室切除、横行缝合回肠是疗效满意的手术方式。如果存在溃疡或憩室基部累及回肠,则建议采用受累段小肠切除,一期端端吻合术。长期随访对比单纯憩室切除术和行小肠切除端端吻合术的病儿,在晚期并发症方面两组没有差异。由麦克尔憩室手术复位引发的肠套叠作为起点很少能够成功,通常需要切除梗阻肠管行端端吻合术。对于麦克尔憩室穿孔,如果患儿病情稳定,没有发生腹腔广泛污染,可以行手术切除及端端吻合术。对于血流动力学不稳定、腹腔广泛污染的病人,需迅速行暂时性造口术。

【手术步骤】

麦克尔憩室必须全部切除,否则残留病变及异位迷生组织,可引起并发症的再发。憩室切除的几种方法:

1. 憩室单纯缝扎术　憩室呈指状,形似阑尾或带蒂息肉状,可采用切除阑尾的方法切除此型憩室,然后荷包缝合埋入残端。

2. 憩室斜行切除吻合术　适用于憩室基底部较宽,病变又局限于憩室本身者。用两肠钳在憩室基底部斜行钳夹,紧贴钳缘切除憩室。断面用 3% 碘酊或石炭酸消毒处理后,做全层间断结节缝合,然后浆肌层埋入。此法简单易行,为本病较常选用方法。

3. 憩室楔状切除术　选用两把肠钳分别夹住憩室两侧端的回肠,肠钳尖端置于系膜缘,钳柄置于系膜对侧缘呈"V"形,将憩室基底及邻近的小肠部分肠壁完整切除,以免遗留憩室异位组织致术后再发溃疡出血或穿孔。两切面靠拢对合行全层结节缝合,再行浆肌层埋入。此手术方法为多数学者所推荐(图37-8)。

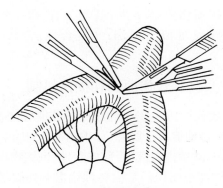

图 37-8　憩室楔状切除术

4. 腹腔镜下憩室切除术　在做腹腔镜检查的同时,若发现有单纯麦克尔憩室者,在有条件及医生操作技术熟练的情况下,可行此手术。

5. 憩室、肠切除术　憩室并发症累及邻近肠段,如发生粘连肠管坏死、重度炎症水肿、异位胃黏膜致憩室出血波及到回肠段时,应果断行憩室肠切除术、一期肠端端吻合术。

6. 对于卵黄管未闭合的新生儿,脐下弧形切口对进入腹腔很有帮助　辨认出卵黄管并向下追踪至回肠,可以看到其附着于回肠。切除卵黄管附着于回肠的部位,行一期缝合关闭小肠对系膜缘肠壁,或者采用 U 形钉固定装置切除吻合肠管。

7. 辅加手术——阑尾切除术　各种憩室并发症手术时,如盲肠肠壁无明显炎症及水肿者,可同时将阑尾切除。

【术中注意要点】

小儿肠腔狭窄,切除憩室时应注意勿内翻过多造成狭窄,如遇憩室引起的肠套叠,复位后憩室无坏死,但患儿全身状况不佳时,可暂不处理憩室,待术周后再次手术切除憩室。

【术后处理】

注意感染的预防及腹部情况的观察。

【术后并发症】

憩室切除吻合口漏,造成腹腔内感染,须手术处理,憩室切除部位肠梗阻可先行非手术治疗观察,如不能缓解亦须手术。

(刘　磊)

第三十八章

小肠损伤手术

小肠损伤泛指空肠、回肠及其肠系膜的损伤，在整个腹部损伤中占的比例较多，这是因为小肠在腹腔内所占体积最大，腹壁缺乏坚固结构保护，又因下右部位后方有脊椎存在，易造成对压伤，无论平时或战时小肠损伤均是最常见的操作，小肠在平时外伤中占腹部损伤的 26% 左右，战伤则高达40%~50%。

第一节　概述

一、分类

小肠损伤的分类尚不统一，不同的分类可从不同的方面反映损伤的原因、性质、严重程度及治疗选择，对指导临床工作有一定意义。

1. 按损伤与腹腔外交通情况分类　①闭合性（非穿透性）损伤：是腹腔与外界无伤道交通的小肠及其系膜损伤，即使腹壁有损伤，只要完整无通道仍为闭合伤。②开放性（穿透性）损伤：是腹腔与外界完全贯通的小肠及其系膜损伤，有时虽无腹壁伤道，但通过膈肌或盆腔的开放伤间接与外界贯通，亦为小肠的开放伤。

2. 按损伤原因分类　①外伤性小肠损伤：各种直接或间接暴力均可致外伤性小肠损伤，例如锐器、刀剪开放伤，钝器致伤，坠落伤和爆震伤等。②医源性小肠损伤：对患者进行诊断操作或治疗时所致的损伤，如诊断性腹腔穿刺、腹腔镜手术、手术时分离肠管粘连、其他手术时误伤小肠等。腹腔内质硬的引流管挤压者可致小肠损伤。③自发性小肠损伤：患者姿势突然的改变，使行这躯体过度向后伸拉，可引起腹前壁肌肉收缩，挤压小肠肠管导致小肠挤压伤破损。④其他原因小肠损伤，各种锐性异物误吞后至小肠亦引起损伤。

3. 按损伤病理变化情况分类　①小肠浆膜下系膜血肿；②小肠或系膜损伤；③小肠或系膜撕裂伤；④小肠或系膜裂伤。

4. 按损伤数量分类　①单发性：仅 1 处损伤；②多发性：2 处以上损伤；③复合性：合并其他脏器伤。

二、致伤原因和损伤机制

1. 致伤原因　闭合性小肠损伤常因各种暴力直接或间接地撞击于腹部，如重物冲撞，机动车辆车祸挤撞，斗殴拳击，坠落腹部先着地，倒塌物压击等。

开放性小肠损伤常因各种锐器刺伤腹部；战时则常因枪、弹、弹片等击伤；现代战争则多为高能量爆炸物震裂腹部致伤。

2. 损伤机制　多种外伤均可致小肠损伤，其机制不尽相同，常见的有：①直接暴力：因小肠活动度和活动范围均较实质性脏器为大，不易受外力致伤，但在中腹部因后侧的脊椎和下腹部骶椎和盆骨，这对小肠易受到砸伤。②间接暴力：常发生于坠伤、过失伤或机动车车祸的撞击，由于加速度的惯性，肠管的活动度超过正常限度，或肠腔内气体、液体被突然传至某段肠袢，或腹肌强烈收缩使腹内压力骤增，撞击局部肠衬，均可引起小肠损伤。③相对固定部位更易于损伤：如靠近 Treiz 韧带或回盲部，附近小肠袢活动度小，如腹部受侧方暴力推压，此种剪力和牵拉力即可将小肠与固定韧带等牵拉撕裂，造成损伤。④肠道本身的病理变化，也易于发生损伤，如手术后肠粘连、肠结核等，嵌顿疝时，当腹腔内压力骤增时，可使疝囊内肠袢压力骤增而使小肠破裂。

三、临床表现

小肠损伤的部位、程度、有无并发症、损伤病理变化、病人全身情况及就诊时间决定着其临床表现。

1. 症状　①休克：早期的创伤性休克、出血后引起低血容量休克；②腹痛：小肠损伤都存在不同程度的腹痛，痛的部位常反映了受伤部位，如大量肠内容物溢出引起了弥漫性腹膜炎时则可出现全腹痛；③腹胀：常为较晚出现的症状；④消化道症状，如恶心、呕吐等。

2. 体征　①压痛：损伤部位均会有压痛，压痛程度取决于损伤程度及病程；②反跳痛和肌紧张：这反映腹膜壁层已受到腹膜炎的刺激，这时诊断小肠损伤有积极意义；③肠音：正常肠鸣音为 5~15 次 / 分，小肠损伤后常减弱甚至消失；④移动性浊音，如阳性反映腹腔内有积液或积血，积液超过 600ml 才能通过理学检查查出；⑤肝浊音界消失：反映腹腔内有较多积气，是小肠破裂的一种佐证；⑥直肠肛门指诊：如有局部触痛或指套血染均可协助诊断。

四、诊断

对小肠破裂的诊断难点，是闭合性小肠损伤的诊断。

一位腹部外伤患者，如出现腹痛等症状和存在压痛等体征时，就应警惕有小肠损伤的可能；如再出现气腹征和腹膜刺激症状，或试验性腹腔穿刺有消化液和血性液体时，即可进一步明确诊断。但应注意受伤早期临床表现并不明显，有时经过一段"间歇期"后才显现症状，这时应注意勿误诊和延诊以免发生并发症。至于各种辅助检查，应恰当使用，最重要的还是分析受伤机制，反复多次检查，如遇以下具体情况更应提高警惕，及时判断：①血压虽正常，但脉搏增快并超出 100 次 / 分，又无其他休克原因可解释时；②受伤后腹痛持续性加重，且压痛部位固定，但无典型腹部体征时；③腹部压痛部位较固定，但又不在受伤部位时；④意识不清者，肠音持续减弱和消失；⑤直肠指诊有明显触痛时；⑥外伤后腹胀明显时；⑦出现不全性肠梗阻征象时；⑧受伤前饱食，近期使用糖皮质激素或非甾体抗炎药物情况下，受伤后出现腹痛时。对此类伤员密切随诊观察 24~48 小时，反复检查、对比、分析，如出现以下任何一种状况时即应诊断小肠损伤：①突然呈现明显的腹膜刺激征；②试验性腹腔穿刺或腹腔清洗有阳性发现；③直肠指诊血染或血块；④反复检查有气腹征；⑤液体复苏和治疗休克后，休克仍不好转；⑥全身情况变坏，Hb、Rbc、Hct 下降。对于闭合性小肠损伤伤员，在评估病情时，宁可及早手术剖察而不能延期等待。

开放性穿刺性的小肠损伤，如腹壁伤口与腹腔直接相通，甚至看到损伤的小肠或系膜，即可确定诊断，如有困难，还可进一步了解受伤机制、分析伤口溢出物色泽、气味等进行判断；临床仍有怀疑时，即可按闭合性小肠损伤的诊断思路去判断。

第二节　小肠损伤手术方法

【术前准备】

小肠损伤常伴有腹膜炎和出血、创伤性休克、低血容量休克，此时应进行防治休克的措施，如液体复苏、镇静止痛、保暖都是有效的。但如因持续出血，经大量输血又不能好转时，应及时边抢救边手术止血。小肠损伤都会有不同程度的感染，应使用预防性和治疗用抗生素。在手术前还应尽量检查发现和除外各种全身的同发损伤，以免遗漏延诊误治。

【手术步骤】

1. 切口选择　如小肠损伤没有腹壁伤口或显著压痛位置时，一般均选择腹部正中切口或右腹直肌切口，可根据伤情向上向下延长切口。切口不应经过腹部伤口，也勿用腹部伤口作探查切口。

2. 探查　对于腹腔损伤的患者探查腹腔时，首先注意有无腹腔内大出血情况，如有腹腔内大出血，就必须寻找出血来源，积血较多和有新鲜血块处常为出血所在，先控制出血。检查小肠损伤，需仔细检查整个小肠，不能漏诊，发现小肠壁裂伤、血肿、浆肌层撕裂伤以及肠系膜损伤。探查小肠的方法有多种：一是顺行方法，自 Treitz 韧带开始至回盲部，这时先提起横结肠及其系膜，右手伸至第 1~2 腰椎左侧，摸到 Treitz 韧带及空肠起始部，自此处向远端仔细检查全段空肠和回肠，直至回盲部；二是逆行方法，先自右下腹找到盲肠和末端回肠，再逆行向近端仔细检查整个小肠；还有一种方法是自小肠中间任何一段肠袢或损伤肠袢开始，向近远侧分别检查。在探查中应注意保护肠袢、勿将肠袢提至腹腔外过长时间，避免来回重复检查，造成肠管进一步损伤。

3. 各种损伤的手术处理　①浆膜层损伤：浆膜或肌层裂伤或大块损伤，但黏膜未破损，可先用不吸收丝线间断内翻缝合浆肌层（沿肠管横向），外层再加浆膜层缝合加固，如撕裂伤面积较大时，可用相应的肠系膜覆于损伤浆膜处，间断缝合固定之（图 38-1）。②肠管全层裂伤：如伤口尚小，可对伤缘整修后，将裂伤破口向肠管两侧牵引，使裂口与肠管纵轴呈垂直走向，后使用 3-0 丝线行间断内翻缝合，内全导、外浆肌层缝合。③肠壁血肿：遇此情况时均应切开浆膜或肌层，清除血肿，再横行缝合。如血肿较大，且损及肠系膜血管影响供血时，应切除此段肠管，行对端吻合术（图 38-2）。对于各种小肠损伤，大多数可行缝合修补，但以下情况则应考虑行肠段切

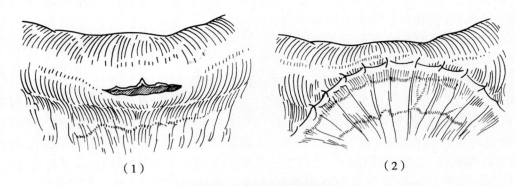

（1）　　　　　　　　　　　（2）

图 38-1　肠系膜覆于损伤处

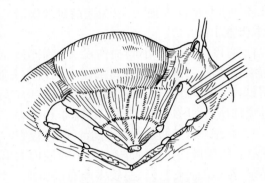

图 38-2　肠壁血肿行肠段切除术

除术：①肠管损伤后断裂，或裂口巨大，挫伤严重；②一段肠有多处损伤而修复困难时；③肠系膜损伤严重影响血供，或肠系膜与肠管分离；④肠壁血肿较大。

【术后处理】

1. 治疗休克和水电解质代谢紊乱　注意继续液体复苏，纠正低血容量和生命器官灌注不足等情况。

2. 预防和治疗腹腔和全身感染　继续行腹腔通畅引流、防止腹膜内感染甚至脓肿发生；使用有效抗菌药物防治全身感染。

3. 注意胃肠道功能恢复　手术和麻醉后，如病情较重，可给予肠外营养，5~7 日后及早改为肠内营养，视病情补充白蛋白及各种血液制品。

4. 严密观察，及时发现有无肠缝合及吻合处裂开穿孔发生，再及时处理。

（杨春明）

第三十九章

小肠造口术

第一节　概述

小肠造口术是较常使用的手术,其目的是:①肠管减压:造口在小肠梗阻部位的近段,作为暂时性或永久性的人工肛门,使肠内容物改流;造口在小肠吻合口的近端,防止吻合口可能发生裂开或瘘形成。②灌注营养物质:当胃、十二指肠发生梗阻时,在空肠起始部行造口术,灌注各种水和营养物质维持患者生命。还有一种是炎症性肠病切除了结直肠后作为人工肛门,将小肠末端引出腹壁。

无论是减压或是灌注营养物的小肠造口术,此类病人营养状况均较差,故在术前应仔细评估、纠正营养不良,考虑腹壁切口和愈合情况,采取相应措施,如肠外和肠内营养等改善患者营养情况。

小肠造口术有暂时性和永久性之分,也有穿刺置管、插管、单口和袢式造口等多种,其中套管针穿刺置管造口术,常用于较大的胃肠道或肝胆胰手术后,胃功能恢复较慢,此时可行空肠套管针穿刺置管造口,简化操作,提供营养物质;插管式造口术也多用于空肠上段,用以灌注营养物质;单口式造口术多用于回肠末端,作为远端结肠切除后的永久性人工肛门保留下去,也可作为暂时解除结肠梗阻或是为全结肠切除作准备的术式;双管式造口术多用于肠管坏死或外伤,患者不能耐受小肠一期切除吻合时;袢式造口术也多用于小肠外伤或坏死时,如患者病情差,可切除病变小肠后外置肠袢,待病情好转后重新吻合近端肠袢。

第二节　小肠造口手术方法

回肠末端造口术常用于 Crohn 病,家族性多发性腺瘤息肉病和结直肠癌等疾病,近年来由于保存肠管手术的开展,永久性造口已较少应用,暂时性造口逐渐增多。文献记载最早施行回肠造口术的是 1879 年的 Baum,他为一例结肠癌并发肠梗阻患者施行回肠造口术。20 世纪早年的回肠造口术多为先将回肠提出腹壁,而后再切开肠管造口引流。1952 年,Bryan 和 Brock 等开始施行在手术室内的一期切开回肠造口术。目前许多小肠造口患者参加了肠造口俱乐部,接受肠造口的护理培训,提高了他们的生存质量。

【适应证】

在结直肠切除术后,一般施行 Brock 永久性回肠造口术,至今仍为溃疡性结肠炎和家族性多发性息肉病手术的金标准。至于暂时性小肠造口术多为其他肠道手术的附加手术,以下情况是其指征:

1. 解剖性因素疾病　防止下段肠管吻合的并发症,如回肠结肠吻合术后近端肠管造口,预防各种肠管吻合口漏;手术发生技术性困难,如吻合器吻合后愈合不完全和张力过大;放疗情况下肠吻合;远段肠管多处吻合;手术中出现污染的肠吻合。

2. Crohn 病。

3. 肠癌并远段肠管梗阻。

4. 腹部外伤小肠多发损伤。

5. 先天性畸形。

【手术前准备】

由于肠造口术会给患者带来心理和生活上的障碍和不便,所以术前应向患者说明肠造口术的作用和维护护理方法,并让患者能与造口支持组织联系和参与,使之能很快恢复正常心理状态和生活质量。

手术前还可介绍患者访问已造口者,了解小肠造口可能带来的各种副作用及并发症,并如何去防止和处理。

小肠造口的典型部位是右下腹部,一般均穿越腹直肌,即脐至右髂前上棘连线的内 1/3 处。同样如在左侧施行小肠造口术,亦可参照右侧选用同样相称的部位。小肠造口点尽量避免在皮肤有瘢痕处、腹股沟部、脐部、皮肤有皱折处等。对于肥胖病人造口部位宜向上一些,以利护理。选择好造口点后,用美兰等染料标记上。

【手术步骤】

(一) 插管空肠造口术

此种手术宜适用于上胃肠道疾病不能正常进食时,常用以经插管造口至空肠内营养,如胃肠吻合口瘘、十二指肠瘘、食管狭窄、胰头部肿瘤致梗阻性黄疸、胆道梗阻和十二指肠梗阻时。

1. 切口　上腹部腹直肌切口。

2. 寻找空肠、选定造口位置　剖腹后先检查病变情况,提起横结肠向上牵引,在其系膜根部脊椎左前方寻到十二指肠悬韧带,在此处提出空肠起始段,在距十二指肠悬韧带 15~20cm 处选定造口位置,用染料标记之。

3. 放置导管　在选定造口位置的肠系膜对侧肠壁上,用细线做一直径 1.5cm 的荷包缝合,纱布保护好后以小尖刀在荷包缝合线中央戳一小孔穿透肠壁,用吸引器吸出溢出之小肠内容物,自此小孔置入 16F 硅胶管,尖端通向远段肠腔约 10~15cm,尖端顶有 2~3 个小侧孔,后将荷包缝合收紧结扎。

4. 包埋导管　沿肠管纵轴将导管置于近段肠管壁外,在沿其两侧间断浆肌层缝合,将导管连同荷包缝合口包埋于两侧肠壁折叠而成的糟沟内,包埋长度约 5cm 左右。

5. 固定导管并引出固定　再将此导管穿过大网膜至其前方,经左上腹另小戳口引出导管,再将造口导管处的浆肌层与壁层腹膜固定,导管引出至皮肤外,和皮肤缝合固定。

6. 闭合腹腔　逐层将切口缝合,闭合腹腔(图39-1)。缝合肠壁勿过度,以防术后肠腔狭窄和梗阻。

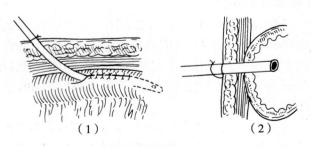

（1）　　　　　　　　（2）

图 39-1　插管空肠造口术

施行此术在切开肠管时必须用盐水纱布垫保护好切开处,防止污染,并及时吸去溢出之肠内容物;造瘘前必须确认十二指肠悬韧带下方 15~20cm 的空肠造口位置;置入导管必须朝向肠管远段,以利灌注肠内营养物质。

(二) 隧道插管小肠造口术

此种手术适用于高位小肠造口,进行减压和灌注肠内营养物质,因为高位小肠液中有多种消化酶,很容易侵出腐蚀周围组织而形成肠瘘,故可将导管埋于肠壁隧道内,防止肠液外溢。

1. 切口　同样为上腹部经腹直肌切口。

2. 选定造口位置　这种手术常在近端空肠进行,所以剖入腹部后首先找到十二指肠悬韧带,在距该韧带 15~20cm 的空肠选做造口位置。特别注意勿将回肠当做空肠选用。

3. 置入导管　在选定的空肠的对系膜肠壁上,用 1/0 不吸收线预做一荷包缝合,直径约 1.5cm,在中央处用小尖刀戳一小孔直通肠腔内,再用止血钳扩张后插入一 F14~16 的尖端有 3~4 个侧孔的硅胶导管,尖端指向这端,再收缩荷包缝线结扎之。

4. 隧道缝合　将此导管沿肠管长轴放置,用 1/0 不吸引线做间断浆肌层缝合,包埋此导管,长约 5cm,并超出导管进入肠管处 1cm。

5. 引出导管并加以固定　先用注射器注入导管内生理盐水 30ml,检查有无梗塞或漏液情况,后在附近腹壁戳一小孔引出导管至皮肤,并固定导管于壁层腹膜上,腹壁用另一线固定导管(图 39-2)。

(三) 外置小肠造口术

这种术式较少使用,它有两种手术方式,一是双腔造口术,一是单腔造口。都仅常用于小肠破损较重,伤员一般情况又差,不能行较复杂的手术,具体是用于远端肠管存在病变而又需将之旷置时,双腔造口用于远端肠管有梗阻时。

1. 切口　上腹部经腹直肌切口。

2. 探查　先寻找小肠损伤处,再检查远端肠管的病变和梗阻情况,而后决定行外置小肠造口术。

3. 游离肠襻　选择好造口肠襻后,分离其系膜缘的血管,并切断 2cm 左右宽度的系膜,将此段肠襻自腹壁(切口或另选的适当部位)提出腹壁约 4~5cm 长,用可吸收线将肠管与腹膜切缘间断缝合,每 0.5cm 一针,不要穿透肠腔。

4. 固定肠襻　用橡胶管或玻棒(0.5~1cm 直径)穿过系膜孔,从而将此段肠襻搁置并固定在肠壁上。再将切口皮肤与肠管壁间断缝合固定之。

5. 减压引流　在外置肠管壁上横形切开全层,置入一负压吸引硅胶管至肠管近段,并行负压吸引,抽出近端肠管内容物(图 39-3)。

6. 单腔外置小肠造口术是先将造口处小肠横形切断,远端小肠闭合之,再用可吸收缝线或连线缝合全层,外以不吸收丝线间断缝合浆肌层埋入。自另一小戳口提出近端小肠端提出腹壁 3cm 左右,将

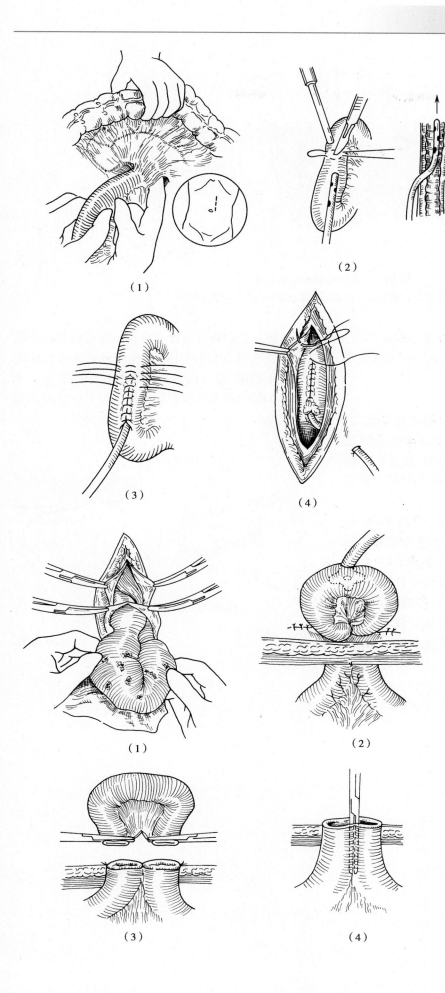

（1）

（2）

（3）

（4）

图 39-2 隧道插管小肠造口术
（1）探查十二指肠悬韧带，决定造瘘部位；（2）放置造瘘导管；（3）埋藏导管；（4）将导管穿过大网膜，从左上腹壁分出

（1）

（2）

（3）

（4）

图 39-3 双腔外置小肠造口术
（1）外置病变肠管；（2）将肠系膜与腹膜固定，缝合切口；（3）切除坏死肠襻；（4）钳夹近端和远端肠管壁，使局部坏死后互相连通

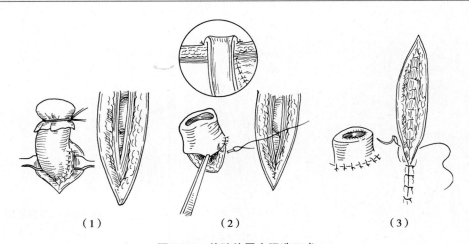

（1）　　　　　　　（2）　　　　　　　（3）

图 39-4　单腔外置小肠造口术

(1)将回肠系膜与腹膜缝合;(2)外翻残端黏膜后固定;(3)缝合腹壁切口

肠管与腹膜用可吸收线间断缝合,针距 0.5cm 左右,再用可吸收线间断缝合断端肠管全层、皮下组织及皮肤(图 39-4)。

(四) 套管针穿刺造口术

目前肠内营养是一种常用的营养支持方法,有利于机体的恢复。腹部手术后,胃的运动功能恢复较慢,有的长达 72 小时以上,小肠则在 12 小时可恢复功能,故行空肠插管造口提供营养支持是一种可选择的方法。

手术方法:在腹部手术结束时,寻找 Treitz 韧带远侧 20cm 的空肠肠袢,用 F14 号穿刺针在对系膜面的肠壁上穿破浆膜使针尖进入黏膜下层,潜行 4~5cm 后穿破黏膜进入肠腔内。再将一直径 0.3cm 的硅橡管经穿刺针送入肠腔内 10cm 左右。再用不吸收 0 号丝线在硅橡管进入肠壁处固定缝合一针,此硅橡管连接于注射器,注入生理盐水 50ml,以试

是否通畅。最后将此硅橡管自切口附近的另一小戳口引出肠壁外,引出前用 0 号丝线缝合 3~4 针固定此导管于腹膜,再于腹壁外缝合固定于皮肤上。术后即可用肠内营养的要素饮食注入导管内供患者营养(图 39-5)。

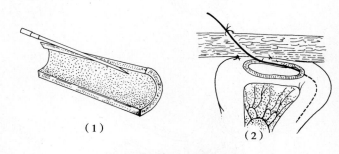

（1）　　　　　　　（2）

图 39-5　套管针穿刺造口术

（杨春明）

第 四 十 章

Crohn 病的手术

第一节　概述

Crohn 病是一种胃肠道透壁的炎症性疾病,可发生在从口腔到肛门的任何部位,是一种迄今原因未明的不易治愈的疾病。Crohn 的发病,受到许多因素影响,如检查诊断方法,患者基因、地理环境、社会经济情况、饮食卫生、人口密度、教育情况等。但是逐年增加着,北美的年发病率为 144~198/10 万、患者已达 40~60 万人。诊断此病的年龄有降低趋势,目前平均年龄为 33~39 岁。

患者的病情轻重不一,从无症状至病情轻度、重度。但在发病一年内,65% 是缓解的,25% 是低活动性的,只有 10% 是高活动性的。有 13% 变为慢性活动性疾病;10% 需肾上腺皮质激素治疗,30% 需给予柳氮磺吡啶和 5- 氨基水杨酸,最终有 57% 患者需接受至少一次外科手术治疗。20 年生存率达 6%~7%。

影响预后的最重要危险因素是环境和基因情况。环境因素包括有细菌感染、吸烟、饮食、抗生素和非甾体抗炎药物、卫生习惯等,但多为综合因素致病。基因因素包括有炎症性肠病家庭史、单卵双胞胎(44% 发生率)、存在有 CARDC5 基因、IBDI 基因、IBD9 基因等。

Crohn 病的主要临床表现有腹痛、腹泻、肠道出血、体重下降、发热、食欲减退、肛周疾病以及胃肠道外的表现(如虹膜炎、原发性硬化性胆管炎、关节强硬性脊椎炎、周围关节炎和坏疽性脓皮病等)。

经诊断后,可根据患者年龄(40 岁上下)、病变位置(回肠末端、结肠、回盲部、上胃肠道等)、病变特性(炎症性、狭窄性、穿透性)按 Vienna 方法加以分类。

在决定外科手术前需经系统的内科治疗,包括药物、柳氮磺吡啶和 5- 氨基水杨酸、肾上腺皮质激素和免疫抑制剂等。此外加强营养,纠正代谢紊乱、缓解症状的药物还包括解痉、止痛、止泻、控制继发感染、抗胆碱能药物、补充各种维生素、叶酸、铁、钙及微量元素等。

第二节　Crohn 病的手术方法

【适应证】

外科手术治疗并不能治愈 Crohn 病,只能用以治疗内科疗法无效的各种并发症,或是复发后的再手术。但应意识到所有的手术均应尽量保留肠管的长度。

1. 内科治疗失败或无效

(1) 激素治疗 6 月以上仍持续有临床症状;

(2) 大剂量激素治疗逐渐减少后,症状又复发;

(3) 在内科治疗中症状减轻后又复发并出现并发症;

(4) 出现激素治疗导致的并发症。如类 Cushing 综合征症状、白内障、青光眼、高血压病、股骨头无菌性坏死或椎体骨折等。

2. 肠梗阻　出现部分或完全肠梗阻。

3. 发生穿透性疾病

(1) 形成肠瘘:①形成肠瘘而造成个人生活障碍;②肠瘘与生殖泌尿系器官相通;③肠瘘造成功能性或解剖性短路而营养不良或严重腹泻。

(2) 形成腹腔、盆腔和会阴周围的炎性肿块或脓肿。

(3) 游离穿孔。

4. 出血

5. 暴发性结肠炎合并中毒性巨结肠

6. 延迟发育生长

【手术前准备】

决定手术后,必须将注意力集中在纠正营养不良和代谢异常方面,如果患者在 3 个月内丢失体重超过 5%,或白蛋白浓度小于 3.0/dl,必须在术前营养治疗介入。在术前一般用肠内营养而减少 TPN 的应用,手术前的机械性准备,经大组病例前瞻性对照组研究发现不会对手术增加获益,反而有损结肠。

此外应特别注意肾上腺功能,必要时使用应激性剂量的类固醇。由于营养不良,拟在术中使用适量升压药物纠正低血压。

【手术步骤】

1. 切口　此类患者常需多次腹部手术,故尽量在第一次手术时勿采用上腹部横切口或跨过中线的切口。Overby 施行 300 例 Crohn 病手术均采用了 Pfannenstiel 横切口,效果较好。它可以显露小肠、下腹部和盆部的肠管,与正中切口相比,术后切口疝的发生率大为减少(3.7% vs. 42%),如施行肠造瘘,瘘口可置于切口上方。

2. 探查和发现病变肠段　应探查整个小肠肠段,并同时探查胃和结直肠。Crohn 病病变肠段与正常肠管界限较清晰,可见其肠壁水肿、肠壁增厚、外形呈管状、僵硬,近端肠管常扩张。并可能有肠系膜肥厚、粘连、肉芽肿和脓肿形成。当病变穿透肠壁时,还可出现瘘管。

3. 决定手术方式　小肠的 Crohn 病外科治疗方法有切除病变肠段和不切除肠段两类方式,由于外科手术不能治愈此病和预防其复发,外科治疗仅能改善症状和处理各种并发症,故应尽量少地切除肠段。外科治疗 Crohn 的手术曾是较广泛地切除病变肠段,并根据术中冰冻切片检查决定切除范围,但即使这样也会较普遍地复发,复发与否不与切除范围成正相关。基于这种了解,目前尽量勿过多地切除肠段而导致短肠综合征的发生。迄今有一组 464 例 Crohn 患者外科手术发生短肠综合征的仅有 21 例,占到 5%,复发率也未见增高。

狭窄肠管成形术的指征是在小肠病变中有单一或多个纤维性狭窄段;既往曾较大范围切除肠段(>160cm);已有短肠综合征;前次术后很快复发(<12 月);十二指肠狭窄;前次手术的吻合狭窄等。其禁忌证是小肠已发生穿孔合并腹膜炎;形成脓肿;形成瘘等。

但肠管切除仍为外科治疗 Crohn 病的重要方法,其常见适应证有肠梗阻;并发感染性并发症;末端回肠受侵犯;穿透性疾病;出血和癌变等。

4. 狭窄成形术　主要是 Heineke-Mikulicz 术式,选用此术式的重要条件是狭窄段的长度,小于 10cm 的较短肠段狭窄即可用此术式治疗。如果狭窄肠段较长或多个较短狭窄肠段则宜采用 Finney 术式。有报告最长的狭窄肠段达 109cm,平均 51cm。

(1) Heineke-Mikulicz 术式:在狭窄肠段对系膜侧纵形切开肠管壁,然后横向全层缝合,外加可吸

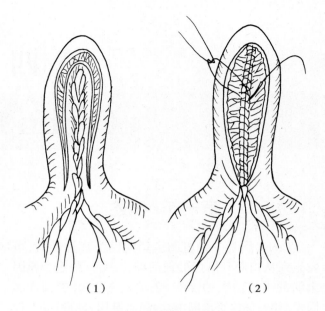

（1）　　　　　　　　　（2）

图 40-1　Heineke-Mikulicz 术式

收线连续浆肌层缝合,或丝线间断浆肌层缝合(图 40-1)。

(2) Judd 术式:Heineke-Mijkulicz 术式演变而来,可切除肠壁一小部分,已穿透性病灶,然后沿切除部纵行延长切口。再行横行缝合(图 40-2)。

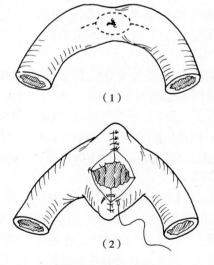

（1）

（2）

图 40-2　Judd 术式

(3) Moskel-Walske-Neumayer 术式:将纵形切开病变狭窄肠段改为"Y"形切开,然后横向缝合切开的肠壁,这样可减少缝合口的张力(图 40-3)。

(4) Finney 术式:适用于较长病变狭窄肠段,先将较长的病变肠段平行并列在一起,然后切开此段肠管的全层,行全层侧侧吻合,从后壁全层缝合至前壁,外加浆肌层缝合加固(图 40-4)。

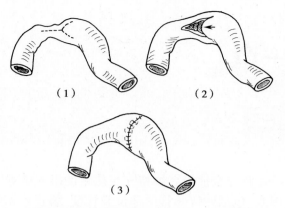

图 40-3　Moskel-Walske-Neumayer 术式

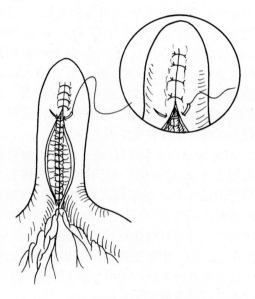

图 40-4　Finney 术式

（5）Jaboulay 术式：与 Finney 术式相似，在狭窄段肠管近远端拉拢行侧侧吻合，而病变肠段不予切开（图 40-5）。

5. 病变肠管切除吻合术　当剖入腹腔后，先需

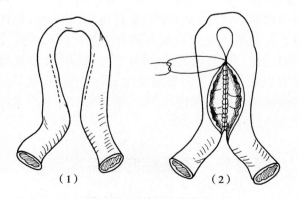

图 40-5　Jaboulay 术式

游离出病变肠段，确认病变的范围，在其近远端正常肠段横断，如遇有肠管狭窄至近段肠袢扩张时，则先抽吸出气体和液体；还须注意此时的肠系膜常因病变致增厚和缩短，处理时需格外留意。在行肠管吻合时也应特别留意肠管的血供情况、吻合口处张力情况，近远端肠管直径的差异，远端一定无梗阻情况等。所采用的吻合式式以端 - 端吻合为佳，手法较吻合器方法更能适应远近端肠管直径差异的情况。

6. 小肠造口术　所有进行小肠 Crohn 病的患者均需充分术前准备，包括可能造口位置的选择和准备，尽管永久性造口已较少用，即使暂时性造口也应选好造口位置，以防术后发生狭窄等并发症。

造口的第一步是选好造口位置，最好在术前即选好，这对以后的造口护理十分重要，一般情况下选在腹直肌内，尽量不要靠近有骨骼处，如远离肋骨和髂前上嵴，对于肥胖患者更应注意，坐和立等不同姿势情况下对造口的影响。对多次施行过腹部手术的患者，由于腹腔内粘连和肠系膜的缩短等因素所带来的技术困难也应尽量考虑到，选好造口位置后，需用美兰等染料预画出部位。造口肠袢提出至腹壁外的长度应在 2cm，腹膜、腹直肌前鞘和皮肤均需仔细缝合，以防造口旁疝的形成。造口通过腹壁的口径应在 2 横指左右。

对于肠管短路手术，目前已较少使用，特别是空回肠病变时。如为十二指肠病变，有时才考虑行胃空肠吻合或十二指肠空肠吻合术。

【手术后处理】

基本与其他的胃肠道手术相同，如近端小肠手术后，使用鼻胃管减压，而远端小肠手术则勿需使用。还须注意防治应激性溃疡的出血和穿孔并发症。小肠 Crohn 病的复发部位常发生在吻合口附近，发生率较高，尤其是内镜检查的发现率可达 70% 左右（手术后 1 年），但仅有 20% 左右出现临床症状（手术 3 年后）。需再次手术的在 10 年内可达半数。

在药物预防复发方面，使用糖皮质激素已被证明是无效的，磺胺类药（sulfasalazine）也证实效用不大，目前仅证实硫唑嘌呤（Azathiopriune）和 6- 巯基嘌呤（6-mercaptopurine）对术后可能复发并拟外科手术治疗的患者有一定效用。吸烟可使复发率倍增，故术后应戒烟。

（杨春明）

第四十一章
短肠综合征手术

第一节　概述

肠衰竭是由于人体消化和吸收营养物质不充分所致,这时需特殊的内科和营养支持。而短肠综合征是肠衰竭的一种类型,这主要是由于肠切除术后所遗留的肠管过短所致。目前其发病率约为3~4/100万。

成人小肠的长度为360~600cm,这主要视测量方法和个人差异(如身高和性别而不同)。十二指肠的长度为25~30cm,从Treitz韧带至回盲肠曲的长度为480cm,其近端2/5为空肠,远端3/5为回肠。如果切除小肠的长度一半,一般尚可耐受;但如切除后小肠不足180cm,或已遗留回肠比空肠更为重要,回肠有吸收胆盐和VitB$_{12}$的特殊能力,并有较大的适应能力;保留回盲瓣亦十分重要;其他消化器官如胃、胰、结肠的状况也影响着短肠综合征的预后。

引起短肠综合征的主要原因有:切除过多的小肠(占25%)、放射性小肠炎(24%)、肠系膜血管疾病(22%)、Crohn病(16%)、其他良性肠疾病(13%),患病后主要的病理生理学变化主要有:营养不良和体重下降、腹泻和脂肪泻、维生素和微量元素缺乏、水和电解质代谢紊乱等;此外尚会出现胆石症、胃分泌过度、肝疾病和肾结石等。短肠综合征发生后,小肠会产生一定程度的适应性,但这种代偿能力有一定限度,尚须内科和外科治疗。

内科治疗包括了维持营养状态、加大肠道营养物的吸收和预防各种并发症等三个方面。

1. 维持营养状况　治疗短肠综合征的最重要目的是维持病人营养,在肠切除术后早期常需使用肠外营养,此时对胃肠道液体和电解质的丢失,必须尽可能加以监测和补充。当术后肠麻痹和梗阻缓解后,尽早进行肠内营养支持,并逐渐减少和替代肠外营养。当患者胃肠道适应后,就可全部由肠道吸收所有的营养物,决定营养状况的因素是残留肠管长度和结肠状况。

短肠综合征患者维持充足热量的摄入依据一些因素,包括残留肠管的部位和长度、肠管有无疾病、其他消化系统器官的功能状况和肠造口情况等。如完全依靠肠外营养,其并发症的发生均较高。非恶性病患者的1、3、5年生存率为90%、70%和60%。进行肠外营养患者,在一年内发生脓毒症的几率约为0.1%~0.3%,所需长期的导管输入抗菌药所导致的导管相关感染并发症是一棘手问题。并发的肝疾病有胆汁淤积,脂肪泻和肝硬化等,及时改为肠内营养可减少此种并发症的发生。

2. 加大肠道营养物的吸收　这对增加长期生存率有很大关系,此外腹泻和肠造口的液体丢失也会影响患者的生存。肠道营养物的选择,首选在挑选肠内营养物质时,注意易于吸收,如低脂和高碳水化合物的饮食等。其次注意减少胃肠道液的分泌和控制腹泻,使用H$_2$组胺受体拮抗剂和短链脂肪酸比中链脂肪酸有效于肠管的吸收。谷氨酰胺和生长激素可改善肠道的吸收。

3. 预防各种并发症　因体液和电解质丢失和所需的特殊营养物质补充都会引起许多并发症,如脱水、胃功能不全、低钙血症、高血糖症和低血糖症、代谢酸中毒和碱中毒、乳酸中毒等,都应加以防治。肠外营养时的导管相关感染是一棘手问题,须重点加以防治。肝脏疾病也常发生在肠外营养时。当肠道功能不全时,发生胆石症可达30%~40%,钙代谢紊乱也易于导致肾结石的产生。此外胃的过高分泌也是一有害问题,它可导致壁细胞增生和高胃泌素血症,临床上常导致发生消化性溃疡,此时应尽量使用药物加以控制,而不采用胃切除等手术治疗方法。

第二节　短肠综合征手术方法

外科手术治疗短肠综合征的目的是增大肠管吸收的容积。这包括改善残存肠管的吸收功能和增大肠管的吸收面积。

【手术方法和步骤】

1. 保存和增大残留肠管手术　从前次手术后出院的短肠综合征患者，约有半数需再次腹部手术，其中肠道问题占大多数，主要是为了保存肠管的长度。较常用的手术方法有：①肠管缩窄整形术：当再次手术遇到扩张的肠管时，尽量不用切除手术方法处理，而采用将扩张的肠管行缩窄术，在肠管侧壁将肠管向肠腔方向推成纵形皱折，然后将皱折上下侧肠壁浆膜行浆肌层连续或间断缝合，从而使此段的肠管直径与近远段肠管接近（图41-1）。②狭窄肠管整形术：这种手术在临床常常使用，如同处理胃幽门狭窄的Heineke-Mikulicz幽门成形术，将狭窄肠段纵形切开，再行横形吻合，肠壁切口至少超出狭窄肠段1cm，必要时还可延长1~2cm，然后行浆肌层单层间断或连续缝合（图41-2）。③浆膜补片术：这种手术适用于小肠或大肠狭窄其他局部缺损，使用缺损处附近的浆膜在瘘孔对合，此补片遮盖缺损处，但这种手术技术仅适用于较小缺损（图41-3）。

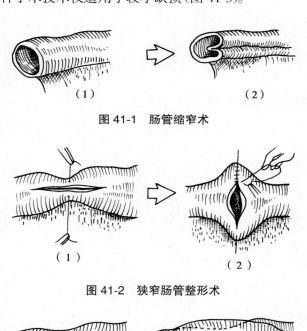

图41-1　肠管缩窄术

图41-2　狭窄肠管整形术

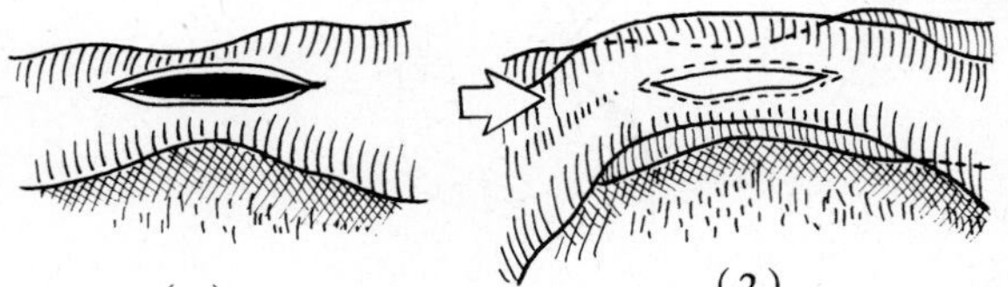

图41-3　浆膜补片术

2. 改善肠功能手术

（1）改善肠管运动功能手术：短肠综合征时的肠管扩张常导致肠管内容淤滞和肠腔内细菌过度繁殖，这样更进一步增进吸收障碍。这时可施行一种将扩张的肠管逐渐缩小的手术，由于这样可容许当肠管壁收缩时可使肠腔接近，这样可改善肠蠕动，从而改善肠管的运动功能。

（2）延长小肠输送手术：此术式可延长小肠输送其内容物的时间，从而增加小肠的吸收，但尚缺乏证据医学的考试，常用的手术方法有3种：①逆转肠袢：是常用的一种术式，这样可减少小肠输送，逆蠕动肠袢可使远端肠袢逆向蠕动，破坏近段肠袢的功能，此外还能破坏内脏、神经丝缓慢的对远端肠袢的肌电活动性。逆转肠袢同样能改变肠切除术后的激素环境。许多实验研究显示，逆转肠袢可减慢肠道输送，改善吸收功能；减少体重下降，延长生存时间。具体手术方法是将一段10cm（成人）或3cm（儿童）的小肠袢切断下来，再逆转对端缝合，注意肠系膜扭曲以防止血循障碍（图41-4）。②小肠瓣膜：在小肠人工制成一瓣膜，其瓣膜的括约作用可行成部分梗阻，破坏正常的小肠活动形成。实验研究结果显示瓣膜括约作用可延长小肠转送时间，增加吸收的空间，延长生存时间。但都能产生部分肠梗阻症状。其可能发生的并发症有瓣膜坏死，完全肠梗阻，发生肠套叠等。制成瓣膜的方法有多种，如肠管壁外缩窄肠袢，肠管去神经术，肠瓣制成人工套叠，这种套叠瓣膜如逆向需2cm，如套叠顺向脱垂需长4cm（图41-5）。③间置结肠：在小肠肠袢间间置一段结肠，无论是顺还是逆蠕动，均可减缓小肠的转送。顺蠕动结肠间置常置于小肠近端，这样可使肠内营养物质缓慢传送至远端；逆蠕动结肠间置于小肠远端，同样可逆转肠袢。间置的结肠肠袢可吸收水和电解质，以及多种营养物质。

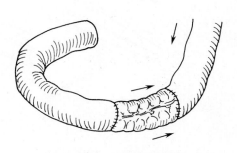

图41-4　逆转肠袢手术

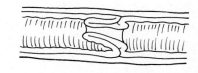

图41-5　小肠瓣膜

（3）增加面积手术：此处术式最初由 Bianchi 倡导，以后陆续改进，这种术式先纵行分开一段肠段，再将此并列走行的肠段行端端吻合术，从而增加肠管长度，等肠管直径渐渐扩大后，即增加了吸收面积（图 41-6）。

另一种术式是同经改进，最终发展至目前的系列横向肠整形术（serial transverse enteroplast），这种术式是使用线形吻合器从肠管两端，向上向下行横行纵行延长术最终使吸收面积增加（图 41-7）。

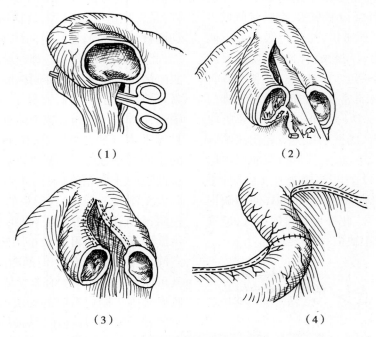

（1）　　　　　（2）

（3）　　　　　（4）

图 41-6　Bianchi 延长肠管增加吸收面积手术

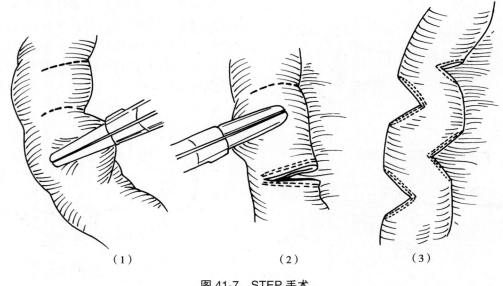

（1）　　　（2）　　　（3）

图 41-7　STEP 手术

（杨春明）

第四十二章

肠梗阻手术

任何原因导致肠内容物通过障碍时统称为肠梗阻。它是外科常见的急腹症之一。根据病因肠梗阻主要分为机械性、动力性和血运性肠梗阻三大类。机械性肠梗阻可因粘连、扭转、套叠、血管病变、疝、狭窄、肠内异物、肿瘤等引起。它可以是急性发作也可以是慢性发作。梗阻可以是完全性或不完全性的，亦可以是单纯性或绞窄性的。当机械性肠梗阻经非手术治疗无效或出现绞窄症状时，为解除梗阻，可以根据梗阻的程度、病因与肠袢的血运情况，采用不同的手术方式解除梗阻；血运性肠梗阻主要是由于肠系膜血管栓塞或血栓形成所导致，其发病率低，但多数发病急，且死亡率高。因此，早期诊断，及时、正确的手术治疗是降低死亡率的关键。肠梗阻手术前，应对病人的重要器官功能及内稳态的情况进行检查，如有器官功能严重障碍，宜先纠正后再手术。而术后的合理处理及密切观察，对防治和降低肠梗阻患者术后并发症、死亡率具有重要作用。

第一节 剖腹探查及肠减压术

一、肠梗阻剖腹探查术

【适应证】

1. 病因不明肠梗阻，经非手术治疗无效或反复发作者；

2. 不明原因绞窄性或血运障碍性肠梗阻患者。

【术前准备】

1. 纠正水、电解质和酸碱失衡 肠梗阻病人常因腹痛、腹胀、呕吐及不能进食而有内稳态失衡，术前应对内稳态进行调整使之恢复正常，即使在急性梗阻的情况下也应尽可能做好这方面的处理。

2. 尽可能对患者各重要器官进行较全面的检查（如肝、心、肺、肾及凝血等功能），并进行监测、处理，以防止手术而加重这些器官的损害。

3. 营养、支持 可对营养状态差者，加以调理和改善其营养状态。应用肠外营养支持可获得满意

的效果。

4. 术前宜放鼻胃管 利于术时的显露，也可防止麻醉时因呕吐发生窒息等意外情况。

5. 估计手术时间长 术中出血多者，配血。

6. 预防应用抗生素 以减少肠道细菌和切口感染的发生。如系结核导致的肠梗阻，术前应先抗结核治疗，待结核相对稳定后再手术。

【麻醉】

1. 一般选用连续硬膜外麻醉。

2. 当病人一般情况较差，耐受手术的条件不好时，可行气管内麻醉或静脉复合麻醉。

【手术步骤】

1. 体位 多为平卧位。

2. 切口 选择靠近病变部位的右侧或左侧腹直肌切口或旁正中切口。进腹后根据术中发现再向上或向下延长。若为再次手术，最好超过原切口瘢痕 3cm，从正常组织处切开，进入腹腔，避免损伤腹内脏器。当梗阻部位难以确定时，可做腹部正中切口，进腹后根据发现再向上或下扩大切口。

3. 探查 首先观察腹膜有无病变和腹腔内有无渗液，血性渗液多提示有肠绞窄，浑浊有臭味常提示肠坏死或穿孔。吸尽腹腔渗液，如肠管扩张不重和无肠绞窄，用手轻柔地从回盲部开始沿回肠末段向上依次寻找梗阻部位，在肠管萎陷与扩张肠袢交界处即是梗阻病变所在部位。若肠管高度扩张，影响探查和操作，可以先进行肠减压术后再沿萎陷的肠管向上探查，找到梗阻部位及病因后，将检查完毕的非病变肠管放回腹腔。如为绞窄性肠梗阻，先找出绞窄的部位和原因，并随即设法解除，然后根据受累肠管的生机作出相应的处理。如无肠绞窄，找到梗阻原因后，依据不同病因行相应的处理。

4. 关闭切口 处理完肠梗阻病因后，冲洗腹腔，视具体情况确定是否摆放引流物，分层缝合关闭切口。

【术中注意要点】

1. 肠梗阻时肠袢多有炎症水肿、肠腔内有大量

肠液积蓄,剥离肠袢粘连时应轻柔细致,力求不损伤肠管。一旦肠管破损将有大量肠液流出至腹腔,易导致术后腹膜炎与残余脓肿。

2. 肠梗阻手术时腹腔内有炎性渗出,可导致腹腔内的再发生粘连与腹腔内感染。因此,肠梗阻手术后应以大量等渗盐水(8~10L)冲洗腹腔清除炎性物质。腹膜被刺激后巨噬细胞产生炎性介质,细胞因子是形成粘连的基础,腹腔冲洗可减少这些炎性物质的残留,有利于减轻粘连的产生。

3. 肠梗阻多为急诊手术,病因术前不一定明确。因此,术中明确病因后,应依据病人术中情况、疾病处理所需时间的长短和术者的手术技能熟练与否来决定是否一期根治病因。如患者一般情况差,原则上尽可能采用时间较短、简单有效的方法来解决患者的肠梗阻为妥。其病因可在病人手术恢复后、在充分的准备下,二次手术根治。

4. 如病人全身情况差,或年龄大者,关腹后加用切口减张缝合。

【术后处理】

1. 麻醉清醒、循环稳定后改为半卧位。

2. 在术后的早期 积极纠正已存在的水、电解质及酸碱紊乱,并维持内稳态的平衡。

3. 给予控制革兰阴性菌为主的抗生素并加用抗厌氧菌的药物如甲硝唑、头孢或喹诺酮类等。

4. 保证鼻胃管或胃、肠造口管的减压效果,加速肠壁循环的恢复、改善肠壁的炎症、水肿。同时、减少肠腔内积留的肠液,降低毒素的吸收量。肠功能恢复后,拔出胃管,循序渐进从不胀气流质、半流、软食,由少逐渐增加方式进食。

5. 保持腹腔内引流的通畅,减轻腹腔内炎症,预防残余感染的发生。同时通过观察引流物性状和量,为术后并发症的诊疗提供依据。

6. 肠漏 一般发生较晚,由于局部粘连已形成,少有弥漫性腹膜炎发生,如果其远端无梗阻时,应采用双腔负压引流管改善引流效果,同时加强抗感染的力度,或依据肠漏液细菌培养结果选用敏感抗生素以及维持内环境稳定、加强营养支持、抑制消化液分泌等治疗多可痊愈。

7. 必要时给予静脉营养,促进病人的康复。

8. 术后早期活动及早日进食 可促进肠蠕动的恢复,如无禁忌,也采用扩肛、理疗、针灸,或注射新斯的明等措施促进肠蠕动。

9. 在术后1、2周内 若患者又发生肠梗阻时,应注意炎性粘连性肠梗阻的可能。一般通过临床表现,结合CT检查多能作出诊断。在判明无绞窄或明确的机械性梗阻的情况下,可给予静脉营养、胃肠减压、生长抑素和皮质激素等治疗。待炎症、水肿消退后症状可自然消退。不宜再次手术。

二、肠减压术

【适应证】

1. 肠梗阻术中,消除肠内积液、积气和肠管膨胀,有利于手术显露和手术操作。

2. 术中排除肠内毒素物质,减轻中毒症状利于病情恢复。

【手术步骤】

进入腹腔后,可根据病情采取下列几种方法进行:

1. 坏死肠段切除 肠梗阻如已有肠坏死欲行切除时,可将肠内容物挤入将被切除的肠段内,用直止血钳夹住拟切除的肠管两端,再用肠钳在距切缘3~5cm处夹住肠管,沿两端的直止血钳切除肠管,用无菌巾包裹后将切除肠管后移开。吸除肠断端内容物,消毒断端肠腔后吻合肠管。也可将预做切除的肠管提出腹腔切口外,切除肠管、放开止血钳,排尽肠内容物后继续手术操作(图42-1)。

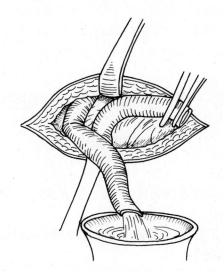

图 42-1 切断小肠,排除梗阻近端内容物

2. 切开减压 将扩张肠袢提至腹壁切口外,周围以盐水纱布垫保护,在该段肠壁的系膜对侧缘做一荷包缝合,在其中央切开肠壁一小口,插入吸引器(图42-2),收紧荷包线但不结扎(防止肠液溢出),助手用手钳闭扩张肠袢的上下两端,逐渐吸出肠腔内的气体与液体,术者并用手挤压扩张的肠管,使其他部位的肠液、气体向吸引管部分集中便于吸出。如

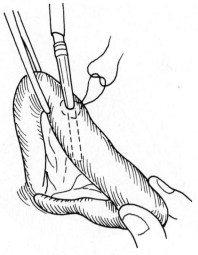

图 42-2　小肠减压术

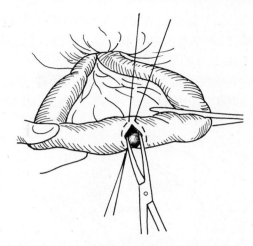

图 42-4　肠壁切开,止血钳将固体成分钳出

此操作 2~3 次,待减压满意后,将吸引管缓慢推退出至将出肠腔时,再用手或肠钳控制减压口两端肠管以防止肠液外溢,消毒减压口后收紧荷包线并结扎,再做第 2 圈荷包缝合或做浆膜层间断缝合,将第 1 圈荷包缝合部内翻埋入。如肠内容物有固体或较大食物,则此种减压方法往往不能满意,套管或导管常被食物堵塞,只能在荷包缝线对侧加缝一针牵引线,并在肠祥下放一弯盘或小盆后拔出导管,直接让肠内容物流入盘内,以使肠腔尽量排空(图 42-3),或直接切开,用止血钳将固体成分钳出(图 42-4)。结束减压后消毒减压口、收紧荷包缝线,外加浆肌层间断缝合,减压口周围肠壁用碘伏消毒。撤除污染的器械和纱布垫后,继续进行手术操作。

3. 针头穿刺减压　当肠腔内容物主要是气体,妨碍腹壁切口缝合及肠管还纳时,可选择一胀气严重的肠祥,用连接有吸引器的 14~15 号针头穿刺抽吸。插针前先在穿刺处做荷包缝合,拔出针头后收紧荷包结扎。

第二节　肠粘连松解和肠折叠术

粘连性肠梗阻是最常见的一种肠梗阻。其病因非常复杂,总体分为先天性和后天性两大类。先天性因素少见,占粘连性肠梗阻的 2%~3%,但在小儿粘连性肠梗阻中却是主要病。后天性因素为主要发病因素且复杂,常见原因有腹部手术后、腹腔感染、创伤、出血、缺血、异物、肿瘤、放射损伤等。可以发生在任何年龄、性别。粘连性肠梗阻可以是单纯性梗阻,也可以是绞窄性梗阻。造成肠梗阻的病变可以是粘连束带,片状粘连或粘着的肠祥为支点引起的肠扭转。因此,粘连性肠梗阻的手术根据病变的情况,肠管受累的程度而定。粘连性肠梗阻的手术,大致可分为:①粘连松解术;②肠管部分切除吻合术;③肠捷径手术等;④在粘连广泛、剥离后肠管粗糙面广泛的病例,为防止术后再发生粘连性肠梗阻,可进行肠排列术,使肠祥按序做有规律地固定排列而不发生梗阻。

一、肠粘连松解术

【适应证】

1. 粘连性肠梗阻非手术治疗无效者。

2. 粘连性肠梗阻非手术缓解后,反复发作者。

【术前准备】

同剖腹探查。

【麻醉】

同剖腹探查。

【手术步骤】

1. 体位　平卧位。

2. 切口　在粘连性肠梗阻手术时应选择合适

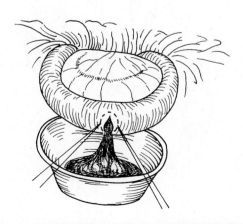

图 42-3　肠壁荷包缝合后,切开肠壁取出固体内容物

的切口。对粘连部位在术前能明确定位者尽量靠近病变部位；如原有腹部手术切口，可在超过原切口任何一端4~5cm的部位切开进入腹腔。这样，可先进入肠管与腹膜无粘着或轻度粘着的部位。然后边分离边逐渐扩大切口直至达到需要的程度(图42-5)。

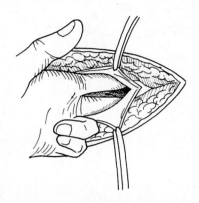

图42-5 手指探查原切口,分离粘连

3. 探查确定梗阻部位 进入腹腔后，即可跟随扩张或空瘪的肠管进行探查。扩张的肠管是梗阻的近段。反之，空瘪的肠曲是梗阻的远段。有时肠梗阻的部位在切口部，将肠袢自切口部分离下来，梗阻即已解决，但仍可见到扩大与空瘪的肠管，判断梗阻部位的所在。在肠管扩张明显占满整个腹腔难以探查时，可先行减压，后再探查。

4. 松解粘连 有下列方式：

(1) 粘连束带牵引肠管折叠成角或压迫肠管成内疝，则切断束带的起点及附着点(图42-6)，并尽量修复粗糙的浆膜。粘连束带压迫肠管成内疝者(图42-7)，松解粘连后，应观察内疝肠袢和受压肠壁有无血运障碍，如肠袢有血运障碍或受压肠壁血运障

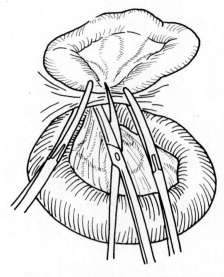

图42-7 结扎切断压迫肠管的束带

碍范围较大时，则行肠切除吻合术。

(2) 肠袢间粘连：有时引起肠梗阻的不是粘连束带而是成片的粘连使肠管成团、成角而导致梗阻。这时，应细心地分离粘连。锐性分离较钝性分离为佳，创伤小，损破肠管的机会也少些(图42-8)。不论用刀或剪刀剥离都宜从容易剥离处开始逐渐向粘连最紧密的部分扩展，直至松解梗阻的部分。用锐性分离时，应找到剥离的界面，后再扩张。应避免钝性剥离，钝性剥离将产生更多的损伤也容易撕破肠管。分离的肠管粗糙面可以行局部修补，也可以将系膜上提覆盖，目的是将粗糙的肠壁再腹膜化，以免再粘连。不论是以肠系膜覆盖修补(图42-9，图42-10)或是修补粗糙面(图42-11，图42-12)，均应顾及到修补后是否将形成狭窄，一般都应依横轴加以修补。

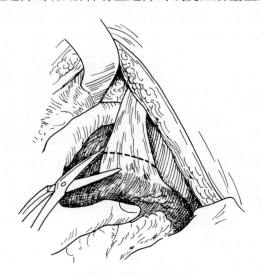

图42-6 切断粘连带

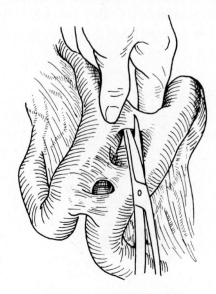

图42-8 粘连小肠的松解

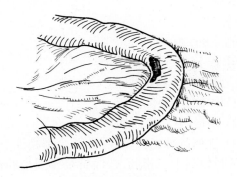

图 42-9　肠壁粗糙面

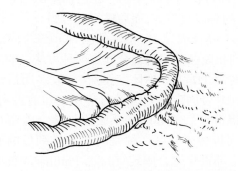

图 42-10　肠壁粗糙面用所属系膜覆盖

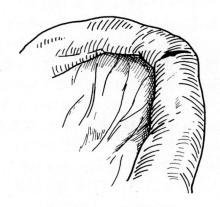

图 42-11　肠壁粗糙面

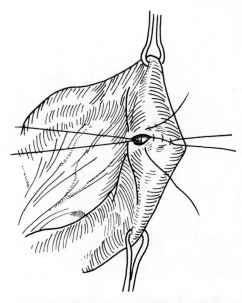

图 42-12　肠壁粗糙面用浆肌层内翻缝合覆盖

5. 关闭切口　肠梗阻解除后,生理盐水冲洗腹腔,将肠管自十二指肠开始向下或从回盲部向上把肠管顺序送还回腹腔,分层缝合切口。一般不放引流物。如肠管扩张导致关腹困难,而术中未行肠减压时,可行肠减压后再关腹,必要时可加减张缝合。

【术中注意事项】

1. 腹壁与切口广泛粘连时,应采用锐性分离　可切除部分腹膜,亦要保证肠管不受损伤、破裂,避免形成腹膜炎、肠瘘。

2. 分离粘连要耐心、细致　术中多采用钝、锐性结合方法分离粘连,须耐心、细致。如方法粗暴,可造成肠管损伤,导致术后严重粘连、肠瘘等并发症发生。

3. 部分肠切除术　肠粘连分离后,如肠管损伤的程度较轻,范围较小的部分可以进行修补或局部缝合。程度重、范围较大者修补、缝合可能产生狭窄,或对功能、愈合有妨碍时,可以考虑部分肠切除吻合术。在切除肠段时应考虑保留肠管的长度及是否有回盲部,若回盲部不能保留则肠管应在150cm以上,过短的肠管则难以维持病人术后的营养情况,产生短肠综合征。

4. 肠梗阻捷径手术　肠粘连严重无法剥离或者产生梗阻的病变无法切除或处理,或者病人的情况不允许做范围大、操作复杂的手术。为了恢复肠管的通畅,可以考虑行梗阻的近段肠管扩张肠管与远段空瘪肠管吻合。通常是行近端肠管与远段空瘪的侧-侧吻合或端侧吻合,吻合口大小相当于2倍肠管的直径,使肠内容物达到充分引流。若吻合口过小,肠内容物将大量地循肠管进入梗阻部(图42-13,图42-14)。行捷径手术时应该将吻合口靠近梗阻部,以减少旷置肠祥的长度与防止盲祥综合征。梗阻的部位甚高时,难以在屈氏韧带以下部分找到扩张的近段肠祥,可考虑将梗阻远段的肠管与胃做侧-侧吻合。同样,梗阻近段的肠管不能旷置过多。如屈氏韧带下的肠管有条件做短路吻合时,不宜做胃肠吻合。

5. 肠梗阻病人的肠管尤其是近端肠管常有水肿、炎症,为保证捷径吻合口的愈合,可以在吻合口的近端肠管上做肠造口插管减压术。

【术后处理】

1. 原则上同剖腹探查。

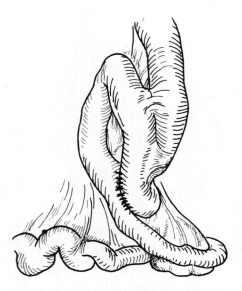

图 42-13　梗阻远近端肠管侧侧吻合(1)

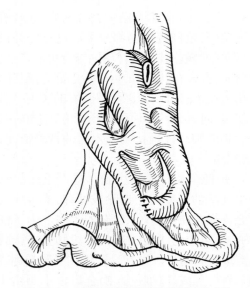

图 42-14　梗阻远近端肠管端侧吻合(2)

2. 对粘连重、分离操作多、手术时间长和肠切除吻合者,要特别注意炎性肠梗阻或肠漏发生的诊疗。

二、肠粘连肠排列术

【适应证】

1. 复发性粘连性肠梗阻,非手术治疗无效;特别是已行数次松解术者。

2. 首次肠梗阻时,有大范围肠粘连分离后,病人情况允许行较长时间手术者。

【术前准备】

同剖腹探查。

【麻醉】

同剖腹探查。

【手术步骤】

1. 肠排列外固定法

(1) 体位:平卧位。

(2) 切口:右腹直肌切口。

(3) 排列肠袢:进入腹腔分离全部粘连后,从末端回肠开始到十二指肠,按序折叠排列小肠袢。根据腹腔的大小,每段折叠肠袢长度为 12~18cm,一般 6~8 段即可排列全部小肠。在已切除部分肠袢的病例,排列可以很整齐,而后进行缝合固。

(4) 缝合固定:有相邻的肠袢间缝合固定和相邻排列肠段的系膜间缝合固定两种方法。前法因有损破肠壁的危险,并且操作费时,故多用后法。肠系膜间缝合固定的方法目前应用的也有两种:第 1 种是将折叠后相邻的肠系膜逐一缝合固定(Noble 肠排列折叠术),第 2 种是将折叠排列后的所有肠系膜全部贯穿缝合固定(Childs-Phillips 改良肠排列折叠术)。

1) Noble 肠排列折叠术:肠段排列后,先在相邻折叠肠袢的两叶系膜根部处用不吸收线做一针缝合固定,而后在这两个相邻排列肠袢的两端处的边缘系膜上各做一针缝合固定。这 3 针缝合构成一个三角形的平面,即可将相邻两叶系膜对合固定(图 42-15)。然后用 1 号线或可吸收线在距小肠的系膜缘 0.5cm 处间断缝合肠管侧壁的浆肌层,针距 0.5~0.8cm。这样也就使两个相邻排列肠段平行靠拢。按顺序如法缝合固定每一折叠单位直至距离回盲部 5cm 处,每个肠袢转折处均应留出 3~4cm 不

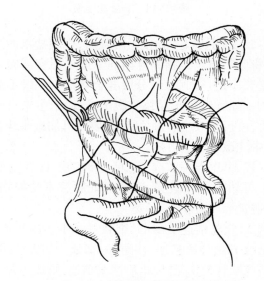

图 42-15　缝合折叠肠管之间系膜

予缝合,以防形成锐角。当全部小肠排列固定后成为蛇形排列的整块后,将其还纳回腹腔,再选择排列好小肠外围的系膜和腹内周围组织做几针缝合固定(一般和横结肠系膜缝合固定),以防止手术后排列肠祥在腹内摆动扭转。

　　2) Childs-Phillips 改良肠排列折叠术:将游离的全部小肠按每段 12~18cm 进行排列。排列后,以末段回肠的折叠段的系膜为缝合的起始部,用弯度浅的大弯针穿上一根长的粗不吸收线,在距末段回肠肠祥和离肠祥转折部各 3~42cm 无血管处的系膜处进针,穿越各层顺序排列折叠后肠段的系膜。这样共串缝 3~42 针缝线,即可统揽排列的全部肠祥。最后将折叠的系膜在贯穿线的两端分别与最外侧的系膜缝合固定,迅速地完成了外固定术(图 42-16)。缝合时应注意每个系膜的缝穿部位处都要距离肠管一定的距离,即 3~4cm,并避免刺伤系膜血管。如果贯穿串线靠系膜侧的肠管过近,术后缝线可以紧扣压迫肠管而造成肠瘘的危险。收紧贯穿串线时,力量要均匀和适度,避免过紧而发生扣压现象。

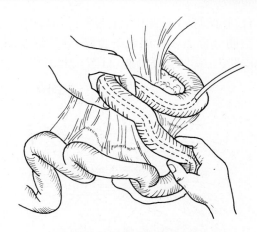

图 42-17　沿肠管向下送气囊

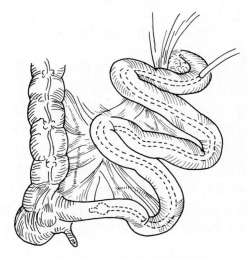

图 42-18　导管引至回盲部

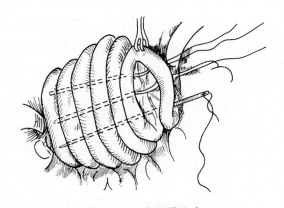

图 42-16　小肠排队术

　　2. 肠排列内固定法(White 法)　肠排列外固定法虽经改进,但操作仍较复杂,由于肠管内无支持,转折部可成角。因此,外固定后仍有再发肠梗阻者。肠排列内固定法是将一条 M-A 管(Miller-Abbott 单气囊双腔长管)贯穿全小肠肠腔,起支撑定形的作用,避免肠管成角、扭折而形成梗阻。M-A 管为双腔,其一腔供其前端气囊充气用,充气后在肠腔内形成一球状物,通过肠腔外挤捏使其带动导管前进(图42-17);另一腔可作肠减压作用。

　　(1) 空肠造口、置管和肠排列:将粘连小肠游离及其他处理结束后,在距离十二指肠悬韧带约 15cm 处空肠上部的肠壁上造一小孔,插入 F14~16 的 M-A 管,将此管向下引至末段回肠部(图 42-18)。如回盲部亦经剥离,导管亦可进入盲肠(图 42-19)。然后将肠祥顺序排列,每段 12~18cm,由于肠管内有排列支持,肠弯曲时不致形成锐角避免了肠梗阻的发生。

　　(2) 缝合造口、固定导管:在空肠插管口处做荷

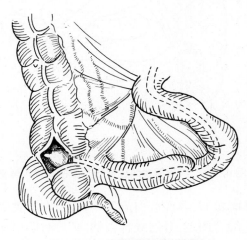

图 42-19　导管球囊进入盲肠

包缝合,将此管的尾端由左上腹壁另切口引出,把插管处空肠缝合 2~3 针固定于腹膜、导管缝合固定于腹壁皮肤上,有如肠插管造口(图 42-20)。

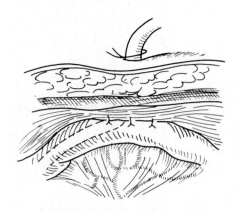

图 42-20　引出导管与腹壁固定

(3) 经盲肠造口、置管和肠排列:经空肠上部穿刺插管时,需将空肠吊置在腹壁上,病人术后常感该处不适。可采用切除阑尾,从阑尾残端开口或从盲肠造口部插入 M-A 管,再经回盲瓣逆行插入空肠上端甚至十二指肠的第 3、4 段,然后进行肠排列(图 42-21)。当 M-A 管插入到合适位置后,结扎阑尾残端(M-A 管在腔内)并做荷包缝合将残端送入包埋,如是在盲肠上造口者,可做荷包缝合固定。M-A 管的尾端自右下腹穿刺口引出,在腹腔与腹壁固定。

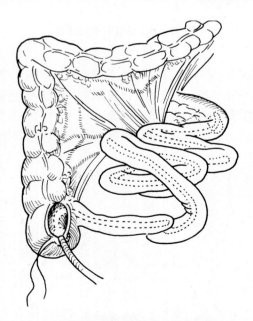

图 42-21　经阑尾残端或盲肠造口逆向置入导管

(4) 关腹:盆腔放引流管一根,经右下腹壁切口引出、缝合固定,分层缝合腹壁,必要时切口加减张缝合。

【术中注意事项】

1. 广泛粘连性肠梗阻病例手术时,往往见到部分肠袢虽已有粘连,但已有良好的自然排列,且肠管通畅。在这种情况下,可以酌情保留这些原有的粘连部分,不做或少做分解剥离,以减少创伤。而将这一部分肠袢适当地参插在其余已分解游离的肠袢之中,再按系膜间缝合的方法进行排列固定,这样,仍不失全小肠排列固定的意义。

2. 肠漏为该手术常见并发症之一。主要是由于分离粘连时损伤肠管或其浆肌层所致,虽然经修补,但由于术后腹胀、感染等原因仍可导致肠漏。术中动作轻柔、细心分离、减少对肠壁的损伤是防止其发生的主要措施。

3. 不论是采用肠系膜间缝合固定或肠系膜贯穿缝合固定,均应注意每一段肠袢在转折时不能形成锐角造成梗阻。

4. 采用肠排列外固定法折叠肠管时,折叠肠管的长度应与腹腔的横径相适应。否则,过长的肠袢放回腹腔后可因其折叠而引起梗阻,而肠袢过短时则可因其扭转导致再次梗阻;如术中肠管膨胀明显时,应先行肠切开减压,尽量排空肠内气、液。这有利于术中粘连分离、肠管折叠、缝合以及减少关腹困难。

【术后处理】

1. 可靠的胃肠减压,肠功能完全恢复后进食。饮食的质量变化应循序渐进,以逐渐适应胃肠功能。

2. 术后早期可予以适当的镇痛、解痉处理。除止痛外,还可使术后肠功能延缓 3~5 天恢复,有利于人工形成的粘连定型。

3. 通畅引流、防感染　肠外固定排列采用系膜固定,肠系膜间形成多个间隙,可能因引流不畅而有积液、感染。

4. 肠内固定用的排列管一般保留 8~10 天。待肠蠕动恢复有肛门排气时,即可将排列管拔除。自空肠向末段回肠插入的导管拔除时是与肠蠕动方向相反,拔除时应轻柔缓慢,以免造成肠套叠,如拔除一段后遇有阻力时可暂停等待一些时间甚或等待 1~2 天再拔。排列管自盲肠向空肠插入者则为顺蠕动拔除,一般都很顺利。

5. 其余处理原则同肠粘连手术。

第三节　肠套叠手术

一段肠管套入相连的肠腔或胃内,引起肠内

容物通过障碍而导致的肠梗阻称为肠套叠。在我国,肠套叠的发病率居肠梗阻的第二、三位,约15%~20%。肠套叠多发生在婴儿,亦可出现在成年人。在成年人多有肠道病变为诱因,如息肉、憩室和肿瘤等。套叠多发生在回盲部,尤以婴儿套叠发生在回盲部者为多。但在有肠管肿瘤等诱因的病例,套叠可发生在小肠或结肠。可以是简单的一层套入,也可以是两次套入,致套入的肠鞘由3层变成5层。在套叠时间较长或套入肠管较长时,系膜血管的循环受到障碍而发生肠坏死。

肠套叠复位术

【适应证】

1. 肠套叠经空气加压、灌肠等非手术复位未成功者;

2. 发病超过24小时,临床疑有肠坏死者;

3. 复发性肠套叠,尤其发生于儿童者;

4. 成人肠套叠。

【术前准备】

同剖腹探查。

【麻醉】

同剖腹探查。

【手术步骤】

1. 体位　同剖腹探查。

2. 切口　同剖腹探查。

3. 探查、套叠肠管复位　入腹腔后仔细进行探查,找到套叠的部位并明确其范围(图42-22)。据套叠情况,采用下述方法进行复位:

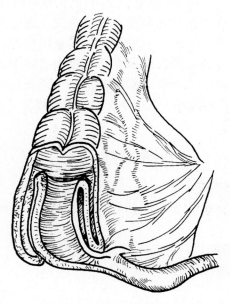

图 42-22　回肠末端套入结肠

(1) 手法复位:对外观无肠坏死的肠套叠,可先采用挤捏外推的方法试行复位:在套叠部的远端、靠近套叠部顶端处握住肠管,缓缓地握紧并增加挤压的压力,将套入的肠管逐步退出(图42-23)。在套叠部肠管复位到套叠近端时,将此段肠管置于腹腔外,用手轻柔、均匀地将最后一段套入肠管挤出。当复位困难时,可用小指蘸无菌石蜡油后,插入套叠鞘内,以试行扩张紧缩环(手指伸入紧缩环后先不扩张,可先绕紧缩环一周试探紧缩程度,分离套鞘与套入部之间的粘连,取出小指观察,如有血性液体及臭味,表示肠管已有坏死,不宜扩张),如果认为可以扩张,手法应轻柔、缓慢,忌用暴力(图42-24)。扩张后再按上述方法复位。

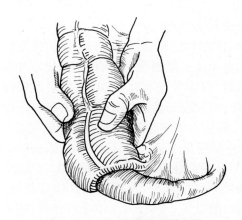

图 42-23　挤压使套叠肠管复位

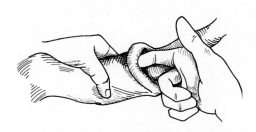

图 42-24　手指插入套叠鞘,扩张紧缩环

(2) 切开复位:如怀疑有肠坏死或手法复位失败,可切开鞘部(图42-25),松解紧缩环,将套入部复位,然后缝合肠壁切口(图42-26)。

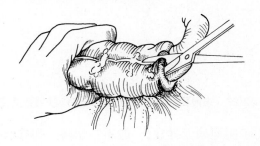

图 42-25　切开鞘部,松解紧缩环

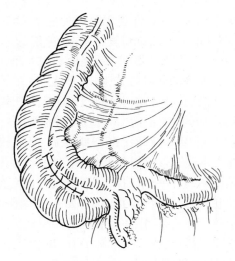

图 42-26　复位后缝合肠壁

4. 复位后处理

（1）检查复位肠管的情况：套叠肠管复位后应观察其有无血运障碍、肠壁损伤的程度。如肠管无血运障碍，仅系肠壁浆肌层裂伤，行浆肌层间断缝合、修补；当发现肠管有坏死、肠壁有较广泛的出血或损破，而病人条件许可时，应行肠切除吻合术。如病人术中情况很差，可考虑行肠外置或肠造瘘术。

（2）寻找套叠原因：成人肠套叠多有病因，除因肠道功能紊乱引起外，可因器质性病变导致，如息肉、肿瘤、憩室等。如病人术中条件允许，则可根据病变的性质进行病灶切除、区域性或根治性切除，以免复发；如系游动性盲肠所导致者，应行盲肠与后腹膜和回肠与升结肠的固定以防再次套叠（图 42-27）。

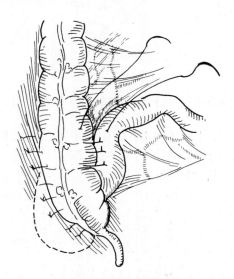

图 42-27　末段回肠与结肠及盲肠与后腹膜缝合固定

（3）阑尾如无异常，一般不宜切除。如有出血、坏死时，应切除阑尾。

5. 关腹　套叠部分处理结束后，清洗腹腔。根据腹腔污染的程度，应考虑是否需要放置腹腔内引流，然后分层关闭腹部切口。

【术中注意事项】

1. 由于肠套入后，肠壁有水肿，组织脆弱，不能承受牵扯的力量。因此，手法复位应轻柔、缓慢、持续用力，忌用暴力。在任何情况下，切忌在近端用手猛拉套入的肠管，这样容易产生肠管浆肌层撕裂甚至肠管全层破裂。

2. 肠套叠复位后肠管生机的判定和处理，见肠扭转复位术中注意事项。

3. 有时因套叠肠管水肿重、肿瘤等病变，或者术中病情不允许未能仔细探查而未能发现套叠的病因，应在术后进一步检查、处理。

【术后处理】

1. 肠外置或肠造瘘者，注意外置肠或造瘘口的护理，待病情好转后行进一步手术。

2. 其余处理原则上同肠梗阻剖腹探查术。

第四节　肠扭转手术

肠扭转指的是肠管及其系膜绕其长轴发生的旋转。我国其发病率占肠梗阻的 3.2%~421.2%。扭转部位以小肠为主，占 73.6%~87.6%。大肠扭转较小肠少见，发病部位依次为乙状结肠、盲肠和横结肠。发病与饮食密切相关，往往在饱食后立即从事强体力活动后发生。此外，肠袢活动度较大、肠系膜过长、系膜根部附着处过窄（如先天性肠旋转不良或者盲肠扭转）、肠管固定不佳（盲肠游离综合征）以及肠袢以粘连处为支点等均为发生肠管扭转的因素。小肠扭转是一种严重的肠梗阻情况。它将导致部分肠系膜血管或全肠系膜血管阻塞而有部分或全部小肠坏死。因此，应急速解除扭转恢复肠系膜血管的循环。现以小肠扭转为例将其手术治疗介绍如下。

小肠扭转复位术

【手术适应证】

明确诊断为小肠扭转，尤其是伴有腹膜刺激征者。

【术前准备】

同肠梗阻剖腹探查术。

【麻醉】

硬膜外或全身麻醉。

【手术步骤】

1. 体位　平卧位。

2. 切口　取正中、旁正中或右侧腹直肌切口进腹。

3. 显露、探查、复位　入腹后可见扩张的肠袢呈淤血状，多有血性腹水，观察肠管有无循环障碍。若肠袢极度膨胀，影响探查时，可先行肠减压术，吸出肠内容物、缝合关闭肠减压口，然后将扭转的肠袢提出腹腔外，按扭转相反的方向旋转复位。左手提起一段肠袢，右手循系膜向系膜根部探查（从横结肠系膜根部或下腹部找到扭转的系膜根部），辨清肠系膜扭转的方向后，将整个扭转的小肠反向旋转恢复（图42-28，图42-29）。肠扭转可以是180°~720°的扭转。

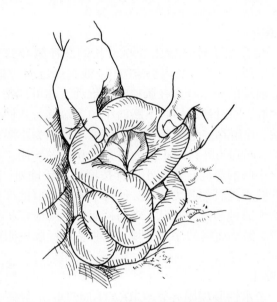

图42-28　提起扭转肠袢，向相反方向旋转复位

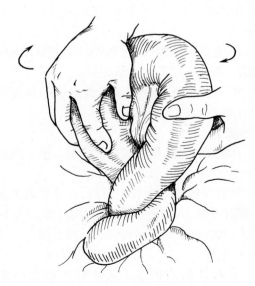

图42-29　小肠旋转复位术

4. 小肠切除术　复位后，应判断肠管是否仍有生机。若发现扭转的肠管已坏死，病人一般情况好时，行坏死部分小肠切除吻合术。如病人情况差、腹腔污染重，则行坏死小肠外置术。

5. 探查发生肠管扭转可能的原因，并行相应的处理。

6. 关腹　冲洗腹腔，依据腹腔污染情况，决定是否放置引流物。分层缝合腹部切口。

【术中注意要点】

1. 肠管生机的判定　扭转小肠经复位或肠减压处理后，小肠的循环将有所恢复，但肠管是否仍有生机，有时难以判断，需要反复处理及观察。一般可根据下述几点来判定肠管的生机：①肠管颜色，坏死时呈紫褐色、黑红色、黑色或灰白色；②肠壁有无张力，坏死时肠壁菲薄、变软和无张力；③有无肠蠕动存在；④肠管系膜静脉有无血栓；⑤系膜动脉及肠缘动脉有无搏动。其中动脉搏动是重要的标志。如有可疑，可采用热敷、将其放入腹腔内、在肠系膜根部或肠系膜的较大分支部用普鲁卡因、苄胺唑啉或罂粟碱注射解除血管痉挛等处理措施以恢复肠管生机。如经上述处理后血运仍无明显改善时，即属肠坏死，应予以切除。若有准备，亦可采用动脉内注射荧光素后紫外灯照射，或多普勒超声仪检测该区域肠系膜动脉供血的情况等检测方法来判定肠管生机。

2. 充分清洗腹腔和引流　这类病人腹腔渗液中含有大量细菌与毒素，清除后可减轻机体因毒素吸收而产生的症状。吸净腹腔内渗液并以温热等渗盐水清洗，仔细检查肠管是否还有区域性坏死或是破损。若有，则可给予切除或修补等相应处理。处理完善后，腹腔内放置引流。

3. 局部阶段性小肠坏死可行部分切除吻合，切除线应在肯定的健康肠管组织上。血循环有障碍的肠管切除不够将导致术后发生吻合口瘘等严重并发症。但如过多地切除小肠则会影响病人日后营养的消化与吸收功能出现短肠综合征。需要术者认真判断肠切除的范围。

4. 为了避免发生术后短小肠综合征。有时对那些活力处于临界状态的小肠不得不加以保留时，应考虑将该段小肠或其吻合口外置，以利于观察肠管的生存情况。

5. 小肠扭转可以是全小肠扭转，也可以是以部分粘着的小肠为轴而扭转，还有的是腹腔内有间隙、内疝，小肠进入后扭转。在这些情况下，除解除扭转外还应消除这些造成扭转的原因。

6. 如为乙状结肠扭转、复位后其生机正常者,可经肛门插入肛管到乙状结肠,术后继续保留肛管2~3 天,以利排空结肠,防止术后早期复发扭转而复位加侧腹膜固定或系膜折叠术并不降低术后复发率。因此,复位术 10 天后,经充分肠道准备,行乙状结肠部分切除吻合术以防止复发;如复位后乙状结肠已坏死,最常采用的是坏死肠段切除、近端结肠造口、远端缝合封闭并固定于壁层腹膜上的 Hartmann 手术。术后 3 月再行二期手术恢复肠道连续性。而坏死肠段切除一期吻合术要求病人一般情况好、腹腔污染轻以及术中结肠灌洗,但仍有术后吻合口瘘的危险,应严格选择其适应证。

7. 盲肠扭转复位后生机正常者,行盲肠与后腹膜缝合固定术。如扭转肠管坏死,病人情况好,可行一期右半结肠切除、回横结肠吻合术。如病人情况差、腹腔污染重,则行坏死肠管切除、回肠和横结肠造瘘术,3 月后再行肠吻合术;横结肠扭转复位后生机正常者,因单纯横结肠固定术复发率高,行一期部分横结肠切除吻合术以防止复发。如肠管已坏死,由于患者多为高龄、一般情况多不佳,故多采用坏死结肠切除术、两端结肠造瘘术,二期再行结肠吻合术。

【术后处理】

1. 注意水、电解质、酸碱失衡的纠正,输入胶体以维持胶体渗透压。

2. 应用肾上腺皮质激素 术后应必要时可给予肾上腺皮质激素,以减轻机体的应激状态。

3. 防治感染 选用针对需氧和厌氧菌的抗生素。

4. 控制胃肠液的分泌 给予生长抑素(somatostatin)等,以减少消化液对屏障已被损坏的肠黏膜的再一步损害。

5. 外置肠管的观察,术后 36~48 小时的观察必须很仔细,若肠管活力正常,则还纳入腹腔。如肠管失去活力时应立即再剖腹探查,根据发现的情况给予全部、部分或节段肠管切除吻合。

6. 肠造瘘口的处理同肠套叠术。

第五节 小肠导管抽吸治疗粘连性肠梗阻

粘连是肠梗阻最常见的原因,至今临床上仍缺乏明确有效的方法来预防和治疗。大多数学者认为,

小肠排列术是一种比较有效的术式,能很好地预防肠梗阻的发生。小肠排列术有肠外排列和肠内排列两种类型,均需要手术治疗,缺点是手术费时冗长、操作复杂,并发症多。而目前采用的经鼻置入肠导管的小肠内排列术是一种预防粘连性肠梗阻发生或其复发治疗的有效方法。该方法可以实施小肠全程减压,减压范围广、彻底,肠梗阻解除率高,可达 90% 的成功率。而同时保留的导管对小肠起到支撑和排列的作用。小肠内排列术后,肠袢间相互粘连基础在 3~6 小时内已奠定,1 周后即可完成,2 周就较牢固形成。肠排列管一般保留 8~10 天或 2 周。与手术小肠内排列术相比,该技术简便、微创、安全、免除手术,可以重复治疗。治疗后梗阻复发率低,无肠麻痹、少有肠穿孔等并发症发生。

【原理】

在 X 线下经鼻置入 300cm 长的肠梗阻导管至空肠上段,直接小肠内引流减压,改善肠运动功能,导管前端的充水球囊在肠蠕动的推动下亦可扩张狭窄肠腔,同时带动导管不断向小肠远端移行达回肠末端,松解粘连解除肠梗阻。保留导管作为小肠内支架,起到与外科的小肠内排列术相似的作用。贯穿全小肠的鼻肠导管将小肠袢按序列盘状排列,由于硅胶支撑管的弹力作用,使每个肠袢折叠的部位自然形成钝角或半弧状,对肠袢起到持续支撑扩张作用,保持通畅的序列环境,预防粘连性肠梗阻的复发。

【材料】

亲水性肠梗阻导管(CREATE MEDIC),导管长 300cm,18F,三腔两气囊(前气囊、后气囊),导管前端有侧孔供负压吸引,导丝长 350cm。

【适应证】

1. 单纯性小肠梗阻、粘连性小肠梗阻、麻痹性小肠梗阻、术后早期炎性小肠梗阻。

2. 相对适应证 合并手术禁忌证的肠梗阻以及部分小肠肿瘤所致肠梗阻。

【置管方法】

1. 1% 地卡因行鼻咽部局部麻醉,在 X 线监视下进行。

2. 导管经鼻插入食管下段后,在导管内插入导丝、并超出导管 1cm 后一起进入胃内,经导管向胃内注气约 100ml 充分显示胃型,透视下调整导管前端朝向胃大弯。

3. 患者转向右侧位,使导管前端朝向幽门这种状态下,导丝比导管前端先行,确认导丝通过

幽门后继续推送导管。当导管前端通过幽门后,将导丝由导管内回抽 5cm 左右,然后将导管向前送入 5cm。反复此过程,将导管尽可能插入空肠 20cm 以上,拔出导丝。

4. 小肠排列

(1) 导管进入空肠 20cm 以远后拔出导丝,向前气囊内注入灭菌蒸馏水 10~15ml 导管末端接负压吸引,压力以 -15~-25cm H₂O 为宜,持续小肠内引流使肠腔迅速减压,肠运动功能改善,前端水囊在肠蠕动推动下带动导管前行。

(2) 导管运行初期每隔 60 分钟手动将导管经鼻向胃内推助 10cm,使导管盘曲在胃内以减少阻力,直至透视下导管进入小肠内 100cm 并顺利前行,每隔 10 小时透视下确认导管位置与行进状态。

(3) 导管移行过程中随着肠减压的不断深入,粘连松解,导管前端有弹性的充水球囊亦可直接扩张狭窄、变形或成角的梗阻肠段,帮助解除粘连梗阻。

(4) 导管大部分进入肠腔并停止前行后,抽瘪前囊、充盈后囊后,经导管注入 76% 泛影葡胺行造影检查,判定导管前端有无受阻以及局部肠管情况,并确定是否到达回肠末端。

(5) 导管达回肠末端后,横贯全小肠的导管作为肠内支架依次按序列盘状贯穿排列小肠,改变粘连梗阻后的肠管成角,变锐角为钝角,变钝角为弧形,起到小肠排列的作用。

(6) 固定鼻肠管。

【操作过程注意事项】

1. 置管要点 导管通过幽门可采用两种手法,一是让导丝先行置入幽门深处随后沿导丝推送导管的方法,二是让导管先行回抽导丝约 1cm 使导管前端悬空,用力扭动并顶住导丝将导管旋转弹入十二指肠。对于术后上消化道结构改变显著患者,可借助胃镜辅助将导管送入十二指肠降段,抽出胃镜后继续在导丝引导下置入空肠。

2. 导丝至鼻肠减压管的前端 注意不要让导丝的前端从鼻肠减压管的侧孔处探出。通过幽门后将导丝回抽入管内,并利用推送和旋转等手法逐步将鼻肠减压管插入,期间也可用导丝引导,但要确认导丝能由导管中顺利回拔,如果出现导丝无法由鼻肠减压管中退出的情况,要将鼻肠减压管的前端退回到幽门附近时再撤出导丝。

3. 注意导管在胃内插入不能过长 否则会引起导管在胃内打圈而不能插入小肠。同时导管一旦

通过幽门后要及时回撤导丝,以免导丝回撤困难。

4. 导管运行要点 导管运行初期每隔 60 分钟手动将导管经鼻向胃内推动 10cm,使导管松弛盘曲在胃内以减少运行阻力,减轻肠动力负荷,每隔 10 小时透视下确认导管位置与前行状态。

5. 在导管、导丝插入过程中要注意用力适度,过猛会损伤食管、胃和十二指肠壁,造成穿孔和出血。

【术后处理】

1. 置管成功后,妥善固定导管、保持引流通畅。

2. 禁食和早期进食期间,注意水、电解质的补充。必要时支持治疗。

3. 肠道通畅后可循序渐进带管进食。

4. 如导管需要留置 15 天以上者,可将导管拔出约 50cm 后再让导管自行进入,以防止导管与肠壁粘连或部分嵌入肠壁内。并密切观察病情变化,警惕肠绞窄或肠坏死的发生。

5. 拔管指征 腹痛、腹胀完全消失,肛门排气、肠蠕动恢复,带管进普食无不适、至少 1 次大便,经导管注入 76% 泛影葡胺示肠管通畅。

6. 拔管要点 透视下经鼻先将导管拔出约 50cm,观察 5~10 分钟患者无不适,将导管一次性缓慢拔除。注意拔管不宜过快、过猛以免造成肠套叠。

7. 单纯粘连性肠梗阻病例采用鼻肠减压管插入治疗后多数 3 天内即可起效,梗阻症状得到缓解或解除。如果持续吸引 3 天症状仍不能缓解者,则应考虑手术等治疗。

第六节 肠系膜血管病变绞窄性肠梗阻手术

本病是肠系膜血管发生急性血液循环障碍,致使肠管缺血并失去蠕动能力,使肠内容物不能向前运动所致。可因血栓形成、栓塞或由外伤所致。临床上比较少见,国内统计在各种肠梗阻病因中占 0.2%~0.3%,术前诊断困难。此病表现为绞窄性肠梗阻,但与一般绞窄性肠梗阻有所不同,其肠腔和血管都没有受到外在机械性压迫,因此,机械性肠梗阻症状不太突出,而血运障碍更为直接,肠壁的缺血更为广泛而迅速,病死率高达 70% 以上。临床上对急性肠梗阻患者进行剖腹探查手术,面对一段肠管缺血性出血或出血性坏死时,在未发现有机械性肠梗阻因素的情况下,都应该注意有无缺血性梗阻因素的可能,以便术后进行适当的后续治疗。

临床上,缺血性急性肠梗阻的病因大致可以分为:肠系膜上动脉栓塞或血栓形成、肠系膜上静脉血栓形成及非闭塞性急性肠缺血。较多的资料显示,75%的病例是由于肠系膜上动脉栓塞或动脉硬化性狭窄伴血栓形成,25%病例是由静脉血栓导致,而肠系膜上血管的阻塞远较肠系膜下血管阻塞的可能性大。现就肠系膜上静脉血栓形成以及肠系膜上动脉栓塞或血栓形成手术治疗介绍如下:

一、肠系膜上静脉切开取栓术

肠系膜上静脉血栓形成分为原发性和继发性,原发性静脉血栓形成,往往存在凝血机制紊乱。大部分是继发于其他一些疾病,如化脓性阑尾炎、盆腔炎,肝硬化门脉高压造成的静脉充血和瘀滞、肝功能降低、手术后或创伤,高凝状态、肿瘤及口服避孕药等,亦有部分患者没有明显诱因。肠系膜上静脉血栓形成后可以向远近段蔓延,受累的肠管出现水肿增厚,大量浆液性和血性液体不断自肠壁和肠系膜表面流至腹腔,整个过程为一个出血性梗死的过程。

肠系膜上静脉血栓形成如起病缓慢且闭塞不全者,临床多表现为腹部不适或疼痛,食欲不振,腹泻便秘等慢性消化不良症状。而急性完全性阻塞时,则表现为剧烈腹痛,恶心呕吐、腹胀、腹泻和血便等腹痛与腹部体征不符的临床症状。如未及时治疗、静脉血栓进一步发展,则出现急性化脓性腹膜炎及肠梗阻的表现。

本病术前诊断困难,及时剖腹探查及术中确诊十分重要。

【手术适应证】

1. 依据临床表现疑为肠系膜上静脉血栓形成,经 CT 或门静脉造影确诊者。

2. 急性腹膜炎或绞窄性肠梗阻患者剖腹探查发现有肠系膜上静脉血栓者。

【术前准备】

1. 纠正血容量不足,以及水、电解质和酸碱失衡。

2. 选用恰当抗生素,抗感染治疗。

3. 抗凝治疗,监测凝血酶原时间、APTT 和纤维蛋白原。

【麻醉与体位】

全麻或硬膜外麻醉;平卧位。

【手术步骤】

1. 切口 腹部正中切口。

2. 探查 进腹后,探查腹腔和肠管情况。如有血性腹水,将其吸净。把小肠推开,提起横结肠,完全分离 Treitz 韧带,于胰腺下方、沿肠系膜上血管走形切开浆膜,分离出肠系膜上动脉及其下方的肠系膜上静脉。用两条橡皮条或小儿导尿管绕过肠系膜上静脉,以控制近、远端两侧端血流(图 42-30)。

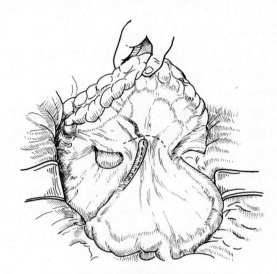

图 42-30 暴露肠系膜上静脉

3. 取栓 于阻塞处横形切开静脉壁,取出血栓,再用大小合适的 Fogarty 导管向上达肝脏,清除门静脉残余栓子。再用小的 Fogarty 导管向远端清除血栓(图 42-31,图 42-32)。

4. 缝合静脉切口 静脉切口两端均有良好的血流时,暂时阻断血流,用肝素溶液冲洗切口,用 6-0 porlene 血管缝线间断缝合静脉切口(图 42-33)。

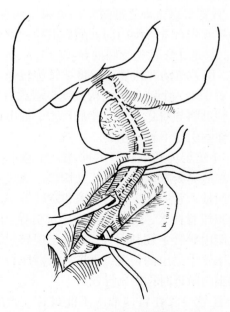

图 42-31 Fogarty 管向门静脉方向托栓

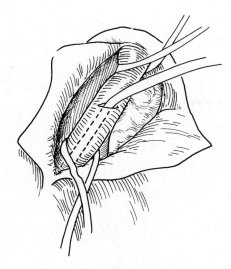

图 42-32　Fogarty 管向肠系膜上静脉方向托栓

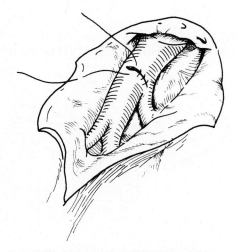

图 42-33　间断缝合静脉切口

5. 判断肠管生机及处理　由于多数患者手术时已发现有肠坏死,故应认真观察肠管的活性,如肠已坏死,应将坏死肠管连同含有静脉血栓的全部系膜切除干净后行肠管吻合术。

6. 关腹　充分清洗腹腔和引流。分层缝合腹部切口,固定引流管。

【术中注意事项】

1. 手术要尽量切除病变肠段的肠系膜,以免残存的静脉血栓继续蔓延更多的肠管,致使手术失败。

2. 由于静脉壁薄弱,术中手术操作动作一定要轻柔。

3. 肠管生机的判断及处理　同肠扭转复位术。

【术后处理】

原则上同急性肠系膜上动脉栓塞或血栓形成的术后处理。

二、急性肠系膜上动脉栓塞或血栓形成手术

肠系膜上动脉栓子多来源于心脏,患者往往有冠心病史或心房纤颤病史,多数有动脉粥样硬化表现。肠系膜上动脉栓塞的发生与其解剖特点有关,肠系膜上动脉与腹腔主动脉呈锐角相交,脱落的栓子易于进入。而血栓的形成,则大多是由于肠系膜上动脉有粥样硬化导致其管径狭窄,加上心源性排血量减少,血流速度减慢和血液粘度增大等因素而导致。肠系膜上动脉主干被栓塞则会导致全部小肠、右半结肠及脾曲以前的横结肠急性缺血坏死。此类患者腹痛发作突然而且非常剧烈,呈持续性剧烈绞痛,多伴呕吐。发病初期多无任何体征。腹部体征与疼痛程度不成比例是本病早期表现的特点。数小时后因肠管缺血性坏死,出现腹膜炎刺激征,其表现与机械性、绞窄性肠梗阻的表现相似。

急性肠系膜上动脉栓塞或血栓形成临床上较少见,但死亡率高达 75%~80%。因此,早期诊断和及时正确治疗是降低死亡率的关键。

【手术适应证】

1. 依据病史和临床表现疑为肠系膜上动脉栓塞或血栓形成,经动脉造影确诊患者。如无造影设备,可考虑剖腹探查。

2. 诊断肠系膜上动脉栓塞或血栓形成伴急性腹膜炎者。

3. 急性腹膜炎或绞窄性肠梗阻患者剖腹探查发现有肠系膜上动脉栓塞或血栓形成者。

4. 介入治疗后病人出现持续腹痛时,应剖腹探查。

【术前准备】

1. 积极治疗原发病,对症治疗急性充血性心衰,控制心律失常。

2. 纠正血容量、红细胞不足,以及水、电解质和酸碱失衡。

3. 足量应用抗生素。

4. 常规检测凝血功能,为抗凝治疗提供参考。

5. 抗凝治疗,以防止继发血栓形成和新血栓形成、脱落。

【麻醉与体位】

全麻或者硬膜外麻醉;平卧位。肠系膜上动脉栓子取除术。

【适应证】

由栓子脱落引起的急性肠系膜上动脉栓塞,或肠系膜上动脉血栓形成引起的肠缺血。

【步骤】

1. 切口　取腹部正中切口。

2. 探查　进腹后,探查肠管情况。如果发现胃、十二指肠远端结肠色泽正常,相应的动脉搏动存在,而空肠、回肠和升结肠表现出血征象,则多考虑为急性肠系膜上动脉栓塞。此时,近端空肠往往正常,从缺血肠段的位置可以判断动脉栓塞的部位。

3. 显露血管　将大网膜和横结肠向上推开,将小肠和肠系膜推至腹腔右侧,在小肠系膜和横结肠系膜汇合处确定肠系膜上动脉,一般横跨十二指肠,切开后腹膜和覆盖肠系膜的腹膜,解剖肠系膜根部,暴露近端肠系膜上动脉,尽量避免损伤肠系膜上静脉(图 42-34)。通过触诊明确血栓的位置及大小。

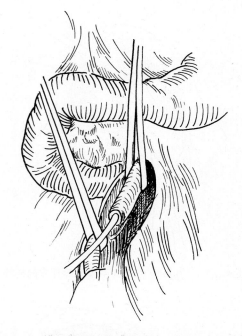

图 42-35　横行切开肠系膜上动脉,用 Fogarty 管托栓

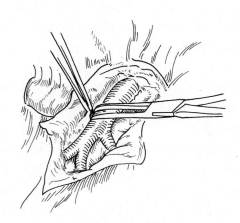

图 42-34　暴露肠系膜上动脉

4. 取血栓　用二根橡皮条或小儿导尿管带绕过肠系膜上动脉以备阻断血流。全身肝素化后,在栓塞处横行切开肠系膜上动脉前壁,取出栓子,将 3F 或 4F fogarty 球囊取栓管向近侧推进至主动脉开口处,扩张球囊,退出取栓管,从而将近侧动脉内栓子拖出(图 42-35)。然后再将取栓管向远侧,同法拖出远侧动脉栓子。如有血液喷出,可收紧条带以阻断血流。如果病人的血凝块的性质与栓子是一致的,而不是闭塞病变的原位血栓形成,在拖出栓子后动脉应立即恢复良好的搏动性血供。此时可不必再行肠系膜上动脉旁路术。

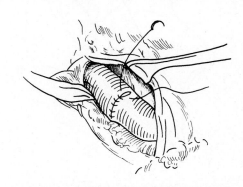

图 42-36　用血管吻合线间断缝合横行切口

5. 缝合血管切口　采用血管吻合线连续缝合横形切口(图 42-36)。如动脉细小,可取自身大隐静脉片置于切口补片,以防管腔狭窄(图 42-37)。

6. 判断肠管生机及处理　同肠系膜上静脉取栓术。腹主动脉 - 肠系膜上动脉旁路术。

【适应证】

由肠系膜上动脉栓塞而非栓子脱落引起,是由

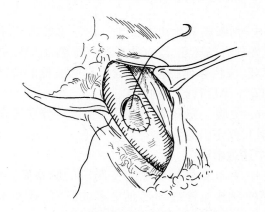

图 42-37　取自大隐静脉补片缝于切口

于动脉粥样硬化致原位血栓形成,取栓管取栓失败时,应行主动脉肠系膜上动脉旁路术。

【手术步骤】

1. 切口和探查　同肠系膜上动脉栓子取除术。

2. 游离血管　将横结肠系膜提起,推向前上

方,小肠向右上方牵拉,暴露十二指肠空肠曲,切断 Treitz 韧带,充分游离十二指肠第三、四部,并移向右下方。显露腹主动脉,在肾动脉下方游离腹主动脉 6~8cm,于小肠系膜中间显露游离肠系膜上动脉 3~4cm,应游离至血栓形成动脉闭塞处的远端,小心保护第 1 空肠支,用条带绕套,以备阻断血流(图42-38)。

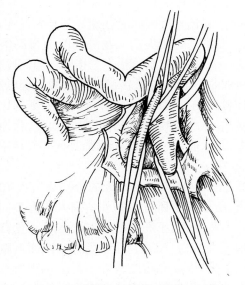

图 42-38　暴露腹主动脉、肠系膜上动脉

3. 血管吻合　静脉注射肝素 30~50mg,根据肠系膜上动脉内径选择适当的人工血管(Gore-Tex)。一般用直径 6mm 的人工血管。阻断肠系膜上动脉,于动脉闭塞远段血管前侧壁纵行切开,用 6-0 Gore-Tex 线或 Prolene 血管缝线将人工血管与肠系膜上动脉行端侧吻合术。吻合完毕后,移去控制带,放出少量血以冲出血管内微血栓,阻断移植的人工血管,按肠系膜上动脉与腹主动脉间的距离裁剪人工血管。阻断腹主动脉,于前内侧壁纵行切开,将移植血管与其做端侧吻合术。吻合完毕,先开放腹主动脉阻断钳以排除空气及微血栓,再开放移植血管的阻断钳,恢复肠系膜上动脉的血供(图42-39)。

4. 观察肠系膜血流情况　如确定肠系膜血流恢复良好,肠管活力和血运恢复良好后,应仔细止血,如发现创面渗血严重,应以鱼精蛋白对抗肝素作用。

5. 关腹　充分清洗腹腔和引流。分层缝合腹部切口,固定引流管。

【术中注意事项】

1. 手术中探查、触诊血栓时,应尽量轻柔,避免

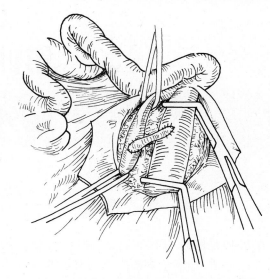

图 42-39　选择合适的人工血管分别与腹主动脉、肠系膜上动脉行侧侧吻合

过多触摸,以防血凝块破碎而扩散到远端小血管。

2. 对位于肠系膜上动脉远端或分支的栓子,由于血管径小,质地脆弱,在去栓时,动作一定要轻柔,可选用 2F 的球囊取栓管取出栓子。

3. 肠管生机的判断、肠管节段切除范围的确定以及肠管坏死过多时为防止短小肠综合征的处理方法同小肠扭转复位术。

【术后处理】

1. 术后密切监护循环情况及引流物的性状和量,以供诊疗内出血参考。

2. 注意水、电解质、酸碱平衡紊乱的纠正。

3. 积极防治感染　联合应用针对需氧和厌氧菌的抗生素,尽早用,并持续到术后一段时间。

4. 扩血管治疗　可常规使用罂粟碱以控制血管痉挛,一般每 24 小时注射罂粟碱 0.032g,24~48 小时。

5. 继续抗凝　低分子肝素皮下注射,每天 1~2 次,依据凝血功能指导用药。静滴右旋糖酐等。

6. 密切观察内脏功能情况　一旦出现腹痛、明显腹胀、血便、腹膜刺激征和肠音减少或消失时,表明肠系膜上动脉可能再次栓塞或移植血管闭塞,可能已发生肠管坏死,应及时处理。

7. 加强营养支持,防肠漏发生。

8. 治疗原发病。

9. 密切观察外置肠管,判断肠管生机情况,以利于作出相应处理。

(曾庆良)

第四十三章

肠外瘘手术

第一节 概述

肠外瘘是肠管与其他器官、腹腔、腹壁外出现不正常的通道，如肠瘘穿破腹壁与外界相通则为肠外瘘。

肠外瘘可发生在肠管任何部分，但大多在小肠，此章以小肠瘘为例加以叙述。

一、肠外瘘病因和诊断

在各种肠外瘘中，最常见的类型是肠管皮肤瘘，它主要是各种腹部手术后的并发症，不少是手术技巧的问题。其中回肠发生率高于空肠，占 60% 左右。引起肠外瘘的病因有多种：①先天性较少见，多发生在脐部；②外伤性，多由内部原因引起，如误食下鱼骨、牙签或金属器具刺破小肠致；③感染，如回肠结核穿孔致，其他特异性感染等引起；④局部脓肿的破溃，小肠先有肿瘤、炎症或手术损伤，后局部形成脓肿，再腐蚀破入附近器官或皮肤；⑤放射性肠炎致病。

对肠外瘘的诊断，首先要对每例腹部手术结束时，仔细检查发现有无手术操作所致的肠管损伤，防患于未然，对浆膜有损伤或怀疑情况，也应加以修补。手术后如出现腹痛、发热、切口溢出臭味液体或气体时，就应进一步检查，除外肠外瘘的发生。

二、肠外瘘分类

1. 根据瘘的解剖部位分类，或是外瘘，或是内瘘。瘘的命名要根据瘘所连的两侧组织或器官的全称。如胃结肠瘘，回肠皮肤瘘管。

2. 根据外瘘每 24 小时所排出的肠内容量分类，低排出量小于 200ml；中排出量 200~500ml；高排出量大于 500ml。

三、肠外瘘重要并发症

在治疗各种肠外瘘时，还应了解它所发生的各种并发症，在治疗外瘘同时处理好各种并发症。

1. 水和电解质失衡　肠外瘘时大量肠液丢失于体外，每日从唾液腺、胃、十二指肠、小肠分泌的液体约 8000ml，且富含钠、钾、氯、重碳酸盐等电解质，据统计各种肠外瘘的水、电解质紊乱失衡的比率达到 30% 左右，主要是低血容量、低钾血症、代谢性酸中毒等，如术前不予纠正，会增加其他并发症率和死亡率。

2. 营养不良　小肠每天的分泌物中含 70% 的蛋白质，所以几乎所有的肠外瘘病人均有不同程度的营养不良，因为小肠内液体富含各种消化营养物质和内源性蛋白（酶和白蛋白等），如再加上脓毒症和手术丢失，中度和重度营养不良会占到所有肠外瘘病人的 74% 左右，在施行 TPN 前，约有一半肠外瘘病人死亡。

3. 脓毒症　肠外瘘病人肠液中含有大量各种消化酶，会引起外瘘周围皮肤和组织腐蚀和糜烂，并常发生腹腔内感染，甚至腹腔内脓肿形成，这些是导致全身脓毒症的原因，特别是腹壁缺损较大的肠外瘘，并发脓毒症后的死亡率可达 60% 以上。

4. 腹壁和瘘口的病变　胃肠道外瘘常因回肠内容物，特别是胰腺的腐蚀发生腹壁或瘘口的腐蚀和缺损，病损程度主要根据外瘘漏液的量来决定。

5. 其他　如并发胃肠道大出血，慢性贫血，消化吸收不良，外瘘远端肠管梗阻以及瘘口组织癌变等。

四、肠外瘘处理原则

1. 稳定病人　当急性肠瘘发生阶段，特别是 24~48 小时时段，首要治疗的是稳定病人，充分引流，纠正水、电解质失衡，了解肠瘘来源，外瘘通道及腹内感染或脓肿位置及范围。

2. 复苏　液体复苏甚为重要，根据外瘘位置及每日排出量来计算补充液体和电解质量。

3. 营养支持　根据病情采用肠外和/或肠内营

养支持,而 TPN 是治疗的主要措施。

4. 控制感染　控制外溢肠液是治疗肠外瘘的重要措施,要扩大腹壁瘘口,留置有效的引流甚至剖腹冲洗腹腔,吸尽渗液,除去外溢肠液。

5. 药物支持　使用长效生长抑素,H_2 受体拮抗剂,质子泵抑制剂等,抑制消化道液体、酸和酶的分泌。

6. 手术时机的选择　与以往不同,当前对肠外瘘的治疗先是使用非手术方法,只当肠外瘘不能自愈的情况下,待 3~4 周后才进行确定性的手术治疗,在此期间尽量寻找不能愈合的原因,如出现肠黏膜外翻与腹壁创口愈合的唇状瘘,瘘口异物,远端肠梗阻,外瘘管瘢痕等,解决了这些原因后仍不愈合时再手术。

第二节　肠外瘘局部切除缝合术

【术前准备】

肠外瘘手术的术前准备甚为重要,常影响手术的成败。

1. 了解病情　特别是肠瘘与腹腔感染情况,营养不良情况以及全身生命器官功能等,有针对性的予以纠正。

2. 控制感染　全身感染通过 2~3 代头孢菌素及针对 G^-、厌氧菌的抗菌药物加以防治;局部则通过通畅引流,保护肠黏膜等措施加以控制。

3. 营养支持　分别利用 PN 和 EN,以改善营养状况。

4. 纠正脱水及电解质失衡。

5. 肠道准备　禁食,口服氨基糖苷类抗菌药物及甲硝唑等。

【手术步骤】

1. 体位　仰卧位。

2. 切口　选择切口,要根据切口可否安全剖入腹腔而定,一般以肠外瘘中心作腹部垂直切口,注意切口的一端应无明显瘢痕,这样易于剖进而不会损伤肠管。

3. 显露肠外瘘段的肠管　剖入腹腔后,用手示指为引导,仔细分离切口附近组织的粘连,防止损伤肠管,逐步寻见肠外瘘的小肠肠段。

4. 探查腹腔　因为肠瘘病人腹腔多有不同程度的感染,肠管和附近组织粘连较重,故应设法探查肠瘘肠段通畅的情况,尤其是远端肠管。一般情况

下应做全段小肠的探查。分离时应从近远两端向中央部位的肠瘘肠段分离。术中还应注意,尽量避免再损伤肠管,以免发生再次切除小肠而致短肠综合征。

5. 修整肠外瘘口边缘组织　显露出外瘘口后,用组织剪切除瘘口边缘局部组织,剪去无生机组织,除去异物及肉芽组织,直至两边肠壁均呈现正常组织,再仔细止血。

6. 缝合瘘口　在保证无张力和充分血供的情况下,用 3-0 线沿肠管长轴横行全层间断缝合瘘口,外加浆肌层间断缝合加固(图 43-1)。

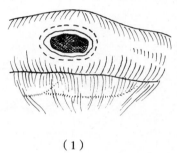

（1）

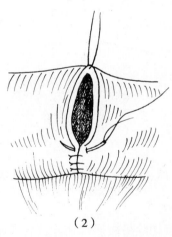

（2）

图 43-1　肠外瘘局部切除缝合术
(1)沿瘘口环形切除;(2)横行缝合

7. 引流缝合切口　大量盐水清洗术野,逐层闭合切口,留置腹腔内烟卷引流。

【术后处理】

1. 继续抗感染,营养支持和纠正水电解质失衡。

2. 术后如无腹胀及恶心呕吐,可在术后 3 日起进流质食,术后 7 日进半流质食。

3. 术后 3 日扫除腹腔内烟卷引流,并继续观察有无腹膜炎症状及体征。

第三节　肠外瘘肠管切除吻合术

【手术步骤】

1. 术前准备及切口显露均与肠外瘘局部切除吻合术相同。

2. 如发现肠外瘘口范围较大、无生机组织又多而无法局部切除缝合时,可在肠外瘘肠段行部分肠管及相应肠系膜切除术,切除后保证两段肠管的血供。

3. 切除后行近远两端肠管对端吻合术,内全层、外浆肌层间断缝合,吻合后检查吻合口是否通畅(图 43-2)。

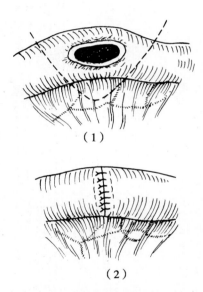

图 43-2　肠外瘘肠管切除吻合术
(1)切除线;(2)吻合后

4. 肠管切除虽较局部切除缝合手术繁杂,但手术效果好,再发生吻合口漏或瘘的机会少;更值得推荐使用。

第四节　其他肠外瘘手术

一、肠管浆膜覆盖修补术

对位于十二指肠固定于后腹膜的肠外瘘,不易游离肠襻行切除吻合术,此时可采用利用一段小肠上提到十二指肠附近,再将其肠壁的浆膜,覆盖于肠外瘘口修补术(图 43-3)。

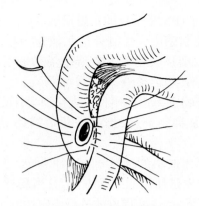

图 43-3　肠管浆膜覆盖修补术

二、带蒂肠浆肌层片覆盖修补术

如果肠瘘的肠段无法分离出并切除时可施行此术,先将外瘘口瘢痕及无生机组织清除,再取附近一段 4~5cm 的肠襻,连蒂切断,再将此段肠襻对系膜处剪开,铺成平片,随后将此浆肌层片缝盖于肠瘘肠段上(图 43-4)。

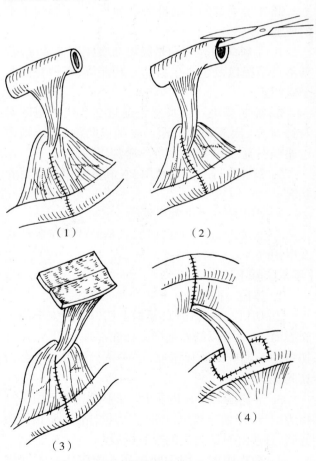

图 43-4　带蒂肠浆肌层片覆盖修补术
(1)取一段带蒂小肠;(2)剪开肠管;(3)做成浆肌层片;(4)覆盖于肠瘘肠管壁上

三、空肠十二指肠瘘吻合术

如果十二指肠瘘的瘘口较大,瘢痕又多,一般缝合修补难于愈合时,可切断空肠,空肠远段口与十二指肠瘘行侧端吻合术,空肠近段口与回肠侧壁行端侧 Roux-en-Y 吻合术(图 43-5)。

四、肠瘘旷置术

有的肠外瘘肠袢粘连很重,不能分离,或勉强分离又会造成进一步损伤或新的肠瘘发生时,可行此术。即将此粘连严重且成团的一段旷置,如以后控制感染,营养情况好转,可二期手术再切除此团粘连肠袢。

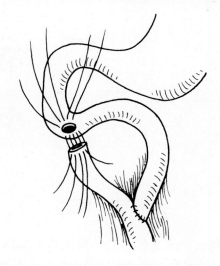

图 43-5　空肠与十二指肠肠瘘吻合术

(杨春明)

第四十四章

小肠移植术

第一节 概述

　　小肠移植术是将包含一段或全部异体小肠的腹腔内脏通过血管吻合方式植入受者体内的一种外科技术,是对终末期肠功能衰竭患者和长期肠外营养出现致命性并发症患者的理想治疗方法,可提高病人生存质量,使患者恢复正常生活方式和社会活动。

　　小肠移植手术有3种最常应用的基本方式

(图 44-1),即单独小肠移植(isolated small bowel transplantation, ISBTx)、肝-肠联合移植(combined liver/small bowel transplantation,LSBTx)和腹腔多脏器移植(abdominal multivisceral transplantation, AMTx)。

　　有资料表明每年每百万人口有2人等待小肠移植,等待者中儿童和成人各半,在成人患者多施术于各种原因造成的短肠综合征、不可逆性肠功能衰竭和长期静脉营养出现致命性并发症,先天性胃肠道异常是儿童小肠移植的主要适应证。

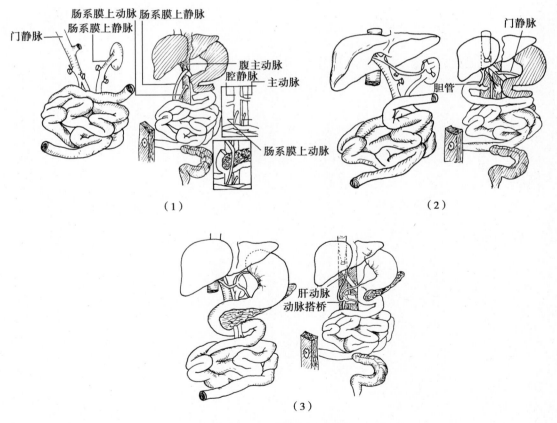

（1）

（2）

（3）

图 44-1　小肠移植的基本术式
(1)单独小肠移植;(2)肝/肠联合移植;(3)腹腔多脏器移植

第二节　移植物获取手术

一、供体选择与配型

【供体选择】

1. 供体一般条件　年龄不超过 50 岁,在体重、身材上应小于受体 20%,术前重要脏器功能良好。

2. 无肠道疾病,无血管性疾病、高血压、血液病,无恶性肿瘤。

3. 无肝炎、巨细胞病毒、人类免疫缺陷病毒感染及其他全身性感染和局部化脓性感染。

【组织配型】

1. ABO 血型相容试验　在小肠移植术前首先要检测供受者红细胞血型是否互相匹配,其中血型相同或血型相容(O 型血供体可移植给所有血型受者,A 型血或 B 型血的供体可移植给 AB 血型受者)均可作为血型匹配进行移植,但最好为同型。

2. 淋巴细胞毒试验　其正常值应小于 10%。此试验是现有试验中最主要的参考指标,一般条件下尽量选择数值最低的受者接受移植。

3. 群体反应性抗体(PRA)　用于判断移植受者的免疫状态和致敏程度。致敏程度分别包括无致敏 PRA 在 0~10%、中度致敏 PRA 在 11%~50%,高致敏 PRA>50%。如果 PRA>80%,一般认为是移植的禁忌证,除非找到 HLA 相配的供体。

4. HLA 配型　HLA 抗原系统是与器官移植排斥反应密切相关的移植抗原,在小肠移植领域中,由于术后可能出现双向移植免疫反应,供受体间的 HLA 配合显得更为重要,应尽量减少位点的错配。

二、亲属活体节段小肠移植物获取术

活体供肠的主要对象多为父母、兄弟姊妹或配偶,非亲属间的活体供肠极为少见。亲属活体供肠不仅可以为患者提供一段高质量的小肠,而且同胞间移植理论上有 25% 的机会不应出现移植免疫反应。

【术前准备】

1. 术前对供体进行常规检查,包括血、尿、便常规,生化检查,病原学检查和营养状况评定。

2. 进行消化道造影及肠系膜上动脉数字减影或肠系膜上动脉 CT 扫描重建,以排除肠道疾患并明确其血管走行、分支,确定手术方案。

3. 供者应于术前口服抗菌药物和缓泻药物进行肠道准备。

【麻醉与体位】

1. 使用静脉复合麻醉或同时辅以硬膜外麻醉,单独硬膜外麻醉也可以完成手术。

2. 供体采取仰卧位,可以适当抬高腰部。

【手术步骤】

1. 活体小肠移植物获取手术应在受体移植床准备手术完成前 1~2 小时进行,这可以有效地减少移植物的冷缺血时间。

2. 手术取右中下腹经腹直肌切口或正中切口入腹。

3. 探查腹腔脏器的一般情况,了解从 Treitz 韧带到末端回肠的小肠长度,以决定切取肠管的长度。理想的供肠切取长度应在 1m 以上,保留的小肠长度不少于 2m。

4. 解剖近回肠末端的小肠系膜根部,暴露肠系膜血管主干和回结肠血管汇合部位。如仅行单独小肠移植,可选取发出回结肠血管以远的肠系膜上血管主干使其提供 1m 以上小肠血供,如欲行小肠 - 结肠移植,则可选用包括回结肠血管的末端肠系膜上血管(图 44-2,虚线为单纯节段小肠移植切取范围,实线为小肠 - 结肠移植切取范围)。

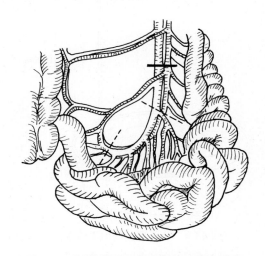

图 44-2　活体亲属小肠移植供肠获取范围

5. 在保留移植物血供条件下,按血管弓的走行方向离断相应肠系膜和肠管,并注意移植肠断端的封闭,切实防止肠液污染(图 44-3)。

6. 最后,将预选的肠系膜上动、静脉分别离断,近端予以双重结扎或缝扎。

7. 移植物离体后立即交灌注医师进行离体血管灌注,即将移植物置于 4℃灌注液(肝素化的 UW 液或 HTK 液)中,以 1m 静水压用 0℃~4℃灌注液灌

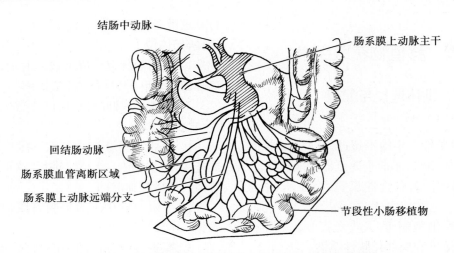

图 44-3　切取节段小肠移植物离断相应肠系膜和肠管

洗肠系膜上动脉,直至肠系膜静脉流出无色灌洗液为止(图 44-4),继将移植物置器官保存液中备用。

8. 完成供体消化道重建,基本要求同肠道吻合,既可使用手工方式完成对端吻合,也可使用直线切割缝合器(GIA)进行功能性侧侧吻合(图 44-5)。

【术中注意要点】

1. 非特别要求,尽量不以回盲部作为获取对象。

2. 切断肠系膜时要按血管弓走行方向离断,防止血管弓破坏过多造成肠壁坏死。

3. 保护移植物所带的主干血管,特别是在进行血管灌洗插管时要防止血管内膜的损伤。

【术后处理】

同一般肠切除术。

【手术并发症】

在活体小肠移植物获取手术中,必须把供体安全放在第一位,避免术后发生肠功能障碍、吻合口漏和吻合口狭窄等。

三、脑死亡供体移植物获取术

【术前准备】

供者是否进行术前准备应视具体情况而定。

【麻醉与体位】

1. 麻醉应进行呼吸管理,维持有效循环,包括进行高浓度吸氧和液体复苏等治疗措施,以保证器

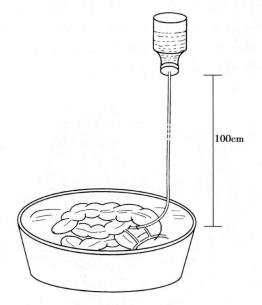

图 44-4　小肠移植物的离体灌注

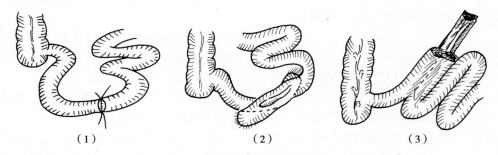

（1）　　　　　　　　　（2）　　　　　　　　　（3）

图 44-5　供体消化道重建方式
(1)对端吻合;(2)顺蠕动式侧侧吻合;(3)功能性侧侧吻合

官的充足氧供。

2. 供体采取仰卧位,抬高腰部。

【手术步骤】

1. 取大"十"字切口入腹,一般采用腹部多脏器联合切取方式获得小肠移植物。

2. 进行腹腔探查,了解小肠长度,如需进行多脏器移植,应了解需移植脏器的情况。

3. 离断肝圆韧带,近端结扎。离断肝镰状韧带、左右肝三角韧带,解剖肝裸区,暴露肝上下腔静脉,使肝脏游离(图44-6)。

4. 自回盲部延升结肠外侧剪开侧腹膜,游离升结肠、结肠肝曲,分束结扎并离断胃结肠韧带,直至脾胃韧带。分束结扎、离断回结肠、升结肠和横结肠血管(图44-7)。

5. 离断脾脏周围韧带,自后腹膜掀起胰腺体尾部(图44-8)。

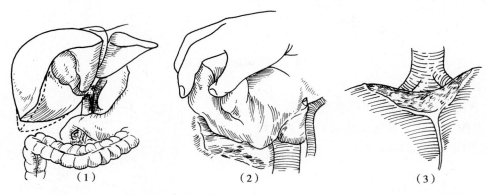

（1）　　　　　　　　（2）　　　　　　　　（3）

图44-6　肝脏游离
(1)离断肝圆韧带;(2)游离肝脏右三角韧带;(3)暴露肝静脉和肝上下腔静脉

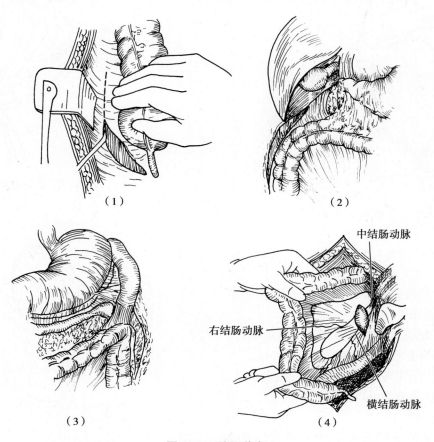

（1）　　　　　　　　　　　　　　（2）

中结肠动脉

右结肠动脉

横结肠动脉

（3）　　　　　　　　　　　　　　（4）

图44-7　结肠游离
(1)自回盲部沿升结肠外侧剪开侧腹膜;(2)游离升结肠肝曲;(3)离断胃结肠韧带、肝胃韧带;(4)离断回结肠、升结肠和横结肠血管

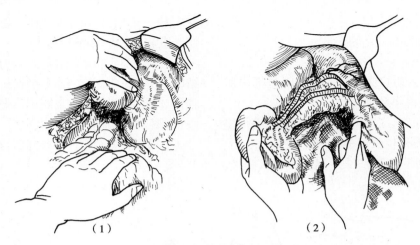

（1）　　　　　　　　（2）

图 44-8　脾和胰尾游离

6. 自十二指肠降部外侧打开侧腹膜,游离十二指肠、胰头区至腹主动脉。自远侧游离肝下下腔静脉至肾静脉水平以上(图 44-9)。

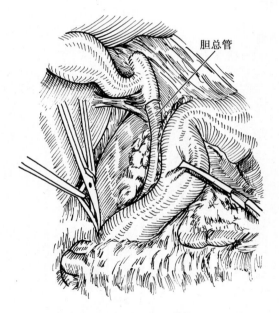

图 44-9　游离十二指肠和胰头

胆总管

7. 打开双肾脂肪囊,游离左、右肾脏,向下游离两侧输尿管,离断(图 44-10)。

8. 在肠系膜下动脉水平暴露腹主动脉远端,预置双道 1-0 丝线,剪开腹主动脉前壁,向近心端置入 F-14 Folly 尿管,使用预置丝线结扎控制,填充水囊,使用 0℃~4℃灌注液自置入之 Folly 尿管进行血管灌注(图 44-11)。

9. 于膈下暴露腹主动脉近端,并视需要打开膈肌暴露胸主动脉,以血管钳在膈肌附近夹闭,以保持腹腔脏器的局部灌注冲洗。

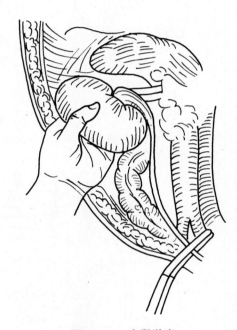

图 44-10　右肾游离

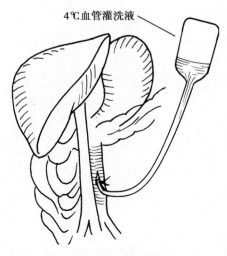

4℃血管灌洗液

图 44-11　移植物血管灌注

10. 于肝上离断下腔静脉,将其作为灌注流出道(图 44-12)。

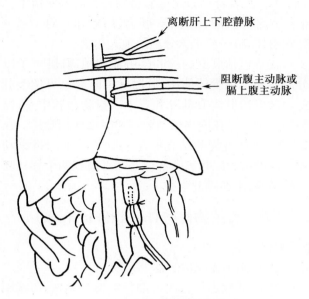

图 44-12　血管灌注流出道

11. 穿刺胆囊,使用灌注液进行胆道冲洗。

12. 分别离断食管和末端回肠,注意断端封闭以防止消化液污染。

13. 待静脉流出不含血性成分灌注液,肝脏呈黄白色、小肠呈苍白色,减慢灌注速度,完成灌注,并在肾静脉下离断下腔静脉,离断近、远端腹主动脉。

14. 自下腔静脉、腹主动脉深面游离,使肝、双肾、胃、胰、脾、小肠离体,置入盛有保存液(UW 液或 HTK 液)的容器中,各个器官分离手术。

15. 操作时可同时获取双侧髂总至髂内、外的动脉和静脉,置保存液中备用。

【术中注意要点】

1. 在获取供体器官过程中维持有效的循环血量对保护移植物功能极为重要,因此术中亦应避免不必要的血液丢失。

2. 操作中应有条不紊,防止出现移植物副损伤。

3. 术中如出现供体循环、呼吸不稳定应及时予以人工支持和液体复苏。

四、无心跳供体移植物获取术

【体位】

供体采取仰卧位,抬高腰部。

【手术步骤】

1. 采用腹部多脏器联合切取方式获得小肠移植物。

2. 取大"十"字切口入腹,立即向腹腔内置入无菌冰屑,特别是肝脏等实质脏器表面。

3. 迅速暴露腹主动脉远端,预置双道 1-0 丝线,剪开腹主动脉前壁,向近心端置入 F-14 Folly 尿管,使用预置丝线结扎控制,填充水囊,使用 0℃~4℃灌注液自置入尿管进行血管灌注(图 44-13)。

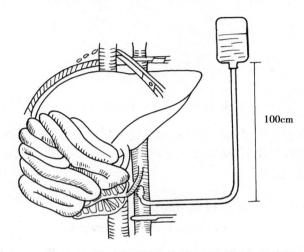

100cm

图 44-13　移植物在体灌注和肝上下腔静脉流出道开放

4. 于膈下暴露腹主动脉近端,并视需要打开膈肌暴露胸主动脉,以血管钳在膈肌附近夹闭,保持腹腔脏器的局部灌注冲洗。

5. 打开膈肌,于膈肌上剪开肝上下腔静脉,以此作为灌注液流出道(图 44-13)。上述操作应在供体心跳停止 10 分钟内完成,尽量减少脏器热缺血时间。

6. 在等待灌注期间,应迅速游离欲切除腹腔内脏器,分别离断食管和末端回肠,注意断端封闭以防止消化液污染,基本步骤同脑死亡供体手术方式,唯应减少血管离断以防止冷灌注液外溢。

7. 穿刺胆囊,使用灌注液进行胆道冲洗(图 44-14)。

8. 待静脉流出不含血性成分灌注液,肝脏呈黄白色、小肠呈苍白色时,应减慢灌注速度,完成灌注,并在肾静脉下离断下腔静脉,离断近、远端腹主动脉。

9. 迅速离断结肠系膜血管等相关血管。

10. 自下腔静脉、腹主动脉深面游离,使肝、双肾、胃、胰、脾、小肠离体,置入盛有 0℃~4℃保存液(UW 液或 HTK 液)的容器中,各个器官分离手术。

11. 获取双侧髂总至髂内、外动、静脉备受体手术需行血管搭桥时使用。

12. 按不同受体需要分离整块切取的移植物,

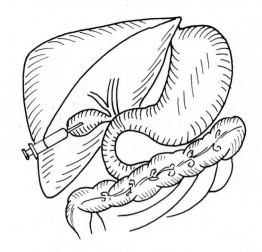

图 44-14　胆囊穿刺冲洗胆道

术中应保证每一移植物的血管完整或可修复。各移植物分离后,分别置入盛有冷保存液的转运容器中,保温备用。

五、整块切除腹腔脏器分离（abdominal grafts sharing）

整块切取的腹腔脏器移植物首先要分离双侧肾脏,离断肾脏的动、静脉,如可能在离断动脉时最好保留部分腹主动脉片,以备受体动脉吻合。

其余腹腔脏器可按受体需要进行分离(图 44-15)。单纯小肠移植的小肠移植物动脉可自发出肠系膜上动脉的腹主动脉进行离断,在不影响肝、胰等移植物为他人移植情况下尽量保留腹主动脉片或腹主动脉袖(Carrel's patch or cuff),于根部离断并结扎胰十二指肠下动脉。静脉系统应在肠系膜上静脉与脾

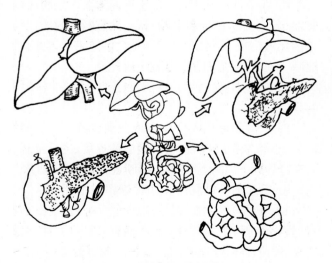

图 44-15　腹腔脏器分离模式

静脉交汇处近端离断,如需要利用胰腺为他人移植肠系膜上静脉离断部位亦可选择在胰腺下缘。

肝 - 肠联合移植无论移植物是否需要保留十二指肠和部分胰腺,由于肝、肠、胰门静脉共用关系十分紧密,胰腺一般不再分离给他人移植。

在不包括肝脏的腹腔多脏器移植,肝脏可予以分离后为其他受体使用,肝动脉离断部位可位于肝总动脉发出肝固有动脉和胃十二指肠动脉水平,以利用动脉分叉在肝移植动脉重建时修剪动脉片。在胃、肠、胰移植物侧结扎肝总动脉和胃十二指肠动脉。门静脉和胆管离断部位必须考虑到两个移植吻合的需要,不能顾此失彼。

六、移植物修剪（back table work）

【手术步骤】

1. 切除不需要的脏器。

2. 沿动脉走行方向解剖肠系膜上动脉,切除周围淋巴、脂肪和神经节组织,按受体手术要求制作包含肠系膜上动脉的腹主动脉片或腹主动脉袖。肝/肠联合或多脏器移植则还需解剖腹腔干,制作包含腹腔干和肠系膜上动脉的腹主动脉袖(图 44-16)。

3. 修剪门静脉至肠系膜上静脉根部,结扎脾静脉,仔细结扎沿途细小分支;肝/肠联合或多脏器移植如需要吻合门静脉和胆总管,分离门静脉至胰腺上缘(图 44-17)。

4. 肝/肠联合或多脏器移植者修剪腔静脉,切除膈肌,结扎右肾上腺静脉、膈静脉,如进行背驮式(piggy-back)或腔静脉成形式(cavaplasty)静脉吻合则对肝下下腔静脉需要进行结扎或缝扎(图 44-18)。

5. 肝/肠联合或含有肝脏的多脏器移植切除胆囊,并经胆囊管再次冲洗胆道。离断胃肠消化道,进行肠腔灌洗。

6. 按受体手术要求进行移植物侧的血管搭桥。

【术中注意要点】

1. 如无法制作腹主动脉袖、片,可利用髂血管搭桥完成。

2. 胆总管不要分离过多以免造成血供不良。

3. 检查血管有无渗漏,特别是分离创面、肠系膜根部、胆囊床、胰腺表面和腔静脉背侧。

4. 如上述检查结果不能确定,可以通过血管灌注的方法进行检查。

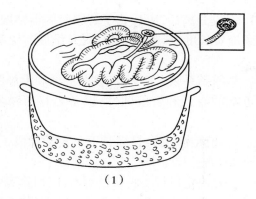

（1）

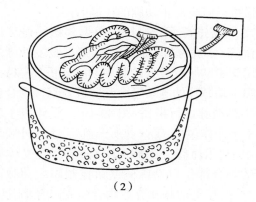

（2）

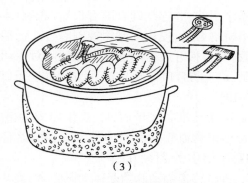

（3）

图 44-16　移植物动脉修剪
（1）包含肠系膜上动脉的腹主动脉片;(2)包含肠系膜上动脉的腹主动脉袖;(3)包含腹腔动脉干和肠系膜上动脉的腹主动脉片／袖

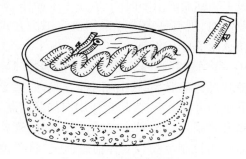

图 44-17　门静脉修剪

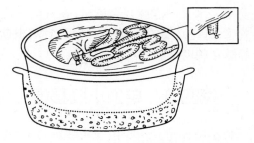

图 44-18　肝下下腔静脉结扎

第三节　受体的术前准备

一、术前评价

为了确定移植的具体术式应认真、全面地进行术前评估并有针对性地对患者进行术前准备是提高手术成功率关键。移植手术前应对受体一般状况,心、肺、脑等重要脏器功能,肝脏、胰腺和肾脏功能状态有详尽了解,以估计病人对手术的承受能力。为了解病原微生物感染情况,应行包括血、尿、痰、咽拭子细菌培养,血清疱疹病毒、巨细胞病毒等项检查,进行各型肝炎抗体、抗原的血清检测或使用 PCR 方法检测 HBV-DNA 和 HCV-RNA。进行包括超声波、消化道造影、腹腔动脉和肠系膜血管造影以及 CT 扫描在内的影像学检查,观察现有小肠的长度、黏膜情况、有无肠腔扩张和狭窄、回盲瓣功能,在肠系膜上动脉血管数字减影中注意血管解剖情况,结肠中动脉、右结肠动脉、回结肠动脉及小肠动脉影像,有无小肠动脉数目减少、肠血管的移位。同时,也应观察胃排空功能变化和腹腔容积的大小。进行营养状态评估及免疫功能测定,及时纠正营养不良、酸碱平衡失调和电解质紊乱状态,使其能较好地耐受手术打击。

二、术前纠正性治疗

术前纠正性治疗的目的在于使患者在等待移植阶段身体条件不至于过多下降而不能耐受手术或在等待过程中死亡。应积极改善患者一般营养状况,按营养支持原则进行静脉营养,应特别注意纠正电解质及酸碱平衡紊乱,如有中度以上贫血应予输血。注意肝、肾功能和凝血功能的维持。

三、术前准备

术前一日应进行肠道准备,使用免疫抑制药物,在术前 30 分钟预防性使用静脉抗生素。

受体手术采用静脉复合麻醉,在麻醉后应进行各种置管,进行必要的有创生命体征监测,根据需要进行静脉穿刺以备静脉 - 静脉转流。

第四节　单独小肠移植

单独小肠移植是治疗由于短肠综合征、小肠运动和吸收功能障碍造成终末期小肠功能衰竭的最常用方法,同时也适用于长期静脉营养支持造成严重并发症的患者,手术操作相对简单,但围手术期处理是一个比较艰苦的过程。小肠 - 结肠移植是单独小肠移植的一种改良术式,由于移植物回盲瓣作用和结肠吸收水分的功能有助于帮助小肠、结肠共同缺如的患者增加肠道对营养物质的吸收、减少术后大便次数。

【手术适应证】

1. 短肠综合征　包括因先天性广泛小肠闭锁、小肠旋转不良或中肠扭转、复杂性腹裂畸形、肠系膜血管栓塞或血栓形成致广泛小肠坏死、多灶性坏死性肠炎、弥漫性炎性肠病(Crohn's disease)、全小肠粘连致长期慢性梗阻、小肠和肠系膜根部外伤、肠息肉病、肠系膜根部肿瘤、腹腔硬纤维瘤等原因进行近全或全小肠切除术后。

2. 肠运动障碍　如全肠道神经节细胞缺失症、广泛内脏神经病变等。

3. 肠消化吸收障碍　包括因肠微绒毛闭塞病变、选择性自身免疫性肠病或放射性肠炎而不能维持生命所需营养,终生需要肠外营养支持。

【手术时机】

1. 单独小肠移植一般确认患者为不可逆性终末期肠功能衰竭后尊重患者意愿进行,最好在因静脉营养造成胆汁淤积性肝病之前。

2. 终生需要肠外营养支持者出现静脉输液通路受限、反复出现导管性脓毒症、静脉营养状态下仍然经常发生脱水或生活质量下降时。

3. 确认进展性小肠疾病不能逆转。

4. 患者生命指征、营养状况、凝血功能纠正至可耐受手术,腹部外科情况允许进行手术,一般不在前次手术后90天内进行小肠移植手术。

【手术步骤】

1. 多采用腹部中线切口,一般应避免从最近一次手术切口入腹。

2. 开腹后的操作重点是分离粘连、解剖残余肠管、充分暴露血管移植床。

3. 完成分离后,应认真了解腹腔脏器情况,测量小肠确实长度、形态、肠壁情况及结肠有无病理变化。

4. 暴露肠系膜上血管,特别是肠系膜上静脉外科干近端的直径和管壁弹性,以备与移植物静脉吻合。

5. 游离腹主动脉,暴露肾下腹主动脉段,了解腹主动脉情况。

6. 一经决定进行小肠移植手术,应切除病变肠管,在预行血管吻合部位充分暴露,必要时使用供体动脉搭桥以减少对主动脉的控制时间。

7. 如需进行血管搭桥应根据移植物血管情况选择血管,移植物肠系膜上动脉带有腹主动脉片者可选用腹主动脉分叉处的腹主动脉搭桥(图44-19),对无腹主动脉片的肠系膜上动脉进行直接吻合者可选用髂总动脉进行搭桥(图44-19)。受体腹主动脉搭桥手术操作包括:①修剪所选血管,去除外膜等脂肪组织,利用血管分叉修剪吻合缘;②在受体腹主动脉欲吻合部位以动脉侧壁钳控制腹主动脉部分血流,在被控主动脉部分按吻合血管口径剪除动脉前壁。③以 3-0 或 4-0 的 Prolene 线在吻合口上、下两端做牵引线,并连续缝合吻合口左、右侧;④完成血管搭桥吻合后,使用动脉钳控制吻合口远端的搭桥血管,缓慢松开腹主动脉侧壁钳解除对主动脉血流控制,检查吻合口情况,如有明显出血应予以补针(图44-19)。

8. 移植床准备完毕后,应使用4℃乳酸钠林格液进行移植物血管冲洗以冲出含高钾的器官保存液,将移植物移至受体腹腔。

9. 进行移植物动脉与受体动脉吻合,最常见的方式是将含有肠系膜上动脉的腹主动脉袖或腹主动脉片以端侧方式吻合于受体肾下腹主动脉前壁吻合或采用对端方式吻合于搭桥血管。对于全部小肠和近端结肠缺如的患者也可采用于胰腺下缘离断肠系膜血管主干,直接进行对端吻合(图44-20)。为减少受体腹主动脉血流阻断时间、方便手术操作、减少移植物热缺血,现有许多中心采用血管搭桥方式建立小肠动脉血供(图44-21)。

10. 移植物静脉回流方式主要包括经门静脉系统回流和经体静脉系统回流两种方式,如果受体肠系膜上血管可以游离,应尽量使用门静脉回流方式。静脉吻合多采用端侧吻合完成,即使用血管夹或无损伤血管钳控制欲吻合受体血管血流,将移植物的门静脉或肠系膜上静脉血管为端直接吻合于受体肠

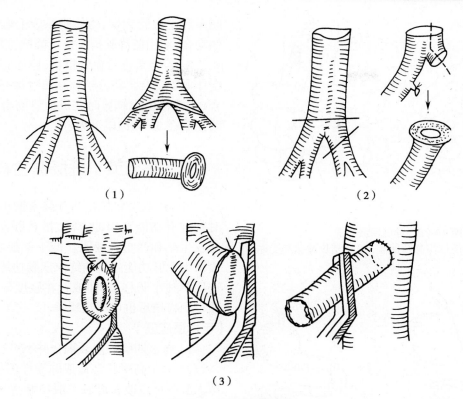

图 44-19　受体动脉搭桥

(1)利用腹主动脉分叉处剪制备用腹主动脉血管搭桥材料;(2)利用腹主动脉和髂总动脉剪制备用髂总动脉血管搭桥材料;(3)动脉搭桥手术步骤

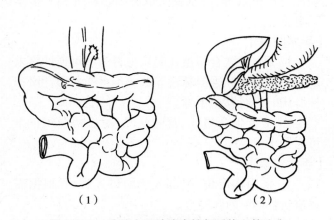

图 44-20　移植小肠动脉直接与受体血管吻合

(1)腹主动脉片与受体腹主动脉前壁吻合;(2)供、受体肠系膜上血管对端吻合

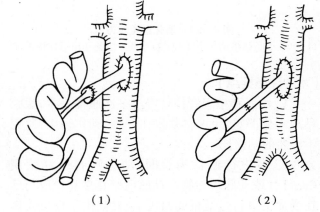

图 44-21　移植小肠动脉与搭桥血管吻合

(1)带有腹主动脉片的肠系膜上动脉与搭桥腹主动脉吻合;(2)肠系膜上动脉与搭桥髂总动脉吻合

系膜上静脉近端或肾水平以下的下腔静脉(图 44-22)。

11. 控制移植物静脉,部分开放静脉血流,检查静脉吻合是否漏血,吻合满意即逐渐开放动脉血供,使用温水喷洒小肠表面使其复温,此时小肠将变得红润。

12. 消化道重建方式一般近端采用对端吻合或侧侧吻合方式完成,同时在移植小肠进行营养性肠造瘘。距移植小肠末端 10cm 左右完成受体肠道与移植小肠的吻合,移植小肠末端进行腹壁造瘘以便于术后观察移植小肠存活情况和进行小肠黏膜活检。如进行小肠 - 结肠移植,可采用对端吻合或侧侧吻合方式进行受体结肠与移植结肠吻合,在距回盲瓣 15cm 左右进行回肠双腔腹壁造瘘作为移植肠的观察窗(图 44-23)。

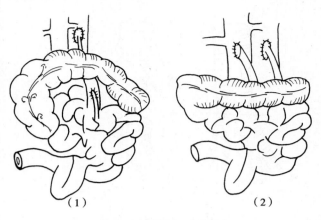

图 44-22　静脉回流方式

(1)移植物静脉经受体门静脉回流;(2)移植物静脉经受体下腔静脉回流

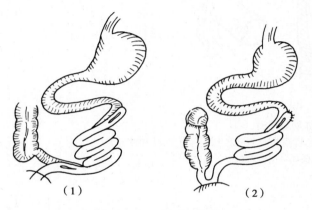

图 44-23　消化道重建方式

(1)单独小肠移植消化道重建;(2)小肠 - 结肠移植消化道重建

【术中注意要点】

1. 小肠移植患者往往经过多次腹部手术,腹腔粘连十分严重,手术必须操作仔细、动作轻柔,避免不必要的副损伤。

2. 在进行血管吻合时,动脉吻合最好使用 Carrel 片或动脉袖与腹主动脉前壁直接吻合或与已在受体上进行过搭桥的血管上吻合,由于仅行受体局部血流阻断和有效保证吻合口直径,从而保证移植小肠有充足的血液供给。

3. 静脉吻合应防止移植物静脉扭曲和静脉吻合口过窄,在吻合完毕时向血管腔内注入肝素盐水,缝线打结时要预留血管膨胀空间以避免造成静脉吻合口狭窄。在选择腔静脉回流时静脉吻合位置应较动脉吻合位置略高,防止出现动脉压迫静脉造成血流不畅。

4. 除常用的小肠移植血管吻合部位外,还有多种移植物血供重建途径,如供肠肠系膜上动、静脉与相应的受体肠系膜上动、静脉行对端吻合,以移植物

肠系膜上血管为端、受体肠系膜上血管为侧进行端侧吻合,使用髂静脉搭桥进行静脉重建等等。

5. 若需要进行血管搭桥,应先完成搭桥血管与受体血管吻合再将移植物移出冷保存液进行血管吻合,或在移植物修剪时完成血管吻合。血管吻合时间控制在 30 分钟以下为宜。

第五节　肝肠联合移植

肝 / 肠联合移植是治疗终末期小肠功能衰竭同时合并肝功能衰竭的方法,虽然肝 / 肠联合移植排斥发生率和严重程度明显低于单独小肠移植,但一般认为无肝功能障碍的终末期肠功能衰竭患者还应选用单独小肠移植,即或存在轻度的胆汁淤积在单独小肠移植后也可得到缓解。

【手术适应证】

1. 终末期肠功能衰竭合并不可逆性肝硬化。

2. 由于高凝状态造成弥漫性门静脉血栓形成,植入肝脏可以改善肝脏一般功能,纠正蛋白 C、蛋白 S 和抗血栓素 III 的不足。

3. 肠息肉病恶变同时出现多发性肝转移或低度恶性小肠肿瘤出现多发性肝转移,但此类受体必须经过严格选择,特别要听取肿瘤学科等相关多学科意见。

【手术时机】

1. 肝 / 肠联合移植在确认患者为不可逆性终末期肠功能衰竭和因静脉营养造成不可逆性胆汁淤积性肝病时进行移植手术。

2. 患者生命指征、营养状况、凝血功能纠正至可耐受手术。

【手术步骤】

1. 采用仰卧位、腹部人字切口入腹,并根据需要进行静脉 - 静脉转流。

2. 开腹后的操作重点是分离粘连,了解肝脏情况,解剖残余肠管、了解其形态和长度,切除残余病变肠管。

3. 游离腹主动脉,暴露肾下腹主动脉段,了解腹主动脉情况。根据需要进行髂动脉搭桥,具体方法参见单独小肠移植(图 44-20)。

4. 暴露第一肝门,游离肝固有动脉、门静脉和胆总管,离断动脉和胆管,分离门静脉至胰腺上缘(图 44-24)。

5. 离断肝脏镰状韧带至第二肝门,分别离断左、右肝三角韧带、肝冠状韧带暴露肝上下腔静脉。

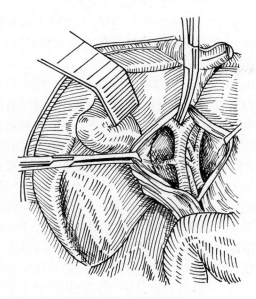

图 44-24 解剖肝门

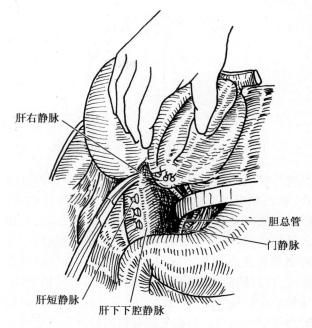

图 44-26 离断肝短静脉

（图中标注：肝右静脉、胆总管、门静脉、肝短静脉、肝下下腔静脉）

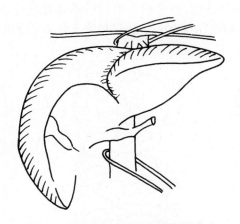

图 44-25 肝上、肝下下腔静脉游离

移出肝脏（图 44-27）并开始静脉转流；②背驮式肝移植：于肝静脉与腔静脉交界部使用静脉钳夹闭，并使静脉钳主体位于腔静脉侧；分别向肝侧游离肝静脉并离断，将肝右静脉与肝左/中静脉间的腔静脉壁剪开，使肝静脉成为共干（图 44-28）；③腔静脉成形式肝移植：使用静脉钳夹闭肝上、肝下下腔静脉，一并剪除残余肝短静脉和肝静脉，使下腔静脉前壁成形为一"倒三角形"开口（图 44-29）。

9. 建立肝/肠联合移植的静脉回流，进行移植物腔静脉和受体腔静脉的吻合，最为经典吻合方式

向远心端轻轻牵拉肝脏，解剖肝左、肝中静脉共干和肝右静脉，并充分游离肝上下腔静脉，随时准备使用静脉钳进行阻断（图 44-25）。

6. 暴露肝下下腔静脉，注意保护右肾上腺静脉，离断远侧的肝短静脉 2~3 支，保证肝下下腔静脉距右肾上腺静脉回流水平有 1cm 左右，以备放置静脉钳。如移植肝静脉回流采用背驮式吻合，则需要离断所有肝短静脉，遇有较粗静脉在腔静脉端可以使用 Prolene 线连续缝合关闭。如移植肝静脉回流采用腔静脉成形吻合则不需要离断全部肝短静脉（图 44-26）。

7. 于肝门部结扎门静脉，远端使用静脉钳控制，离断门静脉，根据需要进行门静脉转流。

8. 按移植肝静脉回流重建方式的需要离断腔静脉，具体方法为：①经典肝移植：于肝上、肝下下腔静脉使用静脉钳夹闭，距静脉钳 1cm 分别离断静脉，

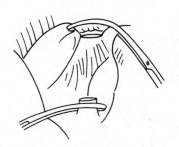

图 44-27 经典肝上下腔静脉重建

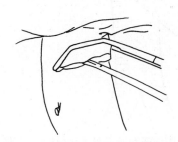

图 44-28 背驮式肝上下腔静脉重建

431

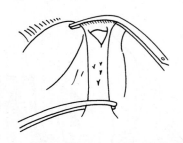

图 44-29　静脉成型式肝上下腔静脉重建

是进行移植物肝上下腔静脉与受体肝上下腔静脉吻合、移植物肝下下腔静脉与受体肝下腔静脉吻合。以双针 2-0 或 3-0 的 Prolene 线在吻合血管左、右角入针缝合并打结，后壁采用内膜对内膜连续缝合，至对侧预置缝线并与之打结，前壁采用连续外翻缝合完成。在打结前需将静脉钳夹闭吻合口的移植物侧，放松原控制静脉钳，使吻合口充盈，以保证预留适度的血管膨胀因子。当前受到肝移植静脉回流重建方法的影响，肝/肠联合移植也出现改良术式，即将移

植肝的肝下下腔静脉结扎，进行背驮式或腔静脉成形式肝上下腔静脉吻合，基本吻合操作原则同上（图44-30）。

10. 肝/肠联合移植动脉吻合方式很多，需根据移植物血管情况和受体血管情况综合考虑，最理想的重建方式是将腹腔干和肠系膜上动脉一并吻合至肾下的腹主动脉前壁。具体可选择的方法包括：①使用包含腹腔干和肠系膜上动脉的腹主动脉袖或片直接吻合于受体腹主动脉前壁（图 44-31）；②将一段供体主动脉与受体腹主动脉端侧吻合搭桥，在将包含腹腔干和肠系膜上动脉的腹主动脉片缝合于搭桥的主动脉血管断端（封口式吻合，hatch closure）完成动脉重建（图 44-32）；③在移植物修剪时使用髂动脉搭桥，将髂内和髂外动脉分别与肝动脉和肠系膜上动脉吻合，受体手术中先进行髂动脉与受体腹主动脉端侧吻合搭桥，再将两个架桥的髂动脉进行对端吻合（图 44-33）；④如肝/肠移植物无法获得同时含有

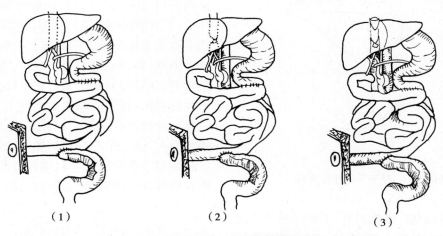

(1)　　　　　　　　　(2)　　　　　　　　　(3)

图 44-30　肝/肠联合移植静脉流出道重建方式
(1)经典方式;(2)背驮方式;(3)腔静脉成型方式

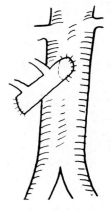

图 44-31　含腹腔干和肠系膜上动脉的腹主动脉袖与受体腹主动脉前壁吻合

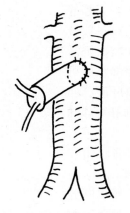

图 44-32　包含腹腔干和肠系膜上动脉的腹主动脉片与主动脉封口式吻合

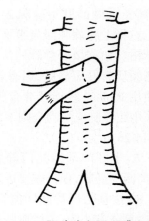

图 44-33　肝动脉和肠系膜上动脉分别与搭桥的髂内和髂外动脉吻合

腹腔干和肠系膜上动脉的腹主动脉袖片,也无法采用髂动脉分叉进行搭桥,也可将肝动脉和肠系膜上动脉分别吻合,肠系膜上动脉的吻合方式可参见单独小肠移植,移植物肝动脉可吻合于受体肝动脉,但肝动脉重建应放到门脉吻合后进行(图44-34)。

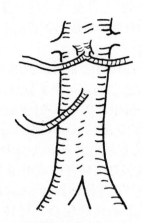

图 44-34 肝动脉和肠系膜上动脉分别吻合

11. 建立受体门静脉回流,可以采用受体门静脉与自体肝下下腔静脉进行端侧吻合或受体门静脉与移植物门静脉进行端侧吻合(图 44-35)。

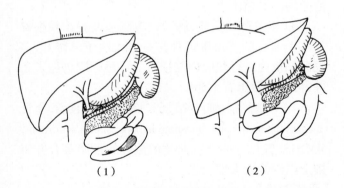

图 44-35 受体门静脉回流重建方式
(1)受体门静脉与自体肝下下腔静脉端侧吻合;(2)受体门静脉与移植物门静脉端侧吻合

12. 开放移植物血流,小肠和肝脏迅速红润,如发现移植肝肿胀应立即调整肝脏放置位置。

13. 大多数肝/肠联合移植需要进行胆道重建,可以采用两种方式:①探查受体远端胆管通畅,移植胆管与受体胆管口径匹配,进行胆管对端吻合;②因受体胆道病变或供、受体胆管口径不匹配,进行移植胆管和近端小肠的 Roux-en-Y 吻合建立胆汁引流通路(图44-36)。

14. 为避免胆道吻合和术后胆瘘,近来许多学者采用保留十二指肠的方式进行肝/肠联合移植,

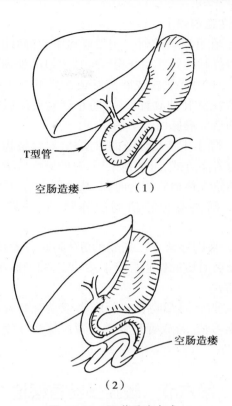

图 44-36 胆道重建方式
(1)与受体胆管对端吻合;(2)与移植近端小肠的 Roux-en Y 吻合

但应注意在移植物时应适当保留部分附着于十二指肠环的胰腺组织,以防止十二指肠血供不良(图44-37)。

15. 消化道连续性重建方式可参见单独小肠移植,保留十二指肠的肝/肠联合移植近端消化道重建可将受体小肠与移植小肠的近端空肠进行端侧吻合。

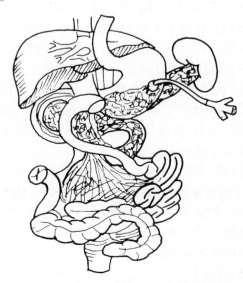

图 44-37 保留十二指肠的肝/肠联合移植

【术中注意要点】

1. 在肝脏切除时一定要确保下腔静脉的完整，注意膈静脉的处理和肝裸区膈顶出血的处理。

2. 采用背驮式或腔静脉成形式肝上下腔静脉吻合应注意肝脏放置位置，防止恢复血流后因吻合口扭曲造成静脉回流不畅。

3. 除手术步骤涉及的方法外，对移植物动脉重建尚有许多方式，可酌情采用，总的原则应为尽量减少移植物在体血管吻合时间，减少缺血再关注损伤。

4. 确实避免移植物门静脉、肠系膜上静脉扭曲。

5. 采用保留十二指肠的肝/肠联合术式，在移植物修剪时应确保胆总管下端的完整和胰管断端的确切结扎。

6. 胆管对端吻合或胆肠吻合是否放置 T 形管可根据习惯，若放置其管道长臂应从受体侧胆管壁引出。

第六节　腹腔多器官移植

多脏器移植是指同时整块移植 3 个以上脏器，以纠正患者各脏器的功能衰竭或解剖缺失，移植的脏器在术后必须体现其各自生理功能。腹腔多脏器移植最多涉及的器官是肝、胰和肠，且由于在该术式开展早期的适应证是因短肠综合征引发的肝衰竭等一系列并发症，故许多学者愿意将它归属于小肠移植范畴。从已有临床尝试结果来看，对于尚无满意治疗方法的多器官功能不可逆性衰竭或侵犯多个相邻脏器的病变，多脏器移植是一种可以选择的外科治疗方式，因此腹腔多脏器移植的适应证也在扩大。随着多器官移植手术成功率提高、器官有功能存活时间和受体存活时间的延长，多器官移植作为一种必要的、合理的，并且具有一定安全性的外科治疗手段，已经被愈来愈多的人所接受。根据被移植器官的不同，腹腔多器官移植包括多种形式：①共同移植前肠（肝、胆道、胰腺、胃和十二指肠）与中肠来源的小肠和右半结肠的经典腹腔多脏器移植；②不包括肝脏的腹腔多脏器移植，如消化道簇移植和胃肠胰移植；③仅替换胚胎前肠发育而来的器官，如仅包括肝、胆道、胰腺、胃和十二指肠的腹腔器官簇移植，但此种移植原则上不属于小肠移植范畴；④上述移植形式包括了肾脏移植。

【手术适应证】

1. 因肠功能衰竭行肠外营养导致不可逆性肝

损害，同时患者出现肾功能不全、慢性胰腺炎、糖尿病等并发症或合并症，或因既往多次手术粘连严重难以进行手术分离、合并左上腹胃肠道外瘘或现有外科技术无法进行胆道、胃肠道重建。

2. 超广泛腹腔内脏血管性疾病，包括腹腔干和肠系膜上动脉同时急性受累和门静脉主干、肝内门静脉、肝静脉均有血栓形成，且上述情况造成腹腔脏器确切性坏死。

3. 局限性、进展性、非转移性的胃肠道肿瘤或腹部硬纤维瘤，这些病变可呈多发性或种植侵及多个腹腔脏器，一般很难切除干净，极易复发。

4. 累及全消化道的 Crohn 病、Hirschsprung 病，一些比较少见的胃肠道息肉病，如家族性息肉病、青年性息肉病、黑斑息肉病等也可由于合并肝功能衰竭、糖尿病或外科技术原因施行多脏器移植手术。

5. 腹腔低度恶性肿瘤合并肝转移，如胰腺神经-内分泌肿瘤和胃肠道类癌等，出现多发性肝转移或难以切除肝转移病灶时可以进行多脏器移植的尝试。另外，胃肠道间质肿瘤很少出现淋巴结转移，多表现为腹部包块、周围组织浸润和弥漫性肝转移，对晚期耐药患者多脏器移植可能成为其根治性综合治疗的有效措施之一。

6. 累及肝、胆、胰、脾、肾、胃肠道及肠系膜根部等多个器官的严重腹部外伤有时无法予以修补，多脏器移植为进行腹腔内受损脏器广泛切除创造了条件，可能挽救患者生命。

7. 巨膀胱-细小结肠-肠蠕动不良综合征（megacystis microcolon intestinal hypoperistalsis syndrome, MMIHS）等见于婴儿或儿童的假性肠梗阻等合并胃排空障碍的先天性疾患。

【手术时机】

1. 确实出现多脏器功能不可逆性衰竭。

2. 患者生命指征、营养状况、凝血功能纠正至可耐受手术。

3. 腹部外科情况允许进行手术，一般不在前次手术后 3 个月内进行手术。

【手术步骤】

1. 采用仰卧位、腹部人字切口入腹，并根据需要进行静脉-静脉转流。

2. 探查腹腔情况，包括需要移植的脏器形态、外观等，了解血管，特别是需要吻合的血管情况。

3. 根据患者具体情况准备移植床，如施行包括肝脏、胰腺、胃的多脏器移植，可直接离断腹腔干和肠系膜上动脉，切除远端结肠以外的脏器，包括肝脏、胰腺、脾脏、胃、十二指肠、残余小肠和近端结肠，充分暴露腹膜后血管。肝脏切除的手术方式同肝/肠联合移植。

4. 如不考虑受体门静脉回流至门静脉系统，可在移植物血管重建前将自体门静脉端侧吻合于自身下腔静脉，一般以 4-0Prolene 缝线采用连续缝合方法完成（图 44-38）。

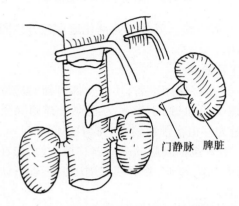

图 44-38　移植前门静脉与下腔静脉端侧吻合

5. 多脏器移植器官包含肝脏时，按肝/肠联合移植腔静脉重建方式首先进行移植物的腔静脉血管重建，具体方法参见肝/肠联合移植。

6. 移植物动脉血供重建方式很多，必须根据移植床血管的具体情况择取动脉吻合方式，常见的方法包括：①使用包含腹腔干和肠系膜上动脉的腹主动脉片直接吻合于受体腹主动脉前壁或已与受体腹主动脉搭桥的血管（图 44-39）；②使用包含腹腔干和肠系膜上动脉的腹主动脉袖断端直接吻合于受体腹主动脉前壁，近侧断端缝扎或使用主动脉片进行封口式吻合（图 44-40）；③使用包括胸主动脉的主动脉袖，将胸主动脉吻合于受体腹主动脉前壁，远端缝合关闭或使用主动脉片进行封口式吻合（图 44-41）；

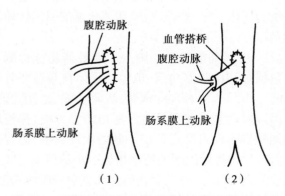

图 44-39　腹主动脉片与受体腹主动脉或搭桥动脉吻合

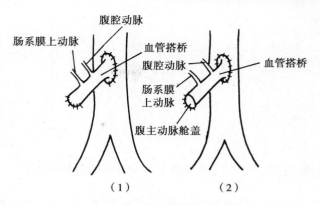

图 44-40　腹主动脉袖受体腹主动脉吻合

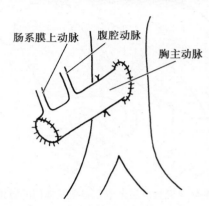

图 44-41　胸主动脉与受体腹主动脉吻合

④使用供体主动脉端侧吻合于受体腹主动脉前壁，在将包含腹腔干和肠系膜上动脉的腹主动脉片或袖吻合于主动脉开口（图 44-42）；⑤使用腹主动脉和髂动脉分叉进行血管重建，在移植物修建时即将移植物的腹腔干和肠系膜上动脉分别吻合于左、右髂动脉或髂外动脉完成血管搭桥（图 44-43）。

7. 进行门静脉重建包括两种情况　①在包括肝脏的腹腔多器官移植中，考虑受体门静脉回流至门静脉时，需进行受体门静脉断端与移植物门静脉的端侧吻合（图 44-44）；②不包括肝脏的腹腔多器官

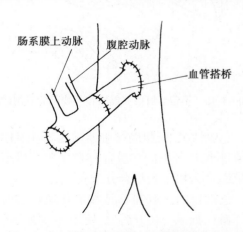

图 44-42　腹主动脉袖吻合于搭桥主动脉开口

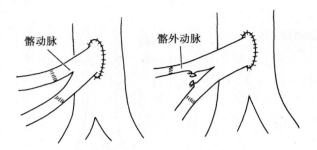

图 44-43　腹腔干和肠系膜上动脉与搭桥血管分别吻合

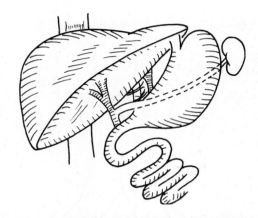

图 44-44　包含肝脏多器官移植受体门静脉重建

移植需进行移植物静脉流出道的建立,为了保证肝营养因子对肝脏的供给,多采用移植物门静脉与受体门静脉的端侧吻合方式建立移植物的静脉通路(图 44-45)。

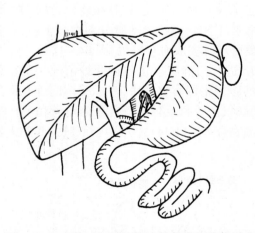

图 44-45　不包含肝脏多器官移植物门静脉重建

8. 一般情况下,腹腔多脏器移植不涉及胆管重建,唯在不包括肝脏的多脏器移植中需要进行受体胆道重建,多采用胆肠吻合方式完成。

9. 包括胃的多脏器移植在消化道重建时关闭贲门,于幽门处纵行切开胃壁,使用环形吻合器完成移植胃与受体食管吻合,然后进行幽门成形(图 44-46)

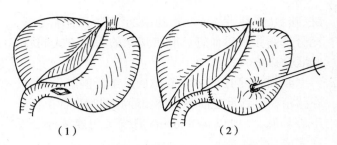

图 44-46　幽门成型和胃造瘘术

和胃及空肠造瘘。其他部位消化道重建方法同单独小肠移植。

【术中注意要点】

1. 进行移植床准备,切除受体脏器时应以术式简捷、减少出血、便于植入为原则选择切除受体脏器,尽量为移植物预留较大的腹腔空间。

2. 植入包括胰腺的多脏器移植物时,应在移植物修剪时切除脾脏,并对胰腺周围血管进行认真的压力检查。

3. 无论受体自身门静脉与移植物门静脉进行端侧吻合(包括肝脏的腹腔多脏器移植),还是移植物门静脉与受体门静脉进行端侧或对端吻合(不包括肝脏的腹腔多脏器移植)时,一定要预留适度的静脉血管膨胀空间,以避免发生吻合口狭窄造成静脉流出道不畅而出现脏器淤血。

第七节　围手术期处理

一、围手术期监测

1. 生命指征监测　小肠移植后,患者应接受积极的术后监测,根据监测指标的变化予以相应治疗,以维持患者生命状态的平稳。其中,基本生命体征监测包括心律、呼吸、体温和尿量等应动态观察,动脉压、中心静脉压、肺毛细血管楔压,氧饱和度和氧分压的变化。记录腹腔引流和消化道液引流性质和数量。

2. 脏器功能监测　围手术期脏器功能检测不仅包括被移植脏器功能,也包括受体自身重要脏器功能。小肠功能表现为消化、吸收功能、运动功能、通透屏障功能和神经 - 内分泌功能等方面,移植肠功能检查不仅可测定移植小肠的生理功能,而且也可做为早期排斥诊断的辅助指标。小肠绒毛是肠道吸收的重要部位,绒毛损伤后往往影响肠吸收功能,向移植小肠内灌注同位素标记的麦芽糖和乳糖,测定受体血中含量有助于对小肠吸收功能的了解。采

用 ^{51}Cr- 乙二胺四乙酸、^{99m}Tc- 二乙三氨五醋酸或多聚乙烯乙二醇可进行测定小肠的通透性，移植肠通透性增加多发生在术后早期和排斥反应时。

二、治疗

1. 机械通气　由于大量输液和肺间质水肿，使用机械通气进行呼吸支持是患者术后早期最为重要的治疗措施之一，并且直至患者出现液体集聚均应使用呼气末正压通气，以保证患者有效的血氧浓度，维持组织正常氧合的需要。

2. 免疫抑制治疗　迄今，小肠移植尚无最佳的、被公认的免疫抑制治疗方案，他克莫司是小肠移植免疫抑制治疗的基本用药，比较常用的免疫抑制治疗是以他克莫司、非甾体类固醇激素、前列腺素 E1 和霉酚酸酯组成的三联或四联方案，目前很多移植中心在术前多使用单克隆抗体进行免疫抑制诱导。他克莫司在术后早期需持续静脉给予，$0.1\sim0.15$mg/kg·d，进食后改为口服用药，剂量为 $0.15\sim0.3$mg/kg·d，术后一个月内维持血浆浓度 $20\sim30$ng/ml，以后维持 $10\sim20$ng/ml。另外，一些移植中心将 OKT3 也列入预防性用药之列，使用一些单克隆抗体进行免疫诱导治疗。

3. 营养支持　小肠移植在术后供肠功能的恢复是一个缓慢的过程，合理的营养支持不仅是病人维持基本代谢的需要，而且尽早进行胃肠内营养也有利于肠黏膜屏障恢复，防止肠道细菌移位的关键所在。小肠移植术后的营养支持需经历一个由全胃肠外营养至胃肠内加胃肠外营养，最后过渡到全胃肠内营养的过程。小肠移植术后 2 周内，应根据氮平衡测定结果及间接能量测定仪测定的静息能量消耗进行 PN 支持，在营养液配方中也需注意电解质、微量元素、必需脂肪酸及维生素的补充，特别是磷和谷氨酰胺的供给。术后 1 周可自空肠造瘘管给予等渗糖盐水，逐渐输入适量肠内营养。术后 2 周以后可以经口进食流质，并逐渐加大胃肠内营养比例，而减少胃肠外营养供给。受体一般需要很长时间的胃肠外营养辅助，术后 3 个月才可恢复完全经口进食。

4. 预防感染　由于长时间手术、消化道污染、免疫抑制治疗、质子泵抑制剂使用等诸多因素，小肠移植受体极易出现各种病原体感染，预防性应用抗生素对保证移植成功具有重要作用。另外，免疫抑制剂的使用也是导致术后感染的主要原因，使用免疫抑制剂的剂量与小肠移植术后感染密切相关。辩证认识排斥与感染、免疫抑制与感染的相互关系，合理应用免疫抑制剂，在移植术后早期和逆转排斥反应而使用大剂量免疫抑制剂的同时正确选用抗生素和抗病毒药物至为重要。

第八节　手术并发症

移植手术相关并发症包括血管并发症、消化道吻合并发症、胃肠运动功能紊乱、原发性移植脏器无功能和胆胰并发症等。

1. 血管并发症常见吻合口狭窄、血栓形成和漏血。狭窄和血栓形成的原因在于进行吻合的两血管口径间匹配不当、缝线错位或误缝对侧内膜、修剪不当造成内膜翘起及血管内膜损伤以及血管外壁裹入血管吻合部位或钳夹造成的血管内膜折断等。静脉吻合口狭窄极易在狭窄部位形成血栓，造成血流完全阻塞。

2. 消化道吻合并发症是小肠移植后最为多见的，包括吻合口漏 / 瘘、吻合口不通等。吻合口漏 / 瘘造成原因可归于缝合技术、感染、缺血肠坏死等，良好的血液供应是保证胃肠道愈合的重要条件，如发现漏口应予充分引流，加强肠外营养，适时进行再次手术修补。

3. 胃肠道运动功能紊乱是小肠移植，特别是术后早期的常见并发症，不仅可以发生在移植肠管，也可发生在受体自身胃肠道。由于小肠移植腹腔内手术操作范围广泛，系膜根部受损等原因，小肠移植术后许多病人出现肠淤积或麻痹性肠梗阻，表现为肠蠕动恢复延迟、腹胀，肠腔大量积气。严重者肠腔内高压可影响肠壁血运，形成微小血栓，甚至造成移植肠坏死的严重后果。对此类患者除予以适量的胃肠动力药物外，还应注意血清电解质的变化，防止出现低钾、低钠血症。

4. 原发性移植脏器失功在包括肝脏的小肠移植中表现比较明确，在移植物血供良好的情况下出现移植肝脏的功能不良，出现凝血功能障碍、胆汁排泌不足等临床表现，应考虑出现原发性失功的可能。在单独小肠移植和胃肠胰移植时，因缺乏原发性移植脏器失功的临床指标多难以早期发现。确认移植物无功能后，唯一的治疗方法就是再次移植。

5. 胆道并发症主要发生自进行胆道重建的肝 / 肠移植患者，包括胆瘘、胆道狭窄和胆泥形成，严重者导致移植失败。胆道吻合口瘘是肝 / 肠联合移植发生胆瘘最多见的部位，通常与吻合技术和胆管血供不足有关。移植物和受体胆管口径差异较大未做特殊修剪,吻合口角区针距过大,吻合口周围胆道过分游离造成胆管壁血供障碍,供肝胆管缺血,这些因素均可造成术后胆瘘。吻合口狭窄主要是由于手术技术原因引起,狭窄范围较局限,梗阻以上胆管弥漫性扩张,在内镜下放置胆管支架是有效的治疗方法之一。弥漫性胆道狭窄与缺血 - 再灌注损伤和胆汁化学性损伤关系密切,在肝 / 肠联合移植和多脏器移植中肝动脉供血不良造成的胆道狭窄并不像单独肝移植中那样常见。多脏器移植因很少进行胆道重建,因此术后并发症多见由于移植物保存损伤或胆汁淤积造成的弥漫性胆管狭窄。

6. 急性胰腺炎和胰瘘是胰腺最为多见并发症。急性胰腺炎多与手术过程中过多触摸胰腺和术后 Oddi 括约肌功能障碍造成胰液排出不畅有关,其症状和诊治方法与非移植的胰腺炎雷同。对于胰瘘的处理,如果引流通畅可予以观察。

7. 消化道出血是小肠移植术后较为少见的并发症,可源于胃肠道吻合口出血、移植后血管并发症、肝功能不良和凝血功能障碍等多种原因。吻合口止血不良一般出现慢性小量出血,移植肝的肝功能不良和血小板减少所致的消化道出血在多脏器移植中最为常见,一旦发生消化道大出血必须查明原因,积极进行处理。

(刘 彤 王鹏志)

第七篇
结 肠 手 术

第四十五章

结肠解剖和生理概要

第一节　结肠解剖概要

结肠自回盲瓣向远端延伸至直肠,长约 1.5 米,直径大小不一,近端的盲肠约 7~9cm,远端乙状结肠仅 2~3cm。结肠沿腹部外周包绕着小肠,结肠所具的特点是具有结肠带、结肠袋、脂肪垂和附着的大网膜。

1. 胚胎学　结肠源自胚胎期的中肠和后肠,横结肠前 2/3 由中肠发育而来,此后到肛管的上 2/3 由后肠发育而来。在胚胎第 5 周时,中肠突向脐腔,并发生逆时针方向扭转,第 10 周时发生第二次 180 度逆时针扭转,横结肠移到十二指肠前面,盲肠移到右边。如在第二次肠旋转失败,盲肠就会停留在左下腹,患阑尾炎时左下腹痛,易于误诊。此外盲肠位于右上腹时常有腹膜系带出现,止于腹壁右后,有时会引起十二指肠梗阻。另由于肠旋转,盲肠和结肠移位于右侧腹后壁,这部位结肠缺乏系膜成为腹膜后位脏器。

2. 结肠的组成　结肠由盲肠、升结肠、结肠肝曲、横结肠、结肠脾曲、降结肠和乙状结肠组成(图 45-1)。

(1) 盲肠:盲肠位于右下腹部,其内上方与回肠末端相连接,长 6cm 左右,阑尾位于其下极,盲肠可

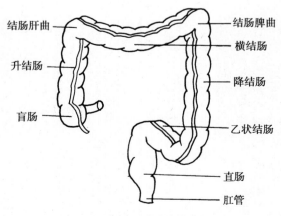

图 45-1　结肠的组成

全部由腹膜包绕,呈游动状;也可部分位于腹膜后。盲肠是结肠最宽的部分,所以承受的压力也最大,当结肠梗阻时,回盲瓣使盲肠内容物不能返回到回肠,形成了闭袢性梗阻,压力升高,如直径达 12cm 以上时,就易于发生穿孔。

(2) 升结肠:大多在腹膜后,仅有 1/4 具系膜,长 15cm 左右,其外侧是无血管区,便于分离,即可整块切除升结肠。升结肠后方相邻的重要组织器官有右肾、输尿管、性腺血管、腹膜后肌肉及筋膜,手术时应注意避免损伤。

(3) 结肠肝曲:由于肝脏的存在,结肠肝曲要比脾曲低。但其后方有十二指肠第二、三段,再后就是下腔静脉;肝曲前面则为肝右叶和胆囊。

(4) 横结肠:横结肠长约 45cm,左右两端由肝曲和脾曲固定在腹膜后,中间部分有系膜呈游离状态,活动度很大,有时下达盆腔。横结肠前面悬挂着大网膜,是四层腹膜形成的皱襞,最内两层之间是小网膜囊,是个潜在的间隙。大网膜有腹腔警察之称,含有丰富的血管,如腹腔内某处出现炎症或感染,大网膜即可将其包绕,起到屏障作用。一些手术也可利用它进行修补铺垫,如胃穿孔修补和脾破裂铺垫缝合等。横结肠与胃大网膜间有胃结肠韧带,后面是小网膜囊,为解剖胰腺的路径。

(5) 结肠脾曲:较肝曲为高,并有纤维结缔组织膈结肠韧带将其固定于腹膜后,手术解剖脾曲时需松弛此韧带,不然极易造成脾脏断裂。横结肠、横结肠系膜和大网膜将腹腔分为上下两个部分,结肠上区包含有大多数腹腔内器官,结肠下区仅包括十二指肠空肠曲以下的小肠。

(6) 降结肠:多数在腹膜后,约 1/3 有系膜,长约 25cm 左右。同样在游离降结肠时,也应沿其外侧无血管区进行。降结肠后面,是左肾、输尿管等。

(7) 乙状结肠:是左下腹部一段弯曲的结肠,其与直肠连接处呈锐角,其中间部分常反折下垂到盆腔内,并与直肠和膀胱毗邻,这一反折也与便秘的发病有关。此外乙状结肠易发生扭转的原因是:乙状

结肠袢很长,而系膜根部很窄,如发生扭转,也是一种需紧急处理的闭袢性肠梗阻。

3. 结肠的结构　结肠由四层组织构成,由内向外分别为黏膜层、黏膜下层、肌层和浆膜层(图45-2)。

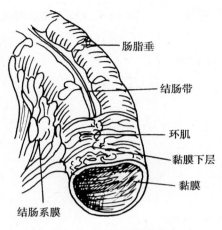

图 45-2　结肠的结构

(1) 最内层黏膜层:是柱状上皮,其下层是基底层和固有膜,再下是黏膜肌层。

(2) 黏膜下层:这层有丰富的血管网、弹力组织和胶原纤维。在手术时必须缝合此层,此层同样有淋巴和神经组织,神经丛称 Meissner 神经丛。

(3) 肌层:由双层平滑肌组成,内层环肌包绕着结肠壁,外层纵肌,聚集增厚形成三条结肠带,使肠壁皱缩形成结肠袋。靠近结肠带有穿支动脉穿过肌层,形成了潜在的薄弱区,在此处易形成憩室。两层肌肉之间有神经丛分布,为 Auerbach 神经丛。

(4) 浆膜:薄且具弹性,手术将其缝合可防止吻合口漏,在浆膜散布许多脂肪垂。

4. 结肠的动脉供应　来源于中肠的结肠由肠系膜上动脉供血;后肠的由肠系膜下动脉供应。两条动脉末端分支在结肠边缘相互吻合,形成边缘动脉,即 Drummond 动脉,依靠此动脉,可完成低位结肠吻合。

肠系膜上动脉为腹主动脉主干在腹腔动脉下1cm 处发出,所有结肠分支均位于其右侧,而小肠分支均位于左侧(胰十二指肠下动脉除外)。结肠分支从上到下,分别为结肠中动脉、右结肠动脉和回结肠动脉。

肠系膜下动脉是主动脉前壁发出的三支动脉中最下一支,分出左结肠动脉、乙状结肠动脉后,移行为直肠上动脉,有大量交感神经丛分布覆盖在肠系膜下动脉根部,术中高位结扎肠系膜下动脉时,注意勿予损伤;乙状结肠动脉穿行于乙状结肠系膜内供应乙状结肠;直肠上动脉是终末支,入盆后供应直肠血流(图 45-3)。

5. 结肠的静脉　静脉与同名动脉伴行,中肠部分由肠系膜上静脉引流,后肠部分由肠系膜下静脉引流。肠系膜下静脉汇入脾静脉后,脾静脉再与肠系膜上静脉汇合为门静脉,最后进入肝脏(图 45-4)。

直肠上静脉与直肠中下静脉在盆腔和会阴部交通形成门体静脉侧支吻合,门静脉高压症时,可出现直肠静脉曲张,甚至发生出血。

6. 淋巴引流　从结肠引流的路径,最初引至结肠上淋巴结,然后至结肠旁淋巴结,再至中间淋巴结、最后汇至中央淋巴结。结肠的淋巴管也与动脉

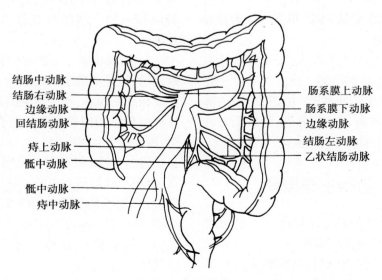

图 45-3　结肠的动脉供应

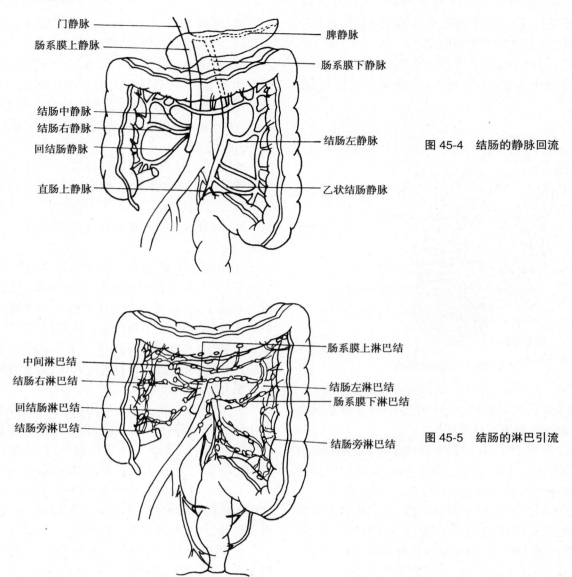

图 45-4　结肠的静脉回流

图 45-5　结肠的淋巴引流

伴行,术中沿动脉即可找到淋巴结,在根治性结肠癌切除时,应连同淋巴组织整块切除,包括供应动脉和肿瘤周围大范围的切除。

从肠系膜上、下动脉引流的淋巴,先至动脉根部淋巴结,再到主动脉前淋巴结。此淋巴结位于腹主动脉前面,接受肠道引流的淋巴;主动脉侧面的淋巴结则接受来自肾和性腺回流的淋巴,最后汇入乳糜池,经胸导管沿纵隔后汇入颈静脉(图 45-5)。

第二节　结肠生理概要

结肠的主要生理功能是将从回肠进入的食糜转运、浓缩、最后形成粪便排出体外。

1. 吸收和分泌功能　食糜是从回肠进入盲肠的淡绿色碱性液体,每日约 1000ml~1500ml,其中

90% 液体被结肠吸收,此外还能吸收钠、氯等电解质和药物。结肠具有分泌钾、碳酸盐及黏液的功能。

2. 运动功能　结肠有三种运动功能:①袋状往返运动,这是结肠肌肉间歇性自主收缩运动,将结肠分成相邻的段袋,每一段袋的两端同时收缩和松弛,这样可使结肠内容物充分混合,又可与肠壁充分接触,便于吸收;②集团运动,这是向前推进的运动,每日仅进行数次,每次运动可使肠内容物向前推进很远,直至乙状结肠和直肠。每次进餐后,出现胃结肠反射,即发生集团运动。CCK 和胃泌素能调节集团运动,如集团运动迟缓即发生便秘;③逆蠕动,主要在右半结肠发生,这种运动可防止肠内容物过快通过到达远端结肠。

(杨春明)

第四十六章

阑尾手术

第一节　阑尾应用解剖与生理概要

阑尾在胚胎期由中肠尾支形成的盲肠突远端演变而来,胚胎第 5 周即可见到阑尾,第 8 周突出到盲肠外,出生后自右上腹腔移至右下腹腔。盲肠的偏心性生长,使成人阑尾的基底部移至盲肠左后侧、距回盲瓣下方 2.5cm 处。

阑尾是呈蚯蚓状的细管状器官,长 5~10cm,直径 0.5~0.6cm,儿童的阑尾壁较薄,成人则较厚。阑尾的位置并不一定都在麦氏(McBurney)点,即右髂前上棘与脐连线中外 1/3 处,而常随盲肠位置而变动,其位置有以下几种类型:①盲肠后方,占大多数;②盆腔和髂窝,占 1/3;③盲肠下方;④回肠前或后方;⑤盲肠外侧;⑥回肠与盲肠岬部(图 46-1)。

阑尾的远端与盲肠相通,此处黏膜皱襞呈瓣状,可防止粪石或异物进入阑尾腔内。成人阑尾腔较细,盲肠的开口亦小,粪石异物进入不易排出;而小儿阑尾开口较大,且呈漏斗形,不易梗阻形成

阑尾炎。

阑尾有一独立的阑尾系膜,多呈三角形,系膜内有从回结肠血管分支分出的阑尾动脉和静脉。系膜较阑尾为短。因此,阑尾呈屈曲状,手术时常不易向外提出,尤其在粘连的情况下,需在腹腔内进行操作。

阑尾动脉起于回结肠动脉,也有起于回结肠动脉的盲肠前、后支者。多数为一支,少数为两支,在回肠后方进入阑尾系膜内,沿阑尾系膜的游离缘走行。阑尾动脉为一终末动脉,它与盲肠血运没有交通,因此,血运一旦发生障碍,阑尾即将坏死(图 46-2)。

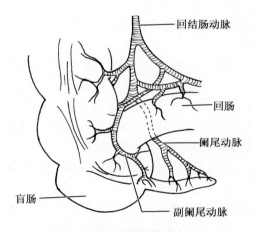

图 46-2　阑尾的动脉

阑尾的静脉与动脉伴行,经回结肠静脉、肠系膜上静脉汇入门静脉。因此,在化脓性阑尾炎时,细菌栓子有时可随静脉血进入门静脉和肝内,引起化脓性门静脉炎和肝脓肿。

阑尾壁内有丰富的淋巴管网,汇成 8~15 条淋巴管,沿阑尾血管,经阑尾系膜两层之间,通过阑尾淋巴结或直接注入回结肠淋巴结,最后注入肠系膜上淋巴结。由于回结肠淋巴结的输出管与腰淋巴结和髂淋巴结之间相互交通,故阑尾疾患可波及骨盆后壁的腹膜后组织。

阑尾黏膜上皮可分泌黏液润滑管腔,还可吸收水和电解质。阑尾壁内大量淋巴组织,可诱导淋巴

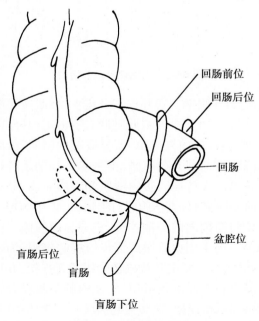

图 46-1　阑尾的位置

干细胞分化为有免疫功能的 B 淋巴细胞,出生时就出现,12~20 岁时达高峰,可多达 200 余个,以后渐减少,至 60 岁后消失,故切除成人阑尾,无损于机体免疫功能。

第二节 阑尾切除术

阑尾切除术是最常使用的一种腹部手术,尽管其操作简单,但当遇到复杂病情时也会使手术变得困难;也会因粗心、大意而发生各种并发症,必须予以重视。

【适应证】

1. 单纯性急性阑尾炎一经诊断,即应手术治疗。

2. 化脓性或坏疽性阑尾炎。

3. 急性阑尾炎穿孔合并弥漫性腹膜炎。

4. 小儿、老年人急性阑尾炎,因诊断较难,且病人抵抗力较差,易致阑尾穿孔弥漫性腹膜炎,应争取及早做手术切除。

5. 妊娠期急性阑尾炎,在妊娠早期(3 个月以内)宜及早手术。妊娠中、晚期一般均应手术切除阑尾。预产期或临产期急性阑尾炎症状较重者应施行手术。

6. 慢性复发性阑尾炎或慢性阑尾炎急性发作者。

7. 阑尾寄生虫病,如阑尾蛔虫症。

8. 阑尾周围脓肿经切开引流术或经非手术疗法治愈后 3 个月,应行阑尾切除术。

9. 其他病变 如阑尾类癌,周围病变累及阑尾者。

急性阑尾炎发病已超过 72 小时,或已有包块形成,阑尾的局部炎症性水肿明显,可保守非手术治疗,如炎症不能控制,仍应手术治疗。

【术前准备】

1. 急性阑尾炎一般状态较好者不需要特殊准备,如有脱水及电解质紊乱,应予以纠正。

2. 急性阑尾炎合并腹膜炎者应用抗生素。为了预防手术切口感染,给予预防性抗生素。除用一般抗生素外,术前一小时口服甲硝唑 0.4g,或应用甲硝唑直肠栓剂 1g。

3. 妊娠期阑尾炎应肌肉注射黄体酮 30mg,以便减少子宫收缩,以防发生流产或早产。

4. 禁止灌肠。

【体位】

取仰卧位。在妊娠晚期病人为寻找阑尾方便,可将右侧臀部垫高。

【手术步骤】

1. 切口及其选择 阑尾切除术有多种切口,依据炎症严重程度和阑尾的位置加以选择。

(1)麦氏交错切口,对于诊断明确,炎症较轻,阑尾可能恰在麦氏点附近时,可选用此切口。

(2)经腹直肌外缘切口(Langenbeck 法):当炎症较重,阑尾可能处于蜂窝织炎性或坏疽性时,阑尾的位置又不全固定于麦氏点,或诊断还存在一些问题时,可选用此切口。此切口可根据术中所见阑尾病理变化,向上或向下延长,便于显露和操作。此切口系从切开皮肤开始,分离皮下组织,切开腹外斜肌腱膜、腹内斜肌腱膜和腹横筋膜,到切开腹膜达到腹腔。

(3)旁腹直肌切口(Lennander 法):基本与腹直肌切口相同,但偏外侧,紧靠腹直肌外缘切开,从切开腹外缘肌腱膜,切开腹直肌前鞘及后鞘,切开腹膜,达到腹腔。

(4)正中切口:如病情严重,又并发弥漫性腹膜炎,或术前诊断不清,以及腹膜内有肿瘤可能,或手术可能需冲洗腹腔时,可考虑此种切口(图 46-3)。

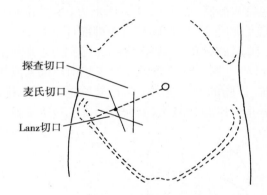

图 46-3 阑尾切除术的切口

2. 切开腹壁 切开皮肤及皮下组织,按腱膜纤维走行方向切开腹外斜肌腱膜(图 46-4),其深面做钝性分离后,向内外侧牵开,显露腹内斜肌,沿腹内斜肌纤维方向剪开其肌腱,由手术者和助手各持一把血管钳。交替插入腹内斜肌和腹横肌内,分开腹内斜肌和腹横肌,直达腹膜(图 46-5),再用两把甲状腺拉钩将肌肉向内外侧拉开,充分显露腹膜。由术者和第一助手用血管钳或无齿镊提起腹膜,为避免夹住肠壁,可反复交替放松血管钳或无齿镊,并用刀柄轻敲夹住腹膜的附近组织,使内脏与腹膜分开并用拇指和示指捏摸,证实提起的腹膜下无肠壁后,在两把血管钳或无齿镊之间切开腹膜一小口,用两把

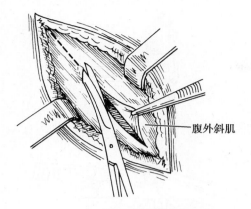

图 46-4 分离腹外斜肌腱膜

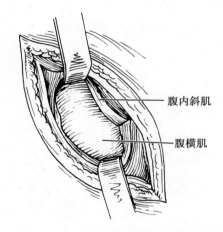

图 46-5 分开腹内斜肌及腹横肌

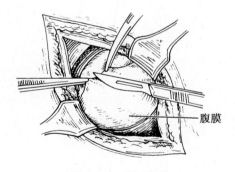

图 46-6 剪开腹膜

弯血管钳提起切开的腹膜边缘,按皮肤切口方向剪开腹膜(图 46-6)。如有脓液渗出,应及时吸除。切口周围以纱布垫保护。

3. 寻找并游离阑尾 用拉钩牵开切口用盐水纱布将大网膜或小肠推向内侧,充分显露右髂窝及盲肠,一般沿结肠带向下即可找到阑尾。绝大多数阑尾虽然尖端可指向不同方向,但其根部位置是相对固定的。有时阑尾位于腹膜后,应先剪开盲肠侧腹膜,在盲肠后寻找阑尾。有时由于高位游离的盲肠使阑尾上移到肝脏下面,此时需要将切口向上延

长方可找到阑尾。注意有时阑尾可异位于左下腹。

找到阑尾后,若周围无粘连,可用阑尾钳或组织钳夹住阑尾尖端系膜将阑尾提至切口外(图 46-7)。此时病人由于系膜的牵引常感上腹不适、恶心、呕吐,可用 1% 利多卡因封闭阑尾系膜。在阑尾根部系膜的无血管区,以弯血管钳戳一小孔,先引过一根 4 号丝线予以结扎(图 46-8),然后在结扎线远端夹两把弯血管钳,在两钳之间剪断阑尾系膜,近端系膜再结扎一次(图 46-9)。若阑尾系膜短小且炎症水肿重,则从阑尾尖端系膜开始,用两弯血管钳逐次钳夹、切断阑尾系膜,直到阑尾根部,使阑尾与系膜完全分离,再用 4 号丝线结扎或缝扎近端系膜。至此阑尾完全游离。

4. 切除阑尾 紧靠阑尾根部用直血管钳轻轻压榨一下,然后用 1 号丝线结扎阑尾压榨部位。用血管钳在靠近线结处夹住、剪断。在距阑尾根部 0.5~1cm 的盲肠壁上,以 1 号丝线作一荷包缝合(图 46-10),暂不打结。注意缝线仅穿过浆肌层。在阑

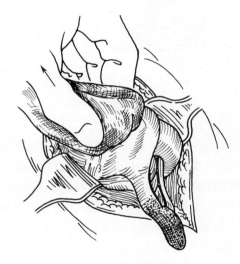

图 46-7 将阑尾提至切口外

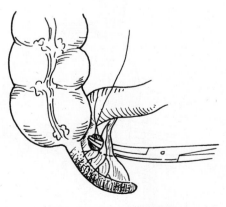

图 46-8 结扎阑尾系膜

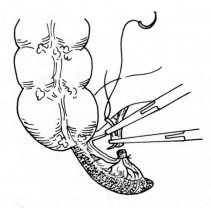

图 46-9 近端系膜再扎一次

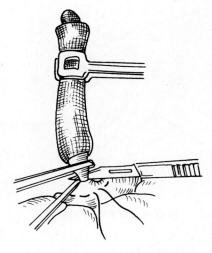

图 46-12 切断阑尾

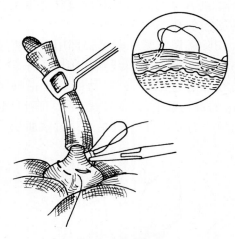

图 46-10 做荷包缝合

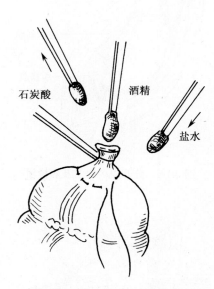

石炭酸　　酒精
　　　　　　　盐水

图 46-13 处理阑尾残端

尾周围以盐水纱布垫加以保护,在离阑尾根部结扎线的远侧约 0.5cm 上一把直血管钳(图 46-11),紧贴其近侧切断阑尾(图 46-12)。一残端以石炭酸、酒精及盐水棉签涂擦(图 46-13)。移除阑尾残端周围的纱布垫,收紧荷包缝线。使阑尾残端完全埋入盲肠内(图 46-14)。如果阑尾残端包埋不够理想,可在荷

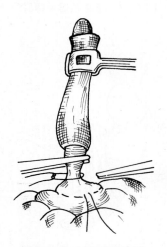

图 46-11 结扎阑尾根部

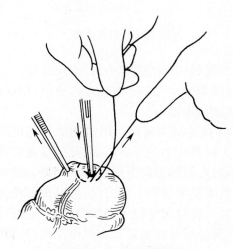

图 46-14 包埋阑尾残端

包缝合外再作浆肌层 8 字缝合或间断浆肌层缝合，也可将残留阑尾系膜缝合覆盖。如果阑尾残端埋入有困难可行盲肠壁浆肌层间断缝合覆盖残端(图 46-15)，或利用阑尾系膜或脂肪垂缝合覆盖残端而不做包埋。

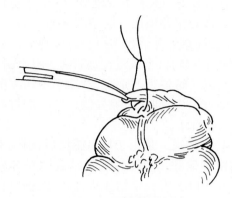

图 46-15 系膜覆盖残端

5. 关腹 关腹前应以卵圆钳夹一块小纱布团，伸入腹腔，在盲肠周围检查有无渗液、脓液，有无结扎点出血，如有应加以处理，再缝合腹壁各层。

急性阑尾炎穿孔并发局限性或弥漫性腹膜炎，感染及污染较重的，有渗液或脓液时；阑尾残端处理不满意，有可能发生残端裂开时；腹膜后软组织可能被污染时；或阑尾脓肿切开引流后，这些情况均需引流腹腔。引流常用烟卷引流，置于右侧髂窝或盆腔部位，自切口外侧另戳小创口引出，术后 2~3 日视引流情况予以拔除。对切口污染严重，还需在腹膜外间隙置胶管引流，腹壁各层只作疏松缝合，以利引流。

【术中注意事项】

1. 切口长度成人以 5~7cm 为合适。显露必须充分才能妥善切除阑尾，故切口不宜过小。切口过小强行牵拉反致损伤更多的肌肉和深层组织，或因显露不佳，造成手术困难。当然，也不应盲目过大。

2. 寻找阑尾遇有困难时，应注意盲肠应与有大网膜相连的横结肠和脂肪垂基底较狭小的乙状结肠相区别。然后，沿盲肠端的结肠带向其汇合处寻找，即可找到阑尾。如仍未找到，可用手探摸盲肠后面，阑尾是否埋于腹膜后。当阑尾有急性炎症与周围粘连，不易寻找时，可取出拉钩，用右手示指及中指伸入腹腔，沿右侧腹壁向盲肠方向寻找。找到后逐渐分离粘连，提出阑尾(图 46-16)。

凡遇到意外困难，如紧密炎性粘连，不要勉强切除阑尾，可改用引流及有效的非手术疗法。因为

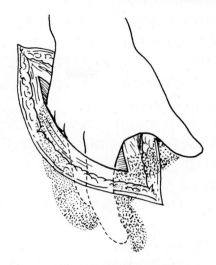

图 46-16 分离粘连，提出阑尾

粘连的存在，就足以防止感染扩散。

3. 当阑尾位于盲肠后，位置固定不易切除时，可切开盲肠外下方的后腹膜(图 46-17)，再用纱布包住盲肠向上翻转，露出阑尾后，作逆行阑尾切除术。另若阑尾较长且粘连固定，不宜按常规勉强提出末端，可改为逆行切除阑尾。

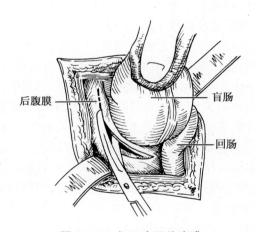

图 46-17 切开盲肠外腹膜

4. 如遇阑尾与大网膜粘连时，应将粘连的大网膜炎性组织一并切除；如与肠管粘连，应仔细分离，切勿盲目硬撕；若与髂动、静脉，输尿管，子宫等重要器官粘连时，更应注意仔细操作，以防血管破裂或脏器穿孔。

5. 阑尾切除线应距根部结扎线 0.5cm，残端不宜过长或过短。过长可能形成残腔脓肿或残株炎；过短可因盲肠内张力牵引，使结扎线松脱，漏出粪液，造成腹腔内感染。也有人主张残端不结扎，只作荷包缝合加 8 字缝合，以免发生残端脓肿，又无结扎线松脱的危险。

6. 阑尾残端用石炭酸消毒时,勿涂到浆膜,以免灼伤浆膜,增加术后粘连。

7. 阑尾根部结扎线不宜扎得过松或过紧,过松容易滑脱,过紧则可将阑尾扎断,此两种情况均可引起遗留阑尾动脉支出血。

8. 荷包缝合与阑尾根部距离不宜过远或过近;过近不易埋入残端,过远可形成较大死腔,易发生残端感染或脓肿。

【术后处理】

1. 术后早期禁食,等肠蠕动恢复后开始进流质饮食。

2. 禁食期间予以输液,保持水、电解质平衡。

3. 全身应用抗生素,特别应注意控制厌氧菌感染,可静脉滴注甲硝唑。

4. 病人宜早期下床活动,有利于肠蠕动恢复,防止肠粘连发生。

5. 对阑尾炎穿孔并发弥漫性腹膜炎者,则按腹膜炎进行处理。放置的腹腔引流管应根据引流脓液多少,于术后24~72小时拔除。

6. 对妊娠期阑尾炎者,术后应给予镇静药和保胎药,防止流产和早产。

【术后并发症及处理】

1. 术后出血 主要有腹腔内出血、肠系膜内及腹膜后出血、肠腔内出血等,以腹腔内出血较常见,主要是由于阑尾系膜结扎线脱落所致。肠系膜内及腹膜后出血系因阑尾动脉回缩所致,出血可在肠系膜内及腹膜后广泛扩展,严重者出现失血性休克,右下腹巨大包块,甚至压迫回盲部致其坏死。肠腔内出血多因阑尾残端结扎线松脱或未经结扎即作荷包缝合包埋所致;肠腔内如出血量不多时,可以保守治疗,多能自愈。若出血量大时,则应立即实施再次手术止血。

2. 腹腔内残余脓肿 多发生于阑尾穿孔引起腹膜炎者。常见的有右下腹脓肿、盆腔脓肿、肠间脓肿以及膈下脓肿。病人常有持续腹痛、高热、膀胱及直肠刺激征、白细胞升高及局部触痛等。B超及CT检查可早期明确诊断。根据不同部位脓肿予以相应引流术。

3. 切口感染 手术切口感染是急性阑尾炎切除术后最常见的并发症。特别是急性化脓性和坏疽性阑尾炎,阑尾穿孔腹膜炎者。切口感染早期尚未化脓时可用酒精纱布湿敷,理疗等处理可愈合。一旦切口感染化脓后,应立即将其敞开。取除线结,充分引流。

4. 肠瘘 多发生于坏疽性阑尾炎,且炎症累及阑尾根部及盲肠。行阑尾切除后,残端不能结扎或结扎不牢,或不能埋入盲肠壁内,以至术后形成肠瘘。有时回盲部本身有严重病变,如结核、肿瘤、局限性肠炎等致阑尾切除后残端愈合不良形成肠瘘。常于术后数日内病人右下腹剧痛、发热、引流口或伤口有粪臭性分泌物溢出。肠瘘多局限于右下腹,经充分引流,抗感染等治疗多可自行痊愈。但如经过2~3个月仍不愈合,形成慢性瘘管者,则应先行瘘管碘油造影以了解瘘管的走行,然后手术切除瘘管及其周围瘢痕组织,彻底清除异物。有时需行回盲部切除和肠吻合术。

5. 切口窦道 是由于切口感染后,引流不畅或切口内留有残腔、坏死组织、线结或纱布等异物所致。可由切口流出分泌物或少许脓液,伤口长期不愈。经敞开窦道口,充分引流,取除异物,刮除窦道内坏死肉芽组织等治疗,窦道多可自行愈合。对于经久不愈者则需行手术切除。

第三节 逆行性阑尾切除术

如阑尾周围粘连重、盲肠后位阑尾炎、阑尾系膜过短或游离阑尾有困难者,均可采用逆行阑尾切除术。

【手术步骤】

先沿结肠带找到阑尾,从盲肠外侧入路进行为主,先切开盲肠的腹膜,达到腹膜后间隙(图46-17),充分显露阑尾根部。用弯血管钳从阑尾系膜根部戳一小孔,引过一根4号丝线,双重结扎阑尾根部(图46-18)。在其远端约0.5cm处,用直血管钳夹住阑尾,在血管钳近侧切断阑尾,阑尾残端以石炭酸、酒精及盐水处理后,在盲肠作荷包缝合,将阑尾残端包埋。

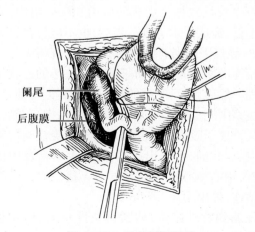

阑尾
后腹膜

图46-18 结扎阑尾根部

再从阑尾根部开始向阑尾尖端用弯血管钳逐渐钳夹、切断阑尾系膜，近端用丝线贯穿缝合结扎。直到取出阑尾。若阑尾位于盲肠后位，应将盲肠外侧腹膜剪开，游离盲肠侧后壁并翻起盲肠，显露阑尾，再逆行法切除阑尾，若系膜较短，阑尾游离有困难时，亦可用逆行法切除阑尾。

第四节　阑尾脓肿引流术

阑尾周围脓肿，采用非手术疗法一般多可治愈。当疼痛明显，边界清楚，叩之发实，已与局部腹膜形成粘连，或感染向周围扩延时，应行切开引流术。近年来开展的置管引流术，对选择病例亦有疗效。

【适应证】

1. 脓肿边界清楚，已在局部形成粘连包裹。
2. 感染可能向周围扩延或伴严重的全身中毒症状。

【术前准备、麻醉、体位】

同阑尾切除术。

【手术步骤】

1. 于右下腹压痛最明显部位切口或麦氏口。
2. 切开皮肤、皮下、筋膜及浆肌层各层至腹膜。切开腹膜时注意腹膜与内脏粘连情况。
3. 切开脓肿前，做试验性穿刺，抽出脓汁后，沿穿刺针方向钝性分开脓肿壁。排出吸净脓汁。清除坏死组织，反复冲洗脓腔。
4. 于脓腔内留置胶皮管引流，由腹壁另戳孔引出。逐层缝合切口。
5. 如脓肿已局限，位置较表浅，可用超声检查定位，并在超声指引下试验穿刺，证实穿刺针位于脓肿内，再更换引流管，进行置管引流。引流过程中可进行冲洗和注入抗生素治疗。

【术中要点】

1. 分开脓肿壁时不能直接分离炎症水肿的肠壁，以防造成肠壁破裂形成肠瘘。
2. 注意保护腹膜腔，尽量减少被污染的可能。

【术后处理】

1. 手术后早期应禁食、补液，继续应用抗生素，注意观察引流物性质和量。
2. 一般于术后3日可开始逐渐向外拔出引流物，至5~7天完全拔除。
3. 阑尾周围脓肿治愈3~6个月以后，可以行阑尾切除术。

第五节　腹腔镜阑尾切除术

【概述】

虽然开放式阑尾切除术是治疗急性阑尾炎的可靠而有效的方法，但临床实践中，急性阑尾炎的误诊率仍较高，女性病人更高，阑尾阴性切除率也高达20%左右。对于诊断不明的右下腹疼痛病人，腹腔镜能够提高右下腹急腹症的诊断率，术中检查范围更广阔，术者能更好地观察盆腔、大小肠和大部分腹腔内脏器。现已有6组荟萃分析和35项的随机临床研究证实腹腔镜手术探查的准确性高于传统手术。1983年Semmk报告首例腹腔镜下阑尾切除术，目前腹腔镜阑尾切除已较广泛的应用于临床。

腹腔镜阑尾切除术并不是急性阑尾炎和阑尾炎穿孔的金标准手术方法，但和其他的腹腔镜手术一样，其安全性和可行性是毋庸置疑的。是否采取这种手术方式取决于病人的情况、医院的设备和医生的腹腔镜技术水平。其中病人的病情甚为重要，如阑尾已穿孔，又并发局限性腹膜炎或腹腔脓肿时，此时宜采取开放切除，不然会因避免切口感染而增加腹腔内感染之虞。

【适应证】

腹腔镜阑尾切除术的适应证与传统手术相似，适应证基本相同。

1. 急性阑尾炎是最主要的适应证　包括单纯性、化脓性及阑尾头体部坏疽性阑尾炎。
2. 右下腹急腹症怀疑为急性阑尾炎　尤其是绝经前妇女，需排除其他疾病者。
3. 慢性阑尾炎和慢性右下腹痛的病人慢性盆腔炎、慢性附件炎、子宫内膜异位症、肠憩室炎、Crohn病、肠结核等。在术前慢性右下腹痛的病因很难明确，通过腹腔镜可全面地观察阑尾、盆腔、除外和腹腔其他脏器的情况，防止不必要的阑尾切除。
4. 阑尾炎穿孔　不是该手术的绝对禁忌证。研究资料表明，具有丰富的传统手术经验和熟练的腹腔镜技术的医生完全可以胜任此项手术。但术后仍会有腹腔内感染和腹腔脓肿的发生可能。
5. 腹腔镜阑尾切除术同样适于儿童患者　为保证手术的安全性，需要儿外科医生的参与和配备特殊的儿科腹腔镜器械。
6. 对于患有急性阑尾炎的妊娠妇女，是否可采用腹腔镜阑尾切除术还有待临床研究。有研究者发现在妊娠前六个月进行该手术是安全的,此后由于子宫增大高出脐水平,从而影响腹腔镜手术的操作空间。

【禁忌证】

1. 有腹部手术史或患有其他疾病可能导致腹腔严重粘连者。

2. 伴有心脏等严重脏器疾病无法耐受全身麻醉者。

3. 膈疝病人。

4. 凝血功能障碍者。

5. 6 个月以上的妊娠妇女。

6. 阑尾周围脓肿、阑尾包块、合并严重腹膜炎及严重全身感染的急性阑尾炎者。

7. 其他不适合腹腔镜手术或阑尾切除术的情况。

【术前准备】

1. 术前禁食水 6 小时。

2. 血尿常规及凝血功能检查。

3. 备皮准备范围从剑突至大腿上 1/3。

4. 留置导尿管。术前需嘱病人排空膀胱,如果需要可放置尿管,由于需要在耻骨上穿刺放置套管,所以尿管留置非常重要。

5. 合并有化脓性腹膜炎者术前应用抗生素治疗。

【体位】

仰卧位,取头低脚高左倾位,手术台向左倾斜 10~20 度。监视器置于患者右侧。术者及持镜手均位于患者左侧。

【麻醉】

气管内插管全麻。

【手术设备要求】

1. 0° 或 30° 腹腔镜;

2. 大于 150W 的腹腔镜光源;

3. 单晶片或三晶片腹腔镜主机;

4. 气腹机;

5. 高清晰度监视器;

6. 单极或双极电凝器;

7. 10mm 穿刺套管 2 个;

8. 5mm 穿刺套管 1 个;

9. 10~5mm 转换器;

10. 5mm 剪刀;

11. 5mm 腹腔镜分离钳;

12. 5mm 无损伤抓钳或 5mm Babcock 钳;

13. 10mm 钛夹;

14. 圈套器或腹腔内打结器;

15. 吸引冲洗套管一付;

16. 超声刀;

17. Endo-GIA(直线切割关闭器);

18. 腹腔镜标本袋。

【手术步骤】

穿刺孔的选择(图 46-19):

(1) 经脐下穿刺,建立气腹压力至 15mmHg。

(2) 脐孔处行 10mm 戳孔,置入套管。放入腹腔镜头探查腹腔。

(3) 经耻骨上穿刺置入 5mm 套管以协助暴露阑尾。

(4) 经由腋前线盲肠上方穿刺置入外径 12mm 套管行主要操作。

(5) 如果阑尾为盲肠后位,可在左下腹部增加一枚 5mm 套管针,以助牵引暴露。

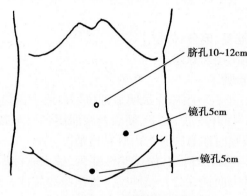

图 46-19 穿刺孔的位置

基本步骤:

1. 从脐孔处放入镜头抽吸渗液后依次探查盲肠、小肠、子宫、附件。从套管针②伸入剪刀或电凝钩分离侧腹膜,游离盲肠、阑尾。

2. 从套管针③(耻骨上)插入无创钳夹住阑尾系膜将阑尾向盆腔方向牵引(图 46-20)。

3. 套管针②将阑尾系膜根部开窗后处理系膜血管(图 46-21),可用钛夹夹闭或电灼切断系膜血管。

4. 处理阑尾根部,可用丝线结扎后超声刀切断,也可采用钛夹夹闭离断,根部烧灼封闭。包埋阑尾残端,电灼切断阑尾可达到高温消毒并封闭阑尾腔的目的,因而大多数术者都不主张包埋阑尾残端。

5. 吸尽局部的渗液及血液 如为穿孔阑尾可用盆腔冲洗器冲洗,此时应将床位摇平,以免污染上腹部。

6. 取出阑尾 较细的阑尾可经套管针②插入

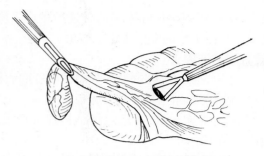

图 46-20　牵引阑尾，显露阑尾系膜

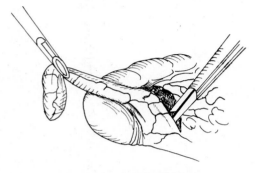

图 46-21　游离阑尾系膜

的转换器中取出。较粗的阑尾可将其退进套管内，然后连同套管一齐拔出腹腔。较粗或化脓、穿孔的阑尾可放入到小袋中或避孕套内，将脐部切口稍稍扩大后取出。

7. 取出阑尾后再次检查止血情况，必要时放置引流。直视下取出各枚套管针，最后拔出脐部套管针及腹腔镜。

8. 部分体形较瘦的病人，可以采用双孔穿刺腹腔外技术切除阑尾，因为此类病人的阑尾和盲肠活动度较大。第一穿刺孔仍在脐孔处，用来放置腹腔镜进行观察，第二个穿刺孔选择在右髂窝阑尾根部水平。阑尾头部及系膜用抓钳抓住，拖入 10mm 套管，释放气腹，将套管连同抓钳一起拉出腹壁，这样阑尾就被游离至腹腔外。然后如同传统手术那样将阑尾切除。需注意切口污染问题。回纳盲肠，重新建立气腹，检查视野，关闭穿刺孔。对炎症严重的术毕可放置导管引流。

【并发症】

1. 与传统手术相同的并发症

（1）术中周围脏器损伤：除了手术中解剖分离不当所造成的肠管操作外，在建立气腹过程中，穿刺过程中会造成肠管戳裂伤，或腹腔大血管的穿刺破裂。此类并发症多发生在腹腔有粘连、病人体形瘦小或术者操作不当的情况下。对于既往有腹部手术史、腹腔有粘连或部分急性阑尾炎并发肠麻痹的患者，建议采用开放式方法建立气腹。术中一旦出现脏器损伤，多数情况应中转开放手术进行处理。

（2）切口感染：与传统手术相比，腹腔镜阑尾切除术后切口发生率要低的多。这主要是由于手术中阑尾是经套管或放入标本袋中取出，避免了与腹壁切口接触。另外由于不缝合腹壁穿刺孔的腹膜，腹壁切口内的渗出得以向腹腔内引流。当戳孔处出现感染时，应及时拆除缝线，引流伤口。

（3）腹腔出血：术中未妥善处理阑尾系膜，或者结扎线松脱、钛夹的滑落会引起腹腔出血。术中不建议用电凝器简单地处理阑尾系膜血管，建议采用钛夹夹闭或丝线结扎。采用超声刀处理阑尾系膜是安全可靠的，超声刀切断后的血管残端发生蛋白变性，不会像电凝处理后那样发生焦痂脱落而出血。

（4）腹腔脓肿：在腹腔镜手术中，此发生率低于传统手术。因为腹腔镜手术中暴露充分，手术野冲洗彻底，所以此并发症的发生率低于传统手术。对已发生的腹腔脓肿经明确后，根据脓肿大小、部位采取相应的处理。一般情况下，可进行抗感染、支持、局部理疗等治疗。若上述治疗无效，可作 B 超引导的穿刺引流或腹腔镜引流术。原则上，无需开腹手术引流。

（5）阑尾残端瘘：是阑尾切除术后的一种严重并发症。多因阑尾根部水肿、坏疽、穿孔，使结扎线脱落或阑尾残端处理不充分所致，对于阑尾根部穿孔、坏疽的病人，通过腹腔镜无法满意地处理时，应及时中转开腹手术。

（6）术后肠粘连：发生率低于开放手术。

2. 腹腔镜特有的并发症

（1）穿刺损伤：包括肠管损伤、腹腔大血管损伤等；

（2）气体栓塞；

（3）穿刺孔疝；

（4）二氧化碳蓄积症：口唇、手足麻木、腰背、肩部放射痛等。

【优势】

1. 疼痛轻，术后当天即可恢复行动及饮食。住院天数缩短，极小疤痕更符合美学要求。

2. 传统阑尾切除切口感染率较高，约为 4%~7%。而腹腔镜阑尾切除术时由于炎症病灶阑尾在整个手术过程中不与腹壁接触，阑尾切除后从套管针或阑尾取出器中取出，从而使切口感染率明显下降。

3. 腹腔镜阑尾切除术比传统小切口阑尾切除更能充分地全方位探查腹腔,盆腔探查更加清晰。传统阑尾切除术时,当剖腹探查产生疑问时,外科医师只能延长切口才能完成彻底的探查,这无疑会增加创伤。腹腔镜阑尾切除术时腹腔镜探查对诊断有疑问的年轻女性可以提供更为直接、可靠的诊断工具。

4. 术后发生粘连以及由此而引起的腹疼,肠梗阻将远远低于传统手术方式。

5. 由于女性病人盆腔粘连还是导致不育的常见原因,腹腔镜阑尾切除术术后粘连发生率下降使阑尾术后女性不孕的发生率也能减少。

【中转开腹的选择】

1. 对某些阑尾穿孔或形成局限性脓肿的病例。

2. 阑尾根部坏死并涉及盲肠者。

3. 阑尾炎症较重,邻近组织结构被炎症波及,间隙已模糊不清时。

4. 不明原因的不可控制的出血时。

5. 手术时间过长,或手术技巧上的不足时。

（杨兴无）

第四十七章

巨结肠手术

第一节　概述

巨结肠可分为先天性和获得性两类。

先天性巨结肠（Hirschsprung 病），又称先天性无神经节结肠，对这种疾病的初始治疗是外科手术，手术时机应在患儿出生后 6 个月后为宜，这时体重增加，比较安全；而 6 个月以内的应以非手术为主要治疗方法；但对一些病情较重，且无法耐受根治性切除手术时，可施行暂时性的结肠造口术，待年龄增长、病情好转后再行根治术。对这类病儿常使用的根治手术有结直肠切除直肠后吻合术、结直肠切除肛门外吻合术和直肠肌鞘结肠拖出术等。其中以前者对组织损伤较小，而常常使用。

获得性巨结肠又有急性和慢性两种。急性巨结肠常为急性假性肠梗阻致病（Ogilvie 病），常见于老年人，是交感神经反应介导的一种疾病，可先通过使用新斯的明等药物治疗。急性重症型结肠炎可致暴发性毒性巨结肠，是结肠内炎症反应所致的节段性或全段结肠扩张，在 X 线平片上可见结肠直径 >5.5cm，临床上会出现：①体温 >38.5℃；②脉搏 >120 次 / 分；③WBC>12.5 × 10⁹/L；④贫血，Hb<60g/L。还会出现脱水、神经症状、电解质失衡和低血压。对其治疗，是严密监测，每 2~4h 反复检查，根据病情可采用非手术治疗，使用激素和抗生素一周左右，如每日大便 >8 次，测 C 反应蛋白 >4.5mg/dl，则宜早期行结肠造口术，待病情改善后手术治疗溃疡性结肠炎。

第二节　结直肠切除直肠后吻合术

此术为 Duhamel 先导倡导使用，故又称为 Duhamel 手术。术中分离组织范围较小，保留直肠下段的前壁，这样对排便反射影响较小，术后可以保持正常的排便和排尿功能，手术方法简单，费时亦短，比较安全。

【适应证】

先天性巨结肠患儿，年龄在 6 月以上。

【术前准备】

1. 前二周每日服液体石蜡 50ml，每日用生理盐水灌肠冲洗 1 次。

2. 术前 1 周每日口服新霉素或头孢三代抗生素。

3. 如结肠内粪便堆积情况仍不好转，则先行横结肠造口术。待 2~3 周后再行根治性手术。

4. 手术前需纠正脱水、电解质和酸碱失衡、输血及改善全身情况。

5. 排除并治疗泌尿系、呼吸道疾病。

6. 术前 48h 插一肛管，并每日用生理盐水（量约 100ml/kg）灌肠 3 次，注意禁用水灌肠，以防水中毒并发症的发生。术前 4h 下鼻管。

【手术步骤】

1. 体位　患儿平卧于手术台上平板上，臀部垫高，将会阴部置手术台平板下端边缘，双上肢及左下肢固定，右下肢不要固定，以便于术中可移动便于操作。

2. 切口　采用下腹左旁正中切口，自脐上 1cm 至耻骨上缘长约 6~7cm（图 47-1）。

3. 显露和剖察　剖入腹腔后，先显露出巨大的结肠袢，尽量设法提出至切口外，检查巨结肠病变范围，特别是远段狭窄位置。剪开直肠双侧的腹膜和

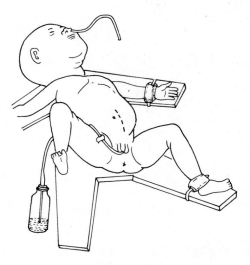

图 47-1　体位和切口

453

直肠前壁的腹膜反折。此时需注意识别保护直肠两旁后侧的输尿管。

4. 分离直肠　先从直肠后间隙开始分离,钝性分离尾骨尖部(图47-2)。在分离过程中,需仔细辨别骶中动静脉及其分支,勿加损伤。之后再分离直肠前间隙,直至腹膜反折处下方,还要注意勿损伤分布到膀胱和生殖器官的神经分支。

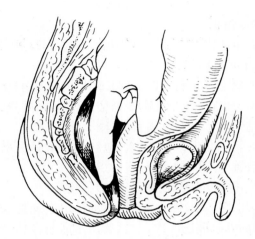

图47-2　分离直肠后间隙

5. 切断直肠　在直肠与腹膜反折平面稍上方钳夹两把支气管钳,在两钳之间切断直肠。用纱布包牢直肠近端,注意勿污染术野(图47-3)。

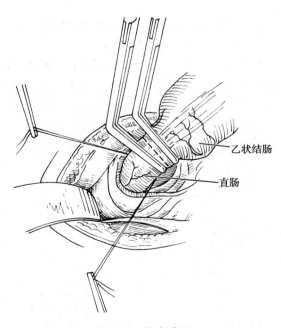

图47-3　切断直肠

6. 缝闭远端直肠　使用1号丝线"8"形缝合远端直肠残端,外加浆肌层连续或间断缝合(图47-4)。

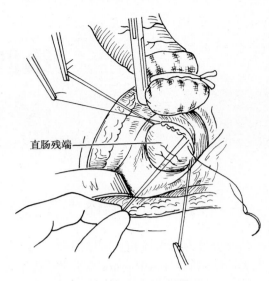

图47-4　缝闭远端直肠残端

7. 分离结肠系膜　剪开降结肠外侧腹膜,向上分至脾区,向下分离乙状结肠系膜,再将乙状结肠的血管切断,但须保存结肠左动脉及其分支,这样才可保证近段肠管的血供。再分离降结肠并能将其下拉到耻骨联合以下2cm处。

8. 切除巨结肠肠袢　将整个巨结肠肠袢切除,其远端双层缝合牢靠,其近端用荷包缝合暂时封闭。断端的肠系膜侧和对侧各缝一牵引线,作为识别,以便拉出时防其扭转(图47-5)。

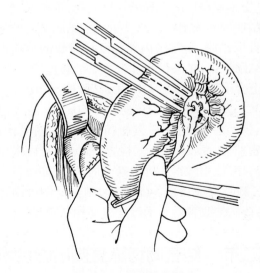

图47-5　切除巨结肠段

在此步骤时,须注意切断直肠应在较高平面,可使闭合远端时方便;对扩张的巨结肠应尽量切除,在大多情况下,需分离至结肠脾区,切断结肠左静脉。

9. 切开肛管白线后半侧　拖出结肠后,术者转至会阴部施术,先扩张肛门括约肌。在肛门两侧置牵引线,拉开两侧皮肤,并拉开肛门下方的皮肤,用小尖刀在肛管后侧白线上作半环形切除(图47-6)。随后将肛管与外括约肌分开,向后上方分离直至后间隙。再将近段结肠置入拖出内,将近段结肠拖出体外(图47-7)。

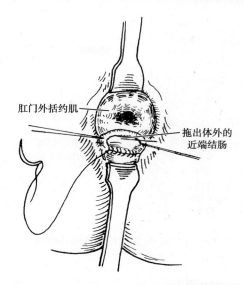

图47-8 结肠后壁与肛门后侧皮肤间断缝合

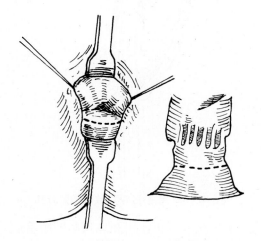

图47-6 肛门白线上方作半环形切开

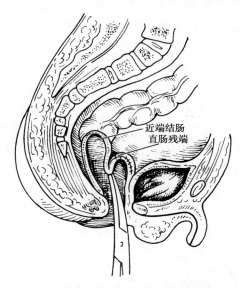

图47-9 将直肠后壁与结肠前壁钳夹

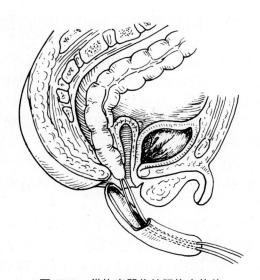

图47-7 借拖出器将结肠拖出体外

10. 吻合结、直肠 先拆除近端结肠的暂时缝合线,将结肠近段后壁与肛门后侧周围皮肤间断缝合(图47-8)。再用长弯止血钳、半圆形钳夹紧直肠后壁和结肠前壁,再靠拢两止血钳,用粗丝线绑扎固定(图47-9,图47-10)。

11. 引流 在骶前高置一烟卷引流,自肛门后小戳创切口引流出体外。待1周后两钳间的结肠直肠壁坏死后,两把止血钳即自行脱出,此时结肠直肠即可连通(图47-11)。

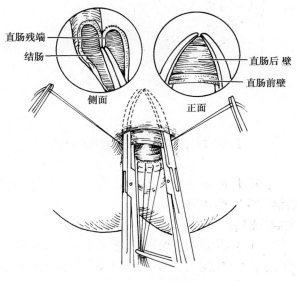

图47-10 钳夹后情况

455

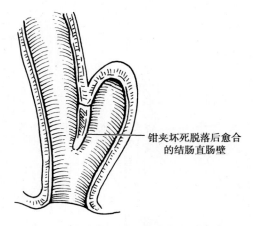

图 47-11 结肠直肠形成吻合连通

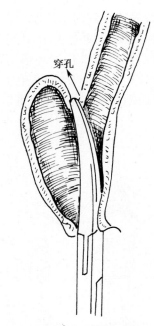

图 47-13 钳夹过深可致直肠壁穿孔

【术中注意事项】

1. 在手术中,须充分分离直肠后间隙,最少可容两横指,这样才能使巨结肠拖出体外。

2. 切断直肠上段时宜多保留直肠的前壁,这样可保存术后正常的排便反射。

3. 切开肛门的后半圈时,应在肛门白线以上,这样不致伤及肛门外括约肌,引起术后大便失禁。

4. 如没有拖出器时,可自白线切口处伸进一长止血钳,夹住结肠牵引线,再在盆腔内用手推送,将结肠拖出体外(图 47-12)。

2. 术后 7~9 日止血钳和坏死肠壁脱落后,排便常无法控制,须待数日后括约肌才能逐渐恢复功能。

第三节 结肠直肠切除肛门外吻合术

又称 Swenson 手术,此术虽可保存直肠下段,术后也会维持结肠的排便反射,手术又在肛门外吻合结直肠易于操作。但对组织损伤大,特别是极易破坏盆腔神经丛,致使术后膀胱麻痹;同时术后吻合口狭窄及漏的发生亦高。尽量考虑慎用。

【手术步骤】

1. 体位,切口 剖入探查均与直肠后吻合术相同。

2. 分离直肠和乙状结肠系膜 切开乙状结肠系膜及直肠两侧的腹膜,充分游离之,在靠近起点处切断乙状结肠动脉支(图 47-14),但保留结肠左动脉主干分支。在直肠上段分离直达盆底部肛提肌水平,分离时尽量靠近肠壁,以避免损伤膀胱神经。

3. 切除乙状结肠 切除巨大的乙状结肠及直肠狭窄段(图 47-15)。再根据活检判断切除范围,是否需再切部分肠袢。先缝闭近端结肠断端,再缝闭直肠残端(图 47-16)。

4. 拉出直肠和结肠残端 用卵圆钳从肛门插入,夹住直肠残端内壁,向肛门外拉出,直至残端拉出(图 47-17,图 47-18),再于齿线上 3cm 横行剪开直肠残端前壁,从此切口插入长弯钳入盆腔,夹住近端结肠残端,向肛门外拉出约 4cm,注意勿使结肠发

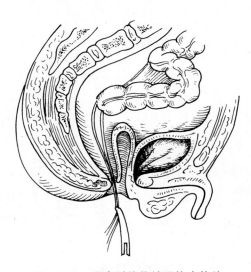

图 47-12 用牵引线将结肠拖出体外

5. 钳夹的长止血钳不要插入过深,以免直肠残端发生穿孔(图 47-13)。

【术后处理】

1. 手术后须仔细保护两把长止血钳,竖放,两侧再用小沙袋固定之,不致其移动,还须注意两钳是否松脱或插入过深。

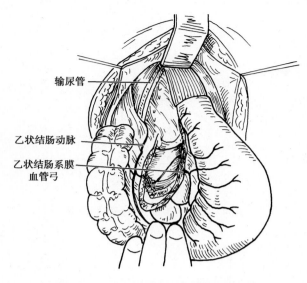

图 47-14　结扎、切断乙状结肠系膜血管

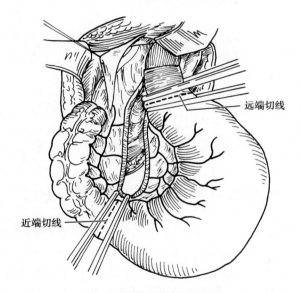

图 47-15　切除巨结肠肠袢

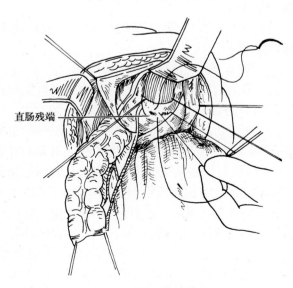

图 47-16　缝闭直肠残端

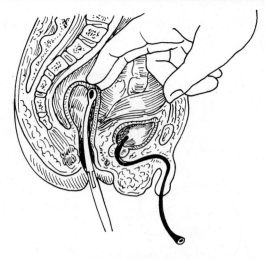

图 47-17　将直肠残端翻出肛门外

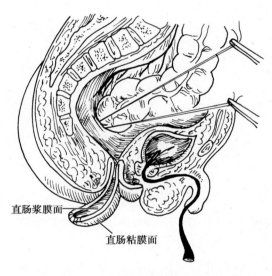

图 47-18　直肠外翻后的残端

生扭转(图 47-19)。

5. 吻合直肠和结肠　在肛门外间断缝合直肠前壁肌层和结肠前壁的浆膜层,剪去翻出多余的直

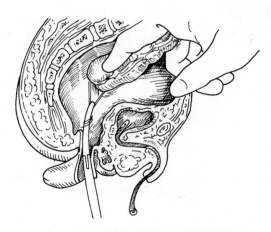

图 47-19　从直肠前壁切口拉出近段结肠

肠,再缝合直肠后壁肌层和结肠后壁浆肌层(图 47-20,图 47-21)。

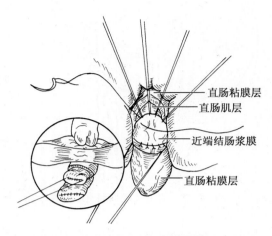

图 47-20　直肠结肠前壁肌层浆肌层缝合

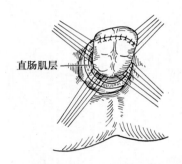

图 47-21　直肠与结肠近端后壁肌层浆肌层缝合

随后剪开近段结肠前壁,吸尽其内容物,全层间断缝合结肠直肠前壁。最后剪开结肠后壁,将结肠和直肠后壁全层缝合,切除多余的结肠(图 47-22~ 图 47-24)。

6. 引流　将吻合部选入肛门内,在吻合口后方置一烟卷引流,经肛门后侧小戳切口引出。

【术后处理】

同前术。

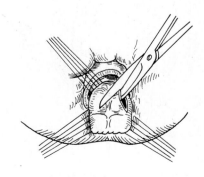

图 47-22　剪开结肠前壁

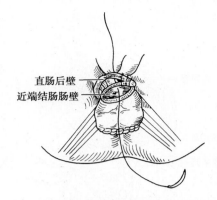

图 47-23　全层缝合直肠结肠前壁

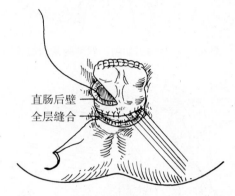

图 47-24　切除多余结肠,边剪边作全层缝合

第四节　经直肠肌鞘结肠拖出术

又称 Soave 手术,术中不至于污染腹腔,损伤也小,也不会损伤肛门内、外括约肌及诸神经,保存了良好的排便排尿功能。但易发生剥破黏膜而致感染,引起盆腔炎、直肠穿孔或狭窄等并发症。

【适应证】

出生后 6~12 个月婴儿,经非手术无效时施行此术。

【手术步骤】

1. 体位、切口、显露　同前术。

2. 分离直肠上段　切开直肠两侧腹膜,提起乙状结肠,分离直肠上段。

3. 环形切开直肠上段浆肌层　先以 0.5% 普鲁卡因环形注入乙状结肠远端的浆肌层内,再环形切开直肠上段的浆肌层,向下分离黏膜下层,从直肠近端分至远端和肛门,使黏膜下层裸露(图 47-25~ 图 47-27)。

4. 切开肛管及线　扩肛后,用止血钳夹住肛门白线处,显露肛门内黏膜(移行上皮),切开一圈,向上分离,使之与直肠上端向下分离的黏膜下层沟通,此时直肠已成为只有浆膜和肌层的鞘(图 47-28)。

5. 切断乙状结肠系膜　分离并切断乙状结肠系

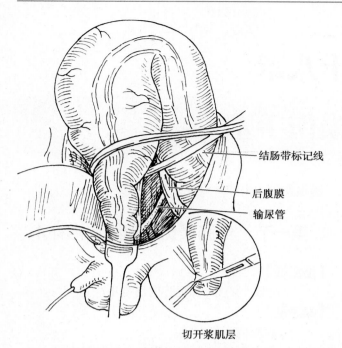

图 47-25　分离直肠上段、切开浆肌层

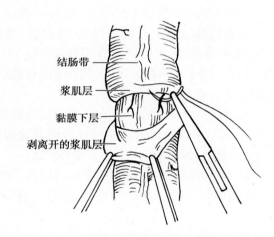

图 47-26　环形切开直肠上段浆肌层,缝扎黏膜下血管

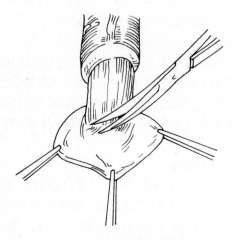

图 47-27　锐性分离黏膜下层

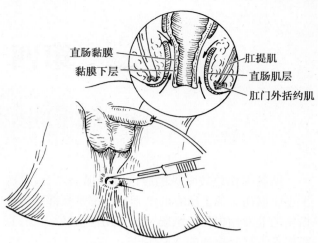

图 47-28　切开肛门白线

膜,结扎切断其分布的血管,但需保留近段结肠的血供。

6. 拉出巨结肠肠袢及部分近段的结肠,在切除线上做好标记,将此段肠袢拉出肛门外。此时直肠肌鞘即与近端结肠的浆肌层相贴近,手术后将产生粘连。在距肛门口 5~10cm 处切断近段结肠,即将巨大乙状结肠和直肠黏膜层切除。于近段结肠残端内插入肛管,并做荷包缝合固定,放置烟卷引流,自肛门引出。再缝合后膀胱切口至皮肤(图 47-29)。

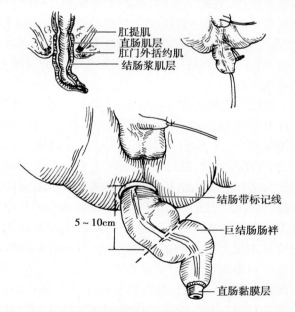

图 47-29　拖出巨结肠肠袢,经直肠下段肌鞘拉出体外

【术后处理】

1. 术后 2~3 日拔出烟卷引流。

2. 留在肛门口外的结肠残端,于术后半日用电刀切除,残端于 3~4 小时后缩回肛门内。

3. 术后 2 周始每周扩肛 2~3 次。

(刘　磊)

459

第四十八章

结直肠损伤手术

结肠损伤是较常见的腹内脏器损伤之一,仅次于小肠损伤。几乎所有的结肠损伤都是腹部穿透性损伤的继发性损伤。结肠钝性损伤仅占 3%~5%,直肠损伤占结肠损伤的 20% 以下。

结肠损伤和直肠损伤特点大致相仿:①是含细菌数最多的腹内脏器,据测定,每克粪便含厌氧菌约 $10^{11~12}$,大肠杆菌 10^8,厌氧菌对绝大多数抗生素已产生耐药性;因此,一旦损伤,极易感染。②肠壁薄弱,特别是右半结肠,血循环差,损伤后愈合能力远不如小肠;由于其生理特性,结肠术后常发生肠胀气而易致吻合口漏,造成严重的腹内感染。③升、降结肠为腹膜间位器官,后壁位于腹膜后,较固定,损伤后易漏诊而造成严重的后腹膜感染。④结肠钝性损伤易漏诊或误诊,处理不及时,易产生肠坏死、穿孔等严重后果。有报道结直肠损伤后感染率高达 25% 以上,认为感染是术后死亡和并发症发生的主要原因。因此,结直肠损伤的早期诊断、及时而有效的处理是非常重要的。

结肠损伤的治疗方法如下:①肠外置造口;②一期修补或肠切除吻合,近端不造口;③一期修补或肠切除吻合,近端造口;④修补术后外置,观察 7~10 天,如果伤部愈合,则可还纳腹腔,若修补处发生漏,则改为造口。对于结肠损伤如何选择手术适应证,目前仍无统一意见,尤其是左右半结肠损伤的治疗。过去认为左侧结肠含细菌量大、血供较右半结肠差、粪便基本成形,过分强调左右结肠不同的解剖学、生理学和细菌学意义,从而在治疗上对于左半结肠损伤偏向积极,大多行肠造口转流手术。随着国内外学者对于左右半结肠损伤的进一步研究,大多认为左右半结肠不同部位、甚至受伤到手术时间超过 6~8 小时等,这些都不是一期修复的禁忌。尽管我们现在支持结肠损伤条件允许下行一期修复,但我们应该认识到,如果完全抛弃结肠造口术,仍然是一个重要而严肃的问题。不管使用何种方法,避免肠腔内高压,消除腹腔内污染,适当的抗生素应用,放置引流,以及手术切口的延期缝合等因素与降低结肠损伤病死率和并发症有密切的关系。

第一节　结肠损伤一期缝合修补术

【适应证】

结肠较小的穿孔,腹腔内污染不严重。

【禁忌证】

1. 腹腔内污染严重。

2. 全身严重多发伤或腹腔内其他脏器合并伤,须尽快结束手术。

3. 有严重的基础疾病如肝硬化、糖尿病等。

4. 失血性休克需大量输血(>2000ml)者、高龄患者、高速火器伤、手术时间已有明显延误(>12 小时)者,选择一期手术须格外谨慎,但并非绝对禁忌。

【术前准备】

1. 积极的抗休克治疗　伴有休克的结肠损伤,其死亡率可高达 80%。因此,术前积极而有效的抗休克治疗在结肠损伤的治疗中具有重要意义。

2. 抗生素的应用　目前多主张联合用药,如头孢抗生素和甲硝唑联合使用,术前开始使用,术后继续用药 3 天。

3. 胃肠减压　可防止术后肠胀气。

【麻醉和体位】

硬脊膜外阻滞麻醉或气管插管全身麻醉,目前多主张气管插管全身麻醉。平卧位。

【手术步骤】

经下腹部正中切口或右腹直肌切口行腹腔内探查,若破口较小,周围肠壁正常,剪除裂口边缘的坏死组织,以 1-0 号丝线做全层间断缝合,并行浆肌层间断缝合,并利用附近脂肪垂及大网膜覆盖加强。

【术中注意要点】

1. 所有腹部损伤,在术中要仔细探查腹腔,防止漏诊:①手术野照明要良好,并备好吸引器,随时吸除腹腔内积血、积液及消化道内容物。保证术野清洁,视野清楚,尽量做到在直视下探查。照明不良麻醉不满意、术野暴露不充分,常是术中漏诊的原因之一。②腹腔探查应有步骤的进行,尽量做到一次而又确实的探查。特别要注意固定段结肠的探查,如对升结肠和降结肠有怀疑时应切开侧腹膜探查后壁。脾曲结肠位置较高且深,也是结肠损伤容易漏诊的部位。有伤道者应找出其全程。③对微小的损伤,如结肠壁上的小血肿,应仔细检查。据报道结肠损伤漏诊者约有 30% 是因为局部小血肿未加注意而造成漏诊。④腹腔内污染物之多少不能完全反映有无结肠损伤,如患者缺水、空腹、大便干结等情况下,即使有穿孔,腹腔污染也可能不严重,因此,探查应十分仔细。

2. 若破口周围肠壁不健康,特别是爆炸性损伤,缝合前应剪除不健康的肠壁,直至有出血为止。

3. 手术结束时应充分冲洗腹腔,并吸净腹腔内冲洗液。

4. 腹腔引流应可靠,引流管置于吻合口或修补部附近,不可与缝合部直接接触。

【术后处理】

1. 继续胃肠减压、禁食,直至肠功能恢复、肛门排气,可拔除胃管。减压期间予以全肠外营养。注意水电解质平衡。

2. 继续使用抗生素。

【主要并发症】

1. 吻合口漏　结肠损伤手术前基本未行肠道准备,肠腔内肠内容物较多,术后易产生肠胀气,肠管扩张,肠壁血运欠佳,吻合口漏发生率高,而且术后易产生严重腹腔内感染,并发症高,保守治疗效果差,如腹膜炎症状明显,应积极开腹引流,并做肠道转流手术。

2. 腹壁切口感染、切口裂开　多因腹腔内容物污染切口,术中注意保护切口,必要时行减张缝合。

第二节　结肠损伤肠部分切除一期吻合术

【适应证】

1. 较广泛的结肠损伤或系膜血管损伤,影响肠壁血循环者。

2. 理想的一期切除吻合情况:①病员一般情况良好,无休克征象;②手术治疗在伤后 6~8 小时内实施;③无严重的合并伤;④腹腔污染不严重。

【禁忌证】

一般情况差,腹腔污染严重者。

【术前准备】

同"结肠损伤一期缝合修补术"。

【手术步骤】

1. 用肠钳夹住损伤处肠壁,外加纱布垫包裹,以减少手术时对腹腔的污染。吸净腹腔内渗出液、粪便及血块等。大量温热等渗盐水冲洗腹腔后,进行手术。

2. 在升结肠外侧切开后腹膜,钝性分离盲肠及升结肠,并提至切口外,根据损伤部位和程度,决定切除范围。一般盲肠、升结肠损伤多做右半结肠切除术 + 回肠横结肠对端吻合术。

【术中注意要点】

1. 探查中要仔细检查腹膜后的组织与脏器,如输尿管、十二指肠等有无损伤。

2. 对回盲部的损伤,一般不宜过于广泛的游离升结肠,以减少感染在腹膜后扩散的机会,但位于升结肠的广泛损伤,由于结肠肝曲所处位置较深,操作不便,则需将其全部游离,施行右半结肠切除。

3. 肠系膜不必切除过多,可靠近肠管进行,并保存回结肠血管的主干,以免影响余下肠段的血液循环。肠管断段处系膜上的小动脉应有明显的搏动,吻合处应无张力。

4. 不要在有严重水肿的肠壁上做吻合或缝合。

5. 术毕,用大量温热等渗盐水清洗腹腔,特别注意吸净膈下及盆腔内的液体。

【术后处理】

同"结肠损伤一期缝合修补术"。

【主要并发症】

同"结肠损伤一期缝合修补术"。

第三节　结肠损伤肠外置造口术

【适应证】

1. 活动肠段。

2. 结肠损伤较小,行结肠损伤缝合修补术后,考虑发生肠漏风险较大,为便于观察缝合处愈合情况和减少肠漏造成严重后果。

3. 肠管损伤严重或血供欠佳,修补或切除吻合后肠漏发生风险较大,则行肠部分切除修补或吻合术后肠段外置。

【术前准备、麻醉】

同"结肠损伤一期缝合修补术"。

【手术步骤】

1. 因横结肠和乙状结肠系膜较长,行损伤段肠袢外置术较安全简便,若伤口较小,可行缝合后外置,损伤肠段对应系膜置一玻璃管或柯氏针支撑。

2. 若损伤处超过结肠周径的一半,或结肠系膜的损伤严重影响肠壁血循环,需将损伤肠段切除,行端端吻合术,吻合后将吻合口处肠管提出体外行肠外置术。

【术中注意要点】

1. 肠袢上如有网膜,应剥去并还纳腹腔,其血管在切断前均需仔细结扎。

2. 腹壁切口不可过小,以防止狭窄,一般为5~7cm。腹膜与结肠袢之间应有良好的固定。

3. 横结肠脾曲及降结肠的损伤,由于结肠的位置深且固定,应将外侧的腹膜切开,充分游离结肠,使损伤的肠段外置后不致有张力。

【术后处理】

1. 术后密切观察外置肠管血运及愈合情况,油纱布覆盖外置肠管。

2. 如7~10天后修补或吻合处肠管愈合良好,血供正常,可考虑行外置肠管回纳术。

3. 如术后发现外置肠管血供差、甚至坏死,或修补、吻合处有肠漏发生,及时改为外置肠管造口,开放肠腔,待3个月后二期行造口回纳术。

【主要并发症】

切口感染及切口裂开:结肠伤多有腹腔污染,手术后切口感染率都较高,如手术距受伤时间较长,造口或外置结肠方法不当,特别是在剖腹探查的切口上造口或外置,手术后粪便流入切口后,更易发生切口感染,一旦感染易发生全层裂开,小肠外露,增加后期处理的困难甚至威胁生命。预防:造口或外置结肠时不要放在原切口上应另作切口,手术在关腹前用大量等渗盐水冲洗腹腔,并放置抗生素溶液。已发生全腹壁切口裂开,粪便流入腹腔,必须及时手术,在原造口近端另作造口使粪流改道,不再污染切口与腹腔。

第四节　直肠损伤手术

【适应证】

腹膜反折以上部分称为直肠盆部,腹膜反折以下部分称为直肠肛门部。直肠盆部损伤,处理原则同结肠损伤。直肠损伤多数为腹膜外直肠伤,应作直肠损伤处清创、伤口缝合(有时困难),其近端乙状结肠造口以使粪流改道。

【术前准备、麻醉】

同"结肠损伤一期缝合修补术"。

【手术步骤】

直肠损伤多数为腹膜外直肠伤,应作直肠损伤处清创、伤口缝合,其近端乙状结肠造口以使粪流改道。乙状结肠造口远端用生理盐水充分清洗,并放入甲硝唑溶液,骶骨前直肠后放置烟卷引流。术后3~4天拔出引流。伤口愈合后4周再作二期手术,将外置乙状结肠切除后吻合。

【术后处理】

1. 术后密切观察造瘘肠管血运。

2. 伤口愈合后4周再作二期手术,将外置乙状结肠切除后吻合。

【主要并发症】

同"预防性回肠或结肠造口"。

第五节　预防性回、结肠造口术

【适应证】

1. 腹腔污染严重。

2. 患者一般情况差,合并严重心肺疾病。

3. 结肠损伤手术前基本未行肠道准备,腹腔内肠内容物较多,术后易产生肠胀气,肠管扩张,肠壁血运欠佳,吻合口漏发生率高,而且术后易产生严重腹腔内感染,并发症高,保守治疗效果差,如腹膜炎症状明显,应积极预防性回肠或结肠造口。

【术前准备、麻醉】

同"结肠损伤一期缝合修补术"。

【手术方法】

1. 活动肠段如回盲部,可于损伤处直接行结肠造口术,大多以双腔造口为主,便于二期回纳。

2. 升结肠、降结肠和直肠的损伤大多以近端活动肠段或回肠双腔造口为主。如直肠伤缝合后取乙状结肠造口,降结肠伤缝合后作横结肠造口。以达到粪流改道,促使伤处愈合。

【术后处理】

同"结肠损伤一期缝合修补术"。

【主要并发症】

1. 造口近端扭转　因造口处结肠方位放置不恰当,发生扭转,术后粪便排出困难引起梗阻。预防:①手术中必须将结肠带置于腹壁侧;②造口的结肠袢必须充分游离,外置应无张力。处理:轻度扭转,可用手指扩张后在造口处放一粗软橡皮管于近端支撑使其排出粪便;严重扭转致血循环障碍,发生结坏死或腹膜炎者应即再次手术重作造口。

2. 造口回缩 原因:①造口或处置的结肠上下端游离不够充分;②造口在皮肤外短于 3cm;③造口外露虽然较长,但血循环差,术后发生坏死回缩;④造口与腹壁各层缝合固定不牢,缝线脱落;⑤用肠祥式造口,结肠尚未与周围形成粘连即拔除了支撑的玻璃棒致造口退缩。治疗:轻度回缩,周围已形成粘连,粪便可能会污染伤口,先可观察,如回缩到腹腔内引起腹膜炎,应紧急手术,切除坏死肠祥后在近端活动段结肠上另作造口。

3. 造口旁小肠脱出 造口处如周围肌肉分离过多,结肠未能与腹膜,腹外斜肌腱膜逐层严密缝合,术后肠功能恢复后,小肠不规则蠕动有时会从造口旁脱出,此种多见于乙状结肠外置或造口。发生后应立即将小肠还纳于腹腔,重新缝合固定结肠。

4. 乙状结肠内疝 如乙状结肠外置或造口时,未将乙状结肠与其旁的壁层腹膜缝合固定,遗留一腔隙,术后小肠蠕动恢复后,小肠从乙状结肠外侧间隙脱入盆腔引起内疝,甚至会发生肠梗阻或绞窄性肠坏死。明确诊断后应尽快手术将小肠复位,小肠如嵌顿坏死者行肠切除吻合术,术中应缝补结肠旁间隙,防止再次形成内疝。

5. 造口黏膜脱出 原因:①造口的结肠露于腹壁外过长;②造口处狭窄,术后部分梗阻,或术后有便秘以致常要用力排便,时间久后即发生黏膜松弛脱出,少数脱出长达 10cm 以上。这种并发症是逐渐发生的,久后伤员已成习惯,可在便后用手自行还纳。

6. 造口狭窄 原因:①造口处皮肤或腱膜开口过小;②造口旁切口感染愈合后瘢痕收缩狭窄;③造口术后忽视了定时手指扩肛。如为轻度狭窄,粪便尚可流出,尽早作二期手术闭合造口,如狭窄引起梗阻,则需手术切开造口处结肠及周围瘢痕组织,扩大造口。

7. 切口感染及切口裂开 结肠伤多有腹腔污染,手术后切口感染率都较高,如手术距受伤时间较长,造口或外置结肠方法不当,特别是在剖腹探查的切口上造口或外置,手术后粪便流入切口后,更易发生切口感染,一旦感染易发生全层裂开,小肠外露,增加后期处理的困难甚至威胁生命。预防:造口或外置结肠时不要放在原切口上应另作切口,手术在关腹前用大量等渗盐水冲洗腹腔,并放置抗生素溶液。已发生全腹壁切口裂开,粪便流入腹腔,必须及时手术,在原造口近端另作造口使粪流改道,不再污染切口与腹腔。

(林　锋)

第四十九章

溃疡性结肠炎手术

第一节 概论

目前,对于溃疡性结肠炎外科介入的时机和适应证尚无统一规定,但随着外科治疗例数的增加、手术技术的成熟和效果的提高,国内手术指征的选择有逐渐放宽的趋势。绝对指征为大出血、肠穿孔、明确的或高度怀疑癌肿以及组织学检查异型增生或肿块损害中出现轻中度异型增生等。相对指征为:①重度 UC 伴中毒性巨结肠,静脉用药无效者;②内科治疗症状顽固、体能下降、对类固醇激素耐药或依赖者;③UC 合并坏疽性脓皮病、溶血性贫血等肠外并发症者。

由于溃疡性结肠炎病变弥漫常可累及全结肠,原则上应切除全结肠和直肠。但国内亦有对较局限病变施以左半结肠或右半结肠切除的,该类术式的远期效果如何尚缺乏大宗病例总结。总的来说,目前较规范的术式分为 5 种:①全结直肠切除、回肠造口术;②全结肠切除、回直肠吻合(IRA);③全结肠直肠切除、回肠储袋造口;④全结肠直肠切除、回肠肛管吻合(IAA);⑤全结肠近段直肠切除、远端直肠黏膜剥脱回肠储袋肛管吻合(IPAA)。

第二节 结直肠切除 - 回肠造口及结肠切除 - 回肠直肠吻合术

溃疡性结肠炎结直肠切除术的主要适应证是内科治疗无效者、存在癌变风险或已发生癌变者,通常适用于病情稳定的病人。经腹结直肠切除并永久性回肠末端造口术的适应证是术前已出现肛门失禁、年龄较大及同时伴有直肠腺癌者。部分病人因不能接受回肠肛管吻合后出现肛门失禁、储袋炎等并发症也宁愿选择全结直肠切除 - 永久性回肠末端造口术。对伴有急性并发症如爆发型结肠炎、中毒性巨结肠、结肠穿孔、严重营养不良、肠出血者则不适宜行全结直肠切除,而选择结肠切除、直肠旷置

术,待数月后病人全身状况改善、停用激素后再行二期直肠切除术。但某些特殊急症病人如直肠出血或里急后重感严重等也应行一期直肠切除术。对溃疡性结肠炎或克罗恩病全结肠炎无法鉴别时可采用结肠切除、直肠旷置、Hartmann 储袋、回肠末端造口术。若切除标本病理提示溃疡性结肠炎或不确定性结肠炎时可行回肠肛管吻合,但若切除标本明确克罗恩病全结肠炎则应行完整直肠切除。结肠切除 - 回肠直肠吻合术目前已较少使用,主要适用于发现转移性结肠癌或为了预防结肠癌需行结肠切除而患者不愿行回肠肛管吻合。但这些病人术后残余直肠黏膜出现癌变几率比较高,需要长期监测。

【手术步骤】

1. **体位** 腹部组手术需仰卧位,会阴组手术则需改良式截石位。改良截石位:两大腿外展,屈曲45°,大腿内旋可避免压迫腓神经(图 49-1)。

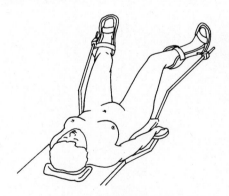

图 49-1 结直肠切除术的体位

2. **结直肠切除术的切口** 通常选择腹部正中切口或脐下横切口。切口应足够长,能够清楚暴露结肠肝曲和脾曲,防止过度牵拉导致肠管破裂引起严重污染。脐下横切口术后修复快,若选择脐下横切口,必须避开理想的回肠造口部位,若无法避开则应选择腹部正中切口。腹部正中切口进腹快、能更好的暴露,特别对肥胖病人。该术式特别不推荐行旁正中切口,因其暴露差、经过最佳造口部位、进腹时间长、伤口愈合差。

3. 探查　进腹后应遵循由远到近的原则。首先全面探查,了解有无肉眼或手感可疑的息肉恶变、肿瘤播散并排除 Crohn 病。按顺序探查胃、十二指肠、小肠。若小肠同时呈 Crohn 病表现,则考虑 Crohn 病结肠炎而非溃疡性结肠炎,手术方式应另行评估。

4. 右半结肠的游离　助手将盲肠、升结肠牵向病人左侧以便暴露右结肠旁沟。术者右手用直角钳轻轻提起腹膜,左手利用电刀在电凝状态下沿右结肠旁沟由髂窝至结肠肝曲切开升结肠外侧后腹膜,钝锐结合向上向内分离,自回盲部至升结肠将右半结肠与结肠系膜向中线牵拉。然后将肝结肠韧带结扎切断,分离结肠肝曲(图 49-2)。

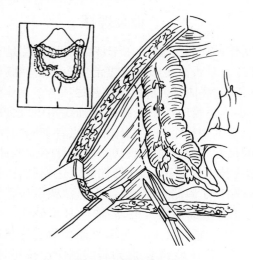

图 49-2　游离右半结肠

5. 横结肠的游离　由胃网膜血管弓上开始,先向左游离左半侧大网膜至结肠脾曲,分离、结扎、切断胃网膜左血管,此时脾结肠韧带先放置一边,待左半结肠游离后再行处理。再沿胃网膜右血管弓游离右半大网膜,结扎、切断胃网膜右血管,到达已分离的结肠肝曲,至此横结肠基本已游离(图 49-3)。

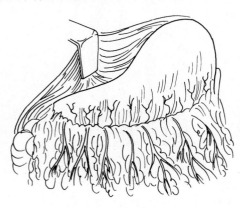

图 49-3　游离横结肠

6. 左半结肠的游离　术者将降结肠牵向病人右侧以便暴露左结肠旁沟,一手利用电刀在电凝状态下沿左结肠旁沟由髂窝至结肠脾曲切开降结肠外侧后腹膜,钝锐结合向上向内分离。至降结肠游离后可进一步游离结肠脾曲。可先用纱布垫将脾脏托起,减少对脾脏的牵拉,以免撕裂脾脏包膜,然后结扎切断脾结肠韧带。脾曲的前悬带是由胃结肠韧带左缘向左延伸至膈作为膈结肠韧带,可用电凝切断。

7. 肠系膜的处理　盲肠、升结肠、降结肠的肠系膜离断点在接近肠壁的合适位置,不需接近供血动脉的根部离断。术中结扎切断大血管时保留端要双重结扎,必要时缝扎。离断肠系膜时必须显露两侧输尿管及十二指肠,避免损伤。分离乙状结肠肠系膜时为保护下腹交感神经丛,应保持在肠系膜下动脉表面离断乙状结肠动脉弓。

8. Hartmann 储袋和回肠直肠吻合　不管最终行 Hartmann 储袋或回肠直肠吻合,均保留了直肠。除左结肠动脉及乙状结肠动脉外,保留肠系膜下动脉的主干、终末分支,能保证直肠残端的血供、促进 Hartmann 储袋或回肠直肠吻合口的愈合,且因瘢痕形成少、能准确提供骶前间隙的标志降低二期直肠切除术的难度。直乙交界处以骶岬水平为准。回肠直肠吻合可用手缝或吻合器行端端吻合或端侧吻合。Hartmann 储袋则需将直乙交界处约 2cm 的肠管系膜及浆膜外脂肪清除,并用 4.8mm 切割闭合器切断肠管。为避免断端裂开,浆肌层再用 3-0 丝线行间断垂直褥式内翻缝合保证前后壁对合无张力。一般情况下,行 Hartmann 储袋不需放置引流管,但当远端存在梗阻或身体状况差影响 Hartmann 储袋愈合时可考虑作黏液瘘。黏液瘘需保留更长的一段肠管,残留肠管出血的几率增加,通常比较难看,易发出恶臭。若剩余肠管不多而 Hartmann 储袋又不安全,则需再切一段肠管至腹膜返折下关闭肠管,放置引流管至盆腔,将腹膜覆盖在残余直肠断端。这样的 Hartmann 储袋不利于日后的直肠切除或回肠直肠吻合。

9. 游离直肠　结扎切断直肠上动脉,两侧的腹膜切开线与直肠膀胱或子宫凹陷处汇合。直视下脏、壁两层筋膜间电刀锐性分离直肠后壁,按照全直肠系膜切除(TME)的原则游离直肠可减少分离时的出血,游离直肠后壁达尾骨尖水平。贴近直肠壁分离 Denonvilliers 筋膜,解剖直肠前壁,男性分离达前列腺尖部以下水平,女性至阴道水平。直肠前后壁游离后,紧靠直肠侧壁分离、结扎、切断直肠侧韧带,以免损伤牵拉而移位的盆神经丛,向下分离达肛提肌平面。

10. 回肠造口　于右侧腹壁选定部位作一直径2cm的圆形切口,逐层切开皮肤、皮下脂肪组织,"十字"切开腹直肌前鞘,拉钩钝性分离腹直肌,切开腹直肌后鞘、腹膜。将回肠断端通过切口拉出高于皮缘5cm,并将回肠系膜与腹壁内侧缝合固定,防止回肠断端回缩。回肠造口用3-0可吸收线间断外翻缝合,先从对系膜侧开始,进行系膜侧缝合时注意勿伤系膜血管。回肠造口宜采取乳头状,高出皮肤边缘2~3cm,便于术后应用造口袋。也可采用Brooke造口或限制性回肠造口。

11. 会阴组手术　术前对会阴部进行备皮、消毒,用碘伏冲洗直肠,最后用碘伏浸泡过的纱布放置直肠腔内,括约肌间沟内做内荷包缝合关闭肛门。女性病人尚需要消毒阴道。自括约肌间沟做一弧形切口,切开皮肤和皮下组织,沿内外括约肌间切开。首先分离直肠后壁进入盆腔与腹组会合,分离直肠前壁时应紧靠直肠,在会阴浅肌前缘之内进行,最后分离直肠两侧壁。当直肠、肛管完全移出时用碘伏或温盐水冲洗腹腔、盆腔及会阴部切开,彻底止血、缝合肛提肌及会阴部各层组织,骶前间隙留置引流管从原切口下部引出。

第三节　回肠贮袋制作

回肠肛管吻合术是溃疡性结肠炎外科治疗一重要里程碑,但由于其可能导致大便失禁,刺激肛周皮肤,溃疡性结肠炎患者大多都拒绝行此术式。直

到20世纪70年代中期,圣马可医院Alan Parks和John Nicholls首次给部分溃疡性结肠炎病人行储袋手术,远端直肠黏膜剥离、制作S形储袋并与齿状线吻合,行临时保护性回肠造口,术后几乎所有患者控便能力都很好,这种手术方式才被广泛接受并延续至今。自储袋的概念阐述以来,许多外科医师如日本的Utsunomiya,洛杉矶的Fonkalsrud以及Nicholls等对储袋的制作方法做了调整,他们分别设计了J形、H形和W形储袋(图49-4)。不同形状的储袋之间差别较小,尤其是从长远来看差别更小,但大多外科医师更喜欢选用J形储袋,其原因是制作方法简单。在此,重点阐述J形贮袋、H形贮袋和W形贮袋的制作。

一、储袋选择

制作回肠储袋重点在于评估小肠末端是否能到达肛门,是否有足够的长度能安全地行回肠肛管吻合;其次,评估哪种形状的储袋最适合。制作储袋之前,小肠系膜应沿肠系膜血管轴线超出耻骨联合平面。手术中每个步骤都应根据患者不同的体形、骨盆的尺寸以及末端回肠的长度设计不同的储袋。J形储袋技术上简单,若J形储袋可达到肛管,毫无疑问就制作J形储袋,最适合于骨盆狭窄和肥胖的病人。若J形储袋不合适,应选择H形储袋。一般情况下,H形储袋比J形或W形储袋更容易与远端吻合,但无论H形和W形储袋的制作比较耗时,且患者术后排空困难。对于直接行回肠肛管吻合或制作J形储袋后再行直肠肛管吻合术的患者中,术后功能恢复较差或术后每天大便次数较多的病人再行

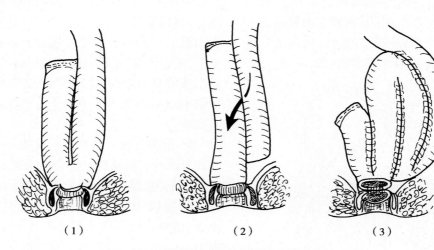

图49-4　各种形状的储袋
(1)用吻合器制作J-形储袋以保护肛门移行带;(2)设计H-储袋;(3)W-储袋容量最大且达盆腔位置最深

W 形储袋术存在一定的优势。作为一种简化技术，J 形储袋制作时只把末端回肠折叠成 J 字形状，回肠分为环的上端和下端，J 形储袋底端长度约 1cm。

二、储袋制作

1. J 形储袋　制作 J 形储袋时，把回肠末端折叠后手工缝合或由吻合器吻合，检查回肠末端的血供是制作储袋的主要环节。恰当选择储袋顶端的位置保证回肠的位置在耻骨的上方，然后找出系膜最长部分的回肠，在系膜对侧予以缝合（图 49-5）。储袋长度至少为 15cm。J 形储袋的两端应置于回肠系膜之间［图 49-6(1)］。这种缝合方式不仅要顾及储袋的回肠两肢，而且要为以后再次制作储袋做准

备，避免人为地制造两侧系膜相互粘连在一起。整个操作过程均应使用无损伤钳，避免损伤肠管导致肠瘘。纵行切开储袋远侧肢肠管，其长度相当于肠管周径的一半，肠钳阻断回肠末端，润滑线型吻合器（80mm），插入并激发吻合器［图 49-6(2)］。

检查回肠末端系膜，确保其未被卷入吻合器（图 49-7），然后激发吻合器。用 Babcock 钳钳住缝线缘，翻转储袋（图 49-8）并保持隔膜完整，然后插入吻合器（80mm）（图 49-9）。正常情况下，制作一个 15cm 的储袋需要用三个吻合器（80mm）。在每次激发吻合器之后储袋进一步被翻转。通过牵拉切开的肠管边缘翻转储袋至其顶端，另需一个 50mm 线型吻合器缝合并分开远端大部分隔膜（图 49-10）。当储袋被完全翻转，检查两条主要吻合线处是否有出血（图 49-11），如有出血，用电凝止血或缝合止血。然后轻轻提起缝线残端，两边对抗牵拉并还原储袋（图 49-12）。如行回肠肛管吻合术，通过切开的肠管置入端端吻合器的钻头，吻合器的主干通过储袋的顶端置入。缝合吻合线顶端并关闭切开的肠管（图 49-13），虽然也可以用线型吻合器缝合，但会出现两侧不对称等缺陷。

缝好切开的肠管后移去之前夹住肠管的肠钳。

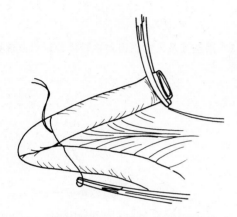

图 49-5　选择储袋的顶端并在系膜对侧缝一针丝线，然后在 J- 形储袋汇合处从近端缝合至远端

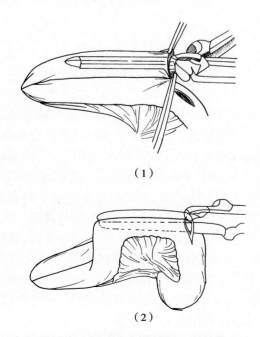

（1）

（2）

图 49-6　线型吻合器制作 J- 形储袋
（1）插入 80mm 线型吻合器;（2）激发

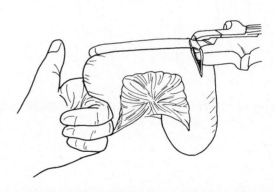

图 49-7　检测末端回肠系膜以确保其未卷入吻合器

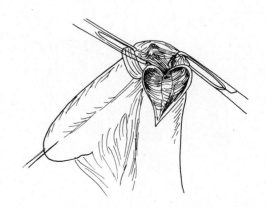

图 49-8　移去吻合器后，用 COCK 钳翻转至见隔膜

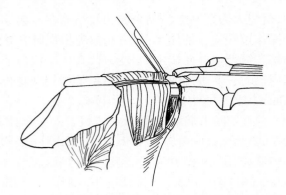

图 49-9　再次置入 80mm 吻合器并激发,然后用 COCK 钳外翻回肠黏膜。必要时此操作可连续 3~4 次以使黏膜足够外翻

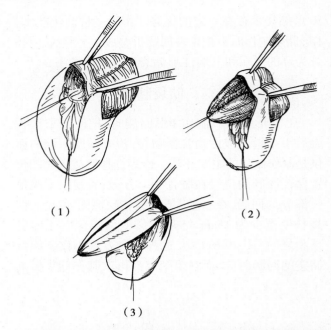

（1）　　　　　　　　　　（2）

（3）

图 49-12　用丝线及无损伤镊对抗轻柔地牵引以使翻转的储袋复原

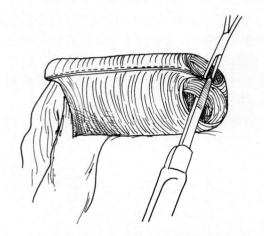

图 49-10　50mm 线型吻合器缝合并分离隔膜远端部分

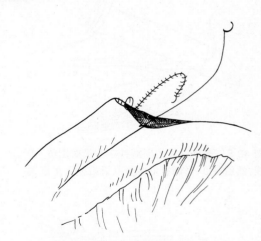

图 49-13　手工缝合储袋顶端开口

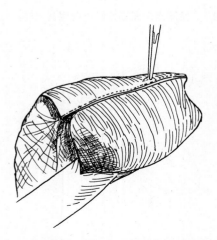

图 49-11　当储袋被完全翻转,用两个线型吻合器做吻合

当回肠肛管吻合执行后,吻合器的钻头戳穿肠壁并与吻合器前端接合。如果手工行回肠肛管吻合,用丝线缝合线置于储袋的顶端并用圈钳夹住后通过肛门穿出,腹部手术医师把储袋置于盆腔,确保储袋的凸面置于骶骨的凹面,储袋的输出袢位于肠系膜上静脉上方,而不是肠系膜上静脉与骶岬之间。另外,必须防止将其他器官(如阴道、子宫、膀胱、近端小肠)带入盆腔,会阴部医师通过牵拉之前夹住缝合线的圈钳帮助固定储袋的位置。在牵拉储袋至盆腔的过程中,会阴部医师注意保持缝合线的空间位置,确保储袋没有扭曲。

储袋的位置固定好后,用 4 号微乔缝线于齿状线与储袋之间行手工吻合,然后开放顶端储袋使其形成循环模式,盆腔内置一引流管以排除残血及渗液,术后 48 小时内予以拔除。

在肠切开及储袋下拉至盆腔的过程中要避免污染,使其发生盆腔脓肿及储袋炎的概率降至最小;其次,注意选择肠切开的最佳位置及长度以利于回肠肛管吻合术。在储袋翻转的过程中允许灵活使用线型吻合器;另外,在制作储袋时,折叠的肠管又不需要伸缩性,这时技术需求较高。

2. H 形储袋　游离回肠系膜至上腹部邻近肠系膜上静脉位置,使远端回肠有足够的长度到达肛管。必要时沿系膜血管向上扩大游离范围以减小回肠肛管吻合后的张力。距远端回肠约 14cm 处横断回肠,并保护好远端回肠的血供。把近端回肠并列置于远端回肠邻近并在远端回肠系膜对侧切一小口,切口距回肠末端约 1cm(图 49-14)。用吻合器对两并列回肠顺蠕动方向行切割吻合术,储袋上端用吻合器闭合或用可吸收缝线连续缝合(图 49-15)。储袋底端开口用 3-0 可吸收缝线连续缝合,第二层用可吸收缝线绕储袋连续或间断缝合一圈,储袋下端至回肠末端开口至少 1cm(图 49-16)。丝线牵引储袋末端回肠并穿过盆腔和直肠肛管肌以使其到达肛门处(图 49-16)。回肠系膜置于后位并防止扭曲。然后把回肠末端与肛管浆肌层用 2-0 可吸收缝线行间断缝合,共约缝 24 针。为方便缝合,可在回肠末端拉至肛门前,对肛门黏膜行象限缝合。术后在盆腔放置引流管引流四天。

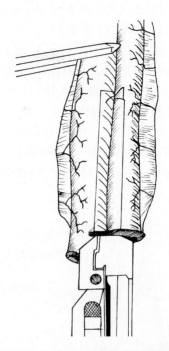

图 49-15　用 GIA-90 吻合器制作储袋。储袋顶端切口用吻合器或手工缝合

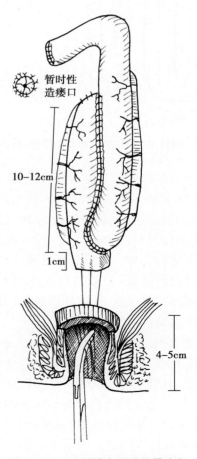

图 49-16　重新缝合重建储袋底部

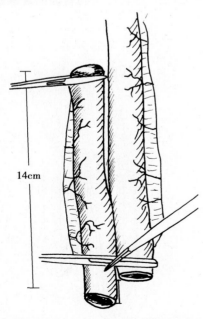

图 49-14　分离长约 14cm 远端回肠,把近端回肠拉至下方与远端回肠并排放置,旋转近远端回肠以使其系膜对侧相互靠拢。距离远端回肠末端 1~2cm 系膜对侧缘作一横切口

3. W 形储袋 改良的 W 形储袋技术包括两个互相交错的、肩并肩的 J 形储袋(图 49-17)。只要掌握以下原则,直接可制作改良的 W 形储袋。首先,W 形储袋由两个 J 形储袋组成以增加其容量。其次,两个相邻的 J 形储袋顶端距离第一个储袋环的输出袢 3cm,在储袋的末端制作一个小的乳头状以促使内容物至肛管的排空。他们的经验显示,W 形储袋的第一、二肢应偏小点,第三、四肢应偏大点,这样制作的储袋术后功能恢复与标准的四肢相同长度的储袋相似。

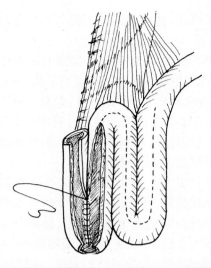

图 49-18 首先切开储袋的输出口及第一、二支并缝合其后壁

回肠后壁采用 90 号线型吻合器吻合。这种吻合技术与标准的连续缝合技术相似。第二个吻合线的缝合方式与第一个相似,均需切开末端回肠对侧的系膜缘(图 49-19)。当切开回肠第二个 J 形环顶部时应沿着系膜切,这可避免与肛管吻合时缩减等问题。第二个后壁吻合线的缝合方式与第一个相似,用 3-0 线连续缝合或用吻合器吻合。储袋输出袢口径在有张力的情况下不应超过 3cm,这可避免术后功能失调等问题。切开回肠第四支并完成第三个后壁的缝合(图 49-20)。

3-0 缝线连续缝合回肠前壁吻合口完成储袋的制作(图 49-21),其缝合方法与普通的连续缝合唯一

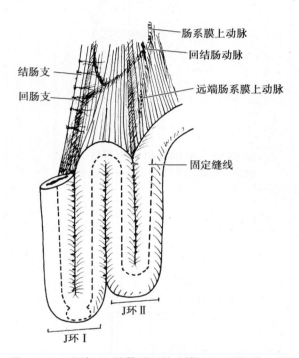

图 49-17 设计 W- 储袋时开始交错回肠,再设计 J- 环

制作不同形状的储袋时,找出回结肠动脉并切断其近端,保留肠系膜上动脉至回肠的远端分支。W 形储袋的输出端距离回肠切缘约 10~12cm,一般情况下,由两位外科医师保持第一个 J 形环中等张力的情况下进行测量。如果长度足够长,W 形储袋可到达肛管以行储袋 - 肛管吻合术;如果长度不够,可缩短 J 形环的第一支,这将使得储袋的输出袢位于回肠的更远端。

W 形储袋每支长度平均约 11cm。在成人,最终回肠储袋的长度约 15cm。用电刀于 J 形环末端切一卵圆形小口以制作储袋的输出袢,然后沿着储袋远端的第一、二支回肠系膜对侧缘开放储袋的输出袢(图 49-18)。在吻合口末端用丝线缝合以做标记,第一处回肠后壁的缝合均用 3-0 缝线连续缝合,3-0 缝线连续缝合储袋后壁是关键步骤,第二、三处

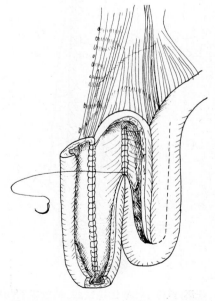

图 49-19 切开第二、三支并缝合后壁,沿着回肠系膜切开每支的顶端

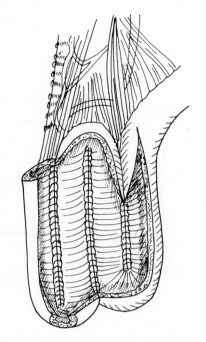

图 49-20　切开第三、四支并缝合其后壁

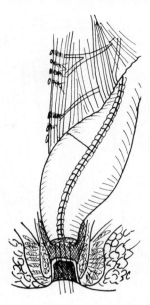

图 49-22　完成 W- 储袋的制作并拉入至肛管

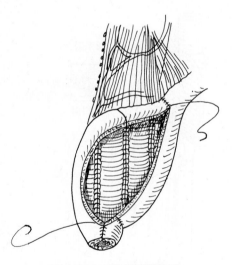

图 49-21　缝合储袋前壁

不同的是,距离储袋输出口约 2~3cm 处用 3-0 缝线间断缝合,其余采用连续缝合并在缝合过程中不停地翻转肠管。这种改良的缝合方法目的是防止储袋-肛管吻合以前的缝合线发生中断。早期制作 W 形储袋的经验是,在吻合的整个过程中均采用连续缝合,结果少部分病人术后出现远端的吻合口会裂开数厘米,储袋后壁采用一系列的间断缝合可预防这种现象的发生。

　　常规用生理盐水膨胀储袋以检查是否漏水,W 形储袋可容纳 150~200ml 生理盐水。手工行回肠肛管吻合时,他们常规在每个象限缝一根 2-0 微乔缝合线以固定并维持其空间位置,然后由两位外科

医师(腹部和会阴部)合作完成储袋 - 肛管吻合(图 49-22)。

第四节　回肠 Kock 造口术

　　Kock 造口是由 Kock(瑞典)在 1969 年首次提出,当时仅是作为全结直肠切除后常规回肠造口的一种选择。期间 Kock 造口有了一些改善,如出口加用不同形状的补片、制作不同形状的贮袋、乳头长度的制定等。目前国内开展不多,Kock 造口的相对禁忌证为肠道克罗恩病、小肠广泛切除术后、年龄大于 60 岁、肥胖症及严重心理疾病等。操作如下:

　　1. 大约 50cm 小肠可用于行 Kock 造口,视乎于腹壁厚度选择远端 3~5cm 小肠作为出口,中段 18cm 小肠作乳头瓣,30cm 用于行 Kock 造口(图 49-23)。

　　2. 乳头瓣处小肠肠系膜清除　小心游离该处小肠肠系膜的浆膜、系膜组织,裸化血管(图 49-24)。

　　3. 先将制作 Kock 造口的小肠段排列呈 S 形,用可吸收线缝合固定,缝合过程中中间肢越靠肠系膜对侧,两边外侧肢越靠肠系膜侧(图 49-25)。

　　4. 制作乳头瓣　套叠肠制作乳头瓣前先使用肌肉松弛剂,乳头瓣一般长度为 9cm,可使用三把非切割吻合器固定。吻合固定前应注意保护裸化的肠系膜,在肠系膜两侧先行固定(图 49-26)。将两侧肠壁作双层缝合封闭贮袋。出口与贮袋之间用可吸收缝线缝合浆肌层,减少吻合钉的张力、保持乳头瓣性状。导尿管置入并充气或注入生理盐水检测其完整性及通畅性(图 49-27)。

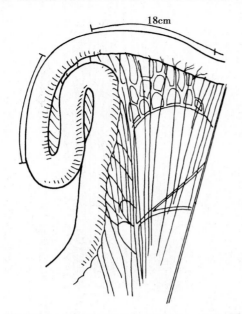

图 49-23　小肠中段 50cm 用于行 KOCK 造口术

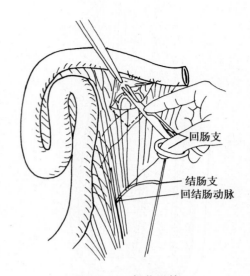

回肠支

结肠支
回结肠动脉

图 49-24　裸化血管

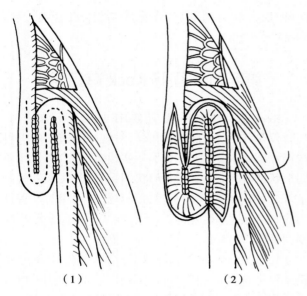

（1）　　　　　　　　（2）

图 49-25　将肠段改行 S 形排列

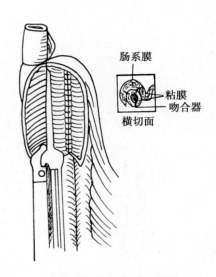

肠系膜

粘膜
吻合器

横切面

图 49-26　制作乳头瓣

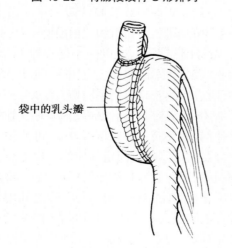

袋中的乳头瓣

5. Kock 造口的完成及置入导管引流　皮肤造口的制作与普通造口相似（图 49-28），导管放置需达到乳头瓣下方（图 49-29）。

图 49-27　封闭储袋

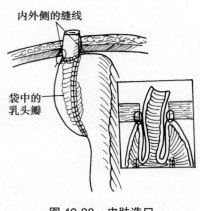

图 49-28　皮肤造口

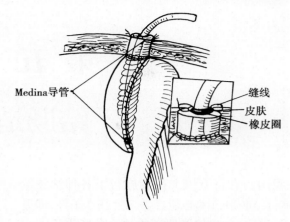

图 49-29　导管放置乳头瓣下方

（兰　平）

第五十章

结肠造口术

在我国约有百万以上患者施行了各种结肠造口术，施行结肠造口术必须具备三个基本条件，即造口肠管是健康的，造口肠段不能缺血和肠管不能有张力。

肠造口术可分暂时性和永久性两类。暂时性肠造口术常在回肠或盲肠或升结肠施行；永久性造口则常在乙状结肠或降结肠施行，且远端肠管常予切除，如 Miles 手术或左半结肠癌晚期无法切除时。

暂时性肠造口术：仅是短期粪便分流，以使远端肠管休息或避免污染，情况好转后恢复肠道的通畅。如结肠梗阻，病情危急不允根治性手术治疗时，先行盲肠造口术，病情好转后再行根治性手术。永久性肠造口术的具体适应证有：①直肠癌行腹会阴切除后；②放射性直肠病变；③大便失禁；④顽固性直肠肠管感染；⑤肠管缺血；⑥ Crohn 病；⑦结肠憩室病。

【术前准备】

1. 输液，输血，纠正水、电解质失衡及低蛋白血症。

2. 给予抗生素，预防和治疗感染。预防性抗生素在术前半小时给予，以头孢二代为宜，一次静注。

3. 肌注 VitB、C、K。

4. 术前放置胃肠减压管。

5. 根据病情在手术前晚及术后清洁灌肠。

第一节 盲肠造口术

【适应证】

1. 盲肠远端的结肠完全梗阻，用于临时性减压。

2. 各种结肠修补吻合术手术前后，行暂时性造口减压以保证吻合口愈合。

【手术步骤】

1. 体位　仰卧位。

2. 切口　右下腹斜切口（麦氏切口），长 5cm。

3. 放置造瘘管　剖入腹腔后，先找到盲肠和阑

尾，在阑尾根部术野，以盐水纱布覆盖保护之，常规方法切除阑尾，阑尾断端不予结扎，用提起荷包缝线，经阑尾残端将吸引器吸管置入盲肠内，吸去肠内容物，使之尽量排空（图 50-1）。再将大号的蕈状导管置入盲肠内，逐一收紧两层荷包缝线，并予结扎，同时用外层荷包缝线固定导管于盲肠壁上（图 50-2）。

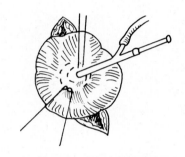

图 50-1　将吸引器插入阑尾残端

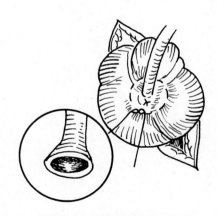

图 50-2　收紧荷包缝线并固定导管

4. 引出导管　先将右下腹部之大网膜置于盲肠表面加以覆盖，将蕈状导管自大网膜引出，再穿出腹部切口旁的另戳一小口，并以细丝线将盲肠壁与切口附近腹膜固定（图 50-3）。

5. 缝合　逐层缝合切口腹壁，再将蕈状导管固定于皮肤。

【术后注意事项】

1. 手术后将造瘘管接于床边引流瓶内，可用减

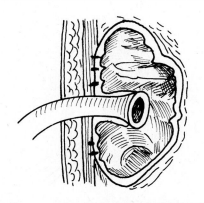

图 50-3 将盲肠壁与切口附近腹膜固定

压管抽吸,记每日引流量,观察引流物性质,有无血迹。如粘稠粪便堵塞引流管时,可以盐水冲洗,保持通畅。

2. 待病情好转后,可在造口术后 2 周拔除引流管。

第二节 横结肠造口术

横结肠造口有暂时性和永久性两种,暂时性者常使用袢式造口,而永久性者可采用双口式造口。

【适应证】

1. 左半结肠梗阻,病因无法在急诊时根除时。

2. 左半结肠癌并发穿孔、梗阻或外伤肠破裂时,可暂时造口,二期切除后闭合造口;如系年迈晚期患者,则行永久性造口。

3. 溃疡性结肠炎病变在左半结肠,暂时造口可解除对病变刺激。

【手术步骤】

1. 体位 仰卧位。

2. 切口 右上腹经腹直肌切口,或右上腹横切口。

3. 显露横结肠 剖开腹膜后,先将横结肠提出切口,如有困难,可先用粗长针头刺入近段扩张的结肠内排除气体,使之缩小后提出。再以湿纱布垫护好横结肠,分离横结肠大网膜,并将大网膜返纳回腹腔内(图 50-4)。

4. 固定结肠,缝合腹壁 在提出的横结肠系膜无血管区,穿一短金属棒(直径 0.5cm 左右),此棒两端再用一橡胶管衔接固定,套住肠管防止滑入腹腔内(图 50-5)。当一段肠管外置后,可将原切口过大部分加以缝合。此时可将横结肠脂肪垂与脏层腹膜缝合,再逐层缝至皮肤,所留的肠管通畅,即肠管与切口间隙须容下一横指(图 50-6)。

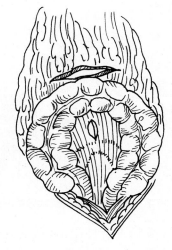

图 50-4 从横结肠上分离出大网膜

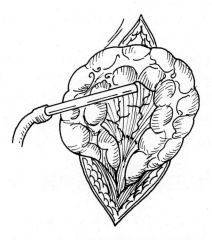

图 50-5 金属棒固定,外置结肠肠管

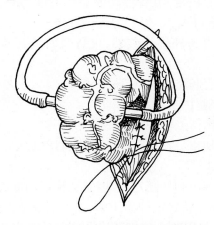

图 50-6 肠壁脂肪垂与脏层腹膜缝合

5. 切开外置肠管减压 在外置横结肠的肠袢上用电刀切一小口,吸出内容物后,向其近端置入一蕈状导管,再用荷包缝合将切口缝闭(图 50-7)。

6. 有的患者需做横结肠永久性造口术,即可将外置横结肠肠管切断,近端行造口术,远端视具体情

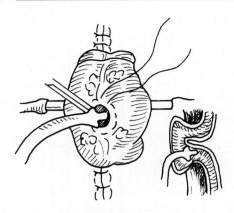

图 50-7 在横结肠置入蕈状导管减压

况行开放(远端肠管有梗阻)或闭合(远端肠管无梗阻)。

【术后处理】

1. 术后切口常规换药护理,防止粪便致切口感染。

2. 术后 10 天左右已发生粘连,可拔去金属棒。

3. 永久性造口术,可对近端肠管每日灌洗 1 次,定时用手指扩张,防止狭窄,促进排便。

4. 暂时性造口术,待 1~2 个月后,视病情考虑闭合造瘘口。

第三节　乙状结肠造口术

乙状结肠造口亦可分为永久和暂时性两种。

【适应证】

1. 直肠癌、肛管癌切除后或不能切除者,结肠永久性造口术。

2. 直肠外伤性破裂,可行暂时性乙状结肠造口术。

3. 直肠严重感染、狭窄、梗阻。

【手术步骤】

1. 体位　仰卧位

2. 切口　左下腹正中旁或斜切口,相当右侧的麦氏切口。

3. 提出和切断乙状结肠,选择活动度大的一段行造口术,最好距肿瘤 10cm 处。分离此段乙状结肠系膜,并用两十二指肠钳夹住已分离出的乙状结肠(图 50-8),然后在两钳之间切断乙状结肠,近段肠管用纱布条包住结肠并保护好。

4. 缝合封闭乙状结肠远端　此时需视具体情况采用不同手术步骤,如行肿瘤一期切除吻合,则将远端肠管包扎好,与肿瘤一并切除;如行二期切除,则将此段肠管闭合,内层作全层连续缝合,外层行浆

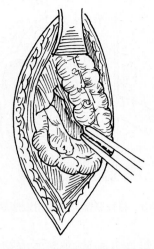

图 50-8 分离乙状结肠系膜

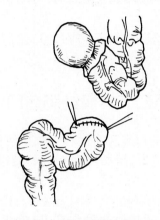

图 50-9 封闭乙状结肠远端

肌层间断缝合,再放入盆腔内(图 50-9)。

5. 行近端乙状结肠造口术,先在切口旁,脐下 5~6cm 处的左下腹直肌外侧,戳一小切口,切除一小圆形皮肤和腹外斜肌腱鞘,再用手指探查此小切口,以容纳一横指为宜,适合近端乙状结肠通过,将其引出。

将近端乙状结肠引出此小切口 5cm 左右,再将乙状结肠系膜与左侧腹壁的腹膜间断缝合固定(图 50-10)。再用凡士林纱布保护好造口处的乙状结肠。

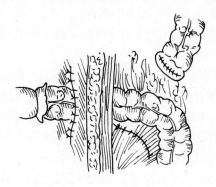

图 50-10 行近端乙状结肠造口术

6. 缝合　检查术野,逐层缝合腹壁切口及造口处皮肤。

【术后处理】

1. 视具体情况,在术后 2~3 日开放造口的肠腔,此时需注意保护好造口周围皮肤。

2. 应用人工肛门袋储存粪便。

3. 术后 2 周,每日或每两日用手指扩张人工肛门一次。

第四节　肠造口闭合术

肠造口闭合术一般在手术后半月到一个月时进行。因外伤、感染形成的腹壁肠瘘,则视病情选定闭瘘时间。

(一)侧壁肠瘘闭合术

此术适用于因外伤、感染或肠吻合术不愈合而形成的各种肠瘘。

【手术步骤】

1. 体位　仰卧位。

2. 切口　环绕肠瘘周围行梭形切口。

3. 填塞瘘管　使用纱布团塞紧瘘管口,并连同切除的周围的皮肤予以缝合,这样可防止肠内容外溢。

4. 分离瘘管　从皮下沿瘘管周围分离瘘管,直至腹膜,在瘘管旁腹膜切一小口,送入示指仔细分离瘘管周围与粘连组织,再进一步扩大切口(图 50-11),最后将瘘管分离提出术野(图 50-12)。

5. 切除瘘管　梭形切除与瘘管粘连的瘘管旁肠壁(图 50-13)。

6. 行肠管缝合　如切除肠壁较小,可行切口横行缝合,内全层,外浆肌层缝合(图 50-14)。如切除

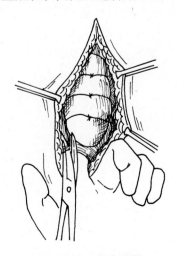

图 50-11　分离瘘管

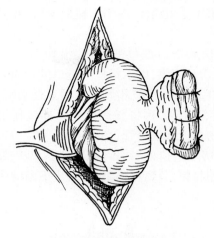

图 50-12　提出瘘管

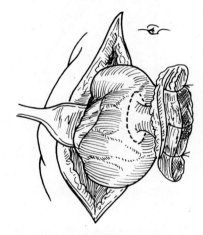

图 50-13　切除瘘管旁肠壁

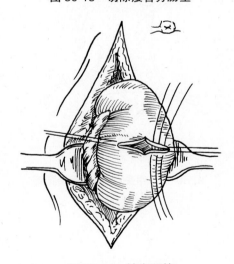

图 50-14　缝合肠管

肠管较多,则行近远端肠管侧侧吻合术。

7. 逐层缝合肠壁

(二)双腔肠瘘造口闭合术

【手术步骤】

1. 体位　仰卧位。

2. 切口 沿造口周围作梭形切口,并切除造口周围皮肤。

3. 切断造口部位的肠袢,沿切口一侧向下剥离,直至切开腹膜,以示指检查造口的近端和远端肠袢(图 50-15)。用十二指肠钳夹闭近远端肠管,并切断之(图 50-16)。再将肠造口处肠袢包扎封闭。随即端端吻合近远端肠管(图 50-17)。

4. 切除造口处肠管 从腹腔内切开造口肠管的另一侧腹膜,分离粘连组织,自皮下渐向深层肌肉

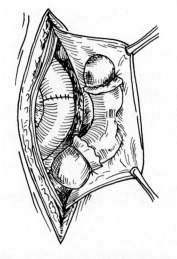

图 50-17 端端吻合近、远端肠管

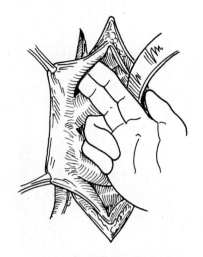

图 50-15 探查近、远端肠袢

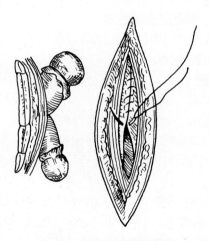

图 50-18 切除造口处肠管

分离,再将造口段肠管和残端一并切除(图 50-18)。

5. 缝合腹壁 逐层至皮肤、皮下置橡皮条引流。

(三) 单口肠造口闭合术

此手术沿造口向下分离,将远端病变肠段切除,同时切除近端造口处肠段,再行近、远段肠管端端吻合。

(杨春明)

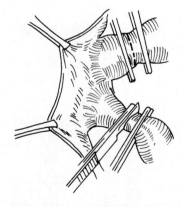

图 50-16 钳夹、切断近远端肠管

第五十一章

结直肠息肉手术

结直肠息肉是指结直肠腔内的黏膜隆起性病变,这些病变大小、数量不一,形态各异。数量上可分为单发和多发,形态上可分为有蒂和广基。临床上在未明确这些隆起性病变的病理性质前均称为息肉。不同类型的息肉在病理上有较大区别,生物学行为和预后也不同。息肉的分类方法较多,由于肿瘤性息肉其恶变率较高,而非肿瘤性息肉基本不恶变,故息肉的分类关键是要把肿瘤性息肉和非肿瘤性息肉分开,以便于临床治疗措施选择和治疗效果比较。

第一节　经结肠镜结直肠
息肉切除术

经结肠镜用高频电、微波、激光摘除或凝除结直肠息肉,是对息肉治疗的一大改进。患者避免了剖腹手术的痛苦,并且一次可以摘除多枚息肉。

【适应证】

1. 无蒂的小息肉。

2. 有蒂息肉,但其蒂 <2.0cm。

3. 息肉呈宽基底,但息肉本身 <2.0cm。

【禁忌证】

1. 有严重高血压、冠心病者。

2. 有严重的腹痛、腹胀、恶心、呕吐等肠梗阻症状者。

3. 有弥漫性或局限性腹膜炎,或疑有肠穿孔者。

4. 有出血性疾病者,或术前未停用抗凝药物者。

5. 息肉基底 >2.0cm。

6. 息肉恶变已浸润到蒂部。

7. 息肉集簇存在范围较广者。

8. 妊娠期患者。

9. 较虚弱,或不能配合者。

【术前准备】

1. 检查血常规,凝血指标。

2. 术前 2 天开始半流质饮食,术前 1 天全流质饮食,术前晚服用泻剂,现临床多采用含盐类的渗透性泻药。拟行息肉摘除前禁用甘露醇行肠道准备。

【手术步骤】

1. 圈套摘除息肉法

(1) 清除息肉周围的粪水及黏液,防止导电击伤肠壁。

(2) 必要时调整体位,充分显露息肉。

(3) 抽换肠腔内空气 2~3 次,防止肠内易燃气体浓度高,引起爆炸。

(4) 圈套丝应套在息肉的颈部,小息肉提起悬空,大息肉应使息肉头部广泛接触对侧肠壁,切勿接触过少,电流密度大燃伤肠壁。

(5) >3.0cm 不是分叶状的巨大息肉,每次圈套不能 >2.0cm,以防止当切割到一定程度时,被切割部分相互接触,电流密度分散不能产生高温切除息肉,使圈套丝陷入息肉组织内,进退不能。

(6) 3.0cm 的巨大分叶状息肉,应从息肉周围逐叶向息肉蒂部烧除,使息肉蒂内较大的血管多次受到热及电流的影响而凝血,切勿盲目套入蒂部因视野不清或蒂部凝固不全而发生并发症。

(7) 接通电源,通电,每次通电 2~4 秒,酌情可通电 1 次或多次。

(8) 通电见圈套丝处发白或冒白烟时,方令助手逐渐收紧圈套器,边收紧圈套器边间断通电。

2. 热活检钳钳除息肉

(1) 用凝固电流 2.5~3 挡。

(2) 钳住息肉头部提起,使息肉基底部形成一细长假蒂,通电时假蒂部位的电流密度增大产生高温摘除息肉。钳环内的息肉受电流影响小,可行组织学活检。

3. 电凝器凝除息肉法

(1) 高频电发生仪用凝固电流 2~3 挡。

(2) 电凝器对准息肉头部,凝除息肉 2/3 才能达到治疗目的,但不宜凝除过深,以防止穿孔。

【术中注意要点】

1. 在摘除息肉过程中通电与收紧圈套器要合适,不要因为通电不足,收紧圈套器过快而出血,也不要因为通电时间过长或电流过大,收紧圈套器过慢而致肠穿孔。

2. 避免圈套丝尖端部接触息肉旁正常肠壁发生肠穿孔。

3. 分叶摘除息肉时,避免摘下来的息肉接触还未摘掉的息肉,发生导电烧伤肠壁。

4. 回收标本,单个息肉可用篮式取出器套住息肉或用镜子吸住息肉随镜身退出。一次摘除多枚息肉者,如位于低位结肠或直肠可分次摘除取出;如位于高位结肠可先摘除远端息肉,用标本袋拉至近端息肉附近,待近端息肉摘除后一并取出,组中记录好每个息肉的部位、形态特点,分别送检。

【术后处理】

1. 息肉摘除较多、较大者术后应用止血药,并控制饮食,半流质饮食。

2. 息肉摘除术后 0.5~1 年复查一次,如无异常以后可适当延长复查时间。

3. 腺瘤性息肉恶变属原位癌者,半年内 1~2 个月复查一次,0.5~1 年内 3 月复查 1 次。如无异常,以后延长复查时间。

【主要并发症】

1. 肠穿孔　一旦发生应立即手术治疗。

2. 息肉残蒂出血　包括术中出血及术后 1 周左右焦痂脱落出血,如出血可经内镜高频电电凝止血。方法:高频电凝仪用凝固电流 2 或 3 挡,电凝器接触出血处通电 2~3 秒,通电一次或几次。在提起电凝器时再通电 1 或 2 次,使焦痂断裂,防止拉掉焦痂再出血。

3. 腹膜后气囊肿　应用抗生素,待其逐渐吸收,并注意心肺功能。

第二节　剖腹或腹腔镜结合结肠镜息肉切除术

腹腔镜探查和手术对腹腔内尤其是胃肠道病变有明显的优势,但在胃肠道小病灶的手术上有一定的局限,与开腹手术相比缺少了手的触觉反射,当然对于部分较小病变如良性息肉或小的早期肿瘤即使在开腹状态下也很难找到病灶,这是需要借助术前或术中的内镜定位,确定病灶部位,指导手术。当然,在对于比较大的结直肠良性息肉,如拟行结肠镜下切除,为避免肠道穿孔的发生及及时发现和治疗肠穿孔,还有肠镜下因息肉位置视野不好,亦可在腹腔镜辅助下行结肠镜息肉切除术。

一、剖腹结合结肠镜息肉切除术

【适应证】

1. 宽基底息肉 >2.0cm。

2. 有蒂息肉、但蒂 >2.0cm。

【禁忌证】

1. 严重的心肺疾病患者。

2. 有出血性疾病者。

【术前准备】

同"经结肠镜结直肠息肉切除术"。

【麻醉和体位】

硬脊膜外阻滞麻醉,或气管插管全身麻醉。截石位或平卧分腿位。

【手术步骤】

1. 根据术前肠镜大概确定部位选择小切口,常规入腹腔,先行探查,如探查中无法发现目标息肉,则经肛门行结肠镜检查,找到息肉先行标记。如息肉为多发,则标记完成,退出肠镜后分别行息肉切除术。

2. 于息肉旁边结肠带上做纵行小切口,切口直径小于息肉的直径。将息肉提出肠腔,如为有蒂息肉,在息肉根部先行结扎,后缝扎,切除息肉;如息肉为广基息肉,则将息肉及所在肠壁一并切除。而后全层及浆肌层间断缝合关闭肠壁切口。

3. 将切除息肉送冰冻检查,如为恶性则行根治性手术治疗,如为良性则关闭腹腔切口,结束手术。建议留置腹腔引流管。

二、腹腔镜结合结肠镜息肉切除术

【适应证】

1. 宽基底息肉 >2.0cm。

2. 有蒂息肉、但蒂 >2.0cm。

【禁忌证】

1. 有腹部复杂手术史,可能存在腹腔内的广泛粘连。

2. 严重的心肺疾病者。

3. 有出血性疾病者。

【术前准备】

同"经结肠镜结直肠息肉切除术"。

【麻醉和体位】

气管插管全身麻醉。平卧分腿位。

【手术步骤】

1. 同腹腔镜常规手术,建立气腹,由脐周置 trocar 插入腹腔镜镜头,根据术前肠镜结果选择其他

trocar 孔位置,另置入 2 个 trocar,入钳行腹腔探查,如不能发现目标息肉,则由肛门插入结肠镜寻找目标息肉。此时应将腹腔镜光源调暗或退出光源,腹压降低 2~3mmHg,肠镜下找到目标息肉,由腹腔镜光源与肠镜光源配合,腹腔镜无损伤钳钳夹肠管,找到息肉所在部位,标记(钛夹、缝线缝扎或点状灼烧等)该处肠壁。

2. 如该处肠管游离,可于腹壁对应肠段位置做一小切口,将肠管提出体外,注意保护切口,如同"剖腹结合结肠镜息肉切除术"方法,行息肉切除术。如该处肠管较固定,则在腹腔镜下行肠管游离,待游离充分,再行息肉切除术。

3. 同"剖腹结合结肠镜息肉切除术"切除息肉均应送冰冻检查,建议留置腹腔引流管。

【术后处理】

两种术式术后处理相同,同结肠部分切除术。

【术后并发症】

腹腔镜手术除了增加腔镜手术的可能存在的如入腹过程中刺穿肠管、血管,皮下气肿等并发症外,其他并发症与剖腹相同。

1. 切口感染　肠腔内容物含有较多细菌,加之小切口将结肠提出腹腔操作时,肠腔内容物更易溢出,污染切口。

2. 肠漏　结肠肠壁薄弱,血供较小肠差,如肠道准备欠佳,肠腔胀气,则增加肠漏机会。

第三节　经肛门直肠息肉切除术

【适应证】

直肠下端息肉。

【术前准备】

同"经结肠镜结直肠息肉切除术"。

【麻醉和体位】

气管插管全身麻醉,或硬脊膜外阻滞麻醉,或骶丛麻醉。截石位。

【手术步骤】

1. 常规消毒后,7-0 号丝线于肛门四周(右上、右下、左上、左下)将肛周皮肤缝于两侧大腿内侧及臀部皮肤,充分显露肛门部。

2. 充分扩肛,置入肛窥(必要时可置入阴窥),充分显露肠腔内息肉。如息肉有蒂,提起息肉,钳夹息肉蒂部,切除息肉,结扎息肉蒂部,再缝扎息肉蒂部。如息肉为广基息肉,3-0 微乔线于息肉两侧缝合两针,提起息肉,超声刀于息肉边缘切除息肉,移除息肉,3-0 微乔线间断缝合。如息肉较大,可边切边缝合。

3. 切除息肉送冰冻检查,如病理为恶性或基底肿瘤残留,则应行局部扩大切除或根治性手术。

【术中注意要点】

1. 向外提起息肉时,动作要轻柔,因息肉质脆,牵拉时易拉断息肉造成出血或息肉不完整。

2. 随着超声刀普及,建议超声刀切除息肉,超声刀止血效果好,可避免局部黏膜渗血。

3. 虽然 TEM 在国内开始推广,由于器械较昂贵等原因,仍未得到普及,对于位置较高息肉,可考虑置入腹腔镜镜头暴露视野,加长止血钳或腹腔镜器械配合超声刀切除息肉。

【术后处理】

1. 肛门填塞纱布或油纱,如创面较大,可考虑肛管捆绑纱布、油纱,行局部压迫止血 24 小时。

2. 术后应保持大便通畅,防止大便干结引起出血。

(林锋　李勇)

第五十二章

结肠部分切除术

结肠切除术的手术指征有结肠癌、炎性肠病以及各种原因所致的结肠狭窄和梗阻等,还有在急症情况下所见的肠套叠、肠扭转、肠系膜血管病变所致的缺血性疾病等。但最为常用的是切除结肠腺癌。

第一节　结肠淋巴引流

外科手术治疗结肠癌的主要目的是根治性切除原发结肠病灶;切缘应充足;并切除区域性淋巴结。其中最具挑战性问题是如何判断淋巴结清扫的范围,而这一问题的理论基础是了解结肠癌淋巴扩散的解剖学。

在结肠的黏膜下层含有丰富的毛细淋巴管,从周围流向环形肌和纵形肌形成浆膜下层淋巴网。纵形肌层的黏膜下层淋巴液一般扩散的范围 <2cm,这也是外科手术切除结肠癌的近、远端切缘需距离肿瘤 5cm 的理由。大多数黏膜下淋巴液通过肠系膜的结肠旁淋巴结向中央集结。在正常情况下,结肠系膜内的淋巴液从小的淋巴结,向中央肠系膜根部的大淋巴结汇集。结肠淋巴管紧靠血管走行,故在血管蒂内就可发现淋巴管。

尽管会发生一些变异,但结肠系膜的淋巴结可分为以下 3 组,手术时应分辨出来。

1. 结肠旁淋巴结　是第一站淋巴结,最多,靠近 Drummoned 边缘血管。

2. 中间淋巴结　是第二站淋巴结,一般位于肠系膜血管主支分支到周围支处。

3. 中央淋巴结　又称主干淋巴结,靠近肠系膜根部,可连同主要血管蒂一并清扫。

在一组 SK 癌症纪念医院的结肠癌淋巴引流研究中,发现的情况如图 52-1 所示。这对外科切除及淋巴结清扫有一定指导意义。

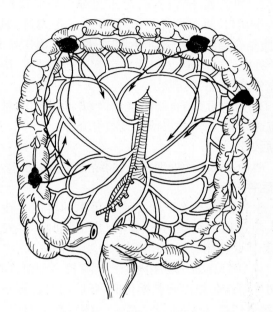

图 52-1　结肠癌淋巴引流图

第二节　右侧结肠切除术

一般情况下,应根据手术中发现结肠癌局部病灶的位置、大小和病理性质来选择手术范围,是部分切除或是次全切除术。位于盲肠、升结肠和横结肠肝曲的结肠癌,都采用右侧结肠切除术。结肠肝曲或横结肠右侧的结肠癌,切除范围需更为广泛些(图 52-2)。

【适应证】

1. 结肠癌、位于盲肠、升结肠或结肠肝曲的癌,无远处转移。

2. 右侧结肠损伤程度严重,组织已无生机。

3. 溃疡性结肠炎合并狭窄、瘘形成。

4. 回结肠肠套叠发生坏死,回肠扭转发生坏死。

【术前准备】

1. 手术前 3 日半流质食,术前 1~2 日流质食。

2. 术前 3 日每晚口服蓖麻油 30ml。

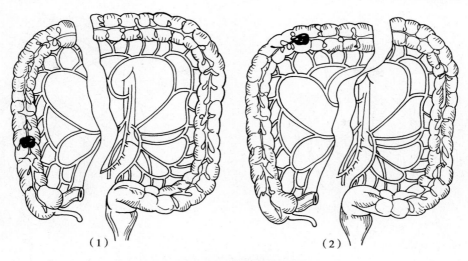

图 52-2　右侧结肠癌切除范围
(1)升结肠癌切除范围;(2)结肠肝曲癌切除范围

3. 术前 3 日每晚盐水灌肠一次,术前晚清洁灌肠。

4. 预防性抗生素,口服新霉素 1g,术前 1 日,16 小时,8 小时各一次;术前半小时一次静注二代头孢菌素。

5. 根据病情需要在术前补充 VitK,电解质、晶体液、要素饮食、肠内或肠外营养。全胃肠道清洗视具体病情采用之,情况差者慎用。

【手术步骤】

1. 体位　仰卧位。

2. 切口　右侧经腹直肌或右侧正中旁切口。

3. 探查病变　剖入腹腔后,先探查癌灶部位、大小、活动度、系膜淋巴结情况,以及肝脏有无转移,以决定是否能施行根治性切除术;肿瘤局部情况允许切除仍应争取切除。即使有肝转移灶,还可同时行肝肿瘤切除或消融治疗等。如肿瘤侵犯周围邻近组织器官,视情况一并切除。

4. 显露右侧结肠　用盐水纱布垫将小肠及大网膜向内侧推开,显出右侧结肠。按血管分布及淋巴引流方向,切开回肠末端和横结肠中段的系膜,一一结扎并切断结肠右动、静脉,回结肠动、静脉及结肠中动、静脉的右侧各分支(图 52-3),各血管近端需双重缝扎(图 52-4)。再将肿瘤上、下两端各 5cm 处的肠腔扎紧(图 52-4),并用纱布包扎好。使此段肠腔与腹腔组织完全隔离。

5. 分离并切除右侧结肠　切开升结肠外侧的后腹膜(图 52-5)。钝性游离出自回盲部至升结肠的肠段,此时需注意避免损伤其后上方的十二指肠和右侧输尿管(图 52-6),再切开肝结肠韧带和胃结肠

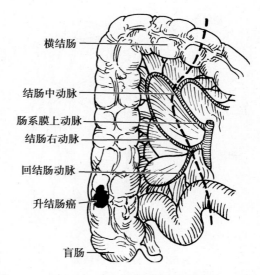

图 52-3　结扎、切断肠系膜血管

横结肠
结肠中动脉
肠系膜上动脉
结肠右动脉
回结肠动脉
升结肠癌
盲肠

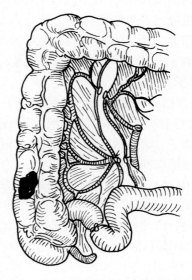

图 52-4　扎紧肿瘤上、下端肠管

483

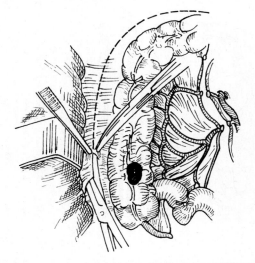

图 52-5　切开升结肠外侧的后腹膜

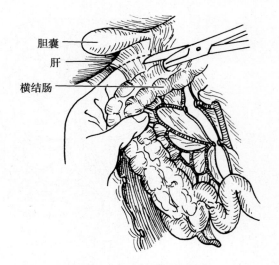

图 52-7　分离出横结肠右段

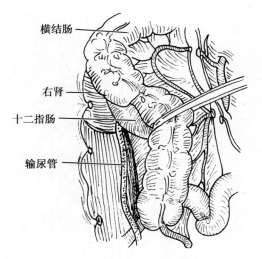

图 52-6　分离右侧结肠

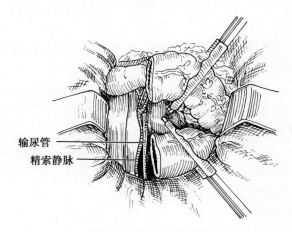

图 52-8　切除右侧结肠

韧带的右侧,分离出横结肠右段(图 52-7)。

　　然后将横结肠系膜沿肠壁边缘分离 2cm 左右。再用十二指肠钳钳夹右侧结肠的两端并加以切断,近端为回盲瓣以上的 15cm 处回肠末端;远端为横结肠中段(图 52-8)。

　　6. 吻合回肠和横结肠　将回肠断端与横结肠断端拉拢,行对端吻合术,后壁全层间断缝合,内翻肠壁(图 52-9)。前壁同样全层间断缝合,也需内翻,前后外层浆肌层间断褥式缝合。

　　7. 关闭肠系膜裂孔间隙　将回结肠系膜之间的裂孔间隙间断缝合闭合,右侧腹膜后切开的裂口,也应对拢缝合或使用肠系膜缝合固定。

【术中注意事项】

　　1. 术中注意勿损伤周围组织器官,特别是切开右侧后壁翻起升结肠和结肠肝曲时,注意勿损伤

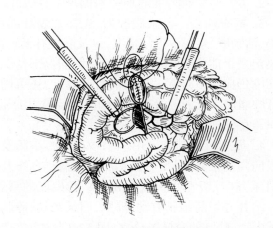

图 52-9　吻合回肠和横结肠

十二指肠、右侧输尿管和右肾等。

　　2. 施行回肠横结肠对端吻合时,注意防止污染术野,并注意两端肠管的血供和张力,防止吻合口瘘的发生。

【术后处理】

　　1. 胃肠减压 1~2 日。

484

2. 肛管排气 1~2 日。

3. 使用抗菌药物防治感染。

4. 术后 3 日开始流质食物后逐渐恢复至正常饮食。

5. 术后 1 周内禁用灌肠。

第三节　左侧结肠切除术

包括结肠脾区、降结肠和乙状结肠的左侧结肠，其切除方法与右侧相同。对于左侧结肠癌的切除范围，可按图 52-10 所示。

切除手术步骤及术中注意事项基本与右侧切除相同。

【手术步骤】

1. 显露左侧结肠　在 Treitz 韧带下方切开后腹膜，分离切断肠系膜下动、静脉(图 52-11)。再沿主动脉旁清除淋巴结，切开降结肠左侧缘的后腹膜(图 52-12)，显露左侧结肠系膜，再切开脾结肠韧带，分离结肠脾曲，切开胃结肠韧带左侧部分，分离横结肠左侧段。

随后将乙状结肠远端两侧的腹膜切开，将其游离，此时也需注意防止损伤膀胱和双侧输尿管下端。在横结肠中段和乙状结肠末段分别钳夹切断，切除左侧结肠。

2. 横结肠直肠吻合　使用开放法或吻合器对端吻合横结肠和直肠。

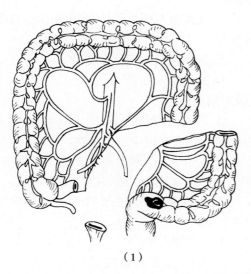

（1）

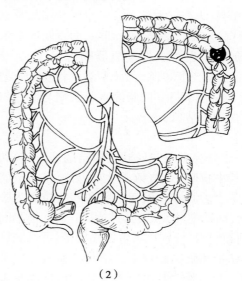

（2）

图 52-10　左侧结肠癌切除范围

(1)乙状结肠癌切除范围;(2)结肠脾曲癌切除范围

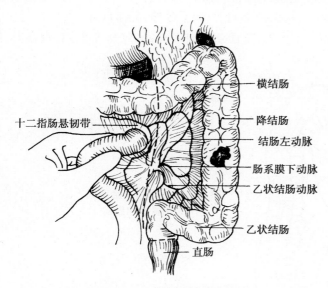

十二指肠悬韧带

横结肠
降结肠
结肠左动脉
肠系膜下动脉
乙状结肠动脉
乙状结肠
直肠

图 52-11　分离切断肠系膜下动静脉

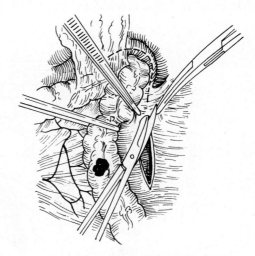

图 52-12　切开横结肠外侧腹膜

（杨春明）

485

第五十三章

全结肠切除术

第一节 全结肠切除术

有些病情的需要行全结肠切除术,全结肠切除术目前常用的方法有三大类:①结、直肠全切除及永久性回肠腹壁造口术;②结肠全切除、回直肠吻合术或结肠直肠次全切除、升结肠直肠吻合术;③结肠全切除、直肠远端黏膜剥除、回肠贮袋肛管吻合或结肠全切除直肠黏膜剥除,回肠经直肠肌鞘与肛管吻合,加暂时性回肠造口。

【解剖要点】

结肠一般分为盲肠、升结肠、横结肠、降结肠和乙状结肠,其中盲肠、升结肠、降结肠为腹膜间位器官,相对固定于后腹壁。而横结肠和乙状结肠为腹膜内位脏器,活动度较大。结肠与胃、肝、脾、横膈间有相连的网膜组织,分别称为胃结肠韧带、肝结肠韧带、脾结肠韧带和膈结肠韧带。结肠的血液供应来自肠系膜上、下动脉。其中右半结肠的血供由肠系膜上动脉分出的结肠中动脉右支、结肠右动脉和回结肠动脉提供,横结肠血供直接由肠系膜上动脉分出的结肠中动脉提供,而左半结肠血供则由肠系膜下动脉分出的左结肠动脉和乙状结肠动脉提供。结

肠的所有静脉和淋巴管均与动脉伴行,最终分别汇入肝门静脉和经肠系膜上、下淋巴结到主动脉旁淋巴结,最后流入胸导管。因此,结肠手术时应将所属的血管全部切断结扎(图53-1)。

【适应证】

1. 溃疡型结肠炎经内科规则治疗无效,或出现并发症。

2. 家族性息肉病疑恶变者。

3. 结肠多发性癌。

【手术前准备】

1. 术前营养不良者,应予以纠正,可进食高蛋白、高热量、富含维生素的食物。

2. 合并水、电解质紊乱的患者,术前应予以纠正,必要时可以输血、血浆以恢复血容量。

3. 肠道准备。术前1~2天可进流质饮食,术前清洁灌肠。

4. 插胃管、导尿管。

5. 术区、会阴部备皮。

【手术步骤】

1. 体位,切口 截石位,一般取左旁腹正中切口,以便于向上、向下延伸,显露良好。

2. 探查 全面探查,确定病变范围,观察其他

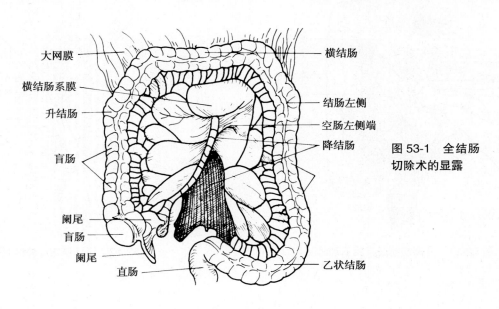

图 53-1 全结肠切除术的显露

大网膜 横结肠
横结肠系膜 结肠左侧
升结肠 空肠左侧端
盲肠 降结肠
阑尾
盲肠
阑尾 乙状结肠
直肠

器官有无病变,腹腔内有无粘连。如是恶性肿瘤探查有无肠系膜淋巴结或肝脏的转移,能否做彻底的切除。探查完毕后,用自动腹腔拉钩或框架拉钩将腹壁撑开,保护膜保护腹壁切口,用纱布垫将小肠包裹,并推向左下方。

3. 游离右侧结肠　首先分离升结肠,将升结肠拉向左侧,显露出右侧结肠旁沟,自盲肠开始,切开右侧侧腹膜,向上达结肠曲。将盲肠提出切口外,切断回肠末段的系膜,使盲肠、阑尾和末段回肠充分游离(图 53-2)。继续钝性分离升结肠和后腹壁之间的疏松结缔组织。注意右侧输尿管的走行,不可将其与疏松结缔组织一起分离出来,以免误伤、误扎。

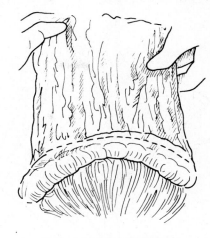

图 53-4　切断、结扎大网膜

53-4)。继续向左分离至脾曲,切断脾结肠韧带。注意分离此韧带时勿过度用力,以免撕裂脾下极,引起出血。切断脾结肠韧带要尽可能离脾远一些,以留有余地(图 53-5)。剪断横结肠系膜,然后沿左结肠旁沟向下剪开降结肠与乙状结肠左侧的腹膜(图53-6)。

5. 游离左侧结肠　沿左结肠旁沟自脾曲向下切开侧腹膜,分离至乙状结肠,并将降结肠自腹后壁上分离下来,同时注意保护左侧输尿管,生殖血管(图 53-7)。

6. 切除吻合　距末端回肠 15cm 处,切断末端回肠,辨认结肠系膜内的血管,在靠近肠管处分离、切断,并用 7 号线结扎。较大的血管还需用 4 号线贯穿缝扎,以防线结脱落出血。恶性肿瘤手术需清扫肠系膜及系膜血管周围淋巴结。

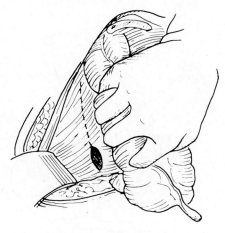

图 53-2　游离右侧结肠

4. 游离横结肠　分离结肠肝曲,切断肝结肠韧带。注意勿伤及此处结肠后面的十二指肠的第三段(图 53-3)。将大网膜向上翻并提起,沿结肠上方大网膜返折处自右向左分离,切断、结扎大网膜(图

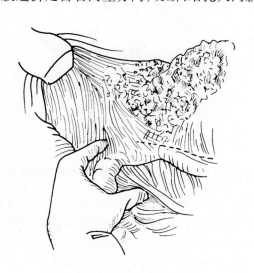

图 53-3　游离结肠肝曲

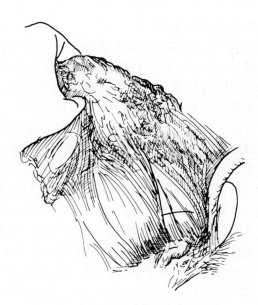

图 53-5　游离结肠脾曲

487

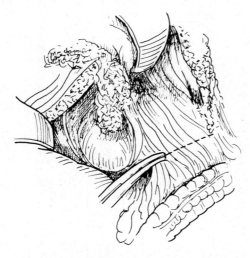

图 53-6　剪开降结肠与乙状结肠左侧的腹膜

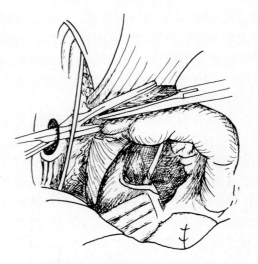

图 53-8　将回肠末端拖出造瘘口

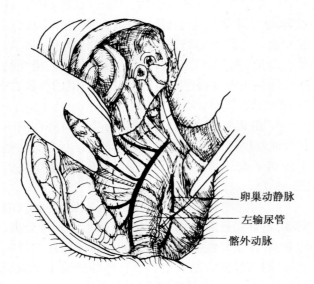

卵巢动静脉

左输尿管

髂外动脉

图 53-7　游离左侧结肠

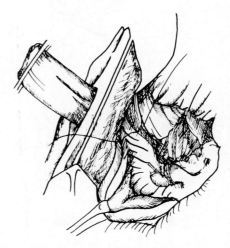

图 53-9　皮肤外的回肠应足够长(5~6cm)

7. 常用吻合术式

（1）回肠末端造瘘：取右髂前上棘和脐连线的中点偏下，用 Allis 钳将此处的皮肤提起，以 Allis 钳为中心切除直径约 2cm 的圆形皮肤、皮下组织。用 Allis 钳提起右侧腹膜切缘拉紧，以防腹膜切口不在适当位置。右手示指伸入腹腔，将右侧腹壁顶起，使造瘘口处的腹壁组织绷紧，用刀将腹外斜肌腱膜呈十字切开，分开其下面的腹内斜肌和腹横肌，十字切开腹横筋膜和腹膜。将回肠末段拖出造瘘口（图53-8）。一般情况下将系膜放在头侧。注意小肠系膜勿扭转，以免影响造瘘肠管的血液循环。皮肤外的回肠应足够长，一般 5~6cm（图53-9）。用小圆针和 1 号线，自腹膜、腹横筋膜开始，逐层间断缝合固定。有时将回肠末段黏膜外翻，并将其和皮肤切缘固定（图53-10）。用 1 号线间断缝合小肠系膜和右

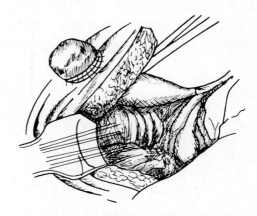

图 53-10　将回肠末端黏膜外翻固定于皮肤上

侧腹膜壁之壁层腹膜，使两者之间的间隙封闭，以防术后形成内疝。如果右侧壁层腹膜比较松弛，要尽可能地将右侧结肠旁沟用腹膜覆盖，使其腹膜化，以减少术后的粘连。很困难时，不必勉强。

（2）回肠直肠吻合术：游离末端回肠并保留直

肠残端 12~15cm。吻合口一般在骶骨岬水平,吻合可以是端端吻合或端侧吻合。目前这种吻合常借助吻合器完成(图 53-11)。

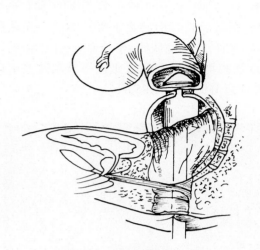

图 53-11　借助吻合器吻合

(3) 回肠贮袋肛管吻合:全结肠切除术后,将回肠末端做成囊性贮袋,行回肠肛管吻合。对溃疡型结肠炎患者还可行直肠黏膜剥除,回肠经直肠肌鞘与肛管吻合,加暂时性回肠造口(图 53-12)。

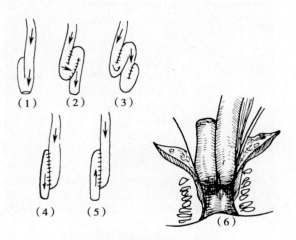

图 53-12　回肠储袋肛管吻合
(1)J 形袋;(2)S 形袋;(3)W 形袋;(4)H 形袋(顺蠕动)
(5)H 形袋(逆蠕动)

(顾　晋)

第二节　腹腔镜全结肠切除术

【适应证与禁忌证】

腹腔镜全结肠切除术的适应证与开腹手术大致相同,主要适用于病变范围广、累及全结肠的疾病,包括炎症性肠病,如溃疡性结肠炎、克罗恩病(Crohn 病)和肠结核等;家族性腺瘤性息肉病(直肠病变轻者);多原发结肠癌(两个或多个同时发现的原发孤立性肿瘤)及需手术治疗的结肠慢传输型便秘。需要指出的是,溃疡性结肠炎若累及小段直肠者,也可考虑实施该手术,但有可能造成部分病变直肠遗留,及由此引起的复发和并发症等风险增高;家族性腺瘤性息肉病也应注意该问题。

既往手术后腹腔广泛粘连,肥胖或瘘道形成等会对腹腔镜全结肠手术造成一定限制,特别是对于腹腔镜手术经验相对不足的外科医生而言,可能会造成较高的中转开腹率,因此属于相对禁忌证。

【术前准备】

同开放手术,包括血常规、凝血常规、肝肾功、心电图、胸片等;结肠镜、钡灌肠、结肠传输试验等明确结肠疾病诊断;由于手术时间较长,应特别注意评价心肺功能和对人工气腹的耐受性;同时行彻底的肠道准备。留置胃肠减压管和尿管。麻醉均采用气管插管全麻。

【手术方法】

1. 体位和布局　患者置于改良截石位,背部与大腿处同一平面。手术开始时处于头低脚高仰卧位(头向下倾 20°),置入套管后再略加调整为右高左低。并根据手术进程调整体位。

进程(1):离断回结肠和结肠中血管,游离右半结肠和肝曲的内外侧。此阶段,患者置于头低脚高位,并左侧略向下倾。术者位于患者两腿之间,第一助手和扶镜手位于患者左侧。

进程(2):游离左半结肠和脾曲,分离大网膜。此阶段,患者体位调整为头高脚低仰卧位(头向上倾 10°),并保持轻微的左高右低。术者站于患者两腿之间,第一助手和扶镜手站于患者右侧。

进程(3):处理、断离肠系膜下血管,左结肠系膜分离、游离乙状结肠左外侧及断离直肠上端。此阶段,患者置于头低脚高位,术者和扶镜手均站在患者的右侧,第一助手站于患者左侧。

2. 套管放置　脐孔行 10mm 戳孔用于安置 30度斜面镜头。左、右脐旁腹直肌外缘行 5mm 戳孔安置器械,右下腹行 12mm 戳孔作为主操作孔。则左下腹一个 12mm 戳孔亦可为主操作孔,以便术者转换位置时使用。另于耻骨联合上方可加行一 5mm 戳孔(图 53-13)。

【手术步骤】

步骤一:横断回结肠和结肠中血管,游离右半结肠和肝曲的内外侧。

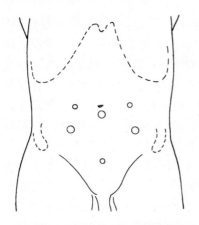

图 53-13　套管位置的选择

　　患者此时处于头低脚高仰卧位，左侧向下倾斜，并建立气腹，置入套管后，探查腹腔，由于体位的放置，此时大部分小肠由于重力作用可坠入左上腹，为手术视野提供有利条件。还可用肠钳将所有小肠袢轻柔牵出盆腔，进一步改善手术野。第一助手通过抓钳使回肠和结肠系膜靠近回盲部并保持足够张力，这样就更容易辨认回结肠血管蒂（图 53-14）。术者在回结肠血管束下方打开腹膜，并向两侧扩大窗口。在肠系膜前方回结肠动静脉的背侧对其进行解剖辨别，分别找到它们在肠系膜上动静脉出的起始部。所有血管都需与肠系膜动静脉相距一个安全的距离进行细致分离，然后分别在血管的两侧腹膜打开一个小缺口，以便断离血管。在断离回结肠血管前，须向远端分离其血管蒂直至盲肠，以正确分辨其与肠系膜上动静脉的关系，同时也需从血管的腹侧进行鉴别。在确认回结肠血管蒂之后，可使用大号复合塑料夹对血管蒂进行钳闭断离，或使用腔镜下切割缝合器进行横断。术者和助手需再次钳夹血管两断端以防止和控制意外出血。

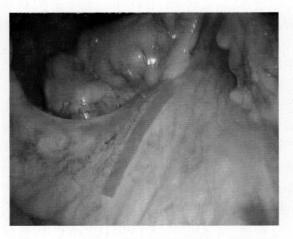

图 53-14　腔镜视野下肠系膜上动脉与回结肠血管

　　此时，从回肠系膜的背侧开始，通过钝性分离手法，在结肠系膜后叶和 Gerota 筋膜之间的隧道潜行（此处在腹腔镜下可呈现黄白交界的解剖特征，图 53-15）。向外侧，向头侧分离，使回肠和右半结肠系膜完全从后腹膜中游离下来。在这一间隙进行钝性分离时，右侧输尿管，生殖血管，十二指肠以及 Gerota 筋膜均清晰可见，仔细向下推离这些解剖结构，并注意避免损伤（图 53-16）。

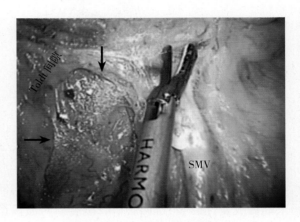

图 53-15　Toldt 间隙和 Toldt 线

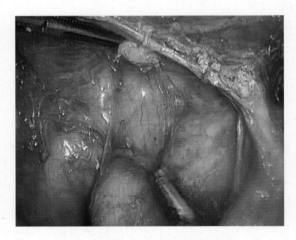

图 53-16　十二指肠与胰头显露

　　从结肠系膜根部的腹侧继续向头侧分离右结肠系膜，在其上方和内侧进行分离，直至暴露结肠中动脉右支或其主干处的腹膜返折。通过锐性分离切开返折处腹膜，同时使用钝性分离游离结肠中血管根部。接着，将结肠中血管，后腹膜及小网膜处的结构分离开来，在接近这些血管上方时需特别注意。针对不同解剖条件和手术目的，结肠中血管可以进一步向中间游离，以靠近它们的根部，或进一步向远端分离，至其分支血管区域，一般而言，结扎结肠中血管的左支和右支比结扎其主干更安全。在完成对血管四周的游离后,使用大号复合塑料夹或者内镜下血管切割缝合器进行断离(图53-17)。在紧靠结肠中血管蒂的左侧,钳住横结肠的肠系膜缘,尽量向左侧切开腹膜到左侧结肠的分离区域。必要时需切除横结肠系膜的另外一些血管。此时,将附着在右侧横结肠的大网膜从结肠上分离下来。网膜的血管可以使用电刀,超声刀进行凝闭和断离,或在必要时使用钛夹夹闭后断离。

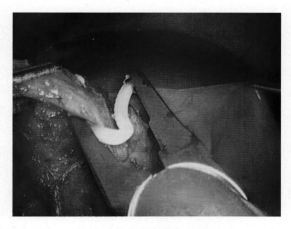

图 53-17　结扎结肠中血管

提起回肠末端并在靠近回盲部的位置确认近端切割线,回肠末端系膜和回肠本身可通过腹腔镜在腹腔内进行切断。也可以将肠管提出腹腔后再处理。但后者更快且无需延长切口。

然后,助手可将回肠末端和盲肠向头侧和内侧牵引,切开位于阑尾根部内侧的回肠附着处,将此切口的上缘朝着肠系膜根部和十二指肠下缘的方向进行牵引。接着从紧靠阑尾根部的盲肠开始,将右半结肠和结肠肝曲从剩余的后腹膜结构中完全分离下来。继而分离升结肠与右侧腹膜之间的附着粘连处。当到达肝曲时,注意需将患者体位转换为头高脚低位。最后断离网膜与近端横结肠之间的剩余附着处,以及肝结肠韧带。

步骤二:游离左半结肠和脾曲,分离大网膜。

调整患者体位与术者站位如"体位和布局进程2"所述。助手或术者将结肠向外侧牵引,然后,紧靠肠系膜下静脉且在与其平行的方向上,尽量向头侧离断肠系膜内侧的附着处。在这一过程中偶尔会遇到左结肠或者脾曲静脉的分支,须对其进行游离和结扎。当最大程度的完成自左半结肠系膜后方至头侧的分离后,助手使用肠钳将结肠向内侧和尾侧进行牵引,为左半结肠外侧与腹壁附着处提供张力,以便术者进行分离。分离向头侧进行的同时,助手

也应将近端结肠向上提升,通过这样的牵引和分离可很快将脾曲游离下来。在分离过程中,手术者必须保证在正确的平面中进行。一般靠近肠管的侧缘,可在 Gerota 筋膜和结肠系膜之间进行分离。在脾曲区域,可以看见大网膜。若从脾曲处进行大网膜的分离较困难,可从横结肠向脾曲从右到左方向进行分离,此处可从第一阶段已经分离的横结肠右半处开始。如此,可将附着在左侧横结肠的剩余大网膜从结肠上分离下来。于是网膜就从肠管上彻底游离开来。此与开腹手术相似,自此区域分离网膜同时打开小网膜囊。

我们体会到,游离左半结肠及其结肠系膜时,应利用在系膜背侧和 Gerota 筋膜之间的间隙内尽可能多地向头侧进行分离,这样可使结肠脾曲的游离、结肠与大网膜的分离以及结肠与外侧腹壁的分离变得相对简便。

步骤三:断离肠系膜下血管,自内向外分离左结肠系膜,分离盆腔,游离乙状结肠外侧并横断直肠上段。

患者重新置于头低脚高位,并改为右侧略向下倾。此时大部分小肠由于重力作用可坠入右上腹,为手术视野提供有利条件。助手从左下腹套管置入肠钳,在接近肠系膜下动脉(IMA)处将乙状结肠系膜提起并向腹侧、外侧牵引;左上腹套管置入肠钳,在直乙结肠交界处将肠管边缘提起。术者以骶骨岬为解剖标志,并以此为起始,切开紧靠 IMA 右侧的腹膜(图53-18),并保持该牵引,分别向头侧方向和尾侧方向将腹膜打开。通过钝性分离,在肠系膜下动、静脉的腹侧面将主动脉前的下腹神经丛分离,而后者则应在其背侧部分分离以免损伤。继续在肠系膜下动静脉的下方进行内侧分离,在此过程中,在 Toldt 筋膜和 Gerota 筋膜之间的间隙内进行操作,可

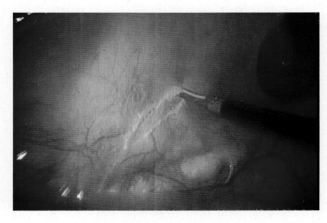

图 53-18　打开乙直肠系膜

有利于辨认清楚左输尿管和生殖血管并将它们向后方游离。

辨认清楚 IMA 的起始部后,裸化血管根部,可根据手术需要,在左结肠动脉的上方或下方,使用大号塑料夹或者腔镜下血管切割缝合器结扎并断离包括肠系膜下动脉和终末静脉在内的血管蒂(图 53-19)。断离前须注意辨认左输尿管,以免损伤。IMA 残端可考虑留下 1.0-1.5cm 左右,以备出现出血时,可在此血管残端的近端加行一道钛夹进行结扎。如果肠系膜下静脉没有被第一次的塑料夹或者切割缝合器同时结扎,可以用塑料夹或者切割缝合器对其进行单独钳夹并切断。并应结扎切断左结肠动静脉。

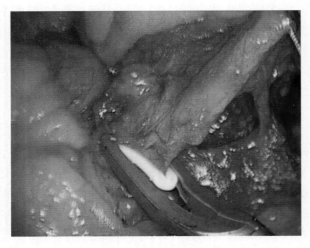

图 53-19 肠系膜下血管结扎

然后将左结肠系膜从后方进行钝性分离,将 Gerota 筋膜从结肠系膜的下面轻柔分离出来,直至接近脾曲、降结肠以及左侧横结肠的下方,在体型较瘦的患者,往往可在结肠曲部下方发现脾脏。随后直肠上段和乙状结肠的左外侧附着处可通过锐性和钝性分离相结合,加以完成,与开腹手术做法类似。值得注意的是,在直肠、乙状结肠交界处的游离,须在此小心辨认生殖血管和左输尿管的走行,以防意外损伤。上段直肠游离之后,可通过术中肠镜来准确判断并确定远端肠管的切割位置。确定后,在骶骨岬水平稍下方,从右侧开始锐性分离直肠系膜,裸化肠管。然后使用腔镜切割缝合器进行横断。

至此,结肠已完全从周围结构中被游离下来。使用肠钳顺着结肠从远端乙状结肠到盲肠检查其全部肠管。

步骤四:离断肠管,回肠直肠吻合。

重新将患者调整为常规体位。耻骨上区

Pfannenstiel 切口,在切口保护下,将肠段拖出至腹腔外。切除肠段,移去标本,近端回肠肠腔内置入吻合器砧座,荷包缝合后回纳入腹腔,关闭切口重新建立气腹,重新调整至头低脚高位,扩肛后伸入管状吻合器,其顶端锥型导引头从直肠盲端缝钉线的中点处穿出,拔去导引头,将管状吻合器顶端的套管与砧座对合后,旋紧、闭合、击发吻合器,完成肠段的吻合。

【经验体会】

当沿着结肠中血管分离横结肠系膜时,由于在大网膜、胃体和横结肠系膜之间形成的先天粘连,有时往往较难辨认打开小网膜的路径。胃网膜通常为较细小的小叶状脂肪组织,而横结肠脂肪组织的质地较为平滑,在腹腔镜放大作用的效应下,这一视觉效果更为明显,有助于对两者加以鉴别。在断离横结肠系膜后,就可以在上方很快见到胃网膜。一般情况下,在紧靠结肠中血管的后上方小心进行平面分离并离断先天形成的粘连后,就可以发现小网膜囊。

在对肿瘤患者进行手术时,还应当注意:①操作应遵循先处理血管,从内到外、从下到上的原则。②遵循"非接触隔离"和"整块切除"原则,整块切除右半结肠时应在十二指肠前间隙进行,以免在分离过程中损伤十二指肠第二、第三段及右侧输尿管。已侵及肠壁浆膜层外的肿瘤可能同时侵及后腹膜壁层,在整块切除肿瘤时更应小心。③分离肝曲时韧带内小血管较多,应谨慎操作,仔细止血。④塑料袋的应用在恶性肿瘤中非常重要,可以最大程度地避免戳孔处肿瘤种植。

手术中的另一大难点是游离横结肠。在进行内侧分离过程中,笔者建议应当仔细辨认清楚结肠中动脉与静脉及其分支。以免在此区域的结肠系膜中出现任何意外的血管损伤。术者和助手在腹腔内使用器械,以及牵拉系膜时,应当非常准确到位并注意轻柔操作,该处血管的任何一个出血都有可能难以控制并导致早期中转开腹。

如果是良性疾病,手术可在结肠系膜内进行,可用超声刀或结扎束直接游离与切断,手术变得较简单。手术中另一较棘手的问题是回直肠的吻合,较多的是由于切除肠段较多,吻合时可能有张力,且较易发生扭转。

【术后处理】

同传统手术。

【并发症的防治】

同传统手术,主要是注意有无吻合口漏及肠梗阻的发生。

【评价】

由于传统开腹的全结肠切除术须在腹部正中做一长切口,因此腹腔镜技术的微创优势无疑使得腹腔镜全结肠切除术对结直肠外科医师和患者均具有极大的吸引力。特别是用于一系列良性疾病,如炎症性肠病和慢传输型便秘等功能性疾病的治疗时,其更具有广泛的应用前景。另一方面,腹腔镜全结肠切除由于手术范围大、手术时间长、技术要求高,因此在我国的开展相对较其他结直肠手术少。

但对于一个具有丰富结直肠手术经验的腹腔镜医生来说,其在操作上是安全可行的。在肿瘤性疾病的应用方面,鉴于腹腔镜手术在结直肠癌的近期和远期疗效,只要遵循无瘤操作和整块切除的原则,腹腔镜全结肠切除在治疗结直肠肿瘤即使是恶性肿瘤的方面也能达到根治的疗效,当然,在处理多原发肿瘤病例时,由于它们中的绝大部分病例须行结肠中血管处的淋巴结清扫,其对手术技巧要求很高,更应由经验丰富的腹腔镜结直肠外科医师来施行。

(郑民华)

第八篇
直肠、肛管手术

第五十四章

直肠、肛管应用解剖

【直肠的解剖】

直肠长约 12~15cm，位于骶骨岬和肛提肌水平，与结肠不同的是直肠外层被纵行肌环状包绕，而非三条结肠带。直肠黏膜下组织在直肠侧壁一般形成上中下三条皱襞，称为 Houston 瓣，内含直肠内环肌。直肠后壁无腹膜包绕，而为骨盆内筋膜包绕。骶前筋膜是一层强有力的骨盆内筋膜，覆盖整个骶骨前侧和支配的血管、神经组织。在第四骶椎水平，骶前筋膜向前，向下附着于直肠上，称为直肠骶骨筋膜，亦叫 Waldeyer 筋膜。经腹会阴直肠切除术和直肠前切除术是需要切断此筋膜以充分游离直肠。直肠前壁上 2/3 和侧壁上 1/3 为腹膜覆盖，直肠下 1/3 完全为腹膜外位器官。前腹膜反折一般距离肛门缘为 6~8cm，女性更低一些。直肠的腹膜外部分由骨盆内筋膜覆盖，其中覆盖直肠前侧的骨盆内筋膜称为 Denonvilliers 筋膜，覆盖直肠两侧的骨盆内筋膜增厚，称为直肠侧韧带，游离直肠时需要切断此韧带。

直肠肌层分为外层纵肌和内层环肌，直肠下端内环肌增厚，形成肛管内括约肌，外层纵肌下端与内括约肌，外括约肌及肛提肌相连，参与肛垫的组成，在正常排便过程中起重要作用。

【肛管的解剖】

肛管长约 4cm，为大肠的最末端，肛管的肌层为直肠内层环肌的延续，即肛管内括约肌。肛管被肛管内括约肌，外括约肌和耻骨直肠肌包绕，其中外括约肌是随意肌，分为三部分，由浅至深分为皮下部，浅部和深部。外括约肌浅部起于尾骨，向前围绕肛管，止于会阴体，与尾骨相连部分形成坚强的韧带，称为肛尾韧带。外括约肌的三个部分形成三个 U 形肌环，上环由肛管直肠肌深部和耻骨直肠肌组成，中环是外括约肌浅部，浅环由外括约肌皮下部组成。三个肌环中，上环最为重要，切断后引起失禁，下环切断不至于引起失禁。肛管上部肛管内括约肌，肛管外括约肌，耻骨直肠肌和直肠纵肌称为肛管直肠肌环，在直肠指诊时可以清楚地扪及。

在肛管中部，即距离肛缘 2cm 处，有一波浪状的线，称为齿状线，齿状线上方可见 8~14 个黏膜纵行皱襞称为肛柱（Morgogni 柱）。连接肛柱基底之间的半月形皱襞称为肛瓣，肛柱和肛瓣之间为肛窦（或肛隐窝），肛窦内有肛腺，开口向上，深约 3~5mm。肛管和肛柱之间有三角形乳头状突起，称为肛乳头（见图 54-1）。

【盆底肌肉】

盆底肌肉由肛提肌和坐骨尾骨肌组成，肛提肌是直肠周围形成盆底的一层肌肉，受第四对骶神经支配。肛提肌由三部分肌肉组成，即髂骨尾骨肌，耻骨尾骨肌和耻骨直肠肌。髂骨尾骨肌起源于坐骨棘

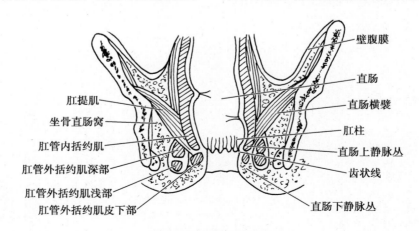

图 54-1 肛管的解剖

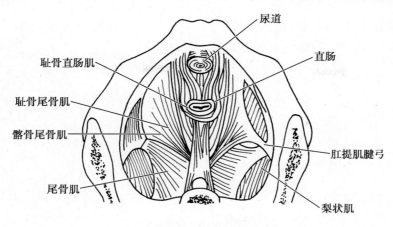

图 54-2　盆底肌肉

和闭孔筋膜后部,向下、后和内走行,嵌插于末两节骶骨和肛尾缝。耻骨尾骨肌起于闭孔筋膜的前半部和耻骨后侧。耻骨尾骨肌的纤维向后下内方走行,与对侧的同名肌肉的纤维交叉,交叉线称为肛尾缝。最后部的肌纤维直接与尾骨尖和骶骨末节相连接。此肌肉也发出肌纤维参与组成联合纵肌。耻骨尾骨肌和肛提肌有相互作用,当一个收缩时,另一个舒张。排便时,耻骨尾骨肌舒张伴随肛提肌收缩,扩大裂孔提升直肠下端和肛管(图 54-2)。

【直肠、肛管周围间隙】

直肠和肛管周围有几个潜在的间隙,充满疏松组织或脂肪,这些间隙内容易发生感染,形成脓肿,进一步形成肛瘘,大多需要手术治疗,因此有重要的临床意义。肛提肌以上有:①骨盆直肠间隙,直肠两侧左右各一,位于肛提肌之上,盆腔腹膜以下,在直肠后侧相通;②直肠后间隙,位于直肠和骶骨之间,与两侧的骨盆直肠间隙相通,此处的感染可以向上扩散至腹膜后隙。肛提肌以下有:①坐骨肛管间隙(亦称坐骨直肠间隙)是位于肛提肌以下的三角形间隙,内侧是外括约肌,外侧是坐骨,相互在肛管后相通,形成深部肛管后间隙(Courtney 间隙);②肛门周围间隙(皮下间隙)紧邻肛管,在两侧紧邻臀部的皮下脂肪,于肛管后两侧相通,形成浅部肛管后间隙,与 Courtney 间隙之间相隔肛尾韧带(图 54-3)。

【直肠、肛管的动脉和静脉】

1. 直肠上动脉(痔上动脉)　最重要的一支,是肠系膜下动脉的延续,在直肠后壁分为两支,沿直肠两侧下行,分别位于左侧,右前和右后,供直肠和肛管上端血运,此三处正是内痔好发部位。

2. 直肠中动脉　起源于髂内动脉,向下在肛提肌水平于直肠下段的前外侧进入直肠,供直肠远端和肛管血运。

3. 直肠下动脉　起源于髂内动脉的分支阴部内

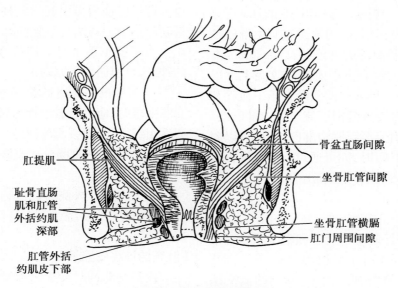

图 54-3　直肠、肛管周围间隙

动脉,经骨盆直肠间隙达直肠下段,横过坐骨肛管间隙,供肛门括约肌血运。直肠中动脉与直肠上动脉间有丰富的吻合(图54-4)。

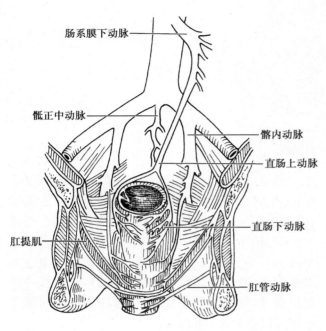

图 54-4 直肠、肛管动脉

直肠和肛管的静脉回流有两条通路即门静脉系统和体静脉系统:①直肠上静脉:引流直肠和肛管上部静脉回流通过肠系膜下静脉引流至门静脉系统;②直肠中静脉:引流直肠和肛管上部,与同名的动脉伴行,止于髂内静脉;③直肠下静脉:与同名动脉伴行,经过阴部内静脉,止于髂内静脉。

【直肠、肛管的淋巴引流】

直肠中上部分的淋巴向上沿直肠上动脉引流至肠系膜下淋巴结。直肠下部的淋巴引流向头侧可引流至肠系膜下淋巴结,向两侧经直肠中淋巴结至髂内淋巴结。直肠后部的淋巴结又叫 Gerota 淋巴结。齿状线以上的肛管淋巴管通过直肠上淋巴结引流至肠系膜下淋巴结,向两侧沿直肠中血管和直肠下血管经过坐骨直肠隐窝引流至髂内淋巴结。齿状线以下的淋巴引流至腹股沟淋巴结,也可以向周围但在淋巴回流受阻时,亦可通过直肠下淋巴管引流至直肠上淋巴管而进一步至肠系膜下淋巴结(图54-5)。

【直肠的神经支配】

直肠、肛管的神经起源于交感和副交感神经系统,直肠手术时如不特别注意很容易损伤。直肠交感神经由腰1~3脊髓神经而来,两侧的骶交感干互相联合形成单一的奇神经节,在腹主动脉前形

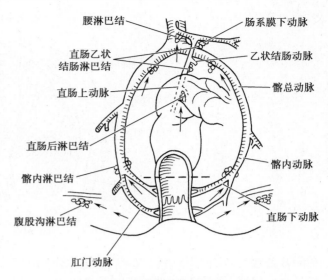

图 54-5 直肠、肛管的淋巴引流

成主动脉前丛,向下延行至主动脉分叉以下形成骶前神经(上腹下神经丛),然后分为左右两支进入盆腔,与副交感神经汇合。副交感神经由2、3、4骶神经的前支而来,称为盆内脏神经(或勃起神经),进一步向下向内与交感神经汇合形成盆丛(又名下腹下神经丛)。

盆丛分出对于男性性功能很重要的前列腺周围丛,其支配前列腺、精囊、海绵体、输精管末端部分,尿道前列腺部和膜部、射精管、尿道球腺,所有的这些交感神经和副交感神经均与勃起关系密切。来自副交感神经的引起勃起的冲动引起阴茎血管扩张,增加进入阴茎的血流量。交感神经活动有助于血管充血和持续性勃起。而且交感神经冲动引起射精管,前列腺和精囊腺的收缩,随后将精液射入后尿道。神经损伤后可引起不同种类的性功能障碍,包括勃起不全、不射精、完全阳痿。

为了避免手术时损伤这些与性功能关系密切的神经,可遵循以下原则:

1. 对于良性疾病患者,在游离直肠乙状结肠和直肠上段时,应尽量靠近直肠后壁分离,不要损伤腹膜后组织,以免伤害骶前神经。

2. 尽量靠近直肠分离直肠侧韧带,避免伤害盆内脏神经和盆丛。

3. 精囊后侧外侧邻近盆丛,因此分离直肠时应从中线开始,然后绕行至直肠后以避免损伤神经血管束。

【肛管的神经支配】

内括约肌同时受交感神经和副交感神经支配,交感神经和副交感神经抑制内括约肌的活动。支配

外括约肌活动时阴部内神经分出的直肠下神经和第四骶神经分出的肛管周围神经分支。肛提肌不仅受阴部神经,也受骶三、四,经常也有骶五神经的分支支配,骶五神经位于盆底。肛管的感觉神经来自阴部内神经的分支直肠下神经。肛管上皮布满神经末梢,尤其在齿状线附近。齿状线以上 1.5cm 仍然可以有痛感。

（罗福文）

第五十五章

先天性直肠、肛管闭锁手术

直肠肛门闭锁的手术目的是解除肠梗阻、重建肛管直肠功能。低位畸形常做会阴部手术;中位畸形做骶会阴手术;高位的做腹会阴联合肛管成形术或骶腹会阴直肠拉出术。多是分期手术,先做结肠造口术解除肠梗阻,二期做成形手术。

第一节　会阴部肛门成形术

【适应证】

直肠盲端距会阴皮肤 2cm 以内的无瘘肛门闭锁(图 55-1)。

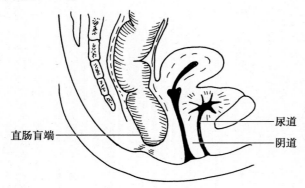

图 55-1　无瘘肛门闭锁畸形

【手术步骤】

1. 截石位,男孩放导尿管,女孩阴道内放一金属探子,防止损伤泌尿生殖器官。在会阴中线由前向后经过肛门原位开一切口(图 55-2)。

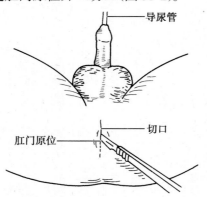

图 55-2　会阴中线由前到后纵切口

2. 切开皮肤和皮下组织,显露直肠盲端,将直肠由周围组织游离出来(图 55-3)。

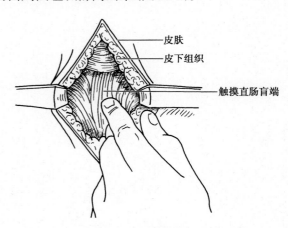

图 55-3　显露直肠盲端

3. 下牵直肠,将直肠盲端与皮下组织缝合固定(图 55-4)。切开盲端,排出气体和胎粪。

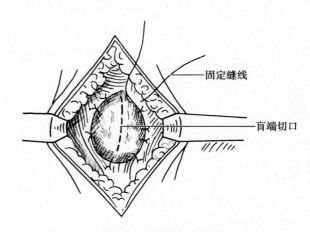

图 55-4　直肠盲端与皮下组织缝合固定

4. 冲洗直肠和伤口,将直肠盲端与皮肤间断缝合(图 55-5)。

5. 直肠内放一软胶管,使粪便由胶管流出。2~3 日后取出(图 55-6)。

6. 如直肠盲端较高可向前延长切口到外生殖器后方,向后到尾骨尖。向两侧牵开伤口,再向深部分离,在前方和后方切断外括约肌和肛提肌(图 55-7)。

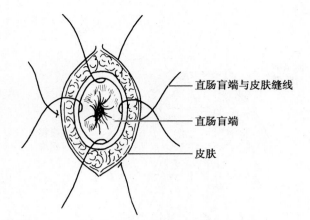

图 55-5　直肠盲端切口与皮肤间断缝合

直肠盲端与皮肤缝线
直肠盲端
皮肤

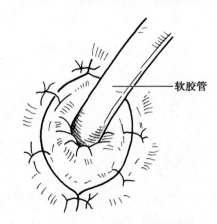

图 55-6　直肠内放一软胶管

软胶管

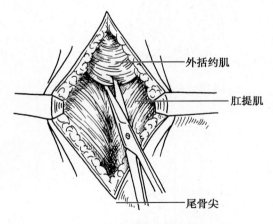

图 55-7　切断外括约肌

外括约肌
肛提肌
尾骨尖

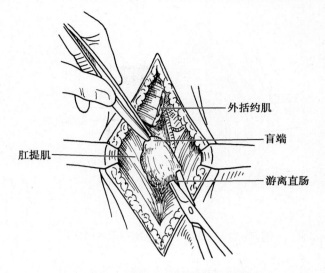

图 55-8　牵开肌肉，向深部游离直肠

外括约肌
盲端
肛提肌
游离直肠

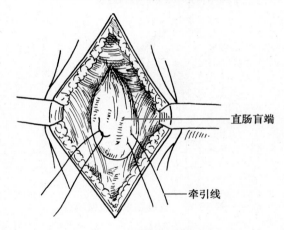

图 55-9　直肠盲端缝牵引线

直肠盲端
牵引线

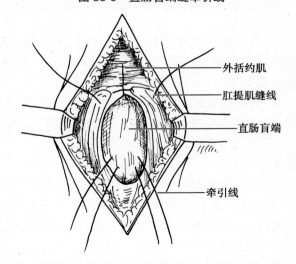

图 55-10　在直肠前方和后方缝合肛提肌和外括约肌

外括约肌
肛提肌缝线
直肠盲端
牵引线

　　7. 向两侧牵开肌肉，向深部游离直肠，使盲端能牵到伤口外（图 55-8）。

　　8. 直肠盲端放两条牵引线，向外牵拉直肠，使盲端通过切开的肛提肌和外括约肌，置于肛管和肛门正常部位，使盲端露出切口外（图 55-9）。

　　9. 在直肠前方和后方缝合肛提肌和外括约肌，使肛管直径大小超过正常的一半，这样可减少或避免手术后需长期扩张（图 55-10）。

　　10. 将直肠壁与皮下组织缝合固定（图 55-11）。切开盲端，排出气体和胎粪。

　　11. 将直肠黏膜与皮肤缝合，再缝合前方和后方伤口（图 55-12），最后直肠内放肛管。

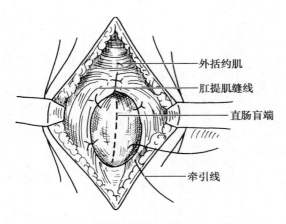

图 55-11 直肠壁与皮下组织缝合固定

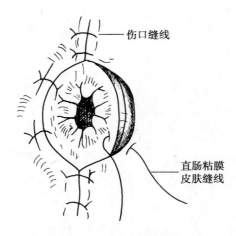

图 55-12 直肠黏膜与皮肤缝合

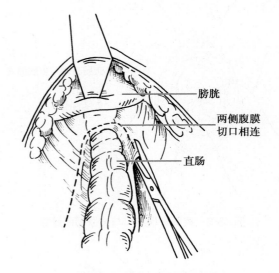

图 55-13 切开直肠两侧腹膜

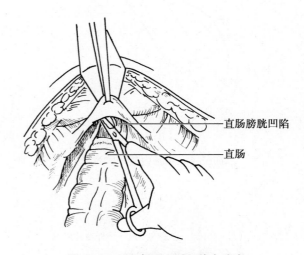

图 55-14 沿直肠两侧和前方分离

第二节 腹会阴直肠肛管成形术

这种手术是由腹部游离直肠盲端,再由会阴部下牵盲端做成肛门。

【适应证】

1. 直肠盲端距会阴部皮肤超过 2cm 的肛门闭锁。

2. 伴有直肠膀胱瘘或直肠子宫瘘的肛门闭锁。

3. 肛门发育正常且直肠发育不全。

【手术步骤】

1. 垂头仰卧截石位,男孩放导尿管,女孩阴道内放金属探子。由左下腹中线旁切口开腹,牵起乙状结肠,切开乙状结肠下部和直肠两侧腹膜,向下延长切口,在膀胱或子宫后方使两侧切口相连(图 55-13)。

2. 由直肠乙状结肠连接处沿直肠两侧和前方以指和剪分离(图 55-14)。

3. 由骶骨前方钝性分离直肠到肛提肌(图 55-15)。

4. 显露直肠盲端,再充分游离直肠及其盲端,使之能牵出会阴无张力。盲端上穿以牵引线(图 55-16)。

5. 并有直肠膀胱瘘或直肠子宫瘘的病例游离

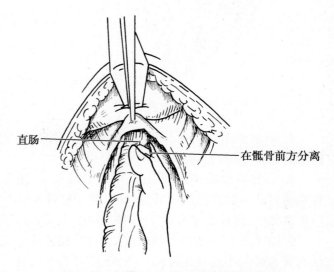

图 55-15 骶骨前方钝性分离直肠到肛提肌

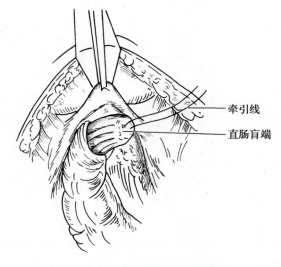

图 55-16　充分游离直肠及其盲端

瘘管后由膀胱或子宫切断,较大较粗的瘘管可缝合膀胱瘘口,但不可缝合过深,以免造成膀胱输尿管口狭窄(图 55-17)。如瘘口较小也可不缝合,下牵直肠后瘘口与直肠粘连逐渐自行闭合。手术后在膀胱内放置导尿管。

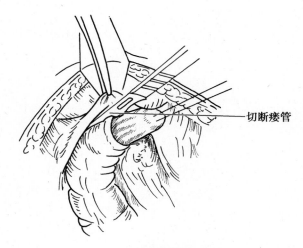

图 55-17　切断瘘管

6. 在肛门正常部位开一纵切口,切开皮肤、皮下组织和筋膜,牵开伤口靠近尿道和阴道后壁向深处钝性分离,经过肛提肌到骶骨前方(图 55-18)。

7. 由腹部和会阴部上下分离使会阴部伤口与盆腔相通。下牵直肠和乙状结肠,使直肠盲端置于肛管和肛门正常部位(图 55-19)。

8. 缝合腹膜切口,缝合腹壁(图 55-20)。

9. 由会阴部将直肠盲端固定于肛门皮下组织,切开盲端(图 55-21)。

10. 冲洗直肠和伤口,修剪直肠盲端并与皮肤缝合(图 55-22)。

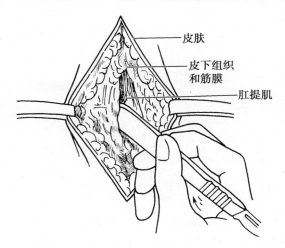

图 55-18　在肛门正常部位开一纵切口

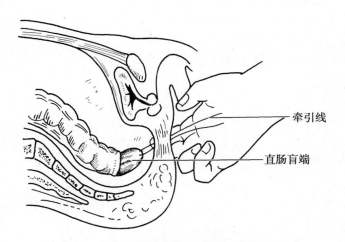

图 55-19　下牵直肠盲端置于肛管和肛门正常部位

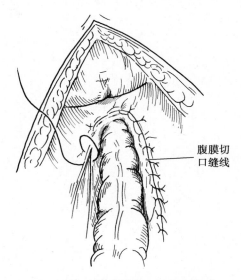

图 55-20　缝合腹膜切口,缝合腹壁

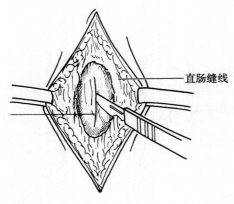

图 55-21　切开盲端

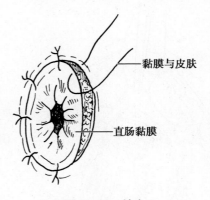

图 55-22　缝合

【术后处理】

肛肠先天性畸形手术后处理主要是保持婴儿和儿童液体和电解质平衡,防止发生感染和肛门狭窄。

1. 手术后可以喂奶或给流质饮食。

2. 给全身抗生素 5~7 日。

3. 伤口常规处理口。

4. 手术后 3~14 日每日直肠内注入油剂,防止成形粪便。

5. 两周后检查直肠,扩张肛管,以后间隔 2~3 日扩张肛管 1 次,连续进行 3 个月,然后可逐渐减少次数,以防止发生狭窄。

（罗福文）

第五十六章

直肠息肉手术

直肠息肉(rectal polyp)泛指直肠黏膜表面向肠腔突出的隆起性病变,包括有腺瘤(其中有绒毛状腺瘤)、儿童型息肉、炎症息肉及息肉病等(图 56-1)。直肠息肉发病的平均年龄是 55 岁,比直肠癌的平均发病年龄小 5~10 岁。

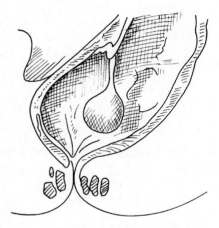

图 56-1　直肠息肉

【病因】

饮食因素:饮食因素与直肠息肉的形成有一定关系,特别是细菌和胆酸相互作用,很多可能是腺瘤性息肉形成的基础。

遗传因素:一般认为,息肉形成与基因突变和遗传因素有密切关系,从目前研究情况表明,突变基因可以由父母遗传给后代子女,在遗传机会上男女是均等,没有性别的差异。

炎症刺激:直肠黏膜长期被炎症刺激,可引起肠黏膜的息肉生成。

粪便异物刺激和机械性损伤:粪便粗渣和异物长期刺激肠黏膜上皮,以及其他原因造成直肠黏膜损伤,使细胞出现异常增生,形成息肉。

【病理】

从病理上来看,其内容不一,有的是良性肿瘤,有的是炎症增生的后果。有一半的息肉长在直肠和乙状结肠,其中 50% 病变多于一个,异时性多发性腺瘤为 30%~40%,有 15% 病变数目多于两个。按

肿物性质分为新生物性息肉,非新生物性息肉和黏膜下病损三类:

1. 新生物性肿物指腺瘤性息肉,肿物越大,癌变率越高　包括管状腺瘤,或管状绒毛状腺瘤。治疗重点在于防治癌变。管状腺瘤是最常见的结肠直肠肿物,一般很少见于 21 岁以下的年轻人。但随着年龄增长,发病率渐渐增高,可高达 5%。直肠腺瘤小于 1cm,恶变率为 1%;1~2cm,恶变率为 10%;大于 2cm,恶变率为 45%。管状腺瘤恶变率 5%,管状绒毛状腺瘤恶变率为 22%,绒毛状腺瘤为 40%。一个腺瘤一般需要 10~15 年转变成恶性。许多学者认为多数的大肠腺癌源于腺瘤恶变。

2. 非新生物性肿物　包括增生性息肉、炎性息肉、错构瘤等。

3. 黏膜下病损包括肠壁的转移癌肿,类癌和淋巴瘤等肠壁而非黏膜病变。

【临床表现】

主要临床表现有三种:

1. 便血　无痛性便血是直肠息肉的主要临床表现。息肉的便血出血量较少,如果由于排粪时挤压而使息肉脱落,和息肉体积大位置低,可发生较多量的出血。便血的特点为带血,而不发生滴血。

2. 脱垂　息肉较大或数量较多时,由于重力的关系牵拉肠黏膜,使其逐渐与肌层分离而向下脱垂。病人排便动作牵拉及肠蠕动刺激,可使蒂基周围的黏膜层松弛,可并发直肠脱垂。

3. 肠道刺激症状　当肠蠕动牵拉息肉时可出现肠道刺激症状,如腹部不适、腹痛、腹泻、黏液便、里急后重等。直肠息肉本身可以刺激肠道分泌更多的黏液。分泌亢进性绒毛状腺瘤,每日可分泌数千毫升黏液。肿物表面因感染或破溃也可以表现为黏液脓血便。

【诊断】

1. 直肠指检　在直肠下端息肉可以触及圆形柔软肿物,长蒂息肉可以推动,有游移不定的现象。

如息肉固定,局部坚硬,有可能已有癌变。

2. 直肠、乙状结肠镜　腺瘤性息肉呈圆形,表面黏膜淡红且有光泽。绒毛乳头状腺瘤为分叶状,形似菜花,软如海绵的大息肉。炎性息肉蒂长色红。增生性息肉多呈丘状隆起结节。因息肉经常是多发性的,见到息肉应进一步行纤维结肠镜检查,同时镜下取活组织作病理检查,以确定息肉性质,决定治疗方式。

【治疗】

1. 经肛门息肉切除术。

2. 经直肠镜息肉切除术。

3. 开腹手术　适用于内镜下难以彻底切除、位置较高的癌变息肉,或直径大于 2cm 的广基息肉。开腹作局部切除时,若发现腺瘤已癌变,应按直肠癌手术原则处理。家族性息肉病迟早将发展为癌,必须接受根治性手术。应根据直肠息肉的分部决定是否保留直肠。

4. 其他　炎性息肉以治疗原发肠病为主;增生性息肉,症状不明显,不需特殊治疗。

第一节　经肛门息肉切除术

【适应证】

直肠下段息肉。

【术前准备】

术前灌肠。

【麻醉】

能脱出肛门外的带蒂息肉可不用麻醉;不能脱出者宜用局麻、鞍麻或骶麻,使肛门括约肌松弛。

【手术步骤】

1. 体位　胸膝位,扩松肛门括约肌。

2. 提起息肉　如息肉有蒂,而且离肛门很近,可以通过肛门镜用长镊或组织钳将其轻轻夹住后提出肛门外操作(图 56-2)。如息肉位置较高或基底较

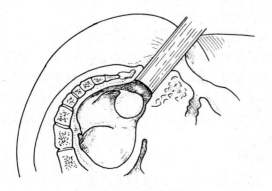

图 56-2　肛门镜检查

宽,则可插入自动扩张肛门镜后,在肛门内提起息肉进行操作。

3. 息肉蒂基底部作双重丝线结扎或缝扎(图 56-3),在结扎处远端切断蒂部,取出息肉(图 56-4)。如基底较宽,则可用弯止血钳纵行夹住基底部后切除。然后,用肠线绕止血钳连续缝合,抽出止血钳后拉紧缝线,再以原线返回连续缝合至起点,将缝线两端相互结扎(图 56-5)。

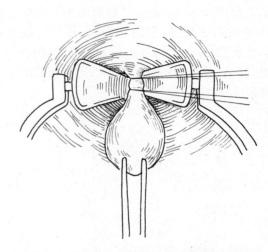

图 56-3　提出息肉,在息肉蒂基底部作双重结扎或缝扎

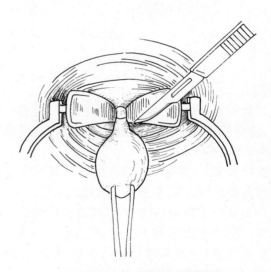

图 56-4　切断蒂部,切除息肉

【术中注意】

1. 提起息肉时操作要轻,以免拉断蒂部造成出血。

2. 对体积较大、基底较宽的息肉,可用组织钳夹住,并向外拉出,沿基底由一端逐步切开四周黏膜,分离黏膜下层,边切边以可吸收线连续缝合创面,将息肉切除。

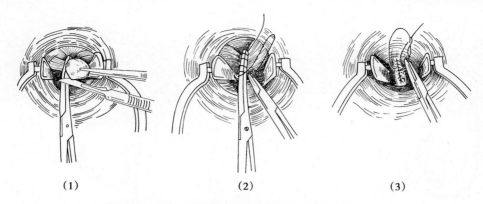

(1)　　　　　　　　(2)　　　　　　　　(3)

图 56-5　经肛门宽基底息肉钳夹、切除、缝合(1)(2)(3)

【术后处理】

1. 术后静卧 1~2 小时,使出血点凝结牢固。门诊手术病人,应在观察室静卧。

2. 术后应保持大便通畅,以免大便干燥引起出血。

3. 如在术后 1 周左右发生出血,应考虑有电灼过深、组织坏死、继发出血的可能性,除及时止血外,应严密观察有无腹膜炎症等情况,以便及早处理。

4. 术后 4~6 周作直肠镜或乙状结肠镜复查,观察疗效。

5. 切除的息肉作病理切片检查,如发现有局限早期恶性变,应定期严密随诊观察。如基底部已发现恶性变,应即按直肠肛管癌手术原则进一步治疗。

第二节　经直肠镜息肉切除术

直肠息肉大多数可通过直肠镜使用圈套器套住蒂部电灼切除。

【适应证】

直肠镜或结肠镜检查出的上段直肠或下段乙状结肠的带蒂息肉,均可电灼切除。疑有恶性变或多发性息肉则不宜用此法处理。

【术前准备】

1. 术前 1 日进流质食物,晚餐后禁食,并服番泻叶导泻。

2. 术前清洁灌肠。

【手术步骤】

1. 体位　胸膝位或截石位。

2. 直肠镜或结肠镜检查　缓慢插入直肠镜或结肠镜,再次观察息肉的多少和确切部位。尽量少放气,以免扩张肠腔,引起患者腹胀或腹痛而影响镜

检或电灼切除手术。

3. 切除息肉　对有蒂息肉,可用连接有效电极的长柄电灼插入直肠镜或乙状结肠镜,将蒂部灼断、止血(图 56-6)。如有圈套器,则可将其套在息肉蒂部,轻轻收紧圈套后电灼(图 56-7)。如系宽基底息肉,可先用活组织钳切除数块作活组织检查,然后用电灼器将其余部分全部切除。如息肉过大,可分期切除(图 56-8,图 56-9)。

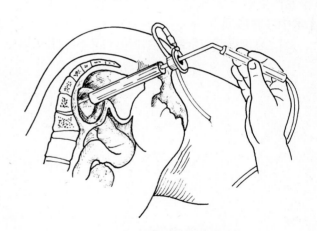

图 56-6　电灼蒂部,切除息肉

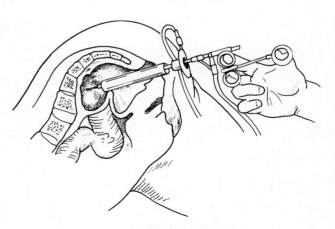

图 56-7　有蒂息肉电套圈器切除术

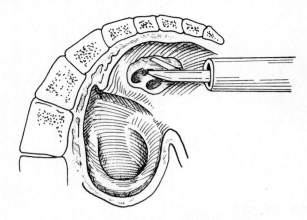

图 56-8　用活组织钳分块切除息肉

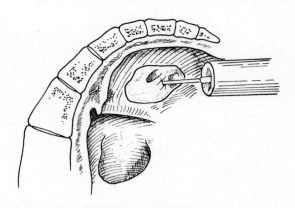

图 56-9　电灼基底部

　　如息肉较深或位于乙状结肠时,可使用纤维结肠镜高频电灼切除息肉。当纤维结肠镜寻到息肉后,经镜活检口插入电灼切除圈套器,在离息肉蒂根3mm处套住息肉缓慢收圈,收圈后勿过度牵扯,再尽量抽出肠腔气体后开始电灼切除。注意通电后不能收圈过猛,以防电凝不充分而致残端出血、同时还须注意电凝不能过深,以防创面过大过深而致晚期继发性出血。

【术中注意事项】

　　1. 息肉蒂部应全部切除,但电灼又不应过深,以免术后肠壁坏死、穿孔;在腹膜反折以上的肠管尤应注意。

　　2. 电灼时如看不清息肉蒂部,可用直肠镜或乙状结肠镜管口轻轻推开息肉,使蒂部显露。

　　3. 息肉很易出血,操作要轻而准备。如用活组织钳将息肉分块切除时,会有较多出血,应迅速用电灼器全部切除并止血。

　　4. 电灼区应保持干燥,使电灼有效。

　　5. 活组织钳不应夹取肠黏膜,以免出血不止,甚至穿孔。

（罗福文）

第五十七章

直肠脱垂手术

直肠脱垂指肛管、直肠甚至乙状结肠下端向下移位(图 57-1)。直肠脱垂可根据脱垂程度,分部分性和完全性两种:①部分脱垂(不完全脱垂):脱出部仅为直肠下端黏膜,故又称黏膜脱垂。脱出长度为 2~3cm,一般不超过 7cm,黏膜皱壁呈放射状,脱垂部为两层黏膜组成。脱垂的黏膜和肛门之间无沟状隙。②完全脱垂:为直肠的全层脱出,严重者直肠、肛管均可翻出至肛门外。脱出长度常超过 10cm,甚至 20cm,呈宝塔形、黏膜皱壁呈环状排列,脱垂部为两层折叠的肠壁组成,触之较厚,两层肠壁间有腹隙。

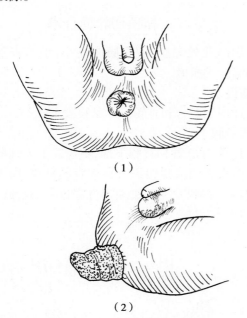

（1）

（2）

图 57-1　直肠脱垂

【解剖要点】

1. 直肠自身套叠;
2. 深陷凹或深 douglas 凹;
3. 直肠与骶骨岬不固定;
4. 直肠和乙状结肠冗长;
5. 盆底和肛门括约肌薄弱;
6. 可能存在假直肠膨出和其他异常。理想的手术方法应尽可能改正这些异常。

第一节　注射治疗

【适应证】

1. 儿童直肠黏膜脱垂,经保守治疗失败者。
2. 成人直肠黏膜脱垂,不能耐受手术时,可以试用,暂时减轻症状。

【手术前准备】

1. 酌情在术前两日进半流质或流质饮食。
2. 术晨灌肠,注射前排空大小便。
3. 准备三环注射器(图 57-2)、9 号针头或腰麻穿刺针,硬化剂选用 5% 石炭酸植物油溶液。

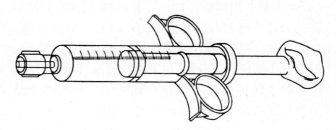

图 57-2　三环注射器

【麻醉与体位】

局麻,对不合作的小儿可酌情采用全麻。俯卧位、截石位及侧卧屈膝屈髋位。

【手术步骤】

1. 黏膜下注射法　经肛门镜消毒注射部位黏膜后,在齿状线上 1cm 直肠黏膜下层前、后、左、右 4 个象限各注射 5% 石炭酸植物油 4ml,8~10 天注射一次,一般需要注射 3 次。若用 5% 明矾,注射方法同上,每个部位各注射 5ml,总量为 20ml (图 57-3)。

2. 直肠周围注射法　即在两侧骨盆直肠间隙和直肠后间隙中注射(图 57-4)。

(1) 取侧卧位或俯卧位,肛门周围常规消毒,在肛门两侧及后正中距离肛缘约 2cm 处,用 2% 利多卡因注射皮丘后,于每个皮丘处各注射 3~5ml。

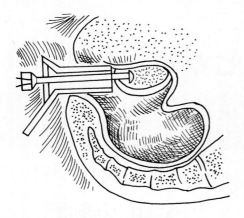

图 57-3 进针位置及深度

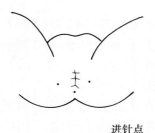

进针点

图 57-4 进针点

（2）然后用腰麻穿刺针先在右侧正中垂直刺入直达骨盆直肠间隙。通过肛提肌时针头有落空感。在穿刺前，注射者将示指插入直肠做引导（图 57-5），触摸针头部位，保证针头位于直肠外侧，再将穿刺针逐渐刺入到 6~8cm，达骨盆直肠间隙后，将药液缓慢呈扇形注入，一侧 5% 明矾总量 8~10ml。

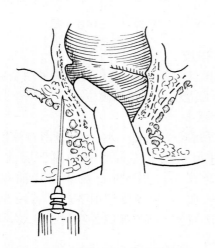

图 57-5 针头位于直肠外侧

（3）注射左侧时方法同前。

（4）在后正中注射时，沿直肠后壁进行，刺入 4cm，到达直肠后间隙，注药 4~5ml。

（5）3 个部位注入药物总量为 20~25ml。

【术中注意事项】

1. 首次注射最重要，注射量足疗效好，注射针宜选用 9 号长穿刺针。

2. 避免穿刺针刺入直肠内，若穿刺针刺入直肠内可发生肛门周围脓肿及肛瘘。

3. 针尖刺入处，绝不能在齿状线以下，不然会出现疼痛。

【术后处理】

1. 术后平卧 5~10 天，使直肠周围形成纤维粘连。

2. 进少渣饮食，每晚服液体石蜡 20ml，以保持大便通畅。

3. 必要时补液及应用抗生素 3 天。

4. 3 个月内避免重体力劳动。

第二节 肛门环缩术

这类手术是切除下脱的直肠黏膜，使直肠腔缩小，黏膜和肌层粘连牢固不再下脱。

一、黏膜切除缝合术

切除几处黏膜，使直肠腔缩小，手术步骤与痔切除缝合术相似。

【适应证】

适用于肛管和直肠下部黏膜脱垂。

【手术步骤】

1. 牵开肛管和直肠下部，由齿线上方到脱垂上部以弯血管钳或痔钳纵行夹起直肠黏膜，向下牵拉（图 57-6），在脱垂上部钳端下方穿过一条缝线，紧紧结扎（图 57-7）。

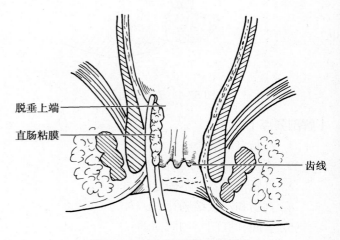

脱垂上端

直肠粘膜

齿线

图 57-6 夹起松弛的直肠黏膜

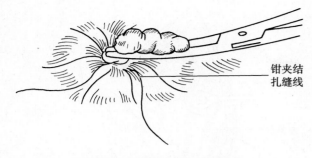

图 57-7　钳端下方结扎缝线

2. 与痔切除缝合术相同,切除钳夹起的黏膜,围绕钳做连续缝线,去钳后结扎缝线。同法切除缝合 2~4 处,直肠内放一窄条凡士林纱布。

二、纵切横缝术

纵行切开直肠黏膜,切除多余黏膜,再将切口横行缝合,使直肠缩短肠腔增大,避免手术后狭窄。

【适应证】

适用于不完全脱垂和脱出较短的完全脱垂。

【手术步骤】

1. 将脱垂部分牵出肛门,常规消毒。在脱垂前面由齿线上方 2.5cm 向上开一长约 5~6cm 的纵切口。切开黏膜到黏膜下层,以钝剪将黏膜由肌层分离、结扎止血(图 57-8)。

2. 向两侧牵开伤口,使纵切口成为横切口,切除横切口两端的多余黏膜,并将黏膜下层与肌层缝合,以免黏膜回缩,再间断缝合横切口(图 57-9)。

3. 脱垂后面同法纵行切开横行缝合(图 57-10)。前面和后面缝合完毕将脱垂复回,直肠内放凡士林纱布(图 57-11)。

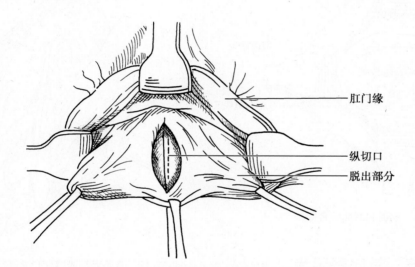

图 57-8　脱垂前面纵切口

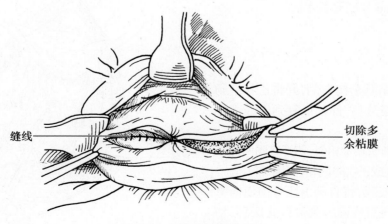

图 57-9　横行缝合纵行切口

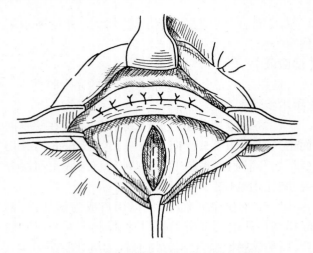

图 57-10　前面缝合完毕,后面纵行切口

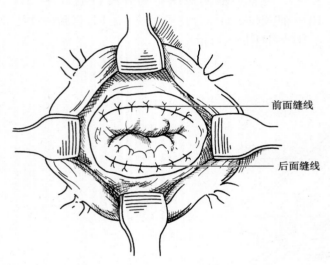

图 57-11　前面和后面缝合完毕

第三节　直肠悬吊术

又称 Roscoe Graham 盆底修复术。

【适应证】

直肠完全脱垂。

【手术步骤】

1. 开腹后将乙状结肠牵向右侧,并将乙状结肠及其系膜由左髂凹粘连分离,使其恢复到中线部位(图 57-12)。

2. 游离直肠与直肠切除术相似,切开直肠两侧腹膜,两侧切口在直肠膀胱或子宫陷凹相连(图 57-13)。

3. 切开骶岬前方腹膜,将直肠由骶骨前面向下分离到尾骨尖。再分离直肠前方到肛管直肠环,切断两侧直肠侧韧带,将直肠完全游离(图 57-14)。

4. 向上向前牵紧直肠,分离直肠周围组织,在直肠后方和两侧显露两侧耻骨直肠肌(图 57-15)。

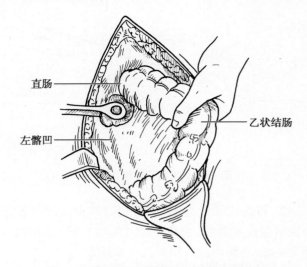

图 57-12　乙状结肠系膜从左髂凹完全分离

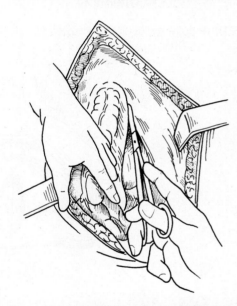

图 57-13　直肠两侧腹膜切口在直肠子宫陷凹相连

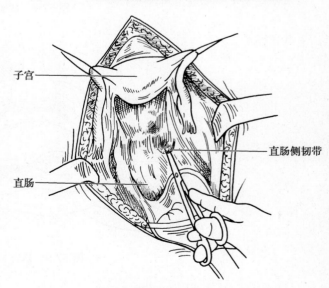

图 57-14　切断直肠侧韧带,将直肠完全游离

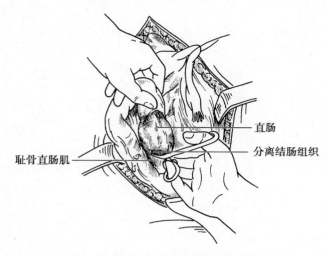

图 57-15　分离直肠周围组织，显露耻骨直肠肌

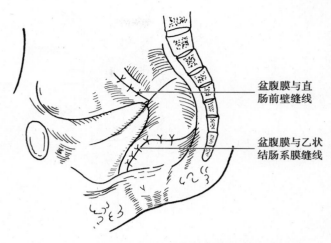

图 57-17　盆腹膜与直肠和乙状结肠系膜两侧缝合

5. 再将直肠牵向后方，在直肠前方将两侧耻骨直肠肌间断缝合 3~4 针，修复盆底缺陷并使直肠回复到骶骨凹内（图 57-16）。

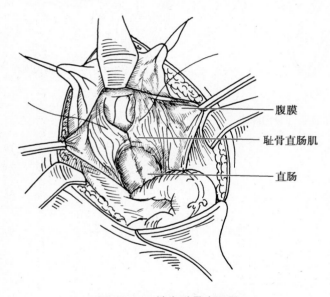

图 57-16　缝合耻骨直肠肌

6. 重建盆腹膜　将陷凹腹膜下缘与直肠前壁缝合，消除直肠膀胱凹或直肠子宫陷凹。再将盆腹膜与直肠和乙状结肠系膜两侧缝合（图 57-17）。盆腹膜外放引流管。

【术后处理】

1. 保留导尿管 4~5 日。

2. 腹膜外引流手术后 3~4 日取出。

3. 控制排粪 3~4 日，然后灌肠，口服液状石蜡每日 1 次帮助排粪。

4. 如排便无规律和肛门失禁可每日灌肠 1 次，使远端结肠完全排空，训练定时自然排粪。

第四节　经会阴结直肠部分切除术

Altemeier（1917 年）做改良会阴切除术，包括消除直肠膀胱或子宫陷凹，折叠肛提肌和切除过长的乙状结肠和直肠。

【手术步骤】

1. 倒置位或切石位，放置导尿管。以钳将脱垂下牵，在齿线近侧约 2cm，环形切断脱垂外层的直肠全层肠壁，将脱垂外层向下翻转。在直肠远侧断端每一象限穿入牵引缝线。

2. 下牵直肠和乙状结肠，显露直肠膀胱或子宫陷凹腹膜切开腹膜切入盆腔。将乙状结肠前壁腹膜与直肠远侧断端腹膜连续缝合，闭合陷凹。下牵乙状结肠，显露两侧肛提肌，在肠前面将两侧肛提肌翻间断折叠缝合，消除盆底缺损。

3. 在多余的肠管前面和后面纵行切开到预计切除处.在前和后中线将肠壁与直肠断端黏膜缝合，做为牵引缝线。

4. 结扎切断乙状结肠系膜，在肛门外切断乙状结肠，切除多余的肠段，牵起牵引缝线，对合肠断端，间断缝线做全层吻合。吻合完毕后复回盆腔（图 57-18）。

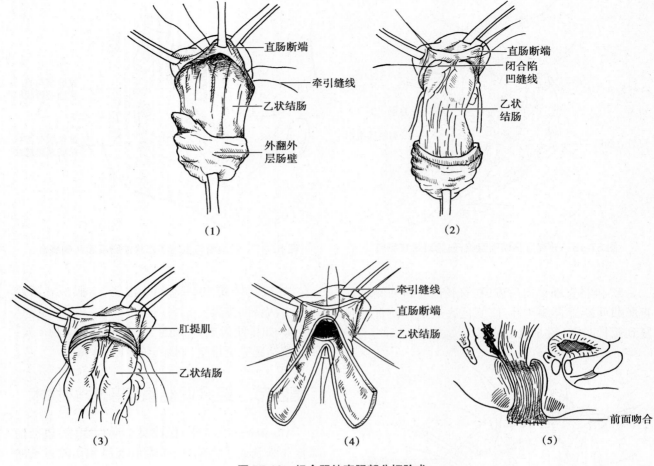

图 57-18　经会阴结直肠部分切除术

（罗福文）

第五十八章

肛门失禁手术

肛门失禁按致病原因、失禁程度和损伤范围选用不同的方法。

肛门失禁的病因和损伤范围不同,选择的手术方法也不相同。由于手术切断括约肌和外伤损伤造成的失禁,检查时可看到断端部位,首先应选择括约肌修补术,括约肌端对端缝合术是效果最好的方法。括约肌部分损伤造成肛门肛管松弛引起的失禁应做括约肌折叠术;如需要重建会阴体,则做括约肌折叠重建会阴体肛门成形术,效果也好。自发失禁、扩张术后和肛管直肠脱垂并发的失禁,做肛门后方直肠固定术。先天性无括约肌、括约肌完全破坏、肛门神经损伤和中枢神经疾病造成的失禁应做括约肌成形术,如股薄肌移植和臀大肌移植术。肛管松弛引起的失禁做改良肛管缩窄术。感觉性失禁做S形皮片成形术。

按临床表现将术后肛门功能分4类。第1类优等,排粪功能与常人相同。第2类良好,指干便能完全节制,稀粪不能很好控制。第3类较好,指常滋出稀粪污染内衣,需长期灌肠维持排粪机能,经常带垫。第4类无效,指无排粪感觉,不时流出粪便,完全失禁。

第一节 肛管括约肌修补术

将括约肌断端由瘢痕组织中分离出来,将两端缝合。

【适应证】

肛管直肠环和括约肌一部分损伤,瘢痕不广泛,括约肌有功能部分超过全周1/2的病例。

【手术前准备】

1. 肠道准备。

2. 会阴部皮肤用肥皂水清洗后涂酒精数日。

3. 直肠和肛管用消毒液灌洗数日。

【手术步骤】

1. 沿瘢痕外侧与肛门缘平行开一半圆形切口,切口中部对着括约肌断端中间瘢痕(图58-1)。

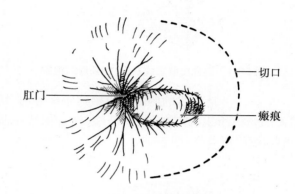

图 58-1　瘢痕外侧半圆形切口

2. 切开皮肤和皮下组织,游离皮肤黏膜瓣并内翻,显露瘢痕组织和括约肌(图58-2)。

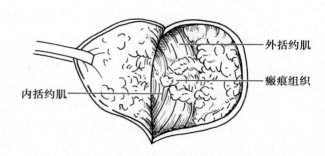

图 58-2　牵开皮肤黏膜片,显露瘢痕组织

3. 将外括约肌由瘢痕组织分离,再沿内外括约肌间隙将内括约肌分离,向上分离至肛提肌(图58-3)。

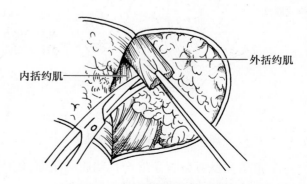

图 58-3　由瘢痕组织分离外括约肌

515

4. 缝合肛管皮肤黏膜缺损,在括约肌断端之间切开瘢痕组织(图58-4)。

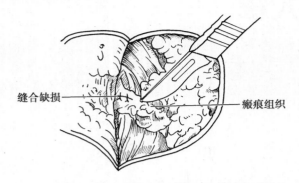

图 58-4　缝合皮肤黏膜缺损,切开瘢痕组织

5. 将内外括约肌的两断端由瘢痕组织分离,切除大部瘢痕组织,修剪括约肌断端,注意保留一些瘢痕组织以便缝合(图58-5)。

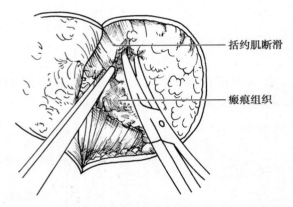

图 58-5　分离括约肌断端

6. 内括约肌瘢痕组织断端做褥式缝合,外括约肌瘢痕组织断端用重叠褥式缝线固定,使肛管可伸入小指(图58-6)。

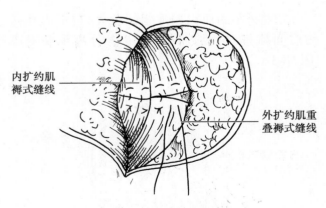

图 58-6　缝合内外括约肌

7. 肛管皮肤黏膜置于缝合括约肌的浅面,伤口中部放引流,最后缝合伤口皮肤(图58-7)。

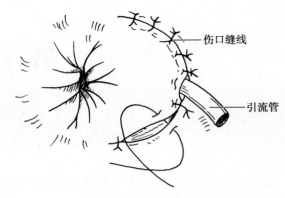

图 58-7　缝合皮肤

第二节　肛门后方盆底修补术

【适应证】

1. 自发失禁,扩张术后引起的失禁和肛管直肠脱垂手术固定后仍有失禁。

2. 看不到肌肉外伤断端的失禁,肛管压力低。

【手术步骤】

1. 取倒置位,距肛门后缘约6cm开一弯形切口。将皮肤和皮下脂肪组织由外括约肌纤维分离,并将皮片向前翻转。

2. 在外括约肌和内括约肌之间分离,将内括约肌由外括约肌分离,并将外括约肌牵向后方。

3. 向前牵开肛管和内括约肌,向上分离,在耻骨直肠肌上方切开瓦尔代筋膜(Waldeyer 筋膜),将直肠由尾骨分离(图58-8)。

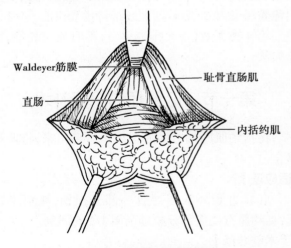

图 58-8　将直肠自尾骨分离

4. 继续向上分离进入肛提肌上间隙,分离直肠,显露直肠后方脂肪组织、两侧肛提肌和耻骨直肠肌(图58-9)。

5. 两侧肛提肌穿入缝线,牵紧缝线将两侧肌肉由后向前间断缝合二层,使盆底修补坚固(图58-10)。

6. 折叠缝合耻骨直肠肌,使肌肉缩短,肛管直

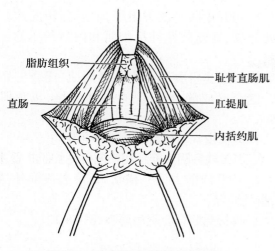

图 58-9　显露直肠后方组织及肌肉

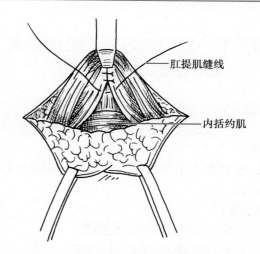

图 58-10　将两侧肌肉缝合

肠角前移。

7. 折叠缝合外括约肌。

8. 放置引流,缝合切口(图 58-11)。

【术后处理】

如同括约肌修补术,但重要的是必须保持排便习惯,应避免排粪时长时间过度用力。

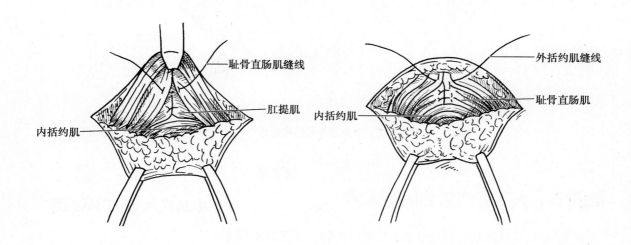

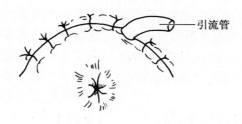

图 58-11　缝合肌肉及切口

第三节　肛门前方括约肌折叠术（肛门括约肌成形术）

【适应证】

1. 肛管直肠环和括约肌张力缺乏或损伤引起的失禁。

2. 女性前方不连续的括约肌缺陷和神经肌肉功能完整。

【手术步骤】

（一）单纯浅部外括约肌折叠术

1. 在肛门前方距肛门缘1~2cm处开一半圆形切口。

2. 切开皮肤和皮下组织,向后翻转皮片并向深处分离,显露两侧外括约肌和内括约肌的三角间隙。

3. 以丝线折叠缝合内外括约肌,闭合三角间隙。缝合时应缝合肌膜,少缝肌纤维,以免肌肉坏死。

4. 复回皮片,缝合伤口,以纱布压迫。

（二）单纯会阴浅筋膜和浅部外括约肌折叠术

1. 在肛门前方开一横切口,牵起浅部外括约肌,折叠缝合。

2. 再折叠缝合会阴浅筋膜(图58-12)。

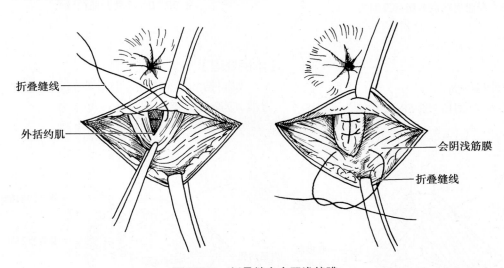

折叠缝线

外括约肌

会阴浅筋膜

折叠缝线

图 58-12　折叠缝合会阴浅筋膜

第四节　人工肛门括约肌植入术

大便失禁虽然不能致命,但却给患者带来巨大的生活不便和身心痛苦,甚至造成人格变化。为了恢复肛门正常功能,有效控制失禁,多年来国内外学者作了多方面的探索,特别是试图通过肌肉移植来重建肛门括约肌功能。虽然在此基础上不断改进手术方式,但肛门功能的恢复并不理想。自应用人工肛门括约肌控制大便失禁,为大便失禁的治疗开辟了一条新的途径。

【适应证】

1. 肌破裂和撕脱等各种情况引起的失禁。

2. 对严重外伤所致的肛门变形、大便失禁。

3. 由于创面过大,必须等待肛门周围软组织修复后才可植入套囊,分期进行手术。

4. 对于因生育产伤造成括约肌损伤、几经修复未果的患者,此法也非常有效,通常可以实现完全控制排便。

一、水泵式人工肛门括约肌

【工作原理】

水泵式人工肛门括约肌是一个可扩充的袖带式装置,可称作肛管套囊,由硅橡胶管分别连接着贮液囊和控制泵,由控制泵对整个装置进行控制操作。套囊通过充水膨胀压迫肠腔使之紧闭来保持控便状态。当患者感觉到要排便时,控制泵通过几次压缩把套囊里的水排空回到贮液囊,这样就使套囊压力减低从而发生排便。

【麻醉】

全麻。

【手术步骤】

1. 在肛门旁分别开一3cm的垂直切口,高度可达肛提肌水平。

2. 在直肠前后潜形分离可容纳套囊的间隙,将套囊从切口放入直肠周围间隙。

3. 随后在下腹壁耻骨上作半月形横切口,将贮液囊置于耻骨后膀胱前间隙。

4. 控制泵置于男性阴囊或女性大阴唇内,从肛门会阴部放入硅橡胶管连接贮液囊和控制泵。当控制泵将贮液囊内液体注入肛管套囊,压力达到4~8kPa时即可控制排便。

【缺点】

1. 套囊由于反复活动对周围组织特别是肛周浅表组织经常性的刺激势必产生炎性反应。

2. 套囊不均匀的高压作用,导致组织的腐蚀、感染、疼痛、伤口裂开等一系列并发症。

二、形状记忆合金人工肛门括约肌

随着生物材料技术的发展,人工肛门括约肌取得了显著的进展。镍钛合金以其良好的生物相容性及独特的形状记忆性能被广泛应用于医学器材和人工器官的制作上。

【原理】

这种人工肛门括约肌主要是由两条双程形状记忆的钛-镍合金为主要材料,两端分别用铰链连接起来形成一个椭圆环。经过两次特殊处理之后,在体温时就是扁平的形状,而加热到52℃就变成弧状。记忆合金在这两个温度间可以发生形状变化,利用这个特性就可以设计成人工肛门括约肌的关闭和开放。在体温状态下扁平形状的记忆合金夹闭肠腔,加热之后记忆金属就变成椭圆形开放肠腔。这样的记忆金属能够经受5万次的记忆变形。

【缺点】

1. 对周围组织造成热灼伤。

2. 形状记忆合金人工肛门括约肌压迫肠组织部分会形成纤维包膜,导致肠组织的缺血坏死,萎缩。

【展望】

人工肛门括约肌对治疗大便失禁的作用是值得研究的。但是,如何使人工肛门括约肌既能实现"自然"肛门功能免对肛管直肠的腐蚀感染,又能随意便捷控制,提高生存质量,是值得深入研究的课题。理想的人工肛门括约肌必须是:①设计简单小巧。能够在肛管直肠周围制造一个稳定的、压力均匀的高压区域,又容易进行手术操作固定;②采用具有良好生物相容性的生物材料,尽可能地减少肠组织的炎症反应;③人工肛门括约肌耗能尽可能地小,避免因更换电池而多次手术的麻烦;④通过建立生物反馈装置来实现人工肛门括约肌的智能化。

(罗福文)

第五十九章

直肠、肛管狭窄手术

肛、直肠狭窄是由各种原因造成的肛门缘、肛周皮肤、肛管和直肠良性狭窄,引起排粪困难、肛门部疼痛和肠梗阻。分部分狭窄和全部狭窄。按狭窄部位分为肛门肛管狭窄和直肠狭窄。直肠狭窄又可分为线状狭窄,管状狭窄和环形狭窄(图 59-1)。

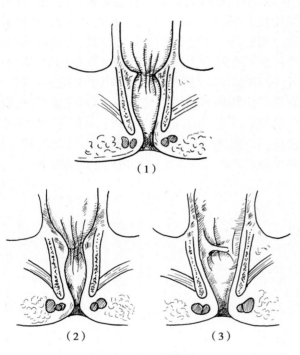

（1）

（2）　　　　　（3）

图 59-1　直肠狭窄分类

第一节　肛管皮瓣成形术

肛管成形术是切除狭窄瘢痕,扩大肛管以带蒂皮片修补肛管。

【适应证】

1. 肛门和肛管中度和重度狭窄。

2. 肛管环形狭窄。

3. 括约肌功能完好。

【手术前准备】

术前需做肠道准备,冲洗直肠和会阴部皮肤。常用低平面脊椎麻醉,椎管阻滞或局部麻醉。

一、单纯成形术

适用于肛管后部的部分狭窄和全周狭窄。手术操作简单,效果也好。

1. 牵开肛管,显露肛管后壁狭窄,在肛管后部由齿线正常黏膜向后到尾骨尖开一切口,切开黏膜、皮肤和狭窄瘢痕,有时需切除一部分瘢痕组织,但小心不要切断外括约肌。

2. 扩张肛管,向两侧分开伤口,将黏膜由肌肉向上分离约 2cm(图 59-2)。

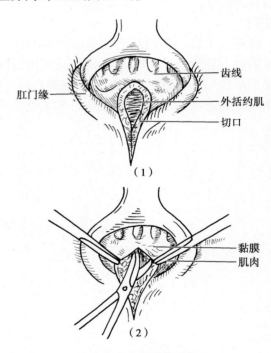

齿线

肛门缘

外括约肌

切口

（1）

黏膜
肌肉

（2）

图 59-2　单纯成形术

3. 下牵黏膜,将黏膜下缘与肛门缘皮下组织缝合,但不缝括约肌或肛门缘外的皮下组织,以免手术后黏膜外翻(图 59-3)。如肛管全周狭窄,可在肛管其他部位做相同手术。

二、Y-N 皮片成形术

Nickell(1972 年)做这种手术,适用于肛管远段狭窄。

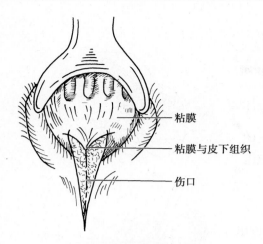

图 59-3　单纯成形术

1. 在肛管前部和后部中线由齿线到肛门缘各开一纵切口，并由各切口的远端皮肤向两侧各做一弧形斜切口，使切口成为 Y 字形。

2. 切开黏膜和皮肤，切除狭窄瘢痕组织，切开一部分内括约肌。以指扩张肛管，可纳 2 横指，分离皮片下方组织成为全层皮片（图 59-4）。

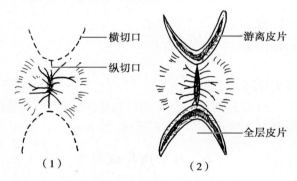

图 59-4　Y-N 皮片成形术

3. 皮片尖端牵入肛管并与肛管伤口上端黏膜缝合，如是 Y 字形切口则使其成为 V 字形切口以将肛管扩大。最后缝合伤口（图 59-5）。

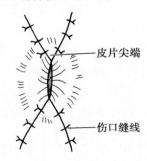

图 59-5　Y-N 皮片成形术

三、岛状皮片成形术

Caplin 和 Kodner（1986 年）用带蒂岛状菱形或 U 形皮片修补肛管狭窄。

手术简单，不分离皮片下方组织，缝线张力最小，皮片尖端坏死较少，并发症也少，修补狭窄和外翻满意。

1. 牵开肛管，确定瘢痕大小和狭窄程度，估计切开多少瘢痕和内括约肌能使肛管直径增长到正常。

2. 在肛管一侧切开狭窄和内括约肌，切除瘢痕组织。轻度和中度狭窄在肛门周围皮肤开一菱形切口（图 59-6）。

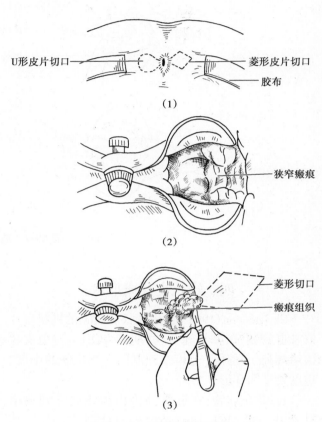

图 59-6　岛状皮片成形术

3. 切开皮肤，由切口周围向外分离皮下组织，但不分离皮片下方组织，以免影响皮肤的血供给。

4. 皮片尖端与黏膜，皮片边缘与肛管伤口边缘穿入缝线，缝线应穿过少量内括约肌，使皮片固定于肛管的适当部位。

5. 去掉臀部牵引粘膏，减少皮肤张力，使皮片边缘与伤口边缘对合，分别结扎缝线。最后间断褥式缝合肛门外伤。

6. 重度狭窄如上法切开狭窄和内括约肌，切除瘢痕组织。在肛门外皮肤开一 U 字形皮片切口。游离皮片，移到肛管伤口。

7. 将皮片与伤口边缘缝合，肛门外伤口开放（图 59-7）。

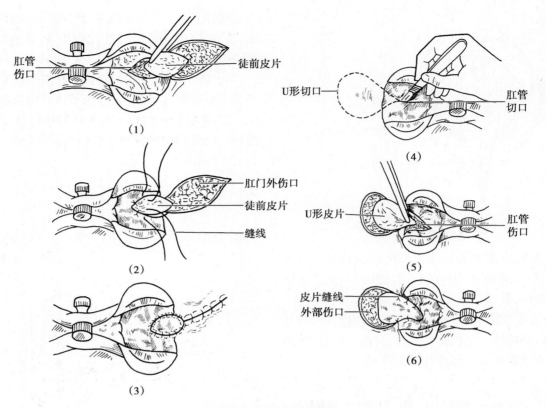

肛管伤口

徒前皮片

(1)

U形切口

肛管切口

(4)

肛门外伤口

徒前皮片

缝线

(2)

U形皮片

肛管伤口

(5)

(3)

皮片缝线

外部伤口

(6)

图 59-7　岛状皮片成形术

四、锥状皮片成形术

Christeneen（1992 年）用较长和较宽的锥状皮片修补肛管狭窄,修补充分,一期缝合伤口,避免皮片边缘坏死。适用于由齿线到肛门周围皮肤的中度、重度狭窄和环形狭窄。

1. 牵开肛管,在肛管一侧由齿线向下到狭窄下端开一纵切口,切口长度应与计划皮片长度相等。在纵切口的近端和远端各开一横切口,切口的长度与计划皮片宽度相等。在远端横切口远侧皮肤开一锥状切口,以备做成锥状皮片,皮片长方形部分长度与狭窄长度相等,宽度一般不超过肛管周围的 1/4。

2. 切开纵切口和横切口,切开一部分内括约肌,使肛管松弛。

3. 牵开肛管,沿纵切口边缘向两侧分离下方组织,使伤口成为长方形其大小能容纳皮片长方形部分(图 59-8)。

4. 切开皮片切口皮下组织,并向皮片外侧分离,使皮片松弛活动容易牵入肛管。由皮片底的两角与肛管长方形伤口近侧两角黏膜和下方肌肉穿入支持缝线,在皮片中点和两侧也穿入缝线,结扎缝线

使皮片固定(图 59-9)。

5. 皮片边缘与肛管伤口边缘间断缝合,最后间断缝合 Y 字形伤口,外盖敷料(图 10-21)。

五、S 形皮片成形术

切除肛管黏膜和瘢痕组织,将带蒂旋转皮片移植于肛管内。适用于范围大的肛管全周重度狭窄。

1. 倒置位或截石位,沿黏膜和皮肤连线开一环形切口,将黏膜和瘢痕组织由下方括约肌分离,向上到齿线上方,显露内括约肌。在此处将黏膜和瘢痕组织做环形完全切除。

2. 以肛管为中心开一横置的 S 字形切口,肛门两侧的弯切口长 8~10cm,做成两个皮片,皮片顶在肛管两侧相对,其底宽应与其高度相等。切开皮肤和皮下组织,将皮片由其下方组织分离,做成全层皮片(图 59-10)。

3. 旋转皮片,将一侧皮片的顶部牵向肛管前方,一侧皮片顶部牵向后方,使皮片边缘在齿线与直肠黏膜对合,间断缝合(图 10-24)。

4. 两侧皮片移植后皮片边缘在肛管前部和后部中线对合,缝合数针,使肛管全部由皮片覆盖。皮肤伤口间断缝合,如皮片有张力可以一部分开放(图 59-11)。

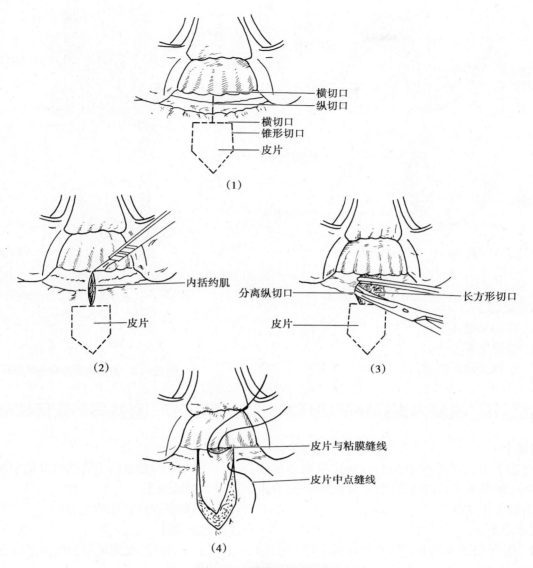

图 59-8　锥状皮片成形术

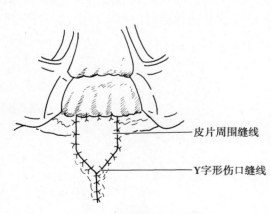

图 59-9　锥状皮片成形术

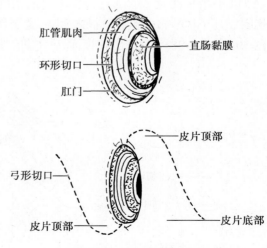

图 59-10　S 形皮片成形术

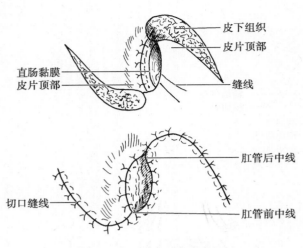

图 59-11　S 形皮片成形术

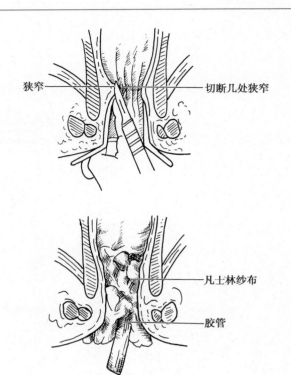

图 59-12　直肠内切直肠狭窄切开术

【手术后处理】

1. 控制排便 4~5 日。

2. 给抗生素 4~5 日。

3. 定期指诊扩肛。

第二节　直肠内直肠狭窄切开术

【适应证】

直肠下部以手指能摸到的线状狭窄和环形狭窄可做这种手术,但切开后有的又生成狭窄,也有出血和感染等并发症。

【手术步骤】

1. 倒置位或截石位,在窥器直视下或以指引导,以电刀或尖刃刀在直肠后中线纵行切开狭窄瘢痕,使狭窄完全松弛。

2. 以手指扩张使直肠腔扩大,压迫或结扎止血,将围以凡士林纱布的粗胶管插入直肠,置于伤口内(图 59-12),24~28 小时取出胶管,以后定期扩张。

第三节　直肠后部直肠狭窄切开术

【适应证】

适用于腹膜反折上方的管状狭窄和环形狭窄。

【手术前准备】

需做肠道准备和冲洗直肠。

【手术步骤】

1. 倒置位,在能尾部中线由尾骨下端到肛门缘上方做一纵切口。

2. 切开皮肤、皮下组织和筋膜,切除尾骨,结扎髓中动脉,切开肛提肌,分离直肠后组织,显露直肠后壁。向两侧牵开伤口,将直肠由两侧组织游离。

3. 金属扩张器由肛门伸入直肠,通过狭窄到狭

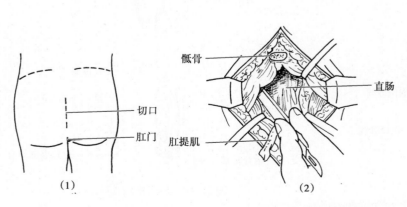

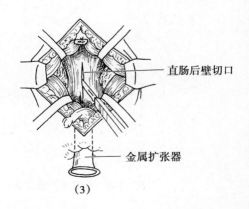

图 59-13　直肠后部狭窄切开术

窄上方。将直肠后壁纵行切开，切口应经过狭窄上下方的正常肠壁，完全切开狭窄（图 59-13）。

4. 取出扩张器，向两侧牵开伤口，切除或切开狭窄瘢痕，有时需缝合直肠内伤口。

5. 直肠壁分层横行缝合，再缝合直肠后方筋膜和肛提肌。直肠后放橡胶片引流，最后缝合皮肤切口（图 59-14）。

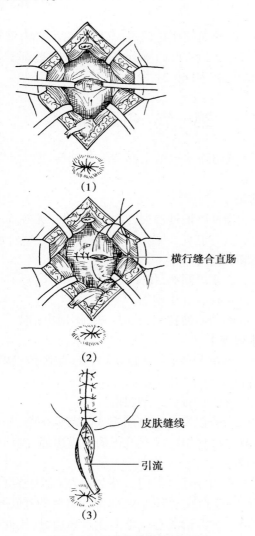

图 59-14　直肠后部狭窄切开术

第四节　挂线疗法

将丝线挂在狭窄部分，紧紧结扎，缓慢切开狭窄，使直肠壁松弛。

【适应证】

适用于能摸到的线状狭窄和能活动的环形狭窄。

【手术步骤】

1. 用带孔的探针或弯血管钳夹，由狭窄深部和肌层内侧穿过狭窄，由其上方穿出，将丝线由肛门牵出。

2. 牵回探针，使线留在穿通的隧道内，再紧紧结扎（图 59-15）。一般每次挂于一处，也可同时几处挂线。

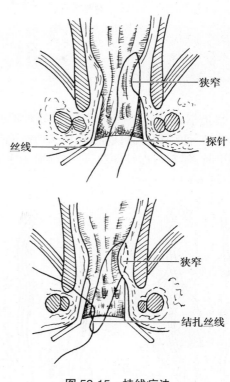

图 59-15　挂线疗法

其他术式，包括直肠切除和结肠造口术。

长的管状狭窄侵犯范围较大可做直肠部分切除吻合术或直肠切除拉出手术。直肠和肛管广泛狭窄做腹会阴联合直肠切除术。急性肠梗阻的病例需做暂时性结肠造口术，解除梗阻，以后再选择手术方法治疗。

第五节　手术效果

手术效果按狭窄的部位、狭窄程度和范围不同。①肛管和直肠的轻度线状狭窄和能活动的环形狭窄、用线状切开术或挂线疗法，手术后定期扩张，可取得良好效果。②肛门周围和肛管中度和重度环形狭窄需做肛管成形术和皮片移植，可取得好的效果。③肛门周围和肛管大片环形缺损，如痔环切畸形，需用S形皮片肛管成形术，也可取得满意效果。④直肠环形狭窄可做直肠内切开术。直肠腹膜压折上方的管状狭窄或环形狭窄做直肠后部切开术但这种手术范围较广泛，常可取得好效果。⑤直肠管状狭窄较长、侵犯周围较广泛的，可做直肠部分切除吻合术。

（罗福文）

第 六 十 章

肛 裂 手 术

肛裂是指以肛门周期性疼痛,即排便时阵发性刀割样疼痛,便后数分钟缓解,随后又持续剧烈疼痛可达数小时,伴有习惯性便秘,便时出血为主要表现的疾病(图 60-1)。

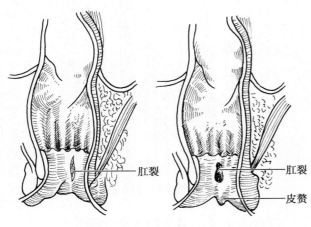

图 60-1　肛裂

临床分类:①早期肛裂(急性期):裂口新鲜,未形成慢性溃疡,疼痛较轻;②陈旧性肛裂(慢性期):裂口已形成慢性溃疡,同时有肛乳头肥大、皮垂等,疼痛严重。

【解剖要点】

肛门外括约肌浅部,从尾骨起,向前至肛门后方。肛门前、后方不如两侧牢固,容易受损伤。因此,

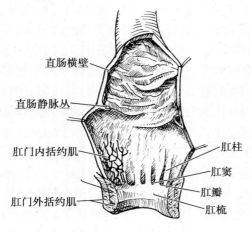

图 60-2　肛门解剖

肛门后部受粪便压迫较重,又因肛管后部血液循环不足,弹性较差,肛门腺分布又较多,这些都是发生肛裂的因素(图 60-2)。

第一节　肛裂切除术

肛裂切除术包括全部切除前哨痔、肥大肛乳头及溃疡。

【适应证】

1. 慢性陈旧性肛裂,经非手术治疗无效者。
2. 具有肛乳头肥大、前哨痔及肛瘘三联征者。

【手术前准备】

1. 手术晨灌肠,排净大小便。
2. 必要时肛周剃毛。
3. 顽固性便秘者,术前一晚服用缓泻剂。

【手术步骤】

1. 麻醉与体位　局麻或骶麻,侧卧位、胸膝位或截石位。
2. 逐步扩张肛门至四指。
3. 探查隐窝　用肛门镜或隐窝钩探查,如果发现肛裂与隐窝相通或有潜行的黏膜边缘,应切开引流(图 60-3)。
4. 由齿状线至肛门口外 2cm 左右,围绕肛裂溃疡面作一菱形或扇形切口,要深达溃疡的基底层,沿切口用小血管钳或有齿镊夹住溃疡边缘,锐性分离至溃疡基底部,切除范围包括肛裂及有病变的隐窝、肥大的肛乳头和皮垂(图 60-4)。
5. 修剪皮缘后用油纱布压迫止血,外用纱布覆盖。

【术中注意事项】

1. 病变要全部切净,肛裂切口必须深达溃疡肉芽的基层,才能全部切除肛裂的溃疡。
2. 必须切断肛门外括约肌皮下组,以减轻术后括约肌痉挛引起的疼痛,有利于引流和创面愈合。
3. 创缘要整齐,使创面宽大,引流通畅,便于肉芽组织从基底生长。
4. 止血要仔细。

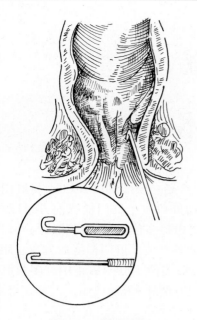

图 60-3　探查隐窝

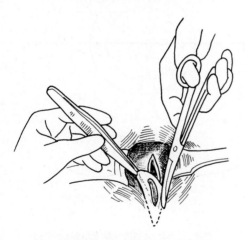

图 60-4　切除肛裂

【术后处理】

1. 术后每日温水坐浴 1 次,便后也要坐浴,坐浴后更换敷料。

2. 饮食正常,保持大便通畅。

3. 观察创面愈合是否从基底部开始,如表面粘连,有形成桥状愈合趋势时,应将其分开,以免再感染,拖延愈合。

第二节　肛门外括约肌切断术

通过简单拉伸或切割,把肛门外括约肌分开,暂

时削弱了肌肉,防止肌肉痉挛,以帮助底层创面愈合。

【适应证】

外括约肌持续痉挛,溃疡表浅,病程较短的肛裂。

【手术前准备】

1. 手术晨灌肠,拍排净大小便。

2. 必要时肛周剃毛。

3. 顽固性便秘者,术前一晚服用缓泻剂。

【手术步骤】

1. 麻醉与体位　局麻或骶麻,侧卧位、胸膝位或截石位。

2. 逐步扩张肛门至四指。

3. 在裂口的正中作一纵行切口,上至齿状线,下至肛缘外 2cm 处。

4. 深度须至溃疡基底,垂直切断外括约肌皮下组(图 60-5)。

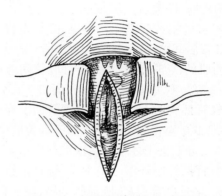

图 60-5　切断外括约肌皮下组织

5. 修剪皮缘后用油纱布压迫止血,外用纱布覆盖。

【术中注意事项】

1. 如有皮垂、肛乳头肥大,肛窦炎,应予切除。

2. 如有内痔,则先处理内痔。

3. 若有出血时,可用电灼止血,或压迫止血。

【术后处理】

1. 术后每日温水坐浴 1 次,便后也要坐浴,坐浴后更换敷料。

2. 饮食正常,保持大便通畅。

3. 观察创面愈合是否从基底部开始,如表面粘连,有形成桥状愈合趋势时,应将其分开,以免再感染,拖延愈合。

(罗福文)

527

第六十一章
肛 瘘 手 术

肛周脓肿切开引流或自行破溃后脓腔相当一部分不能完全愈合，取而代之形成一炎性管道，即成为肛瘘，向内大多开口于齿状线附近的肛隐窝（肛瘘内口），向外开口于肛管周围的皮肤（肛瘘外口）。单纯性肛瘘只有一个瘘管，多个外口和瘘管为复杂性肛瘘。根据瘘管的走行部位，肛瘘主要分为四类：

1. 肛管括约肌间型　最常见，瘘管于肛管外括约肌以内，仅经过内括约肌间，肛瘘外口一般位于肛门周围的皮肤，距离肛门缘较近。

2. 经肛管括约肌型　较常见，瘘管走行于括约肌间或肛管后间隙深部，瘘管穿过肛管内括约肌，肛门外括约肌的浅部和深部，为坐骨肛管间隙脓肿的后果，分为高位和低位。蹄铁形肛瘘归于此类。

3. 肛管括约肌上型　少见，瘘管向上穿过肛提肌，然后向下至坐骨肛管间隙。属于高位肛瘘，治疗困难。需要分期手术才不致造成肛门失禁。

4. 肛管括约肌外型　很少见，瘘管走行自肛管周围皮肤，坐骨肛管隐窝，肛提肌，最后穿入直肠壁。可以由肠癌、克隆病、外伤、异物或盆腔脓肿引起，要注意治疗原发病（图61-1）。

Goodsall 定律或索罗门定律（Solomn's Law）：即

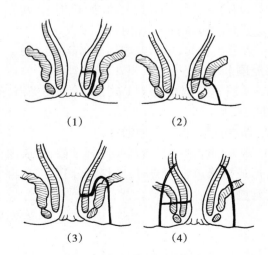

图 61-1　肛瘘的解剖类型
(1)肛门括约肌间型；(2)经肛管括约肌型；
(3)肛管括约肌上型；(4)肛管括约肌外型

在肛门中点划一横线（肛门横线），将肛门区分为前后两部，如外口位于肛门横线前方，且距肛缘不超过 5cm，则内口多位于肛门齿状线与外口相对应上的位置；如外口位于肛门横线后方或且距肛缘超过 5cm，则内口多位于肛门后正中。多数肛瘘符合该定律，但也有例外（图 61-2）。

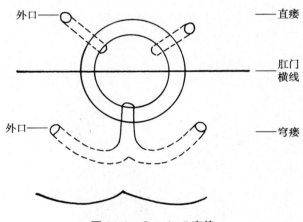

图 61-2　Goodsall 定律

第一节　肛瘘挂线疗法

【适应证】

1. 距离肛门 3~5cm 以内的，可探及内口的肛瘘。
2. 复杂性高位肛瘘治疗的辅助方法。

【手术前准备】

1. 瘘管有急性感染时，先引流，抗感染待炎症吸收后再手术。
2. 清洁灌肠。
3. 瘘管内注入美兰，以利于探查瘘管。

【麻醉】

局部麻醉；骶管麻醉；鞍区麻醉；连续硬膜外麻醉；小儿可全麻。

【体位】

截石位，肘膝位或侧卧位。

【手术步骤】

1. 将尾端带有丝线的探针由外口探入瘘管，

按瘘管走行方向,通过内口进入直肠并弯曲由肛门引出。

2. 从肛门向外拉出探针,将丝线留于瘘管内,再将线由肛门牵出,拉紧线两端,做活结结扎,每隔2~3天紧线1次,直至挂线脱落,瘘管开放。

3. 橡皮筋挂线是将橡皮筋线缚于丝线一端,用上法将丝线传入瘘管内,再牵出丝线使橡皮筋线进入瘘管,两端分别由肛门和外口牵出。

4. 拉紧橡皮筋两端,靠近皮肤以丝线将橡皮筋结扎(图61-3)。

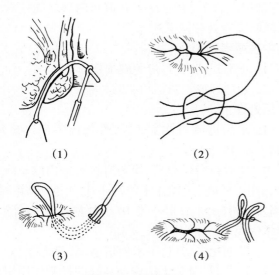

(1)　　　　　(2)

(3)　　　　　(4)

图 61-3　挂线疗法

【术中注意事项】

1. 寻找内口要仔细,防止形成假道。

2. 橡皮筋结扎松度合适,不可一次结扎太紧,括约肌纤维坏死较多,局部还没有形成纤维组织增生,粘连,引起肛门失禁。

【术后处理】

1. 保持排便通畅。

2. 坐浴,保持局部清洁。

3. 检查橡皮筋松紧度,适当紧线。

第二节　肛瘘切除术

【适应证】

适应于瘘管已经纤维化的,低位单纯性或复杂性肛瘘。

【术前准备,麻醉,体位】

同挂线疗法。

【手术步骤】

1. 将探针由外口探入瘘管,经过内口至肛管。

2. 沿探针切开皮肤,将全部瘘管连同内口和外口及周围组织一并切除,开放创口。或将创口做一期缝合。

3. 有几个外口和分支窦道的肛瘘,可将瘘管及其分支全部切除,成为一个较大的伤口,有两个以上内口者,先切除主要瘘管,其余的瘘管用挂线疗法,或二期再行手术切除(图61-4)。

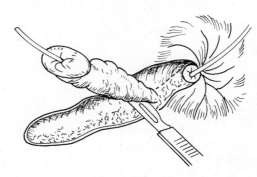

图 61-4　瘘管切除术

【术中注意事项】

1. 正确找到内口,避免副损伤。

2. 处理好瘘管与括约肌的关系。

【术后处理】

1. 保持排便通畅。

2. 坐浴,保持局部清洁,引流通畅,防止假性愈合。

第三节　肛瘘切开术

【适应证】

1. 低位单纯瘘管,管壁纤维组织不多。

2. 瘘管弯曲,其内口至外口探针不能通过,并有分支的复杂性瘘。

【术前准备、麻醉、体位】

同挂线疗法。

【手术步骤】

1. 由外口伸入探针,经瘘管至内口,沿探针切开瘘管,也可将探针探入瘘管,沿瘘管方向边探查边切开,直到内口,将瘘管和内口完全切开。

2. 刮除瘘管内纤维肉芽组织,用探针探查其深部是否还有分支,一一切开,成为引流通畅的敞开伤口(图61-5)。

【术中注意事项】

1. 如需切断外括约肌,则应与纤维成直角。

2. 两个以上内口和瘘管的肛瘘,先切开一个内口和瘘管,切断括约肌。其余瘘管挂线或二期切开。

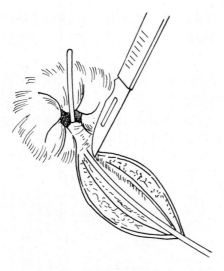

图 61-5　瘘管切开术

【术后处理】

同瘘管切除术。

第四节　复杂肛瘘手术

蹄铁形肛瘘：属于复杂性肛瘘，瘘管走行括约肌间或肛管后间隙深部，穿过肛门外括约肌，开口于两侧坐骨肛管隐窝深部，形成肛瘘后常有两个或以上的外口，因瘘管围绕肛管，呈半环形，如蹄铁状，故俗称蹄铁形肛瘘。图 61-6 分为前蹄铁形和后蹄铁形两种。多采用瘘管切开加挂线疗法。

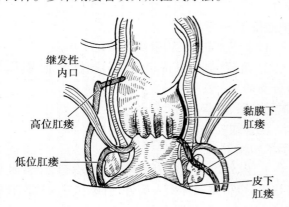

图 61-6　蹄铁型肛瘘

【手术步骤】

1. 在肛门前或后正中内口处作放射状切开主，肛内从内口上约 0.5cm，至肛缘外约 3~5cm，彻底处理内口，保证引流通畅。

2. 分别于外口处作放射状切口，无外口者，在

两侧管腔末端肛缘作放射状切口，开窗造口。如果外口放射状切口与前或后正中切口之间夹角大于 90°，则在两切口之间增加一放射状切口，切除各切口附近部分纤维化组织，使肛缘两侧切口与肛门前或后正中切口皮下相贯通，并搔刮、冲洗管腔，修剪切口充分引流。

3. 肛缘两侧切口与肛门前或后正中切口之间挂以浮线引流（丝线束）。

4. 对于高位蹄铁形肛瘘，切除外括约肌深部以下管道及内口周围炎性坏死组织，刮匙搔刮外括约肌深部以上管道，然后在主管道与内口之间挂入上述浮线，支管处理同上述。

【术中注意事项】

1. 正确找到内口，避免副损伤。

2. 处理好瘘管与括约肌的关系。

【术后处理】

1. 术后进流质饮食 3 天，静滴抗生素 3~5 天，控制大便 48 小时。

2. 便后行专科换药，换药时将管道内的丝线束拉出，用甲硝唑、生理盐水清洗干净，一般支管浮线一周左右拆除，主管道浮线 10 小时左右逐步拆除。

【手术优点】

1. 微创化多切口，手术创伤小，患者痛苦小。

2. 挂浮线，避免了用橡筋挂线的勒割作用引起的长时间疼痛。

3. 术后疤痕小。

4. 术后感染及复发率低。

【肛瘘术后的并发症】

1. 复发　多为未能找到内口，没能切除感染原发灶肛隐窝病灶，则肛瘘肯定会复发。

2. 肛门失禁　多为高位肛瘘，如括约肌上和括约肌外型肛瘘，未能分清瘘管和肛门括约肌间的关系而将肛门括约肌切断，尤其将肛门外括约肌深部和耻骨直肠肌切断。轻者短期内可以恢复，重者则永久性肛门失禁，如排气失禁，稀便失禁和成形便失禁。因此，对高位肛瘘最好行挂线疗法或分期手术。

3. 慢性肛瘘癌变　慢性肛瘘偶有继发癌变的，尤其 10 年以上者癌变率较高。黏液腺癌占大多数。肛瘘病人出现硬结形成，黏液分泌，肛门持续疼痛常为癌变先兆。一般认为与长期慢性炎症刺激有关，所以从这个角度肛瘘病人宜及早手术治疗。

（罗福文）

第六十二章

直肠肛管周围脓肿切开引流术

第一节　概述

直肠肛管周围脓肿(perianorectal abscess)是指直肠肛管周围软组织内或其周围间隙发生的急性化脓性感染,并形成脓肿。脓肿破溃或切开后常形成肛瘘。

一、发病机理

绝大部分直肠肛管周围脓肿由肛腺感染引起。直肠肛管周围间隙为疏松的脂肪结缔组织,感染极易蔓延、扩散,感染向上可达直肠周围形成高位肌间脓肿或骨盆直肠间隙脓肿;向下达肛周皮下,形成肛门周围脓肿;向外穿过外括约肌,形成坐骨肛管间隙脓肿;向后可形成肛管后间隙脓肿或直肠后间隙脓肿(图62-1)。

肛周皮肤感染、损伤、肛裂、内痔、药物注射、骶尾骨骨髓炎等均可引发直肠肛管周围脓肿。Crohn病、溃疡性结肠炎及血液病病人易并发直肠肛管周围脓肿(图62-2)。

二、临床表现

1. 肛门周围脓肿　肛门周围皮下脓肿最常见,多由肛腺感染经外括约肌皮下部向外扩散而成。主要症状为肛周持续性跳动性疼痛,行动不便,坐卧不安,全身感染性症状不明显。病变处明显红肿,有硬

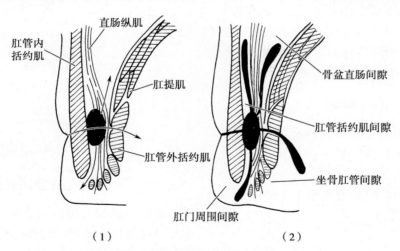

（1）　　　　　　　　　　　　　　　（2）

图 62-1　直肠肛管周围间隙的感染途径

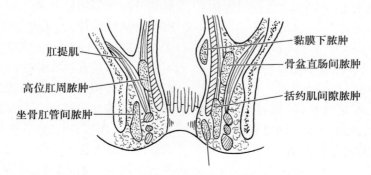

图 62-2　直肠肛管周围脓肿的位置

531

结和压痛,脓肿形成可有波动感,穿刺时抽出脓液。

2. 坐骨肛管间隙脓肿　多由肛腺感染经外括约肌向外扩散到坐骨直肠间隙而形成。也可由肛管直肠周围脓肿扩散而成。由于坐骨直肠间隙较大,形成的脓肿亦较大而深,容量为60~90ml。发病时患侧出现持续性胀痛,逐渐加重,继而为持续性跳痛,坐立不安,排便或行走时疼痛加剧,可有排尿困难和里急后重;全身感染症状明显;局部触诊或直肠指检时患侧有深压痛,甚至波动感。如不及时切开,脓肿多向下穿入肛管周围间隙,再由皮肤穿出,形成肛瘘。

3. 骨盆直肠间隙脓肿　较为少见。多由肛腺脓肿或坐骨直肠间隙脓肿向上穿破肛提肌进入骨盆直肠间隙引起,也可由直肠炎、直肠溃疡、直肠外伤所引起。早期就有全身中毒症状,如发热、寒颤、全身疲倦不适。局部表现为直肠坠胀感,便意不尽,排便时尤感不适,常伴排尿困难。会阴部检查多无异常,直肠指检可在直肠壁上触及肿块隆起有压痛和波动感。诊断主要靠穿刺抽脓,经直肠以手指定位,从肛门周围皮肤进针。必要时做肛管超声检查或CT检查证实。

4. 其他　有肛门括约肌间隙脓肿、直肠后间隙脓肿、高位肌间脓肿、直肠壁内脓肿(黏膜下脓肿)。由于位置较深,局部症状大多不明显,主要表现为会阴、直肠部坠胀感,排便时疼痛加重;患者同时有不同程度的全身感染症状。直肠指检可触及痛性包块。

三、治疗原则

脓肿一旦确诊,多需手术切开引流。如感染未形成脓肿时,可采用非手术治疗。

(一)非手术治疗

1. 抗生素治疗　根据病情选用1~2种对革兰阴性杆菌有效的抗生素。

2. 温水坐浴。

3. 局部理疗。

4. 口服缓泻剂或石蜡以减轻病人排便时疼痛。

(二)手术治疗

【适应证】

1. 直肠肛管周围脓肿一般不易自行吸收,应在出现波动或隆起时,即行切开引流。

2. 骨盆直肠脓肿,不易被察觉,则可在压痛处直接穿刺,抽得脓液后,进行手术。如难定位,可用直肠腔内B超探查,帮助定位后穿刺。

【术前准备】

1. 术区备皮。如疼痛严重,为减少病人痛苦,手术野剃毛可在麻醉后进行。

2. 术前禁食。

3. 有发热者应给抗生素。

【麻醉与体位】

局部麻醉、骶管麻醉、鞍麻均可。俯卧位最好,截石位及侧卧位也可。

第二节　直肠、肛管周围脓肿各种手术方法

一、肛周脓肿切开引流术

在脓肿中心位置或波动感最明显处,做一放射形切口,或以肛门为中心的弧形切口,切口要足够大,便脓液引流充分。如脓液多,脓腔大,可用食指探查脓腔,并分开其间隔。必要时将切口边缘皮肤切除少许,以利引流,最后用油纱布条放入脓腔引流(图62-3)。

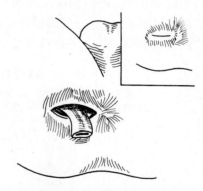

图62-3　肛周脓肿切开引流术

二、肛周脓肿切开挂线术

正确寻找与处理内口是切开挂线术成功的关键。寻找内口要准确,动作轻柔。马蹄形脓肿应警惕多个内口的可能。寻找内口的几种方法有:①脓肿切开前先挤压脓肿部位,内口可有少量脓液流出;②探针从脓腔伸入,从内口穿出;③脓腔内加压注入美蓝注射液,寻找着色肛隐窝;④探针从肛隐窝内口可疑处或明显充血水肿处伸入,小心缓慢探查,向脓腔方向轻轻钩拉,顺利通到脓腔;⑤双指法摸到脓腔最薄弱或隐窝凹陷处。如脓腔与肛窦相通,可在切开脓肿后,用探针仔细探查内口,然后切开瘘管,适当切除皮肤和皮下组织,内口周围组织也稍加切除,使引流通畅。如内口较深,瘘管通过内括约肌,可采用挂线疗法。临床上挂线原则是炎症浸润范围越大,

脓腔越深,挂线宜松,反之宜紧;脓腔位置较高,距肛门较远,挂线宜紧,反之宜松。

一般认为挂线必须在脓腔最高、最深处,使括约肌与周围组织发生粘连,无出血及肛门失禁等危险。待深部脓腔的肉芽组织生长与挂线内口基本平齐,进行紧线,使其脱落,这样才能使整个创面同时生长愈合。以上手术优点是脓肿一期治愈,不再形成肛瘘。但在急性炎症中,找内口有困难时,不应盲目寻找,以免炎症蔓延或形成假道。仅行切开排脓,待形成肛瘘后,再行肛瘘手术。二期手术优点是效果确切,治愈率高(图62-4)。

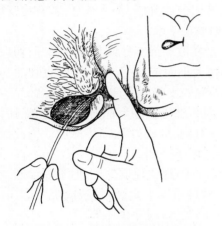

图 62-4 肛周脓肿切开挂线术

三、坐骨直肠窝脓肿切开引流术

1. 在压痛明显处先行穿刺,抽得脓液后,在该处行一前后方向切开。切开距离肛门2.5cm以外,以免损伤肛门括约肌。切开脓腔,深入食指将脓腔内间隔分开,排尽脓液,然后切除少许边缘皮肤和皮下组织,以利引流。脓腔内填入油纱条引流(图62-5)。

2. 在切开引流时,要注意脓液引出量,凡超过90ml者,多表示脓液可能已累及对侧坐骨直肠窝,或累及肛提肌上骨盆直肠窝,要仔细探查。

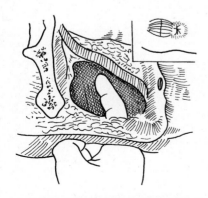

图 62-5 坐骨直肠窝脓肿切开引流术

四、骨盆直肠脓肿切开引流术

1. 切口同坐骨直肠窝脓肿,但稍偏后且略长。

2. 左食指伸入直肠内先探查脓肿位置并做引导,另一手持弯血管钳经过皮肤切口,穿过肛提肌进入脓腔,按前后方向撑开排出脓液,彻底冲洗脓腔后,放入软管引流,并固定,防止其滑入脓腔内或脱出(图62-6)。

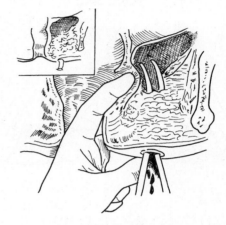

图 62-6 骨盆直肠脓肿切开引流术

五、直肠后脓肿切口引流术

1. 切口与坐骨直肠窝脓肿基本相同,但更偏向后方。

2. 经皮肤穿刺抽出脓液后,用弯血管钳经切口向直肠后方插入脓腔排出脓液。冲洗脓腔后置橡皮管或烟管引流(图62-7)。

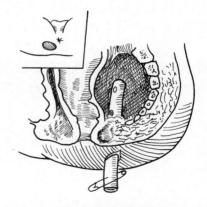

图 62-7 直肠后脓肿切口引流术

六、高位肌间脓肿切开引流术

这类脓肿位于括约肌间隙上部,直肠环肌与纵肌之间,肛提肌上方。发病隐匿,病人常在脓肿破裂后,有分泌物自直肠内排出方有感觉。

【手术步骤】

1. 在麻醉下用肛门镜显露脓肿,一般不直接在脓肿处切开引流,以防出血。自内口处插入一有槽探针,向上 2~2.5cm 处穿出(图 62-8)。

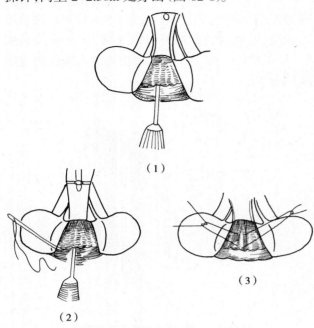

图 62-8 高位肌间脓肿切开引流术

(1)步骤 1;(2)步骤 2 ;(3)步骤 3

2. 用另一细探针沿有槽探针穿入,细探针另一端系两根粗不吸收线。

3. 用不吸收线将两侧的黏膜及肌层结扎,4~5天脓肿开放。

4. 若内口未找到,则在脓肿下端黏膜做一小的切口,然后用上法切开。若脓肿已破裂,开口能容纳一指尖,能达到引流目的。若开口小,则需扩大引流。

5. 若此脓肿与肛周脓肿或坐骨直肠窝脓肿同时存在,应先处理后者,最后用上法处理高位肌间脓肿。

第三节 术中注意要点和术后处理事项

【术中注意要点】

1. 肛管直肠周围脓肿应在脓肿未成熟前早期切开,减低局部压力,以阻断其扩散和向周围的蔓延。

2. 脓肿切开引流后,常形成经久不愈的肛瘘。

3. 治疗脓肿时,尽可能找到内口,将内口一并切开,避免肛瘘形成。

4. 切开引流脓肿后,待 3 个月,若有瘘管形成,再做第 2 期肛瘘手术。

5. 尽量在波动最高处或其附近切开,切口长度应根据脓肿大小而定,一般应为脓肿直径的 3/4,可剪除切口外侧的皮肤少许,以免切口闭合。

6. 一侧的坐骨直肠窝脓肿可通过肛门后方或前方蔓延到对侧,形成"蹄铁形"脓肿。因此探查要全面,不能局限于一侧。

7. 骨盆直肠窝脓肿虽少见,但不易诊断。如不及时引流,脓肿可穿入直肠,膀胱或阴道,有时向下穿入坐骨直肠窝,以后穿出体外。

【术后处理】

1. 术后换药也是手术成功的一个重要环节,包括清洁脓腔和放置引流纱条。

2. 引流物一般在术后 2~3 天逐渐取出,但深部脓肿的引流物要等无脓液排出后再逐渐拉出。

【主要并发症】

1. 术后并发症不多见 最严重为内口位于肛管外括约肌深部者,如急于一期切开内口,常可导致肛门失禁。

2. 凡未找到内口者,术后常形成肛瘘。

(罗福文)

第六十三章

痔 手 术

痔分为内痔、外痔和混合痔。内痔是肛垫(肛管血管垫)的支持结构、血管丛及动静脉吻合发生的病理性改变和移位;外痔是齿状线远侧皮下血管丛扩张、血流瘀滞、血栓形成或组织增生,根据组织的病理特点,外痔可分为结缔组织性、血栓性、静脉曲张性和炎性外痔;混合痔是内痔和相应部位的外痔血管丛的相互融合。临床症状主要为出血、脱垂和肛门不适等。基于对痔的本质的现代概念的认识,痔的治疗学上注入很多新的理念,愈来愈多的学者已放弃了逢痔必治的观念。痔的治疗目的重在消除、减轻痔的症状。经保守治疗无效的痔患者才考虑手术治疗,总体上大约10%需外科手术治疗。手术治疗适应证包括:内痔已发展至Ⅲ、Ⅳ度,或Ⅱ度内痔伴出血严重者;急性嵌顿性痔、坏死性痔、混合痔以及症状和体征显著的外痔;非手术治疗无效且无手术禁忌证者。

第一节 内痔切除术

内痔切除术要求齿状线以上切除痔核,创面完全闭合,故该术式损伤小,并发症少。

【适应证】

经保守治疗后仍反复出血的Ⅱ、Ⅲ度内痔。

【手术前准备】

1. 常规查血常规、出凝血时间

2. 术前1日进低渣饮食。术前一晚口服轻泻剂,术前清洁灌肠。

3. 肛周备皮。

【麻醉与体位】

麻醉可选择鞍麻、硬膜外麻醉或骶管麻醉,单个的混合痔可选择局部浸润麻醉。俯卧折刀位,用宽胶布牵开两侧臀部。年老体弱者可选择侧卧位或截石位。

【手术步骤】

1. 消毒肛管、直肠后,扩张肛管。术者以双手示指、中指涂液体石蜡,先伸一个示指入肛管,再将

另一个示指背对背地伸入,逐渐分开左右两指扩张肛管,再依次放入中指扩张数分钟,使括约肌充分松弛(图63-1)。

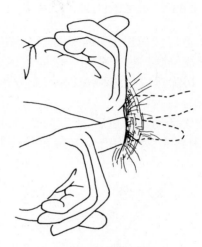

图63-1 手指扩肛

2. 用组织钳夹住痔核下端皮肤向外牵拉,使齿状线充分显露,局部检查痔核数目、大小、范围(图63-2)。

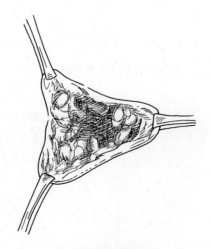

图63-2 观察痔核数目、大小、范围

3. 用痔核钳或长弯止血钳在齿线以上0.2cm,沿直肠纵轴夹紧提起的痔核基底部,绕钳贯穿缝扎痔核2~3针,保留缝线(图63-3)。

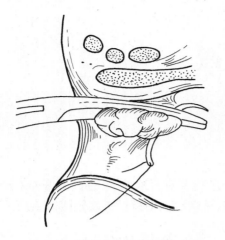

图 63-3 钳夹痔核根部,缝扎痔核

4. 沿止血钳凹面钳上切除痔核,结扎缝线,必要时加以丝线结扎。松开痔钳。依同法逐个切除其余内痔。切除后应仔细检查创面,充分止血(图63-4,图 63-5)。

5. 检查无活动性出血后,无肛门狭窄,肛内创面填入凡士林纱布,外面用干纱布覆盖,包扎固定。

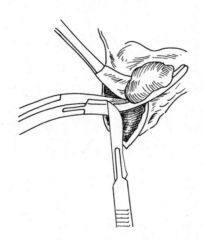

图 63-4 钳上切除内痔

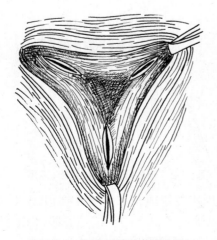

图 63-5 切除后痔核根部创面

【术中注意事项】

1. 手术切除不要多于 3 个痔核,以免术后肛门狭窄。

2. 痔核结扎线头宜留长些(1cm),以免滑脱出血。

3. 可作放射状皮肤切口为防止术后水肿。

4. 先结扎缝合,再切除内痔,可以避免切除后黏膜缝合不全,导致术后出血及感染。

【术后处理】

1. 术后 1~2 天流质饮食,术后 2~3 日内半流食,以后改普食,多食新鲜蔬菜及水果,忌食辛辣食物及饮酒。

2. 第二天起服用通便药物,避免用力排便引起疼痛、出血。

3. 第二天起便后以 1 : 5000 的高锰酸钾温水坐浴 20 分钟,以后每天坐浴 2~3 次。可以应用如太宁栓等保护性表面油膏。

【并发症及其处理】

1. 出血 术后早期出血常为术中技术操作失误所致,多见于未能正确或充分结扎痔根部。处理包括:黏膜下注射 1 : 10 000 的肾上腺素 1~2ml;用手指或纱布直接压迫;表面使用肾上腺素或缝扎止血等。迟发性出血(术后 7~14 天出血)可能为结扎痔残端感染所致,发生率约为 2%。常为新的少量出血,排便时排出血凝块或大量出血。对于术后一周或更长时间,在患者已停止出血后再次出血时需进行检查。治疗包括观察、住院、输液和重新结扎等。迟发性出血往往难于预防。

2. 肛门狭窄 切除范围广、成团的痔组织,需要剥脱较大区域的黏膜与肛管,如果只有少量区域未受累时,术后只能残留少量肛管弹性组织,愈合后纤维瘢痕组织挛缩而形成肛门狭窄。术中保留足够的皮肤间桥可以有效的预防肛门狭窄的发生。当保留的皮肤间桥较少时,术后应每日行肛门指诊以及适当的扩肛,直到 6~8 周伤口愈合而无肛门狭窄为止。

(彭慧 兰平)

第二节 内痔环形切除术

内痔环切术(Sarasola-Klose 软木塞环切术),在 20 世纪 50 年代以前曾被广泛应用,但由于其在切除全部痔核的同时也切除了齿线附近全周的皮肤黏膜,完全破坏了肛垫组织和移行上皮,是一种非生理性的、破坏性很强的术式,术后并发症、后遗症发生率较高。目前,该术式已很少应用。

【适应证】

1. 环状内痔或内痔数目超过 4 个以上以及合并混合痔者。

2. 内痔伴有直肠黏膜脱垂者。

【手术前准备】

前同内痔切除术。

备带柄软木塞,直径 3~3.5cm,长约 12~15cm;如无软木塞可用绷带代替。大头针 20~30 枚,高压消毒备用。

【麻醉与体位】

选择鞍麻;取俯卧折刀位用宽胶布牵开两侧臀部,或取膀胱截石位。

【手术步骤】

1. 含肾上腺素盐水(0.1% 肾上腺素 0.1ml 加注射用水 20ml)注入痔核基底部,使周围血管收缩,以减少术中出血。

2. 扩张肛管,软木塞涂润滑剂后插入直肠约 6cm,将软木塞轻轻旋转并向外拉 2~3cm,全部环状痔即可随软木塞脱出(图 63-6)。用大头针在齿线上 1cm 处将痔环固定在软木塞上,每隔 1cm 固定一针(图 63-7)。

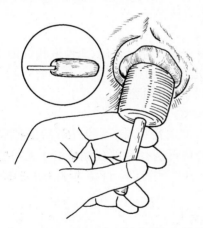

图 63-6　插入肛管的软木塞向外拉出,显露痔块

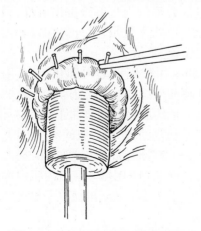

图 63-7　用大头针固定痔于软木塞

3. 左手持软木塞,在痔核下缘距齿线 0.5cm 肛管侧作一环形切口,环形切开肛管皮肤(图 63-8)。用剪刀向肛侧锐性分离黏膜下痔静脉丛,直至正常直肠黏膜处,使全部曲张的静脉丛附着在黏膜上。同时,向旁推开、避免损伤呈白色的内括约肌。出血点逐一电凝或结扎止血。在预定的切除线附近用 10 号丝线将黏膜袖环扎固定在软木塞上。

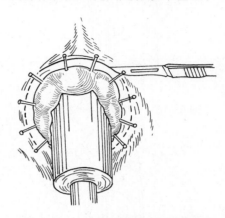

图 63-8　于正常直肠黏膜处环形切开

4. 在靠近结扎线口侧环形切断内层黏膜,将痔静脉丛连同黏膜一并切除(图 63-9)。对较大的活动性出血点须结扎或电凝止血,以防止血肿形成,然后用 3-0 可吸收缝线或 1 号丝线间断缝合黏膜、皮肤切缘,采用边切、边止血、边缝合的方法直至完成一圈(图 63-10)。

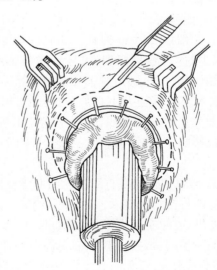

图 63-9　将痔连同黏膜一并切除

5. 取出软木塞,在肛门镜下仔细检查缝合口,如缝合口过疏或缝合口渗血者需加强缝合,出血处加缝一针。

6. 在肛管内留置裹有凡士林纱布的乳胶管,以压迫止血,并可排气及观察术后有无出血(图 63-11)。

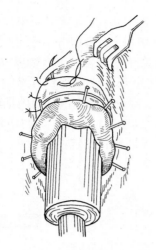

图 63-10　一边切除，一边缝合

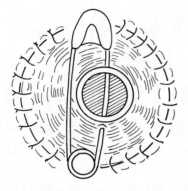

图 63-11　肛管内留置乳胶管压迫止血

【术中注意事项】

1. 切除直肠黏膜的宽度应一般与内痔脱垂的长度相当，一般以 2~3cm 为宜。如黏膜切除过多，创口因张力过大，容易撕裂，可导致术后感染或瘢痕狭窄；如切除过少，则痔脱垂症状改善不明显。

2. 软木塞的直径大小必须与扩张后的肛门大小相同，太大易损伤括约肌，太小不能拉出痔核，也不利止血，影响手术顺利进行。无软木塞时可用纱布卷代替。

3. 缝合切口时，注意直肠黏膜与肛管皮肤切缘对位准确，勿将括约肌缝入，以免术后剧痛。

4. 边切、边缝应从下半周（截石位 3-6-9 点）开始，待缝完下半周后，再切上半周（截石位 9-12-3 点），使软木塞不致滑脱，以免引起出血及缝合困难。

5. 下端切口应尽可能靠近齿线的肛侧，以免术后黏膜外翻。

【术后处理】

同内痔切除术。

【并发症及其处理】

1. 感染　多因黏膜吻合口张力过大或术后用

力排便，吻合口撕裂而致。处理：应用抗生素；如形成脓肿，及时切开排脓。

2. 直肠黏膜外翻　多由于松弛的黏膜切除不足及肛管皮肤切除过多，吻合口太靠近肛缘所致。处理：对明显松弛的黏膜行分段结扎或胶圈套扎，去除多余的黏膜，使局部形成瘢痕，与肌层产生粘连固定。

3. 肛门狭窄　多由于吻合口缝合组织过多，导致吻合口增厚、顺应性降低；或由于感染后形成环状瘢痕所致。处理：轻度狭窄者，术后 2 周开始用食指扩肛；重度狭窄者，需行肛管整形术。

（兰　平）

第三节　混合痔切除术

混合痔外切内扎术是在 Miligan-Morgan 术和传统中医内痔结扎术基础上发展演变而成，根据肛管直肠不同的神经支配特点，其基本原则是将内痔结扎、外痔剥离切除的一种手术方法，是目前临床最常用的手术方法之一。

【适应证】

单发或多发性混合痔、急性嵌顿性内痔。

【手术前准备】

1~3 同内痔切除术。

【麻醉与体位】

麻醉可选择鞍麻、硬膜外麻醉或骶管麻醉，单个的混合痔可选择局部浸润麻醉。俯卧折刀位，用宽胶布牵开两侧臀部。年老体弱者可选择侧卧位或截石位。

【手术步骤】

1. 常规消毒、铺巾，以双手食指伸入肛管轻柔扩肛。将混合痔的内痔部分翻出肛外，根据痔核的部位、大小、形状和数量，设计好切口和需保留的皮肤黏膜的位置、数量。

2. Allies 钳分别提起内痔和外痔，用尖头弯手术剪在外痔的外缘作一"V"形切口（图 63-12），在皮下静脉丛与括约肌之间剥离曲张的静脉团和增生的结缔组织，当剪至肛管括约肌间沟平面时，将切口从"V"形改为"◇"形，直至齿线上 1~2cm。用 Allies 钳提起"V"形切口的皮瓣，沿括约肌浅面剥离外痔组织至齿线上 1~2cm 处，出血点予结扎或电凝止血（图 63-13）。

3. 用 7 号丝线"8"字贯穿缝扎内痔和已游离

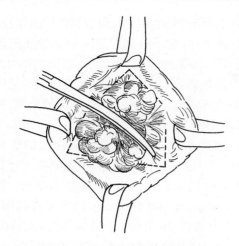

图 63-12　提起痔核，切开皮肤

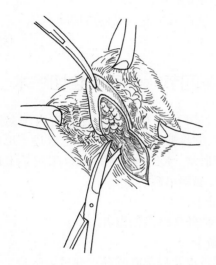

图 63-13　分离外痔

外痔的基底或双重结扎，留长线头便于术后观察痔核是否已脱落（图 63-14），在结扎线上 1cm 处切除痔组织（图 63-15）。

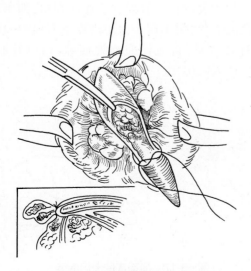

图 63-14　分离内痔后，结扎上端

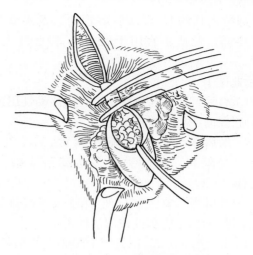

图 63-15　切除痔组织

4. 用同法处理其余 2~3 个痔核（图 63-16）。

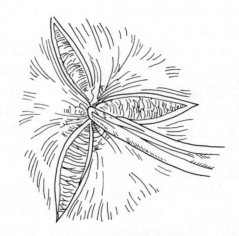

图 63-16　痔切除后的创面

5. 剔除皮桥下残余的外痔组织，保留上皮，修剪创缘，使之对合良好，切口开放。

【术中注意事项】

1. 痔核间要保留足够宽度的皮肤黏膜桥，防止肛门狭窄。一般认为至少应保留三处皮肤黏膜桥，每处的宽度不小于 0.5cm，总宽度应在 1.5cm 以上。

2. 结扎后痔核残端不要在同一个平面，以避免在齿线同一水平形成一环状瘢痕，肛管直肠顺应性降低而出现排便困难。

3. 剥离外痔组织最好达到齿线上方 2cm 平面，此时，痔体大部分已被剥离，结扎的痔组织较少，脱落时间较短，可缩短疗程。而且，结扎的平面远离齿线，可减轻术后疼痛。

4. 对合并肛门内括约肌痉挛及急性嵌顿性内痔患者，痔核处理完毕后，可经侧方或后方的切口切断部分内括约肌,以缓解肛管的紧张狭窄,减轻术后疼痛。此法不宜用于老年人、慢性肠炎和腹泻者。

【术后处理】

1. 术后当天注意观察创口有无活动性出血,如有出血,及时予缝扎或压迫止血。

2. 术后 3 天内进半流质饮食,3 天以后饮食可不受限制。鼓励患者多吃蔬菜水果,以软化大便。

3. 术后当日宜控制排便,第 2 天可以排便,如大便干燥,酌情予容积性或润滑性泻剂口服。

4. 术后第 2 天起,每天用 1/5000 高锰酸钾溶液坐浴一次,便后坐浴。

5. 创面处理　用具有黏膜保护作用的痔疮栓塞肛,每天 1~2 次;如创面渗液较多,可用灭滴灵湿纱布湿敷,如创面肉芽组织过长,可进行修剪,并用 5% 高渗盐水湿敷。

6. 术后 14 天结扎丝线仍未脱落,需行直肠指诊检查原因,如为贯穿结扎过深,造成痔坏死脱落而结扎线未脱者,将丝线拆除即可;如为结扎不紧,痔核坏死不全,造成结扎线未脱,此时,结扎线已松弛,失去结扎作用,可将结扎线剪断拆除,重新结扎痔核。

【并发症及其处理】

1. 疼痛　肛门疼痛是痔手术后最常见的并发症。齿线以下肛管组织神经末梢受到手术的刺激是引起疼痛的主要原因,其次是肛门括约肌的痉挛性疼痛。常用的防治方法有:①硬膜外术后镇痛:术后经硬膜外管留置镇痛泵或病人自控止痛装置,持续 2~3 天。此方法镇痛效果最理想,可达到或接近完全无痛,但术后尿潴留、头晕、恶心呕吐等不良反应发生率较高;②长效镇痛剂局部浸润:手术结束时,在每一创口基底部注射长效镇痛剂 1~2ml,可明显减轻术后疼痛,止痛效应可维持 3~7 天。目前常用的长效镇痛剂有:主要由布比卡因和亚甲蓝溶液组成的复方亚甲蓝注射液;③药物止痛:曲马多缓释片,一次 100mg 口服;疼痛剧烈者可予吗啡类镇痛剂,如硫酸吗啡缓释片,一次 30mg 口服或度冷丁 50~100mg 肌肉注射。在肛门内放置止痛栓亦有一定的止痛作用。

2. 急性尿潴留　急性尿潴留是痔手术后较常见的并发症,多发生于手术当日。对由于创面疼痛引起肛门括约肌痉挛、反射性引起膀胱颈或尿道括

约肌痉挛而导致的排尿障碍,可按下述方法处理:①一般处理:可在下腹部置热水袋热敷或用热毛巾在会阴部作湿热敷;②药物治疗:新斯的明 0.5~1mg 肌肉注射或新斯的明 0.5mg“足三里”穴位注射;③导尿:经采用上述措施后仍未能自解小便,膀胱显著膨胀者,可行导尿。

3. 肛缘水肿　多为两痔核间保留的皮桥因炎性渗出而形成。处理:①坐浴:用温热盐水或具有清热祛湿功效的中药洗剂坐浴,每日 1~2 次,每次 15 分钟;②理疗:可用红外线或频谱等治疗仪照射,每日 1~2 次,每次 20 分钟;③局部外敷:水肿处可用市售治疗痔疮药膏外敷或用 50% 硫酸镁溶液湿敷;④酌情使用抗生素。

4. 继发性大出血　见内痔切除术。

(兰　平)

第四节　外痔血栓切除术

血栓性外痔是在用力排便等腹内压突然升高的情况下,肛缘静脉破裂,血液在肛缘皮下形成圆形或卵圆形肿块,常伴有剧烈疼痛。采用手术疗法摘除血栓,疼痛即可缓解。

【手术指征】

血栓性外痔疼痛剧烈者。

【术前准备】

肛周备皮及局部麻醉药皮肤过敏试验。

【麻醉与体位】

麻醉选择局部浸润麻。侧卧位,血栓痔在肛缘左侧者取左侧卧位,在右侧者取右侧卧位。

【手术步骤】

在肿块表皮作一放射状或梭状切口,即可看见青紫色的血栓,用小弯止血钳沿皮下与血栓包膜之间作钝性分离,将血栓完整地摘除,切口开放(图 63-17~图 63-20)。

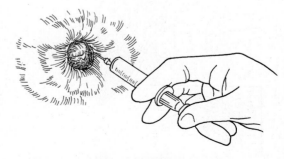

图 63-17　局部皮肤浸润麻醉

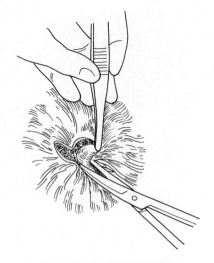

图 63-18　分离切除血栓

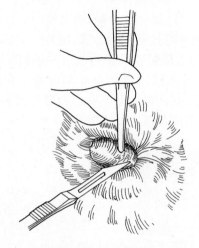

图 63-19　肿块表面的梭形切口

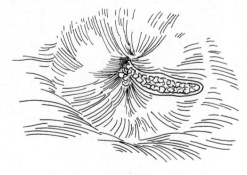

图 63-20　血栓切除后的创面

【术中注意要点】

1. 血栓可为单个、多个同时存在。术中应仔细检查切口,观察血栓是否已被全部摘除。如切口内仍遗留部分血栓,术后肛门疼痛症状常不能缓解。

2. 如血栓较大,可适当修剪切口边缘多余的皮肤,以免术后残留皮赘。

【术后处理】

每日坐浴一次、创口覆盖消毒纱布即可。

【手术并发症】

1. 肛缘水肿　多为切口内遗留血栓所致。

2. 出血　由于凝血功能障碍或局部压迫时间不够所致。

3. 感染　多由于切口污染或切口积血所致。

(兰　平)

第五节　缝合器痔切除术

"Procedure For Prolapsed Hemorrhoid"简称 PPH,中文含义即治疗脱垂痔的方法。基于肛垫下移学说,1998 年意大利学者 Longo 首次报道应用吻合器痔环切术治疗脱垂性痔。自 2000 年 7 月引进中国大陆,2005 年国内正式命名为"痔上黏膜环形切除钉合术"简称"PPH"。PPH 术因其手术方法符合肛门部解剖生理、操作简单、手术时间短、术后疼痛少、病人恢复快等优点而在国内外得到了广泛应用。PPH 利用特制的吻合器经肛门环形切除部分直肠黏膜和黏膜下组织,是治疗严重脱垂性内痔的一种手术方法。

【适应证】

1. 环状脱垂的Ⅲ、Ⅳ度内痔,反复出血的Ⅱ度内痔。

2. 导致功能性出口处梗阻型便秘的直肠前膨出、直肠内脱垂。

【手术前准备】

1. 常规检测血常规、凝血功能,必要时做心电图。

2. 术前日晚口服泻剂清洁肠道,或术日晨温盐水 500~1000ml 灌肠。

3. 采用椎管内麻醉或全麻者术日晨禁饮食。

4. 器械准备　美国强生公司的 PPH 圆形痔吻合器(PPH03)。包括直径 33mm 吻合器、肛管扩张器、肛镜缝扎器、带线器(图 63-21)。另需准备 2-0、3-0 薇乔可吸收缝线。

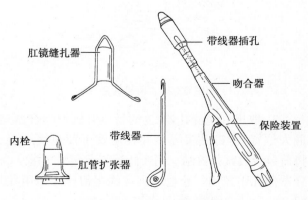

图 63-21　PPH 所用的器械

【麻醉与体位】

选择腰麻或骶管内麻醉，取俯卧式折刀位，用宽胶布牵开两侧臀部。肥胖或有明显心肺疾患者取膀胱截石位。

【手术步骤】

1. 先将脱垂的痔核复位，用圆形肛管扩肛器进行扩肛，在扩肛器引导下置入透明肛镜并固定。若脱垂的痔组织过多，宜用无创钳向肛管外牵拉以便于置入。透过透明的肛管扩张器确认齿状线的位置，将肛镜缝扎器放入肛管扩张器内，充分显露痔上黏膜（图 63-22）。

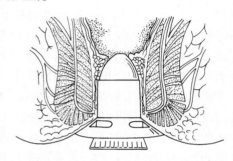

图 63-22　插入肛管扩张器

2. 根据病变情况，在肛镜缝扎器的显露下，用 2-0 可吸收缝线在齿状线上 2.5~4cm 直肠壶腹部行荷包缝合，可行单荷包缝合或双重荷包缝合，若行双荷包缝合，其间距应在 1~1.5cm。荷包缝线应全部潜行黏膜下层并保持在同一水平，荷包缝针应尽量自出针点原位进针，一般以 3~7 针为宜（图 63-23）。

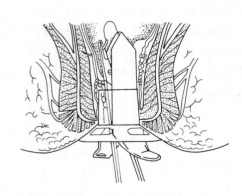

图 63-23　荷包缝合

3. 取出肛镜缝扎器，逆时针旋开圆形吻合器至最大位置，将钉砧头导入并使之置于荷包线之上，将荷包线收紧并打结。用带线器将荷包线尾端从吻合器侧孔中拉出。止血钳夹住线尾留作牵引用（图 63-24）。

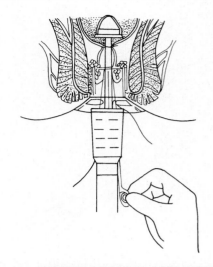

图 63-24　挂线器经吻合器的侧孔夹持缝线的末端

4. 顺时针旋动吻合器，吻合器中心杆缓缓地回缩，同时向外牵拉荷包缝合线，随着吻合器的逐渐闭合，脱垂的直肠黏膜被挤进吻合器的钉槽内。将圆形吻合器送入肛门直至 4cm 刻度处。女性患者应注意防止误伤阴道后壁。吻合器指示窗的指针也显示已进入击发范围（图 63-25）。

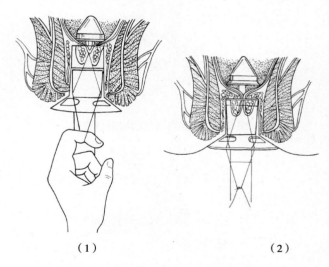

（1）　　　　　　　　　　　　　（2）

图 63-25　吻合器痔切除
(1) 拉紧缝线；(2) 击发完成吻合

5. 保持直肠黏膜在压迫状态 30 秒，打开吻合器的保险栓，双手操作击发吻合器，关上保险栓，等待 30 秒再旋开吻合器，将吻合器旋开 1/2~3/4 圈后轻轻摇动吻合器，然后缓缓退出肛外。检查吻合器钉槽内切除的直肠黏膜是否为完整的一圈，正常情况下，切下的应为纵向 2~4cm 长的一圈直肠黏膜。

6. 肛镜缝扎器再次置入肛管，透过缺口检查吻合口有无出血，如有出血，用 3-0 可吸收缝线缝扎止血。直肠指诊检查吻合口的位置和是否光滑，一般吻合口应在齿线上 1.5~2cm 处。最后,取出肛管扩张器(图 63-26)。

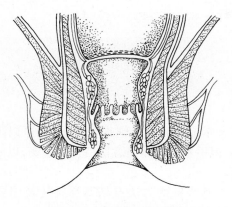

图 63-26　吻合后的情况

【术中注意事项】

1. 在直肠壶腹行荷包缝合是手术的关键,缝合时注意每一针的进针点与齿线的距离应保持一致,即荷包缝合的平面应与齿线的平面保持平行,否则,可能导致切下的直肠黏膜不是完整的一圈、或切下的组织多少不均匀。

2. 缝合的间距不宜太宽,进针点应紧靠前一针的出针点,最后一针应跨过第一针的进针点,这样就不会留下较宽的空隙,避免了在收紧圆锥形钉砧头时有部分直肠黏膜不能被拉进吻合器钉槽内,造成切除不完整或多少不均匀。

3. 缝合应从体积最大的痔核处开始,因荷包线的起始处切除比较充分。

4. 痔核体积较大、脱垂症状较严重的患者,有时在扩肛器下作荷包缝合术野不易显露,操作有一定的难度,此时,可不用扩肛器,可在助手的协助下用手指扳开脱垂的痔核,在直视下直接缝合即可。同时,可在第一圈荷包缝合的上方 1cm 处,再缝一圈荷包缝合,以保证足够的切除范围。

5. 有 50% 以上的病例在吻合后可出现吻合口渗血或搏动性出血,因此,仔细检查和彻底止血是 PPH 的另一个关键,最稳妥的办法是在出血点的周围行"8"字缝扎。吻合击发前后压迫直肠黏膜各 30 秒,对预防出血有一定的作用。

6. 切除吻合后如肛缘仍残留有明显的皮赘,可予切除。

【术后处理】

1. 观察有无出血(包括早期及延迟性出血)。

2. 可置入直肠黏膜保护剂,利于伤口愈合及排便。

3. 对尿潴留、疼痛等给予相应处理。

4. 宜适当给予预防性抗菌药物。

5. 麻醉恢复后可进食,应避免刺激性食物。

【并发症及其处理】

1. 疼痛　一般较轻,多出现在排便后,予镇痛剂口服即可缓解。

2. 下腹疼痛　发生率 10 % 以下,同时伴心动过缓、血压下降。多发生在吻合器收紧、击发前后。原因是近端肠管受到牵拉而发生阵发性痉挛。持续时间短,可自行缓解。

3. 急性尿潴留　同混合痔外切内扎术并发症。

4. 继发性出血　少量滴血或大量出血多出现在术后 2 周内。原因是排便时粪便对吻合口的机械性刺激吻合口撕裂或吻合口局部感染。处理主要以保持大便通畅、减少对吻合口的不良刺激为原则。予轻泻剂口服,开塞露或生理盐水低压灌肠。必要时缝扎止血。

5. 吻合口狭窄　一般发生在术后早期,情况多不严重,经扩肛即可缓解。

(兰　平)

第六十四章

便 秘 手 术

第一节　直肠前膨出修补术

直肠前膨出是出口梗阻型便秘的常见类型之一。其特点为直肠前壁向阴道突出,简称直肠前突,女性多见。当排粪时,直肠腔内高压的作用方向改变,压力朝向阴道,而不向肛门口(图64-1),部分粪块陷入前膨出腔内,而不能排出体外,而当排粪用力停止后又可"弹回"直肠内。排粪受阻或排不净又迫使患者作更大的用力,导致前膨出逐渐加深,形成恶性循环。病人有时用手指插入阴道内以对抗排粪时的前膨出倾向,则有利于直肠内粪便排空。其中有些可经外科手术消除或缓解。手术前必须排除直肠肿瘤或是否合并结肠慢运输型便秘,其次要明确出口处梗阻因素是单一或合并存在。直肠前膨出修补可经直肠或阴道进行。

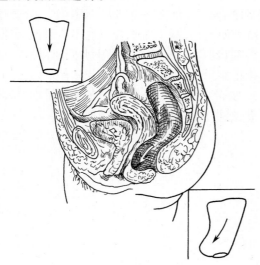

图 64-1　直肠前膨出

一、直肠前膨出经直肠切开修补术

直肠前膨出有症状者均需治疗。一般先行非手术治疗。如饮食疗法,必要时口服缓泻剂,并增加体力活动等。非手术疗法无效时才可考虑手术

治疗。手术原则是修补缺损,消灭薄弱区以阻断恶性循环,但手术后仍需注意保持大便通畅,以防前膨出复发。

经直肠修补的方法有切开修补法及闭式缝合两种,现分述如下:

【适应证】

1. 凡有严重便秘症状,经临床及 X 线检查除外慢运输型便秘,确认为直肠前膨出,经长期非手术治疗无效者,才可行手术治疗。

2. 巨大直肠前膨出,直径大于 3cm。

3. 直肠前突内有造影剂存留。

4. 需要手法助排便史。

【禁忌证】

1. 无症状直肠前膨出。

2. 直肠前膨出直径 <1cm。

3. 直肠腔较狭窄,应从阴道内进行修补。

【术前准备】

按结直肠手术要求。

【麻醉与体位】

局麻、腰麻或骶麻;折刀位,两下肢下垂约 45度,并稍外展,宽胶布牵开双臀显露肛门。

(一) Sehapayak 手术

【手术步骤】

用 PPH 透明扩肛器扩肛约 5 分钟后,用肛门拉钩显露直肠下端前壁。

直肠下端齿线上方用电刀或超声刀纵形切开,长约 5~7cm,深达黏膜下层,显露肌层(图64-2,图 64-3)。

术者左手指插入阴道协助游离。根据前膨出的宽度,游离两侧黏膜瓣,各约 1~2cm。深度应达阴道壁,看见灰白组织,说明已达阴道壁。

用 2-0 可吸收线从一侧肛提肌边缘自外向内进针,然后自另一侧肛提肌边缘由内向外出针,纵形间断缝合 4~6 针修补凹陷后不应留有死腔。最后剪除二侧多余黏膜瓣,用 3-0 可吸收线间断缝合黏膜切口(图 64-4)。

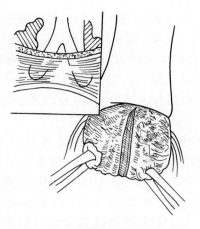

图 64-2 纵形切开深达黏膜下层

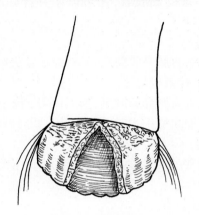

图 64-3 显露肌层

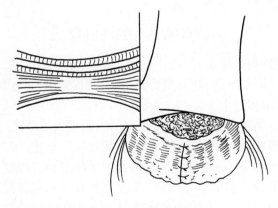

图 64-4 缝合黏膜切口

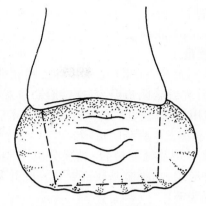

图 64-5 在齿线处作切口

游离 U 形黏膜肌层瓣,将 U 形黏膜瓣向上分离超过直肠阴道隔的薄弱处。2-0 可吸收线间断横行缝合 3~4 针,纵形折叠松弛的直肠阴道隔(图 64-6)。再作 2~3 针间断垂直(上下)缝合(图 64-7),上下折叠直肠阴道,缩短直肠前壁,降低缝合黏膜肌层瓣的张力,促进愈合。切除过多的直肠黏膜 1~2cm,将黏膜肌层瓣边缘与齿线用肠线作间断缝合,最后间断缝合两侧纵切口。

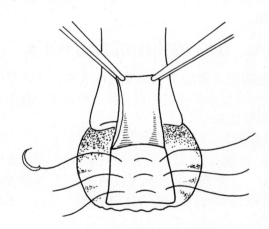

图 64-6 纵形折叠松弛的直肠阴道隔

【术后处理】

术后继续应用抗生素 3~5 天;术后流质 1~2 天;大便后用生理盐水或 1/5000 的高锰酸钾液坐浴。

(二) Khubchandani 手术

【手术步骤】

扩肛及显露直肠下端同 Sehapayak 手术。

在齿线处用电刀或超声刀切 2~3cm 横切口,深达黏膜下层。在横切口两端向上各切一纵切口,长约 7cm,状如 U 字。(图 64-5)。

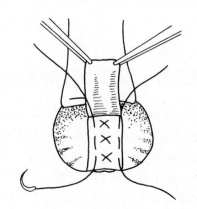

图 64-7 间断垂直缝合

【术后处理】

同 Sehapayak 术。

【手术并发症】

直肠阴道瘘:如术中损伤阴道,则立即分层间断缝合,首先缝合阴道壁,其次缝合直肠黏膜肌层。缝合后应用生理盐水反复冲洗。术中及术后应用抗生素,可避免发生直肠阴道瘘。

黏膜坏死及延期愈合:黏膜分离不能太薄,要留有少许肌层,黏膜瓣基底部要宽。此并发症多见于 U 形黏膜瓣。

肉芽肿:应用丝线作黏膜层及黏膜肌层缝合而致一结节形成,经常有便血,因此直肠腔内缝合最好用可吸收缝线。

二、直肠前膨出经直肠闭合式修补术（Black 手术）

适用于较小的直肠前突。术中根据前突的大小,用血管钳提起前突部分的直肠黏膜,自齿状线上 0.5cm 开始,自下向上连续缝合黏膜肌层,向上超过直肠前突的薄弱处至耻骨联合处。缝合时要保持下宽上窄,以免上方形成黏膜瓣,影响排便。

三、直肠前膨出经阴道切开修补术

经阴道入路的手术对单纯性直肠前突效果确切,可同时处理松弛的阴道黏膜。但可能引起阴道狭窄和性交障碍。

【手术步骤】

1. 取截石位,经阴道后壁纵形切开,上达前突的上缘。于直肠阴道间向上及两侧分离,显露直肠阴道膈之薄弱处,横行缝合直肠浆肌层,缝合两侧肛提肌脚。

2. 经肛门插入手指检查修补满意后,缝合阴道后壁切口。

(兰　平)

第二节　直肠内套叠手术

直肠内套叠症(rectal intussusception)又称直肠内脱垂、隐性直肠脱垂或不完全性直肠脱垂,多发生在直肠远端,部分患者可累及直肠中段。本病多见于女性,青年、中年和老年均可发病。

直肠内套叠症主要症状是直肠排空困难、便不尽感、肛门阻塞感,越是用力排便,其阻塞感越重,患者常将手指或栓剂插入肛门以帮助粪便排出。由于肛管直肠指检、内镜检查和钡剂灌肠时,套叠多已复位,故临床诊断困难。只有通过排粪造影才能明确本病的诊断,典型的表现是排粪造影的黏膜可见套叠部位呈漏斗状影像,并有钡剂在套叠部位以上滞留。

本病患者,经一段时间非手术治疗无效者,可考虑手术治疗。手术方法有:经直肠肛门行远端直肠黏膜纵行缝叠、硬化剂注射术,直肠远端松弛黏膜胶圈套扎术,PPH 手术及 Delorme 手术等术式。Delorme 手术不但能完全环行切除直肠内套叠部位多余的黏膜管,还可以修补合并的直肠前膨出。

【适应证】

1. 儿童直肠黏膜脱垂,经对症治疗失败者,均可采用此法,疗效较好。

2. 成人直肠黏膜脱垂,如因体弱、年迈或有其他并发症不能耐受手术时,可以试用,暂时减轻症状。

【禁忌证】

黏膜脱垂伴有急性感染、溃烂或坏死时,不应采用注射疗法。

【术前准备】

术前清洁灌肠,治疗当天根据情况少渣饮食或禁食水。

一、直肠脱垂的注射疗法

【麻醉与体位】

一般不需麻醉,侧卧位、截石位或俯卧位均可。

【手术步骤】

黏膜下注射法是治疗直肠内脱垂的方法之一。将药物注射到黏膜下层,使黏膜与肌层粘连。常用的药物有 5% 石炭酸植物油及明矾注射液。经肛门镜消毒注射部位黏膜后,在齿线上 1cm 正常黏膜下层前、后、左、右四个象限各注射 5% 石炭酸植物油 3~5ml,7~10 天注射一次,一般需注射 2~4 次。若用 5% 明矾,每个部位各注射 5ml,总量为 20ml,注射方法同上(图 64-8)。

第 1 次黏膜下注射时,应从脱垂黏膜的最高处开始,以后逐次下移到齿线以上。药液要注入黏膜下层,注意深浅得当。注射过深,药液进入直肠肌层,则易致肠壁肌层坏死;注射过浅,药液到黏膜层,致使黏膜水肿明显,易发生黏膜坏死及溃疡形成。如药液注入齿线下肛管皮下处,可引起剧烈疼痛及水肿、坏死。

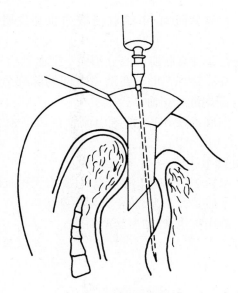

图 64-8 黏膜下注射法

【术后处理】

1. 注射后须卧床休息 2~3 天。

2. 每晚服液状石蜡 20ml,保持大便通畅。

3. 流质 2 天,少渣饮食 3 天,以后改为普食。

4. 必要时补充液体及用抗生素 3~4 天。

【手术并发症】

黏膜下注射并发症如同痔注射方法 ①疼痛:注射疗法一般不应产生疼痛,如注射量过多,可能有短时间肛门发胀感;如针刺入过深达肌层或刺入部位偏近齿线则有疼痛;②黏膜坏死:由于用药剂量过多,浓度太高,特别是注射坏死药物,可致黏膜溃烂、坏死甚至大块脱落,术后可产生剧痛,常并发脓肿、肛瘘和肛管狭窄,严重者可继发大量便血;③栓塞性门静脉炎:极罕见,常由于注射后感染扩散所致。因此凡局部地区有感染者,忌注射。

二、经直肠肛门行远端直肠黏膜纵行缝叠

患者取截石位,在远端直肠后壁及两侧壁分别用肠线纵行连续缝合松弛的直肠黏膜 3 行,缝合高度可参考排粪造影显示的黏膜脱垂情况,一般缝合 7~9cm 即可。3 行缝线之间的黏膜下层可注射硬化剂,以加强固定效果。这种方法的特点是操作简单,创伤小,术后恢复快,效果较好且并发症少。缺点是治疗不够彻底,有时会出现复发的情况。

三、直肠远端松弛黏膜胶圈套扎术

在齿线上方黏膜脱垂处做 3 行胶圈套扎,每行 1~3 处,最多套扎 9 处以去除部分松弛的黏膜。必要时可在套扎部位黏膜下层加注硬化剂。

四、PPH 手术

见痔的手术治疗章节

五、Delorme 手术

本手术除能完全环行切除直肠内脱垂的黏膜 (4~10cm) 还可同时修补直肠前突及切除内痔,只要病例选择恰当,手术细致操作,效果良好,特别适合长型内套叠(4~6cm)。

病人取折刀位,扩张肛门至 4 指后暴露肛门。于齿状线上 1.0~1.5cm 环形切开直肠黏膜,尽可能向上游离剥脱直肠黏膜,纵行缝合折叠直肠肌层。彻底止血,将近端黏膜与齿状线上黏膜用可吸收线间断缝合吻合。

(兰 平)

第三节 耻骨直肠肌综合征手术

耻骨直肠肌综合征(puborectal muscle syndrome)是一种以耻骨直肠肌痉挛性肥大,致使盆底出口处梗阻为特征的排粪障碍性疾病。组织学改变为耻骨直肠肌肌纤维肥大。确切病因尚不清楚,可能与局部炎症,如坐骨直肠间隙脓肿及滥用泻药有关。临床上主要表现为缓慢进行加重的排粪困难,排粪过度用力,排粪时间过长,每次达 1~2 小时,粪块细小,便次频繁及有排粪不全感。部分患者排粪时肛门或骶区疼痛,精神常较紧张。其诊断主要依靠以下检查:

1. 直肠指诊 肛管张力增高,肛管明显延长,耻骨直肠肌明显肥大、触痛,有时有锐利边缘。

2. 肛管压力测定 缩窄压均增高,提示有异常排粪反射曲线,括约肌功能长度显著增加,可达 5.0~6.0cm。

3. 气囊逼出试验 50ml 或 100ml 气囊均不能自直肠排出,正常时 5 分钟内排出。

4. 盆底肌电图 耻骨直肠肌有显著反常肌电活动。

5. 结肠传输功能检查 有直肠内潴留。

6. 排粪造影 各测量数据尚正常,但排粪时肛管不开,在静止及用力排粪时均有"阁楼征"。

【适应证】

经检查确诊为耻骨直肠肌肥大所致排便困难,各种保守治疗无效者。

【禁忌证】

未经保守治疗的耻骨直肠肌综合征,不宜现行

手术治疗。

【术前准备】

　　同直肠的手术。

【麻醉与体位】

　　骶麻或腰麻。俯卧折刀位。

【手术步骤】

　　1. 自尾骨尖向下作正中切口,距离肛门缘约1~2cm,长约4~5cm。

　　2. 逐层切开各层组织显露尾骨尖,即为耻骨直肠肌上缘的标志。术者左手食指伸入直肠,向上顶起直肠协助分离止血。

　　3. 将耻骨直肠肌向两侧各分离3cm,用血管钳挑起大部分肌肉,下缘肛门括约肌至少要保留1.5cm左右。

　　4. 在耻骨直肠肌两侧分别夹一把血管钳,两钳距离约5cm呈"V"形。在两钳之间切除部分耻骨直肠肌,断端缝扎止血。

　　5. 彻底冲洗切口,留置引流管自切口旁引出,逐层缝合切口各层组织。

【术后处理】

　　1. 术后24小时拔出引流管,注意有无积血积液。

　　2. 术后禁食3天,防止大便污染切口。

　　3. 应用抗生素,便后坐浴换药。

(兰　平)

第六十五章

直肠癌手术

第一节　经腹会阴直肠肛管切除术

经腹会阴直肠肛管切除术简称腹会阴切除术（abdomino-perineal Resection, APR），是 1908 年 Miles 首先创用、并继之被广泛接受采用, 曾一度成为直肠癌根治性切除的金标准术式, 又称为 Miles 术。它的理论基础是直肠有三个方向的淋巴引流, 为了达到根治性切除的目的, 必须切除这三个引流区范围内的所有组织。之后, 随着解剖、病理、生理等基础知识的发展, 对直肠癌认识的不断深化, 各种根治性切除手术也就得到了发展。当今, 腹会阴切除术已不再是首选的根治性切除术, 但却依然是一个不可或缺的根治性切除的重要术式, 只适用于部分患者。

【手术指征】

1. 选用指征癌肿侵及盆底组织, 肛提肌和 / 或肛直肠环者；

2. 癌肿距肛提肌和 / 或肛直肠环 <1cm 者；

3. 癌肿侵及盆壁组织结构者；

4. 癌肿位于肛管内者；

5. 环切缘（CRM）阳性的低位直肠癌。

【术前准备】

对直肠癌患者来说, 术前准备应包括下列几个方面：

1. 精神心理方面　直肠癌患者面临终身腹部结肠造口的问题。所以首先要让患者及其家属有思想准备, 了解和接受这个将施行的手术的结果。继之, 应告诉患者和家属如何护理这个新出现的造口。最后在手术前一天对拟造口的部位进行定位, 其目的是要求造口放置在平坦、避开并远离骨隆起, 且让患者自己看得到、容易护理的地方。一般选在左下腹内 1/3 处, 但需注意避开束腰带的地方部位。

2. 全身情况方面　随着社会老龄化, 心、肺、肝、肾功能, 糖尿病、高血压等情况会愈显突出和重要。因此, 术前必须了解和纠正。特别要注意蛋白营养的情况, 如有低蛋白血症必须予以纠正。

3. 肠道清洁准备　在直肠癌患者中这是一个不容忽视的工作。尽管当前有提出选用快通道不作肠道清洁准备的做法, 但尚未得到普遍的采纳。尤其在拟行保肛手术的患者, 术前肠道准备欠佳往往是术后吻合口漏的重要发病因素。因此, 这里依然介绍肠道清洁的方法。当前对肠道准备强调采用顺行服用药物, 忌作逆行灌肠法来清洁肠道。可以选用的泻药很多, 较常用的有番泻叶、甘露醇、硫酸镁等, 也可行全胃肠道灌洗。为保证肠道清洁符合要求, 可连续准备二天, 第一天效果不佳时, 第二天可加大剂量或换一种泻药。手术前一天给患者口服甲硝唑 0.4 克每 4 小时一次共 4 次和庆大霉素 80 万单位每 4 小时一次共三次。

4. 手术前对肿瘤病期的评估极为重要。通过腔内 B 超、CT、MRI 等检查如发现肿瘤属 T3 或 T4, 根据 2010 NCCN 指南建议进行术前新辅助放化疗后再行手术, 这样可有利于降低局部复发率, 提高 5 年生存率和保肛手术成功率。

【手术步骤】

腹会阴切除术包括腹部和会阴部二部分手术, 这二部分手术惯常由二个组的外科医生同时或先后进行, 中途会合并密切配合, 这是安全完成此手术极为重要的一个环节。尽管由二组医生来进行手术, 事实上往往腹部组首先开始手术。因此, 这里必须将二组手术分开叙述。

一、腹部手术

1. 患者取头低、股伸、外展膀胱截石位。作下腹正中切口, 从脐孔至耻骨联合经白线进入腹腔。进腹后, 安置塑料保护圈, 然后进行腹腔探查首先了解肝脏有无转移性病变, 胃有无病变, 探查整个结肠框有无第二、三个多原发病变, 最后才探查原发肿瘤部位了解其确切的位置、大小以及局部浸润范围。事实上拟行腹会阴切除术的患者在没有进行直肠分离前肿瘤是摸不到的, 除非盆底有侵犯。

2. 在了解和确定病变可以切除后, 调整手术床使臀部抬高,头部略低,让小肠离开盆腔将其纳入上腹腔,并用大的纱布垫隔开。这样有利于手术操作和显露。提起直乙结肠,在直肠最低处紧贴直肠壁经系膜穿过一根纱带结扎阻断肠腔,向远端直肠腔内注入 5-FU1000mg。

3. 先沿乙状结肠系膜根部右侧切开,向上显露直肠上动脉根部和乙状结肠根部,并追溯至肠系膜下动脉起始部,向下清除血管周围脂肪淋巴结缔组织,在血管根部双重结扎加缝扎后离断(图 65-1)。然后分别结扎断离乙状结肠血管各分支,但需保留降乙结肠的血管弓,在乙状结肠中部断离肠管,近端可用 de Martel 钳或无损伤钳控制闭合肠腔(图 65-2);远端肠段可予结扎闭合并套上一个医用手套后留置在腹腔内以备盆腔手术组进入盆腔后移除标本。

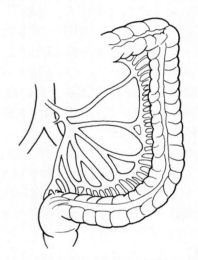

图 65-1　在肠系膜下动脉根部断离

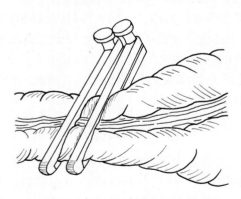

图 65-2　无损伤钳闭合肠腔

4. 沿乙状结肠系膜切开处向下延伸切至直肠前腹膜反折。同样在乙状结肠系膜根部左侧切开并向下延伸至直肠前腹膜反折直肠陷凹处与右侧会合。分离乙状结肠系膜时需密切注意在其后面左右各有一根交感神经进入盆腔,应予保护,切勿损伤。在骶岬前上方进入骶前间隙,用电刀或剪刀沿直肠系膜背侧进行锐性分离(图 65-3),注意保持直肠系膜的完整就健全,切勿刺破或进入直肠系膜;但又需注意勿太贴近骶骨以免伤及骶前静脉。直肠游离需达盆底,切断直肠骶筋膜(recto-sacral fascia),并超越尾骨尖(图 65-4)。

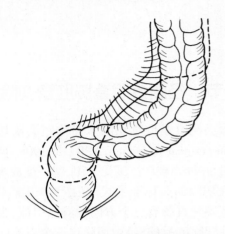

图 65-3　直肠系膜背侧锐性分离

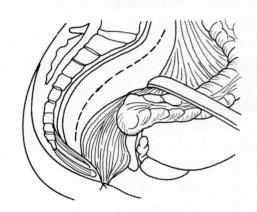

图 65-4　切断直肠骶筋膜

5. 直肠侧方的游离宜靠近盆壁,同样进行锐性分离,但需注意在部分病例此处可有直肠中动静脉进入直肠,亦有部分病例缺如。所以在这部分操作时只要谨慎就是,可一直分到盆底。遇到出血再止予止血,不宜盲目钳夹结扎止血。但在分离过程中如发现血管,则应予以结扎以免出血。

6. 直肠前方在腹膜反折直肠陷凹已切开处紧直肠前壁、在 Denovillier 筋膜和直肠固有筋膜间进行锐性分离至前列腺下缘。男性在精囊、前列腺与直肠间,女性在阴道与直肠间进行分离(图 65-5)。当直肠完全游后盆腔部的手术可留待会阴部分手术进入盆腔会合时给会阴组医师引导。腹部组医师在会阴组医师拟进入盆腔时可用一深的 S 形拉钩顶在肛门口并压住尾骨尖,会阴组医师可扪着拉钩端切开进入盆腔以避免撕脱骶前筋膜引起骶前静脉破裂大出血。

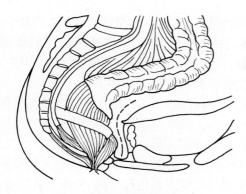

图 65-5　在阴道和直肠间分离

7. 标本移去后,盆腔以生理盐水冲洗,再次检查并严密止血,缝闭盆底,盆腔内留置引流管自左下腹戳创引出,亦可经臀部戳创引出(图65-6)。按术前定位切除2cm直径圆形皮肤十字形切开外斜肌腱膜,按肌纤维方向分开,切开腹膜,将近端乙状结肠自切开腹膜处松松地提出至腹壁外,注意勿扭转,将腹膜与结肠浆肌层缝吊固定四针。先按层缝闭腹部切口;然后开放闭合的结肠端,将造口处皮肤与结肠端全层缝合8~12针。

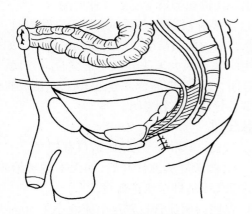

图 65-6　引流管自左下腹部引出

二、会阴部手术

8. 缝闭肛门,以肛门为中心作一梭形切口,前起自会阴体中点,二侧距肛缘2cm,后止于尾骨尖(图65-7)。

9. 前方在会阴浅横肌和会阴深横肌的后缘向深层解剖,显露直肠前壁。沿直肠前壁与前列腺之间向上分离进入盆腔(图65-8)。

10. 侧方切开肛旁筋膜,显露坐骨肛管窝脂肪,向后显露尾骨尖,在腹部手术组的引导下,断离肛尾韧带,切开 Waldayer 筋膜,进入盆腔(图65-9)。

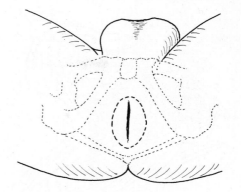

图 65-7　缝闭肛门

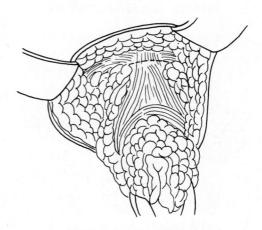

图 65-8　向上分离进入盆腔

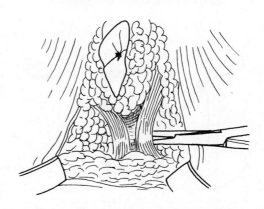

图 65-9　切开 Waladayer 筋膜进入盆腔

11. 清除侧方坐骨肛管窝脂肪,结扎切断直肠下动静脉,切开耻骨尾骨肌,扩大盆腔出口,将已断离的乙状结肠直肠拉出盆腔,然后沿直肠向外切断肛提肌(图65-10),需靠近盆壁提肛肌(图65-11),完全断离直肠与周围尚附着的组织后移去整个标本。会阴部切除的范围可参见图65-12。以生理盐水冲洗会阴创口,再次仔细检查创面和严密止血,分层完全缝闭会阴伤口。会阴伤口完全缝合时必需注意不留死腔。

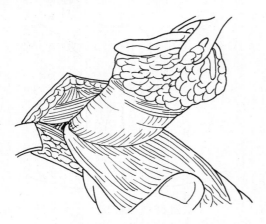

图 65-10　沿直肠向外切断肛提肌

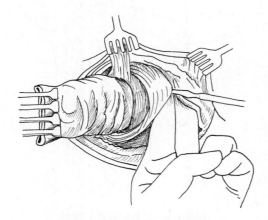

图 65-11　需靠近盆壁肛提肌切断

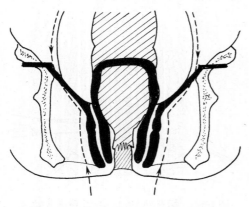

图 65-12　会阴部切断范围

【手术注意事项】

1. 切开乙状结肠系膜和直乙结肠系膜时应尽量靠内侧,避开两侧输尿管;特别在断离结扎直肠上动静脉时,尤需注意勿将在其背侧的左侧输尿管误当血管一并结扎在内,因为这是最易误伤输尿管的三个部位之一。

2. 在进入骶前间隙分离直肠背侧时必需遵循直肠系膜全切除(TME)的基本原则在直视下看清间隙进行锐性分离,尽可能保留骶前神经;切忌暴力

和盲目钝性分离,以致引起骶前静脉大出血。

3. 在分离直肠侧方、结扎断离直肠中动静脉时,应注意牵开和保护同侧输尿管,避免损伤。这是另一个输尿管易受伤害的部位。

4. 分离直肠前方时,应在直视下紧贴直肠前壁在 Denovillier 筋膜与直肠固有筋膜间进行,注意避免损伤精囊和前列腺。

5. 会阴部在前方分离时应自会阴浅横肌和会阴深横肌的后缘平行进行分离,显露直肠前壁,直视下贴近直肠前壁平行方向在直肠和前列腺之间进行分离,必需注意避免损伤后尿道。

6. 会阴部后方显露尾骨尖后,必需让腹部组医生用深的 S 形拉钩顶在尾骨尖并紧紧压在骶骨上,然后会阴组医生再摸到拉钩顶端沿拉钩顶端切开进入盆腔。这是防止由会阴进入盆腔时撕脱骶前筋膜,撕破骶前静脉最有效的方法。

7. 当会阴组医生将乙状结肠直肠往下拉出盆腔时,腹部组医生需用深 S 拉钩在骨盆前方将膀胱紧紧上提拉起,这样可将二侧输尿管拉开,防止会阴组医生在分离直肠时误伤下坠的输尿管,这是会阴组医生误伤输尿管最常见的一种情况。

8. 当癌肿浸润肛直肠环或位于肛管内时,二侧坐骨脂肪窝内脂肪结缔组织必需彻底清除。如果会阴内组织缺损太大无法分层严密缝合,伤口就不能全部缝闭,在尽可能缝合部分组织后,只能放置引流管和烟卷行伤口部分缝闭。

【术后处理】

1. 禁食、胃肠减压至结肠造口有排气。

2. 饮食恢复从流汁开始,如无不适可给软食,二天软食无不适即可给进普食。

3. 盆腔内引流管放置至引流液小于 50ml 时即可予以去除。

4. 留置导尿管连接灭菌集尿袋需每天更换,一周后需测残余尿,小于 100ml 即可去除导尿管。但应保持每 4 小时排尿一次,每二小时饮水一杯;如残余尿大于 100ml 导尿管就不能拔去,还得继续留置,一周后再测。

5. 会阴伤口一期缝闭者,术后 2~3 天和一周时应各检查一次伤口,观看有无积液和感染,如愈合良好,则术后 14 天予以拆除缝线。会阴伤口部分缝合者在术后三天内仅更换外敷料,三天后逐步去除引流物,并每天以 1:4000 洗必泰溶液或稀碘伏溶液冲洗,直至会阴伤口变浅,一般约需 4~5 周伤口才能愈合。

6. 腹部切口和造口缝线术后 7~10 天可先予拆除。

第二节　直肠癌经腹前切除术

直肠癌的各种根治性切除术基本上多是以经腹腔前切除为主,因为根治性淋巴清除主要是在腹腔内完成的。传统上直肠癌经腹前切除术是指 Dixon 在 1939 年发明的直肠经腹切除结直肠吻合术。严格而言,直肠癌经腹前切除术应包括直肠癌经腹切除永久性结肠造口术(Hartmann 术)和直肠癌经腹切除结直肠吻合术,通称直肠前切除术(即 Dixon 术)。前者手术基本与腹会阴切除术的腹腔部分相同,当直肠分离到肿瘤下 2~3cm 时断离直肠,缝闭远端直肠。然后切除含肿瘤的直肠和部分乙状结肠,近端乙状结肠拉出作造口。选作 Hartmann 术的情况有二:一是属于姑息性切除,由于患者年迈、体弱、全身情况太差、不能耐受腹会阴切除术,故施行此手术以达到暂时防止梗阻和出血,同时又尽量减缩手术创伤。另一种情况则属暂时性,作为先期手术,二期再恢复肠道连续。多数选用于伴梗阻的病例,因肠道准备不及或欠佳,不宜进行一期吻合,故先作造口,3~6 个月后再回纳进行端端吻合。后者在腹腔内完成根治性切除后将残留直肠与结肠进行吻合。这就是原始的 Dixon 术。这是最早的保肛手术的代表,其术后生活质量明显优于腹会阴切除术。故本节主要介绍直肠前切除结直肠吻合术。

一、直肠前切除术发展与种类

1939 年,Claude Dixon 在美国 Mayo Clinic 提出采用直肠癌经腹前切除术治疗乙状结肠、直乙结肠和直肠上段癌。这就是最早的 Dixon 术。通过第二次世界大战,许多外科医师在提高手术技术和疗效方面取得很大进展,发展了低位前切除术(low anterior resection,LAR),其定义是切断直肠侧韧带,几乎游离全部直肠,断离前直肠得到一定程度的拉直,在腹膜外进行吻合。这些最终被证明就是保留括约肌的要点。随着手术技术的发展和对直肠解剖、病理、生理认识的深化,手术适应范围已显著扩大,并逐步取代了腹会阴切除术的地位,当前已成为直肠癌的首选术式。在直肠系膜全切除的操作原则被采纳和推广后,低位前切除术又进一步发展为超低位前切除术。这三者间的区别在于原始 Dixon 术的结直肠吻合是在盆腔内腹膜反折上完成,或者说吻合口尚在腹膜反折上的盆腔内。低位前切除术则是指吻合口置于腹膜外,故又称为直肠前切除低位吻合术。至于超低位前切除术(ultralow anterior resection,ULAR)是指吻合口距肛缘在 3cm 者。根据最新 NCCN 对直肠的解剖定义是指距肛缘 12cm 的一段直肠。因此,临床上绝大部分的经腹前切除术乃是低位前切除术(LAR),故当前已更多地应用低位前切除术而不再应用 Dixon 术。

鉴于低位前切除术成了直肠癌的首选术式,人们在达到保肛目的后又进一步要求术后有较好的控便功能,为此又发展出在低位或超低位前切除术的基础上行结肠 J 形袋直肠或肛管吻合术以及结肠成形结、直肠或肛管吻合术。概括起来直肠经腹前切除术可包括下列几种:①直肠癌经腹切除、结直肠吻合术(Dixon 术);②低位前切除、结直肠低位吻合术;③超低位前切除、结肠肛管吻合术;④低位前切除、结肠 J 形袋结、直肠或肛管吻合术;⑤低位前切除、结肠成形结、直肠或肛管吻合术;⑥超低位前切除、结肠 J 形袋结、直肠或肛管吻合术;⑦超低位前切除、结肠成形结、直肠或肛管吻合术。

二、低位前切除术手术操作步骤

直肠癌经腹前切除术虽然包含上述七种,但后四种乃前三种手术的演变;而前三种手术的手术步骤的腹腔部分又完全相同,不同的只是直肠断离、吻合平面的区别。故本节手术步骤的叙述对相同部分就不作过多的重复,而作统一的介绍,并以低位前切除术为例。

【手术步骤】

(一)腹腔部分

1. 患者取头低、股伸、外展膀胱截石位。作下腹正中切口从脐孔至耻骨联合经白线进入腹腔。进腹后,安置塑料保护圈,然后进行腹腔探查首先了解肝脏有无转移性病变,胃有无病变,探查整个结肠框有无第二、三个多原发病变,最后才探查原发肿瘤部位了解其确切的位置、大小以及局部浸润范围。事实上低位直肠癌的患者在没有进行直肠分离前肿瘤往往是摸不到的,除非盆底有侵犯。

2. 在了解和确定病变可以切除后,调整手术床使臀部抬高,头部略低,让小肠离开盆腔将其纳入上腹腔,并用大的纱布垫隔开。这样有利于手术操作和显露。提起直乙结肠,在直肠最低处紧贴直肠壁经系膜穿过一根纱带结扎阻断肠腔,向远端直肠腔内注入 5-FU1000mg。

3. 先沿乙状结肠系膜根部右侧切开,向上显露直肠上动脉根部和乙状结肠根部,并追溯至肠系膜下动脉起始部,向下清除血管周围脂肪淋巴结缔组织,在血管根部双重结扎加缝扎后断离。然后分别结扎断离乙状结肠血管各分支,但需保留降乙结肠的血管弓(图65-13,图65-14)。在乙状结肠中部断离肠管,近端可用无损伤钳控制闭合肠腔;远端肠段可予结扎闭合并套上一个医用手套后留置在腹腔内以备盆腔手术组进入盆腔后移除标本。

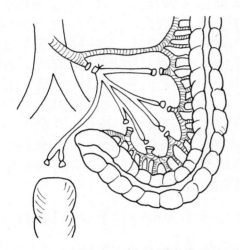

图65-13　分别断离乙状结肠血管各分支

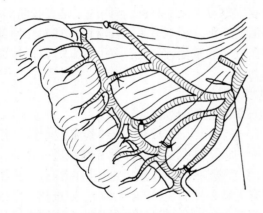

图65-14　需保留降乙状结肠的血管弓

4. 沿乙状结肠系膜切开处向下延伸切开至直肠前腹膜反折。同样在乙状结肠系膜根部左侧切开并向下延伸至直肠前腹膜反折直肠陷凹处与右侧会合。分离乙状结肠系膜时需密切注意在其后面左右各有一根交感神经进入盆腔,应予保护,切勿损伤。在骶岬前上方进入骶前间隙,用电刀或剪刀沿直肠系膜背侧进行锐性分离,注意保持直肠系膜的完整与健全,切勿刺破或进入直肠系膜;但又需注意勿太

贴近骶骨以免伤及骶前静脉。直肠游离需达盆底,切断直肠骶筋膜(recto-sacral fascia),并超越尾骨尖。

5. 直肠侧方的游离宜靠近盆壁,同样进行锐性分离,但需注意在部分病例此处可有直肠中动静脉进入直肠,亦有部分病例缺如。所以在这部分操作时只要谨慎就是,可一直分到盆底。遇到出血再止血,不宜盲目钳夹结扎止血。但在分离过程中如发现血管,则应予以结扎以免出血。侧方分离同样要求达到盆底。然后紧贴直肠壁自下向上分离清除直肠系膜,直至肿瘤下2~3cm处。

6. 直肠前方在腹膜反折直肠陷凹已切开处紧贴直肠前壁、在Denovillier筋膜和直肠固有筋膜间进行锐性分离至肿瘤下约3cm处。男性在精囊、前列腺与直肠间,女性在阴道与直肠间进行分离。并宜彻底清除直肠壁上附着的脂肪、血管和筋膜,清除范围需有2cm,以备断离后可进行吻合(图65-15)。

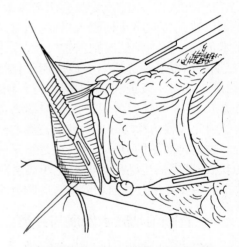

图65-15　清除直肠壁上的附着组织

7. 在完成直肠游离后,断离直肠前,先在肿瘤下用一把无损伤钳控制闭合肠腔,并在拟断离的肠段二侧各作一针牵引缝线,然后在肿瘤下2~3cm处准备断离直肠(图65-16)。同时由一位手术助手医师至会阴部进行扩肛至四指并视括约肌松紧度维持5~10分钟,远端直肠腔用生理盐水500~1000ml冲洗干净。此时可断离直肠,移去标本进行吻合。

8. 完成吻合后,盆腔内放入200ml生理盐水,经肛门注入100ml空气,检查吻合口有无漏气。继之检查盆腔内有无出血。缝闭结肠系膜裂孔;盆腔内留置负压球吸引管,自左下腹戳创出,腹壁切口分层完全缝合。

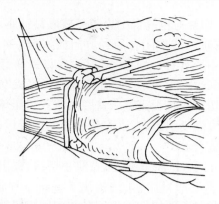

图 65-16　在肿瘤下 2~3cm 处准备断离直肠

(二) 吻合方法

1. 手法吻合　分别在乙状结肠中部和直肠肿瘤下 2cm 处断离肠段,移去标本。注意二断端肠段必须血运良好,拉拢无张力,拉拢时注意乙状结肠段切勿扭转,先在二个肠断端的二侧角上用 1 号丝线分别各作一针牵引靠拢固定缝合,然后先缝合后壁,用 1 号丝线全层间断法,第 1 针可缝后壁中央,继之左右再一分二,这样后壁就隔成四个小段,每一小段中再加缝 2~3 针后壁缝合也就完成了(图 65-17,图 65-18);然后转到缝合前壁(图 65-19)。所有缝合多在直视下看清后下针,既不能太稀,又不宜太密;特别注意二侧转角处不要有疏漏。只要每一针缝到的肠壁组织是全层并有 2mm,针距亦为 2mm,一层缝合法是完全安全可靠的。手法吻合也可用 Vicryl 3-0 可吸收缝线作一层连续缝合。同样二侧先各作一牵引缝线,然后从一侧后壁用 Vicryl 3-0 可吸收缝线作连续缝合,要求同间断法,全层 2mm 肠壁,2mm 针距,要求每一针多必须抽紧;后壁完成后打结终断,重新开始作前壁的连续缝合。作二个半圈的连续缝合,这样可防止吻合口发生缩窄。

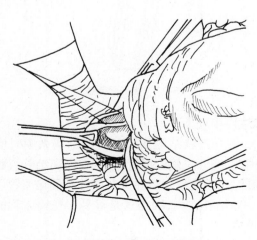

图 65-17　先缝合后壁

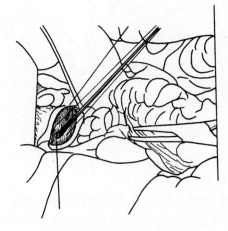

图 65-18　后壁加缝

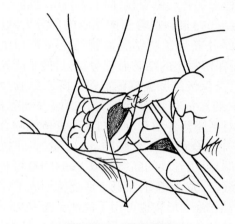

图 65-19　缝合前壁

2. 吻合器吻合　当准备选用吻合器进行吻合时,断离乙状结肠近端可直接用荷包钳,穿针,置入订针座后收紧缝线打结闭合肠腔。鉴于低位前切除的患者残留直肠段的长度、粗细不一,骨盆大小和患者胖瘦差异等因素,远端直肠闭合器的选用往往需术中视具体情况来决定。一般可选用 45mm 或 55mm 旋转头的闭合器,更可选用弧形 Cantour 切割闭合器。然后会阴部由一位已完成直肠清洁灌洗的医师在手术者的导引下,经肛门插入 32~34 号管状吻合器。在确定位置满意后,左手固定住吻合器,保持不动,右手旋转放松中心杆,待中心杆完全顶出直肠残端后将订针座套入中心杆,旋转收紧中心杆。最后松开保险扣,击发、切割,完成吻合(图 65-20)。旋松中心杆,退出吻合器,检查切割圈是否完整健全。在女性患者进行吻合时,尤需清晰地确认已将前方阴道壁牵开,看清后再将二端对合,并再次核实阴道壁未被被牵入吻合器内后,再激发切割。

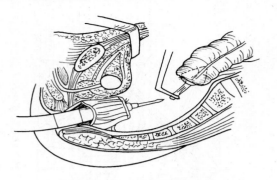

图 65-20　用吻合器完成吻合

（三）结肠 J 形袋结、直肠或肛管吻合术

1. 拟行结肠袋结直肠或肛管吻合术的患者首先得向上延长切口至脐与剑突的中点，然后沿降结肠系膜根部切开后侧腹膜，向上游离降结肠及脾曲，断离脾结肠韧带和附着于横结肠的部分大网膜，必要时可结扎断离乙状结肠血管乃至左结肠血管主干，但需保留完整的结肠血管弓，其目的是既充分松弛结肠，又保证结肠良好的血供。降乙结肠拉入盆腔，其末端 6cm 长一段反折与其近端并列靠拢，在其顶端对系膜侧各切开一小口用一把侧侧吻合器将二肠切开闭合形成一个肠腔，前顶端（亦即拉下结肠之末端）可用丝线间断缝合或 Vicryl 3-0 可吸收缝线连续缝合、完全缝闭，结肠 J 形袋就形成了（图 65-21）。当然结肠 J 形袋也可用手缝法。选用 Vicryl 3-0 可吸收缝线作连续缝合来形成。比较二种方法，用吻合器具有省时、安全的优点，而手缝法则费时，如缝合不够严密，发生漏的几率就大了。故结肠袋形成时，推荐采用吻合器。

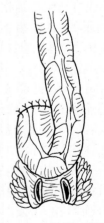

图 65-21　结肠 J 形袋

2. 直肠断离标本去除后，如鉴于此时直肠残留段往往多已很短，结肠袋拉下去要看清后一针一针手缝，又要做到严密不漏难度很大。故同样推荐选用吻合器来完成。在结肠袋 U 字形的底部作一荷

包缝合，切开荷包缝合中央肠壁放入订针座，收紧荷包打结；直肠残端闭合后经肛门插入 32~34 管状吻合器待中心杆穿出直肠残端后，将订针座套入中心杆内，回收中心杆，收紧、击发、切割，完成吻合。常规检查切割圈是否完整。盆腔内留置负压球吸引管自左下腹戳创引出，右下腹作一辅助性造口，腹壁按层完全缝合。

3. 右下腹（脐下）经腹直肌小切口，提出末端回肠尽量靠近回盲瓣，大约提出 5~6cm 一小段，注意提出小肠时不要扭转。将回肠与四周腹膜缝合固定四针，切口二侧各缝合 1~2 针，使造口大小合适，回肠壁作一横的 U 字形切开，其肠壁向内上方翻起，其边缘与皮肤间断缝合，所有肠壁切口均与相对的皮肤切口间断缝合。这样形成的造口突出于皮肤，且肠内容物不易进入远端，而小肠也没有断离，以后回纳手术也较简单、容易。

（四）结肠成形结、直肠或肛管吻合术

拟行结肠成形结、直肠或肛管吻合术的患者如乙状结肠长者不一定需游离脾曲，需术中视具体情况决定是否要延长切口。结肠在其断端上 4cm 处沿结肠带纵行切开 6~8 cm，用 Vicryl 3-0 可吸收缝线进行横形间断缝合（图 65-22）。然后将结肠拉下与直肠或肛管进行端端缝合，采用手缝或吻合器均可（图 65-23）。

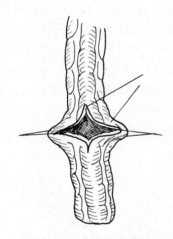

图 65-22　横形间断缝合

【手术注意事项】

1. 切开乙状结肠系膜和直乙结肠系膜时应尽量靠内侧，避开二侧输尿管；特别在断离结扎直肠上动静脉时尤需注意勿将在其背侧的左侧输尿管误当血管一并结扎在内，因为这是最易误伤输尿管的三个部位之一。

2. 在进入骶前间隙分离直肠背侧时必需遵循

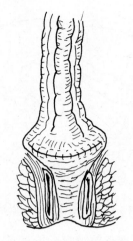

图 65-23　直肠与肛门端端
吻合

直肠系膜全切除(TME)的基本原则在直视下看清间隙进行锐性分离,尽可能保留骶前神经;切忌暴力和盲目钝性分离,以致引起骶前静脉大出血。

3. 在分离直肠侧方、结扎断离直肠中动静脉时,应注意牵开和保护同侧输尿管,避免损伤。这是另一个输尿管易受伤害的部位。

4. 分离直肠前方时,应在直视下紧贴直肠前壁在 Denovillier 筋膜与直肠固有筋膜间进行,注意避免损伤精囊和前列腺。需分离至肿瘤下至少 2cm。

5. 降乙结肠拉下与直肠肛管进行吻合时,肠断端血运一定要好,肠段必须没有张力。吻合要严密,用吻合器完成吻合后必须常规检查切割圈是否完整,并作充气试验,观看有无漏气,必要时可作加固缝合。在女性患者吻合时尤需清晰地确认已将前方阴道壁牵开后再激发切割,以免阴道壁不慎被牵入吻合器内一并被切割钉合。

6. 盆腔内常规留置负压球引流管,放在盆腔最低处。自臀部或腹部引出均可。

7. 选作结肠 J 形袋执结肠成形结直肠或肛管吻合术一般均需在术中视具体情况决定。对于一个男性、肥胖、骨盆狭小的患者要将一段肥大的结肠袋拉下去进行吻合是很难完成的。在这种情况下选作结肠成形结直肠或肛管吻合术就容易、合理的多。事实上功能效果二者也相仿。不论选作何种吻合,必须保证吻合肠段有良好的血运和没有张力。

8. 对超低位吻合、结肠 J 形袋或结肠成形结直肠或肛管吻合术的患者宜常规加作辅助性造口;低位吻合则可视具体情况决定,当对吻合的安全性感到有疑问时,应毫不犹豫加作辅助性造口。至于辅助性造口选作末端回肠或横结肠袢式造口,二者均

可,可由手术医师选择决定。但术前必须向患者及其家属说明并取得他们的同意,并在术前家属谈话记录中写清楚,经家属签字。此外对造口部位应先予进行定位。

9. 拟行吻合的二侧肠段的断端肠管壁需有 0.5~1.0cm 完全去除脂肪血管及肠脂垂以保证吻合健全、愈合良好。但清除范围不能太大过长,以免影响血供。

【术后处理】

1. 禁食、胃肠减压应保持至排气;即使没有胃肠减压,进食也不宜过早。排气后可先进清流质,二天流汁后可改软食如面包、蛋糕、面条等偏干、易消化、低渣的食物。三天后可恢复普食。

2. 围手术期抗菌生素应用不超过 48 小时,一般以选用三代头孢和甲硝唑为主。

3. 盆腔引流管需保持至有二次排便 ,引流液小于 50ml,并无粪质污染。

4. 导尿管一般留置七天,一周后测残余尿小于 50ml 即可去除导尿管。

5. 术后出现便频、便稀,首先要调饮食。每天三至四餐,每餐吃饱。切忌进食次数过多,更不宜食用稀饭、薄粥、烂糊面、汤淘饭等水分偏多的饮食。此外还可用复方苯乙哌啶、得舒特、思密达、蒙脱石等药物来调整排便。

第三节　直肠经腹切除、结肠拉出切除术

直肠经腹切除结肠拉出切除术也是一种保肛手术,不同于直肠前切除术的是它也是由腹部和会阴部二组医师来完成的。严格地说应该属于超低位前切除术。只是最初它只是在完成直肠分离后,肿瘤段直肠经肛门拉出断离结肠,移去标本却不一期进行吻合,二期再予修正缝合。因此称为直肠经腹切除结肠拉出切除术。随着外科手术技术和器械的发展,和对手术效果要求的提高,这一手术被不断改进,不断完善,最终演变为超低位一期吻合术。在这个演变过程中出现的各种改良法太多,全部介绍实无意义。故本节仅择其较实用、合理的术式介绍一二。

一、改良 Bacon 术

是我国学者周锡庚在 1953 年提出对 Bacon 的直肠经腹切除结肠拉出切除术改进,原因是 Bacon 提出的术式实际上是一个会阴部的结肠造口术,

提肛肌、肛直肠环已被切除,根本没有控便能力,成为形式上的保肛。周锡庚自第一次提出要改进 Bacon 手术时就指出,保肛手术的关键首先是要保留控便功能,也就是要保留肛直肠环。最初改良 Bacon 术是一个二期手术,一期拉出仅切除肿瘤段直肠,结肠外置;二期再切除外置结肠。之后,根据患者术后的功能疗效,他又指出要注意保全肛管的感觉功能。为了不断改善功能效果,减轻患者术后的不适和简化手术操作、提高疗效,先后进行了三次改良。将二期手术简化成一期手术。下面介绍的就是最后提出的改良法(一期手术)。

【手术适应证】

直肠中下段癌肿切除后肛直肠环虽能保留,但残留直肠段太短、盆腔狭小,患者全身情况太差无法耐受较长时间的手术,此时为了尽快结束手术同时又最终保留正常肛门,这是最合理的选择。

【手术步骤】

(一)腹腔部分

1. 患者取头低、股伸、外展膀胱截石位。作下腹正中切口 从脐孔至耻骨联合经白线进入腹腔。进腹后,安置塑料保护圈,然后进行腹腔探查首先了解肝脏有无转移性病变,胃有无病变,探查整个结肠框有无第二、三个多原发病变,最后才探查原发肿瘤部位了解其确切的位置、大小以及局部浸润范围。事实上低位直肠癌的患者在没有进行直肠分离前肿瘤往往是摸不到的,除非盆底有侵犯。

2. 在了解和确定病变可以切除后,调整手术床使臀部抬高,头部略低,让小肠离开盆腔将其纳入上腹腔,并用大的纱布垫隔开。这样有利于手术操作和显露。提起直乙结肠,在直肠最低处紧贴直肠壁经系膜穿过一根纱带结扎阻断肠腔,向远端直肠腔内注入 5-FU 1000mg。

3. 先沿乙状结肠系膜根部右侧切开,向上显露直肠上动脉根部和乙状结肠根部,并追溯至肠系膜下动脉起始部,向下清除血管周围脂肪淋巴结缔组织,在血管根部双重结扎加缝扎后断离。然后分别结扎断离乙状结肠血管各分支,但需保留降乙结肠的血管弓,在乙状结肠中部断离肠管,近端可用无损伤钳控制闭合肠腔;拟拉下保留血管弓的肠段需足够长以减少避免张力(图 65-24)。远端肠段可予结扎闭合并套上一个医用手套后留置在腹腔内以备盆腔手术组进入盆腔后移除标本。

4. 沿乙状结肠系膜切开处向下延伸切开至直肠前腹膜反折。同样在乙状结肠系膜根部左侧切开

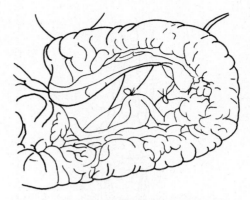

图 65-24 拉下肠段需足够长以减少张力

并向下延伸至直肠前腹膜反折直肠陷凹处与右侧会合。分离乙状结肠系膜时需密切注意在其后面左右各有一根交感神经进入盆腔,应予保护,切勿损伤。在骶岬前上方进入骶前间隙,用电刀或剪刀沿直肠系膜背侧进行锐性分离,注意保持直肠系膜的完整就健全,切勿刺破或进入直肠系膜;但又需注意勿太贴近骶骨以免伤及骶前静脉。直肠游离需达盆底,切断直肠骶筋膜(recto-sacral fascia),并超越尾骨尖。

5. 直肠侧方的游离宜靠近盆壁,同样进行锐性分离,但需注意在部分病例此处可有直肠中动静脉进入直肠,亦有部分病例缺如。所以在这部分操作时只要谨慎就是,可一直分到盆底。遇到出血再予止血,不宜盲目钳夹结扎止血。但在分离过程中如发现血管,则应予以结扎以免出血。侧方分离同样要求达到盆底。然后紧贴直肠壁自下向上分离清除直肠系膜,直至肿瘤下 2cm 处。

6. 直肠前方在腹膜反折直肠陷凹已切开处紧贴直肠前壁、在 Denovillier 筋膜和直肠固有筋膜间进行锐性分离至肿瘤下约 3cm 处。并清除直肠前壁上附着的脂肪、血管和筋膜。男性在精囊、前列腺与直肠间,女性在阴道与直肠间进行分离。

7. 在完成直肠游离和断离直肠前,先在肿瘤下用一把无损伤钳控制闭合肠腔。由一位手术助手医师至会阴部进行扩肛至四指并于视括约肌松紧度维持 5~10 分钟,远端直肠腔用生理盐水 500~1000ml 冲洗干净。此时可开始会阴部分操作。

8. 在结肠经肛门拉出切除含肿瘤的肠段后,盆腔以生理盐水冲洗,最后再检查一次、进行严密止血,缝闭结肠系膜裂孔;盆腔内留置负压球吸引管,自左下腹或臀部戳创引出,腹壁 分层完全缝合。

(二)会阴部分

1. 充分扩肛后,肛门四周各作 4 针牵引缝线,将肛门牵开,充分显露肛管和齿线(图 65-25)。

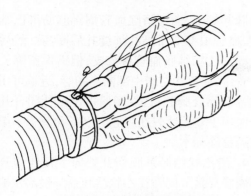

图 65-25 充分显露和断线

2. 沿齿线一圈向上在黏膜下注入 1∶400 000 肾上腺素生理盐水使黏膜浮起直至肛直肠环平面上。然后在齿线上 0.5cm 处环形切开黏膜，沿黏膜下层分离，将黏膜剥离，向上至肛直肠环以上（图 65-26），并在此平面断离直肠浆肌层。经肛门移去标本。

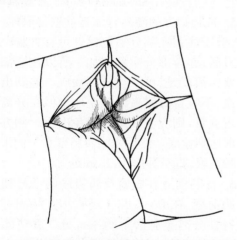

图 65-26　沿筋膜下层分离至肛直肠环以上

3. 在结肠近切端处用 4 号丝线作一荷包缝合，然后向近端肠腔内插入一根内径 1.5~2.0cm，长约 15cm 的薄型塑料螺纹管，肠管内插入 10cm，将荷包线收紧打结固定在螺纹管上（图 65-27）。将螺纹管连同结一起经肛管拉出肛门外（图 65-28）。

4. 以 0 号丝线将结扎平面结肠壁与齿线平面的黏膜和肌层四周作 4 针固定缝合。最后将外露在肛门外的螺纹管分别固定缝合在肛旁二侧皮肤上。

【手术注意事项】

1. 切开乙状结肠系膜和直乙结肠系膜时应尽量靠内侧，避开二侧输尿管；特别在断离结扎直肠上动静脉时尤需注意勿将在其背侧的左侧输尿管误当

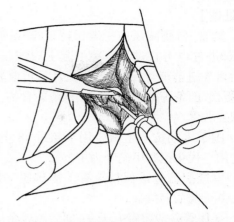

图 65-27　将荷包线收紧打结在螺纹管上

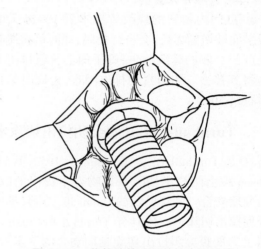

图 65-28　将螺纹管连同结拉出肛门外

血管一并结扎在内，因为这是最易误伤输尿管的三个部位之一。

2. 在进入骶前间隙分离直肠背侧时必需遵循直肠系膜全切除（TME）的基本原则在直视下看清间隙进行锐性分离，尽可能保留骶前神经；切忌暴力和盲目钝性分离，以致引起骶前静脉大出血。

3. 在分离直肠侧方、结扎断离直肠中动静脉时，应注意牵开和保护同侧输尿管，避免损伤。这是另一个输尿管易受伤害的部位。

4. 分离直肠前方时，应在直视下紧贴直肠前壁在 Denovillier 筋膜与直肠固有筋膜间进行，注意避免损伤精囊和前列腺。需分离至肿瘤下至少 2cm。

5. 行结肠拉出切除术的病例尤需注意拉下肠段必须松弛无张力和血运良好。

6. 肛门括约肌必须松弛，结肠拉出前需常规行肛门扩张 4~6 指，有肛门痉缩的病例是不宜选作此手术的。

7. 结肠拉出肛门时务必注意肠段不能扭转。

【术后处理】

1. 禁食、胃肠减压应一般保持至排气；如无胃肠减压，进食也不宜过早以免引起上腹饱胀不适。排气后可先进清流汁，二至三天流汁后可改软食如面包、蛋糕、面条等偏干、易消化、低渣的食物。三天后可恢复普食。

2. 围手术期抗菌生素应用不超过 48 小时，一般以选用三代头孢和甲硝唑为主。

3. 盆腔引流管需保持至有二次排便，引流液 <50ml，并无粪质污染。

4. 导尿管一般留置七天，一周后测残余尿小于 50 ml 即可去除导尿管。

5. 肛门内留置的螺纹管在术后 10~14 天时结扎线平面被切割坏死，会自行松脱，此时可将缝扎固定在肛门二侧的缝线剪去，管子即会自行排出无需人为将其移去。如防自动排出困难，可同时给口服液体石蜡 50ml。

二、Turnbull-Cutait 腹会阴拉出切除术

这是 Turnbull 在美国 Ohio 于 1952 年针对 Swensen 腹会阴拉出切除一期吻合术提出的改良，进行分期吻合。同年巴西的 Cutait 也采用延期吻合来处理拉出切除术。1961 年 Turnbull 和 Cutait 分别报道了二期腹会阴拉出切除延期吻合的手术技术。因此现在称为 Turnbull-Cutait 腹会阴拉出切除、吻合术。手术分二期进行：

【手术步骤】

（一）第一期

1. 患者取头低、股伸、外展膀胱截石位。作下腹正中切口从脐孔至耻骨联合经白线进入腹腔。进腹后，安置塑料保护圈，然后进行腹腔探查首先了解肝脏有无转移性病变，胃有无病变，探查整个结肠框有无第二、三个多原发病变，最后才探查原发肿瘤部位了解其确切的位置、大小以及局部浸润范围。事实上低位直肠癌的患者在没有进行直肠分离前肿瘤往往是摸不到的，除非盆底有侵犯。

2. 在了解和确定病变可以切除后，调整手术床使臀部抬高，头部略低，让小肠离开盆腔将其纳入上腹腔，并用大的纱布垫隔开。这样有利于手术操作和显露。提起直乙结肠，在直肠最低处紧贴直肠壁经系膜穿过一根纱带结扎阻断肠腔，向远端直肠腔内注入 5-FU 1000mg。

3. 先沿乙状结肠系膜根部右侧切开，向上显露直肠上动脉根部和乙状结肠根部，并追溯至肠系膜下动脉起始部，向下清除血管周围脂肪淋巴结缔组织，在血管根部双重结扎加缝扎后断离。然后分别结扎断离乙状结肠血管各分支，但需保留降乙结肠的血管弓，在乙状结肠中部断离肠管，近端可用无损伤钳控制闭合肠腔；远端肠段可予结扎闭合并套上一个医用手套后留置在腹腔内以备盆腔手术组进入盆腔后移除标本。

4. 沿乙状结肠系膜切开处向下延伸切开至直肠前腹膜反折。同样在乙状结肠系膜根部左侧切开并向下延伸至直肠前腹膜反折直肠陷凹处与右侧会合。分离乙状结肠系膜时需密切注意在其后面左右各有一根交感神经进入盆腔，应予保护，切勿损伤。在骶岬前上方进入骶前间隙，用电刀或剪刀沿直肠系膜背侧进行锐性分离，注意保持直肠系膜的完整与健全，切勿刺破或进入直肠系膜；但又需注意勿太贴近骶骨以免伤及骶前静脉。直肠游离需达盆底，切断直肠骶筋膜（recto-sacral fascia），并超越尾骨尖。

5. 直肠侧方的游离宜靠近盆壁，同样进行锐性分离，但需注意在部分病例此处可有直肠中动静脉进入直肠，亦有部分病例缺如。所以在这部分操作时只要谨慎就是，可一直分到盆底。遇到出血再予止血，不宜盲目钳夹结扎止血。但在分离过程中如发现血管，则应予以结扎以免出血。侧方分离同样要求达到盆底。然后紧贴直肠壁自下向上分离清除直肠系膜，直至肿瘤下 2cm 处。

6. 直肠前方在腹膜反折直肠陷凹已切开处紧贴直肠前壁、在 Denovillier 筋膜和直肠固有筋膜间进行锐性分离至肿瘤下约 3cm 处。并清除直肠前壁上附着的脂肪、血管和筋膜。男性在精囊、前列腺与直肠间，女性在阴道与直肠间进行分离。

7. 在完成直肠游离和断离直肠前，先在肿瘤下用一把无损伤钳控制闭合肠腔。由一位手术助手医师至会阴部进行扩肛至四指并视括约肌松紧度维持 5~10 分钟，远端直肠腔用生理盐水 500~1000ml 冲洗干净。

8. 然后断离直肠，将残留段直肠经直肠腔外翻出肛门外。切除含肿瘤的直乙结肠，将近端结肠经由肛门和直肠肛管自盆腔内拉出肛门外（图 65-29）。在结肠经肛门拉出前，盆腔先以生理盐水冲洗，最后再检查一次、进行严密止血；同时在肛管边缘一圈先缝 8 针（图 65-30），然后再将结肠经肛管拉出肛门外，将原先缝在肛管边缘的 8 针缝线缝合固定在结肠壁上。将已缝合的结肠连同直肠肛管一起推回至肛门内（图 65-31）。缝合平面下应留有 5cm 长结肠以备二期切除修正之用。外置结肠可用

除去包裹在结肠段外的凡士林纱布,检查结肠段血运,切除外露多余结肠,然后再次将结肠与肛管进行缝合(图 65-32~ 图 65-34)。

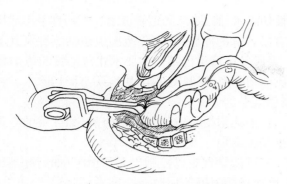

图 65-29　将近端结肠拉出肛门外

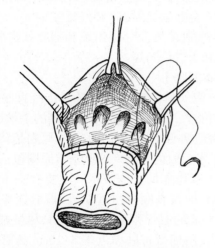

图 65-30　在肛管边缘一周缝合 8 针

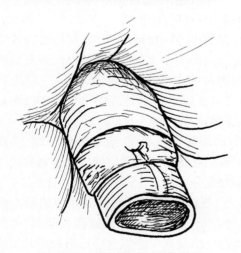

图 65-31　将已缝合的结肠连同
直肠肛管一起拉回至肛门内

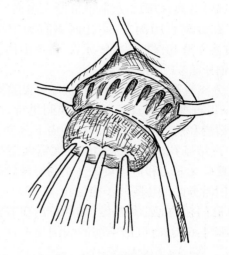

图 65-32　切除多余的结肠

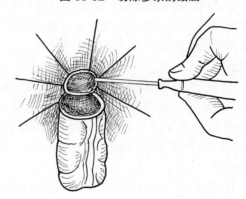

图 65-33　缝合结肠与肛管

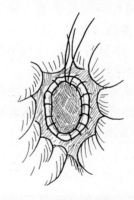

图 65-34　已缝合好结肠与肛管

凡士林纱布包裹保护。

9. 闭结肠系膜裂孔,盆腔内留置负压球吸引管,自左下腹或臀部戳创引出,腹壁切口分层完全缝合。

(二)第二期

一般术后 7~10 天结肠与肛管已发生粘连,此时患者可在鞍麻下进行二次期手术。患者取截石位;

【手术注意事项】

1. 切开乙状结肠系膜和直乙结肠系膜时应尽量靠内侧,避开二侧输尿管;特别在断离结扎直肠上动静脉时尤需注意勿将在其背侧的左侧输尿管误当血管一并结扎在内,因为这是最易误伤输尿管的三个部位之一。

2. 在进入骶前间隙分离直肠背侧时必需遵循直肠系膜全切除(TME)的基本原则在直视下看清间隙进行锐性分离,尽可能保留骶前神经;切忌暴力和盲目钝性分离,以致引起骶前静脉大出血。

3. 在分离直肠侧方、结扎断离直肠中动静脉时,应注意牵开和保护同侧输尿管,避免损伤。这是另一个输尿管易受伤害的部位。

4. 分离直肠前方时,应在直视下紧贴直肠前壁在 Denovillier 筋膜与直肠固有筋膜间进行,注意避免损伤精囊和前列腺。需分离至肿瘤下至少 2cm。

5. 行结肠拉出切除术的病例尤需注意拉下肠段必须松弛无张力和血运良好。结肠经外翻的肛管拉出肛门时务必注意肠段不能扭转。

6. 肛门括约肌必须松弛,结肠拉出前需常规行肛门扩张 4~6 指,有肛门挛缩的病例是不宜选作此手术的。

7. 二期切除外露于肛门外的结肠时,需注意不能切除过多易引起吻合口漏,也不能残留过多以致肠黏膜外翻,引起肛周皮肤刺激性皮炎。

【术后处理】

1. 禁食、胃肠减压应一般保持至排气;如无胃肠减压,进食也不宜过早以免引起上腹饱胀不适。排气后可先进清流汁,2~3 天流汁后可改软食如面包、蛋糕、面条等偏干、易消化、低渣的食物。三天后可恢复普食。

2. 围手术期抗菌生素应用不超过 48 小时,一般以选用三代头孢和甲硝唑为主。

3. 盆腔引流管需保持至有二次排便 ,引流液小于 50ml,并无粪质污染。

4. 导尿管一般留置七天,一周后测残余尿小于 50ml 即可去除导尿管。

5. 术后需每天观察肛门外结肠段的色泽。变黯、紫或有干瘪趋势即提示有缺血坏死可能。需严密注意其范围和发展趋势。

(郁宝铭)

第四节 腹腔镜直肠癌手术

一、概述

【适应证】

腹腔镜直肠癌手术适应证与开腹手术大致相同,亦分姑息性手术与根治性手术。对晚期伴有广泛转移的直肠癌病例行姑息性手术,包括腹腔镜姑息性切除术、肠造瘘、肠道转流术。根治性手术适用于直肠各部的癌肿,其切除范围应包括癌肿及其肠段、系膜及区域淋巴结。主要术式包括腹腔镜 TME 直肠前切除术、腹腔镜 TME 腹会阴直肠切除术。

【禁忌证】

1. 不能耐受长时间气腹的疾病(如严重的心肺疾患及感染);

2. 可能导致难以控制出血的情况(如门脉高压症、凝血功能障碍等);

3. 腔镜技术受限的情况(如病理性肥胖、腹内广泛粘连、合并肠梗阻或 / 和妊娠等);

4. 晚期肿瘤侵及邻近组织和器官如输尿管、膀胱、小肠和十二指肠等。

【手术基本原则】

腹腔镜外科医生一般应具备传统直肠癌的手术经验和能力,在腹腔镜下结直肠癌的手术过程中,能否严格遵循恶性肿瘤的手术基本原则是结直肠癌腹腔镜手术疗效的关键。这些基本原则包括:

1. 手术操作的无瘤技术 主要有手术探查的离心原则,即探查顺序由远至近,最后探查癌肿部位;切断向心的血管和淋巴引流通道,尽量避免牵拉恶性肿瘤;用棉带将肿瘤近端 8~10cm 肠管连同系膜血管一并结扎,尽量避免对肿瘤挤压,防止肿瘤细胞在手术操作过程中扩散。

2. 癌肿近远端肠管切除应有足够的长度 应按开腹结直肠癌手术切除范围执行,如直肠癌近切缘须距离肿瘤上缘 15cm 以上,远切缘应距肿瘤下缘 1.5~2.5cm 以上,而远端系膜的切除应 >5cm 或全直肠系膜切除。

3. 远端肠管断离前,应在肿瘤远端、断离部近侧用棉带结扎肠管或用无钉腔内闭合器夹闭肠管行远端肠腔充分冲洗。

4. 广泛清除所属淋巴引流区中的所有淋巴结和脂肪组织 系膜血管根部宜高位断离,并清除血管周围淋巴结及其可能隐含癌细胞的脂肪组织。

5. 切口与肠管的隔离及预防切口种植的措施 术后切口种植一直是腹腔镜技术是否适合结直肠癌手术的争议焦点。要保证腹腔镜下结直肠癌切除术后切口的低复发率,要做到以下几点:①保证戳口与套管的密闭,只允许 CO_2 从套管中排出;拔除套管前应尽量排尽腹腔内 CO_2 气体,防止在套管拔除过程中腹腔内压将含有癌细胞的组织带向戳孔。②在标本移出腹腔前,以消毒塑料袋保护切口,于套内牵引出病变肠管并将其包裹,防止大癌肿强行通过无保护的腹壁小切口导致局部种植。③应常规用灭菌蒸馏水加 5-FU 分别冲洗腹腔、所有戳口及小切口，尤其是浆膜受累的病例。

6. 术中纤维结肠镜的应用，以使肿瘤近远端断离部定位更准确，同时避免遗漏多原发和同源多发结直肠癌。

二、腹腔镜 TME 直肠前切除术及低位、超低位前切除术

【直肠系膜的解剖学基础】

直肠系膜是近年来逐渐受到重视的解剖结构，是具有重要临床意义的新概念。直肠存在着完整的系膜，由腹膜及盆筋膜脏层包绕直肠周围的脂肪、血管、淋巴和神经组织形成。盆腔腹膜反折以上的直肠前方及部分侧面有腹膜覆盖，以下的直肠则无腹膜覆盖，而由腹膜下筋膜延续的脏层盆筋膜取代。在直肠周围和盆壁之间存在着一个盆筋膜脏层和壁层之间的结缔组织间隙，前后较为疏松，而侧方因直肠中动静脉及其分支、骨盆自主神经（pelvic autonomic nerve，PAN）小分支进出，所以较为固定，构成所谓的"侧韧带"。盆筋膜脏层和壁层在后中线融合而成直肠骶骨筋膜（rectosacral fascia）；并在尾侧增厚连于肛管括约肌侧方形成肛尾韧带（anococcygeal ligament）。腹膜反折以下直肠前方是具有一定厚度的结缔组织膜又叫 Denonvilliers 筋膜，该筋膜从 Douglas 窝腹膜融合形成开始一直延续至会阴体，富含纤维，行程中前方有来自阴道后壁、精囊腺、前列腺被膜的纤维结缔组织与之融合；后方有直肠肌层延伸的纤维结缔组织与之融合，共同达到会阴体（图 65-35）。

Denonvilliers 筋膜与男性精囊腺、前列腺以及女性阴道后壁之间的间隙称为前列腺后腔（retroprostatic space）；与直肠之间也有间隙，称为直肠前腔（prerectal space）。然而这些间隙位于小骨盆内因富含纤维束，致使该区域手术的显露及操作稍有不慎即可伤及后方的直肠前壁和前方的阴道后壁、前列腺和精囊腺。

【适应证】

腹腔镜 TME 手术适应证同开腹手术一致适合于直肠中下段、TNM 分期 T1-3 期、癌肿未侵出浆膜层的直肠癌患者。对于癌肿较大侵及浆膜的患者，实施 TME 无疑对于降低盆腔局部复发率也有重要价值。而对于直肠上段和直乙交界处的直肠癌，完整的直肠系膜切除术无必要，则应实施大部直肠周围系膜切除（major circumferential mesorectal excision，MCME）或选择性全直肠系膜切除术（selective total mesorectal excision，STME），以避免全部直肠系膜的切除导致结肠 - 直肠吻合因缺血而发生吻合口瘘。

【优缺点】

目前，腹腔镜 TME 的手术原则已广泛应用于经腹会阴直肠癌联合切除术（abdominoperineal resection，APR），以及高位、低位、超低位前切除术中。多研究中心同一研究小组的前瞻性临床结果表明，开腹 TME 与腹腔镜 TME 相比，两组手术在保肛率、肿瘤切除率、手术并发症等近期临床指标的差异无显著性。但腹腔镜 TME 作为微创新技术具有以下优势：

1. 出血少、创伤小、恢复快。

2. 对盆筋膜脏、壁二层之间疏松结缔组织间隙的判断和入路的选择更为准确。

3. 25°或 30°腹腔镜可消除小骨盆内盲区，放大局部视野，对盆腔植物神经丛的识别和保护作用更确切。

4. 在腹腔镜引导下应用腔内超声止血刀、双极电刀 / 剪等器械，可到达狭窄的小骨盆各部，以极少的出血，沿盆筋膜间隙完整地切除直肠系膜。

然而，腹腔镜 TME 的保肛术式尚有以下不足：

1. 对手术操作者、助手以及持镜者都有较高的专业技术要求；

2. 部分病员难以承受腹腔镜器械的昂贵价格；

3. 腔内切割缝合器械在直肠超低位断离时角度受限，操作困难。有时需要开腹的切割闭合器方能完成腔镜下的极限保肛术。

【腹腔镜直肠癌保肛术式适应证】

腹腔镜直肠癌保肛术式适应证与开腹术式相同。近年关于直肠癌保肛术式的基础与临床研究进

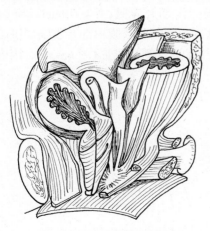

图 65-35　直肠系膜解剖图

展较快,基本突破了距肛门 7cm 以上方能保肛的传统界限。临床研究表明,约 3/4 的低位直肠癌患者可获保肛治疗,因直肠癌细胞沿直肠壁向远端的浸润很少超过 1cm。然而,也有直肠癌肿瘤远端 3.5cm 肠壁受累的报道。这与直肠癌细胞的生物学特性、病理分期、有无淋巴回流障碍等因素相关,故保肛术式肿瘤远端的切除距离不能一概而论。目前认为只要癌肿切除后齿状线上尚存 1~2cm 的直肠,原则上均可保肛;年龄、性别、肿瘤大小、大体类型、分化类型、淋巴转移等已不是保肛的基本限制条件。但要注意肿瘤与切缘的距离:溃疡限局型癌下缘远端 2cm,高分化、早中期、局限型癌可低至 1cm,低分化黏液浸润型癌则应 >3cm。应结合术中切缘冰冻病理切片,一旦术中发现不宜保留肛门的因素时,应果断改变术式。

【手术步骤】

1. 腹腔镜设备 应配备标准的全套常规腹腔镜器械以及特殊型号的腹腔镜器械,包括 5/10mm 无损伤肠钳。由于狭窄骨盆及骶前操作的风险和局限,应配备腔内超声止血刀,这样可以节省时间、减少风险、提高效率。25° 或 30° 腹腔镜是盆腔腹腔镜手术所必备,助手在熟练掌握后可以消除狭窄骨盆的视觉盲区,并回避其他器械的干扰。此外器械的长度也很重要,对于超低位前切除术及 APR 手术,解剖的区域从膈下的结肠脾曲到骨盆底,器械应设计至少 38~40cm 以上的长度才能满足要求。

2. 麻醉及体位 手术前准备同常规开腹手术,气管内插管全麻,取头低足高改良截石位(图 65-36)。建立气腹,压力 12~14mmHg(1mmHg=0.133Kpa)。分别于脐部置 1cm 观察孔 1 个、左右麦氏点及平脐左右侧腹置 0.5~1cm 操作孔共 4 个;对操作熟练及经验丰富者,可减少操作孔一个。施术者可位于手术台右侧或左侧,依施术者习惯而定(图 65-37)。

3. 手术过程 由于 TME 超低位前切除术的手术过程覆盖了前切除和低位前切除,故手术过程重

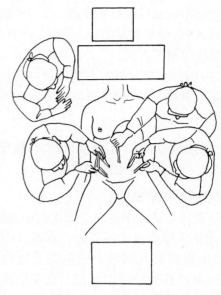

图 65-37 手术者位置

点介绍 TME 超低位前切除。用 25° 或 30° 腹腔镜经脐部入腹常规探查,明确腹内脏器有无明显转移及腹腔种植,是否侵及浆膜;整个手术过程应严格遵循无瘤技术及恶性肿瘤的手术原则,可结合术中纤结镜进一步明确肿瘤所在部位,排除直肠/结肠多原发癌(详见腹腔镜结直肠癌手术的基本原则)。

用超声止血刀或双极电刀/剪进行腹腔内腹膜、筋膜、腹膜后间隙结缔组织、小血管的锐解剖、切割和分离(图 65-38)。首先用 Babcock 钳和无损伤肠钳牵引乙状结肠,切开乙状结肠韧带、降结肠左侧腹膜、直肠侧方及前方腹膜。切开腹膜反折时应小心,如果没有充分地将腹膜层牵起,髂血管正好位于腹膜切开线的下方,可能发生意外损伤。所以,切割游离或钝性分离要在直视进行,避免靠近肠管造成灼伤引起术后肠坏死和肠穿孔。在靠近肠系膜血管根部切开右侧乙状结肠系膜根部腹膜,向下越骶岬沿右直肠旁沟切开腹膜,并在 Douglas 窝前与左侧会合。分离乙状结肠系膜根部及直肠周围疏松结缔组织间隙,保护双侧输尿管(图 65-39)。用棉带将肠

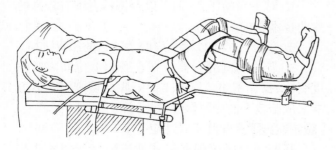

图 65-36 患者体位

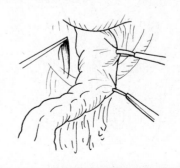

图 65-38 分离直肠周围疏松结缔组织

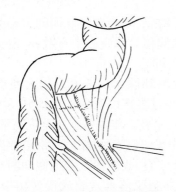

图 65-39　注意保护输尿管

系膜下血管连同肿瘤近端 8~10cm 肠管一并结扎，而后解剖清扫肠系膜下血管周围脂肪和淋巴结，以切割缝合器或钛夹高位断离肠系膜下血管。在直视下沿盆筋膜脏、壁二层之间的疏松结缔组织间隙锐性分离，断离直肠侧韧带，保持直肠系膜光滑外表面的完整性，避免损伤盆筋膜壁层，并保留自主神经丛（图 65-40）。前界应沿 Denonvilliers 筋膜潜行向下，清除此间隙中的脂肪及结缔组织，清楚显露精囊腺、输精管壶腹、前列腺或阴道后壁。直肠后方应沿骶前间隙分离并超过尾骨尖；剪开直肠骶骨筋膜、肛尾韧带、部分耻骨尾骨肌，断离直肠系膜于远端肛尾附着处，完全切除直肠系膜（图 65-41）。盆壁应达到"肌化"状，仅留壁层盆筋膜覆盖；清晰显示壁层盆筋膜覆盖的肛提肌保留肛门内外括约肌复合体；

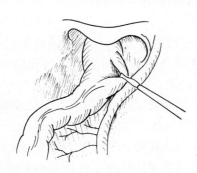

图 65-40　保持直肠系膜完整性

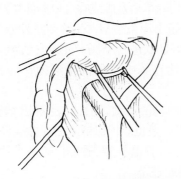

图 65-41　完整切除直肠系膜

预切部直肠应见纵肌层"裸化"，对低位大癌肿宜采用肛内指引法"裸化"。然后用切割缝合器于肿瘤下缘 2.5~5cm 处断离直肠。延长左麦氏点穿刺孔切口至 3.5cm 左右，作为肿瘤取出口。经肿瘤取出切口放入套状消毒塑料袋保护切口、隔离肿瘤，经套内取出肿瘤及近端结肠；切除肿瘤上缘肠管 >10cm，由近端结肠置入吻合器钉砧头，荷包缝合后还纳腹腔；缝合切口，重建气腹。在腹腔镜直视下经肛门放入 29~33 号吻合器，穿刺锥经直肠远端闭合线中点刺入，用专用钳引导钉砧头尖端套入吻合器砧座内对合，拧紧击发完成吻合。吻合器后小心拉出吻合器仔细检查近远两吻合切割圈是否完整，完成低位 / 超低位盆内端 - 端吻合。检查吻合口无渗漏，可用腹腔镜疝钉合器或手工缝合关闭肠系膜缺损，防止内疝的发生。最后用蒸馏水冲洗盆腔，常规于吻合口附近低位放置 33 号攀氏引流管（图 65-42）。分层关闭戳口 / 切口，用 0 号 Vicryl 线缝合筋膜和用 4-0Vicryl 线缝合皮下，以对合皮肤。

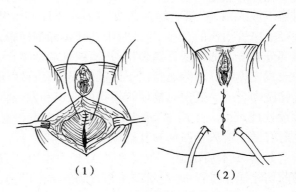

（1）　　　　　　　　　　　（2）

图 65-42　缝合引流

对于合并胆囊结石、慢性胆囊炎以及卵巢囊肿蒂扭转的患者，可先于腹腔镜下完成腹腔镜胆囊切除术、卵巢囊肿切除术，再行腹腔镜全直肠系膜切除，低位、超低位、结肠 - 肛管吻合术。

4. 腹腔镜 TME 直肠癌前切除术评估标准

（1）在腹腔镜直视下沿着盆筋膜脏层和壁层之间的解剖间隙进行锐性分离，保持盆筋膜脏层的完整无破损。

（2）避免损伤盆自主神经，包括交感系的下腹下丛，腹下神经左右干，副交感系的 2~4 骶神经以及交感副交感在盆侧 / 前壁形成的盆丛。

（3）超低位前切除前界要清楚显露出无脂肪结缔组织附着精囊腺、输精管壶腹、前列腺或阴道后壁。

（4）超低位前切除远端应沿骶前间隙超过尾骨尖，剪开骶骨直肠筋膜、肛尾韧带及部分耻骨尾骨肌，切断肛—尾韧带，方能完整显露并切除最远端直肠系膜。

（5）肿瘤远端直肠的切除应在 1.5~2.5cm 以上，远端直肠系膜的切除不得少于 5cm。

（6）预切部直肠"裸化"，应见直肠纵肌层；盆壁应达到"肌化"状，仅有壁层盆筋膜覆盖。

【手术并发症及其防治】

1. 尿潴留、性功能障碍 此并发症以超低位前切除术最为常见，手术操作过程中内脏植物神经的损伤是主要原因，而内脏神经的损伤可发生于手术操作的多个环节。所以，了解盆腔植物神经的解剖在术后尿潴留及性功能障碍的防治方面有重要意义。

2. 输尿管的损伤 左半结肠手术及APR手术，癌周浸润性生长的巨大肿瘤常累及输尿管，导致粘连或移位，极易被误切或误扎。在手术过程中认识到了输尿管被意外缝扎，应该拆除缝合线在膀胱镜引导下放入双"J"管行输尿管支撑 3~6 个月。如果怀疑输尿管损伤的存在，应及时中转开腹仔细检查，对部分或全部的输尿管撕裂伤，行输尿管端端吻合，并放置支撑管。对髂血管以下的低位损伤宜行输尿管膀胱吻合术。延误对输尿管损伤的认识和发现将后续处理难度大大增加，术中使用洋红或美蓝静脉注射有助于输尿管损伤及其部位的判断。

3. 术中术后出血 在腹腔镜APR手术以及直肠前切除操作过程中，乙状结肠与直肠的解剖游离，只要找准解剖间隙，一般情况下出血很少；如系用超声止血刀，多数手术环节几乎可以达到不出血。

4. 吻合口瘘 直肠癌前切除术后吻合口瘘的发生与近、远侧切断端血运不佳，吻合口张力过高、吻合部肠壁因过度牵拉局部挫伤以及缝合不确实有关。超低位吻合、结-肛吻合毕，应及时检查吻合口情况，如吻合欠满意应及时经肛予以加强缝合。术后吻合口瘘发生后，如吻合口瘘不大，保证骶前通畅引流，禁食或无渣高营养饮食，保持水与电解质平衡，多数可自愈。如瘘口很大，以行近端造瘘术为宜，待瘘口愈合后再二期手术还纳外置造瘘。

5. 排便功能障碍 排便功能障碍主要原因为括约肌损伤和植物神经损伤，后者应注意盆腔植物神经的保护，详见前述。括约肌的损伤发生在超低位前切除直肠远端闭合的操作过程中。所以，术者在超低位前切除直肠远端的预闭合时，闭合器是否触及肛门括约肌、吻合器经肛侧的中心突破点是否存在过度的偏移等都应心中有数，以避免过多地伤及肛门内括约肌。

超低位前切除术后 3~6 月间大便次数增多属正常现象，经过半年以上的术后提肛功能锻炼及口服药物调整，多在一年左右恢复至近正常状态。

6. 盆腔及切口癌种植 腹腔镜前切除术中，癌灶附近肠管破裂，或处理直肠远侧切断端清洗不充分，可使癌细胞脱落入盆腔或接触切口形成种植。预防方法是，认真清洁处理直肠远侧切断端，严格保护切口，大量蒸馏水反复冲洗盆腔及伤口。

三、腹腔镜 TME 腹会阴直肠切除术

1908 年 Miles 首创了经腹会阴直肠切除（abdominoperineal resection，APR），近百年来该术式一直是低位直肠癌治疗的金标准。近二十年来，随着分子生物学方法在结直肠癌研究中的应用，以及 TME 概念的提出并成功应用于临床，推动了直肠癌局部病理学研究的进程。研究表明：Duke A、B 期，或直径 <3cm 的肿瘤癌细胞向远侧壁内的浸润或逆向扩散一般不超过 2cm，超过 2cm 的不足 3%。所以，直肠癌保肛手术指征目前已突破了距肛门 7cm 以上方能保肛的传统界限，约 3/4 的低位直肠癌患者可获保肛治疗。然而，在不少情况下，APR 仍是直肠癌手术治疗的唯一选择。

【适应证】

直肠癌腹腔镜 APR 的手术适应证基本同开腹：

1. 癌周会阴部浸润伴淋巴结转移切除范围必须包括肛提肌。

2. 进展期癌、低分化黏液腺癌且癌肿下缘距离齿状线不足 2cm。

3. 浸润性癌肿下缘靠近齿状线，或已累及肛管。

4. 前切除术中冰冻切片证实远断端有癌残留，再切除后已不足以进行结肠-肛管吻合。

5. 前切除术后盆腔或吻合口局部复发性直肠癌。

6. 直肠多原发癌、结直肠多原发癌切除后剩余结肠过短不足以进行结肠-直肠或结肠-肛管吻合。

7. 女性直肠中下段前壁癌须作后盆腔脏器切除术。

8. 髂内、外，骶前，闭孔广泛淋巴结转移尽管行扩大清除术一般也难以保证术后无盆腔局部复发者。

9. 肥胖、骨盆狭窄、肿瘤巨大。

【围手术期处理】

术前肠道准备同常规开腹手术，术后应用二天

剂量抗革兰阴性菌和厌氧菌药物。术前患者可留置胃管、尿管并确定并标记造口位置,兼顾功能恢复和术后管理确保造口于最佳的位置。

【手术步骤】

1. 腹腔镜设备　同前腹腔镜 TME 直肠前切除术及低位、超低位前切除术的设备准备。

2. 麻醉及体位　同前腹腔镜 TME 直肠前切除术及低位、超低位前切除术的麻醉和体位准备。

3. 手术过程　建立气腹,压力 12~14mmHg(1mmHg=0.133Kpa)。分别于脐部置1cm观察孔1个、左右麦氏点及近脐左右侧腹置 0.5 ~1cm 操作孔共 4 个;对操作熟练及经验丰富者,可减少操作孔一个。

用25° 或30° 腹腔镜经脐部入腹常规探查,明确腹内脏器有无明显转移及腹腔种植,是否侵及浆膜;整个手术过程应严格遵循无瘤技术及恶性肿瘤的手术原则,可结合术中纤结镜进一步明确肿瘤所在部位,排除直肠 / 结肠多原发癌(详见腹腔镜结直肠癌手术的基本原则)。

用超声止血刀或双极电刀 / 剪进行腹腔内腹膜、筋膜、腹膜后间隙结缔组织、小血管的锐解剖、切割和分离。首先用 Babcock 钳和无损伤肠钳牵引乙状结肠,切开乙状结肠韧带、降结肠左侧腹膜、直肠侧方及前方腹膜。切开腹膜反折时应小心,如果没有充分地将腹膜层牵起,髂血管正好位于腹膜切开线的下方,可能发生意外损伤。所以,切割游离或钝性分离要在直视进行,避免靠近肠管造成灼伤引起术后肠坏死和肠穿孔。在靠近肠系膜血管根部切开右侧乙状结肠系膜根部腹膜,向下越骶岬沿右直肠旁沟切开腹膜,并在 Douglas 窝前与左侧会师。分离乙状结肠系膜根部及直肠周围疏松结缔组织间隙,保护双侧输尿管。用棉带将肠系膜下血管连同肿瘤近端 8~10cm 肠管一并结扎,而后解剖清扫肠系膜下血管周围脂肪和淋巴结,以切割缝合器或钛夹高位断离肠系膜下血管,腔内切割缝合器常发生击发后系膜血管不能夹闭仍持续出血的情况,需再处理出血,对此要有准备。

手术过程应遵循 TME 原则,应在直视下沿盆筋膜脏、壁二层之间的疏松结缔组织间隙锐性分离,断离直肠侧韧带,保持直肠系膜光滑外表面的完整性,避免损伤盆筋膜壁层,并保留自主神经丛。前界要清楚显露出无脂肪结缔组织附着精囊腺、输精管壶腹、前列腺或阴道后壁。后方应由骶岬沿直肠系膜后方的无血管平面向下分离,剪开直肠骶骨筋膜,游离直肠侧韧带,充分显露骶前间隙、肛尾韧带、并超

过尾骨尖。盆应达到"肌化"状,仅留壁层盆筋膜覆盖;清晰显示壁层盆筋膜覆盖的肛提肌保留肛门内外括约肌复合体。助手在会阴外部握拳抵压肛门,有助于直肠末端的游离。用腹腔镜切割缝合器横断降结肠,应充分游离近端结肠,以避免造瘘的张力增高,明确止血后用无菌隔离袋将近端结肠从造瘘切口拖出。

会阴部手术步骤同传统 APR,用荷包缝合闭拢肛门,用四把直钳夹闭牵引肛门。做肛周环形切口,用电刀断离皮下及脂肪层,显露肛提肌和尾骨韧带,剪开肛尾韧带穿通到腹腔。腹部操作组医生可将直肠提起,用器械或镜头光源放入盆腔引导会阴部的操作在正确平面进行。 肛提肌的断离由会阴手术组医生用电刀切除,通常用一个手指穿入直肠后的空隙牵拉肌肉使切除变得方便。前方操作要特别细致,以免损伤男性的尿道和女性的阴道。将直肠及其肿瘤从直肠后的间隙推出腹腔外有利于手术的操作,并在会阴部完成整个直肠的切除及标本的取出。于盆腔低位放置 33 号攀氏引流管,从会阴部切口的外侧戳孔引出。会阴部切口用可吸收线间断缝合及皮肤的皮下缝合。

重新建立气腹,清理腹腔,用腹腔镜疝钉合器和 / 或手工缝合关闭肠系膜缺损,用蒸馏水冲洗盆腔。检查确保从造瘘口拖出的降结肠没有扭转,拖出造瘘的降结肠至少要高出皮肤 3~4cm 长,翻转肠壁与皮肤缝合,使瘘口稍高于皮肤。最后,在直视下拔出套管,用可吸收线关闭戳口皮肤。

【手术并发症及其防治】

腹腔镜 TME 腹会阴直肠切除术的并发症多数与腹腔镜 TME 直肠前切除术相同,因为两种手术的 TME 手术入路、原则基本一致。术中输尿管的损伤、术中术后出血、术后尿潴留、性功能障碍以及盆腔及切口癌种植等手术并发症的防治参见腹腔镜 TME 直肠前切除术并发症及其防治。

与开腹术式相同,腹腔镜 TME 腹会阴直肠切除术(APR)后常发生盆腔及会阴部切口感染:其原因是腹腔镜 APR 手术系污染手术、盆腔直肠的游离过程中如肿瘤过大极易分破肠管,污染盆腔及切口;如病员抵抗力低下,即发生盆腔及会阴部切口化脓感染。防治方法是,术中应尽量避免分破肠管、腔内肠道的断离可使用腔内切割缝合器以减少污染、术后连续 3 天用灭滴灵加生理盐水 500ml 经一根盆腔引流管缓慢滴入,并从另一根引流管引出,此方法对于减少盆腔的感染、减少癌肿的局部复发、促进盆腔组

织的愈合有重要作用。

【术后处理】

一般情况在排气后拔除胃管,腹腔镜术后如无腹胀可适当提早拔管。应尽早下床活动,通常在术后第二日提供饮食摄入,根据饥饿程度与肠功能逐渐加量。尿管一般在术后 5~7 天拔除,应检查排空后的残留尿量,以鉴别早期尿潴留。如前所述,术后连续 3 天用灭滴灵加生理盐水 500ml 行盆腔灌洗,如盆腔引流量少,可在术后第 3~5 日拔除盆腔引流管。应早期进行造瘘口的护理和功能训练。

（周总光）

第九篇
肝脏手术

第六十六章

肝脏应用解剖和生理概要

第一节　肝脏外部形态

肝脏是人体中最大的腺体,也是最大的实质性脏器,我国成年人的肝脏的重量,男性的比女性的略重,男性为 1230~1450g,女性为 1100~1300g,约占体重的 1/40~1/50。肝脏在 26~40 岁时最重,以后逐渐减轻。在胎儿和新生儿时,肝的体积相对较大,可达体重的 1/20。中国人的肝一般左右径(长)约 25cm,前后径(宽)约 15cm,上下径(厚)约 6cm。

肝脏的大部分位于右季肋部和上腹部,小部分位于左季肋部。正常肝脏外观呈红褐色,质软而脆,呈楔形,分为上、下两面,前、后、左、右四缘。右侧钝厚而左侧偏窄,上面突起浑圆,与膈肌接触,下面较扁平,与胃、十二指肠、胆囊和结肠相邻。肝上界与膈穹隆一致。右界起自腋中线与第 7 肋交点,向左上方凸至右锁骨中线与第 5 肋之交点。在前正中线平对剑胸结合,再向左至锁骨中线稍内侧达第 5 肋间隙。肝下界,起自右腋中经与第 11 肋之交点,沿肋弓下缘行向左上方,至第 8、9 肋软骨结合处离开肋弓,连至肝上界左端。肝大部分为肋弓所覆盖,仅在腹上部左、右肋弓之间露出 3~5cm,贴靠腹前壁。由于肝上面借冠状韧带连于膈,故当呼吸时,肝可随膈的运动而上下移动,升降可达 2~3cm。

肝上面隆凸,与膈穹相对,叫做膈面。肝下面凹陷,与腹腔脏器接触,叫做脏面。肝周围共有 8 条韧带,即膈面的左、右冠状韧带,左、右三角韧带及镰状韧带;脏面的肝十二指肠韧带、肝胃韧带和肝圆韧带。出入肝的各种管道均位于这些韧带内。镰状韧带将肝表面分为左、右两叶。右叶大而厚,左叶小而薄。肝上面后部冠状韧带前、后层间有一无腹膜被覆的三角区,叫做肝裸区,借结缔组织与膈相连。肝脏脏面生有 H 形沟,左纵沟较窄,其前半部有肝圆韧带,是脐静脉闭锁后形成的索条;后半部有静脉韧带,由静脉导管萎缩形成。右纵沟较宽,其前半部为

胆囊窝,容纳胆囊;后半部为腔静脉窝,下腔静脉从此穿过,肝左、中、右静脉在此注入下腔静脉,故称为第二肝门(冠状韧带上层与镰状韧带的交点)。肝下面左纵沟的左侧为左叶,右纵沟的右侧为右叶,两纵沟之间的部分又被横沟分为前方的方叶和后方的尾叶。门静脉、肝动脉和肝胆管在肝脏面横沟各自分出左、右干进入肝实质内,称第一肝门(肝十二指肠韧带根部)。肝十二指肠韧带包含门静脉、肝动脉、淋巴管、淋巴结和神经,共同被包裹在 Glisson 纤维鞘内,又称肝蒂。肝的后面肝短静脉有至少 3~4 条,多至 7~8 条小静脉注入下腔静脉,称第三肝门。肝下缘锐利,生有两个切迹,右侧者为胆囊切迹,左侧者为肝圆韧带切迹(图 66-1)。

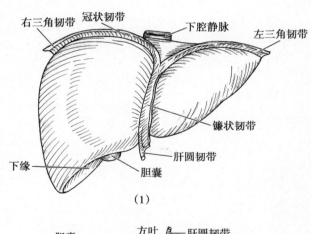

(1)

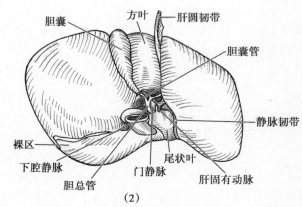

(2)

图 66-1　肝脏外部形态
(1)前面观;(2)脏面观

　　肝周围共有六个腹膜腔间隙:右肝上间隙、右肝下间隙、左肝上前间隙、左肝上后间隙、左肝下前间隙和左肝下后间隙。其中右肝下间隙是仰卧时,腹膜腔在骨盆以上的最低部分,其底为右肾,该间隙亦称肝肾隐窝。左肝下后间隙即小网膜囊,网膜孔是其唯一对外通道。

第二节　肝脏分叶和分段

　　一个完整的肝脏由正中裂(下腔静脉左缘至胆囊窝中点)分成左右两半。右半肝由右叶间裂分成右前叶和右后叶,右后叶又被右段间裂分成上下两段。左半肝由左叶间裂分成左内叶和左外叶,左外叶又被左段间裂分成上下两段。尾状叶分成左右两半,分属左右半肝。这种五叶、四段的概念和命名已为国内所公认。但临床外科上常用的是根据肝静脉及门静脉在肝内的分布基础分为八段法(Couinaud法),进行手术和定位(表66-1,图66-2,图66-3)。

表 66-1　肝内解剖结构与肝脏分叶、
　　　　　　分段的定位关系

肝脏分叶及分段(Couinaud 的八段分法)			
尾状叶			(Ⅰ段)
肝左叶	左外叶	上段	(Ⅱ段)
		下段	(Ⅲ段)
	左内叶		(Ⅳ段)
肝右叶	右前叶	上段	(Ⅷ段)
		下段	(Ⅴ段)
	右后叶	上段	(Ⅶ段)
		下段	(Ⅵ段)

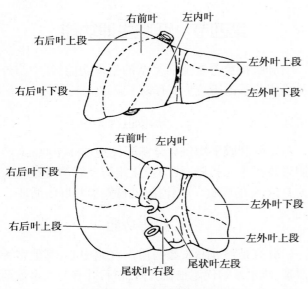

图 66-2　肝脏的分叶和分段

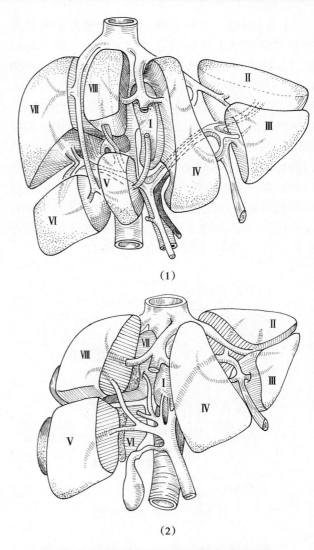

图 66-3　肝脏 Couinaud 功能分区和分段
(1)肝脏功能分区和分段的 Couinand 命名法,示Ⅰ-Ⅷ段;
(2)肝段的胆道解剖,肝尾叶(Ⅰ)引流入左、右胆管系统

第三节　肝脏血管和胆管

　　肝脏血液供应非常丰富,肝脏的血容量相当于人体总量的14%。成人肝每分钟血流量有1500~2000ml。肝的血管分入肝血管和出肝血管两组。入肝血管包括肝固有动脉和门静脉,属双重血管供应。出肝血管是肝静脉系。肝动脉是肝的营养血管,肝血供的1/4来自肝动脉,进入肝脏后分为各级分支到小叶间动脉,将直接来自心脏的动脉血输入肝脏,主要供给氧气。肝动脉压力较门静脉高30~40倍。门静脉是肝的功能血管,肝血供的3/4来自于门静脉,门静脉进入肝脏后分为各级分支到小叶间静脉,把来自消化道含有营养的血液送至肝脏"加工"。肝血管受交感神经支配以调节血量。

1. 门静脉　由肠系膜上静脉和脾静脉在胰腺的头部和颈部交界处的后方会合而成。成人的门静脉长度为 5.5~8cm，平均为 6.5cm，门静脉直径为 1cm。门静脉收集腹腔内消化道的大部分血液进入肝脏。门静脉系与腔静脉之间存在着广泛的吻合，这些吻合静脉较细小，正常情况下不开放，但在门静脉由于各种原因受到阻塞而发生回流障碍时，出现门静脉高压症，这些吻合便开放，形成侧支循环，使门静脉系的血液回流入腔静脉系，最后流入心脏，从而降低门静脉的压力。门 - 腔静脉之间的重要吻合包括：门 - 奇静脉吻合、门 - 直肠静脉吻合、门 - 脐静脉吻合、门 - 腹膜后静脉吻合（图 66-4）。

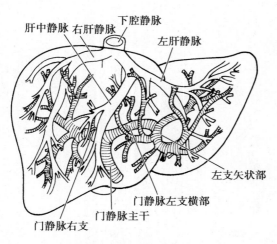

图 66-4　肝内门静脉分支

2. 肝动脉　分为肝总动脉、肝固有动脉、肝左动脉和肝右动脉。肝总动脉起自腹腔干（92%），少数来源于肠系膜上动脉，直径为 0.5~0.9cm，在十二指肠上部的上方分为肝固有动脉和胃十二指肠动脉。肝固有动脉在肝十二指肠韧带内与胆总管、门静脉共同上行，最后分为肝左动脉和肝右动脉入肝。结扎肝总动脉不会引起肝坏死。在肝固有动脉起始部，胃十二指肠动脉与胃右动脉发起点之间结扎，一般也无不良影响。但在肝固有动脉起始部远侧，胃右动脉发起点远侧结扎，会引起严重肝坏死。

3. 肝静脉　包括左、中、右三条肝静脉和肝后的肝短静脉。肝静脉的特点是壁薄，无静脉瓣，且固定于肝实质内（图 66-5）。

4. 胆管　起自肝内毛细胆管，止于肝胰壶腹。分为肝内和肝外两部分。肝外胆道系统包括左右肝管、肝总管、胆囊和胆囊管以及肝总管与胆囊管汇合而成的胆总管。肝内的毛细胆管、小叶间胆管逐渐汇合成左右肝管，到肝门外（95%）或少数在肝门内

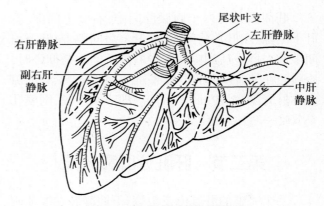

图 66-5　肝静脉在肝内的属支

连结成肝总管。肝总管长约 4cm。直径约为 0.5cm，在肝十二指肠韧带内下降，与起自胆囊的胆囊管汇合成胆总管。胆囊管连结右肝管，或者左右肝管与胆囊管三者在同一平面相连。胆囊是一个壁薄的梨形囊位于肝下面的胆囊窝内。长 7.5cm，宽 3~4cm，容积约 30~40ml。胆囊的主要功能是贮存和浓缩胆汁，选择性吸收水和无机盐以及分泌黏液。胆囊管是胆囊颈的延续，长度变化很大，平均约 3cm，但有时极短，离开胆囊颈即与肝总管连结；有时很长，直至十二指肠后方连结肝总管。一般呈螺旋状弯曲地向下、后、左侧行，与肝总管汇合成胆管。两者汇合的部位多数在肝十二指肠韧带中 1/3 处，部分在下 1/3，上 1/3 和十二指肠下部后方。胆总管一般长 4~8cm，直径 0.6~0.8cm，在小网膜的右缘内下降至十二指肠上部的后面，再穿过胰头或在胰头后方转右下与胰管连结，斜穿十二指肠降部的后内侧壁，开口于十二指肠乳头。

（王立明　梁　锐）

第四节　肝脏生理功能

肝脏担负着重要而复杂的生理功能，其中与外科临床关系密切的主要有以下几点。

一、分泌胆汁

正常肝脏平均每日分泌胆汁约 600~1000ml，经胆管流入十二指肠，帮助消化脂肪及脂溶性维生素 A、D、E、K 的吸收。胆汁排入肠道，参与肝肠循环。

二、代谢功能

肝脏是糖、脂肪、蛋白质的代谢中心，其他多种激素、维生素的代谢也在肝内进行，并参与大多数药物的生物转化，具有解毒功能。同时，肝脏也是重要

的免疫器官。

1. 调节血糖　肝能将碳水化合物、蛋白质和脂肪转化为糖原,储存在肝内。当血糖减少时,在酶的催化作用下,肝糖原可迅速转化为葡萄糖供组织利用。但肝脏储存的糖原相当有限,正常成人的肝糖原储存量为 70~75g,饥饿 24~48 小时即可耗尽。在饥饿、创伤及手术后,若无外源补充,体内能量消耗则来自蛋白质和脂肪的分解。因此,每天供给 50~100g 葡萄糖,即可明显减轻蛋白质的分解,达到明显的节氮作用。

2. 在蛋白质的代谢过程中,肝主要起合成、脱氨和转氨三个作用　蛋白质经消化液分解为氨基酸而被吸收,在肝内再重新合成人体所需要的各种重要蛋白质,如白蛋白、纤维蛋白原和凝血酶原等。90% 的血浆蛋白是由肝脏合成和分泌,特别是白蛋白,肝脏是其唯一的合成器官。白蛋白的浓度反映了肝细胞的质和量。严重的低白蛋白血症提示有功能肝细胞总数的减少。一般情况下,只有 15% 的肝细胞在合成和分泌白蛋白,多数肝细胞处于储备状态。只有当肝细胞严重损害时,临床上才会出现低蛋白血症。此外,白蛋白也是评价机体营养状态的重要指标。由于白蛋白的半衰期较长(18~20 天),故不可作为早期的表现。而前白蛋白可以作为评价肝功能储备的重要指标。

3. 肝在脂肪代谢中起重要作用,维持体内各种脂质磷脂和胆固醇的稳定性,使其保持一定的浓度和比例。

4. 其他　肝脏参与维生素的吸收、储存、活化、转运、分解和合成过程。如维生素 A、D、E、K 等。肝脏于激素的关系非常密切和复杂。一方面,垂体、肾上腺、甲状腺、性腺及胃肠道等分泌的激素能调节肝外器官的活动,还能影响肝脏的许多重要功能;另一方面,肝脏又对激素的代谢有巨大影响。肝对雌激素、抗利尿激素具有灭活作用;肾上腺皮质酮和醛固酮的中间代谢大部分在肝内进行。某些肝病患者雌激素灭活障碍而在体内蓄积,引起性特征的改变。抗利尿激素、醛固酮的灭活障碍可引起水钠潴留。

(王立明　梁　锐)

第六十七章

肝损伤手术

第一节　概述

肝脏为腹腔最大实质性器官,且质地脆,受伤后极易破裂,发生腹腔内出血或胆瘘,可引起出血性休克和胆汁性腹膜炎。肝外伤占腹部损伤的15%~20%,在腹部外伤中仅次于脾脏和小肠,位居第3位。不同程度的肝外伤所采取的治疗方法以及预后各不相同。严重肝外伤合并肝周大血管损伤,死亡率可高达70%以上。

【肝损伤伤情分级】

目前对肝外伤伤情分级方法较多,临床上比较常用的是参照美国创伤外科协会(AAST)肝损伤6级分类标准。具体分级方法如下:

Ⅰ级　血肿,包膜下血肿,占肝表面积<10%;包膜下撕裂,实质深度裂伤<1cm;

Ⅱ级　血肿,包膜下血肿,占据肝表面10%~50%;实质内血肿<10cm,裂伤深度1~3cm,长度<10cm;

Ⅲ级　血肿,包膜下血肿,大于表面积50%或正在扩展性;包膜下血肿破裂;实质内血肿>10cm或正在扩张;裂伤实质深度>3cm;

Ⅳ级　裂伤,实质破裂累及肝叶25%~75%或者在一叶内累及1~3个段;

Ⅴ级　裂伤,实质破裂累及肝叶>75%或在一叶内累及3个以上肝段血管伤/肝旁静脉损伤,如肝后腔静脉伤/中央主要肝静脉伤;

Ⅵ级　肝脏撕脱。

国内对肝外伤采用3级分法:Ⅰ级,肝脏裂伤深度<3cm;Ⅱ级,合并肝动脉、肝胆管的2~3级分支损伤;Ⅲ级,肝损伤累及肝动脉、门静脉、胆总管或其一级分支。

【非手术治疗】

对于AASTⅠ级和Ⅱ级的患者,非手术治疗成功率在90%以上,多主张保守治疗。肝外伤非手术治疗需具备以下条件:①患者血流动力学稳定或稍经补液后稳定;②没有需要处理的其他腹部损伤;

③没有腹膜炎体征;④具备严密的监护手段,除了对生命体征监护外,还要对腹腔内积液情况能够行影像学检查进行动态观察;⑤具备随时中转开腹抢救病人的条件。

非手术治疗措施包括:绝对卧;禁食,肠外营养支持;监测生命体征,监测血流动力学指标;抗炎及正确使用止血药物;复查CT或B型超声,了解有无继续出血并可在B型超声引导下穿刺引流。

【手术基本原则】

对于严重肝外伤或血流动力学持续不稳定患者,手术仍是制止出血、挽救生命的关键措施。肝外伤的手术基本原则包括:①仔细而彻底的止血;②清除无生机的肝组织,消除胆漏;③充分而有效地引流;④正确处理其他脏器合并伤。

迅速而有效地控制出血是救治肝破裂患者的关键环节:术前快速补液、扩容、纠正休克。血流动力学不稳定患者,需在麻醉诱导前做好剖腹准备,以便手术时迅速入腹。一般对诊断明确者选用上腹正中及右肋缘反"L"形切口或右上腹弧形切口。进腹后应迅速控制第一肝门(常用Pringle手法阻断入肝血流),控制出血,吸去积血,快速探查肝破裂部位和程度,对伤情作出初步判断。若阻断入肝血流后出血得以控制,则提示出血源于肝动脉或门静脉。反之则提示出血来自肝静脉或下腔静脉。对出血迅猛并有严重休克者,应在初步控制出血同时快速扩容后再进一步探查,切不可在大出血同时盲目探查以致伤员术中死亡。对疑有肝静脉或下腔静脉损伤的病人,可采用局部压迫止血扩容,待休克基本纠正并做好控制术中大出血的准备之后再行处理,任何在慌乱中钳夹与缝合只能加重出血及误伤。

通常认为,人在常温下,阻断入肝血流的安全时限为15~20分钟。影响肝脏热缺血时限的因素应包括年龄、肝硬变的程度、肝脏储备功能及肝切除范围大小等。已有研究提示,无肝硬化的肝脏可以耐受常温下一次性入肝血流阻断60分钟,同时,通过间断、反复、多次短时间阻断入肝血流,可以赢得更多的操作时间。

【手术选择】

Ⅱ级肝损伤:肝实质裂伤深度 1~3cm。此类肝损伤不论是单一处损伤还是多发性损伤,凡裂伤深度在 2cm 以内者可行单纯清创缝合术,裂伤深度在 2~3cm 者需行深部褥式缝合。深部褥式缝合的技术关键是彻底清除失活的肝组织,结扎断裂的血管和胆管,然后作缝针穿过底部的褥式缝合,缝合时不可留死腔。

Ⅲ级肝损伤:肝实质裂伤的深度 >3cm。此类损伤多见于深裂伤、贯通伤或中央型破裂,属重度肝损伤,常伴有肝内大血管、胆管的损伤,可采用大网膜或明胶海绵填塞后缝合的术式。

Ⅳ级肝损伤:肝实质损伤范围为肝叶的 25%~50%。此类肝损伤多见于肝脏星芒状破裂或多段肝破裂,患者损伤的机制复杂,损伤程度重,常伤及多个肝段,裂口深,甚至完全断裂,或伴有肝内段、叶级血管和胆管损伤,出血量大,休克严重。可行清创性肝切除术。但肝周一定要放引流管。

Ⅴ级肝损伤:肝实质损伤范围为肝叶的 50% 以上,或肝后下腔静脉或肝主静脉损伤。此类损伤是极严重的肝损伤,病情凶险,往往直接死于出血性休克,死亡率高达 80%。

第二节　常用手术方法

1. 损伤缝合术　最常见的肝外伤为肝脏实质的撕裂伤,在压迫止血后根据肝破裂程度可将明显出血的血管或损伤的胆管行缝扎术,出血控制后,裂口不深或在肝缘、创缘较整齐者在清创后可将裂口直接缝合。可采用 4-0 号丝线或 1-0 号羊肠线穿细长的圆针作贯穿创底的"8"字形或褥式缝合。结扎时用力要轻巧柔和,以防缝线切割肝组织。针眼如有渗血,可用热盐水纱布压迫止血。

2. 清创引流术　清除坏死失去活力的受损肝脏组织,对于控制受伤肝脏出血是非常重要的,也可降低术后局部感染及全身炎症反应综合征。创面大而深的肝裂伤,应先清除失去活力的肝组织(图 67-1),将创面的血管或胆管断端一一结扎,"8"字形缝扎活动性出血点止血,并放置引流。

3. 肝填塞缝合术　直视下彻底清创、结扎血管胆管,选择带蒂大网膜填塞于裂口深部(图 67-2),或用可吸收止血纱布、海绵消除死腔,用间断或褥式对拢缝合(图 67-3)。带蒂大网膜的作用,一是可以填

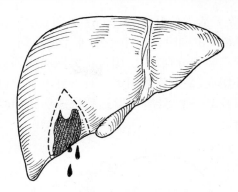

图 67-1　清除失去活力的肝组织

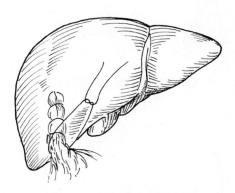

图 67-2　大网膜覆盖缝合止血

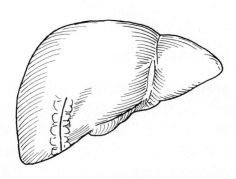

图 67-3　间断褥式缝合

塞过深的伤口,使缝合时不留死腔;二是可以压迫止血;三是对暂时性创面渗血起引流作用,使裂口深处不易形成血肿,预防术后感染发生肝脓肿。对于在膈面或肝后部的裂口,剪取带蒂大网膜填塞可能有困难,可采取明胶海绵或浸过凝血酶溶液的明胶海绵进行填塞后缝合裂口,效果亦佳。

4. 肝部分切除术　即切除已近脱落或几乎已无血供的破碎肝组织,遵循"破到哪里切至哪里"的原则,目的是清除无生机的肝组织防止术后坏死感染,扩创显露便于确切止血。根据肝脏解剖,可行相应的肝叶或肝段切除术,一般不必按肝的解剖分区行规则性切除术。肝叶或肝段切除术时根据具体情况采用 Pringle 手法、止血带、肝钳或手捏法控制出

血,切除无活力的肝组织(图67-4,图67-5);在切除失活肝组织的同时,尽可能保存正常肝组织;切面上的血管和胆管分别结扎,用带蒂大网膜或邻近韧带覆盖肝切面,最后安置引流。有条件者术中可使用超声刀或 CUSA 等器械,以达到快速切除和减少出血的效果。

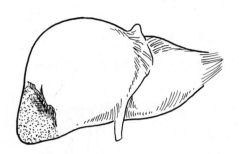

图 67-4　清除缺血坏死肝组织

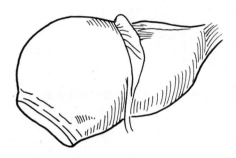

图 67-5　不规则肝切除

5. 肝周填塞术　当采用缝合、肝动脉结扎、热盐水纱布垫压迫等方法处理仍有较广泛渗血或出血时,伤员情况比较危急,可用大块明胶海绵、止血粉或可溶纱布等填入创面压迫止血。如仍未能满意止血,可再填入大纱条或纱布垫加压止血。肝周填塞通常对于出血主要由静脉引起的损伤有显著效果,对动脉出血为主损伤效果不明显。对凝血功能障碍或低血容量患者可予暂时填塞止血,以后再行手术治疗。术后使用预防性抗生素和止血剂,待情况稳定 3~5 天后在手术室分次将纱布垫或纱条取出。填塞止血是一种应急办法,只能在各种止血措施都无效时使用,因它易继发感染引起继发性出血或胆瘘等严重并发症。

6. 肝脏包裹术　肝脏网织物包裹术是用可吸收网织物紧紧包裹受损的肝脏以达到压迫止血目的。肝脏包裹能起到与填塞同样疗效,不增加腹内压,不影响呼吸和肾功能,无需二期再手术。主要用于大面积肝实质星芒状裂伤而各碎块未失活且与肝蒂相连、肝内大血肿等Ⅳ~Ⅴ级肝损伤,不过其操作

复杂、费时。

7. 肝脏移植术　对于任何措施都不能有效控制出血,或肝脏已经完全失去血供,肝门损伤严重无法重建,或者肝脏大片裂伤,无法修补可考虑行急诊肝脏移植术。但由于供体短缺,往往不能及时获得供肝,肝外伤患者的肝移植需要分二期手术完成。初次切除全肝控制出血,并行门静脉和肝后腔静脉端 - 侧吻合,患者随后转至 ICU 进行无肝期支持治疗直至获得供体后进行二次手术植入新肝。

8. 肝静脉附近肝损伤的处理　肝后下腔静脉和主干静脉损伤是肝外伤中较难处理的合并伤,其死亡率高达 80%。这是因为这些损伤不易诊断,且静脉壁薄,有的部分被肝组织包绕,显露、解剖和修补均较困难,出血量大并有空气栓塞和肝碎片栓塞的危险。手术需要阻断全肝血流,在直视下修补肝静脉主干或下腔静脉的裂口:可先用纱布垫填压裂伤处以控制出血,向右第 7、8 肋间延长切口,翻起肝脏并显露第二肝门,阻断肝十二指肠韧带的血流,控制腔静脉裂口上、下方的血流,在直视下修补破裂的肝静脉干或下腔静脉,恢复被阻断的血流。但当伤情紧急时可采用沙氏钳或腔静脉钳直接钳夹阻断,必要时可经胸腔或切开心包行肝上下腔静脉阻断,以挽救患者生命。切记不可在毫无准备之下轻易翻动肝脏,或对于第二肝门处或肝后下腔静脉旁的血凝块轻易擦去。肝左右静脉损伤无法修补时应作相应肝叶切除。肝中静脉及第三肝门的小肝静脉破裂可予结扎。肝动脉损伤无法修补,可予结扎。门静脉损伤可作相应修补,如完全离断,可试行再吻合;无法修补和吻合时,行自体静脉移植,以恢复门静脉血流。

9. 损伤胆管处理　胆管损伤后可行相应修补或吻合术,并于损伤胆管内放置 T 形管,支撑胆管,并行外引流术。近来,多主张作将损伤胆管与空肠行 Roux-en-Y 吻合术。

10. 腹腔镜治疗　腹腔镜技术兼有诊断和治疗作用,近年来已应用于腹部闭合性损伤的诊治中,取得了较好的效果。1994 年,孙志宏等报道了一例Ⅲ度肝实质破裂伤经腹腔镜行破裂修补术取得成功。腹腔镜直接窥视不仅可以明确受伤的部位、程度,还可以看到受伤的脏器是否仍在活动性出血。通常在腹腔镜下吸净积血后用冷盐水冲洗伤口,创面渗血者用电凝止血,或用氩气束电刀止血。也可先用纱布压迫止血,然后边取纱布边凝血。裂伤程度轻者

（肝损伤Ⅰ、Ⅱ级）也可考虑行肝破裂修补术。若术中发现肝脏损伤严重、出血剧烈、血动力不稳定或处理困难或有其他需剖腹手术治疗的情况时应立即转为剖腹手术。腹腔镜检查也有许多弊端：如电视腹腔镜探查术需要大量的仪器设备；术前准备时间一般较开腹手术时间长；制造气腹也需花费一定的时间；术中清除积血速度慢。对于出血迅速的严重内脏损伤或大血管伤，不能迅速彻底的止血；大血管损伤时可导致气栓形成，膈肌损伤时可导致张力性气胸。而且术中只能观察肝脏的表面，不能用手直接触摸，也无法逐段检查肠管。

（王立明　梁　锐）

第六十八章

肝脓肿手术

第一节　概述

常见的肝脓肿有细菌性和阿米巴性两种。现在临床多见的是细菌性肝脓肿,病死率仍高达11%~31%,死亡原因主要是败血症或感染性休克。细菌性肝脓肿多为混合性感染,往往同时检出多种细菌,以内源性细菌为主,60%以上为肠道革兰阴性杆菌,以往最常见的是大肠埃希杆菌,近来克雷白杆菌已上升至首位;最常见的阳性球菌为金黄色葡萄球菌。克雷白杆菌、变形杆菌和铜绿假单胞菌是长期住院和使用抗生素治疗的患者产生脓肿的重要致病菌。约半数肝脓肿患者脓液中可检出厌氧菌,最常分离出的厌氧菌为脆弱类杆菌,巨核梭形杆菌等。胆源性肝脓肿与门脉血行感染性肝脓肿的病原菌以大肠埃希杆菌为主,肝动脉血行感染性肝脓肿的病原菌以金黄色葡萄球菌为主。引起成人细菌性肝脓肿最常见的致病菌为大肠埃希杆菌、变形杆菌、铜绿假单胞菌,在儿童为金黄色葡萄球菌和链球菌。

病原菌进入肝脏的途径有以下几种:①胆道系统:此为我国患者目前最重要的感染途径;②门静脉系统;③淋巴系统;④血液感染;⑤直接侵入;⑥其他原因不明的方式:可能体内存在某种感染性病灶,当机体抵抗力减弱时,偶然的菌血症引起了肝脏的炎症和脓肿,有报道指出,隐匿性肝脓肿中25%伴有糖尿病。

第二节　细菌性肝脓肿手术治疗

对急性期但尚未局限的肝脓肿和多发性小脓肿,宜采用此疗法,即在治疗原发病灶的同时,使用大剂量有效抗生素和全身支持疗法,以控制炎症,促使脓肿吸收自愈。

若病程较长,脓肿壁增厚,脓腔与肝血窦隔离,抗生素则难以进入脓腔发挥作用,或脓肿较大

(>5cm),脓液量多,或形成多发性脓肿时,单纯的抗生素并不能完全控制感染,进行脓液引流成为必要。

一、穿刺引流术

对影像学诊断和定位明确,脓肿壁形成,病灶已液化且直径超过3.0cm,凝血功能正常,未合并需手术处理的腹腔内疾病(如胆道结石),以及全身状况差不能耐受开腹手术者均可考虑行穿刺引流治疗。具体方法包括:

1. 经皮肝穿刺抽脓术　主要适用于直径不超过5cm的单发性脓肿。彩超对肝脓肿的诊断有较高准确性,B超或CT引导下脓肿穿刺不仅为诊断提供了可靠的依据,同时还提供了安全高效的治疗手段(图68-1)。

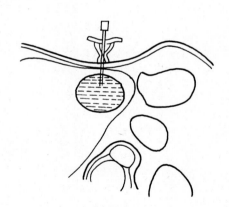

图68-1　经皮肝穿刺抽脓术

2. 经皮肝穿刺置管引流术　用于脓肿直径5~10cm,脓肿液化不完全或脓液黏稠且有坏死组织,估计脓液不易一次抽尽时,根据需要置入12~18F导管或8F猪尾导管置入脓腔,多发脓腔分别置管引流。

3. 置双管引流术　主要适用于直径大于10cm的巨大脓肿,在B超或CT引导下从不同部位向同一脓腔分别置入2根引流管并留置其中,一根引流管接负压持续吸引,另一根引流管作灌洗用,接输液器,缓慢滴入冲洗液。此法具有引流与冲洗互不冲

突,冲洗时不至于因为脓腔压力过高而使脓液溢入腹腔以及冲洗时间长等特点。

4. 脓肿抽吸及腔内给药硬化治疗　对于较大脓肿,经2次以上穿刺者,或脓肿厚壁形成,可反复用无菌生理盐水及甲哨唑注射液冲洗,并按抽吸脓液量的1/5~1/4注入无水乙醇或10%氯化钠(无水乙醇,一次总量不超过30ml,无水乙醇可使细胞凝固坏死;10%氯化钠溶液,一次不超过40ml,高渗盐水使腔壁细胞完全脱水,细胞坏死),保留4~5分钟后抽出,亦可适量保留腔内或重新注入。注入无水乙醇或10%氯化钠后,应适当改变体位,使其与囊壁充分接触。新生的肝组织可再生并充填液化区,多数脓肿可自行吸收。

5. 双介入治疗　方法是将导管超选择性插入与肝脓肿相应的肝动脉分支内,每间隔6~8小时自导管推注抗生素,持续8~12天。影像学检查病灶已液化,即予行B超引导下经皮肝脓肿穿刺引流,并经引流导管注入抗生素溶液低压冲洗至脓腔消失。双介入法对脓肿已液化的患者既能提高肝脓肿局部的抗菌药物浓度以控制炎症,又可使脓液通畅引流促进脓肿吸收,使患者在最短的时间内痊愈。

穿刺引流治疗减少了手术创伤和患者痛苦,降低了麻醉风险,为高龄患者以及伴有严重内科疾病全身状况差、不能耐受手术者提供了治疗机会。同时缩短了病程,避免长期卧床,减少了伤口感染的几率,也降低了住院费用。穿刺引流术的要求:①进针路径短;②在冠状面及矢状面方向上均要求位置尽量低;③易于固定、导管不易扭曲,便于术后病人活动;④经过少量(2~3cm)肝组织;⑤避开大血管、胆管、膈肌及周围脏器。

穿刺抽脓或置管引流并不能完全代替手术引流,原因是:①如脓腔的脓汁黏稠,将造成引流不畅,②引流管粗则易致组织或脓腔壁出血,③对多分隔脓腔引流不彻底,④不能同时处理胆管结石等原发病灶,⑤厚壁脓肿经抽脓或引流后,脓肿壁不易塌陷。同时,B超或CT引导下脓肿穿刺存在一定盲目性,有时穿刺不易成功,常需多次穿刺且引流不易彻底,有相当的失败率和复发率。另外,对于肝脓肿位置较深,包括特殊部位,如尾状叶、膈顶部及左外叶的脓肿;肝脓肿直径大于6cm合并有中毒症状,如发热、败血症;脓肿已破溃造成腹膜炎或破入胸腔形成脓胸;脓肿并发胆道出血、胆道梗阻和急性黄疸;脓肿性质不明或同时合并肝硬化腹水、肝癌或肝内胆管结石等,均为穿刺引流治疗的禁忌证。

二、手术治疗

1. 脓肿切开引流术　适用于脓肿较大或经上述治疗后全身中毒症状仍较严重或出现并发症。常用的手术方式有以下几种:

(1) 经腹腔切开引流术:采用右肋缘下斜切口、右腹直肌切口或上腹正中切口,进入腹腔后,检查肝大小、色泽、质地。脓肿所在之处肝脏炎性水肿,与周围可有程度不等的粘连,肝表面隆起、暗红,扪及肿块,可有波动。探明脓肿部位,用湿盐水垫保护手术野以免脓液污染腹腔;先试穿刺抽得脓液后,用直血管钳沿针头方向插入脓腔,吸引器吸尽脓液后,再以手指伸入脓腔,轻轻分离腔内间隔组织,并用生理盐水反复冲洗脓腔,吸净后,脓腔内放置双套管负压吸引;脓腔内及引流管周围填塞或覆盖大网膜;引流管从腹壁另戳口引出,脓液送细菌培养,经腹脓肿切开引流术的优点是病灶定位准确,能达到充分引流目的,可探查和同时处理原发病灶,是目前临床最常用的手术方式。术中应注意:①当腹膜与肝有严重粘连时,不必勉强显露肝脏,可在粘连明显处穿刺找到脓腔后,直接切开,直达脓腔,放置引流。②腹膜与肝无明显粘连时,应注意用纱布垫保护腹腔,以防引起腹膜炎。③当一处试验穿刺不成功时,可从一个进针孔以扇状不同方向穿刺。当抽出液为较多纯血性液时,要退回,改变方向再穿刺,防止肝内大血管损伤,引起肝内血肿。④引流管要置入脓腔,引出腹壁时防止扭曲(图68-2)。

(2) 腹膜外脓肿切开引流术:位于肝右前叶和肝左外叶的肝脓肿,与前腹膜已发生紧密粘连,可采用前侧腹膜外进路引流脓液,方法是作右或右肋缘下斜切口,在腹膜外间隙(不切开腹膜),用手指推开肌层直达脓肿部位,此处腹膜有明显水肿,穿刺抽到脓液后,处理方法同上(图68-3)。

(3) 后侧脓肿切开引流术:适用于肝右叶膈顶部或后侧的脓肿,病人左侧卧位,左侧腰部垫一砂袋;沿右侧第12肋稍偏外侧作一切口,切除一段肋骨,在第一腰椎棘突水平之肋骨床作一横切口,显露膈肌,有时需将膈肌切开到达肾后脂肪囊区;用手指沿肾后脂肪囊向上分离,显露肾上极与肝下面的腹膜后间隙直达脓肿;将穿刺针沿手指方向刺入脓肿腔,抽得脓液后,用长弯止血钳顺穿刺方向插入脓腔,排出脓液,用手指扩大引流口,吸净脓液,冲洗脓腔后,放置双套管或多孔橡皮管引流;切口部分缝合(图68-4)。

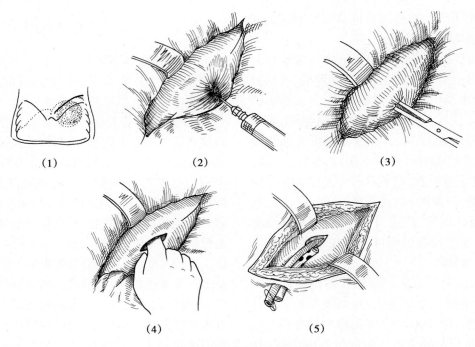

图 68-2　经腹腔切开引流术

(1)切口;(2)在最软处试验穿刺;(3)顺时针方向深入止血钳扩大引流;(4)深入手指分开间隔;(5)脓腔内安放引流管

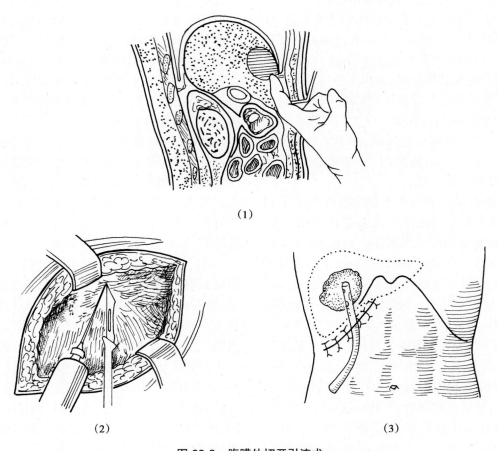

图 68-3　腹膜外切开引流术

(1)手指推开肌层达脓肿部位;(2)切开脓肿;(3)放置引流管

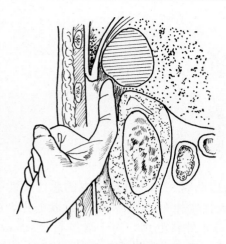

图 68-4 后侧脓肿切开引流术

（4）腹腔镜下肝脓肿切开引流术：在腹腔镜下用气腹针在肋间或腹壁对应的脓肿最低部位穿刺。抽出脓液以判断脓肿的深度、成熟程度及脓液的性质，如脓液伴胆汁，则要剖腹探查，防止脓肿破溃入胆道。确认脓肿已成熟后，显露脓肿，在脓肿最高点或最薄部位先电凝钩开一小孔使脓液外流，吸尽脓液，于脓腔内及肝周各安置引流管。术中应注意：肝脏与腹壁或膈肌粘连处即为肝脓肿；肝脓肿切开前应放置纱布条于脓肿上下极，能阻止污染扩散；钛夹夹闭可有效防止出血、胆漏等并发症。

2. 肝叶切除术 适用于①病程长的慢性厚壁脓肿，用切开脓肿引流的方式难以使脓腔塌陷，长期残留无效腔，创口经久不愈者；②肝脓肿切开引流后，留有窦道长期不愈，流脓不断，不能自愈者；③合并某肝段胆管结石，肝内因反复感染，组织破坏、萎缩，失去正常生理功能者；④肝左外叶内多发脓肿致使肝组织严重破坏者。

肝叶切除治疗肝脓肿应注意术中切勿使炎性感染扩散到术野或腹腔，特别对于肝断面的处理要细致妥善，术野的引流要通畅，一旦局部感染，将导致肝断面的胆瘘、出血等并发症，肝脓肿急诊肝叶切除，有使炎症扩散的危险，应严格掌握手术指征。

开腹引流术引流彻底，可以同时处理腹腔其他疾病，但是手术本身离断肌肉、神经、血管较多，创伤大，易引起腹腔或手术切口感染，易引起肠道粘连，切口裂开的发生率较高，愈合时间长。加之肝脓肿患者多为年老体弱合并有糖尿病等多种疾病，手术创伤大易引起相关并发症。

（王立明 梁 锐）

第六十九章

肝囊肿手术

肝囊肿是一种较常见的肝脏良性疾病,可分为寄生虫性、非寄生虫性和先天遗传性。国内外资料表明,肝囊肿的发病率为 1%~2%,尸检检出率为 0.16%~0.19%。本病以女性多见,男女发病率之比为 1:4。它可发生于任何年龄,但以 20~50 岁多见,发病部位以肝右叶居多,约为肝左外叶的 2 倍。多发性肝囊肿又称多囊肝,比单发性多见,有半数患者合并肾囊肿,亦有合并胰、脾、卵巢、肺、脑等囊肿以及其他先天性畸形者。

通俗意义上的肝囊肿是指非寄生虫性肝囊肿。非寄生虫性肝囊肿按病因可分为:先天性囊肿、创伤性囊肿、炎症性囊肿、潴留性囊肿、肿瘤性囊肿。本文重点讨论先天性肝囊肿。肝囊肿的病因尚不十分明确,有两种观点:一为胚胎期肝内胆管或淋巴管发育障碍,或肝内迷走胆管形成;一为胚胎期肝内感染引起胆管炎,致肝内小胆管闭锁,近端小胆管逐渐呈囊性扩大,形成囊肿。先天发育障碍可因遗传所致,如成人型多囊性肝病,为常染色体显性遗传性疾病。按 Debakey 的病因学分类,可分为原发性肝实质性肝囊肿和原发性胆管性肝囊肿两大类。前者分为:①孤立性肝囊肿(可分为单个或多个肝囊肿);②多发性(多囊性)肝囊肿(即多囊肝)。后者分为:①局限性肝内主要胆管扩张;②肝内胆管多发性囊状扩张(即 Calori 病)。

先天性肝囊肿因生长缓慢可长期或终身无症状,常在体检、腹部手术时发现。其主要临床表现随囊肿位置、大小、数目以及有无压迫邻近器官和有无并发症而异。临床上较常见的症状和体征如下:囊肿较大时,可出现右上腹不适、隐痛、餐后饱胀感等。肝脏肿大和右上腹肿块,触之呈囊性感,无明显压痛。多发性肝囊肿的肝表面可触及散在的囊性结节。如囊内出血,合并感染或带蒂囊肿扭转时,可有急腹症表现。肝囊肿主要依赖影像检查进行诊断,以超声波检查最为重要。

【手术适应证】

对于先天性肝囊肿的治疗,首先是要建立正确的诊断,以防将一些恶性或潜在的恶性囊性病变误认为先天性囊肿而延误治疗。无症状的先天性囊肿一般不需要外科处理。对于囊肿直径 <5cm 者,一般不行手术治疗,定期行 B 型超声复查,观察其变化。当有以下情况时,可以考虑手术治疗:①单发性囊肿直径 5~10cm 者或多发性肝囊肿,有 2 个直径 >5cm 者;②有腹部包块、疼痛或压迫症状明显;③囊肿继发感染;④囊肿继发出血;⑤囊肿扭转者。但是对于年迈体差或重要脏器功能明显异常者,决定手术治疗时要慎重。合并多囊肾而肾功能严重损害者,一般不宜手术。

【治疗方法】

1. 囊肿穿刺抽液术 在 B 型超声监控引导下经皮囊肿穿刺,抽尽囊液。此法操作简单,可重复穿刺或穿刺后置管。穿刺前须除外肝包虫囊肿后方可实施。应严格无菌技术,避免囊内出血及脓肿形成。穿刺抽液术具有不开腹、创伤轻、痛苦小、病程短、费用低等优点。但是穿刺抽液减压只能作为暂时缓解压迫症状的措施而不是确定性的治疗,因为囊内压力对囊液分泌的速率有一定的调控作用,当囊内压力减低时,囊液分泌增加,并很快恢复到穿刺前的囊内压,症状加剧,但是,在巨大的先天性囊肿时,穿刺抽液可用于术前准备,以避免巨大囊肿切开时,突然减压所导致的严重生理紊乱。

2. 肝囊肿的硬化治疗 肝囊肿的硬化治疗是在超声或 CT 引导下抽尽囊肿的囊液后向囊腔内注射 1/4~1/3 囊液量的血管硬化剂(常用 95%~99.8% 的无水乙醇)破坏囊腔的内皮,经 1 至数次穿刺抽液注药后,囊腔可逐渐缩小,能收到较好的近期效果。手术适应证有:①直径在 15cm 以下的单纯性囊肿;②年老体弱不能耐受手术的肝囊肿;③合并感染的肝囊肿。手术禁忌证有:①散在多发性的小肝囊肿;②肿瘤性肝囊肿;③寄生虫性肝囊肿;④伴有胆漏的肝囊肿;⑤有出血倾向或其他严重全身性疾病者。

肝囊肿穿刺硬化治疗方法有两种:囊内注入酒精留置法和穿刺置管酒精冲洗法。

（1）囊内注入酒精留置法：局麻下，穿刺时嘱病人屏气，B超引导下穿入囊腔内，拔出针芯，抽净囊液，腔内注入2%利多卡因10~20ml，2~3分钟后注入无水酒精，注入量为抽出量的1/5~1/4为宜，总量最多100ml左右，亦有用较小剂量者（占抽出液5%~15%）。囊液过多，可分次治疗。注药后嘱病人转动体位，增加无水酒精对囊壁的作用，对于抽出的囊液应注意检查，若有混浊、血性、混有胆汁则禁止注入酒精，囊液应常规送细菌培养、脱落细胞检查。治疗结束时，插入针芯屏气拔针，防止腔内酒精入腹腔引起反应，术后卧床休息4小时。

（2）穿刺置管酒精冲洗法：穿刺将导管留置囊腔内持续引流，囊液排空后用无水酒精冲洗囊壁，反复至囊腔闭合拔管，此方法的优点可避免酒精对肝脏损害，囊壁闭合完全。

肝囊肿的硬化治疗具有不开腹、创伤轻、痛苦小、病程短、费用低等优点。但该方法的缺点：①穿刺后的复发率极高；②引流管易导致逆行感染，且造成病人生活不便；③为凝固囊内壁分泌细胞预防复发，向囊内注入无水酒精，有时注入的酒精从囊内溢出，造成局部化学性腹膜炎，引起剧痛，甚至肠粘连等危险。

3. 囊肿"开窗"术　用于囊肿位于肝的浅层且无感染或胆管与囊肿无交通的情况。手术方法是切除突出至肝表面处的一块囊壁和肝包膜（即"开窗"），吸净囊液，使囊腔向腹腔内开放。有开腹和腹腔镜两种方法。手术适应证有：①有明显临床症状的突向肝表面的巨大囊肿；②诊断明确，囊肿无并发症；③其他上腹部手术（最常见是胆囊切除术）时一并处理囊肿；④病人的条件适合手术者。手术禁忌证有：①其他原因的肝脏囊性病变；②交通性肝内多发囊肿；③肝囊性腺瘤；④有合并症的肝囊肿；⑤小的无症状的囊肿；⑥位置深且未突于肝表面的囊肿。

若囊肿并发感染或囊内有陈旧性出血时，开窗后清理囊腔，并将部分带蒂大网膜填塞囊腔，腹腔内"烟卷"引流。若囊液染有胆汁时，清理囊腔，确定无继续漏胆后，按上述方法行大网膜堵塞囊腔。

此手术方法简单，创伤性小，一般效果较好，但有时因开窗处"窗口"为腹腔内脏器粘连阻塞致囊肿复发。腹腔镜肝囊肿开窗引流术的治疗效果不亚于剖腹手术，且损伤小，恢复快，已成为首选的治疗方法，尤其对单发性肝囊肿效果更佳，术后复发率低，而对于先天性多囊肝病由于囊肿多分布于整个肝脏，且多伴有肝纤维化，治疗效果尚欠佳。

4. 囊肿摘除术　容易剥离的单发性囊肿可采用此种手术，治疗较彻底。手术适应证为：①有明显临床症状的肝囊肿；②位于肝脏下段较表浅的肝囊肿；③因囊肿压迫已引起肝叶的萎缩及纤维化（多见于肝左叶），可将已萎缩的肝叶连同囊肿切除，多发性肝囊肿不宜行肝叶切除术；④有合并症的局限性肝囊肿，如有囊内出血、胆瘘、慢性感染、疑有恶性变者，宜行囊肿切除术；⑤病人情况能承受较大手术者。手术禁忌证有：①老年病人有重要器官功能不全者；②多发性肝囊肿或多囊肝；③囊肿位置深，贴近肝门处的重要结构，剥离面积广泛，囊壁分离出血多，技术上有困难。

5. 囊肿内引流术　用于囊腔内有溢漏胆汁又不易找出胆管开口或囊壁较坚厚及感染严重的囊肿。常用囊肿空肠Rouxen-Y吻合术。

6. 不规则肝部分切除并用囊肿"开窗"术　弥漫性肝囊肿某一叶囊肿密集、压迫致使该叶肝实质明显萎缩，可行不规则部分切除术，而其余肝囊肿并用"开窗"术。

7. 囊肿外引流术　囊肿感染而又不易耐受其他较复杂手术时，可行暂时性外引流术，但易形成长期不愈的外瘘，往往需二期手术。

8. 多囊肝的手术　除非病变局限于肝的一叶，且伴有症状；或疑有恶变者，一般多不主张手术治疗。多囊肝当发现其中个别囊肿增大迅速，压迫邻近脏器，严重影响病人日常生活或心肺功能时，可以对较大的囊肿进行反复穿刺抽液。如果病人全身情况良好，肝功正常，也可作开窗术，以减轻压力，缓解症状，促使肝细胞再生。有条件者可进行肝移植，以彻底根治本病。

（王立明　梁　锐）

第七十章

肝海绵状血管瘤手术

肝海绵状血管瘤是比较常见的肝脏良性病变，质地柔软，多数与邻近组织分界清楚，表现为暗红、蓝紫色囊样隆起，可呈分叶或结节状。尸检发现率为0.4%~7.4%。病变可发生于任何年龄，但多见于30~50岁，男女比例为1:5~1:7。血管瘤的确切病因目前仍不清楚，先天性发育异常是最受广泛接受的病因：在胚胎发育过程中，由于肝血管的发育异常，引起瘤样增生。其次是肝内毛细血管感染后变形，致毛细血管扩张成空泡状，其周围血管充血、扩张，区域性血循环停滞，致使血管形成海绵状扩张。

肝海绵状血管瘤发展缓慢，病程可达数年到数十年之久，肿瘤小时多无症状，多因体检行影像学检查或其他手术时发现。较小的血管瘤多无症状者，肿瘤增大后可伴有压迫症状，表现为腹部不适、餐后饱胀感等症状。另外，瘤内可有纤维组织、机化血栓，可因反复血栓形成造成肿瘤肿胀、引起肝包膜牵拉胀痛。极少有肿瘤破裂，可引起失血性休克、急腹症。少数血管瘤可在肝内形成动静脉瘘，造成回心血量增多，可引起充血性心力衰竭。查体一般无明显体征，当肿瘤较大时，可在上腹部触及肿块，表面光滑，质地中等或柔软，可呈分叶状，有囊性感和不同程度的压缩感，一般无压痛，或仅有轻度压痛。

对肝血管瘤的治疗方法，主要有肝叶切除术、血管瘤捆扎术、肝动脉结扎术、肝动脉栓塞术、冷冻治疗、微波固化术、射频消融术、瘤体内硬化剂注射术和放射治疗等。需要强调的是：对于无症状的肝血管瘤不要过分强调以瘤体大小为标准作出诊治决策。

第一节　肝叶切除术

【手术适应证】

肝叶切除术仍然是目前治疗血管瘤最好的方法。肝叶切除手术死亡率现已降至5%以下。手术指征包括：①具有明确的临床症状，即所谓症状性肝血管瘤，但在作出此诊断时应注意鉴别其他消化道疾病和一些不确定的主观症状；②难以与肝癌相鉴别；③已发生破裂或瘤体大于10cm；④瘤体伴有大流量的动静脉瘘或凝血功能障碍（Kasabach-Merritt综合征）。相对手术指征为：①瘤体在5~10cm之间，但邻近肝门或下腔静脉，如继续增大则明显增加手术难度和风险；②瘤体增大较快，病人思想负担重或伴有胆囊结石等其他外科疾病。

【手术方法】

对单发血管瘤，尤其是位于肝周边或病变局限于肝的一侧者，可作肝局部切除、肝叶切除或半肝切除术；如病变范围已超过半肝，余肝明显代偿增大，且无肝硬化，肝功能正常者，可作肝三叶切除术；对病变已累及第一、二肝门或病变广泛，压迫邻近脏器引起症状者，也应尽量将主要病变或压迫邻近脏器的肝叶或肝段切除，余下的少量残瘤可进行血管瘤捆扎术或放射治疗。

肝叶切除治疗肝血管瘤的主要问题是如何控制术中出血。特别是巨大肝血管瘤，由于血供丰富，瘤体大，解剖变位，加上瘤体本身容易出血，从而增加了手术难度，且可能引起术中难以控制的大出血。所以，肝海绵状血管瘤行肝叶切除术时如何控制出血，是手术成功的关键。肝血管瘤行肝切除术中应强调以下几点：①肝血管瘤是一种良性肿瘤，不强调所谓的阴性切缘，在完整的切除瘤体的前提下，要最大限度的保护正常肝组织；②肝血管瘤血供来自肝动脉和门静脉，多数病人无肝病背景，阻断入肝血流后可使瘤体明显缩小变软利于切除；③与规则肝切除相比，沿瘤体外膜的钝性剥离可使失血更少，损伤更小；④对邻近或包绕肝门和下腔静脉的巨大或多发血管瘤，不必强调完全"根治"切除，在紧邻或包绕重要血管处可残留少许瘤体，以确保出、入肝血管完好，而残留之瘤体可以无损伤缝线连续缝合止血；⑤止血彻底而满意者可不放引流管或仅放乳胶管引流，不宜放置双套管并接持续负压吸引，以免引发肝断面出血。

【手术步骤】

1. 充分显露肿瘤　一般作肋缘下斜切口，如果肿瘤位于右半肝,切口可自剑突沿右肋缘下至右第12肋;如果肿瘤位于左半肝,显露困难,则可以采用双肋缘下"人"字形切口,这样可充分显露肿瘤便于操作;对于需行右三叶切除的巨大肝血管瘤,必要时可作胸腹联合切口。

2. 充分游离肝脏　在分离肿瘤和切肝前,可先结扎患侧肝动脉,使肿瘤缩小、变软,有利于手术操作。通常采用先在肝十二指肠韧带处放置一根橡皮管,以阻断入肝血流,更便于分离和切除肿瘤,且可防止手术过程中大出血。切肝前应仔细分离、切断和结扎肿瘤周围诸韧带及粘连组织,使肿瘤和患侧肝脏充分游离,游离的程度以达到术者可以用手握住肝切线并控制肝创面出血为原则。对于右肝巨大血管瘤已达肝后下腔静脉前壁者,充分游离右侧肝脏后,可以将肝脏向左侧翻转,仔细分离,暴露下腔静脉前壁的肝短静脉,逐根结扎,以免切肝时撕破下腔静脉壁或拉断肝短静脉。

3. 切肝应在常温下阻断肝门后进行,每次阻断时间为15~20分钟,如1次阻断未能切下,放松3~5分钟后,再行第2次阻断,直至把肿瘤切下为止;最好选择性地阻断患侧肝脏的肝门,这样可以延长阻断时间。

4. 肝切线的选择　肝海绵状血管瘤和正常肝组织的界限是清楚的,和管道的关系往往是推挤的关系,很少侵犯,所以肝切线应选在偏向或靠近正常肝组织处。通常在血管瘤的边缘旁1cm左右切开肝包膜,在切开浅层肝组织后可以方便的确认瘤体的边界。用血管钳边钳夹、边切断结扎所有断面血管和胆管,直至肿瘤完全切除。多发性血管瘤或血管瘤病变广泛,需作局部或主瘤切除者,应注意切线尽量靠近正常肝组织,不然易引起大出血;切忌在瘤体上切割或缝扎,以免造成渗血不止;待主瘤切除后,小的血管瘤可用捆扎法处理。

5. 肿瘤切除后,应对肝创面进行彻底止血,活动性出血可以行"8"字缝合,无明显出血后,可用一片游离大网膜覆盖肝创面并缝合固定,也可用对拢缝合肝创面。后腹膜粗糙面予以缝合止血,膈下置双套管持续负压吸引。

6. 对巨大肝海绵状血管瘤切除时,①要作好全肝控血措施,必要时宜行下腔、门静脉转流术;②半肝以上体积的肿瘤的切除应充分显露与直视下处理肿瘤入肝后腔静脉的血管,并避免腔静脉的损伤、大出血;③沿肿瘤包膜剥离;④保持血容量稳定:术前可从颈外静脉或颈内静脉或大隐静脉放置中心静脉

导管至右心房附近,供输液或输血或术中测量中心静脉压用。因瘤体可压迫下腔静脉,造成静脉回流不畅,故全部输液输血应在上肢进行,并常规显露一侧桡动脉,以便在大出血时作紧急动脉输血用,以利提高手术安全性;⑤细心寻找并处理异位供血通道;⑥特大而又少含纤维组织的血管瘤,采用压缩、束扎法控血及切除。

第二节　其他手术

1. 血管瘤捆扎术　对血管瘤直径在15cm以下、多发性小血管瘤或主瘤切除后其他肝叶散在的小血管瘤,均可采用血管瘤捆扎术。在采用血管瘤捆扎术治疗时,亦应先预置肝门阻断管。切断肝周韧带,使血管瘤充分游离后,阻断第一肝门进而使血管瘤缩小,然后用手指轻压瘤体,用肝针或大号弯圆针,7号或10号丝线从靠近血管瘤的正常肝组织进针,并经过肿瘤基底部,再从肿瘤另一侧正常肝组织出针,暂不结扎,依血管瘤大小,用同样方法间断或"8"字形缝合(针距1~1.5cm),缝合整个瘤体,然后逐一收紧打结。捆扎时应注意进针不可经瘤体,以免放松肝门阻断后,从针眼处发生大出血。这种方法能很好地达到控制血管瘤生长的目的。

2. 肝动脉结扎　对多发性血管瘤或病变范围极大、已侵犯大部分肝组织或紧邻大血管、无法切除者,可作肝动脉结扎,根据病变范围可作肝右、肝左或肝固有动脉结扎术。结扎后大部分肿瘤可变软缩小,该法对囊状血管瘤的疗效甚为满意。在肿瘤缩小的基础上,术后加用放射治疗可促使肿瘤机化变硬,对改善症状、控制肿瘤生长有一定的作用。

3. 超选择性动脉栓塞术　近年来,随着介入放射学技术的发展,对已确诊为肝海绵状血管瘤且手术切除可能性较小的患者,可经股动脉行肝动脉栓塞术,亦能达到控制血管瘤发展的目的。常用的栓塞剂为碘油、微球(清蛋白微球、明胶微球及乙基纤维素微球等)、吸收性明胶海绵等,亦可用记忆合金钢圈行永久性栓塞。根据病变范围可行肝左或肝右动脉栓塞,通常无不良反应,术后大部分患者可见肿瘤缩小。

但是应该注意到我们强调的是超选择性肝动脉栓塞术。因为海绵状血管瘤虽也由肝动脉供血但血供不丰富,供血肝动脉细小无迂曲扩张,因此对进入肝动脉的栓塞剂无虹吸作用。末梢栓塞剂将按血流在肝内的正常分配比例分配,也就是说除非介入

导管直接插入供瘤血管,然后注药。否则,注入的栓塞剂将大部分进入正常肝组织而造成严重误栓。肝内胆管的血供因全部来自肝动脉的末梢支胆周血管丛,一旦被栓塞胆道必将发生缺血性坏死,这种坏死将是毁损性的、不可逆的,这是栓塞治疗的最常见并发症。肝实质则因由肝动脉和门静脉双重供血,所以栓塞治疗对肝组织的损害不如对胆道损害严重,常造成肝组织的局灶性坏死。如操作者经验不足,未能作到真正超选择性插管,甚至在肝总动脉或腹腔动脉开口处即施放栓塞剂,尤其是末梢栓塞剂和毁坏剂如碘油、无水乙醇、鱼肝油酸钠等则可造成胃、十二指肠、胰腺、胆囊、肝外胆管等因误栓而坏死等严重并发症。因此,海绵状血管瘤介入栓塞治疗应严格掌握指征。仅用于诊断明确、有明显症状或短期内迅速增大或有破裂危险而又不适合手术者,并由外科和介入科共同商定。同时操作必须由富有介入治疗经验者在 DSA 血管造影监视下进行,确保导管头端进入血管瘤的供血动脉然后施放栓塞剂。至于损毁剂更是弊大于利,不用为好。

4. 冷冻治疗 对既不能手术切除,又无法作动脉结扎的肝海绵状血管瘤,且经股动脉行肝动脉栓塞失败者,可在肝门阻断、肿瘤变软缩小后,再用冷冻疗法。一般用液氮,温度最低可达 −196℃。冷冻方法大致有 3 种:①接触冷冻:将冷冻头置于组织表面加压冷冻,可产生半球形冰冻块,冷冻深度约为冷冻面积的半径;②插入冷冻:用针形冷冻头插入血管瘤内,以达到较深部位的治疗;③液氮直接喷冻:适用于表面积较大的弥漫性浅表病变。冷冻时间取决于冷冻方法、病灶大小和深浅度。通常冷冻 15 分钟可达 80%~90% 最大冷冻效应,故一般单次冷冻 15~30 分钟。在快速冷冻、缓慢自然溶解过程中,能使冷冻区产生凝固性坏死。术中可用 2 支热电偶针分别监测冷冻区及边缘肝组织的温度。在肝门阻断下冷冻 1 次效应相当于不阻断肝门冷冻的 2~3 次。胆囊及一、二级胆管冷冻后有破溃形成胆漏的危险,故对位于肝门部的血管瘤不宜采用此法。

5. 微波固化术及射频消融术 对巨大血管瘤无法暴露肝门或第一、二肝门受侵犯,范围太大无法行肿瘤切除者,可采用微波固化或射频。对因瘤体巨大妨碍肝门显露者,可先行微波固化至瘤体明显缩小后再行血管瘤切除。对于无法切除者,单纯做微波高温固化治疗亦可获得较满意的疗效。

6. 瘤体内硬化剂注射术 最常采用的是 B 超引导下瘤体内鱼肝油酸钠注射术。对于少数有严重心血管或呼吸系统疾病不宜行手术治疗的小血管瘤者,可采用此法。其他常用的硬化剂有车前子素、明矾及胶体 ^{32}P 等。但本治疗方法对巨大的肝海绵状血管瘤,则因肿瘤较大,血运丰富,难以获得理想的效果。

7. 放射治疗 单纯放射治疗效果多不满意,一般是作为肝动脉结扎或栓塞术后的辅助治疗,或手术时已切除主瘤,尚有残存少量血管瘤组织的情况下行放射治疗。术中可对残存血管瘤组织行银夹定位,术后行小视野放射治疗,效果较好。对单纯放射治疗者,多有肝功能损害,且预后不良。

8. 特殊情况下肝海绵状血管瘤处理

(1)腹部其他手术时偶然发现肝血管瘤,此时既要根据血管瘤的部位、大小,又要考虑到原来手术的复杂性及污染程度。若血管瘤位于肝的下缘或左外叶,范围不大,容易切除处理者,且原手术为胆囊切除或胃次全切除等,可考虑同时切除血管瘤;反之,若作胃、十二指肠穿孔或结肠切除等污染较严重的手术,不宜同时施行肝血管瘤切除,待以后择期行血管瘤切除为好。

(2)妊娠期肝血管瘤:原来拟诊或已确诊为巨大的肝海绵状血管瘤的妇女,妊娠期血管瘤发展较快且有破裂危险,故在妊娠 3 个月内,最好行血管瘤切除,并终止妊娠。若妊娠已超过 8 个月,为防止在分娩过程中发生血管瘤破裂,亦应尽快采取血管瘤切除术。

9. 肝移植术 肝内多发性血管瘤已导致肝功能失代偿或明显出血倾向的 Kasabach-Merritt 综合征是明确的肝移植适应证,手术效果良好。另外,门静脉海绵状血管瘤累及门静脉周围和/或肝内静脉侧支循环网络,晚期发生的胆道并发症难以治疗,最终也需进行肝移植。

(王立明　梁锐)

第七十一章

肝囊型包虫病手术

肝棘蚴球病又称肝包虫病,常见于畜牧业地区的人畜共患性寄生虫病。主要分布于亚洲,非洲,南美洲,中东地区,中欧地区及北美阿拉斯加和日本北海道,中国西部(新疆、西藏、甘肃、青海、宁夏、内蒙古、四川)属包虫病高发地区。感染人类致病主要有两种类型。除青藏高原、四川甘孜阿坝地区以外,西部七省临床所见多是由细粒棘球绦虫感染所致肝囊型包虫病(约占到95%)远高于以多房泡球绦虫感染所致肝泡型包虫病。

囊型包虫病的终末宿主是犬,而中间宿主是羊、牛、马及人。细粒棘球绦虫寄生在狗的小肠内,虫卵随粪便排出,污染草场、水源环境。人误食虫卵,在胃、十二指肠内孵化成六钩蚴,穿经黏膜静脉后汇入门静脉血流,首先到达肝脏滞留寄生,约占包虫病的70%;部分六钩蚴可经肝静脉汇入到心脏,进而至肺脏寄生,约占包虫病的20%;仍有六钩蚴可经肺循环进入体循环播散至全身其他脏器。例如:腹腔、脾、肾、脑、骨、肌肉、眼眶等寄生,约占包虫病的10%;多脏器包虫病亦可占到包虫病例的10%左右。

肝囊型包虫的治疗原则目前主要是手术摘除包虫,药物治疗是手术前后重要的辅助治疗手段。常用的手术方法有:①包虫囊肿穿刺内囊摘除术;②包虫囊肿外囊完整剥除术;③包虫内囊完整摘除术;④肝部分切除术;⑤腹腔镜包虫摘除术。手术中常规使用抗过敏药物(例如:氢化可的松或地塞米松)和抢救过敏休克的准备。常用的抗包虫病药物有苯丙硫咪唑类(阿苯达唑和甲苯咪唑)及吡喹酮片剂等。

肝囊型包虫内囊摘除术

肝囊型包虫内囊摘除术是治疗肝囊型包虫最常用的传统的手术方法,具有手术创伤小、操作简便等优点。但却存在着术后复发或播散种植、胆瘘及残腔感染等难治性并发症(10.8%~65.8%)。其主要原因是手术中囊肿破裂或穿刺时囊液外溢,头节或

子囊播散种植腹腔,子囊粘附在残腔内壁亦可能造成腹腔内继发性包虫囊或原位复发。而且一旦合并胆漏更易继发残腔感染。手术中预防囊液外溢、原头节播散、胆瘘口和残腔处理是关键。

【适应证】

1. 肝脏各种类型的囊性包虫病;
2. 手术后复发的囊性包虫病;
3. 已破裂或感染的囊性包虫病;
4. 钙化型包虫囊肿。

【手术步骤】

1. 麻醉 硬膜外或全身麻醉。
2. 体位 仰卧位。
3. 切口 根据肝包虫囊肿部位可取正中切口、右腹直切口、右肋缘下斜切口。
4. 显露 进腹腔后经探查确定包虫部位和数量后,充分显露病灶在直视下完成手术,必要时可适当游离肝脏(图71-1)。

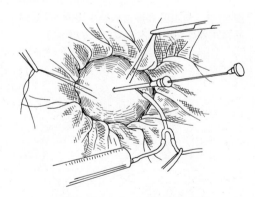

图71-1 肝包虫囊肿充分显露并用20%高渗盐水纱布隔离囊肿保护周围组织

5. 保护 用大纱布垫隔离囊肿与腹腔及用纱布条保护穿刺周围肝脏,以防手术过程中可能造成的囊液和原头节外溢(图71-1)。

6. 穿刺吸引 负压吸引条件下,在囊肿距肝脏最浅表部位穿刺,即可见清亮或黄色液体,迅速吸出包虫囊液,用Alice钳在穿刺部位提起外囊壁(图71-2)。

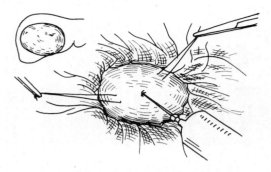

图 71-2　选择包虫囊肿在肝表面最突出点,行负压细针穿刺

7. 囊肿处理　在两钳中间切开外囊壁,插入套管吸引头吸尽囊液,可见塌陷的内囊或子囊,注满 10%~20% 高渗盐水,浸泡 10 分钟后可用卵园钳夹纱布块仔细擦拭外囊壁,以杀灭其皱襞间残存的原头节,吸出包虫残腔内的液体,夹出内囊及子囊,再用高渗盐水纱块反复擦拭囊壁(图 71-3,71-4)。

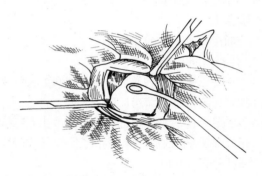

图 71-3　包虫囊高渗盐水至少浸泡 10 分钟后再用卵圆钳取出内囊或多发小子囊

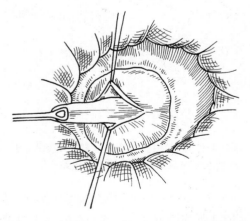

图 71-4　高渗盐水纱布块充分擦拭残腔囊壁彻底杀灭原头节

8. 残腔处理　可适度剪去外囊壁以缩小残腔,对较小无胆瘘的残腔可开放或外囊残腔缝合闭锁后,不置管引流处理;对较大或有胆汁漏的囊壁应缝

闭瘘口并放置橡皮管外引流,通过纱布仔细擦拭囊壁或经胆囊管注射亚甲蓝能够明确胆漏部位和瘘口大小;对严重感染,应放置引流管。各种内引流或大网膜填塞等消除残腔方式经长期临床实践表明效果不理想,并可能会引发相应并发症,目前已废止采用(图 71-5~ 图 71-7)。

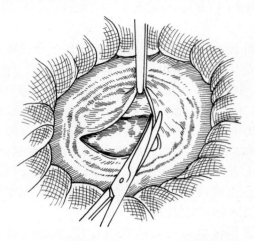

图 71-5　可适当剪去部分包虫外囊壁,以尽量减小包虫残腔

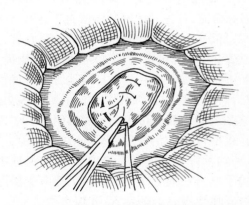

图 71-6　对较小无胆瘘的残腔可开放或外囊残腔缝合闭锁

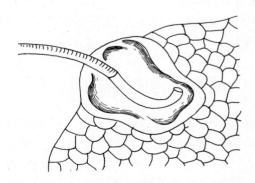

图 71-7　感染的或有胆汁漏的囊壁应缝闭瘘口并放置橡皮管外引流

【注意事项】

1. 切口部位和长度要以充分显露囊肿为原则。

2. 手术中抗过敏药物预防性使用氢化可的松（100mg），准备抢救过敏休克，甚至心跳呼吸骤停的严重事件。

3. 预防囊液外溢和原头节播散措施　①用浸有高渗盐水纱布包绕囊肿，做仔细的手术野保护；②在负压吸引下行囊肿穿刺，钳夹提起囊壁后再切开外囊，并用套管吸引器头迅速吸尽残腔囊液。

4. 局部杀虫剂应用　①种类选择：杀灭原头节用 15%~20% 的高渗盐水或 75%~95% 乙醇溶液（双氧水或 4%~10% 甲醛溶液因杀原头节作用不完全或局部刺激较大导致硬化性胆管炎而废止采用）；②囊腔内注入局部杀虫剂必须保留 10 分钟，方能达到有效杀死原头节目的。

5. 引流管应用　手术中吸出黄色液体时应检查外囊壁瘘口胆管，可用纱布仔细擦拭或经胆囊管注射亚甲蓝确认胆漏部位和瘘口大小，实施缝合并置管引流；若合并严重感染者可置"双管对口引流"以缩短外引流时间；术后一周，若无胆汁样液，可尽早拔管以免逆行感染；严重感染的残腔，术中反复清洗并置外引流管则需延长引流时间，拔管指征应该是引流物尚清亮而且引流量每天应少于 10ml。

6. 建议　手术前 3 天和手术后一个月服用阿苯达唑（10~20mg/kg·d）抗包虫药物利于预防包虫术后复发。

（温　浩　邵英梅　吐尔干艾力）

第七十二章

肝 切 除 术

第一节　概述

随着对肝脏的解剖,生理和再生能力的深入了解,以及肝切除技术上的改进,肝切除的方法也有很快发展,近年来不同的肝切除新方法不断涌现。但是,肝脏切除手术都有五个基本操作步骤,它们是:①分离韧带和游离肝脏;②阻断第一肝门的有关分支,即阻断有关肝脏部分的血液入流及胆管;③阻断第三肝门的肝短静脉;④阻断第二肝门的有关肝静脉,即阻断有关肝脏部分的血液出流;⑤离断肝。很显然,在关腹之前需要彻底止血。不同肝切除方法是以不同的顺序联合这五个步骤而完成的。需要说明的是,肝血管流入道肝的阻断和血管分支的实际结扎和离断可以在不同的部位进行(如:用 Pringle 法阻断第一肝门而在肝内对其分支离断结扎)。相似的是,肝血管流出道的阻断和离断结扎也可以不在同一部位进行(如:用血管吊带在肝外控制肝右静脉,而在肝内分离和结扎肝右静脉)。此外,还可选择整体结扎和分离将要切除肝脏部分有关整个的 Glissonian 鞘内的门管三联分支,或者是把 Glissonian 鞘打开然后分别结扎和分离蒂内的肝动脉、门静脉和胆管分支。

规则性肝切除术是指预先切断病肝部分的入肝和出肝血流后,按解剖上的肝段、区、半肝或肝三区的范围切除相应的肝组织,所以也是解剖性肝切除术的一种。规则性肝切除术常被误解为一定是大面积性肝切除。这误解的起因,是由于以前对肝内解剖认识不够深入,规则性肝切除只限于右半肝切除、左半肝切除、右三区肝切除、左三区肝切除和左外区切除等五种常见手术。后来经过不少人努力,肝脏内部的解剖渐渐变得明确,而一个肝段的切除,也可以是使用规则性肝切除来进行。所谓解剖性肝切除,切除是通过肝中界面(分开左、右半肝),或肝区界面,或肝段界面来进行。解剖性肝切除和不规则性肝切除的最大不同是,前者不需要预先切断

病肝部分的入肝和出肝血流后才进行。不规则性肝切除仅应用于:①当肿瘤位于数个肝段的交界处时;②当肿瘤较小,并且位于肝脏周边。后一种情况时,进行弓形或盒形的楔形切除是一种较肝段切除更简单的方法。在这情况下,不能进行 V 字形的肝楔形切除,因为有组织学研究表明这种术式有较高的切缘癌细胞阳性率。

第二节　解剖要点

肝脏的解剖的旧概念是通过镰状韧带把肝脏分成左右两个半肝,但是这一概念被 Cantlie 推翻了,他利用肝脏的灌铸模型确定分开左、右半肝的界面(即主肝裂或肝中界面)是斜行的,它以 70 度角从肝脏的脏面延伸到膈面,从右侧延伸到左侧。因此,就确定左、右肝半肝的分界大约是从前下方的胆囊窝延伸到后上方的下腔静脉右侧缘。

肝脏解剖和分段的概念是根据门静脉的分布和肝静脉的位置而定的(门静脉分段法),主要是根据 Couinaud 的研究把门静和肝静脉系统注入塑料,随后腐蚀周围的肝实质而制成的灌铸模型观察中而得出来的,有别于 Healey 的动脉胆管分段法(研究主要把肝动脉胆道系统注入塑料后才腐蚀周围的肝实质)。Couinaud 的分段法是用三条肝静脉把肝脏分成为四个扇区。肝中静脉走行在肝脏的主裂(即肝中接口)内,并将肝脏分成左半肝和右半肝。在右侧,肝右静脉走行在右肝裂中(即右裂,或右扇区接口),并将右肝分成右前扇区(或右旁正中扇区)和右后扇区(或右外扇区)。值得注意的是,在右肝,Healey 的"区"(他称之为段)和 Couinaud 的"扇区"一致。在左侧,肝左静脉走行在左肝裂(或左裂)中,将左半肝分成左内扇区(或左旁正中扇区)和左外扇区(或左后扇区)。因此,在左肝,Healey 的"区"(他称之为段)与 Couinaud 的"扇区"不同。Couinaud 根据门静脉的分支,进一步把肝脏分成 8 个段。

在右肝,区和扇区是一样的,右前区(或右前扇

区)可被分成上方的Ⅷ段和下方的Ⅴ段。右后区(或右后扇区)被分成上方的Ⅶ段和下方的Ⅵ段。

在左肝,区和扇区是不一样的。左内区位于主裂(或肝中接口)和镰状韧带之间,仅包括Ⅳ段;而左外区包括Ⅲ段和Ⅱ段,被肝左静脉分隔。左内扇区包括Ⅲ段和Ⅳ段,位于肝中静脉和肝左静脉之间。镰状韧带/脐裂分隔Ⅳ段和Ⅲ段。左外扇区位于肝左静脉的外侧,仅包括Ⅱ段(图72-1)。

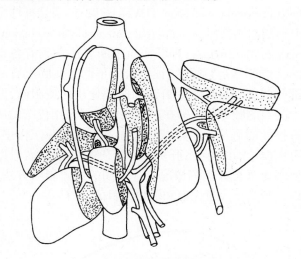

图72-1　肝脏的解剖和分段

肝的Ⅰ段在Healey的动脉胆管系统肝段划分法和Couinaud门静脉肝段划分法中的尾状叶等同。

肝周的Ⅱ、Ⅲ、Ⅵ和Ⅶ段的Glissonian三联体的特点是有较大的主干,像乔木一样。相反,中央段Ⅰ、Ⅳ、Ⅴ和Ⅷ段的结构表现为较早即有分支,像灌木丛,沿身体的纵轴排列。因此,对这些中央肝段行单一肝段切除术时,原则上必须处理肝实质中不同深度的Glissonian鞘。根据这些Glissonian鞘分布的情况,切除单一周边肝段在技术上比切除单一中央肝段要容易。相反来说,由于一个中央肝段有多个Glissonian鞘,所以对中央肝段(Ⅰ、Ⅳ、Ⅴ、Ⅷ)进行亚段切除在技术上比周边肝段(Ⅱ、Ⅲ、Ⅵ、Ⅶ)要容易。同样幸运的是,多数扩大肝切除术均涉及部份中央肝段,如:扩大右肝切除术包括切除右半肝和部分肝Ⅳ段,扩大左肝切除术包括切除左半肝和部分肝Ⅷ段和(或)Ⅴ段。同时进行部分尾叶切除也是可能的。

【手术适应证】

1. 原发性肝癌;

2. 胆管癌;

3. 结直肠癌肝转移;

4. 肝胆管结石病;

5. 有症状的良性肝肿瘤。

【手术前准备】

1. 术前6~8小时禁食;

2. 麻醉后,使用手术预防性抗生素。

【手术步骤】

1. 体位　仰卧位。

2. 切口的选择　为了在手术中充分显露肝脏,需要采用适当的切口。对于较瘦的患者而言,行右肋弓下缘,并向中线延伸的切口已足够。在体形肥胖者,可行双侧肋弓下缘并向中线延伸的切口。很少需要进行胸腹联合切口,甚至在累及膈肌的巨大肿瘤也不需要。对于肝细胞肝癌合并癌栓延伸到横膈以下的下腔静脉,可使用双侧肋弓下缘并向中线延伸的切口。

3. 拉勾的选择　最佳的拉勾是框架式的拉勾,向上方、向外侧以及前方牵开肋骨,能完全暴露肝脏膈面的上方,满足肝切除手术的要求。

4. 剖腹探查、术中超声检查　剖入腹腔后,有顺序地系统地探查上腹部。术中超声检查方法是在现代肝脏手术中是必不可少的。术中超声波检查可以发现术前通过影像学检查不易发现的较小的肿瘤病变。术中超声检查有助于确定与肿瘤相关的离断面和大血管的关系。术中超声检查有六个操作步骤:①大体观察全肝,确定术前已发现的病变和寻找术前可能未发现的病变;②系统的追踪三主肝静脉,主门静脉及其属支,以便确定每个Couinaud肝段的位置;③确定肿瘤在哪一肝段中的位置;④确定要切除的肝段,这主要取决于肿瘤所在肝段的位置和所需要牺牲的门管三联鞘以及肝静脉的血流;⑤在肝脏表面标记出肝脏实质的横断平面;⑥再次确定横断平面与肿瘤边缘的距离(计划切除的切缘)。

第三节　传统右半肝切除术

【手术步骤】

1. 体位;

2. 切口选择;

3. 拉钩的选择;

4. 剖腹探查。

5. 游离肝脏　此方法先离断镰状韧带、冠状韧带和右三角韧带,把右肝从右肾上腺分离。

6. 阻断血管-胆管的流入　然后在肝外离断肝右动脉、门静脉右支和右肝管。

7. 阻断肝短静脉(第三肝门)和肝右静脉(第二

肝门)的流出　再将右肝从下腔静脉分离出来。离断结扎引流右肝至下腔静脉的肝短静脉。钳夹肝 - 腔静脉韧带后离断结扎。在肝外解剖肝右静脉,离断并缝扎。

8. 断肝　在无血供的右肝和残余左肝之间可见有明显的分界线。沿着肝中静脉的右缘断肝。需要在肝内分离结扎肝中静脉在肝内的Ⅷ段和Ⅴ段的属支。有时,右肝切除的切除线可以沿着肝中静脉的左侧缘。在此种情况下,应特别注意保护肝Ⅳ段分支,否则肝Ⅳ段易发生淤血(图72-2)。

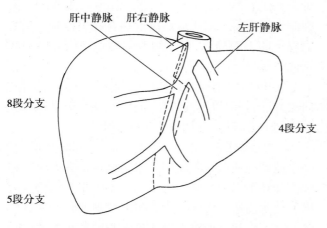

图 72-2　右肝切除的断肝线

在肝脏外科的发展过程中,离断肝实质的方法经历过许多演变。传统的方法有指折法和钳夹法。为完善断肝技术,近年来不同的断肝实质方法和器械涌现,如超声吸引刀(Cavitron Ultrasonic Surgical Aspirator,CUSA)、水射刀(Waterjet)、水媒射频切割闭合器(Saline linked radiofrequency dissecting sealer,TissueLink)、LigaSure、谐波刀(Harmonic scalpel)、射频能量装置(Radiofrequency energy device)、彭氏多功能手术解剖器、及吻合器等。这些技术可单独或联合使用,目的是快速离断肝,将出血量减至最少,及封闭胆管分支以避免术后胆漏。不同的断肝方法各有其优缺点,这些技术的具体使用取决于术者的喜好、经验以及单位资源。断肝后对肝切面上出血点要及时和准确止血,可予以电凝、钛夹、或缝扎。

9. 肝血流阻断　肝切除中的大量出血是导致死亡及术后发生并发症的主要原因。因此,离断肝时进行肝血流阻断十分重要,所以越来越得到广泛的使用,目的是减少断肝时的出血量。当出血量越少,外科医师看到断肝面越清楚,止血可进行得越仔细。这种良性循环,使手术变得更精确。但是,阻断入肝血流进行断肝,却可引起术后残肝内的肝

组织遭受缺血再灌注损伤,对合并肝硬化患者,就可能引发肝功能衰竭甚至死亡。肝切除中应用血流阻断技术可避免大量失血所造成的不利影响。持续入肝血流阻断(Pringle 法)是最常用的血流阻断方法(图 72-3),其他可供选择的肝血流阻断方法包括半肝入肝血流阻断 hemihepatic vascular inflow control)图 72-4)、选择性肝区入肝血流阻断(hepatic sectional vascular inflow control)、全肝血流阻断(total hepatic vascular exclusion,THVE)图 72-5)、及选择性全肝血流阻断技术(selective hepatic vascular exclusion,SHVE)图 72-6)。各种肝血流阻断方法均具有各自的优点和不足,适用指征也有所不同。实际上有一部分的肝外科医师在肝切除时不使用血流阻断,但大多数的肝外科医师在肝切除中仍然采用传统的或选择性的血流阻断以减少失血。临床实际工作中,可根据肿瘤的部位、肝切除的复杂程度、肝病背景以及心血管合并症等情况选择不同的血流阻断方法,以达到避免大量失血和输血的目的。

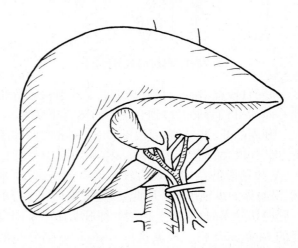

图 72-3　pringle 法入肝血流阻断

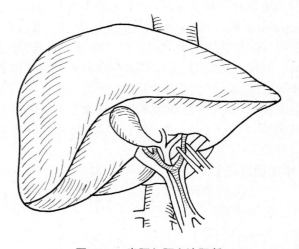

图 72-4　半肝入肝血流阻断

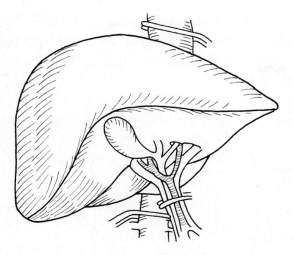

图 72-5 全肝血流阻断

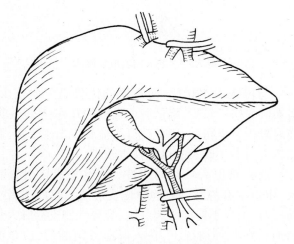

图 72-6 选择性全肝血流阻断

（1）Pringle 法（肝蒂阻断入肝血流）：已广泛应用于肝脏外科领域。目前，Pringle 法是择期肝脏手术和肝外伤处理中最常用的血流阻断方法。该血流阻断技术尤其适合于同时使用低中心静脉压以减少失血，因为在低中心静脉压状态下肝静脉的血液返流明显减少。各种血流阻断技术都存在缺陷，亦即存在由于血流阻断缺血再灌注损伤所致的不同程度的肝细胞损伤。因此，为了提高对血流阻断所致长时间缺血的耐受能力，提出了如缺血预适应和间歇性阻断等不同的保护策略。

（2）选择性入肝血流阻断：是指仅阻断那些供应拟切除部分肝脏的门静脉和肝动脉分支的一种方法。半肝血流阻断优点是避免了对侧肝脏的缺血性损伤，防止因全门静脉阻断而引致的内脏淤血，并具有更好的血流动力学稳定性。然其不足之处是仍会有来自非阻断侧半肝的持续性失血。

（3）全肝血流阻断：包括肝上、肝下下腔静脉及

第一肝门（肝蒂）的阻断，即阻断全肝的流入与流出道。这种方法可使肝脏完全脱离血液循环，避免肝切除过程中血液的流入与返流。另一方面，与单纯的入肝血流阻断相比，阻断肝静脉血逆流会进一步加重肝脏缺血再灌注损伤。但全肝血流阻断可以避免因肝静脉损伤所导致的潜在空气栓塞的危险。相对于 Pringle 法宜于在较低的中心静脉压（CVP）（<5mmHg）状态下使用，全肝血流阻断则需要一个较高的 CVP（12~15mmHg）来维持心脏的前负荷，使机体能够耐受全肝血流的阻断。全肝血流阻断主要适用于涉及肝静脉和 / 或下腔静脉的中央区肝肿瘤切除。当严重肝外伤所致主肝静脉破裂时，应用全肝血流阻断可望挽救病人的生命。此法的主要缺点是手术创伤较大，操作较复杂，术中血流动力学变化甚大，有可能导致心、肺、脑、肾及胃肠等器官严重合并症。有部分病人不能耐受全肝血流阻断，解决的方法是使用静脉——静脉转流。

（4）选择性全肝血流阻断：包括将肝脏与下腔静脉游离，Pringle 法阻断入肝血流，分别在肝外阻断肝右静脉和肝中 / 肝左静脉的共干。将肝脏的血管完全从全身循环中分离而不影响腔静脉血流，因而避免了与全肝血流阻断有关的血流动力学和生化改变。此法的主要缺点是肝外静脉分离困难，有部分外科医师觉得分离引起大出血的风险太大。

肝血流阻断方法的选择应根据肿瘤的不同性质、肝硬化程度、肝切除术式、外科医师及麻醉科医师的经验。

10. 检查肝切面　断肝后应仔细检查肝断面，分别缝扎断面中的出血点和胆漏处，微小的出血点可以电凝或氩离子束凝固术。肝断面不用对缝。可用大网膜覆盖创面，并将大网膜缝合固定。然后将已切断的镰状韧带和肝圆韧带缝合和固定在原位上。

11. 引流和缝合切口　检查无出血、无胆汁漏后，在正常情况下不用放置腔管引流。在特殊情况下，如腹水，可在肝断面下方置一引流。最后缝合切口。

第四节　左半肝切除术

传统的左半肝切除：步骤与右肝切除相似，分离镰状韧带和左三角韧带，游离左肝。在肝外离断并结扎肝左动脉，门静脉左支和左肝管。分离肝中静脉和肝左静脉共干并放置阻断带。在左肝因缺血

而显现的分界平面沿肝中静脉左侧进行断肝。在肝内结扎肝左静脉。请注意此手术不用结扎第三肝门,因此处没有引流左肝(肝Ⅱ、Ⅲ、Ⅳ段)至下腔静脉的肝短静脉。

第五节　扩大右肝或左肝切除术

一、右三区肝切除术

在右半肝切除的基础上,需要再在肝外离断供应Ⅳ段的肝动脉、门静脉和胆管,分离右肝静脉和中肝静脉,保留供应左外区的门管三联及左肝静脉。

二、扩大右肝切除术

在右半肝切除的基础上,额外的切除肝Ⅳ段的右方亚段,但要求保留肝Ⅳ段的肝外门管三联,左外区的门管三联,肝中静脉的Ⅳ段分支及左肝静脉。

三、左三区肝切除术

在左半肝切除的基础上,再额外切除肝右前区(肝Ⅴ、Ⅷ段),保留供应右后区的肝动脉、门静脉及胆管和右肝静脉。如果肝右后下静脉比较粗大,应保留此静脉,否则会影响肝Ⅵ段的静脉回流。

四、扩大左肝切除术

在左半肝切除的基础上,再额外切除肝右前区(肝Ⅴ、Ⅷ段)的左方亚段,但要求保留右前区的门管三联,右后区的门管三联,及右肝静脉和第三肝门的肝短静脉。

第六节　其他肝切除术

早期肝内控制 Glissonian 鞘的前入路断肝法

1. 前入路肝切除　一开始就进行离断肝实质。在离断实质时,通常采用 Pringle 法临时阻断肝门蒂及使用低中央静脉压。有时,使用一些新的设施来减少断肝时失血可以不使用 Pringle 法。在断肝中尽快在肝内找出并分离阻断有关 Glissonian 鞘内的肝蒂结构,控制将被切除的肝脏部分的血液流入,然后再一边断肝,一边结扎离断肝内较大血管,直

至肝脏完全离断,再结扎离断有关的肝静脉分支,包括有关的主干静脉和肝短静脉。在游离镰状韧带、冠状韧带和三角韧带后,完成肝切除并除去标本(图72-7)。

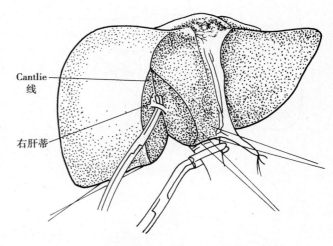

图 72-7　前入路右肝切除术

与传统入路相比,前入路的优势是失血较少,且对肿瘤挤压较少,降低肿瘤播散的几率;残肝在游离时较少发生扭曲,因此残肝血流较少出现受损,肿瘤较大时发生破裂的可能性也较小。

前入路也有一些局限性。有些患者的肿瘤较大,压迫主肝静脉并有静脉侧支形成。这些患者在断肝时,如果不提前游离肝脏,会导致侧支静脉大量出血。在此种情况下,在入肝血流阻断后,应该游离肝脏并把肝脏向上方牵拉,使血液更容易通过静脉回流至下腔静脉,减少肝脏因充血而引致的大量出血。

2. Belghiti 肝悬吊技术　Belghiti 提出了肝脏的悬吊技术,此设想是在肝中接口后方,位于肝后和下腔静脉之间的无血管通道放置一吊带,使前入路肝切除术变得技术上更容易(图72-8)。

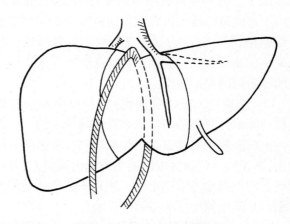

图 72-8　Belghiti 肝悬吊技术

应用术中超声确认在肝后下腔静脉的前表面10点到11点钟方向上没有肿瘤浸润以及异常的肝短静脉。打开冠状韧带前叶和右三角韧带的前部分后(为了显露右肝静脉的前方和左侧),用直角分离钳从肝右静脉和肝中静脉之间的陷窝向下分离3~4cm。在肝后尾状叶,将尾状叶的下方边缘从下腔静脉向上抬起,在肝右下静脉的水平上分离和结扎小的肝短静脉。将钳尖并拢的长弯主动脉钳从尾状叶后方插入,恰好经过肝右下静脉左侧,沿下腔静脉前面10点到11点钟的位置向头侧递送,并不时使用超声探查钳尖的位置。通过不断开闭钳尖,将其朝向肝右静脉和肝中静脉之间先前分离过的间隙中,使钳尖到达肝上水平。用钳子夹住一个10mm宽的软硅胶牵吊带,向下经过肝后间隙拉出。若右肝切除包括肝中静脉,将此吊带从肝中静脉的右侧转向左侧;这样使得在下腔静脉汇合处附近解剖肝中静脉更安全。离断尾状叶可以使吊带放置靠近右肝蒂。利用吊带将肝脏向上拉,将肝组织从下腔静脉处提起,使前入路肝切除更容易,并保护下腔静脉在断肝时免受损伤。Belghiti肝脏悬吊技术的成功率为80%~92%。肝脏和下腔静脉之间粘连,以及肿瘤的直接侵犯是失败的主要原因。有4%~6%的病例,由于撕裂了肝短静脉而导致大出血。

3. 经肝后无血管通道的陈氏双肝悬吊技术 此技术主要是在下腔静脉右侧建立一隧道。由于这是肝裸区的内侧部分,所以没有血管穿过(图72-9)。

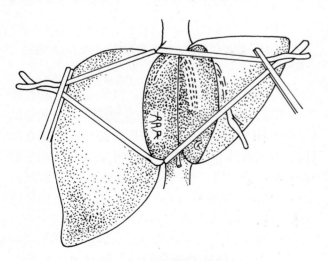

图72-9 陈氏双肝悬吊法

此步骤一开始要在肝下方下腔静脉右侧分开2~3cm宽的后腹膜。显露并保护右肾上腺。术者用右手示指从肝实质和右肾上腺前上缘之间从下向上开始分离,然后沿着下腔静脉的右侧向上分

离。打开肝上方下腔静脉右侧2~3cm的右冠状韧带。术者用左手示指沿下腔静脉右侧从上向下开始分离肝后间隙。当两示指相遇后,肝后隧道即建立起来。用血管钳将两根吊带放进隧道后,在环绕肝脏后,用作肝脏悬吊。将一根吊带拉向右侧,另一根拉向左侧。通过术中超声确定中肝静脉,在进行右半肝切除时沿其右侧离断肝实质。肝脏的双悬吊法使术野显露较好,并使断肝更容易。当肝切除至肝右静脉时,解剖肝右静脉在下腔静脉的起始部,双重结扎离断。然后沿下腔静脉的右缘进行断肝,离断尾状突,结扎离断肝短静脉。

使用此技术进行右肝切除,保存了整个尾状叶。而Belghiti肝脏悬吊技术,则切除了尾状突和一部分腔静脉旁部。因此,这种右半肝切除术在解剖学上显得更正确。

此技术主要的优势是在建立隧道时出血较少,因为隧道穿行的是真正的无血管区,仅包含疏松结缔组织。

4. Glissonian鞘入路 此入路一开始切开少量肝实质,暴露肝内Glissonian鞘,然后在鞘外控制并断离有关将要切除的部分肝脏的门管三联,再进一步断肝至肝脏分离,接着控制出肝的血流。肝脏游离可以在手术开始或手术即将结束时进行。

Launois描述了两种入路:

(1) Launois前肝内入路。

(2) Launois和Jameison的Glissonian鞘的后肝内入路。

两种Glissonian鞘内肝蒂的入路目的都是早期控制入肝血流。Launois和Jameison的后肝内入路可以通过下列两种方法完成。第一,沿下腔静脉右侧垂直离断胆囊床后方的尾状突。至胆囊床的后方时扩大这一切口(图72-10)。此时将一只手的示指和拇指置于肝实质中,示指位于尾状突切口处,大拇指在胆囊窝切口处。在10~20mm深处,会遇到Glissonian鞘。用大弯钳环绕Glissonian鞘,并以吊带穿过,此鞘通常是通向肝Ⅵ段的。根据想要寻找的Glissonian鞘可以顺着此鞘向中心或周围进一步解剖。第二,他们描述了一个更为中心的入路。首先在肝门肝实质和尾状突的结合处作一切口,即:在肝门后方。此切口约20mm长(图72-11)。在肝门前方作第二个切口,与第一个切口平行,从胆囊床右侧延伸至肝圆韧带裂的左侧。示指通过肝门后方的切口,保持鞘的下表面在手指的上方直至手指碰到

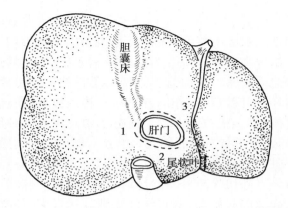

图 72-10　Launois 和 Jameison 的后肝内入路至肝蒂方法

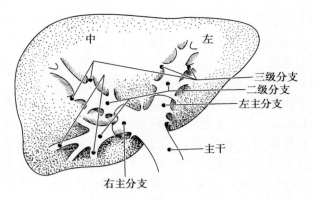

图 72-12　Takasaki 肝段

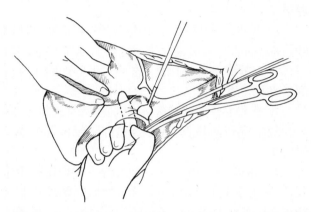

图 72-11　Launois 和 Jameison 的后肝内入路（通过一根食指）

鞘的上面部分。用大弯钳在汇合区周围穿过吊带。牵拉吊带使右侧半肝和左侧半肝的鞘外露。进一步向右解剖显露向上方走行的至 V 段和Ⅷ段的右前区肝蒂。供应Ⅵ段和Ⅶ段的右后区肝蒂向后外侧走行。向左侧解剖显露Ⅳ段以及 2/3 段的分支。进一步解剖以明确进入各自肝段的肝蒂，从而可以进行单个肝区切除或联合肝区切除，以及单个肝段切除或联合肝段切除。

5. Takasaki Glissonian 鞘入路　Takasaki 将肝脏分为三个大致相等而称为肝段的部分：右段（相当于 Couinaud Ⅵ、Ⅶ 段，或右后区）；中段（相当于 Couinaud Ⅴ、Ⅷ 段，或右前区）；左段（相当于 Couinaud Ⅳ、Ⅲ、Ⅱ 段，或左半肝）（图 72-12）。

进入肝脏 Glissonian 蒂的三个 Takasaki 肝"段"可以通过分离肝门部的肝实质进行显露。进一步解剖这些肝蒂可找到供应单个 Couinaud 肝段的肝蒂。因此，结扎离断相应肝段的肝蒂，我们可以进行任何一个 Couinaud 肝段切除或联合肝段切除。随后可以沿缺血肝段的分界线进行肝切除，到离断出肝血流时手术即结束（图 72-13）。

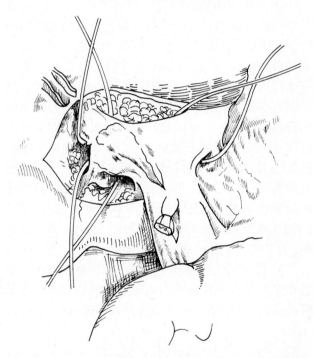

图 72-13　在肝门处分离肝实质显露 Takasaki 肝段的 3 个肝蒂

6. 以肝段为本的肝切除　以 Couinaud 肝段作为肝切除的独立单位切除的方法称为以肝段为本的肝切除（图 72-14）。由于每一肝段接受自身独立的肝动脉，门静脉和胆管的分支，和引流至独立的肝静脉的属支，所以每一肝段都是一个独立的功能单位，可以单独进行切除或与其他肝段联合切除。以肝段为本的肝切除理论上有很多优点：

（1）独立肝段之间的界面没有大的门管三联分支（肝动脉、门静脉和胆管）穿过，这些界面是相对的无血管平面，可以减少术中出血，使手术切除变得容易。

（2）通过避免损伤门管三联分支，术后避免遗留肝脏中残余失活的肝实质，从而降低了感染和胆漏的风险。

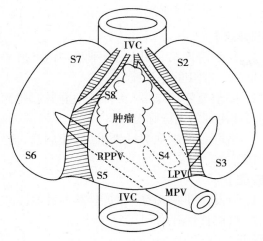

图 72-14　Couinaud 肝段

（3）通过提前确定要切除的肝段，沿着肝内解剖界面进行肝切除，能够保证足够的切除范围和足够的切缘，同时也最大程度地保留无瘤肝组织。

（4）基于肝肿瘤的特点，使用以肝段为本的肝切除有一个良好的肿瘤学理论支持。在疾病早期，肝细胞肝癌的生长通常限制在一个肝段内。肝内肿瘤扩散是从肿瘤浸润门静脉属支开始，所以通常会在同一肝段内首先出现卫星灶转移，然后才累及同一肝区，最后是整个半肝或双侧转移至全肝。实际上，血管浸润和肝内转移是最重要影响术后患者预后的危险因素。因为早期卫星转移灶与主瘤位于同一肝段，使用以肝段为本的肝切除术可达到最佳的肿瘤根治效果。

7. 以肝段为本的肝切除技术　现代影像技术的进步，使得基于肝段为本的肝切除术的应用变得简单。术前的超声检查、CT 或 MRI 均可准确对肿瘤所在的肝段进行定位。因此，术前可以确定欲切除的肝段。

（1）表面解剖＋术中超声：术中超声（IOUS）联合肝表面标志可以确定肿瘤的精确位置，要切除的肝段以及切除范围。在肝上标记肝实质切除平面后，然后断肝。再把相关肝段的血管和胆管蒂在断肝后进行分离结扎。通常联合使用 Pringle 法和降低中心静脉压技术。手术医师必须详细了解肝内解剖结构，掌握术中超声技术，才能成功应用此项技术。

（2）要切除的肝段 Glissonian 蒂的预先控制：应用 Launois 或 Takasaki 技术显露肝门处的 Glissonian 蒂。降低肝门板有助于增加这些蒂在肝外的长度。通过向远端解剖右肝蒂，找到右前区肝蒂（Ⅴ、Ⅷ段）和右后区肝蒂（Ⅵ、Ⅶ段）。同样的，通过解剖和追踪左肝蒂，可以发现Ⅳ段肝蒂和Ⅱ/Ⅲ段肝蒂。进一步

向远端分离显露各自肝段的肝蒂，但是此种解剖需要进一步离断肝实质。通过"哈巴狗"形钳阻断相应的肝蒂可使缺血的肝段颜色发生改变。在肝切除结束时分离结扎动脉和门静脉蒂。此技术比其他技术需要分离更多的组织，更长的手术时间，对于肝硬化和门静脉高压的患者它的技术难度更大。

（3）超声引导下穿刺门静脉分支并注入染料：在超声引导下对供应欲切除肝段的门静脉分支进行穿刺，将几毫升美兰或刚果红注入门静脉分支。染料对肝脏进行了染色，与肝切除平面的界限相对应。然后进行肝切除。由于此技术需要精通介入超声技术，因此未被广泛接受。

（4）使用球囊导管通过肠系膜上静脉的属支进行选择性门静脉阻断：此技术需要在开放手术时采用双侧肋弓下缘并向中线上方延伸的切口。分离肝脏的韧带将肝脏充分游离。将 6F 球囊导管通过肠系膜上静脉的属支插入门静脉。导管在肝门由医师的手引导至相应的肿瘤所在的门静脉分支（右或左）。导管的尖端进入肝内门静脉系统后，应用试错法旋转推进导管，将其进一步插入肝区和段的门静脉分支中。通过超声引导及医师的手工操作，在肝门处将导管尖端引导进入目标门静脉分支中。

当球囊导管进入正确的位置后，向球囊中注入 3ml 生理盐水以阻断静脉分支，通过导管注入几毫升美兰以显露出欲切除肝段的轮廓。如果球囊导管错误地进入了需要保留的肝段的肝蒂中，用美兰对比染色有助于识别要切除的肝段，因为此段仍然未染色。用双极电凝在肝脏表面标记分界线。如果需要显露多个肝段的轮廓，可以重复此步骤。使导管进入正确位置需要大约 10 分钟左右。随后沿分界线切除肝实质。在肝创面进行止血之后，拔除球囊导管，结扎肠系膜上静脉的分支。

【术后处理】

1. 术后初期，留意有没有出血的并发症。

2. 维持水、电解质的平衡。

3. 监察病人的肝功能。

（刘允怡　赖俊雄　刘晓欣）

第七节　肝中段切除术

一、肝门应用解剖

（一）第一肝门

第一肝门是指左、右肝蒂进入肝实质处。位于

肝十二指肠韧带的近肝实质端。其内的重要组织有左、右肝动脉主干,左、右门静脉主干和左、右肝管。右肝蒂因有胆囊管的掩盖,手术时常需切除胆囊后才可充分显露。在实施半肝血流阻断时,可以选择性地阻断患侧肝蒂控制出血,从而最大限度的减少肝脏的缺血再灌注损伤,保护余肝功能。

(二) 第二肝门

第二肝门指主肝静脉汇入肝上下腔静脉处。其肝外的标志是沿镰状韧带向下、向后的延长线,此线正对着肝左静脉或肝左、肝中静脉共干后进入下腔静脉处。尾状叶的大小决定了第二肝门和第一肝门的距离。在实施肝中叶切除时,为安全其见,在切肝前先肝外结扎、切断肝中静脉是最安全的,可以减少术中大出血的可能。

(三) 第三肝门

第三肝门指各肝短静脉汇入肝后下腔静脉处。肝短静脉的数目与大小不等,平均 3~8 支。其中最下的一支肝短静脉直径较粗,有的可达 6~8mm,也有人称其为副右肝静脉。切断时常需缝扎处理,以防滑落。

二、肝中叶切除术

肝中叶切除术同其他肝叶切除一样,也可分为规则性肝中叶切除、非规则性肝中叶切除术。对于肝脏肿瘤而言,这两种术式的选择与预后并无明显相关。目前认为肝细胞癌的预后与肝硬化、肿瘤数目、门脉癌栓直接相关。肝癌的预后与术后早期复发转移也密切相关。如何防治肝癌术后复发转移以及怎样提高手术的长期生存率是目前肝癌研究的热点。规则性肝中叶切除指切肝前预先分别阻断左内叶和右前叶的入肝血流,然后沿肝脏的缺血界线离断肝实质,进而切除肝中叶。至于切肝前是否一定要解剖第一肝门,则根据术者的习惯和术中情况而定。也可不解剖肝门而经 Glisson 入路施行肝中叶切除。

由于国内肝癌患者常合并肝硬化,非规则性肝中叶切除术在国内则是比较常见的手术方式。非规则性肝中叶切除是指断肝前并不预先解剖或者离断肝中叶的入肝血流,其切除范围仅包括肿瘤及周围肝组织,与肝叶分布并不完全一致。

(一) 规则性肝中叶切除术

规则性肝中叶切除术是指在切除肝中叶的同时要保留好右肝后叶和左外叶。因此,对于肝脏外科医师的技术要求比较高。属于肝脏外科中难度较

大的手术。

【解剖要点】

1. 仔细解剖第一肝门,分别将左内叶肝蒂、右前叶肝蒂套带阻断或离断。

2. 完整显露第二肝门,将肝中静脉套带阻断,控制可能出现的大静脉出血。

3. 沿肝脏的缺血界线断肝,防止胆管、血管的副损伤。

【适应证】

1. 原发性肝癌或者单个的转移性肝癌。

2. 肝脏良性肿瘤。

【禁忌证】

1. 全身情况　过度衰弱,严重心、肺、肾功能不全者或者有明显的多处转移者。

2. 肝脏情况　严重肝硬化、严重肝功能障碍等。

3. 弥漫性肝癌。

强调严格把握好手术适应证与禁忌证。总体原则是既要尽可能的保证手术的安全,切实降低手术并发症和死亡率,又要尽可能的改善病人手术后长期生存状况。有门脉癌栓、肝静脉癌栓、胆管癌栓不一定是手术的绝对禁忌证。远处转移也不是绝对的手术禁忌,需要根据病人的情况具体分析而定。如单个的肺转移可以考虑分期手术,或同时一并切除。

【手术前准备】

1. 术前检查

(1) 胸片:是术前常规检查项目,若有广泛的肺转移是手术的绝对禁忌证而发现有肺部感染者应该先抗炎治疗。

(2) 心电图:对于 60 岁以上或者心电图有异常发现者必要时还需加做 24 小时动态心电图、心脏彩色 B 超。

(3) 肺功能检测:对于 60 岁以上者或者可疑肺功能不全者应该完善此检查。

(4) 腹部 B 超:常规检查,重点了解肿瘤的部位、大小、数目,和毗邻脉管的关系,有无癌栓、有无肝硬化、腹水等。

(5) 肝脏 CT:常规检查。肝脏外科医师应该有较强的阅读 CT 能力,便于术前对肝癌的可切性作出正确的评估。重点了解肿瘤和下腔静脉、主肝静脉、门脉主干、肝动脉的关系,以及余肝的体积大小。必要的时候需加做的肝脏的 CTA。

(6) 肝脏 MRI:必要时可完善该检查。

(7) 血化验:包括肝炎病毒检测、肝功能、肾功

能、凝血功能等。其中白蛋白的检测是反映肝病严重程度的最好指标,前白蛋白是反映肝脏储备功能的最佳指标。当白蛋白低于 30g/L,前白蛋白低于150mg/L 时,应术前输注白蛋白、血浆。

2. 术前常规准备　①术前留置胃管、导尿;②备皮;③术前常规用药,包括麻醉前用药、护肝治疗等;④备血;⑤麻醉选择,常规选择全麻。

【手术步骤】

1. 切口　右上腹肋缘下切口剑突至腋中或后线,应用框架拉钩能得到良好显露。必要时可做加做"人"字形切口。充分显露是手术成功的基础。

2. 离断肝周各韧带　先结扎、切断肝圆韧带,然后离断肝镰状韧带分离到肝上下腔静脉,显露腔静脉窝。游离左右冠状韧带和三角韧带、肝肾韧带。

3. 显露肝后下腔静脉　分离右肾上腺,切断 Machuchi 韧带及腔静脉左侧的腔静脉韧带,分别在肝外游离出肝右、肝中、肝左静脉主干,并将肝中静脉套带或者结扎切断。对于肝中静脉和肝左静脉共干者,可在切开部分肝实质后再单独处理肝中静脉。预先阻断肝中静脉可以防止术中因挤压肿瘤而引起的播散,也可以减少术中大出血的发生。

4. 第一肝门的游离　常规切除胆囊便于显露肝门术野。切开肝门前的肝包膜,包膜下分离肝门板使左右肝管脱离肝实质,可降低肝门胆管的损伤。

5. 左内叶、右前叶肝蒂的阻断　分别游离出左内叶、右前叶肝蒂并阻断,可看到明显的缺血界线,沿此界限切断肝实质。断肝方法很多,可采用钳夹法、指捏法、彭氏刮吸器分离法、CUSA 等。术中尽量避免盲目钳夹及粗暴分离,否则容易出现大出血及胆管的副损伤。

6. 切断肝中静脉,完成肝中叶切除　注意不要损伤肝后下腔静脉及邻近的肝左静脉。缝扎止血时不宜进针过深,防止肝左静脉的误扎。主肝静脉的小破口可以以 5-0Prolene 修补。

7. 肝断面的处理　需要仔细检查二个肝断面有无活动性出血,可予以仔细缝扎。检查主肝静脉及门静脉、主肝管是否完整。最后,确认肝断面有无明显胆漏。肝断面可以喷洒生物蛋白胶。断面附近留置腹腔引流管。

【术中注意事项】

1. 对于肝中叶巨大肿瘤的切除,在切肝前一定要显露充分、游离充分,必要时还需要预置肝上、肝下下腔静脉的阻断带。切忌盲目切肝。

2. 对于合并肝硬化门脉高压的肝中叶切除,第

一肝门常可见曲张的血管,此时解剖第一肝门将异常艰难。因此可以选择 Pringle 法作肝门肝血流阻断。

3. 肝中叶切除后裸露的肝断面较大,要注意充分缝扎止血。需要术者有足够的耐心和细致。在冲洗肝断面后要用干纱布检查有无胆漏并进行处理。

4. 常规放置腹腔引流管,减少膈下感染或脓肿的形成。

【术后常规处理】

1. 禁食与进食　术后宜常规禁食,待胃肠功能恢复后可进食。肝脏手术不同于消化道手术,不必严格控制饮食,但要求饮食易消化、高营养。

2. 输液　注意生命体征的检测,根据术后情况调整输液量,一般为每日 3000~4000ml。特别要注意血色素、白蛋白及电解质的情况,要及时纠正。术后加强止血、护肝等处理。

3. 引流管的处理　术后要及时观察引流液的色、量,并保持引流管通畅。当引流量少于 50ml 时可拔除引流管。当引流液为金黄色,提示有胆漏发生,此时应延长引流管放置时间,绝大部分经充分引流后可自愈。

4. 腹水的处理　肝脏手术后尤其是合并肝硬化的手术后都会出现腹水。及时补充外源性白蛋白、血浆和利尿是常用的处理措施。随着肝功能的改善,腹水会逐渐消失。

【术后并发症处理】

1. 术后腹腔内出血　腹腔内出血是最危险的并发症,可直接导致患者迅速出现死亡。随着肝脏外科技术的发展,目前的发生率约为 1%~3% 以下。出血部位可来自肝断面、肾上腺、肝短静脉等。出血量的大小及速度可通过观察生命体征、引流液等综合判断。少量的渗血通过输血、止血等内科治疗后可好转。当出血量过大时,应及时再次手术,寻找出血点并予以相应处理。再次手术的时机掌握十分重要,不要奢望通过大量输血来维持生命体征而拖延再次的手术时机。因此,精细手术最为重要。重点是肝断面的处理要仔细、彻底。

2. 术后肝功能衰竭　肝功能衰竭是肝中叶切除时最常见且最严重的并发症。其发生主要原因为:①术前肝脏基础差,如肝硬化等;②余肝不足,当切肝量过大时容易发生;③术中阻断肝门时间过长及术中大量输血。据我们的经验,当术中输血量超过4000ml,术后极易发生肝功能衰竭。目前缺乏有效的治疗肝功能衰竭的药物。严格掌握手术指征是预防此并发症的最好办法。

（二）非规则性肝中叶切除术

由于国内患者常合并肝硬化，而非规则性肝中叶切除可以最大限度的保留非肿瘤的有功能肝组织，因此被很多肝脏外科医生推崇。本节重点介绍其与规则性肝中叶切除术的不同点。

【手术步骤】

1. 切口选择与肝脏的游离同上一节。

2. 阻断第一肝门血流 必要时可反复阻断肝门来控制出血。

3. 断肝 先设置预切线，一般是沿肿瘤包膜划线。有条件者最好在术中B超引导下规划。术中B超能明确肿瘤与周边重要血管、胆管的关系，可大为增加手术的安全性。对于肝癌患者，在B超引导下划定切缘，既可以避免术中的副损伤，还可以降低术后的复发率。

4. 切除肿瘤，处理肝断面。

（杨连粤）

第八节　腹腔镜肝切除术

腹腔镜肝切除术具有创伤小、恢复快、住院时间短的优点，但由于肝脏解剖生理的特殊性以及技术和器械的局限性，腹腔镜肝脏切除术一直被看作是高风险的手术，随着肝脏外科和腔镜外科技术的进步以及断肝设备的不断发展，腹腔镜肝切除治疗肝脏疾病也得到了快速发展。1991年，Reich成功实施了全球首例腹腔镜肝切除术，切除了肝脏边缘的良性肿瘤。1993年，Wayand完成了腹腔镜下肝VI段转移癌切除，开始了腹腔镜切除肝脏恶性肿瘤的尝试。1994年，周伟平等首先在国内开展了腹腔镜肝癌切除术，取得了满意的疗效。

【手术方式】

1. 完全腹腔镜肝切除术 完全通过腹腔镜完成肝脏切除，小切口仅用于取出标本。

2. 手助腹腔镜肝切除术 在腹腔镜手术操作过程中，通过腹壁小切口将手伸入腹腔进行辅助操作完成肝脏切除手术。

3. 腹腔镜辅助肝切除术 通过腹腔镜或手助腹腔镜完成部分操作，最后通过小切口完成肝脏切除。

【适应证】

1. 病灶位于肝脏Couinaud Ⅱ、Ⅲ、Ⅳa、Ⅴ、Ⅵ和Ⅶ段（靠近Ⅵ段的部位），位置相对表浅，尤其是位于左肝外叶、右肝前段的边缘型肝脏病变，是最佳适应证。包括原发性肝癌、转移性肝癌、肝内胆管狭窄并结石、肝血管瘤、肝细胞性腺瘤及其他良性占位性病变。

2. 病变大小以不影响第一、第二肝门解剖为标准，良性病变直径最好不超过8cm，恶性肿瘤直径不超过5cm。

3. 肝功能要求在Child分级为B级以上，残留肝脏能满足生理需要，其他脏器无严重器质性病变。

4. 活体肝移植供肝切取（包括左外叶、左半肝及右半肝）。

【禁忌证】

1. 病灶位置相对靠后、过深，如位于Ⅰ、Ⅶ、Ⅷ段的病灶体积过大或过深。

2. 肝癌病灶多发，可能难以切除干净，无法保证切缘无癌细胞残留的要求。

3. 病灶紧邻或已侵犯下腔静脉或肝静脉根部。

4. 肝癌合并肝内转移、门静脉癌栓、肝门淋巴结转移或肿瘤边界不清者。

5. 有上腹部手术史且腹内粘连严重、严重肝硬化、门静脉高压、凝血功能异常为相对禁忌证。

6. 肝功能分级Child C级，或其他重要脏器功能不全不能耐受麻醉、手术及气腹者。

【腹腔镜肝切除器械】

腹腔镜常规手术器械：摄像显示系统、气腹系统及无损伤抓钳、分离钳、双极电凝、持针器等各种腹腔镜常规手术器械。

1. 腹腔镜切肝器械 超声刀、水喷刀、Tissue Link刀、Ligasure、CUSA、内镜切割闭合器（Endo-GIA）、内镜多功能手术解剖器（PMOD）等。

2. 常规准备开腹手术器械。

【手术前准备】

1. 对病人全身情况全面评估，了解心、肺、肝、肾等重要脏器功能情况，明确有无手术禁忌证。

2. 通过影像学检查，了解病变的大小、范围及位置，明确能否行腹腔镜肝切除及需要肝切除的范围。若为肝癌，需明确有无远处转移、肝内是否多发病灶、有无肝门侵犯及门静脉癌栓。

3. 向患者家属告知中转开腹的可能性及其他各种手术风险。

4. 术前备血、插胃管。

【手术步骤】

1. 体位 一般采取仰卧位、头高脚低位；术中可据病灶具体位置适当调整手术床往左或右倾斜。

2. CO_2气腹压力 一般维持在12mmHg以下。

3. 操作孔的数量和位置　观察孔位于脐上或脐下，在行左半肝或左外叶切除时，观察孔宜选脐上偏左，可使镜头视野达到膈顶。主操作孔尽可能接近病灶，如病灶位于右肝，主操作孔则置于剑突下；而病灶位于左肝，则可置于左侧锁骨中线肋缘下，其他操作孔可选择性地置于肋下左右锁骨中线、腋前线上，一般需要4~6个操作孔（图72-15，图72-16）。

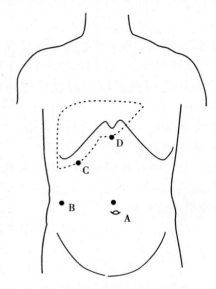

图 72-15　右肝病灶切除操作孔位置
A. 腹腔镜孔，B. 主操作孔，C. 副操作孔，D. 副操作孔

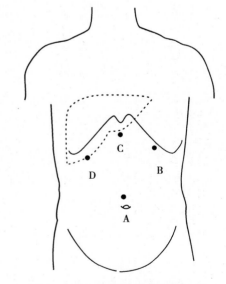

图 72-16　左肝病灶切除操作孔位置
A. 腹腔镜孔，B. 主操作孔，C. 副操作孔，D. 副操作孔

4. 手术操作要点

（1）腹腔镜不规则性肝切除术：适用于肝脏边缘或右叶浅表性的局限性小病灶。该术式不需解剖第一肝门和第二肝门的脉管结构。切断肝脏相应韧带，部分游离肝脏后，距肿瘤2cm处用电刀在肝表面标记肝切除线，超声刀或其他断肝器械切割离断深部肝实质，对于小的出血点可以直接电凝止血。当遇到大血管、胆管时，使用钛夹或可吸收夹夹闭。若肝组织较薄，也可直接应用Endo-GIA离断肝组织，楔形切除病灶。

（2）腹腔镜规则性肝切除术：适用于需要行肝段以上范围肝切除的较大病灶。

1）腹腔镜肝左外叶切除术：游离镰状韧带和三角韧带，不需进行肝门阻断，解剖出肝动脉、门静脉左侧分支，夹闭肝动脉左支，沿左外叶解剖切除线用超声刀或其他断肝器械切开肝实质，用双极电凝和钛夹或可吸收夹控制出血，Endo-GIA钳夹关闭门静脉Ⅱ、Ⅲ段分支，锐性切断左外叶胆管，缝合关闭近端胆管，继续用超声刀切开肝组织至左肝静脉，Endo-GIA离断关闭左肝静脉，切除左肝外叶。

2）腹腔镜规则性半肝切除术：用超声刀解剖第一肝门，钛夹或可吸收夹夹闭患侧肝管、肝动脉，Endo-GIA离断患侧门静脉；用超声刀在近下腔静脉处分离出患侧肝静脉，Endo-GIA离段，若左肝静脉或中肝静脉分离困难，则先分离肝组织显露肝静脉后再予以离断。继而使用超声刀或其他断肝器械等切开肝组织离断患侧半肝。

【术中注意事项】

1. 术中大出血控制

（1）术前借助影像学资料了解大血管走行及其与肿瘤的关系。

（2）详细了解并合理利用各种断肝器械组合，多种断肝器械的组合应用，显著提高切肝的效率和减少出血。对于肝包膜和表浅肝组织可以用超声刀切开，深部肝组织以超声刀和LigaSure结合分离，遇有较粗血管或胆管可以用钛夹或生物夹夹闭后切断，对于肝内重要大血管以Endo-GIA离断。

（3）左右半肝切除时，解剖左右肝门并予以选择性阻断单侧入肝血流，减少出血。

（4）射频辅助腹腔镜肝切除可以减少出血，如双极射频辅助装置 Habib 4x。

2. 肝切除治疗恶性肿瘤无瘤操作

（1）操作轻柔，避免直接接触或挤压肿瘤，以免弄破瘤体。由于腹腔内较大的气压和气流，弄破了肿瘤组织，很容易导致肿瘤细胞的转移和扩散，如果术野暴露实在困难，可能出现肿瘤破裂，宜中转开腹。

（2）保证足够切缘（距肿瘤边缘2cm）。术前应仔细查阅影像资料明确肿瘤位置,术中设计好切除线,最好能结合腹腔镜超声确定切除线与肿瘤的关系。

(3) 避免在未解除气腹压力的状态下拔出套管。高强度气流从穿刺孔外流可能是导致穿刺孔肿瘤转移的直接原因。

(4) 切下的组织置于牢固的标本袋中,经扩大的穿刺孔完整取出。

3. 中转开腹

(1) 腹腔镜下肝切除如出血难以控制、出现病人难以耐受气腹情况予以中转开腹。

(2) 行完全腹腔镜肝脏切除术时,如暴露欠佳或病灶较大切除困难,可转为手助腹腔镜切除或中转开腹。

【术后处理】

1. 监测患者生命体征,保持引流管通畅,观察引流物的性质及量。

2. 术后禁食 1~2 天,注意维持水、电解质及酸碱平衡。

3. 予以护肝、预防性抗生素治疗。

4. 肝癌则予以定期随访,或其他恶性肿瘤的相应治疗。

【并发症】

1. 出血　若术中大出血难以控制,及时中转开腹;若术后出现大出血应尽早腹腔镜下探查及止血。

2. CO_2 气体栓塞　罕见,但严重时可以致命,术中操作仔细避免肝静脉损伤以及使用较低气腹压力。

3. 胆漏　较为常见,对胆漏量少且腹膜炎局限的,予以通畅引流,一般都能愈合;对于胆漏量大或有弥漫性腹膜炎者需行腹腔镜探查或开腹探查。

4. 肝功能不全　术前应做好肝功能评估,术后通畅引流、防治感染、积极护肝治疗。

5. 腹腔及穿刺孔种植转移　术中注意无瘤操作、降低气腹压力、应用标本袋及适当扩大穿刺孔取出标本能降低肿瘤转移。

(王志明　周乐杜)

第七十三章

肝去动脉治疗方法

肝去动脉治疗方法包括单纯肝动脉结扎、完全去肝动脉血术、肝动脉栓塞术、间歇性肝动脉阻断术以及近年来发展的各种经肝动脉插管灌注化疗术。其理论基础为肝癌90%以上供血来自肝动脉，门静脉供血不足10%，而正常肝组织血供大部分来自门静脉，肝动脉结扎后肿瘤组织缺血、坏死、缩小，而正常肝组织影响不大。为失去手术切除机会的原发性肝癌及转移性肝癌患者提供了一种有效的治疗方式。

第一节 肝动脉结扎、栓塞术

一、肝动脉结扎术

此术式建立在肝癌血流研究基础上，通过结扎肝动脉，达到使肿瘤缺血、缺氧、坏死的目的。疗效肯定，但远期效果不理想，主要原因是术后肝内外侧支循环的建立。目前已较少单独使用。

【适应证】

1. 控制肝脏出血 如严重肝外伤、肝脏肿瘤自发破裂出血、胆道出血。

2. 肝癌的姑息性治疗 包括中晚期原发性肝癌、转移性肝癌、肝癌术后复发不能再切除、肝癌伴远处转移、控制肝癌症状等。

【禁忌证】

1. 肿瘤体积占肝脏70%以上。

2. 肝功能失代偿，已出现黄疸或腹水。

3. 明显凝血机制障碍有出血倾向者。

4. 门静脉主干有癌栓未经手术清除者。

【手术前准备】

1. 常规检查了解主要脏器功能。

2. 适当营养支持治疗。

3. 术前12小时禁食、6小时禁饮。

4. 术前留置胃管。

【手术步骤】

1. 体位、切口 仰卧位，右上腹经腹直肌切口，

长约10~15cm。

2. 探查 进入腹腔后仔细探查肝、胆囊、十二指肠、胃、脾等情况。然后，以左手示指伸入网膜孔，用示指与拇指仔细触摸胆总管及肝动脉(图73-1)。

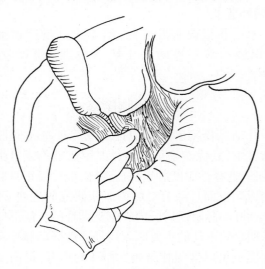

图 73-1 触摸肝动脉搏动

3. 显露第一肝门 肝固有动脉正常时位于胆总管的左侧。用拉钩牵开肝和十二指肠，在胆总管左侧扪及肝动脉搏动，在其前方纵行剪开肝十二指肠韧带浅层浆膜，小心钝性分离肝固有动脉(图73-2)。注意切勿损伤胆总管及门静脉。

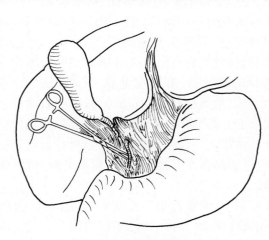

图 73-2 游离肝动脉

4. 结扎肝固有动脉　自肝固有动脉后方引过两根 4 号丝线,双重结扎肝固有动脉。

5. 逐层缝合腹壁各层。

【术中注意事项】

1. 手术应结扎肝固有动脉,切勿结扎肝总动脉。

2. 注意勿损伤胆管和门静脉,若胆管周围粘连重,出血多,肝固有动脉不易显露时,可先用左手示指插入网膜孔与拇指捏住肝固有动脉暂时止血,再显露并结扎肝固有动脉。

3. 若为出血性疾病,结扎肝动脉前应先阻断,观察出血是否停止。

【术后处理】

术后积极改善肝功能,给予大剂量广谱抗生素,积极给氧。预防由于厌氧菌感染形成的肝脓肿。

二、肝动脉栓塞术

肝动脉栓塞术的适应证和禁忌证基本同肝动脉结扎术,其优点是可以通过亚甲蓝染色或术中造影设备,选择性阻断肿瘤供血动脉,减少对正常肝组织的影响。而且随着对肿瘤血流研究的进展,逐渐认识到肝动脉阻断后肝内外侧支循环的广泛形成是其长期疗效不佳的主要原因。外周性肝动脉栓塞一定程度上可以抑制肿瘤侧支循环的形成,提高了治疗效果。

【手术步骤】

1. 体位、切口　仰卧位,右上腹经腹直肌切口。

2. 探查　探查肝脏及腹部其他脏器。显露肝门部。

3. 游离肝动脉置管　解剖病侧肝动脉,游离后套以 4 号丝线两根,近端结扎,远端提起。两线间肝动脉前壁剪一小斜口。置入内径 1mm 导管固定。注射亚甲蓝,观察病变侧病灶蓝染情况,若包块蓝染,说明插管到位(图 73-3)。临床中肝动脉栓塞可供选择的动脉有:肝固有动脉、肝左动脉、肝右动脉、胃十二指肠动脉、胃右动脉、胃网膜右动脉。当病变限于一侧半肝,肝门能充分显露者,可选择肝左或肝右动脉支。若病变波及两侧肝叶或肝门显露困难者,可选择胃十二指肠动脉、胃右动脉、胃网膜右动脉。

4. 注入栓塞药物　常用的栓塞剂有:明胶海绵、超液化碘油、钢圈、聚乙烯醇海绵等。目前临床最长使用的为超液化碘油,注射后可停留在肿瘤的

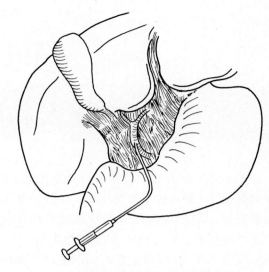

图 73-3　游离肝动脉后置入导管固定

末梢血管,形成持久的栓塞作用,防止侧支循环的形成。

5. 拔出导管,结扎肝动脉,逐层关闭切口。

【术中注意事项】

1. 肝动脉结扎部位根据需要而定,一般首选肝左或肝右动脉。

2. 分离肝动脉时应避免损伤伴行的胆管及后方的门静脉。

3. 结扎或栓塞肝动脉之前,应先确定肝动脉支分布的肝叶范围,可通过亚甲蓝造影观察栓塞范围。

4. 注射栓塞剂速度不宜过快或压力过大,以防异位栓塞。

5. 熟悉肝门部肝动脉解剖及肝动脉变异情况。

【手术常见并发症】

1. 造影剂副反应;

2. 动脉血栓、动脉破裂、导管折断;

3. 术后发热;

4. 肝功能损害与衰竭;

5. 肝脓肿;

6. 急性胃黏膜病变;

7. 异位栓塞。

第二节　肝动脉阻断术

广义的肝动脉阻断术包括肝动脉结扎术、完全去肝动脉血术和肝动脉栓塞术,均为缺血治疗方式。这些术式早期,确实能观察到肿瘤生长停滞、缩小、坏死及病人症状缓解等,但临床随机对照试

验并没有证明缺血治疗能够有效延长患者的存活时间。随着分子生物学的发展以及对肿瘤血管再生机制认识的深入,Bengmark 等提出了重复暂时性去肝动脉化治疗肝癌,同时随着技术的发展,一种全植入式肝动脉阻断器的发明使患者在家中继续治疗成为可能,它由 3 部分组成:皮下注射装置、导管和带硅胶片的水囊。从临床数据来看取得了令人鼓舞的治疗效果。下面对反复暂时性肝动脉阻断术作一介绍。

【手术步骤】

1. 体位、切口　仰卧位,右上腹经腹直肌切口。

2. 探查　探查肝脏及腹部其他脏器。

3. 游离肝脏　离断肝镰状韧带、左冠状韧带和左三角韧带,切断左膈动静脉的分支,直到肝左静脉开口处。解剖小网膜,结扎切断来自胃左动脉的分支,彻底离断游离左半肝。然后剪断右三角韧带和冠状韧带,显露肝右静脉。接着解剖肝十二指肠韧带,解剖出肝固有动脉(图 73-4~ 图 73-7)。

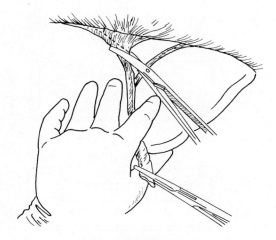

图 73-4　离断肝镰状韧带

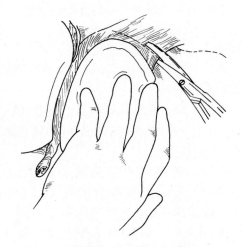

图 73-5　离断左冠状韧带

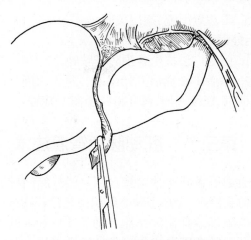

图 73-6　结扎切断左三角韧带

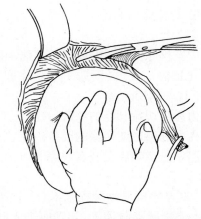

图 73-7　离断右三角韧带和右冠状韧带

4. 固定肝动脉阻断器　游离长度约 2cm 的肝固有动脉,将动脉阻断器袖套包绕动脉,1 号丝线间断缝合固定。注入 0.75~2ml 生理盐水,触摸肝固有动脉搏动消失说明阻断血流成功,记录注水量,完全抽出让肝固有动脉恢复血流。皮下注射装置埋于切口内侧或外侧皮下,检查是否在皮下能够清楚扪及(图 73-8)。

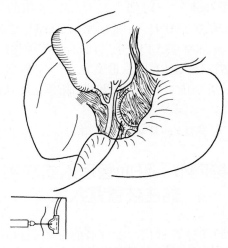

图 73-8　固定肝动脉阻断器

5. 不放置引流,逐层关腹。

【术后处理】

1. 应用广谱抗生素预防肝脓肿。

2. 术后 1~2 周后开始阻断。每天阻断 2 次,每次 1 小时,连续一周,每 4~6 周重复一疗程。

第三节　肝动脉插管灌注术

通过手术肝动脉置管,术后反复经导管灌注化疗药物及栓塞,提高了肿瘤组织中化疗药物浓度,从而有效破坏或抑制癌细胞。随着 TACE 术的发展,开腹肝动脉插管灌注化疗术已较少采用,但由于其不需要使用特殊的介入设备,手术方式简单,治疗费用相对较低,对特殊病例仍可以采用。

【适应证】

1. 术中发现原发性肝癌或肝转移癌不能切除。

2. 消化道肿瘤伴肝转移,手术切除原发灶,肝内转移灶不宜一期切除者。

3. 作为无法切除肝癌的综合治疗。

4. 作为大肝癌二期切除的准备治疗。

5. 肝癌姑息切除后余肝有残癌者。

【手术步骤】

手术方式基本同肝动脉栓塞术(已于前述)。一般选择胃十二指肠动脉插管,导管应进入肝固有动脉,注意勿进入肝总动脉。可以使用注入亚甲蓝或术中造影的方式确定插管是否到位。将导管引出体外固定。

【术后处理】

1. 术后每 1~2 周用肝素稀释液冲洗导管,防止导管堵塞。

2. 术后首次化疗应在肝功能基本恢复之后进行,一般在术后一周到半月开始。常用的化疗药物有阿霉素(ADM)、表阿霉素(EADM)、丝裂霉素(MMC)、氟尿嘧啶(5-FU)等。可联合 2~3 种化疗药物。连续化疗 3~7 天,1 月后重复化疗。应根据患者全身状况、肝功能、白细胞水平、肿瘤情况及时调整化疗方案。

3. 定期复查 CT 测量肿瘤大小。

第四节　肝血管埋入式药物输注装置置入术

经肝动脉置管化疗治疗肝癌疗效是肯定的,但是长期带管除了相关并发症,也给病人生活带来许多不便,降低了治疗的依从性,影响了治疗效果。20 世纪 70 年代以来发明了一种全埋入式药物输注装置解决了这一问题。肝血管埋入式药物输注装置是由输注泵和导管组成,输注泵埋于皮下,通过导管与肝动脉相连。输注泵由内室(a)和外室(b)组成(图 73-9),两室间由可活动的钛板分隔,外室充满挥发性液体,为输注泵提供动力,内室上方是可供反复穿刺的膜,可通过注射器穿刺加药,加药后外室液体在一定温度下产生蒸汽,推动隔板活动压迫内室,使其内药物恒速流出。较肝动脉插管灌注化疗,无外置导管,减轻了护理难度,大大提高了患者的生活质量。

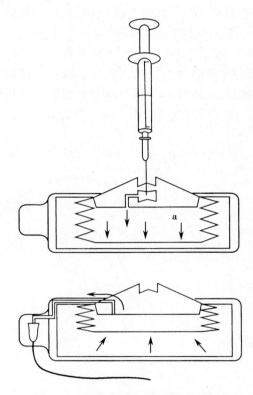

图 73-9　动脉用埋入式药物输注装置

【手术步骤】

1. 体位、切口　仰卧位,右上腹经腹直肌切口或右肋缘下斜切口。

2. 探查　探查肝脏及腹部其他脏器,确定肝肿瘤、肝门、肝十二指肠韧带的情况,肝动脉有无变异,门静脉有无癌栓等。

3. 插管　游离胃十二指肠动脉,近心端结扎,远心端剪一小口,将导管经胃十二指肠动脉置入肝固有动脉,注意不要进入肝总动脉。导管腔内事先用 100U/ml 的肝素钠充管,防止堵塞(图 73-10)。

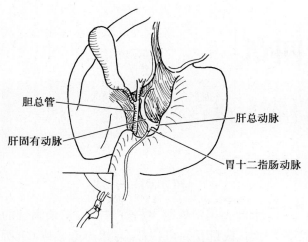

图 73-10　经胃十二指肠动脉置管

胆总管
肝固有动脉
肝总动脉
胃十二指肠动脉

4. 放置皮下装置　将导管从切口引出,再将输注泵放在切口下方腹前壁的皮下组织内,缝合固定。

5. 腹腔内不放置引流,逐层缝合切口。

【术中注意事项】

1. 若胃十二指肠动脉分离困难,也可选择胃网膜右动脉置管,此时应结扎切断胃右动脉,以免术后出现上腹痛、胃黏膜溃疡等。

2. 导管切勿进入肝总动脉,甚至腹主动脉,以免发生严重的异位栓塞。

3. 导管不要折叠、成角。

4. 腹壁外应能清楚扪及输注泵的位置,但不能使皮肤层太薄,以免坏死。

（时　军）

第七十四章

肝癌局部消融治疗

第一节　概述

　　局部消融治疗是借助影像技术的引导对肿瘤靶向定位，用物理或化学的方法直接杀死肿瘤组织，其中常用的物理消融有射频消融术（radiofrequency ablation，RFA）、微波固化术（microwave coagulation therapy，MCT）、激光消融（laser ablation）和冷冻治疗（cryoablation）；肝癌化学消融主要是以瘤内无水酒精注射（percutaneous ethanol injection，PEI）为代表的瘤内药物注射。局部消融治疗的特点一是直接作用于肿瘤，具有高效快速的优势；二是治疗范围局限于肿瘤及其周围组织，对机体影响小，可以反复应用。局部消融治疗在过去的十年发展迅猛，已经成为继手术切除、介入治疗后的第三大肝癌治疗手段。数个研究证实射频消融治疗小肝癌的疗效与手术切除相近，因此国内外多个肝癌临床指南均认定射频消融是≤3cm肝癌的根治性治疗手段（图74-1）。

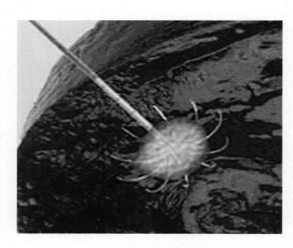

图 74-1　射频消融治疗肝癌

　　局部消融治疗的治疗途径有由影像引导的经皮、经腹腔镜手术和经开腹手术三种，影像引导技术主要有超声、CT 和 MRI，其中超声引导占了98%以上。

一、超声引导方法

　　1. 术前先用常规超声扫查肝脏　记录病灶的位置、大小、数目及回声特征，与超声造影或 CT 所示区域进行对比，精确定位（图74-2）。

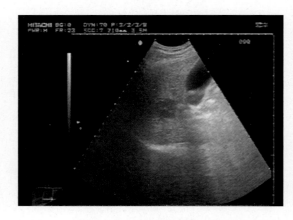

图 74-2　超声显示的肝癌

　　2. 做好确定进针路线的计划方案　进针路线中应尽量避免穿过大血管及重要器官组织，尽可能先穿过部分正常的肝脏，先消融较深部肿瘤，后消融浅部肿瘤等。

　　3. 局部麻醉后按超声所示区域进针，寻找肿瘤最大径平面固定超声探头后缓慢进针，尽量一次穿刺到位，避免反复多次穿刺（图74-3）。

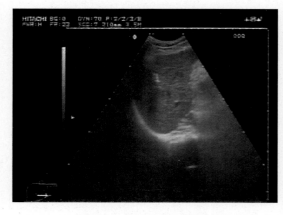

图 74-3　超声介导下穿刺

4. 消融过程中实时监测肿瘤变化　热消融产生的气泡在超声下显示为高回声区域,可用于术中判断消融范围大小(图74-4)。

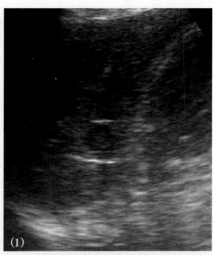

(1)

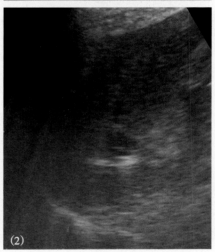

(2)

图 74-4
(1)射频电极针穿刺至肿瘤深部并张开电极;(2)开始消融

5. 消融完成后,在超声实时监控下行针道消融。

6. 消融结束后再次行超声扫查肝脏,评价消融范围及排除并发症可能,必要时超声造影了解消融范围以及有无肿瘤存活。

二、CT 引导方法

1. 术前先用增强 CT 精确定位肝癌位置。

2. 做好确定进针路线的计划方案,注意选择好进针平面。

3. 患者全身麻醉后,再次行 CT 检查以了解肿瘤位置是否发生变化,明确后再进针。

4. 进针后再次反复行 CT 扫描,以防穿刺损伤重要血管及器官,直到消融针进入肿瘤(图74-5)。

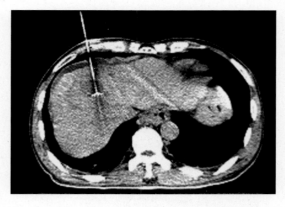

图 74-5　CT 引导下,射频电极针穿刺进入肿瘤并张开电极

5. 消融过程中定时行 CT 扫描,以了解消融范围。

6. 消融完成后,行针道消融,应注意退针消融同时行 CT 扫描。

7. 消融结束后再次行 CT 扫描肝脏,评价消融范围及排除并发症可能。

三、经腹腔镜手术方法

1. 术前完善相关检查,评估患者肝功能,肿瘤情况等,基本要求与肝癌切除手术类似,应充分明晰肿瘤大小、部位、数量和邻近关系。

2. 麻醉及建立气腹,一般采用气管插管下全麻,气腹压通常维持在 113kPa 左右,操作时患者体位可根据需要调整,以利于手术野的显露。

3. 腹腔镜探查,一般以三孔法置入腹腔镜探查器械,脐旁为腹腔镜孔,剑突下和右侧肋缘中点下 2cm 为操作孔,对于不需要太多分离的部位较简单的肿瘤,可采用双孔法,即仅脐旁为腹腔镜孔,右侧肋缘中点下 2cm 为操作孔,近年来也有单孔法的报道,仍处于研究阶段。

4. 充分探查腹腔情况,是否有腹水、转移灶、粘连等,应注意对粘连进行分离,暴露好肿瘤,如发现可以腹腔转移结节,必要时行冰冻活检明确可疑结节的性质,有条件可使用腹腔镜超声进一步了解肝脏肿瘤情况。

5. 进针可选用经皮进针法或经 Trocar 进针法,经皮进针法指切开皮肤,电极针自腹壁穿刺插入肿瘤内,经 Trocar 进针法是指电极针通过腹腔镜操作孔的 Trocar 进针,在腹腔镜超声引导下刺入肿瘤内,两种方法各有利弊,以容易暴露肿瘤、穿刺途径最短、方便消融操作、少损伤周围组织以及医生习惯进行选择;一般位于近膈面、隔顶以及中心部位肿瘤选择经皮进针法,对于肝下缘及脏面的肿瘤可选择经 Trocar 直接进针(图74-6)。

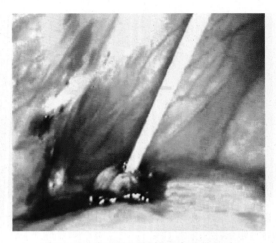

图 74-6 腹腔镜下射频肝表面的肝癌

6. 消融同时用腹腔镜监测肿瘤状况,一般可直视观察消融范围,按需要补充消融。

7. 消融结束后再次探查,了解是否存在腹腔镜相关的并发症,探查结束后关腹。

四、开腹手术方法

1. 与肝癌切除术类似,一般行向中线延伸的右肋缘下或双肋缘下切口即可,然后分离肝圆韧带,切开镰状韧带并与前腹壁分离,对于位置较易穿刺的肿瘤,一般不需要进一步分离肝周韧带,如需要进一步暴露,按需要切开韧带分离,可留置胶管以备暂时阻断第一肝门血流。

2. 行术中超声扫查,明确肝内结节的数目、部位及解剖关系。

3. 直视下或术中超声引导下行电极针穿刺(图74-7),穿刺成功消融时,亦可用 Pringle 策略阻断第一肝门约 5~10 分钟。用纱垫隔离胆囊、胃、十二指肠、横结肠、肾脏等邻近脏器,避免误伤,必要时在纱垫上灌注冷盐水。

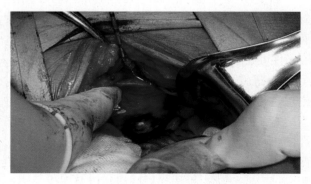

图 74-7 开腹下行肝左叶肝癌射频消融

4. 对于膈顶部较深的肿瘤,可先分离肝、膈,应用纱垫保护膈肌,继而在超声监控引导下,将消融针经皮第6肋间刺入膈顶肿瘤内。对于被膜下肿瘤,应尽可能避免直接通过肿瘤表面的被膜垂直刺入肿瘤内,可以通过一层正常肝组织倾斜刺入肿瘤内,减少肿瘤种植的风险。对于血管周围肿瘤,应避免直接插入血管内损伤肝脏血液供应。对于肝门部邻近门静脉的肿瘤,有报道可采用通过胆囊管向胆总管内插入一支引流管,向内灌注冷盐水以保护胆管的方法。

5. 消融结束后行针道消融以避免针道种植,仔细探查是否存在手术并发症,如无异常按常规关腹。

第二节 肝癌射频消融治疗

射频是一种物理热消融技术,治疗时将一针型电极置入肿瘤内,射频治疗仪发出 450±50KHz 的高频交流电磁波,经非绝缘的电极顶端流入周围组织,导致组织内离子产生快速振动,摩擦产热,局部温度可达 90℃~120℃,使肿瘤组织细胞发生热凝固性变性和坏死,从而达到杀灭肿瘤的目的(图74-8)。

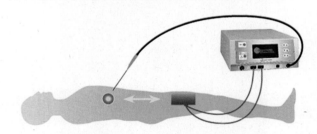

图 74-8 射频消融治疗的原理

一、射频消融设备

目前应用的射频消融仪,从原理上大体可以分为两类:温度控制型和阻抗控制型。温度控制型是通过监测消融电极的温度,达到目标温度(如100℃)时,射频消融仪就停止工作或者减低功率,将温度保持在一定的水平,或者待温度下降到一定程度时,再重新自动增加消融功率,温度上升。其代表性的产品是:RITA Medical Systems 的系列产品(图74-9)。

阻抗控制型是通过监测消融电极的阻抗,当射频消融进行到一定程度,消融区域固化,消融电极针周围组织炭化,阻抗明显上升,射频消融系统自动降低消融功率(roll-off),消融结束。其代表性的产品有:Radiotherapeutics 的系列产品和 Medsphere(迈德)的系列产品(图74-10,图74-11)。

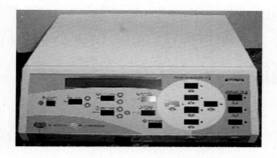

图 74-9　RITA Medical Systems 的射频治疗仪

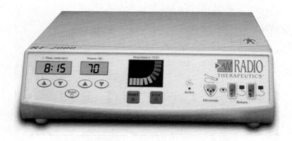

图 74-10　Radiotherapeutics 的射频治疗仪

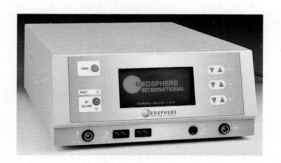

图 74-11　Medsphere（迈德）的射频治疗仪

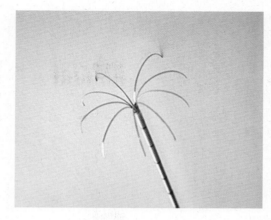

图 74-12　Radiotherapeutics 的 LeVeen 多电极射频针

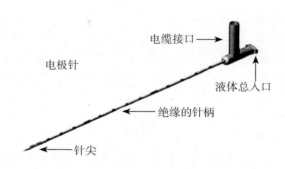

图 74-13　德国 Berchtold 的 HITT 射频电极针

不同的射频消融仪器具有其固定匹配的一系列射频消融电极针，按照其原理的不同，可大体分为以下几类：

1. 可扩张电极由套针和位于其内的可伸缩子电极组成，套针进入肿瘤后推动手柄推杆可使子电极张开以扩大电极表面积，从而降低电流密度，延缓组织碳化和脱水及电阻升高，延长治疗时间增大组织灭活范围。其代表性的产品有：Radiotherapeutics 的 LeVeen 针（图 74-12），RITA Medical Systems 的 StarBurst 电极针和 Medsphere（迈德）的 SLIM 消融电极。

2. 盐水增强电极为中空电极，通过电极尖端或侧壁的小孔在治理前或治疗同时向组织灌注无菌盐水来达到扩大组织灭活范围的目的，其代表性的产品有：德国 Berchtold 的 HITT 射频电极针（图 74-13）和 RITA Medical Systems 的 UniBlate 电极针。

3. 中空冷却电极通过冷却水在电极内循环，降低电极末端及电极一组织界面温度，延缓组织气化、脱水和碳化，从而增大组织灭活范围。其代表性的产品有：Radionics 的 Internally-cooled electrodes。

4. 第三阶段的电极针多为复合电极针，如盐水增强 - 中空冷却复合电极、集束中空冷却电极、盐水增强 - 伞状复合电极等。如 RITA Medical Systems 的 Talon 射频电极为盐水增强 - 伞状复合电极，集合了盐水增强电极和可扩张电极的优点，可以产生较大的消融范围。而 Olympus 的 Celon Power（图 74-14），融合了 2~3 种第二代电极针的优点，能够产生 5.0~7.0cm 的消融范围，而且应用多电极针的消融系统，还可以根据肿瘤的形状进行布针，实现"适形消融"，将会进一步提高 RFA 的治疗效果。

各种类型的消融电极具有其各自的优缺点，应该按照操作者的经验、肿瘤的具体情况等，选择使用。

二、治疗原则

1. 射频治疗前须充分评估患者病情及肿瘤生物学行为（预测可行性及效果，确定治疗及联合治疗措施、步骤）；治疗前充分影像学评估，根据肿瘤浸

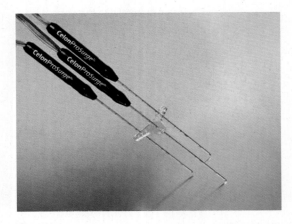

图 74-14　Olympus 的 Celon Power 的射频电极针

润范围、位置等制定治疗方案、策略，保证足够的安全范围，尽可能获得一次性、适形的完全消融治疗；

2. 选择适合的影像引导路径，并监控治疗过程；

3. 适宜的综合治疗方案及科学合理的随访计划。

三、适应证

1. 单发肿瘤，最大直径 ≤5cm；或者肿瘤数目 ≤3 个，最大直径 ≤3cm。

2. 没有脉管癌栓、邻近器官侵犯。

3. 肝功能分级 Child-pugh A 或 B，或经内科治疗达到该标准。

4. 不能手术切除的直径 >5cm 的单发肿瘤或最大直径 >3cm 的多发肿瘤，局部消融可作为姑息性治疗或联合治疗的一部分。

四、治疗前准备

1. 治疗前完善检查：血常规、生化常规、凝血功能、肿瘤标志物、心电图、胸片、超声检查，必要时进行心肺功能检查。

2. 超声（有条件者尽量选择超声造影检查）、肝三期 CT/MRI 等评价肿瘤情况，选择合理的治疗方式和消融治疗设备。

3. 明确诊断，必要时行穿刺活检。

4. 签署手术知情同意书。

5. 根据麻醉需要术前禁食。

6. 消融仪器的准备　治疗前先检查消融治疗设备是否处于工作状态、能否正常工作，电极、线路及其他条件是否准备妥当。

五、手术治疗步骤

肝癌局部消融治疗可以经皮、经腹腔镜或开腹

术中进行。

1. 经皮肝癌局部消融治疗（超声或 CT 引导）。

2. 术前禁食 8 小时，详细超声检查（或阅读 CT 片），明确肝脏病灶情况，制定合理的进针路径和布针方案。

3. 麻醉方案应视情况选择穿刺点局部麻醉（图 74-15）、静脉镇痛、静脉麻醉、硬膜外麻醉和气管麻醉等镇痛麻醉方式。

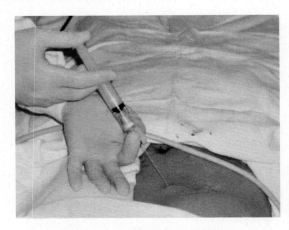

图 74-15　对穿刺点进行局部麻醉

4. 手术区域常规消毒、铺巾。

5. 再次全面超声或 CT 扫描，确定进针点、进针角度和布针和布针方案。尽量选择先经过部分正常肝脏，再进入肿瘤。

6. 尽量选择肋间进针，超声 /CT 引导下，尽量选择先经过部分正常肝脏，再进入肿瘤。穿刺应准确定位，避免反复多次穿刺，导致肿瘤种植、损伤邻近组织或肿瘤破裂出血等；如果进针过深，不应直接将电极针退回，而是应该在原位消融后，再退针重新定位，避免肿瘤种植；一般情况下，应先消融较深部位肿瘤，再消融较浅部位肿瘤（图 74-16~图 74-19）。

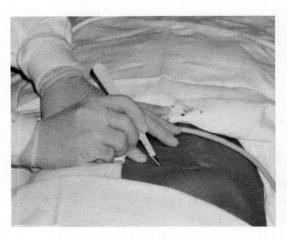

图 74-16　在拟定的对穿刺点切开皮肤

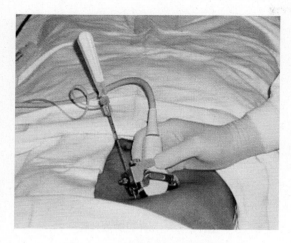

图 74-17　超声介导下进行穿刺

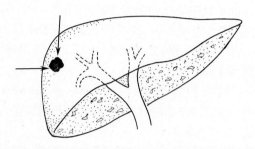

图 74-18　肝表面的肿瘤应避免直接从肝包膜穿刺入肿瘤

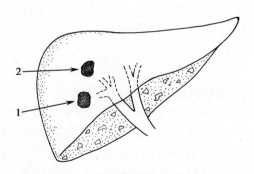

图 74-19　多个肿瘤的穿刺方法

7. 参照各消融治疗仪的说明,进行消融治疗,逐点进行。为确保消融治疗的效果,消融范围应该力求达到 0.5cm 的安全边界,一针多点的重叠消融方式可以保证消融范围和减少漏空的发生;消融完成后,争取在拔针时进行针道消融,防止术后出血和肿瘤沿针道种植。

8. 治疗结束前再次超声 /CT 全面扫描肝脏,确定消融范围已经完全覆盖肿瘤,力求有 0.5~1.0cm 的安全消融边界,排除肿瘤破裂、出血、血气胸等并发症可能。

9. 经腹腔镜局部消融治疗(适用于肿瘤位于肝包膜下,或者邻近胆囊、胃肠等,或者超声 /CT

显示不清或难于经皮穿刺者):常规腹腔镜操作,必要时游离肝周韧带及组织,暴露肝脏及肿瘤;必要时,应用腹腔镜超声扫描确定肿瘤数目及部位;分离并隔离保护周围正常组织器官;将射频针经皮穿刺入腹,并在腹腔镜直视下或者腹腔镜超声引导下将电极针插入肿瘤内,按预定方案布针,消融治疗;消融过程中可(应用止血钳等器械)间断、多次阻断入肝脏血流,以提高消融效率,增加消融范围;消融完成后仔细检查,确定无活动性出血及邻近器官损伤。

10. 开腹局部消融治疗(适用于上述 2 种方法难于实行,或者手术探查发现肿瘤无法切除者):常规开腹;游离肝周韧带,暴露肿瘤;保护周围正常组织器官;术中超声引导下将电极针插入肿瘤内,按预定方案布针,消融治疗;消融过程中可间断、多次阻断入肝脏血流,以提高消融效率,增加消融范围;消融完成后仔细检查,确定无活动性出血及邻近器官损伤;关腹。

11. 术后常规禁食、监测生命体征 4 小时,卧床 6 小时以上,注意监测血常规、肝肾功能等。并给予护肝、预防感染、镇痛、止血等治疗,预防并发症的发生,发生并发症时应积极处理。

六、并发症

射频消融具有很高的安全性,文献报道死亡率为 0~1%,并发症发生率为 0~12%。轻微并发症发生率约为 4.7%,主要有发热、疼痛、皮肤浅 Ⅱ 烧伤、少量胸腔积液、少量气胸等;严重并发症发生率约为 2.2%,主要有感染、消化道出血、腹腔内出血、肿瘤种植、肝功能衰竭、肠穿孔等。充分术前准备、严格操作规范、准确定位和减少消融次数是减少并发症发生率的重要方法。

七、疗效评价及随访

治疗后 1 月复查肝三期 CT/MRI,或者超声造影,以评价消融疗效:

1. 完全消融(complete response,CR)　肝脏三期 CT/MR 或者超声造影随访,肿瘤所在区域为低密度(超声表现为高回声),动脉期未见强化(图 74-20,图 74-21)。

2. 不完全消融(incomplete response,ICR)　肝脏三期 CT/MR 或者超声造影随访,肿瘤病灶内局部动脉期有强化,提示有肿瘤残留(图 74-22,图 74-23)。

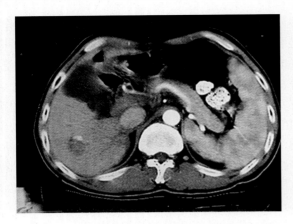

图 74-20　肝癌的 CT 表现

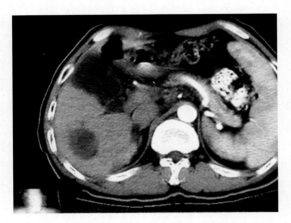

图 74-21　肝癌消融后的 CT 表现

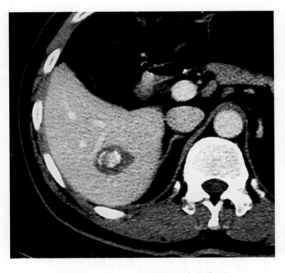

图 74-22　CT 见消融后肿瘤存活

对治疗后有肿瘤残留者,可以进行再次消融治疗,若两次消融后仍有肿瘤残留,则确定为消融治疗失败,应该选用其他的治疗手段。

手术以后的前 2 个月每月复查肝三期 CT/MRI,或者超声造影,以及肝功能、肿瘤标记物等,观察病灶坏死情况和肿瘤标记物的变化。之后每 2~3 个月

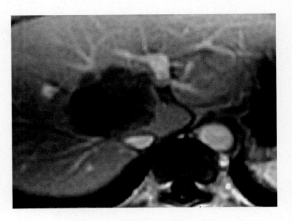

图 74-23　MR 见肿瘤残留

复查肿瘤标记物,超声造影,或者肝三期 CT/MRI(超声造影和 CT/MRI 相间隔)。两年后每 3~6 个月复查肿瘤标记物,彩超造影,或者肝三期 CT/MRI(超声造影和 CT/MRI 相间隔)。根据随访结果判断肿瘤复发和进展情况如下:

(1) 局部肿瘤进展(local tumor progression):肿瘤完全消融后,在消融灶的边缘出现新的病灶,新病灶与消融灶相连;

(2) 新病灶(new lesion):肝内其他部位新发生的病灶;

(3) 远处转移(distant recurrence):出现肝外的转移灶。

八、其他

(一) 高风险部位肿瘤的射频消融

肿瘤邻近胆囊、胃肠、胆管、膈肌等或位于第一肝门区、肝包膜下等部位,均为高风险部位,进行射频消融治疗存在热损伤邻近脏器或脉管、肿瘤破裂、出血等风险,经皮治疗应该慎重,可采用腹腔镜下或者开腹手术直视下进行消融治疗,以便对邻近的脏器进行隔离保护,另外也可行人工胸(腹)水辅助治疗。

(二) 大肝癌的射频消融

目前应用的射频消融治疗仪一次消融能够达到的消融范围一般为 3.0~5.0cm,所以对于 >5.0cm 的肿瘤,单点射频治疗较难达到完全消融。有文献报道采用多面体几何模型多针多点治疗大肝癌的布针方案,进行反复多次的消融,可以使消融范围达到 7.0cm 以上。

(三) 射频联合其他治疗方法

据文献报道,射频消融联合肝动脉栓塞化疗(TACE)、瘤内无水酒精注射(PEI)等,可以提高疗效;

特别是对于肿瘤大于 3cm 或者多个肿瘤,联合治疗是最合理的选择。对于射频消融治疗失败者,应选择其他治疗方式,如手术切除、肝动脉栓塞化疗、分子靶向药物如索拉非尼等;伴发远处转移者,应考虑联合应用有效的全身性药物治疗。

第三节　肝癌微波固化治疗

微波固化治疗(MCT)属于物理热消融治疗,其原理与射频消融非常相似,治疗时通过插入肿瘤的探针(天线)发出 2450±50MHz 的微波,在微波交变电场作用下,带电粒子和极性分子互相碰撞、摩擦产生热量。当温度达到 54℃以上时,蛋白质凝固,导致不可逆性细胞损伤,从而达到杀灭肿瘤细胞的目的。

一、微波治疗设备

目前临床上应用的微波固化系统包括微波发生装置(图 74-24)、同轴电缆、微波电极及电极针(图 74-25)。超声引导下电极针直径为 1.6mm,长15~30cm,表面被聚四氟乙烯覆盖,以防止凝固组织的黏附。微波能量靠裸露于电极末端的金属针向外辐射。通常使用 14G 引导针穿刺至肿瘤内,拔出针芯,导入微波电极进行治疗。

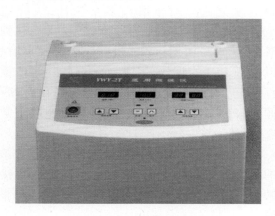

图 74-24　微波发生装置

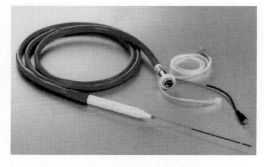

图 74-25　微波同轴电缆和电极针

近年来,随着科学技术的进步,微波设备也不断更新及改进。冷循环微波刀是目前应用较广泛的一种微波治疗设备。较之传统的微波治疗设备,其具有以下特点:①测温方式的改变。传统的测温系统,一般测量的是杆中(冷却水)温度或者是毁损区域的中心温度,而冷循环温控微波刀通过测量肿瘤凝固组织的边缘温度,从而达到精确控制肿瘤实际毁损范围的目的。②冷却方式的改进,有水冷和气冷两种冷却方式可选,微波天线杆温度降至 37℃以下,防止烫伤皮肤,降低病人痛苦,提高手术安全性。③双刀并用及多刀并用技术。微波双针叠加并不是两根针 1+1 的简单相加,而是利用双针的两电磁热场叠加、两热场之间存在的相互作用,形成明显大于等功率、等时间条件下单针两次凝固范围的球形凝固区域。④多种工作模式的选择:连续工作模式可在短时间内达到凝固要求,缩短凝固治疗时间。脉冲工作模式能增强微波的穿透深度,有助于增大毁损范围,减少组织炭化。

二、适应证、治疗方法、术后并发症和术后随访

均与射频消融治疗相同(详见本章第一节　肝癌的射频消融治疗)。

第四节　肝癌冷冻治疗

冷冻治疗(Cryoablation)属于物理冷消融,通过使癌组织在短时间内经历冻凝和融化的过程,使癌组织被无选择性的杀伤。温度在 -40℃以下时,所有细胞都会发生细胞内凝固。冷冻治疗造成的组织损伤分为直接和间接损伤:直接损伤包括细胞内外冰形成,细胞脱水破裂;间接损伤为细胞结构完整性的破坏、小血管损伤引起的血小板 - 纤维素栓子的沉积导致的组织缺血坏死。冷冻治疗彻底摧毁癌细胞取决于四个因素:最低温度、结冰温度、冷冻次数、冷冻时间。

一、冷冻治疗设备

冷冻治疗系统(图 74-26)由控制器,冷冻探针、测温探针及冷媒气体(氩气和氦气)等组成。治疗过程首先是氩气快速超低温制冷使周边组织在 60秒内冷冻至 -170℃,然后借助氦气快速将冰球解冻及急速升温。控制器能够精确设定降温及升温的速

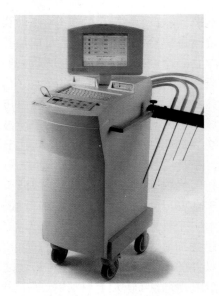

图 74-26　冷冻治疗系统

度、时间和可达温度以及冰球尺寸及形状,并可同时控制多支单用可拆卸的冷冻探针。治疗中根据不同的肿瘤大小选择不同规格的冷冻探针,也可以多支冷冻探针同时使用(图 74-27),达到扩大冷冻消融范围的目的。

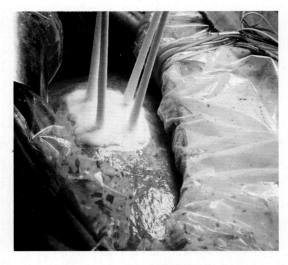

图 74-27　术中肝癌的冷冻治疗

二、适应证、治疗方法、术后并发症和术后随访

均与射频消融治疗相同(详见本章第一节　肝癌的射频消融治疗)。但冷冻治疗需特别注意术后出血、低体温综合征和肌红蛋白尿等并发症。在治疗大于 5cm 的肝癌时,术后予利尿或水化治疗,可预防肌红蛋白尿的发生。

第五节　瘤内无水酒精注射术

瘤内无水酒精注射(percutaneous ethanol injection,PEI)属于化学消融,是最早应用于肝癌的消融治疗方法。

1. 原理　化学消融是通过影像技术引导,将药物注入肿瘤内部后,利用药物的化学性质直接杀灭癌组织。瘤内无水酒精注射(percutaneous ethanol injection,PEI)是应用最为广泛,最具有代表性的方法。无水酒精注入瘤体内后,肿瘤细胞出现脱水、细胞内蛋白凝固,同时肿瘤血管内血栓形成进一步促使肿瘤细胞坏死、纤维化。肝癌组织内细胞间结构较松散,而肿瘤周围肝组织由于肿瘤包膜的存在阻止乙醇进一步扩散,使无水酒精注入后主要在肿瘤内扩散,对正常肝组织损伤小。在目前所有的消融手段中,化学消融的创伤最小,操作最简便,费用也最低,临床依从性最好。

2. 治疗器械　PEI 所用的器械比较简单,常用的是 18~21G 的细针和多极无水酒精针。

3. 瘤内无水酒精注射治疗肝癌的适应证　单个病灶、直径 <3cm,同时伴有严重肝硬化、肝储备功能不良不能手术的患者,PEI 治疗可以作为首选方法之一。对于肝内多个病灶,或肿瘤直径 >5cm,此时单纯 PEI 效果不佳,仅仅能起到减轻肿瘤负荷的作用,此时如果联合 TACE 治疗,可以提高 PEI 的疗效。禁忌证:合并其他严重全身性疾病,一般情况差;有难以控制的腹水或出血倾向;PLT<40×10^9,凝血酶原时间超过正常的 35%。

4. 治疗方法　无水酒精注射疗法是一种微创性的治疗方法。在超声引导下,将穿刺针直接刺入肿瘤,注射无水酒精,直至无水酒精弥散至整个肿瘤。

5. PEI 常见的并发症有腹痛,主要是酒精沿针道外溢刺激腹膜所致,部分患者出现颈面部灼热感及酒醉症状,以及一过性的转氨酶升高。

6. PEI 须注意以下几个事项

(1) PEI 治疗肝癌的疗效优劣与酒精是否均匀地浸润于整个肿瘤,以及注射的酒精量是否足够有关。由于患者全身情况和肿瘤大小各异,肝功能损害和肿瘤细胞分化程度不同,及患者对酒精耐受性的差异等因素的影响,目前尚无 PEI 治疗剂量的统一标准。一般每次注射酒精量根据肿瘤

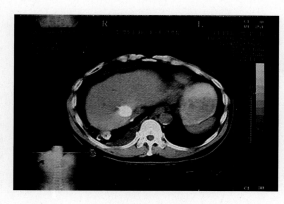

图 74-28 无水酒精混合碘油注射后的 CT 表现

直径每 1cm 给 1ml 酒精计算注射量,每次注射酒精量最大不宜超过 30ml,多次注射的时间间隔为 5~10 天。

(2) 对较大肿瘤就采取在 B 超引导下多点、多角度注射无水乙醇。亦可采用多极无水酒精针。

(3) 为了增强在影像设备下的显影,可考虑在无水酒精加入适当超液化碘油(图 74-28)。

(陈敏山 黄俊廷 刘芙蓉)

第七十五章

肝 移 植 术

第一节　概述

　　用手术方法从一个生命个体中切取肝脏,移植给另一个生命个体,是为肝移植术。肝移植有下列几种方式:①从一个活体动物中切取肝脏,移植给另一个同种活体动物;②从一个人体(新鲜尸体或活人)中切取全肝或部分肝脏,移植给已完全丧失肝功能的病人;③从一个活体动物中切取肝脏,移植给异种活体动物;④从一个活体动物中切取肝脏,移植给已完全丧失肝功能的病人。前二种称为同种异体肝移植,后二种是为异种异体肝移植,四种肝移植术后都会发生排斥反应,但应用当今优良、妥善的免疫抑制剂方案能在同种异体肝移植术后加以防止,但在异种异体肝移植术后是做不到的,以致移植肝失活,导致移植失败。

【国际肝移植术的发展沿革】

　　国际肝移植始于 20 世纪 50 年代,发展分下列几个阶段:1955 年在动物实验中,Welch 首先施行狗的同种异位肝移植,而 1959 年 Moore 创制狗的同种原位肝移植,1963 年 Starzl 首次为一先天性全胆道闭锁患儿施行了原位肝移植,而 Absolon 在 1964年首次做了异位肝移植。二种式式并存、流行、争议不停;直到 1967 年 Starzl 为一肝病病人施行原位肝移植,术后存活 400 天(达 1 年以上),是全球肝移植出现的首次长期存活,从而使原位肝移植成为全球通用式式,存活率逐步上升,Starzl 组 5 年存活率从 20%(1965—1980 年)上升到 62.8%(1980—1986 年)。

　　到了 20 世纪 90 年代以后,出现了许多创新如:①出现新的适应证,肝移植也可适用于急诊,抢救急性肝衰肝昏迷病例;②新的长效保存液 UW 液出台,可以使供肝跨国界和洲际传送;③创制多种肝移植术式,如背驮式、劈离式、活体部分肝移植等;④除原有环孢素外,出现许多新的免疫抑制剂,如普乐可复(FK506)、骁悉(MMF)等;⑤1997 年底长期

存活率(6 年)已达 70%,Starzl 组最长存活 1 例已存活 32 年。

【我国肝移植的发展沿革】

　　我国早在公元前 300 年的《列子》中已有用器官移植来治病的幻想传统记载。当时描写的是扁鹊医生,见扈、赵二人各有心脏疾病,给二人喝麻醉酒,使他们失去知觉三日,施行剖胸手术,互换心脏,二人均治愈。1987 年,美国华盛顿举行的第二届国际环孢素学术会议,为了纪念国际上最早的神医,则以扁鹊像为会徽挂在会议厅门前,并以大会第一张幻灯片显示于全场,这是我国外科医学界的极高的荣誉。

　　我国肝移植发展与沿革,可分下列几个阶段:

　　1. 始动阶段(1958—1977 年)　①肝移植开始于动物实验,与国际相同:1958 年笔者在武汉同济医院,从一狗中切取肝脏,植入另一狗的右下腹,并将其原肝切除,手术成功,但狗未能清醒,存活 10 小时,是我国最早的肝移植实验探索;②同济医院成立腹部外科研究室肝移植组,笔者任组长,施行狗的肝移植 130 次,受体狗存活,但因为无有效免疫抑制剂,最长存活仅 65 小时,仅摸索出一整套可供临床应用的原位肝移植术式。1977 年,上海瑞金医院和武汉同济医院各在临床施行 1 例肝移植成功,揭开了我国大陆临床肝移植的序幕。

　　2. 第一次全国肝移植高潮(1977—1983 年)　大陆 18 个单位,共施行 57 例临床肝移植,存活率 3 月为 8%,半年 1.05%,最长 1 例 264 天,死于肝癌复发。但因移植效果差,而从 1984 年我国肝移植趋于停顿。

　　3. 第二次高潮(1988—2006 年)到 20 世纪 90年代　肝移植术在欧美已成为常规手术,疗效与日俱增;在亚洲:日本、台湾、香港(尚未回归)也均已开展,效果满意,对我国大陆形成巨大压力,于是再次启动。第二次高潮时间的典型代表年度是 2004年,内容是:①施行肝移植单位和例数逐年增加;②2004 年施行 100 例以上单位也逐年增加;③适应

证发生变化:以良性肝疾病终末期为主,肝癌下降到第二位;④出现新的肝移植术式:如背驮式、劈离式、部分肝移植、肝肾联合移植,再次肝移植,活体肝移植。南京医大附一院王学浩组施行国内首例活体肝移植;⑤开始应用 UW 液长期保存液低温保存供肝;⑥采用三联免疫抑制剂防治急性排斥反应(如环孢素 A+ 硫唑嘌呤 + 激素,或普乐可复 +MMF+ 激素);⑦防治乙肝复发,采用免疫球蛋白HBIg+ 拉米夫定。

【我国肝移植现状】

1. 主要适应证　我国以乙肝为主,而欧美以丙肝为主,如浙江医科大学附属一院施行 428 例,乙肝 49.3% 占 211 例,丙肝占 0.7%,仅 3 例。而国外报道,1995—2001 年:丙肝 3483 例,乙肝 778 例。

2. 国外肝移植限于早期肝癌并发肝硬化,应用下列标准:

(1) Milan 标准:单个癌块直径≤5cm,癌灶不超过 3 个,每个直径 <3cm。

(2) UCSF 标准:单个癌块直径≤6.5cm,癌块少于 3 个,每个直径≤4.5cm。

(3) 匹兹堡标准:在 USCF 标准的基础上增加 2 点:无血管侵犯,无远处转移。

我国观点不同,认为早期小肝癌可施行肝切除(手术小、简易、风险小、安全、费用少),不必作肝移植,但发展到肝癌进展期应作肝移植,因为肝移植如达不到根治的目的,也能有良好姑息疗效。如同济医院 1 例进展期肝癌病人,做了肝移植,虽未能存活,但半年内生活质量好。

3. 肝癌肝移植的标准　国际上都用 Milan、UCSF、匹兹堡标准,国内并不引用,而制定符合国情的我国扩大标准,如①浙江医大附一院的杭州标准:癌块直径小于 8cm、AFP<400μg/ml,组织学分级属高中分化,门脉主干、分支都无癌栓;如癌块直径大于 8cm 则 AFP 必须 <400μg/ml,组织学分级必须高中分化,还可以考虑作肝移植;②上海复旦标准:单发肝癌癌块直径≤3 个,最大癌块直径≤5cm,全部癌块直径总和≤9cm,无大血管、淋巴转移。总之,肝移植治疗肝癌,首先目的是根治,如达不到,但也能带来一段较好的姑息性时间。

4. 开拓供肝来源的措施　①采用高龄死亡者供肝,传统标准是 55~60 岁,建议扩大到 67 岁,条件是病人尚未垂危可在家等待,切取的供肝冷缺血时间应少于 12 小时,免疫抑制剂需用普乐可复;②选用轻度小囊泡脂肪肝,禁止应用大囊泡脂肪肝(经肝穿刺活检证实);③可采用 ABO 血型不配的亲属活体供肝;④用心跳停止供体,应在移去抢救设备时,立即取肝;⑤利用仅一项肝功能缺乏病肝作供肝移植,如采用供者为家族性淀粉样神经病患者的供肝作为过渡,这样做可以延长过渡时间,等待有健康的供肝到来;⑥开展活体供肝,取肝应由手术技术熟娴医生主刀,首先要做到保证供者安全。若为儿童做肝移植,切取 Couiaud 分级Ⅲ段或Ⅱ段即够。对肝功衰垂危病人时,可切取左叶Ⅱ、Ⅲ段,移植到受者左侧髂窝,可恢复一段时间的肝功能,作抢救的目的,随后再作正规肝移植以获得治愈。

5. 施行经典式肝移植不用静脉转流泵,国外在受者(病人)切除病肝的无肝期间,都用转流泵转流门脉血流,使全身血循环不受影响,但转流泵有许多缺点如:此泵价格昂贵,使用时费时太长,还可能发生并发症:血栓形成,凝血,局部淋巴水肿等。笔者从未用此泵,但要在病人切除病肝的无肝期内,做到下列各点:增快输液、输血速度,适当用升压药物,维持血压不低于 80/50mmHg,阻断门脉时间在 1 小时以内,血流恢复开放时,先从下腔静脉放出血液 150~250ml(放出大量酸性代谢物和高钾,在阻断时间内,不可损伤门脉的侧支循环)。

6. 胆道重建后不置放 T 形管。放 T 形管的缺血较多,如促进胆泥、胆石形成,易引发上行性感染,拔管后容易发生胆漏、胆汁性腹膜炎,导致不同程度后胆总管狭窄,因此在胆道重建后不再放 T 形管。

7. 免疫抑制方案　国际上通用的标准三联方案是首位环孢素 A,次位是硫唑嘌呤或 MMF,末位是皮质激素,但无统一用法。同济医院笔者组根据自身经验创制下列方案:先联合应用普乐可复,MMF 和强地松,称为始动方案;如发生急性排斥反应,即应用大量甲基强的松龙 500~1000mg/d,静脉滴注 3~5 天,是为冲击方案,如已发生激素难治性排斥,可改用 OKT3 或 ALG2~3 周,称为挽救方案。

总之,我国肝移植迄今进展明显。根据 2008 年在天津召开的第四届全国肝移植学术研讨会的信息,国内施行临床肝移植例数最多单位是天津市第一中心医院组,连续 3 年每年都 500 例以上(2004 年 507 例、2005 年 647 例、2006 年 654 例),到 2008 年总数达 3200 例以上,其中活体肝移植占 170 余例,均居国内第一位。肝移植最小年龄是 3 个半月婴儿肝移植,最大年龄 75 岁,该例所施行的扩大右半肝活体移植,也是亚洲肝移植受者的最大年龄,均系中山大学附属第一医院所作。然后,浙江医科大学附属第一医院也报道1例婴儿肝移植,其年龄为106天。根据中国肝移植注册CLTR(香港王海波)收集的数据,中国临床肝移植到2009年8月10日共达16 158例。

(夏穗生)

第二节　供肝切取术

一、供肝的切取技术

切取无损伤、有良好功能的供肝是临床肝移植的关键。从理论上讲在常温下肝完全缺血20分钟即失活,实际操作中离体全肝的热缺血时间应小于5分钟。而热缺血时间过长与肝移植后原发性无功能及胆道系统的损伤密切相关。视供肝来源于有心跳存在的脑死亡供体和心跳刚停止的新鲜尸体,该技术包括标准供肝切取和快速供肝切取两种技术。

(一)标准供肝切取技术

标准供肝切取技术是针对脑死亡供者施行的取肝技术。

1. 供肝的评估　采用胸腹联合切口,上自胸骨上切迹下到耻骨联合。开腹后切断肝圆韧带,并切开心包和双侧横膈,打开右侧胸腔,充分显露肝上部。全面检查肝脏,明确肝脏形态、质地色泽是否正常。正常的肝脏应呈红褐色、质地柔软、表面光滑、边缘锐利(图75-1)。

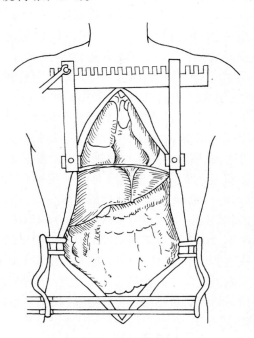

图75-1　胸腹联合切口

2. 肝脏脂肪变性及肝脏活检的临床意义　肝脏脂肪变性是一个值得注意的问题,已有大量文献报道供肝如果有严重明显的脂肪变性,在行肝移植后易发生移植肝功能障碍。肝脏脂肪变性多见于年龄较大、肥胖、患有糖尿病或嗜酒的供体。脂肪变性的肝脏呈肿胀、质软、棕黄颜色、边缘圆钝。典型的肝脏脂肪变性在肝脏灌洗后很易鉴别,但是轻度的肝脏脂肪变性鉴别比较困难,特别是一些年龄较大的供者,本身存在脂褐质。文献报道肝脏脂肪变性的严重程度与肝移植后发生移植肝功能障碍的严重程度呈正相关。所以有学者建议如果肝脏有脂肪变性应做肝活检快速冰冻切片检查,如果发现有40%的肝细胞有脂肪变性,该供肝不宜采用。肝脏活检的临床意义除了用于上述的肝细胞有无脂肪变性的判断外,还有以下作用:①判断供肝在脑死亡前有无缺血性的肝坏死;②进一步判断供肝是否存在肝硬化等病变;③在血清学检查与肝组织学检查一致时,可帮助对供肝进行选择。

3. 胆总管的解剖　游离胆总管,在近十二指肠上方结扎、切开胆总管,对胆总管周围组织不能过多分离,以免影响其血供。为防止胆总管内胆汁损伤胆管黏膜,术后发生肝内外胆管黏膜自溶,术中应切开胆囊底部,经胆囊底部及胆总管切口用UW液反复冲洗。

4. 肝动脉的解剖　分离左三角韧带及小网膜,这时要特别注意检查有无从胃左动脉分出的左肝动脉。如果有,必须保留其与胃左动脉、腹腔动脉干的连续性。有报道,10%的供肝的肝动脉(肝固有动脉或肝右动脉)来自于肠系膜上动脉,如此的解剖异常可以通过触诊门静脉后方或右侧有无动脉搏动来判断。如果肝动脉的解剖正常,分离、结扎胃右动脉;游离胃十二指肠动脉,在确切判断为非肝动脉后方可结扎;分离肝总动脉直到腹腔动脉干、腹主动脉;分离、结扎脾动脉及胃左动脉,注意在腹腔动脉干处常常发出几支小的膈动脉,若损伤则易导致大出血。

5. 门静脉的解剖及插管　在结扎、离断胃十二指肠动脉后,很易分离出门静脉主干,采用行胰十二指肠切除时的方法游离出门静脉的胰后段,并在胰颈部切断胰腺,结扎冠状静脉及走向胰腺的分支。门静脉游离后,从肠系膜下静脉或肠系膜上静脉插入灌注管。

6. 腹主动脉的解剖及插管　游离腹主动脉下段及左、右髂动脉,自左髂动脉向近心端插入灌注管。分离膈肌,游离一段腹腔动脉干上方的腹主动脉,以备阻断。切开左、右肾周筋膜。

7. 器官的灌注及联合切取 各项工作准备就绪后,肝素30 000单位静脉推注。放置一吸引管于右胸腔内。几乎是同时,近右心房水平剪断肝上下腔静脉,阻断腹腔动脉上方的腹主动脉,经腹主动脉及门静脉行UW液灌洗。快速在肝周、腹腔、右胸腔内放入碎冰,使肝脏快速降温。在肾静脉以下水平结扎下腔静脉,结扎肠系膜上静脉和动脉(经肠系膜下静脉插管时)。流出的灌洗液清亮后或者经腹主动脉灌洗2000ml UW液,经肠系膜下静脉灌注1000ml的UW液后停止灌注。按顺序分别切取心脏、肺、肝脏、胰腺及双侧肾脏。

8. 肝脏保存 取下肝脏后放置于盛有4℃的UW保存液的无菌塑料袋中,外加二层无菌塑料袋,塑料袋间盛适量的无菌碎冰。每层袋口分别结扎,注意盛有4℃的UW保存液的无菌塑料袋袋口结扎时一定要排出袋内的空气。然后放置于盛有碎冰的保温箱内,运输途中应防止剧烈振荡,快速运到受体医院的手术室。

(二)快速供肝切取技术

快速供肝切取技术是针对心跳刚停止的新鲜尸体或者血流动力学不稳定的脑死亡供体施行的取肝技术。主要的手术步骤如下:

1. 碘伏快速消毒胸腹部皮肤,铺巾。

2. 腹部巨大十字形切口,上起剑突,下达耻骨联合,左右到腋后线。迅速探查肝脏,了解供肝是否适用,并向肝表面及周围放入已准备好的无菌碎冰。

3. 首先,解剖腹主动脉的下段或左髂总动脉,切开一小口子后向心方向插入22F气囊灌注管,向气囊内注入15~20ml生理盐水,远端动脉结扎;迅速解剖髂动脉分叉水平的下腔静脉,插入大口径的硅胶管以建立通畅的流出道,外接3升袋引出血液和灌注液。此时开始向动脉灌注管内灌注UW液。紧接着在胰腺下缘解剖肠系膜上静脉,向门静脉方向插入灌注管,开始灌注UW液。这里应注意以下几点:①门静脉灌注管不能插的过深,一般插入3cm左右为宜,以免插入门静脉的左支或右支内,影响肝脏的灌注。②在解剖腹主动脉下段的同时,建立与其紧靠的下腔静脉的流出道,使灌注液流出。③采用带气囊的腹主动脉灌注管,能做到当把灌注管插到腹腔动脉的上方,深度约15cm,气囊内注水后再开始灌注,能提高肝动脉的灌注效果。④灌注高度约在1m左右。⑤初步供肝质量评估。如目测供肝

质量较差,门静脉内可先不灌注UW液。⑥手术前注意检查灌注管道排气完全,防止门静脉或腹主动脉的空气栓塞。

4. 剪开胆囊底部,紧贴十二指肠分离出胰腺段胆总管,剪开一小口,用150ml左右冰UW液经胆囊和胆总管冲洗胆道。

5. 迅速剪开膈肌,在右心房水平剪断肝上下腔静脉,并阻断胸主动脉。由膈上开始紧贴脊柱前方逐渐向下切取肝脏及其他腹腔内脏器,置于准备好的冰盆内。对于肥胖的供体,由于腹内各脏器和组织体积很大,笔者采用原位先剔除食管、胃和肠管(但不离断),再由膈上开始紧贴脊柱前方逐渐向下切取肝脏、肾脏及其他腹腔内脏的方法。

6. 在冰盆内再次评估切取的肝肾。当流出的灌洗液清亮后,这时肝脏已冷却,呈黄白色。一般腹主动脉灌注1000ml UW液,经肠系膜上静脉灌住2000ml的UW液,即可基本达到满意的灌注效果。再次仔细检查门静脉的灌注情况,了解血管有无异常,灌注管位置是否适合等,以决定是否需要进行门静脉的补灌注。沿腹主动脉的背侧剖开腹主动脉,可用腹主动脉灌注管插入腹腔动脉干再做进一步灌注。用另二个灌注管分别插入左右肾动脉内进一步灌注。

7. 然后分离出肾脏供肾移植,注意合理分配肝下下腔静脉的血管袢,防止损伤肾静脉开口或者留置肝后下腔静脉过短;再仔细检查肝质地,血管、胆管无损伤,把取下肝脏放置于盛有1000ml冰UW保存液的无菌塑料袋中,在外加二层无菌塑料袋,塑料袋间盛少量的无菌碎冰,每层袋口分别结扎,注意盛有4℃的UW保存液的无菌塑料袋袋口结扎时一定要排出袋内的空气。然后放置于盛有碎冰的保温箱内。

8. 同时切取左右髂动、静脉,移植时备用(图75-2)。

二、供肝修剪技术

标准及快速供肝切取后均需要对肝进行修剪。主要步骤包括(针对快速供肝切取):

1. 供肝运到手术室后,准备好供肝修剪台,将供肝连同UW液移置于新的无菌塑料袋中,然后将这无菌塑料袋放置于一个放有一定量无菌碎冰的无菌钢盆中,这样以确保UW液的温度在4℃左右。

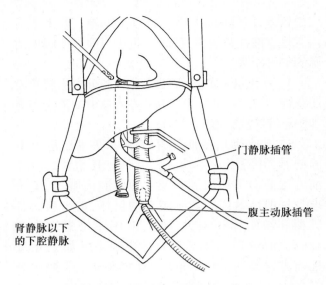

门静脉插管

腹主动脉插管

肾静脉以下
的下腔静脉

图 75-2　供肝切取法（肝肾联合切取）

2. 修剪下腔静脉　修剪下腔静脉时，注意结扎或缝合许多小静脉的开口，包括开口于肝上下腔静脉的膈静脉及开口于肝下下腔静脉的右肾上腺静脉。有时肝后下腔静脉有一些肝短静脉的开口，必须仔细检查，否则在供肝植入后会发生大出血，在植入后术野暴露困难时，常不易止血。肝上下腔静脉保留 1.5cm 长度，肝下下腔静脉应保留足够长度，待植入时根据受体情况再做修剪。剪去膈肌组织过程中，仔细结扎或缝合供肝韧带中的可疑的有血管区，特别注意有时右肾上腺同肝组织紧贴，在剪去右肾上腺时可能会损伤肝组织，这时候需要以 Prolene 线缝合肝组织，以免移植后出血。

3. 修剪肝动脉　肝动脉的修剪是供肝修剪过程中较关键的步骤。肝动脉常常有解剖上的变异，据 Sukru Emre 等报道 496 个供肝，332（67%）个供肝的肝动脉解剖是正常的，70（14%）个供肝的左肝动脉分支来自胃左动脉，49（10%）个供肝的右肝动脉分支来自肠系膜上动脉，20（4%）个供肝的左肝动脉分支来自胃左动脉同时其右肝动脉分支来自肠系膜上动脉，11（2%）个供肝的肝总动脉来自肠系膜上动脉，另外还有一些罕见的解剖异常。因此，在修剪肝动脉时要警惕肝动脉解剖变异的可能，建议从腹主动脉开始解剖，对发自于肾动脉以上的腹主动脉的任何一支较大的血管及其分支均应进行跟踪解剖。当肝动脉的解剖正常时，结扎所有的分支，剪取带有腹主动脉袖片的腹腔动脉干，使之成为一喇叭口状的袖片，以备吻合。当肝动脉的解剖异常时，则要用显微外科技术进行肝动脉的整形。Brems 等提出供肝动脉的整形

的原则：供肝动脉的整形应在冷保存液中完成，在供肝植入时只允许一个动脉吻合口。对于左肝动脉分支来自胃左动脉的解剖异常，只要保留胃左动脉，问题即可解决。对于右肝动脉分支来自肠系膜上动脉的解剖异常，有 3 种供肝动脉的整形方法：①在腹腔动脉干较粗时，把腹腔动脉干吻合到肠系膜上动脉的近侧端，让肠系膜上动脉的远侧端同受体动脉吻合。②把来自肠系膜上动脉的右肝动脉分支吻合到脾动脉的断端。③如果来自肠系膜上动脉的右肝动脉分支较小，可以将其吻合到胃十二指肠动脉的断端。

4. 修剪门静脉　自肠系膜上静脉灌注口以远水平开始仔细修剪门静脉，应尽量保留门静脉有足够的长度，修剪完毕在门静脉内放置一条硅胶管，结扎固定，供移植时滴注冰冻血浆或 4℃ 乳酸林格液，以冲洗肝内含高钾的 UW 液。

5. 胆总管修剪　修剪胆总管到十二指肠上缘水平即可，应避免对周围组织过度分离，以免影响胆管血供，并应在修剪前再用 UW 液 150~200ml 反复低压冲洗胆道。

6. 做好各个管道直径的测量和供肝的称重，将修整完毕的供肝在 4℃ 的 UW 保存液中保存备用。

第三节　受体肝切除术

1. 患者取仰卧位，消毒、铺巾，取"人"字形切口，即双侧肋缘下切口，中间垂直向上延至剑突。右侧切口可过腋中线，以便于术中显露下腔静脉，左侧切口过腹直肌外缘或更远。除了皮肤外，皮下组织、肌层均用电刀切开，切口需严密止血，凝血功能极差患者可用滑线连续缝合以止血（图 75-3）。

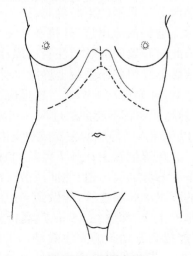

图 75-3　受体切口

2. 安置悬吊式腹腔拉钩,充分显露手术视野。仔细探查腹腔内各器官情况,有几点值得注意:①对有严重门静脉高压症的患者,或以往有多次手术病史患者,游离肝脏困难很大,出血量可能很多,这时候应该适当纠正凝血功能,给予补充凝血酶原复合物、人纤维蛋白原和血小板等。②对于肝脏恶性肿瘤患者,应该仔细检查肝脏外有无转移灶,下腔静脉、门静脉有无癌栓等。③多数患者存在严重的门静脉高压症,伴有脾肿大、脾功能亢进,血小板明显下降,对于这样的患者,由于肝脏移植后门静脉高压情况会得到明显改善,从而脾脏肿大、脾功能亢进情况会明显改善,建议保留脾脏;只有极少数患者经肝脏移植后血三系未得到改善且合并消化道大出血,此类患者可以考虑再手术行脾脏切除术。

3. 游离肝镰状韧带直达肝上下腔静脉,用电刀切断左三角韧带,由于肝左侧叶的顶端往往有侧支血管,故需结扎。向右侧翻开左外侧叶,游离肝胃韧带,检查有无来自于胃左动脉的副左肝动脉,如有则需结扎、切断。

4. 解剖第一肝门。先解剖肝动脉,自肝固有动脉一直游离到肝左、右动脉的分叉部。靠近肝内将其结扎、切断。继而分离胆总管,许多情况下,胆管周围有较大的侧支静脉包绕,偶尔在门静脉栓塞时,侧支静脉呈海绵窦样变,必须将这些静脉予以缝扎。通常情况下,不必分离、切断胆囊管,如果需要保留足够长度的胆总管,则可以在左、右肝管汇合处离断胆管,但要保留胆总管的周围组织以免影响胆总管的血供。在有副肝右动脉的病例中,95%以上的副肝右动脉横跨胆总管后壁,可将其结扎、切断。最后分离门静脉。在大部分病例,游离肝动脉、胆总管后,门静脉已较容易游离,分离胰腺上缘,如有胰背小静脉汇入门静脉,必须予以结扎、切断。一般要求游离门静脉3~5cm长。对于有手术史或胰腺炎病史的患者,由于紧密粘连,第一肝门暴露可能非常困难,这样可以从肝右叶的外侧部分开始分离,然后逐渐游离到肝门,这往往更加容易。

5. 将右肝轻轻向左侧托起,用电刀游离右三角韧带,在接近下腔静脉处,分离出右肾上腺静脉,予以结扎、切断,游离下腔静脉右缘后,肝左叶和尾状叶向右牵开。暴露下腔静脉的左缘,使用电刀沿腔静脉纵向切开腹膜返折部,下腔静脉后有侧支血管进入下腔静脉,应予结扎切断。使用这种双侧游离法,肝后下腔静脉可以快速、安全地从后腹膜分离开来。

6. 用无损伤血管钳钳夹肝下下腔静脉和肝上下腔静脉,特别注意的是在钳夹时应将肝脏处于解剖位置,无损伤血管钳处于水平位以防止下腔静脉的扭转。肝上下腔静脉钳不应钳住过多的膈肌,以避免损伤膈神经。尽量靠近肝脏离断肝上、肝下下腔静脉,在离断肝上下腔静脉时,常常会遗留少量肝组织,这部分肝组织可在供肝植入前修除。为了防止无损伤血管钳移动或松开,应采用粗线固定血管钳。

7. 切除病肝后,仔细检查肝床,此时必须对后腹膜创面彻底止血,因为供肝植入后此创面即被遮住,很难充分显露此创面。为了能在肝窝得到彻底止血,裸区应腹膜化,使用1-0或2-0的滑线缝线连续缝合是一种较好的止血手段。对于病肝难以切除的患者,可以在肝后组织没有完全游离之前将肝上和肝下下腔静脉钳夹,快速切除病肝,在这种情况下,可保留肝后下腔静脉的背侧,以免除腔静脉后组织的止血。

8. 在创面彻底止血后,修整肝上和肝下下腔静脉以备供肝植入。肝上下腔静脉修整包括:将左肝静脉、右肝静脉、中肝静脉内的膈膜切开以形成一个较大的肝上下腔静脉开口,同时彻底检查下腔静脉壁有无静脉开口和破损。

第四节　原位肝移植术

经典原位肝脏移植手术是普外科领域规模最大、技术难度最高的手术之一。随着围手术期血流动力学监测技术的进步,肝移植手术技术的娴熟,手术器械、缝线等的长足发展,原位肝移植术的围手术期并发症和死亡率已较20世纪60、70年代明显降低,目前肝脏移植在世界上许多移植中心已成为一种常规手术。

(一)病肝切除术
详见第三节受体肝切除术。

(二)供肝植入术
1. 肝上下腔静脉吻合　肝上下腔静脉因其位置较深、显露差,吻合技术上有一定的困难,常规均应先吻合。先用3-0滑线的双针缝线,缝合受体、供体下腔静脉的两个角,把移植肝放入原位后打结缝线,自左角开始作后壁一层连续外翻缝合至右侧角,然后另一根针线再自左角开始作前壁连续外翻缝合至右侧角,同后壁缝线打结。特别要注意:①在缝合肝上下腔静脉时,如果受体和供体的下腔静脉均保留过长,缝合后易发生下腔静脉折叠,引起下腔静脉高压,导致肝脏肿胀、淤血及后腹膜出血;②供体受体肝上下腔静脉不能有扭转,一定要对合良好,否则同样易引起下腔静脉血流不畅,引起下腔静脉高压;③吻合时距腔静脉切缘 2~3mm 进针作外翻缝合,使血管内膜对合良好;④缝线不应拉得过紧,以避免损伤内膜。在缝合完毕时,可保留 1~1.5cm 的"增宽因素"(growth factor),即:前、后壁缝线打结处同下腔静脉壁之间保留 1~1.5cm 的距离,使下腔静脉充盈后能得以充分扩张。

2. 肝下下腔静脉吻合 用 4-0 滑线缝合,吻合方法同肝上下腔静脉。但在吻合完毕前,需经门静脉灌注 4℃冰血浆或 4℃乳酸林格液 200~300ml,以清除移植物内的空气和存留的保存液,因后者含有高钾和酸性代谢产物,经过此措施可避免再灌注期间的空气栓塞或因高钾血症引起的心脏骤停,然后将肝下下腔静脉吻合线在血管充盈下打结。肝下下腔静脉吻合过程中同样要求注意:不要保留过长的肝下下腔静脉,以避免扭转。

3. 门静脉吻合 用无损伤血管钳钳夹门静脉,拔出门静脉插管,将供体门静脉修剪至适当的长度,一般要求保留有 1~1.5cm;修剪受体门静脉不能短于 1.0cm,因为如果需要再移植,受体必需有一定长度的门静脉,再以 5-0 滑线连续单层外翻缝合。但在缝合前壁最后二针前,用肝素生理盐水冲洗门静脉管腔。

遇有受体门静脉血栓形成、海绵窦样变、严重门静脉损伤或门静脉太短,则可使用替代血管(以供体的髂静脉较理想)吻合于受体脾静脉和肠系膜上静脉汇合处。但如果门静脉内的血栓形成超过了这一平面,可把替代血管通过胃后壁、胰腺前方、横结肠系膜根部吻合于肠系膜上静脉前壁。

门静脉吻合时的注意事项:①供受体门静脉的长度不宜过长,以免扭曲导致门静脉血栓形成。②供、受体的门静脉口径大小相差较大时,可将较小的门静脉作"鱼口状"整形。③缝合完毕时,也应保留门静脉直径 1/3 大小的"增宽因素"。

静脉吻合完成后,此时移植肝准备再灌注,如果吻合时间较短,亦可以待肝动脉吻合后一并开放。一般先移去肝上下腔静脉的无损伤血管钳,检查吻合口有无出血,随后依次移去门静脉、肝下下腔静脉的血管钳(图 75-4)。

4. 肝动脉重建 成功的肝动脉重建对移植肝的功能是极其关键的,其吻合方式有多种。

(1)游离出肝固有动脉,胃十二指肠动脉及肝总动脉,使用三者汇合处,修剪成一喇叭形的袖片,同供体的肝总动脉行端端吻合,吻合采用 7-0 滑线行连续缝合。开放动脉阻断钳后,肝动脉应有良好的搏动。这时可采用术中多普勒超声检查肝动脉、门静脉及下腔静脉血流是否通畅。

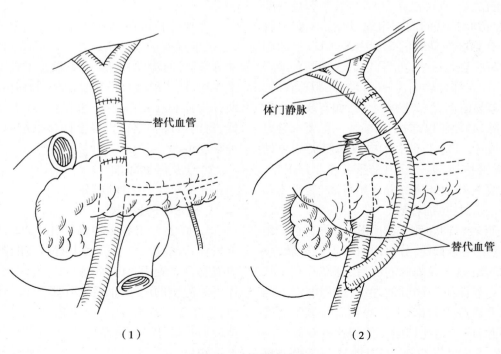

（1）　　　　　　　　　　　　（2）

图 75-4　门静脉吻合

（2）如果胃十二指肠动脉比较粗大，表明它能提供足够的血供和反映受体腹腔干动脉有狭窄，则可将供体腹腔干动脉在受体胃十二指肠动脉同肝固有动脉交汇处作端侧吻合。

（3）若供肝的肝动脉有解剖异常，则需行供肝动脉的修剪、整形，然后再同受体肝动脉吻合。

（4）当受体肝动脉有解剖异常、肝总动脉闭塞或其他原因（如动脉细小、动脉内膜瓣粥样斑块变）不适合于做吻合时，则可将供体腹腔干动脉直接吻合于受体腹腔干上方的腹主动脉，这种吻合方式在儿童肝脏移植中更常见。如果供体肝动脉不够长也可利用供体的髂动脉进行搭桥，然后再吻合于受体腹主动脉。

5. 胆管重建

（1）在胆管重建前，仔细检查手术野有无失血。当供体、受体胆总管直径正常时，通常行胆总管端端吻合，通常采用 6-0Prolene（或 PDS）后壁连续缝合，前壁间断缝合。

（2）如果遇到一端胆总管特别大（通常是受体的胆管），则应采用 Prolene（或 PDS）间断缝合或连续缝合部分，留下一残端能适合供体的胆管口径，然后再用 Prolene（或 PDS）后壁连续、前壁间断缝合。

（3）如受体的胆总管非常细小、硬化性胆管炎或胆管周围有丰富的侧支血管（如：门静脉血栓或布加综合征患者，这类患者往往有丰富的侧支静脉与胆管平行走行，端端吻合时可能导致过多的失血），建议行胆管空肠 Roux-en-Y 吻合为妥（图 75-5）。

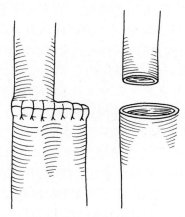

图 75-5　胆管重建

6. 彻底仔细检查，证实手术野无出血后，放置 2 根引流管。第 1 根引流管置于右肝后下腔静脉的右侧，第 2 根引流管置于右肝下、小网膜孔；然后逐层关腹，但如果供肝很大，关腹时有困难或估计关腹后易压迫肝脏导致供肝的压迫性损伤，则可于前腹壁

"开窗"，即：先将"人"字形切口的一段只缝合皮肤，一些时间后，再行二期缝合。

（郑树森　王伟林）

第五节　背驮式肝移植术

背驮式原位肝移植（PBLT）也称保留肝后下腔静脉（RHIVC）的原位肝移植，即为切除受者病肝时保留其肝后下腔静脉及第二肝门处的肝左、中、右静脉，在移植术中将供肝肝上下腔静脉与受者成形的肝静脉以一定的方式吻合的原位肝移植，因其植入后的供肝似被受者的下腔静脉背驮着，故名背驮式肝移植。其中供肝肝上下腔静脉与受者共干的肝静脉端端吻合的术式为经典式背驮式肝移植。此外，为克服经典式背驮式肝移植术的一些技术弊端，在此基础上发展了一些新术式，为了区别经典背驮式肝移植，称这些改良的新术式为改良式背驮式肝移植（APBLT）。

由于背驮式肝移植保留了肝后下腔静脉，术中无需完全阻断下腔静脉回流，因此在切除病肝后的无肝期中，可不必行下腔静脉至腋静脉的转流，能减轻胃肠道淤血，无肾血流和下肢脉回流受阻，因而对血流动力学的影响较小，并且因不需行转流术而缩短了手术时间，消除了因转流术而引起的多种并发症的发生。

背驮式肝移植最初仅限用于全肝移植，但在发展过程中，已与其他术式如减体积性肝移植、活体肝移植、劈离式肝移植、多器官联合移植混合使用。因此，背驮式肝移植又分为背驮式全肝移植和背驮式部分肝移植；而活体部分肝移植、劈离式肝移植则均在背驮式肝移植技术基础上发展而来。

我们从 1995 年开始了背驮式肝移植的系列研究，并于 1995 年 9 月 26 日顺利完成了第一例背驮式肝移植。

之后在对肝静脉应用研究的基础上发现：①多数左、中肝静脉共干；②右、中肝静脉共干次之；③三支肝静脉共干更少；④尚存在三支肝脉分别汇入肝后下腔静脉的解剖状况，且三支肝静汇入 IVC 又存在两种情况，分别为同水平面（同轴面）和非水平面（非同轴面）；⑤极少数病人无恒定的肝静脉，各肝段数支肝短静脉汇入 IVC。在上述五种肝静脉汇入 IVC 的形态学研究中，作者发现：在①~③解剖状况下可常规行经典式背驮式肝移植，即应用肝静脉成形，将供者肝肝上 IVC 与之吻合（端-端吻合）；在第④种解剖状况下同轴面者可行 SPBLT，非同轴面者则不能行 SPBLT，仅能行供、受者之间 IVC 与 IVC 的端-侧吻合或侧-侧吻合，笔者称其为改良式背驮式肝移植，即应用 IVC 与 IVC 进行吻合建立植肝回流通道；在第⑤种罕见的肝静脉解剖状况下只能行 APBLT。除此以外，对分离肝静脉失败者，或肝静脉被肿瘤侵犯及肝静脉本身病变（如 Budd-Chiari 综合征）者，均只能行改良式背驮式肝移植或行原位全肝移植。

一、适应证和禁忌证

目前认为，对每一例施行原位肝移植的终末期良性肝病，均可尝试背驮式肝移植术式，如肝炎后肝硬化、胆汁淤滞性肝硬化、酒精性肝硬化、各种其他肝病以及暴发性肝功能衰竭。在成人，适应证主要为坏死后肝硬化、原发性胆汁性肝硬化、酒精性肝硬化、硬化性胆管炎等；在儿童，适应证主要为先天性胆道闭锁以及先天性代谢性疾病。但由于背驮式肝移植对病肝切除的技术要求较高，因此，当出现如下情况时应考虑放弃背驮式而采用经典式肝移植：病肝与腔静脉之间存在严重的炎性粘连；代偿性肥大的尾状叶紧密包绕下腔静脉；受体肝脏大而硬，难以翻转，肝后下腔静脉不能得到充分的暴露；受体肝静脉成形后，其口径仍然太小，与供体的腔静脉难以匹配吻合。对于肝细胞肝癌已经累及肝后、肝上下腔静脉者，无法实施背驮式肝移植，且经典式原位肝移植远期效果也较差。

目前背驮式肝移植几乎可用于所有终末期肝病的肝移植，仅当病肝切除时受体肝静脉和肝后下腔静脉分离失败者，可改行经典原位肝移植术式。

二、优缺点

背驮式肝移植有很多优点，主要表现在：①病肝的切除无需分离下腔静脉后方组织，术中出血较少，同时也可以避免在切除下腔静脉的过程中损伤右肾上腺；②由于术中没有完全阻断下腔静脉，因此不必行静脉-静脉转流，缩短了手术时间；③不完全阻断下腔静脉，减轻了下肢和双肾的淤血，因此极大地减少了术后肾功能衰竭等相关并发症的发生；④因术中没有完全阻断下腔静脉，在无肝期开始时循环血容量无明显的改变，回心血量变化不大，因此，血流动力学稳定，对内环境的干扰小；⑤术中供肝肝下下腔静脉无需吻合，只要缝扎或双重结扎即可，因此降低了手术复杂程度，减少了手术时间。

背驮式肝移植的缺点是：①切肝过程相对复杂，需要较高的肝脏外科手术技巧和经验。在分离第二肝门和第三肝门时手术操作较为困难，易撕裂肝静脉和肝短静脉或损伤下腔静脉而致出血或空气栓塞；②由于静脉流出道的重建是通过受体成形的肝静脉与供肝肝下下腔静脉行端-端吻合，而供肝肝上下腔静脉的长度残留过长、重建流出道静脉的口径不匹配等，均会造成吻合口狭窄、扭转等问题，从而造成移植肝静脉回流障碍。而受体肝静脉缺失、三支肝静脉不在同一水平面、肝静脉分离失败或肿瘤侵犯肝静脉等因素限制了背驮式肝移植术式的应用。供肝肝下下腔静脉缝扎后形成的"盲袋"由于血流动力学的变化而易形成血栓，目前通过多种改良的背驮式肝移植术式已经在很大程度上克服了这些技术上的缺点。

三、手术步骤及操作要点

1. 经典式背驮式肝移植

（1）供肝切取：供肝切取技术基本上与经典术式相同，采用国际上已规范化、标准化的多脏器联合原位重力快速灌注切取技术。快速腹部大"十"字切口（直切口自剑突下至耻骨联合，横切口在脐水平达左、右两侧腋前线）入腹，充分显露腹部各脏器。确定需切取的脏器无病变后开始灌注切取。

切取的原则是：一个良好的供肝应保证肝动脉、门静脉、胆总管的解剖清晰及有长度合适的肝上、肝下下腔静脉，并保留一定长度的肝周韧带。通常肝上下腔静脉在近右心房处切断，肝下下腔静脉在肾静脉以下切断，门静脉主干连同肠系膜上静脉切断，肝动脉宜切取到腹腔动脉和腹主动脉。为防止术中血管重建时需搭桥，通常切取髂血管以备用。供肝的修整与经典术式相同，第一肝门处不做过多分离，拟行复合胆道成形术者不做胆囊切除。

（2）手术切口及体位：体位为仰卧位，必要时可将患者背部垫高，大多采用双侧肋缘下"人"字形切口，或双肋缘下联合弧型"∩"切口，切口缘距肋缘约一横指，切口尖端位于正中线剑突处，右侧肋缘下切口直达腋中线，以便于暴露下腔静脉，左侧肋缘下切口达腋前线，必要时可附加尖端至剑突的切口，这有利于暴露肝上下腔静脉，逐层切开腹壁入腹。由于患者大多数有凝血功能障碍，因此切开腹壁的每一层均应确切止血，进腹后探查肝的病变和邻近脏器，确定无手术禁忌证后，则可以进一步游离肝脏。

（3）病肝的切除：病肝的切除是整个手术的难点和重点，尤其是伴有门静脉高压所致的广泛粘连和丰富的侧支循环时,技术难度更高。

1) 分离肝周韧带:结扎切断肝圆韧带,分离镰状韧带直至肝上下腔静脉。切断左侧三角韧带,显露肝胃韧带后结扎切断。分离右三角韧带,将右肝叶牵向内侧,逐步用电刀分离直达下腔静脉,当肝周韧带均被离断,整个病肝就基本被游离出来。

2) 游离第一肝门:首先游离胆总管,暴露十二指肠上缘的肝十二指肠韧带,自胆囊管汇入胆总管平面横行剖开该韧带,然后在距胆总管约0.5cm的地方切断胆囊管,残端结扎并缝扎一次,如需经胆囊管引流者可不必缝扎,于胆总管紧贴肝门处游离出左、右肝管分别结扎切断,此过程中注意保留十二指肠上段胆总管的血运。

3) 解剖肝动脉:找到肝固有动脉、肝总动脉以及胃十二指肠动脉的汇合点,无肝期前靠近肝门在左、右肝动脉发出前结扎离断。肝固有动脉常紧贴胆总管左侧缘,胃十二指肠动脉有时位于胆总管十二指肠上段的浅面,均需仔细辨认。如肝动脉无变异,通常向近肝端分离出左右肝动脉分叉处,远肝端分离出胃十二指肠动脉、胰十二指肠动脉、游离出肝总动脉至腹腔干,选择适宜于与供肝动脉口径相匹配的动脉备吻合。分离的肝动脉干可先自左、右分叉近肝端切断或以牵引带牵引。

4) 显露门静脉:门静脉在胆总管切断残端回缩后即可显露出来,以手指作钝性分离,手指从门静脉后壁深面通过,即可游离出其整个周径,穿一根导尿管作标记。紧贴肝门游离出门静脉左、右分支,在无肝期前分别切断、结扎。

5) 游离第三肝门:第三肝门的解剖是手术中最难的一点,将病肝采用左、右翻转法,首先自右肾静脉平面上显露右肾上腺静脉,予以结扎、切断。然后助手将肝向上、向左翻起,术者按照从右向左、自下而上的顺序逐一以文氏血管钳或直角钳将各肝段汇入肝后下腔静脉的肝短静脉支一一结扎、切断,肝后下腔静脉的肝短静脉断端应以"4-0"或"5-0"的血管缝线一一缝扎,直到暴露肝右静脉。一般情况下,汇入肝后下腔静脉的肝短静脉分支平均达13~18支,最多达24~33支,直径从0.01~0.6cm不等,术中应耐心、细致地一一分离,不得漏扎,特别是尾状叶汇入IVC的细小分支分离困难,在当尾状叶包绕肝后IVC的情况下,分离时更应谨慎,防止分离过程大出血,如分离特别困难,可阻断第一肝门或切断第一肝门后再行分离。

6) 第二肝门的处理:成人肝静脉约70%为肝左、中静脉共干,20%为肝右、中静脉共干,而3支肝静脉分别汇入下腔静脉或各肝段静脉直接汇入下腔静脉者仅占7%~10%。解剖时采用沿肝上下腔静脉纵轴方向的"蚕食法",逐一去掉三支肝静脉周围的肝组织,三支肝静脉至少显露出2~3cm,将单独开口的一支肝静脉阻断后缝闭,共干的二支肝静脉充分暴露后,紧贴下腔静脉以无损伤血管钳阻断其共同开口后于二支肝静脉出肝处切断。

7) 完整切除病肝:当供肝修整毕,分别先后阻断第一肝门,于肝动脉分支、左右肝管分支、门静脉左、右分支的近肝端分别结扎切断上述管道(近肝切除)。肝动脉阻断钳应紧贴腹腔动脉干根部上钳,胆总管可不阻断,门静脉钳应紧贴胰腺缘上钳,阻断钳应上安全扣或以7号线缠绕钳环结扎固定;然后自肝后间隙置入下腔静脉阻断钳,阻断钳应置放在三支肝静脉的根部,或部分钳夹肝后下腔静脉,在已行静脉转流的情况下可全部阻断肝后下腔静脉,下腔静脉阻断钳应妥善固定。阻断下腔静脉后,迅速沿三支肝静脉纵轴剪开纤维鞘内的肝静脉干,以剥离器或组织剪沿肝静脉纵轴方向细心去除包裹肝静脉的结缔组织,向下向肝实质剖出三支肝静脉至少2~3cm长,至此移出病肝。

8) 肝静脉成形:根据肝静脉类型不同可采用左中共干支成形、右中支成形或三支共干(不需成形)、三支合并成形,成形的肝静脉口径与供肝的肝上下腔静脉相匹配即可。完成肝静脉成形后,迅速检查切除的创面及下腔静脉创面有无活动性出血,一一结扎或缝扎。然后开始供肝植入术。

(4) 供肝植入:首先检查修整的供肝是否符合技术要求,检查受体肝静脉成形后的口径与供肝肝上下腔静脉的口径是否匹配,检查阻断血管的无损伤血管钳是否牢靠,然后将供肝置于适当的位置,调整拟吻合的肝静脉和供肝肝上下腔静脉的角度,以防止吻合后血管扭曲。待吻合的肝静脉和肝上下腔静脉残端不宜太长,否则易造成吻合扭曲和压迫,从而导致静脉流出道受阻,采用4-0Prolene线作端-端吻合,前后壁各一层。先作后壁单纯连续缝合约8~12针,从左向右,缝闭与右侧缘的牵引线打结于壁外,同法缝合前壁,吻合完毕后,可用经门静脉的低温灌洗检查有无漏水,若有则给予相应的补针,成形的肝静脉一般与共干的肝静脉相吻合,其中主要是左、中肝静脉(图75-6),右、中肝静脉(图75-7)和三支肝静脉(图75-8)。

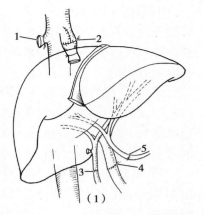
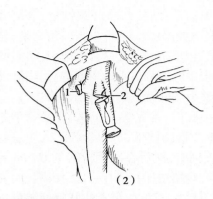

（1）　　　　　　　　　　　　　　　（2）

图 75-6　左、中肝静脉吻合

（1）1. 肝右静脉结扎，2. 左、中肝静脉合干，与供肝肝上 IVC 端端吻合，3. 供、受体总胆管端端吻合，4. 门静脉（供、受）端端吻合，5. 肝动脉（供、受）端端吻合；（2）1. 肝右静脉结扎，2. 左、中肝静脉合干成型，与供肝肝上 IVC 端端吻合

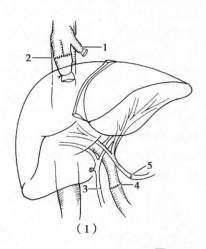
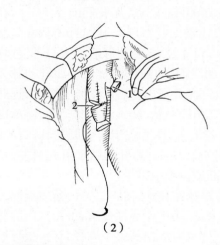

（1）　　　　　　　　　　　　　　　（2）

图 75-7　右、中肝静脉吻合

（1）1. 肝左静脉结扎，2. 肝右、中合干成型与供肝肝上 IVC 端端吻合，3. 供、受总胆管端端吻合，4. 供、受门静脉端端吻合，5. 供、受肝动脉端端吻合；（2）1. 肝左静脉结扎，2. 肝右、中静脉成型与供肝肝上 IVC 端端吻合

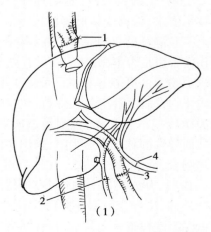
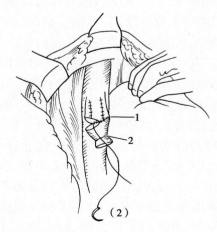

（1）　　　　　　　　　　　　　　　（2）

图 75-8　三支肝静脉吻合

（1）1. 三支肝静脉成型，与供肝肝上 IVC 端端吻合，2. 供、受总胆管端端吻合，3. 供、受门静脉端端吻合，4. 供、受肝动脉端端吻合；（2）1. 受体三支肝静脉成型，与供肝肝上 IVC 端端吻合，2. 供肝肝后 IVC 远心端在开放门静脉血流后，放出 300~500ml 血液，然后结扎或缝扎

接着吻合门静脉,剪去过长的供肝门静脉残端,只保留 1~1.5cm 长,与受体门静脉对准,不可扭曲,以 5-0Prolene 线作单层端端连续缝合,先缝合后壁,再缝合前壁,在缝合前壁最后 2 针前以肝素盐水冲洗管腔,吻合完毕,先开放受体端的萨氏钳,如无漏血,移去供肝侧的萨氏钳,植入肝即逐渐充血,此时,密切观察供肝肝下下腔静脉残端,待其冲出约 50~100ml 含高钾的残留灌洗液和缺血期间形成的无氧代谢产物的血液后,将其钳夹缝闭,随后开放肝静脉流出道,此时患者无肝期结束。

然后吻合肝动脉,对供肝动脉和受体的肝总动脉进行修整,以使其有匹配的吻合口径,并将动脉管周外膜剥离,如血管口径不匹配,则可选用供肝所带的腹腔动脉片进行吻合。

胆道重建的方式主要有二种:胆总管与胆总管的端-端吻合和供肝胆总管与受体空肠的 Roux-en-Y 吻合。胆总管与胆总管的端端吻合采用 4-0Prolene 线作间断缝合,然后于患者胆总管前壁作一小切口放置一 T 形管引流,若胆总管与胆总管的端-端吻合受限时,可施行供肝胆总管与受体空肠的 Roux-en-Y 吻合,引流导管自空肠段引出。

【改良式背驮式肝移植】

尽管经典式背驮式肝移植作为一种成熟的术式已在临床广泛应用,但在其使用过程中发现,经典式背驮式肝移植在流出道重建上存在一定的技术缺点,这些技术缺陷容易导致一些并发症的发生,如肝静脉回流不同程度受阻的发生(急、慢性 Budd-Chiari 综合征、肝淤血、肿胀、肝功能延迟恢复等)。

为了充分发挥背驮式术式的优点,就有必要对其技术进行改良。目前在静脉流出道重建方式的改良中已经发展了多种术式,这些术式的应用,拓宽了经典式背驮式肝移植的适应证。

1. 快速、逆行全肝切除术 对于一些肝脏恶性肿瘤的患者,尤其是合并有门静脉、下腔静脉癌栓,加之肿瘤巨大切除困难,易发生术中手术挤压或搬动导致癌栓脱落而致肺动脉栓塞,可采用快速、逆行全肝切除术。

采用经 9~10 肋间断肋弓径路入腹,首先分离第二肝门,显露肝上下腔静脉后,先置一橡皮管或下腔静脉阻断钳,然后迅速离断肝周,最后离断第一肝门,再沿纵轴于肝后下腔静脉上阻断钳,部分阻断下腔静脉,自上而下将病肝自肝后下腔静脉上剥离,移除病肝,切开肝后下腔静脉,冲洗或取出下腔静脉内的癌栓,该方法有效防止了术中癌肿转移和癌栓脱

落,切肝过程一般在 40 分钟左右可以完成。

2. 供肝的植入 植肝技术除静脉回流通道的重建和胆道重建与经典式术式有所不同外,肝动脉、门静脉的重建方式与经典式基本相同,目前较常应用的改良术式主要有以下几种:

(1) 供肝肝上下腔静脉与受者肝后下腔静脉端侧吻合(图 75-9):

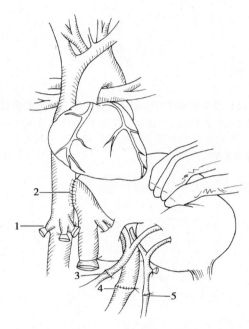

图 75-9 改良背驮式肝移植
1. 三支肝静脉结扎或缝扎,2. 供、受肝上 IVC 端侧吻合,3. 供、受总胆管端端吻合,4. 供、受门静脉端端吻合,5. 供、受肝动脉端端吻合

(2) 供肝肝后下腔静脉与受者肝后下腔静脉侧侧吻合(图 75-10,图 75-11):

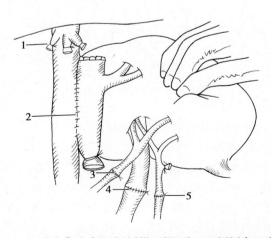

图 75-10 改良背驮式肝移植(供、受肝后 IVC 侧侧半口吻合)
1. 三支肝静脉结扎,2. 供、受肝后 IVC 半口吻合(3~5cm),3. 供、受总胆管端端吻合,4. 供、受门静脉端端吻合,5. 供、受肝动脉端端吻合

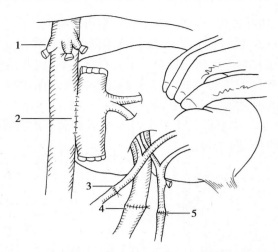

图 75-11　改良背驮式肝移植（供、受肝后 IVC 侧侧全口吻合）
1. 三支肝静脉结扎，2. 供、受肝后 IVC 全口吻合（5~7cm），3. 供、受胆总管端端吻合，4. 供、受门静脉端端吻合，5. 供、受肝动脉端端吻合

（3）桥式背驮式肝移植（图 75-12）

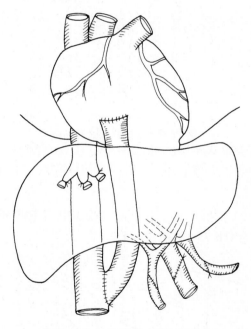

图 75-12　桥式背驮式肝移植

（4）悬吊式背驮式肝移植（图 75-13）

（5）串簇肝、肾联合移植（图 75-14）

（6）辅助肝、肠联合移植（图 75-15）：该术式的优点有①吻合的主要血管仅二根，且均为大血管，降低了手术的难度；②这种器官簇移植符合生理状况，移植肝可以及直接获得肠源性营养因子；③移植肝对移植小肠有免疫保护作用，可减轻小肠移植后的免疫排斥反应。

（7）辅助肝、肾联合移植

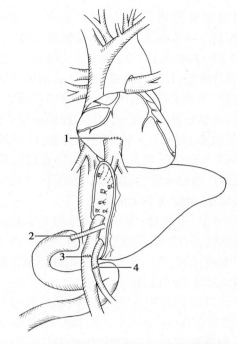

图 75-13　悬吊式背驮式肝移植（原位辅助肝移植）
1. 劈离的左半肝肝上 IVC 与右心房吻合，2. 胆总管与空肠吻合，3. 供、受门静脉左支端端吻合，4. 供、受肝左动脉端端吻合

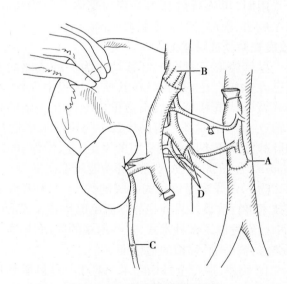

图 75-14　串簇肝肾联合移植
A. 供肝的腹主动脉近心端缝闭，远心端与受者的腹主动脉或髂总动脉行端侧吻合，B. 供肝上下腔静脉与受体的肝后下腔静脉行端端吻合，C. 肾脏输尿管与膀胱顶壁吻合或与受体输尿管端侧吻合，D 供受体门静脉、胆总管分别行端端吻合

（8）腔门静脉半转位式背驮式肝移植（图 75-16，图 75-17）：通过这些门静脉重建方式，门静脉系广泛血栓形成和门静脉海绵样变不再是肝移植的绝对禁忌证，腔门静脉半转位技术是这些背景下肝移植的一种补救技术，这项技术对肝移植而言是有效和可

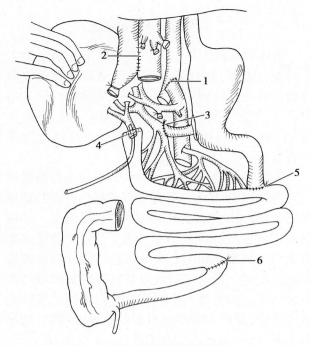

图 75-15 辅助肝肠联合移植
1. 供体腹主动脉与受体腹主动脉端侧吻合, 2. 供、受体 IVC 侧侧吻合, 3. 供、受体门静脉端侧吻合, 4. 胆总管空肠端端 (或端侧) 吻合, 5. 受、供空肠端侧吻合, 6. 供、受空肠、回肠端端吻合

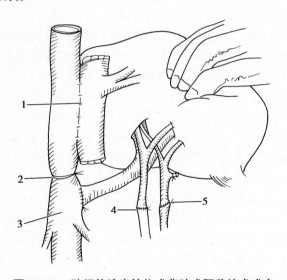

图 75-16 腔门静脉半转位式背驮式肝移植术式 I
1. 供受 IVC 侧侧吻合, 2. 受体 IVC 缩窄, 3. 门静脉、腔静脉端侧吻合, 4. 胆总管 (供、受) 端端吻合, 5. 肝动脉 (供、受) 端端吻合

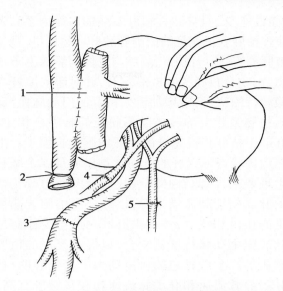

图 75-17 腔门静脉半转位式背驮式肝移植术式 II
1. 供、受 IVC 侧侧吻合, 2. 受体 IVC 离断, 3. 受体 IVC 与供体门静脉端端吻合, 4. 胆总管 (供、受) 端端吻合, 5. 肝动脉 (供、受) 端端吻合

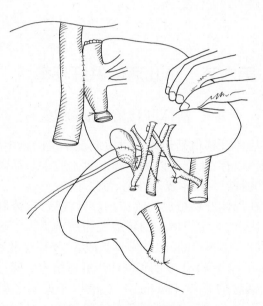

图 75-18 胆道复合成形术

靠的, 实验和临床研究均已表明, 腔 - 门静脉半转位可以维持正常的肝功能和肝组织正常的形态结构, 并且可以缓解门静脉高压所导致的食管静脉曲张破裂出血和腹水。

(9) 胆道复合成形术 (图 75-18)

改良式背驮式肝移植术从技术上消除了传统方式存在的一些问题, 极大地拓展了背驮式肝移植的手术适应证, 减少了术后一些技术相关并发症的发生, 简化了手术操作, 背驮式肝移植与减体积性肝移植、活体肝移植、劈离式肝移植以及多器官联合移植等混合使用, 技术上与背驮式全肝移植没有本质的差别。

但对于辅助性肝移植而言, 由于移植肝与原肝存在 "功能性的竞争", 因此, 肝动脉和门静脉的重建一直是目前研究的热点。主要原因是诸多研究认为, 供肝与原肝间对血流量 (主要是门静脉流量) 的

"功能性竞争"是导致移植肝萎缩的关键因素。为了使移植肝获得充足的门静脉和肝动脉血供,避免移植肝萎缩,施行供肝门静脉与受体门静脉主干端侧吻合,吻合口径为 0.8cm 左右,并对流入原肝的门静脉行缩窄术,以增加流入植肝的门静脉血流,与既往肠系膜上静脉或肠系膜下静脉吻合相比,更有助于植肝获得充分的促肝细胞生长因子。由于在病理状态下原肝的肝动脉难以满足二个肝脏的生理要求,因此有必要寻找流量及压力较正常肝动脉高的动脉血供来源,以保证肝细胞能获得充足的血供和氧供,故将供肝肝动脉与受体髂总动脉或腹主动脉行端侧吻合,以保证充足的植肝动脉血供。术后彩超的血流动力学参数表明,移植肝门静脉流速和肝动脉流速均较正常肝脏高,而术后肝功能的恢复也较满意。因此,对门静脉和肝动脉吻合进行一定控制,可保证辅助肝充足的门静脉和肝动脉血液供应,解决供肝与病肝间对血流量的功能性竞争。

(叶启发)

第六节　小儿活体供肝移植术

一、活体肝移植发展简史

活体肝移植是尸体肝供应严重不足的衍生物,它的得以存在,全是因为尸体肝供不应求。活体肝移植的特点是技术复杂性高、伦理争议性大。

在尸体肝移植成为临床治疗常规后,尸体肝便供不应求,儿童尸体肝的短缺尤为严重。为了解决移植肝大小不符的问题(供体是成人,受体是儿童),Bismuth 于 1984 年发明了减体积肝移植术。通过对这一概念的延伸,Pichlmayr 在 1988 年发明了劈离式肝移植术,能一次为两名受体移植并同时解决移植肝大小不符的问题。

从减体积和劈离式尸体肝移植中的原位肝切除术所获得的经验,为活体肝移植奠定了基础。早在 1969 年,Smith 就提出了以活体供肝以作移植的设想。对活体供肝者进行肝切除,需要极为精巧的技术。Raia 是首位施行活体肝移植手术的医生,而 Strong 则于 1989 年 7 月成功进行了这一手术。1989 年,由 Broelsch 领导的芝加哥小组开展了第一个成人对儿童活体肝移植项目。尸体肝短缺的问题在亚洲尤为严重。因此,活体肝移植在亚洲迅速发展。

二、供体评估及筛选

供体的术前准备　供肝的首要条件是完全出于自愿。此外,供肝者绝对不得借着供肝而收取任何利益。供体的术前准备是为了确保供肝者捐出器官后身体和心理的长期健康。只有年龄介于 18~60 岁而且健康良好的人士才可以成为供肝者。

步骤一:由于移植界一致认同供体必需是健康的人,所以供肝手术前必须获取意向供肝者的详细病史,以确保供体没有任何影响供肝的病患。如果意向供肝者的身体质量指数高于 25,就必须注意有脂肪肝和肥伴相关病患的可能。供肝前必须核实血型配对。任何乙型或丙型肝炎病毒携带者都不可供肝。如果植入了的肝脏有阳性的乙型肝炎核心抗体,受肝者需要终身服用抗病毒药物(如拉米夫定)。

步骤二(甲):临床心理学家会对意向供肝者进行心理和精神评估,以证实其对活体肝移植和供肝手术的认识,包括供体和受体的并发症率和死亡率,以及受体接受肝脏移植的迫切性。临床心理学家还会评估意向供肝者应付术后身心变化的能力。

步骤二(乙):这一阶段的术前准备包括胸部 X 射线和心电图检查。如果这两个检查的结果都正常,再进行肝脏计算机断层扫描,以掌握意向供肝者的门静脉和肝静脉的结构,以及作肝动脉的三维重建。扫描中的静脉期横切会用来计划肝静脉解剖路径,肝中静脉会用作左右肝的分界线。以 Heymsfield 法来量度移植肝的体积,再以平扫所得的肝实质扫描值来检测肝脏脂肪变化。成人对儿童活体肝移植一般采用左肝,成人对成人的则一般采用右肝,除非供体的体重比受体的重很多。移植肝的体积与受体的估计标准肝体积的比例不得低于 35%,否则受体的死亡率会提高。利用三维重建技术,显示左、右及第Ⅳ段肝动脉。

步骤三:入侵性检查,例如肝脏活组织切片或肝脏血管造影,会在有需要时进行。检查结果用来确定意向供肝者是否适合供肝。组织病理学上达到 20% 的脂肪变化是可以接受的。但实践中,很少需要进行肝脏血管造影。

步骤四:意向供肝者及其一名家属须签名同意意向供肝者接受供肝手术。同意书上具列供肝者和受肝者的并发症率和死亡率。

供体术前准备的具体流程如下:

步骤一

1. 查核病史：糖尿病、高血压、缺血性心脏病、肿瘤、消化性溃疡、精神疾病、滥药、酗酒、过敏。

2. 如是育龄妇女，查核避孕药服用史（如性生活活跃，需要验孕）。

3. 身体检查：体重、身高、血压、心肺和腹部的检查。

4. 尿液检验。

5. 血液检验：血型、全血图、国际标准化比值、凝血酶原时间。

6. 生化检测：肝脏和肾脏的生化检测、淀粉酶、葡萄糖和脂质测试。

7. 血清检验：乙型肝炎表面抗原、乙型肝炎表面抗体、乙型肝炎核心抗体、丙型肝炎抗体、人类免疫缺陷病毒 1 型和 2 型抗体、巨细胞病毒、水痘带状疱疹病毒

步骤二　临床心理评估

步骤三

1. 胸部 X 射线和心电图检查

2. 肝脏计算机断层扫描

3. 肝脏体积容量分析（右叶、左叶和肝尾叶；如受体是儿童，需要检查意向供肝者的左侧叶）

4. 计算肝静脉和门静脉的最大流量

5. 肝动脉的三维重建

步骤四

1. 肝脏活检（如有需要）

2. 肝脏血管造影（在摄影图像不理想时进行）

步骤五　意向供肝者及其一名家属签署供肝同意书

三、供体手术方法和技巧

1. 手术显露　以 Bookwalter 牵开器的两个弧形刀锋将右肋廓横向拉开，同时向前拉以张开肋缘的隙缝。切除剑突，使容易接近肝上下腔静脉及肝静脉源头。分离镰状韧带，结扎及切断圆韧带。仔细剖腹检验，并进行术中超声检查，找出肝中静脉和肝左静脉与下腔静脉的连接点。术前从计算机断层扫描中获知的第 4 和第 8 段肝静脉与肝中静脉的关系，利用术中超声再次确定，这亦有助了解肝动脉、门静脉及肝静脉的血流特征，在手术过程中作为参考。

2. 胆道处理　解剖胆囊肝三角，离动胆囊管和胆囊动脉。用 Argyle 导管（3.5 Fr）进行胆囊管插管后，切除胆囊。作最低限度的左肝门分离，仅足以确

定左肝管的位置即可。用一支大金属夹在拟定的左胆管切线处作记号。利用术中实时胆管造影透视技术勾勒胆道轮廓。将透视镜的 C 臂水平摇向右方，视差技术能确定右前和右后肝段胆管的前后位置（图 75-19）。

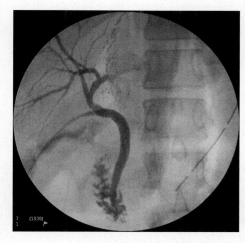

图 75-19　胆道造影以了解胆道情况

3. 供体左肝切除术　对于身体质量指数低的供体，上腹正中切口已能提供足够的空间以施行手术。尽量减少左肝管的肝外路径解剖。用一支大金属夹作记号，计划切肝线，在透视技术指引下进行胆道造影以确定切肝线。须特别注意右后段肝管是否插入左肝管，如是，左肝管只可以从右后段肝管的左方切断。源自左肝动脉的肝中动脉最好予以保留。用血管夹短暂阻断肝左动脉及门静脉的血流以显露肝分界。用超声刀在肝中静脉右方横断肝脏。在横断肝脏的最后阶段，即使第 8 段肝静脉在左边稍低的部位进入肝中静脉，都必须予以保留，因为它为剩余右肝的右前段提供静脉回流。若不保留第 8 段肝静脉，会出现静脉损伤、出血。切除左外侧肝段时，横断线须位于左肝门蒂的右侧。

4. 离断主要血管和横断肝实质：继续解剖肝门以离动左肝动脉和左门静脉。保留左肝动脉与左肝管之间的空隙以保障左肝管的血供。为了取得左门静脉的最长度，所有左尾状叶的分支都得结扎，然后切断（图 75-20）。

在结扎线间切断位于下腔静脉中线左边的肝短静脉。用血管钳短暂阻断左叶入肝血流以标记切肝线（肝分界）。肝底表面的切线应该恰恰在胆囊窝的左方，并与早前作了记号的左肝管切线相连（图 75-21）。切除左肝之前，先要把它充分离动；要充分离动左肝，必须首先分离静脉韧带（图 75-22）。

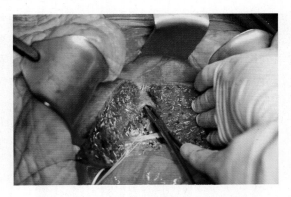

图 75-20 第一肝门结构的解剖

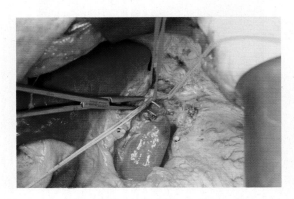

图 75-21 肝短静脉的处理

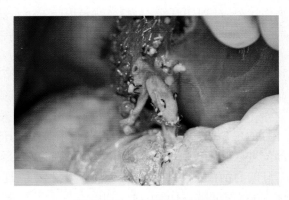

图 75-22 肝右静脉的处理

跟切除肿瘤的肝切除术相反,在切肝过程中不要连续阻断入肝血流。研究证明,低的中心静脉压有效减少失血。要使中心静脉压达到低水平,需要与麻醉师有良好的默契。部分移植中心采用 Pringle 法,即钳夹或结扎肝十二指肠韧带以阻断入肝血流,再间歇灌注肝脏,每次灌注 5 分钟。有报道显示,Pringle 法能减低供体失血量,但减低量并不显著。相信这是因为出血来自肝静脉分支,阻断入肝血流不能阻止出血。再者,出血是在 5 分钟灌注期间发生。不过,Pringle 法的一个好处是利用长时间冷缺血为移植肝作缺血性预处理,令细胞凋亡信号下调。

然而有研究发现,尸体肝植入受体后的早期功能较差,与长时间冷缺血的缺血性预处理有关。至于活体肝移植,冷缺血引起的问题应该不存在,因为取肝和植肝的时间能够配合。

移动肝脏并分离肝后的粘连之后,在肝脏两边边缘作全层缝合,这样有助于利用止血器的重量开放横断面。在左肝后以剖腹用之纱布垫起肝脏,使横断面较为垂直,却不致垂直太多而使肝脏在横断时回缩。横断肝实质时,首先以电灼在第 5 及 4a 段切割肝实质 1~2cm,余下的部分用 CUSA(cavitron ultrasonic surgical aspirator)超声手术刀进行横断。一边横断,一边以生理盐水(每分钟 4~6ml)冲洗肝脏切面。肝中静脉在肝上表面以下三分之二的深处,超声刀能暴露肝中静脉的右边。振动频率为 23 千赫的超声刀,使用波幅应为 60%。如果把超声刀调较至较低的波幅,操刀者会倾向将刀直接触及肝实质,因而伤害到细小脆弱的血管。吸引器调较至中等强度,恰恰足以提供清晰术野。超声刀内置的电灼能透热穿越直径小于 1mm 的血管。如第 8 段肝静脉插进肝中静脉,必须停止切肝,保存第 8 段肝静脉以引流肝段。用超声刀在肝门轻轻将包含左肝管的左肝门蒂解剖,但切勿解剖过度而令左肝管丧失血供。依据早已确定的切线,用剪刀将左肝管切断,断端用 6-0 PDS 线连续缝合。肝中静脉背侧的肝实质主要以锐性解剖法分离。如有需要,横断左尾状叶,直至暴露下腔静脉。

5. 获取移植肝 首先钳夹左肝动脉近端,用剪刀切断左肝动脉,然后在夹在左门静脉主干路径的两个血管夹之间切断左门静脉。在用剪刀切断肝中静脉、肝左静脉和下肝左静脉(如有)之前,先用血管吻合器(美国 Tyco Healthcare 提供,商标:TA 30)阻断血流。为避免使门静脉狭窄,用 6-0 Prolene 线反复连续横缝左门静脉断端。以术中胆道造影和亚甲蓝滴注来检测胆漏和余肝左肝管的通畅度。以生理盐水冲洗胆管内的亚甲蓝。用 2-0 Vicryl 线结扎胆囊管和用非吸收性缝线修复镰状韧带,让剩余右肝留在原来的位置。以术中超声再次检查血流。让结肠肝曲和相关部分的大网膜上升至左膈下间隙,避免小肠粘附在剩余右肝的横断面上。关腹,不置引流。

6. 移植肝的后台处理(灌注和修剪) 为了缩短冷缺血时间,待受体差不多准备好接受移植才取出移植肝。取出移植肝后,随即以其体积三倍的 HTK 液冲洗,然后放入后台碎冰盆中。把灌注管置入移植肝的门静脉,并用手指捏住固定,不需结扎。接着,以重力把 100 滴 HTK 液通过血管导管(21Fr)滴入肝动脉以作冲洗。动脉内膜损伤可导致不可逆转的移植肝失功,所以必须加倍小心。为了减低肝管在移植肝保存过程中的损伤,肝管同样以 HTK 液冲洗。量度移植肝的重量,然后把它放入一个盛有 HTK 液的盆中。如有需要,进行肝静脉的静脉成形术。

7. 供体的术后监察与护理 切除部分肝脏,不论是左肝抑或是右肝,对任何人来说都是一项大手术,因此医护人员必须给予供肝者无微不至的术后护理。手术后,供肝者会入住监护病房,接受严密的血流动力和肺功能监察。术后早期的身体活动和胸部物理治疗能够减低深静脉血栓形成和肺部感染的机会。供肝者需要连续 6 周服用质子泵抑制剂,以预防消化性溃疡。

四、受体手术方法和技巧

受体手术常遇三大困难,一是受体的血管因过往的手术而粘连,另外是受体有自发性细菌性腹膜炎,又或是有严重的门脉高压。

1. 受体肝切除术 在上腹正中垂直和双肋缘下横向切开腹部,便有足够的空间施行手术。肋下切口要尽量宽阔,但要小心避免肋下血管受损。切口从左直肌的外侧缘开始,至右前腋窝线止,使足以到达下腔静脉。位于上腹正中的剑突与脂肪一并完全切除,使容易接近肝下下腔静脉。使用 Bookwalter 牵开器,利用三个牵拉器将弧形胸廓提起及拉得更宽。结扎及分离圆韧带,圆韧带内通常包含扩张了的脐静脉。接着分离镰状韧带,直至暴露肝上下腔静脉。

儿童需要肝脏移植,很多时是因为胆管闭锁继发肝衰竭,多数患儿曾接受葛西手术,因此肠管与切口粘连多见。分离粘连可能伤及肠管,如果术中没有及时发现肠管受损,术后很可能出现肠穿孔和腹膜炎。因此,分离粘连必须格外小心,任何可疑的穿孔或浆膜撕裂都必须用 Prolene 细线缝合。如果空肠的鲁氏臂太短,就需要进行空肠对空肠吻合;此举会延长手术时间、污染腹腔和缩短用于食物吸收的小肠长度。将左肝从左膈膜释放出来。胆囊三角解剖从切开胆总管右边的腹膜腔开始。结扎并分离胆囊动脉和胆囊管。将肝门下缘的腹膜腔打开。肝十二指肠韧带中的淋巴管和微细血管若非常细小,便予以烧灼,若大于 2mm,则在韧带间予以分离。

第二助手将十二指肠轻柔地牵开,以方便解剖。用双手仔细触诊,确认左、右肝动脉,予以分离及系上微细血管环。在肝总管周围作最低限度的解剖,以保障血供。确定肝总管头,用 Lahey 钳夹住近端处,然后用小刀把它切断,折起近端部分,以 6-0PDS 线折起缝上两边的供血动脉。右肝动脉通常在肝后与肝总管毗连,必须注意不可将它们分离。虽然为了随后的胆管端对端吻合,胆管需要保留足够的长度,但须注意太长的胆管容易出现缺血性狭窄。在分离肝动脉之前,先用合适的微血管夹夹住肝动脉头来阻断血流,以减轻肝动脉断端的创伤,然后结扎末梢部分。接着,离断门静脉主干、近端右门静脉及左门静脉。在多数的情况下,门静脉吻合口狭窄是由于门静脉过长,导致血管扭折而引起。

离断门静脉之后,就可以很方便地将肝脏从下腔静脉上分离下来,但最好等到移植肝到位后才作门静脉离断。下腔静脉和尾状叶之间较粗的肝短静脉应予以结扎,并避免结扎线滑落。肾上腺可能与肝脏粘连,需要精细地作锐性解剖。接着,分离、缝扎和切断右侧下腔静脉韧带。韧带内通常有一支肝静脉汇入下腔静脉,如果没有妥善缝合,可能会引起术后出血。右侧下腔静脉韧带离断后,便会显露肝右静脉。用血管带悬吊肝右静脉,等到切除肝脏时再把它离断。继续离断一众细小的肝短静脉,将尾状叶与下腔静脉分离。接着,手术操作转到下腔静脉左侧。左侧下腔静脉韧带可能存在,处理方法与右侧相同。有时,下腔静脉韧带里含有肝组织并包裹着下腔静脉,需要在血管夹之间把韧带小心离断,避免下腔静脉撕裂。在静脉导管和下腔静脉的汇合处切断静脉韧带,即可清楚暴露下腔静脉和肝左静脉之间的空隙。用血管带悬吊肝中静脉和肝左静脉的共干。此处分离可能会有困难,尤其尾状叶较大时,可以等到预备好移植肝之后,先离断门静脉,再分离和悬吊肝中静脉和肝左静脉的共干。离断肝右静脉可以使尾状叶背部的解剖变得较为容易,但为免肝脏充血,在移植肝到位前需要结扎门静脉右支。如果门静脉细小而且血流缓慢,过早或长时间夹闭它或其右支可导致血栓形成。故此,若下腔静脉与尾状叶分离困难,最好是等到移植肝准备妥当、门静脉已经离断之后,才分离肝脏的背面。

分离右韧带,然后把短的肝静脉和下腔静脉断离。跟尸体肝移植相反,在活体肝移植中,受体的下腔静脉会被保留。然而,在肝静脉吻合的过程中,控制下腔静脉周围的血流仍然是必要的。用 Blalock

血管钳阻断门静脉主干,然后在接近肝门处剪断左、右肝门静脉。钳夹肝右静脉并把它离断。肝中静脉和肝左静脉则用 Satinsky 血管钳阻断,然后离断。把病肝从腹腔中移去。在膈膜和右肾上腺静脉之间的一段下腔静脉附着膈下静脉和腰静脉,需要把它们结扎,然后离断。

腹膜后腔止血后,用 Rommel 止血带在下腔静脉尾端控制其出血,顶端则用 Satinsky 钳。移去阻断肝右和肝左静脉的钳子。肝后下腔静脉用肝素化生理盐水冲洗。切开肝静脉断端和下腔静脉前壁,造成一个三角开口,大小和形状要与移植肝肝静脉的开口吻合。为避免下腔静脉狭窄,这个三角开口的高度与右边的底部和左边的顶点不可长于下腔静脉圆周的一半。

2. 无肝期之处理 静脉对静脉转流会导致受体的体温过低,影响受体的存活。此外,在下腔静脉和门静脉遭到阻断的情况下,右膈下间隙组织有出血的可能。如果周边的组织出血,只要开放钳子和灌注肝脏,出血就会受到控制。

3. 植入移植肝 要进行肝静脉重建,可以将移植肝的肝左静脉端吻合至受体的肝中静脉和肝左静脉共干的袖口。因为肝静脉袖口较长,只需要在肝静脉汇入下腔静脉处的侧边夹闭、阻断,下腔静脉的血流仍可保持畅顺。

受体肝静脉的开口要足够大而且与移植肝左静脉的开口相当,才能避免移植肝出现流出道梗阻。须注意的是,肝静脉共干汇入下腔静脉的开口比肝中静脉和肝左静脉成形后的开口小,而且肝静脉往往过长,容易梗阻移植肝的流出道。

第Ⅱ和第Ⅲ段肝脏移植最困难的部分是门静脉的吻合。受体侧吻合平面一般选择在门静脉左右分支汇合处。利用血管分叉将吻合口修整成形,扩大吻合口的直径。对于胆管闭锁的患者而言,即使门静脉分叉处的开口比较宽大,也可能由于门静脉细小而不能吻合。如果移植肝门静脉足够长,可以于受体脾静脉的水平进行吻合,从而解决门静脉口径不相匹配的问题。但须要注意的是,在动脉吻合期间,上抬移植肝可能会牵拉门静脉,使门静脉撕裂或血栓形成。要解决门静脉闭锁的问题,可以使用静脉移植物来重建门静脉,也可以采用静脉补片来扩大闭锁的门静脉。如果受体门静脉的主干没有闭锁,可以利用门静脉左、右支分叉处的开口作为吻合平面;此处门静脉的口径与移植肝门静脉左支的口径基本相当,但要注意门静脉过长可导致扭

结,使血栓形成。将移植肝固定在左侧,可以纠正门静脉过长带来的问题。移植肝门静脉左支的口径一般是 12~15mm,如果受体门静脉主干的口径只有6~8mm,仍可做端对端吻合,只是受体门静脉的脉壁会因扩张而变薄,承受缝合的能力较差,需用细针缝合。

4. 血管重建和灌注

(1) 肝静脉至下腔静脉之吻合:用 6-0PDS 线作三角形肝静脉吻合。先用连续缝线缝合肝后壁或三角形底部,然后是顶端和尾部,顶点则用悬吊缝线,这有助于缝合时两边墙壁对准。为小体积移植肝接合静脉壁时,可使用纱布垫来帮助。肝静脉吻合完成后,检查移植肝门静脉,确定方向正确后,用哈巴狗血管夹阻断。用含钾量低的 HTK 液保存移植肝,以帮助移植肝恢复血液循环而不需要进行冲洗。用血管夹夹住移植肝门静脉,经过下腔静脉的血液循环便能在门静脉吻合前恢复下腔静脉的血液循环如果恢复得早,就能稳定血流动力,甚至不需要进行静脉对静脉转流。静脉对静脉转流与移植结果欠佳、体温过低和凝血不佳有关。当门静脉吻合完成,移植肝亦同时逐渐复温。这能防止受体在灌注期间体温过低。

(2) 门静脉之吻合:用 Blalock 钳钳夹门静脉主干的近端部分,钳的横柄要与门静脉分叉点成一直线,以取得门静脉最长的宽度。受体门静脉的离断处通常选在分叉点的近端,以求取得足够的大小和长度。调整移植肝门静脉和受体门静脉,以免产生多余的部分;如有需要,将尾部修剪。如果再有需要调整长度,可以在进行吻合时将受体门静脉外折。以 6-0PDS 线连续缝合作门静脉吻合。移植肝左门静脉通常较为幼小,如果插针和拔针不顺畅,很容易被伤及,可以用 DeBakey 钳将静脉壁拉到缝针上,以减少缝针的活动。用纱布包把移植肝垫高,以方便接合门静脉。将要完成缝合时,松开夹住受体门静脉主干的 Blalock 钳,改用弯曲的 DeBakey 钳,开放受体停滞的门静脉血流。缝线后,在远离血管壁处打结以尽量加长血管的直径,又或在门静脉宽度三分之二处打结。先开放夹住移植肝门静脉的钳子,然后才开放夹住受体门静脉的钳子,这样,针孔处的小量出血会自然停止。

(3) 肝动脉之吻合:用手术显微镜在高放大倍率之下进行肝动脉吻合,比起使用外科放大镜,肝动脉血栓的发生率会低得多。受体肝动脉和移植肝肝动脉都需要有足够的长度,以供转动血管,从而在后

壁作缝合。用9-0尼龙单丝线作多重间断缝合。吻合血管后立即进行多普勒超声检查，以确保吻合顺畅。低脉动指数和良好舒张血流表示吻合效果理想。高门脉入肝血流对肝动脉血流有负面的影响。选择受体肝动脉作吻合要考虑的是动脉的长度、管径和走向。如果肝左动脉的这三方面都符合要求，就是最佳的选择，因为当转动右肝为右下膈组织止血时，不会牵扯到动脉吻合口。记录与胆管相关的肝动脉路径，万一日后需要再作胆道重建，可以作为参考。

（4）胆道重建：目前，活体肝移植较常采用胆总管端对端吻合作胆道重建，除非受体有硬化性胆管炎，又或者有有肝外牵连的胆总管囊肿。采用胆总管端对端吻合可以缩短手术时间，而且可以避免胆管空肠鲁氏Y形吻合术施行之前术野被切肠时溢出的肠内物所阻挡。保留胆道口括约肌有助防御肠反射和上行性感染，腹内疝的风险亦会降低，万一吻合口出现渗漏，也可以减轻腹膜腔的污染。再者，进行内镜逆行胆胰管造影时，可以到达胆道吻合口。

用可再吸收的6-0 PDS线为移植肝左肝管和受体肝总管进行端对端吻合；后壁以连续缝线接合，前壁则以间断缝线接合。为避免缺血，缝线间距约1mm。缝合完成后打结。肝管扩大成形术中如缝线太多会导致肝管缺血。在移植肝胆管插入或拔出缝针时，必须顺着缝针的弧度，避免在胆管上制造比缝针大的孔。针孔微渗漏会导致胆道吻合口狭窄。使用Argyle插管（3.5Fr）有助于导引前壁缝合。为了避免引起吻合口的局部炎症反应，在打结前拔除Argyle插管。

关腹之前和之后都要进行多普勒超声检查，以确定移植肝血管的通畅度和脉动指数。不必作腹腔引流，因为这容易导致伤口感染。传统上，腹腔引流置于接近肝横断面，目的是探查胆漏。然而，通过仔细切肝以及结扎、钳夹胆管，胆漏是可以避免的。此外，虽然腹腔引流能够释放腹水，但是引流管终究是异物，越过了人体的屏障，容易引发感染。最重要的是有良好的胆道吻合和畅通的静脉回流。

5. 受体的术后监察与护理：一般情况下，受肝者在术后被送到监护病房时，气管仍然插着插管。当受肝者的血流动力趋于稳定，恢复知觉，肝功能良好时，插管便可以拔除。静脉补液的给予要非常谨慎。很多时候于术中阻断下腔静脉时已给予大量补液，所以即使尿输出量低，术后通常也无需补液，好让肝静脉的出流畅顺，这对于小体积移植肝尤为重要。术后血清白蛋白普遍偏低，补充白蛋白有助受肝者复原。定期进行多普勒超声检查，以监察血管的通畅度和测定脉动指数。最好能在术后早期拔除气管插管，这样受肝者便可以更早接受胸部物理治疗，包括诱发性肺量计训练，以防肺不张引起感染。

术后晚期出现的腹水和腹胀会影响食物营养的摄取，常用的对策是使用利尿剂和补充白蛋白。如果腹水持续而且肾功能恶化，可以以超声引导，穿腹抽液以减轻腹内压。需要紧记的是要检查腹水是否有乳糜或感染。乳糜腹水的发生率并不低。

（陈诗正　范上达）

第七节　成人活体供肝移植术

近40年来，同种原位肝移植（OLT）已成为急慢性终末期肝病的有效治疗手段。但适合肝移植的病人数量急剧增加，而供体数量并没有增加，导致了世界性供肝短缺的问题。近10年来，肝移植病人术前等待供肝的时间明显延长，在等待过程中死亡的比例增加了10倍。

为解决肝移植中的供肝短缺问题，1969年Smith首次提出亲体部分肝移植（LRLT）的设想。1988年巴西的Raia施行了首例LRLT，此后LRLT在亚洲迅速开展。由于东西方国家传统文化背景的差异，脑死亡法在东方国家迟迟不能建立，所以尽管80年代西方肝移植技术已趋于成熟，东方国家仍无法进行尸体肝移植，因而LRLT在亚洲，特别是日本得到迅速发展。

早期的LRLT主要用于儿童，肝源均来自父母或亲属，尽管父母出于对孩子的爱愿意承担手术风险，但医生的责任是要尽可能保证供体的安全，因此早期只能是父母或亲属供肝，且不主张行右半肝移植。

由于早期LRLT取得了成功，开展LRLT的移植中心逐渐增多，接受LRLT的病例数也逐年增加，原来仅由父母及亲属供肝也逐渐扩大到非亲属供肝，因此LRLT亦更名为活体部份肝移植（LDLT）。

进入新世纪后，由于采用右半肝作为移植物的A-A LDLT的前期成功经验及技术的改进，以及仍然严重的供肝短缺状况，使该术式在世界范围内得到广泛应用。

我国的肝移植起步于20世纪70年代末期，由

637

于各种原因,直到 90 年代后期才得到广泛开展,但我国肝移植发展的速度快于其他东西方国家。2005 年,在数量上已达到年施行 3000 例的水平,仅次于美国,成为肝移植第二大国。我国大陆的活体肝移植起步稍晚且发展较慢。1995 年,南京大学的王学浩施行了全国首例儿童 LDLT;2002 年,四川大学严律南施行了全国首例成人间 LDLT。尔后天津、北京、上海、杭州等地也开始开展,迄今为止,全国的 LDLT 数量已逾 1000 例,四川大学严律南施行的成人间 LDLT 已逾 260 例。

活体肝移植是因尸体肝移植供肝严重短缺而诞生的,一直被认为是尸体肝移植的辅助手段和补充。然而,移植数量也急剧上升,21 世纪以来已推广至全球,充分显示了其旺盛的生命力。活体肝移植具有供肝活力强、冷缺血时间短、可选择最适宜的手术时机等尸体肝移植所没有的优势;但它又存在尸体肝移植所不存在的对健康供体行肝叶切除术的伦理问题以及手术技术难度大等问题。

迄今,活体肝移植已不再仅仅是尸体肝移植的一个附属,并逐渐成为一个独立于尸体肝移植的手术模式。同时由于东方人的文化背景不同于西方人,对脑死亡的认识和尸肝的捐献有所顾忌,所以活体肝移植一开始就在东方迅速推广及发展,迄今为止东方国家的肝移植一直以 LDLT 为主,西方国家则仍以尸肝肝移植为主,因此 LDLT 的发展对东方国家特别对中国有着更特殊的意义。

1. 供体评估及选择

(1) 供体的选择原则

1) 供体必须自愿捐献部分肝脏:在自愿作为供体的健康成人身上施行肝叶切除术,考虑的问题是手术的安全性。

2) 供体必须是健康人:经过严格详尽的术前评估,满足下列条件时才能定为供体:①血型相容、组织相容性尽可能好。②全身无重大器质性疾病。③全身主要脏器功能良好。④全身无感染性疾病。⑤肝脏储备功能良好,无肝病史,无长期大量饮酒史。⑥肝脏及其主要血管、胆管结构无重大变异。⑦年龄在 18~60 岁之间。

(2) 供体的选择程序:检查方法从价廉无创到昂贵有创逐步进行,最后确定供者(表 75-1)。在这个过程中,供体有很多时间再考虑他(她)捐肝的决定,可随时撤消其决定,肝移植小组也有很多机会对患者进行社会心理学评估。

表 75-1　供体的选择程序

第一阶段
年龄:18~60 岁
初步筛选
　与受体的情感关系
　血液检查 ABO 相容及无 HBV 和 HIV
第二阶段
心理社会支持
　由肝移植小组、心理医生和社会工作者共同决定其有足够的心理、社会支持系统
　无强迫捐献和经济利益瓜葛
医学评估
　详尽病史采集与体格检查
　排除可引起手术风险的急性或慢性病
实验室评估
　正常的血细胞学、血生物化学和肝、肾功能检查结果
　正常的胸片与心电图
第三阶段
供体评估
　磁共振排除隐匿性肝脏肿块、分叶肝体积测定和肝血管与胆管解剖学
　部分供肝≥40% 受体标准肝体积
　必要时作供肝动脉造影、肝穿刺活检,MRCP

(3) 供体全身情况评估

1) 所有愿意捐赠供肝的亲人或非亲人均可作为供体。供体的选择一般应首先符合以下两个条件:与受体血型相容及年龄 <60 岁。

供体的全身状况评估可分为三阶段:

第一阶段:明确候选供体的病史、体重、一般状况、心理状况及血型是否与受体相容。经验表明半数以上的候选供体将被排除在外。

第二阶段:符合以上标准的候选供体接受全面的物理和化学检查,心理学评估,如心电图、胸部 X 线片、超声、MRI 或 CT 等影像学检查检测肝体积大小与血管走行。

第三阶段:采用侵入式检查方法明确第一、二阶段发现的问题。包括肝活检评估肝脏脂肪变程度,血管造影明确动脉与静脉走行,ERCP 了解胆道解剖走行,也可根据需要采取其他的措施。

2) 肝脏体积:根据动物和人体实验,正常肝功能的维持需要全肝的 30% 或 0.8g/kg 的移植肝受体体重比(GRWR),移植肝 GRWR<0.8 可导致肝功能不全、长期胆汁淤积和肝功能衰竭的危险性增高以及死亡率增高。供体评估期间可采用 CT 或 MRI 准确测算肝脏的体积。

3) 肝脏脂肪变:脂肪变使供体和受体功能肝的

百分率下降,因此在计算 GRWR 时必须将考虑到脂肪变的影响。脂肪变程度可于供体评估过程中采用肝穿刺活检来评价。最近的研究表明肝脂肪变随体块指数而直线升高,BMI<25 的供体很少有明显的肝脂肪变,因此不需要肝穿刺活检,但当 BMI>28 时无论 CT 或 MRI 均不是预测脂肪变的足够敏感手段,这样的供体需行肝穿刺活检。

(4) 供体影像学评估

1) 肝脏体积测量:选择 CT 或 MR 横断面图像进行测量,均可获得肝脏体积。可根据手术需要分别测量肝脏总体积、各叶体积,包括、不包括肝中静脉相应肝脏体积,按照手术计划切取肝叶后剩余肝叶的体积,等。

2) 肝实质评价:应准确评估供肝有无占位性病变,如发现恶性肿瘤,不能作为供肝。了解有无脂肪肝及其程度,CT 扫描可根据肝实质密度、强化程度及与脾脏的密度差初步判断有无脂肪肝及其程度。MR 成像则根据在 in-phase 和 out-of-phase 信号强度差异判断有无脂肪肝及其程度。

3) 肝脏血管系统评价:①肝静脉,应详细了解供肝的肝静脉,如:肝静脉汇入下腔静脉的方式,右、中肝静脉有无变异及其引流区域,右下肝静脉部位、数量,以便制订详细的手术计划、减少术中出血和术后并发症等.CT 或 MR 增强门静脉期扫描并将所获数据行 MIP、VR 三维重建,或 MR TrueFISP 序列扫描均可很好显示肝静脉,多数情况不必再行 DSA 检查;②门静脉,门静脉分叉的解剖特征、有无变异决定肝叶切取的方式,如门静脉于肝门处分为左、右支进入肝脏或分为左、中、右三支进入肝脏,其分支特征决定肝叶切取及供肝与受体血管的吻合方式。CT 或 MR 增强门静脉期扫描并将所获数据行 MIP、VR 三维重建,或 MR TrueFISP 序列扫描均可很好显示门静脉及其分支,多数情况不必再行 DSA 检查;③肝动脉系统,肝动脉起源及其分支情况,亦是决定肝叶切取的关键因素之一,如果肝动脉包括数支细小的副肝动脉,则不合适作为供体。术后受体肝动脉血供充足,才能保证移植肝存活、避免胆道系统缺血坏死等因肝动脉供血不足而引起的并发症。因此,术前应详细了解供体肝动脉起源有无变异及其供血范围,CT 或 MR 增强动脉期扫描并将所获数据行 MIP、VR 三维重建,均可显示肝动脉系统,一般不必再行 DSA 检查,其中 CTA 已优于 MRA。

了解腹腔动脉干、脾动脉、肝总动脉和肝固有动脉、肠系膜上动脉有无解剖变异、动脉瘤、狭窄等,动脉硬化所致腹腔干狭窄则不能作为供体。

4) 肝胆管评价:术前影像学检查应详细了解左右肝管汇合部位、胆囊管与肝总管汇合部位、有无解剖变异及胆道系统异常,如左或右叶部分肝段的胆管汇入肝总管、右肝管汇入左肝管等,以帮助确定肝叶切取的方式、减少术后并发症。其他病理状态包括结石、胆管炎等。MR TrueFISP 序列薄层图像及 MRCP 能很好显示肝内外胆管,但由于 MR 空间分辨率相对差、对细小迷走胆管的显示较困难,术中胆道造影可弥补 MR 的不足。

2. 供体手术方式及技巧 右肋缘下斜切口向上延至剑突,入腹后进一步检查肝脏质地,有无包块及脂肪肝等情况,怀疑时可取供肝活检。术中超声检查肝血管的结构,特别是肝右静脉和肝中静脉的关系和肝左中静脉合干汇入下腔静脉主干处的解剖,决定肝切取量后,在肝表面沿切除线作标记。

(1) 不含中肝静脉右半肝的切取

1) 第一肝门的解剖:切除胆囊,胆囊管插管,行胆道造影以了解胆道情况(图 75-23)。从肝门的右侧开始解剖,向上牵拉胆囊管,由胆总管远端向近端解剖其后壁,解剖右肝管。右肝动脉往往位于胆总管后方,仔细分离它们之间的纤维组织,向下分离直至肝固有动脉起始处。于肝右动脉的后方同法分离出门静脉右支,离断门静脉右支至尾状叶的属支(图 75-24)。根据胆道造影结果,距离肝总管约 2~3mm 处离断右肝管。

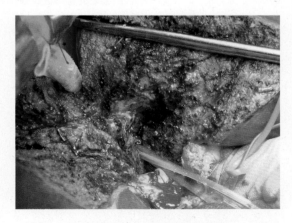

图 75-23 肝后牵引橡皮条的放置

2) 右肝周围韧带的游离及第三肝门的解剖:离断肝镰状韧带至肝静脉汇入肝上下腔静脉处,解剖肝右静脉与肝左静脉之间的薄层纤维组织。然后离断右侧冠状韧带和三角韧带,而保留左侧肝周韧带。

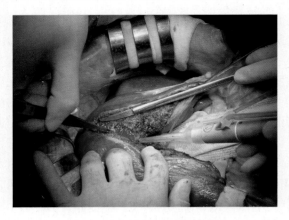

图 75-24　超声刀肝实质切除

将右叶轻轻向左上方抬起,横结肠及十二指肠向下牵拉,由下而上解剖下腔静脉与肝右叶之间的韧带和肝短静脉,直至肝右静脉(图 75-25)。肝短静脉或肝下静脉直径大于 0.5cm 时,应给予保留并重建。充分游离肝右静脉(图 75-26)。

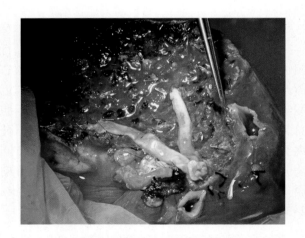

图 75-25　示肝断面上存在 2 根超过 0.5cm 的回流Ⅴ、Ⅷ段的肝中静脉属支分别用间置血管在修肝台上延长,并将两个延长血管融合为一个共同开口

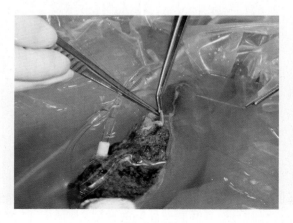

图 75-26

3) 肝实质的离断:自肝右静脉的左侧,通过下腔静脉前方,从门静脉分叉内侧穿过 1 根宽约 1.5cm 的橡皮条,以备在断离下腔静脉前方的肝组织时向前轻提肝脏,防止损伤下腔静脉,同时上抬肝脏提供了良好的暴露(图 75-27)。用 CUSA 在切肝时不阻断入肝血流情况下按肝切除线切除肝脏(图 75-28)。先用电刀沿预切线切开肝包膜,再以 CUSA 边切割,边吸引,使肝内结构骨骼化。助手用双极电凝凝固肝断面的出血点,并用剥离剪轻压一侧肝断面,以暴露手术视野。肝切面直径 5mm 以上的管道应保留。在离断肝实质的过程中,如果发现较大的汇流入肝中静脉的属支,可用大钛夹钳将供肝侧暂时控制后切断,留待在修肝台上整形,如果直径超过 0.5cm 时,通常要进行重建,重建时所常用的间置血管种类有:大隐静脉、用新鲜的尸肝或经血管保存液保存的尸肝血管、肠系膜血管等。当有需要重建的肝中静脉属支时,首先在修肝台上将间置血管缝合于需要重建的Ⅴ和Ⅷ静脉,有时需要重建 1 支,有时需要同时重建 2 支静脉(图 75-29)。

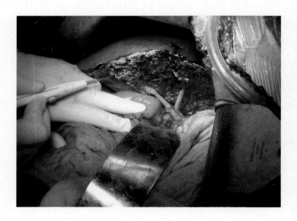

图 75-27

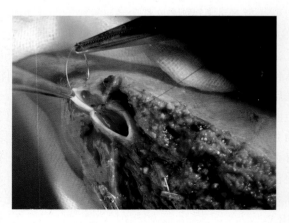

图 75-28

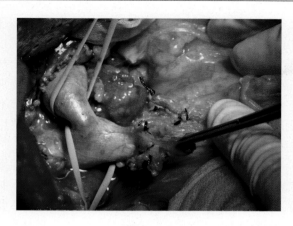

图 75-29

（2）含肝中静脉右半肝的切取：右半肝切除时，肝中静脉所辖的右前叶部分静脉回流障碍，导致不同程度的淤血。而淤血会导致移植物的功能性体积减少，是否进行重建应综合考虑肝静脉系统的解剖、术前受体状态和估计的移植物体积等情况。肝右叶周围韧带的游离、第一肝门及第三肝门的解剖同不含中肝静脉右半肝的切除术。肝实质的离断：一旦沿切除线切除时遇到肝Ⅴ段静脉时，然后沿肝Ⅴ段静脉进行解剖至与肝Ⅳb段静脉汇入处，然后离断肝Ⅳb段静脉，保留肝中静脉于移植物中。沿肝中静脉走行分离肝实质，遇到Ⅳa段静脉切断，必要时予以重建。余部分同不含中肝静脉右半肝的切除。

（3）灌注技术：首先准备好以下物品：无菌冰块和4℃保存的UW液2000~3000ml，无菌盆内放入冰块和适量生理盐水，然后覆盖两层无菌塑料袋，向塑料袋内放入1000ml左右4℃生理盐水。准备好UW液灌注系统，排好空气以备用。应完全排尽所有空气以防移植物空气栓塞和灌注不良。将供肝放入盆内（图75-30），于门静脉入口用6-0prolene作8字缝合但不打结，导管插入门静脉内后提紧缝线，充分灌

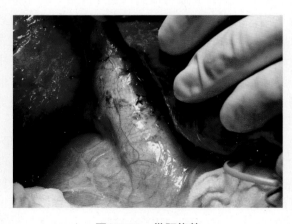

图 75-30　供肝修整

注。如果门静脉有2个单独开口，应准备2套灌注系统。用5~10ml UW液灌注胆道，不进行肝动脉的灌注，以防肝动脉内膜的损害导致术后动脉血栓形成。测量各血管和胆管的直径及称重后，取出第一层塑料袋丢弃，将供肝置于新鲜4℃ UW液的塑料袋内送受体手术间备用。植入供肝之前再次用5%白蛋白400ml或250ml乳酸林格液再次灌注，使植肝过程中始终保持低温。

（4）Back table 手术

1）供肝门静脉的修整：在供肝切取过程中，门脉分支已做了精细的解剖，一般无须再作特殊处理。

2）供肝肝动脉、胆管修整：主要检查内膜有无损伤，血管有无血栓或胆管是否通畅等。在重建时对照受体情况再作修整。

3）供肝肝静脉修整：较为满意的供肝右肝静脉为单支、口径较大。若存在2~3支应修剪两者之间的隔膜以延长袖口长度道并整形（图75-31）。如果肝右和肝中静脉分别汇入下腔静脉，就应把肝右静脉的右侧壁与肝中静脉的左侧壁用5-0 prolene连续缝合构建成更大的肝静脉出口，否则应单独予以吻合（图75-32）。

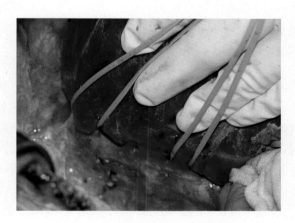

图 75-31　Ⅴ、Ⅷ段静脉与下腔静脉重建

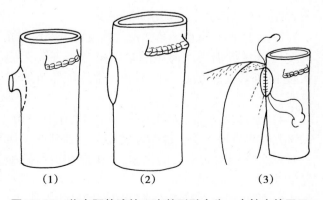

（1）　　　　（2）　　　　（3）

图 75-32　将右肝静脉的2支整形融合为一个较大的开口

4）搭桥手术：对于肝断面肝中静脉较大属支（>5mm），估计不能与下腔静脉直接吻合时，可采用相应的静脉移植物行搭桥手术。

3. 供体术后监测与常见并发症诊治

（1）术后常规检查安排

1）术后肝肾功等生化指标、凝血功能及血常规检查：一般在术后第1、3、5、7天进行。

2）术后第1、2、3、5、7天做彩超了解肝周血管、腹腔积液及胸腔积液。

3）术后1周、1个月、3个月、半年及1年做CT了解肝脏再生情况：可作具体的肝脏体积测定。

4）部分供体需作HBV标志物监测：随着供体选择扩大，有HBsAg阴性而HBcAb阳性的供体纳入。对这部分供体，需监测HBV标志物变化。

5）术后定期随访：1个月、2个月、3个月、半年、1年、2年及以后等时间段定期随访。建立完善的随访档案和不良反应登记、讨论制度。

（2）术后心理辅导及护理：供体术后一般有两方面担心：担心自己恢复及受体恢复。所以当供体疼痛时适当镇痛基础上，给予解释、安慰；及时通报受体手术情况及恢复情况。条件允许时可让供受体见面，对双方恢复有极大帮助。出院后安排心理辅导人员，定期与供体沟通，建立心理随访档案。

（3）术后常见并发症诊治

1）胆漏：是供体最常见的并发症，文献报道发生率在5%~13%。有可能是肝断面的漏胆，也可能是右肝管残端闭合口漏胆。如为肝断面漏胆，充分引流是首要的，大多能够自己闭合；如为右肝管残端闭合口漏胆，多与右肝管残端过短和闭合技术失误有关，放置鼻胆管或胆道支架有较好的作用。胆漏有可能是远期胆道狭窄的诱因之一。

2）胆道狭窄：远期发生率约1%。原因较复杂，可能与手术对胆道血供影响及右肝管残端处狭窄有关，也可能与术后漏胆、肝脏再生引起胆管扭曲等有关。处理方法有介入支架植入或手术。

3）无症状的腹水是第2位的并发症（9%左右），大多可以自行消失。但胆漏早期也常表现为无症状腹水，所以定期的超声监测和腹部体征监测非常重要。

4）肺部并发症：发生率各中心报道不一（0~9.8%），可能与缺乏统一诊断标准有关。肺部并发症主要发生在切除右半肝的供体，左半肝切取后较少发生，原因不十分清楚。

5）胸腔积液在接受右半肝切除供体非常普遍，大多对呼吸功能无影响，并能自行吸收，但仍应该超声或其他影像学方法动态监测。脓胸偶尔会被观察到，多并发于胸腔积液，与长时间漏胆和肺组织栓塞坏死有关。肺炎的发生可能与机械通气有关，特别是术前有呼吸道感染的供体更易发生，术后的肺不张更是高危因素；及时找到致病菌并根据药敏选用抗生素是关键。

6）其他并发症：治疗性肝切除可能发生的并发症活体供体均可能发生，如术后出血、腹腔感染、胆漏、肝衰、切口感染、应激性溃疡等等，但发生率要低，处理方法也一致。

4. 供体的随访及预后

（1）术后随访：出院后前半年每月随访一次，后半年每2个月随访一次，随后的一年中每3个月随访一次。2年后可半年随访一次。随访过程中，若病情及各种条件有变化，必须及时改变随访计划，以获得有效、足量的随访信息。

（2）预后：①活体肝移植供体肝切除术后肝脏的再生：对活体肝移植供体肝切除术后进行动态肝脏CT测量，术后一周左右，残肝体积约达术前的一半，2周左右达术前2/3，大约3个月时，残余肝脏体积恢复至术前水平；②文献报道已有19例供体死亡，国际上统计成人右半肝移植供体死亡率约为0.2%~0.3%。华西医院肝移植中心160例活体供体中，除了上述肝功能一过性异常外，需要再手术或介入治疗的共有13例（8.1%），处理后均痊愈，其余无严重并发症发生。无供体死亡。

5. 受体手术方式及技巧

（1）受体手术麻醉中注意事项

1）维持血流动力学稳定：是保证手术成功的决定因素。术中低血压的两个最常见原因是低血容量和低钙血症。在无肝前期分离粘连和全肝切除时，由于从侧支血管失血可能造成血压降低。每个病人的平均失血量可达2760ml，在大量输血纠正低血容量时，当离子钙同库血中的枸橼酸相结合时，可能发生低钙血症。低钙血症除引起低血压外，还可使中心静脉压升高，心输出量降低。因此，术中应经常监测血清离子钙浓度，并及时纠正低钙血症，以恢复循环功能的稳定。

腔静脉的压迫和牵拉可能降低静脉回心血量，尤其是切肝钳夹下腔静脉时，静脉回心血量更是明显减少。虽然在尸肝移植期间钳夹和吻合下腔静脉可能会发生明显的血流动力学波动，但在活体供肝移植时，由于不完全夹闭下腔静脉，因而在无肝期能维持身体下半部分的静脉回流,因而循环功能较为稳定。如在无肝期要完全夹闭下腔静脉,对一些全身情况差的病人,最好做静脉 - 静脉转流,以保证无肝期循环功能平稳。其他原因的循环波动见于移植肝再灌注后,来源于 UW 液的高钾血症,预充液造成的低体温,移植肝代谢造成的酸中毒,从移植肝或吻合口来的空气栓子。当门静脉前壁吻合完时,手术医师应告诉麻醉医师即将开放移植肝的循环,麻醉医师在检查病人的情况后(BE≥5,Ca^{2+}>1.0mmol/L,体温 >35℃),通过静脉补钙和 / 或碳酸氢钠纠正这些参数的异常,才应同意手术医师开放移植肝循环。经过这些准备和输血后,在 LRLT 时,开放移植肝循环后很少发生循环波动,虽然吻合口出血可能发生,并需要输血。

2) 呼吸系统:在大多数病例,使用不带呼气末正压(PEEP)的常规机械通气很容易维持充足的肺部气体交换,吸入氧浓度(F_iO_2)通常应保持在 40%~70%,以维持 PaO$_2$>100mmHg。持续监测脉搏血氧饱和度(SpO_2)和呼气末 CO$_2$ 分压($P_{ET}CO_2$),以确保充足的通气和氧合。

3) 肾脏系统:肝移植的受体有发生术后肾功能不全的危险,术中少尿也并非少见。术中少尿的原因包括肝功能衰竭导致的肾功能损害(肝肾综合征),出血、低血容量和低血压导致的肾血流灌注不足等。在肝移植手术期间,尽管病人血容量充足,还是应给予速尿、甘露醇或小剂量的多巴胺(3μg/kg·min)以维持尿量大于 1ml/kg·h。在肝功能衰竭病人,由于外周血管阻力明显降低,导致肾灌注压较低,使用小量血管收缩药,如甲氧胺或去甲肾上腺素持续静脉泵注,对提高肾脏灌注压,增加尿量有促进作用。

4) 输血和凝血因子:在肝移植手术中,大量输血是一显著的特征。大量输入经过加温后的血液,对防止循环波动是必须的。输血时,应使用小孔过滤器清除血液制品中的白细胞。ALDLT 术中的凝血功能障碍类似于尸肝移植时。如果术中有明显的非外科性出血,应输入凝血因子纠正凝血功能异常。和尸肝移植不同,活体供肝移植时由于肝动脉较细,术后容易发生肝动脉栓塞而使手术失败,故在纠正凝血功能紊乱时应小心、谨慎,正常情况下,PT、APTT 可以保持在正常值的 1 倍,在这一范围内不一定使用新鲜冰冻血浆(FFP)。当血小板计数低于 50 000/mm^3 时,才考虑输入血小板。在活体肝移植时,移植肝具有很高的活力,无肝期后凝血机制会逐渐改善,故纠正凝血功能异常切忌过度。另外,在夹闭肝动脉和肝动脉吻合完毕后,应静脉注射肝素(20IU/kg)、抗血栓素Ⅲ,以预防血栓形成。

5) 液体和电解质平衡:使用含 5% 葡萄糖的醋酸林格液作为术中补入的晶体液。终末期肝病病人体内电解质改变主要是总钠和水增加,总钾降低。术中应定期监测血电解质浓度,纠正电解质紊乱。在新肝再灌注前,只要血钾浓度不是过低,一般不予补充,以防新肝开放循环时血钾浓度过高导致心室纤颤。待新肝循环开放后,再根据血钾的监测结果进行治疗。功能衰竭的肝脏不能储存足够的糖原,糖原的分解过程也有赖于肝脏功能的正常,故肝移植术中是容易出现低血糖。因此,在新肝循环开放前应定期监测血糖水平,特别在无肝期可能需要补充外源性葡萄糖。然而,在移植肝再灌注时,血糖可能升高超过 200mg/dl,随着肝功能逐步恢复,血糖也回到正常水平。由于要尽量避免过多输入 FFP,应输入白蛋白以维持血浆胶体渗透压(COP),术中应根据 CVP 和 COP 的监测小心地输入晶体液和胶体液,以降低术中肺水肿的危险。

肝脏在酸碱平衡的调节中也起着重要作用,肝移植术中容易出现酸碱平衡紊乱,在无肝期和大量快速输血后,应补入碳酸氢钠以纠正代谢性酸中毒。低钙血症是肝移植术中经常出现的并发症,应经常监测血钙水平,及时纠正低钙血症。在供肝循环开放后,立即可能发生高钾血症,因此,在移植肝再灌注前,除非低钾非常严重,并不主张补钾。一旦肝功能恢复,开始摄取血钾以纠正细胞内钾不足,这时应通过补钾来纠正低钾血症。

6) 体温:肝移植手术期间,体温降低是不可避免的。低温的原因是腹腔大面积暴露和使用冷的器官保存液,如输入的液体和血液制品不经过加温,也将加速体温的降低。低体温干扰心血管和凝血功能,应使用加热毯、热风机、包裹下肢、输血输液加温、呼吸环路湿化加热和温盐水浸泡腹腔等措施避免低体温的发生。

(2) 病肝切除术:活体肝移植中受体的病肝切除与尸肝移植的病肝切除有共同之处。活体肝移植中病肝的切除要求采用保留肝后下腔静脉的完整,其次在解剖第一肝门的肝动脉、胆道和门静脉时,要做到尽量保留足够长的受体上述管道。

1) 第一肝门的解剖:病肝切取时通常的步骤是:①解剖第一肝门,先离断胆囊管,依次分离出肝固有动脉及左右肝动脉的分支,在尽量保证保留足够长的受体动脉情况下切断左右肝动脉的分支。②分离胆总管及肝总管,继续向上分离出左右肝管,必要时应将肝门板离断,有利于向下游离出左右肝管及二级肝管,应该在二级肝管水平离段左右肝管,以备重建使用。③门静脉的游离在离断肝动脉和胆管后较容易显露,但要将门静脉鞘离断,向肝内充分游离出门静脉的左、右分支(图75-33)。

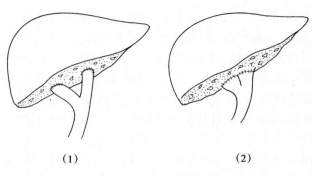

（1）　　　　　　　（2）

图 75-35　受者下腔静脉

(3) 新肝植入术

1) 肝静脉流出道重建:①右肝静脉的重建:当供肝为左外叶或左叶肝脏时,肝静脉的吻合多用左肝静脉和中肝静脉残端整形而成的单口血管进行。较少部分患者单独用左肝静脉或右肝静脉做吻合。若肝静脉口径过细或过短难以满足整形时,可另做下腔静脉切口行肝静脉与下腔静脉的端-侧吻合。有极少数患者,供受体肝静脉之间分别做2支以上的吻合。如为右侧供肝(右半肝或扩大右半肝),则修整右肝静脉(右半肝),修整右肝与中肝静脉(扩大右半肝)。供肝移入肝床放置妥善后,供肝前后分别置冰渣袋,以维持供肝低温状态。首先比试肝静脉断端的方向,保证供、受体肝静脉走向在同一轴线上,吻合后不成角和扭曲。一般用双针4-0prolene线缝合固定肝静脉的左、右两侧各1针,进而先后连续外翻缝合后壁和前壁。如为右侧供肝,有0.5cm以上的肝右后下静脉时,应把它直接吻合在肝后下腔静脉的右前壁开口上(图75-36)。②右后下肝静脉重建:有时供肝存在着较粗大的右后下肝静脉,当其口径超过0.5cm时,在重建时必须与受体的下腔静脉进行吻合重建,有时当供肝摆放入受者

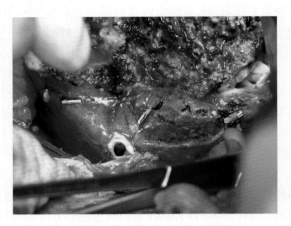

图 75-33　受体第一肝门的解剖

2) 肝周韧带的游离:采用电刀离断肝周各韧带。依次离断肝肾韧带、肝镰状韧带、左右三角韧带、肝胃韧带及肝冠状韧带,充分游离肝脏。通常左三角韧带和肝胃韧带应该确切的结扎切断。

3) 第三肝门的离断:将病肝向左上方提起,仔细分离肝短血管,肝短血管数目大多在12~15支,粗细不等,细致分离,离断后近下腔静脉侧断端宜用5-0Prolene线缝扎(图75-34)。

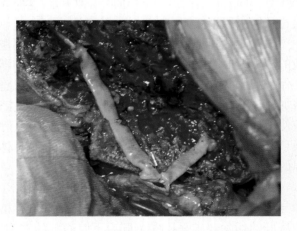

图 75-34　受体第三肝门肝断短管的离断

4) 受体一般情况下应保留肝后下腔静脉,即行背驮式原位肝移植,对于保留下腔静脉的受体,将移植肝的肝静脉与受体扩大开口相吻合(图75-35)。

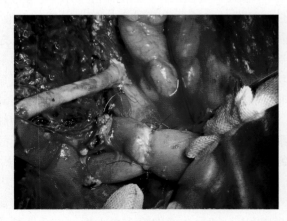

图 75-36　将下腔静脉游离干剪除,直接在下腔静脉上开口吻合,可有效避免术后肝脏静脉汇流障碍

的腹腔后,右后下静脉更为靠后侧,需要先行右后下静脉的吻合后,再行右肝静脉的吻合(图75-37)。③肝中静脉属支重建:若采用不包含肝中静脉的右肝移植物时,应将汇流至肝中静脉的Ⅴ、Ⅷ段的直径超过0.5cm的肝中静脉属支重建于受者下腔静脉(图75-38)。

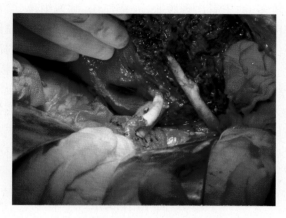

图75-37 显示直接与受者下腔静脉进行重建的右后下肝静脉

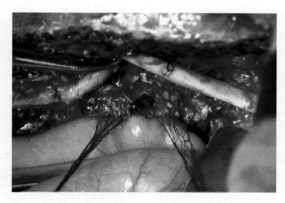

图75-38 示肝断面上存在2根间置重建血管吻合于受体下腔静脉上

2)门静脉重建:保证供、受体门静脉正确对位和没有张力的情况下进行,用5-0 prolene线首先缝合固定两侧,进而分别连续缝合后壁和前壁。吻合后打结时勿将结打紧,应预留一定的空隙,即"prefactor",以防吻合口狭窄。吻合后在吻合口的肝脏侧以血管夹阻断门静脉,血流充盈吻合口即可显示有否漏血、扭曲和狭窄。在门静脉吻合完毕后,即可先后开放肝静脉然后开放门静脉,结束无肝期。并用彩色多普勒检查了解门静脉和肝静脉血流情况并作记录,便于以后动态观察和比较。

通常供肝的门静脉为单支,但有时也会出现两支相隔较远的供肝门静脉支,重建时需要将受体的左右门静脉支分别与对应的供肝两支门静脉进行吻合。

3)动脉血管重建:受体的右肝动脉分别与供体的左(或右)肝动脉行端-端吻合,术中使用放大镜或使用手术显微镜可明显减少肝动脉重建后的血管并发症。成人右半肝活体肝移植肝动脉重建多采用供体右肝动脉与受体右肝动脉、左肝动脉、左右肝动脉的分叉部、肝固有动脉吻合,将血管两断端修剪成相互适形的斜口再做吻合,多数采用8-0prolene血管无损伤缝线连续缝合。供受体动脉吻合位置的选择主要依据口径较粗且匹配的部位,同时避免重建后动脉过长或成角。供受体动脉重建长度不够时,可行自体大隐静脉间置移植,受体动脉条件较差不能重建时,可行肾动脉下腹主动脉受体肝动脉自体大隐静脉或保存的尸体髂动脉搭桥术。

4)胆道变异及重建:肝内胆管结构复杂,变异众多。在无张力前提下,尽量采用胆管端端吻合,若估计吻合后有张力,或多个肝管需要重建,最好采用胆肠重建方式。若有2个肝管,尽量融合修整为一个口径较大的肝管行端-端吻合较为理想。若因2个肝管开口距离较远而无法融合为1个共同肝管开口,宜分别采用肝肠重建方式重建胆道。行肝胆管端-端吻合时,因为肝管多数直径较小,宜采用间断吻合,有利于保持胆管的血运,减少吻合口的后期发生狭窄的几率。若肝管直径等于或小于2mm时,宜采用手术显微镜下吻合。

6. 活体肝移植手术相关并发症处理

(1)移植肝功能不全鉴别与处理:移植肝脏功能的评价主要是通过临床症状、生化检查、动脉血酮体比等指标进行判断。术后移植肝脏恢复良好的情况下,患者术后清醒顺利,意识清楚。术前存在的肝功能不全的症状消失,食欲改善,黄疸逐渐消退,如果有胆汁引流,可见到胆汁的颜色和量都接近正常。血中的转氨酶和胆红素术后可能一过性的升高,但2~3天后逐渐下降。血清白蛋白受到多种因素的影响,变化波动幅度较大,较难反映移植肝脏的功能,前白蛋白由于半衰期短,检测其水平可以及时反映肝细胞合成蛋白质的能力,具有重要的参考价值。移植肝脏早期功能不良会使病人存活率下降。如原发性移植肝无功能将会导致严重的凝血障碍,代谢紊乱而终死亡。这种现象偶尔可早在手术中发生,更多的是移植后数日。再次移植是唯一可挽救病人的措施。

(2)活体肝脏移植患者可能发生的小肝综合征也是引起肝移植术后肝功能恢复不良的原因之一。在术前应对供受体进行全面的检查和肝脏体积评估,保证移植的肝脏体积满足受体的需要。

(3) 活体肝脏移植手术血管吻合难度和技术的要求比全肝移植更高。门静脉血栓可使移植物发生功能恶化,腹水提示门静脉血流减少和门脉高压,这多是由于门静脉血栓。肝动脉血栓除了使移植物发生突发性功能恶化外,也可能发生缺血性胆管吻合口漏,而在此之前常出现温度显著升高和白细胞计数的增加,并伴随有不适。肝静脉狭窄或右心衰也可造成亚急性或慢性肝功能不全。我们可通过彩色血流多普勒超声来诊断确定。如果在怀疑血栓形成而彩色血流多普勒超声难以诊断的情况下,就要考虑采用侵袭性的血管造影和融栓治疗。

为了防止血栓形成,在术后前两周需静脉内给予肝素(100~200U/kg·d)并且口服潘生丁(10mg/kg·d,tid)3个月。由于 Budd-Chiari 综合征患者易反复血栓形成,因此在术后应使用华法令抗凝治疗。

(4) 胆道狭窄或胆漏的并发症常常出现较晚。胆道造影确定的胆漏可通过经皮穿刺引流处理。胆道狭窄可通过经皮肝内留置修复术。

(5) 术后长期存活和管理:随着肝移植病人生存时间的延长,导致移植物功能障碍的绝大多数原因是原发病的复发。成人活体肝移植一年存活率92.0%,小儿一年存活率96%,总的平均存活率与尸体肝移植无明显差别,但成人尸体肝移植的排斥反应发生率较活体肝移植高(23.9%vs.11.5%),胆道并发症较低(11.4%vs.26.1%)。影响受体长期存活的主要原因有感染(53%)、血管并发症(14%)、原发病复发(2%~3%),其他占16%。

(严律南)

第八节　肝移植术后并发症及处理

一、术后腹腔内出血

腹腔内出血一般多指术后发生的大出血,多发生在术后48小时内。常见部位为后腹膜侧支循环创面、膈肌血管、新肝韧带创面、新肝活检处、腹腔引流管洞口等。腹腔内出血的常见原因可分为两大类,其一为非手术因素,如:①受体肝硬化、凝血功能差;②供肝功能发挥不良致凝血因子缺乏;③外源性凝血因子补充不足。其二为手术因素,亦是最重要的因素,常见原因有:①移植肝修剪时小血管分支未结扎而出血;②肝窝和后腹膜创面缝扎止血不严密,加

之门高静脉高压后腹膜静脉交通支丰富,造成术后肝窝和后腹膜创面渗血;③膈肌血管出血;④血管吻合口漏血;⑤引流管出口处腹壁出血。另在活体肝移植、减体积肝移植或劈离式肝移植时,供肝断面缝扎止血不严密等均可引起腹腔内出血。

术后早期若发现腹腔引流管内引出的血性液体较多,或患者出现腹胀、心率加快、脉搏细速、脸色苍白、尿量减少和口干等症状,实验室检查发现血红蛋白和红细胞压积进行性下降,应诊断为腹腔内出血。若经积极补液、输血抗休克治疗并应用血小板、纤维蛋白原和凝血酶原复合物等凝血药物后,血流动力学仍不稳定,引流管内仍有较多鲜红血性液体溢出或引流袋内有凝血块形成,则应及时再次手术止血。在短期的观察后,一旦活动性出血诊断成立,应果断进行剖腹探查术。

二、血管并发症

肝脏移植术后的血管并发症虽然逐步减少,但一经发生,其后果仍然十分凶险,是目前导致移植肝失功和患者死亡的重要原因。

(一)肝动脉并发症

肝动脉系统是受体肝内外胆道系统与吻合口最主要的血供来源,肝脏移植术后肝动脉血流动力学异常与胆道并发症的发生直接相关,能直接导致缺血型胆管损伤(ischemic-type biliary lesion,ITBL),显著增加弥漫性胆树坏死、肝脓肿等致死性胆道并发症的发生率。肝动脉并发症主要包括肝动脉血栓形成(hepatic artery thrombosis,HAT)、肝动脉狭窄(hepatic artery stenosis,HAS)、肝动脉假性动脉瘤等。

1. 肝动脉血栓形成　肝动脉血栓形成多见于儿童受体,成人的发生率为3%~9%,常发生于术后2个月内,肝动脉吻合处或狭窄处为好发位置。

(1) 原因:主要与外科技术层面相关,并涉及血流动力学、免疫学、再灌注损伤以及高凝状态等诸多非外科因素,常见如下:①吻合技术不当;②血管内膜受损;③吻合血管口径过小;④肝流出道不畅;⑤急性排斥反应导致肝血流阻力增加;⑥ABO血型不符;⑦围手术期凝血机制紊乱等。

(2) 临床表现:成人多数表现为血清转氨酶急剧增高的肝功能恶化、胆道狭窄、胆漏、胆汁瘤、胆道坏死、肝脓肿以及菌血症。后期形成的肝动脉血栓往往伴有大量侧支循环的建立,可无明显的临床症状,或仅表现为轻度肝功能异常。国外学者依据临床症状的严重程度,将其描述为无临床症状、血清各

项酶学指标升高、反复发作的败血症和肝内胆管扩张及肝内脓肿形成三种类型。

（3）诊断：一旦考虑到 HAT 可能，应及时选择必要的影像学检查予以证实。常规首选彩色多普勒超声检查，发现肝动脉血流中断或充填物可以诊断为 HAT；若发现肝动脉吻合口收缩期峰值速度（peak systolic velocity，PSV）>200cm/s 和（或）血流阻力指数（resistive index，RI）<0.5，或发现狭窄处出现五彩样喷射血流，可诊断为 HAS。此外，还可发现胆道扩张、胆汁瘤、肝梗死区和脓肿等合并征象，有助于诊断。此外，螺旋 CT 三维血管成像、磁共振三维血管成像等也是较好的诊断工具。

（4）预防和治疗：有效预防术后早期动脉并发症尤其是肝动脉血栓形成，应重视外科技术理念的革新与进步。供受体动脉口径差异、血管内膜形态异常及肝动脉变异是影响肝动脉成形重建成功的关键，如：①强调供肝修剪的技巧；②宜选择合适的动脉分支进行理想的血管成形术，最终完成肝动脉重建；③对于受体肝动脉较小或动脉内膜由于多次肝动脉插管化疗受损的患者，可利用胃十二指肠动脉起始部袖片扩大吻合口径，或直接将供肝肝动脉（或腹腔干）与受体腹主动脉吻合。在科学借鉴上述措施的同时，术者准确的术中血管匹配性评估和娴熟的显微外科吻合技术至关重要，除掌握好供受体肝动脉管径匹配、吻合对位以及吻合位点无张力外，应重视内膜健康性，避免牵引、结扎和离断中的不当操作。除此之外，尽量减少冷缺血时间、少用冰冻血浆、对无严重出血或凝血功能障碍的患者应慎用促凝剂和抗纤溶剂等措施均有利于减少肝动脉血栓形成的发生率。

鉴于传统的溶栓治疗不能取得理想疗效，肝脏移植后 2 周内发生的 HAT 主张立即手术治疗。通过动脉重建处切开取栓或行血管架桥术可使半数以上的患者避免再次肝移植，并显著减少胆道并发症的合并发生，发生在术后超过 2 个月以上的迟发性 HAT 处理取决于临床表现。对后期形成的血栓可使用血管扩张剂或经肝动脉行球囊扩张可获得一定的疗效。

2. 肝动脉狭窄 肝动脉狭窄的发生率为 4%~13%，在成人受体中 HAS 发生率约为 5%~28%，狭窄部位多位于肝动脉吻合口处。成因多与肝动脉本身的病变以及吻合技术有关。包括动脉细小或变异、动脉粥样硬化、血管阻断钳损伤动脉内膜、动脉过长致吻合口成角或扭曲、术前介入治疗史等因素。

术中若发现肝动脉吻合开放后吻合口远端动脉搏动微弱或无张力，在排除动脉痉挛因素后，应考虑吻合口狭窄，果断实施重新吻合。术后若高度怀疑肝动脉狭窄，应选择彩色多普勒超声、磁共振血管成像、螺旋 CT 血管成像或选择性血管造影术等影像学方法予以证实。对术后 HAS 的处理方法视移植肝功能、具体血管情况以及各中心血管及胆道放射介入治疗的经验而定。若肝功能未受到损害，可密切观察暂不予特殊处理；若肝功能受损或狭窄较重，应及时选择经皮腔内血管成形术（percutaneous transluminal angioplasty，PTA），PTA 治疗常选择在术后 3 周至 4 周内进行；其次球囊的选择需谨慎。使用小球囊或冠状动脉球囊导管进行治疗是较为稳妥的办法。

3. 肝动脉假性动脉瘤 肝脏移植后肝动脉假性动脉瘤作为迟发性并发症，发生率不足 1%，分肝内和肝外两种，临床上通常无症状，一旦发生破裂，可导致腹腔、上消化道或胆道的致命性出血，或导致远端肝动脉狭窄，甚至肝功能衰竭，故须第一时间诊断和治疗。

对其诊断可选择彩色多普勒超声、磁共振血管成像、CT 等，但选择性肝动脉造影是最可靠的诊断方法。其治疗包括：肝动脉结扎、肝动脉栓塞、肝动脉假性动脉瘤切除后肝动脉重建等，其中首选经导管肝动脉栓塞术。

4. 其他少见动脉并发症 肝脏移植术后肝动静脉瘘、肝动脉胆管瘘、脾动脉瘤和脾 - 肝动脉偷漏综合征亦偶见报道。脾 - 肝动脉偷漏综合征特征为脾动脉血流显著增强而移植肝动脉血流减少，导致移植肝缺血损害。经脾切除后，肝动脉血流明显增加，移植肝功能恢复。

5. 活体肝脏移植中的肝动脉问题 活体肝脏移植中供肝动脉口径小，变异程度相对较高，术后出现肝动脉并发症的机会明显高于全肝移植，需要极为娴熟的显微外科缝合技术与先进的外科思维作保障，尤其在难点问题的处理上，更应当具备缜密完整的处理原则。

（二）门静脉并发症

肝脏移植后门静脉并发症的发生率约为 1%~12.5%，主要包括门静脉狭窄（portal vein stenosis，PVS）和门静脉血栓形成（portal vein thrombosis，PVT）。

1. 门静脉狭窄 狭窄部位通常位于供受体门静脉吻合处，小儿患者更常见，但有临床意义的 PVS 并不多见。PVS 原因多与吻合技术有关：缝线牵拉太紧、缝合完毕时未预留血管扩张的空间、供体门脉预留太长致吻合后门脉成角或扭曲等。PVS 的诊断主要依据彩色多普勒超声、MRV、CTA 和门脉血管造影术。其治疗主要采用 PTA 技术进行球囊扩张。扩张效果不佳、复发或存在门静脉主干扭曲者,需在血管狭窄处放置内支架。

2. 门静脉血栓形成　门静脉血栓形成是严重并发症,但其发生率极低。血栓通常位于供受体门静脉吻合处,门静脉血栓的形成常与下列因素有关:缝合技术不当(外膜内翻、吻合口狭窄等)、血管内膜受损(特别是供肝门静脉)、门脉血管太长致吻合后门脉扭曲或成角、术后过度应用促凝血制剂等。

多普勒超声通常在早期就能诊断 PVT,动脉造影的门脉期可以显示血栓的程度及状况。PVT 治疗方法的选择依据临床表现、门静脉阻力和肝功能受损程度。门静脉高压症状可采用放射介入取栓或溶栓治疗、门静脉狭窄扩张术、门静脉分流术等方法。但是,一旦出现肝功能进行性恶化,立即争取行血管重建,若门静脉血栓未能得到有效纠正导致移植肝功能衰竭,或血管异常不适合于重建,再次肝脏移植是唯一的治疗选择。术后晚期发生 PVT 且无出血倾向者,可考虑直接向门静脉或肠系膜上动脉内注入尿激酶实施溶栓治疗。

(三) 下腔静脉并发症

肝移植术后下腔静脉并发症主要指下腔静脉狭窄或血栓形成引起下腔静脉梗阻。一般而言,采用成人改良背驮式原位肝移植技术后,术中肝上下腔静脉显露良好,吻合操作容易,很少发生吻合口狭窄问题,其发生率约为 1%~2%,单纯下腔静脉血栓形成的发生率仅 0.67%,吻合技术缺陷是最主要原因。

1. 肝上下腔静脉狭窄的原因　①血管缝合时缝线牵拉过紧;②吻合不当导致吻合口成角或扭曲;③供肝静脉剩留过长导致吻合后血管扭曲;④供肝血管过短导致吻合口狭窄;⑤供受体肝脏体积相差太大、肝床空间不符合时,供肝倾斜滑动压迫导致下腔静脉或肝静脉扭曲狭窄。

2. 临床表现和诊断　术中发生下腔静脉或肝静脉回流阻塞,即表现为肝脏淤血肿大、质地变硬,而中心静脉压不高。若改变肝脏位置后能迅速获得改善或消除,诊断基本明确。

3. 预防和处理　良好的术野显露和精细的血管吻合技术是预防下腔静脉并发症的基本保证。重视供受体血管的修剪和整形以避免血管过长或过

短、适当的移植肝固定等具有重要预防意义;吻合完成后,应再次确认供肝位置,肝脏颜色、质地均匀一致,术中超声提示肝静脉血流速度正常后,方可关腹。

治疗方法根据病变性质、部位及程度而定。早期发现肝上下腔静脉的血栓形成,且不伴严重的肝功能不全者,首选 PTA 技术进行球囊扩张治疗。扩张后效果不佳者,可再次扩张并行内支架置入术。严重狭窄或栓塞导致肝功能衰竭时,再次肝脏移植是唯一选择。一例全肝移植后中肝及左肝静脉完全闭塞导致回流梗阻,肝脏大面积淤血坏死,经溶栓、抗凝治疗无效,最终实施再次肝移植。

(四) 活体肝脏移植的肝静脉回流障碍

活体肝脏移植的肝静脉并发症是当前肝脏移植科医师面临的主要技术难题之一。它在活体肝脏移植中仍然十分突出。

1. 原因　①技术因素如线结过紧、口径不匹配、肝静脉保留过长等。后期并发症则应考虑吻合口周围的纤维化、血管内膜增生肥厚、移植肝增生旋转压迫吻合口等;②吻合过于复杂,易导致折角扭曲、狭窄及血栓形成;③肝断面 V 段、Ⅷ段肝静脉分支离断后缺乏相应重建,导致相应体积的供肝淤血;④肝断面肝静脉分支重建类型复杂;⑤肝断面肝组织增生活跃,短时间内肝体积增大导致下腔静脉或肝静脉压迫、扭曲狭窄。发生肝静脉回流。

2. 防治　①不包含肝中静脉的右半肝移植中,仅根据静脉直径作为架桥与否的唯一标准尚不可靠,除肝中静脉断面分支直径大于 5mm 者必须架桥外,3~5mm 的分支应根据供肝离肝前 B 超提示血流流量大小决定是否架桥;②活体左半肝移植中,把远端的肝中静脉给予供肝,以利于引流供肝第Ⅳ段的肝静脉血流,近端的肝中静脉予以保留,以利于引流供体残留肝脏第Ⅷ段的肝静脉血流;③在血管架桥的过程中,血管移植物不应过长,与供肝断面及受体下腔静脉长轴的角度尽量保持垂直,以避免可能发生的成角、扭曲。至于术后两周出现的架桥血管血栓形成,因肝断面周围静脉侧支回流逐步建立,对供肝肝功能的影响已明显降低;④加强影像学评估,尤其是术前应用 CTA 技术充分了解肝静脉系统的三维结构,尤其要观察肝脏 V、Ⅷ段肝中静脉分支,并观察供肝第三肝门处有无粗大的右后下静脉存在;术中超声追踪定位主要分支的走行是保证重建成功的重要环节。

三、胆道并发症

肝脏移植后胆道并发症主要有胆漏、吻合口狭窄、胆管缺血性改变、胆管结石形成及乳头括约肌功能紊乱等。手术技术缺陷和各种原因所致的胆管缺血为引起胆道并发症的两大主要原因。在肝脏移植的早期,外科手术是胆道并发症的主要处理方式,手术率达70%。然而,肝脏移植术后病人,一旦有异常临床表现,结合B超怀疑胆道并发症问题,应及时行MRCP或螺旋CT检查以初步明确胆漏或胆管狭窄情况。并应与急性排斥反应、慢性排斥反应、药物性瘀胆、病毒性肝炎、原发病复发等进行鉴别诊断。应做到早期诊断,早期处理。胆道并发症的处理需要根据发病时间、病变类型、肝功能损害程度以及病人全身情况来选择合理的治疗方法。

对于移植术后胆漏、吻合口局限性狭窄和胆管结石,联合应用保守疗法、内镜介入治疗和放射介入治疗可获得较好的效果;对于难治性胆漏和介入治疗失败的胆道并发症,应及时手术处理;而对于全肝弥漫性缺血性胆道病变,反复介入治疗能明显减轻胆道梗阻,延长移植物存活期,推迟再移植时间,应尽早进行,但是,再次肝脏移植往往是最后的选择。介入治疗特别是内镜介入是当前肝脏移植后胆道并发症的首选治疗方法,通过ERCP和PTCD行胆道气囊扩张和支架置入对约70%的吻合口狭窄和60%的肝内胆管狭窄有效,但往往需反复多次施行。介入治疗无效或不适宜行介入治疗的病人应及时行手术治疗或再次肝脏移植。

四、胃肠道并发症

1. 腹泻　肝移植肝脏移植术后,许多病人都会出现腹泻。这与肝移植肝脏移植病人常期服用免疫抑制剂有关。另外,胃肠道的巨细胞病毒感染及EB病毒等病毒感染亦会导致反复腹泻。适当调整免疫抑制剂的剂量或采用个体化的免疫抑制剂方案,优化免疫抑制剂使用方案,可减少腹泻的发生率。如为肠道病毒感染所致,则需抗病毒治疗。

2. 胃肠道出血　肝移植肝脏移植术后胃肠道出血多发生在术后3个月内,常见原因是胃肠道溃疡,其常见部位在上消化道。如为胃肠道溃疡所致出血,在使用H2受体拮抗剂或质子泵抑制剂后,一般出血均可停止,少数情况下才需内镜或手术止血。

3. 胃肠道穿孔　是较少见的并发症,儿童较成人常见。发生率为6.4%~20%。胃肠道穿孔一般均需手术治疗。

4. 肠梗阻　肝移植肝脏移植病人的肠梗阻较少见,约1.2%~1.8%。

五、肝脏移植术后移植物抗宿主病

移植物抗宿主病(Graft-versus-Host Disease,GVHD)是骨髓移植术后的常见并发症,在实体器官移植中发生较少,肝脏移植术后GVHD于1988年首次报道,发生率约为1%~2%,我院的发生率为1.4%(14/1000)。既往由于认识上的不足和例数上的限制,很多病人被误诊为药物性皮疹或重度感染。近来,随着肝移植数量的增加,肝脏移植术后GVHD逐渐被重视。肝脏移植术后GVHD治疗困难,预后差,死亡率极高。

1. 临床表现　急性GVHD发生在肝脏移植术后早期(3个月内),通常为2~6周。临床上常表现为不明原因的发热、皮疹、腹泻及严重的骨髓抑制。

2. 诊断　因肝脏移植术后GVHD并不常见,加之早期缺乏典型与特异性的临床表现以及临床上的认识不足等原因,故早期诊断相当困难。肝脏移植术后GVHD的诊断标准:靶器官受累而引起的特征性的临床症状和体征,如皮肤、骨髓、消化道症状等;受累及器官的组织学检查;受累及器官或外周血中供体淋巴细胞存在的HLA或DNA方面的证据。

此外,组织活检、HLA配型、PCR-STR、FISH等对诊断有一定帮助。总之,对于肝脏移植术后2~6周内发生不明原因的发热、皮疹、腹泻和白细胞减少的患者,应拟诊或高度怀疑GVHD。HLA配型、PCR-STR技术和FISH相结合的方法可为早期诊断提供较为可靠的实验室依据。

3. 治疗

(1) 激素:糖皮质激素是治疗骨髓移植后GVHD的一线用药,但激素的应用虽然能暂时控制症状,但是总的疗效仍然较差。

(2) 减少免疫抑制剂用量:肝移植后GVHD的患者建议减少或完全停用免疫抑制剂。

(3) IL-2受体单克隆抗体和抗淋巴细胞治疗。

(4) 抗感染和其他治疗。

慢性GVHD临床上一般表现症状轻微,对激素治疗有较好的反应,给予低剂量的CsA和MMF也可取得较好的疗效。Nemoto等报道增加甲泼尼龙和FK506的剂量,症状消失。而Pinna等却报道减少FK506的剂量后成功治疗了慢性GVHD。总之,慢性GVHD治疗上不论是增加还是减少免疫抑制剂的用量,预后均满意。

六、神经系统并发症

肝移植术后神经系统并发症比较常见,发生率为 8%~47%,它们对移植受体的生存率和生活质量有着重要影响。这些并发症主要包括癫痫、脑血管意外、脑白质病、周围神经病变、运动障碍、中枢神经系统感染和免疫抑制剂的毒性作用等。

七、精神并发症

肝移植术后精神系统并发症十分常见,平均发生率为 30% 左右,以术后 2 周内出现最为常见,约占 70%。症状主要表现为谵妄、妄想、幻觉、躁狂、焦虑、睡眠障碍以及认知障碍等,对治疗不配合,临床依从性很差,为临床上的诊治构成了很大的困难。在各种症状中,认知改变是精神状态异常最早出现的症状,而谵妄是最常见的精神症状,其次为情感障碍及适应障碍性疾病。

八、移植术后新生恶性肿瘤

临床开展器官移植已有 50 多年历史了,随着手术技术的不断提高,移植术后并发症明显降低,移植受体的存活率也有大幅提高,总体一年生存率达 95% 以上。但远期并发症仍然困扰着器官移植事业的发展,移植术后免疫制剂的应用导致新生肿瘤发生率明显升高,与感染和心血管疾病成为影响实体器官移植患者长期存活的三大危险因素,并在大宗肾脏移植病例术后随访 30 年的资料中得到证实。对于移植后预防、诊断及治疗新生恶性肿瘤目前仍无有效的措施。

1. 肝脏移植术后新生恶性肿瘤　肝脏移植术后新生肿瘤的类型以非何杰金淋巴瘤的发生率最高;其次为大肠癌。

2. 移植术后恶性肿瘤的原因　肿瘤发生是多因素多阶段的,新发肿瘤的危险性随移植后时间的延长而增加,其危险因素主要有免疫抑制剂的强度、酒精性肝病、吸烟、种族以及高龄等,其中长期的免疫抑制状态,可能是肿瘤发生的最根本原因。病毒感染在免疫抑制患者新生肿瘤发生中可能起重要作用。移植术前受体的基础疾病与移植术后新生肿瘤的发生也存在一定因果关系。遗传及环境与移植术后新生肿瘤的发生也有一定关系。

3. 移植术后肿瘤预防　①减低免疫制剂剂量;②预防病毒感染;③减少致癌因素的接触;④合理的全面体检。

4. 治疗　皮肤癌前病变或早期癌,局部使用 5-氟尿嘧啶软膏,每天 2 次,6 周为一疗程,可有效根治癌前病变甚至浅表性癌,另外 0.05% 维甲酸软膏对治疗器官移植者的疣和角化很有效且可抑制皮肤癌变。治疗皮肤癌可采用外科切除、冷冻、化疗和放疗。宫颈原位癌可采用单纯子宫切除、宫颈锥切及冷冻疗法。其他肿瘤可采用外科手术、放疗、化疗。阿昔洛韦、更昔洛韦可用于 EB 病毒相关的 NHLs,α- 干扰素可用于治疗一些 KS 和 NHLs 及其他恶性肿瘤患者。对于高度恶性肿瘤,通过降低免疫抑制剂水平,则期望使受抑制的免疫系统得到恢复。然而有移植物被排斥的危险性,肝脏移植受体可因此而死亡。临床上肝脏移植受体一旦发生广泛的淋巴瘤,除了小剂量的强的松(5mg/d),所有的免疫抑制剂应停用,肿瘤消失后缓慢地逐渐增加免疫抑制剂,直至免疫补建系统重建。恶性肿瘤广泛转移者需细胞毒性药物治疗,但多数药物可抑制骨髓,因此在应用时,应停用或降低硫唑嘌呤剂量,以免出现严重的骨髓抑制。由于大多数细胞毒性药物有免疫抑制的副作用,故应长期监测移植物功能。强的松是肿瘤化疗的重要组成部分,应长期使用。

5. 结论　应该强调指出,移植术后恶性肿瘤发生并非是移植受体必有的并发症。许多移植术后新发肿瘤(如宫颈原位癌、外阴及会阴部的原位癌)已得到很好治疗。经验表明肝脏移植受体更倾向于罹患一些危险的恶性肿瘤。主要威胁肝脏移植受体生命的恶性肿瘤为淋巴瘤,这其中的内在机制仍有待于深入研究。随着肝脏移植病例数目增多、随访时间延长,其相应的肿瘤类型可能将与肾脏移植受体的表现趋于一致。

(郑树森　王伟林)

第十篇
门静脉高压症手术

在肝和多器官移植时代,外科对门静脉高压症食管胃静脉曲张破裂出血(EGVB)的治疗策略有很大变迁,这主要基于对其病理生理学和发病机制的深入了解,对患者更好、更科学和更有逻辑性的评估以及出现了许多新的诊治技术。

门静脉高压症的现代定义是门静脉压力梯度高于10~12mmHg以上,亦即门静脉和下腔静脉之间的压力梯度增高。这样会相继出现食管胃静脉曲张出血、难治性腹水、难治性肝性胸腔积液、肝功能衰竭、肝肾综合征、肝性脑病、肝细胞瘤、肝肺综合征等并发症,其中最为严重的是EGVB。在我国最常见的病因是肝炎后肝硬化,近年酒精性肝硬化也渐渐增多,在肝硬化病人中每年有5%~15%发生食管胃静脉曲张,其中约1/3发生出血,而出血病人中仅有40%~50%自行停止,其余大部需行内科和外科治疗。

第七十六章

门静脉应用解剖和门静脉高压治疗策略

第一节　应用解剖

1. 门静脉组成　在胚胎时期,门静脉由卵黄静脉和脐静脉发育而成,卵黄静脉的位置后来发展为肝窦,左卵黄静脉形成肝外门静脉系统,而左脐静脉后来成为门静脉系统和肝静脉之间的交通通道。成人后,门静脉由肠系膜上静脉和脾静脉在胰颈部前方交汇形成,正常长4~6cm,直径10~20mm,但在门静脉高压时可达25mm以上;沿胃肝韧带游离缘行至肝门部,在此再分为左右两支(图76-1)。门静脉与其背侧的下腔静脉关系大都是交叉的,仅10%为平行的。还有5%的人有门静脉后动脉,这在手术分离时应加注意。

约有2/3人的肠系膜下静脉汇入脾静脉;1/3人的汇入肠系膜上静脉。同时约有2/3的胃左静脉(冠状静脉)汇入门静脉;另1/3汇入脾静脉。而脐静脉仍常与门静脉左支相通,故在门静脉高压症时常常变粗变大。但最为重要的是门静脉高压症时围绕胃、食管静脉曲张所发生的变化。

门静脉与一般静脉不同,具三个特点:①始末两端均为毛细血管;②无静脉瓣;③与腔静脉之间存在着侧支吻合支。当门静脉高压症时,这些侧支开放,高压的门静脉由此注入腔静脉。

2. 脾静脉和左肾静脉　脾静脉在胰腺尾部从

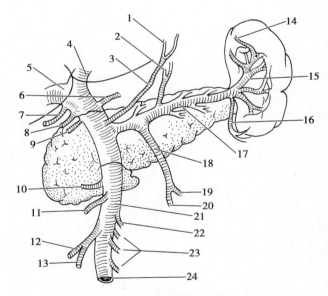

图76-1　门静脉系统的解剖

1. 胃冠状静脉高位食管支,2. 胃后静脉,3. 胃冠状静脉,4. 门静脉左支,5. 门静脉右支,6. 副胰静脉,7. 胆囊静脉,8. 幽门静脉,9. 胰十二指肠上静脉,10. 胰十二指肠下静脉,11. 胃网膜右静脉,12. 右结肠静脉,13. 回结肠静脉,14. 胃短静脉,15. 脾静脉上极支,16. 胃网膜左静脉,17. 脾静脉,18. 肠系膜下静脉,19. 左结肠静脉,20. 直肠上静脉,21. 肠系膜上静脉,22. 大网膜静脉,23. 小肠静脉,24. 中结肠静脉

胰腺后中间部下移到胰腺下缘,接纳 4~6 条源自胰尾部的小静脉,长短不一,手术时不易分离,有时需切除一段胰尾才能分离出脾静脉供手术备用(图 76-2)。

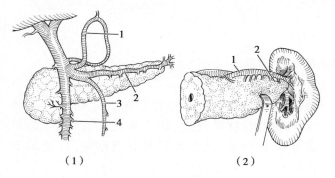

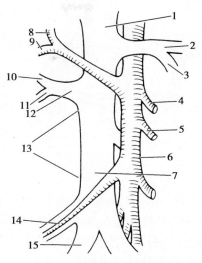

图 76-3 肠系膜上静脉外科干
1.门静脉,2.脾静脉,3.肠系膜下静脉,4.大网膜动脉,5.小肠动脉,6.肠系膜上动脉,7.肠系膜上静脉,8.中结肠动脉,9.右结肠动脉,10.胃网膜右静脉,11.右结肠静脉,12.Henle 干,13.外科干,14.回结肠动脉,15.回肠静脉

图 76-2 胰尾的解剖
(1)1.冠状静脉,2.脾静脉,3.肠系膜下静脉,4.肠系膜上静脉;
(2)1.脾静脉,2.胰尾小静脉支

肾静脉多为一支主支,长 6~7cm ,直径 1.5cm,易于分离供吻合用,但有 15% 的人具 2~3 支,又较纤细,分流手术时会出现困难。

3. 脾静脉与肠系膜下静脉的关系 门腔分流手术需分离远端脾静脉,可先切开胃结肠韧带,显出胰尾,然后剪开胰腺下缘的后腹膜,沿胰腺下缘向后上方分离即可找到远段脾静脉。一部分肠系膜下静脉汇入脾静脉和肠系膜上静脉交角处,如行分流手术(Wavren 手术),则需结扎切断肠系膜下静脉根部,才能进行分流术。

4. 肠系膜上静脉的外科干 行肠腔分流时,需利用外科干,这是指回结肠静脉和 Henle 干(右结肠静脉与胃网膜、右静脉汇合形成)之间的一段肠系膜上静脉。长 2cm,直径 >1cm。此处无动静脉重叠,无动脉分叉横过,便于吻合用。但约有 10% 外科干不足 1cm 长,无法进行吻合术。外科干距下腔静脉平均距离为 2~3cm,一般情况下无法行侧侧吻合术,故需采用 H 形搭桥吻合术(图 76-3)。

5. 胃左静脉和胃后静脉 胃左静脉收纳胃小弯贲门近侧食管支和远侧胃壁支、在肝胃韧带后侧,走向胃胰襞中,约有半数直接汇入门静脉 1/3 汇入脾静脉,10% 汇入门脾静脉交角处(图 76-4)。

胃后静脉常从胃体后壁上部穿出,沿胃膈韧带在腹膜后下行,约 60% 汇入脾静脉,30% 汇入脾静脉上极支,少数为其他变异,但约有 20%~40% 人无此静脉(图 76-5)。

6. 胃、食管曲的静脉分区和特点 Vianna 等将胃、食管曲分为四区加以阐明。

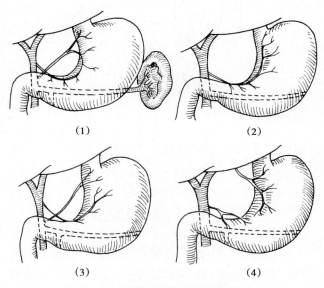

图 76-4 胃左静脉及其变异类型
(1)胃左静脉直接汇入门静脉;(2)胃左静脉缺如;(3)胃底食管支型;(4)肝内型

(1) 胃区(gastric zone):此区在胃食管曲下方 2~3cm 胃内静脉纵向沿黏膜下层和固有层上行至胃短静脉。

(2) 栅栏区(palisade zone):自胃区再向上伸展 2~3cm 至食管下段栅栏区,此区的黏膜固有层内有许多静脉交通支,但没有静脉穿支联结于食管壁的内静脉丛和外静脉丛之间。

(3) 穿支区(perforating zone):栅栏区向上 2cm 的食管为穿支区,在此区内,内、外静脉丛互相穿通连接。

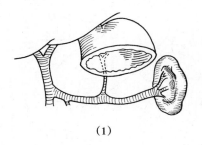 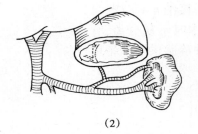 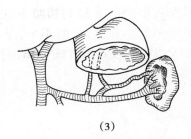

|(1)|(2)|(3)|

图 76-5　胃后静脉汇入类型

（4）干区（trancal zone）：沿食管再向上延伸 8~10cm 为干区，其特点是在黏膜固有层有 4~5 条纵形静脉，在此区内有一些不规则的静脉穿支，联结于黏膜下层和食管外静脉丛之间（图 76-6）。

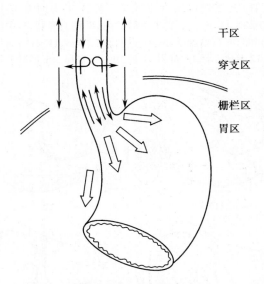

图 76-6　胃食管静脉丛分区

干区
穿支区
栅栏区
胃区

门静脉高压时，胃底食管曲的侧支交通支最先开放，食管黏膜下层组织较疏松，门静脉反常血流即可沿胃底和食管下端的静脉，经该区的交通支流入奇静脉至上腔静脉，引起此区静脉曲张甚至出血。食管下端静脉有四种，即：①上皮内静脉；②表浅静脉丛；③黏膜下深静脉；④外膜静脉。门静脉高压时，此区的曲张静脉，较纤细的来自表浅静脉丛，较粗大的则由表浅静脉丛、黏膜下深静脉和侧支血管支汇集而成，这种粗大的曲张静脉极易于破裂出血。

7. 门静脉与腔静脉之间的侧支吻合支　这些侧支在正常情况下并未完全开放，但在门静脉高压症时则相继开放。主要有 4 支。

（1）上方的胃底食管下段侧支吻合支：门静脉经胃冠状静脉、半奇静脉在此胃底食管下段形成侧支吻合支，流入上腔静脉。此处距门静脉主干和上腔静脉较近，压力梯度差大，发生静脉曲张早且严重，此处黏膜易受胃酸侵蚀，更易于出血。

（2）下方的直肠下段肛管侧支吻合支：门静脉通过肠系膜下静脉、直肠上静脉与直肠下静脉、肛管静脉形成侧支吻合支，流入下腔静脉。

（3）前方的前腹壁侧支吻合支：门静脉经脐旁静脉与前腹壁上、下腔静脉形成侧支吻合支，分别流入上腔和下腔静脉。门静脉高压症时，脐周静脉曲张，形成"海蛇头"。

（4）后方的腹膜后侧支吻合支：肠系膜上、下静脉与腹膜后的腰静脉、肋间后静脉、膈下静脉、肾静脉和睾丸（卵巢）静脉形成侧支吻合支，流入上、下腔静脉、门静脉高压症时形成腹膜后间隙的曲张静脉（Reitz 静脉丛）（图 76-7）。

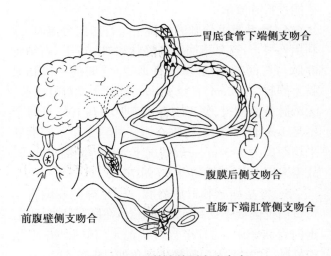

胃底食管下端侧支吻合

腹膜后侧支吻合

直肠下端肛管侧支吻合

前腹壁侧支吻合

图 76-7　门静脉的侧支吻合支

8. 门静脉系统的功能性分区　门静脉是由不同腹内脏器静脉回流汇合而成，可相对分为两个不同的功能性分区，即大内脏循环区（肠系膜区）和小内脏循环区（胃脾区），此两区的分界相当于食管下端到大网膜中点的连线。外科选择性分流手术可有选择性地降低小内脏循环区的静脉压力,同时不会过多地剥夺从大内脏循环区进入肝脏的血流,从而维护了肝脏的营养和功能。

9. 动脉　门静脉高压症需肝移植术时,应了解肝动脉解剖知识,但肝动脉的变异较多,正常情况下,肝总动脉源自腹腔干,在分出胃十二指肠动脉后,分为左右两支入肝内,约有20%的有一支右侧副支,或是肝动脉源自肠系膜上动脉,还有20%的肝左动脉是源自胃左动脉(图76-8)。

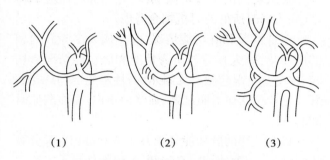

(1)　　　　　(2)　　　　　(3)

图76-8　肝动脉的走行和异常
(1)正常肝动脉;(2)右侧副肝动脉;(3)左侧副肝动脉

第二节　生理病理学

门静脉正常情况下的压力为5~8mmHg,其血流量为1~1.5L/min,进入肝脏的血流量3/4来自门静脉,1/4来自肝动脉,但供氧量则各占50%。如门静脉压力梯度高于5mmHg,门静脉压力升至8mmHg以上时,即为门静脉高压,但在升至12mmHg以前时很少发生食管曲张静脉出血。

常常造成门静脉压力增高的情况有:

1. 门静脉血流被阻,常见原因是肝硬化致肝内阻塞。

2. 功能性阻力增加,这常继发于肝窦纤维隔(肝星状细胞和肌纤维母细胞致)。

3. 血管收缩因子生成失衡,如内皮素、去甲肾上腺素、血管紧张素等过多,而肝脏释放出的血管扩张剂又不够充分(如NO和前列腺素等)。

4. 内脏器官血流量增加致内脏器官血管扩张,由神经性、内分泌性和局部介质等多因素酿成。

5. 发生门脉血管侧支吻合支。

6. 血管发生变化的继发性血浆容量增加。

7. 全身循环系统高动力变化,心排出量增加,全身、血管系统阻力降低,内脏凝血。

第三节　外科治疗门静脉高压症策略

门静脉高压症是最为常见的和最严重的并发症是食管胃静脉曲张,所以外科治疗门静脉高压症的侧重点也在于此。当对门静脉高压症病人作出诊断时,肝功能代偿的病人中已有38%出现食管胃静脉曲张,而肝功能失代偿者则高达60%。近年资料表明,每年约有5%~15%门静脉高压病人发生出血,当第一次急性大出血时,死亡率可高达50%,生存者又常在6周内再出血,死亡率再增加30%。

对门静脉高压食管胃静脉曲张病人,应视不同具体情况采取不同治疗对策。最常见的三种情况是:初始急性出血的治疗;初始出血的预防和再次出血的预防(二级预防)。

1. 初始急性出血的治疗　早期复苏措施甚为重要,它直接影响着预后,患者收入ICU后,保持空气道通畅;维持呼吸循环功能;保证组织获取充足氧;防治较长时间的低血压;维持充足血容量;输血及新鲜血浆,使Hct保持在25%以上;输注rFⅦa,纠正凝血机制障碍;使用有效的抗感染药物防治细菌性腹膜炎、泌尿道和呼吸道感染,这些都对防治再出血和降低死亡率有所裨益。

控制出血的特殊治疗方法有多种,药物方面使用血管活性药物降低内脏血流,血管加压素和特立加压素较为常用,生长抑素和质子泵抑制剂也应选用。双囊三腔气囊管填塞方法已使用40余年,对一些其他方法无法止血的患者仍可起到止血作用,尽管其复发出血率达50%,并发症率也有30%,但仍不失为一种救命措施,待止血后再采用经颈静脉肝内门体分流术(TIPS)或外科分流手术治疗。

内镜治疗包括硬化剂和结扎方法,这是现代处理食管静脉曲张出血的基石,其止血率可达90%,效果优于药物和气囊填塞方法,但仍有10%左右的死亡率,其中结扎方法更优于硬化剂注射治疗。

尽管使用了各种止血方法后,仍会有10%~20%患者无法止血,此时如肝静脉压力梯度(HVPG)仍高于20mmHg,说明以上治疗失败,就应进一步选用TIPS(Child B或C级)或外科分流手术(Child A级)。

2. 初始出血的预防　门静脉高压患者如HVPG未超过12mmHg,就不会发生静脉曲张和出血,此时宜选用以下各种预防措施。在药物方面,使用非选择性 β-阻滞剂,可通过收缩肠系膜上动脉而降低门静脉压力;大剂量的 β-阻滞剂还可降低心排出量,而进一步降低门静脉的流量和压力,三种最常用的 β-阻滞剂是纳多洛尔(Natolol)、心得安(Propranolol)和长维地洛(Carvedilol)。一组荟萃分析11所中心的1189例经非选择性 β-阻滞剂的治疗结果,显示中、重度静脉曲张病例,出血危险从25%降至15%,死亡率降低,性价比亦适宜。

过去20年间,内镜注射硬化剂(ES)和内镜结扎术(EVL)已广泛应用,其预防初始出血的效果优于药物预防。ES 一般5~6次后即可闭塞曲张的静脉,但可能出现食管狭窄、溃疡和全层坏死、穿孔等并发症,临床已不推荐使用。EVL可完全阻断静脉曲张的血流,2~3周后愈合,还可每次置入多枚橡皮圈结扎,提高疗效,2周后可重复操作,并发症明显低于 ES,EVL可使静脉曲张的危险率从23%降至14%。

3. 再出血的预防(二级预防)　食管静脉曲张可分为急性出血和长病程出血两相,急性出血是出血在6周以内的,再出血率高,特别是48小时内的再出血率也较高。长病程出血相如未处理,其中位再出血率为60%,1~2年内死亡率达33%。所以初始出血后,必须进行二次预防。

药物方面,非选择性 β-阻滞剂可降低再出血率33%,但未增加生存率。内镜治疗中 EVL 较ES 为佳,可降低再出血率37%,降低绝对再出血率13%。如再加用 β-阻滞剂,效果更为优越。

第四节　手术选择

外科治疗门静脉高压症的主要目的是防治EGVB,此外尚可治疗顽固性腹水、切除巨脾消除脾功能亢进。但除非肝移植术,一般的外科手术不能改善肝脏的本身病变,仅能治标,不能治本。

一、手术原则

这主要围绕肝脏生理功能和血流动力学的问题分析考虑:①肝脏的各种营养因子均来自门静脉,如手术影响门静脉入肝血量,术后必然影响肝功;②门静脉高压症时,最能影响发生食管胃静脉曲张的是小循环胃脾区(即胃左、胃短和胃后静脉),手术应将胃脾区压力降下来;③对手术病人应全面评估,包括营养、肝功能、凝血机制以及术中所见肝的大小、结节情况、色泽、硬度等;④选择手术术式,挑选创伤小、安全、并发症少等因素;⑤急性大出血时,尽量采用非手术支持治疗,手术尽量选择在再次出血之前进行。

二、病人选择

要从病人的全身情况、肝功能、病因、血流动力学、病人当时所处的时机综合考虑。

全身情况和肝功能情况:此类病人多为肝内型的肝硬化,病人预后与全身情况和肝功能情况密切相关。全身情况包括有无腹水、肝性脑病、营养情况;肝功化验包括血清胆红素、血浆白蛋白、凝血酶原时间和 ALT 等。

目前常用的肝功能分级方法是 Child Pugh 分级法,将肝功分为 A、B、C 三级,A 级的外科手术死亡率仅 2%,B 级 10% 左右,C 级达 50%,故应对 C 级病人应严格掌握手术适应证。

此外,还需注意黄疸、ALT 增高、白球蛋白比例倒置,特别是 γ 球蛋白增多等。

对病人的选择还要考虑病因,其中肝内窦后型多为肝炎、酒精和中毒致病,肝细胞损害严重,肝功能不断恶化,预后较差。

另一方面须从门静脉血流动力学变化考虑病人的选择,根据分流前后对门静脉血流动力学的影响大小和利弊,选择理想术式。如分流术方面,以选择性分流术较好。

三、手术术式选择

对门静脉高压症出血病人的手术治疗术式主要有断流术和分流术,各种术式均有其利弊,且病人肝功能情况不同,手术时机不同,技术条件不一,缺乏远期随访和可比性。但总的来看,断流术简单易行,并发症少,比较安全,但复发出血较高;分流术技术复杂,并发症多,条件要求高。

迄今,除肝移植外,临床疗效好且持久的治疗方法中,经颈静脉肝内门体静脉分流术和选择性分流术为佳。美国 NIH 一组多中心前瞻随机研究结果显示,选择性分流术和 TIPS 的结果,再出血率分别为 5.5%vs.10.5%,能再肝移植率为 8%vs.12%,需要再干预率为 11%vs.82%,5 年生存率为 85%vs.62%。显然前者明显优于后者。

第五节　手术前准备

一、改善一般状况

给予合理热量、多种维生素和低脂饮食,如有肝性脑病宜限制蛋白质摄入量。高碳水化合物可提供能量,增加肝糖原贮备,维护肝脏功能。对纳差的病人可予葡萄糖、胰岛素和钾(GIK)一周,每日10%葡萄糖1000ml,普通胰岛素24U和氯化钾1.5g。适当的高蛋白质饮食和补充氨基酸可促进肝细胞再生,特别是高百分比的支链氨基酸更为需要。维生素B族可对糖、蛋白质和脂肪代谢具重要作用,维生素C和维生素E可增加肝细胞抗氧化能力。大出血后危重病人视具体情况给予肠外和肠内营养支持。为纠正贫血,可在术前数日输新鲜血液。低蛋白血症和腹水病人可间断输白蛋白。还要注意水和电解质的平衡,限制钠的摄入,每日不多于2g。

二、维护肝脏功能

除使用各种有效的护肝药物,如肝细胞生长因子、肝细胞刺激因子、胰高糖素、胰岛素等外,应纠正贫血,并使白蛋白达35g/L(3.5g/dl)以上。同时注意纠正出血倾向和凝血障碍,术前一周就给予维生素K,有条件的可行成分输血,输注血小板和各种凝血因子。同时还需注意避免使用抗血小板聚集药物如阿司匹林和消炎痛等。新鲜(冻干)血浆内含有多种凝血因子的前体物质,还含有纤维结合蛋白,对病人很有帮助。近年来问世的凝血酶原复合物(PPSB)和1-脱氨-8-D精氨酸加压素等亦为有效的凝血因子药物。

三、预防感染

门静脉高压症病人的抗感染能力低下,腹水病人又常发生细菌性腹膜炎症,所以术前应常规使用预防性抗生素。术前1日口服新霉素1~1.5g每8小时1次,或服头孢呋肟酯0.5g每8小时1次以减少肠道内细菌。还可使用含双歧杆菌的制剂,调节肠道菌株。术前半小时静脉推注头孢呋肟1.5g、替硝唑200ml(0.8g)。

四、预防肝性脑病

可用硫酸镁导泄肠内积血,或服液体石蜡缓泻,口服乳果糖或使用乳果糖灌肠。还可使用多巴胺、精氨酸等药物。

五、其他

1. 有胃病变的可使用雷尼替丁或法莫替丁等药物;术前还可使用丙酸睾丸酮和苯丙酸诺龙等促蛋白合成剂;术前晚及术晨清洁灌肠;手术前置质软、管内径粗的鼻胃管,置入前服用液体石蜡以润滑食管和胃。

2. 择期手术　门静脉高压第一次大出血后,出血复发率很高,一年内复发出血可达70%,如5年内未行择期手术治疗的病人中,74%死于复发出血,这说明择期决定性手术防治复发出血十分必要,且手术时间尽量提前,在第一次出血后,应积极准备,改善肝功,创造条件,争取在未复发出血前施行手术治疗。

3. 预防出血　对于未曾出血的病人,如脾肿大明显,脾功能亢进,食管胃底静脉曲张明显者,可行预防性分流术,切除脾脏,但一般不考虑预防分流术。

第六节　手术后处理

一、加强监护

大多数手术病人应在ICU治疗,或使用床边心电和呼吸监测24~48小时,除体温、脉搏、心率和血压外,注意低血钾和电解质紊乱,注意心肌缺血和缺氧。如CVP>2.4(18mmHg)时示心脏前负荷增加,应及时处理。尿少时可使用多巴胺改善全身循环状态和增加尿排出量。

病人半卧位可改善心肺功能,也有助于呼吸交换,术后应常规给氧(4L/min)。使用血气检查以及时发现低氧血症和高碳酸血症,并及时处理呼吸功能不良情况。

及时测定血红蛋白、红细胞比容、血浆白蛋白。及时调整输液量、输血量。一般在术后给每日每公斤40ml液量,再根据尿量、引流量和心肺功能等功能情况加以调整。

二、维护肝脏和肾脏功能

手术后肝脏和肾脏功能都受到一定损害,要给予充足的血容量、热量和氧,必要时使用呼吸机维持一定时间。并补充葡萄糖、胰岛素和钾,适当输注白蛋白、血浆和支链氨基酸等。如病人无十二指肠溃痿或胃黏膜病变,可短期使用小剂量糖皮质激素,以减轻肝脏损害及全身反应。术后监测血氨值,严密观察神志情况,注意肝性脑病发生的可能性。

要慎重使用有肾毒性的抗生素和药物,如卡那霉素、庆大霉素、多粘菌素等。肾功能不良时要合理使用利尿剂和血液透析,随时注意限制钠和水的摄入。

三、防治感染

除了术前常规使用预防性抗生素外,手术后宜使用抗生素5~7日,防治可能发生的腹腔内感染。对肝硬化或术中缺氧时间较长的病人,要避免使用对肝脏有害的抗生素,如青霉素可引起淤胆病变,羧苄青霉素可致转氨酶升高。肝硬化病人术后发生感染常为多种致病细菌的混合感染,故应联合应用抗生素,一般可选用第二代头孢菌素——头孢呋肟,对阳性、阴性细菌均有效用。如已经发生感染,再根据致病细菌种类选用更为有效的和有针对性的第三代头孢菌素。同时并用甲硝唑或替硝唑防治厌氧菌感染。

脾切除后常发生膈下感染,应保持腹内引流管通畅,必要时可使用含抗生素的溶液灌洗。

四、维持热量、营养支持

术后输入液量主要根据尿量来拟定,如尿量在1000ml/24h以上,可输液量2000ml/d左右,热量在1400~1600kcal即可,以葡萄糖和20%、30%脂肪乳剂双能源供应热量,20%脂肪乳剂每日用250~500ml,一周为宜。根据病情尽快改肠外营养为肠内营养。

五、应用止血药物

术后3~5日内每日肌注维生素K,输新鲜血和干冻血浆,或成分输血输注血小板和凝血因子。创面渗血较多时可静脉输入纤维蛋白原1~2g,和凝血酶原复合物,对羧基苄胺和止血敏等。

六、常规手术后处理

1. 禁食2~3日,胃肠减压防治胀气并减少胃肠蠕动,防止门静脉血氧消耗。

2. 适当镇静止痛剂,但尽量勿使用杜冷丁等对肝功损害的药物。

3. 鼓励咳嗽,雾化祛痰,经常检查肺部情况,及时发现肺部并发症。

4. 保持腹部引流管通畅,持续负压吸引,一般可在手术后3~4日拔除。

5. 术后8~9日拆线。

第七节　术后并发症及防治

一、腹腔内大出血

发生率在1%以下,但很危重,常危及生命。发生的原因除全身凝血机制障碍外,主要由于手术操作不当所致,如脾蒂结扎不牢,或过紧撕断血管;胃大弯胃脾韧带内血管结扎松脱;胰尾损伤处渗血;膈下或脾床渗血未能仔细缝扎止血;吻合静脉撕裂出血等。出血常发生在术后24小时内,病人呈现失血性休克征,引流管引出大量新鲜血液,有时每小时超过100ml。一经诊断,应在抢救失血性休克同时,立即手术探查,寻找出血点止血。

二、术后发热

脾切除和门奇断流术后,一部分病人由于术中损伤和创面较大而发生反应性发热或吸收热,2周左右可好转。但2周后仍持续发热,则为术后"脾热",约占15%左右。其实"脾热"并非无明原因热,大多数与脾窝内积血、积液并发感染有关;或胰尾损伤致继发感染;或门静脉血栓性静脉炎及全身存在隐匿性感染所致。如寻找不到原因,可能与脾切除后,体内网状内皮系统未能替代脾脏功能,人体免疫能力低下,或毒素和异性蛋白质等作用所致。治疗主要针对发热的原因进行有针对性的处理,对于未明原因的发热除给予抗生素外,可同时使用非固醇类抗炎止痛剂,如布洛芬等。

三、肝性脑病

这是由于手术创伤及门体分流术所致的神经精神紊乱综合征,发病率1%~6%,但死亡率高,可达60%~75%。治疗时:①维护肝功能:输注高渗葡萄糖,补充热量,还补充维生素和各种微量元素;②祛除血氨:使用谷氨酸钠(钾)静滴,量23~46g/d,还可使用精氨酸;③增加支链氨基酸:国内外研制了多种含支链氨基酸比例高的制剂,如BCAA-3H含42.6%,六合氨基酸含39.8%等,对纠正血浆支链/芳香氨基酸比例失常有一定效用;④纠正假性神经递质药物;临床常用的有左旋多巴,2~4g/d口服,或以200~400mg加入葡萄糖液中静滴。另一半合成麦角生物碱——溴隐亭（bromociptine）可刺激多巴胺受体，增加脑血流量和脑组织代谢，每日 2.5mg 口服，逐渐加大剂量，最大剂量为每日 15mg，一疗程为 8~12 周；⑤清洁肠道，抑制肠道细菌：上消化道出血时，可使用山梨醇、大黄、液体石蜡等缓泻剂，还可采用生理盐水 500ml+1% 乙酸灌肠，尽量将肠道积血排出。另外可口服新霉素 2~3g/d 或卡那霉素 1~2g/d，还可口服灭滴灵 0.25g，每日 4 次，以抑制肠道细菌，但需注意新霉素影响肠黏膜吸收和引起肾及前庭脑神经的损害；⑥降低肠道 pH 值：使用乳果糖苷（lactulose），100~200ml/d，分 4 次服用，可降低结肠 pH 值至 5.5 以下，这有利于血液中氨转移至肠腔内，亦可使体内尿素含量降低，还具通便作用；⑦控制和调整食物中蛋白质：应以植物蛋白质饮食为主，辅以奶类制品，还可口服支链氨基酸，以减少肠源性毒性物质的来源和调节支链/芳香氨基酸比例；⑧防治脑水肿：使用脱水疗法可减少脑水肿的发生和降低死亡率，通常使用甘露醇每次 1.0g/kg，30 分钟内静滴，每 6 小时 1 次，可连续 8~10 次；⑨门体分流术后脑病，如内科治疗无效时，可考虑外科治疗，如结肠切除或旷置术；吻合口缩小或限制环及门奇断流术，但并发症更多，死亡率高，要慎重考虑后使用。

四、腹水

门静脉高压症时腹水就常常发生，且难于治疗，手术后由于创伤、麻醉药物等原因，腹水常复发或加重。治疗时首先注意补充血容量，纠正贫血和低蛋白血症，充分给氧。同时腹带保护，防止切口裂开。如无效可考虑适当使用利尿药物和排放腹水。如系腹水感染，则应腹腔穿刺排放炎性腹水，再注入广谱抗生素。对于乳糜性腹水，应限制脂肪摄入，给予高碳水化合物和高蛋白饮食，如无效可禁食，短期间肠外营养支持，必要时还可穿刺排出腹水减压。

对于长期顽固性腹水，内科治疗无效时，可考虑行胸导管颈内静脉转流术，或利用腹水转流装置，用 LeVeen 单身阀门的硅橡管，一端置入腹腔，一端置入颈内静脉，导管埋于胸腹壁皮下，随呼吸运动，间断地将腹水经阀门导入颈静脉内。

五、膈下感染

病人常在术后一周开始高热，左上腹肋缘下部深压痛，白细胞升高，X 线检查左膈升高，固定，左胸腔渗液，B 超检查可见左膈下液性暗区。如诊断确立，即应积极治疗，可多次反复穿刺抽脓，亦可置管引流，如仍无效，或脓液量多且稠厚，坏死组织多，则应切开引流。

六、胰瘘

术后腹腔引流 2 周后仍不减量，且检查引流液淀粉酶值大于 1000U/L 时，可诊断为胰瘘，这与手术中损伤胰尾有关。一般通过支持治疗，待 2~3 个月后，绝大多数病人可以治愈。仅个别病例需药物或手术治疗。

（杨春明）

第七十七章

门奇静脉断流术

第一节　内镜硬化剂注射和套扎手术

食管静脉曲张（esophageal varices，EV）及胃静脉曲张（gastic varices，GV）内镜治疗方案。

一、EV 硬化治疗

【适应证】

1. 急性 EV 破裂出血。
2. 既往有 EV 破裂出血史。
3. 外科手术后 EV 再发者。

【禁忌证】

1. 肝性脑病≥2 期。
2. 伴有严重的肝肾功能障碍、大量腹水、重度黄疸。

【术前准备】

1. 对大量出血者可先行三腔二囊管压迫止血，并输血、输液等抗休克治疗。
2. 根据患者情况，酌情应用降门静脉压药物如垂体后叶素、生长抑素及其衍生物等。
3. 其他同胃镜检查。

【操作步骤】

1. 器械、物品准备：胃镜、硬化注射针、硬化剂可选用 5% 鱼肝油酸钠或聚桂醇。
2. 操作方法　①硬化剂注射以曲张静脉内注射为主；②注射点：在出血处的附近静脉内注射，对未找到活动出血者，可在齿状线上方 2cm 左右的曲张静脉内注射，每次 1~4 条曲张血管；③注射量：初次注射每只血管内注射 10ml 左右为宜，一次总量不超过 40ml，之后重复治疗依照血管具体情况减少用量；④单次治疗终止指征：内镜观察无活动出血；⑤曲张血管穿刺注意事项：吸引胃内气体，尽量保持患者胃内空虚，减少恶心反应；提倡穿刺针尖探出，针尖可视状态下，对选好的穿刺点穿刺，保证穿刺的准确性，避免穿刺过深，壳管刺入血管，撕裂血管，或者穿刺不足，刺破血管而硬化剂无法注入血管诱发大出血。

【随访及跟踪治疗】

1. 第 1 次硬化治疗后，再行第 2 次、第 3 次硬化治疗，直至曲张静脉消失或基本消失。每次硬化治疗间隔时间 7~10 天；
2. 建议疗程结束后 1~3 个月复查胃镜，基本曲张静脉消失的患者要继续治疗直到根除；
3. 达到根治的患者应该在 6~12 个月进行内镜检查，根据静脉曲张情况进行治疗。
4. 终生随访、跟踪治疗。

【术后处理】

1. 术后禁食 8 小时，以后可进流质，并注意休息；
2. 适当应用抗生素预防感染；
3. 酌情应用降门静脉压药物如奥曲肤、生长抑素；
4. 酌情应用抑酸药；
5. 严密观察异位栓塞、出血、穿孔、纵隔炎、发热、败血症等并发症。

二、EV 套扎治疗

【适应证】

同硬化治疗。

【禁忌证】

1. 肝性脑病≥2 期；
2. 伴有严重的肝肾功能障碍、大量腹水、重度黄疸；
3. 曲张静脉直径≥2cm；
4. 食管静脉曲张伴有胃静脉曲张，胃静脉直径 >2cm；
5. 对橡胶过敏者；
6. 环咽部或食管狭窄、穿孔等。

【术前准备】

同硬化治疗。

【操作步骤】

1. 器械　胃镜、多环结扎器、单发结扎器或尼龙圈套器。操作者要仔细了解操作手法,掌握结扎器的套扎法。不管选择何种套扎器具,术前均需正确安装,确认负压连接稳妥,压力足够。

2. 操作方法　急性出血时会出现视野不清,影响操作,在食管、胃没有血性物质时套扎较为安全;套扎从胃食管结合部开始,选取套扎部位后,将透明帽的管口贴紧目标血管表面,启动负压吸引,视野中可见血管向镜头前逐渐充满,直至视野被遮盖呈红屏,如果吸引时血管壁未能马上进入透明帽,要微调透明帽与血管的接触位置、角度和力度,使血管壁顺利进入透明帽。血管壁整体进入后,保持胃镜位置,操作释放套扎环,完成一处套扎。然后转动胃镜至下一个曲张血管,以螺旋形向口侧食管移动进行套扎,每根曲张静脉需要多个套扎圈,以彻底阻断交通支,2 个套扎圈间隔 1.5cm 左右。

临床上亦经常应用套扎 + 硬化的序贯治疗,一般 2 次套扎治疗后再对残留细小曲张静脉行硬化治疗。套扎间隔 2 周后可再行第 2 次套扎。

【术后处理】

禁食 24 小时,以后予流质、半流质,套扎术后用药同硬化治疗。

【并发症】

1. 术后 1 周左右因局部溃疡造成大出血。

2. 术中出血,皮圈脱落,曲张静脉套勒割裂出血。

3. 食管狭窄、发热等。

三、组织胶注射

组织粘合剂(或称组织胶)是一快速固化水样物质与血液接触后即时聚合反应而凝固,闭塞血管控制出血,但可能迅速粘接在胃镜、注射针等器械上损坏胃镜、撕裂静脉等,需要严格按要求操作。

【适应证】

1. 择期治疗食管以外的消化道静脉曲张;

2. 急诊治疗所有消化道静脉曲张,食管静脉曲张可以小剂量使用。

【术前准备】

同 EV 硬化治疗。器械准备:胃镜、注射针、组织粘合剂(α- 氰基丙烯酸正丁酯或异丁酯)、碘化油。

【操作步骤】

1. 使用 23G 注射针;

2. 要根据所有组织粘合剂的性质,在配制时加或不加碘化油;

3. 内镜工作钳道要预充碘化油以防钳道堵塞;

4. 曲张静脉内注射,用三明治夹心法,根据曲张静脉的容积确定注射量。具体方法是:碘化油或生理盐水 1ml,接着注入组织粘合剂 0.5~1ml,再注入碘化油或生理盐水 1ml,拔针后快速注入碘化油或生理盐水冲洗掉管内残存粘合剂。

【术后处理】

同 EV 硬化疗法,酌情应用抑酸药。

【并发症】

1. 异位栓塞,偶有门静脉、肠系膜静脉和肺静脉栓塞。

2. 近期排胶出血。

3. 局部黏膜出血。

(姜春萌)

第二节　贲门周围血管离断术

门奇静脉断流术是通过手术切断食管下端和胃底部内外的反常血流静脉血管,阻断门静脉系统胃脾区的反常血流,同时保持了肠系膜区的门静脉向肝血流,可防治食管胃底静脉曲张出血,对肝功影响较小,疗效尚满意。它操作简便,能在基层医院开展。但术后复发出血率较高,仍是一种治标的手术方式。

早在 1950 年 Grey 提出食管胃去血管术,1965 年 Lemos 在去血管术同时,附加了胃底部切开缝扎,1950 年代 Tanner 施行胃中部横断再吻合,将门奇静脉断流。1960 年,Walker 经胸将食管前壁肌层横断,切断黏膜和黏膜下层后吻合。1988 年,Hunt 报道了食管下端胃底切除术,断流效果更好。

在我国,1972 年较为广泛地应用贲门周围血管离断术。1977 年,裘法祖教授提出胃底横断术,以后相继开展了 TH 胶栓塞术,吻合器胃底横断术等。目前常用的术式有贲门周围血管离断术、经胸食管横断和经腹血管离断术等。

贲门周围血管离断术在我国广泛应用,它比 Hassab 手术更为完善,Hassab 手术包括了脾切除术和食管下端和胃上段血管离断术,亦即脾切除术后,在胃大弯侧结扎切断胃网膜左动、静脉,小弯侧结扎切断胃左动脉和胃冠状静脉,然后结扎贲门上食管下端 3cm 范围内的周围曲张静脉。这种术式的血管离断偏重在胃左半的血管。贲门周围血管离断术、脾切除术和胃左半血管断流术与 Hassab 手术相同,但同时还离断胃后动静脉、胃冠状动静脉和左膈下静脉,离断血管更加完全,疗效更加提高。

【适应证】

各种原因导致的肝硬化门静脉高压症伴有EGVB,并存在门静脉向肝血流。

【禁忌证】

1. Child Pugh 评分 C 级。

2. 肝性脑病、严重凝血功能障碍、黄疸明显;难治性腹腔积液。

3. 心、肺、肾功能严重障碍而不能耐受麻醉者。

4. 门静脉成为流出道不能施行断流术者。

【术前准备】

1. 纠正贫血、低蛋白血症、凝血功能异常,补充VitK,必要时输血小板、新鲜血浆,纤维蛋白原及凝血因子。

2. 改善肝功能和肾功能,利尿治疗。

3. 减少肠道内氨的产生及摄取,使用乳果糖灌肠。

4. 肝炎后肝硬化患者服用核苷类药物。

5. 术前留置尿管、胃管(先服石蜡油)。

6. 完善各种术前检查 ①血、尿、便常规和大小便潜血检查;②血生化全项和凝血功能检查;③肝炎标志物及病毒检测;④各种 B 超、胃镜、ENS 等相关检查。

【手术步骤】

1. 体位 平卧,左腰部垫高。

2. 切口 左上腹"L"形切口,或左上中腹经腹直肌切口。巨脾者还可选用跨越中线的左上腹肋缘下斜横切口,利用悬吊拉钩,易于显露。

3. 探查 剖入腹腔后,按顺序检查肝、脾、胰、胃、食管下端,测量肝和脾的大小,并作肝活组织检查。然后插细硅管进入胃网膜左、右静脉内,测量门静脉压力,并留置至手术结束时再测压,以作术前后对比。

4. 切除脾脏 详细步骤见第十三篇脾脏手术。对于门静脉高压脾切除术时还须注意以下问题。

(1) 先结扎脾动脉,这样可使脾脏缩小,便于操作;还可使脾内血液返流入循环血中,减少输血量。

(2) 游离脾脏:结扎脾动脉后,可对脾脏稍加按摩使其缩小,便于操作。游离诸附着韧带时,特别留意勿伸拉脾胃韧带,此处粘连较紧,极易撕裂出血,切断时也须防止伤及胃壁和胃短静脉。

(3) 切除脾脏:一般将脾托出切口外操作,易于止血。脾蒂注意双重缝扎牢固。

5. 离断食管下端曲张静脉 在脾切除时,也将

从胃短静脉分布到胃底左侧及食管下端左侧的血管支切断,此时用左手将贲门部向下牵引,显示食管下端 5~7cm 处,将其右侧或前侧所有血管支均一一结扎切断,使胃底和食管下端完全呈游离状态。

为了彻底离断食管下端曲张静脉,必须处理高位食管支,此支血管直径 0.5~0.8cm,病变严重时还会更粗,自胃冠状静脉食管支(实际就是胃左静脉)向上延续而成,在距贲门右侧 2~3cm 处上行,贲门上方 4~5cm 或更高处进入食管下端肌层内,高位食管支必经食管裂孔,所以在食管右侧寻找,结扎切断。有时还有一支异位高位食管支,在食管支更高处穿入食管内,行走于高位食管支更右侧,这就要求分离食管下端更长的距离,有时则在贲门上 7~8cm下,才不致遗漏此支。

6. 离断胃底部曲张静脉 除了仔细将胃底部胃壁各个曲张静脉缝扎切断外,特别要注意处理以下三条曲张静脉:①胃冠状静脉:是食管胃底曲张静脉的血液来源,走行于胃小弯部胰腺上缘的圆弧形后腹壁的腹膜皱襞——胃胰皱襞内,处理此支血管时,先将胃大弯部向上前方翻起,沿胃后壁向上在小弯下方寻见胃胰皱襞,剪开此皱襞,即可显出胃冠状静脉主干,在其基部双重结扎切断。②胃后静脉:从胃底部后壁发出,在网膜囊后壁的腹膜后与胃后动脉伴行,最后汇入脾静脉。处理此静脉也是先翻起胃大弯向上前方,显出胃后壁,在胃膈韧带内可见粗大的胃后动、静脉,连同韧带一并结扎切断。有时胃后静脉极其粗大,直径达 2~3cm 者,不能单纯结扎切断处理,尚需仔细将其全部切除,以防出血。③左膈下静脉:在胃底左侧和食管下端左侧穿出肌层,走行于食管裂孔左缘附近,应将其显露,结扎切断(图 77-1)。

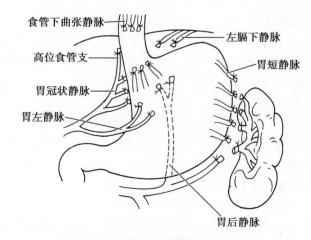

图 77-1 贲门周围血管离断术

7. 检查、引流、关腹　检查创面及各脏器有无渗血、漏血或损伤，再一次测定门静脉压力，并和术前对比。冲洗腹腔后在脾窝处置一双腔软质的硅橡胶引流管，由另小切口引出，这对防止术后膈下感染很有好处。切口各层用丝线间断缝合，如皮下渗血多，尚须置皮下橡皮条引流，24~48 小时拔出。

贲门周围血管离断术是我国目前应用最多的一种门奇静脉断流术术式，对防治门静脉高压症食管胃底曲张静脉出血占有重要地位。这种手术一方面通过脾切除，降低门静脉血流量，降低门静脉压力；一方面离断了食管下端和胃底的所有曲张静脉，阻断了门静脉的反常血流，减轻了食管下端和胃底的出血危险性。同时临床和实验表明，此术还能纠正奇静脉的血液淤滞，有利于正常的食管静脉回流；还能降低肝动脉阻力，增加肝血流量。更具有实际意义的是此种手术操作简便，适应证宽，易于在基层医院推广。它的急诊止血率高，近期和远期疗效均好，故在国内应用较广。

（杨春明）

第三节　经胸食管横断和经腹血管离断术

Surgiura 在 1976 年报道此种术式，亦称 Surgiura 手术，这种手术的特点是：①作胸腹联合切口操作；②经胸手术，包括广泛的胸段食管外周血管离断，上达肺下静脉下方；横断食管后再加吻合；③经腹手术，包括脾切除；食管下端和贲门周围血管离断；选择性迷走神经切断及幽门成形术；④腔内腔外断流。这种手术，可以说是这两种手术的相加术式（图 77-2）。

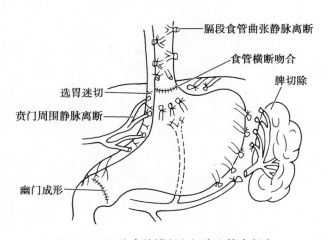

膈段食管曲张静脉离断
食管横断吻合
选胃迷切
贲门周围静脉离断
脾切除
幽门成形

图 77-2　经胸食管横断和经腹血管离断术

【手术步骤】

1. 经胸手术　①体位及切口：右侧斜卧位 30 度，经第 6 或 7 肋间进入左胸腔。②胸段食管周围血管离断；剖入胸腔，游离肺下韧带，显出纵隔，在胸主动脉前切开纵隔前的胸膜，将食管游离出来，可见食管周围有许多侧支静脉，并有 30~40 支分支穿入食管内。将上自肺下静脉下缘，下达膈肌平面一段的食管各穿支血管一一切断结扎，此段食管长约 12cm。但注意勿损伤周围侧支静脉及迷走神经干（图 77-3）。③食管横断及吻合：游离胸部下段食管，在其上下端分别钳夹两把食管钳，在两钳之间，相当膈肌上方 3cm 处横行切断食管前壁的全层壁切至黏膜层，保留肌层完整性，缝扎后壁黏膜下的曲张静脉，待止血彻底，用肠线间断缝合横断的食管全层，重新吻合之，外肌层再用丝线加强缝合，手术中应将鼻胃管放置胃内。最后缝合纵隔，关闭胸腔。

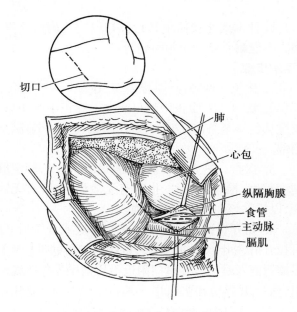

切口
肺
心包
纵隔胸膜
食管
主动脉
膈肌

图 77-3　切口和显露食管下端

2. 经腹手术　利用胸腹联合切口，在腹内按贲门周围血管离断术处理之。但需行选择性胃迷走神经切断及幽门成形术。Surgiura 手术是经胸食管横断和经腹贲门周围血管离断的联合手术，实际上是一种联合断流术，手术效果较好，但因操作复杂，手术费时长，有时需分两期进行（相隔 4~6 周），故未能被广泛采用和推广。近年来对此术式进行了改进，如经腹行贲门周围血管离断术后，用吻合器行食管下端横断吻合术，或在腹内用手术方法行食管下端横断吻合术，简化操作，便于施行（图 77-4）。吻合后取出吻合器。

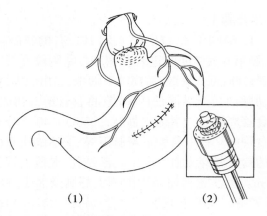

图 77-4　吻合器食管下端横断术
(1)吻合器吻合后,示吻合口及胃前壁缝合情况;
(2)吻合后取出吻合器

（杨春明）

第四节　胃底静脉缝扎术

此种术式比较简单易行,对肝功差、病情危重、病人不能耐受复杂手术时施行。

【手术步骤】

1. 体位　仰卧位,左腰垫高 30°。

2. 切口　上腹正中切口或左上腹正中旁切口,长度从剑突至脐部,必要时可切断剑突,以利显露贲门部。

3. 探查　进入腹腔后,探查肝、脾大小,判定肝硬变程度,检查胃、十二指肠有无溃疡、食管有无病变,以排除该两个器官的出血。

4. 切开胃壁　确定出血来自胃底或食管后,即可拉开肝左叶(如左肝肥大,可将其三角韧带切断),显露胃底及贲门。在贲门附近沿胃前壁先作缝线牵引,然后纵行切开浆肌层 5~6cm(图 77-5)。缝扎切

口两侧黏膜下血管后,切开黏膜层,吸尽胃内积血。暂时将胃管抽至食管后,用纱布分别填塞贲门及幽门,使胃内保持干净。仔细寻找胃底部的活动性出血。

5. 缝扎止血　用小拉钩拉开胃前壁切口,以便显露胃底。发现活动性出血点后,用丝线作 8 字形缝合或连续缝扎止血,同时对胃底区其他所有曲张静脉均一一缝扎(图 77-6)。将小拉钩向切口上端拉开,显露贲门口,取出堵塞贲门口的纱布,察看有无新鲜血自食管下端流出。若有,则用丝线间断缝扎一圈,或一一缝扎后切断,以进一步阻断胃底与食管间的血流(图 77-7)。至此,胃内活动性出血多已停止。

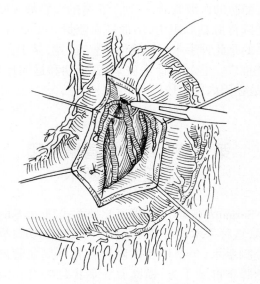

图 77-6　缝扎胃底血管

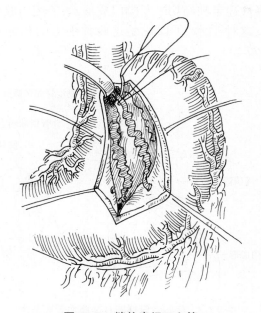

图 77-7　缝扎贲门口血管

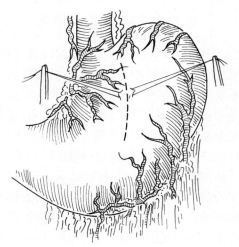

图 77-5　胃前壁切口

6. 缝合胃前壁、缝扎冠状血管　取出幽门部纱布,重新把胃管放入胃内,双层间断缝合胃前壁切口。为巩固止血效果,可将胃小弯、贲门周围及胃底部曲张的冠状静脉和胃短静脉在外部加以缝扎或缝扎后切断(图77-8)。

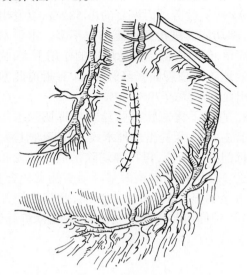

图 77-8　缝合胃前壁、缝扎冠状血管

7. 缝合　吸尽膈下积血,检查腹腔无遗漏纱布和器械后,逐层缝合腹壁切口。

【术中注意事项】

胃前、后壁浆膜下曲张静脉应一一缝扎。分离胃底贲门周围,缝扎及切断曲张血管时,应达贲门以上食管下段 1~2cm 处。这就必须切开食管裂孔处腹膜,将胃向下方牵引,使食管下段得以显露,以求尽量阻断流向食管下段与胃底部的血流。

【术后处理】

1. 平卧 6 小时。麻醉清醒及血压平稳后改半坐位。

2. 胃肠减压管应维持通畅,注意引流物颜色;如无继续出血,可在 24~48 小时后拔除。48 小时后可开始进流质饮食。

3. 继续输液,必要时少量多次输新鲜血,维持血容量,直至能口服饮食为止。

4. 继续应用保肝药物及广谱抗生素,预防肝昏迷。

(杨春明)

第五节　胃底横断术

【手术步骤】

1. 体位　仰卧位,左腰垫高 30° 左右。

2. 切口　上腹正中切口或左上腹 L 形切口。

3. 分离胃底部　剖入腹腔后,如检查脾大而需切脾时,可按脾切除手术步骤切除脾脏。然后在胃底部贲门下方 5~6cm 处,向上分别分离胃大、小弯,将其中的胃左静脉和胃短静脉尽量全部结扎切断,直达贲门上的食管下段。

4. 切断胃底　用两把大的直钳钳夹胃底部,在两钳之间横断胃底部,并楔形切除一段胃壁,再分别翻起两端胃后壁,一一缝扎胃壁上的曲张静脉(图77-9)。

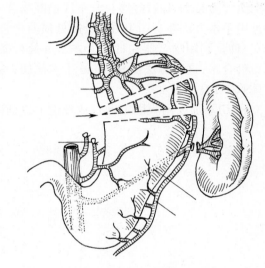

图 77-9　胃底横断示意图

5. 吻合胃断端　按胃肠吻合的方法,用 2-0 肠线全层连续缝合胃壁两断端,再用丝线间断缝合浆肌层。

6. 关闭腹腔　吸尽腹腔内和血,逐层缝合腹壁切口。如同时行脾切除术,则在左膈下放置香烟引流。

【术中注意事项】

在缝扎和切断胃底贲门周围的曲张静脉时,应抵达贲门以下食管下段 1~2cm 处,为此必须切开食管裂孔处腹膜,将胃向下方牵引,以显露出食管下段,以求尽量阻断此处的血流。

(杨春明)

第六节　其他门静脉断流术

1. 经胸食管曲张静脉断流术　经左胸入路,游离食管后切开食管腔,在腔内离断曲张的静脉。早在 1950 年,Crile 报道 5 例,但均在术后 2 年发生再出血,1960 年 Walker 提出沿食管环状结扎曲张静脉，但效果亦差。近年国内有的提出改良 Walker 手术，经左胸游离食管，将食管下段（肺下静脉以下至膈肌裂孔一段）周围血管离断；再切开膈肌，将腹段食管和贲门周围的各曲张静脉离断；最后在食管下段贲门上 2.5cm 处切开左半食管肌层，显出黏膜下的食管腔内曲张静脉，再将食管黏膜全周横断，用细丝线重新间断缝合吻合之。这种术式实际是经胸入路的 Surgiura 手术，但未行脾切除术。

2. 经腹入路联合断流术 经腹入路先完成贲门周围血管离断术，加行经腹食管下段横断吻合术，一种是用手术方法在贲门上方 2.5cm 处横断食管再吻合；一种是利用吻合器在贲门上方 2cm 处行横断食管后吻合术，这种方法比 Surgiura 手术简便，易于推行（图 77-10）。

3. 脾切除加大网膜固定术 从理论上讲，脾切除可减少门静脉血流量，降低门静脉压力，消除脾大和脾功能亢进，将大网膜固定在肝、左肾和腹膜后，有助于新的侧支形成，以降低门静脉压力。但效果并不太理想。国内一组 1781 例晚期血吸虫门静脉高压症用此法治疗，10 年后随访 1081 例，10 年生存率 94%，术后劳动力恢复的占 58.6%，复发出血者 7.5%，脾功能亢进得到纠正的也不多。本手术虽然操作简单，但对降低门静脉压力的作用不大，临床不能有效地防治食管曲张静脉出血，有报道此术术后复发出血率可高达 79%~89%。

4. 直视下胃冠状静脉栓塞加脾切除术 国内刘效恭在 1983 年提出这种术式，使用药物栓塞冠状静脉行门静脉断流，再行脾切除术消除脾大和脾功能亢进。使用药物有氰丙基丙烯酸酯类化合物，其中含重金属显影剂，用量 8~10ml，此药物注入静脉后，10 秒钟即可与水聚合成血管型，堵塞静脉管腔，

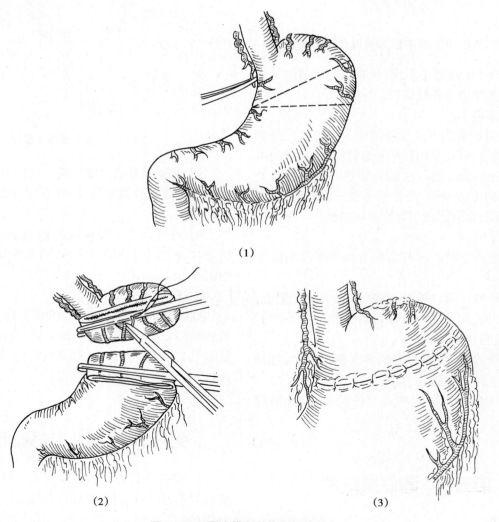

(1)

(2)   (3)

图 77-10 胃底横断并楔形切除胃底
(1)横断并楔状切除胃底示意；(2)缝扎浆膜；(3)吻合重建胃断端

术后摄 X 线腹部平片,即可显示栓塞血管影像。操作时需注意使用 U 形阻断器,以阻断胃冠状静脉至下腔静脉和左肾静脉的异常侧支,以防止异位栓塞的发生。这种手术操作简便,勿需开胸,适合曾行多次腹腔手术而发生腹腔内广泛粘连,肝功能差和对手术耐受差的病人,近期止血效果可靠。一组 135 例随访病例中,再出血率 6.8%。

5. 关于预防性断流术　由于门 - 奇静脉断流术的原理是阻断了胃底部的反常血流,同时又保存了较多的门静脉向肝血流量,有利于术后肝细胞保护和肝功能恢复,故近年开展了预防性断流术。对于预防性断流术的手术适应证有:①有明显的食管静脉曲张;②脾肿大和脾功能亢进较重;③肝功能较好,属 Child A、B 级者。对 Child C 级者应加慎重,但如食管静脉曲张严重,脾功能亢进明显,又无肝性脑病和肝功衰竭者,亦应采积极态度对待。国内一组 98 例预防性断流术的治疗结果显示,无手术死亡,术后食管曲张静脉好转和消失达 76.69%,肝功能稳定和好转的 88.78%,门静脉压力下降率为 93.10%,随访 3~129 个月,生存率为 90.82%,可以视为这种预防性断流术,对已有食管静脉曲张但尚无出血的病例,是可以考虑施行的。何况早期脾切除可能有缓解肝硬化的作用。

(杨春明)

第七十八章

门 - 体静脉分流术

第一节 选择性门 - 体分流术

一、远端脾 - 肾静脉分流术

此术为 Warren 在 1960 年代创用,亦名 Warren 手术,手术是不切除脾脏,将远端脾静脉与左肾静脉吻合,从而降低了胃短静脉的压力,同时结扎胃冠状静脉,防止贲门右侧反常血流造成食管胃底曲张静脉的高压。这种手术不会将门静脉主干的血流分流,保存了肠系膜区的门静脉血流,维持了入肝血流量,术后肝功能变化不大,肝性脑病率低,复发出血率低。

【病人的选择】

门静脉高压症并发食管胃底曲张静脉出血的病人,年龄低于 55~60 岁,肝功能尚好,无顽固性腹水,脾不巨大,无高度脾功能亢进,脾静脉和左肾静脉局部解剖情况许可者,均可施行此种手术,具体分析如下:

1. 肝功能 肝功能情况好坏对手术预后影响较大,按传统的 Child 肝功能分级分析,A 级的手术死亡率仅 2%,B 级 10% 左右,C 级可达 50%,笔者单位一组 32 例手术病例,按我国的肝功能分级分析,Ⅰ、Ⅱ级术后均无死亡,Ⅲ级 4 例中术后死亡 1 例,可认为肝功能差的不适宜行此术。肝炎活动期 ALT 过高时亦不宜施行此术,笔者单位 1 例 ALT 较高,术后死亡,说明 ALT 是选择病人的一项较重要的指标。

2. 年龄 既往对分流术的年龄限制在 50 岁以下,但此术对肝功能影响较小,术后反应也较轻,故可根据病人具体健康情况将年龄放宽到 55~60 岁,笔者单位有一例年龄 58 岁,术后恢复亦顺利。

3. 腹水 轻度腹水不是手术的禁忌证,笔者单位一组 32 例中 5 例有腹水,经药物治疗后腹水消退,术后未出现不良情况。远端脾 - 肾静脉分流术后腹水可能加重的主要原因是手术后仍维持了门静脉血流量和一定的压力,此外也与手术中解剖离断许多腹膜后淋巴管,使淋巴液外溢有关,并非手术本身损害肝功能所致。国内有报道术前腹水达 4000ml 者,经此手术后恢复良好。

4. 离肝血流病例 既往曾认为肝脏灌注血流的存在是接受此术的条件,此术仅适用于向肝血流而不适于离肝血流的病例,因此有人认为术前需行门静脉造影术以了解门静脉血流方向。Warren 曾报道了 5 例术前造影显示为离肝血流者,但术后显示肝灌注血流均有不同程度的改善,肝功能也有所改善。笔者单位曾利用脉冲多普勒检查对 8 例远端脾 - 肾静脉分流术手术前后的门静脉血流量进行了观测,发现术后门静脉血流量平均仅降低 20.52%。国内统计 302 例此术疗效均较满意,但其中仅 31 例行血管造影术。这些资料说明了此术可适用于一部分离肝血流的病人,但不一定常规行门静脉血管造影,脉冲多普勒检查可替代血管造影术了解门静脉血流动力学变化。

5. 术中发现局部解剖情况 手术中测门静脉压力,一般大于 $30cmH_2O$;肝脏萎缩较轻,肝表面无明显淋巴液渗出;脾静脉和左肾静脉无明显炎症变化;左肾静脉无畸形,具备了这些条件才能手术。脾静脉的口径要大,是手术成功和防止术后血管栓塞而复发出血的重要条件。最近金公良统计一组 145 例行此术者,脾静脉大于 8mm 术后血管栓塞率为 7%,但如小于 8mm 的则升至 44%。

6. 关于预防分流和急症分流 预防分流的手术适应证比择期治疗性分流更为严格。国内病例约 1/3 是预防分流(102/302)。预防分流前须常规术前内镜检查,如发现曲张静脉呈结节或串珠状,并呈红色征时,说明有出血的危险,可考虑预防分流。但预防性分流有一定危险性,如万一发生吻合口栓塞,胃脾区门静脉血流只有通过食管曲张静脉回流,更易引起出血,因此预防分流时必须有充分把握保证吻合口通畅。急症分流的死亡率较高,国内一组 10 例急症分流术后死亡 2 例。Potts 报道 21 例,死亡率达 30%，故可认为一般情况下不宜行急症远端脾-肾静脉分流术。

【手术步骤】

远端脾-肾静脉分流术需保存脾脏，结扎或缝闭脾静脉近端，将脾静脉与胰腺的分支离断，保存胃短静脉。具体手术的要点如下：

1. 体位、切口　仰卧位，将左肋腰垫高。切口以充分显露为原则，一般亦可采用中线切口，切口中点向左行横形切口（图 78-1）。

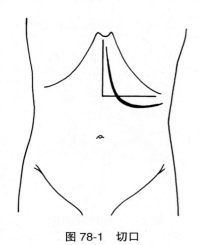

图 78-1　切口

2. 探查　切开腹腔，首先进行仔细检查（包括肝、脾、肾及脾静脉的情况），如有坏死后性肝硬变、肝极度萎缩，或脾静脉、门静脉有血栓形成等情况，则应放弃分流手术。

3. 测压　用一根下端连接针头的脑压测定管，顶端连上一段胶管，管腔充满生理盐水，并排尽空气，再将皮管夹住，将针头刺入大网膜的一支静脉中，固定好针头，开放测定的止血钳，等管内水柱升降稳定后，水柱高度的数值加上测定管下端 0 线至腰椎前缘的距离，即为门静脉压力。

4. 游离脾静脉　这是手术的关键步骤和难点所在。在胃大弯中点处切开胃结肠韧带，进入网膜囊后，在胰腺体尾部下缘后，从胰腺内找到并显露脾静脉主干，寻找时先切开胰腺体尾部下缘的后腹膜，将胰腺向上牵拉翻起，解剖整个胰体尾部下后缘（图 78-2）。大多数脾静脉远段在胰腺下缘走行，笔者单位 32 例中占 79.3%，在上缘和中间者较少，故应在胰腺下缘从下向上逐渐分离，显出脾静脉。此时需结扎切断来自胰腺的每一支汇入脾静脉的细小分支，先分出脾静脉的后表面，再分出前表面，共分出脾静脉 5cm 一段供吻合使用。

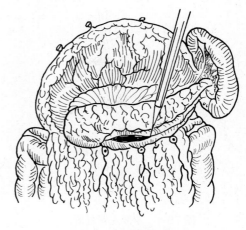

图 78-2　游离胰腺下缘

5. 为了避免术后缓慢发生的胰腺虹吸作用而影响疗效，必须在术中完全离断脾静脉和胰腺之间的各个小交通支，先结扎，后切断，而不能钳夹切断，以免撕裂造成出血，甚至损伤脾静脉（图 78-3）。将分离出的一段脾静脉近远两端各用粗丝环绕牵引，也备吻合出血时阻断血流止血。有时肠系膜下静脉在脾静脉中段下缘汇入，影响吻合操作，可予以离断。

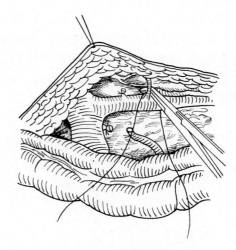

图 78-3　切断胰腺小静脉支

6. 在游离脾静脉和作吻合血管时，为了减少出血，可暂时阻断脾动脉。脾脏较大时，亦可将脾动脉结扎，术后无不良影响，且对缩小脾脏有一定益处。但也有人认为结扎脾动脉易引起术后脾静脉栓塞，还有人认为结扎脾动脉并不能改善脾功能亢进。

7. 游离左肾静脉　在左肾门处切开后腹膜，分离腹膜后脂肪结缔组织，边分离，边缝扎，以防止腹膜后细小淋巴管内淋巴液外溢造成乳糜性腹水。将左肾上腺静脉和左精索静脉结扎切断，以增加左肾静脉的游离长度，便于吻合（图 78-4）。这时还须在腹膜后

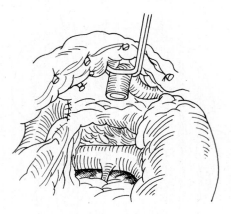

图 78-4　游离左肾静脉

脂肪结缔组织中分出一条将脾静脉吻合到左肾静脉的通道,其直径 >2cm,以保证脾静脉不会受到压迫。

8. 远端脾 - 肾静脉吻合　先将脾静脉在汇入门静脉前 0.5~1cm 处切断,近端用 3-0 至 5-0 细丝线或无损伤针连续缝合封闭,远端脾静脉钳夹后向后牵拉,与左肾静脉行端侧吻合术,吻合口在左肾静脉中段的前上壁。吻合口的后壁连续外翻缝合;前壁间断外翻缝合,这样可防止吻合口狭窄。吻合线用 3-0 或 5-0 细丝线或无损伤针尼龙线,并一一用液体石蜡浸湿使之滑润,吻合线不要扭曲或有张力。使用钳夹血管的钳齿不能锐利,吻合过程中血管钳不能过于移动,这样才可避免血管壁的撕裂和大出血。如果脾静脉口径偏小,可在其左侧切一小口,增大口径以利吻合(图 78-5~图 78-8)。

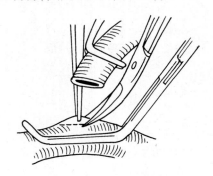

图 78-5　剪开肾静脉侧壁

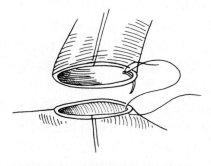

图 78-6　缝合肾静脉及脾静脉左角

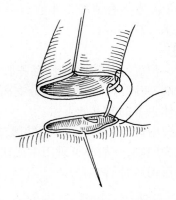

图 78-7　外翻褥式缝合后壁

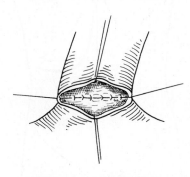

图 78-8　完成后壁缝合

9. 充分隔离高压的肠系膜区和低压的胃脾区。为达到选择性分流胃脾区静脉的目的,术中须将此两区的静脉血流完全隔离,分别结扎胃冠状静脉、胃网膜左、右静脉、脐静脉以及血管造影所显示的其他交通支。如肠系膜下静脉在脾 - 肾静脉吻合口近端汇入脾静脉时,亦须将它结扎切断,有助于隔离两区的血流(图 78-9)。

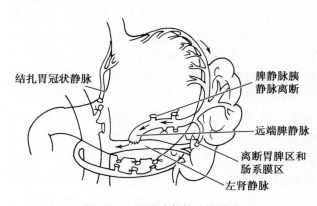

结扎胃冠状静脉

脾静脉胰静脉离断

远端脾静脉

离断胃脾区和肠系膜区

左肾静脉

图 78-9　远端脾肾静脉分流术

10. 测压、引流、缝合　吻合口完毕后,先用手指检查吻合口是否通畅,再分别测量肠系膜区门静脉压,然后缝合后腹膜。经留置的胃网膜左静脉插管行脾静脉造影,了解吻合口通畅情况,亦可行术中脉冲多普勒检查门静脉血流及吻合口通畅与否。再吸尽腹内渗液及残血,冲洗干净,于吻合口处置双腔软管引流,后闭合腹腔。

二、冠腔静脉分流术

日本 Inokuchi 等根据胃冠状静脉血流量超过胃短静脉的原理,提出应分流胃冠状静脉,在临床上施行胃冠状静脉与下腔静脉分流术,术中同时进行门-奇静脉断流术,这样可获得较好的选择性分流的效果。但这种手术难度较大,且胃冠状静脉与下腔静脉间距较长,多数病例需用一段自体大隐静脉或人造血管作架桥术,这可能会影响吻合的长期通畅率。这种术式目前还主要在日本施行,据 250 例分析结果,手术死亡率 2.8%,复发出血率 8%(图 78-10)。

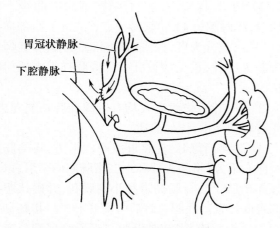

图 78-10　冠腔静脉分流术

三、远端脾-肾静脉侧侧分流术

常规的远端脾-肾静脉侧侧吻合分流术,手术操作较复杂,容易造成出血和胰腺损伤。Rosenthal 和 Nagasue 提出在远端脾静脉和左肾静脉之间用自体静脉或人造血管进行架桥分流术,再于吻合口近端结扎脾静脉,这种改良术式减少了因过多游离脾静脉所致的术中出血和胰腺损伤,同时术后效果较佳,他们报道 29 例结果,术中出血量和手术时间均少于端侧吻合术,手术死亡率和肝性脑病发生率亦低于常规的远端脾-肾静脉分流组(图 78-11)。

另一种改良式远端脾-肾静脉分流术式,因门静脉高压症时,脾脏肿大下移,使得脾静脉能靠近左肾静脉,故施行远端脾静脉和左肾静脉直接侧侧吻合,同时结扎近端脾静脉,也行胃冠状静脉离断。初步施行 7 例,效果亦良好,无论术中出血量和手术时间均低于常规的端侧吻合组(图 78-12)。

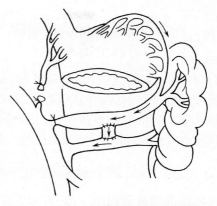

图 78-11　远端脾肾静脉侧侧分流术

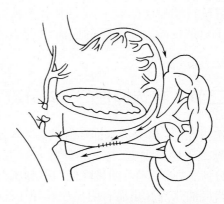

图 78-12　改良式远端脾肾静脉分流术

四、远端脾-腔静脉分流术

在行 Warren 手术中,如发现左肾静脉解剖异常而无法进行吻合,或其血流受阻、倒流、高压时,则可改行此术式,即将脾静脉远端与下腔静脉左侧壁行端侧吻合,如果相距较远而无法拉拢时,还可采用自体静脉或人造血管架桥吻合。国内外报道这种术式效果亦较满意,董家鸿等报道 42 例,手术死亡率 9.52%,平均随诊 32.6 个月,复发出血率 2.4%,出现腹水 31.0%,无肝性脑病发生(图 78-13)。

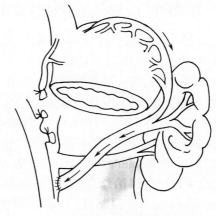

图 78-13　远端脾腔静脉分流术

五、保留胃冠状静脉的远端脾 - 肾静脉分流术

约有 20%~40% 的病人，其胃冠状静脉汇入脾静脉的近端结扎脾静脉，这样就保存了冠状静脉汇入脾静脉及至左肾静脉的血流通道，达到同时分流胃冠状静脉和胃短静脉的目的，效果满意。

六、左肾静脉、脾静脉端侧吻合术

如果脾静脉很难游离出一段，可考虑施行此术式，即在近肾门处切断左肾静脉，将其远端结扎，近端与脾静脉行端侧吻合术，同时结扎脾静脉近端，但这种手术可能影响左肾静脉的回流，在临床已较少使用。

第二节 非选择性门 - 体分流术

非选择性门 - 体分流术即传统的门 - 体分流术，将门静脉主干或其主支，与下腔静脉或其主支进行吻合术分流，这类手术可明显降低门静脉压力，对控制食管胃底曲张静脉出血有明显疗效，但因这种门 - 体分流术使得门静脉的血流或全部或大部分流入体静脉内，门静脉入肝血流量明显减少，致使肝功能进一步受损恶化，肝性脑病发生率也甚高。

为了纠正全门 - 体分流术的这些缺点，1974 年 Bismuth 提出限制门 - 腔静脉侧侧吻合口径的大小，达到部分降低门静脉压力的作用，即所谓限制性门 - 体分流术（即部分分流术）。

当然，不论是全门 - 体分流，还是部分门 - 体分流术，也有择期性分流、急症分流和预防性分流之分，视具体情况采用之。以下是常用的非选择性门 - 体分流术。

一、限制性门 - 腔静脉侧侧分流术

由于全门 - 体分流术后，门静脉血液大量转流到体静脉内，术后肝血流量明显减少，门 - 腔静脉分流可减少 40%~50%，脾 - 肾静脉分流术后也可减少 20%~30%。这样使得全门 - 体分流术后的肝性脑病发生率增加至 16%~77%，5 年生存率 29%~67.9%；10 年生存率 33%~52%，疗效不够满意。为了改进这种情况，1974 年 Bismuth 用吻合口小的限制性门 - 腔静脉分流术进行外科治疗。随后 Sarfeh 报道一组直径 10mm Dacron 架桥限制性门 - 腔分流术，结果较好，故认为小口径分流可能维持和增加向肝血流

量。近年来国内相继开展了这种限制门 - 腔吻合口在 8~10mm 小口径分流，效果亦均满意，并基本替代了大口径的全门 - 体分流术。

1. 病人的选择 凡肝内型门静脉高压症伴有食管静脉曲张出血、脾大脾功能亢进的病人均可施行此术。对已做过脾切除或其他手术而又再出血者，如门静脉尚无血栓形成者，亦可行此术。病人肝功能以 Child A 及 B 级者为好，肝功能差者应先内科支持治疗维护肝功，转好后再考虑手术。急诊出血病人，如肝功能尚好，内科治疗止血无效，宜在 24 小时内手术治疗，视术中具体情况考虑施行此术或其他暂时性止血手术。

2. 手术操作要点

（1）切口，探查：左侧斜卧位，取腹右肋缘下横斜切口，或两侧第 11 肋软骨顶点连线的上腹部横切口，以显露充分为度，探查时除注意腹水、肝脏病变和脾脏大小外，重点检查肝十二指肠韧带内的门静脉情况。

（2）脾切除：一般病人均有巨脾和脾功能亢进，故先行脾切除术，详如前述。

（3）游离门静脉：先将肝脏牵向上方，将结肠肝曲牵向右下方，将胰头部和十二指肠向内牵引，以充分显露出肝十二指肠韧带和小网膜孔，并确认胆总管的走向位置。在胆总管后方剪开肝十二指肠韧带外侧的反折腹膜，用钝钳沿胆总管后缘仔细分离显出门静脉壁，在胆总管和门静脉间常有数小支细淋巴管，应一一钳夹切断结扎，这对预防术后淋巴管漏液有益。当显露出门静脉外后侧壁后，可将胆总管游离出牵向内侧，沿门静脉外鞘钝性分离，因此段门静脉主干多无小静脉分支，分离时较安全，分离出一段长约 3~4cm 的门静脉即可供吻合用。

（4）显露下腔静脉：沿十二指肠外缘剪开后腹膜，边分离，边结扎止血，处理好后腹膜内的细小血管，使术野清晰。用钳分离，即可在脊柱右侧寻见膨起的下腔静脉，紧靠血管外鞘分离下腔静脉的前壁，一般游离下腔静脉 1/2~2/3 周径，长约 5~6cm 即可备用吻合。多数病人的门静脉在下腔静脉前，自右上向左下方绕行，两血管比较靠近，易于拉拢。但也有少数病人两血管平行伴行，也有的门静脉因炎症变化致血管壁厚，弹性也差，不易靠拢吻合，这时需多游离一些下腔静脉，避免吻合口张力过大。也有个别病人肝尾叶代偿性增生，恰处于门、下腔静脉之间，也需先行肝尾叶的楔状切除，再做门 - 腔静脉吻合。

（5）门静脉侧侧吻合：在预定吻合的门、下腔静脉壁上，各分别缝置2针细丝线牵引，针距12mm，此即吻合口位置，注意此两吻合口的走向应一致。然后放置三翼血管钳或两把弯血管钳于两血管壁上，放置时，可轻轻提出牵引线，以利钳夹较多的血管壁，以利吻合。以细针注射器抽净钳夹部分的门、下腔静脉内血液，检查钳是否完全、可靠。于门、下腔静脉壁上纵行各剪开一直径10mm的椭圆形也。用3-0无损伤针尼龙线用液体石蜡润滑后连续外翻缝合后壁，抽紧后，与上下两角另外绕线打结，然后利用上角缝线由上向下，外翻连续缝合前壁直至下角，再与下角绕线打结。一般吻合缝针间距1.2~1.5mm即可。吻合完毕后松开血管钳，如有漏血，再补缝止血。为便于吻合，可先在两静脉前壁中点处缝合一细丝线作牵引，便于显露后壁，也便于牵引前壁。

（6）关于放置限制环：许多实验和临床实践证明，随着时间的推移，一部分门 - 腔静脉吻合口可自行扩大，影响了疗效。王宇等先使用扩大的吻合口缩窄治疗出现严重肝性脑病的病例，后又使用附加限制球的方法，作为治疗常规，起到了持久限制门 - 体分流的作用。具体方法是：当施行完门 - 腔侧侧分流后，于吻合口外放置一限制环，此环使用一段长31.4mm的动脉造影导管制成，于导管一端侧壁剪开3~4个小切口，管腔内穿入7-0丝线，将导管绕过吻合口，最后结扎两端丝线，使导管呈环状套在血管吻合口外。这种限制环直径正好10mm，并可持久不变地限制吻合口径不致扩大，还具弹性不损伤血管（图78-14）。

（7）检查、冲洗、引流、关腹：同前所述。

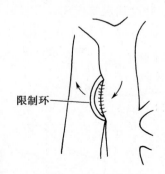

图 78-14 限制性门腔静脉侧侧分流术

二、限制性门 - 腔静脉架桥分流术

1986年，Sarfeh报道了利用小口径（8mm）人造血管行门 - 腔静脉架桥分流加门 - 奇断流术，治疗门静脉高压症食管曲张静脉出血病例，经长时间随访，生存质量高，肝性脑病少。而后，Collins、Rosemurgy等人相继报道了这方面的经验，特别在欧美等国开展的较多。

这种手术基本与限制性门 - 腔静脉侧侧吻合术相同，仅是采用人造血管架桥吻合替代了直接限制性侧侧吻合。架桥吻合使用的人造血管一般以Gore-Tex为好，Dacron亦可，直径8mm，长3~5cm，两端预剪成斜面，两端斜面之间形成90度旋转，以适合门静脉和腔静脉的吻合角度，同时加大了吻合口横断面。吻合手术时，先行后面深面的下腔静脉与人造血管吻合，以大弯血管钳部分阻断下腔静脉，在其前壁剪开一椭圆形与人造血管管径相当的小孔，用5-0无损伤针尼龙线作连续外翻缝合，完毕后钳夹人造血管另一端，放松大血管钳，使下腔静脉血液流入并充填人造血管内，检查吻合口如有漏液时，可补缝加固。再钳夹下腔静脉，同样方法钳夹门静脉，在其侧后壁剪一圆孔，与人造血管行侧端吻合，先后完成后壁和前壁的连续外翻缝合。在整个吻合过程中，应经常用肝素溶液冲洗吻合处，在收紧最后的门静脉人造血管前壁缝合线前，用肝素溶液冲洗出人造血管内的气泡，以防气栓发生。

在施行这种手术时，除同时行脾切除术外，尚需将胃底部诸门静脉侧支离断，以增加门静脉的入肝血流，同时也降低胃脾区食管胃底曲张静脉的压力（图78-15）。

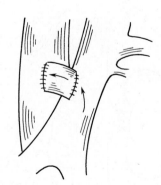

图 78-15 限制性门腔静脉架桥分流术

这种手术的效果也比较满意，据Collins报道，在他施行的35例中，除2例在术后一月内死亡外，均生存40个月以上，再出血仅1例，90%病例经血管造影显示有门静脉向肝血流存在，肝性脑病发生率仅为13%，大大低于大口径架桥分流术后的40%。Rosemurgy报道36例中，人造血管直径亦为

8mm,术中吻合栓塞率8%,再出血1例,肝性脑病发生率低于10%。

三、限制性肠-腔静脉架桥分流术

肠-腔侧侧分流术是将肠系膜上静脉的外科干与下腔静脉行侧侧吻合,吻合口径在12mm左右。限制性肠-腔静脉架桥分流术则是采用人造血管架桥替代肠-腔侧侧吻合术,人造血管口径可限制在8~10mm,对维持门静脉入肝血流量和防治肝性脑病均优于肠-腔侧侧分流术。

手术的关键步骤是显露肠系膜上静脉外科干,在正常情况下,肠系膜上静脉位于伴行动脉的右前方,在肠系膜上动脉右侧切开后腹膜寻找,在游离静脉时需将周围粗大的淋巴管结扎切断。肠系膜上静脉外科干指回结肠静脉与Henle干(胃网膜右静脉与右结肠静脉的汇合支)之间一段,长3~4cm,右侧无多属支,左侧则有多个来自小肠的静脉分支,勿需结扎切断,仅充分解剖分离出4~5cm一段的血管右半圆周能供吻合使用即可。再按前述游离出相应水平的一段下腔静脉。吻合时先行下腔静脉与人造血管吻合,钳夹部分静脉管腔后,于管壁切一圆形小口,将直径8mm的人造血管与下腔静脉切口做连续外翻缝合,使用3-0或4-0无损伤针尼龙线,检查无漏血后,将人造血管顺时钟扭转30度后,另端与肠系膜上静脉用同样方法做端侧吻合术,吻合过程中也用肝素溶液冲洗血管,放钳后如有漏液再加针补缝之(图78-16)。

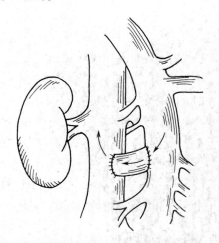

图78-16　限制性肠腔静脉架桥分流术

最早应用这种术式的Drapanas推荐较大口径的人造血管,不易发生吻合口血栓,他报道80例,术后95%保持肝的门静脉血流东灌注,肝性脑病发生率11%。谭毓铨报道小口径8mm人造血管架桥分流,术后均有入肝门静脉血流,12例复发出血。

四、近端脾-肾静脉分流术

这种传统的脾-肾静脉分流术,早在20世纪40年代就开始使用,国内在50年代后曾作为晚期血吸虫病的治疗术式,治疗了大量病人,取得较好效果。60年代中期以后,肝炎后肝硬化病例增加,用同样方法治疗效果就不如过去治疗血吸虫病时那样好,另又因栓塞率较高,渐渐已很少使用。但在国内个别医院,如上海市卢湾区中心医院近年报道405例,再出血率仅5.9%,另外改用侧侧吻合,保证吻合通畅。国内还有的将这种分流术作为分流断流联合手术的一个组成部分,对治疗门静脉高压症起一定作用。还有的作者将这种手术改良为近端脾-腔分流术,易于显露,便于操作,不易栓塞,效果更好。

(杨春明)

第三节　经颈静脉肝内门-体静脉分流术

经颈静脉肝内门-体静脉分流术(transjugular intrahepatic portosystemic shunt,TIPS)是经过血管介入途径,在肝内建立门静脉与肝静脉的人工分流道,可有效降低门脉压力(图78-17,图78-18)。自1983年Colapinto成功地为首例病人实施了TIPS治疗,到现在该技术经过近30年的临床实践,不断改进,如今已经形成了较为成熟的临床规范和手术方式,已成为肝硬化门静脉高压病的重要治疗方法,主要用于治疗急慢性食管、胃、肠的静脉曲张破裂出血,顽固性腹水和肝性胸水等疾病。

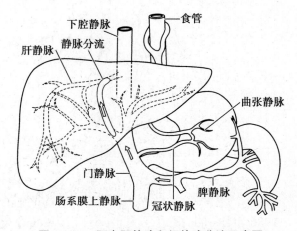

图78-17　肝内肝静脉和门静脉分流示意图

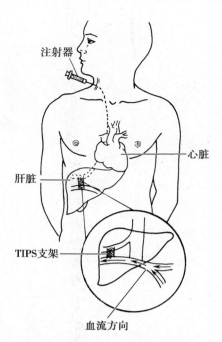

注射器

心脏

肝脏

TIPS支架

血流方向

图 78-18　TIPS 整体示意图

【适应证与禁忌证】

1. 适应证

（1）食管胃静脉曲张破裂出血：①急性 EGVB；②EGVB 二期预防；

（2）难治性腹水；

（3）难治性干性胸腔积液；

（4）肝胃综合征；

（5）Budd-Chiari 综合征；

（6）门静脉血栓；

（7）门静脉海绵状变性。

2. 禁忌证

（1）绝对禁忌证：未经证实的肝硬化门静脉高压症

（2）相对禁忌证：①Child-Pugh 评分 >13；②肾功能不全；③严重的右心功能衰竭；④肺动脉高压；⑤凝血功能严重障碍；⑥全身和肝内感染又未加控制；⑦原发和转移的肝癌晚期；⑧多囊肝；⑨胆道梗阻；⑩门静脉海绵样变。

【术前准备】

（一）病人准备

1. 通过肝脏彩色超声、CT 增强扫描及血管重建或 M R 检查，必要时先行间接门脉造影。以了解肝静脉与门静脉是否闭塞，二者空间关系以及拟建分流道路径情况。

2. 中度以上贫血者应输血，凝血功能明显异常者予以纠正。

3. 向患者本人及家属充分告知手术过程及术后注意事项并签署手术知情同意书。

4. 术前 2 天低蛋白饮食，做肠道清洁准备。

5. 术前 1 天做好碘过敏试验，穿刺部位备皮。

6. 术前 6 小时禁食水，术前预防性应用抗生素，给予镇静，必要时可给予止痛处理。

7. 急诊病人应尽可能完成择期病人的术前准备，尤应行急诊 CT 以明确肝脏及门脉血管情况可否行 TIPS，并于术中行间接门脉造影，以确定穿刺角度、方位。

（二）器材及药品准备

1. 门脉穿刺系统　所有的门静脉穿刺技术都基于前方弯曲的穿刺套件组合，如 RUPS 100（Cook 公司）和 RTPS 100（Cook 公司）肝穿装置。

2. 球囊导管　直径 8~10mm。

3. 管腔内支架　首选直径 8~12mm 的膨体聚四氟乙烯（ePTFE）覆膜支架，激光切割或编织式钛合金自膨式支架已少应用。

4. 造影导管等　0.035in（1in=2.54cm）的超滑导丝，超硬导丝，穿刺针，导管鞘等常规器材。

5. 术中用药　①局麻药，常用 1% 普鲁卡因或 2% 利多卡因；②抗凝剂，常用肝素钠；③造影剂：离子型或非离子型造影剂；④止痛镇静剂。

6. 静脉栓塞用品　5% 鱼肝油酸钠和（或）无水乙醇、α- 氰基丙烯酸酯，也可选用钢圈、明胶海绵或聚乙烯醇颗粒等栓塞剂。

【主要操作步骤与方法】（图 78-19~图 78-22）

（一）建立肝内静脉通路

患者仰卧，去枕，右肩下垫薄枕，头偏向左侧，以右侧胸锁乳突肌中点的外缘即胸锁乳突肌三角区的头侧角为中心，行常规皮肤的消毒和局部麻醉。在拟穿刺点皮肤横切口 3mm 后，充分扩张皮下通道，采用静脉穿刺针呈负压状态进针，行颈内静脉穿刺术。穿刺成功后，将超滑导丝经锁骨上静脉-头臂静脉-上腔静脉-右心房送入下腔静脉，并用 10~12F 扩张鞘扩张局部穿刺通道；引入静脉长鞘，通过导丝及肝静脉管选择性插入肝静脉，一般选择右肝静脉进行测压、造影，在少数情况下，选择左或中肝静脉。

（二）经肝静脉门静脉穿刺术

当静脉长鞘送入靶肝静脉后，根据造影确定门脉穿刺点，一般选择距肝静脉开口 2cm 左右的近端肝静脉穿刺，目的是：①保证最大直径的肝静脉以避免分流道出口狭窄；②保证肝静脉穿刺部位在门静

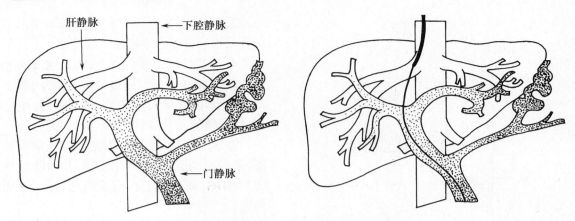

图 78-19　自肝静脉右干穿刺进入门静脉右干

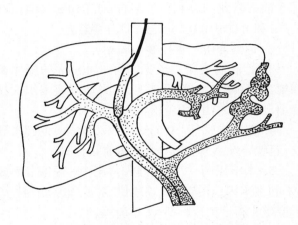

图 78-20　球囊扩张肝内穿刺道

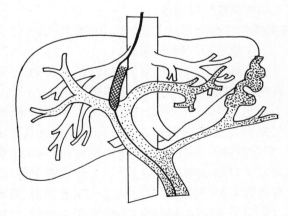

图 78-21　释放覆膜支架

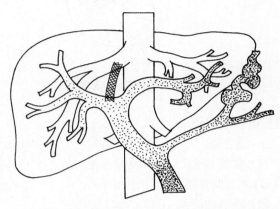

图 78-22　支架沟通门静脉与肝静脉系统,形成门-体分流道

脉目标穿刺部位的头侧;③术后一旦发生分流道狭窄,方便经原分流道进行处置。在少数肝硬化后严重肝萎缩或大量腹水的患者,应适时选择更高或更低的位置。根据门静脉穿刺针柄部方向调节器的指引,调节穿刺针方向和深浅度进行门脉穿刺。门静脉最适穿刺的部位距离门静脉分叉处 2~3cm,位于门静脉右主支或其右前段支,但双侧所有的一级或二级分支都可以使用,甚至包括可以进入导丝进行插管的任何门静脉小分支。当穿刺门脉成功后,将导丝引入门脉主干,将 5 F 穿刺针外套管沿导丝送入门脉,置换超硬导丝,沿导丝将肝穿刺装置插入门脉主干后,保留带标记长鞘导管,经此导管插入带侧孔造影导管行门脉造影及压力测定。

（三）肝内分流道开通术

门脉造影后,将超硬导丝送入肠系膜上静脉或脾静脉,沿该导丝置换球囊导管行分流道开通术,充分扩张门静脉入口、肝实质段及肝静脉出口。

（四）管腔内支架置入术

分流道开通后,沿导丝将装有管腔内支架的输送器送入分流道,精确定位后释放,理想的位置应使支架两端在血管腔内而又不明显突出血管腔。

（五）食管下段、胃底静脉硬化栓塞术

肝内分流道建立后,对胃冠状静脉、胃短静脉及所属食管、胃底静脉血流仍然较明显或有活动性出血患者,可同时行此项治疗。其步骤为:经 TIPS 入路送入单弯导管（Cobra 导管或椎动脉导管）,根据门脉造影情况,将导管插入胃冠状静脉等侧支血管,经导管注入栓塞剂。

(六) 技术成功标准

通常认为管腔内支架释放准确,展开程度达到目的要求,分流道通畅,门静脉直接测压显示术后门静脉压力降至 24cmH$_2$O 以下或较术前下降 25% 以上即可认为操作成功。美国肝病研究学会(AASLD)建议将支架通畅和术后门静脉压力梯度(PPG)减少至 12mmHg 以下作为操作成功的标准。

【术中注意事项】

1. 颈内静脉穿刺　应选择三角区的顶角或颈动脉搏动外侧 2~5mm 处作为穿刺点,并负压进针。注意回血颜色以区别于动脉,穿刺点不宜过低,以免引起气胸,有条件者可在超声指引下穿刺,必要时也可术中经股静脉置入导丝于颈内静脉内,在 X 线透视下引导穿刺。

2. 肝内穿刺　入门脉后,试推造影剂"冒烟",观察有无门脉显示及显示哪些结构,以判断入门脉的部位。一般选择门静脉分叉部偏右侧主干 1~2cm 处,若门脉左右干均显影,可疑穿刺入分叉部或分叉下门脉,应特别小心肝外分流所致的出血,应注意与肝静脉和肝动脉的鉴别,密切注意有无造影剂外溢。

3. 球囊　其有效长度以 4~6cm 为宜,推荐选用长度在 4~6cm 的超薄高压球囊;球囊的直径可根据门脉的自然分流量(侧支循环的多少)确定,一般选择 8~10mm,特殊情况还可选用 6mm 或 12mm 直径的球囊作预扩张。球囊扩张完成后,抽空球囊但勿急于撤出,密切观察患者血压和脉搏变化;如发生肝外门脉撕裂引起大出血,则可充盈球囊止血以争取手术时间。

4. 管腔内支架　所选管腔内支架的管径应与扩张分流道所用的球囊导管直径一致或略大 1~2mm;支架应伸入门脉内 1~2mm,伸入肝静脉内可略长或覆盖肝静脉。

5. 分流量的控制　目前国内外尚未确定 TIPS 后所要达到的理想目标 PPG。TIPS 术后 PPG 越低,控制静脉曲张出血和预防再出血的可能性就越大,但 PPG 越低意味着分流口径可能就越大,这需要与肝性脑病的风险和肝血流量的减少进行共同权衡。

6. 硬化栓塞剂　导管插入胃冠状静脉后,应先行造影观察,并充分了解血流状态和方向再注入硬化栓塞剂。硬化剂应混有造影剂以指示栓塞范围,若发现有反流或血管"铸型"应立即停止注射,以防止硬化剂反流入门脉导致门脉系统栓塞。

【术后注意事项】

1. 严密监测患者生命体征,及时发现并处理并发症。

2. 应用抗凝剂,防止分流道阻塞。

3. 术后感染以胆系及肺部感染多,强调围手术期抗生素的应用。

4. 因分流道的建立,病人术后血氨会有所升高,应常规应用降血氨药物并监测血氨水平,防治肝性脑病。

5. 定期监测分流道通畅性。

6. 补水促进造影剂的排泄。

【并发症的预防与处理】

1. 心包填塞　为 TIPS 操作时器械损伤右心房所致。术中应谨慎操作,避免动作粗暴。如发生应紧急做心包引流或心包修补术。

2. 腹腔内出血　术前充分研究肝静脉、门脉立体关系,减少盲穿次数。有条件者在超声指引下穿刺,推荐术中经肝静脉 CO$_2$ 造影显示门脉系统的方法。若术中患者出现急性失血性休克表现,应及时行肝动脉造影,明确有无肝动脉损伤,必要时应行肝动脉栓塞术止血。若为门脉损伤导致的腹腔内出血,往往比较凶险,患者可很快出现失血性休克表现,在抗休克的同时行外科门脉修补术。

3. 胆系损伤　穿刺损伤肝内胆管或分流道阻塞了肝内胆管,术后可出现胆系出血或梗阻性黄疸,发生率较低,对症处理多可缓解。

4. 术后感染　以胆系及肺部感染多,强调围手术期抗生素的应用。

5. 肝性脑病　术前肝功能储备的评估是预防肝性脑病的关键,分流量的控制和充分的肠道准备是围手术期的重要环节,辅以保肝降氨治疗。

6. 其他　如术后支架狭窄和闭塞、肝性脊髓病等。

(姜春萌)

第七十九章

布 - 加综合征手术

第一节　概述

布 - 加综合征（Budd-Chiari syndrome，B-CS），系肝静脉和(或)下腔静脉肝段血流受阻引起的下腔静脉高压症的肝后型门静脉高压症。1842 年，Lambroan 最先注意到肝静脉血栓形成。1845 年，英国内科医师 George Budd 在他的专著《肝脏疾病》一书中描述了肝静脉血栓形成。奥地利的病理学家 Han's Chiari 于 1899 年报道了 3 例由肝静脉阻塞引起的门静脉高压症。因此，发生在肝静脉主干的血栓形成称为 B-CS。1878 年，Osler 首次报道下腔静脉闭塞伴有肝静脉狭窄的案例；1906 年，日本学者 Yamakiwa 报道 6 例肝静脉阻塞，其中 3 例伴有肝后段下腔静脉阻塞。1912 年，Thompson 和 Turnbull 报道第一例肝段下腔静脉膜性阻塞（MOVC），临床表现与布 - 加综合征相似。1911 年，Pleasants 报道的 18 例和综述中的 314 例肝静脉阻塞，伴有下腔静脉狭窄或阻塞者 68 例（20.5%）。Kimura、Hirooka 等收集和报道近百例 MOVC。Dilaware 和 Victor 等也有大量 MOVC 的报道。我国 1981 年以前的文献报道近 40 例，而 1988 年济南首届国际布 - 加综合征学术会上我国学者报告的已近 570 例。至 2000 年 6 月，河南医科大学（现郑州大学）一附院已收治 B-CS 850 例。迄今，笔者单位外科临床治疗的已逾 3000 例。医学界将发生在下腔静脉肝段的膜性阻塞或节段狭窄、血栓或肿瘤引起的综合病症均归入广义的 B-CS 范围之内。因此，广义的 B-CS 系指肝小叶下静脉以上，右心房入口部以下肝静脉主干和(或)肝段下腔静脉任何性质的狭窄或者闭塞导致的窦后性门静脉高压和(或)下腔静脉高压的临床综合征。

一、病因和发病机制

肝静脉和下腔静脉血流受阻的病因繁多，有的发生在下腔静脉肝后段，特别是肝静脉进入下腔静脉的出口部；血栓形成是阻塞的主要原因，而有的则是厚度不一的隔膜。这些问题尚存在争议。

关于发病机制，主要有两种学说。一是血栓形成学说。本病与高凝状态有关，常见的有真性红细胞增多症及其他骨髓增生性疾病。另有资料证明，阵发性睡眠性血红蛋白尿（PNH）的主要死亡原因是不同部位的静脉血栓形成，伴发 B-CS 者为 12%~27.3%。Valla 等的研究指出近期口服避孕药者发生 B-CS 的相对危险值为 2.37。系统性红斑狼疮、抗凝血酶因子Ⅲ减少、骨髓移植、贝赫切特综合征（白塞综合征）、非特异性血管炎、C 蛋白以及磷脂代谢异常均可能发生血栓形成或者 B-CS。二是隔膜形成学说。日本的隔膜性布 - 加综合征约占总例数的 1/3；南非和印度病例则占 1/3 以上。作者 1983—1995 年经治 B-CS 502 例，膜性梗阻 328 例，占 65.3%。笔者单位从 216 例直视手术中发现：①病变隔膜易与下腔静脉壁分离，与肝静脉壁和肝实质没有任何联系；②不少隔膜与远端的血栓无明显界限，仅显示机化程度不同；③机化充分或者长节段闭塞的血栓，不论是附着于下腔静脉壁或者游离于腔内部分，表面均有内皮细胞覆盖，而与下腔静脉内壁相移行；④在手术中取出移位或者放置失当的下腔静脉金属支架时，发现支架大部被一层纤维膜性组织和内皮细胞所覆盖；⑤有时术中发现病变隔膜部有坚硬如石的钙化瘢痕块。从这些现象也直接或间接支持血栓形成学说，而局部狭窄、畸形或解剖变异只是血栓形成的参与因素。

其他因素引起的 B-CS 有：非血栓性阻塞平滑肌瘤、内皮细胞瘤、平滑肌肉瘤和转移性肿瘤等可引起下腔静脉阻塞；肝脏肿瘤、脓肿、囊肿、肝结核、肝硬变、肝梅毒树胶样肿等肝内病变对肝静脉和下腔静脉的压迫，腹膜后肿瘤的压迫亦可引起 B-CS；某些罕见因素例如结缔组织病、肝静脉及下腔静脉机械性损伤、化学或者放射性损伤、过敏性血管炎、特发性坏死性肉芽性血管炎及贝赫切特综合征和梅毒、风湿性血管炎等引起 B-CS 亦有报道。

二、病理和分型

1. 阻塞病变性质　根据 216 例根治性手术切除标本，笔者单位将病变性质分为纤维隔膜型、血栓型和纤维瘢痕型。隔膜形状不一，厚薄不均，表面光滑，一般中央薄、周边厚，厚度 1~5mm 不等，多成天幕状和僧帽状，有时呈斜形附着于腔静脉壁，有的中央有隔者呈筛状。隔膜的组织学检查可见大量纤维结缔组织，很少弹性组织，表面由内皮细胞覆盖。隔膜虽然移行于下腔静脉壁，但很容易将其钝性剥离，隔膜以下可有新的血栓形成。血栓形体大小不一，可分辨出头、体、尾部。头部一般为白血栓，顶部有时有隔膜，宛如头带安全帽。尾部可为红血栓，但亦有完全成为纤维机化条索者，或者游离于腔静脉中或者附着于腔静脉壁，表面可由内皮细胞覆盖，触之光滑。纤维瘢痕型，下腔静脉由机化血栓填充闭塞，下腔静脉壁增厚。有的远端有狭窄，与腔内的纤维瘢痕牢固结合难以分离；而近端部分则易于分离。

2. 肝脏病理变化

（1）由血栓引起的肝静脉或 / 和下腔静脉肝后段阻塞呈急性病程者，表现为肝脏急剧肿大，表面光滑、边钝，成紫色或紫黑色，伴有血浆流入肝淋巴间隙。超负荷的肝淋巴液通过肝包膜涌入腹腔，形成顽固性腹水。组织学检查可见肝小叶静脉扩张，肝窦扩张、淤血，中央型肝细胞萎缩、坏死，淋巴管扩张。血细胞离开小叶中央区肝窦而进入 Disse 间隙，与肝板的细胞相混，可能代表肝窦外循环，将血液引出阻塞的肝静脉，克服管腔内引流的阻塞。门管区不累及，与缩窄性心包炎和充血性心力衰竭的表现相似。

（2）隔膜性病变引起的肝静脉和下腔静脉阻塞多为不完全性。临床上多呈慢性病程，肝脏逐渐硬化，尾状叶增大为特征，尾状叶静脉血流单独流入下腔静脉。此时肝脏表面多呈紫红色，可能由于部分肝静脉血流经侧支循环流出得以减压所致。同时可在肝脏表面见到弥漫性的粟粒结节。至晚期，肝硬化更为明显，肝脏体积缩小，镜下见小叶中央区纤维变性，脾脏呈轻度或中度肿大，腹水减少或者处于相对稳定状态。

3. 侧支循环

（1）肝内侧支循环：慢性型患者影像学检查多发现肝内"蛛网征"。当肝静脉血流受阻后，门静脉可成为肝静脉血液的流出道，有时可见肝静脉和门静脉之间形成短路及肝静脉之间的侧支形成。

（2）肝外侧支循环：肝静脉是肝血流的唯一正常流出道。当肝静脉出口部阻塞后，肝静脉压力升高，血液逆流至门静脉，成为肝血流的流出道。门静脉压力增高后，在门 - 奇静脉及门 - 体静脉其他吻合处出现自然分流。前者形成的食管、贲门部的静脉曲张是上消化道出血的主要原因。其次，心包膈静脉和肝被膜下血管交通也可分流肝静脉的血液。部分可经被膜血管逆流入心包膈静脉，然后经上腔静脉流入心脏。下腔静脉血流受阻后，肾静脉和肾上腺静脉血流以及腰静脉可经异常扩张的腰升静脉至奇静脉、半奇静脉流入上腔静脉。胸腹壁怒张的深、浅静脉均是下肢血流流入上腔静脉的通道。

4. 病理分型　B-CS 病情复杂多变、类型繁多。国内外学者提出了多种分型方法，但目前尚无统一临床病理分型的标准。Hirooka（1970 年）提出了 7 种类型（10 个亚型）的分型方法，临床上应用比较烦琐。许培钦将其分为 4 种类型（6 个亚型）：Ia 型：MOVC，膜下无血栓，MHVs 通畅或部分通畅；Ib 型：MOVC，膜下有附壁血栓，MHVs 通畅或部分通畅；Ⅱ型：下腔静脉通畅或节段性狭窄，MHVs 闭塞；Ⅲa 型：IVC 短节段性闭塞（<2cm），MHVs 闭塞，肝右后下静脉代偿扩张；Ⅲb 型：IVC 长节段性闭塞（≥2cm），MHVs 闭塞，第 3 肝门处无代偿扩张静脉；Ⅳ型：以上任意类型伴上腔静脉狭窄或闭塞。同时也提出了重症 B-CS 的诊断标准，认为经临床和影像学检查确立为任一类型的 B-CS 的急性或慢性病例，凡出现下列情况之一者，可视为重症 B-CS：①顽固性腹水，腹内压力≥2.67kPa（20mmHg）；②少尿（尿量 <400ml/d）或无尿（尿量 <100ml/d）；③肝功能损害明显，PT 延长 50% 以上、白 / 球蛋白比例倒置、血清胆红素≥34.2mmol/L；④并发（或曾发生）肝性脑病；⑤并发上消化道出血。

三、临床表现

B-CS 患者有不同程度门静脉高压和（或）下腔静脉高压的症状与体征，许培钦等（1983—2003）收治的 1360 例 B-CS 患者的主要临床表现包括：乏力 1292 例（95.0%），腹胀 1284 例（94.426），食欲减退 662 例（48.7%），腹部疼痛 122 例（9.0%），黄疸 116 例（8.5%），肝大 1 124 例（82.6%），胸或腹壁静脉曲张 821 例（60.4%），腹水 914 例（67.2%），下肢水肿或色素沉着 868 例（63.8%），上消化道出血（呕血或黑便）162 例（11.9%），脾大 683 例（50.2%）。其中 136 例行肝组织学检查，发现肝窦扩张，肝细胞萎缩，近小叶中心部的肝细胞坏死和纤维化等。

四、诊断和鉴别诊断

1. 诊断　急性 B-CS 多以右上腹痛、大量腹水和肝脏肿大为突出症状。慢性病例多以肝脏肿大、门体侧支循环形成和持续存在的腹水为特征。实时超声和多普勒超声及 CT 扫描可对 95% 以上的病例提示 B-CS 的临床诊断，必须认真分析病史和系统体格检查，但 B-CS 的诊断还有赖于下腔静脉和肝静脉造影以及肝组织活检。

2. 鉴别诊断

(1) 需与肝小静脉闭塞病（VOD）相鉴别，因为最容易与 B-CS 混淆的是 VOD。

(2) 急性型 B-CS 需与急性肝炎相鉴别。

(3) 慢性 B-CS 需与肝炎后肝硬化、心源性肝硬化以及腹膜后肿瘤、心房黏液瘤、原发性下腔静脉肿瘤、腹膜后纤维增殖症、肾和肾上腺肿瘤等鉴别。

五、治疗适应证

多数学者认为，B-CS 自然预后差，单纯内科治疗效果不佳，因此布 - 加综合征的诊断一旦确立，早期手术或介入治疗是其第一选择。多年来，笔者单位沿用西方的治疗理念，对 B-CS 的治疗适应证的问题甚少思考。然而近年来，笔者单位发现部分患者在体检时因轻微的门静脉高压症状而被确诊为 B-CS，而生化和影像学检查结果证实患者肝功能正常，肝内或腹膜后侧支循环丰富。虽然对 B-CS 的自然病程难以估计，无法确定其真实的病理时期，但是显然患者丰富的侧支循环使梗阻的肝静脉和 / 或 IVC 达到完全代偿。深入的研究表明，对于 IVC 压和自由肝静脉压低于 12.9mmHg 的患者多不需要特殊处理，但是需要严格的随访。笔者以为，B-CS 是一种完全有别于乙肝肝硬化等肝内型门静脉高压症，既然患者已经实现了自身的完全代偿而达到了某种平衡，如无持续的肝脏损害和 / 或进行性的 IVC 高压症状，对于此类患者完全可以暂缓治疗，若随访中出现症状或肝功能的恶化，说明患者没有实现完全代偿，此时再进行治疗干预也不为迟。以上均说明肝内外侧支形成在 B-CS 治疗策略中的重要作用，这也是为何要把肝内外侧支形成这一因素纳入到分型的原因。当然，布 - 加综合征是一种特殊类型的门静脉高压症，以上观点还有待循证医学理论和实践上的支持。

六、B-CS 治疗策略

目前多数学者认为 B-CS 是一种血栓性疾病而非血管发育畸形，尽管国内的病例中很少检测到凝血功能的异常。近年来，国外对于 B-CS 的治疗都呈现出微创化的趋势。介入治疗的微创性和可重复性使其成为 IVC 膜性梗阻患者的首选治疗。对于 IVC 膜性梗阻合并血栓的病例，以往认为易发生肺栓塞不宜行球囊扩张术而行根治性隔膜切除术。但是笔者单位新近的治疗经验表明，对于新鲜形成的血栓，口服华法林后部分患者的血栓可完全溶解。此外，经上腔静脉或股静脉置管溶栓多能在 10 天内取得良好效果，然后再行 IVC 造影及球囊扩张术。而对于伴有难以溶解的机化血栓的患者此时再行上述治疗也是安全可靠的。对于肝静脉合并 IVC 梗阻的 B-CS 患者，可能同时存在 IVC 高压症和门静脉高压症。在以往的治疗选择中，通常以首先缓解门静脉高压症为主，部分患者的 IVC 高压症可能通过患者的侧支循环间接得以不同程度的缓解。考虑到门静脉高压症可能是由于 IVC 梗阻而形成的间接影响，笔者单位采用分期治疗的方法，以缓解 IVC 高压症为首要治疗，再根据患者的改善情况决定是否需要进行针对门静脉高压症的治疗，本治疗策略治疗创伤小，避免了以往针对门静脉高压症的常规手术，效果确切。由无创到微创，由微创到常规手术的治疗策略，这样既保证了治疗的效果和患者的创伤最小化，又保证了一旦患者复发保有采取进一步治疗途径的余地。

七、治疗方法

B-CS 的外科治疗方法很多，主要类型包括介入治疗和根治性病变隔膜切除术、转流术、分流术以及联合手术。其主要目的有：解除梗阻，恢复肝静脉（HVs）和下腔静脉血流；分（转）流减压，缓解肝和下腔静脉系统淤血状态；控制出血，缓解脾亢；保护肝脏，消除腹水。B-CS 一旦确立诊断，应及时治疗。根据不同的病变类型和患者的血流动力学变化特征，选用适宜的手术方式，其治疗原则如下：Ia 型：首选介入球囊扩张（或加支架置入）术，对病变隔膜厚韧、斜膜以及介入治疗不成功或治疗后复发的病例，应选用根治性病变隔膜切除术或转流术。Ib 型：首选根治性病变隔膜切除术或转流术。Ⅱ型：根据患者血流动力学变化特征，可选用不同的分流手术，如肠 - 腔、脾 - 腔分流术或改良脾 - 肺固定术。Ⅲa 型：选用介入球囊扩张加支架置入术、根治性病变隔膜切除术或转流术。Ⅲb 型：选用脾 - 颈架桥术、脾 - 房架桥术或联合手术。Ⅳ 型：除缓解肝静脉和（或）下腔静脉的高压状态外，也应做解除或缓解上腔静脉压的转流手术。

第二节　下腔静脉隔膜切除并血栓取出术

布 - 加综合征病例中，隔膜型所占比例最大，日本、南非和印度 MOVC 所占的比例高于欧美，而我国隔膜型病例也占 1/3 以上。许培钦报告 502 例（1983—1995 年）中，膜性梗阻者 328 例，占 65.3%，而在 1996—1999 年，经放射性介入治疗的病例竟达 234 例，占河南医科大学第一附属医院同期收治病例的 2/3 以上（234/348）。因此，在布 - 加综合征外科治疗中，对隔膜型病变的处理与研究至关重要。日本学者 Kimura 创用经右心房手指破膜术（1963 年），1974 年 Eguchi 首次应用球囊扩张，至 1983 年 Senning 创用经下腔静脉后冠部肝部分切除和肝、房吻合术治疗 B-CS。汪忠镐于 1982 年在国内首先采用 Kimura 手术，同年又开展了球囊扩张术，安贞医院孙延庆于 1982 年用肝腹膜后腔径路行腔 - 房架桥术，1986 年在体外循环下行病变隔膜切除术。许培钦于 1990 年创用经胸腹膜后腔径路采用球囊导管控制肝 - 腔静脉血流，行常温、直视下病变隔膜切除术。

【解剖要点】

布 - 加综合征下腔静脉梗阻行隔膜切除并血栓取出术时，多自第七或八肋间进胸，骨剪脊柱右侧横断下根肋骨，避免损伤肋间动脉。打开胸腔，离断右肺下韧带，将右肺向上推开，显露肝上下腔静脉，分离右膈神经，避免此神经损伤。明示奇静脉的位置，避免损伤（图 79-1）。

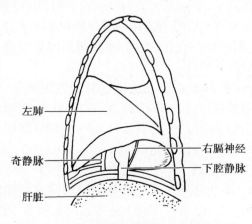

左肺

奇静脉

右膈神经

下腔静脉

肝脏

图 79-1　下腔静脉隔膜切除术的解剖要点

【适应证】

1. MOVC，肝静脉通畅或部分通畅（Ⅰa 和 Ⅰb 型）。
2. 短节段下腔静脉狭窄或闭塞，肝静脉至少一支通畅（Ⅲa 型）。
3. 下腔静脉短节段狭窄或闭塞，MHVs 闭塞，但有明显、粗大的第三肝门部静脉代偿者（如肝右后下静脉等）。
4. 上述类型行手指或球囊导管破膜、扩张失败或术后复发者。

【禁忌证】

1. 下腔静脉广泛性阻塞、狭窄或炎症时。
2. 肝静脉完全阻塞或伴有节段性狭窄者（Ⅱ型）。
3. MOVC 晚期，继发重度肝硬化和门静脉高压者。
4. MOVC 伴有门静脉炎或门静脉血栓形成者。
5. 凝血功能不全、有出血倾向者或肝肾功能不佳，难以耐受此手术者。

【手术前准备】

1. 腹部超声波探查及肝静脉、下腔静脉造影，明确最后诊断、分型及手术指征。
2. 大量腹水者，可抽出腹水，经透析浓缩后静脉回输，减少蛋白质丢失。
3. 纠正因大量利尿剂引起的水、电解质紊乱。
4. 备皮、留置尿管和胃管。
5. 不用体外循环者，要备好血液回收器及回输准备和 Foley 导尿管两根。

【手术步骤】

1. 经胸路径

（1）手术在气管插管全麻下进行，病人取左侧卧位，经右后外侧第 7（或 8）肋间标准剖胸切口进胸。

（2）置开胸器后，切断、结扎右肺下韧带，将右肺向上推开，由膈神经左旁纵行切开心包约 1.5cm，经此切口游离心包内段下腔静脉段，并预置阻断带（图 79-2）。

（3）沿下腔静脉向下切开部分膈肌进入肝后胸腹膜后腔，并继续向下切开部分膈肌，充分显露肝后裸区的肝段下腔静脉，在膈平面以下常可触及增厚、质硬的水平或斜形的病变部位，进一步向下游离下腔静脉 4~5cm 及其周径的 3/5~2/3（图 79-2）。

（4）将 18 号 Foley 导尿管连一 20ml 充有肝素盐水的注射器备用。收紧下腔静脉近心侧的阻断带，纵切病变上方的下腔静脉，术者示指经切口迅即插入下腔静脉远心端，探查并钝性撕破病变隔膜至隔

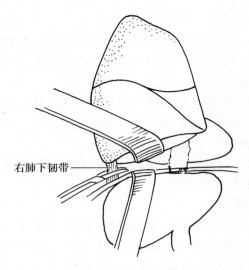

图 79-2　游离肝上段下腔静脉

膜以下,继续触摸膜下有无血栓繁衍、血栓机化程度及附壁状态,同时探查肝静脉有无狭窄、隔膜阻塞或血栓嵌入肝静脉等,术者可对肝静脉开口部的隔膜施压使其破裂(图 79-3)。

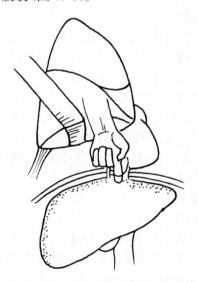

图 79-3　手指钝性分离下腔静脉隔膜

（5）将 IVC 的裂解隔膜和分离附壁血栓满意之后,退出示指,随之将备用的 Foley 导管经下腔静脉切口插向远心端,推注肝素盐水 20~30ml 使球囊充盈,向头侧提拉球囊导管,多可将隔膜碎片和血栓块拖出,同时可有效控制肝静脉、下腔静脉血流。如疑有血栓残留,可重复以上提拉球囊的动作。取出隔膜和血栓的同时行快速进行自体血回输(图 79-4)。

（6）取隔膜和血栓完毕后,用血管缝线采用间断、褥式外翻法缝合下腔静脉切口,依次做结,留最后一针,待拔出球囊后打最后一结。如果切口漏血,

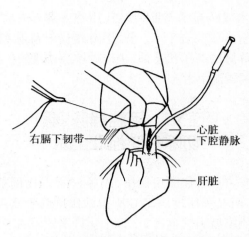

图 79-4　球囊阻断下下腔静脉血栓取出

可用心耳钳钳夹下腔静脉切口部,再缝数针加固,最后松去心耳钳,打结。创面充分止血、置胸腔引流管后,关闭胸腔。

2. 经胸骨正中联合腹部路径

（1）气管插管全身麻醉,仰卧位、背部垫枕。胸骨正中联合腹部切口(其中腹部为旁正中切口,长约 5cm),纵行切开心包,游离心包段下腔静脉并预置阻断带,经腹于肝蒂处预置阻断带。

（2）充分游离下腔静脉膈上段和肝后段(必要时切开部分肝脏),满意后分别收紧肝蒂和下腔静脉阻断带。

（3）纵行切开肝上段和肝后段的部分下腔静脉前壁,将左手示指迅速插入下腔静脉远心端,探查肝后段下腔静脉情况。

（4）尔后迅即置入 Forly 球囊导管,快速注入 20ml 肝素盐水,以便阻断下腔静脉血流,如下腔静脉内有血栓,可将球囊轻轻向头侧牵拉将血栓拉出,必要时重复此操作。

（5）探查肝静脉和下腔静脉病变情况,并在无血的情况下,切除其病变隔膜或做下腔静脉成形,满意后间断、褥式、外翻方法缝合下腔静脉(IVC)前壁,球囊导管处缝线暂不收紧,迅速拔出球囊导管后再收紧缝线并结扎。

（6）松开肝蒂和心包内下腔静脉阻断带,检查下腔静脉创口是否漏血,缝合心包和膈肌,于纵隔和下腔静脉的前方放置引流管,清点纱布、器械无误后,关闭胸骨及腹部切口。

【几种改良术式】

1. 体外循环下下腔静脉隔膜切除并血栓取出术　由于常温、直视下行上述术式出血较多,近年来有行体外循环辅助下下腔静脉隔膜切除并血栓取出

术。多自第六肋间开胸,开胸后或者体位向右侧倾斜,剪开心包,右心建立体外循环。余下步骤同上。

2. 还有一些根治性术式　例如 Senning 的经后冠状面局部肝切除、下腔静脉和肝静脉开口部的病变切除、右心房与肝切缘盖帽式吻合术、深低温体外循环下根治性病变切除以及肝、腔静脉成形术等。这些术式不仅需要体外循环和降温措施,相当繁琐。晚期广泛肝静脉、腔静脉内血栓机化、狭窄和阻塞的病例,采用任何直视根治性手术也达不到理想效果,最好选择旁路或者肝移植术。

【术中注意事项】

1. 显露困难多见于肝静脉或(和)IVC 完全阻塞,肝脏极度肿大,伴大量腹水,宜首选腔内治疗　对复发或者腔内治疗失败的病例,术前应做好腹水浓缩回输,在上肢建立静脉通路,术中应用控制性低血压,尽量使腹内压下降,缓解内脏特别是肝脏淤血状态,使肝脏缩小,应用内转流缓解肝静脉,下腔静脉压力。经以上处理后,手术显露多无困难。

2. 大出血由多种原因引起。常见于下腔静脉游离不够,病变切除后下腔静脉严重缺损,钳夹、修补困难。分离病变隔膜时误伤下腔静脉或肝静脉壁。肝静脉和膈静脉开口位于病变隔膜之上或者下腔静脉切口位于病变隔膜以下时,球囊不能有效地控制肝静脉和下腔静脉血流。游离下腔静脉时误伤肝静脉和膈静脉出口部引起出血,可以指压,继用带垫片的无创针线作褥式缝合,也可在浅表部位用粗针线对膈静脉做暂时的缝扎止血。切开下腔静脉前壁的同时伤及后壁可引起出血。肋间静脉、膈肌切缘、心包膈静脉和下肺韧带等处的侧支静脉处理欠妥及球囊破裂均可引起大出血。预防大量出血的关键是遵循循序渐进的原则,步骤要规范。下腔静脉游离超过周径的一半,万一出血时可用无创血管钳钳夹止血。

3. 腔静脉内残留血栓脱落或未将腔静脉内的气体排出可引起肺栓塞,手指不能触到下腔静脉远端蔓延的血栓和附壁血栓时,应采用球囊取栓。完成腔静脉切口缝合以后,应先取出远端球囊,再松解腔静脉上端的阻断带,使气体逸出,防止空气栓塞。

4. 病变切除后欲取出球囊导管时,偶尔拉不出,必须耐心从球囊附管将囊内液体用注射器回抽,若失败,可剪断导管,待液体自动逸出后再拔管;仍然拔不出球囊管时,用细针头经下腔静脉壁刺破球囊即可拔出。

5. 慢性病例下腔静脉壁增厚,管腔狭窄而不规则,附壁血栓机化与管壁附着甚牢,有的机化血栓可延伸至肾静脉、肝静脉或者髂总静脉,形成条索状,用手指取出有时很困难,可以弄断或者将其嵌入部分自侧旁静脉口取出。取血栓实在困难时不要勉强。

6. 有些病例因病变瘢痕组织广泛,切除后腔静脉缺损严重,如果缝合将造成闭塞。部分病例可采用心包或者人工补片做腔静脉成形术。少数无法做成形术的病例,可做腔静脉旁路术或腔 - 房旁路术。

7. 腔内治疗时断入下腔静脉的导管、导丝或者支架,应当争取在根治术中取出。然而试图取出下腔静脉远心端的异物或者滑入右心房的支架并非易事,可引起意外损伤或者大量出血。置放的移位支架大部或全部嵌入血管壁,表面可由内皮细胞或纤维膜覆盖。移入心房内的支架部分可有血栓形成,取出过程中血栓可脱落,造成肺栓塞,亦可撕破心房或腔静脉壁,造成难以控制的大出血,最好在体外循环下进行手术。

8. 肝脏肿大妨碍手术操作时,可将一硅胶管插入右心房,用连结管与 Foley 导尿管连接,同时经 Foley 导尿管的侧附小管适时的向下腔静脉远心端注入肝素溶液,使血液经导管流入右心房,下腔静脉和肝静脉的血液淤滞状态将缓解。下腔静脉壁有严重缺损者,可用补片做修补成形。充分止血、清理创腔、置胸腔引流管后,依层缝合关闭胸腔。

9. 术中采用自体血液回输和于肝脏周围放置冰袋。

【术后处理】

1. 严密监测生命体征、CVP、IVCP、血气、尿量、尿比重、胸腔引流情况等。

2. 观察每小时尿量和尿比重。

3. 如果心功能不全,则静脉给毛花苷 C(西地兰),5~7 天后口服地高辛 0.125mg/d,心功能代偿后方可停药。

4. 静滴右旋糖酐 40(低分子右旋糖酐)500ml/d,1 周后改为抗血小板治疗 3~6 个月。

5. 术后 48 小时拔除胸腔引流管。拔管前应摄片观察心肺情况,如果胸腔和心包积液,应穿刺引流,依据积液多少和积液性质决定拔管时机。切除隔膜病变,恢复肝静脉、下腔静脉血流后,可出现急性心力衰竭。预防方法是切除病变后松解阻断带时,在严密的心电和中心静脉压监测下,分次松解阻断带,待心脏适应后再完全解除阻断带。同时要适当控制液体输入量,并立即给予强心、利尿剂和碱性药物。

第三节　下腔静脉球囊扩张成形并支架置入术

【适应证】

1. 隔膜型和短节段型（Ⅰ型和Ⅲa型）B-CS，主肝静脉至少有一支通畅者。

2. 隔膜型下腔静脉闭塞伴有肝静脉出口膜性阻塞者。

3. 某些已做门体分流手术后仍伴有下腔静脉膜性阻塞者。

4. 曾做Kimura手术而复发的隔膜性阻塞者。

5. 已做经皮血管成形术而复发的隔膜型病例。

【禁忌证】

1. 病变远侧有血栓繁衍或激发血栓形成者。

2. 长节段下腔静脉阻塞或狭窄。

3. 长节段IVC狭窄伴有肝静脉闭锁者。

【手术前准备】

做好病人及家属的思想工作，谈明手术的相关事宜，取得理解和合作。对病人全身的各重要脏器的功能进行检查，了解其功能状态，做碘过敏试验，清洁腹股沟区皮肤，酌情应用镇静剂。

【手术步骤】

1. 嘱病人仰卧于X线机操作台上，腹股沟部常规消毒，铺无菌巾，局麻下按Seldinger方法作股静脉穿刺。

2. 成功后插入导丝，退出穿刺针，经导丝穿入带阀鞘管。经带阀鞘管猪尾导管，测定下腔静脉压力后，做下腔静脉造影。

3. 如发现完全阻塞，采用带金属芯的球囊导管即可穿破病变隔膜，也可采用下腔静脉破膜器或激光光导进行穿透病变隔膜。在穿通之前，应旋转体位，经正、侧方位同时观察。

4. 穿通后，经导管注入5ml造影剂，观察"冒烟"情况及造影剂流失情况，确认无误后，将球囊置于病变隔膜处，以塑料注射器抽取20ml稀释造影剂，注入球囊（压力可在4~5个大气压），使球囊胀起，先呈哑铃状，最后见狭窄的腰部消失。维持半分钟，吸出囊内液体，可反复扩张数次，待造影证实扩张效果稳定后，撤出导管，结束手术，局部以无菌敷料加压包扎。

5. 若反复扩张，其效果不能维持时，应插入交换导丝，引入扩张管，换以支架导引鞘，将其差别端送至病变以上1cm处，撤出扩张管，保留导引鞘。选用适当长度和口径的金属内支架，置入支架筒内，

以推送器将支架推至导引鞘头端。保持推送器，将导引鞘取出，金属支架便被固定于病变部位。而后重复测压、再造影。撤出推送器，完成内支架放置术。加压包扎后送回病房或ICU，24小时内观察生命体征及局部情况。

【术中注意事项】

1. 造影剂过敏反应　造影前应常规做碘过敏试验及普鲁卡因皮试，阳性者应改用非碘离子型造影剂，如优维显（Ultravist），局部麻醉可改用利多卡因等。后两者过敏反应一般均轻微，一旦发生反应，可给予抗组胺及肾上腺皮质激素类药物。

2. 肺动脉栓塞病变　隔膜下可有血栓形成或繁衍，在造影时有些游离或附壁的血栓可能不易发现或被忽略；其次，在病变隔膜下静脉血流淤滞，局部易发生涡流，加上B-CS本身的高凝状态，更可因造影时的导管、导丝、支架导送鞘等的机械性因素，均可导致血栓形成。因此，在介入操作过程中，动作应轻柔、敏捷，同时应适时、适量地应用抗凝剂。当球囊扩张完成后，回缩球囊应缓慢，防止附壁血栓脱落。

3. 异位穿刺及损伤　当病变隔膜呈斜形附着或下腔静脉肝后段与隔上段成角，导丝穿通过程中，容易穿出静脉壁或误入心包腔，造成急性心包填塞或血胸。因此，在行导丝穿破隔膜时，应旋转检查台，从不同角度观察，以确认穿刺部位是否适中，更重要的是在穿通之后，一定要在扩张前注入少量造影剂，观察"冒烟"或造影剂有无滞留，而后再做球囊扩张，方可确保安全。

4. 心功能不全　当扩张顺利完成后，大量淤滞在下腔静脉和肝静脉的血流，瞬间倾入长期处于空虚、低压的右心房，心脏前负荷急剧增加，冗久废用的心肌可被拉长而无力收缩，以致发生心功能不全甚或急性衰竭。因此，应在扩张完成后，缓慢回缩球囊，以限制回心血量，待淤滞状态缓解、心肌适应之后，症状多能好转。此时，可用强心、利尿剂，并同时取半坐位，减慢静脉补液，充足的供氧等，以改善症状。

5. 支架放置不当　正确支架定位很重要，由于位置不当，可加重病情。作者曾接受一外院转诊的年仅19岁的病人，在接受治疗前，腹水量很少，当第一个支架定位放置失当后，医师与家属说明可再放一个支架，但放置后腹水急剧增加，分析可能由于支架阻塞了第三肝门部代偿性扩张的肝短或肝背静脉，后经脾-颈静脉胸骨后架桥术后症状消失。因此，应在支架被推出管鞘之前做好定位，一旦被推出管鞘，就难以改变位置。

6. 支架滑动或移位　部分病例,病变虽较局限,但甚坚韧或可能是血管壁外的环形瘢痕,球囊扩张虽很成功,但扩张后局部内腔不能保持恒定,仍发生滑动、移位。作者所见一例,支架宛如羽毛球状,"羽部"张于右心房,而处于病变部的一端难以张开,症状复发,手术取出血栓和支架,术中操作甚为艰难,取出的支架内面已衬有光滑的薄膜,与下腔静脉内膜酷似。

7. 导管或导丝的折断与遗留　导管老化或操作急躁,可折断导管,作者曾为一例导丝遗留而在做根治性隔膜切除术时予以取出。

8. 局部的血肿、动静脉瘘形成　此类并发症如按操作规程进行,一般应可避免。

9. 对 MOVC 伴有主干静脉出口部膜性阻塞者,可单独或在下腔静脉隔膜扩张术后,采用经皮经肝静脉穿刺,行肝静脉球囊扩张术,必要时放置支架与肝 - 腔静脉交汇处,但应注意置入腔静脉一端不宜过长,以免影响下腔静脉的血液回流。

【术后处理】

1. 经皮经下腔静脉破膜或支架放置术后,应对穿刺部位加压包扎,卧床 24 小时,严密观察心率、呼吸、血压的变化,记录 24 小时尿量,观察肝大和腹水消退情况。

2. 术后可适当补液,必要时,可给予强心、利尿和抗生素等药物。

3. 抗凝、祛聚药物的应用　在破膜和放置内支架后,由于扩张局部的创面和支架尚无纤维膜和内皮细胞覆盖,容易再发血栓形成,因此术后应常规祛聚和抗凝治疗 6 个月,且应定期随访。

4. 术后血栓形成　为预防血栓形成,术后常规应用祛聚药物,如早期静脉应用右旋糖酐 -40,500ml/d,连续 3~5 天,同时口服肠溶阿司匹林片,25mg,3 次 /d,复方丹参片,3 片,3 次 /d,双嘧达莫,10mg,3 次 /d,连续服用 6~9 个月。

5. 根据穿刺部位不同,患者适当卧床休息,如行经皮肝穿刺肝静脉球囊扩张术,患者可右侧卧位,24 小时后可去除穿刺部位加压包扎敷料。

第四节　脾静脉 - 颈内静脉转流术

【解剖要点】

为了能准确分离右侧颈内静脉,颈部局部解剖的组成应予以明确(图 79-5)。

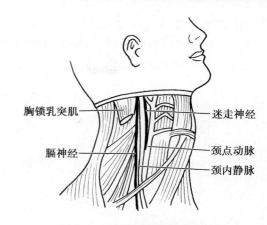

图 79-5　颈内静脉的局部解剖

【适应证】

1. 下腔静脉完全阻塞或者全程瘢痕性狭窄,而主肝静脉完全闭塞又缺乏第三肝门部有效代偿的重症布 - 加综合征,无法行传统的门 - 体分流。

2. Kimura 手术复发。

3. Ⅲb 型 B-CS 伴有脾肿大、脾功能亢进。

4. Ⅲb 型 B-CS 由于特殊原因不能做门静脉系统与右心房转流。

5. 曾做过 Kimura 手术复发患者。

【禁忌证】

1. 有胸骨正中切开史。

2. 伴上腔静脉阻塞综合征。

3. 胸骨后甲状腺肿或者胸腺肿大以及严重的胸廓畸形者。

4. 脾静脉血栓形成或者脾静脉炎、脾周围炎以及脾静脉变异等。

5. 颈部炎症、严重瘢痕以及甲状腺肿等有碍手术进行者。

【手术前准备】

1. 胸部 CT 检查,了解前上纵隔情况。

2. 经皮脾穿刺脾静脉、门静脉造影,了解脾静脉及门静脉情况。

3. 备胸骨锯以应急需。

4. 备隧道器,以便术中做胸骨后隧道。

5. 备 Gore-Tex 人工血管及 CV-5。其余同后径路门 - 腔 - 房联合转流术的术前准备。

【手术步骤】

1. 左肋缘下斜切口经剑突下至对侧肋软骨缘下进腹。吸尽腹水,常规探查上腹脏器,测自由门静脉压力。

2. 自横结肠上缘集束切断、结扎大网膜,相继游离、切断、结扎脾胃、脾结肠和脾肾韧带。

3. 紧靠脾门切断、结扎脾动脉主干,保护胰尾免受损伤,尽可能多保留脾静脉,以便吻合并减少所用人工血管的长度(图79-6)。

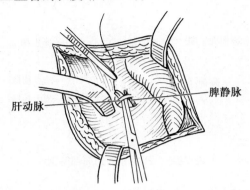

图 79-6　脾动脉结扎

4. 切除脾脏后,充分游离胰腺体尾部,集束结扎、切断胰胃皱襞,结扎胃冠状静脉主干及胃支和食管支,尔后将胰尾部及其后的脾动静脉向上牵引,经小网膜切口至剑突下(图79-7)。

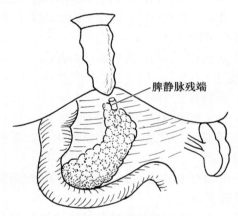

图 79-7　游离胰腺体尾部

5. 右颈根部做胸锁乳突肌前缘至胸锁关节部的弧形切口,游离出颈内静脉,横断后,颅侧端结扎,近心端备与人工血管吻合(图79-8)。

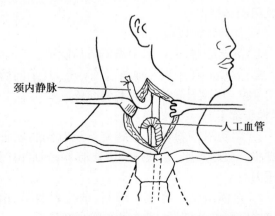

图 79-8　颈内静脉近心端与人工血管吻合

6. 用隧道器自剑突向上做胸骨后隧道。将人工血管自胸骨上窝的胸骨切迹之后,经隧道引向腹部剑突之下。测量脾静脉断端至颈内静脉断端的距离长度,将人工血管剪接后,使颈、腹段带支持环,而中间部即胸骨后段无支持环,以便术后由节律性心搏压迫无环部,形成唧筒效应,对预防人工血管内血栓形成产生良好的作用。

7. 从胰尾部分离出脾静脉残端1.5cm,用无创血管钳钳夹后,以 Gore 缝线做人工血管与脾静脉的间断褥式外翻缝合。自颈部将人工血管向上拉直,确认无扭曲后,与颈内静脉做端端吻合(图79-9)。

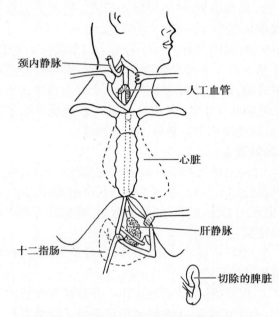

图 79-9　人工血管与脾静脉的间断褥式外翻缝合

8. 吻合完成后,用充有肝素盐水的注射器,接细针头,刺入人工血管,注入肝素盐水20ml,拔除针头,放开脾静脉夹持钳,待气体排尽后,开放颈静脉阻断钳,转流即告完成。复测自由门静脉压力,保留网膜血管内的导管并引出体外固定于腹部皮肤。将带蒂大网膜引入胸骨后隧道,包裹人工血管,放置引流管,清点器物,依层关闭腹腔及颈部切口。

【术中注意事项】

1. 如果脾静脉严重粘连、管腔狭窄或血栓形成,应改变手术方式,行肠系膜上静脉 - 颈内静脉或肠系膜上静脉 - 右心房人工血管架桥术。

2. 预防脾静脉损伤。由于脾静脉增粗、周围粘连及侧支血管形成,游离或结扎脾动脉或游离脾脏时,可能会误伤脾静脉。因此,术中要耐心、细致地规范手术操作,一旦误伤脾静脉,切忌用止血钳盲目钳夹,应以小纱布或手指压迫止血,待清除积血后,用无创伤缝合线进行修补、止血。

3. 修剪人工血管前,一定要将胰体尾部充分游离,精确测量颈静脉断端与脾静脉残端间的距离长度,修剪的人工血管要做间断褥式外翻缝合,不宜行单纯或者连续缝合。人工血管不能过长或扭曲,也不能过短产生张力。

4. 做胸骨后隧道的意外可有出血或胸膜损伤。如果隧道器不偏离胸骨中线,胸骨后又无其他意外情况,这种误伤极少发生。一旦有出血或气胸发生,应立即纵劈胸骨,进入前纵隔,做胸膜修补或胸腔闭式引流及止血。

5. 胰体尾部经小网膜裂口牵向剑突后,应以缝线妥善固定于膈肌边缘,以防回缩使吻合口产生张力。

6. 人工血管和自体血管间要做间断褥式外翻缝合,不宜行单纯或连续缝合。人工血管中间接合部的缝合一定要求严密、牢靠,否则,将形成胸骨后血肿压迫心脏。

7. 颈部和剑突部的人工血管一定要有软组织覆盖,以免发生感染。

【术后处理】

参见"肠 - 腔人工血管架桥术"。

第五节　肝静脉扩张成形并支架置入术

经皮肝穿肝静脉造影(PTHV)肝静脉造影对 B-CS 应是最直接、最清晰的检查方法。但当肝静脉闭塞时,传统的经股静脉插管至下腔静脉,再经肝静脉开口逆行插管造影难以实施。而经皮肝穿肝静脉造影,不仅简便、安全,且成功率高,多数情况下,在肝静脉显影的同时,下腔静脉亦可同时显影。河南医科大学第一附属医院将下腔静脉造影及经皮肝穿肝静脉造影作为诊断 B-CS 的常规检查项目,除早年的部分病例外,497 例手术的病人做了检查,29 例造影剂进入包膜下或膈下,468 例造影成功,从而对 B-CS 最终确立了诊断,并明确了分型。近年来的 353 例,均在电视屏幕明视下造影,成功率达 100%。

【适应证】

1. 肝静脉和下腔静脉膜性或短节段狭窄或闭塞;

2. 肝静脉闭塞合并下腔静脉闭塞而下腔静脉再通术后。

【禁忌证】

下腔静脉闭塞或肝静脉长节段闭塞以及处于高凝状态的病例。

【手术前准备】

做好病人及家属的思想工作,谈明手术的相关事宜,取得理解和合作。对病人全身的各重要脏器的功能进行检查,了解其功能状态,做碘过敏试验,清洁腹股沟区和颈部皮肤,酌情应用镇静剂。备好术中可能选用的导管导丝、球囊和支架等。

【手术步骤】

1. 经下腔静脉途径肝静脉扩张成形术并支架置入术

(1) 导丝软头开通法和硬质导丝或破膜针开通法:分别适用于肝静脉膜性或短节段性狭窄的患者。

首先经颈内静脉或股静脉将导管在导丝的配合下至于下腔静脉近第二肝门长,造影探查肝静脉开口位置,调整导丝的方向,使之正对肝静脉开口的小孔,向前推进导丝使之通过肝静脉隔膜或狭窄段,沿肝静脉继续前行之肝静脉起始段或主分支内,沿导丝向前推进导管至肝静脉主干内,退出导丝,推入少量造影剂证实导管的位置并妥为调整,更换球囊扩张器,造影剂缓慢注入球囊,重复数次,完成肝静脉的球囊扩张成形术。

(2) 肝静脉球囊扩展成形术:适用于肝静脉较厚隔膜或长节段闭塞的患者。此类患者的肝静脉开口处无小孔,且隔膜厚常规导丝难以通过。

经导管引入硬质导丝后,根据术前影像学资料和术中造影确定肝静脉开口位置,向前缓慢推进导管和硬质导丝或破膜针,当有突破感时,少许推进导管,退出导丝,少量造影剂确认导管位置,如导管位置不在肝静脉内,退出导管重新调整方向进行肝静脉开口处穿刺。若证实导管位于肝静脉内,则换入球囊进行扩展成形术。

2. 经皮经肝途径肝静脉扩张成形术并支架置入术

(1) 患者仰卧手术台上,右季肋区皮肤消毒,根据术前影响学资料,根据血管走行确定穿刺的肝静脉和穿刺方向,在透视下使用 21G 或 18G 穿刺肝静脉,进入一定深度后,稍退出针芯,如见血液流出则完全退出针芯,注射器注入少量造影剂,可观察到目标肝静脉显影。肝静脉显影后,引入导丝,退出穿刺针,交换导管后注入造影剂,进一步了解肝静脉阻塞的部位和长度。

(2) 导管导丝相互配合,进入肝静脉缓慢推进,如有长节段血栓,可以导丝多次试探经血栓的柔软间隙向前推进,然后向前推进导管。导丝穿刺肝静脉开口处闭塞后进入下腔静脉,跟进导管至下腔静脉,推注造影剂证实。

(3) 如导丝到达肝静脉开口处无法开通时可交换引入硬质导丝或穿刺针进行破膜穿刺,之后引入球囊进行扩张成形。

(4) 反复球囊进行扩张成形满意后,再行造影检查通畅情况证实。

(5) 当发现肝静脉闭塞较长且反复扩张后肝静脉仍然狭窄明显时可置入肝静脉支架。

【术中注意事项】

1. 由于主肝静脉和尾侧方向下腔静脉之间夹角成锐角,经股静脉途径引入的球囊导管深入到肝静脉后可能打折,当球囊导管充盈时,球囊导管的近心端将伸展而紧贴下腔静脉对侧壁。如果使用的球囊导管位于下腔静脉的长度大于下腔静脉直径时,完全充盈的球囊导管有可能造成下腔静脉的损伤和破裂。鉴于上述情况,经皮经肝静脉途径行肝静脉成形术时,使用的球囊导管应大部分在肝静脉内或使用较短的球囊导管,也可将未充盈的球囊导管的近心端上推,使球囊导管的走行与肝静脉的走行一致,避免损伤下腔静脉对侧壁。

2. 将加强导丝经导管送入肝静脉内时,加强导丝应尽可能引致肝静脉远端,以免在引入球囊导管时导丝从肝静脉内弹出,特别是经股静脉途径从下腔静脉扩张肝静脉时。

3. 如沿加强导丝引入球囊导管通过肝静脉开口困难时,可先使用扩张器进行预扩张。

4. 球囊导管扩张的程度以球囊切迹消失为准,扩张的次数达2~3次。每次扩张持续的时间应保持在1~2分钟。

5. 在释放支架的过程中,应使患者保持相同的呼吸幅度,以避免呼吸幅度大小不同产生的影响,保证支架的准确定位。在病人呼吸状态下释放内支架是造成支架移位的常见原因。

6. 支架释放后,如膨胀不满意,应使用球囊进行扩张。球囊直径应与支架直径相同,球囊的长度应等于或稍长于支架的长度。在使用球囊扩张时,应尽可能使球囊的中心与支架的中心重叠,增加支架在扩张过程中的稳定性,避免支架的移位。另外,在退出球囊的过程中应注意避免球囊将支架拖动移位。

7. 应尽可能通过颈内静脉途径置入血管内支架。因颈内静脉与上腔静脉、右心房、近心段下腔静脉基本处于一条直线上,支架的输送释放路径比较方便,不易产生支架的移位。

【术后处理】

1. 应对穿刺部位加压包扎,患者可右侧卧位,24小时后可去除穿刺部位加压包扎敷料。卧床24小时,严密观察心率、呼吸、血压的变化,记录24小时尿量,观察肝大和腹水等情况。

2. 抗凝、祛聚药物的应用预防血栓形成。在破膜和放置内支架后,由于扩张局部的创面和支架尚无纤维膜和内皮细胞覆盖,容易再发血栓形成,因此术后应常规祛聚和抗凝治疗6个月,且应定期随访。术后血栓形成可用华法令,用量以维持凝血酶原时间达正常1.5倍以上,连续服用6~9个月。

第六节 腔-房或腔-腔转流术

腔-房转流术又可分为前径路和后径路两种,前径路者因需跨越肝前,径路过长,虽操作简便,但易发生间置血管内血栓形成,临床应用很少;后径路者操作虽因肝大而深感不便,但因径路短,远期效果较好,仍较多地被采用。以上两种方法均需切开心包,人工血管与右心房吻合,常易发生吻合口渗血,术后心包填塞时有发生又由于人工血管作为异物在心包内长期存在,不可避免地发生心包粘连和心包炎。为此许培钦于1994年采用下腔静脉旁路术,即阻塞部下腔静脉的远、近段架桥术治疗某些I型和Ⅲa型病例,获得良好的疗效。这种腔-腔架桥术把经心包内转流术的腔-房转流术变为心包外转流术,不仅减短人工血管的所用长度,从而也避免了心包炎和心包填塞的发生。以下分别做一介绍。

【解剖要点】

同下腔静脉隔膜切除并血栓取出术。

【适应证】

1. 短节段IVC闭塞或狭窄,而主肝静脉通畅或主肝静脉虽有闭塞,但有肝右后静脉代偿扩张者;

2. 介入球囊扩张失败或复发者。

【禁忌证】

1. 下腔静脉广泛狭窄或闭塞者;

2. 主肝静脉闭塞又无第三肝门部代偿扩张静脉者;

3. 伴有肝内性门静脉高压者;

4. 阻塞病变以下有血栓形成者;

5. 全身情况太差者。

【手术前准备】

1. 术前必须有下腔静脉造影，以确立类型，明确手术指征。

2. 尽量改善全身情况，施自体腹水回输，静脉高营养，纠正水、电解质失衡，但应尽量减少输液量，以免液体滞留于第三间隙，增加腹水形成。

3. 备好人工血管和适用器材，术前置胃管、导尿管，备血，做抗生素过敏实验。

4. 麻醉气管插管全麻。术中均在上肢建立输液通路，做颈内或锁骨下静脉插管以监测中心静脉压，股静脉插管以观察术前、术后下腔静脉压力的变化，桡动脉插管以监测动脉压及提供血气分析血样。

【手术步骤】

1. 前径路腔 - 房架桥术

（1）取平卧位，腰部稍垫高，做腹正中或右侧腹直肌切口，探查腹腔，吸除腹水，测自由门静脉压，做肝组织活检。

（2）提起横结肠，于肠系膜右侧和十二指肠水平部下方切开后腹膜，显露下腔静脉前侧壁长约5~6cm，以备置钳和吻合（图 79-10）。

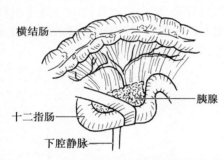

图 79-10　十二指肠水平部下方分离下腔静脉

（3）胸部可经胸部正中劈开或经右前外侧第 4 肋间切口（女性病例皮肤切口，可沿右乳下缘，向上稍推乳腺组织），切断胸壁及肋间肌群，充分止血，剪断第 5 肋骨中段，以利扩胸器显露胸腔。推开右肺，于右膈神经前内方纵切心包，缝心包牵引线（图 79-11）。

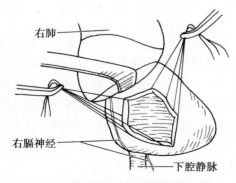

图 79-11　打开心包，显露右心房

（4）于膈肌前内侧缘做 2cm 的戳口，以便人工血管通过。

（5）腹部置下腔静脉无创性 C 型血管钳，纵切下腔静脉前壁 3cm，用肝素盐水冲洗切口部之后，选用外带支持环的聚四氟乙烯（PTFE）Gore-Tex 人工血管，长 30cm，内径 16mm，将其两端修剪成斜形约 40 度马蹄状，用 CVs Gore 缝线做人工血管与下腔静脉的端侧褥式外翻、间断缝合，待缝完一周后再逐一做结（图 79-12）。如此，不仅有利于操作，且由于视野清楚，能精确掌握针距与边距，使吻合口做的更规范、整齐。其次，应务必使吻合口受到外支持环的扩张作用，因此边缘的外支持环不宜剪除过多。

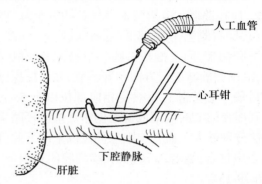

图 79-12　人工血管与下腔静脉的端侧褥式外翻、间断缝合

（6）人工血管的另一端经横结肠后和肝、胃之前，再经膈肌戳孔引至右胸腔或纵隔，测量适宜的长度，头端剪裁成斜面，以心耳钳部分钳夹右心房壁约 3cm，用 Gore-Tex 无创缝线同法做与人工血管的端侧吻合，缝完一周，最后做结（图 79-13）。

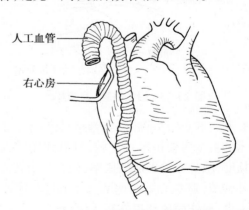

图 79-13　右心房与人工血管吻合

（7）用注射器向人工血管内注入肝素盐水（20u/ml）以排出气体，尔后松去下腔静脉和右心房侧壁钳，即完成血管转流。重复测量门静脉和下腔静脉压，置胸腔或纵隔引流，逐层缝合胸腹部切口，结束手术（图 79-14）。

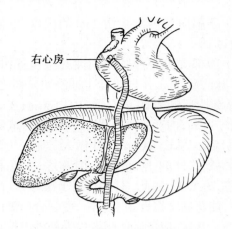

右心房

图 79-14　前径路腔 - 房架桥术

2. 后径路腔 - 房架桥术　气管插管全麻，取左侧卧位，经右侧第 7（或第 8）后肋间进胸。切断、结扎右下肺韧带，向上推开右肺。于膈神经前侧切开心包，沿下腔静脉走行方向切开膈肌，在肝后裸区显露肝后段下腔静脉直至病变相应部位以下 5cm，并游离其周径的 2/3，以便放置无创钳。按前径路采用的方法分别做人工血管与阻塞部位以下的下腔静脉和右心房吻合，缝合部分膈肌，置胸腔闭式引流，关胸（图 79-15）。

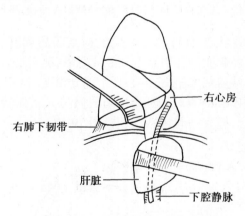

右肺下韧带

右心房

肝脏

下腔静脉

图 79-15　后径路腔 - 房架桥术

3. 腔 - 腔（或称下腔静脉旁路）转流术　腔 - 腔架桥术和腔 - 房架桥术相比较，具有缩短了人工血管的长度，减少血栓形成的概率；使心包内转流变为心包外转流，避免心脏压塞的发生和降低了心包炎的发生率；操作简单和损伤轻等优点。

（1）气管插管全麻，取左侧卧位，经右侧第 7（或第 8）肋间进胸。切断、结扎右肺下韧带，向上推开右肺。于膈神经前切开心包，游离心包内段下腔静脉并预置一阻断带。

（2）沿下腔静脉切开膈肌，在肝后裸区显露下腔静脉直至病变相应部位以下约 5cm，并游离其周

径的 2/3。

（3）于病变部位下方纵行切开下腔静脉约 1.5cm，术者迅速将示指经此切口插入下腔静脉远心端，探查下腔静脉内有无血栓及其范围和肝静脉开口情况，有时可施肝静脉破膜术，若下腔静脉内有繁衍血栓，可在取出手指后，迅即向下腔静脉远心端置入 Foley 球囊导管，并快速向球囊副管注入肝素盐水 20~30ml，使球囊充盈后，向头侧提拉球囊导管，则可将下腔静脉内的血栓驱出，必要时可重复进行，同时进行自体血液回输。

（4）取直径 1.6cm 的 PTFE 带环人工血管，两端均修剪成约 45° 斜面，长度 6~8cm，将 Foley 导管自其腔内穿过，采用间断褥式和外翻缝合法行人工血管与肝后段下腔静脉端侧吻合，缝完一周后打结。尔后取出 Foley 导管，代之以无创血管钳钳夹，吻合口处的下腔静脉前壁，甩肝素盐水冲洗人工血管，用另一把无创血管钳钳夹膈上段下腔静脉壁，纵形切开约 2.0cm，用同样的方法完成人工血管与膈上段下腔静脉的端侧吻合。

（5）向人工血管内注入肝素盐水适量，松去远心端无创血管钳，待人工血管内的气体排尽后，再放开近心端无创血管钳，检查吻合口无漏血后，放置胸腔引流管，关胸（图 79-16）。

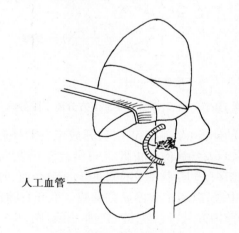

人工血管

图 79-16　腔 - 腔转流术

上述方法为单一切口行腔 - 腔人工血管架桥术（准确的说为肝上段下腔静脉肝后段下腔静脉人工血管架桥术），当下腔静脉阻塞范围较大时，如果肝右后下静脉代偿充分，可增加腰部的切口（同肾脏手术切口），行肝后裸区肝上段下腔静脉肝下段下腔静脉人工血管架桥术。

【术中注意事项】

1. 术中应在上肢建立输液通路，做颈内或锁骨

下静脉插管以监测中心静脉压。

2. 剖胸探查时,若发现膈上段下腔静脉长度不够或管腔狭窄,应改做腔 - 房转流术。

3. 游离下腔静脉肝后段时,常可遇到膈静脉、腰静脉及肝短静脉进入下腔静脉,应尽力避免损伤。一旦损伤,应先行指压,再做褥式缝合止血,切忌钳夹。

4. 由于肝大、硬化,显露肝后下腔静脉困难或肝后段下腔静脉因纤维化、炎症或瘢痕组织造成局部狭窄,只要肝静脉代偿好,可附加腰部切口,显露肝下的下腔静脉,将人工血管经肝后与之做端侧吻合,上端与膈上段下腔静脉吻合。

5. 对下腔静脉内有大量繁衍血栓者,尽管做彻底清除,术中仍可残留或有新的血栓形成,此际应向下腔静脉内注入 8~12U 尿激酶,以防止发生致命性肺栓塞。

6. 当吻合血管完成后,部分病例因心脏前负荷突然加大,可出现心功能紊乱或急性心力衰竭,此际应立即控制补液量和速度,同时给予强心、利尿和碱性药物。

【术后处理】

参见"根治性病变隔膜切除术"。

第七节 肠系膜上静脉 - 下静脉腔 C 形架桥术

肠 - 腔"C"形分流术(MCS-C)是针对多种原因引起门静脉高压症进行手术治疗的常用减压分流方法,它是将门静脉系统的血液转流致体循环系统,从而达到降低患者门静脉压力、控制和预防上消化道出血的目的。但是由于该术式术后乳糜漏的发生率较高,且传统手术方法受解剖条件的限制,部分病例无法进行此类手术。

【解剖要点】

肠系膜上静脉的变异较多,在进行肠腔分流时将肠系膜上静脉由胃网膜右静脉和结肠右静脉汇合而成的肠 Henle 干的注入处到回结肠静脉注入处之间的一段称肠系膜上静脉的外科干(图 79-17)。

【适应证】

1. 肝静脉出口部闭塞,下腔静脉通畅或者虽有狭窄而与肝静脉有压力梯度在 0.98kPa(10cmH$_2$O)以上。

2. 某些曾放置下腔静脉内支架的病例,虽缓解了下腔静脉高压,但加重了门脉高压的症状。

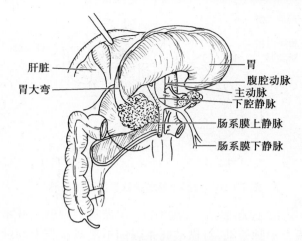

图 79-17 肠系膜上静脉的局部解剖

3. 某些 MOVC 病例合并肝炎后或者酒精性肝硬变,虽经病变切除或隔膜破膜术解除了 MOVC 的症状,但门静脉高压症依然存在。

【禁忌证】

1. 肝静脉、下腔静脉都闭塞。

2. 下腔静脉内有血栓形成或者管腔重度狭窄。

3. 肠系膜上静脉内血栓形成或血栓机化后管腔重度狭窄和管壁厚薄不均。

4. 出血倾向或凝血机制不全。

5. 全身情况差,不能耐受手术者。

【手术前准备】

1. 腹部 B 超和肝、腔静脉造影,明确临床和病例分型及手术指征。

2. 大量腹水或合并腹腔间隔综合征时,应采用腹水超滤净化、透析浓缩、回输,以减少腹水,提高血浆白蛋白,改善心、肺及肝肾功能。

3. 纠正水、电解质和酸碱失衡。

4. 适当的胃肠道准备,亦有助于预防术后肝性脑病的发生。

5. 贮备带有支持环的、口径适宜的人工血管和必备的血管手术器械。

【手术步骤】

1. 取右上腹部右旁正中经脐上绕至左旁正中切口进腹腔。吸尽腹水,探查肝、脾、肾及腹内脏器。自胃网膜右静脉测门静脉压力,做肝组织活检。

2. 自横结肠上缘游离并集束切断、结扎大网膜。于胰腺上缘游离脾动脉主干,并做双重结扎,若有脾大,可做脾部分切除。对曾有消化道出血或有出血先兆者,应做胃冠状静脉主干及胃支、胃后支和食管支结扎(图 79-18)。

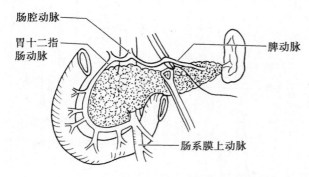

图 79-18 胰腺上缘游离双重结扎脾动脉

3. 提起横结肠,在 Treitz 韧带右侧可触及肠系膜上动脉搏动,自横结肠系膜向下沿肠系膜上动脉的右侧,纵行切开后腹膜约 5cm,集束游离、切断、结扎腹膜后的脂肪、结缔组织与其内的血管和淋巴侧支,以免术后发生乳糜漏。有时后腹膜水肿、脂肪组织沉积甚丰厚,肠系膜血管鞘界限并不明显,应耐心在肠系膜上动脉的右侧毗邻部游离出同名静脉,上至胰腺下缘,向下显露 4~5cm,充分游离,使其周径 2/3 得以显露,以便安放侧壁钳(图 79-19)。

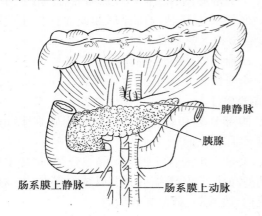

图 79-19 分离肠系膜上静脉

4. 提起横结肠,自十二指肠水平部下方与脊柱右侧,切开后腹膜,显露下腔静脉 5~6cm 及其周径的 2/3,必要时结扎、切断相应节段内的腰静脉,以利置侧壁钳和吻合(图 79-20)。

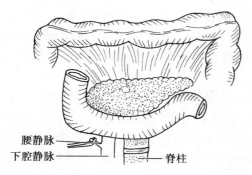

图 79-20 十二指肠水平部下方显露下腔静脉

5. 取带有支持环的 PTFE 人工血管长约 12cm,内径 10cm,两端剪成约 40 度的斜面,边缘的支持环各剪去 2mm,以便吻合。

6. 以无创 C 形血管钳钳夹下腔静脉前内侧壁,纵切其前壁 2.5cm,用 CVs Gore 缝线做人工血管与下腔静脉的间断褥式外翻缝合,每针均从人工血管侧进入,IVC 内出针再进针,最后再由人工血管侧出针,缝线两端暂做牵引不做结,缝完一周后,将人工血管吻合端推向腔静脉切口,然后逐一结扎每针缝线(图 79-12)。

7. 以无创血管钳钳夹肠系膜上静脉右前壁,并做 15mm 纵切口,将人工血管拱成 C 形,另一端与肠系膜上静脉前右侧壁按同一吻合方法做吻合(图 79-21)。

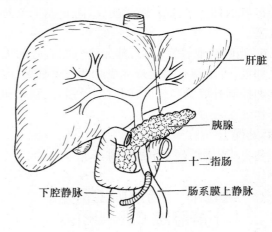

图 79-21 肠-腔分流术完成示意图

8. 完成吻合后,以细针头刺入人工血管前壁,注入肝素盐水,并抽出其内的空气,尔后松去肠系膜上静脉血管钳,拔出针头,可见气体及血液相继自针刺孔逸出,尔后再松去腔静脉 C 形侧壁钳,仔细止血,缝合后腹膜切口。

9. 复测门静脉压及下腔静脉压,清点器械,置腹腔引流,依次关腹。

【术中注意事项】

1. 出现肝静脉闭塞时,门静脉压力增高,有时可达 50~60cmH₂O。肝大、淤血,多伴有凝血机制障碍,尤其在大量腹水、腹膜后组织水肿,又有广泛侧支循环形成时,分离肠系膜上静脉常易引起出血,切忌止血钳慌忙钳夹止血,应以手指或小纱布暂时压迫止血,清除创腔积血后,用无创针线褥式缝合,多可止血。

2. 当发现肠系膜上静脉管壁太薄或有机化血栓,厚薄不均、质地朽脆或管腔狭窄,不宜或难以进

行肠 - 腔分流手术时,可改行脾 - 腔或脾 - 肾分流术。仍有困难时,可切断肠系膜上静脉,近心端结扎,肠系膜上静脉远心侧直接与下腔静脉做端侧吻合。个别案例亦可试做肠系膜下静脉与下腔静脉间的分流术。曾有人主张结扎远心端,但应注意小肠淤血。

3. 术中寻找下腔静脉一般很容易,但当腹膜后严重水肿,侧支血管又很丰富时,也会造成困难,引起过多出血或意外损伤(如输尿管、十二指肠和腰静脉的损伤等)。此时,可借助于下腔静脉的内置导管作导引,术者能触到导管,在相应处切开后腹膜即可找到下腔静脉。或可在小肠系膜左侧与脊柱之间找到下腔静脉,做出标记后,再经右系膜区切开后腹膜,下腔静脉多易找到。

4. 肠系膜外科干的长度很大程度上会影响手术的顺利进行。为获得可供吻合的理想长度和口径的血管,有时需切断、结扎横过肠系膜上静脉的结肠中动脉的分支,但应在结扎前做断血流试验,以确保横结肠的血供,仅有单一干的结肠中动脉是禁忌结扎的。

5. 转流血管开放后,大量淤滞于肝内和门静脉系的血流顿时流入右心房,使其前负荷剧增,可发生急性心力衰竭、休克甚至心脏停搏死亡,其处理同病变隔膜切除术节中所述。

【术后处理】

1. 严密监测生命体征,如 P、R、BP、CVP 及每小时尿量等。

2. 注意腹腔引流管通畅,引流量及性质。

3. 预防人工血管血栓形成 术后一周内,每日给予低分子右旋糖酐 500ml 静脉滴注,以后可改为口服华法林 3~5mg,每日一次,共 2 个月。或口服肠溶阿司匹林 300mg,每日一次,共 6~9 个月。

4. 术后疑有血栓形成者,可在 CT、BUS 证实后,采用溶栓治疗。全身用药:尿激酶 15 万~30 万 U,12~24 小时内静脉滴注;局部用药:将尿激酶 2 万~4 万 U 经下腔静脉插管滴注,1 小时滴完,以后可酌定重复应用。

5. 防治应激性溃疡无论是 B-CS 本身或大手术之后,都易发生急性胃黏膜病变。术后可常规滴注组胺 H_2 受体拮抗剂如雷尼替丁或法莫替丁,质子泵阻断剂如奥美拉唑等。

6. 由于术中附加贲门周围血管离断和肠系膜根部的广泛游离,可引起胃肠道自主神经功能失调,平滑肌弛缓,从而引起胃潴留和急性胃扩张,因此术后有效的胃肠减压、防止低血钾等是不容忽视的,

必要时可经胃管注入吗丁啉或普瑞博思 10mg,每日三次。

7. 为防止肝性脑病,对术前有消化道出血者,应做灌肠,尽量排除肠道积血,同时应用广谱抗生素,并限制蛋白饮食。

8. 术后出现乳糜漏,除限制脂肪饮食外,应静脉营养,补充能量和蛋白,促进创面、创口的早日愈合;腹腔引流管应保留,以便观察,乳糜漏多可自行好转。

第八节 肠系膜上静脉 - 右心房(肠 - 房转流术)分流术

本术式是门静脉系统与右心房转流的代表性手术。由于下腔静脉完全阻塞,难以实施传统的门 - 体分流术。单纯采用腔 - 房转流术,不可能消除门静脉高压。而肠 - 房转流术不仅可解除门静脉高压,尚可借助门体静脉的广泛的侧支循环,间接地缓解下腔静脉的高压。1978 年,Cameron 首先采用肠 - 房转流术治疗 B-CS,1986 年,Franco 采用门 - 房分流术。作者于 1986 年采用自体心包膜制管,做脾 - 房旁路术成功,近年来则使用 ePTFE 人工血管。不论哪种门 - 房分流术,均属心包内转流术,术后容易引起心包炎和心脏填塞等并发症,但偶有使用之必要。

【解剖要点】

同高位肠系膜上静脉 - 下静脉腔 C 形架桥术。

【适应证】

1. 肝后段下腔静脉长节段闭塞伴主肝静脉出口部闭塞。

2. 下腔静脉节段性闭塞伴发肝硬变引起的门静脉高压症。

【禁忌证】

1. 肠系膜上静脉血栓形成者。

2. 曾做 Kimura 手指破膜复发者。

3. 合并腹腔感染的病例。

4. 全身情况太差,不能耐受手术者。

【手术前准备】

1. 腹部 B 超和肝、腔静脉造影,明确临床和病例分型及手术指征。

2. 大量腹水或合并腹腔间隔综合征时,应采用腹水超滤净化、透析浓缩、回输,以减少腹水,提高血浆白蛋白,改善心、肺及肝肾功能。

3. 纠正水、电解质和酸碱失衡。

4. 适当的胃肠道准备,亦有助于预防术后肝性

脑病的发生。

5. 贮备带有支持环的、口径适宜的人工血管和必备的血管手术器械。

【手术步骤】

1. 取平卧位,腰部稍垫高,做腹正中或右侧腹直肌切口,探查腹腔,吸除腹水,测自由门静脉压,做肝组织活检。自横结肠上缘集束切断、结扎胃结肠韧带。

2. 进入网膜囊,将胃向头侧牵拉,于胰腺上缘游离、双重结扎脾动脉、胃冠状静脉主干及其分支。

3. 提起横结肠,将小肠拉向左侧,术者右手自 Treitz 韧带左缘伸向右侧触及肠系膜上动脉搏动,在其右侧 1cm 做与之平行的后腹膜切口,长约 5cm。逐步深入地集束游离、结扎切断腹膜后的脂肪、纤维和淋巴、血管组织,最后切开较疏松的血管鞘,显露肠系膜上静脉主干长约 5cm,将其两侧及前壁充分游离,尽可能向上游离至胰颈下缘,注意勿损伤结肠中动脉,必要时可结扎、切断右结肠静脉。

4. 经右侧第 4 肋间前胸切口或胸骨正中劈开进胸,置开胸器,于右膈神经之前做纵行心包切口显露右心房。

5. 选用 PTFE 带支持环、直径 10~12mm 的人工血管,测量右心房至肠系膜上静脉的距离,将人工血管的两端剪成 40° 的斜面,外支持环的边缘剪去约 2mm,以便吻合。以无创小型 C 形血管钳阻断肠系膜上静脉前壁,纵行切开血管前壁 3cm,用 CVs Gore-Tex 缝线间断褥式外翻缝合法做人工血管与肠系膜上静脉的端侧吻合,缝完一周后逐一做结。为防止吻合部有渗血或血凝块,操作中不断以肝素盐水(20U/ml)冲洗。

6. 将人工血管的另一端经结肠后、胃和肝脏之前引入胸腔,经前纵隔与右心房做端侧吻合(图 79-22)。

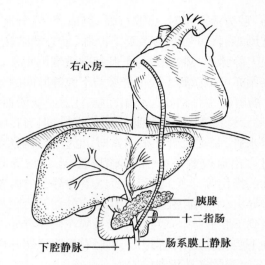

右心房 —

胰腺
十二指肠
下腔静脉 —
肠系膜上静脉

图 79-22　肠 - 房架桥术示意图

7. 以带有细针头并充有肝素盐水的注射器,穿刺入人工血管并注入肝素盐水 10~20ml,先松开肠系膜上静脉前壁阻断钳,即见气体、肝素盐水和血液相继从血管穿刺孔溢出,再松去右心房侧壁钳,转流完成。复测自由门静脉压力,取肝活检,清理创腔,置放胸、腹腔引流,依次关闭胸、腹部切口。

【术中注意事项】

参见高位肠系膜上静脉 - 下静脉腔 C 形架桥术和"腔 - 房人工血管架桥术"。

【术后处理】

参见"脾 - 颈人工血管架桥术"和"腔 - 房人工血管架桥术",高位肠系膜上静脉 - 下静脉腔 C 形架桥术。

应注意到:经右心房破膜术(即 Kimura 手术)应为废弃。相应的病例,均可做球囊扩张或根治性隔膜切除术。

(许培钦　孙玉玲)

第十一篇

胆 道 手 术

第 八 十 章

胆道系统应用解剖和生理概要

第一节　胆道系统应用解剖

胆道系统包括了肝内胆管和肝外胆道两大部分,肝内胆管包括毛细胆管、终末小胆管、小叶间胆管、肝段胆管、肝叶胆管、肝左右管;肝外胆道包括肝总管、胆囊、胆囊管、胆总管及壶腹部。肝脏和胆道系统的发生、发展是一复杂过程,所以带来许多解剖上的畸形。从肝内的胆小管开始,最终到胆总管末端的十二指肠乳头,成为一条主要功能为输送肝胆汁的管道,但它并非仅仅是一条输送管道,胆管上皮细胞——胆管细胞虽仅占肝脏细胞总量的 3%~5%,但它却制造出每日排出胆汁的 40%。应当重新审视胆道系统的功能,它对胆汁的生成、调节与胆汁酸的相互作用、内分泌、旁分泌和免疫作用均十分重要。需加深对胆道系统的解剖和生理病理学认识,并据此改变对胆道疾病的诊治概念。

一、胆道系统胚胎学和常见先天性畸形

胆道系统和肝脏均自胚胎前肠发育而来,在 4 周时,前肠末端的腹侧上皮增生,并突出形成一憩室样囊状突起,称肝憩室,这是肝、胆囊和胆管的共同胚胎原基,后来生长延伸进入原始横膈内,下端扩大分为头尾两支。头支较尾支大,后发育为肝实质、肝内胆管和肝管;尾支开始为实心的细胞索,最早形成胆总管,胆囊管次之,最后出现胆囊,胆囊在第 8 周时才形成囊腔。胆总管开始是开口于十二指肠腹侧壁,但十二指肠转位和右侧壁发育快于左侧壁,胆总管开口就渐向十二指肠内背侧移位,最终与胰腺管汇合共同开口于十二指肠(图 80-1)。如在胚胎发育过程中出现发育不全或重建受阻,即可发生各种先天性畸形疾病。

1. 胆道闭锁　正常情况下,肝内、外胆管有一个管腔暂时闭合和重新管腔化的过程,如管腔化重建受阻,就可能发生肝内或肝外胆管闭锁,肝外闭锁较多见。

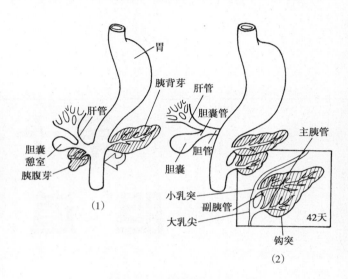

图 80-1　胆道系统的胚胎发育
(1)32 日;(2)36 日

2. 胆总管囊肿　这是在胚胎发育过程中,胆总管与胰腺管交汇处的连接异常,致使胰液返流至胆总管,破坏其上皮而产生各种形状的囊肿。其他如胆总管管壁薄弱和管内压力增加也可致病。

3. 胆囊先天性畸形　①胆囊憩室:可发生在颈体和底部;②胆囊管异常:如胆囊管缺如、异常开口、走行异常等;③双胆囊:同时有两条胆囊管,分别开口于胆总管;④胆囊缺如:可无胆囊、无胆囊管或实体胆囊等。

二、肝内胆管

1. 肝小管　即毛细胆管,在肝细胞之间有毛细胆管腔,即为肝小管。腔内有微绒毛,由肝细胞膜形成,它分泌胆汁,与水、电解质行交换作用。在毛细胆管双侧的肝细胞膜相接部位有连续体,为桥粒体,起着肝细胞的加固作用,并可防止胆汁逆流入肝细胞间的肝窦内。

2. 终末小胆管　亦称 Hering 管,直径约 0.5~1.5μm,连接着终末毛细胆管和小叶间胆管,管壁由单层立方上皮构成。与胆汁中的钠、钾、氯、碳酸盐的分泌有关。

3. 小叶间胆管　由终末小胆管汇集而成，由4~6个立方上皮细胞围成，有的可见单根绒毛从细胞内基体伸向管腔。

4. 肝段胆管　由小叶间胆管汇集成肝段胆管，相当于肝内的三级胆管。各肝段有其相应的肝段胆管，左肝外叶分为上段和下段，右肝后叶分为上段和下段，肝尾叶分为左段和右段。此外，尚有肝外周的区域和次肝段胆管。胆管管腔逐渐扩大，腔内上皮细胞也由立方细胞渐渐变为单纯柱状细胞。肝内胆管壁无平滑肌存在。

5. 肝叶胆管　相当于肝内的二级胆管，左肝分为左肝外叶和内叶，右肝分为右肝前叶和后叶，每肝叶有相应的肝叶胆管，它与肝动脉、门静脉并行。

6. 肝左右管　肝左管和肝右管均为一级胆管，肝左右管的汇合点较肝动脉和门静脉的汇合点为高且偏右，但三者均同在 Glisson 膜内。在一般情况下剖开此包膜即可显露肝左右管交汇处，也有的较深在，须分开覆盖的肝组织才能显露。肝左右管的汇合角度常为 100~120 度，此即第一肝门所在，肝内胆管的分支走行较门静脉不规则。

7. 肝左管　肝左管的分布相当肝的 2、3、4 段。肝左管较肝右管为细长，直径 0.7cm，长 1.6cm，与肝总管呈 90 度角，在第一肝门处位于肝左动脉和肝门静脉左支的右前方，由左内叶肝管和左外叶肝管汇合而成，还有尾状叶左半肝管汇入。

(1) 肝左外叶管：相当于肝的 2、3 段，分上、下两段，下段位于身体前方，又称为前段；上段又称后段。肝左外叶管可分 3 型：①Ⅰ型：左外叶下段较粗，呈弓状走行，又分两种亚型，ⅠA 有两支分支，ⅠB 有三支分支。Ⅰ型病例有着宽大的矢状部，故行肝肠吻合时，很易找到它进行吻合术，占 89.6%。②Ⅱ型：无弓状肝胆管，即无矢状部，也可分为两种亚型，ⅡA 存在 2 支分支，ⅡB 存在 4 支分支，占 5.2%。③Ⅲ型：两支肝胆管直接汇入各自的肝左管（有 2 支肝左管）再分别各自汇入肝总管，占 4.8%。

(2) 肝左内叶管：相当于肝的 4 段，也分为上、下两段，可分为 5 种类型。①Ⅰ型：肝左内叶上段和下段各有 1~2 支亚段肝管，分别汇入肝左管主干，占 33.6%。②Ⅱ型：肝左内叶，包括上、下段，由 1 支粗肝管汇入肝左管，另有 1 支或多支细小肝管引入肝左管，占 31.4%。③Ⅲ型：与Ⅰ型相似，但部分下段肝管引入肝左外叶矢状部，占 26.7%。④Ⅳ型：肝左内叶有 2 支肝左管，左内叶上段和下段分别引入各自的肝左管内，并分别各自汇入肝总管，占 4.8%。⑤Ⅴ型：有

1 支亚段肝管直接汇入肝总管，占 3.7%（图 80-2）。

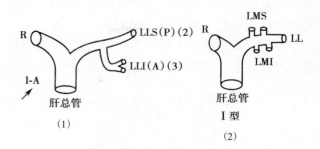

图 80-2　肝左管
(1) 肝左外叶管的分支；(2) 肝左内叶管的分支

8. 肝右管　其分布相当于肝的 5、6、7、8 段。肝右管的基本结构是肝段肝管汇合形成肝分叶管，分叶肝管汇合成一支主肝右管，肝右和肝左管再汇合进入肝总管。肝右管的分支走行可分 5 型。

(1) Ⅰ型：具一肝右主管，各段只有一支肝段管，各叶也只有一支叶肝管。最终右前叶肝管和后叶肝管汇合成肝右管。占 59.7%（图 80-3）。Ⅰ型肝右管有许多变异，即其 2~3 级肝管发生变异。ⅠA 亚型的 1 级及 2 级肝管保持和Ⅰ型基本型的相同，但 3 级肝管的数目可在 3 支或 3 支以上。ⅠB 型的数目与排列与Ⅰ型基本型相同，但 2、3 级肝管的汇合方式有变异，如一支 2 级肝管汇入另一叶肝管的段肝管，有的无 2 级肝管等。ⅠC 亚型：则完全未形成肝右管的 2 级叶肝管，4 支或 4 支以上的 3 级肝胆管，以各种方式汇入肝右管（图 80-4）。

图 80-3　Ⅰ型肝右管

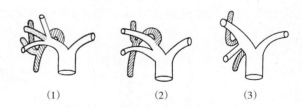

图 80-4　肝右管亚型(Ⅰ型)
(1) ⅠA 型;(2) ⅠB 型;(3) ⅠC 型

(2) Ⅱ型：即三叉型肝右管，占 24%，此型的特点是肝右前叶管和后叶管没有形成肝右的主管，而直接与肝左管汇合，如同三支管汇合成为肝总管，占到 24%。

(3) Ⅲ型：与Ⅱ型相同的是都没有肝右管的主管，不同的是各肝管汇合点互相相邻，占 7%。

（4）Ⅳ型：与Ⅲ型相似，但其中有 1 支肝叶管向左在另 1 支叶肝管与肝左管汇合构成肝总管之前，越过中线直接汇入肝左管，占 5.7%。

（5）Ⅴ型：不存在 1 级肝右管，但其余级别的肝管又不与以上各型相同，占 3.7%（图 80-5）。

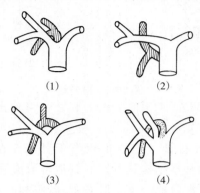

图 80-5 肝右管亚型（Ⅱ-Ⅴ型）
(1) Ⅱ型;(2) Ⅲ型;(3) Ⅳ型;(4) Ⅴ型

9. 肝尾叶管 肝尾状叶又称为 Spiegel 叶，为第 1 肝段，是肝 Cantlin 线与镰状韧带两个矢状面之间，肝背裂后的肝背部部分，分为 Spiegel 叶、腔静脉旁叶和尾状突等 3 部分。尾状叶肝管，平均每人有 3 支肝管，大多数汇入尾状叶蒂（由肝门静脉、肝动脉和肝管组成），少数直接汇入肝左管或肝右管。

10. 副肝管 是第 1 肝门区除肝左、右管外，从肝独立发出的肝管分支的变异情况，直接汇入肝外胆道的某一段，约占 5%~15%，副肝管平均长1.13cm，直径 1.5cm，可分为以下几种类型：

（1）副肝管：约有 11% 的成人存在副肝管，其中有的是迷走肝管，即左外叶上段肝管的分支伸入左三角韧带内。偶尔见到在肝管之间，肝管与胆囊之间,胆囊互相之间有联接管，占到 4% 左右，这些需在胆道手术加以留意，以免误伤造成胆漏。

（2）胆囊肝管：是从肝右叶下面突出的小肝管汇入胆囊，常为继发性，因胆囊结石、炎症侵蚀和阻塞了胆囊管，从而形成的新的通路，非常罕见。

（3）肝管通于胆囊管：也可能是胆囊管汇入肝管，手术时应注意勿予损伤，必要时术前胆道造影发现（图 80-6）。

（4）胆囊下肝管：此肝管从胆囊窝穿出肝脏，行向肝管注入肝右管或肝总管，出现率达 11% 左右，在胚胎发生学上称 Luschka 管，引流右前叶浅面的胆汁，因其位置较隐蔽，手术时注意勿予损伤而致胆漏。

三、肝外胆道

1. 肝总管 肝左管与肝右管在肝门下方 1cm 处，汇合成肝总管，肝左、右管之间的夹角为 100~120 度，约有 98.6% 成人有肝总管，仅有 1.4% 缺如。在肝十二指肠韧带中的前外侧走向右下方，与胆囊管汇合成胆总管。肝总管长 3~4cm，直径 0.4~0.8cm。在第一肝门稍下方，肝右动脉自左侧通过肝总管后方，而起源于肝右动脉的胆囊动脉，位于肝总管的背侧。有时胆囊管汇入右肝管，肝总管与胆总管无明确的分界线（图 80-7）。

2. 胆囊 胆囊呈梨形，长 5~9cm，宽 2.5~3.5cm，其容积约 30~60ml。胆囊分为底、体、漏斗、颈部。胆囊位于右肝叶脏面的胆囊窝内，从肝前面的游离缘斜行走向肝门方向，其走向恰与左右半肝的分界前端一致，借着疏松结缔组织与肝脏附着，又有肝脏包膜反折包裹在胆囊的左右两侧、下面及底部，将其固定在肝下方（图 80-8）。

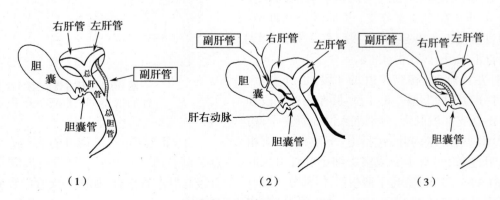

图 80-6 多种副肝管
(1)肝门部副肝管（左肝管，入胆总管）;(2)胆囊床副肝管（入胆囊）;(3)肝门部副肝管（入胆囊管）

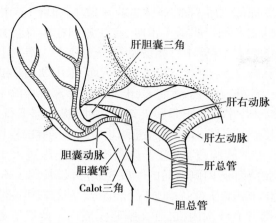

图 80-7　肝总管与胆囊动脉关系

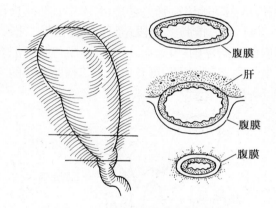

图 80-8　胆囊窝与胆囊浆膜的关系

（1）底部：圆形盲端，外突于肝前缘，常呈游离状，被腹膜包裹。底部的顶端抵于腹前壁后面的后肋弓与右腹直肌外缘的夹角处，这里是胆囊炎症时的触诊点和压痛点，即 Murphy 征的触诊点。

（2）体部：位于胆囊窝内，与底部无明确界限。内下方为十二指肠球部和降部，也与结肠肝曲相邻。当胆囊炎时常可发生胆囊与上述接触结构的粘连。由于胆囊体与肝脏胆囊床内有许多小血管相连，在胆囊切除术或腹腔镜胆囊切除术时常在此处发生出血和渗血。

（3）漏斗部：是胆囊体与颈之间的向后下方膨出的小囊状结构，似憩室，又称为 Hartmann 囊。胆囊结石常隐藏于此囊袋中。漏斗部也常被从肝十二指肠韧带游离缘延伸来的两层腹膜连接于十二指肠球部的腹面，此处腹膜亦称胆囊十二指肠韧带。各种胆囊手术的重要步骤之一是分离切断此韧带，即可显露出胆囊管与胆总管的结合部。在胆囊炎时此诸结构可发生炎性粘连，手术时易误伤胆总管。

（4）颈部：体部向后上方延续，经漏斗部达肝门右侧变细成颈部，此处位于胆囊窝最深部，并位于肝

十二指肠韧带游离缘内，呈 S 形弯曲，向下以直角连续于胆囊管。由于胆囊颈部与胆囊管的移行部具狭窄部分，颈部远段及胆囊管中又有黏膜形成斜行嵴，称螺旋瓣；胆囊颈部又是弯曲走行，故此处常被胆囊结石堵塞，引起急性胆囊炎或胆囊积液（图 80-9）。

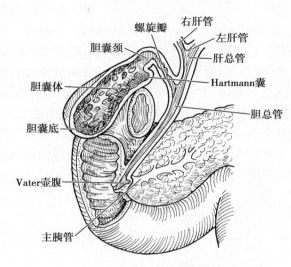

图 80-9　胆囊、胆囊管和胆总管

胆囊壁由浆膜、肌层和黏膜三层构成，外层浆膜覆盖于胆囊底、体部和两侧及下面，但深面是疏松结缔组织；中间的肌层是平滑肌、内纵行外环形，还有斜行的肌束交织着。内层黏膜层形成许多黏膜皱襞，随胆囊充盈情况改变高度，此种皱襞的存在，增加了黏膜对胆汁的吸收能力，从而使胆汁得以浓缩。此外在黏膜下由上皮组织内陷形成了 Sschoff-Rokidansky 窦，这些窦可能因胆囊内压力过高而发生微小穿孔漏出胆汁，引起胆汁性腹膜炎，但肉眼很难见到这些穿孔。在肌层和浆膜层之间有一层疏松结缔组织，是小血管、淋巴管和神经分布走行处。

3. 胆囊管　自胆囊颈开始，走行于肝十二指肠韧带内，向后、下、左方弯曲，止于胆总管。此管长约2.5cm，直径 0.2~0.4cm. 这个短而细的导管，形状弯曲，尤如鹅颈，且与胆总管呈锐角汇合，故极易因炎症或扭曲等原因发生狭窄和阻塞。其汇合的方式呈锐角者 75%，平行一段再汇入者 20%，呈螺旋型者占 5%。这种多种形式的汇合，常为胆囊切除术造成困难，常因此损伤胆总管和变异的肝管。

胆囊管包含两部分，一是螺旋瓣（Heister 瓣），是由黏膜突入管腔内形成的环状半月形黏膜皱襞。这种螺旋形结构的瓣，可使胆囊管不致过度膨大或狭窄，有助于调节胆汁的进入和排出。另一是靠近胆总管的胆囊管段，管腔光滑无瓣膜，如同胆总管。胆

囊切除术时,如残留此段过长(残留胆囊管),可形成一病变的小胆囊。胆囊管黏膜具有黏液腺,它的分泌压力高于肝分泌胆汁压,如肝外胆道长期梗阻,胆囊管内的黏液就会构成白胆汁。

4. 胆囊三角 又称Calot三角,胆囊肝三角,是底在上、尖在下的倒三角形间隙,其底面是肝的下缘、左侧界为肝总管、右侧界为胆囊管,在胆囊三角内有肝右动脉、其分支胆囊动脉、胆囊淋巴结等;偶有迷走肝右动脉、变异的右前叶肝管和弯曲的肝右动脉在三角内;并包裹在肝十二指肠韧带两层浆膜之间。在施行各种胆道手术时,应先识别胆囊三角,注意肝右动脉和胆囊动脉的起点及走行变异,发现有无变异畸形的肝管,并仔细分离,防止损伤和出血(图80-10)。

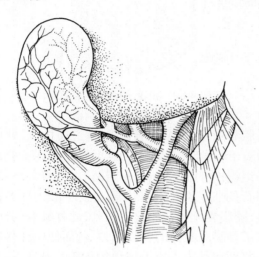

图80-10 胆囊三角

5. 胆总管 胆总管由肝总管和胆囊管在十二指肠韧带内汇合而成,向下穿行于十二指肠球部后方、胰头部后方,并与胰主管汇合,斜向右下穿行十二指肠降部的内侧肠壁,最后在十二指肠乳头处开口于十二指肠降部肠腔内。

胆总管一般长4~8cm,管径3~6mm。胆总管按其走行可分为4级,即十二指肠上段、十二指肠后段、胰腺段和十二指肠壁内段。

(1)十二指肠上段:自胆囊管与肝总管汇合处始,至十二指肠上缘口上,长约3cm,此段走行于肝十二指肠韧带右缘内,左邻肝固有动脉,右后邻门静脉,后为网膜孔。此段是胆总管手术的主要选择部位,但其远端部与十二指肠后动脉邻近,手术时注意勿予损伤。

(2)十二指肠后段:此段是十二指肠上缘至胰头部上缘之间的一段,长约1~2cm,其前方紧贴在十二

指肠球部之后,下腔静脉之前,门静脉和胃十二指肠动脉之右侧。胆道手术时,宜注意到在胆总管和门静脉前方,有胃十二指肠动脉分支胰十二指肠上后动脉跨过,并向下至胰腺头部后面,术中勿损伤及血管。此外,在胆总管前方、十二指肠球部下面的中结肠动脉,它源自肠系膜上动脉,在胰腺头部下行,进入横结肠系膜,术中应注意防止中结肠动脉的损伤。

(3)胰腺段:胆总管自胰腺头部上缘进入十二指肠降部肠内侧壁间的一段为胰腺段,长约3cm,此段位于胰腺头部背面,向右下偏行。胰腺段可在胰腺头部背面浅沟内,也可在胰腺实质内。此段下方与胃十二指肠动脉、胰十二指肠上后动脉、静脉、肝总动脉、肝右动脉诸血管关系密切,术中宜防止损伤。

(4)十二指肠壁内段:是胆总管在十二指肠降部内侧壁斜穿的一段,长1.5cm,这段与胰管汇合后略呈膨大,形成壶腹,再开口于十二指肠降部的乳头(图80-11)。

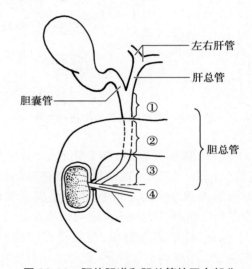

图80-11 肝外胆道和胆总管的四个部分
①十二指肠上段,②十二指肠后段,③胰腺段,④十二指肠壁内段

四、肝外胆道血流供应

肝外胆道的血管有一些特点,如动脉来源多,分布和吻合支复杂,且各种畸形也较多。

1. 胆囊的血流供应 胆囊动脉的供应方式有多种:①胆囊动脉最多见,最典型,肝右动脉在肝十二指肠上部自肝总管后方向右穿行至胆囊三角内发出胆囊动脉。胆囊动脉自胆囊颈左侧缘在胆囊体部分为深浅两支,深支行至胆囊窝底之间,浅支行至胆囊浆膜下,各再分出诸小支,围绕胆囊分布。70%的胆囊动脉仅有1支,30%为2支,3支不至1%。

②变异的胆囊动脉：最常见的有后位胆囊动脉（胆囊动脉起于肠系膜上动脉或胃十二指肠动脉，后经胆总管前方或后方在胆囊管右前下方分布至胆囊）和毛虫驼背形肝右动脉（肝右动脉靠近胆囊管和胆囊颈上方走行发出多个小支供应胆囊）（图80-12）。

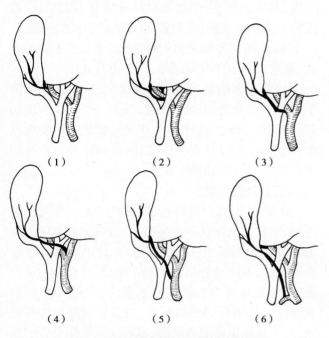

图80-12　胆囊动脉和变异的胆囊动脉

　　胆囊静脉：胆囊肝脏面回流的静脉是胆囊肝脏面的许多小静脉，经胆囊窝穿入肝内，而不单独形成胆囊静脉。胆囊游离面的诸小静脉则向胆囊左和右缘走行形成一胆囊静脉，注入门静脉右支，或直接进入肝内门静脉。

　　2. 肝外胆道的血流供应　肝外胆道的动脉供应主要来自围绕胆道紧密伴行的胆囊动脉、肝右动脉、肝左动脉（在上部）和胰十二指肠上后动脉、胰十二指肠上前动脉、门静脉后动脉（在下部）（图80-13）。

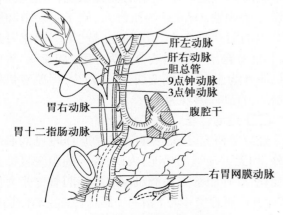

图80-13　肝外胆道的动脉供应

小静脉则沿胆总管和肝总管上行，形成胆管外静脉丛，向上进入肝内汇入肝内门静脉，下部的静脉则回流入门静脉。

五、肝外胆道淋巴引流

　　在胆囊底和体部的毛细淋巴管丛于胆囊左右两侧形成4~6条小的集合淋巴管，左侧的引流入胆囊三角的胆囊淋巴结，右侧的引流入网膜孔淋巴结和胰十二指肠上淋巴结。而肝外胆道的淋巴管则引流入网膜孔淋巴结，最后纳入腹腔淋巴结、胰十二指肠后淋巴结和肠系膜上淋巴结（图80-14）。

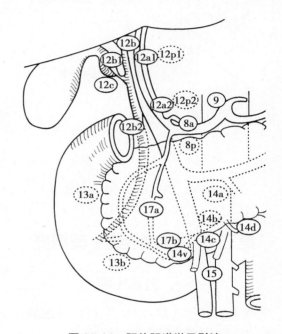

图80-14　肝外胆道淋巴引流

8. 肝总动脉前（8a）和后（8p）淋巴结，9. 腹腔干淋巴结，12. 肝十二指肠内淋巴结，13. 胰十二指肠后淋巴结（13a.Vater壶腹上淋巴结，13b.Vater壶腹下淋巴结），14. 肠系膜上动脉周围淋巴结，15. 结肠中动脉淋巴结，17. 胰十二指肠前淋巴结（17a.Vater壶腹上淋巴结，17b.Vater壶腹下淋巴结）。其中12b指肝门淋巴结，12a1指肝动脉上淋巴结，12a2指肝动脉下淋巴结，12p1指门静脉上淋巴结，12p2指门静脉下淋巴结，12b1指胆管上淋巴结，12b2指胆管下淋巴结，12c指胆囊管周围淋巴结

六、肝外胆道神经支配

　　1. 交感神经　是内脏运动神经，节前纤维起自T_{4-10}侧角细胞，经胸交感神经干形成内脏大神经及腹腔神经节。在此发出节后神经，随肝动脉分支分布在胆囊和肝外胆道。它的功能是兴奋括约肌和收缩血管。

　　2. 副交感神经其节前纤维起源自延髓迷走神

经背核,构成迷走神经,再通过前后干分布至胆囊后肝外胆道。节后纤维分布在胆囊等器官。它的功能是兴奋胆囊和收缩胆道平滑肌,以排出胆汁。这种作用接受 CCK 的调节。

3. 内脏感觉神经 由 T_{4-10} 脊神经后根节细胞纤维,迷走神经下神经节细胞的纤维和右膈神经分支三部分组成。因为有膈神经参与,故在胆囊疾病时,会有肩部牵涉痛(图 80-15)。

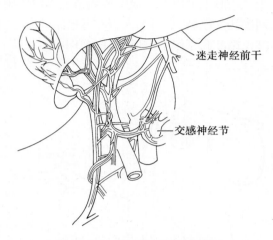

迷走神经前干

交感神经节

图 80-15 肝外胆道的神经支配

第二节 胆道系统生理概要

一、胆囊生理

胆囊具有多种功能,如贮存胆汁、浓缩胆汁、排空、调节胆道压力和分泌功能等。

(一)贮存胆汁功能

胆囊的容量平均为 50ml,胆囊的空腹和餐间压力为 10cmH$_2$O,而肝内胆汁分泌压为 39cmH$_2$O,故胆汁流入并贮于胆囊内。当进餐后,在神经及内分泌等因素刺激和调节下,胆囊平滑肌收缩,Oddi 括约肌松弛,胆囊内胆汁即通过胆囊管、胆总管和Vater 壶腹进入十二指肠内。在食物消化间期,尽管有约 80% 的胆汁可流入胆囊储存,但仍有 20% 胆汁直接注入十二指肠内。值得注意的还有,自毛细胆管直接与肝窦相通,如胆管内压力超过 20cmH$_2$O时即可发生胆血返流,这是化脓性胆管炎易于发生全身脓毒症的原因,也提示在冲洗胆管或 T 形管逆行造影时,注入压力不宜太高。

(二)浓缩胆汁功能

胆汁可将肝脏每日分泌的 800ml 左右胆汁进行浓缩,才顺利的贮存于胆囊内。胆囊可将胆汁浓缩

5~20 倍,将胆汁从淡黄色浓缩成棕黄甚至墨绿色。除了吸收水分,也将大量的胆汁酸贮于胆囊内。胆囊浓缩功能主要依靠:①胆囊黏膜上皮细胞表面的偶联泵,可将 Na$^+$ 泵到细胞内,Cl$^-$ 和 HCO$_3^-$ 也随之波动转运,增加了局部渗透压,胆囊水即进入细胞间隙内;②胆固醇、胆汁酸和胆汁酸盐等不能吸收,被保留下来进行浓缩;③胆囊在吸收水与电解质时,可产生 8mV 电位差和短路电位电流,增加了水的重吸收,被浓缩的胆汁呈弱酸性,比重也升高。

越来越多的临床观察和基础研究都显示胆道不仅是一条排泄胆汁的管道,而是一个有其生理功能的器官。因此,应将胆道系统的解剖生理和病理生理学综合加以研究分析,以加深和改进对各种胆道系统疾病的认识和诊治。

(三)分泌功能

胆囊黏膜可分泌黏液,每日约 20ml,乳白色碱性液,由黏蛋白和其他糖蛋白组成,可润清和保护胆道系统。如果胆囊管发生梗阻,胆汁内的胆红素逐渐被吸收,但胆囊分泌黏液仍在持续,颜色变为无色透明,临床称谓"白胆汁"。胆囊还能分泌 H$^+$,以酸化胆汁。如果行胆囊切除术,胆总管渐渐代替性扩张,黏膜腺体也渐肥厚增加,也可使流经胆总管的胆汁得到一定程度的浓缩。

(四)运动功能

胆囊由纵形和环行的肌纤维所形成的平滑肌包绕,故有收缩和舒张功能,以便储存和排出胆汁。

(五)调节压力功能

胆囊通过吸收液体和浓缩胆汁,可维持胆道内压力。

二、胆管生理

(一)输送胆汁功能

胆道系统是一个完整的输胆系统,当进食后,胆囊开始收缩,Oddi 括约肌舒张,储于胆囊内和胆总管内的胆汁排入十二指肠,这是"第一胆流";尔后,胰液分泌增加胆胰液合流为"第二胆流"。餐后先以胆汁为主,后浓度变淡,量也减少,但胰液仍持续增加,直到以胰液为主。

(二)运动功能

经反复研究,已证实胆管除靠近 Oddi 括约肌部分外,均无主动运动功能,因此,餐后的胆管直径并无变化,肝外胆管壁平滑肌仅有维持胆管壁张力作用,而肝内胆管壁并无平滑肌。胆总管有主动伸长和缩短运动,这在胆汁转送中起重要作用(图 80-16)。

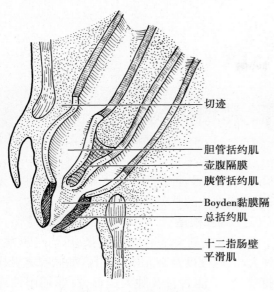

切迹

胆管括约肌
壶腹隔膜
胰管括约肌
Boyden黏膜隔
总括约肌

十二指肠壁
平滑肌

图 80-16 Oddi 括约肌

(三) 分泌吸收功能

肝内的肝实质细胞和胆管细胞均有分泌胆汁作用,胆管细胞分泌胆汁占总量的 40%~50%,但它的细胞量仅占肝内细胞量的 5%。胆管细胞还能将胆汁酸盐、葡萄糖重吸收至血内,此即"胆、肝"循环。胆管细胞通过旁分泌作用,积极参与调控肝内代谢的作用。当切除胆囊后,胆总管可代替性扩张,部分代替胆囊的收缩胆汁作用。

(四) Oddi 括约肌功能

Oddi 括约肌的功能有调节胆汁排入十二指肠的速率、转流胆汁至胆囊内和防止十二指肠液倒流入胆总管。它的运动是一种周期性动态变化过程,从而调节胆管内的压力。当摄入不同食物后,Oddi 括约肌的反应也有不同。

(杨春明)

第八十一章

胆道手术的围手术期处理

围手术期,是指自入院确定手术治疗时起,到此次手术治疗有关的处理结束时为止的一段时间,包括入院检查、决定手术、手术、术后处理、出院。

第一节　手术前准备

一、询问病史

详细地询问胆道疾病的病史是明确诊断的重要环节,对全身和局部情况的病史掌握也是病人安全度过围手术期的必要条件。如胆管结石发作期常表现有典型的 Charcot 三联征——即胆绞痛、寒战高热和黄疸。单纯胆囊结石可有右上腹隐痛,也有发作性绞痛,而 70% 常有"胃痛"表现。了解腹痛的部位、性质、放散情况,诱发原因、用药情况等。梗阻性黄疸病人临床表现复杂,应注意与溶血性黄疸、肝细胞性黄疸进行鉴别。外科性黄疸一般有明显的腹痛、发热伴发冷或畏寒,也可以有腹部包块、慢性胃痛、腰背痛、上消化道出血、消瘦无力、慢性腹泻等表现。对于肿瘤所致的黄疸,并非均为无痛性。此外,了解呕吐物颜色和大便颜色等。尽管有许多先进的诊断技术,但医生应有足够的认识和警惕这是早期诊断的关键。胆囊息肉可完全没有症状,也可仅有隐痛。肝内胆管结石表现具有多样性,若结石仅局限于一侧肝叶,如左侧肝内胆管结石,发作期也可以不出现明显黄疸,而缓解期病人,临床上极少阳性表现。

二、术前检查

(一) 全身检查

测血压、脉搏及体温。危重病人注意检查有无烦躁或表情淡漠、感觉迟钝,甚至神志不清、昏迷等表现。四肢末梢皮肤是湿冷、苍白还是潮红发热,有无紫绀。测血压时不仅要观察动脉收缩压的高低,更要注意脉压的大小。仔细检查脉搏的快慢和强弱,以便及时发现早期休克。询问病人有无口渴、尿少,

并检查病人口唇、舌黏膜有无干燥,皮肤弹性有无减弱,有无深而快的呼吸及醋酮味等。

(二) 局部检查

右上腹或剑突下有无肌紧张、压痛与反跳痛,肝脾大小、软硬度及有无压痛,肝区肋间有无触痛及叩打痛,肋下能否触及肿大胆囊,莫菲征阳性或阴性,上腹部有无肿块,腹部有无移动浊音。

(三) 血尿便常规检查

包括白细胞计数、出凝血时间、红细胞计数、血红蛋白定量等。

(四) 肝功检查

胆道疾患时肝功多有异常改变,因此术前肝功检查,有重要意义。

1. 血浆蛋白测定　总蛋白异常者仅占肝胆胰组病人的 10.3%,但是当总蛋白低时其死亡率却很高,可达 33.3%。白、球蛋白之比异常的病例,占肝胆胰组病人总数的 22.6%,而且其病死率也高达 30.2%。白、球蛋白的比值 <0.5 时,手术效果不好,说明在肝胆胰疾病时,由于肝功能受损害,导致合成白蛋白的功能低下。

2. 总胆固醇测定　主要是由于胆道有梗阻,胆汁排泄障碍的结果。值得注意的是肝功障碍时胆固醇生成酶活性降低,特别是同时伴有血浆总蛋白量和白、球蛋白比值降低时更应注意。

3. 碱性磷酸酶测定　升高往往说明胆道有梗阻,肝功有损害,此项检查异常者占肝胆胰组病人的 50.2%。

4. 总胆红素测定　肝胆胰组病人此项检查异常率较高,为 32.6%,异常病例病死率为 27.3%。直接胆红素升高说明胆道梗阻程度;总胆红素增高则说明肝功有一定损害,并往往影响手术的效果。

5. 凝血酶原时间测定　肝胆疾患特别是梗阻性黄疸时由于胆汁排泄障碍,维生素 K 吸收不良,因而肝脏合成凝血酶原减少,凝血酶原时间延长,术中极易出现出血倾向。

6. 纤维蛋白原测定　梗阻性黄疸时如肝功损

害严重,纤维蛋白原减少。另外血中纤维蛋白原溶解酶的活性增强,极易出现纤溶亢进现象,促使术中或术后出血。

7. 血小板计数 在梗阻性黄疸肝功障碍时,血小板总数常常减少,尤其有恶性肿瘤时,血小板功能会降低。

(五)肾功检查

肝胆疾患病人,特别是有黄疸时,常伴有肾功损害,此种病人在手术后很容易发生少尿或无尿。因而术前要注意肾功的检查。除做尿量、尿比重及尿沉渣等常规检查外,还要做血尿素氮与肌酐等肾功能检查。

(六)心肺功能检查

对于肥胖或老年病人尤其要注意心功能检查。如果病人有老年性慢性支气管炎、肺气肿或支气管扩张等肺部疾患,必要时术前可做肺功能测定。

(七)水电解质及代谢方面的检查

胆道疾患尤其急性发作的病人,由于高热食欲不振或疾病本身所致的腹痛、呕吐而不能进食,因而常表现有不同程度的脱水、电解质和酸碱平衡紊乱,特别是急重症合并休克的病人,往往有严重的代谢性酸中毒。因此,对上述病人,术前应测定血 K^+、Na^+、Cl^-、CO_2 结合力,有条件时应当做动脉血气分析。

(八)特殊检查

针对不同情况,选用彩超、CT、MRI、ERCP、核素扫描甚至纤维胆道镜,纤维腹腔镜检查,选择性腹腔动脉造影等检查。

三、患者心理准备

1. 手术前病人的心理反应与心理应激 住院环境陌生、离开亲人、生活方式改变等因素,可使部分病人感到孤独、苦闷、不安,而同事、家属和朋友的探访和安慰以及医务人员的呵护,有利心理健康。不同年龄阶层的病人有不同的心理改变,儿童主要表现为恐惧与离开亲人的焦虑感,平时娇生惯养者更突出;青年主要表现为抑郁,担心手术后影响自己的身体复原,影响婚姻、事业等;中年人主要为焦虑,担心家庭和工作等;老年人主要是怕孤独,有悲观和失望感。大多数病人往往为自己的疾病焦虑,幻想病情不重可以不做手术,希望保守治疗能够解决问题;有的病人又认为自己病情太重,可能手术无望,个别病人甚至在术前暗自写好遗书。

2. 手术前病人的心理调节 医护人员要态度和蔼、谈吐文雅、有同情心。耐心介绍手术的必要性,

减少不必要的忧虑,加强对手术成功信心。对家属的谈话非常重要,必须履行。谈话要实事求是,既指出疾病的严重性、手术的必要性,又要说明手术的危险性和并发症。对病人不便讲明的问题应向家属交代清楚,以取得家属的配合与信任。病人间的互相影响很重要,同病房病人术后恢复情况,对其他病人影响非常大,故可有意安排顾虑大的病人与术后恢复好的病人接触、交谈。建立良好的医患关系是缓解和消除病人及家属焦虑的最好方法,使病人在正视自己疾病的基础上树立起战胜疾病的信心。医护人员应通过亲切和蔼的态度、礼貌的言谈和举止等情感表达,让病人及其家属充分感受到自己被尊敬和爱护,因而对医护人员产生信任感。对手术的安全性做全面评估,可能出现的并发症和意外要向病人和家属交代清楚,并签订手术预定书。

四、手术前处理

胆道病人应特别注意肝、肾、肺功能和凝血机制情况。需要进行全面完善的术前准备。

1. 一般准备 注意有无营养不良,贫血和水、电解质代谢紊乱及酸碱平衡失调,有异常者应及时加以纠正。严重营养不良者应补充葡萄糖和蛋白质,保持正氮平衡,必要时进行肠道外和肠道内营养疗法。贫血者少量多次输新鲜血。术前训练卧床解小便,尽量减少术后留置尿管。

2. 心肺等重要器官准备 有心肌供血不足或冠心病、高血压、肺功能不全、肾功能障碍、糖尿病、凝血机制异常者,应在术前进行相应药物治疗等措施,使心脏供血改善,血压降至 160/95mmHg 以下,肺功能基本正常,血糖 8.5mmol/L 以下,血小板 80×10^9/L 以上,纤维蛋白原 2~4g/L,凝血酶原时间延长不大于 10 秒。

3. 纠正水、电解质紊乱 病人术前多有发热、不能进食。因此,要静脉补液维持水、电解质平衡,适当输入血及蛋白。如有代谢性酸中毒,要补给碳酸氢钠等碱性药物。

4. 保肝治疗 胆管结石病人多有肝功能受损,甚至胆汁性肝硬化,需要酌情应用保肝药物。

5. 纠正凝血障碍 黄疸病人往往有凝血机制障碍。术前查凝血酶原时间。不论检查数值是否正常,均在入院后准备手术期间注射维生素 K 40mg/d。血小板低于 60×10^9/L,术前 1 日给 10U 血小板,纤维蛋白低于 2g/L,应准备好纤维蛋白原在术中术后应用。

6. 控制胆道感染　使用有针对性的抗生素预防和治疗胆道感染,第三代头孢菌素如头孢曲松、头孢哌酮等,不仅对革兰阴性杆菌而且对厌氧菌作用都很强,是较好的抗菌药物选择。甲硝唑类药物广泛用于厌氧菌感染。

7. 饮食及肠道准备　术前1天进食纤维素少、产气少的半流饮食,术前夜灌肠一次。单纯胆囊切除术可不置胃管。预计需行内引流者应做肠道准备,术前1天口服新霉素1.0g,红霉素0.5g,甲硝唑0.4g,共用3次,并且术前1天改流质饮食。术前常规灌肠。手术日晨放置胃管。

8. 重症急性胆管炎的准备　应尽可能缩短术前准备时间,并做到:①针对病人高热、脱水、酸碱平衡严重紊乱的情况,迅速建立输液通道。必要时作中心静脉插管以利于全面监测。纠正水电解质平衡和酸碱平衡紊乱。对休克病人,补足血容量迅速纠正周围循环障碍,稳住血压。②经补充血容量仍处于低血压和休克状态者,应使用血管活性药。多巴胺是一种有选择性血管活性药物,升压同时可使肾小动脉及冠状动脉扩张,效果较好。血管收缩药易引起组织缺氧,最好不用。肾上腺皮质激素能减轻细菌内毒素对重要器官的损害,改善微循环,提高机体调节反应能力。必要时可在术前应用地塞米松5~10mg。③第三代头孢菌素如头孢曲松、头孢哌酮等,不仅对革兰阴性杆菌而且对厌氧菌作用都很强,是较好的抗菌药物选择。甲硝唑类药物广泛用于厌氧菌感染。

9. 胆道手术特殊器械　除一般剖腹探查手术的器械外,特殊需要的还有以下几种:①直角钳;②胆道探子一套;③胆石钳;④胆道刮匙;⑤纤维胆道镜;⑥细长持针器;⑦T形引渡管;⑧蕈状引流管;⑨U形管;⑩肠钳子;⑪肝钳;⑫肝脏缝合针等。

第二节　手术中处理

(一)手术中心护理

病人从进入手术室,在麻醉消毒和手术过程中,其心理变化十分复杂。病人表面上可能平静,实际上是过分紧张后的一种心理抑制。希望麻醉完善,手术愈早开始愈好。医生、麻醉师、护士紧张、繁忙的工作,沉着严肃的态度,对病人既是一种刺激,也是一种安慰。但不要谈论与手术无关的话题,免得使患者遗有长久的心理负担,导致病人怀疑手术中有失误而引起不必要医疗纠纷。

(二)肝功条件与手术种类

根据肝功能分级和肝脏的储备功能决定是否手术和选择手术种类。

1. 术前有严重肝功能不全,属 Child-Pugh C 级者一般不会考虑剖腹术,因为任何较大手术均会促进肝性脑病和肝功衰竭的发生。

2. B 级肝功能,肝储备功能尚可,应护肝治疗,酌情选择姑息性手术或根治手术。

3. A 级肝功能,可行根治性切除术。

(三)手术中监护和处理

1. 麻醉及镇痛药物　忌用对肝功能有明显损害的药物,如乙醚、吗啡、度冷丁、冬眠灵等;选择不损害肝功能及不增加肝脏负担的药物,如芬太尼、阿曲库铵(Atracurium)等。

2. 避免低血压和低氧血症时对肝脏造成损伤　尽量减少肝缺血缺氧,维持循环血量,避免低血压,持续给氧,保持呼吸道通畅,调整输液、输血速度,手术操作细致,避免大出血。

3. 根据术中发现调整手术方案　对术前肝功能 B 级以上,术中发现肝脏体积未缩小且质地较柔软者,可行根治性切除术。必要时术中行 B 型超声或胆道造影检查,以确定手术方式。如发现肝硬化严重,体积明显缩小,尽管术前肝功能尚好,也应谨慎小心,选择姑息性手术,甚至有时肝动脉栓塞及肝动脉结扎术就可诱发术后肝昏迷。

4. 纠正凝血功能不全　应输全血和各种凝血因子,对血小板低者可输浓缩血小板。术中静滴 EACA 或立止血也有一定效果。

5. 解除胆道梗阻　力争根治性切除肿瘤,如不能切除也应作冰冻活检,并作姑息性胆肠吻合术或U形管支撑引流术,保护肝功能。肿瘤内注射无水酒精,肝动脉插管化疗,术后加外放射治疗也有一定疗效。

6. 充分显露术野　手术切口的大小以能显露手术部位为原则。小切口、微创手术创伤小,术后恢复快,但只适用于单纯胆囊切除及一些简单的手术。较复杂的手术如肝叶切除、内引流术再次手术或解剖异常、肝门旋转等,则需要较大的切口才能顺利处理病变,否则容易造成误伤、出血或病变组织切除不完全等失误。

第三节　手术后处理

(一)常规处理

1. 手术后活动　一般手术麻醉清醒后,嘱病人翻身,3~5 小时令病人排尿,若 5 小时未能排尿,且膀胱充盈者应放置导尿管。24~48 小时后可根据病情下床活动。

2. 饮食 一般胆囊切除术后 2~3 日,病人排气后可恢复饮食。较大手术根据病情适当延长进食时间。饮食由流质逐渐向半流过渡。内引流术后进行胃肠减压术,要注意保持胃管通畅,排气后方可拔出胃管,开始进流质饮食。

3. 静脉补充液体 既要注意热量的供应,也要维持水和电解质平衡。对急诊重症病人更要注意监测血生化指标。

4. 抗菌药物应用 术后根据病情应用抗菌药物 3~7 天。大手术或术后发热者应延长应用抗菌药物时间。抗菌药物应用 10 天以上要警惕真菌感染。

5. 引流情况观察 视引流物情况每天换敷料 1~2 次。应认真观察记录引流的量和性质。腹腔引流若有少量血性渗出属正常。引流管一般可在术后 24~48 小时无引流液后拔除。但若引流量较多或引流液浑浊、有胆汁、消化液等异常情况应延长引流时间,严密观察,并及时进行相应的处理。胆道内放置的 T 形管、U 形管以及肝下放置的引流管,要保持引流通畅。观察引流物形状和数量。

(二) 常见并发症的防治

1. 应激性溃疡 胆道术后,特别是急性化脓性胆管炎急诊手术后,可因手术创伤的应激反应,发生消化道黏膜应激性溃疡,引起消化道出血,反复大量呕血、便血。可采取以下措施:①应用抑制消化液分泌药物:雷尼替丁 0.1g/d 静脉滴注;或奥美拉唑 40mg/ 次,2 次 / 天,静脉推注。②应用生长抑素:思他宁 6mg 加入 100ml 生理盐水,4ml/h,24 小时持续泵入;或善宁 0.1mg/ 次,1 次 /6h,皮下注射。以上处理多能收到良好效果。在较复杂胆道手术后,都应常规使用 H_2 受体阻滞剂和胃黏膜保护剂等预防应激性溃疡和消化道出血。

2. 术后感染 术中胆道探查取石、冲洗,可能导致感染扩散,严重者可引起脓毒症。若引流不畅,发生肝下、膈下积液或胆汁积存,容易发生感染、脓肿。临床上主要表现为术后持续高热不退,右上腹胀痛。X 线检查可见右侧膈肌升高,活动受限,还可合并右下肺纹增强和右胸腔积液。B 超检查可发现积液和脓肿。如果抗生素不能控制,则应手术引流。对于切口感染,需敞开切口,勤换敷料。

3. 术后出血 应根据手术方式和术中情况分析原因进行相关检查,明确出血原因后进行相应的措施。大量出血保守无效应再手术,开腹止血。

4. 胆瘘 少量胆汁多来自胆囊床或肝脏切面上小胆管,一般能逐日减少而自行停止。多量胆汁渗出,可能是术中未能发现的胆管意外损伤。胆管放置 T 形管引流者可经 T 形管造影,无 T 形管者应行 ERCP 检查明确漏胆原因。若胆汁流入腹腔形成胆汁性腹膜炎者,应即时行手术探查手术区和腹腔引流。

5. 胆道残留结石 术后残留结石是影响手术预后的常见原因之一。围手术期内如果结石未形成梗阻,又无急性胆道感染者,可在 6 周后经窦道用纤维胆道镜取石。

6. T 形管并发症 术后将 T 形管连于无菌袋内,防止滑脱。无菌袋每日更换 1 次。每日记录胆汁的流量,观察其颜色、性状。一般胆汁每日约 600~800ml。但在术后分泌量可有暂时减少,数日后恢复正常。术后胆汁量过少、过多或胆汁颜色浅淡均为肝功不良表现,应及时保护肝功。如果胆管下端梗阻而需要较长时间保留 T 形管引流,影响消化功能和营养障碍者,可收集胆汁后自鼻胃管或空肠造瘘管回注。T 形管阻塞的原因可能是结石、蛔虫、血块等,可冲洗之,也可用经皮肝穿刺的金属导丝或输尿管导管放入 T 形管内,疏通 T 形管。T 形管拔除时间,一般情况下在术后 2~12 周左右,常规经 T 形管胆道造影,如无异常可夹管 2~3 天,无不良反应可拔除 T 形管。有个别病人 T 形管窦道形成不全,拔 T 形管后胆汁溢入腹腔。少量胆汁局部积存无明显腹膜炎者,可经窦道置一带侧孔的引流管再次引流,加用抗生素等保守治疗,大部分病人可痊愈。若有明显腹膜炎症状,并证实胆汁流入游离腹腔形成弥漫性胆汁性腹膜炎,则应即时剖腹手术,清理腹腔,放置 T 形管和腹腔引流。

第四节 围手术期各种处理

一、外科感染处理

外科手术围手术期抗生素的正确使用是防治术后感染,关系手术成败的重要措施之一。

(一) 外科感染和外科切口感染

院内外科感染中最常见的是外科切口部位感染(surgical site infection,SSI)主要有浅表、深层和器官间隙等三类。它的发生与外科手术切口的种类密切相关,按手术过程中创口可能被细菌污染的机会和情况,切口可分为清洁(Ⅰ类)、清洁—污染(Ⅱ类)、污染(Ⅲ类)和感染(Ⅳ类)四类,这样的分类可粗略估计不同切口发生感染危险性的比率。这四类切口感染率分别为:2.1%、3.3%、6.4% 和 7.1%。除外科切口感染外,肺部感染、泌尿系感染和导管相关感染也是常见的外科感染。

对外科感染的预防可从三方面着手,一是患者本身,在手术前应将宿主的抵抗力提高到最佳情况;二是手术操作要轻柔细微,减少损伤,降低病原菌入侵机会;三是加强围手术期处理,包括预防性抗生素的应用、防止异物和无生机组织存留、缩短手术时间、减少输血、禁烟、做好消毒措施等。

(二)预防性抗生素

使用预防性抗生素是降低外科切口部位感染的一种重要手段,它是临床介绍使用青霉素以来,最有希望降低外科切口部位感染的措施。预防性抗生素的适应证为清洁——污染类切口,对于清洁切口原则不应用仅对手术后如发生感染会很严重的清洁切口,如心脏开放手术、关节置换、血管置换和开颅手术后使用预防性抗菌药物,胆道手术一般为清洁污染或污染切口手术,应该使用预防性抗生素,使用对抗革兰阴性杆菌和厌氧菌的抗生素。

使用方法是:一般在术前 0.5 小时开始快速静滴,术中根据抗生素在体内有效浓度的维持时间,必要时给第二剂,至术后即停药。据研究,术前及术中给药较术后给药切口感染率明显降低,这是因为术前给药使术野预先保持一定浓度的抗生素,当术中细菌污染术野尚未繁殖时即被杀灭。而术后给抗生素,污染的细菌可能已大量繁殖,再用同等剂量的抗生素已不能达到完全杀灭的作用。

(三)肠道准备

对术前伴有肝功能损害和黄疸的病人,会使肝枯否细胞吞噬肠源性内毒素和细菌的功能降低,术后易发生细菌移位和感染,故应常规术前作肠道准备(包括肠道机械清洗及给抗生素),并全身预防性应用抗生素。

肠道给药一般在术前48小时开始,口服甲硝唑400mg、每日三次,术前24小时开始口服新霉素1g、每日四次,术后停用。两者合用可有效减少肠道需氧及厌氧菌的数量。也有的术前口服庆大霉素 8 万U、每日三次,与甲硝唑合用。此外,术前一天应洗肠1~2次,由于非结直肠手术,不必作清洁洗肠及术前服用泻剂。

(四)选择抗生素的原则

选用对污染或感染的细菌敏感的抗生素,胆道和肝脏手术以肠源性细菌感染较多,故一般应首选对革兰阴性杆菌和厌氧菌敏感抗生素,可选用头孢呋辛、头孢曲松、头孢哌酮等。并且应配伍抗厌氧菌药物,如甲硝唑等。

同时应作渗出液、引流液、脓液、血液、腹腔液、尿液或胸腔液等细菌学检查,包括涂片及培养,根据抗生素的敏感试验结果调整抗生素的种类及用量。

1. 药物在手术区域浓度高,能有效杀灭病菌。肝胆手术应选择经胆汁排泄,肝脏及胆汁中浓度高的抗生素,如头孢曲松、头孢哌酮等,其胆汁中药物排泄量达 40% 以上。

2. 副作用小,如肝肾、造血系统、胃肠道的毒性反应小,无过敏或极少有过敏反应。

3. 耐药性小。

4. 对合并严重胆道感染或败血症病人应尽早静脉给两联以上有效抗生素,疗程应足够,一般应在体温复常后 7~14 日,经多次血培养阴性时停药。

二、肝功能不全处理

(一)手术前准备

除详尽的病史、体征及影像学等检查外,应做以下检查:

1. 肝功能检查 除应检查 ALT(丙氨酸氨基转移酶)、AST(天门冬氨酸氨基转移酶)、γ-GT(γ-谷氨酸转肽酶)、A/G、蛋白电泳外,还要特别注意检查以下几项:

(1) 前白蛋白(Prealbumin,PA)正常值男性为 0.269~0.341g/L,女性为 0.215~0.323g/L;在急性肝炎恢复期增高,在急性肝炎、慢性活动性肝炎、肝硬化、肝癌时均降低,其降低和恢复均早于白蛋白,是比白蛋白更灵敏的肝功能指标。

(2) 总胆汁酸(TBA):正常(空腹)为 0~12μmol/L,灵敏度高达 96%。升高可见于各种肝病,可评价常规肝功能正常病人有无肝功能损害。轻度(13~20μmol/L)见于急性肝炎(恢复期)、慢性肝炎(非活动性及活动性)、肝硬化代偿期,肝癌。中度(20~40μmol/L)见于急性肝炎急性期、慢性肝炎活动期、肝硬化代偿期及肝癌。重度(>40μmol/L)见于重症肝炎、急性肝炎急性期、肝硬化代偿期及失代偿期、肝癌、胆汁淤积(肝内及肝外)。

(3) 胆碱脂酶(CHE):速率法测定正常为 3030~7260U/L,降低见于肝细胞损害或有机磷中毒。

2. 肝脏能量代谢贮备功能检查　可做 OGTT、RTI 及 ICG 检查。

3. 肝纤维化诊断　血清Ⅲ、Ⅱ型前胶原（Precollagen）是反映肝纤维化的较好指标，肝硬化时明显增高，而Ⅳ型前胶原能更确切反映肝纤维化的情况。肝纤维化明显病人一般肝贮备功能均降低，在选择手术时应特别注意。

4. 凝血功能检查　PT 延长表示肝脏制造凝血因子功能下降。在阻塞性黄疸时，由于胆汁排泄异常，脂溶性维生素吸收障碍，可注射 Vit K 5~10mg，24 小时后 PT 复常，表示肝合成凝血酶原的功能尚好，如不能纠正则说明肝细胞功能损害。在肝硬化、脾大、脾功能亢进时，常有血小板及全血细胞减少。

5. 其他检查

（1）有关乙型肝炎及其各型肝炎的抗原、抗体检查，有助于判断是否合并各型肝炎及肝炎是否处于活动期。

（2）有关肿瘤标志物　甲胎蛋白（AFP）及 AFP 异质体，异常凝血酶原，γ-GT 同工酶Ⅱ，胎盘型谷胱甘肽 S 转移酶（GST）等有助于肝癌及其他肿瘤的诊断。

6. 手术前的相关准备

（1）注射 Vit K。

（2）肠道准备及全身预防性应用抗生素。

（3）护肝治疗及改善营养状况，可每日静注 10% GS 1000ml，加 Vit C 300~500mg，如食欲差者可行肠道外营养，给脂肪乳剂及支链氨基酸。

（4）对合并腹水者应利尿、保肝，补充白蛋白。

（二）手术中监测和处理

1. 麻醉及镇痛药物　忌用对肝功能有明显损害的药物，如乙醚、吗啡、度冷丁、冬眠灵等；选择不损害肝功能及不增加肝脏负担的药物，如芬太尼、阿曲库铵等。

2. 避免低血压和低氧血症时对肝造成损伤；持续给氧，调整输液、输血速度，维持循环血量，手术操作细致，避免大出血。

3. 根据术中发现调整手术方案；术中发现肝脏体积未缩小且质地较柔软者，可行根治性切除术。如发现肝硬化严重，体积明显缩小，尽管术前肝功能尚好，也应谨慎小心，选择姑息性手术，甚至有时肝动脉栓塞及肝动脉结扎术就可诱发术后肝昏迷。

（三）手术后监测和处理

1. 持续低流量鼻管给氧　维持水、电解质及酸碱平衡，预防并及时治疗低血压。

2. 护肝治疗，继续肌注 Vit K；及时诊治肝性脑病。

3. 继续使用抗生素。

（四）病毒性肝炎的处理

病毒性肝炎是我国最为广泛流行的传染病，有甲、乙、丙、丁、戊等型肝炎，此外还有巨细胞病毒肝炎等。外科医师常对无黄疸型肝炎缺乏警惕，如对伴有急性肝炎或慢性活动性肝炎的病人施术，可加重为重症肝炎，甚至肝功能衰竭而死亡。重症肝炎则是手术的禁忌证。

1. 手术前准备

（1）确诊肝炎类型，了解有无病毒复制，有无传染性及肝炎的恢复情况。应常规检查各型肝炎抗原、抗体及病毒 DNA。如对乙型肝炎，若 HBsAg、HBeAg 及 HBcAg 阳性表示有传染性；若仅有 HBeAb 或 HBsAb 阳性，则病人为恢复期，无传染性。

（2）肝功能监测：血清 ALT、AKP、胆红质增高，白蛋白降低，A/G 倒置均说明肝功能受损。

（3）判断肝炎是否处于活动期，应根据病人临床表现、肝炎抗原抗体检查及肝功能监测三种情况变化决定。如病人症状明显（食少、乏力、黄疸、出血倾向、尿少等），肝炎血清学检查阳性，加之肝功能不良，则示肝炎处于活动期。

（4）保肝治疗

2. 手术时机　对 ALT>3334nmol 者说明肝炎处于急性进展期，不适宜手术。经保肝治疗后症状改善，黄疸减轻，ALT 降至 1667nmol 以下，病情稳定时方能耐受手术。

3. 术中术后监测及处理　与肝功能不全时处理相同。

（五）肝功能衰竭的处理

术前有肝衰不宜手术，术后出现轻度肝功能下降如轻度黄疸、血浆白蛋白下降，血清转氨酶升高及 PT 轻度降低等，一般在一周内可逐渐恢复正常。如不能代偿，病人出现神志障碍（早期烦躁，逐渐发生谵妄、嗜睡及昏迷）及黄疸、腹水、出血倾向等，查血氨增高，即可诊断肝功能衰竭，应尽早处理：

1. 避免使用损害肝功能的药物。

2. 选用精氨酸 20g 静滴或谷氨酸钠 23g 静滴，使血氨下降。

3. 静滴支链氨基酸，每日 500ml。

4. 静滴地塞米松或氢化可的松。

5. 给高渗葡萄糖及胰岛素、Vit C 及 Vit K。

6. 肠道使用广谱抗生素、盐水洗肠或乳果糖灌肠,以减少肠道氨及内毒素的吸收,并减少肠源性细菌移位。

三、黄疸处理

(一)病理生理学

黄疸是由于高胆红素血症致皮肤、巩膜、黏膜及其他组织染成黄色。黄疸分肝前性(胆红素产生过多,溶血性黄疸),肝性(胆红素摄取、结合及排泄障碍,如肝炎及肝硬化),肝后性(胆管梗阻性黄疸,包括肝外胆管梗阻,如肿瘤、结石、胆管狭窄等;肝内胆管梗阻,如淤胆性肝炎)。胆道疾病所见的黄疸多为肝外胆管梗阻性黄疸。

梗阻性黄疸由于胆汁流入肠道受阻,致使直接胆红素及胆酸逆流入血,而造成多个器官病理损害:

1. 对肝脏的影响　①胆管受阻胆道压力上升,小胆管扩张,胆汁外渗,造成汇管区纤维组织增生,肝细胞受压变性坏死,并逐渐发展至胆汁性肝硬化,形成门脉高压,肝内门腔分流增加,肝有效血流量下降,肝功能降低。②胆红素及胆酸可损坏肝细胞膜及线粒体氧化磷酸化功能,致 ATP 生成减少,肝功能受损。

2. 对凝血功能的影响　由于 Vit K 缺乏而使肝内产生的凝血因子如凝血酶原减少;同时血中纤溶活性增强,血小板聚集功能降低;如合并胆汁性肝硬化、门脉高压或脾亢时,由于血小板总数减少,加重了凝血障碍和出血倾向。

3. 对胃肠道的影响　①脂溶性 Vit,如 Vit A、D、E、K 等吸收障碍;②胆酸使胃黏膜上皮细胞能量代谢障碍及屏障功能被破坏,因而在创伤、感染等应激状态下容易发生应激性溃疡出血。

4. 对肾脏的影响　由于肝枯否细胞吞噬功能降低,经肠道来的内毒素及细菌入血,致 TNF 及其他细胞因子增多,导致肾血管痉挛、肾缺血,肾功能下降,引起肝肾综合征。在创伤、出血、感染及低血压时也容易发生急性肾小管坏死及急性肾衰。

5. 对免疫功能的影响　由于网状内皮系统吞噬功能障碍,常致肠源性内毒素血症及细菌移位,其发生率高达 20%~65%。

6. 对伤口愈合的影响　由于黄疸影响胶原合成,损害肝功能使血浆白蛋白下降,因而伤口裂开及切口疝的发生率较高。

(二)手术前准备

1. 血清直接胆红素及碱性磷酸酶(AKP)升高对诊断梗阻性黄疸有重要价值,患梗阻性黄疸时还常伴有转氨酶增高。因而术前应对肝、肾、心、肺及凝血功能作全面检查。

2. 入院后立即肌注 Vit K10mg,每 8 小时,使凝血酶原时间延长不超过 6 秒,血块收缩完全时方能手术,否则术前、术中应输鲜血,以防术中渗血不止。

3. 在 SGPT>3334nmol/L 时,术后易发生肝衰,应常规保肝治疗。但由于不解除胆道梗阻,肝功能也不能改善,故有时全身情况较好超过此限也可手术。

4. 改善营养,纠正贫血及低蛋白血症,术前除用中西医药增进食欲外,必要时应行肠道外营养,静滴白蛋白或输鲜血。

5. 纠正水、电解质及酸碱平衡,以防术中、术后休克和肾功能衰竭的发生。

6. 全身预防性抗生素及肠道准备。

(三)手术中监测及处理

1. 尽量减少肝缺血缺氧　维持血容量,避免低血压,给氧,保持呼吸道通畅。

2. 必要时术中行 B 型超声或胆道造影检查,以确定手术方式。

3. 对凝血功能不佳者,应输全血或冷沉淀,对血小板低者可输浓缩血小板。术中静滴氨基乙酸或立止血也有一定效果。

4. 尽量解除胆道梗阻,力争根治性切除,如不能切除也应作冰冻活检,并作姑息性胆肠吻合术或 U 形管支撑引流术以引流胆汁、保护肝功能。肿瘤内注射无水酒精,肝动脉插管化疗,术后加外放射治疗也有一定疗效。

(四)手术后处理

1. 持续低流量吸氧,避免低血压,避免使用缩血管药物,以保护肝肾微循环灌注及供氧。

2. 继续应用对肾功能影响小的抗生素。

3. 继续静滴 Vit K 10mg,每 8 小时。

4. 监测肾功能:记每小时尿量,每日测比重 3 次,血尿素氮及肌酐各一次。如有尿少、在排除非血容量不足引起时,可静注速尿 40mg,2 小时后可加倍使用,有报告一日总量达 1000mg 以上,使肾衰少尿期变为多尿期者,如仍无尿应按急性肾衰处理。

5. 腹腔引流管行持续低负压吸引,观察有无出血及胃肠液、胆汁或胰液渗漏,并及时作相应处理。

四、腹水处理

腹水的原因很多,如充血性心力衰竭、急性重症肝炎、肝硬化、肾功能不全、严重低蛋白血症、肝静脉或/和下腔静脉阻塞(布 - 加综合征)均可导致腹水。各种恶性肿瘤腹腔转移或种植，腹腔结核也可导致腹水。胸导管或乳糜池受阻所引起的乳糜腹水较为罕见。一般不包括急性化脓性腹膜炎所致的感染性腹腔渗出液。

肝性腹水形成的主要机制有：①肝合成蛋白功能降低导致低蛋白血症；②门静脉回流受阻，如肝硬化为肝内静脉门静脉受阻，下腔静脉或/和肝静脉受阻造成门静脉回流障碍，腹腔内晚期癌肿压迫门静脉等；③淋巴回流受阻，如肝硬化或腹腔肿瘤压迫；④肝灭活醛固酮功能下降使血醛固酮增高，水钠潴留。腹水形成后使循环血量下降，可刺激垂体分泌抗利尿激素。同时通过肾素-血管紧张素机制再度使醛固酮分泌增加，加重腹水。

（一）手术时机和条件

1. 对肝功能不良、有大、中量腹水。Child-Pugh C级肝功能者不宜手术。

2. 对少量腹水，在保肝、利尿治疗后，腹水消失，且血浆白蛋白及凝血功能维持正常，肝功能B级者，酌情考虑根治性肿瘤切除术或姑息性手术。

（二）手术前准备

1. 查明腹水原因　除临床病史、体征、一般血、尿常规及肝、肾功能化验检查外，应行腹腔穿刺抽腹水检查，鉴别其为漏出液还是渗出液，或血性腹水（腹腔肿瘤或结核），或乳糜腹水。对肝功能相对良好伴大量腹水，腹水蛋白明显增高（>20g/L）者，应疑及布-加综合征，应作MRI或腔静脉造影，以明确诊断，确定手术方式。

2. 保肝利尿　①高蛋白、高糖、高维生素、低脂、低盐饮食，限制水分的摄入；②输人体白蛋白或少量鲜血以纠正低蛋白血症及贫血；③对个别进食差者可行肠道外营养，以保证能量的供给，中链脂肪乳和支链氨基酸对护肝有较好的作用；④对合并凝血功能障碍者可肌注 Vit K，输鲜血或成分输血；⑤使用氢氯噻嗪25~50mg、每天3次，安体舒通20~40mg/d，或速尿40~80mg/d，除安体舒通为排钠利尿剂外，其他均为排钾利尿剂，应同时口服或静滴氯化钾；⑥术前肠道准备及预防性使用抗生素。

（三）手术中处理

1. 选择对肝损害小的麻醉药，维持术中血容量及血压平稳，术中放腹水应缓慢，以免导致腹腔压力骤减血管扩张，血压下降。

2. 术中仔细止血，避免大出血，对凝血功能障碍者，应补充凝血因子，如鲜血、血小板、冷沉淀或纤维蛋白原。

3. 合并门静脉高压、食管胃底曲张静脉出血，可做贲门胃底周血管断离术。

（四）手术后处理

1. 避免或及时处理诱发肝昏迷的因素，如低血压、感染、使用吗啡、度冷丁及大量利尿等。

2. 继续保肝治疗，补充营养及蛋白。

3. 发现有肝昏迷前期症状或肝昏迷者，按肝昏迷处理。

五、凝血功能障碍处理

胆道疾病的病人常伴有黄疸、肝炎、肝硬化、肝功能不良、脾大、脾功能亢进等可使血小板减少及凝血因子减少，常发生不同程度的凝血功能障碍、出血倾向。术前如无适当准备，术中、术后容易出现术区广泛渗血不止，威胁病人生命。最常见的是血小板减少、凝血因子减少及DIC。

（一）血小板减少病人的处理

血小板计数由于各种原因减少至100×10^9/L以下者称血小板减少。低于60×10^9/L容易发生出血，低于30×10^9/L则发生自发性出血。血小板减少，病人术中及术后均容易出现广泛渗血。

血小板减少分原发性和继发性两种。原发性血小板减少性紫癜为自身免疫性疾病。继发性血小板减少常因肝硬化、脾大、脾功能亢进、脾破坏血小板及全血细胞增多，导致血小板、白细胞和红细胞全血减少。DIC由于大量血小板消耗于形成微血栓的过程中，致血小板减少，也属于继发性。

1. 手术前准备　血小板<50×10^9/L，术中、术后术野渗血。因此，术前应输入血小板。血小板经保存容易破坏，保存24小时丧失50%，保留48小时则破坏70%，且输入的血小板在体内也仅能存活24~72小时，故宜输保存<6小时的新鲜血小板。对原发性血小板减少紫癜病人术前宜输浓缩血小板8~16U，或富含血小板的新鲜血浆4~6U；术中根据失血量适当给予；术后24~72小时应重复给予。

2. 手术中监测及处理　①手术过程中仔细止血。②尽量输保存24小时内之鲜血，如需要大量输血，必须输入库存血，每输4~5U库血，必须输6小时内鲜血1U，并加钙剂1g，或输8~12U新鲜血小板。③若为DIC所致血小板减少，应抗凝及补充凝血因子。有继发纤维蛋白溶解时应在抗凝有效基础上加抗纤溶药物治疗。抗凝剂一般选用肝素、潘生丁或丹参注射液，抗纤溶可用六氨基己酸或止血芳酸。

3. 手术后处理　术后应每日查血小板计数，如

<50×10⁹/L,宜输浓缩血小板或鲜血。如术前无血小板减少,术后发生感染性休克,同时出现血小板减少及出血倾向者,要高度怀疑 DIC,应及时做 DIC 试验和抗 DIC 治疗。

(二) 术中大量输入库血致血不凝的处理

手术中大量输入库血后出现伤口渗血不止,其主要原因是:①病人丧失了大量富含凝血因子的血;②输入的库血,血小板大部分丧失,凝血因子 V、Ⅷ 和Ⅸ也减少;③剩余的血小板和凝血因子又在止血过程中被消耗。预防的方法是每输入 3~5U 库血即补充 1U 24 小时以内的鲜血。治疗是补充鲜血、新鲜浓缩血小板、新鲜血浆、冷沉淀或凝血酶原复合物等凝血因子;每输入 1000ml 库血,应给 10% 葡萄糖酸钙 10ml,以对抗库血中的枸橼酸钠使血中游离钙减少的副作用。

大量输入库血的又一威胁病人生命的并发症是高钾血症,应密切监测心电图、血电解质、及时处理高血钾。

(三) 弥漫性血管内凝血病人的围手术期处理

DIC 是由于多种原因激活内、外源性凝血系统导致全身广泛性毛细血管内微血栓形成,进而造成凝血功能障碍和多器官受损或功能衰竭,病死率极高。

DIC 的主要诱因是感染、创伤,尤其是感染性休克,其他如恶性肿瘤、肝脏疾病等。DIC 的发展分为三个阶段:即高凝血期,血液呈高凝状态,无出血倾向;消耗性低凝血期,由于血小板及纤维蛋白原等凝血因子形成微血栓而消耗,造成出血倾向;继发性纤维蛋白溶解亢进期,纤溶系统活跃以望溶解微血栓,但造成更广泛的出血、血液不凝。在第二、三期均常致 MSOF。

1. 手术前准备

(1) 合并严重胆道感染及出血倾向病人应常规做 DIC 试验,按 Colman 标准,三项筛选试验全部异常或两项筛选试验异常加一项纤溶确诊试验异常,均可确诊 DIC(表 81-1)。

严重胆道感染时诊断 DIC 的指标更严格,要求血小板 <50×10⁹/L,纤维蛋白原 <1.0g/L;并加查纤维蛋白降解产物(FDP)>60mg/L,一般 DIC 时 FDP>20mg/L。

此外血小板计数动态观察,即每 30 分钟复查一次,发现其呈进行性下降,结合临床出血倾向及多器官功能障碍,在无条件的基层医院也可作诊治 DIC 的参考。

(2) DIC 治疗:治疗原则是积极抢救原发病,如感染和休克,改善微循环,尽早应用抗凝剂中止 DIC 的发展,必要时补充凝血因子。常用的抗凝药有低分子肝素、潘生丁和丹参注射液。

1) 肝素:可阻止凝血酶原转变为凝血酶,消除血小板的凝集。诊断一经确定,即应尽早使用,用量要合适,疗程要足够,0.5~1mg/kg·次,静滴,每 4~6 小时重复一次,以凝血时间(CT,试管法)延长至正常的 2~3 倍(15~30min,<40min)为佳。如合用潘生丁,或血小板 >50×10⁹/L,或病情已好转,可酌情减为半量。如 CT>40min,可停用数小时,根据 CT 复查情况再用。如 CT 特别延长,出血加剧经化验证实肝素过量外,可用鱼精蛋白对抗(1U 鱼精蛋白对抗 1U 肝素)。出血停止,DIC 试验复常时停药,一般用药 3~4 天,但部分病例用药 2 周后方能复常。

2) 潘生丁:有抗血小板凝集,扩张冠状动脉的作用,用量为 80~160mg(kg/d),分 4 次静滴。如与肝素合用,可先停肝素,后停潘生丁。病情显著缓解后,可改为口服,待化验复常后停药。

3) 抗凝血酶Ⅲ:可提高血中抗凝血酶的活性,可与肝素配合使用,每次 0.2~0.7g/kg。

4) 丹参注射液:有阻止凝血酶原转化为凝血酶,使血管扩张、血流加速、抗血小板聚集的作用。剂量 20~30ml,静滴,每 8 小时或每 6 小时。

表 81-1 DIC 筛选试验和纤溶确诊试验

	测定项目	正常值	诊断 DIC 异常值
筛选	血小板(×10⁹/L)	100~300	≤70
	凝血酶原时间(s)	12±2	≥15(或≥对照 3)
试验	纤维蛋白原(g/L)	2.0~4.0	≤1.6
	3P 试验	(−)	(+)
纤溶确诊	凝血酶时间(s)	<18	≥18(或≥对照 3)
试验	优化蛋白溶解时间(min)	<120	≤120

5）抗纤溶药物：DIC 早期禁用，因其可使血管内凝血加重。在 DIC 晚期继发纤溶亢进时可应用，但必须在抗凝药物有效的基础上使用。常用 6- 氨基己酸 2~6g、静滴、每 8 小时；或止血芳酸 100~200mg、静滴、每 8 小时。

6）补充凝血因子：在 DIC 并大量出血时，可在抗凝有效的基础上，补给鲜血或血浆、纤维蛋白原、血小板等。未给抗凝剂之前，禁补给凝血因子，以免促进 DIC 的发展。纤维蛋白原用量 4~6g/ 次。

（3）肝胆肿瘤如合并 DIC 应禁忌手术，因任何创伤、麻醉均可加重 DIC。但对合并急性梗阻性化脓性胆管炎、感染性休克的病例，非手术不能解除的病因者，应在抗感染、抗休克、抗 DIC 有效、循环基本稳定、CT 为 15~30 分钟、尿量超过每小时 40ml 时进行手术。

2. 手术中监测及处理

（1）任何手术创伤及麻醉均可加重 DIC 及重要脏器的功能负荷，因此手术应选择简单、有效、快速的方式，如胆系肿瘤并发急性化脓性胆管炎，仅作胆管引流即可。

（2）手术中渗血宜补鲜血或新鲜血浆、浓缩血小板，慎用肝素（术前应用）以免增加出血，一般不宜用抗纤溶药物，以免促进血栓形成。

（3）手术中监测心、肺、肝、肾、脑等重要器官功能，并随时作相应支持治疗。

3. 手术后处理

（1）继续监测 DIC 试验及重要器官功能，抗 DIC 治疗直至检查复常。

（2）手术后也可出现 DIC，但较少见，处理原则同术前。

六、术后肺部并发症处理

胆道手术后的感染中，肺部感染比率最高，应高度重视其防治。

（一）发生肺部并发症的危险因素

1. 一般健康和营养水平　主要有年龄（>60岁）、低蛋白水平（白蛋白 <4.0g/dl 时，死亡率增加）、体重下降或肥胖等。

2. 呼吸状况　对 COPD、吸烟、术前咯痰、呼吸困难和睡眠呼吸暂停等要特别注意，特别是吸烟者在术后因有增加呼吸衰竭的危险，应劝病人戒烟。

3. 神经因素　以前患中风或感觉中枢受损者，会增加出现术后肺炎的比率。

4. 体液因素　如患者有充血性心力衰竭、急性肾功能衰竭及输血等，均有增加肺水肿和胸膜渗出的危险，还可引起肺不张、肺炎、呼衰。血清尿素氮水平升高提示患者高危。

5. 免疫因素　因其他疾病而使用类固醇药物治疗的患者，会增加术后肺炎的发生率；术前 2 周摄入乙醇也会增加肺炎发生率 20%；使用胰岛素者也增加肺炎风险。

（二）与手术相关的危险因素

胆道手术是上腹部手术，有术后肺部并发症的高风险度，手术时间长会因肺容积变化能引起低氧血症和肺不张。胆道手术会刺激膈肌而引起术后肺部并发症。上腹部发生肺部并发症率可达 13%~33%，下腹部为 0~16%。

（三）与麻醉相关危险因素

手术期间损伤气管黏膜纤毛的清除异物作用能增加术后肺部感染危险；长期麻醉尤其是持续 2~6 小时以上更为危险。选择局部麻醉和全身麻醉一直有争议，根据大宗病例分析，局部麻醉比全身麻醉的一月内死亡率减少。硬脊膜外麻醉也较全身麻醉更能减少肺部并发症。此外，要注意长期使用肌肉松弛剂也会导致通气不足。

（四）手术后处理相关的危险因素

手术后放置鼻胃管与肺部并发症的发生呈正相关联系，过量镇痛剂可通过减少通气而导致低氧血症和高碳酸血症，从而增加肺部并发症危险。

（五）降低肺部并发症危险性的措施

1. 手术前酌情做好各项检测，包括 X 线胸片、血气分析、肺功能检查，从而能对进行上腹部的胆道手术的风险做出评估。对于有慢性肺病或呼吸道感染患者，如病情恶化，还应考虑延期手术。

2. 手术前中止吸烟，戒烟时间最好长于 2 个月，这样可降低术后肺部并发症达 4 倍之多。而短期戒烟或减少吸烟则可增加并发症的风险。

3. 手术中加强扩肺操作也是一项重要内容，可直接减少术后肺部并发症的发生。

4. 手术后鼓励病人深呼吸、吹瓶；对上腹部手术应镇痛、早期活动、控制呼吸道的感染均十分重要。

七、围手术期监测

（一）血流动力学监测

1. 血压与脉搏　维持血压的要素，第一为心泵功能（心输出量），第二为血容量，第三为外周血管阻力。监测血压可以间接了解微循环的灌流量。脉搏的频率、强弱和节律也反映心脏功能和循环状态。

2. 中心静脉压（CVP）　CVP 是指接近右心房的上腔静脉压，可反映右心功能及前负荷（回心血量），间接了解左心功能。其正常值为 6~12cmH₂O。CVP 与血容量成正比，与心脏功能及血管床容量成反比。$CVP<5cmH_2O$ 表示血容量不足，应加快补液或输血；$CVP>15cmH_2O$ 常示心功能不全，应减慢输液和立即使用强心剂、利尿剂或扩血管药物。

3. 肺动脉压（PAP）和肺动脉楔压（PAWP）　将 Swan-Ganz 漂浮导管通过颈内静脉或锁骨下静脉经右心插入肺动脉，即可测得 PAP，将末端气囊充气则测得 PAWP。PAWP 反映右心室的阻力（右室后负荷），间接反映左房压力变化（左心前负荷）。左心功能不全，PAWP 升高，而 PAWP 的变化较 CVP 更为灵敏。

4. 心输出量（CO）　可用无创法，即阻抗法及超声心动图法，计算出心脏每搏输出量、心输出量，但其准确性较差。通过 Swan-Ganz 导管插在肺动脉内用温度衡释法或染料稀释法也可测出 CO 及总外周血管阻力（左心后负荷），且较为准确。

5. 血氧饱和度　血氧饱和度反映血液中血红蛋白与氧结合的百分率，与氧分压有极显著相关性。正常为 0.95~1.00，下降可能与通气不足、吸入氧浓度过低、呼吸道梗阻、心衰、肺衰、休克致组织灌注不足有关。在术中及术后早期监测尤为重要。

在肝胆疾病的大手术，尤其是阻断全肝血流切肝或原位肝移植术无肝期，由于门静脉及下腔静脉被阻断，回心血量骤减，可致心输出量下降，血压下降；当开放下腔静脉时回心血量骤增又可致左心衰、肺心肿，造成血流动力学明显不稳定。尽管应用下腔、门静脉-上腔静脉外转流，转流量的多少也可影响上述指标。因此，在凡需阻断下腔静脉的手术时必须密切监测上述指标，以便及时正确处理。

（二）肝功能监测

肝功能的好坏对术前判断病人能否耐受手术十分重要。

一般的肝功能监测，包括血清胆红素、转氨酶、白球蛋白定量及凝血功能检查等不一定能准确反映肝脏的储备功能，还应做以下任意一项检查：

1. 葡萄糖耐量试验　口服 75g 葡萄糖后，测 2 小时糖耐量曲线，正常为抛物线型（P 型），示肝脏能量代谢正常，可耐受肝切除等大手术，若呈直线型（L 型），则示肝脏能量代谢受损，不能耐受肝切除术。

2. 氧化还原耐受指数（RTI）　作 OGTT 同时测动脉血酮体比率（KBR= 乙酰乙酸 /β- 羟基丁酸），再分别计算出 2 小时中血糖增加面积（△ BS）和 KBR 增加面积（△ KBR），即可算出 RTI（= △ KBR/ △ BS），若 <0.5，提示肝储备功能差，不能耐受肝切除术，<0.4 则不能耐受剖腹探查术。

3. 吲哚氰绿排泄试验（ICG）　静脉注吲哚氰绿前后 5、10、15 分钟，分别采血测定储留量，计算出 K 值，若低于 0.06 则示肝储备功能差，不能耐受手术。

（三）凝血功能监测

肝胆肿瘤病人常伴有肝硬化、肝淤胆及肝功能障碍，肝脏产生的凝血因子减少；或有脾大、脾功能亢进导致血小板减少，因而常有不同程度的凝血机制障碍。肝组织血液循环丰富，手术失血量较多，也容易造成凝血因子丧失过多而创面渗血。

肝胆手术创伤大，易启动内外源性凝血系统而造成术中、术后 DIC，导致出血，因此必须在术前、术后，必要时在术中监测凝血功能。

除常规监测出血时间（BT）、凝血时间（CT）（试管法）、凝血酶原时间（PT）外，还应监测血小板计数、纤维蛋白原定量、凝血酶时间、3P 试验、优球蛋白溶解时间等 DIC 试验，必要时查部分凝血活酶时间等，以准确判断病人手术条件和手术时机，以及围手术期出血原因，以便及时处理。

（四）水、电解质及酸碱平衡监测

肝胆肿瘤病人围手术期常发生水、电解质及酸碱平衡紊乱，主要有以下原因：

1. 摄入减少　①术前如伴有黄疸或 / 和肝功能不良，常有进食少及消化吸收不良；②术后胃肠功能恢复较慢，禁食时间较长；③术后肝功能恢复较慢也影响胃肠功能。

2. 排出增多　①术前、术后为消腹水而用利尿剂，可致脱水及低钾、低钠血症；②术后胃肠减压时间较长致胃液丧失。胆道引流使胆汁丢失过多；③术后并发胆肠或胰肠吻合口瘘；④应激反应所致 ACTH、ADH、AS 分泌增多，可导致水钠潴留和低钾性碱中毒。

肝胆围手术期常见的紊乱有低钠血症、低钾血症、脱水、代谢性酸中毒，过度换气造成的呼吸性碱中毒，胃液丢失过多及应激导致的低钾性碱中毒。偶有低钙、低镁血症（见于长期进食差而未补充者）。因而在围手术期应密切监测血电解质，如 Na^+、K^+、Ca^{2+}、Mg^{2+}、Zn^{2+}、Cu^{2+} 等，以及血气分析。

（杨春明）

第八十二章

胆 囊 手 术

自从 1882 年 Langenbuch 首次成功地实施开腹胆囊切除术(open cholecystectomy,OC)以来,经过百余年的临床实践和发展,得到了广泛的临床应用,已被公认为治疗胆囊炎和胆囊结石等的一种最为安全和有效的标准术式,获得了良好的效果。但是,随着现代医学科学技术的发展和人们对生活质量要求的提高,外科微创化越来越成为人们追求的目标,传统的 OC 术式也就显示出了缺憾,如切口创伤大、手术时间较长、对腹腔内脏器的干扰大和术后恢复慢等。1987 年法国普通外科和妇产科医生 Philipe Mouret 成功完成世界上第一例腹腔镜下胆囊切除术(laparoscopic cholecystectomy,LC),因其具有损伤小、痛苦轻、瘢痕小和术后恢复快等优点,受到病人的广泛认可,很快就在全世界范围内得到推广应用。1991 年 4 月,云南省曲靖第二人民医院荀祖武医师独立完成了我国首例 LC。随后,LC 迅速在我国各地医院广泛开展。

原发性胆囊癌是胆道系统最常见的恶性肿瘤,由于其无特异性的临床表现,临床发现的胆囊癌多属中晚期。胆囊癌的手术治疗虽经历了百余年的历史,人们也付出了不懈的努力,但根治性切除率低,预后差,疗效仍不尽人意。

第一节　胆囊造口术

胆囊造口术的历史可追溯到 17 世纪中叶,但在 20 世纪 50 年代之后胆囊造口术才成为一种较常用的治疗手段。在当时的医疗水平下,为了降低患者的病死率,进行快捷、简单的胆囊造口术就成为一种抢救的治疗手段。在当今,尽管经皮肝穿胆囊造瘘术慢慢代替了开腹胆囊造瘘术,但在现代的胆道外科治疗中,特别是年老体弱的患者,胆囊造瘘术仍有其一定的作用与位置。对于急性胆囊炎的老年患者,不适合急症手术,可以先采用胆囊造口术,症状有所改善后再行择期胆囊切除术。

【解剖要点】

行胆囊造口术需明确胆囊的解剖结构及胆囊壁的组织结构,胆囊为囊性器官,呈梨形,壁薄,位于肝脏脏面的胆囊窝内,标志着肝正中裂的位置,亦即左、右半肝的分界线。长约 8~12cm,直径 3~5cm,其容量依不同消化周期而异,约为 40~60ml,胆囊分为胆囊底、胆囊体和胆囊颈三部,胆囊底圆钝,为盲端,底部一般是游离的,其向左后延伸形成胆囊体部,体部附着于肝脏的胆囊窝,其向后上弯曲变窄形成胆囊颈部,但三者之间无明确的界限,胆囊颈与胆囊管连接处呈囊性扩大,称为胆囊颈的壶腹部(Hartmann 袋),胆囊结石很容易嵌顿于此处而引起梗阻及急性胆囊炎。胆囊的上方为肝脏,下方为横结肠和十二指肠,左侧为胃的幽门部,右侧为结肠肝曲,胆囊底的前方为腹前壁。胆囊壁由三层组织构成:①黏膜层:由柱状细胞组成,具吸收作用;底部含小管泡状腺体,可分泌黏液。胆囊内的众多黏膜皱襞,能增加浓缩胆汁的能力。②肌层:内层呈纵行,外层呈环形,夹以弹力纤维。③外膜层:由结缔组织及肝包膜延续而来的浆膜形成(图 82-1)。

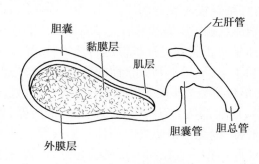

图 82-1　胆囊的解剖结构

【适应证】

1. 急性胆囊炎并发胆囊积脓,胆囊坏疽、穿孔及周围脓肿形成等病情危重者。

2. 胆囊局部组织炎症病变较重,粘连广泛,周围解剖关系不清,若强行胆囊切除,则极易损伤周围组织和脏器等。

3. 壶腹周围癌等所致胆总管下端梗阻而引起急性化脓性胆管炎,伴有黄疸和高热者,如胆总管显露有困难,可先行胆囊造瘘术。

4. 急性胆囊炎病人年老体弱或伴有其他主要脏器功能障碍如心、肺、肝、肾功能不全等而难以耐受胆囊切除术者。

【手术前准备、麻醉】

1. 术前准备

(1) 积极纠正水、电解质代谢紊乱和酸碱平衡失调。

(2) 选用有效抗生素,以控制感染。

(3) 对梗阻性黄疸病人,因凝血机制较差会导致术中创面渗血过多,故术前需要静脉注射维生素 K。

(4) 因麻痹性肠梗阻而腹胀明显者,术前放置胃肠减压管。

(5) 对重危病人可适当输注新鲜全血和使用皮质激素以改善其一般情况和提高机体的抗病能力。

2. 麻醉　一般选用持续性硬脊膜外腔阻滞麻醉或气管内插管麻醉,但对重危病人采用局部浸润麻醉较为安全。

【手术步骤】

1. 切口　查体如能扪及胆囊,则以右上腹部肿块或压痛最明显的部位为中心作一长约5cm的肋缘下斜切口。否则行右上腹经腹直肌切口,长约10cm。

2. 探查　入腹后,吸除腹腔内的液体并做细菌培养和药敏试验。用手轻轻分离胆囊周围的粘连后,先观察胆囊的位置和大小,胆囊壁的颜色和有无穿孔,再仔细触摸胆囊壁的厚度,胆囊内有无结石等,应特别注意触摸胆囊颈部有无结石嵌顿。胆囊周围的粘连是防止胆囊炎症扩散的自然屏障,如不妨碍探查和手术,尽量不要做全面的分离。当感染严重时,应尽量避免过多的腹腔探查以免炎症扩散。

3. 胆囊造瘘　以湿纱布垫遮盖腹腔脏器,显露胆囊底部,以免切开胆囊时胆汁污染腹腔。以丝线在胆囊底部作一直径约1cm的荷包缝合,暂不结扎(图82-2)。

轻轻提起缝线,在荷包缝合的中央先用粗针头或套管针穿刺减压,观察抽出胆汁的一般性状,并将胆汁留作需氧及厌氧性细菌培养(图82-3)。

再用尖刀在穿刺针孔处切一小口,吸尽胆囊内的胆汁,用胆石钳轻轻取出结石。如果胆囊颈部有结石嵌顿,则用手指将其由胆囊管挤回胆囊内后再取出,避免遗漏(图82-4,图82-5)。

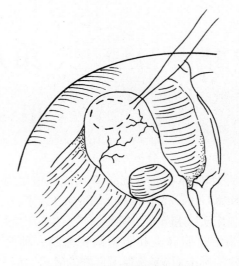

图 82-2　胆囊底荷包缝合

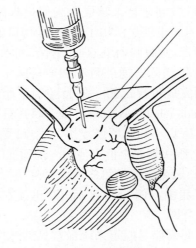

图 82-3　胆囊穿刺

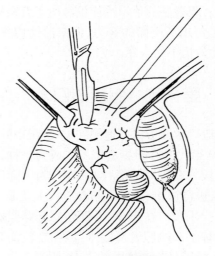

图 82-4　切开胆囊

最后在胆囊内放一有 1~2 个侧孔的乳胶管或蕈形引流管,插入 3~4cm 深,收紧荷包缝线、将胆囊壁切口的浆肌层向内翻入后结扎,距此荷包缝合外约 0.5cm 处再做一荷包缝合,结扎固定。如果胆囊壁过厚、质地过硬致使荷包缝合不能使其内翻时,可于引流管周围胆囊壁作间断的浆肌层缝合。如胆囊壁已经有坏疽,可将坏疽部分切除后再置入引流管(图 82-6,图 82-7)。

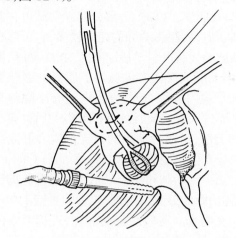

图 82-5 取出胆囊内结石

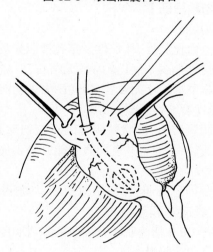

图 82-6 胆囊内放置引流管

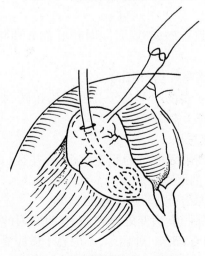

图 82-7 收紧荷包缝线,固定引流管

吸净腹腔渗液后,在网膜孔附近放置乳胶管引流自右上腹壁戳口引出。于右侧腹壁另戳小口,将胆囊造瘘管引出腹腔外,将引流管周围胆囊底浆肌层和壁层腹膜结节缝合数针固定,再将大网膜覆盖于胆囊周围(图 82-8)。胆囊引流管应妥为固定,以防脱落。分层缝合腹壁切口。

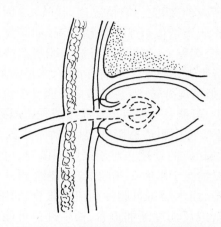

图 82-8 胆囊底与壁层腹膜缝合固定

【术中注意事项】

1. 如发现胆囊病变不重,胆囊无明显胀大,且胆道压力不高,而黄疸和中毒症状较重时,病变可能主要在肝总管或胆总管,如仅做胆囊造瘘术则起不到引流减压的作用,此时需要胆总管探查术以去除病灶并行胆总管引流。嵌顿于胆囊颈部的较大结石切勿强行取出,以免撕破胆囊颈部而增加手术的难度和危险性。

2. 如胆囊壁已有坏疽或穿孔,应根据其发生的不同部位选择不同的手术方式。如胆囊颈部发生穿孔,应先行穿孔修补术,再于胆囊底部造瘘;如胆囊体或底部已有小片坏死或穿孔者,应切除部分坏死的胆囊壁,取出胆囊内胆石,再行胆囊造瘘。

3. 胆囊造瘘引流管应于胆囊底附近的腹壁上戳口引出,以避免引流管发生扭曲而影响引流的效果。

【术后处理】

1. 休克病人取平卧位。血压平稳后,改半卧位。

2. 手术后 24 小时进低脂流质饮食,逐渐过渡为半流质饮食。如腹胀明显,应行胃肠减压,术后 2~3 天,肠鸣音恢复或排气,腹胀减轻时拔除胃管,开始进食。

3. 由静脉补充水和电解质,继续纠正水、电解质平衡失调和酸中毒等。补充维生素 B1 和维生素 C,黄疸病人继续注射维生素 K。重危病人可适当给予新鲜全血。

4. 静脉注射广谱有效抗生素。

5. 根据引流情况于术后 2~3 天拔除腹腔乳胶管引流。

6. 胆囊造瘘管要妥善固定,并保持其通畅。注意观察每日的胆汁引流量、颜色和混浊度等。根据以下不同情况做相应处理:术前无黄疸,术后每日引流量逐渐减少,病人一般情况逐渐好转,2 周后可经造瘘管作胆道造影以了解胆道情况,如胆囊管和胆总管通畅,无结石或狭窄时可拔除胆囊造瘘管,2~3 个月后行胆囊切除术。术前有黄疸,术后黄疸、高热消退,一般情况好转,但每日造瘘管胆汁引流量未见明显减少,可能系胆总管下端狭窄或梗阻所致,术后 2 周经造瘘管作胆道造影证实后,暂不拔管,2~3 个月后再做相应的处理。对于壶腹周围癌,可根据病人的恢复情况于术后 2~3 周做二期根治性手术。术前有黄疸,而术后每日胆汁引流量很少,黄疸、高热未见缓解或反而逐渐加重者,梗阻部位可能在总肝管或肝内胆管,应考虑再次手术。

第二节　胆囊切除术

【解剖要点】

胆囊切除术本身就是具有潜在危险的手术,术中要注意尽量避免胆管损伤、胆囊残留病变的发生,所以要求术者高度重视,不能掉以轻心、盲目自信,应按常规精心细致操作。要做好胆囊切除术,首先要求临床医生掌握胆囊三角(Calot 三角)的详细解剖及胆囊的血供。胆囊三角(Calot 三角)是由胆囊管、肝总管和肝下缘所构成的三角形区域(图 82-9),其中有胆囊动脉、肝右动脉和副右肝管通过,此区域在胆道手术时易发生损伤,应引起注意。

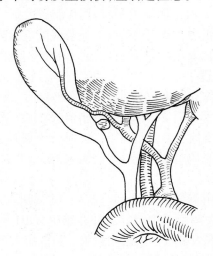

图 82-9　Calot 三角区主要结构

行胆囊切除术时,该三角区是一个重要的解剖部位,常因胆囊淋巴结的炎症、肿大、粘连等导致解剖关系不清,给手术操作带来困难,此时更应仔细解剖以避免副损伤的发生。胆囊的血液供应来自胆囊动脉,此动脉多起自肝右动脉,大部分于 Calot 三角内发出,在胆囊手术时,大部分胆囊动脉可在此三角寻找到。但是,胆囊动脉的变异较多,它可起自肠系膜上动脉的代替肝右动脉、胃十二指肠动脉、肝左动脉、肝中动脉或肝固有动脉等。胆囊的静脉汇合于门静脉干或门静脉右支。此外,还有小静脉直接经过肝床而进入肝实质,注入肝静脉。肝管、胆囊管和胆总管上部,由胆囊动脉的分支供应。肝固有动脉右支的分支供给胆总管的中部,而胆总管的下部,则由胃十二指肠动脉和胰十二指肠上后动脉的分支供给,上述动脉的分支,在各段胆管的管壁上构成血管网而相互吻合。各段胆管的静脉,直接汇入门静脉或肝方叶。

【适应证与禁忌证】

1. 适应证

(1) 急性化脓性、坏疽性及穿孔性胆囊炎。

(2) 慢性胆囊炎,胆囊内虽无结石,但症状反复发作,经非手术治疗无效者;胆囊已失去功能如胆囊积液和慢性萎缩性胆囊炎等。

(3) 胆囊胆石:症状性胆囊结石应切除胆囊;无症状性胆囊结石但合并有胆囊功能完全丧失者宜切除胆囊。

(4) 曾因急性胆囊炎、胆囊积脓、坏疽及穿孔等而施行胆囊造瘘术者。

(5) 行 Oddi 括约肌切开和成形术或胆肠吻合术时,应同时切除胆囊。

(6) 胆囊的良性肿瘤(如息肉、腺瘤等)和腺肌增生症。

(7) 胆囊癌(必要时同时作肝部分切除和淋巴结廓清)。

(8) 胆囊外伤、穿孔。

(9) 胆囊的畸形易于并发胆囊扭转、胆汁淤积和感染,应手术切除。

2. 禁忌证

(1) 高龄无症状的胆囊结石,合并有心、肺、肝、肾等器官的严重疾病者。

(2) 无结石的轻度慢性胆囊炎。

(3) 除胆囊病变外,尚有未查明原因的黄疸,疑有胆管结石、狭窄、肿瘤等,不应急于做胆囊切除术。

(4) 年老体弱合并有严重内科疾病而难以耐受

手术者。

【术前准备、麻醉】

1. 术前准备

（1）对于行择期手术的慢性病人，术前应了解有无贫血和低蛋白血症，并予以纠正。常规做心、肺、肝、肾等系统的功能检查，并注意高血压、冠心病和糖尿病等合并症的存在，予以妥善处理。给予高蛋白、高碳水化合物饮食，适当补充维生素 C、K 等。术前备血 200~400ml。

（2）对于行急诊手术的病人，术前应行全面而有重点的准备，包括：

1）积极纠正水、电解质代谢紊乱和酸碱平衡失调。

2）选用有效抗生素以控制感染。

3）对梗阻性黄疸病人，因凝血机制较差而会导致术中创面渗血过多，故术前需要静脉注射维生素 K。

4）因麻痹性肠梗阻而腹胀明显者，术前给放置胃管减压。

5）对重危病人可适当输血和使用皮质激素以改善其一般情况和提高抗病能力。

2. 麻醉　持续性硬脊膜外腔阻滞麻醉或气管内插管麻醉。

【手术步骤】

1. 切口　一般取右上腹经腹直肌切口，对于较为肥胖者亦可用右肋缘下斜切口。

2. 探查　入腹后，常规先探查盆腔和下腹部脏器，再探查肝脏、脾脏、胃、十二指肠等，最后仔细探查胆囊和胆管。如为急性胆囊炎，应取部分腹腔内的液体做细菌培养和药敏试验，用手轻轻分离胆囊周围的粘连，观察胆囊的位置和大小，胆囊壁的颜色和有无穿孔，再仔细触摸胆囊壁的厚度，胆囊内有无结石等，特别应注意触摸胆囊颈部有无结石嵌顿。当感染严重时，为了防止胆囊炎症的扩散，尽量避免过多的腹腔探查。肝十二指肠韧带内注射 0.25% 普鲁卡因 5~10ml 以阻断迷走神经，预防胆心反射的发生。

3. 切除胆囊　一般采用顺行性胆囊切除术，即先游离胆囊动脉和胆囊管，最后将胆囊自肝床上剥离。若胆囊管周围粘连较重，先处理胆囊动脉和胆囊管有困难时，可采取逆行性胆囊切除术，即先从胆囊底部开始，将胆囊自肝床上分离，最后处理胆囊动脉和胆囊管，但此方法的缺点是在分离胆囊时出血较多（图 82-10，图 82-11）。

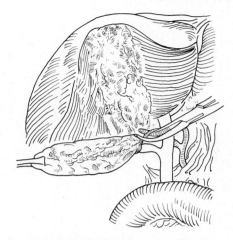

图 82-10　逆行法胆囊切除，钳夹胆囊动脉

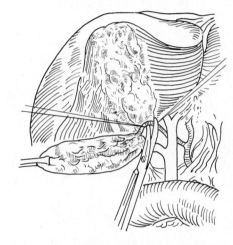

图 82-11　逆行法胆囊切除，切断胆囊动脉

当胆囊动脉和胆囊管解剖清楚，而胆囊位置深在、周围粘连较重时，可采取顺逆行结合胆囊切除术，即先处理胆囊动脉，游离出胆囊管后以粗丝线牵引，但先不结扎，待将胆囊自肝床上完全剥离后再处理胆囊管。

（1）游离和结扎胆囊动脉：将胆囊壶腹牵向外下方，在胆囊管的后上方 Calot 三角内分离出胆囊动脉，先以丝线牵引胆囊动脉，仔细予以辨认，胆囊动脉多来源于肝右动脉，但其有各种变异，切不可将肝右动脉误以为胆囊动脉而予以结扎，从而导致肝组织缺血（图 82-12）。

胆囊动脉确认无误后予以钳夹切断，近端双重结扎。宜紧靠胆囊颈部切断胆囊动脉，以免误伤肝右动脉。如手术中不慎误将胆囊动脉撕裂或结扎线脱落而出血时，可迅速经小网膜孔捏住肝十二指肠内的肝动脉，吸净手术野内的积血后，略松一下拇指，看清出血的部位，再钳夹止血，切不可在血池中盲目钳夹，以免引起更大的损伤和出血（图 82-13，图 82-14）。

肝总管和胆总管的相互关系。距胆总管 0.3~0.5cm 处钳夹切断胆囊管,断端用碘酒酒精消毒,近侧断端用 4 号丝线结扎后,再贯穿缝合结扎,以免结扎线脱落(图 82-15~ 图 82-18)。

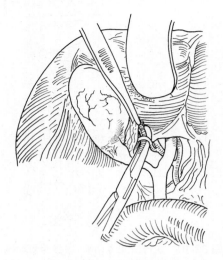

图 82-12　游离胆囊动脉

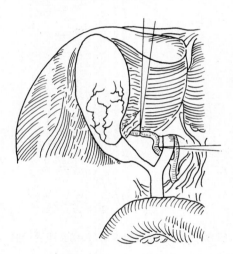

图 82-13　结扎胆囊动脉

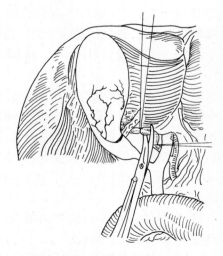

图 82-14　切断胆囊动脉

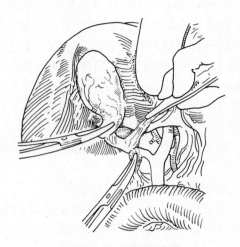

图 82-15　游离胆囊管

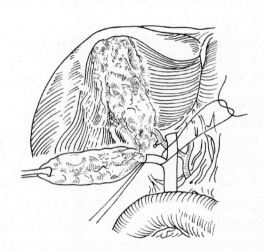

图 82-16　结扎胆囊管

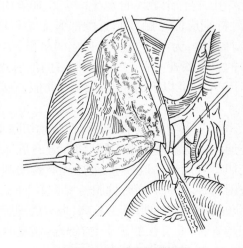

图 82-17　切断胆囊管

　　(2) 处理胆囊管:以卵圆钳将胆囊壶腹轻轻向外牵拉,剪开胆囊管前面的腹膜,再用血管钳轻轻将胆囊管及其根部分离清楚,确切显露和辨认胆囊管、

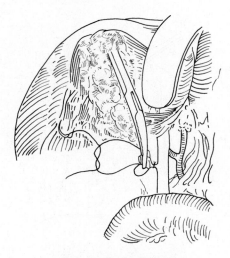

图 82-18 缝扎胆囊管

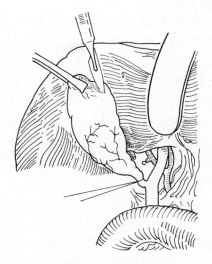

图 82-20 切开胆囊浆膜层

（3）剥除胆囊：距胆囊肝床约 1cm 处切开胆囊浆膜层，钝锐结合将胆囊的肌层和黏膜层由颈部向底部剥离，直至切除胆囊，游离过程中所遇胆囊和肝脏之间的迷走小胆管和交通血管，均予以结扎和切断，以免术后出血或形成胆瘘。如在胆囊浆膜下注射等渗盐水或 0.5% 普鲁卡因，则有利于胆囊的剥离。游离过程中要掌握好分离平面，过深会损伤肝脏引起出血，过浅则会分破胆囊致胆汁外溢，污染腹腔（图 82-19~ 图 82-21）。

（4）缝合胆囊床：仔细检查胆囊床，要做到不渗血、不漏胆，间断缝合残留的胆囊床两侧浆膜，胆囊床腹膜化可减轻或避免术后粘连形成（图 82-22）。

4. 关闭腹腔 以生理盐水或甲硝唑溶液冲洗腹腔，检查腹腔无渗血和漏胆后，于网膜孔处放一乳胶管引流，自右上腹部戳口引出。逐层缝合腹壁切口。

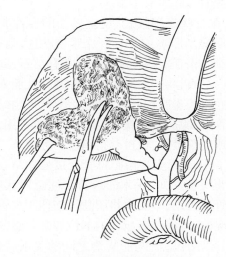

图 82-21 自胆囊床剥离胆囊

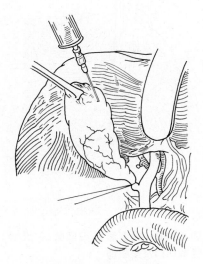

图 82-19 浆膜下注射盐水

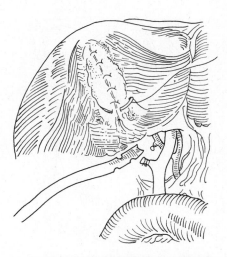

图 82-22 缝合胆囊床,肝下放置引流

【术中注意事项】

1. 胆囊动脉和肝外胆管的变异较多,手术者应熟悉胆囊动脉和肝外胆管的解剖及其变异,在炎症和粘连较重的情况下,其解剖关系常不易辨清,在钳夹和切断胆囊管时,有损伤胆总管和肝动脉的危险。对未能辨明解剖关系的组织,不可随意钳夹和切断。在手术中,必须准确地辨认胆囊管、胆总管、肝总管和胆囊动脉之间的关系,这样才可避免发生误伤。胆囊切除后,对肝外胆道还必须重新检查,以发现可能存在的误伤而给予及时处理。

2. 应在无张力的情况下处理胆囊管,否则,胆总管受牵拉后,有误被认为是胆囊管而将其结扎或切断的危险。胆囊管残端一般以距胆总管0.3~0.5cm为宜,残留过短则有可能结扎胆总管而造成胆总管狭窄。但也不能残留过长,否则该部术后逐渐扩张,胆汁淤积而引起胆道感染。

3. 在有些病程较长、反复发作的慢性胆囊炎,胆囊壁明显增厚萎缩并和肝床紧密粘连,强行剥离很容易损伤肝脏,萎缩的胆囊内常有结石,此时,取出胆囊内结石,将胆囊黏膜层剥除并结扎胆囊管,或自胆囊底将胆囊腔切开直达胆囊颈部,取出结石,结扎胆囊管,切除胆囊前壁,胆囊后壁黏膜可用刮匙予以刮除或电灼破坏,也可获得满意的疗效。

4. 嵌顿于胆囊管与胆总管交接处的结石,使胆囊管变得又粗又短,手术时应特别注意辨认胆囊管与胆总管的关系,不要误将胆总管当作胆囊管切除。遇此情况时,可在结石所在的部位切开胆囊颈部,取出结石,辨清胆总管与胆囊管之间的关系后再行进一步处理(图82-23~图82-29)。

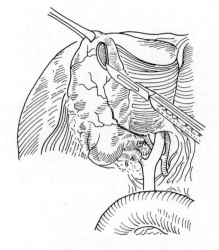

图 82-24 胆囊管结石嵌顿:切开胆囊

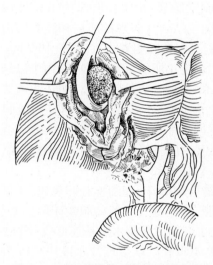

图 82-25 胆囊管结石嵌顿:取出结石

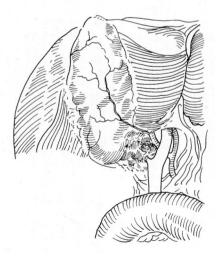

图 82-23 胆囊管结石嵌顿:胆囊三角部粘连严重,解剖关系不清

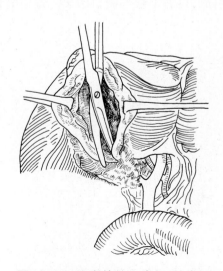

图 82-26 胆囊管结石嵌顿:扩大胆囊壁切口至壶腹部

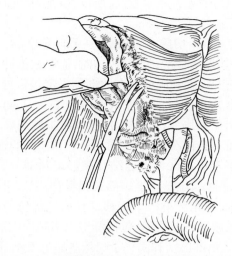

图 82-27　胆囊管结石嵌顿：自胆囊床剥离胆囊

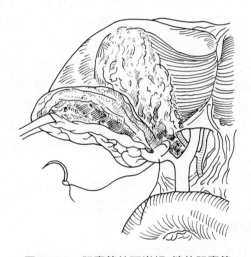

图 82-28　胆囊管结石嵌顿：缝扎胆囊管

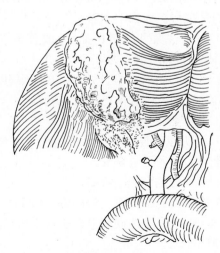

图 82-29　胆囊管结石嵌顿：结扎、切断胆囊管和胆囊动脉，切除胆囊

5. 如手术中发现胆囊已癌变，则应按照胆囊癌根治术的原则进行手术。

【术后处理】

1. 麻醉清醒后取半卧位，监测生命体征的变化。

2. 静脉补充液体和使用抗生素。

3. 肠功能恢复后给予流食，并逐渐过渡到半流食和普通饮食。

4. 仔细观察腹腔引流管的引流量和引流液性状的变化，术后早期有少量血性液和清淡胆汁引出属于正常现象。如引流量不多，一般于术后 2~3 天拔除腹腔引流管。如持续引流出新鲜血液，表明有活动性出血，必须再次手术止血。如持续引流出较多的胆汁，表示有胆漏发生，应根据引流的具体情况做相应的处理。

第三节　胆囊癌手术

胆囊癌的发病率在整个消化道恶性肿瘤中居第五位，但其在胆道系统恶性肿瘤中最高。胆囊癌早期诊断较为困难，恶性程度高，根治机会少，预后很差，手术切除后五年生存率仅 3%。近年来随着影像诊断学的发展，如 CT、ERCP、PTC 和内镜超声检查，特别是 B 超的广泛应用，使胆囊癌的早期诊断成为可能，提高了手术切除率。因为胆囊周围与许多腹内重要脏器相毗邻，如肝脏、胆管和十二指肠等。因此，使胆囊癌的手术治疗较为复杂，根治的彻底性也差。术后辅以放疗、化疗、免疫治疗、介入治疗和基因治疗等，有望提高胆囊癌的生存率。

胆囊癌可发生于胆囊的任何部位，但以胆囊底部和颈部最多见。原发性胆囊癌的大体形态可分为以下 4 种基本类型即浸润型、结节型、胶质型和混合型，其中浸润型最多见，约占 70%~80%，弥漫性生长，胆囊壁增厚变硬，可较早累及周围脏器，如肝脏、胆管和胰腺等。胆囊癌的病理组织学类型以腺癌最为多见，约占总体的 70%~90%，此外，还有鳞癌、腺鳞癌和类癌等，尽管胆囊腺癌大多分化良好，但其局部浸润性生长能力较强，临床诊断时大多数已经累及周围脏器或发生远隔转移。位于底部和体部的胆囊癌，特别是位于肝床处的胆囊癌，早期便可发生肝脏的浸润性转移。因此，胆囊癌的总体预后很差。

胆囊癌的主要扩散途径是淋巴转移，肿瘤一旦穿透胆囊黏膜而浸及肌层后，极易发生淋巴结转移。因此，局部淋巴结清扫对于胆囊癌根治手术是至关重要的。发生在胆囊颈体部的癌早期便可有肝门处的淋巴结转移,位于胆囊浆膜面侧的癌,易发生肝十二指肠韧带右侧的淋巴结转移,进一步可通过胆管周围的淋巴结向胰头后、肝总动脉和腹腔干周围及肠系膜上动脉根部周围淋巴结转移。有时,病变仅局限于黏膜或黏膜下层,但有可能已经发生淋巴结转移。淋巴结转移与否与胆囊癌的预后密切相关。

一、胆囊癌根治术

【解剖要点】

胆囊癌的主要扩散途径是淋巴转移,所以了解肝外胆管的淋巴回流至关重要。胆囊的淋巴主要汇合于胆囊管与肝总管交汇处的淋巴结,胆管上部的淋巴汇合至胆囊淋巴结、肝脏的淋巴结和网膜孔淋巴结,胆囊的淋巴和肝脏的淋巴再汇合在一起,引流至十二指肠上胆总管旁的淋巴结,由此再伴随肝动脉至腹腔动脉周围淋巴结。胆管下段的淋巴引流至胰腺淋巴结群,再沿肝动脉周围引流至腹腔动脉周围的淋巴结(图82-30)。

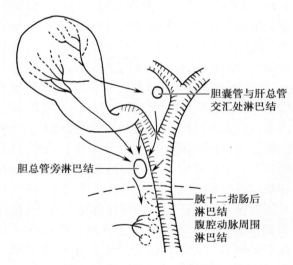

图 82-30 胆道系统的淋巴回流

发生在胆囊颈体部的癌早期便可有肝门处的淋巴结转移,位于胆囊浆膜面侧的癌,易发生肝十二指肠韧带右侧的淋巴结转移,进一步可通过胆管周围的淋巴结向胰头后、肝总动脉和腹腔干周围及肠系膜上动脉根部周围淋巴结转移。胆囊癌时的区域性淋巴结清扫范围,应包括以上这些淋巴结。

【适应证与禁忌证】

1. 适应证

(1) 经 B 超、CT 等影像学检查诊断的胆囊癌;以胆囊良性疾病行腹腔镜胆囊切除术,术中高度怀疑胆囊癌,因腹腔镜下胆囊癌切除的根治性差,而且

腹壁戳口的癌种植率较高,所以,原则上均应行开腹胆囊癌切除术。

(2) 胆囊切除术前和术中无胆囊癌的证据,术后病理切片确诊为胆囊癌,这时,需要根据肿瘤侵犯胆囊壁的深度和肿瘤所在的部位决定是否再次行胆囊癌根治术。目前一般认为,对 Nevin Ⅰ 期和腺瘤性息肉局部癌变的胆囊癌,行单纯胆囊切除术已经足够而不必再次手术;而对 Nevin Ⅱ 期的胆囊癌,应再次手术清扫区域淋巴结并楔形切除部分肝脏;但是,如果肿瘤位于胆囊颈部或胆囊管,因其可较早发生 Calot 三角区淋巴结转移,所以,该部位的胆囊癌应行区域淋巴结清扫,包括肝十二指肠周围淋巴结、Calot 三角淋巴结和胰头十二指肠后淋巴结等。

(3) 对 Nevin Ⅲ 期和Ⅳ期的胆囊癌,病变已侵犯浆膜或已有区域淋巴结的转移,可行胆囊癌根治术,切除范围包括:胆囊切除、区域淋巴结清扫和胆囊肝床的肝楔形切除。

(4) 对 Nevin Ⅴ 期的病变,如病人的全身状况尚好能耐受较大手术,应争取施行扩大的胆囊癌切除术。否则可行姑息性手术,术后给予辅助治疗。

2. 禁忌证

(1) 一般情况差或主要脏器功能障碍而不能耐受麻醉或手术。

(2) 肝门部或肝脏广泛受浸而无法根治。

(3) 肿瘤已发生腹腔广泛转移等。

【术前准备、麻醉】

1. 术前准备

(1) 择期手术者,术前应妥加准备,全面检查各主要脏器功能,以了解病人全身状况及肝脏储备能力,特别是拟行扩大根治术者。

(2) 纠正贫血和低蛋白血症,改善营养状况以提高机体对手术的耐受力。

(3) 必要的影像学检查如 CT、B 超等,以了解肿瘤的部位、浸润范围和淋巴结有无转移。

(4) 预防性使用抗生素。

(5) 肝功能不佳者给予保肝治疗,适当补维生素 B、维生素 C 和维生素 K。

(6) 常规行结肠肠道准备。

(7) 放置胃肠减压管,备血 400~800ml。

2. 麻醉 持续性硬脊膜外腔阻滞麻醉或气管内插管麻醉。

【手术步骤】

1. 切口 右肋缘下斜切口,可提供对肝门和肝脏的良好显露。

2. 探查　首先探查盆腔和腹膜有无癌转移灶和种植结节,再探查腹主动脉和肠系膜上动脉根部有无淋巴结转移,最后探查肝脏、肝十二指肠韧带和胆囊原发病灶,明确肿瘤是否侵及邻近脏器和组织,初步确定肿瘤的分期,如发现盆腔、肝门部和肝左右叶均有广泛转移病灶,则无根治手术指征,可行姑息手术切除或动脉插管化疗术。

3. 切断肝圆韧带和肝镰状韧带,将肝圆韧带向上牵引,将一纱垫置于右半肝后,有利于对肝脏的显露(图82-31)。

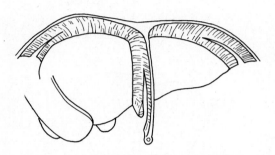

图 82-31　游离肝脏周围韧带,充分显露肝脏

4. 做 Kocher 切口,切开十二指肠降段外侧缘的后腹膜,将十二指肠和胰头游离后,向内侧翻起,充分显露胰头、十二指肠后结构,清扫胰十二指肠上淋巴结和胰十二指肠后淋巴结(图82-32)。

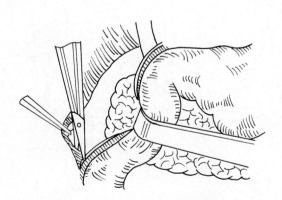

图 82-32　做 Kocher 切口,游离、显露胰头十二指肠后结构

5. 剪开肝十二指肠韧带右侧缘腹膜,充分显露肝十二指肠韧带内的结构和第一肝门,沿胆总管和门静脉右侧缘,向上游离肝十二指肠韧带内的脂肪组织和淋巴结。此时,应注意结扎来自肝固有动脉的十二指肠上动脉及变异的血管,分离出胆囊管后,距胆总管 0.3~0.5cm 处切断、结扎胆囊管,胆囊管断端送冰冻病理切片检查以确定无癌残留,游离、切

断、结扎胆囊动脉。继续沿肝总管右侧向上游离直达肝门深处,分离肝门部管道结构与肝方叶之间相连的组织,显露右肝管。沿肝动脉的左侧缘清扫肝十二指肠韧带左缘的脂肪组织和淋巴结,剪开肝总动脉鞘,清扫肝总动脉周围淋巴结和胰头上缘淋巴结,牵开胆总管和肝动脉,切除门静脉周围的脂肪组织和淋巴结,将胆总管、肝动脉和门静脉"骨骼化"(图82-33)。

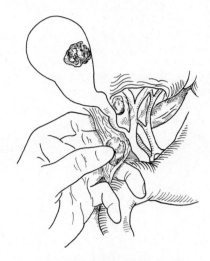

图 82-33　清扫淋巴结

6. 肝脏切除的范围要根据肿瘤向肝脏的侵犯程度而定,对无肝脏浸润的胆囊癌,一般施行连同胆囊在内的肝脏楔形切除,肝脏切除的宽度为 2~3cm。对有肝脏浸润的胆囊癌,为防止切缘癌组织残留,应根据肿瘤的浸润深度行范围较大的胆囊癌扩大根治术,肝脏断面胆管予以结扎、严密止血,并将切面尽量予以对拢缝合(图82-34~图82-39)。

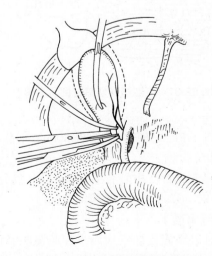

图 82-34　结扎切断胆囊管及胆囊动脉

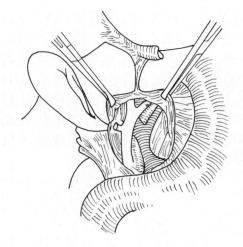

图 82-35　显露右肝管

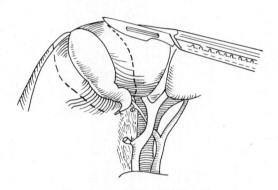

图 82-36　切除胆囊及部分肝组织

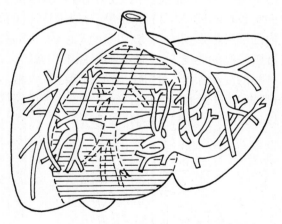

图 82-37　肝脏楔形切除范围示意图

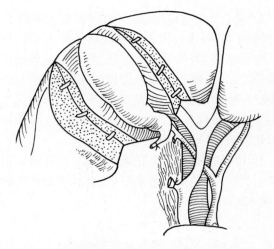

图 82-38　逐一结扎肝脏断面的胆管

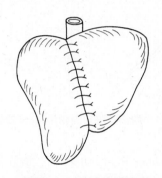

图 82-39　缝合肝脏断面

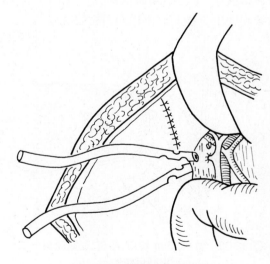

图 82-40　肝下放置引流管

7. 以 5-FU 生理盐水（5-FU500mg 加生理盐水 200ml）冲洗腹腔。

8. 肝下放置 2 根乳胶引流管,右上腹分别戳口引出（图 82-40）。缝合腹壁切口。

【术中注意事项】

1. 对以胆囊良性疾病而行腹腔镜胆囊切除,术后病理诊断为胆囊癌,则应根据肿瘤的分期决定再次手术方式。因腹腔镜胆囊切除过程中可发生腹壁通道瘤细胞种植,所以,再次手术时,应同时切除所有的腹壁戳口。

2. 胆囊癌时,癌组织可脱落进入胆总管而引起梗阻性黄疸。因此,在胆囊癌手术时,应切开胆总管探查并取出癌栓。

3. 胆总管的血液供应来自胆总管后的动脉,上部由胆囊动脉分支供应,中部由肝固有动脉右支的分支供应,下部由胰十二指肠后上动脉和胃十二指肠动脉分支供应。因此,清扫胆总管周围淋巴结时只需切除胆总管前面和右侧缘淋巴结,其清扫范围左侧达肝固有动脉,右侧达门静脉右缘,应避免对胆总管广泛的剥离,注意保护其营养动脉。这样,既清扫了淋巴结,又防止了胆总管血液供应受损而引起胆总管纤维化和管腔狭窄。

4. 在胆囊癌手术过程中,应注意无瘤术原则,避免切开胆囊以防肿瘤细胞种植播散。

【术后处理】

1. 平卧位,血压平稳后,改半卧位。

2. 禁饮食,持续胃肠减压,补液,注意水电解质平衡。术后 2~3 天肠功能恢复后,拔除胃肠减压管,开始进食并适当减少输液量。

3. 给予广谱抗生素预防感染。

4. 注意观察腹腔引流管和胆道引流管的引流量和引流液性状的变化。

5. 根据病理检查结果,术后给予辅助治疗。

【并发症防治】

1. 胆道损伤 熟悉胆道解剖,术中注意胆管的变异情况,避免胆管损伤的发生。在第一肝门处右肝管位于最前面,胆囊癌行肝脏楔形切除时易损伤右肝管,为防止胆管损伤,在肝脏楔形切除前应先分离右肝管与肝右叶之连接,并游离出一部分肝实质内的右肝管。一旦发生胆管损伤,应根据损伤的部位和性质予以相应处理,如胆管修补 T 形管引流术、胆管端端吻合术、胆管成形术或胆肠吻合术等。

2. 胆总管缺血及纤维化狭窄 在清扫肝十二指肠韧带淋巴结过程中,要注意保护胆总管的血液供应,以免术后胆总管缺血、纤维化和发生狭窄。

3. 胆瘘和出血 在行肝脏楔形切除时,肝脏断面的胆管和血管要逐一结扎,并将切面尽可能予以对拢缝合,以免术后发生胆瘘和出血。

二、胆囊癌扩大根治术

【适应证和禁忌证】

1. 适应证

(1) 术前影像学检查如 B 超、CT 等确认肿瘤无远处转移,术中发现胆囊癌已有胆囊外组织或脏器侵犯,但尚可行根治性切除。

(2) 胆囊癌发生一侧(左或右叶)肝内转移。

(3) 肿瘤侵犯及肝门部胆管或肝外胆管,出现梗阻性黄疸。

(4) 肿瘤侵犯邻近脏器,如横结肠、十二指肠和胰头等。

2. 禁忌证

(1) 高龄体弱或伴有心、肺、肝、肾等重要脏器功能不全,不能耐受重大手术者。

(2) 肿瘤已发生远处转移或伴有腹水者。

(3) 肝脏左、右叶均有转移灶。

(4) 肝门部或肝十二指肠韧带内肿瘤广泛受侵而无法手术切除。

(5) 梗阻性黄疸伴有严重的凝血机制障碍。

【术前准备、麻醉】

1. 术前准备 同"胆囊癌根治术"。

2. 麻醉 气管内插管麻醉。

【手术步骤】

1. 切口和探查 同"胆囊癌根治术",但切口要足够大,以获取良好的显露。仔细探查以确定可行胆囊癌扩大根治术。通过网膜孔环绕肝十二指肠韧带上止血带,以便必要时控制入肝血流。

2. 胆囊癌发生右肝叶转移 肝十二指肠韧带内的脂肪组织和淋巴结、胰十二指肠上淋巴结、胰十二指肠后淋巴结及肝总动脉周围淋巴结的清扫和胆囊管切断同"胆囊癌根治术"。收紧肝十二指肠韧带止血带,控制入肝血流,在肝镰状韧带的右侧切开肝包膜,以刀柄分离肝实质,所遇胆管和血管逐一结扎和切断,特别要在肝实质内结扎好肝中静脉,一直游离到肝门上方。切断右侧三角韧带和冠状韧带,将肝右叶游离并翻转向左,分离肝脏与右肾上腺之间的粘着,游离出肝下下腔静脉,结扎和切断下腔静脉前外侧的数支右侧肝短静脉。此时,将肝脏向前上方牵开后,即可显露肝右静脉入下腔静脉处,切断肝右静脉,近侧断端以无损伤线缝扎,远侧断端予以结扎。此时,肝右叶即可与周围完全游离,最后,将肝右叶、部分左内叶、胆囊及已经游离的区域淋巴结和脂肪组织一并切除,肝脏断面的胆管予以结扎、严密止血,并以大网膜组织覆盖。

3. 胆囊癌侵犯肝门部胆管或肝外胆管 剪开十二指肠上缘的肝十二指肠韧带被膜和十二指肠外侧缘的后腹膜,将十二指肠和胰头游离并向内侧翻起,分离出胆总管下端,尽可能地将胆总管向下游离,在胰腺上缘切断胆总管,远端用细丝线缝合关闭,充分显露胰头、十二指肠后结构,清扫胰十二指肠上淋巴结、胰十二指肠后淋巴结和肝总动脉周围淋巴结。提起胆总管的近侧断端,继续向上解剖,分离出肝固有动脉和门静脉,清扫肝十二指肠韧带内的淋巴结、脂肪和神经组织,直至受侵胆总管、肝总管或左右肝管上方 2cm 处切断胆管,胆管切缘送冰冻病理切片检查以确定无癌残留。胆囊癌如无肝脏浸润时,距胆囊肝床 2~3cm 施行连同胆囊在内的肝脏楔形切除术,肝脏切面严密止血、所遇胆管均予以结扎,尽可能对拢缝合肝脏切面,否则覆以大网膜组织。最后行胆管空肠 Roux-en-Y 吻合术。

4. 胆囊癌侵犯十二指肠、胆总管下端或胰头时,需行胰十二指肠切除术,但仍需按胆囊癌行区域淋巴结清扫和连同胆囊在内的肝脏楔形切除术。

5. 胆囊癌侵犯横结肠 在胆囊癌根治性切除的同时,加行右半结肠或横结肠切除术。

6. 冲洗腹腔,放置数根腹腔引流管,上腹部分别戳口引出。缝合腹壁切口。

【术中注意事项】

1. 当胆囊癌发生肝右叶转移或侵犯十二指肠、胆总管下端或胰头,需同时行肝右三叶切除(扩大的肝右叶切除术)或胰十二指肠切除时,要结合病人对手术的耐受力和胆囊癌分期的具体情况,充分权衡利弊后再做决定。尽管此时的胆囊癌扩大根治术增加了手术根治的彻底性。但是,因为手术切除的范围广泛,创伤很大,手术死亡率较高,术后恢复慢,并发症的发生率也很高,而病人很少能获得长期生存。所以,要慎重地作出选择。

2. 如胆囊癌已侵犯门静脉主干,即使将门静脉部分切除,一般认为也不可能达到根治性切除的目的,术后难以获得较好的疗效如肿瘤侵犯肝固有动脉,而肝功能尚好,无肝硬化时,可一并切除肝固有动脉。

3. 因胆囊癌可沿胆管壁扩散,手术中靠肉眼和触摸有时很难判断胆管的切缘有无癌残留。所以,应将切缘做快速冰冻病理切片检查,以免切缘有癌残留。

4. 胆囊床位于左右半肝交界处,因此,右半肝切除术不能用来治疗胆囊癌。为达到胆囊癌根治性切除的目的,只可行肝楔形切除或扩大的肝右叶切除术。

【术后处理】

同"胆囊癌根治术"。

三、姑息手术

临床上遇到的胆囊癌大多属于晚期,已无根治性切除的可能,尽管姑息性手术不能明显延长病人的生存期,但可不同程度地改善其生存质量,为放疗和化疗创造条件。

胆囊癌晚期最常见的症状是梗阻性黄疸,姑息性手术时,尽量争取行胆肠内引流术。因左肝管横部距离胆囊肿瘤较远,而且显露较为方便,手术时可解剖肝门以显露左肝管,切开左肝管横部行肝管空肠 Roux-en-Y 吻合术。

如肝门淋巴结转移广泛,并融合成团,不能游离足够的肝管行胆肠吻合时,可行经肝胆道 U 形管引流术:适当解剖肝门部,穿刺胆管抽出胆汁后,剪开一小口,用细胆道探子沿其内向上探查后自肝膈面穿出,并引入带侧孔之引流管,缝合胆道切口引流管两端分别自腹壁戳口引出。

胆道置管架桥引流术:解剖肝门部胆管,剪一小口后放入细导管,将引流管一端向上放入肝胆管,另一端经胃壁刺口放入胃内,胃端导管以胃壁浆肌层潜行包埋 5cm,缝合胆管壁切口。

经肝实质胆道置管外引流术:肿瘤侵及肝门部,无法解剖出肝门胆管时,可切开左叶或右叶肝实质,寻找胆管后放入引流管,腹壁戳口引出体外。手术中,可同时做一空肠韦氏造瘘,术后在体外对接胆道外引流管和空肠韦氏造瘘管,使胆汁流入空肠,可以避免胆汁丢失过多而引起电解质紊乱。

记忆合金支架管的应用:开腹手术中切开胆管,用胆道探子扩张受肿瘤浸润的胆管狭窄部,放入长度和管径合适的记忆金属支架管,缝合胆管壁切口,达到胆汁通畅引流的目的。另外,PTCD 也可达到有效地缓解梗阻性黄疸的目的,近年来,也有在 PTCD 后于 X 线监视下,经导丝引导对狭窄部胆管进行扩张,然后经皮经肝于狭窄胆管部放入记忆合金支架管以通畅胆汁引流。

(石景森)

第四节　胆囊癌根治性切除术

原发性胆囊癌一旦明确诊断就必须尽早手术治疗,切除病灶并进行相应的淋巴结清扫是根治胆囊癌的唯一途径。

手术方式根据胆囊癌的侵及程度不同而有所区别。胆囊癌的常用分期有 Nevin 分期和美国肿瘤联合会分期(AJCC-TNM 分期)。当胆囊癌侵及胆囊壁肌层时可能会发生早期淋巴结转移,第一站常为胆囊颈部淋巴结,然后沿胆总管右侧的淋巴结转移,也有的可通过肝胃韧带转移到腹腔干周围淋巴结。

仅位于黏膜内的早期胆囊癌定义为 $T_{1a}N_0M_0$ 分期，目前大部分外科医生认为对于这期肿瘤患者做单纯胆囊切除已足够，但是也有一些专家认为应该行包括肝楔形切除的扩大胆囊切除术来提高患者的生存率。晚期胆囊癌则需根据侵袭和转移情况进行手术切除，切除范围可以包括受侵袭的肝脏、肝十二指肠韧带的骨骼化、周围转移的淋巴结等，施行联合肝段、半肝、肝外胆管切除甚至行肝胰十二指肠切除及联合受累血管切除重建等。

【解剖要点】

外科医生需要非常熟悉第一肝门的解剖，术者必须对胆囊癌的浸润转移和淋巴结分布有着充分的认识，这样才能做到胆囊癌的根治性切除（图 82-41，图 82-42）。

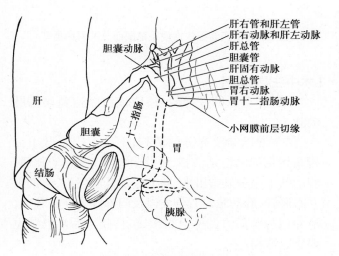

图 82-41　第一肝门解剖示意图

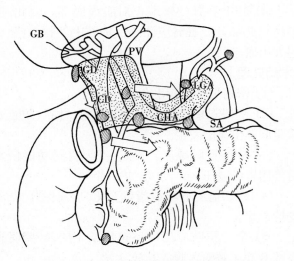

图 82-42　胆囊淋巴结引流途径示意图
GB 胆囊，PV 门静脉，GD 胆囊管，CD 胆总管，LGA 胃左动脉，CHA 肝总动脉，SA 脾动脉

【适应证】

1. 意外胆囊癌，如行一般胆囊切除术时发现为胆囊腺癌并已侵犯浆肌层。

2. 术前已经明确诊断的胆囊癌。

【禁忌证】

1. 已有胆囊外或远处广泛转移。

2. 高龄、体弱及合并重要器官的严重疾病不适宜于手术者。

【手术前准备】

（1）纠正术前可能存在的贫血、营养不良、凝血异常及水电平衡紊乱。

（2）心、肺等重要脏器功能评估。

（3）备皮，配血。

（4）术晨禁食水、放置胃管。

（5）术晨留置尿管。

【手术步骤】

1. 全麻满意后，置患者于仰卧位，垫高腰部，切口根据手术医师的偏好，一般采用右肋缘下斜切口（图 82-43），根据需要也有选择上腹部"屋脊"形切口，或者右上腹部直切口。

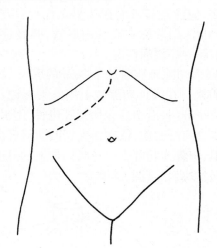

图 82-43　手术切口示意图

2. 逐层进腹，保护术野，依次探查腹膜、网膜及腹腔内各脏器有无转移，检查胆囊、肝门、肝十二指肠韧带、十二指肠后、胰头上缘、肝动脉周围等部位的淋巴结情况，然后决定根治性切除的范围和步骤。

3. 术前考虑良性胆囊病变，术中病理报告癌变，如果癌变只限于胆囊黏膜，一般可以不再附加扩大根治术，只行胆囊切除术即可。如果癌组织已经侵犯浆膜层，大部分专家主张行扩大根治术，即清扫肝十二指肠韧带及肝门部的淋巴脂肪组织并做肝脏的楔形切除，文献报告可提高患者的生存率。

4. 首先游离肝十二指肠韧带,依次分离出肝动脉、门静脉和胆总管主干,分别用标志带将其牵开以利于解剖肝十二指肠韧带上淋巴脂肪组织,同时打开十二指肠外侧腹膜,切除十二指肠后胆总管旁淋巴结,应做到第一肝门骨骼化。(图82-44)。

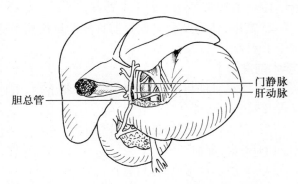

图82-44 游离肝十二指肠韧带,分离出胆总管、门静脉、肝动脉

5. 继续向上方游离肝十二指肠韧带内的淋巴、脂肪组织,清楚胆囊颈部、胆总管周围淋巴结,在离断胆囊动脉及胆囊管时注意保护肝右动脉(肝动脉变异较多,应注意有可能在从胆总管右后方走形的副肝右动脉)、门静脉右支和右肝管,胆囊管断端可送病理了解肿瘤浸润情况。

6. 楔形切除距胆囊缘2~3cm的肝V段部分组织连同胆囊。在预计切除线上用电刀标记,一般不用阻断第一肝门,沿切开线切开肝包膜,用水刀或超吸刀逐步分离肝实质,依次钳夹切断所遇肝内管道,将肝组织、胆囊连同肝十二指肠韧带上的淋巴、脂肪组织一同整块切除(图82-45)。

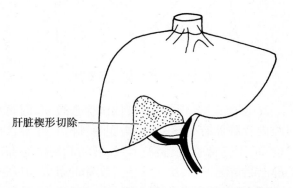

图82-45 胆囊、肝十二指肠韧带上的淋巴组织、肝脏一并整块切除

7. 肝断面彻底止血、检查无明显胆漏,确认无活动性出血,肝断面处及右肝下间隙放置橡胶管引流,腹壁戳口引出体外。

【其他情况】

对侵及肝床的胆囊癌患者[图82-46(1)]选择以上术式,但对于侵及肝外胆管的胆囊癌患者[图82-46(2)],应根据肿瘤侵及的范围、患者的全身状况、肝功能情况、有无肝内广泛转移、肝门部血管有无侵及等因素选择合理的个体化扩大手术方式,如联合扩大右半肝切除、联合胰十二指肠切除等,具体手术方式将不在此赘述。合理的扩大手术能够使患者获得较满意的生存期。

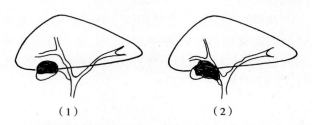

(1)　　　　　(2)

图82-46 胆囊癌依据侵及范围而分的两种类型

【术中注意事项】

(1) 肝动脉的变异较多,应该注意避免误伤肝动脉。

(2) 淋巴结要充分的清扫,不能仅限于肝十二指肠韧带的淋巴结清扫,要将肝动脉、肝总动脉、腹腔动脉干完全显露出来,向上要切开肝门板,解剖出左右肝管、肝动脉左右分支以及门静脉的左右分支,清除门静脉后方的淋巴组织,包括胰头后淋巴结也要予以清扫。

(3) 注意保护胆管血运,防止胆管缺血、坏死,引起术后胆漏及胆管狭窄。

(4) 肝中静脉的末端正对胆囊底部。因此,楔形切除此部分肝脏时应注意保护肝中静脉,避免引起大出血。

【术后处理】

(1) 密切观察患者生命体征变化。

(2) 密切观察腹腔引流液的颜色、性状,防止术后胆漏及出血的发生。

(3) 持续胃肠减压,一般3~5天胃肠功能恢复后停用胃肠减压。

(4) 密切监测肝功能指标变化,加强保肝、营养支持治疗。

(5) 全身预防应用广谱抗生素1周,必要时行腹部B超了解有无腹腔积液。

【胆管上端癌手术】

胆管上端癌,也称为肝门部胆管癌。国际上

常用的肝门部胆管癌临床分型为美国肿瘤联合会（AJCC）分期和 Bismuth Corlette 分型,Bismuth 分型于 1975 年提出,一直延用至今,它根据癌肿的解剖部位来分型,但不能准确判定分期。

肝门部胆管癌的治疗仍以手术切除为主。大多数患者术后的复发率很高,随着精准肝切除技术的发展,肝门部胆管癌的手术切除率较前有了一定的提高。目前,肝门部胆管癌的手术切除方法大致包括:肝门部胆管癌切除、肝十二指肠韧带内血管"骨骼化",必要时联合扩大切除左半肝、右半肝、右三叶、尾状叶,或联合胰十二指肠切除,重建肝管空肠吻合。肝十二指肠韧带结缔组织内癌细胞残留是肝门部胆管癌切除后复发的主要原因,一些日本专家强调同时行区域性淋巴结清扫,对涉及胆囊管、胆总管周围、肝门、门静脉周围、十二指肠、胰腺、腹腔动脉、肠系膜上动脉周围的淋巴结进行清扫。如果肿瘤侵犯门静脉或肝动脉,可行门静脉或肝动脉部分切除重建术,但有文献报道这种联合切除并不能提高疗效。 此章节讨论的仅为胆管上端癌根治性切除术。

【解剖要点】

肝门部重要血管多,同时血管存在较多变异可能,近年来随着精准肝切除的技术方法日益成熟,采用精准的操作技术(如超吸刀、水刀等技术),人们对胆管、门静脉和动脉的走形和分离认识上有了进一步的提高,能够更好的做到肝门部血管的骨骼化,联合肝脏的精准切除。应了解肝门部胆管癌的 Bismuth Corlette 分型以便于选择合适的手术方式。

【适应证】

1. 术前明确的累及肝管分叉或胆管上端的胆管癌,不伴肝内或周围淋巴结转移。

2. 肿瘤转移仅限于左侧或右侧一侧肝脏,或仅伴有肝十二指肠韧带内淋巴结转移。

【禁忌证】

1. 肿瘤腹腔内广泛转移,包括肝十二指肠韧带远处淋巴结转移,左右两侧肝转移。

2. 双侧二级分支以上的肝管均受肿瘤侵犯。

3. 双侧肝动脉或门静脉及其主干受肿瘤侵犯。

4. 患者全身状况差,肝功能储备能力差,不能耐受联合肝脏切除或根治手术。

【手术前准备】

（1）纠正术前因胆管外引流而可能导致的水电平衡紊乱,梗阻性黄疸严重的患者应注意凝血功能的变化,适当补充维生素 K_1。

（2）肝脏及胆道的 CT、MRCP 等检查,血管三维重建,明确肿瘤的分型与周围血管的关系。

（3）心、肺等重要脏器功能评估。

（4）备皮,配血。

（5）术晨禁食水、放置胃管。

（6）术晨留置尿管。

（7）预防胆道感染。

【手术步骤】

1. 全麻满意后,置患者于仰卧位,垫高腰部,切口根据手术医师的偏好,一般采用右反"L"形切口,也有选用"屋脊"形双肋缘下切口。

2. 逐层进腹,探查腹腔内有无腹水,依次探查腹膜、网膜及腹腔各脏器有无肿瘤种植转移,探查包括肝动脉、腹腔动脉、腹主动脉、肠系膜上动脉周围淋巴结转移情况。探查要明确肿瘤的上缘、有无双侧肝管二级分支受侵犯,肿瘤是否侵及肝门部血管。为了利于探查,部分患者可先对肿胀的胆囊减压,或先将胆囊从胆囊床上游离。注意在探查过程中,尽量避免直接触摸肿瘤。在没有明确肿瘤可切除之前,切忌切断重要的肝门部血管。可用左手示指及中指由小网膜孔伸入,在肝十二指肠韧带前方配合左拇指触摸,了解肿瘤大小、浸润范围(上缘和下缘)以及肿瘤与肝动脉、门静脉的关系。

3. 当确定能够施行根治性切除时,首先游离肝十二指肠韧带,分离出肝固有动脉,用标志带将肝动脉牵起,显示门静脉主干,再用标志带将门静脉提起,最后在胰腺上缘处分离出胆总管下端,切断正常的胆总管下端,胆总管远端缝合关闭,胆管下切缘组织做术中冷冻切片检查,以防残留癌细胞。将胆总管向前上方提起,逐步由远至近游离,在胆管后方与门静脉前壁之间的疏松结缔组织层内分离,游离过程中除了门静脉和肝动脉之外,肝十二指肠韧带上的淋巴、脂肪、神经、纤维结缔组织均应切除,达到第一肝门"骨骼化"。如果游离过程中发现门静脉受侵犯,可切除受侵犯门静脉重建,必要时可用自体静脉或血管补片修补门静脉壁。如果发现一侧动脉受侵可考虑行这侧动脉切除,并尽可能保留另一侧肝动脉,如果两侧动脉均受侵犯则不行根治术。游离过程中一定要注意有无变异血管,避免损伤变异的肝动脉。

4. 将已游离的胆囊和胆总管的断端向上翻起,一般近端胆管切缘应超过肿瘤边界 5mm 以上,将胆管及其周围的结缔组织和肝门部及周围的部分肝组织整块切除,为获得肿瘤根治性切除常需联合行肝叶切除。如肿瘤浸润局限可行局部肝叶切除即可，对于 Bismuth Ⅱ 型肝门部胆管癌可选用联合肝方叶切除，而 Bismuth Ⅲ 型则往往需要联合半肝切除。

5. 切除后肝脏断面会有多个大小不等的胆管开口，将肝门处左、右肝管开口或邻近的肝管开口进行整形，合成一个吻合口。如果有多个肝管开口距离较远，整形困难时可将这些开口作为一个整体，行肝门 - 空肠吻合。

6. 整形胆管与游离空肠祥间用 4-0 或 5-0 的可吸收线进行黏膜对黏膜的 Roux-en-Y 胆管 - 空肠吻合，旷置空肠祥一般长不少于 40cm。如果吻合满意，肿瘤切除彻底，胆肠吻合口内不需放置支架，也可根据需要内置 Y 形管或 U 形管支撑，U 形管一端从肝表面引出。

7. 术野彻底止血、检查有无胆漏，确认无活动性出血，肝门空肠吻合口附近放置橡胶管引流，腹壁戳口引出体外。

【几种姑息治疗术式】

对于晚期胆管上端癌，已有肝外转移或腹腔内广泛转移者，同时患者一般状况差，不能耐受根治性切除手术，则可以考虑姑息性手术治疗，主要有以下几种方法：

1. 左侧肝内胆管空肠吻合术 该方法手术相对简单，但一般只能引流左半肝，加用 U 形管可对全肝胆道起到引流、减黄的作用。

2. 右侧肝内胆管空肠吻合术 右侧肝内胆管的分支常不恒定，不易解剖，因此有不少学者提出的右肝管 - 胆囊 - 空肠吻合术效果较好，减少了手术上的困难。

3. 置管内引流术 通过经皮肝穿刺胆道（PTC）放置内支架、经十二指肠镜（ERCP）放置内支架、经开腹术中放置内支架、经外引流管放置内支架等方法，支撑被肿瘤侵及狭窄的胆管，达到内引流的目的，但是内置管随着时间的延长容易被堵塞而可能影响治疗效果。

4. 外引流术 一般应用 PTCD 方法进行外引流，该方法操作简单，能迅速起到减黄作用，但缺点是胆汁丢失多，易发生水电紊乱，一般不能有效延长患者的生存时间和改善患者生活质量。

【术中注意事项】

1. 肝门部胆管癌探查主要是要明确肿瘤的上切缘以及肿瘤与肝门部血管的关系。只有通过术前精确的诊断和术中细致的探查才能提高肝门部胆管

的切除率，对肿瘤侵及一侧肝管并深入肝内者应行同侧半肝切除以增加手术彻底性，提高生存率。当肝动脉被肿瘤包绕侵犯而无法保留时可以切除一侧肝动脉的分支。对存在明确门静脉侵犯的肝门部胆管癌患者，如果联合门静脉切除可以达到根治性切除，应争取行门静脉切除重建。也有学者报道对于肿瘤侵犯十二指肠或肿瘤由肝门向胆管末端弥漫性生长并侵犯胰头，需实施肝胰十二指肠切除术，但此手术风险大，手术并发症的发生率和死亡率非常高，选择时应慎重。

2. 尾状叶邻近肝门，因其胆管直接开口至肝门部胆管而常被累及，此时需行尾状叶肝切除，有一部分专家认为是否合并尾状叶切除是影响肝门部胆管癌患者长期生存的相关因素之一。

3. 肝门部胆管癌多早期就向邻近淋巴、软组织浸润转移。因此，必须要达到第一肝门的"骨骼化"。

4. 对于不同 Bismuth 分型的肝门部胆管癌可以选择不同的手术入路。Bismuth Ⅰ、Ⅱ 型可选择肝门前入路或肝方叶切除入路；Bismuth Ⅲa、Ⅲb 型可行左、右半肝切除；对于 Bismuth Ⅳ 型可选择肝正中裂切开入路。无论选择哪种入路，均应该精细解剖达到精准切除。

5. 切除胆管分叉处的肿瘤后肝门处可留下大小不等的多个肝内胆管开口，很难整形成一个开口与肠管吻合，可将这些开口作为一个大口与肠管进行吻合，将空肠黏膜缝于门静脉前壁周围的纤维板、肝包膜等组织上，做肝门空肠吻合，通过术后随访，这种方法省时，未观察到明显胆漏的发生。

6. 肝胆管壁薄，应避免肝胆管游离过长，以防胆管切缘缺血坏死造成胆漏的发生。

【术后处理】

1. 密切观察患者生命体征变化。

2. 密切观察腹腔引流液、T 管引流的颜色、性状，防止胆漏及术后出血的发生。

3. 胃肠减压持续至胃肠功能恢复后拔除。

4. 联合扩大肝脏切除的患者，应密切监测肝功能指标变化，防止术后肝功能衰竭的发生。

5. 全身预防应用广谱抗生素 1 周，必要时行腹部 B 超了解有无腹腔积液。

6. 加强营养支持治疗，保持足够入液量及尿量，密切监测肾功能的变化。

7. 术后定期复查影像学及肿瘤血清学指标。

（李 照 高鹏骥 朱继业）

第五节　腹腔镜胆囊切除术

　　1987 年 3 月,法国里昂的 Phippe Mouret 医师完成了世界首例腹腔镜胆囊切除术(LC)。1989 年以后 LC 进入临床应用阶段。1991 年 2 月 19 日,云南省曲靖地区第二人民医院荀祖武医师完成我国大陆首例 LC。LC 出现的意义在于微创外科(微创技术)概念的提出,其技术不断得到了创新,应用范围不断拓展,并成为 21 世纪医学研究的重要方向。

【解剖要点】

　　完成 LC 不仅要熟悉肝外胆道及胆囊动脉的正常解剖与变异,而且更需要掌握在腹腔镜下对肝外胆道及胆囊动脉的精细观察与判断。Calot 三角区内结构的准确判断与恰当处理是高质量完成胆囊切除的关键。图 82-47~ 图 82-51 所显示的肝外胆管与胆囊动脉的正常与变异走行是安全完成胆囊切除术所要掌握的最基本的解剖学知识。

【适应证】

　　1. 有症状的胆囊结石是 LC 的主要适应证。无症状的胆囊结石应行个体化治疗原则,对那些保健条件差,动态超声显示结石数目与体积增长迅速,胆囊壁进行性增厚,合并糖尿病者尽早行胆囊切除术是合理的;

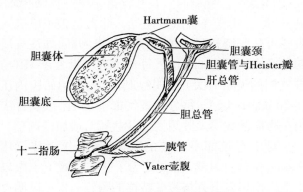

图 82-47　胆囊与肝外胆道

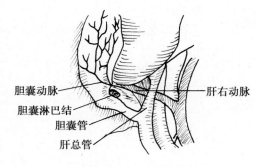

图 82-48　胆囊三角

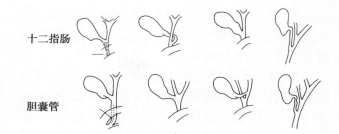

图 82-49　胆囊管形态及行程变化

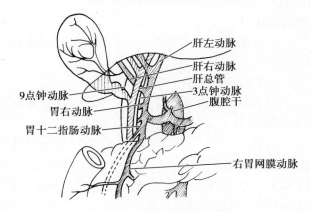

图 82-50　肝外胆道的血供

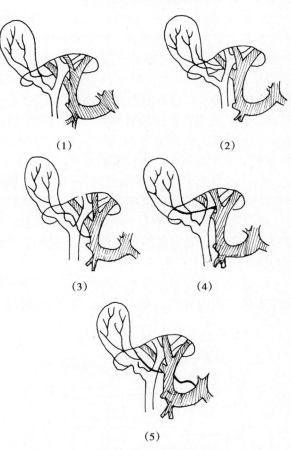

图 82-51　胆囊动脉的起源

(1)常见的胆囊动脉来自肝右动脉;(2)双支胆囊动脉来自肝右动脉;(3)胆囊动脉来自肝总动脉;(4)胆囊动脉来自肝左动脉;(5)胆囊动脉来自腹腔干

2. 对非结石性胆囊炎行 LC 应持慎重态度。它主要用于胆囊壁增厚(超过 0.4cm),高排空胆囊,胆囊排空功能明显障碍者;

3. 有症状的胆囊良性隆起样病变。胆固醇黏膜沉积症占良性胆囊隆起样病变的 60% 以上,不会恶变,不应作为胆囊切除的主要适应证。宽蒂、直径大于 1cm 或胆囊颈部的息肉应是胆囊切除的主要适应证。

【术前准备】

1. 完善必要的术前检查,准确把握适应证,排除禁忌证;

2. 术前晚进易消化非产气食物;

3. 一般可不放置胃管、尿管。术前须排空膀胱。

【手术步骤】

1. 麻醉 LC 一般都采用气管插管全身麻醉。全麻可保证充分的腹肌松弛,便于建立和维持稳定的气腹,对于有高血压、冠心病者也是有好处的。但有的医院采用连续硬膜外腔麻醉也成功地施行了数千例 LC。

2. 病人体位与手术人员的站立 病人体位与手术人员站立是相互影响的,常用的有以下两种:①患者取仰卧位,术者与助手分别站于患者的左、右两侧,持镜者靠术者左侧站在患者左方,这是常用的站位方式。②患者取截石位,术者与助手的站立与前者完全一样,但持镜者则站在患者两腿之间。手术中还可将病人调整为头高脚低并适当的左侧位,这样有利于对右侧肝下间隙的显露(图 82-52)。

3. 消毒与铺巾 LC 手术的消毒范围与右肋缘下切口的开腹胆囊切除术(OC)相当。上至乳头连线,下达耻骨联合水平,右侧要到腋后线,左侧至腋前线即可。铺消毒巾时应显露包括剑突、脐部和右肋缘下的整个右上腹。

4. 建立气腹 目前绝大多数的 LC 还是在气腹下完成的。国内外均有免气腹 LC 的报道,但现有的免气腹装置对手术野的显露仍不如气腹,费时且设备昂贵,只有当患者对气腹不耐受,免气腹腹腔镜术才具有显著的优越性。

建立气腹的常用方法有 Veress 针盲穿法和 Hasson 法两种。Hasson 法系指脐上做一小切口,逐层入腹后直视下插入钝头套管向腹内注气。此法的优点是不易造成盲穿时可能出现的腹内脏器损伤,对有腹部手术史,可疑有腹膜结核者指征较强,但对腹壁较丰满的病人,切口要做的够大才行,这多少影响了微创的效果,而且术中还容易发生漏气。盲穿法的使用最为普遍,因而本节将对此做较详细的介绍。

盲穿建立气腹时要采用特制的 Veress 针。Veress 针具有双层针鞘,外鞘前端有锐利的切割缘,内鞘前端圆钝,后端带有弹簧。穿刺时内鞘前端受前腹壁阻挡,后端弹簧回缩,内鞘缩入外鞘,由外鞘的切割缘刺入腹壁;入腹后瞬间腹壁阻力消失,弹簧复位使前端圆钝的内鞘弹出并超出外鞘的切割前端,保护腹内脏器不受损伤。穿刺部位多选在脐上缘或下缘,操作时先在此处做一1cm 左右的小切口,术者与助手用手各提起切口左右两侧的腹壁(也有用巾钳提起腹壁者),也可由术者或助手单手提起脐上腹壁,使腹前壁紧张并与腹内脏器分离,穿刺者右手拇指、示指捏住 Veress 针尾,右掌尺侧贴近腹壁,使 Veress 针与腹壁垂直,以持续的压力将针刺入腹腔(图 82-53)。穿刺时一旦获得落空感,应立即停止进针,接上注气导管试行注气。针尖是否正确进入腹腔可从气腹机显示的各项参数来判断:如注气后初始腹内压低于 8mmHg,每分钟进气量大于 1L(与进气档的设定有关),说明穿刺成功;如初始腹内压在 10 mmHg 以上,每分钟进气量不足 1L,表明针尖仍在腹前壁或误入肝圆韧带、网膜等,须加以调整。

对于有腹部手术史的病人,不少作者建议用 Hasson 法建立气腹,主要是为了能在直视下入腹以避免损伤切口下方与腹壁粘连的肠管。根据昆明总

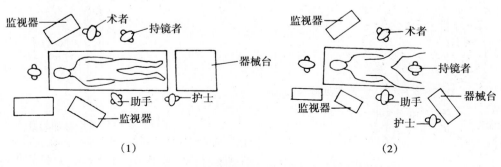

图 82-52 LC 术中病人体位与手术人员站立位置

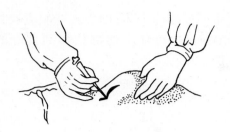

图 82-53 气腹针穿刺方向

医院在这部分病人的 LC 所累积的经验,以常规的盲穿法建立气腹仍然是安全的。原切口在下腹部,穿刺点应适当地离开原切口的上端 3~5cm 左右;原切口在上腹部,可将穿刺点稍移向原切口右侧。关键还是观察穿刺后的各项进气参数。如进气参数与平常无异,表明腹前壁腹膜与内脏间无广泛粘连,可进行下一步的套管锥穿刺;如每分钟进气量过小,少量进气后腹内压即达到限定值,说明腹内粘连较重。套管锥穿刺可能造成副损伤,后续的手术操作也将相当困难,有必要中转开腹。实际上,腹腔穿刺时最容易受损伤的应为肠管,而肠管有着很大的移动性和变形能力,除非肠管和腹前壁有直接的疤痕粘连,否则钝头的 Veress 针尖是很难将其洞穿的。真正容易引起肠管伤的是套管锥穿刺,而套管锥穿刺是否可行,可通过先一步的进气参数加以判断。至于那些怀疑有腹膜结核、Crohn 病者,穿刺损伤腹内脏器的危险性太高,仍以选择 Hasson 法建立气腹为妥。

建立气腹时还应注意以下几个问题:

(1) Veress 针的安全机制有赖于内鞘后端精巧的弹簧。如果弹簧已变形,针尖入腹后内鞘将无法弹出,腹内脏器是很容易受损的。每次穿刺前常规检查 Veress 针内鞘能否正常弹出是必要的。

(2) Veress 针内鞘的圆头只是对空腔脏器的保护较充分,但对肝、脾等实质性脏器仍会造成损伤。

(3) 在某些少见的情况下,Veress 针腔可能会被血块或组织条堵塞,导致注气时出现"通而不畅",术者常常会归咎于穿刺不到位,反复穿刺不仅费时,还可能造成副损伤。当术者有相当的把握已正确穿入腹腔,但注气又不通畅时,可用生理盐水经注射器冲洗 Veress 针。

(4) 有的术者为节省时间,直接用套管锥穿刺建立气腹(直接法),这不是一种安全的方法,当腹腔内有粘连时危险性更大。

(5) 穿刺时如针体与下腹前壁的夹角过小,可使 Veress 针尖向上滑入肝圆韧带内,造成注气失败

的假象。

5. 套管安置 经典的 LC 须有四个腹壁戳孔做为手术通道(图 82-54)。

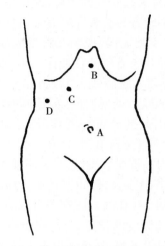

图 82-54 腹壁四孔套管安置

(1) A 孔:位于脐上 1cm 处,安置 11mm 套管,置入腹腔镜和导入 CO_2。

(2) B 孔:位于剑突下 2~3cm,安置 11mm 套管,导入电凝钩、显微剪、分离钳等,此通道也是手术的主要操作孔。

(3) C 孔:位于锁骨中线与右肋缘下方的交点,安置 6mm 套管,放入供术者抓持胆囊用的无创伤抓持钳。

(4) D 孔:位于右腋前线与右肋缘下稍下方的交点,放入 6mm 套管,供助手显露术野用的无创钳出入。

有的医院,C、D 两孔置入的钳子均由助手掌握,术者仅使用主操作孔器械,但笔者认为术者双手操作更有利于动作的准确。腹部戳孔是以带锥套管穿刺建立的。改良的 3 孔 LC 则只需 A、B、C 三孔即可。气腹建立成功后,术者与助手各提起脐两侧腹壁,助手右手持 11mm 带锥芯套管经脐上缘切口做腹腔穿刺,按图 82-55 所示的方法持锥方式将套管刺入腹腔,完成 A 孔通道。

A 孔穿刺属盲穿,有一定的危险性。穿刺者肩、肘关节应保持紧张以控制进锥分寸。进锥时应以旋转方式推进,获落空感后立即停止进锥,拔出锥芯后

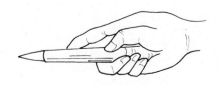

图 82-55 套管锥持锥方式

再将空芯套管向腹内推进少许,即可使套管前端完全进入腹内,这样既可保证套管入腹充分,也可防止进锥过深伤及腹内脏器。新型的套管锥芯前端都带有细孔,一旦进入已充气的腹腔,高压气流便会冲入细孔发出响亮哨音。套管穿刺完毕后立即接上气腹导管,如进气参数无误,说明套管置入成功,有时腹肌不松弛或导气管有气液柱使注气困难。A孔套管放置后,便可导入腹腔镜,先做腹腔内360°扫描,了解腹腔内的整体情况,如术前诊断有重大误、漏,或存在穿刺引起的严重并发症,可及时中转开腹。如置管顺利,则继续行B、C、D孔穿刺置管。B、C、D三孔的穿刺均在直视下操作,只要不使用暴力,不致出现副损伤,只是此三孔的位置在具体的手术中常常要做些微调。B孔的具体穿刺点取决于腹腔镜显示的肝下缘和胆囊的位置,过高过低都将会给后续的操作带来很大不便,甚至不得不重新做B孔穿刺,B、C、D三点之间还要有适当的间隔,以免此三孔的手术器械在腹内相互干扰。

　　三孔腹腔镜术要求术者已具备相当的镜下操作经验,同时胆囊病变应较轻,胆囊周围无严重粘连,且肝左外叶不能过于肥大。笔者单位大约80%的病例是采用三孔法完成胆囊切除术的。也有经脐单孔或经自然通道完成的LC的报道。

　　6. 胆囊切除步骤

　　(1) Calot三角区的处理:是整个LC的核心部分,LC手术的质量与安全性几乎完全取决于Calot三角区分离的成功与否。在分离中所遵循的原则虽说与OC是共性的,但在技术上却有着与OC许多鲜明的不同。

　　1) Calot三角区的显露:术者左手的无创伤抓持钳夹持住胆囊壶腹,将胆囊向外上方拉开,助手的无创伤钳将肝十二指肠韧带前方的十二直肠球部、胃远端和大网膜推向尾端,使整个肝十二指肠韧带、胆囊壶腹及Calot三角区前面得到充分的显露(图82-56)。

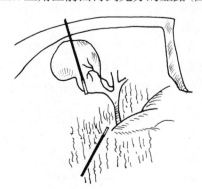

图82-56　Calot三角区的显露

　　在体形消瘦的个体,助手夹持胆囊底将胆囊推向肝膈面,也可使上述部位得到良好的显露(图82-57)。

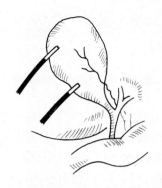

图82-57　消瘦个体Calot三角区显露

　　在整个手术过程中,根据三角区分离中的具体需要,术者宜在显露时对胆囊壶腹的夹持点、力度和提拉方向进行细微的调整。左手腕关节适度的屈伸和内外旋转,常有利于特定角度的三角区显露。

　　2) 三角区的解剖分离:在做任何的三角区分离之前,应对胆囊壶腹、肝十二指肠韧带进行仔细的观察,以获得对肝外胆道系统大体解剖的"第一印象",内容至少包括:①胆囊壶腹的形状及其与胆囊管交界部的大致位置。绝大多数个体的胆囊壶腹形态是容易辨认的,其远端突然变细处一般就是壶腹与胆囊管交界部。②肝外胆管的位置和走行。约半数以上的个体能透过肝十二指肠韧带表面的后腹膜窥见胆总管甚至肝总管。充分利用"第一印象"可使分离一开始就处于正确的部位和平面,对提高手术效率及避免副损伤有重要意义。

　　术者先以电钩在胆囊壶腹与胆囊管交界部平面稍上方环行点切开胆囊浆膜,续而沿此平面切开Calot三角区浅面的后腹膜。在有的个体,胆囊壶腹的形态不易辨认,此时分离的平面宁可尽量靠近胆囊壶腹一侧。使用电钩热切割时应将欲切断组织尽量提起,使电钩背离开深面组织,最大限度地避免深面组织的灼伤。如胆囊壶腹周围及Calot三角区浅面被覆的组织较薄并较疏松,用电钩背稍加推剥即可显露胆囊管的大部分(图82-58);反之,电钩应继续由浅而深地逐步将胆囊管周围和Calot三角区浅层组织细束切断,边切边用电钩背推剥,显露出胆囊管近侧的前表面(图82-59)。继续以电钩背向肝外胆管一侧钝性冷推剥出胆囊管纵长,直至分离出足够于其远、近端上钛夹的一段胆囊管,当胆囊管过短时,这个目标很难达到。

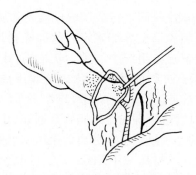

图 82-58　电凝钩背推剥法

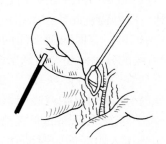

图 82-59　电凝钩分离

对于技术熟练的术者,如胆囊管周围组织较为疏松,完全使用电钩电热分离胆囊管的纵长也是可以的,其好处是比较快捷,且渗血少,术野显得很干净。但在胆囊管远侧靠肝总管应尽量少用电钩做电热分离,以免发生胆囊管远侧根部和肝总管的电热损伤。胆囊管前方显露后,术者换用分离钳,紧贴胆囊管管壁将胆囊管背面与周围组织分离开,直至胆囊管拥有足够在其远近端上钛夹的长度(图 82-60)。

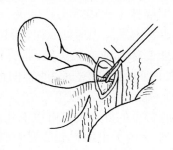

图 82-60　分离钳分离胆囊管,最好不要全程骨骼化

胆囊管的全程分离并无必要,也不可取。向胆囊管远端过多的分离可能伤及肝总管,使用电热分离或当 Calot 三角区有粘连时更是如此。实际上,由于腹腔镜的放大作用,腹腔镜下的操作是显微化的,胆囊管有 0.5cm 左右的长度,也可方便地在其远近端上夹。所谓的"胆囊切除术综合征"往往是胆总管结石、Oddi 括约肌狭窄所致,与残留长胆囊管的

关系不大,除非长的残留胆囊管内有结石或其根部有狭窄而形成一闭袢性梗阻的盲腔。

分离钳分离胆囊管时常会出现胆囊管深面的滋养动脉出血,这些血管虽然比较细小,但渗血却可导致手术野模糊。使用电凝止血易引起胆囊管远端或肝外胆管热损伤,在胆囊管未离断前也很难用钛夹止血。如出血少,可用分离钳轻轻刮除;出血较多时,可用分离钳将整个胆囊蒂夹住,持续压迫 1~2 分钟出血即可停止(图 82-61)。

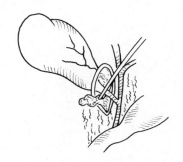

图 82-61　用分离钳压迫胆囊管滋养血管出血

更大量的出血就只能用吸引器吸净后再行处理。有经验的术者在胆囊管周围无致密粘连时,也可用电钩做锐性电热分离来完成胆囊管的分离,如此可使胆囊管滋养血管的出血明显减少,但电热分离在减少出血的同时也增加了热损伤的危险。在某些医院,为最大限度地减低肝外胆管热损伤的发生率,主张在整个 Calot 三角区的分离中一律使用钝性冷分离,主要是用分离钳将胆囊管周围和 Calot 三角区浅面组织逐一撕脱以显露胆囊管和三角区深面。单用冷分离固然能避免肝外胆管热损伤,但也存在渗血太多,术野不够清晰的缺点,当撕脱的组织过多,力量过大时还可能导致胆囊动脉主干出血及胆囊管、肝外胆管的撕脱伤。

若第一印象中肝外胆管的走行与位置十分清晰,一般即可直接显露出胆囊管,随后上钛夹或可吸收夹以夹闭。相反的情况下,由于肝外胆道系统存在繁杂的解剖变异,已显露的"胆囊管"很可能是胆总管,在腹腔镜下仅凭外观来判断胆囊管的真实性是较困难的。此时稳妥的办法是显露出胆囊管后,继续分离 Calot 三角区。当 Calot 三角区比较疏松时,可用电钩边切边推法剥离,也可用尖分离钳夹起组织做细束的撕脱。如三角区组织较为致密,可先用电钩切开胆囊壶腹的浆膜,再用金属吸引器头将胆囊壶腹和三角区表面组织逐层推开以显露三角区深面的结构。

当发现胆囊壶腹内上方的 Calot 三角区深面无隐藏的肝总管或粗大的副肝管,胆囊管与壶腹交界部已显示清楚;三角区内也相当空虚时,已显露的胆囊管的真实性便可确定无疑。

夹闭胆囊管时施夹钳最好先于胆囊管远端上夹,因为近端的上夹部位常常是可选择的。胆囊管远端以上两枚钛夹(近年常用可吸性夹)双重夹闭为妥,胆囊管近端只要不是太粗,上一枚钛夹即可(图 82-62)。

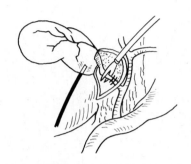

图 82-62　胆囊管的夹闭
协助显露图 Calot 三角区深部结构

施夹的要求是钛夹应与胆囊管垂直,以发挥钛夹的最大有效长度。此外,夹闭前要尽量看清胆囊管深面的钛夹钳爪尖,避免误夹胆囊管周围组织(主要是肝总管右前侧壁)。胆囊管切断可用剪刀或电钩电切。剪刀的好处是避免了胆囊管残端可能的热损伤,当胆囊管两端的钛夹距离很短时,电钩稍有不慎就会碰到远端钛夹,引起胆囊管远端灼伤。笔者曾有 1 例病人于 LC 术后第 9 天出现胆囊管残端瘘,再手术证实为胆囊管远端热损伤后坏死所致。因此,当胆囊管两端钛夹间距离很短时,最好用显微剪剪断。如两端钛夹间距离够长,术者手法又较熟练,用电钩切断胆囊管可省去来回换器械的麻烦。如胆囊管直径异常粗大,则首先要了解胆总管有无继发结石或胆总管下端梗阻,可通过术中胆道造影或腹腔镜术中超声加以判断,切勿盲目结扎。

胆囊动脉的起源变异虽多,但在 LC 术中有意义的胆囊动脉主干位置最主要有以下几种:①走行于胆囊管后上方,这种形式最为常见,与胆囊管的距离可近可远,有的可与胆囊管紧密并行;②与胆囊管的浅面进入胆囊;③与胆囊管远离而紧贴胆囊床进入胆囊。

由于 LC 具有显微操作的特点,故在分离处理胆囊动脉时,要比在 OC 术中更多地考虑解剖变异带来的影响。

于胆囊管浅面走行的胆囊动脉不多见,切开胆囊后方与胆囊管交界部浆膜后稍加推剥,一般即可发现浆膜下疏松组织中的条索状结构,此结构可能是胆囊动脉,亦可能是纤维组织,在镜下欲看清其有无搏动常常是徒劳的。如当纤维组织予以切断后一旦出血,血管近端即向肝外胆管处回缩,止血相当麻烦。安全的办法是以电钩分离此束组织后暂不处理,待胆囊管分出与其一并夹闭,单独夹闭之也无不可。

切断胆囊管后其后上方的胆囊动脉多可直接得到显露,三角区疏松组织中呈亮白色的条索状物即为胆囊动脉。以电钩自此条索状组织深面将其钩起,上一枚钛夹即可。有时最初夹闭的只是胆囊动脉的前支,在后续的分离中还会遇到条索状物,此即胆囊动脉后支所在,亦应予以夹闭。三角区内有脂肪堆积或粘连时,尚须用电钩或吸引器做更多耐心的钝、锐性分离方能显露深部的胆囊动脉。远离胆囊管而紧贴胆囊床入胆囊的胆囊动脉,在切断胆囊管后的三角区分离时不易显露,术者往往认为已与胆囊管一并夹闭,但在剥离壶腹甚至胆囊体、底部时可突然发生大量喷血,令术者措手不及。在每一例 LC 术中,术者都要充分考虑到此型胆囊动脉的存在,尤其是三角区未见到典型的条索状物时,更应加倍小心。在壶腹深面剥离时应尽量细束地切断组织或用钝性推剥法,将胆囊系膜尽可能多地保留在胆囊床上,以便见到条索状物后易于上夹夹闭。胆囊动脉主干出血单用电凝是不可靠的,术后再出血的风险较大。如胆囊床上的胆囊系膜被过多地剥离,由于裸露的胆囊床上无组织支持钛夹,欲夹闭出血的胆囊动脉更有困难。当遇见或误切胆囊动脉时剥离平面已达胆囊体部或壶腹近侧,胆囊床又呈裸露状,也只好长时间的电凝处理,但宜向血管近端追索,将较长的一段一并电凝以策安全。

胆囊动脉常见的处理失当有以下几种:

1) 在三角区内大束地电切或暴力撕扯组织,误伤了胆囊动脉主干而引起难以控制的出血。胆囊动脉既细又脆,故于显露分离时术野应保持清晰,充分利用腹腔镜的放大作用仔细观察;无论是锐性还是钝性分离,轻柔而少量多次的分离总是比较安全的。

2) 过度骨骼化胆囊动脉使其失去周围组织的支持,上夹时可能将纤细的动脉干撕脱。如果第一印象中肝总管走行清晰,胆囊动脉不经分离直接夹闭也是安全的。如已经骨骼化了的胆囊动脉在上夹时用力要轻些,以刚好夹闭血管腔为度,用力过大则钛夹的剪切力可撕脱血管。

3）担心误夹肝外胆管而在上夹时过于靠近胆囊壁，切断胆囊动脉时易将胆囊钩破。只要局部条件允许，夹闭血管的钛夹与胆囊壁之间要留下一定的空间供电钩和剪刀使用。当然，胆管的安全是第一位的，如果胆囊壶腹距肝外胆管太近，则只能紧贴胆囊壁上夹。

4）过于靠近根部游离胆囊动脉，造成肝总管或低位右肝管损伤。

5）在与肝外胆管垂直的方向上大块夹闭胆囊动脉，造成胆管部分被夹。看不清肝外胆管时对大块组织中的胆囊动脉贸然上夹，容易误夹低位的右肝管和肝总管前侧壁，若上夹的方向与胆管走行垂直，这种可能性更大。胆囊动脉最好还是先分离后上夹，上夹时确认施夹钳的两爪间只有血管束，同时上夹方向应取在肝外胆管走行的切线位上。

6）胆囊动脉因处理不当出血后，慌忙中盲目地上钛夹或电灼，导致严重的胆管损伤。实际上，单位时间内胆囊动脉的绝对出血量不会很大，完全不必惊慌失措，即使术者限于经验不足而一时无法控制，中转手术也不会造成不良后果，但处理不当的后果常常是灾难性的。

应当强调盲目自信是损伤胆管的重要因素！

（2）胆囊剥离：胆囊剥离是 LC 术中相对容易的步骤，在此过程中已很少再发生中转开腹。胆囊剥离工具常用的有电钩、电剪、分离钳等。激光分离因设备昂贵，操作不便，又易损伤邻近组织，现已基本弃用。在胆囊壁病变轻，组织层次清楚，系膜又长的个体，胆囊剥离是十分快捷的。如胆囊壁有充血、水肿、纤维化改变时，胆囊后间隙的正常层次已完全消失，剥离层面稍有偏差就会分破胆囊造成胆汁和结石外漏，或者分破胆囊床深面的肝组织引起多量出血，在技术熟练的术者手中这也是在所难免的。按术中具体情况和术者习惯，可选择顺行或逆行剥离。顺行剥离不必做麻烦的胆囊换位显露，剥离时肝十二指肠韧带也始终处于视野之中（图 82-63），但不

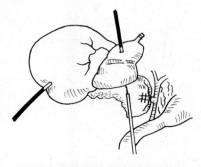

图 82-63　顺行剥离胆囊

熟练的术者在剥离胆囊壶腹时往往显露不佳，向肝上掀起胆囊壶腹时也常常会不自觉地用力过大而夹破胆囊。如在前期的三角区分离中有较多渗血，也将影响操作。逆行法的优点是剥离开始的平面一般是无血的，胆囊底部的系膜亦相对较长，容易找到正确的剥离间隙，胆囊在剥离过程中也不易被抓持钳夹破；当肝左叶肥大时，胆囊肿大或位置深在时，逆行剥离的显露也更好些。但逆行剥离至胆囊壶腹平面时，已剥离下来的部分胆囊会盖住肝外胆管，如不注意电钩位置，可能引起损伤。在实际的操作中，三角区处理完毕后一开始都是用顺利法剥离，但当顺利剥离中遇到较多的渗血，或胆囊被分破，或因胆囊床间隙显露困难，便可转而逆行剥离。至于在三孔 LC 术中，一般都是采用逆行法（图 82-64）。

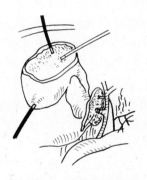

图 82-64　逆行剥离胆囊

胆囊管、胆囊动脉处理完毕后，助手钳可仍在原位下压十二指肠、网膜，也可夹持胆囊底推向肝隔面，当患者较肥胖时多用前一手法。术者以左手钳夹起壶腹部向上翻起，显露胆囊床间隙，在保持胆囊系膜适当张力的条件下以电钩逐束切断胆囊系膜组织。若肿大的胆囊张力过高，不可强力夹持胆囊造成胆囊壁大口破裂，可在胆囊底部用电钩尖减压后再夹持。在正确的层次中分离非常重要，过浅易分破胆囊，过深则易撕裂肝组织而发生出血，特别是肝中静脉的主要分支离胆囊床很近时尤为如此。胆囊系膜过短或囊壁纤维化而解剖层次不清时，使用钩背钝性推剥胆囊床间隙有时会有很好的效果。如胆囊床有活动性出血，应及时电凝，大的活动性出血最好是上夹。裸露的胆囊床上如有大的活动出血，上夹会很困难，所以只要可能，胆囊系膜组织应尽可能多留在胆囊床上，这样处理还可避免胆囊床深面的迷走小胆管损伤引起的漏胆。极度增厚的胆囊壁宜改用电钩背行电热分离，可防止钩尖刺破胆囊。顺行剥离中如失去了正常层次或显露不佳或有多量渗

血,可转而行逆行剥离。术者提起胆囊底部肝侧浆膜(系膜过短时也可直接用钳尖托住胆囊底上方肝组织),助手夹持胆囊底作反方向牵拉。电钩切开底部浆膜,再逐层剥离胆囊床间隙。胆囊壁的严重病变、显露不佳或手法不当都会导致剥离中分破胆囊,使胆汁和结石外溢,给手术带来很大麻烦。胆囊破口理论上可用钛夹夹闭,但实际上是困难的。胆囊破裂口喷涌而出的胆汁使术者根本无法看清破口边界,待看清时囊内胆汁、结石已基本漏净。显著增厚或有急性炎症的胆囊最易被分破,如囊内为多发结石,为避免大量结石漏入腹腔,剥离时可事先将一橡胶指套置于肝下,一旦胆囊破裂,可将囊内结石尽量挤入手套内,待胆囊剥离后再一并处理。至于漏出的胆汁和非常细小的结石,可用吸引器吸出,大的漏出的结石只能用夹持钳一一取出。

7. 腹腔清理及胆囊取出　胆囊完全剥离后,可将腹腔清理完毕后再取出,这样可避免胆囊取出时因扩大腹壁戳孔造成的气腹漏气。将切下的胆囊置于肝隔面右侧,显露出肝十二直肠韧带和肝门、胆囊床等部位,以吸引器吸净肝下的渗血或漏出胆汁,如肝下间隙积血或胆汁较多,还应以生理盐水冲洗。再次检查所有的手术分离区域有无漏胆,活动性出血,肝外胆管及邻近肠管有无发白的热灼伤区。各戳孔的腹腔内面有无出血也在检查之列。如未发现异常,可将胆囊床做一次普通的电凝,防止术后渗血或可能已损伤的迷走胆管漏胆。对大多数LC来说,腹腔清理至此即告结束。

切下的胆囊一般从剑突下戳孔取出,也有的术者经脐部戳孔取出。经脐部戳孔取胆囊并无大的优点,反而增加了腹腔污染的范围,尤其是对已破裂的胆囊,取胆囊时还必须更换腹腔镜位置,似有画蛇添足之嫌。现在大多数医院都已采用剑突下戳孔取胆囊。

取出胆囊的方法有以下几种:

(1) 常规法:如胆囊内结石数目不多或体积不大,自剑突下套管伸入胆囊取出钳,夹住囊管钛夹以上靠颈部的位置,轻轻将胆囊管和部分胆囊颈拖入套管内。右手握胆囊取出钳,左手轻拉套管,两臂同步外拉将胆囊管、颈部拖出腹壁外(图82-65)。

以血管钳夹住已拖出的胆囊颈,缓缓旋转拖出,即可完整取出胆囊。结石较多者,硬拉胆囊会使其断裂。可切开胆囊颈,以取石钳自胆囊颈切口取出部分结石后再拖出胆囊。另一方法是在腹腔镜直视下,经胆囊浆膜面和戳孔壁之间向腹内插入一把

大号弯止血钳,撑开剑突下戳孔使孔径扩大后再取出胆囊。必要时用尖刀稍稍扩大撑开处皮肤切口,便于完整地取出(图82-66)。

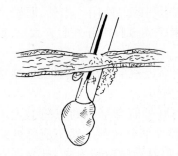

图 82-65　将胆囊管、胆囊颈一同拉入套管

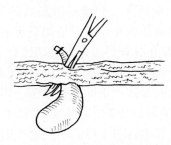

图 82-66　用大号弯止血钳止血后取出胆囊

(2) 扩张套管取出法:此法主要用于胆囊内有巨大结石者,须配备专用的扩张套管。自剑突下11mm 套管置入引导棒,手术刀将戳孔处皮肤切口延长至与扩张套管外径等长(LC 常用的扩张套管外径约为 30mm),经引导棒向腹内导入扩张套管,再以胆囊取出钳经扩张套管取出胆囊。如胆囊体底部仍不能取出,可用上述的同样办法处理。使用扩张套管的最大好处是胆囊取出后,可再放入扩张套管完成后续的腹腔清理而不会发生漏气(图82-67)。

并不总是先清理腹腔而后取胆囊。如果胆囊剥离时已破裂,有大量结石、胆汁溢入腹腔,此时就应先取出胆囊,阻止结石和胆汁对腹腔的进一步污染。胆囊取出后的剑突下戳孔须重新置入套管和器械完

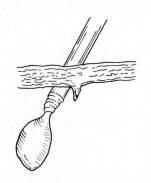

图 82-67　用扩张套管取出胆囊

成腹腔清理工作,戳孔扩大引起的漏气可用纱布填塞,必要时可做缝合恢复气腹的密闭性。胆囊破裂常造成腹腔的污染,特别是当胆囊有积脓者。此类污染的腹腔须以大量的盐水反复冲洗,并须放置肝下间隙引流。

8. 腹腔引流　LC 术中安放腹腔引流的指征常常是不明确的,或者说是术者依赖的,有的主张低标准甚至常规放置,有的则只在"不放心"时放置。持这两种态度的人的理由似乎又都很充分:

(1) 放置腹腔引流可作为术后观察腹内情况的窗口,且可明显减少膈下脓肿的发生;

(2) 绝大多数的腹腔引流是不必要的,真正严重的腹内情况往往并不能靠引流管得到反映或缓解,腹腔引流管还可造成病人的不适和可能的引流管源性感染。

但有一点是不容置疑的:放置腹腔引流管不会给病人带来真正的麻烦,然而的的确确有的术后并发症仅仅只须放置腹腔引流即可完全避免。笔者曾完成过一例"非常干净"的 LC,术后却经腹腔引流出数百毫升的胆汁,两天后漏胆自行停止,不难想象不安放引流的后果。因此,笔者主张 LC 术中的腹腔引流指征应是低标准的。以下是一些推荐的放置腹腔引流指征:

1) 术中分破胆囊或曾行胆囊减压。

2) 胆囊炎症明显,手术创面较大。

3) 胆囊管远端处理不满意。

4) 三角区分离中未见到明确的胆囊动脉。

5) 术中渗血较多。

6) LC 术中同时行胆总管探查取石。

腹腔引流管最好选用能与 5mm 戳孔相容的小号乳胶管,末端应剪上 3~4 个侧孔。为保持引流管的捷径引流,将其自助手操作孔引出为佳。置管时术者以一把大号弯止血钳夹住管子的外置端,在腹腔镜直视下伸入腹内,助手抓持钳夹紧外置端将其拉出腹外并夹闭管口阻止漏气,术者再于腹内将引流管内置端调整至肝下间隙的 Winslow 孔处(图82-68)。

9. 解除气腹及关闭戳孔　首先退出所有的手术器械。不管哪个器械先退出,最后退出的只能是腹腔镜,如此可避免手术器械盲视下退出时损伤腹内脏器或将肠管、网膜带入戳孔导致戳孔疝。腹内气体可从拔去腹腔镜的脐部套管放出,尽量放净腹内气体可减轻术后病人的不适。戳孔的关闭视其大小可采用不同的方法。A、B 孔较大,应做包括筋膜、

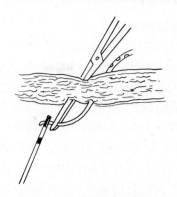

图 82-68　腹腔引流管的置入

皮下、真皮的缝合。有时为取出巨大的胆石,B 孔可达 4~5cm 长,此时须按传统的逐层缝合法关闭腹直肌鞘和皮下、真皮层。关闭 B 孔时要特别注意此孔深面的出血,有时很难自止,发现有活动出血时应予以电凝或缝扎。采用可吸收线做皮内缝合更能体现微创手术的美容效果。至于 C、D 孔,由于孔径很小,一般不须缝合,以创口粘胶拉紧即可。

【术中注意事项】

1. 行胆囊切除前,应用腹腔镜窥视全腹腔,了解有无需要处理的除胆囊以外的外科病变,如结肠癌、胰头癌、肝癌、胃癌等或腹膜结节病变。对胆囊本身及其周围结构的准确辨认,大约在 70%~80% 的病例可清晰显示肝外胆管的走行方向,为术中操作提供方便。

2. Calot 三角区内结构的处理必须准确,层次清晰,少用电凝电切,多用钝性分离,不盲目止血。

3. 开展 LC 的初期,损伤胆管的主要原因为误把胆总管当做"胆囊管"而结扎,当有了一定的手术经验后,损伤胆管的主要部位在肝总管和右肝管,原因多为电灼伤。

4. 短胆囊管是"顺利"胆囊切除损伤胆管的重要原因。

5. 胆囊管管腔增粗应查明原因(多为胆管结石或胆总管下段梗阻),不要盲目结扎。

【术后处理】

1. 生命体征的严密观察,术后 30 分钟观察的重点在呼吸道通畅,6 小时内观察的重点在有无腹腔内出血,24 小时之内的观察重点在有无腹腔内脏损伤(如腹膜炎的出现),24 小时之后的观察重点则为胆管损伤的临床表现;

2. 不主张术后当日下床活动,次日可下床活动并可进流质饮食;

3. 一般术后输液三天可出院。

【胆囊切除与微创保胆】

胆囊切除术是治疗胆囊良性外科疾病的标准术式,LC 的出现使它成为治疗这些疾病的"金标准",但术中损伤胆道、腹内脏器、内出血等时有发生,并有一定的死亡率,而胆囊切除术后的远期并发症(如返流性食管炎,胆总管结石,腹胀,腹泻等)并未引起外科医师的重视,往往由内科医师来处理。保胆手术经历了三次浪潮。第一次于 1867—1882 年,术式为胆囊取石造瘘术,以 Bobbos 为代表;第二次于 20 世纪 70、80 年代,国外保胆溶石,国内保胆排石,因药物副作用多毒性大,停药后复发率高,难以接受;第三次为 20 世纪 80 年代末 90 年代初,应用经皮胆囊超声碎石和经皮胆囊取石,因并发症多,结石复发率高而再次放弃。

1989 年后使用的"微创保胆"取石(息肉)疗法,认识到过去保胆取石术后结石高复发率的最主要原因是残留结石并非新生结石,并把 10~15 年术后结石复发率降至 10% 以下,使微创保胆取石(息肉)疗法重新应用于临床,但结石复发仍为一难题。

(陈训如)

第八十三章

胆总管手术

第一节　概述

【解剖和病理】

胆总管可分为自胆囊管开口至十二指肠上缘的十二指肠上段；位于十二指肠降部后方的十二指肠后段；位于胰腺背面胆管沟内的胆总管胰腺段，以及胆总管的十二指肠壁内段，后者大多与胰管相汇合，共同经十二指肠大乳头开口于十二指肠降段中部的后内侧壁。

在病理的情况下，胆总管的解剖关系可由于肝十二指肠韧带的炎性粘连，肝内胆管梗阻致肝叶不同程度的萎缩或肥大，使肝门明显移位，以致显露胆管十分困难，若有不慎，容易损伤肝门区大血管。高位胆管癌所致左右肝管汇合部阻塞，肝脏淤胆肿大，胆囊萎缩，胆总管空虚萎陷，此时寻找胆总管亦有困难；此外，因胆道长期梗阻及感染所继发的胆汁性肝硬化或门静脉栓塞所继发的门静脉高压病例，除由于经腹壁切口及进入腹腔可能遭遇的曲张血管和大出血外，在显露肝门区及肝十二指肠韧带时，可见许多粗大的侧支曲张血管布满手术野，胆管周围及胆管壁、肝门区粘连多为血管性粘连，由于肝门肝十二指肠韧带与后方致密粘连，使网膜孔封闭而难于游离，无法控制肝十二指肠韧带血流，因而在寻找胆管时常致难以控制的广泛出血，此时寻找并切开胆管作一简单的胆总管取石引流术亦十分困难。因而有的病例困难在于控制的侧支曲张静脉出血，只能先行分流术以降低门静脉压力，半年后再二期行胆道手术。

胆总管手术为肝胆外科最常应用的手术之一，胆囊结石继发的胆总管结石、胆源性胰腺炎、原发性胆管结石、肝内胆管结石、胆管癌、胆管良性狭窄等均需要施行复杂的胆总管手术。

胆总管手术既涉及胆管下段病变、Oddi 括约肌及胰腺病变，又涉及肝门胆管、肝内胆管病变的诊断及治疗性手术，缺乏认真细致、全面正规的胆管探查及手术，可遗留胆管下端病变及残余结石、肝内胆管病变、肝脏病变、肝内胆管狭窄及结石等，临床上"胆囊切除术后综合征"常是遗留胆管下段病变或肝内胆管病变未能发现和解除所致。所以在原发性肝内胆管结石手术时，胆总管探查切口应向上延长高位切开，使能在直视下显露出左右肝管开口及尾叶胆管开口，从而进行相应的手术处理。

因此，作好胆道探查手术除直接明确胆总管自身病变外，尚须探查了解肝门及肝内胆管、肝脏有无病变，胆管下端及其相关的脏器病变的性质，以确立合理的手术方式和取得满意的手术疗效均至关重要。

【胆道疾病术前准备】

1. 详细了解病史。包括既往每次发作病史，尤其是施行过胆道手术的病人，应注意询问每次手术的情况。

2. 注意维持机体的血容量、水电解质及酸碱平衡，尤其要注意处理对慢性贫血、失水和低钾血症。

3. 加强和改善病人的全身营养状态。给予高蛋白、低脂饮食，并补充足够的热量、多种维生素。完全性胆外瘘和肝功能严重不全的病人，常需应用静脉营养支持治疗。

4. 对黄疸病人，须检测出、凝血时间、凝血酶原时间、纤维蛋白原等有关凝血因子。术前肌肉注射维生素 K_1，对有出血倾向的黄疸病人，术前应积极进行全身支持疗法、护肝及纠正出血倾向。

5. 术前酌情选用影像诊断检查，包括 B 超、静脉法胆道造影，以及 ECT 胆道排泄造影、CT、MRI 等非侵入性检查。充分考虑经各种检查的优缺点，结合患者已有的影像学资料，进行有针对性地检查。

6. 梗阻性黄疸病人手术前 PTCD 减黄问题。目前国内外意见尚未有一致的意见。有的学者认为梗阻性黄疸多伴有肝功损害及凝血机制紊乱，施行术前 PTCD 可消除胆道梗阻，改善肝功能；但多数学者认为恶性梗阻性黄疸，PTCD 可丢失大量胆汁，使病人发生严重失水电解质紊乱，同时延误手术时机；

因肝胆管结石所致梗阻黄疸,PTCD 多达不到畅通引流,且 PTCD 管放置 2 周以上易导管化脓感染,再加上 PTCD 本身的严重并发症,使预期的根治性手术不能进行,因而不主张常规行 PTCD 减黄,只要病人全身情况尚可承受手术,在进行充分的术前准备后进行手术为宜。

7. 进行胆汁细菌学和抗菌药物敏感性试验的调查,以便更合理地使用抗生素。一些复杂病例,常需在术前 2~3 天开始全身应用抗生素,有助于防止手术或造影的激惹、诱发胆管炎、菌血症、败血症。若手术在胆管炎发作期进行,还应投用青霉素、甲硝唑(灭滴灵)等以控制厌氧菌的混合感染。有蛔虫者术前应进行驱蛔治疗。

第二节　胆总管探查引流术

根据术前影像诊断资料,结合手术中对肝脏及肝外胆道探查及术中胆道造影资料,对胆道的情况已有较为全面的了解,决定手术的方式还将最终取决于胆道的切开探查。临床实践说明有些病人的胆道切开探查是不全面的,而有的病人的胆道切开探查是不必要的,后者除延长手术时间和住院日外,少数病人尤其是胆管较细的病例,术后可能招致胆管狭窄。因此,胆总管切开探查应掌握一定的指征。

【适应证】

1. 急性梗阻化脓性胆管炎或慢性胆管炎反复发作,保守治疗未见好转或病情加剧。

2. 肝内外胆管结石伴胆管扩张的患者。

3. 临床表现为胆源性败血症休克、胆道出血、肝脓肿的患者。

4. 既往有肝胆管结石手术病史,术后胆道感染反复发作。

5. 梗阻性黄疸患者。

6. 严重肝外伤缝合或切除,以及肝外胆管修复或吻合术后,应行胆总管切开引流术。

【麻醉与体位】

大多选用连续性硬膜外麻醉,对复杂的肝内、外胆道手术可选用全身麻醉。平卧位,右侧肩背部垫高。

【手术步骤】

1. 经右侧肋缘下斜切口或上腹部直切口入腹,腹部切口用盐水纱布为拉钩保护,用开腹露钩及肝脏拉钩,向上牵拉腹壁切口及肝脏,用 S 形拉钩将腹壁切口及胃牵向内侧,第一助手以纱布垫压迫结肠

肝曲、十二指肠向内下方,分离结肠、十二指肠或大网膜与肝脏,肝门区和胆囊形成的粘连,即可显露肝门及肝十二指肠韧带。分离此韧带与后腹膜形成的粘连以显露小网膜孔,以便于用手探查胆道和控制肝十二指肠韧带的血流。

2. 胆总管经充分显露后,于网膜孔内填塞一大纱布垫,以防胆汁潴留于网膜孔内。

3. 用细针于胆总管前壁进行试穿,如顺利抽出胆汁则确定为胆管;观察胆汁的性状、颜色、有无混浊及脓液、有无胆沙、血液,并将胆汁留送细菌培养(普通细菌及厌氧菌)和药物敏感试验。肝十二指肠韧带有炎症粘连,胆管解剖不清的病人,如穿刺针抽出为血液,可能穿刺过深穿透胆管后方刺入门静脉所致,宜另取部位试行穿刺;一些严重梗阻黄疸伴胆汁性肝硬化门脉高压病人,胆管壁周围为曲张静脉包绕,在试穿胆管时常在抽得胆汁中混有血液,或在抽得血性液中混有胆汁,应根据肝门周围的解剖结构仔细判断以确定胆总管。

4. 以 3-0 细线于穿刺点内外侧各缝合一针,在两缝针牵引线之间以细尖刀小心切开胆管壁,然后以剪刀扩大胆管壁切口达 1.5~2.0cm。胆管壁出血点须用 3-0 细线一一缝扎止血,缝扎线留作牵引。合并门脉高压患者,胆管壁布满网状曲张的血管,在切开胆管壁时,更须用细针线仔细缝扎止血。

5. 经胆管切口用胆道取石钳取出所见的胆总管结石后,再进行全面的胆道探查(图 83-1)。根据不同病因和术前诊断,探查应有不同的要求、目的和重点。对一般的胆囊结石继发性胆总管结石,重点探查胆管有无残留结石,胆管下端有无狭窄、占位等,切开胆管后注意胆管的宽度及管壁厚度。注意结石的性质、硬度、大小及数目,与术前影像学检查是否一致。胆固醇结石多为胆囊结石所继发,而胆色素样结石常为来源于肝胆管的原发性胆管结石,后者应认真探查肝内胆管及肝脏病变。

为探查胆管下段有无狭窄,可先用导尿管试探比用金属探子为好,后者由于用力难于控制而且很难判断远端有无狭窄以及确切的狭窄程度;先用 F-10 号导尿管探查胆管下端,如能顺利通过则表示胆管下段无明显狭窄,如 F-10 号导尿管不能通过,则应更换 F-8 号尿管试探,仍不能通过,则说明胆管下端有梗阻和狭窄(图 83-2)。

此时可更换金属胆道扩张器 5 号探子(直径5mm)探查胆道下端(见图 83-3)。扩张器沿胆管下段走行方向滑行,若受阻而不能进入十二指肠,将胆

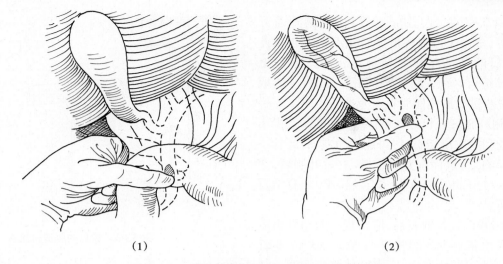

（1）　　　　　　　　　　　　　（2）

图 83-1　探查胆总管上段（1）、下段（2）及胰腺段

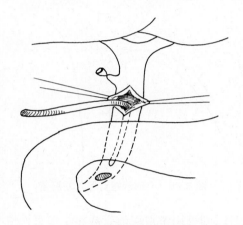

图 83-2　导尿管探查胆总管下段

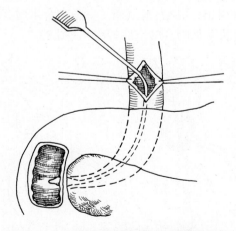

图 83-3　胆道扩张器探查并逐渐扩张胆管

道扩张器稍加压力后可通过狭窄段并有阻力突然消失之感，说明已进入十二指肠并可在十二指肠腔内扪及胆道扩张器探头，此种情况多为乳头部的膜样狭窄，并可逐次更换扩张器至 6 号或 7 号进行扩张；如 5 号胆道扩张器探查时阻力很大不能通过胆道下段，可更换 3 号扩张器小心试探扩张，若仍不能通过

胆管下端，表示胆管远端有严重的瘢痕性狭窄。在运用胆道扩张器探查胆管下端时，切忌强行扩张和用暴力通过狭窄段胆管，以免引起胆道损伤，同时此等粗暴的强行胆道扩张，很容易引起十二指肠后壁穿孔或胆道下段假道形成，并发十二指肠瘘等严重后果。胆道下端结石及狭窄行取石及扩张术后并发急性胰腺炎者亦较常见；胆管下端的轻型膜样或环状狭窄，胆管无明显扩张者可用胆道扩张器达到治疗目的，对严重的瘢痕性狭窄常须行狭窄段的手术治疗，手术方式则应根据胆管扩张程度和有无慢性复发性胰腺炎等慎重选用。探查明确胆管下段病变后，对肝总管及左右肝管用胆道探查器械继续探查有无结石及狭窄。

6. 对肝胆管结石病人，胆道探查除上述肝外胆总管、胆管下段的探查外，更应重点探查近侧胆管及左右肝胆管的病变，为此，胆总管的胆道探查切口应向上延长，以能显露左右肝管开口及尾叶肝管开口为宜（图 83-4）。

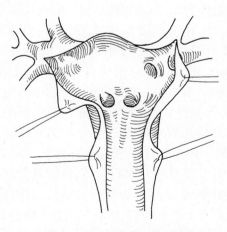

图 83-4　高位胆管切开探查取石

745

7. 胆管狭窄的病人,如肝总管狭窄或左肝管开口处狭窄等,多由于原发性肝胆管结石屡发化脓性胆管炎、胆管溃疡、结石嵌顿所继发,于狭窄环以上胆管常充满结石必须先将狭窄的肝管切开,才能取出结石并进步进行肝内胆管探查及取石。

8. 右侧肝胆管开口处结石阻塞时,可在直视下用取石钳或刮匙取出结石,尽可能取净左、右肝管一级分支内结石后,进而探查右前叶、右后叶胆管,左内叶以及左外叶胆管内有无结石及狭窄,如有结石应尽量取净。

9. 经切开探查及取石后,应常规行胆总管引流术。虽有人主张对少数胆管下端通畅无狭窄、胆管壁无明显急性和慢性炎症、肝内肝外胆管无残余结石的病人,进行一期胆管切口缝合术而不置胆道T形管引流可以缩短手术时间,缩短住院日,尤其对那些胆管较细的病人,可避免因置T形管而引流不当引起的术后胆总管狭窄。但多数学者认为胆管切开探查后一期缝合术难以避免缝合口渗漏胆汁而反对此手术:此由于胆管经切开探查和胆管取石后,胆道下端括约肌常常水肿及痉挛;由于麻醉及手术后胃肠道功能紊乱,导致腹胀及十二指肠内压升高等致胆管下端胆汁引流不畅,胆道内压增高,而从胆管切口缝合处渗漏胆汁;胆汁渗漏严重者可致胆汁性腹膜炎而需再次行胆道引流及腹腔引流术,胆汁蓄积形成胆瘘;漏孔瘢痕愈合后,常常形成胆管炎性狭窄,故对胆管切开探查术后仍以行常规胆管引流术为安全。

胆总管引流常规安置T形引流管,T形管粗细选择应根据胆总管内径决定,T形引流管外径应小于胆总管内径,才能保证缝合胆管的严密和不发生张力而易于愈合,过硬过粗的T形引流管引起缝合的胆管张力过大,可发生缝合切口裂开乃至胆管壁压迫缺血性坏死,形成胆瘘和胆管瘢痕性狭窄。

10. 流管应根据不同需要、不同引流部位而裁剪成不同形状:一般引流胆总管者短臂各留1.5~2.0cm,正对长臂对侧中央应剪一小孔,便于畅通引流和易于拔除。在胆管较细,胆道为泥沙样结石病人,为保持T形管引流通畅不被泥沙结石阻塞,可将T形管短臂对侧纵形剖开并于剪除部分管壁(图83-5)。在左肝管狭窄及结石病人,行左肝管取石或左肝管狭窄切开取石后,引流胆总管同时须引流左侧肝胆管,T形管短臂一侧略长,对侧略短,长侧的短臂置于左肝管内,短的一侧置于胆总管内,长臂从胆总管引出(图83-6)。为了从胆总管引流双侧

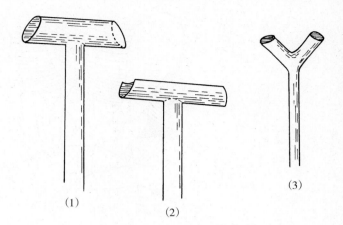

图 83-5　常见的胆道引流管

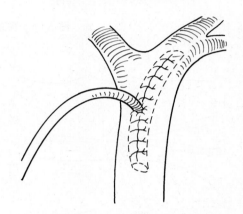

图 83-6　T 形管短臂置入左肝管

肝内胆汁,则可用Y形引流管或将T形管作成Y形,将Y形管短臂分别置入左、右肝胆管内,长臂则从胆总管引出;当施行肝胆管 - 空肠吻合术时,则上述Y形管长臂从吻合的空肠袢引出(图83-7)。

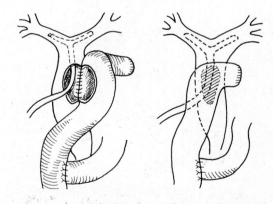

图 83-7　左右肝管的 Y 形引流管,长臂从吻合口处空肠袢引出

11. 切口的缝合多用细丝线行间断缝合,(最好用合成的可吸性线),胆管壁较薄时可用3-0线无创伤针缝合,胆管明显增粗时可用1-0线缝合,缝合时力求做到胆管壁切口对合整齐和全层缝合,不可

仅仅缝合胆管壁的外纤维层,尤其在胆管炎症水肿增厚时,切开胆管后内膜层回缩,缝合时遗漏胆管内膜层,术后引起胆汁渗漏及胆瘘,甚至引起胆管纤维组织增生性炎性狭窄。

12. 观察T形管是否引流通畅和缝合是否严密,尤其在T形管置入右肝胆管引流时,T形管短臂易于扭曲或成角或T形管短臂未置入适当位置,以致术后引流不畅,发生胆汁外渗和胆瘘等。简单测试疗法是将少量无菌生理盐水注入T形管内并抬高T形管,观察T形管内水柱变化情况,如T形管水柱随病人呼吸时胆道内压改变而上下移动,多表示T形管引流通畅;然后用15~20ml生理盐水经T形管注入胆道内,仔细观察缝合切口及T形管周围有无液体渗漏,发现液体渗漏处必要时再予加固缝合1~2针,以达到不再渗漏为止。

13. 以无菌生理盐水冲洗肝下区,以清洁无菌盐水纱布填塞胆囊床及胆管周围,观察有无胆汁渗漏及出血。将大网膜放置于胆囊床及T形管周围,以防止胆囊床、肝门与十二指肠形成紧密粘连和T形管直接压迫十二指肠,促进T形管与腹壁形成完整窦道,防止拔除T形管时窦道形成不全,胆汁漏入腹腔引起胆汁性腹膜炎。于肝下区及网膜孔放置引流;一般的胆囊切除及胆总管切开取石引流,选用二根潘氏引流,连同T形管长臂于肋缘下切口下方另行戳孔引出,以防渗出液污染手术切口而并发感染;在胆总管结石合并肝胆管狭窄及结石,经胆总管及肝胆管切开取石后引流胆道的病人,或并行胆管空肠内引流术或其他复杂胆道手术的病人,胆管切口或吻合口可能渗漏胆汁者,引流物除常用二根潘氏引流外,可于术野加置乳胶管引流或双套管负压吸引引流以防渗漏胆汁潴留下腹膜腔内。

引出腹壁的T形管及其他引流物,应用缝线结扎固定于切口皮肤上,包好无菌敷料,注意防止T形管扭曲和脱出。

【术后处理】

1. 静脉输液,维持水电解质平衡　一些长期严重梗阻性黄疸或并有胆汁性肝硬化病人,T形管每日可引流出大量稀薄、色浅淡的胆汁,易引起严重脱水、低钠、低钾、酸碱失衡等电解质紊乱。因此对上述病人应大量补充水、电解质、血浆、人血白蛋白等胶体液。严重梗阻黄疸和急性梗阻性化脓性胆管炎病人,肝细胞分泌胆汁功能受损害,表现为胆道术后胆汁引流量急剧减少,黄疸继续加深,此时可用5~10ml无菌生理盐水低压冲洗胆道T形引流管,排

除引流管机械阻塞因素,则多提示为肝细胞功能衰竭,须采取积极的护肝措施等综合疗法进行救治。

一般胆道手术病人于术后24~48小时肠功能恢复后,可进食少量清淡流质饮食,以后根据病人腹部情况及手术种类而逐步恢复饮食。

2. 减压　胆道手术,尤其是复杂胆道手术、再次胆道手术、胆肠内引流或合并肝叶切除术等,由于手术时间长,手术区域广泛,对消化道影响较大,一般应予持续48小时的胃肠减压,至胃肠功能恢复或肛门排气为止。一般单纯胆囊切除及胆总管取石引流术病人,可不用胃肠减压,于肠功能恢复或肛门排气后可予进食。

3. 抗生素应用　胆道感染时胆汁的常见细菌是大肠杆菌、克雷白杆菌属、肠球菌属、变形杆菌以及某些厌氧菌等;一般的胆囊切除、胆总管取石引流手术,为防止术后腹腔感染、切口感染,可酌情选用青霉素、庆大霉素、氨苄青霉素等;而危重的急性化脓性胆管炎胆道感染的病菌除上述需氧菌外,常合并厌氧菌感染,如脆弱类杆菌、厌氧链球菌等,应选用对需氧及厌氧菌均有效的先锋霉素、益保世林(头孢唑肟)、青霉素及甲硝唑等,此时由于病情重,周围循环不良,以用静脉给药途径为好,以后可根据胆汁的细菌培养和药物敏感试验结果加以调整。

4. 引流　胆囊切除胆管切开探查术后,腹腔内放置引流是必需的。国内外少数学者主张废除腹腔引流的观点是不安全的。术后合理使用腹腔引流物能有效防止术后腹腔感染并发症。一般胆囊切除胆管引流术后,腹腔引流出少量血性渗出物,则腹腔引流物可于术后2~3天拔除;如腹腔引流液较多或混有少量胆汁,应待胆汁渗出停止,腹腔渗液明显减少后,多于术后5~7天拔除;对于复杂胆道手术,肝脏及肝胆管手术或渗出液多且有较多胆汁渗出,如术中未置乳胶引流管引流,则可自引流孔置入导尿管、乳胶管或双套管,连接引流瓶或持续负压吸引,以保持腹腔的充分引流,此时引流物的处理和拔除根据引流液的多少而定。

5. 引流管的处理　T形管应妥善固定,防止扭曲受压和从胆管内脱出;每日观察记录胆汁量、颜色、混浊度及沉淀物等,术后胆汁应再次作细菌培养及抗生素敏感试验,胆汁量每日一般500~800ml,术后7~10天随胆道炎症减轻、胆管下端水肿消退,胆汁大部分经胆管流入十二指肠而逐渐减少,胆汁颜色转为澄清,此时可酌情钳夹T形引流管,钳夹T形管时间可逐渐增加,先于进食前后夹管2小时,逐

渐增至白天夹管,夜间开放。如病人无不适转为全日夹管 3~5 天,如病人无腹胀等不适,无发烧,多提示胆道引流通畅。

6. 拔管

(1) T 形管胆道造影:为了解胆道的通畅情况可行经 T 形管胆道造影;造影时应无胆道感染,一般在引流术后 2 周以上,夹管后无不良反应。因急性化脓性胆管炎行急症胆道引流术者,T 形管胆道造影应延迟施行;造影剂宜用静脉用造影剂如胆影葡胺、泛影钠等可稀释成 20%~30% 浓度,过浓易掩盖胆道内小结石,用量 20ml 即可,可以根据胆道有无扩张而增减用量,造影注药前应开放 T 形引流管,将 T 形管消毒后可穿刺 T 形管后再缓慢注入造影剂,注药时在电视屏幕下观察肝内外胆道显影情况,更易于达到临床要求,可拍胆道前后位片及斜位片;造影拍片后即时将造影剂抽出,而后开放 T 形引流至少 24 小时,必要时造影前后使用抗生素,以防治因 T 形管逆行造影诱发化脓性胆管炎。

(2) 引流管拔管指征:胆管引流术后全身情况良好,术后 3 周以上,T 形管造影前已全日夹管 3~5 天无不良反应,T 形管造影胆管下段无狭窄,无胆管残余结右,同时见 T 形管窦道影形成完全者,可以拔除 T 形引流管。

对复杂胆道手术或有特殊需要,T 形引流管可留置 1~3 个月或更长时间。如胆囊切除术致胆总管横断损伤,术中行胆管对端吻合术,用 T 形管作支撑胆管引流(图 83-8)。或术中行近侧胆管空肠吻合术的 T 形管支撑引流(图 83-9),T 形管须留置 3 个月或更长的时间,若 T 形管留置时间过短可致术后胆管狭窄。

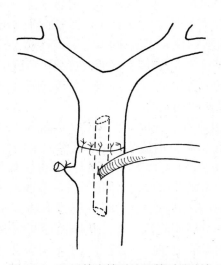

图 83-8 T 形管支撑引流胆管对端吻合

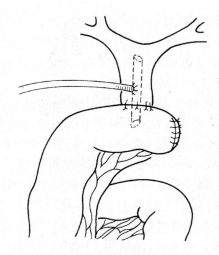

图 83-9 T 形管至于胆肠吻合口处

对急性梗阻化脓性胆管炎病人,施行急症胆管引流术后,T 形管的处理有别于一般胆管引流术病人;急性胆管炎引流后 2 周,虽临床症状消失,体温恢复正常,胆汁由混浊脓性转为清澈,但肝内胆管炎症仍然存在,如过早施行 T 形管胆道造影或按一般胆道引流术拔除 T 形管,可诱发肝内胆管炎发作。因此,此类病人胆管引流时间应长些,拔管时间应根据胆管炎严重程度而相应延迟。

T 形管于胆道术后 2 周时拔除,少数病人仍可发生胆汁性腹膜炎,极个别病人于术后 3 周时拔除 T 形管仍有发生胆汁向腹腔渗漏者,系由于 T 形管窦道形成不全所致,可见于高龄、全身衰弱病人,重症胆管炎急症胆道引流术后并用肾上腺皮质激素病人以及瘦长体形病人,后者 T 形管从胆管口至腹壁切口引出之距离过长,若胆管引流周围未能用大网膜填塞,难于形成 T 形管走行的完整窦道。一般病人 T 形管拔除时间于术后 3 周以上较为安全。对 T 形管胆道造影显示窦道形成不全病例,为防止 T 形管拔除后并发胆汁性腹膜炎,可于拔除 T 形管后,立即从窦孔插入细尿管引流胆道 1~2 天,可以防止并发症。

【并发症】

1. 消化道出血 复杂胆道手术的危重病人,手术后可发生急性胃十二指肠黏膜病变,胃底和食管下段曲张静脉破裂出血,肝内胆管溃疡出血以及胆管空肠吻合口出血等,以急性胃十二指肠黏膜病变出血最常见。急性胃十二指肠黏膜病变出血属于机体应激反应,一般统称为应激性溃疡出血,是由于胃黏膜屏障减弱,致氢离子反向扩散于黏膜下引起黏膜损害所致;梗阻性黄疸时高胆盐血症、重症胆管炎伴休克、使用皮质激素等,亦是造成胃黏膜屏障损害的直接原因。在急性出血期可使用止血剂如止血芳酸、止血敏及维生素 K 等,并予制酸剂静脉滴注,局部用氢氧化铝凝胶或硫糖铝、云南白药、凝血酶、冷盐水加去甲肾上腺素液,卡那霉素液胃内灌注及冲洗胃腔等方法,多可以达到止血目的。如出血持续而严重,应行急症内镜检查以确定诊断及出血部位并即刻行局部止血治疗;如胃十二指肠溃疡急性出血可行溃疡周围硬化剂注射,胃黏膜表浅溃疡及糜烂可喷雾止血剂,对食管曲张静脉破裂出血亦可进行硬化剂注射止血或曲张静脉套扎止血。

2. 出血　为胆道术后常见并发症,大多为少量出血。术后早期胆管引流见血性胆汁,可由于胆管壁切开后,胆管出血点缝合止血不彻底,或由于感染的胆管黏膜溃疡面出血。表现为 T 形管流出血性胆汁或少量血液,亦可经胆管排至肠道而出现黑便。以上出血经一般疗法大多可获停止。少数病人胆道术后突然短期内从 T 形管流出大量鲜红血液及血块,上腹剑下剧烈阵发性绞痛、面色苍白、脉快及血压下降,可伴呕吐及吐血和黑便。T 形管被血凝块堵塞后无胆汁流出,伴有发烧及黄疸,数天后胆道血块被溶解排出,胆汁引流恢复,但经过 7~10 天或更长时间,可再次发生胆道大出血,并呈周期性反复发作。此情况多见于严重化脓性胆管炎及胆管溃疡,后者溃破伴行的肝内动脉,形成肝动脉 - 胆管瘘或肝动脉瘤。肝外胆管结石胆管溃疡,溃破至肝外胆管并行的肝动脉很少见,肝内胆管溃疡亦可溃破肝内门脉支,但形成肝内门静脉 - 胆管瘘极少见。肝外胆管或肝门区胆管溃破肝门区门静脉主干,可形成门脉胆管瘘,而引起严重胆道大出血,其治疗困难有别于一般胆道大出血。

胆道小量出血在治疗下多自行停止;因肝动脉胆管瘘所致胆道大出血者病情危重多需急症手术治疗。术前可行超选择性肝动脉造影,确定出血的肝动脉支,亦可选用简便的术中肝动脉造影方法,以确定胆道出血部位;选用选择性患侧肝动脉结扎术及胆道引流术,多可收到良好止血效果,对局限一侧的肝胆管结石(常见为肝左叶)所并发的胆道大出血,施行患侧肝叶切除术更为有效,既切除了肝内结石病灶,又根除了出血病源。用超选肝动脉造影及栓塞出血肝动脉支以治疗胆道大出血为当前在有条件单位的首选治疗方法,效果亦较好。

3. 瘘　单纯胆囊切除和胆总管切开引流术后3~5 天以内,腹腔引流液可能出现少量胆汁样渗出液,此可由于胆囊床处小胆管或极少数副肝管损伤,胆管切开缝合处炎性水肿愈合不佳,胆汁从切口外渗出所致。随着胆道炎症的逐渐减轻,胆管及其下端水肿消退,胆道引流畅通,胆汁渗漏逐渐减少并多于术后1周内停止。如胆汁渗出不见减少且渗出量多则提示有胆瘘发生,不同手术引起的胆瘘,其原因与后果亦不一样;如单纯胆囊切除术引起的大量胆汁渗漏,多提示有较粗大的副肝管损伤或胆管损伤。如系复杂肝胆道手术后引起,如左右肝胆管狭窄切开及整形、肝胆管空肠吻合术后常难免渗漏胆汁,则必须做到充分引流,防止胆汁滞留于腹腔,同时加强抗感染和全身支持治疗,随着肝胆管与肠道逐渐粘连愈合后,胆汁瘘可望停止,如胆汁瘘引流不畅及并发感染可从引流管旁另置入细尿管,以抗生素生理盐水滴注和冲洗,控制感染并保持管道通畅引流,促进胆肠吻合口愈合使胆汁瘘停止。

4. 胆道手术后黄疸常见　其发生原因复杂,可由于肝内外胆管的梗阻,肝细胞功能损害如术中的缺氧、严重复杂手术创伤和休克,大量输入库存血(3000ml 以上)以及腹腔的严重感染等因素。不同的手术方式其发生原因及后果不一样:胆囊切除术后2~3 天出现的轻度黄疸,临床上偶可发现,但 3~5 天后黄疸消退,如术后黄疸出现快且日渐加重,多为胆道损伤、胆管阻塞等严重并发症,可伴胆汁瘘,少数可由于胆总管继发结石引起,必须进行严密观察以明确诊断和妥善处理;对复杂的肝胆管结石及肝管狭窄病人,术前即有肝功能损害或有黄疸,经复杂肝脏及胆道手术,术后常出现黄疸或黄疸加深;对长期阻塞性黄疸伴胆汁性肝硬化及严重肝功损害病人,术后黄疸加深,胆汁量很少并伴有腹水,须警惕肝功能衰竭发生,除保持胆道 T 形管通畅外,采取积极的抢救措施和护肝治疗及全身支持疗法,以挽救病人生命,上述病人的黄疸可持续较长时间。对术前无黄疸,经过长时间全麻下手术,术中大量出血及低血压、大量输血,术后出现黄疸者,多非胆道阻塞,而系严重创伤、缺氧损害肝细胞功能和大量输血所致,多于1周后逐渐减退消失。

第三节　胆总管囊肿手术

胆总管囊肿亦称先天性胆总管囊状扩张症,多见于小儿,然亦有一些病人于成年期才因胆道感染、结石形成、胆道梗阻等并发症而出现临床症状。近年来的临床观察提示胆总管囊状扩张的形成,多伴有胆胰管汇合异常,即胆胰管常在十二指肠壁外汇合,因合流的位置较高,故有胰液返流至胆道内,胆总管囊肿时胆汁的淀粉酶升高,支持胆胰管汇合异常的说法。

胰液的向胆道反流、胆总管囊肿内胆汁引流不畅、胰酶激活及其对组织的刺激作用,胆盐的分解等,均是导致胆总管囊肿的炎性病理改变、结石形成、肝脏损害和随后发生癌变的基础。胆管囊肿癌变率的报道为 2.5%~15%,若计算成人病例,则癌变率更高,可高达 28% 以上,并且在曾行囊肿十二指肠吻合术的病人中,癌变的潜伏期明显缩短。囊肿肠道内引流术并不能消除胆总管囊肿的各种致病因素,反而使其加重,故此种手术已逐步被放弃。中国人民解放军第一军医大学第一附属医院的 41 例成人胆管囊肿中发现 4 例(10%)有癌变,而在 13 例肝胆管囊肿中,2 例并发肝胆管癌,癌变率为 15.4%;文献上的 142 例肝胆管囊肿中,10 例并发肝胆管癌,占 7%。因而预防此病癌变的措施应十分重视。

胆总管囊肿或胆管囊性病变的手术方法根据囊肿的类型不同而异。一般常将胆管囊性疾病(先天性)分为 5 型:

Ⅰ型　胆总管囊状扩张;

Ⅱ型　胆总管憩室;

Ⅲ型　胆总管十二指肠壁内段膨出;

Ⅳ型a　多发性肝内外胆管囊肿;

　　　b　多发性肝外胆管囊肿;

Ⅴ型　肝内胆管囊肿(Caroli 病)。

治疗上,目前的一致性意见是力求做到切除胆总管囊肿以消除病变、预防癌变和使胆胰液分流。囊肿外引流术一般只用于合并急性化脓性胆道感染时的暂时性引流减压,以便创造择期手术的条件。囊肿十二指肠吻合术一般只适用于婴儿,因病情急而不宜做较复杂的手术者,作为过渡性手术,待病儿稍长大之后才行囊肿切除及胆肠吻合术。成人型胆总管囊状扩张主要采用囊肿切除及肝总管肠道吻合术,单纯 Roux-en-y 空肠囊肿吻合术现已较少应用。对于Ⅳ型及Ⅴ型的囊肿,即肝内胆管囊肿合并,或不合并肝外胆管囊肿的手术治疗比较困难,因为肝内胆管囊肿往往是多数性的和两侧性的,原则上应是切除肝内和肝外的囊肿,重建消化道,但是由于肝内胆管囊肿的双侧性并且范围广泛,切除有困难,故有时仍然不得不做单纯的 Roux-en-y 空肠囊肿内引流术,有的甚至只能用长期经肝置管,以改善肝内囊肿的引流和控制胆道感染。

一、胆总管囊肿切除术

【适应证】

1. 胆总管囊肿第Ⅰ、Ⅱ、Ⅳ型,病人情况能承受较复杂的手术者。

2. 成年人胆总管囊肿。

3. 成年病人在幼年时曾行胆总管囊肿十二指肠吻合者。

4. 曾行囊肿肠道内引流术但症状继续。

5. 曾行囊肿内引流术的再次手术。

6. 囊肿有癌变尚能手术切除者。

【禁忌证】

1. 病人身体情况难以耐受复杂手术。

2. 合并肝硬变门静脉高压,囊肿周围血管众多,出血剧烈难于施行一期手术。

3. 由于技术上的原因不适宜做复杂的囊肿切除术。

【木前准备】

1. 影像学诊断了解囊肿的类型,特别是有无合并肝内胆管囊肿等肝内病变。

2. 肝功能检查了解肝功能状态,特别是对病程长,病情复杂的病人,有的病人合并肝硬变,有的合并肝内囊肿的病人,可能有肝纤维化。

3. 凝血功能检查。

4. 术前用维生素 K_1。

5. 术前应用抗生素,曾行囊肿内引流术者,应用对需氧菌和厌氧菌(如灭滴灵)有效的抗生素。若手术经过时间长者,术中应追加一次。

6. 其他准备同胆总管空肠吻合术。

【麻醉与体位】

全身麻醉,仰卧位。

【手术步骤】

1. 一般采用右侧腹直肌切口,若原有手术瘢痕者,亦可选择原切口或另做切口,进腹后分离腹腔内粘连,切口两缘腹膜垫以消毒巾,以减少手术中对切口的内源性污染。

2. 分离显露胆总管囊肿或其原先的囊肿肠道吻合处,注意囊肿与肝动脉、门静脉、十二指肠、胰腺头部的关系。

3. 若曾行内引流,应将原吻合口拆除,送囊壁病理切片检查。成人期的胆总管囊肿的病理改变往往较为复杂,囊肿与周围结构的关系如门静脉和肝动脉往往难于分清,囊肿壁及其周围的血管更为众多,特别是当合并有肝硬化和门静脉高压症时则更为突出。同时,肝内胆管的病变亦往往更为复杂,因而要求在囊外及囊内探查时,要仔细明确病变的关键所在和做好手术步骤的计划安排。

4. 对于首次手术、囊壁炎症较轻并与周围组织能分离清楚的病人,在抽空囊内胆汁后,切开囊肿内侧缘的腹膜层,将囊肿与肝动脉和门静脉分开,向上至左右肝管汇合下 2cm 处,切断胆管,最好能保留圈约 0.5cm 宽的扩大部分,以利于进行胆肠吻合及减少日后吻合口狭窄的机会。一般须同时切除胆囊。

5. 向下沿囊肿壁分离至十二指肠后胆总管的胰腺头部分,此时可达到胆总管下端的较狭窄部,但尚不能盲目钳夹切断,以防损伤胰管。此时应将囊壁剪开,从囊内观察胰管的开口部位。部分病人因胰管在十二指肠外与胆管高位汇合,可在胆总管下端内侧见到胰管开口。在直视下剪断囊肿的下缘,远端以丝线缝合关闭,外层再缝合胰头包膜覆盖。

6. 对于炎症较重、周围粘连多的病例和在再次手术时,完整切除囊肿的困难较大,并可能发生大量失血和副损伤,如损伤门静脉及肝动脉。比较安全的方法是保留囊肿后内侧的纤维性囊壁,以保护门静脉,该处囊壁只行黏膜下分离(图 83-10)。

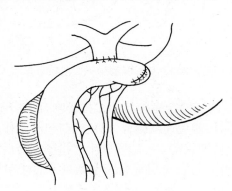

图 83-10　胆总管囊肿切除,Roux-en-Y 肝总管空肠吻合术

7. 按 Roux-en-Y 胆总管空肠吻合的方法游离一肠袢,旷置肠袢约 50cm,经结肠前与肝总管做端侧吻合,间断缝合。T 形管两臂分别放至左、右肝管。长臂经空肠袢引出。

8. 缝合关闭系膜间的空隙。肝下区放置腹腔引流。

【术中注意要点】

1. 胆总管囊肿切除术的要点是避免发生副损伤,因而要求注意解剖囊肿的侧缘和胰腺段。若囊壁经病理切片证实为良性病变时,在解剖困难或出血多的部位可将其纤维壁层留置,不致发生不良后果。

2. 腹腔引流要放在肝下区和胰头处,因为在分离囊肿的下端时,需要分离胰头部组织,术后可能出现暂时性的胰瘘。

3. 囊肿切除的上极必须注意留有余地,要防止在用力牵引下剪断肝总管,这样会使切缘过高,导致部分或全部损伤左右肝管,造成术后的高位胆管狭窄,处理十分困难。

另外,右肝管与左肝管的汇合可以有种种解剖学变异,有时右肝管为低位开口或为分裂型的右肝管,故切断囊肿上级时,应首先切开囊壁,从囊腔内查明各肝管的开口位置,然后直视下剪除多余的囊壁。

4. 当胆总管囊肿合并有肝内胆管囊肿(往往是左侧)时,可以考虑同时做肝叶切除。若肝内囊肿未加处理,单纯做肝外囊肿切除和胆肠吻合术时,手术后往往并发肝内感染需行手术处理。但是假如合并肝内的广泛性的肝胆管囊肿,则手术处理上十分困难。此时,手术后并发肝内感染的机会很高,反而加重病情,在手术前应详细研究,考虑手术的得失和对肝内病变的有效处理。

5. Roux-en-Y 胆管空肠吻合时空肠袢的处理可用典型的 Roux-en-Y 手术方法或用近年来的一些改良方法,如空肠简直,人工乳头成形、矩形瓣吻合、插入法吻合、人工套叠等,视术者对这些式式的掌握而定。

【术后处理】

1. 密切注意生命体征,保持足够的 24 小时尿量。维持血压稳定。

2. 持续胃肠减压至肠功能恢复。

3. 注意腹腔引流液的性质,有无胆汁或胰液,若无过多的引流液,引流物在术后 3~5 天时拔除。若有胆漏或胰漏,应维持管道畅通,直至外漏停止。

4. 术后监测血、尿淀粉酶。

5. 全身应用抗生素,根据胆汁细菌培养结果进行调整。

6. 其他同胆总管空肠吻合术后。

【主要并发症】

1. 早期术后并发症可能有腹腔内出血,急性胰腺炎,胆、胰瘘,急性胆管炎。

2. 晚期时主要是吻合口狭窄、肝胆管感染、结石形成等。

二、胆总管囊肿十二指肠吻合术

【适应证】

1. 婴儿期巨大胆总管囊肿作为过渡性手术。

2. 缺乏施行胆总管囊肿切除术必要的技术条件或病儿不能承受更大的手术者。

【禁忌证】

1. 成人、儿童或婴儿期胆总管囊肿病人,一般情况良好,能承受较复杂的手术者。

2. 囊肿合并急性化脓性胆管炎或囊肿穿破者应首先行囊肿引流术。

【术前准备】

1. 术前应有关于囊肿类型的鉴别诊断资料,成年病人应行 ERCP 检查,以了解胰胆管汇合部的情况。

2. 应有详细的 B 型超声和 CT 扫描检查,以发现有无合并肝内胆管囊肿或肝内胆管扩张甚至肝内胆管结石。

3. 排泄性胆道造影以了解胆道引流的情况,如用静脉法胆道造影和 T_cHIDA 胆道 γ 照相可显示囊肿和有无胆管梗阻。

4. 钡剂胃肠道造影常是必需的。

5. 其他同胆囊手术。

【麻醉与体位】

1. 全身麻醉,成人可用持续硬膜外麻醉。

2. 成人的胆总管下端膨出型囊肿(Ⅲ型)考虑行囊肿十二指肠内引流者,可用持续硬膜外麻醉或全麻。

3. 仰卧位。

【手术步骤】

1. 右侧肋缘下斜切口或上腹部横切口,切开腹壁肌层进入腹腔,进行腹腔内探查时须特别注意检查肝脏有无合并囊肿或肝内胆管结石;需要注意检查胰腺的情况,并将手术发现与术前的影像诊断对照。

2. 胆总管囊肿一般发生在胆囊管开口下方,囊肿较大时,将十二指肠推至前下方,将肝脏推向上方,胆囊一般缩小,故手术时较易辨认。

3. 为了便于手术进行,可首先将囊肿内容部分抽除,胆汁进行细菌培养和淀粉酶测定。

4. 在十二指肠上缘囊肿的低位部切开囊壁,吸除囊腔内残留的胆汁,取出结石,并注意检查囊肿内壁,若有赘生物或有可疑之处,应做组织采取及冰冻病理切片检查;在囊肿的切开处可切取一片囊壁留送病理检查。

5. 检查囊肿下端的狭窄部,注意此处有无胰管开口。向上检查肝总管及左右肝管和囊肿与胆总管的关系,囊腔常不是由于胆总管均匀性扩张,肝总管

的开口可能在囊肿的内侧壁或后侧壁。必须注意肝总管至囊肿开口段有无狭窄,若有狭窄,则开口以上之肝总管和肝胆管呈扩张。当囊肿的体积较大时,虽无肝总管的开口狭窄,然常伴有肝胆管系统的普遍性扩张,有时手术者的手指也能伸入至肝胆管内。若发现肝总管开口有狭窄,就必须进行肝管开口的切开整形,否则,行囊肿十二指肠吻合术后,将必招致胆道感染加重和多次的胆道再手术。

6. 纵行切开十二指肠第二段,彻底止血,囊肿与十二指肠吻合做两层的间断缝合,内层最好以人工合成的可吸收性缝线,忌用粗丝线,以避免局部的炎症反应或结石形成;前层缝合应注意保持十二指肠的轴向,防止引起十二指肠阻塞(图 83-11)。

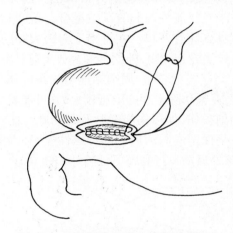

图 83-11　胆总管囊肿十二指肠吻合术

7. 两层缝合囊肿与十二指肠吻合的前壁,宜用间断缝合,避免连续缝合,以免因荷包收紧作用而致吻合口后期狭窄。一般囊肿十二指肠吻合后可不放置囊肿内引流,分层缝合腹壁切口。腹腔引流另作戳口引出。

【术后处理】

1. 胃肠减压至胃肠功能恢复。

2. 注意腹腔引流液的量及性质。

3. 其他处理同胆囊手术后。

【主要并发症】

1. 吻合口漏形成十二指肠瘘。

2. 上行性胆道感染。

3. 后期吻合口狭窄或闭塞及感染性并发症。

三、胆总管囊肿空肠吻合术

【适应证】

1. 成人胆总管囊肿因技术上原因不能施行囊肿切除术者。

2. 病人情况难以承受囊肿切除复杂手术者。

【禁忌证】

1. 胆总管囊肿在可能条件下应做囊肿切除手术。

2. 囊肿壁活检有恶变的可疑者。

【术前准备】

1. 应有详细的影像诊断资料。

2. 术前 3 天应用预防性抗生素。

3. 其他同胆囊切除术。

【麻醉与体位】

同胆总管囊肿十二指扬吻合术。

【手术步骤】

1. 一般用右肋缘下斜切口或右上腹部直切口，进腹后腹腔内探查及注意事项同前。

2. 在囊肿的低位横向切开囊壁，其长度不应少于 5cm，因成人胆总管囊肿壁厚，纤维组织增生明显，以后因纤维瘢痕性收缩发生吻合口狭窄的机会较大。清除囊腔内容物，切取一片囊壁送病理检查，其注意点同前。

3. 囊肿内探查和注意有无肝总管开口部狭窄，注意点同前。成人胆总管囊肿可能合并有肝胆管狭窄和肝内胆管结石，应根据情况做相应处理。

4. 囊腔内以纱布填塞，手术暂时转向横结肠下方。提起横结肠，找出上端空肠，在距离 Treitz 韧带约 15cm 处在适当的部位切断系膜上血管弓和肠管，按 Roux-en-y 空肠的要求准备肠袢。空肠袢在横结肠前方上提至囊肿处，注意缝合关闭系膜间的间隙。

5. 一般是用空肠与囊肿的侧侧吻合。缝合关闭空肠断端，在空肠的对侧肠系膜缘做一相称的纵行切口，长度一般不少 5cm，一般是使用双层缝合法，内层缝合应避免用粗丝线，亦应避免连续缝合。成人胆总管囊肿若有明显感染时，可考虑放置胆道内引流，否则一般不放置胆道引流。若条件许可，可做胆囊切除，因囊肿空肠吻合术后，胆囊已失去其生理功能。肝下区常规放置腹腔引流（图 83-12）。

【术中注意要点】

1. Roux-en-Y 胆总管囊肿空肠吻合术原是治疗成人型胆总管囊肿的常用手术方法，但由于内引流术并未根除此病的病理基础，反而加重胆道的炎症和感染，加之晚期的吻合口狭窄和再次手术率高，特别是囊肿的恶性变发生率高，因而当前一致的趋向是更多地采用囊肿切除术而尽量避免行囊肿空肠吻合术，特别是在年轻病人。

2. 囊肿长期的反复感染，囊壁的炎性改变和纤

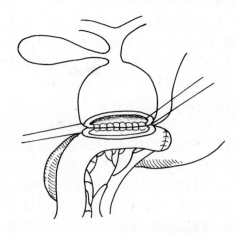

图 83-12　Roux-en-y 胆总管囊肿空肠吻合术

维组织增生明显，当内引流减压之后，囊肿缩小，吻合口亦随之缩窄，严重者甚至发生闭塞。因而吻合口一定要够大而且尽量处于低位，并可以除部分或大部分囊肿壁以缩小囊腔。

3. 空肠断端对囊肿的端侧吻合。虽然可以稍为省略一些步骤，但此种吻合法往往不能充分引流囊肿，且并发症较多，常在后期有囊肿内结石形成和吻合口狭窄，一般宜避免使用。

【术后处理】

同 Roux-en-Y 胆管空肠吻合术。

【主要并发症】

同 Roux-en-Y 胆管空肠吻合术。

第四节　术后胆管狭窄手术

一、概况

手术后胆管狭窄主要是损伤性胆管狭窄。与手术后胆管狭窄相对应的是由于外伤所致的胆管狭窄，称之为创伤性胆管狭窄。手术后胆管狭窄虽难以统计，但它是高于创伤性胆管狭窄，国外的资料显示其发生率为胆道手术的 0.07%~0.2%。它发生于上腹手术后，首要的是胆囊切除，少数见于十二指肠球部溃疡的胃大部切除术和肝外伤的清创性肝切除术。手术后胆管狭窄并不完全只是由于上腹手术时对胆管切、割、缝、扎等直接损伤引起，还应包含手术后因胆管自身营养血供的障碍、胆汁渗漏的化学刺激以及炎症、瘢痕增生产生的纤维化胆管缩窄，这常未统计入损伤病例数字之内。因之，手术后胆管狭窄实际上就是医源性胆管损伤的结局和后果，从病理的角度分析，手术后胆管狭窄可导致胆管的瘢痕

性缩窄、复发性化脓性胆管炎或肝胆管炎、胆道（内或外）漏、继发性硬化性胆管炎、肝内胆管结石形成、梗阻性黄疸、胆汁性肝硬化、门脉高压症。这些损伤后的严重复杂病理改变，处理十分困难，它所带来的痛苦，与原有疾病或胆囊切除相比，要多而严重，预后也不理想，有些后期病例，经多次手术，最后虽有效地解除了狭窄，但难于摆脱肝功能损害和严重胆道感染的危害。可见，应特别强调上腹部手术尤其是胆囊切除术时对医源性胆道损伤的预防，即使是有多年肝胆手术经验的医生，也不应掉以轻心。

　　术后胆管狭窄的手术治疗，已属后期处理，在一旦发生损伤后应强调及时发现，并早期给予合理的手术治疗，以求得较好的结果。早期处理包括：①若肝总管或胆总管、右肝管被缝扎，应即予解除，如有管壁缺血，应予修复，切除后胆管端端吻合，或在必要时的胆管空肠吻合；②如术中胆管壁有撕裂、缺损应予修复或切除后对端吻合；③如胆总管或肝总管被切断，当近、远端均已找到并无张力时应于对端吻合；若有张力时，则可将十二指肠二、三段外侧腹剪开并将十二指肠稍作分离，即可顺利完成胆管对胆管的对端吻合术（图83-13）。

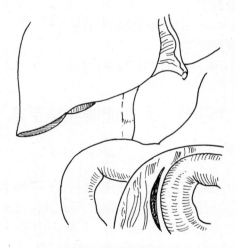

图 83-13　胆总管的对端吻合

　　有时胆管切断后未被注意，当完成胆囊切除等其他操作，或于关腹前发现手术野胆汁渗漏，并被确认为胆管断裂这种情况近端胆管由于有胆汁外溢，而较易于发现；远端胆管有可能由于胰头十二指肠位置固定而回缩，并反复搜寻而不能觅得，对端吻合已不可能，此时，应合理应用近端胆管完成与空肠袢的 Roux-en-Y 式端侧吻合术（图83-14）。

　　正常人的肝外胆管常常只有 5~7mm 的内径，这种情况下的胆肠吻合，在技术上的要求很高，为了避

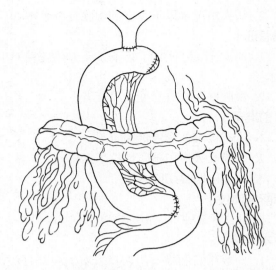

图 83-14　近端胆管与空肠袢的 Roux-en-Y 式端侧吻合术

免吻合口狭窄这最严重的不良后果，还可以在近端胆管作成形切开，即楔形切除部分开口处前壁，整形以扩大吻合口，以减少手术后瘢痕狭窄的机会，（图83-15）。少数于胃、十二指肠手术中发现的胆管损伤，可考虑行带血管蒂的胆囊瓣或胃瓣修补肝外胆

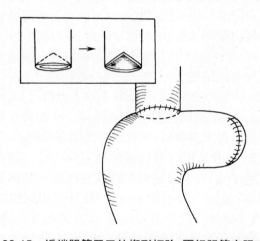

图 83-15　近端胆管开口处楔形切除，再行胆管空肠吻合

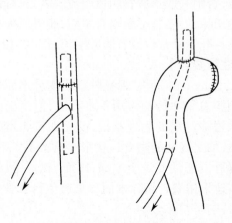

图 83-16　胆管吻合后的支撑引流

管的损伤,不过临床上应用较少(图 83-16)。治疗术后的胆道狭窄,临床上应用最多的还是胆管空肠吻合术。

二、胆管狭窄分类

手术后胆管狭窄(即损伤性胆管狭窄)的分类是为了便于解答治疗中几个问题,而又是以损伤后胆管的病理及其带来的改变基础的。主要是:①胆管壁为不含连续平滑肌纤维的弹力纤维结构;②胆汁酸为具有强烈化学刺激的胆汁成分,一旦外渗,将产生强烈的纤维增生和瘢痕反应;③损伤后胆管向两端收缩;④瘢痕性狭窄甚易引起反复发作不断加重的胆道感染;⑤狭窄以上的胆管扩张,并易于形成结石;⑥以上改变均加重肝脏的损害与负担,如没有得到早期、有效的治疗,预后很不理想。

从外科治疗的角度并从众多的临床实践中证实,胆管狭窄部位的高低,从各个方面影响着外科治疗进程和结局。因而,胆管狭窄的分类是(图 83-17):①低位胆管狭窄:近端胆管距肝门的长度 >2cm;②高位狭窄:近端胆管距肝门的长度 <2cm;③肝门部管狭窄:狭窄在左右肝营汇合处下方;④肝管狭窄:狭窄在左右肝管汇合处,并左右肝管分离;⑤副右肝管损伤性狭窄。

三、保存括约肌胆总管狭窄修复术

胆管狭窄的修复手术指仍然保持胆汁流通的天然通路,以恢复生理功能。它的好处在于:①胆汁依天然通路进入十二指肠;②保持和发挥胆胰管末端括约肌的功能。除生理性调节外,尤其可以避免肠液向胆道内的返流所引起的种种危害。胆管狭窄的修复手术主要用在病变范围较局限、远近端胆管改变不重、与周围组织无甚粘连的病例。而远端胆管及括约肌结构与功能正常,是另一个基本要素。

自 1919 年 Lahey 开展修复手术以来,一直受到

外科界的重视,并进行了大量的研究,积累了丰富的诊疗经验。修复术成功的关键因素主要是:①治疗要早,力争在并发症发生之前进行;②胆管与胆管的吻合要做到黏膜对黏膜;③吻合口要够大并没有张力;④用以完成吻合的组织必须血供良好;⑤必要的吻合口支撑与引流;⑥引流肝下区,避免可能的渗漏与感染。历年来,为有效完成可靠的修复与重建术,国内外学者多方面开发可供实际应用的各种材料,实践证明,金属代用品,塑料类制品以及纺织品,均不能达到满意的效果,往往导致修复失败,并进一步增加再修复的困难。而应用病人自体组织的报道,正在不断积累,值得进一步总结和研究。

四、胆总管狭窄整形术

【适应证】

胆总管狭窄整形术,是应用机会很少的手术。它只适用于胆总管轻度的、短的、与胆管周围组织无甚多粘连的环形狭窄病例。

【禁忌证】

长的大于 0.5cm、与周围组织致密粘连并有管壁增厚的胆总管狭窄以及有其他明确病理改变的胆管狭窄或手术处理后失败的胆管狭窄都不适宜胆管成形术。

【术前准备】

同胆总管探查术。

【麻醉与体位】

全身麻醉或持续性硬膜外阻滞麻醉,半卧位。

【手术步骤】

1. 首先进行仔细的探查,并明确病变的部位,胆管与周围组织的关系,最后决定行胆管整形术。

2. 在狭窄段胆管的上方或下方切开胆总管进行胆道探查,以最直接地确定胆管狭窄的情况(图 83-18)。

3. 在胆管之前壁纵形切开狭窄胆管,其长度与

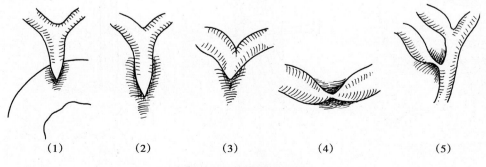

图 83-17　胆管狭窄的分类

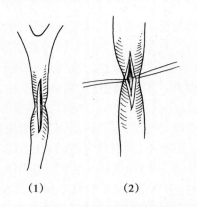

(1)　　　　　(2)

图 83-18　胆总管狭窄整形术

无狭窄处胆管横径一致或稍长,使狭窄部敞开。

4. 应用纵切横缝的原理来矫正狭窄胆管的内径。所用针线宜细小而减少损伤(图 83-19)。

5. 自整形缝合术上方或下方的胆总管探查切口,置入一 T 形管。其短臂应通过整形缝合的切口,以作为支撑。

【术中注意要点】

1. 手术中探查应仔细、全面,正确辨认病变情况,合理选用治疗方案。

2. 整形手术的切开应很好设计,狭窄段上下胆管切开的长度要适宜,切线应整齐,平顺。

3. 整形缝合应用无损伤细针、细线,对合应整齐。一般以间断缝合为宜。深及黏膜下不透过全程的缝合,有助于减少术后的瘢痕反应。

4. T 形管支撑应持续 3~6 个月。

【术后处理】

同胆总管探查术。

五、胆总管对端吻合术

胆总管对端吻合术是修复胆总管损伤的理想手术,但技术要求很高,从多方面防止再狭窄是重要的目标。

【适应证】

本手术主要或几乎只适用于上术中被及时发现的胆总管横断损伤。其他原因是手术切断胆总管的病例,因局部病理改变很少有机会行胆总管对端吻合术,即使有这种情况,局部解剖条件将使手术十分困难,并且效果亦不理想。

【禁忌证】

1. 胆总管的撕裂伤,伤面不整。

2. 瘢痕性胆管狭窄与邻近组织有致密粘连。

3. 胆总管断端血供不好或有明显的炎症者。

【求前准备】

同胆总管探查术。

【麻醉与体位】

全身麻醉或持续硬膜外阻滞麻醉。

【手术步骤】

1. 胆总管断端作必要的游离、若两端相距较远,吻合后有较大张力时,应在必要时,剪开十二指肠降段外侧腹膜,游离十二指肠及胰头,以缓解这种张力。

2. 以 5-0 无损伤缝线,作黏膜对黏膜的对合良好的一层间断缝合,线结应在管壁之外。

3. 在吻合口的下方另作切口,置入一适应的 T 形管,将一短臂向上通过吻合口以作为支撑引流。

【术中注意要点】

1. 胆总管两断端的游离不宜过长,一般 0.5cm 左右,以能确实完成吻合即可,因过多的分离没有必要,而且会损害胆管自身营养血供。尤其在胆管内、外侧壁的分离不宜离胆管壁太近,因胆管壁血供紧靠胆管的内、外侧即 3 点钟动脉和 9 点钟动脉(呈轴

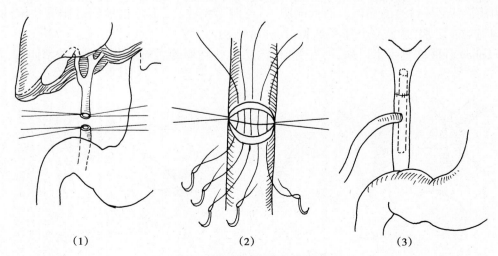

(1)　　　　　　　　(2)　　　　　　　　(3)

图 83-19　胆总管对端吻合术

行走向)向胆管供血,手术中应注意保护。

2. 吻合应尽可能减少损伤或瘢痕反应。实验证明以细针线作不刺入黏膜层(黏膜下胆管壁)的缝合,吻合口瘢痕反应较小。

3. 吻合口的支撑,应保持半年以上,以减少再狭窄的机会。

【术后处理】

1. 近期应防胆汁渗漏,故宜放置肝下区引流2~4日,渗液停止后拔除。

2. 支撑引流管应妥为保护。手术恢复后2周,可逐渐将其夹闭,如无疼痛、发热、黄疸,可长期夹闭,每周开放2~4h,或以20ml无菌生理盐水低压冲洗,以防止淤堵,保持通畅。

3. 由于这种吻合方式的胆管内径细小,如处理不够理想,甚易再发生瘢痕狭窄。若术后恢复顺利,无用药禁忌时,必要时可在术后2周开始服用小剂量强的松(5mg,每日3次)4~6周后渐停,以防止瘢痕过长。

【主要并发症】

1. 胆汁渗漏。可由于缝合不严密,吻合端胆管血运不良或吻合口缝合太密血运不佳等引起。甚易引起吻合失败和后期吻合口狭窄。

2. 术后吻合口狭窄。吻合技术的细致与准确十分重要,狭窄可发生于术后2~3个月,反复发作的阻塞性胆管炎,是它重要的临床表现,文献报道,满意的吻合,再狭窄仍可发生于术后10年、15年、20年。足见胆管壁结构的特殊性和损伤后给病人带来的危害性。

六、胆管狭窄胆管空肠吻合术

胆管空肠吻合术在损伤性胆管狭窄的外科治疗中很常用,它的特点是:①狭窄部以下的远端胆管由于诸多原因已不能应用;②狭窄部以上的近端胆管的显露和应用该手术的关键;③这种重建是非天然通路,精确的手术技术可以成功地解除狭窄所致的胆道梗阻,但失去括约肌调控的人工通道还会带来某些病理生理改变,其中一些问题,迄今尚未得到有效的解决;④这种重建手术,应充分强调特定的技术规格。否则,影响疗效并导致手术失败。

【适应证】

胆管损伤后的梗阻性黄疸,胆外瘘在急性胆管炎发作的间歇期,应尽早行这种重建手术。

【禁忌证】

1. 损伤性胆管狭窄,反复发作化脓性胆管炎,由于肝实质损害,加上梗阻性黄疸,导致胆汁性肝硬化、门脉高压,甚至上消化道出血。原则上不适宜一期行胆管空肠吻合术,多数情况下应分二期或三期进行。

2. 高胆红素血症,在胆汁性肝硬化情况下,术前应先期胆道减压,改善肝功能。

3. 肝下有胆汁性滞留脓肿时,应先期有效引流。

4. 近端胆管炎症,组织不健康,手术易失败,应先期引流。

【术前准备】

1. 全面了解肝、肾、心、肺功能,并加必要处理。

2. 积极改善病人的全身营养状况,纠正低蛋白血症;维持水、电解质与酸碱平衡。

3. 改善病人的凝血功能,应用维生素K_1。

4. 治疗胆管的化脓性炎症,并重视胆汁的细菌学调查。合理应用抗生素。

【手术步骤】

1. 显露近端胆管　处理损伤性胆管狭窄的手术,都是再次胆道手术,有的甚至达10余次,是十分困难的手术。每次合并感染的发作,都使近端胆管的炎症加重,肝实质损害加重,肝肿大变形,肝横裂变深。这些都使近端胆管的显露十分困难。显露近端胆管的途径和方法主要是:

(1) 沿T形管走行向肝门部分离,接近胆管后,切开T形管窦道,取出T形管,进行胆管的处理。

(2) 经胆外漏置入导尿管,沿导尿管分离,至胆管漏胆汁之开口,进行胆管的处理。

(3) 进腹后沿肝右前叶之边缘,由浅入深,由外向内紧贴肝包膜向下分离肝脏面及肝门部粘连,分离粘连的网膜与肠管,直达肝的横裂并显露肝十二指肠韧带的前面。

(4) 分离并进入小网膜孔,注意确定肝固有动脉的位置,以往手术留下的线结和胆管狭窄处的瘢痕结节,这些都有助于找到狭窄的近端胆管。

(5) 对近端胆管的穿刺定位是常用的也是常规的方法。此时,应结合术前经皮肝穿刺胆道造影(PTC)照片,作对比判断,有助于寻找肝外胆管的近端。

(6) 当肝左内叶增生肿大时,必要时,可在肝脏面的包膜下分离,一方面可避免损伤粘连的重要组织,另一方面又易于进入肝的横裂。

(7) 有时为了显露肝门横裂,以利完成重建,还可采用肝方叶(段Ⅳ)切除,肝正中裂劈开等显露近端胆管。

可以看出,损伤性胆管狭窄的处理,在明确诊断、周密准备后,应用规格化的技术,力争一次高质量地完成修复或重建手术。每一次手术的失败,都给以后的治疗,带来难以预料的困难,对病人更是莫大的痛苦。

2. 近端胆管的处理和准备 这是胆管狭窄重建术中的又一个重要问题。高位的胆管狭窄常涉及肝管汇合处乃至左右肝管,使吻合困难而且易于再狭窄。因此,有时应按整形外科的原则进行设计。在切除狭窄瘢痕后,把近端肝管的几个开口,整形缝合成一个开口,用来与空肠吻合,完成重建手术。

(1) 肝管的成形缝合:切除肝管瘢痕,解除狭窄梗阻,把近端肝管成形缝合成一个开口。

(2) 充分利用左肝管:肝门部胆管狭窄解除后,扩张的右肝管分支很高,而左肝管则常可有2~2.5cm可供利用。它常可以提供一个充分的吻合口,并有好的远期效果。

(3) 胆管空肠吻合术:胆管空肠吻合术是利用Roux-en-Y空肠袢,经结肠后引向肝门,完成与肝门胆管的空肠吻合术。空肠袢的利用,以人工乳头式间置空肠胆管十二指肠吻合较为符合生理要求。

【术中注意要点】

1. 有良好的近端胆管的显露 近端胆管的显露是关系手术治疗成败的决定性因素。它受三方面因素的影响:①局部炎症的程度和瘢痕的多少。以往炎症的反复发作、再次的胆管引流以及不成功的修复手术,都会使瘢痕增多,而所剩近端胆管一次比一次短;②手术分离解剖的质量。这种手术有较高的难度。手术次数越多,难度越大,术者既要善于辨认,又要善于分离;既要切除增生的瘢痕,达到有正常黏膜的胆管,又要尽可能保留胆管的长度;③保证近端胆管良好的血运。

2. 胆管空肠吻合术,应满足它的技术规格上的要求,即大吻合口,侧侧吻合,黏膜对黏膜,间断一层细线吻合,必要的支撑引流。

3. 保证吻合口的充足血供。

4. 充分止血。

5. 肝下区有效引流。

【术后处理】

1. 按重症监护。

2. 有效的营养支持。保护肝肾功能。

3. 保持引流通畅。防止胆管炎复发。

【主要并发症】

1. 胆管炎复发,败血症。

2. 吻合口出血或胆汁渗漏。

3. 支撑管脱落,吻合口再狭窄。

(邹声泉)

第五节 腹腔镜胆总管探查术

腹腔镜胆总管探查术目前较常采用的方法,根据进入胆总管的途径不同分为:腹腔镜胆总管切开探查或腹腔镜经胆囊管胆总管探查;而腹腔镜胆总管切开探查又根据留置T形管引流与否,包括腹腔镜胆总管切开探查、T形管引流术及腹腔镜胆总管切开探查、胆总管一期缝合术;以上各种目前较常采用的术式,分别有各自的适应证选择、手术技巧及术后处理重点,下文将逐一叙述。

【解剖要点】

任何部位的手术均需要良好的相关解剖知识作为基础,在这一点上,腹腔镜手术与开腹手术没有任何区别;因此腹腔镜胆总管探查术的解剖要点也几乎完全等同于开腹胆道手术的解剖要点:要求术者谙熟 Calot 三角、肝十二指肠韧带及第一肝门区内的各种管系结构,能够清晰的辨识三管结构及各种变异,在此不再赘述。

应当强调的是:腹腔镜操作没有开腹手术的触觉反馈,且目前腹腔镜所能提供的画面尚只能是平面视觉而非三维,所以还需要术者在对解剖知识掌握理解的基础之上,具备充分的空间想象力和对各种可能变异的预见性。

【适应证】

从理论上讲,腹腔镜胆总管探查与开腹胆总管切开探查术有同样的适应证;但由于腹腔镜胆总管探查术相对于开腹胆总管探查仍需要一定的特殊技巧、相对于单纯腹腔镜胆囊切除术(LC)更要复杂得多;因此,腹腔镜胆总管探查、尤其是切开探查时,有明确的胆管结石影像学证据、尽量减少阴性探查,是必要的。

随着技术的不断进步和完善,一些腹腔镜胆总管探查术开展初期的禁忌证目前正在逐渐变为相对禁忌证:

已有大量病例证实,既往有上腹手术史或胆道手术史的患者行腹腔镜胆道探查术并非无可能。富有经验的手术医师、精细小心的操作及对病例的恰当选择是获得成功的关键,但对于一些有多次胆道手术史的患者,能够果断地选择开腹手术也体现出一名胆道外科医师的临床决断能力。

由胆总管结石所致急性梗阻性胆管炎,往往病情较凶险,没有充分余地去选择最佳手术时机,而因急性发作导致术中解剖条件也往往较差,这些都增加了腹腔镜胆总管探查难度;此时对于一些不伴休克,一般情况较好的急性期病人可考虑行腹腔镜胆总管探查,而对于一些重症患者,仍需开腹胆道切开探查、紧急减压,或通过及时有效的PTC/ENBD减压引流,变为择期病例再行腹腔镜胆总管探查。

实践证明一些存在高龄、肥胖、糖尿病等不利于开腹手术因素的患者自腹腔镜胆道探查术获益;尽管如此,一些严重心肺疾患致不能耐受气腹的患者,气腹下腹腔镜胆道探查术仍为禁忌,此时有条件的单位可尝试免气腹悬吊式腹腔镜下胆总管探查。而一些严重合并症不能耐受手术麻醉的患者,则考虑内镜治疗。

肝内胆管结石可否行腹腔镜胆总管探查取决于术者对术中、术后(尤其是术后)胆道镜解决肝内结石及狭窄能力的判断(此时术前影像学检查尤为重要);否则推荐开腹手术;肝内胆管结石局限于某一肝段/肝叶(尤其伴随纤维化)者,不推荐行单纯腹腔镜胆总管探查,此时病变肝段/肝叶的规则性切除为首选治疗方案。

前文提到腹腔镜胆总管探查目前有多种术式可供选择,下面对各种术式的不同适应证进行简要介绍。

腹腔镜经胆囊管胆道探查术因其无需胆道切开而在众多术式中具有明显的优势,因此在恰当的病例和有条件的单位,应成为首选;但因其技术难度较高,目前普遍接受的适应证:①继发性胆总管结石或胆囊结石合并肝外胆管结石;②肝外胆管结石数目<10枚;结石直径<1cm;③胆囊管无严重纤细、脆弱、扭曲、闭塞,能够通过胆道镜;而①胆囊管汇入部以上胆道结石;②多发较大结石或铸型结石;③胆囊管汇入过低或完全闭塞,无法通过胆道镜者,为禁忌证。

选择腹腔镜胆管切开探查时,文献报道的胆管最细直径为6mm;但目前普遍采用胆管直径>8mm为适应证,以充分避免术后胆道狭窄;胆道切开探查术后常规采用T形管引流术支撑并引流胆道;一期缝合的指征应严格掌握,必须在①无重症胆管炎;②取尽结石且胆道远端通畅无狭窄;③胆管直径>1cm,三个条件均获得满足的情况下采用。

合理地选择手术适应证是手术获得成功的先决条件;各种术式适应证都不是绝对的,手术医师应当根据自身的设备、技术条件及患者病情,以患者能够安全并最大获益为考量目标,采用恰当的治疗策略。

【手术前准备】

腹腔镜胆总管探查术的术前准备可参照腹腔镜胆囊切除术的术前准备;包括病史采集及各项常规检查的完善、术前谈话、术晨禁食水,抗生素的预防性应用等,不再赘述。术中发现胃胀影响操作者可术中临时下胃管,导尿与否可根据术前评估手术复杂程度酌情留置。部分胆管结石患者合并梗阻性黄疸及肝功能异常,可于术前酌情给予Vit K及保肝药物治疗。

需要特别强调的有以下两点:

首先是术前影像学检查的重要性。随着影像学技术的进步,目前术前影像学检查所能够给予手术医师的帮助已经远不仅仅停留在明确诊断、减少阴性探查的水平;完善的术前影像检查,不仅能够协助我们明确结石的部位、数目,甚至能够给予胆道变异的预警,并最终成为我们制订合理手术方案的重要依据。因此,有条件的单位,在开展腹腔镜胆道探查术前,应尽量采用MRCP或CT胆管成像等影像检查更加详尽地了解胆道情况。

其次是手术设备、器械的充分准备:纤维胆道镜设备和相关技术是开展腹腔镜胆总管探查术之必须;采用鸭嘴钳、冲洗管和胆道探子进行"盲取"和"盲探"的方式,无论在腹腔镜还是开腹胆道探查术中,都必将成为历史。而掌握纤维胆道镜下检查、取石、碎石、乃至扩张的技巧,并结合影像学检查提供的胆道情况进行各种可能遇到情况的相关器械准备,将成为腹腔镜胆道探查术前准备的重要环节。

【手术步骤】

1. 腹腔镜经胆囊管胆道探查取石术步骤如下

(1) 病人体位、术者的站位、各套管穿刺部位基本同LC;解剖胆囊管:解剖Calot三角,游离胆囊管至汇入胆总管开口处;先不切除胆囊,以利于牵引暴露和支撑。

(2) 胆囊管远端上夹后,距汇入处约0.5cm,剪开胆囊管前壁约1/2周径,以探查钳插入胆囊管轻扩。

(3) 缝合牵引提供胆道镜支撑:自胆囊管切开处缝合牵引1针,牵引线经肋弓下戳卡内引出,同时将该戳卡深入腹腔,贴近胆囊管开口处,建立自腹壁至胆囊管开口的纵向支撑。

（4）经胆囊管入胆道镜：自该戳卡插入 P20 或超细（XP20）纤维胆道镜，利用戳卡及牵引线配合为胆道镜提供纵向支撑力，同时循腔进镜，使胆道镜能够较顺利通过胆囊管。

（5）如获得满意支撑后仍不能经胆囊管插入超细纤维胆道镜，可根据胆囊管条件选择汇入部微切开或胆囊管球囊扩张，辅助实现经胆囊管胆道探查。

（6）经胆囊管胆道镜取石：术中胆道镜获得满意支撑并实现经胆囊管进入胆道后，参照经皮窦道取石方法完成胆道探查及取石。

（7）如胆道经胆囊管探查见较大结石或嵌顿结石仍取石困难者，根据情况判断选择汇入部微切开、胆道镜下碎石等技术辅助完成取石。

（8）胆道探查结束后其他操作同常规腹腔镜胆囊切除术。胆囊管残端处理不满意者放置引流。

2. 腹腔镜胆总管切开探查术

（1）病人体位、术者的站位、各套管穿刺部位基本同 LC；需切除胆囊者常规先解剖 Calot 三角明确三管关系而不切除胆囊，以利于显露胆总管。电凝钩或超声刀分离胆总管表面的结缔组织，依据胆囊管汇入情况或经穿刺针抽吸确认胆总管后，于无血管区以胆总管切开刀挑开或直接剪开胆总管 1~2cm。

（2）于切开胆管两侧缝合牵引线，分别自肋弓下及剑突下戳卡引出，经肋弓下戳卡置入纤维胆道镜利用戳卡及牵引线配合为胆道镜提供纵向支撑力。

（3）纤维胆道镜于胆总管内分别向肝门及壶腹方向观察、取尽结石并确认胆管远端通畅。胆管内的结石过大、铸型、与胆管壁粘连、嵌顿等而不易取出时，可腹腔镜分离钳配合推挤协助、或碎石设备等将其破碎后取出，结石较多时可利用冲洗管将大量结石冲出胆管。

（4）完成胆道探查取石后，根据探查结果决定胆管一期缝合或留置 T 形管：符合一期缝合指征者，可考虑一期缝合。缝合方法为：无损伤缝针带 3-0 至 5-0 可吸收缝线，边距 1~2mm，针距 2~3mm，单纯间断或连续缝合。

（5）如无一期缝合指征，则需留置 T 形管，T 形管留置方法为：尽量选取 24~26 号 T 形管，按常规修剪后完全置入腹腔，将 T 形管短臂按开腹常规置入胆总管，单纯间断缝合胆管壁、固定 T 形管。T 形管置入胆管或缝合固定操作可能较困难，此时于胆管切开处顶端上下各预先缝合一针、打结并留做牵引可能会有利于上述步骤的完成。

（6）完成 T 形管固定后，常规切除胆囊，T 形管经肋弓下戳孔引出。凡胆道切开探查或汇入部微切开探查者，如无 ENBD 治疗性引流，均推荐酌情于肝下留置腹腔引流。

【几种改良术式】

腹腔镜经胆囊管汇入部微切开探查。

对于一些胆囊管狭窄无法通过胆道镜、或胆管内结石稍大无法顺利自胆囊管取出的患者，可采用胆囊管汇入部微切开的方法。有文献证实，汇入部微切开 3~5mm，不会造成胆管狭窄；采用该改良术式可一定程度上提高经胆囊管胆道探查的成功率。需要强调的是，胆囊管汇合部微切开后，需要将胆囊管成型缝合，然后如常规施夹夹闭，不要连同切开胆管壁一并夹闭，以免造成胆管狭窄或结扎夹游走。

胆道切开探查的引流方式改良。

胆道切开探查后，除常规 T 形管引流外，在符合一期缝合指征的患者，为了减少胆瘘的发生率、增加手术安全性，有多种改良引流方式，常见包括：经胆囊管 C 形管引流、胆道远端支架 / 自脱落半支架引流、三镜联合 ENBD 引流等。

上述引流方式优缺点，但均可达到增加手术安全性的目的，经胆囊管 C 形管引流属外引流、较 T 形管创伤小，拔除时间早，但需要特殊 C 形管夹或缝合闭合胆囊管，目前已较少采用；胆道远端支架引流属内引流，减压效果好，缺点是需要再次内镜拔除；而半支架或自脱落支架引流则有脱落时间不能控制、部分仍需内镜拔除等缺点；三镜联合 ENBD 引流具有便于观察愈合情况、拔除方便的优点，但需要术中内镜配合，在有条件的单位，应当是较好的引流方法。

【术中注意事项】

1. 很多术者感到腹腔镜术中操控纤维胆道镜远较经皮窦道胆道镜更为困难，"无法着力"是很多术者的最大感触。这是因为纤维胆道镜作为软性内镜，其在腹腔内的部分——即自腹壁戳卡前端至进入胆管之前的部分，往往不能获得满意支撑的缘故。因此，无论尝试经胆囊管胆道探查还是胆管切开探查，为胆道镜提供有效的纵向支撑都是必要的，我们推荐采用缝合牵引线配合戳卡提供纵向支撑的方法，能够极大提高胆道镜的工作效率。

2. 行经胆囊管胆道探查术时，因胆囊管汇入胆总管角度多呈锐角，部分患者胆道镜返折向上探查肝内胆管较困难，因此行胆道镜取石时应注意尽量控制胆总管内结石尽量避免进入肝总管,如怀疑有结石进入肝总管又无法向上探查,必要时可行术中造影或超声明确,以免结石残余。如有明确结石,可行汇入部微切开,便于向上探查。

3. 腹腔镜胆道切开探查、T 形管引流术因气腹状态下腹腔脏器位置及与腹壁距离会有一定变化,因此应注意边排空气腹,边调整 T 形管引出长短,以免因腹壁松弛后造成腹腔内较长 T 形管行程及异常窦道形态,为日后胆道镜操作带来不便。

4. 纤维胆道镜较为脆弱易损,维修昂贵;且术中胆道镜不同于经皮窦道胆道镜,此时患者处于术中麻醉状态,需要胆道镜操作者有较高的工作效率;因此开展术中纤维胆道镜者应为熟练的胆道镜操作者,有丰富的经皮窦道操作经验,并注意轻柔操作。

【术后处理】

1. 如腹腔镜经胆囊管胆道探查术获得成功,患者术后处理与腹腔镜胆囊切除术相同,常规于术后第一日复查血常规、生化指标。患者可于术后 12~24 小时内进食,通常在术后 24~48 小时内出院。并酌情给予口服抗生素及利胆药物。

2. 腹腔镜胆总管切开探查、一期缝合患者,通常需要确认无胆瘘发生后方可出院,此时需要观察患者的腹腔引流 2~5 天;有 ENBD 引流者可于术后 48~72 小时行造影检查,如无造影剂外溢,可拔除 ENBD 引流并嘱患者出院。

3. 腹腔镜胆总管切开探查、T 形管引流术患者术后处理类似一期缝合患者,但 T 形管引流需保留较长时间;因腹腔镜手术术后腹腔内粘连形成少,故 T 形管窦道形成也相对缓慢;故为避免拔除 T 形管造成窦道破裂、腹膜炎形成,与开腹手术相比,T 形管还应延迟 2~4 周拔除;如 T 形管造影提示有残余结石,开展经皮窦道胆道镜二期治疗的时间也应顺延推迟。

4. 术后发生胆总管残余结石者,有 T 形管引流者,可二期经皮窦道胆道镜取石治疗,无 T 形管引流者,建议行 ERCP 取石。

5. 术后发生胆瘘患者,如腹腔引流通畅,建议保守治疗观察;因腹腔镜手术造成腹腔粘连少,故胆瘘不易局限,此时应注意嘱患者卧床,充分利用肝下引流的作用,以免出现胆汁性腹膜炎的扩散。待胆瘘愈合后,拔除腹腔引流管。部分患者胆瘘不能愈合但可局限者,可待引流管窦道形成后,同 T 形管处理方法拔除腹腔引流。对于无腹腔引流或者经观察腹腔引流效果不佳、出现胆汁性腹膜炎且有扩散趋势者,应急诊行 ENBD 引流或手术探查。

(韩　威　张忠涛)

第八十四章

肝胆管手术

第一节 解剖概要

胆道系统包括肝内和肝外胆管及胆囊。肝内、外胆管的划分,通常是从临床应用的角度出发而非严格的解剖学区分。因为肝门部的肝胆管实际上处于肝包膜之外,且左右肝管汇合的平面的高低,亦因人而异。临床上一般以左右肝管汇合点区分肝内或肝外胆管,肝内胆管系统再依次分为第一级、第二级和第三级分支以及周围肝胆管等。

左右肝管在肝门部汇合成肝总管,88% 的汇合点相当于肝方叶尖部平面,其余在肝方叶下缘处。肝总管与胆囊管汇合后形成胆总管。其在十二指肠上部分,管腔最宽。胆总管的直径,平均为 7~8mm,胆管系统的容量为 12~15ml。当胆总管直径在 10mm 以上时,常伴有胆道的病理改变。在胆道的慢性炎症性疾病时,因管壁纤维化增厚,从外观上胆总管可能增粗,但实际上其腔内却变狭窄。胆总管在十二指肠后方下行,80%~90% 人的胆总管在胰头后与胰管汇合形成一共同通道即 Oddi 括约肌,开口于十二指肠降部的大乳头。当胆总管下段进入十二指肠壁时,其管壁便突然变窄,从平均约 5.7mm 减为约 3.3mm,该段长度约为 15mm。根据胆总管进入十二指肠的角度,Oddi 括约肌括约肌的长度为 6~30mm 不等。

胆囊及胆管的血液供给主要来自肝动脉,肝动脉在肝门部的解剖学变异很多。胆囊血供主要来自胆囊动脉,约 80% 的胆囊动脉发自右肝动脉;肝外胆管血供主要来自十二指肠上动脉、十二指肠后动脉和胰十二指肠血管弓等。异位来源的肝动脉可影响肝门区的结构排列,手术者若未行血管造影,一般难以预测,只有在手术中加强注意。与胆道外科密切关系的肝动脉解剖变异有:

1. 胆囊动脉数目、来源及行径的变异;
2. 肝右动脉发源于肠系膜上动脉或腹腔动脉;
3. 肝右动脉的行径及其与肝外胆道关系的变异。

肝管、肝右动脉、门静脉位于肝十二指肠韧带内,达肝门后,分成相应的分支,通过肝门处的横沟、右切迹、脐静脉窝进入肝内。在肝门处,这三者的关系通常是:左右肝管及肝总管在前方;左右肝动脉支在内侧;门静脉及其左右干在后方。左右肝管的汇合点最高,门静脉的分叉点次之,肝动脉的分叉点最低。在肝十二指肠韧带上,可能遇到肝动脉的位置和行径的变异、胆囊管的变异、副肝管等问题。熟悉胆道系统与周围脏器间的关系对胆道外科手术甚为重要。

第二节 肝胆管探查术

肝胆管探查术常通过肝总管联合胆总管的切开来完成,它需要一个长而高达肝门部的肝总管切口,以便于在直视下对各主要肝管和尾叶肝管开口逐一地进行探查并进而探查二级肝管的开口,弄清结石、狭窄等阻塞因素和肝管的病变。

肝胆管探查应结合对肝脏的探查来进行,在分离肝与膈的粘连后,先观察肝脏大小、形态,肝表面的纤维瘢痕,再牵开肝圆韧带,以左手探查肝右叶、左内叶的膈面和脏面,以右手探查左外叶,并扪摸肝门及肝横裂两端的左、右肝管。肝内胆管大的结石团块,多可在扪摸肝脏时弄清。

肝胆管探查术可以清除肝门部一级肝管、尾叶肝管内和左右肝管二级分支开口的结石,但对肝内胆管狭窄和二级胆管分支以上的结石等病变的处理,则很有限。这时常要联合其他手术才能达到治疗要求。

【适应证】

1. 急性梗阻化脓性胆管炎或慢性胆管炎反复发作,保守治疗未见好转或病情加剧。
2. 肝内外胆管结石伴胆管扩张的患者。
3. 临床表现为胆源性败血症、休克、胆道出血、肝脓肿的患者。

4. 肝胆管结石手术病史,术后胆道感染反复发作者。

5. 梗阻性黄疸患者。

【禁忌证】

1. 肝细胞性黄疸或肝功能严重损害的患者。

2. 伴重症门脉高压症,在未有效降低门静脉压力的患者。

3. 患有严重糖尿病、高血压、冠心病、肺心病等基础疾病,不能耐受手术者。

【围手术期准备】

1. 注意维持机体的血容量、水电解质及酸碱平衡,尤其要注意处理慢性贫血、失水和低钾血症。

2. 加强和改善病人的全身营养状态。予高蛋白、低脂饮食,并补充足够的热量、多种维生素,梗阻性黄疸患者注意补充维生素 K。完全性胆外瘘和肝功能严重不全的患者,常需应用静脉营养支持治疗。

3. 检查凝血功能并纠正可能出现的异常。

4. 注意保护肝功能。反复发作的胆道感染和长时间的梗阻性黄疸,常有不同程度的肝损害;若已有胆汁性肝硬化,更要注意积极的护肝治疗;长期带有外引流管的病人,若每日胆汁流量很多而颜色浅淡,常是肝功能不良的征象;白、球蛋白比例的倒置,更说明整个肝的代偿功能处于不利的状况;若有脾肿大、腹水,更应先作护肝治疗,待有一定好转后,再考虑后期治疗。

5. 进行胆汁细菌学和抗菌药物敏感性试验的调查,以便更合理地使用抗生素。一些复杂病例,常需在术前 2~3 天开始全身应用抗生素,有助于防止手术或造影的激惹、诱发胆管炎、菌血症、败血症。若手术在胆管炎发作期进行,还应投用青霉素、甲硝唑(灭滴灵)等以控制厌氧菌的混合感染。

6. 保护和支持机体的应激能力,有助于平稳度过手术后的创伤反应。这些病人屡遭胆道感染和多次手术的刺激,常有体质的耗损;而且多数有接受不同程度糖皮质激素类药物治疗的历史,全身反应能力低下,应注意给予支持与保护。手术中静脉内滴注氢化可的松 100~200mg,术后 2 天可再每日静滴 50~100mg,常可收到良好的效果。

7. 对带有外引流管的病人,瘘口局部皮肤的准备要及早进行。对过长的肉芽组织,应予剪除。对局部的炎症和皮肤糜烂,要勤换敷料并于必要时湿敷。对有消化液溢出的瘘口,要应用锌氧糊膏涂布保护。待瘘口清洁,皮肤健康时再行手术。

【麻醉与体位】

肝胆管探查的手术往往较为复杂,再次手术因瘢痕粘连严重而需时较长,同时需要有良好的肝门显露而要求充分而持久的腹肌松弛,以气管内插管静脉复合全身麻醉最为适宜。

持续硬膜外阻滞麻醉为不全麻醉,难避免牵拉反应或腹肌松弛不良。现已不列为首选,而对于老年、体弱或病程长、病情重,以及伴有休克或全身内环境紊乱的急症手术病人,更以气管内全身复合麻醉最为安全。

一般肝胆管结石病人的手术体位,当无肝右叶萎缩、左叶增生、肿大等改变时,多取平卧位。

【手术步骤】

1. 切口　肝胆管探查的手术入路,受多种因素的影响,主要有:

(1) 以往手术的次数。以往曾多次手术的病人,上腹或右上腹往往有相互交错的腹直肌切口、右肋缘下斜切口,少数尚有横切口。若以往曾因手术后腹内并发症而施行其他剖腹手术,如肠粘连松解术、脓肿引流术等,则上腹及右上腹会有很多的手术后切口瘢痕,使再次手术切口的选择十分困难。

(2) 以往腹部切口的愈合情况。若以往手术后有腹腔内感染、胆瘘或肠瘘、腹壁切口感染、腹壁伤口裂开或胆道引流管直接由切口内引出等,都易导致腹壁切口的感染,伤口裂开或腹壁切口疝形成。这些也增加了再手术切口选择的复杂性。

(3) 当前胆系病灶的所在部位及此次手术所需要解决的问题,是决定切口选择的最重要因素。涉及肝内胆管及肝脏的手术,需要广泛的显露,要求切口能满足在直视下进行操作;对右后叶肝管的病灶,往往需要考虑经胸的切口。

(4) 肝脏的大小和形态的变化。某一半肝主要胆管开口的阻塞,常因肝的病侧萎缩、健侧增生而导致不规则的肝肿大、变形,选择再次手术切口时也应考虑这一因素。

(5) 是否合并肝硬变、门脉高压症。胆汁性肝硬化、门脉高压症,除腹内有广泛的侧支循环外,以往手术的切口瘢痕,往往是一处重要的门体静脉间的交通部位,有大量的侧支循环。

所以,切口应根据每个病人的情况,分别决定。而当前最常用又能满足手术操作需要的切口,是右上腹肋缘下斜切口。一般在肋缘下 2 指,长度根据需要决定。

2. 肝门胆管的显露　肝胆管探查术常通过肝

外胆管的切开来完成。必须充分显露肝总管,并在其前方直达左右肝管分叉处。将胆总管的切口向肝总管延长。

3. 通过高达左右肝管分叉的肝外胆管切开,直视下可见左、右肝管和尾状叶的肝管开口,以利于对肝胆管的探查(图84-1)。

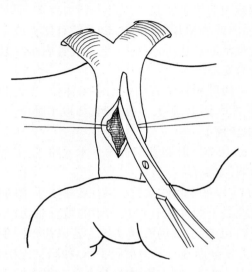

图84-1　切开肝总管

4. 以胆石匙,逐一对左、右肝管,尾叶肝管进行探查,结合术前检查以印证肝胆管结石、狭窄的部位和范围(图84-2)。

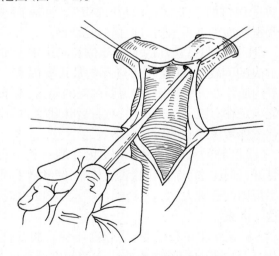

图84-2　以胆石匙检查肝胆管

5. 取出位于肝总管开口,左、右肝管开口或一级分支和尾叶肝管处的结石。

6. 探查结束后,在胆总管内留置适当大小的T形管以引流胆道,既可避免胆汁漏,又可术后进行逆行胆道造影检查,以了解肝内外胆管的通畅情况、有否残留结石。如有残留结石,此T形管引流通道,可用为胆道镜取石的入路。

【术中要点难点】

1. 肝胆管探查术时应在肝门横裂充分显露左右肝管分叉处,仔细辨认肝总管的界面,尽可能不要进入肝实质,以免肝面渗血。

2. 胆管切口的出血点,应逐一用细线缝扎止血。

3. 一定要在直视下逐一探查左右肝管开口,避免遗漏。

4. 探查或取石的操作,应轻巧,忌用暴力,以避免反复探查引起胆管损伤、出血。

5. 向肝内胆管置入细导尿管冲洗,并不能有效地清除成块结石,而只能引出其碎屑。导尿管不应嵌入肝内胆管,嵌入时应退出1~2cm,再注水冲洗,注水压力亦不宜过高。冲水后,导尿管应立即抽出,以利于碎石排出。导尿管嵌入肝管后再加压冲洗,甚易造成该支肝管内高压,使胆汁返流入血窦,造成感染扩散、败血症、休克。急性化脓性胆道感染病人行肝胆管探查时,置管冲洗肝管或注药造影都是禁忌的。

6. 肝下区、肝十二指肠韧带右旁应常规放置引流。

【术后处理】

1. 应用广谱抗生素、甲硝唑以控制胆道感染。并支持全身情况。

2. 保持胆汁引流的通畅。注意每日引流量和性状。

3. 肝下区引流如无渗液,可在术后48~72小时拔除;若有胆汁样液体渗出,则延期拔除;胆汁渗漏量较大时,宜采用负压吸引,不使其在肝下区滞留,并注意保护切口部皮肤。

4. 术后2周,可经T形管行逆行胆道造影。为使肝管充盈,可取头低足高位。造影剂浓度以25%左右为佳,以免遮盖阴性结石的负影。注意压力不宜过高,速度亦不宜太快,以免诱发胆管炎乃至胰腺炎发作。造影后,宜开放引流管1~2天。尔后间断夹管并延长夹管时间,完全夹管2~3天后,可以拔除,术后逆行胆道造影,为后续治疗提供重要依据。

【并发症】

1. 胆管炎的急性发作　主要由于反复的长时间的探查或取石,不适当的胆道冲洗等激惹,使胆管炎发作,甚至发生败血症休克。

2. 胆汁渗漏　可能由于:①胆管切口或T形管

处缝合不严密;②胆管远端出口术后的反应性水肿、痉挛、排泄不畅;③肝内胆管结石下降或肝外胆管结石残留,胆管远端阻塞。前二者在短期内经处理,多数可以消除;后者往往不能夹管,尚需在造影观察后,再作纤维胆道镜检查,取石,解除梗阻。若远端结石嵌顿,在有效处理前,不能拔管。

3. 肝下或膈下脓肿 主要由于关腹前未将肝周积液、积血及胆汁吸净;未留放引流或引流失效。这种情况,只要加以注意,一般较少发生。

第三节 肝内胆管结石清除术

【适应证】

同肝胆管探查术。主要用于:

1. 1~2 级肝内胆管的结石。

2. 因急性胆管炎胆管引流术后肝内胆管结石未予清除。

3. 以往胆道手术后肝内胆管残留结石或结石再发并引起症状者。

【禁忌证】

1. 局部或胆道化脓性感染未得控制。

2. 周围性肝内胆管结石无明显临床症状。

3. 仍保留有 T 形管,可经 T 形管窦道行纤维胆道镜取石者。

4. 缺乏施行肝内胆管手术的技术条件或病人的情况不能承受重大手术者。

【术前准备】

同肝胆管探查术。

【麻醉与体位】

同肝胆管探查术。

【手术步骤】

1. 切口 右上腹肋缘下斜切口为最佳首选切口。其次为右上腹直肌切口。但不如右上腹肋缘下斜切口显露满意,回旋余地小。

2. 显露肝门胆管 此为这一手术的关键。应细心分离肝十二指肠韧带与肝门的粘连。并向上牵引肝脏。

3. 切开胆总管、肝总管 以充分暴露左右肝管及尾叶肝管的开口。

4. 以适当的胆石匙,逐一清除左、右肝管一、二级分支内的结石。有的病例肝门部一级肝管内没有结石或此处结石已顺利取出,而在左外叶肝管或右前叶肝管有一个嵌顿或一簇孤立的结石,此时,病人肝脏亦无明显损害,不宜亦无需行肝部分切除术,可选用经肝实质胆管切开、取石引流术。

5. 肝左外叶孤立性结石可经肝实质胆管切开取石。游离肝左外叶,并以左手握持将肝内结石定位[图 84-3(1)]。

沿左肝管走行方向纵行切开肝包膜,以刀柄钝性分离肝实质,扩张的胆管与结石得以有效的显露[图 84-3(2)]。肝实质的小量出血可以电凝或缝扎止血。但应注意避免对与肝管伴行的门脉支的损伤。

以细线悬吊牵引左肝管前壁并沿其纵轴切开,以器械逐一将结石取净,并保证其与肝门肝管的连通[图 84-3(3)]。

向左肝管内置大小适宜的 T 形管,缝合肝管并缝合肝组织,以完成左肝管引流[图 84-3(4)]。

6. 位于肝前叶上段支肝管内的孤立或嵌顿性结石,往往有肝管汇合口的变异存在,常难以有效地取出。此时,结石离表面较浅,常多可扪摸定位[图

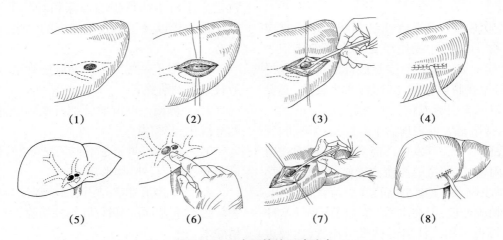

(1)　　　　(2)　　　　(3)　　　　(4)

(5)　　　　(6)　　　　(7)　　　　(8)

图 84-3 肝内胆管结石清除术

(1)肝内结石定位;(2)显露左肝管及结石;(3)取净结石;(4)左肝管 T 形管引流;(5)肝前叶上段支肝管内结石位置;(6)手扪摸定位;(7)切开肝胆管,取净结石;(8)T 形管引流支撑

84-3（5）（6）]，并由助手向下牵引肝圆韧带，以便使肝叶固定。

切开肝包膜，钝性分离肝实质，抵达右前上支肝管之表面，以细丝线作一悬吊牵引，切开肝胆管［图 84-3（7）]取净结石。

应探查并肯定其与肝门胆管的连通。有时，肝右前上支胆管迂曲开口于左肝管横部，并常有狭窄存在。

放置一大小适宜的 T 形管，对开口于左肝管的狭窄部，可以 T 形管之一臂保留一定的长度，以作为支撑［图 84-3（8）]，避免狭窄加重，再生结石。

【术中注意要点】

1. 肝内胆管结石的清除，要认真、细致和耐心。尽力完成结石的清除，而不轻易把它留给手术后的器械取石。

2. 肝胆管结石的清除，操作要准确手法要轻柔，切忌粗暴从事，以避免胆管壁的机械性损伤乃至因手术造成的撕裂、出血，亦忌用反复地加压冲洗。

3. 结石的清除，有时尚须伴以病侧肝脏的轻柔的按摩，以使肝内小胆管的结石得以松解或下落，利于清除。

4. 合并有肝外胆管梗阻或肝门胆管梗阻而近端胆管扩张的病人，在大部分结石清除后，必要时，可以示指进入胆管探查，以进一步明确结石有无残留，以及所在的位置，将结石取净，但注意应十分轻柔，避免因手指过粗损伤。

5. 长时间地机械取石时，及对胆道加压冲洗，术中宜静滴广谱抗生素。

【术后处理】

同肝胆管探查术。

【主要并发症】

1. 术后败血症　乃手术激惹引起。术中宜应用抗感染药物，注意术中操作轻柔，保护器官组织。

2. 胆汁瘘　如引流口有少量胆汁溢出，应保持引流通畅，勿使在腹内存留；如胆汁渗出较大，必要时可在引流口另置引流或负压吸引引流。

3. 引流管堵塞　可表现为术后胆道感染、胆汁渗漏、梗阻性黄疸等。其发生可能由于：①肝内残留结石下降的阻塞；②胆道的渗血或出血、凝血块积存的阻塞；③蛔虫钻入；④细小结石在引流管内堆积，应及时给予相应处理，但在术后 72 小时内忌注水冲洗。若进入蛔虫可用大注射器抽吸引流管，边吸边揉捏，常可将蛔虫吸出。10~12 天后仍有阻塞，可拔除 T 形管，改以相应大小的导尿管置入引流。

第四节　肝部分切除术

自 1958 年由黄志强教授率先应用肝部分切除治疗肝内胆管结石，半个世纪的临床实践证明：肝部分切除术用于肝胆管结石症，兼收解除肝管梗阻（结石，尤其合并存在的肝胆管狭窄）和去除化脓性感染病灶的双重效果，有效地提高了我国肝胆管结石的远期治疗效果。

应用肝切除术治疗肝内胆管结石的理论基础，在于对肝胆管结石或（和）狭窄深入的观察与研究所得的认识。由于结石或狭窄等阻塞因素的存在，使肝内胆管反复发生化脓性感染，不仅加重结石和狭窄的阻塞，并加重肝实质的损害，导致肝纤维化萎缩；同时急性感染又易引发败血症、中毒性休克、胆源性肝脓肿、胆管溃疡致胆道出血。病变晚期则可发生胆汁性肝硬变、门脉高压症等一系列严重的后果；肝部分切除术去除阻塞和感染已造成严重损害的那一部分肝组织，它所带来的好处远优于肝内胆管结石清除术，是外科治疗肝胆管结石联合手术措施中的重要的组成部分。第三军医大学一院肝胆外科 1963—1976 年间手术并长期（平均 8 年）随访的 66 例采用肝部分切除术的病人，优良疗效者 58 例为 96.6%。该院另一组 1975 年 7 月—1989 年 7 月 320 例中，270 例获 1~13 年随访，远期疗效优良者为 84.6%。手术死亡率为 1.8%，说明在肝胆管结石、狭窄外科治疗中，肝部分切除术的重要地位与作用。

【适应证】

当前对肝胆管结石病应用肝部分切除术手术指征的掌握，较之 50 多年前更为积极、灵活和广泛，这是由于对本病认识的加深和对各手术方式疗效的评估比较以及手术技术发展的结果，主要手术指征有：

1. 局限于一侧或一叶的肝胆管结石，难以用一般技术得到清除者。

2. 一侧或一叶肝胆管结石或狭窄，伴有肝组织的纤维化、萎缩者。

3. 一侧或一叶肝胆管结石或狭窄，伴有多发性肝脓肿、胆（内、外）瘘形成者。

4. 泛发型肝胆管结石，以一侧较为集中或肝损害较为严重者，可一侧行肝部分切除，另一侧行结石清除术。

5. 位于一侧或一叶的肝内胆管结石伴扩张者。

6. 局限于一肝段的肝胆管狭窄或伴结石者。

7. 一侧或一叶肝胆管狭窄、结石或囊性扩张病伴有癌变者。

8. 肝门部胆管结石或狭窄,为了显露、解剖肝门结构,需切除增生、肿大的部分肝左内叶者。

【禁忌证】

1. 肝门部胆管结右病,处于重症急性胆管炎状态,尤其合并败血症。中毒性休克时,宜先行减压、引流手术,不宜贸然施行肝部分切除术。

2. 晚期病例,并发胆汁性肝硬化、门脉高压的病人,在未得有效减压、引流,降低门静脉压力之前,不宜首先施行肝叶部分切除术。

3. 长期梗阻性黄疸、慢性脱水、电解质紊乱、并有明显的凝血功能障碍的肝胆管结石病人,在未有效地纠正和引流以前,肝部分切除术有很大的危险性。

4. 因一侧胆管长时间的梗阻、肝纤维化、萎缩,致一叶或一侧(半肝)肝组织已达"自行切除"状态的病人,若不合并结石或感染,已不需行肝部分切除。

【术前准备】

同肝胆管探查术。

1. 分析以往影像资料,确定手术入路。

2. 补充维生素 K,凝血酶原活动度应在 60% 以上,需要时检测其他凝血因子,纠正贫血和低蛋白血症。

3. 营养支持,必要时用 TPN。

4. 处理好腹壁窦道。

5. 术前应用广谱抗生素和甲硝唑。

6. 术前做碘剂过敏试验。

【麻醉与体位】

1. 肝胆管结石病病人常因肝周围炎症,持续硬脊膜外阻滞麻醉,不易得到满意的肌肉松弛,而且牵拉肝脏,分离粘连,病人亦常有反应,有碍于手术的顺利进行。因之,气管内静脉复合麻醉是最佳的麻醉方式,能满足充分供氧,平衡通气,稳定血压和心肺功能并能获得满意的肌肉松弛和良好的显露。

2. 一般取平卧位均能顺利完成肝左叶手术。而肝右叶手术,尤其右后叶的肝部分切除术,由于粘连与肝变形变位,为充分显露肝右外后侧,应取右侧抬高 45 度的体位,并将右上臂抬高固定在头架上。

3. 肝部分切除术。尤其肝右叶切除术时的输液通道以颈静脉或上肢静脉为佳,以避免翻动肝脏时,因下腔静脉回流受阻而引起的循环与血流动力学改变所带来的危险。

一、肝左外叶切除术

肝左叶胆管结石是肝胆管结石发生率最高的部位,肝左外叶切除也是最常用的肝部分切除手术。第三军医大学一院统计 320 例肝部分切除术中,肝左外叶切除术 268 例,占 83.7%,足见这一手术的常用性和重要性。一般位于肝左外叶胆管内的结石,通过肝门部胆管探查,甚难得以取净。此时,不论肝左外叶纤维化程度的轻重,采用肝左外叶切除术,去除了肝左外叶的结石和感染病灶。同时,又可通过肝切除后的断面肝管,探查肝左内叶肝管及其分支,清除其中的结石而与肝门部胆管"会师",增加了处理肝左叶内胆管结石的彻底性。

在肝外科技术日臻成熟的今天,肝左外叶切除术已较少解剖、分离结扎肝门血管。在断肝时可在需要时短时间阻断肝门。多数情况以手法控制左叶间裂即不致有太多出血。

【手术步骤】

1. 分离切断肝圆韧带,缝扎止血,钳夹并向下牵引肝圆韧带近端,切断肝镰状韧带。直至肝颈部,向下牵引肝左外叶,显露并剪开左冠状韧带,钳夹切断肝左三角韧带并予贯穿缝扎[图 84-4(1)]。

2. 在距镰状韧带左侧 1.0~1.5cm 处,切开肝包膜,由边缘向上钝性分离肝实质,钳夹、切断并结扎切线上的血管与胆管[图 84-4(2)]。

3. 从肝左纵沟左侧向肝组织深部分离,即可见到由门静脉矢状部分出的 2~3 支静脉和在其上方走行的扩大、增厚、内含结石的左外叶肝管的上段支与下段支,以及和它伴行的肝动脉支。钳夹、切断门静脉支和肝动脉支,并予结扎或缝扎,对含有结石的肝管将其切断。

4. 向冠状韧带起始处分离肝组织,可见到肝左静脉,将其钳夹切断后妥善结扎,再钳夹并切断左上缘的肝组织,完成肝左外叶切除术。

5. 清理和处理肝断面的出血点。以胆石匙探查左肝管及左内侧肝管分支,移除其中的结石。若无肝内胆管空肠吻合术的指征,即将左外叶上、下段肝管支断端以细线间断缝合关闭。断面以大网膜覆盖,下放置引流[图 84-4(3)(4)]。

【术中注意要点】

1. 左三角韧带内含血管,甚至有扩张的肝管分支,切断后应妥为缝扎。操作时应将胃贲门及食管以纱垫隔开,以免误伤。

2. 应在肝断面切线内处理血管,勿伤及门静脉

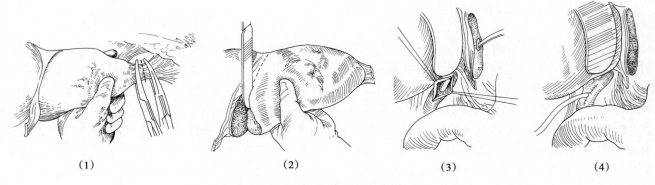

(1)　　　　　　(2)　　　　　　(3)　　　　　　(4)

图 84-4　肝左外叶切除并取石术

(1)贯穿缝扎肝左三角韧带;(2)钝性分离肝实质;(3)移除左肝管内的结石;(4)缝合左肝管并引流

左干或矢状部。

3. 在肝断面钳夹、切断肝左静脉时,勿损及其汇入之肝中静脉。

4. 伴行于肝管旁之肝动脉。应在直视下单纯结扎,以免术后出血。

二、肝左叶切除术

肝左叶切除即切除肝左内叶和左外叶。这种手术主要用在左肝管开口狭窄或结石嵌顿等长时间的肝管梗阻所致左半肝的纤维化、萎缩。当左侧肝管有结石、狭窄但未造成肝实质改变时,一般不采用左半肝切除术,因为这种情况下,切除肝左外叶,通过肝断向肝管的探查,即可清除左肝管及左内分支内的结石。这就是左半肝切除术较左外叶切除术较少的主要原因。

【手术步骤】

1. 先切断肝圆韧带、镰状韧带、左冠状韧带和左三角韧带以及一部分右冠状韧带及肝胃韧带,使左叶肝脏充分游离。

2. 解剖肝十二指肠韧带,在胆总管的内侧分离显露由肝固有动脉发出的肝左动脉,将其钳夹、切断,并双重结扎。

3. 在肝横裂之左侧,细心分离左肝管,门脉左干,并分别结扎。由于肝胆管结石胆管炎反复发作,胆管周围有致密、增厚的纤维瘢痕组织,使在鞘内分离左肝管及门静脉主干特别困难,此时可分离、显露门静脉主干。以备断肝时短时阻断,减少出血。

4. 在胆囊窝左侧与肝上、下腔静脉左缘的连线上断肝。肝胆管结石时,由于左半肝的纤维化、萎缩,其与右肝的分界十分清楚。切开肝包膜后,钝性分离肝组织。切断小的血管与胆管。在切开的肝断面分别显露、分离并钳夹切断门静脉左支和左肝管

[图 84-5(1)]

5. 在近第二肝门的肝切面上显露、分离肝左静脉,并将其钳夹切断,尔后分离切断肝组织,缝扎各血管断端完成肝左叶切除[图 84-5(2)]。放置胆管的 T 形管引流和肝断面引流。

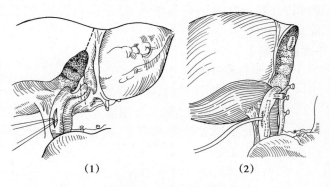

(1)　　　　　　　　(2)

图 84-5　肝左叶切除术

(1)分离切断肝左管和门静脉左支;(2)完成肝左叶切除

【术中注意要点】

1. 纤维化萎缩的肝左外叶,常与周围有较多致密粘连,应细心分离,充分止血。

2. 断肝时,在切面上要注意辨认并保护肝中静脉主干,只切断其来自肝左叶的分支。

3. 尾状叶的左侧段常增生肿大,并不需一并切除。尾叶左、右支肝管内的结石,可通过肝管探查取出。

三、肝右叶切除术

用以处理右肝管及其主要分支内结石的肝右叶切除术,具有一定的特点:①因结石阻塞和急性胆管炎反复发作,肝右叶与其相邻的周围组织如膈、结肠右曲、右肾上腺、肝与下腔静脉等有广泛而致密的粘连;②长时间的右肝管或其主要分支的梗阻和复

发性感染常导致右肝大范围的萎缩;③左叶肝组织的代偿性增大,使肝失去正常的形态和左右叶间的比例,并逐渐发生以下腔静脉为轴心的逆时针方向的旋转变化,从而使有病变的肝右叶被推挤至右后方,使显露及手术分离困难;④对肝右叶未表现纤维化及萎缩者,由于远较肝左叶大而厚,加之炎症充血,致手术费时,创伤大,创面宽,出血或渗血多,术后并发症亦多。因之,肝胆管结石病施行肝右叶切除时,既要求定位准确,又要求手术技术娴熟,而且对手术适应证的选择也应严格掌握,从多方面考虑和衡量,力求手术安全顺利,争取近远期效果优良。肝右叶内胆管结石的发生率较左叶低,因而应用肝右叶切除的机会亦相应较少。第三军医大学一院320 例肝叶切除术中,肝右叶切除术只有 34 例,仅为肝叶切除总数的 10.6%,不及肝左叶切除的八分之一。

【手术步骤】

1. 病人右侧垫高 45°,取右肋缘下由剑突至右腋中线的长斜切口,切断肝圆韧带和镰状韧带后以组合拉钩牵开右侧肋弓[图 84-6(1)]。

2. 分离肝右叶与各组织间的粘连,向肝右方充分游离。其右后上方应抵近肝后下腔静脉之右侧壁[图 84-6(2)]。

3. 切除胆囊后,分离并解剖肝十二指肠韧带及肝门板。再进一步分离解剖胆囊板,使肝右叶肝门得以显露。

4. 如能于肝横裂之右角以血管吻合器械,如心耳钳或下腔静脉钳有效夹闭伴行于右肝管的肝右动脉和门静脉右干,即可用以控制右半肝入肝血流,减少断肝时出血,并保持手术野的清晰[图 84-6(3)]。若因粘连挛缩无法选择性控制右半肝入肝血流时,则改用肝十二指肠韧带上间隙阻断全肝入肝血流。

5. 肝胆管结石是以炎症为主的良性病变,肝切除术要求将因结石而狭窄梗阻或扩张的肝管和纤维化、萎缩的肝组织切除。以兼收解除梗阻、去除病灶的目的。纤维化的肝组织常有明确的界限,断肝时应注意保护肝中静脉。只切断其右侧分支,接近肝后下腔静脉的结构,无须——分离,可在距下腔静脉1~1.5cm 处断肝[图 84-6(4)]。

6. 肝断面应充分止血。大肝管断端在取净结

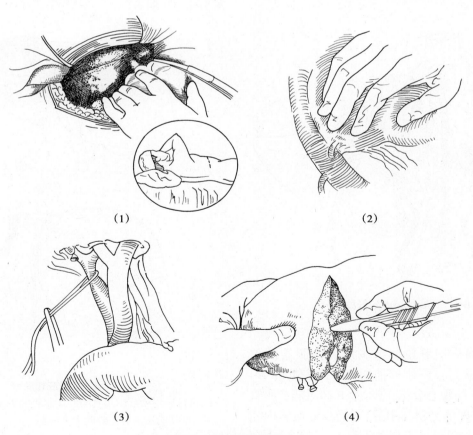

(1)　　　　　　　　　　　　　(2)

(3)　　　　　　　　　　　　　(4)

图 84-6　肝右叶切除术

(1)牵开右侧肋弓,显露肝右叶;(2)游离肝后下腔静右侧壁;(3)控制右肝血流;(4)距下腔静脉 1~1.5cm 断右肝

石后,细心缝闭,以大网膜覆盖肝断面,并放置引流。

【术中注意要点】

1. 分离粘连严重的右冠状韧带、右后叶肝裸区时,应细心辨认。牵引或翻转时用力不应太大,以免撕裂肝后下腔静脉。

2. 分离右后叶靠近下腔静脉时,注意勿损伤和撕断右肾上腺静脉和肝短静脉,应在断肝时连同肝组织一并钳夹、切断,以减少出血的危险。

四、肝段切除术

当前一般采用 Couinaud(1957)的肝段划分方法(图 84-7)。这一划分与惯用的以门静脉划分肝内分区是相吻合的。即Ⅱ、Ⅲ段为左外叶上、下段;左内叶为Ⅳ段;右前叶上、下段为Ⅷ、Ⅴ段;右后叶上、下段为Ⅶ、Ⅵ段。在肝外科发展至今的水平上,已能为去除某一小区域肝管内的结石或狭窄梗阻,有针对性地选择进行小范围的肝段切除,既不过多损失肝组织,又能达到良好的治疗目的。这是肝外科一个新的发展,它要求有最高的定位诊断(包括术中B超)准确性,对集簇性肝胆管结石症的外科治疗也十分重要。

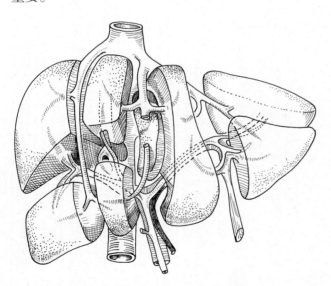

图 84-7　Couinaud 的肝段划分

【手术步骤】

1. 先明确病损肝段的范围及肝内胆管的位置　这可以通过:①对术前造影(T形管造影、ERCP、PTC)片的细心分析;②术中B超对病变胆管及相应肝段范围的分辨与引导;③病变肝血管内注入美蓝等方法加以显示来帮助明确。

2. Ⅱ、Ⅲ、Ⅳ段肝切除,应切断肝圆韧带、镰状韧带、左冠状韧带、左三角韧带,充分游离左半肝。Ⅴ、

Ⅵ、Ⅶ、Ⅷ肝段切除,应切断肝圆韧带、镰状韧带、右冠状韧带,右三角韧带,充分游离右肝。

3. 肝血流的控制　常用3种方法:①解剖肝门,在肝横裂的左、右角阻断左、右半肝的入肝血流,来控制左右半肝段切除时的大部分出血;②间歇阻滞肝门部入肝血流,在无肝硬变的病人,每次约20分钟;③改良式全肝血流阻滞,这仅限于肝Ⅶ、Ⅷ段切除的应用。

4. 断肝时,应依病人的实际情况,决定切除的范围。Ⅱ、Ⅲ段切除应保护门脉矢状部;Ⅳ段切除应保护门脉矢状部与肝中静脉;Ⅴ、Ⅷ段切除应注意保护肝中静脉与肝右静脉;Ⅵ、Ⅶ段切除应保护肝右静脉;Ⅳ、Ⅴ、Ⅵ、Ⅶ、Ⅷ段切除时,均应保护肝后下腔静脉。

5. 肝断面应充分止血,并防止胆汁漏,以网膜覆盖并放置引流。

6. 切除Ⅱ段(肝左外叶上段)时,需要将左外叶充分游离,根据病变部位与其邻近肝组织间的界线,在控制左肝血流情况下切除Ⅱ段,肝断面上之胆管及肝血管均应妥为结扎,创面可不作缝合,放置左膈下引流(图 84-8)。

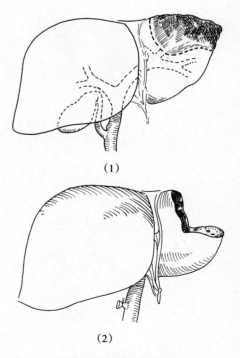

(1)

(2)

图 84-8　Ⅱ段肝切除术

(1)肝切除范围及其与肝胆管的关系;(2)Ⅱ段肝切除术后肝左外叶上之断面

7. Ⅲ段肝管内结石,因其位置较浅,故一般较易于处理。但在施行Ⅲ段肝切除时,仍然要切断左

三角韧带和左肝圆韧带,使肝左叶充分游离,才能有利于手术操作(图84-9)。

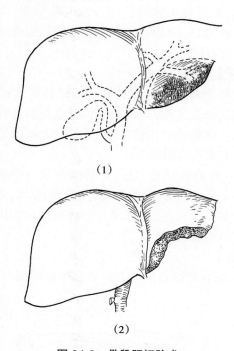

图84-9　Ⅲ段肝切除术
(1)肝左外叶改变的范围及其与肝段肝管的关系;(2)肝段肝管残端缝闭,断面可加用大网膜覆盖

8. Ⅴ段的肝内胆管结石的手术治疗比较困难,因其位置深并常合并有右肝后叶的肝管狭窄,切除手术时应首先切断肝右三角韧带和右冠状韧带,游离肝右叶时,在右肝后垫以沙垫,使Ⅳ段能得到较好的显露。

在控制入肝血流下,按结石所在部位和肝脏的病变范围,切除肝右后叶(Ⅵ、Ⅶ段)或Ⅵ段,肝断面上之管道妥为结扎,用大网膜覆盖并放置腹腔内引流(图84-10)。

【术中注意要点】

1. 肝段是一个小区域的立体解剖概念。仍以门脉分支为中心,但在肝表面并无明确的界线,术者应熟知肝内解剖结构。

2. 一般肝段切除应遵循由浅入深,由下而上的程序,边切开分离、边钳夹结扎止血,而邻近后部肝后下腔静脉时,应将已充分切开游离的病损肝脏,以左手轻轻提起,再细心分离,在腔静脉的前方或右前方钳夹、离断。切勿用力牵拉,致撕裂出血。

五、2~3级肝管切开术

2~3级肝管切开术目的在于增加对肝内胆管的显露,以求进一步直接、有效地清结石。如果应用得

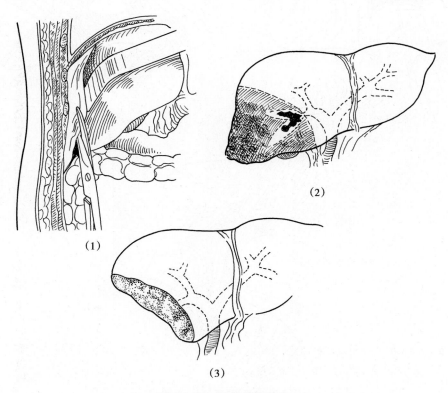

图84-10　Ⅳ段肝切除术
(1)切断右三角韧带及右冠状韧带;(2)切除范围与肝段胆管内结石之关系;(3)断面管道妥为结扎并用网膜覆盖

当,有利于提高肝胆管结石外科治疗的效果。但:①基于肝内结构的特点,不论左叶或右叶2~3级肝管一旦切开,在处理完病损以后,若再予原位缝合,必然造成新的更大范围的瘢痕狭窄和梗阻,因而需应用胆肠内引流术才能加以避免;②右前叶上段、右后叶上段、左外叶上段等支肝管,深藏于肝实质之中,无法切开,只能通过切开右前叶下段、左外叶下段支肝管来显露它们的开口,处理结石或狭窄。因而,这一手术的用途也是有限的;③周围部即远离肝门肝管内的病变,尤其是肝左外叶的梗阻或感染,采用肝左外叶切除术,既可去除左外叶病灶,又可通过断面探查与清除左肝管受左内叶分支的阻塞性因素,处理较2~3级肝管切开彻底,效果也较可靠,有时并不需联合应用胆肠内引流术;而且,肝左外叶切除术对病人的负担并不比2~3级肝管切开重;④2~3级肝管切开,对技术熟练的医生并

不复杂,但由于肝门部及肝内解剖变异多样,完成此一措施常受到某些限制,而且有时还必须损失正常结构,如门脉矢状部分出的左内叶分支,带来不利的影响;⑤2~3级胆管切开,应掌握好明确的适应证,避免盲目性。

【适应证】

左肝管外下段支或右肝管前下段肝管的炎性狭窄或嵌顿性结石,其远端肝管扩张。通过肝门部胆管无法解除或取出的病例,是施行2~3级肝管切开术的主要和常用的指征。

2~3级肝管切开,是肝胆管结石联合手术措施中的一个组成部分,它常需与肝部分切除术,尤其肝左外叶切除术合用,并必须与胆肠吻合术联用以重建胆汁引流通道。

【禁忌证】

1. 肝胆管结石病伴有门脉高压症的病人,在未

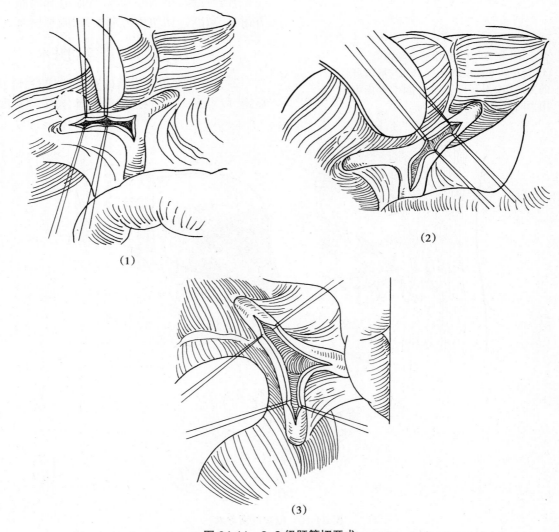

(1)

(2)

(3)

图84-11　2~3级肝管切开术

(1)切开右肝管及右肝管前下支;(2)肝左外肝管切开;(3)左右2~3级肝管联合切开

有效降低门静脉压力以前,不宜施行本术式。因为,这不仅易引起大出血,实际也不可能完成。

2. 肝胆管结石病,无1~2级肝管开口狭窄而含右肝管也无扩张者,不宜施行1~3级肝管切片术。

【麻醉与体位】

同肝部分切除术。

【手术步骤】

1. 右上腹肋缘下斜切口,充分显露肝膈面与脏面。

2. 结合术前胆管造影片,手术中切开胆总管、肝总管对左、右肝管进行探查。

3. 1级肝管切开　沿肝外胆管切口向左、右肝管延长切口切开左右肝管,并进行探查。

4. 右肝管、右肝管前下支切开　先切除胆囊,分离胆囊管,以示指扪摸肝右动脉的走行,此动脉应在右肝管之后内方走过。如在其右前方走行,则应予分离并加以保护。右肝管扩张时,可用右示指探查并扪清胆囊窝处有肝管浅面肝组织的厚度,如示指不能进入,则以直角钳作引导,逐步切开右肝管及右前下支肝管。如肝管扩张明显,其浅面的肝组织多已萎缩。若尚有一层肝组织,可连同肝管一并切开,逐一缝扎出血点[图84-11(1)]。

5. 通过切开的右肝管、右前叶下段支肝管,移出结石,并处理右前叶上段支。右后叶肝管开口的狭窄和取出结石。

6. 左叶2-2级肝管的切开,主要在于处理左外叶肝管的狭窄或结石,但这种情况常选用肝左外叶切除术而很少应用肝左外肝管切开[图84-11(2)]。并且切断或损伤左肝静脉矢状部时可发生大出血和晚期肝左叶的纤维化萎缩。

7. 有时可用左、右2~3级肝管联合切开,以造成肝门部的宽大的肝胆管开口[图84-11(3)]。

【术中注意要点】

1. 应结合术前检查,仔细探查肝脏内、外胆管病变的情况,慎重决定手术方式。

2. 应细心解剖肝门部结构,了解肝动脉、门脉走行有否变异,以判明采用2~3级肝管切开的可能性和实施步骤。

3. 应判明门脉分支与各肝管分支的关系,在手术过程中,细心加以保护。

4. 切开肝管浅层肝组织时,应注意止血。

5. 2~3级肝管切开,清除肝内病变后,应完成合乎规格的肝管-空肠吻合术。

第五节　胆管结石合并肝胆管狭窄手术

肝胆管狭窄,常与肝胆管结石合并存在,并相互加重。这种狭窄常是环形的,并在胆管周围形成增厚的瘢痕,狭窄的长短不一,肝胆管狭窄可以是单发的,它以左肝管1~2级分支开口最为常见。也可以是多发的,以肝门部大肝管即左、右肝管、肝总管开口为最多见。由于狭窄导致相应肝组织的纤维化、萎缩和健侧肝组织的代偿性增生而呈不规则的肝肿大,称为萎缩增生复合征(图84-12)。主要的肝胆管狭窄与肝胆管结石一起常是导致严重化脓性胆道感染,造成病人死亡和病人再次或多次手术的最主要的原因。

一、肝门部胆管成形术

对于肝门部胆管环状狭窄,理论上可行胆管成形术。但是对于肝胆管结石合并狭窄时,整形缝合可以施行的机会是不多的。因肝胆管狭窄是由于急性化脓性胆管炎导致肝管溃疡与纤维组织增生,此时炎症已不仅限于胆管本身,常已蔓延至肝管周围,而溃疡灶所在的部位,炎症也是最重,狭窄的肝管周围,纤维瘢痕的程度一般也较重。此时,不仅胆管内腔缩小,乃至闭锁,而肝管与周围组织亦因瘢痕粘连、固定而难以松动。况且狭窄处以上肝内结石存留,往往沿肝管纵形切开后,难以有机会完

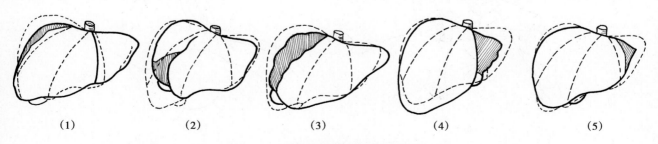

图84-12　肝胆管阻塞之萎缩增生复合征

(1)右后叶萎缩(正常肝形态);(2)右前叶萎缩(病理肝形态);(3)右半肝萎缩;(4)左半肝萎缩;(5)左外叶萎缩

成满意的横向缝合以恢复管腔内径。手术失败机会多,复发再手术的比率也高,亦容易再发生结石阻塞。故肝胆管结石手术时,很少有机会成功施行整形术。

【适应证】

主要为左侧肝管开口处的环形狭窄,病变局限,范围小,周围瘢痕组织少,无肝纤维化、萎缩,狭窄以上肝管内结石已经清除。

【术前准备】

同肝胆管结石清除术。

【麻醉与体位】

同肝胆管结石清除术。

【手术步骤】

1. 进腹后显露肝十二指肠韧带,向上分离肝门,直达肝的横裂,将左右肝管汇合部的顶端显露,方法同前。

2. 分离左肝胆管的外层鞘膜,将水平走行的左肝管的上下及前面充分游离。

3. 自狭窄下方的肝总管作一切口,并沿左肝管的纵轴剪开狭窄环,并剪开一部分扩张的左肝管[图84-13(1)],由此切口逐一探查右肝管,左肝管,尾叶肝管并尽量取出其中之结石。

4. 用3-0细线间断横向缝合狭窄环上下的左肝管壁,将所切开之左肝管纵行切口缝闭,使狭窄的左肝管腔得以扩大。

5. 在胆总管另作一纵行切口,并探查胆总管,取尽远端之结石。尔后由此切口将T形管之二短臂,分别置入左右肝管,以作支撑引流[图84-13(2)],缝合胆总管的切口。

【术中注意要点】

1. 狭窄肝管的游离应充分,同时应避免损伤因粘连变位的肝动脉、门静脉。

2. 狭窄切开后,必须将其上端的结石取净,以防残留再诱发急性胆管炎。

3. 横行成形缝合切口时宜细心目测,将左肝管切口之上下端对合完好。

4. 左肝成形缝合处一定要放置支撑引流管,一般半年或更长一段时间,术后早期可短时(4~6周)服用强的松(10~15mg/d),以防止纤维增生过长,再发狭窄。

【主要并发症】

1. 胆汁漏　一般较少发生,多在术后早期,保持支撑引流T形管的通畅,可避免其发生。

2. 再狭窄形成　往往由于残留结石的阻塞、胆管炎再发、纤维瘢痕增生造成。此种情况,在提拔出支撑引流管后,近期即可发生。

二、高位肝胆管空肠吻合术

肝门部胆管狭窄包括左肝管开口、右肝管开口和肝总管下端开口的狭窄。常并发肝胆管结石,因而亦是治疗肝胆管结石时需要解决的问题。

【适应证】

右肝管狭窄、左肝管狭窄、胆总管狭窄、左右肝管狭窄和肝门部胆管狭窄,若狭窄明显,引起明显的临床症状或伴有肝内胆管结石时,均需予以手术处理。

【术前准备】

同肝胆管结石清除术。

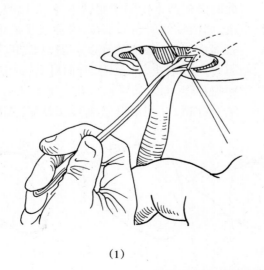
(1)

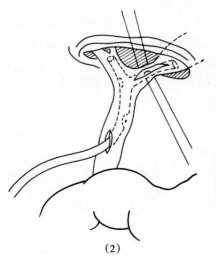
(2)

图 84-13　肝门部胆管成形术

(1)沿左肝管纵轴剪开狭窄环取石;(2)T形管二短臂置入左右肝管支撑引流

【麻醉与体位】

同肝胆管结石清除术。

【手术步骤】

1. 右上腹肋缘下斜切口。

2. 分离粘连,显露肝十二指肠韧带。

3. 向上分离并牵开肝方叶(Ⅳ段)。若方叶增生、肿大,使肝横裂变深,肝门难以显露,则应先施行肝方叶切除术,使肝门部胆管之前前方完全暴露。

4. 纵形切开胆总管与肝总管,再以直角钳引导,切开狭窄的肝总管上端开口[图 84-14(1)]。

5. 再向左切开左肝管狭窄的开口,并将切口向上方扩张的左肝管前壁延长。

6. 剪开右肝管开口处狭窄和狭窄以上扩张的胆管,以细线牵引,逐一探查各肝内胆管开口[图 84-14(2)]。

7. 若为肝门部胆管的多个开口狭窄,常需应用成形缝合术将已切开的各肝管相邻近的侧壁作成形缝合,使各狭窄肝管开口连为一体,敞开作为排胆通道的后壁,完成狭窄肝管的成形缝合[图 84-14(3)],尔后与一空肠袢作侧侧吻合,以通畅引流。

【术中注意要点】

1. 为完成肝胆管的显露,常须充分地分离肝十二指肠韧带与肝门间的粘连,因反复发作的炎症与瘢痕粘连,使这种分离十分困难,应熟知肝门部解剖,并应注意肝右动脉的走行"变异"(如在肝总管前面横过),应注意保护。

2. 有时肝方叶肿大,使肝门加深,为了有效地显露肝门胆管,须将肿大的肝方叶切除,此时应首先尽可能向上分离肝十二指肠韧带与肝方叶之粘连,

用钳夹止血法或用微波手术刀将其切除。注意充分止血。

3. 切开狭窄的肝胆管开口及其上方的扩张肝胆管时,应逐一充分地以细丝线缝扎止血,缝线暂不剪断,留作牵引。

4. 成形缝合应以 3-0 细线将二肝管侧壁对齐缝合,线结尽量打于管壁外。

5. 肝管空肠吻合术是在清除结石,去除肝内病灶后,保持胆液畅流的积极措施,它要求:①肝管壁切口与空肠袢切口都要有良好的血运,缝合时以一层间断缝合为佳;②吻合口要大,并以侧侧吻合为佳。因其切断了肠壁环肌纤维,尤其忌用空肠的端同肝管作吻合,否则极易发生吻合口狭窄;③吻合口应没有张力;④完善的黏膜与黏膜的对合。

6. 肝胆管结石合并肝胆管狭窄手术时必须置放某种类型的胆管引流,作为短期的控制感染或作为长时间的支撑引流(图 84-15~ 图 84-17)。

急性胆管炎期施行手术时,应注意:将 T 形管的一臂放至狭窄处以上的肝胆管。

择期性手术时,亦常用肝胆管 L 形管支撑引流。在肝胆管开口狭窄矫正后:①先以引导器经肝胆管近端穿入肝组织并在肝的膈面(或脏面)穿出;②以双粗丝线牵引一有韧性的硅管(长 50~60cm)由引导器拽入肝胆管并通过狭窄,一端经空肠引出;③U 形管带有侧孔,两端均经戳口引出至腹壁外;④U 形管的放置可以是单侧,也可以是双侧的(图 84-15~ 图 84-18)。

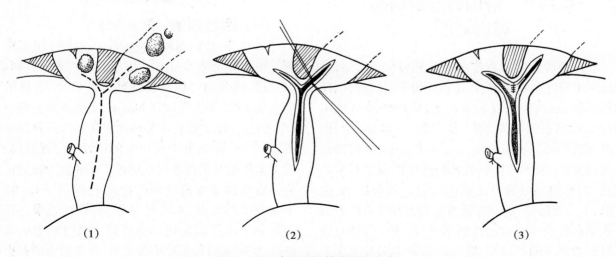

(1)　　　　　　(2)　　　　　　(3)

图 84-14 高位肝胆管空肠吻合术

(1)纵形切开胆总管与肝总管;(2)逐一检查各肝内胆管;(3)行狭窄肝管成形缝合术

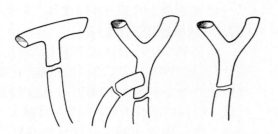

图 84-15　肝胆管狭窄的不同形状的胆管内支撑引流管

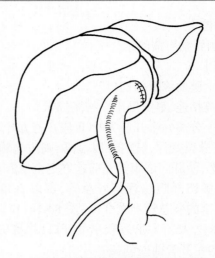

图 84-16　常用的胆管引流引出途径

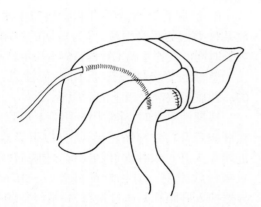

图 84-17　经肝胆管支撑引流管

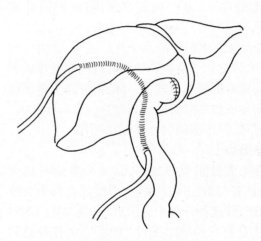

图 84-18　经肝胆道 U 形管

（邹声泉）

第六节　肝内外胆管结石微创治疗

　　肝内外胆管结石在我国是常见病和多发病，虽然近年来有许多新的溶石、排石药物不断问世，但疗效均不满意，治疗仍以手术为主，传统的外科手术治疗胆管结石创伤大、病人恢复慢、并发症高。近年来，微创外科（minimally invasive surgery）的兴起及迅猛发展，深刻地影响着外科医生的观念和手术方式，为外科治疗翻开了新的一页。现腹腔镜、胆道镜、十二指肠镜、输尿管镜等结合多种碎石技术为胆管结石提供了有效的微创手段，可使肝内外胆管结石的治愈率明显提高，降低残石发生率及二次手术率。

一、腔镜外科技术

（一）腹腔镜胆囊切除术（LC）

　　1882 年，德国医师 Langenbuch 开创了世界第一例开腹胆囊切除术（OC）。以后的一百多年时间里，OC 发展成为治疗胆囊良性外科疾病的"金标准"，但自从 1987 年法国医师 Mouret 完成世界上第一例 LC 之后，开辟了腹腔镜外科技术在胆道外科领域的新里程。在短短的十几年时间里，LC 已有取代 OC 成为治疗胆囊良性外科疾病的"金标准"的趋势，充分体现腹腔镜外科微创优势。LC 保留了 OC 和非手术疗法的优点，并取得与 OC 的同样效果，同时，还具有手术后病人切口疼痛轻，恢复快，生活质量高，住院时间短和瘢痕小等优点，深受胆囊结石患者和外科医师的欢迎。LC 适应于各种类型有症状的胆囊结石，包括单纯性胆囊炎并结石，急、慢性胆囊结石嵌顿,萎缩性胆囊炎并结石,充满型胆囊结石,中、上腹部手术后的胆囊结石等。实际上,LC 适应证范围与手术者实际操作水平有极大的关系,随着腹腔镜设备的更新及手术医师经验的积累,有些相对的手术禁忌证逐渐扩展为手术适应证。LC 已广泛普及,手术时辨清"三管一壶腹"关系是避免胆管损伤的关键。

(二) 腹腔镜肝叶切除术(LH)

肝内胆管结石是指位于左右肝管汇合处以上部位的胆管结石,有原发性和继发性之分,其基本治疗原则是解除梗阻、去除病灶、通畅引流。黄志强曾提出肝切除术是治疗肝内胆管结石最有效的方法。与传统手术相比,LH 术中输血少,肝门阻断时间短(或无需肝门阻断)、术后恢复快、早期并发症少、平均住院时间短等优点,目前主要针对病变局限于肝左外叶、左叶、右叶下段及右半肝并伴有肝局部的纤维化、萎缩和失功能的则可考虑行 LH。手术方法可分为完全腹腔镜肝叶切除(TLH)和手助腹腔镜肝叶切除(HALH),LH 技术难点是如何断肝和术中出血的控制,并防止术中肝静脉、腔静脉意外撕裂引起的大出血及气体栓塞。手术时首先分离结扎肝圆韧带和镰状韧带,助手用牵开器将肝脏向下牵引,如果病变位于第 Ⅱ、Ⅲ 段需要分离左三角韧带,如果病变位于第 Ⅵ、Ⅶ 段则需要分离右三角韧带;然后用电凝勾切开肝包膜划出预切线,使用超声刀切断肝内 3mm 以下的血管及胆管,如果遇到主干血管或较大的胆管,则用内镜下切割闭合器(Endo-GIA)离断,切除标本置于标本袋内,破碎后经适当扩大的切口取出。选择合适的病例,LH 是安全可行的。然而术中出血难以控制、腹腔镜下切肝器械功能有限及价格昂贵、CO_2 气体栓塞等问题制约着 LH 的进一步发展。

二、内镜外科技术

(一) 胆道镜的术中应用

1. 腹腔镜联合胆道镜胆管探查、取石术(LCBDE) Stoker 和 Phillips 于 1991 年先后成功实施腹腔镜下胆总管探查取石术,前者为经胆囊管途径,后者经胆总管切开途径探查。腹腔镜联合胆道镜胆管取石术,具有出血少、恢复快、住院时间短,术中、术后无严重并发症发生的优势。腹腔镜胆管切开取石手术方式的选择:①单纯胆总管结石,直径 ≤5mm,采用经胆囊管胆道镜取石。镜下游离胆囊管,暂不切断,紧靠胆囊壶腹部夹闭,在夹闭的下端

将胆囊管剪一侧孔,胆道镜经侧孔进入胆总管,用取石网篮将结石取出。检查胆总管下端通畅,结扎胆囊管,切除胆囊。②单纯胆总管结石,直径 >5mm 或经胆囊管取石失败,采用腹腔镜胆总管切开取石。常规切除胆囊后,切开胆总管,通过胆石钳、挤压胆总管、加压冲洗、取石网篮等方法将结石取尽,若胆道无明显炎症,胆道镜或导尿管能顺利通过胆总管下端进入十二指肠,可行胆总管一期缝合。③胆管结石合并肝内胆管结石,胆道无狭窄,采用腹腔镜胆总管切开取石、T 形管引流术。在腹腔镜下,左右肝管主干中的结石容易取出,但其分支中的结石取出较困难,残余结石可留待术后经 T 形管窦道胆道镜取石。术中用胆道镜行肝内外胆管探查、取石者,探查、取石要按先肝内胆管,后肝外胆管的顺序进行,以免遗漏结石及其他病变,经剑突下套管置入纤维胆道镜主要便于胆总管及其下端的探查、取石,而经右肋缘下锁骨中线套管进镜则使肝内胆管的探查、取石更为容易。在行胆总管缝合时将腹腔镜观察孔由脐部套管移至剑突下,将主操作孔改在脐部套管进行,这样操作起来更顺手、容易。因手术或炎症引起严重粘连无法解剖、显露胆总管,肝内胆管及胆总管下端狭窄,而这些狭窄无法通过球囊导管扩张纠正或需要切肝时,在目前条件下应列为腹腔镜胆总管切开术的禁忌证,但是随着腹腔镜辅助设备的完善和操作技术的提高,其适应证会逐渐扩大。所以,只要术者具有扎实的胆道外科基础和娴熟的腹腔镜、胆道镜操作技术,选择好适应证将会有更多的病人得到这一新技术的治疗。

2. 开腹应用胆道镜 开腹手术时,对位于胆总管及左右肝管的结石较易取出,而且基本无并发症,但位于肝内 Ⅱ、Ⅲ 级胆管的结石一般用取石钳无法取到,行肝段切除手术创伤较大,恢复较慢,而行胆道镜下取石,不仅在直视下取石,而且可以恢复远端肝脏的功能,避免了肝脏的继发性损伤、肝萎缩、胆管癌、肝衰竭。胆道镜取石成功的关键是术者熟练的操作手法,操作时动作宜轻柔,忌暴力。术中应用胆道镜取石,可通过切开的胆总管,也可通过较粗的胆囊管取石。一般应采取胆道镜检查、套取结石、器械取石、高压冲洗交替进行的原则。术中仅凭器械取石具有一定的盲目性,一是不易取尽,二是容易误伤胆管。单纯应用胆道镜取石操作较为复杂、速度慢,费时又费力若将二者配合,则可达到最佳效果。可先用器械取石,然后用生理盐水加压冲洗,再用胆

道镜观察胆管内情况,有否扩张、狭窄,了解结石是否取净以及残留结石的多少及位置。若发现残余结石,可将取石钳或取石勺从胆道镜旁边轻轻插入胆管内,在胆道镜的监视下取石。若遇较大结石,可用取石钳将其捏碎后取出。器械取石不成功者,可在胆道镜下用取石网套取结石,这样能大大提高取石速度和成功率。术中应用胆道镜取石时间不宜过长,不应一味追求术中取尽结石。只有在患者一般状态较好,结石数目不多,结石位于 I ~ II 级胆管内,结石容易取的患者,才考虑术中取尽结石。否则应留置合适的 T 形管,待术后再取尽结石,以免增加伤口暴露的时间,增加伤口感染的机会,加重胆管壁的损伤。取石结束后置 T 形管引流,T 形管不能小于 20 号,引出体外的路径应短而直,注意用网膜覆盖周围,为术后取石建立一个粗又直且牢固的通道。

3. 胆道镜联合术中超声 胆管多发结石,尤其是肝内外胆管多发结石,术后残石发生率为6%~96%,一般报告在 30% 左右。根据文献报道,发生残石的原因与下述因素有关:我国胆管结石大多为胆管原发结石,以泥沙样居多,难以取净;术中及术后未能采取有效的辅助和补救诊治手段;病人常有多年病史,合并有高位胆管狭窄;病情危重,难以进行彻底手术和处理。纤维胆道镜及术中 B 超在胆道手术中的联合应用减少残石的发生,除了动员胆管结石患者有病早治,术中遵循黄志强提出的四项原则外,还应特别注意以下三点:①术前准确判断结石位置和分布,以便选择合理的术式;②术中尽可能找到所有结石,并予取净;③术后遗有方便的通道,可以取除残留的结石。目前第二关是极为关键和困难的,而纤维胆道镜和术中 B 超主要针对这一关,具有重要价值。对于肝总管以上结石,特别是 II、III 级及其以上分支的结石,术中 B 超具有明显的优越性:它可以在术中再次明确肝内结石的分布范围、位置深浅,帮助最终决定术式及范围;确定结石在 I、II 级肝管的位置,是否有遗留,以指导器械取石和纤维胆道镜取石;可立即复查,判断手术的彻底性和效果,以决定是否需行补充手术。对 II 级肝管及其以下结石,特别是壶腹部小结石,纤维胆道镜具有显著优势:它可以确定结石部位,帮助器械取石;直接网套取石和碎石;了解胆道、特别是下端胆道的通畅性;还可以在术后经瘘道取石。由于术中 B 超与胆道镜的优势具有互补性,两者合用,对肝内外胆管结石的治疗,具有

重要作用。

4. 术后胆道镜经 T 形管窦道取石术 术后经 T 形管窦道取石是术后残余结石、术后再生结石取石的可靠方法,取石成功关键是 T 形管窦道粗、离腹壁近,行径直,如窦道较细,可以行胆道扩张器多次扩张后再行胆道镜取石,取石时间术后 8~12 周较为合适,此时 T 形管周围已形成了较牢固的窦道,既可减少取石并发症,又使取石容易成功。取石前 T 形管造影是必需的,造影可以了解结石的部位、大小、分布等胆道情况,胆道造影形成的胆道树可以了解胆道全貌,为行胆道镜取石确定了方向。T 形管造影应在取石前 1~2 天做,T 形管造影剂浓度一般应控制在 20%~30%。同时在注入造影剂之前应抽吸出 T 形管内气泡,注入造影剂时应避免注入空气。对 T 形管造影片未发现残石的患者,也应进行胆道镜检查,确信无结石后,方可放弃治疗。胆道手术后往往存胆道狭窄,狭窄部位常常存有结石,取石时可以先行气囊扩张,然后再取石。胆道镜取石过程中如发现结石较大,可以用活检钳分次夹碎后取出。操作时要耐心,不宜使用暴力,否则易发生严重并发症。经 T 形管窦道胆道镜取石,一般不需住院,不需麻醉,取石后一般口服抗生素即可,不需要静脉应用抗生素。胆道镜可以有效地治疗胆道术后的残余结石和再生结石,减少再次胆道手术的手术率。但胆道镜也有一定的局限性,一些复杂病例在胆道镜下难以处理,仍需开腹手术治疗。

5. 经皮经肝胆道镜取石术(PTCSL) PTCSL治疗肝内胆管结石是在经皮经肝穿刺胆道引流基础上进行的,经 PTCSL 可以有效地清除内镜可见的肝内胆管结石,在肝内胆管结石治疗中扮演了重要角色。PTCSL 取石术包括建立进入肝内胆管的人工通道和内镜下碎石与取石两个步骤。其优点在于可以在无法经自然通道和手术通道进入胆道系统时,通过建立一条人工通道进入肝内胆管完成治疗,相对简单、安全、有效、易重复进行,并发症发生率低,在胆道镜直视下,结石清除率可达 80% 以上,特别适合于年老体弱,病变复杂,不适合或不愿意手术者,或既往有胆道手术史及肝叶广泛病变者。然而,病人可能出现胆道出血、胆道感染、胆漏、胆汁性腹膜炎、腹腔内出血等并发症,远期结石复发率达 50% 以上。

6. 胆道镜联合激光、超声等碎石技术 目前,胆道镜取石的主要手段就是用网篮拖动结石但由于

多种原因,有时网篮对结石无能为力。例如有时结石很大,嵌顿,再加上胆道狭窄,使网篮无法通过该区域,就无法套取结石;有时结石与胆管壁紧密附着,特别是十二指肠乳头部附近胆总管下段的结石;有时由于结石长期嵌顿,甚至在胆管壁上形成憩室样结构,结石大部分被胆管黏膜包裹,在胆道镜下仅仅只看到结石的一小部分。这时,用网篮无效,用传统的方法手工取石也难以奏效,而联合碎石技术则非常简单、有效。如激光碎石、超声碎石、液电碎石或气压弹道碎石等,激光碎石比较常用,碎石治疗时应与网篮取石相配合,因为,网篮取石相对较快速、有效。有时大的结石被碎成较小的碎片后就可以用网篮套取,一次将较多的结石取出。如遇到取石困难的结石再将其击碎,以方便套取。基本取净结石后会有少量较大的结石碎片附着在胆管壁上,用网篮套取又困难又费时,如果不取净又恐成为结石复发的诱发核心。这时,可通过激光等方法将之粉碎成十分细小的约1~2mm的颗粒,既方便又费时不多,术中可以从胆道镜的导水管中快速大量注水,冲洗胆道,将细小结石碎片冲出胆道。术后加用利胆药物促其自行排出胆道。但是,胆道镜也不可能完全取代传统的胆肠吻合术及部分肝叶切除手术。例如,细小胆管的结石,胆道镜也无法进入。还有就是大量填塞性泥沙样结石,往往合并有胆管多处狭窄,胆管狭窄上方又有胆管扩张,胆道镜也难以取净结石。即使取石后,由于胆管狭窄没有解除,结石很快复发。总之,碎石技术使胆道镜的功能更加完善,大大降低了胆道镜取石的难度,减少了胆道出血等并发症的发生,提高了胆道探查术取净结石的比例,值得推广。

(二)十二指肠镜及其联合腹腔镜"双镜"的术中应用

在胆道外科,十二指肠镜主要应用于诊断性内镜逆行胰胆管造影(ERCP)和治疗性ERCP,随着影像学技术的发展,诊断性ERCP已部分被磁共振胆胰管造影取代,治疗性ERCP主要包括:内镜括约肌切开术(EST)、内镜胆道引流术(EBD)、内镜乳头气囊扩张术(endoscopicpapillary balloon dilation,EPBD)、内镜鼻胆管引流术(ENBD)。有研究认为,EPBD对括约肌功能的保护作用较EST强,有助于防止远期并发症的发生。因此,应根据具体情况选择EST或EPBD。随着内镜技术及取石器械的发展,ERCP、EST被公认是治疗胆总管残余结石的首选方法,对既往有胆道手术史而术后胆总管残留结

石的患者,可避免再次手术;对于缩窄性乳头炎合并胆总管结石,不仅取出了结石,而且解除了胆总管末端的狭窄;如果患者病情危重,则暂不行取石术,可通过十二指肠镜向胆总管放入一根塑料引流管进行胆道减压,为二期治疗创造条件;对于胆囊结石合并胆总管结石,可十二指肠镜、腹腔镜"双镜"联合,经十二指肠镜胆总管取石后,再行LC治疗。

(三)腹腔镜、胆道镜及十二指肠镜"三镜"联合的术中应用

胆道结石往往病情复杂,单靠一种内镜有时很难达到微创治疗的目的,因此需要多镜联合。十二指肠镜、腹腔镜、胆道镜"三镜"联合应用是现代胆道外科的基本要素,特别是术中胆道镜的应用,可使术后残余结石发生率降至9.9%,而术后ERCP及胆道镜的重复使用,可以使大多数病例治愈。"三镜"联合方法与传统手术相比,由于是微创手术,且不置T形引流管,使患者痛苦轻、住院时间短,有较好的经济及社会效益。其手术适应证:①胆总管扩张,内径在1.0cm以上,便于手术中胆总管切开取石与缝合;②结石大小在1.0~2.0cm之间,结石太大,不利于取出;术前行ENDB置管是手术的一个必要步骤,可起到支撑引流、降低胆道压力的作用,为胆总管I期缝合,防止胆漏提供安全保障,术后造影可观察有无残余结石。腹腔镜术中胆总管切开取石,在使用纤维胆道镜网篮取石时,如遇结石过大过多,则取石较为困难。因此,术前行ERCP检查,应选择结石在胆管内可松动的病例,否则,应准备术中碎石设备(如超声碎石、气压弹道碎石、液电碎石或激光碎石等)。在I期缝合胆管壁后,常规喷洒纤维蛋白胶于胆管缝合处及创面,封闭缝线针孔及切口,防止胆汁渗漏更为安全稳妥,术后5~7天T形管造影无残余结石,可拔管出院。

综上所述,"三镜"联合治疗肝内外胆管结石是在腹腔镜手术,纤维胆道镜使用,十二指肠镜诊治手段三项成熟技术支持下的综合治疗手段。因此,是安全可靠,疗效确切的微创治疗,值得推广。

三、其他方法

输尿管镜一直用于输尿管结石和肾结石的诊治,因输尿管镜直且细(约3~5mm),使用方便、快捷,有学者报道也可用于胆道结石的术中、术后治疗,其操作方法和原则与胆道镜相同。

总之,微创技术的应用为肝内外胆管结石的治

疗开辟了一条崭新途径,由于其具有创伤小、病人痛苦少等诸多优点而备受推崇,但限于技术及器械的发展水平,目前还远远不能替代传统开腹手术,如肝多叶病变需行多叶联合切除者以及肝内胆管结石合并有肝门部胆管狭窄需行肝门部胆管成形者等,目前仍不适用于微创治疗。但随着腹腔镜、内镜等技术的快速发展,肝内外胆管结石的治疗也必将从传统的开腹肝切除、肝门部胆管成形胆肠吻合术等"大刀阔斧"的时代逐渐步入更加个体化、人性化的微创时代。

(孙诚谊　喻　超)

述评:肝胆管手术

肝胆管手术指一级肝门以上的胆管手术。本章对肝胆管手术包括肝胆管探查、肝内胆管结石手术、肝部分切除术作一述评。

一、肝胆管探查术

肝胆管探查,依其肝内胆管的解剖分段分成左右肝管探查(一级肝管探查)、肝实质内胆管探查(二、三级肝管探查)以及肝周边胆管探查(图 84-19)。

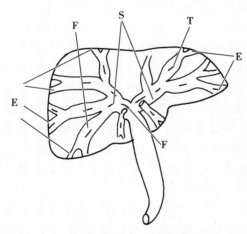

图 84-19　胆管探查部位示意图
F:一级胆管切口;S:二级胆管切口;T:三级胆管切口;E:终末胆管切口

【解剖要点】

一级肝门指肝方叶与尾叶尾状突间的横行深裂,其内有肝动脉、门静脉、胆管、淋巴、肝神经丛,称为第一肝门(图 84-20)。

门静脉、肝动脉、胆管称为 Glison 系统,外包被的膜称为 Glison 膜,膜向肝内延伸包绕 Glison 系统,称为 Glison 鞘。

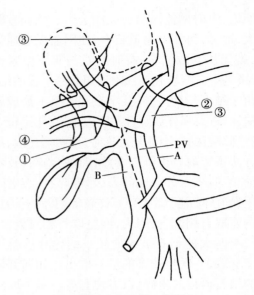

图 84-20　第一肝门
①右肝蒂;②左肝蒂;③右前肝蒂;④右后肝蒂　A:肝固有动脉;PV:门静脉;B:胆总管

肝内胆管常需要切开的有以下几级:

一级胆管(F):左肝管、右肝管

二级胆管(S):左内、外叶胆管,右前后叶胆管,尾叶胆管

三级胆管(T):左外叶上、下段胆管,左内叶胆管

右前叶上、下段胆管

右后叶上、下段胆管

……

终末胆管(E)

左右肝管汇合处称一级肝门,左右肝管夹角为 100°~120°,左肝管与肝总管夹角为 109°~140°,右肝管与肝总管夹角为 130°~136°,右肝管长 1.04cm±0.7cm,直径 0.76cm±0.14cm,左肝管长 1.54cm±0.45cm,直径 0.69cm±0.16cm。由于胆管口梗阻,胆管梗阻以上的胆管扩张,胆管延长,局部肝组织纤维萎缩,原深藏在肝实质内的胆管接近肝的表面。

右肝管沿胆囊床走行,左肝管位于肝方叶基部,左肝内叶胆管走行于左肝前纵沟的右侧。

肝胆管变异发生率约 50%,常见的肝胆管变异为右肝管缺如,左肝管缺如,Ⅵ、Ⅶ段胆管汇入Ⅸ段胆管,左右尾叶胆管共干(图 84-21)。因此,外科医生应熟练地了解肝胆管的变异。

肝胆管的变异不仅表现在数量、汇合口的改变,而且胆管走行、内径发生明显的改变,有的病例终末胆管内径可达 1cm,左肝外叶胆管的长度可达 25cm。这种改变与肝形态、比例异常相关。

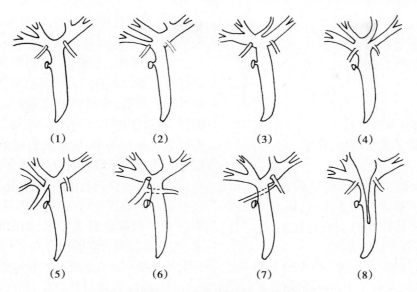

图 84-21　常见胆管变异示意图
(1)正常胆管;(2)右肝管缺如;(3)左肝管缺如;(4)左右肝管缺如;(5)Ⅵ、Ⅶ段
胆管汇入Ⅸ段胆管;(6)尾叶共干,开口入右肝管;(7)尾叶共干,开口入左肝管;
(8)左右肝管肝外低位汇合

　　肝形态、比例异常导致一级肝门的变化,由于肝的一些叶段肥大,致肝呈"马铃薯块"样,一级肝门深在隐匿,呈裂隙样("一线天型"),左右肝管与肝总管夹角变锐,左肝管与水平面呈90°,一级肝门反时针方向旋转、上升、右移。

　　有些肝硬化、门脉高压症病例,可出现肝十二指肠韧带静脉曲张,呈海绵状血管瘤样,胆管壁内静脉曲张呈夹心饼干样(图84-22)。

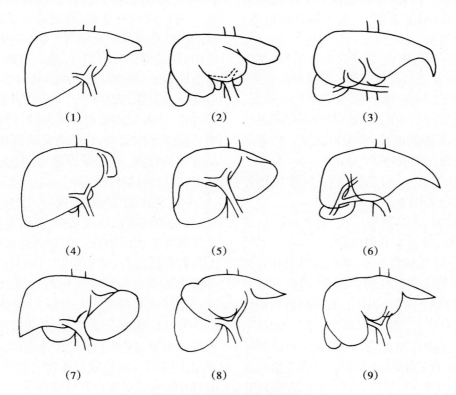

图 84-22　常见的肝脏形态
(1)正常;(2)"马铃薯样"肝;(3)左肝肥大,右肝萎缩;(4)右肝肥大,左肝萎缩;(5)尾叶肥大、
左右肝萎缩;(6)左肝外叶肥大,左肝内叶、右肝萎缩;(7)右肝肥大,Ⅰ段肝肥大,左肝萎缩;
(8)右肝后叶肥大,右肝前叶萎缩;(9)右肝前叶肥大,左肝内叶肥大,右肝后叶萎缩

【适应证】

1. 医源性近段胆管损伤。

2. 外伤性近段胆管损伤。

3. 肝胆管结石。

4. 肝门胆管癌。

5. 硬化性胆管炎(节段性)。

6. 一级肝门胆管非典型增生、狭窄。

【术前准备】

1. 熟悉病史、血清生化及影像学检查资料,带好 CT、MRCP 等相关影像片入手术室,切忌不问病史、不作体格检查、不了解检查资料仓促上台,"打开肚子再看"的极不负责任的做法。

2. 查血型,留置胃管、导尿管,术前 30 分钟。

3. 预防性抗生素,术前 1 小时经静脉给予。

4. 洛赛克 80mg,术前 1 小时经静脉给予。

5. 纠正失水、酸中毒。

6. 注意合并症的处理,护肝、心、肾等。

7. 长期胆道感染、反复使用抗生素者,非恶性胆道梗阻、感染者,宜先作高压氧舱治疗。

【手术步骤】

(一) 左右肝管探查术

1. 体位、切口　仰卧位,酌情取右上腹反 L 形切口、屋顶式切口、倒 T 字切口、大奔驰式切口等。配合全腹自动牵开器。

2. 探查　探查肝、胆囊、胃十二指肠及胰,辨清肝圆韧带、胆囊床及十二指肠球部。注意肝的色泽、形态、大小、质地、结石感、结节感。一级肝门的形态、位置,肝外胆管的外径、质地,胆管壁的厚薄、有无结石感及肿块。有无静脉曲张、肿大淋巴结。胆囊的位置、大小、张力以及胆囊壁的厚薄。

3. 手术方法　分左、右肝管探查、肝实质切开胆管探查及肝周胆管探查。

(1) 左肝管探查:①沟通温氏孔,安置 Pringle 止血带;②离断肝桥,敞开左肝前纵沟;③分离肝方叶前粘连,显露肝方叶基部左肝管;④扪触肝方叶基部囊样扩张的左肝管或梗索状的左肝管,辨清一级肝门、肝左动脉,穿刺左肝管获胆汁。有些病例尚须借助超声波确定左肝管;⑤四边法(即"边缝"、"边扎"、"边牵"、"边切")切开左肝管,并据需要延长胆管切口;⑥经过切开的左肝管,借助胆道扩张器或胆道刮匙探查左肝管以及左肝管口、左肝内叶、左肝外叶胆管及 I 段胆管;⑦据情可放置引流管,或借此完成其他联合手术,如胆肠 Roux-en-Y 术,或进一步切开邻近的胆管或肝叶的切除、肝门胆管癌根治术等。

(2) 右肝管探查:①循胆囊床途径清除其粘连、瘢痕纤维组织。辨清肝圆韧带左肝前纵沟、胆囊窝、十二指肠球部,总胆管、肝总管及一级肝门右侧。②仔细扪触一级肝门右侧具有囊性感的右肝管或呈索状的右肝管,或借助 B 超确定右肝管。③穿刺获胆汁,四边法予以切开,并延长切口。具有囊性感的右肝管可纵行切开,而呈硬索状的右肝管宜作横行切开。④直视下察看右肝管,或借助胆道扩张器、取石钳或胆道镜探查右前叶胆管、IX段胆管或肝总管、左肝管。⑤放置合适导管(T 形管、硅胶管等),缝闭胆管切口或联合其他手术,如胆管空肠 Roux-en-Y 术、改良布朗胆管空肠吻合术、胆管癌根治术或肝胆管盆式 Roux-en-Y 术或肝胆管盆式间置术等。

(3) 经肝实质胆管切开、探查:①根据术中对肝的仔细扪触,所获结石感以及术前的影像学资料、术中的超声检查,辨清门静脉、肝静脉走行,确定切开胆管的部位。典型的结石感是扪触肝的表面所获结石的硬结,压之坚硬,顺胆管走行而滑动。结石越大,所在胆管越粗,距肝表面越近,胆管越容易切开。②离断肝周的粘连或韧带,托出拟行切开胆管所在的左肝或右肝,临时阻断入肝血流,穿刺拟切胆管,获胆汁或胆泥,四边法连同肝被膜、肝实质及胆管壁"三合一"切开胆管,并逐渐延长胆管切口,有条件的医院亦可用双极电凝、KUSA 剔除胆管前的肝组织,显露拟切开的胆管,然后以四边法切开胆管。③以取石钳、胆道刮匙清除胆管内结石,并以纤维胆道镜探查胆管,清除胆石,与左右肝管沟通。④以生理盐水、1/10 浓度酪合碘液冲洗、清洁胆管。用 4-0 薇乔线关闭胆管切口,外滴数滴医用创面封闭胶封闭肝实质切缘,或将肝被膜、肝实质胆管"三合一"缝闭,注水测试有无胆漏。

(4) 肝周胆管切开、探查:①分离拟作胆管切开、探查的肝周粘连或韧带,托出左肝外叶或右肝,发现囊样扩张的胆管。②穿刺局部胆管获胆汁,以无损伤针线缝合、牵引胆管二针,尖刀片将其切开,并根据需要沿胆管走行纵行切开、延长胆管切口。③以刮匙或取石钳伸入胆管,清除胆石。④以胆道扩张器探查胆管是否与左、右胆管相通。⑤选择适当的 T 形管、硅胶管插入胆管,用薇乔线予以固定。外用大网膜或肝镰状韧带配合医用创面封闭胶粘贴、封闭。⑥或者配合其他联合手术,如 Longmire 术。

【术中注意事项】

1. 当肝方叶肥大、裂隙型一级肝门,可先作肝方叶切除,以方便显露、探查左右肝管。

2. 胆汁性肝硬化、门静脉高压症合并肝门区门静脉海绵状血管瘤样变或胆管壁静脉曲张,不宜作左右肝管探查。

3. 左肝肥大、右肝萎缩时,一级肝门反时针方向旋转、右侧移位、上升,左肝管与水平夹角可达80°~90°此时切开探查左肝管时,宜先作右肝周游离托出右肝,并将手术台右前仰,有助于此类病人左肝管的探查。

4. 发现肝内胆管的方法很多,平常用的有扪触手感(囊样感),术中B超,肝表面的沟、裂、纤维瘢痕条索,常提示胆管所在。

5. 肝胆管探查切开的基本是十二字技术,即"穿刺"、"引导"、"边缝"、"边扎"、"边牵"、"边切",需酌情灵活处理。肝 2~3 级胆管切开,宜临时阻断入肝血流,以双极电凝、KUSA 剔除拟切开探查前的肝组织,显露胆管,再行切开。关闭胆管时宜用无损伤可吸收线单独关闭胆管,而后肝切面以医用创面封闭胶粘贴合拢。

6. 医源性近段胆管损伤的病例,由于反复胆道梗阻感染,胆管壁增厚,扪触时常为索状感,而失去明显囊状感。因此,肝门左右侧扪及的索状物常为胆管所在。

【术后处理】

1. 注意引流管通畅,防折叠、扭曲甚至脱出。

2. 注意引流液的量、色、气味及黏稠度。

3. 导管拔除的时间与病的性质相关,恶性胆道梗阻,常须终身带管。

4. 及时纠正水电解质及酸碱失衡。

(二)肝内胆管结石手术

肝胆管结石的临床表现复杂,其手术方式不仅涉及胆石的分布、胆管狭窄、胆管变异,而且与胆石产生的一系列并发症相关,如肝肥大萎缩征、胆瘘等。

肝胆管结石的并发症:

1. 结石;

2. 胆管狭窄;

3. 胆管变异;

4. 其他并发症:①肝肥大萎缩征;②胆瘘:胆肠瘘、胆胃瘘、支气管胆瘘、胆道胸膜瘘、胆道心包瘘、胆道腹壁瘘;③胆管癌;④胆源性肝脓肿;⑤膈下脓肿;⑥胆汁性肝硬化、门脉高压;⑦胆管壁静脉曲张;⑧肝十二指肠韧带静脉曲张;⑨胆汁性腹膜炎;⑩高位 AOSC;⑪胆源性胰腺炎。

因此,肝胆管结石涉及的手术方式很多:

1. 胆肠内引流　①胆肠 Roux-en-Y 术;②肝胆管盆式 Roux-en-Y 术、间置术;③皮下盲袢胆肠 Roux-en-Y 术;④皮下盲袢空肠、胆管十二指肠间置术;⑤Longmire 术;⑥胆管内吻合术;

2. 一级肝门矫形;

3. 肝叶(段)切除术;

4. 肝移植术;

5. 肝实质切开取石术;

6. T 形管引流术;

7. U 形管引流术;

8. 纤维胆道镜取石、碎石术;

9. 肝内胆管结石应采取综合治疗,外科手术只是综合治疗链中的一环。外科手术治疗应遵循"清除结石、解除狭窄、矫治畸形、切除病肝、通畅引流"20 字原则。由于肝胆管结石病情复杂,手术方式多种多样,没有一种万能的手术能治疗各类肝胆管结石,肝胆管结石也不可能用一种手术方式解决。外科医生应根据病人的具体情况,严格把握手术指征、手术方式、手术时机。一个病人可能以一种手术方式解决,亦可能几种手术方式有机地组合。

为了避免重复,本节仅介绍胆管内吻合、一级肝门矫形、支气管胆道手术、胆道胃瘘等。

【解剖要点】

相关的肝胆管的解剖已于本章第一节介绍。

这里所要强调的是肝胆管结石常与胆管狭窄、胆管变异、肝肥大萎缩征并存。肝胆管结石可局限于一支胆管内,亦可弥散全肝。胆石性质大部分是胆色素性的,3% 为胆固醇性质,胆石可少至几枚,亦可多至重达 665g。胆管狭窄可能是一级胆管狭窄,亦可是多级分布,呈藕节样。

由于肝胆管结石胆管内梗阻、感染,致使肝萎缩、肝硬化,部分肝叶的代偿性增生、肥大,有些甚至胆管壁的静脉曲张,一级肝门静脉呈海绵状血管瘤样变。

【适应证】

肝胆管结石胆管狭窄及其并发症,常需通过外科手术治疗,每种手术方式都有严格的适应证,胆肠内引流、肝叶切除、肝移植、胆源性胰腺炎手术指征都有专门章节讨论,这里仅就胆管内吻合、一级肝门矫形、支气管胆瘘等予以介绍。

1. 胆管内吻合　一级胆管扩张、尾叶胆管真性狭窄、胆管扩张。

2. 一级肝门矫形　左肝管与肝总管呈锐角相交;一级肝门切除、左右肝管缺如。

3. 支气管胆瘘联合术。

4. 胆道胃瘘联合术。

【术前准备】

根据病史、体检及拟订的手术方式,作相应的术前准备,一般以择期手术为宜。多次肝胆道手术者,应了解熟悉既往的手术方式、术后并发症。

1. 检测心、肺、肝、肾功能,注意 ICG、血糖及肝功能 Child 分级。

2. 注意纠正水电解质、酸碱平衡及营养治疗。

3. 多次肝胆道手术长期使用抗生素者,术前高压氧舱治疗 7~10 天。

4. 作肠道准备。

5. 留置胃管、导尿管及锁骨下静脉置管,监测中心静脉压。

6. 查血型,配浓缩红细胞、康舒宁、冷沉淀备用。

7. 预防性抗生素,术前 1 小时经静脉给予。

【手术步骤】

1. 体位、切口　仰卧位,据情选择右上腹反 L 形切口、屋顶式切口或倒 T 字形切口。

2. 探查　百闻不如一见。探查应根据病史、体检、影像学资料及既往手术史作简要的检查,辨清胆囊窝、左肝前纵沟、十二指肠球部等重要解剖标志。

注意肝的色泽、形态、质地,肝表面的异常裂隙、纤维瘢痕,肝膈、肝脏面粘连最显处的部位,一级肝门的位置、形态。

注意胆囊的大小、张力、位置,胆囊管的直径、有无静脉曲张,肝十二指肠韧带有无静脉曲张,总胆管的直径、壁的厚薄,与左右肝管的夹角。

温氏孔是否通畅。

3. 手术方式

(1) 胆管内吻合术:胆管内吻合分右肝管尾叶胆管吻合、左肝管尾叶胆管吻合术,常用的为后者。

这里予以介绍:

1) 游离、切断肝周的粘连,右膈下堵塞盐水纱布垫,托出右肝,变浅一级肝门及肝十二指肠韧带。

2) 切开总胆管、肝总管,沿肝圆韧带途径四边法切开左肝管,显现 I 段胆管或 I 段、IX 段胆管共干开口。

3) 以蚊式钳或胆道扩张器轻巧地扩张胆管口,轻轻插入直角弯钳,探查、确定胆管扩张及较薄的胆管壁处。

4) 以直角弯钳挑起胆管口,用 4-0 薇乔线缝扎、悬吊胆管口,循左肝管纵轴四边法逐渐延长胆管切口,完成左肝管与尾叶胆管口吻合。

5) 经此吻合口取出胆石,或者辅以纤维胆道镜取石、碎石。

6) 放置合适的 T 形管,关闭胆管切口,或者联合其他手术。

(2) 一级肝门矫形术:分一级肝门胆管锐角矫治和一、二级胆管拼合两种。一级肝门胆管锐角矫治,分左锐角矫治和右锐角矫治。

1) 一级肝门左胆管锐角矫治(图 84-23):①四边法切开总胆管、肝总管及左肝管;②以 4-0 薇乔线作左肝管下切缘与肝总管左切缘连续外翻缝合;③放置适合的 T 形管,关闭胆管切口或联合其他手术。

2) 一级肝门右胆管锐角矫治(图 84-23):①切开肝总管,沿胆囊床四边法切开右肝管、右前叶胆管;②4-0 薇乔线连续缝合肝总管右切缘与右肝管、右前叶胆管的下切缘;③放置合适的 T 形管或联合其他手术。

3) 一级、二级胆管拼合:方式很多,如右肝前后叶胆管拼合、左肝内外叶胆管拼合、左右肝管拼合、右肝前、后、IX 段胆管拼合、左肝管尾叶胆管拼合等,

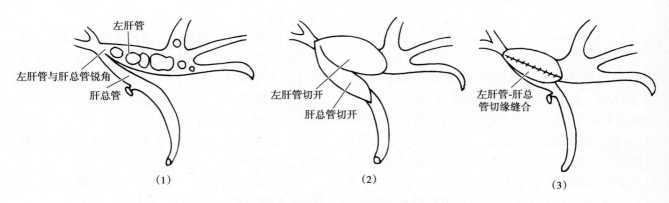

(1)　　　　　　　　　　(2)　　　　　　　　　　(3)

图 84-23　一级肝门左胆管锐角矫治示意图
(1)术前;(2)肝管切开;(3)锐角矫治完成

这里仅介绍左右肝管拼合、右肝前、后、IX 段胆管拼合。

右肝前、后、IX 段肝管拼合（图 84-24,图 84-25）:以 4-0 薇乔线连续外翻,先后将邻近的右肝前叶胆管与IX段胆管、右肝前后叶胆管边缘缝合,联合其他手术。12 号犁形管横臂插入右肝前叶胆管,以 4-0 薇乔线缝合固定于胆管壁上。

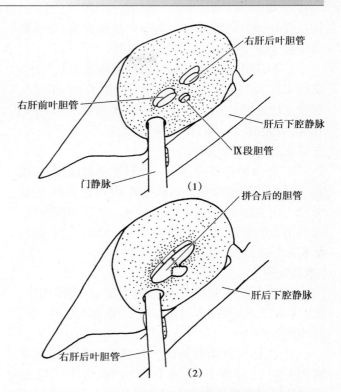

图 84-25　右肝前、IX 段、右肝后叶胆管拼合示意图
(1)术前;(2)术后,左、右肝管拼合

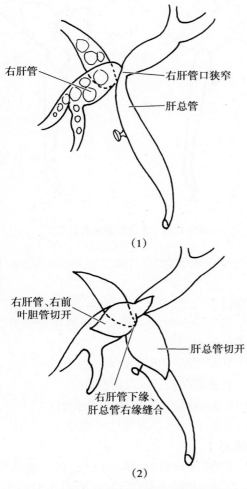

图 84-24　一级肝门右胆管锐角矫治示意图
(1)术前;(2)术后

（3）支气管胆瘘联合术:支气管胆瘘外科处理的原则是解除胆管梗阻、通畅引流,有的病例甚至应作病灶肝、病灶肺叶的切除。这里只介绍解除胆管梗阻的方法。

以右肝前叶上段胆管梗阻致支气管胆瘘为例:

1）离断肝脏面粘连,显露肝十二指肠韧带、一级肝门。

2）四边法切开肝总管。

3）双极电凝、KUSA 切除肝方叶、右肝前叶胆管前的瘢痕、肝组织,显现右肝前叶胆管。

4）四边法延长切开肝总管、右肝管及右肝前叶胆管,解除右肝前叶胆管狭窄,清除右肝前叶上段胆管结石。

5）拼合、整形右肝前叶胆管、右肝管及肝总管。

6）放置合适的 T 形管或其他联合手术(肝胆管盆式内引流术)。

（4）肝管胃瘘联合手术:肝管胃瘘常为左肝外叶下段或上段胆管与胃相通,手术方法多用右肝外叶切除、胃瘘修补。

1）安置肝十二指肠韧带止血带或作左肝外叶肝蒂的解剖、结扎、切断左肝外叶门静脉、肝左动脉左外支。

2）离断肝膈粘连韧带及肝胃瘘管,注意断离肝胃瘘管时尽量靠近肝,保护胃壁,游离左肝外叶。

3）钳夹法切除左肝外叶。

4）以 4 号圆针丝线二层、间断、内翻修补胃瘘口。

【术中注意事项】

1. 肝胆管结石的外科手术,应很好地掌握八条入肝途径:①胆囊床途径;②肝圆韧带途径;③左肝外叶胆管途径;④保留门静脉左肝外叶途径;⑤结石感途径;⑥肝叶(段)切除途径;⑦尾叶胆管途径;⑧右肝后叶胆管途径。

临床上用得最多的是胆囊床途径、肝圆韧带途径及肝叶（段）切除途径。就一个病例而言,可能是用一条途径,也可能是多途径并用。

2. 肝胆管结石的外科手术的基本技术是"十二字技术",即"边缝、边扎、边牵、边切、穿刺、引导",临床上应灵活应用。如胆管壁静脉曲张,作胆管切开时,应先缝、扎、牵,再切开;胆管壁厚、胆管腔大,亦可先切,后缝、扎、牵。

3. 肝内胆管壁薄、腔小,外科手术时应细心、耐心、一丝不苟,用微创外科技术作胆管的手术,胆管缝合一定要注意外翻,黏膜对黏膜,缝线用薇乔线,线结留在胆管腔外。注意:一针、一结的不当,都将给病人带来终身的遗憾!

【术后处理】

1. 注意观察生命体征、神志、黄疸、腹部体征。随时纠正失水、酸中毒及电解质失衡,监测心电、肝、肾功能。

2. 注意厌氧菌败血病。凡连续使用广谱抗生素两天以上,体温上升,血象呈类白血病样反应,应高度怀疑二重感染存在。

3. 正确使用抗生素、生长激素,注意营养治疗。

4. 记录、观察引流物的颜色、气味,有无胆沙、出血及蛔虫,保障引流管通畅,防止脱落。

二、肝部分切除治疗肝胆管结石

肝部分切除是治疗肝胆管结石的有效手段。肝叶切除一定要做到精准诊断、精准切除,即最大限度解剖切除病肝,最好地保护余剩肝,最少的并发症,最好的效果。

肝部分切除的方式很多,如左肝外叶切除、左半肝切除、右半肝切除、右肝后叶切除、肝中央切除、左、右肝三联切除等。活体肝移植的技术,双极电凝、KUSA 及全腹自动牵开器、控制性低中心静脉压等技术的应用,大大地提高了肝切除的水平,增加了手术的安全性,减少了并发症,提高了疗效。

就肝胆管结石而言,肝部分切除只是肝胆管结石手段之一,常应联合其他手术。同时不是所有的肝胆管结石都要肝切除,也不是所有的肝胆管结石病人都能承受肝切除。另外,残存的好肝还可以产生结石。因此,肝胆管结石的治疗,决不是"一刀万事休",外科医生应尽量保存肝,而不是大量地切肝。

肝胆管结石肝叶（段）切除与肝癌肝切除显著的不同点在于:①以病变、扩张、充填胆石的胆管为指引;②以胆管狭窄处为断肝的平面;③肝切除与 1~3 级胆管切开紧密配合。

【解剖要点】

肝胆管结石常并发肝形态比例失常（图 84-26）,因此就肝胆管结石肝部分切除而言,除熟知正常的解剖以外,更应熟知肝形态、比例失常及相应的胆管、血管的变异。

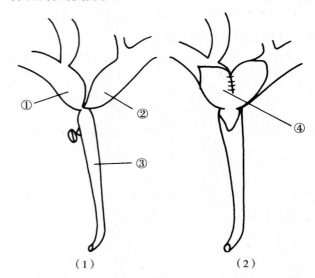

图 84-26 左右肝管拼合示意图
(1)术前;(2)术后
①右肝管,②左肝管,③肝总管,④拼合后胆管

【适应证】

1. 局限于一叶或一段或半肝内胆管结石,所属胆管口狭窄。

2. 肝胆管结石并胆管癌。

3. 肝胆管结石并支气管胆瘘。

4. 肝胆管结石并胃、肠瘘或胆外瘘。

5. 肝胆管结石并胆源性肝脓肿。

【术前准备】

1. 详细查询病史、体格检查,查阅血清生化、肝、肾、心、肺功能,肝功能 Child 分级、ICG 以及影像学资料等,全面综合评估,精准确定肝切除的部位,以及切除肝叶（段）的承受力。

2. 注意纠正水电解质及酸碱失衡及营养治疗。

3. 反复胆道梗阻、感染,长期使用抗生素者,以及长期带胆道或膈下引流管者,作高压氧舱治疗 7~10 天。长期带胆道引流管者应作胆道冲洗 7~10 天。

4. 驱蛔。

5. 多次胆道手术者,作肠道准备。

6. 预防性抗生素,术前 1 小时经静脉给予。

7. 留置胃管、导尿管及锁骨下静脉导管。

8. 查血型,备同型浓缩红细胞。

【手术步骤】

1. 切口 右上腹反 L 形切口、右肋缘下切口、屋顶式切口、倒 T 字切口、"大奔驰"切口，以右上腹反 L 形为常用，配合全腹自动牵开器。

2. 探查 入腹后不是先切肝，而是先探查，明确病灶肝在哪里、要不要切肝、切哪部分肝、能不能切肝、有无切肝的价值? 有无腹水。腹膜有无癌性结节。

观察:肝的颜色、大小、形态、质地(结石感、结节感)，病灶肝与邻近的器官、大血管(肝静脉、门静脉、腔静脉、胃、十二指肠)的关系，以及一、二肝门的情况。肝外胆管外径、壁的厚度，有无胆石，以及肝十二指肠韧带、腹腔动脉干有无淋巴结转移，门静脉、肝静脉有无癌栓，常须配合超声的检查。胆囊的大小、位置及胆囊壁的厚度，有无胆石、肿瘤。

3. 选择并作好适当的止血方式。肝切除的止血方式很多，必须据情灵活选择、组合。常用的止血方法有以下几种:①肝切缘的缝扎;② Pringle 止血带;③肝蒂止血带:左肝蒂、右肝蒂、右肝前蒂、右肝后蒂、左肝外叶蒂等;④全肝血流阻带，即肝上、下下腔静脉套带及肝蒂血流阻断;⑤肝提拉带，其作用为肝后腔静脉指路碑，以及肝静脉压迫止血;⑥控制性低中心静脉压，使切肝时中心静脉压为 3cmH_2O 左右。

大量的出血、输血，一定要检测凝血功能，注意 VitK、血钙、TT、PT、ATPP，必要时应及时予以纠正。

4. 常用的几种肝切除，这里介绍左肝外叶切除、右半肝切除、右半肝切除、右肝后叶切除、肝中间叶切除、尾叶切除等。

(1) 左肝外叶切除

1) 离断左肝周粘连、镰状韧带、左冠状韧带、左肝三角韧带及肝胃韧带，切断肝桥，敞开左肝前纵沟。

2) 先后显露、结扎、切断肝左外叶动脉、门静脉左外支及肝左静脉套带，显现左肝外叶胆管。如果有来源于胃左动脉的副肝左外动脉，予以结扎、切断。

3) 于镰状韧带左侧约 1cm，划定肝预切线，钳夹、单极电凝或双极电凝配合 KUSA，断离肝实质，于左肝外叶胆管狭窄处离断左肝外叶，敞开左肝外叶胆管残端。

4) 以门静脉钳钳夹肝左静脉，移除左肝外叶，四边法切开总胆管、肝总管。

5) 经左肝外叶胆管残端插入取石钳，清除左肝管内结石，并与左肝管沟通，以 1/10 浓度酪合碘液、NS 冲洗清洁左肝管，以 4-0 薇乔线连续缝闭左肝外叶胆管残端，测试有无胆漏。

6) 总胆管内放置合适 T 形管，缝闭胆管切口，测试有无胆漏。敞开左肝断面或以肝镰状韧带、肝胃韧带或大网膜，借助医用创面封闭胶粘贴、覆盖。

7) 或联合其他手术。

8) 左肝下放置乳胶管引流。

(2) 左半肝切除(Ⅰ、Ⅱ、Ⅲ、Ⅳ段肝切除)

1) 离断左肝周粘连、镰状韧带、左冠状韧带、三角韧带及肝胃韧带。

2) 显露、解剖第一、第二肝门，安置肝提拉带，先后结扎、切断肝左动脉、左肝管、门静脉左支以及门静脉，钳夹夹切断，残端用 4-0 Proline 线缝闭，显现左肝缺血分界线，作肝左静脉套带，放置 Pringle 止血带备用。

3) 划定肝预切线，以 KUSA、双极电凝或钳夹切断结扎，于肝中静脉左侧离断肝实质，显现肝后下腔静脉。

4) 直视下结扎、切断左侧肝短静脉，于肝左静脉基部以门静脉钳钳夹切断、移除左半肝，以 4-0Proline 线连续缝闭肝左静脉残端。

5) 或联合其他手术。

6) 敞开左肝断面，或以大网膜粘贴覆盖，左膈下放置乳胶管引流。

(3) 右半肝加Ⅰ段切除(即 Ⅴ、Ⅵ、Ⅶ、Ⅷ、Ⅸ段、Ⅰ段肝切除)

1) 离断肝周粘连、镰状韧带、右冠状韧带、三角韧带或肝胃韧带。游离胆囊。显露解剖第一、二肝门。先后结扎、切断肝右动脉、门静脉右支，显现右肝缺血分界线，划定肝预切线，作右肝管、肝右静脉套线。安置改良肝提拉带(经肝左静脉、肝中静脉隐窝、左肝后纵沟放置)。

2) 翻转右肝向左前方，摇床为头高右前斜位，逐一结扎、切断肝短静脉，显现肝后下腔静脉，上达肝右静脉、肝中静脉根部下面。以门静脉钳钳夹切断肝右静脉，4-0 Proline 线缝闭肝右静脉残端。

3) 于肝预切线、肝中静脉右侧以 KUSA、双极电凝从前往后、由下往上逐渐断离肝实质、右肝管。于左肝管、门静脉左支的上方，结扎、切断入尾叶的门脉三联。以改良肝提拉带指路，于左肝后纵沟肝中静脉根部下方离断Ⅰ段肝与Ⅴ段肝组织。切除胆囊，整块移除右半肝与Ⅰ段肝标本。经胆囊管注水，测试有无胆漏。

4）敞开肝断面，或以医用创面封闭胶喷洒左肝断面。右膈下放置乳胶管引流。

（4）肝中间叶切除（即Ⅳ、Ⅴ、Ⅷ段肝切除）

1）离断肝周粘连及韧带，显露肝十二指肠韧带，第一、第二肝门。解剖第一肝门、第二肝门，安置Pringle止血带、右肝蒂套带及肝中静脉套带，先后显露、结扎、切断肝右动脉前支、门静脉右前支。结扎右前叶胆管，断肝桥，于左肝前纵沟右侧，显露、结扎、切断右肝内叶肝蒂，显露Ⅳ、Ⅴ、Ⅷ段肝缺血分界线。

2）以双极电凝、KUSA于左肝缺血分界线分离、切断肝实质，下面以左肝管上缘为基底，从左向右水平推移，上达肝中静脉与肝左静脉隐窝，显现肝后下腔静脉，完成左肝内叶与左肝外叶分离。

3）四边法切开总胆管、肝总管及右肝管，以双极电凝、KUSA沿肝中叶右侧缺血分界线、肝中静脉右侧劈开肝，上面达肝中静脉根部右侧，于右肝前叶胆管狭窄处横断右前叶胆管，胆管残端以4-0薇乔线关闭。门静脉钳钳夹、切断肝中静脉，整块移除Ⅳ、Ⅴ、Ⅷ段肝。

4）经总胆管、肝总管、右肝管切口，探查右肝后叶胆管及左肝外叶胆管，放置合适T形管，以4-0薇乔线缝闭胆管切口，测试有无胆漏。

5）敞开肝断面，以医用创面封闭胶喷洒肝断面。

6）联合其他手术。

【术中注意事项】

1. 肝胆管结石常合并肝纤维、萎缩，其内结石感明显，形成自然切肝的分界平面，断肝在胆管狭窄口上进行。

2. 断肝的止血方法很多，术者应据情采取控制性低中心静脉压能有效地减少术中失血，双极电凝、KUSA确保精准肝切除的价值是肯定的，但不能因此一概否定其他切肝的方式。

3. 切肝应特别注意胆管、血管的变异，防止造成医源性的胆管、血管损伤。

4. 肝断面的结扎线应越少越好，尽量减少或不用不可吸收的丝线。

5. 医用创面封闭胶有良好的止血、防胆漏的效应，但关键在于轻巧、仔细、耐心地处理胆漏点、出血点。

6. 赖以生存的肥大的肝应保全，硬是要切，亦应持十分慎重的态度。肝胆管结石患者多合并肝纤维化、硬化，切肝的量不宜大于50%。

【术后处理】

1. 观察、神志、黄疸、腹水、尿量，注意肝、肾功能，并保护肝、肾功能。

2. 注意膈下引流管通畅，注意引流物的色、气味、量的动态改变，防止引流管的折叠、滑脱。

3. 注意水电解质、酸碱平衡，做好营养治疗。

4. 正确足量、有效地使用抗生素，一旦二重感染，高压氧舱治疗应及早进行，是最好的选择。

5. 呼吸增快，血氧饱和度下降，应考虑肺不张或胸腔积液，作及时相应的处理。

6. 应激性胃肠炎是肝叶切除的常见的并发症，规范化洛赛克治疗是有效的。

（吴金术）

第八十五章

肝外胆道癌手术

第一节　胆管上端癌手术

胆管上端癌,也称为肝门部胆管癌。国际上常用的肝门部胆管癌临床分型为美国肿瘤联合会(AJCC)分期和 Bismuth Corlette 分型,Bismuth 分型于 1975 年提出,一直延用至今,它根据癌肿的解剖部位来分型,但不能准确判定分期。

肝门部胆管癌的治疗仍以手术切除为主。大多数患者术后的复发率很高,随着精准肝切除技术的发展,肝门部胆管癌的手术切除率较前有了一定的提高。目前,肝门部胆管癌的手术切除方法大致包括:肝门部胆管癌切除、肝十二指肠韧带内血管"骨骼化",必要时联合扩大切除左半肝、右半肝、右三叶、尾状叶,或联合胰十二指肠切除,重建肝管空肠吻合。肝十二指肠韧带结缔组织内癌细胞残留是肝门部胆管癌切除后复发的主要原因,一些日本专家强调同时行区域性淋巴结清扫,对涉及胆囊管、胆总管周围、肝门、门静脉周围、十二指肠、胰腺、腹腔动脉、肠系膜上动脉周围的淋巴结进行清扫。如果肿瘤侵犯门静脉或肝动脉,可行门静脉或肝动脉部分切除重建术,但有文献报道这种联合切除并不能提高疗效。此章节讨论的仅为胆管上端癌根治性切除术。

【解剖要点】

肝门部重要血管多(图 85-1),同时血管存在较

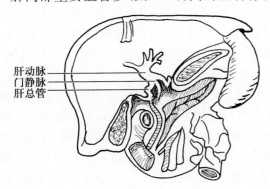

图 85-1　肝门部的血管解剖

多变异可能,近年来随着精准肝切除的技术方法日益成熟,采用精准的操作技术(如超声刀、水刀等技术),人们对胆管、门静脉和动脉的走形和分离认识上有了进一步的提高,能够更好的做到肝门部血管的骨骼化,联合肝脏的精准切除。应了解肝门部胆管癌的 Bismuth Corlette 分型(图 85-2)以便于选择合适的手术方式。

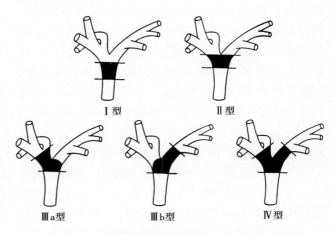

图 85-2　肝门部胆管癌的 Bismuth Corlette 分型

【适应证】

1. 术前明确的累及肝管分叉或胆管上端的胆管癌,不伴肝内或周围淋巴结转移。

2. 肿瘤转移仅限于左侧或右侧一侧肝脏,或仅伴有肝十二指肠韧带内淋巴结转移。

【禁忌证】

1. 肿瘤腹腔内广泛转移,包括肝十二指肠韧带远处淋巴结转移,左右两侧肝转移。

2. 双侧二级分支以上的肝管均受肿瘤侵犯。

3. 双侧肝动脉或门静脉及其主干受肿瘤侵犯。

4. 患者全身状况差,肝功能储备能力差,不能耐受联合肝脏切除或根治手术。

【手术前准备】

1. 纠正术前因胆管外引流而可能导致的水电平衡紊乱,梗阻性黄疸严重的患者应注意凝血功能的变化,适当补充维生素 K_1。

2. 肝脏及胆道的 CT、MRCP 等检查,血管三维重建,明确肿瘤的分型与周围血管的关系。

3. 心、肺等重要脏器功能评估。

4. 备皮,配血。

5. 术晨禁食水、放置胃管。

6. 术晨留置尿管。

7. 预防胆道感染。

【手术步骤】

1. 全麻满意后,置患者于仰卧位,垫高腰部,切口根据手术医师的偏好,一般采用右反 L 形切口,也有选用"屋脊"形双肋缘下切口。

2. 逐层进腹,探查腹腔内有无腹水,依次探查腹膜、网膜及腹腔各脏器有无肿瘤种植转移,探查包括肝动脉、腹腔动脉、腹主动脉、肠系膜上动脉周围淋巴结转移情况。探查要明确肿瘤的上缘、有无双侧肝管二级分支受侵犯,肿瘤是否侵及肝门部血管。为了利于探查,部分患者可先对肿胀的胆囊减压,或先将胆囊从胆囊床上游离。注意在探查过程中,尽量避免直接触摸肿瘤。在没有明确肿瘤可切除之前,切忌切断重要的肝门部血管。可用左手示指及中指由小网膜孔伸入,在肝十二指肠韧带前方配合左拇指触摸,了解肿瘤大小、浸润范围(上缘和下缘)以及肿瘤与肝动脉、门静脉的关系。

3. 当确定能够施行根治性切除时,首先游离肝十二指肠韧带,分离出肝固有动脉,用标志带将肝动脉牵起,显示门静脉主干,再用标志带将门静脉提起,最后在胰腺上缘处分离出胆总管下端,切断正常的胆总管下端,胆总管远端缝合关闭,胆管下切缘组织做术中冷冻切片检查,以防残留癌细胞。将胆总管向前上方提起,逐步由远至近游离,在胆管后方与门静脉前壁之间的疏松结缔组织层内分离,游离过程中除了门静脉和肝动脉之外,肝十二指肠韧带上的淋巴、脂肪、神经、纤维结缔组织均应切除,达到第一肝门"骨骼化"(图 85-3)。

如果游离过程中发现门静脉受侵犯,可切除受侵犯门静脉重建,必要时可用自体静脉或血管补片修补门静脉壁。如果发现一侧动脉受侵可考虑行这侧动脉切除,并尽可能保留另一侧肝动脉,如果两侧动脉均受侵犯则不行根治术。游离过程中一定要注意有无变异血管,避免损伤变异的肝动脉。

4. 将已游离的胆囊和胆总管的断端向上翻起,一般近端胆管切缘应超过肿瘤边界 5mm 以上,将胆管及其周围的结缔组织和肝门部及周围的部分肝组织整块切除,为获得肿瘤根治性切除常需联合行肝

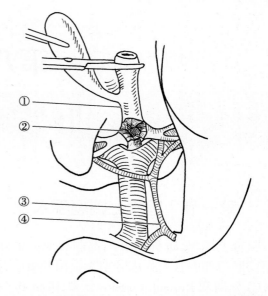

图 85-3　胆总管向前上方牵引,将第一肝门骨骼化
①胆总管,②肿瘤,③门静脉,④肝动脉

叶切除。如肿瘤浸润局限可行局部肝叶切除即可,对于 Bismuth Ⅱ 型肝门部胆管癌可选用联合肝方叶切除,而 Bismuth Ⅲ 型则往往需要联合半肝切除(图 85-4)。

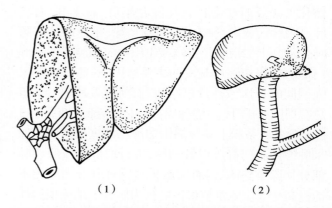

（1）　　　　　　　　　　（2）

图 85-4　肿瘤侵犯左肝管,切除左半肝,行右肝管 - 空肠吻合

5. 切除后肝脏断面会有多个大小不等的胆管开口,将肝门处左、右肝管开口或邻近的肝管开口进行整形,合成一个吻合口。如果有多个肝管开口距离较远,整形困难时可将这些开口作为一个整体,行肝门 - 空肠吻合(图 85-5)。

6. 整形胆管与游离空肠袢间用 4-0 或 5-0 的可吸收线进行黏膜对黏膜的 Roux-en-Y 胆管 - 空肠吻合,旷置空肠袢一般长不少于 40cm(图 85-6)。如果吻合满意,肿瘤切除彻底,胆肠吻合口内不需放置支架,也可根据需要内置 Y 形管或 U 形管支撑,U 形管一端从肝表面引出。

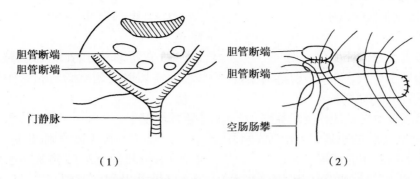

（1）　　　　　　　　　　　　（2）

图 85-5　胆管断端有多个开口，可作为一个整体与空肠吻合

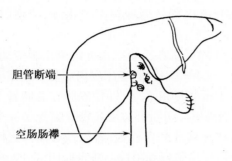

图 85-6　肝门空肠吻合

7. 术野彻底止血、检查有无胆漏，确认无活动性出血，肝门空肠吻合口附近放置橡胶管引流，腹壁戳口引出体外。

【几种姑息治疗术式】

对于晚期胆管上端癌，已有肝外转移或腹腔内广泛转移者，同时患者一般状况差，不能耐受根治性切除手术，则可以考虑姑息性手术治疗，主要有以下几种方法：

1. 左侧肝内胆管空肠吻合术　该方法手术相对简单，但一般只能引流左半肝，加用 U 形管可对全肝胆道起到引流、减黄的作用。

2. 右侧肝内胆管空肠吻合术　右侧肝内胆管的分支常不恒定，不易解剖，因此有不少学者提出的右肝管 - 胆囊 - 空肠吻合术效果较好，减少了手术上的困难。

3. 置管内引流术　通过经皮肝穿刺胆道（PTC）放置内支架、经十二指肠镜（ERCP）放置内支架、经开腹术中放置内支架、经外引流管放置内支架等方法，支撑被肿瘤侵及狭窄的胆管，达到内引流的目的，但是内置管随着时间的延长容易被堵塞而可能影响治疗效果。

4. 外引流术　一般应用 PTCD 方法进行外引流，该方法操作简单，能迅速起到减黄作用，但缺点是胆汁丢失多，易发生水电紊乱，一般不能有效延长患者的生存时间和改善患者生活质量。

【术中注意事项】

（1）肝门部胆管癌探查主要是要明确肿瘤的上切缘以及肿瘤与肝门部血管的关系。只有通过术前精确的诊断和术中细致的探查才能提高肝门部胆管癌的切除率，对肿瘤侵及一侧肝管并深入肝内者应行同侧半肝切除以增加手术彻底性，提高生存率。当肝动脉被肿瘤包绕侵犯而无法保留时可以切除一侧肝动脉的分支。对存在明确门静脉侵犯的肝门部胆管癌患者，如果联合门静脉切除可以达到根治性切除，应争取行门静脉切除重建。也有学者报道对于肿瘤侵犯十二指肠或肿瘤由肝门向胆管末端弥漫性生长并侵犯胰头，需实施肝胰十二指肠切除术，但此手术风险大，手术并发症的发生率和死亡率非常高，选择时应慎重。

（2）尾状叶邻近肝门，因其胆管直接开口至肝门部胆管而常被累及，此时需行尾状叶肝切除，有一部分专家认为是否合并尾状叶切除是影响肝门部胆管癌患者长期生存的相关因素之一。

（3）肝门部胆管癌多早期就向邻近淋巴、软组织侵润转移，因此必须要达到第一肝门的"骨骼化"。

（4）对于不同 Bismuth 分型的肝门部胆管癌可以选择不同的手术入路：Bismuth Ⅰ、Ⅱ型可选择肝门前入路或肝方叶切除入路，Bismuth Ⅲ a、Ⅲ b 型可行左、右半肝切除，对于 Bismuth Ⅳ型可选择肝正中裂切开入路。无论选择哪种入路，均应该精细解剖达到精准切除。

（5）切除胆管分叉处的肿瘤后肝门处可留下大小不等的多个肝内胆管开口，很难整形成一个开口与肠管吻合，可将这些开口作为一个大口与肠管进行吻合，将空肠黏膜缝于门静脉前壁周围的纤维板、肝包膜等组织上，做肝门空肠吻合，通过术后随访，这种方法省时，未观察到明显胆漏的发生。

（6）肝胆管壁薄，应避免肝胆管游离过长，以防胆管切缘缺血坏死造成胆漏的发生。

【术后处理】

（1）密切观察患者生命体征变化。

（2）密切观察腹腔引流液、T形管引流的颜色、性状，防止胆漏及术后出血的发生。

（3）胃肠减压持续至胃肠功能恢复后拔除。

（4）联合扩大肝脏切除的患者，应密切监测肝功能指标变化，防止术后肝功能衰竭发生。

（5）全身预防应用广谱抗生素1周，必要时行腹部B超了解有无腹腔积液。

（6）加强营养支持治疗，保持足够入液量及尿量，密切监测肾功能的变化。

（7）术后定期复查影像学及肿瘤血清学指标。

（朱继业　李照　高鹏骥）

第二节　胆管中、下端癌手术

胆管中、下段癌是指胆囊管汇入胆管处至乏特氏壶腹这一段胆管的癌症。中段与下段的分界一般以十二指肠上缘为准，但二者无论在组织胚胎、解剖结构、病因病理、临床表现和手术治疗原则，各方面都没有重大区别，故本节将一并阐述。

一、根治性手术

根治性手术的基本要求是必须达到：①切缘病理检验阴性、②引流淋巴结清扫。

（一）胆管中、下段癌根治性切除术

【适应证】

肿瘤局限，无远处转移。全身情况良好，无手术禁忌。

【术前准备】

除心、肺、肝、肾等重要脏器功能的评估与调整外，要特别注意凝血机制和营养情况的改善。重度阻塞性黄疸病人（血清总胆红素>340mol/L）最好先减黄治疗。术前开始抗生素预防应用。

【麻醉】

以连续硬膜外+气管插管静脉复合麻醉为首选。因它既可使肌肉充分松弛，有利于手术操作；又可减少麻醉剂量、保证气道供氧。

【体位】

仰卧位。

【切口】

1. 右上腹经腹直肌切口。显露好，但切口与正中线间皮神经切断，术后局部麻木感。

2. 上腹部正中切口。显露较经腹直肌切口略差。

3. 右肋缘下斜切口。显露最好，但距屈氏韧带较远，需切取近侧空肠与胆管作Rouxen-Y吻合时不便。

【手术步骤】

1. 探查　按无瘤原则，由远离病变部开始探查腹腔内脏，排除远处转移及其他共存病变；然后探查肿瘤大小及浸润范围；肝动脉、门静脉是否受累，肝十二指肠韧带内淋巴结情况；作Kocher切口，将十二指肠向内翻转后探查十二指肠，胰头周围、后腹膜。

2. 切除　①在胆囊三角处解剖出胆囊动脉，结扎切断。②用电刀自胆囊床剥离胆囊。③距癌肿上缘最少1cm切断肝总管（即使癌肿在总胆管下段同样需切除胆囊，切断肝总管），残留胆管切缘宜切取标本送冰冻切片病理检验；若阳性必需向近侧再切并再送病理检验直到阴性。④自肝门区开始解剖出肝动脉、门静脉，由此向下清扫肝十二指肠韧带内所有软组织，包括肿瘤及远侧胆管、淋巴、神经、脂肪组织，直到距癌肿下缘2cm，整块切除标本。⑤结扎并缝扎远侧胆总管断端（图85-7）。

3. 重建　①提起横结肠，在其系膜根部左侧找到屈氏韧带，距此15cm左右按血管弓分支情况切断空肠系膜及空肠。②用关闭器或一线双针法连续缝合关闭远侧空肠的断端，并将其穿过横结肠系膜戳孔，拖至肝下间隙准备吻合。③切开距空肠关闭端3cm左右的对肠系膜侧肠壁，切口大小要较胆管断端略大以防日后吻合口狭窄。④作胆管空肠端侧吻合，笔者喜用0-000号丝线作单层间断外翻缝合，效果尚为满意。⑤近侧空肠断端与距胆肠吻合口50~60cm处的空肠作空-空肠端侧吻合，完成消化道重建。此吻合口可在胆肠吻合前用管状吻合器经远侧空肠进入后完成，笔者习惯用0号丝线间断双层内翻缝合（图85-8）。

4. 清理腹腔、关腹　空-空肠吻合处肠系膜裂孔及横结肠系膜戳孔必需缝合关闭以防内疝。用生理盐水冲洗腹腔。肝下间隙吻合口旁置负压引流管由戳创引出。然后按层缝合关闭腹壁切口。

【注意事项】

1. 为预防胆肠吻合口愈合不良，切断肝总管时如用电刀，功率不可过高；肝总管断端游离不可太长，一般3mm能满足吻合即可。

2. 近侧胆管扩张不明显者，胆肠吻合前先将胆

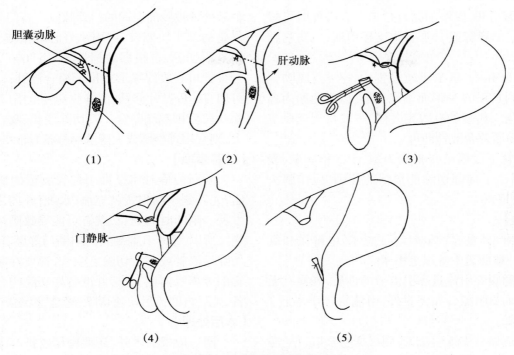

图 85-7　胆管中下段癌切除步骤

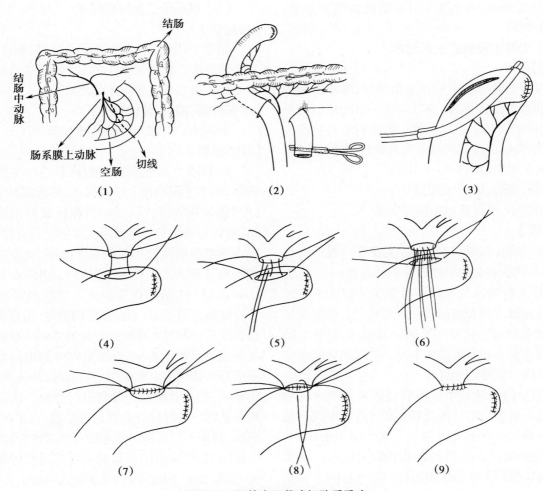

图 85-8　胆管中下段癌切除后重建

793

管前壁纵形切开,以增加吻合口口径。必要时可置入 T 形管、Y 形管或 U 形管作支撑引流,以防吻合口狭窄。

3. 胆道 Roux-en-Y 重建过程中,空 - 空肠吻合应尽量做到真正的 Y 形而不是 T 形,以避免肠内容物逆行感染。典型的有曾宪九法,一般将近远段空肠靠拢后间断缝合数针即可。

4. 胆管下段癌已侵犯胰头颈、十二指肠壁、壶腹者,已超出了局部切除能根治的范围,应作胰头十二指肠切除术。

【术后处理】

1. 平卧、禁食、胃肠减压、注意水、电解质和氮平衡等同一般胆道中等以上手术。

2. 注意腹腔引流量和引流液的性质,观察有无腹腔内出血及胆漏。如无意外,引流管可于术后 1 周左右拔除。

3. 胆道如有支撑引流管,则根据吻合口口径需留置 3~6 个月,必要时可延长到一年。长期留置胆道支撑引流管者,引流管必须定期用生理盐水冲洗;置 U 形管支撑者,每 2~3 个月需更换新的 U 形管,以防胆泥沉积。

(二)胆管中段癌扩大根治术

【适应证】

中段胆管位于肝十二指肠游离缘,紧靠左侧的肝动脉和背侧的门静脉,该段胆管一旦生癌后向外扩散,就易于累及上述二血管。若患者全身情况尚可,探查结果局部浸润严重而无远处转移者,应行胆管中段癌扩大根治术。

【术前准备、麻醉、体位、切口】

同胆管中、下段癌根治性切除术。

【手术步骤】

探查、切除、重建、清理腹腔关腹等与根治性切除相同,不同的是要同时处理受累的血管:

1. 累及肝动脉的中段胆管癌扩大根治术 可将受累肝动脉连同大块标本整块切除,近、远侧断端结扎并缝扎即可。只要门静脉血流畅通,阻断肝动脉无需顾虑会引起肝脏供血不足。若肝动脉断端能无张力地吻合重建当然更好。

2. 累及门静脉的中段胆管癌扩大根治术 手术步骤与一般根治术及侵及肝动脉者有所不同。前二者均由肝门部开始完全从上一步步向下解剖,尽可能达到肿瘤下 2cm,再切断胆管取出标本。而累及门静脉后的扩大根治术则由肝门部开始向下解剖达肿瘤后,再从肿瘤下 2cm 另行切断胆管向上解剖,

最后处理被肿瘤浸润的门静脉段。若门静脉受侵的仅是局部小块侧壁,可用小号心耳钳或 Bull-dog 钳钳夹后切除,再根据缺损形态,用 "000"~"00000" 号带针可吸收线纵形或横形缝合修补;修补困难者可用自体静脉片修补;门静脉受侵范围广者,必需切除一段后再端端吻合。若切除段长、吻合后张力太大,则宜用颈静脉或大隐静脉移植(图 85-9)。

【注意事项】

阻断门静脉将立即引起胃肠道的血液回流受阻,尤其是小肠很快就充血、水肿,并向出血性坏死发展。阻断时间延长,就有可能导致肠坏死不可回逆。所以,手术凡需要暂时阻断门静脉者,不论局部切除后修补或节段切除后吻合,都要在断流前做好解剖分离等前期工作,并准备好切除吻合的一切准备,然后再断流后快速切除、缝合,以缩短断流时间。

【术后处理】

同一般根治术外,还要密切监护有无腹腔内出血及肠功能的恢复情况。门静脉节段移植者,术后静脉注射低分子右旋糖酐三天,以防静脉栓塞。

(三)胰头十二指肠切除术

【适应证】

胆管下段癌,下段癌累及壶腹部、十二指肠、胰头者均适应。原发于胰头、十二指肠、壶腹部的癌同样是胰头十二指肠切除术的适应证。

【术前准备、麻醉、体位、切口】

均同中、下段胆管癌根治性切除术。

【手术步骤】

1. 探查 首先探查腹腔内脏进一步排除远处转移,将左手示指伸入小网膜孔,拇指在肝十二指肠韧带前触摸胆管、肝动脉、门静脉及有无肿大淋巴结,再提起横结肠观察肠系膜根部是否有浸润,然后将右侧横结肠系膜尽量的向下推移,充分显露十二指肠降部和下水平部后,切开十二指肠右侧后腹膜(kocher 切口),从后腹膜游离十二指肠及胰头观察下腔静脉是否受累;最后探查门静脉、肠系膜上静脉是否受累。一般可在胰颈下缘沿结肠中静脉向上解剖找到肠系膜上静脉,继续追踪解剖出门静脉。亦可沿肝动脉解剖出胃十二指肠动脉,将该动脉结扎、切断后,在其背侧就能显露出门静脉。接着沿门静脉由上向下追踪探查血管是否受累。如门静脉未被浸润,胰头十二指肠切除术即可按步进行;若门静脉已被浸润,则应根据患者的全身情况及局部浸润程度、家族意愿、医院设备、手术团队的技术水平等,综合考虑作扩大根治手术或姑息性手术。(图 85-10)

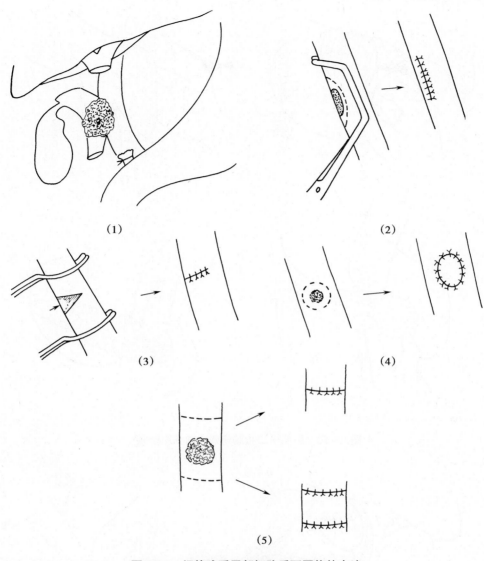

图 85-9　门静脉受累部切除后不同修补方法

(1)受累部位;(2)纵形修补;(3)横形修补;(4)补片修补;(5)受累段切除后,端端吻合或补片移植

2. 切除　①断胃:在半胃水平先切断结扎并缝扎胃网膜血管弓及胃左血管,然后用关闭器钉合后或在两把 Kocher 钳钳夹下切断半胃。将近侧半胃向左翻开暂置于左侧腹留待下一步与空肠吻合重建消化道;将远侧半胃向右翻进一步显露胰腺[图85-11(1)]。②在胰颈部切断胰腺:切断过程中要慎勿损伤其后的门静脉和肠系膜上静脉。一般可先在胰颈断面上、下缘各缝扎二针,以阻断横行的胰上、下动脉,防止出血,继即在二针缝线间用电刀慢慢切开。笔者习惯切断时将左手示指插入胰腺背面,这样既可保护后面的门静脉、肠系膜上静脉不受损伤,必要时又可将示指向前轻轻一顶,暂时控制出血,利于看清出血点,用电灼或缝扎止血[图85-11(2)];更便于显露胰管。胰颈部胰管一般位于胰断面的背面偏上,切断胰颈时要仔细找寻,并将胰管留长 1cm 左右,使之突出切面便于插入硅胶引流管,亦有利于吻合口愈合,预防胰漏。胰腺切面尽可能切成鱼口状,并在胰肠吻合前先对拢缝合,以缩小创面、避免渗血。硅胶管插入不要太深,一般 4cm 左右即可,并用 4-0 吸收线缝扎一针固守于胰管,防止过早滑脱[图85-11(3)]。③断胆道:按常规从胆囊底部开始向胆囊颈管解剖切除胆囊,切断胆管。切断胆管的高低,需根据肿瘤位置及胆囊管、肝总管、胆总管三管汇合位置决定,肿瘤位置高或/及三管汇合低者需切断肝总管;反之,肿瘤位置低或/及三管汇合高者可切断胆总管。切断胆管一般与肝十二指肠韧带内淋巴结清扫和肝动脉、门静脉的骨骼化同时进行。一般可从肝总动脉开始向远侧解剖,切断结扎

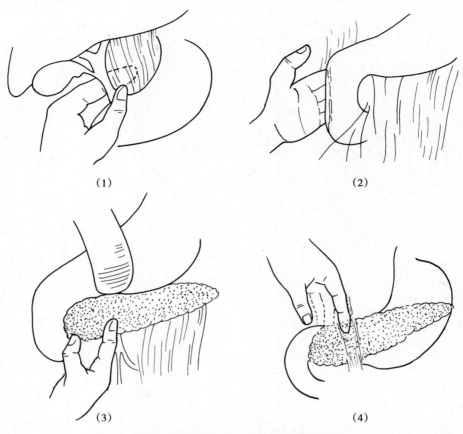

(1)

(2)

(3)

(4)

图 85-10 胰头十二指肠切除术前探腹步骤

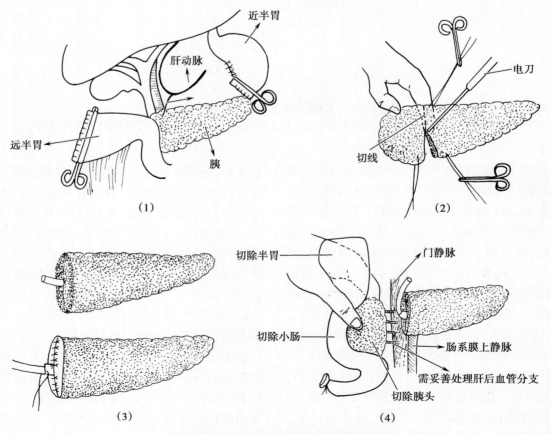

图 85-11 胰头十二指肠切除步骤和方法

胃右动脉、胃十二指肠动脉；再从肝门部解剖出门静脉，沿其向下解剖切除肝十二指肠韧带内所有软组织，使肝动脉、门静脉骨骼化。④断空肠：提起横结肠，在其系膜根部左侧找到屈氏韧带及空肠起始部，切断十二指肠悬肌及空肠左侧的后腹膜，充分游离空肠，此时要注意避免损伤切缘外的肠系膜下静脉。距空肠起点10cm左右切断空肠，近侧空肠尽可能解剖游离后结扎，并从肠系膜上血管后面拖向右腹，后腹膜切开处缝合关闭。远侧空肠用肠钳暂时钳夹留待下一步重建用。⑤切除整块标本：手术至此，大块标本仅有胰头与门静脉、肠系膜上静脉相连。此时术者左手插入胰头后，拇指在胰头前握住标本；右手轻轻将血管推向左侧，胰头钩突逐渐被拖出，通向胰头的血管分支清晰可见，逐一仔细结扎、切断或缝扎[图85-11(4)]，直至钩突及大块组织全被切除。

3. 重建　切除后消化道的重建术式较多(图85-12)，具代表性的有：

（1）Whipple式重建程序是：胆管 - 空肠→胰腺 - 空肠→胃 - 空肠。

（2）Child式重建程序是：胰腺 - 空肠→胆管 - 空肠→胃 - 空肠。

（3）Cattell式重建程序是：胃 - 空肠→胰腺 - 空肠→胆管 - 空肠。

以上三种术式中Cattell式虽食物行径相对比较符合生理，但肠胆返流引起胆道逆行感染的几率较大，目前已很少应用。根治术后胆肠、胰肠、胃肠三个吻合口中，胰肠吻合口操作最难；术后并发吻合口漏的几率最大；一旦发生后最难处理；预后最差。Child式后如并发吻合口漏，漏出的主要是胰液，胆肠吻合口在其下游，一般不致漏胆致胆汁激活胰酶原，漏口多半能自行愈合；而Whipple术后一旦胰肠吻合口漏，胆肠吻合口在漏口上游，胆汁必然同时漏出，胰酶原被胆汁激活，不断侵蚀周围组织，漏口愈合更为困难。因此，近来Child术常被首选。

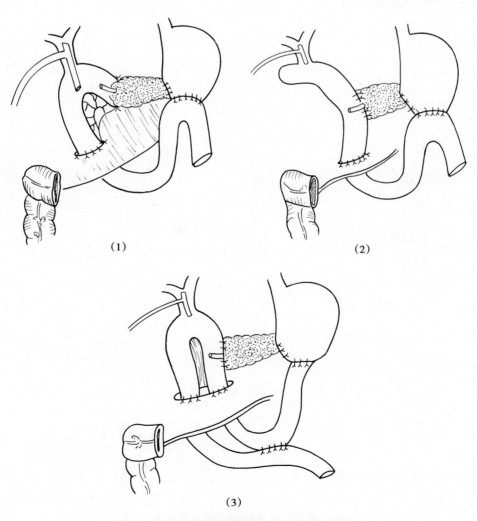

（1）

（2）

（3）

图85-12　胰头十二指肠切除术后消化道重建术式
(1)Child式；(2)Whipple式；(3)Cattell式

三个吻合口的具体操作技术方法较多,术者可根据脏器状况、操作习惯、手术团队协作力度和器械设备等情况选用。具体操作时,首先将大块标本切除后的空肠断端通过横结肠系膜戳创拉至结肠上即原小网膜囊,与胰、胆一一吻合,最后将残胃与空肠吻合。

(1)胰肠吻合

1)胰肠端端套入吻合法:内层作胰腺空肠全层缝合,距内层2~3cm再加外层浆肌层缝合。在具体操作时,为方便起见,可先缝后壁浆肌层,继续缝后壁全层、前壁全层,最后缝前壁浆肌层,完成后胰腺残端已套入空肠肠腔(图85-13)。

2)胰肠端侧套入吻合法:先将空肠对肠系膜缘,全层切开相当于胰腺腺体大小的侧方开口,然后按上述方法分二层缝合,即内层胰空肠全层缝合,外层距内层2~3cm浆肌层缝合使之套入(图85-14)。

3)胰肠黏膜对黏膜端侧吻合法:先将空肠对肠系膜缘作一与胰腺断面等长的浆肌层切口,遂将浆肌层后切缘与胰断面的后包膜间断缝合[图85-15(1)],然后在胰管对应部切开黏膜少许,用细针细线

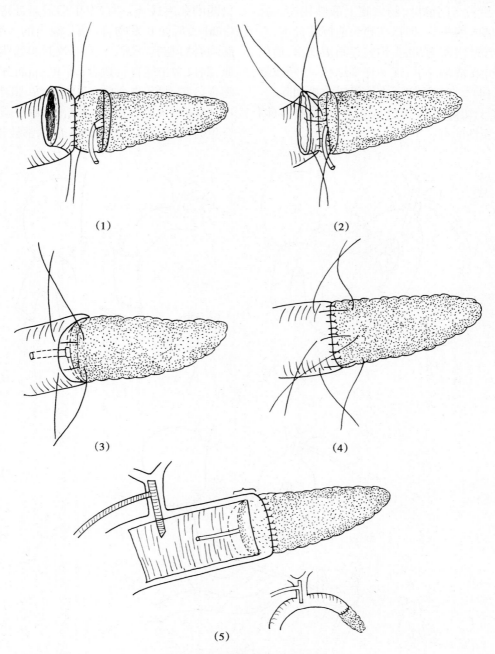

(1)

(2)

(3)

(4)

(5)

图85-13 胰肠端端套入吻合法

(1)先缝后壁浆肌层;(2)继缝后壁全层;(3)再缝前壁前层;(4)最后缝前壁浆肌层;(5)套入吻合完成后

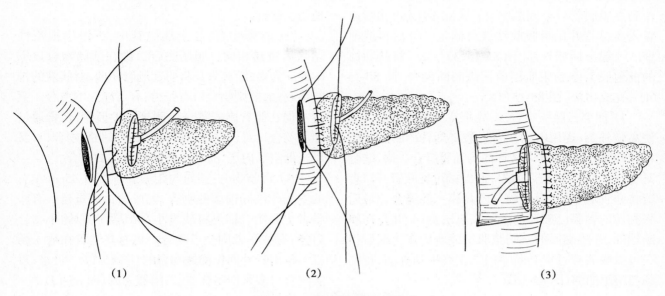

(1)   (2)   (3)

图 85-14 胰肠端侧套入吻合法

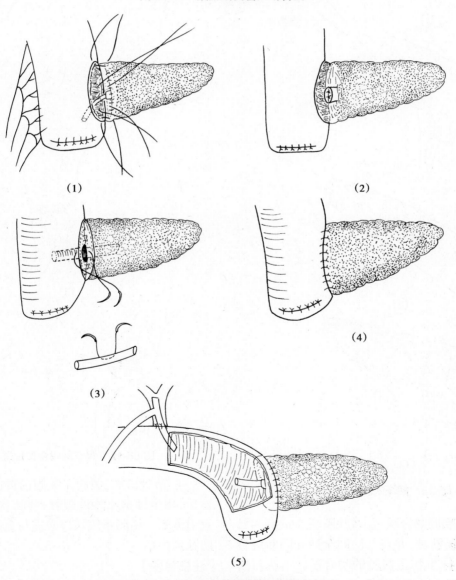

(1)   (2)

(3)

(4)

(5)

图 85-15 胰肠黏膜对黏膜端侧吻合法

作肠黏膜胰管后壁间断吻合[图 85-15(2)],胰管内置入支撑管并用可吸收线缝合固定一针后再缝前壁。一般全周缝 6 针[图 85-15(3)],最后将胰断面的前包膜与空肠浆肌层前切缘间断缝合[图 85-15(4)],完成吻合[图 85-15(5)]。

4)捆绑式胰肠吻合法:先把空肠断端翻转 3cm 使黏膜外翻,遂用电灼或石炭酸将翻转的肠黏膜破坏,继即将胰断端与未破坏的肠黏膜缝合一周,缝合时要注意慎勿穿透浆肌层。胰断端可见胰管开口者应将胰管后壁、胰后包膜与肠黏膜一并缝合。最后将翻转的黏膜已破坏的空肠浆肌层翻回,并套在胰断端外,并将翻回的空肠浆肌层缝合固定。最后将一可吸收线穿过空肠断端的二支终末动脉间,将空肠与胰腺捆绑(图 85-16)。

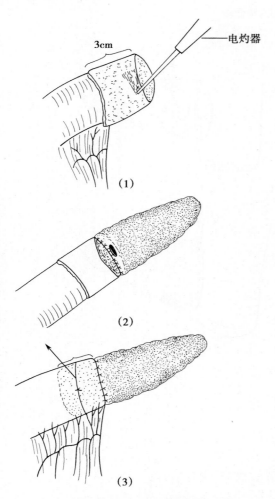

图 85-16　捆绑式胰肠吻合法

5)粘合式胰肠吻合法:是将胰断端 2cm 套入已破坏黏膜的空肠断端,并在二层间全周先间断缝合 6~8 针,后再涂抹生物蛋白胶的吻合法。本法对胰腺质地柔嫩的病人可减少缝合,避免组织撕裂,较好

地防止胰漏。

(2)胆肠吻合:与上述胆管中、下段癌根治性切除后重建相同。胆肠吻合口做在胰肠吻合口下 6~8cm 为妥,距离太长将引起肠管扭曲,对胰液的排空不利;太短则吻合口有张力,有可能影响愈合。笔者习惯在胆管内安置一单侧长臂 T 形管,长臂通过胆肠吻合口置入空肠,这样既可支撑胆肠吻合口,又可减低空肠内压,有利于胰肠吻合口的愈合。

(3)胃肠吻合:残胃与距胆肠吻合口 45cm 左右的空肠作结肠前端侧吻合,完成消化道重建。有些学者主张吻合前先将残胃小弯侧缝闭,以缩小吻合口径;有些学者则全口吻合。更有些学者在输入肠袢与输出肠袢间作侧侧吻合的(图 85-17)。近来,胃肠吻合口多喜用吻合器、关闭器完成(图 85-17)。

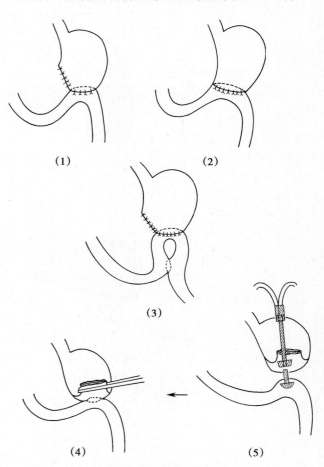

图 85-17　胃空肠吻合口位置和形式

4. 清理腹腔、关腹　关腹前再次检查创面无出血后,用生理盐水冲洗腹腔,胰肠、胆肠吻合口周围置引流管。结肠系膜切口必需与上举的空肠缝合以防孔道内疝。

【注意事项】

本术切除范围广对机体创伤大,因此除注意有无远处转移外,要更注意患者的全身情况,评估是否能耐受手术。少数已侵犯门静脉或/和肠系膜上静脉的患者,可考虑"区域性胰十二指肠系切除术(Fortner 手术)"。

【术后处理】

胰头十二指肠切除是腹部最大的手术之一,手术对机体创伤大,围手术期变化快有时必需及时处理。因此,术后要进入 ICU 病房重点监护心、肺、肝、肾等重要脏器的功能,注意水、电解质的平衡和蛋白质、营养等补给。重点观察腹腔引流管的引流量和引流液性质,可考虑短期应用生长抑素,需预防性抗生素的应用。

除影响到壶腹部的胆管下段癌外,壶腹周围无法局部切除的良性肿瘤、胰头部肿块型慢性胰腺炎、壶腹周围癌未浸润幽门第 5、6 组淋巴结无转移者、恶性程度较低的胰头部癌如囊腺癌、胰细胞癌、及腺泡细胞癌等,都适应本术。

(四) 保留幽门的胰头十二指肠切除术

按照胆管中、下段癌的发展规律,它一般很少转移到胃周第 5、6 组淋巴结,所以缩小切除范围,保留全胃使胃的贮存和消化功能不受影响。然本术手

术后胃排空障碍发生率高达 30%~50%,术后需胃肠减压及肠外营养的时间较长,延长了住院期、增加了医疗费用、影响了患者术后化疗的应用时间。

【适应证】

除影响到壶腹部的胆管下段癌外,壶腹周围无法局部切除的良性肿瘤、胰头部肿块型慢性胰腺炎、壶腹周围癌未浸润幽门第 5、6 组淋巴结无转移者、恶性程度较低的胰头部癌如囊腺癌、胰细胞癌及腺泡细胞癌等,都适应本术。

【手术要点】

与标准的胰头十二指肠切除术不同的是,切除时要尽可能不损伤幽门区的血供。胃网膜右动脉在其根部切断,注意勿损伤左右网膜血管的交通支。可能情况不切断胃右动脉。特别要保护好 Latarjet 神经。在幽门下 3~4cm 切断十二指肠[图 85-18(1)]。重建消化道时亦可按 Whipple、Child 或 Cattell 术式,各式的优缺点相同于不保留幽门的胰十二指肠切除术[图 85-18(2)(3)]。

【术后处理】

特别要注意胃排空情况。一般需延长胃肠减压时间,注意水、电解质和营养的平衡。必要时给予促

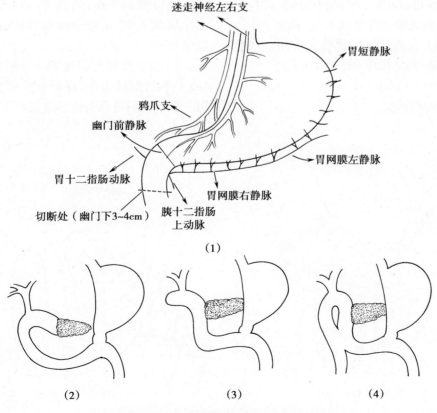

图 85-18　保留幽门的胰头十二指肠切除术
(1)术中要点;(2)Child 重建术式;(3)Whipple 重建术式;(4)Cattell 重建术式

进胃肠动力的药物。

（五）保留十二指肠升部的胰头十二指肠切除术

施行胰十二指肠切除术的过程中,由于十二指肠第四部及空肠起始部解剖位置需较深,显露较难;它们紧靠肠系膜上血管并在其后方穿过。术中一旦损伤血管就有可能造成难以控制的出血或整个小肠供血不足。所以,解剖分离该处往往费时费力。20世纪60年代 Madden 创建本术式以减少广泛解剖的组织损伤,笔者应用该术式一般可缩短手术时间约45分钟。再者,十二指肠第四部距病变较远,癌瘤一般不会浸润;有14组淋巴结浸润的患者已不适应本术式。

【适应证】

除影响到壶腹部的胆管下段癌外,壶腹周围无法局部切除的良性肿瘤、胰头部肿块型慢性胰腺炎、第14组淋巴结无转移壶腹周围癌、恶性程度较低的胰头部癌如囊腺癌、胰细胞癌及腺泡细胞癌等,都适应本术。

【手术要点】

探查时要特别注意查明第14组淋巴结是否肿大、受累,以明确本术式的适应。切除步骤基本与标准的胰头十二指肠切除相同,唯切断小肠的部位在十二指肠第三部、肠系膜上静脉的右侧,保留了十二指肠升部(第4部),并将空肠残端缝合关闭。消化道重建时一般常按 Child 程序(图85-19)。

【术后处理】

同胰十二指肠切除术。

二、姑息性手术

胆管中、下段癌已有远处转移,或因全身情况已不可能行根治手术者,可行胆道内、外引流以消除黄疸、改善肝功能、减轻症状、延长生命、改善生存质量。术前诊断明确已无手术指征者,一般首先考虑 PTCD、PTCID、ENBD、ERBD 等非手术引流。术前不能肯定、手术中探查后才明确不能切除者,可手术引流。

（一）外引流术

可选用的有:胆囊造瘘术、胆管 T 形管引流术和肝内胆管引流术。

1. 胆囊造瘘术　仅适用于肿瘤离胆囊管、肝总管、胆总管三管汇合较远的病例。若肿瘤离三管汇合近,胆囊管很快就被扩展的肿瘤堵塞,胆囊造瘘就起不到引流作用。肿瘤位于胆管下段,即使胆囊管未受浸润,胆管内压要高到一定水平,胆汁才通过螺旋瓣流向胆囊。所以胆囊造瘘的胆道减压效用小于胆管造瘘,引流退黄效果亦不似胆管引流。

2. 胆管 T 形管引流术　引流效果优于胆囊造瘘,临床较常用。但外引流后胆汁长期损失,水、电解质难以维持平衡;消化道内缺乏胆汁,对食物的消化吸收不利;消化道细菌移位,内毒素血症在所难免。

3. 肝胆管置管引流术　一般需切开肝组织找寻,手术创伤较大,只在肝外胆管无法显露时再应用。亦具有胆道外引流的缺点。

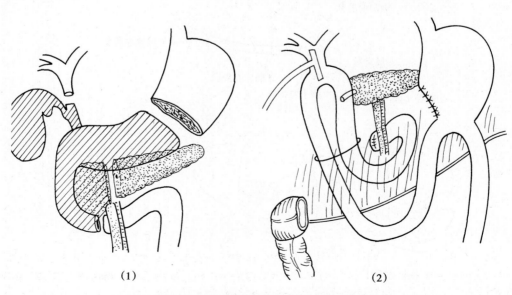

(1)　　　　　　　　　(2)

图85-19　保留十二指肠升部的胰头十二指肠切除术
(1) 切除范围;(2)消化道重建

（二）内引流术

可选用胆囊胃吻合术、胆囊十二指肠吻合术、胆囊空肠 Roux-Y 吻合术、胆管空肠 Roux-Y 吻合术、肝内胆管空肠 Longmire 吻合术或胆管空肠 T 形管架桥内引流术。各种内引流的优点是可以避免上述各种外引流后胆汁长期丢失的缺点。但胆囊与胃肠道吻合同样存在胆囊管，可能离肿瘤近易被堵塞和引流液不畅；肿瘤以上的肝内、外胆管与空肠吻合引流效果虽好，但对一个晚期肿瘤、长期阻黄、全身情况较差的病人来说，手术似乎较大。为此，笔者推荐一种创伤小、操作简便、术后患者行动方便、生活质量较好的胆管空肠 T 形管架桥内引流术。

胆管空肠 T 形管架桥内引流术（图 85-20）：在胆管癌的近侧，尽可能离肿瘤较远将胆管切开后，置入 T 形引流管（一般用 22 号），然后缝闭汇入外引流。继将 T 形管长臂穿过横结肠系膜戳孔后插入距 Treitz 韧带下约 15cm 的空肠小切口，肠壁切口立即作荷包缝合关闭，并将荷包周围的空肠浆肌层与结肠系膜戳孔周围缝合固定，以防 T 形管滑脱及肠内容渗漏，操作类似于空肠造瘘。

理论推测，胆管空肠 T 形管架桥内引流术后，将有胆道逆行感染的可能。但笔者施行该术至少百余例，从未遇此并发症，且退黄效果良好。一例术后经放、化疗后存活 3 年的病例，术后 19 个月及再手术后 8 个月，先后二次因 T 形管被胆泥堵塞而黄疸复发。二次均在患者及家属积极要求下，剖腹换管成功（第一次新 T 形管经原窦道置入空肠；第二次因原窦道堵塞而 T 形管经横结肠系膜新戳孔后重新置入空肠）。此例虽属个案，但启示我们：架桥后服些熊去氧胆酸等利胆药使胆汁稀薄，可能有利于胆流通畅。

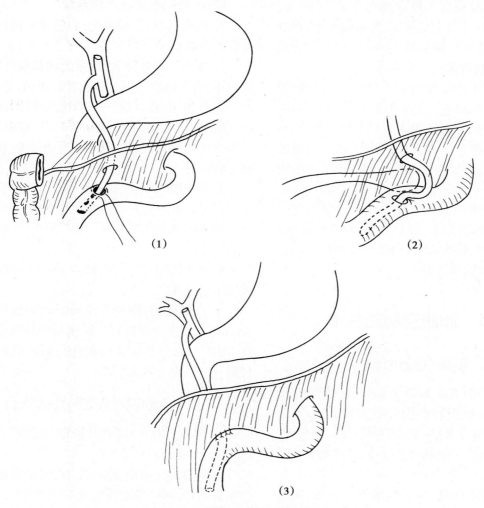

(1)   (2)

(3)

图 85-20 胆管空肠 T 形管架桥内引流术
(1)胆管 T 形管引流长臂穿过横结肠系膜戳孔置入空肠，并荷包缝合固定；(2)空肠造瘘口后侧浆肌层与横结肠系膜缝合；(3)造瘘口前浆肌层与系膜缝合

（施维锦）

第八十六章

胆肠内引流术

胆肠内引流术是指胆管与肠道建立的人工通道，为一种常用的胆道外科手术。

1888年，Riedel首先报道胆总管十二指肠吻合；1893年，Cesar Roux首先报道胃空肠吻合术；1909年，Grassi首先报道间置空肠胆管十二指肠吻合术；1949年，Longmire报道肝内胆管空肠吻合术；1951年，Jones设计Oddi括约肌成形术；1965年，Warren设计了不断空肠的胆管空肠袢式吻合术；1976年，金庆丰设计胆管-十二指肠吻合活瓣成形术；1981年，钱礼设计胆管十二指肠后孔洞术。1983年，吴金术首先报道肝胆管盆式内引流术。

1983年至2010年，湖南省人民医院施行肝胆管盆式内引流术3267例，总的来说，效果是好的，说明只要严格把握手术指征、手术时机及精良技术，胆肠内引流术是一种有用的手术。但是，由于胆道的生理屏障废弃，返流性胆管炎等是胆肠内引流的弊端所在。

胆肠内引流术的方式很多，如：胆囊空肠吻合术；胆管十二指肠吻合术；胆管空肠Roux-en-y术；皮下盲袢胆总管空肠吻合术；间置空肠胆管十二指肠吻合术；Oddi括约肌成形术。

第一节　胆囊空肠吻合术

一、胆囊空肠吻合术

目前，常用的胆囊空肠吻合术主要有胆囊空肠Roux-en-Y术和不断空肠的胆管空肠袢式吻合（改良胆管空肠袢式吻合术）两种。前者断空肠，创伤大；后者不断空肠，保留了空肠的连续性，操作简单。

【适应证】

胆道远段恶性梗阻，失去根治性机会者，胆囊胀大，胆囊管通畅，姑息性手术。

【术前准备】

1. 明确诊断，根据影像检查，胆囊胀大、胆囊管通畅，有姑息手术的价值。

2. 全面评估心、肺功能，能承受胆囊空肠吻合术。

3. 注意纠正水电解质、酸碱失衡，作好营养治疗。

4. 预防性抗生素，术前1小时经静脉给予。

5. 留置胃管、导尿管。

【手术步骤】

胆囊空肠Roux-en-Y吻合术

1. 体位、切口　仰卧位，右肋缘下切口，或右上腹反L形切口。

2. 探查　肝色泽、质地有无转移癌性结节。胆囊大小，有无肿块、结石；胆囊管直径，有无肿块或结石。胆总管、肝总管的外径，胆管壁的弹性，有无肿块；胰头肿块大小，肝十二指肠韧带、腹腔动脉旁有无肿大的癌性淋巴结。腹膜有无肿大的癌性结节，有无腹水。

3. 四边法作胆囊底切开，注意吸了胆汁的色、量，胆总管、肝总管直径是否随之变小，张力下降，扪诊胆囊内有无胆石、肿块。延长胆囊底切口至4cm左右。

4. 提出空肠，距屈氏韧带15~30cm横断空肠，关闭空肠近端。

5. 经结肠前，作桥袢空肠近侧端侧切口，长约3cm，以圆针丝线作桥袢空肠侧与胆囊吻合，二层间断、内翻。12号T形管经胆囊另戳孔引出，一横臂经胆囊空肠吻合口入空肠。

二、改良胆囊空肠袢式吻合

1. 体位、切口　探查及胆囊的处理同胆囊空肠Roux-en-Y吻合。

2. 距Treitz韧带40cm左右，经结肠前，提空肠与胆囊吻合，同样经胆囊放置12号T形管。距胆囊-空肠吻合口输入侧2cm，以4号丝线环扎空肠一次，松紧度以肠腔闭塞不通为宜。

3. 距胆囊空肠吻合口25cm作输入、输出空肠侧侧吻合，吻合口长约6cm。吻合口以丝线作二层、间断、内翻缝合。如果胆肠吻合口处系膜较紧,张力大,可作系膜血管弓横断,以延长、松弛系膜(图86-1)。

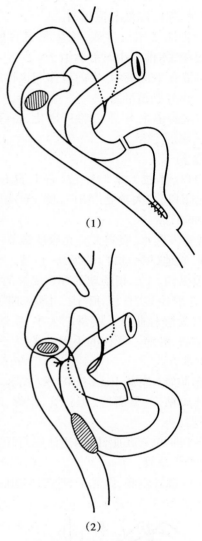

图 86-1　胆囊空肠吻合

(1)胆囊空肠 Roux-en-Y 式吻合;(2)改良胆囊空肠袢式吻合

【术中注意事项】

1. 桥袢空肠系膜应松弛,以防胆肠吻合口张力大,影响吻合口愈合。

2. 作为胆囊空肠吻合的空肠,一定要顺位,不可扭曲。

3. 胆囊造瘘可不作常规手段。

【术后处理】

1. 注意水电解质及酸碱平衡、营养治疗。

2. 继续使用洛赛克,防止应激性胃肠炎。

3. 使用有显著提升病人免疫作用的药物,有助于老年病人的康复。

4. 胆囊造瘘管宜在术后 3 个月左右经胆道造影,胆囊管通畅后拔除。

第二节　胆总管十二指肠吻合术

【适应证】

1. 胆总管远段良性梗阻,总胆管扩张,直径>2cm。

2. 年老体弱,胆总管远段梗阻,胆管扩张。

【术前准备】

1. 全面综合分析病情,评估心、肺、肾功能,充分掌握患者对手术的承受力。

2. 注意水电解质、酸碱平衡,作好营养治疗。

3. 日达仙有助老年、体弱患者的免疫力。

4. 预防性抗生素,术前 1 小时经静脉给予。

5. 留置胃管、导尿管及锁骨下静脉置管,监测中心静脉压及心电监护。

【手术步骤】

1. 切口、体位　平仰卧位,右肋缘下切口,或右上腹反 L 形切口。

2. 探查　胆总管外径、壁的厚薄,肝十二指肠韧带有无静脉曲张,胃十二指肠有无梗阻征象。十二指肠乳头、胰头有无肿瘤。切开总胆管,借助纤维胆道镜检查,确定胆总管远端为良性梗阻、狭窄。

3. 辨清幽门环、十二指肠球部上缘,紧贴胆总管前壁,游离十二指肠上缘及后壁。显露胆总管上段及十二指肠后段上部。

4. 四边法纵行切开胆总管上中段,长约 2cm,横切十二指肠后上部,切口与总胆管切口等长,取 12 号 T 形管,直臂经胆总管上段右侧壁戳孔引出。

5. 以 4-0 薇乔线作胆总管、十二指肠连续外翻缝合,注水测试有无胆漏。

6. T 形管直臂水平位经右侧腹壁引出腹膜腔,逐层关腹。

【术中注意事项】

1. 游离十二指肠球部后壁时,应紧贴胆总管壁,注意勿损伤、撕裂十二指肠及胃十二指肠动脉、胰腺。

2. 十二指肠球部亦可横切,但抗返流效应较纵切差。

3. T 形管直臂水平引出,以免压迫十二指肠。

【术后处理】

1. 术后配合使用胰酶抑制剂。

2. 进食时间一般在术后 14 天。禁食期间注意水电解质及酸碱平衡、营养治疗。

3. 老年人应注意预防坠积性肺炎、褥疮。

4. 免疫药物对老年人的康复效果肯定。

5. T 形管在术后 3 个月左右拔除。

第三节 胆总管空肠 Roux-en-Y 吻合术

胆总管空肠 Roux-en-Y 吻合术是最常用的胆肠内引流术,这里主要包括胆总管 - 空肠 Roux-en-Y 吻合术和肝胆管盆式 Roux-en-Y 吻合术。

【适应证】

1. 肝胆管结石、胆管狭窄。

2. 肝门胆管癌。

3. 医源性胆道损伤。

4. 外伤性胆管狭窄。

5. 胆管囊状扩张症。

6. 慢性胰腺炎。

7. 先天性胆道闭锁。

8. 胆总管非典型增生、狭窄。

9. 肝移植。

【术前准备】

1. 全面评估心、肺、肾功能,综合分析病史、血清生化影像资料及既往手术史。确立手术方案。术前服用阿斯匹林者应十分慎重。

2. 保护肝肾功能,择期手术。

3. 病程中长期反复使用抗生素者,宜高压氧舱治疗 7~10 天,防止厌氧感染。

4. 纠正水电解质及酸碱失衡。

5. 术前留置胃管、导尿管,锁骨下穿刺置管,监测中心静脉压及心电图。输液通道宜安置在上肢、锁骨上静脉,保障输液通道畅通。

6. 预防性使用抗生素,抗生素宜择胆道浓度高、有效足量,术前 1 小时静脉给予。

7. 如带有 T 形管者,术前应作胆道冲洗。多次手术者,应作好肠道准备。

8. 多次胆道手术、胆汁性肝硬化,备好血、血小板冷沉淀、康舒宁等。

【手术步骤】

1. 切口、体位 平仰卧位,右上腹 L 形切口、"屋顶"式切口、"大奔驰"切口、侧 T 形切口、S 形切口(图 86-2)。

2. 探查 腹水、腹膜上有无癌性结节。肝色泽、形态比例、质地,第一肝门的形态、位置。辨清胆囊窝、左肝前纵沟、十二指肠球部等重要解剖标志。胆总管和肝总管位置、直径,肝十二指肠韧带有无肿大淋巴结,有无静脉曲张。胆囊的大小、质地,有无静脉曲张、结石、肿瘤。既往的手术方式。

3. 手术方式

(1) 总胆管 - 空肠 Roux-en-Y 术[图 86-3(1)]:

1) 分离粘连,显露肝、胆总管、胆囊,配合全腹自动牵开器。

2) 穿刺胆总管获胆汁,四边法纵行切开胆总管或横行切开胆总管。

3) 切取桥袢空肠,距屈氏韧带 15~30cm "Z" 形

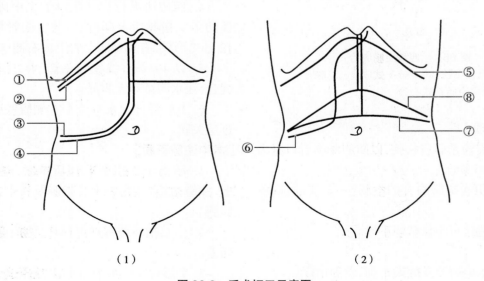

(1)　　　　　　　　　　　(2)

图 86-2　手术切口示意图

①右肋缘下切口,②右"半屋顶"式切口,③Y 形切口,④右上腹反 J 形切口(J 形切口),
⑤"屋顶"式切口,⑥S 形切口,⑦上腹倒 T 字形切口,⑧"大奔驰"切口

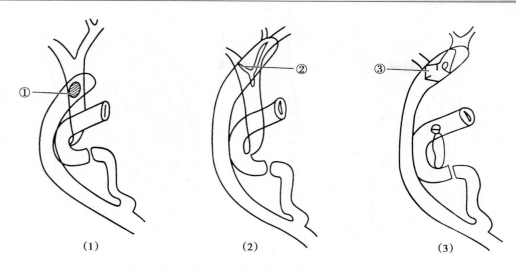

图 86-3　胆管空肠 Roux-en-Y 术
(1)胆总管—空肠 Roux-en-Y 术;(2)大口径胆管—空肠 Roux-en-Y 术;(3)肝胆管盆式 Roux-en-Y 术
①胆总管切口,②大口径胆管切口,③肝胆管盆

切断系膜血管弓,横断空肠,桥袢空肠长 35cm 左右,关闭桥袢空肠近端。

4)作横结肠肝曲系膜戳孔,经此引桥袢空肠于右肝下间隙,使之与十二指肠同步、平行。

5)以 4-0 薇乔线作胆总管 - 桥袢空肠一层、外翻、连续或间断缝合。

6)空肠 - 桥袢空肠吻合,同步缝合 10cm,桥袢空肠可作纵行切口,亦可作横行切口。

(2)大口径胆管切口空肠吻合 Roux-en-Y 术[图 86-3(2)]:本手术与胆总管 - 空肠 Roux-en-Y 术的不同点在,切开胆总管、肝总管、左右肝管,再与桥袢空肠吻合。

(3)肝胆管盆式 Roux-en-Y 术[图 86-3(3)]:本手术与大口径胆管切口空肠 Roux-en-Y 术的不同在于肝胆管的处理,而不是简单地切开。

1)已切开的肝管的拼合整形,使成肝胆管盆。

2)一级肝门胆管的锐角整形。

3)作左或右肝管与尾叶胆管的内吻合。

4)肝门部肝断面胆管拼合、整形及血管移位。

【术中注意事项】

1. 肝内胆管的切开要据情灵活运用四边法入肝途径。

2. 肝胆管盆的组成:拼合邻近的胆管切缘,用 4-0 或 5-0 薇乔线缝合,一定要外翻,保障胆管内壁光整。

3. 桥袢空肠长度以 35cm 左右为宜,行经结肠后,与十二指肠平行、同步。抗返流装置以同步缝合最为可靠。

4. 有十二指肠溃疡者不宜用胆肠 Roux-en-Y 吻合术。

5. 胆总管可横断,亦可不横断。

【术后处理】

1. 注意水电解质、酸碱平衡及营养治疗。

2. 术后如出现上腹灼痛,进食后缓解,宜作进一步内镜检查,确定为上消化道溃疡,应按溃疡病处理。

3. 注意厌氧菌败血病,一旦出现立即作高压氧舱治疗。

第四节　皮下盲袢胆管空肠吻合术

皮下盲袢胆管空肠吻合术分皮下盲袢胆管空肠 Roux-en-Y 吻合术和皮下盲袢空肠胆管十二指肠间置术[图 86-4(1)(2)]。

【适应证】

肝胆管结石、一级肝门胆管狭窄,术后通过皮下盲袢取石、探查。

【术前准备】

1. 全面评估心、肺、肾功能,综合分析病史、血清生化影像资料及既往手术史。确立手术方案。术前服用阿斯匹林者应十分慎重。

2. 加强手术前的管理,保护肝肾功能,择期手术。

3. 病程中长期反复使用抗生素者,宜高压氧舱治疗 7~10 天,防止厌氧菌感染。

4. 纠正水电解质及酸碱失衡,保护肝、肾。

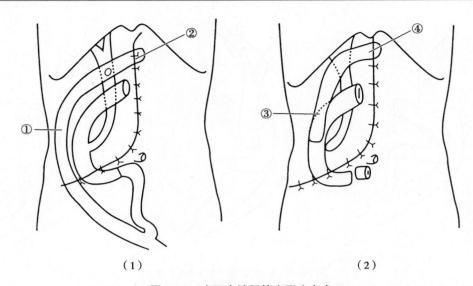

图 86-4　皮下盲袢胆管空肠吻合术
(1)皮下盲袢胆管空肠 Roux-en-Y 术;(2)皮下盲袢空肠胆管十二指肠间置术

5. 术前留置胃管、导尿管、锁骨下穿刺置管,监测中心静脉压及心电图。输液通道宜安置在上肢、锁骨上静脉,保障输液通道畅通。

6. 预防性使用抗生素,抗生素宜择胆道浓度高、有效足量,术前 1 小时静脉给予。

7. 如带有 T 形管者,术前应作胆道冲洗。多次手术者,应作好肠道准备。

8. 多次胆道手术、胆汁性肝硬化,备好血、血小板冷沉淀、康舒宁等。

【手术步骤】

1. 切口、体位　平仰卧位,右上腹 L 形切口、"屋顶"式切口、"大奔驰"切口、侧 T 字切口、S 形切口。

2. 探查　腹水、腹膜上有无癌性结节。肝色泽、形态比例、质地,一级肝门的形态、位置。辨清胆囊窝、左肝前纵沟、十二指肠球部等重要解剖标志。胆总管和肝总管位置、直径,肝十二指肠韧带有无肿大淋巴结,有无静脉曲张。胆囊的大小、质地,有无静脉曲张、结石、肿瘤。既往的手术方式。

3. 手术方式

(1) 皮下盲袢胆管空肠 Roux-en-Y 吻合术[图 86-4(1)]。

本手术与胆管空肠 Roux-en-Y 吻合术的区别在于:

1) 桥袢空肠的长度 45cm 左右。

2) 留置皮下盲袢长度 10cm 左右。

3) 皮下盲袢的处理:①关闭腹壁切口,腹直肌后鞘留 3cm 缺口;②盲袢空肠的两侧与腹直肌后鞘缺口的二缘作间断缝合;③盲袢的残端用钛夹标示;④ 缝闭腹直肌前鞘、皮下及皮肤。

(2) 皮下盲袢间置空肠胆管十二指肠吻合术[图 86-4(2)]:①本手术与间置空肠胆管空肠 Roux-en-Y 吻合术不同点在于:间置空肠长度 25cm 左右;②留置皮下盲袢的处理与皮下盲袢胆管空肠 Roux-en-Y 吻合术相同。

【术中注意事项】

1. 对于肝胆管结石,应遵循肝胆管结石外科手术处理的原则,把握指征、手术时机,不能寄希望于皮下盲袢解决一切问题,而且皮下盲袢对处理残石也不是万能的。

2. 盲袢的长度以 10cm 左右为宜,不能过长。

3. 盲袢不能扭曲,一定要注意顺位、舒展,因此盲袢近端放置的位置可放在切口皮下,亦可另作戳孔放置皮下。

【术后处理】

1. 如第一次作经皮下盲袢作胆道镜检查,宜在术后 4 周为宜,亦有人认为术后 2 周。

2. 术后如果利用皮下盲袢作胆道镜,应先腹部透视或平片确定钛夹位置,或 B 超确定皮下盲袢的位置,局麻作皮肤切口,找到盲袢后作小孔插入胆道镜作检查治疗。

3. 如果出现盲袢漏,应寻找致漏的原因,作相应处理。

第五节　间置空肠胆管十二指肠吻合术

间置空肠胆管十二指肠吻合术,分间置空肠胆总管十二指肠吻合术和间置空肠人工乳头肝胆管盆十二指肠吻合术。

【适应证】

肝胆管结石伴消化道溃疡,必须作间置空肠胆管十二指肠吻合术。其余同第八十六章第三节。

【术前准备】

1. 全面评估心、肺、肾功能,综合分析病史、血清生化影像资料及既往手术史。确立手术方案。术前服用阿斯匹林者应十分慎重。

2. 加强手术前的管理,保护肝肾功能,择期手术。

3. 病程中长期反复使用抗生素者,宜高压氧舱治疗7~10天,防止厌氧感染。

4. 纠正水电解质及酸碱失衡,保护肝、肾。

5. 术前留置胃管、导尿管,锁骨下穿刺置管,监测中心静脉压及心电图。输液通道宜安置在上肢、锁骨上静脉,保障输液通道畅通。

6. 预防性使用抗生素,抗生素宜择胆道浓度高、有效、足量,术前1小时静脉给予。

7. 如带有T形管者,术前应作胆道冲洗。多次手术者,应作好肠道准备。

8. 多次胆道手术、胆汁性肝硬化,备好血、血小板、冷沉淀、康舒宁等。

【手术步骤】

1. 切口、体位　平仰卧位,右上腹L形切口、"屋顶"式切口、"大奔驰"切口、侧T字切口、S形切口。

2. 探查　腹水、腹膜上有无癌性结节。肝色泽、形态比例、质地,一级肝门的形态、位置。辨清胆囊窝、左肝前纵沟、十二指肠球部等重要解剖标志。胆总管、肝总管位置、直径,肝十二指肠韧带有无肿大淋巴结,有无静脉曲张。胆囊的大小、质地,有无静脉曲张、结石、肿瘤。既往的手术方式。

3. 两种间置空肠胆管十二指肠吻合术

(1) 间置空肠胆总管十二指肠吻合术

1) 横断总胆管,敞开总胆管近肝门端,关闭远肝门端,游离十二指肠、胰头。

2) 距屈氏韧带15~30cm切取一段带血管蒂空肠,长15cm左右,用空肠远近端之端-端吻合。

3) 关闭间置空肠近端,并于对系膜缘作侧切口,长度与胆总管残端直径相近。

4) 作横结肠系膜戳孔,移间置空肠袢于右肝下间隙。

5) 以4-0薇乔线作胆总管间置桥袢空肠端-侧间断、外翻缝合,关闭吻合口前壁前,作桥袢空肠戳孔,放入12号T形管,一横臂经吻合口入胆管。

6) 作十二指肠降部横切口,以4-0薇乔线作间置桥袢空肠十二指肠间断、内翻缝合后,再加作浆肌层包埋。

7) 测试无胆漏、十二指肠漏,逐层关腹。

(2) 间置空肠人工乳头肝胆管盆十二指肠吻合术

本术与间置空肠胆总管十二指肠吻合术不同处在于:

1) 胆管是肝总管、左右肝管组成的肝胆管盆。

2) 间置空肠桥袢的远端全层外翻1cm,将外翻肠缘的全层与肠壁作间断浆肌层缝合固定,作成人工乳头。

3) 十二指肠与间置空肠桥袢人工乳头吻合。

【术中注意事项】

1. 间置桥袢空肠的长度宜在15cm左右,过长易致间置桥袢空肠下坠形成C形,局部肠内容物滞留。

2. 作间置桥袢空肠与十二指肠吻合时,宜从肠系膜缘侧开始,以防肠漏。

【术后处理】

1. 肛门排气后,可饮清开水,正常进食宜在14天左右。

2. 禁食期间注意水电解质及酸碱平衡,作好营养治疗。

3. 胰酶抑制剂、施他宁对防止创伤性胰腺炎、十二指肠漏有积极的作用。

第六节　Oddi括约肌成形术

【适应证】

1. 胆总管壶腹结石嵌顿;

2. Oddi括约肌炎性狭窄。

【术前准备】

Oddi括约肌成形术,可急症手术,亦可择期进行。

1. 根据病史、体检、影像学资料及血清生化检查,全面综合评估肝、心、肺、肾功能,充分估计手术的可行性。

2. 注意水电解质及酸碱平衡,作好营养治疗。免疫促进药物对老年、体弱患者显示其积极的作用。

3. 留置胃管、导尿管及锁骨下静脉穿刺置管,监测中心静脉压。

【手术步骤】

1. 体位、切口　平仰卧位,右肋缘下切口,或右上腹反 L 形切口。

2. 探查　重点探查胆总管的外径壁的厚薄,其内有无胆石。游离十二指肠、胰头,仔细扪触十二指肠乳头、胰头有无肿块,十二指肠乳头处是否有结石感,有无十二指肠瘀滞。

四边法切开胆总管,注意切口从胆总管前壁向右后侧延长,作十二指肠、胰头游离。手指或胆道扩张器探查或胆道镜察看总胆管远端有无胆石嵌顿、肿瘤,肯定为胆石嵌顿或十二指肠乳头狭窄。

3. 以胆道扩张器顶推胆石,四边法作十二指肠降部纵行切开,显现十二指肠乳头。

4. 于时钟 9~12 点处以四边法在石头上纵行切开十二指肠乳头,取出胆石。

5. 12 号长臂 T 形管一长横臂引入十二指肠。

6. T 形管直臂经总胆管右侧壁戳孔引出,以 4-0 薇乔线连续缝闭胆管切口。

7. 以圆针丝线二层、间断、内翻、纵行缝闭十二指肠切口。测试无胆漏、十二指肠漏,T 形管直臂水平位经右侧腹壁戳孔引出,逐层关腹(图 86-5)。

【术中注意事项】

1. 十二指肠乳头切开,勿损伤胰管。

2. 长臂 T 形管以 12 号为宜。

3. 先缝闭胆总管,而后关闭十二指肠切口,纵切纵缝。

【术后处理】

1. 常规使用胰酶抑制剂,施他宁。

2. 保持 T 形管通畅,防止脱出。

3. 注意长臂 T 形管引流物量、色,有无出血,防

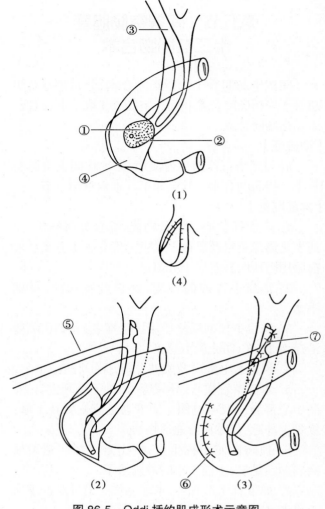

图 86-5　Oddi 括约肌成形术示意图

(1)胆道扩张器顶推十二指肠乳头;(2)长臂 T 形管放置;(3)胆总管十二指肠关闭;(4)Oddi 括约肌成形术示意图
①十二指肠乳头,②结石嵌顿,③胆道扩张器,④十二指肠切口,⑤长臂 T 形管,⑥十二指肠切口关闭,⑦胆总管切口关闭

止脱落。3 个月后拔除。

4. 进食时间约在术后第 14 天,此间注意水电解质、酸碱平衡,配合营养治疗。

(吴金术)

第八十七章

其他情况的胆道手术

第一节 胆管损伤手术

一、胆管损伤手术前准备

(一) 医源性胆管损伤发生率

医源性胆管损伤是胆囊切除中最严重的并发症之一。自从 1882 年，Langenbach 首次开创开腹胆囊切除以来，在胆囊切除术中胆管损伤并发症一直是大家关注的问题。经过 120 年的历史，胆管损伤的发生率虽已有逐年降低，但在各级医院屡有发生，尤其是 1998 年法国 Mouret 开创腹腔镜下胆囊切除以来，胆管损伤的发生率又有上升趋势。一般认为，开腹胆囊切除(OC)胆管损伤的发生率为 0.1%~0.5% 之间，国外报道 0.21%~0.86%。腹腔镜胆囊切除(LC)胆管损伤的发生率明显上升达 10%。也有报道 OC 胆管损伤为 0.2%~0.3%，而 LC 为 0.4%~1.3%，比传统方法高 3~4 倍。LC 初学者发生率高，经过系统训练逐渐降低。无论 OC 还是 LC，胆管损伤均时有发生，一旦损伤后果十分严重，尤其是胆管损伤后处理欠妥者，将给病人造成沉重的经济负担和痛苦，甚至造成胆道功能缺失，更为严重的是造成死亡。

(二) 医源性胆管损伤的手术适应证和禁忌证

1. 适应证

(1) 术中发现胆管损伤：要根据损伤的病理类型分别手术处理。

(2) 术后漏胆汁：如有引流可顺引流管大量胆汁引出，无引流管可有胆汁性腹膜炎。

(3) 术后梗阻性黄疸：术后 2~3 天即可出现黄疸，并越来越严重，可能为胆管被结扎，引起梗阻性黄疸。

(4) 反复胆道感染：胆囊切除术后或胆管损伤曾修复或重建后，反复发生胆道感染、黄疸等，考虑为胆管或胆肠吻合狭窄。

(5) 胆汁性肝硬化、门静脉高压症：由于胆道梗阻，发生胆汁性肝硬化、肝脾肿大、脾功能亢进、胃底食管静脉曲张破裂大出血。

2. 禁忌证 一般没有绝对的禁忌证，为相对禁忌证。

(1) 胆道急性感染期，应避免手术。

(2) 晚期病人、肝功能不良、腹水、门静脉高压症，必须纠正肝功能不良，消除腹水，改善脾功能亢进，再手术。

(3) 肝肾综合征：胆汁性肝硬化、肝功能不良、大量腹水、难以纠正的出血倾向、肾功能受损，甚至发生肝肾综合征，经积极治疗，难以纠正者为手术禁忌证。

(三) 手术前准备

1. 胆囊切除术 要仔细分析胆囊炎症情况，有无粘连。病人胖瘦、胆囊结石多少、有无 Mirizzi 征等，术者对一些特殊情况有所准备，术前对胆道变异、严重粘连、Calot 三角区粘连等应仔细解剖分离，预防胆管损伤，一旦胆管损伤应及时正确处理。如处理困难，应请有经验的上级医生协助处理，千万不要轻率收场。

2. 术后漏胆汁 如有腹膜炎表现，或引流管有大量胆汁引出，要仔细分析是毛细胆管损伤还是胆管损伤。如胆汁引流量多，胆管损伤的可能性大。如有胆汁引流量大，又有腹膜炎者，应充分准备下开腹探查。根据胆管损伤的病理类型分别处理。术前应抗感染、保肝治疗，给足量的维生素 K，并维持水、电解质平衡的稳定。

3. 梗阻性黄疸 胆囊切除术后发现梗阻黄疸，要查清梗阻性黄疸的原因，是肝功能不良引起的黄疸还是胆管被结扎引起的梗阻性黄疸。术后 2~3 天还不一定能查清黄疸的原因，待 4~5 天黄疸表现明显时才考虑胆管有损伤的可能，要检查肝功能，胆红素多少、直接胆红素多少、间接胆红素多少，分析是梗阻性还是肝细胞性黄疸。先选用 B 超检查腹腔有无积液，特别注意查清胆道情况。一般能观察近端胆管扩张，远端胆管正常或显示不清，根据上述检查结果足以确定胆管被结扎、丝线缝扎、钛夹夹闭。

有必要可行 MRCP 检查,此项检查可清楚观察胆管被结扎的情况。一般胆管被结扎引起的梗阻性黄疸,早期不能明确诊断,到 4~5 天引起重视,并进一步检查确诊后,要等到 3 周左右再手术。因为早期手术胆管虽有扩张,但管壁菲薄,对端吻合不可行,只好胆肠吻合,胆管壁薄缝线容易撕裂,故要等 3 周左右再手术为妥。在观察等待期间,要保肝治疗,给予足量的维生素 K,有感染时要抗感染治疗,这样准备手术时期的选择比较稳妥效果好。

4. 吻合口狭窄　胆囊切除术后或胆管损伤修复或重建后,发生反复的胆道感染、上腹部不适、疼痛、发冷发热、黄疸等,要仔细检查病变情况,先用 B 超探查胆道情况,如吻合口狭窄,在吻合口近端胆管扩张。进一步探查病变情况,最好 MRCP 检查,可清楚显示吻合口狭窄,近端胆管扩张。并了解肝肾功能情况。如已确定为吻合口狭窄引起的胆道感染,应积极术前准备后再重新手术。给予抗感染、保肝治疗、纠正凝血功能等,感染不能控制可行 PTCD 或支架引流,也可行鼻胆管引流,待胆道感染控制,病情稳定后再手术治疗。

5. 门静脉高压症　晚期病人因胆汁淤积,发生胆汁性肝硬化、肝脾肿大、门静脉高压症、脾功能亢进、胃底食管静脉曲张,甚至破裂出血,晚期病人处理棘手。这种病人处理困难,应积极治疗,争取一个好的时间手术治疗。积极保肝治疗,纠正脾功能亢进,全身支持治疗,待病情稳定后手术治疗。但先处理门静脉高压症,还是先处理胆道梗阻有争论。笔者曾处理 4 例这样的病例,先处理胆道,术后肝脏、脾脏回缩,门静脉高压好转并逐渐恢复正常。笔者认为引起上述综合征的主要原因是胆道梗阻引起,解决了胆管梗阻后上述症状自然好转甚至恢复正常。

6. 肝肾综合征　由于胆管损伤后或处理不当,使胆道梗阻,长期胆汁淤积,胆汁性肝硬化,肝脾肿大,门静脉高压,脾功能亢进,胃底食管静脉曲张并破裂出血。肝功能不良,并引起肾功能不良,最后发生肝肾综合征,这种晚期病人处理非常棘手,已失去手术机会。还是应该积极治疗,希望争取病人好转,病情趋向稳定再次手术,但再手术的机会不多。

二、医源性胆管损伤手术

(一) 术中发现胆管损伤手术处理

胆囊切除术中不慎发生胆管损伤,要根据胆管损伤的病理类型和病人的具体情况分别手术处理。

1. 术中发现胆管有无损伤　在胆囊切除术中,无论是 OC 还是 LC,在胆囊三角区粘连较重,术中切除胆囊后观察有无胆管损伤,可在胆囊三角区放一白纱布,片刻取出观察有无黄色胆汁染色,如有染黄应仔细寻找胆管损伤处,并及时进行妥善处理,否则以后发现胆管损伤会给处理造成一定困难。

2. 术中发现胆管损伤,根据损伤的病理类型进行处理。

(1) 胆管损伤洞穿一小孔:可直接缝合,用小针 3-0 号丝线缝合,在小网膜孔放置引流管,术后无胆汁引出,48~72 小时可拔出引流管。

(2) 胆管损伤口大:损伤管径 1/3 或 2/3,后壁相连,不应切断胆管而应稍加修整,仍用小针 3-0 号缝合对端缝合。在缝合口上或下重新切开胆管放置适当的 T 形管,一短臂应通过缝合口支撑引流,绝对不能从缝合口引出,切记。

(3) 胆管横断:应将远近段胆管找到,用小针 0 号缝线缝合牵引,不得用血管钳夹,因为钳夹可使胆管壁坏死,进而发生炎症,最后瘢痕形成使吻合口狭窄。找出胆管的远近段稍加修整,仔细耐心对端吻合。吻合的方法:可用小针 3-0 号缝线从远端胆管外进里出,再从近端里进外出,结打在胆管腔外面,其针距 3mm,边距 1.5~2mm,吻合完毕同样从吻合口上或下重新戳孔放置适当的 T 形管,一短臂越过吻合口支撑,引出体外。

(4) 胆管缺损:胆管横断并切除部分胆管,远近段胆管距离在 1cm 以内,对端吻合。只要吻合技术得当,不会引起吻合口狭窄。距离超过 1cm,特别是在 1.5cm 甚至缺损距离 2cm 以上者,即使是作 Kocher 游离上提十二指肠减少吻合口的张力,也不可避免地使吻合口张力过大,因为重力作用十二指肠下坠,不可避免地使吻合口张力过大,以后发生吻合口狭窄,因此在胆管两端距离过大,超过 1.5cm 以上甚至 2cm 以上最好作胆肠吻合,因死拉硬拽地行胆管对端吻合,势必将发生吻合口狭窄。

(5) 胆管损伤用其他材料修补:胆管损伤可用胆囊、胃浆膜瓣、肠浆膜瓣、肝圆韧带等修补,因为是胆囊切除引起的胆管损伤,胆囊作修补是可能的。其他材料修补,手术技术要求高,经验不足者慎用,否则术后发生胆管狭窄。

(6) 胆管切除过大:不仅切除胆总管、肝总管,而且切除部分左、右肝管,此种情况只能行胆肠吻合,可将左右肝管修剪,整形成一个口再与肠管吻合,这样能使吻合口扩大,术后不会发生吻合口狭窄(图 87-1)。

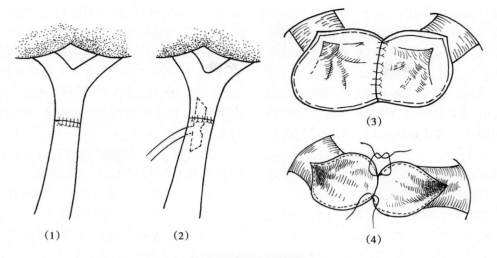

图 87-1　医源性胆管损伤手术
(1)胆管对端吻合;(2)T 形管短臂支撑吻合口;(3)左右肝管整形成一个口;(4)缝合方法

(7) 左右肝管切除过多:两管距离超过 2cm 或更大,不可能整形成一个口径,应分别与空肠吻合,笔者采用"四针缝合"吻合法,效果良好。

(二)术后漏胆汁和梗阻性黄疸

1. 术后漏胆汁

(1) 术后从引流管漏胆汁,一般不能肯定是否为胆管损伤,到术后 3 天以上确定为胆管损伤。如无腹膜炎表现,引流管通畅,炎症局限,不必手术。因为已术后 3 天局部炎症反应明显,手术只能引流。待以后检查清楚再手术。如腹膜炎表现炎症反应重,可开腹探查。根据损伤情况处理,可能只进行引流,冲洗腹腔,待炎症好转再彻底手术治疗。

(2) 胆汁性腹膜炎:胆囊切除术后,胆管损伤未放置引流管,胆汁漏入腹腔发生胆汁性腹膜炎,经腹部诊断性穿刺抽出胆汁,已明确为胆汁漏入腹腔,而且腹部炎症明显,即为胆汁性腹膜炎。此时必须开腹探查,找到胆管损伤部位,也要根据胆管损伤的病理类型分别处理,但是多数情况下大部分炎症水肿,远近胆管回缩,找到两断端,对端吻合困难,胆肠吻合也有一定困难,而且腹膜炎症明显,只好近端胆管放置引流管,冲洗腹腔并引流,待以后彻底处理。

2. 胆囊切除术后梗阻黄疸　胆囊切除术后梗阻性黄疸是在术中结扎了胆管或用钛夹夹闭了胆管,发生梗阻黄疸。必须开腹手术,解除胆管的梗阻。但早期不能确定黄疸的原因,到 3~4 天后确定为胆管被结扎,即便开腹手术也不能彻底解决问题,只能引流,然后再次手术。因为 3~4 天以后,结扎或钛夹夹闭的胆管,近端扩张,远端正常。拆除梗阻原因,损伤处已闭塞。远近端胆管口径不一致,对端吻合难以进行,只好行外引流。最好等 3 周左右开腹行胆肠吻合彻底解除梗阻。早期行胆肠吻合,扩张的胆管壁薄,缝线可撕破胆管。待 3 周左右,待扩张的胆管壁增厚而坚韧,与空肠吻合不会撕破胆管,吻合较容易。在等待手术期间,应严密观察病情变化,积极护肝治疗,并给予足量的维生素 K。如有胆道感染,可给抗生素抗感染。手术方式以胆肠吻合为主要手术选择。如解除被结扎的线或钛夹,胆管被损伤处不能扩张,而且可能有坏死瘢痕增生,必须切除损伤的胆管。对端吻合因两断段端口径不一致,吻合口张力大,只能行胆肠吻合。如术中发现,立即拆除缝线和钛夹,胆管结扎处扩张起来,可恢复正常。但在术后 2~3 天内,开腹拆除结扎线或钛夹,胆管损伤处不能扩张,也可切开胆管,T 形管一短臂通过狭窄处支撑引流,可望胆管恢复正常,以后根据胆管造影情况拆除 T 形管。

(三)胆管吻合口狭窄手术

胆管吻合口或胆肠吻合口狭窄是直接影响手术效果的,主要原因是胆管损伤后处理不当造成。

1. 情况介绍　无论是 OC 还是 LC,胆管损伤均可发生,一旦损伤,后果严重,尤其胆管损伤处理欠妥者,造成胆管吻合口狭窄,再处理狭窄更为困难。笔者单位自 1956 年 6 月至 2007 年 4 月,共收治和院外会诊处理医源性胆管损伤 221 例,其中吻合口狭窄 133 例,有的已经过 1~4 次手术,术后病人反复胆道感染,黄疸等。在发作时经输液及抗生素治疗等缓解,不久又发作。经检查为吻合口狭窄,最常用 B 超检查,可发现胆肠吻合口狭窄,近端胆管扩张,肝内胆管树枝样扩张,必要时 MRCP 检查,可清楚看到胆肠吻合口情况，近端胆管扩张，有时在吻合口狭窄近侧可有结石形成，必须再次胆肠吻合手术矫正。经再次手术，绝大部分效果良好，只有2例效果很差。这2例病人为LC胆管损伤，胆管不扩张，损伤胆管近端甚至肝内胆管也不扩张，酷似硬化性胆管炎，可能LC中热电烧灼伤，热传导使近端胆管和肝内胆管也有损伤。曾建议肝移植，病人不接受，最后肝功能衰竭死亡。

胆管损伤后修复和重建，其目的是能使胆汁顺利进入肠道，保证肝肠循环的正常进行，但吻合口狭窄直接影响手术疗效。胆管损伤后最好施行胆管对端吻合，不作胆肠吻合，因为胆肠吻合有很多弊病，诸如，废除了Oddi括约肌功能，胆汁永久性改道，胆肠吻合改变了胆道的解剖和生理功能，可造成细菌异位，有发生癌变的风险，一旦发生吻合口狭窄，需再次手术，而且手术非常困难。但在一些情况下，必须施行胆肠吻合，如肝内胆管结石，胆道肿瘤，胆管损伤段较长超过2cm，胆管狭窄段较长需切除超过2cm，先天性胆管囊肿，Whipple手术后，胆肠吻合等。因此胆肠吻合虽然有很多缺点，但它毕竟是纠正胆管损伤的一种好的方法。这种方法应用多年，手术方式比较定型，也容易掌握，是胆管损伤后胆道重建的一种好方法。

2. 吻合口狭窄的处理方法

（1）切口：腹部采用两种切口，即肋缘下切口和右上腹直肌切口，可根据病人的具体情况而定，如沿上次手术切口进行，这样腹部不留更多瘢痕，但是粘连较多，分离困难，出血较多，甚至可能分破肠管。最好采取肋下缘切口，对寻找胆管较方便，笔者多采用此切口寻找胆管。

（2）寻找胆管：寻找胆管是重要的一步，找不出胆管谈不上胆肠吻合，也无法纠正吻合口狭窄。因前次手术作过胆肠吻合，或胆管损伤进行过修复等手术，腹腔特别是肝下胆管周围粘连致密。应先紧贴腹膜壁层快速分离与腹壁粘连处，然后顺肝下缘分离到达肝门处，出血可能较多，可以用电刀也可以用剥离剪刀缓慢分离到胆管处。如已找到胆管，可用小针细线缝合牵引胆管。在缝合时刺破胆管已有胆汁流出证实为胆管，否则可先用7号针头穿刺证明是胆管，再切开胆管。如为胆肠吻合口，也可用牵引线牵拉，根据吻合口的情况再切开胆管，或者从吻合口肠管侧切开，观察吻合口狭窄程度和胆管狭窄情况，有无结石等。在分离粘连时一定要注意不要分破肠管等重要脏器。将瘢痕切除，近端正常胆管

分离出0.3cm备用，如为胆肠吻合，也应切除吻合口的瘢痕，重新作胆肠吻合，在切断胆管时用刀或剪，千万不可用电刀切断胆管，否则造成重新烧灼伤，以后将再次发生吻合口狭窄。首先是找到胆管，然后切除瘢痕，用细线缝合牵引胆管，不用钳夹防止胆管钳夹坏死，行正常胆管与空肠吻合，否则将发生吻合口再狭窄。

如果胆管分出后胆管较细，可在胆管前壁向上剪开使胆管口径扩大，行端侧侧吻合，这样使吻合口扩大，不会发生吻合口狭窄。如胆管断端在分叉部，可将胆管中隔剪开整形，扩大吻合口，或向左右肝管剪开，扩大胆管的口径，再行与空肠吻合，如此可使吻合口尽量扩大，术后不会发生吻合口狭窄（图87-2）。

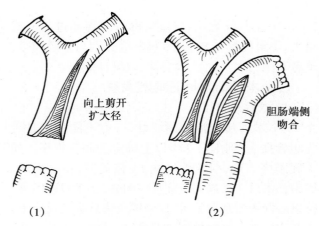

图87-2　吻合口狭窄的手术
（1）向上剪开扩大口径；（2）胆肠端侧吻合

（3）失功能空肠襻的制备：在Treitz韧带下10~15cm切断空肠，远端空肠50~60cm处与空肠近端行端侧吻合，上提的空肠血运要好，在切断空肠时要注意肠系膜血管弓的情况，如血运不好胆肠吻合可发生瘢痕形成，最后发生吻合口狭窄。

（4）上提的空肠与胆管吻合不能有张力，有些较肥胖病人，可从结肠后上提，也可将大网膜从中间分成两半，经结肠前与胆管吻合，这样可减少张力，否则张力大，也可发生肠吻合口狭窄。

（5）上提的空肠距末端5cm，在对肠系膜缘切口，其大小和胆管口径大小相同，在无张力的情况下行胆肠吻合。以下几种吻合方式：

第一种吻合方式：胆管外进里出，肠管里进外出，最后结打在外面。可在吻合口的后面缝合一排线，每根线用钳夹固定，不能搞乱，缝合完后依顺次打结，留两端的线牵引，其余线结扎后剪断，后排缝

合结束后,可根据需要放T形管或Y形管于胆管内,经肠管潜行一段引出。然后再缝合前面,也是从肠管外进里出,再胆管里进外出,或相反方向,即从胆管外进里出,又从肠管里进外出吻合前壁。吻合结束后为减小张力,并把肠管缝合3~4针固定在胆管周围的组织上,可减轻吻合口的张力,并把肠管断端也固定在肝圆韧带上。在缝合时,用5-0丝线,最好用可吸收线吻合,每个针距0.2~0.3cm,不可内翻过多,防止吻合口狭窄。最后从肠管引出的引流管双层荷包缝合固定,从腹壁引出,并把肠管固定在腹壁上,外面的皮肤也要固定防止引流管滑脱(图87-3,图87-4)。

采取先缝合胆管线牵引,待后排结扎完成后,再缝合胆管前壁,其优点是缝合较容易,吻合也确切。完成后壁吻合后,在吻合前壁前应按上述方法置入Y形管或T形管作支撑引流(图87-5)。

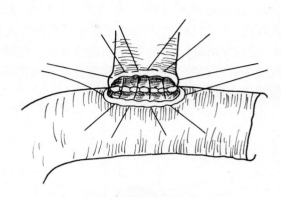

图87-5 第二种吻合方法

第三种吻合方法:胆肠吻合时,吻合口位置较浅,可先在吻合口的后壁缝合两针,距离也是0.2~0.3cm,从胆管外进里出,肠管里进外出或相反,缝合完后,先在两侧打结,以此线为牵引线,然后再向左侧及右侧逐渐缝合,每缝合一针打结,剪去原先的线,逐渐缝合到两端时,放T形管或Y形管,然后再继续缝合胆肠吻合的前壁,也把肠管缝合3~4针固定在胆管周围组织上,胆肠吻合结束(图87-6)。

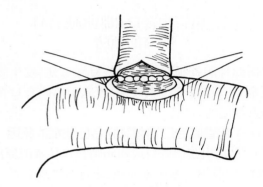

图87-3 第一种吻合方法

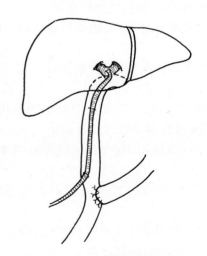

图87-4 胆肠吻合后示意图

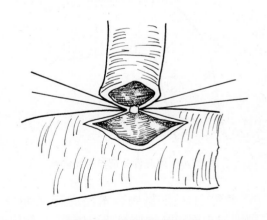

图87-6 第三种吻合方法

第二种吻合方法:胆管前后壁缝线牵引,后壁缝合如上述方法,后壁缝合完毕后,再将胆管前壁也缝数根线,也分别有序钳夹,套在环钳上,置于腹壁切口旁,尔后结扎后排缝线,以后排两端牵引线作标志,再将胆管前壁缝线(即胆管里的尾线)穿小针,从肠管开口里进外出,暂不打结,予以钳夹,待缝合完毕逐一打结。因胆管较细,位置又深,后壁线结扎完,肠管与胆管对合,则胆管前壁很难缝合确切,故

第四种吻合方法:胆管Y形肠管"四针缝合法"吻合:适应于高位损伤,切除胆总管、肝总管及左右肝管也被部分切除,远端已回缩,左右肝管相距较大,不能整形成一个开口,可分别于空肠Roux-en-Y吻合。左右肝管稍加修整。鉴于左右肝管直径较小,应根据胆管断端口径大小,分别在肠管对系膜缘作相应切开,行胆肠吻合。

其吻合方法是:在左右肝管里进外出缝4针(5-0

可吸收线），用血管钳分别钳夹牵引，再分别以小针穿上述线的尾端（即胆管内的线），从肠管开口里进外出，暂勿结扎，每根线仍以血管钳分别有序钳夹牵引，然后逐一结扎，线结在腔外。先结扎后面的一根线，再结扎两边的线，最后结扎前面的一根线，在结扎此线前，应放管径适当的引流管于胆管内作支撑引流，经肠管内潜行引出，继而引出腹壁外。在吻合口周围应放置腹腔引流管。这样缝合也达到黏膜对黏膜的吻合（图87-7，图87-8）。

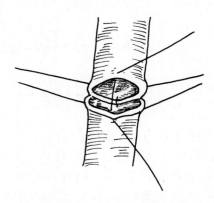

图87-7　"四针缝合法"吻合

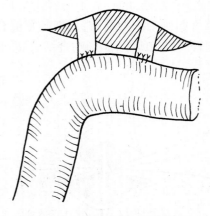

图87-8　两肝管分别与空肠吻合

（6）腹腔引流：胆肠吻合术完成后，在肝下、吻合口周围或小网膜孔均应放置引流管，经侧腹壁戳创引出体外，若有渗漏胆汁和腹腔渗液可引出体外，可预防腹腔感染，影响吻合口愈合，引流管应固定好不能脱出。

（7）术后处理

1）各引流管均要固定好，不到拔管时间不能脱掉，特别是胆管的引流管一定要妥善保留，若引流管脱出，可使胆汁漏入腹腔形成胆汁性腹膜炎，造成不良后果，因此引流管的保护是非常重要的。

2）拔引流管的时间：拔管时间要看当时手术情

况，吻合口大小，炎症表现等情况来决定，若吻合口宽大，操作很严谨，可在术后4周左右就可以拔除Y形管或T形管，若为支撑引流，要保持3~6个月后再根据情况拔除。

3）腹腔引流管拔管时间要看腹腔引流液的多少，有无漏胆汁。若无渗漏胆汁，也无腹腔感染，引流量很少，可在术后5~7天拔除。

4）预防感染，应用抗生素，根据病人的具体情况选择合适的抗生素。

5）营养支持很重要，保证吻合口愈合，防止吻合口瘘。

6）胃肠功能恢复后可进食。

三、胆管吻合口和胆肠吻合口狭窄的预防

医源性胆管损伤后经过修复和重建，发生吻合口狭窄是直接影响手术效果，因此预防吻合口狭窄是非常重要的。

（一）胆管吻合口和胆肠吻合口狭窄的原因

1. 早期引起胆管口或胆肠吻合口狭窄的原因

（1）胆管损伤术中未发现，未进行处理；

（2）胆管内径过细处理不当，正常肝外胆管直径只有0.6~0.8cm，损伤后处理有困难；

（3）胆管电刀烧灼伤，胆管虽未切除，日后发生狭窄；

（4）手术操作欠佳，胆管损伤后，不会处理或处理欠妥当；

（5）缝线选择不当，发现胆管损伤后用较粗的丝线缝合（4号甚至7号丝线缝合）；

（6）缝合方法不当，吻合的间距和边距过大或过密；

（7）T形管支撑放置的位置不正确，经吻合口引出；

（8）胆管损伤后，术者情绪紧张，惊慌失措，草率收场，未仔细耐心处理。

2. 晚期引起胆管吻合口狭窄的原因

胆管损伤修复或者胆肠吻合术后狭窄，再手术后狭窄的原因如下：

（1）胆管不扩张，由于各种原因，胆管内径不足1cm，吻合后继续狭窄；

（2）吻合口瘢痕切除不够，也就是没有完全将吻合口远近端胆管的瘢痕切除；

（3）胆管因粘连分离显露胆管困难；

（4）高位胆管损伤致使胆管狭窄，肝脏增大，操

作困难；

（5）操作技术不娴熟，对胆管损伤性狭窄处理经验少；

（6）缝合再吻合方法欠妥当，针距及边距均不妥当；

（7）缝线选择欠妥当；

（8）吻合口张力大；

（9）支撑引流，T形管或Y形管放置不妥当，或该放管的未放管支撑；

（10）胆管的血管损伤。

（二）胆管吻合口和胆肠吻合口狭窄的预防

1. 胆肠吻合的要点

（1）吻合口要大，胆肠吻合大小，取决于胆管口径。胆管扩张、自然开口大，也可向上纵行剪开，或向左右单管剪开，使吻合口扩大；

（2）胆管、空肠血运要好，在分离胆管时分出0.3cm即可，不能分离过多，特别注意不损伤胆管3点和9点的血管，去功能肠管制备时也要注意血管弓，使肠管血循环良好；

（3）吻合口无张力，胆管固定不动，只有空肠有活动余地，上提空肠段无张力。如病人肥胖，可经结肠系膜穿洞上提。也可将大网膜分成两半，从两半中间上提，减少张力；

（4）黏膜对黏膜一层吻合。经上述手术方法胆肠吻合一定效果良好。

2. 胆管损伤早期发现立即处理　在胆囊切除等手术中要预防胆管损伤，一旦不慎发现胆管损伤，要立即正确修复或重建，早期处理效果好，处理得当，吻合口不会发生狭窄。术者不慎发生胆管损伤，应沉着、冷静、耐心处理，不能顾面子草率处理了事，事后发生胆管吻合狭窄，给病人造成不良后果。如处理困难，处理胆管损伤经验欠缺，可请有经验的医生上台协助处理。

3. 胆管或胆肠吻合　胆管和胆肠吻合时，要细心、耐心进行吻合，使吻合的非常严密，不能马虎。

（1）缝线选择：可用丝线，也可用可吸收线缝合。丝线认为是不吸收可引起结石，但丝线刺激性小，炎症反应轻。可吸收线不留异物，但刺激性大，炎症反应也大，反而形成瘢痕，使吻合口狭窄。笔者用0号丝线进行吻合，胆管对端吻合，用3-0丝线吻合，效果良好。

（2）吻合的针距和边距：胆肠吻合针距2~3mm，边距1.5~2mm，缝合太密使组织坏死，距离太大会漏胆汁。组织坏死和漏胆汁均可引起局部炎症反应，

影响吻合口愈合，致使吻合口狭窄。边距不能缝合的太多，否则使吻合口狭窄，尤其胆管对端吻合特别应严格遵守上述原则。

（3）切除胆管瘢痕不用电刀，也不要用钳夹胆管，应用刀或剪刀切除或剪除瘢痕，并用小针细线缝合牵引胆管。电刀可烧灼胆管组织，当时切除不出血，但胆管壁组织细胞被烧灼伤，术后发生炎症反应，也会使吻合口狭窄。用缝线牵引胆管，不用钳夹，钳夹可使胆管壁组织坏死，术后炎症吸收，形成瘢痕，使吻合口狭窄。

（4）吻合时线结打在外面，缝合时从胆管外进里出，再从肠管里进外出，结打在吻合口外面，或与上述反方向，从肠管外进里出再从胆管里进外出，结打在外面。如此缝合吻合口内不留线结，否则线结打在吻合口内影响肠吻合口愈合，使吻合口狭窄。

（5）间断缝合还是连续缝合：有主张胆肠吻合用连续缝合进行吻合，用5-0或6-0的prolene不吸收的血管缝线连续缝合。笔者不主张连续缝合，因连续缝合的线拉的过紧，可是吻合口缺血坏死，过松有可能渗漏胆汁。尤其胆管较细者，缝线拉紧使吻合口过小不能扩张，术后瘢痕形成，使吻合口狭窄。由于缝线限制，用球囊也不能扩张。因此，不主张连续缝合，而主张间断缝合。有主张后壁连续缝合前壁间断缝合，可以根据具体情况进行选择。

（6）放Y形管和T形管引流：胆管吻合或胆肠吻合。吻合口比较宽大，吻合技术确切下端通畅，可以不放T形管或Y形管，但多数情况下应放Y形管或T形管引流，认为放Y形管或T形管比较稳妥。若需放T形管和Y形管，在吻合完后壁后放管并固定，再缝合前壁。将T形管剪成半槽管制作成Y形，使两短臂放入左右肝管，并缝合一针固定在胆管黏膜上防脱出。引流管经去功能肠管潜行一段引出，并以荷包缝合固定，再从侧腹壁戳创引出体外，引流管的作用，引流管起引流胆汁及支撑吻合口的作用，可预防吻合口狭窄。引流管将胆汁不断引出，不会使胆汁经缝合的针眼及间隙渗出，刺激吻合口发生炎症，最后瘢痕形成使吻合口狭窄。引流管支撑吻合口，也可预防吻合口狭窄，一般放置3个月到半年即可，如果吻合技术不够娴熟，企图引流管支撑扩张吻合口是不现实的，而且管子放的时间长了为异物刺激胆肠吻合口发生炎症，瘢痕增生，使吻合口狭窄。同时胆泥沉着于管壁发生阻塞，甚至形成结石。

（7）拔引流管：腹腔引流管如无渗漏胆汁，腹腔无感染，引流液很少，术后4~5天可拔除腹腔引流

管。T形管和Y形管,如吻合口宽大,吻合的很确切,只起引流作用,4~6周可以拔除。若起支撑作用,可根据手术时具体情况拔管,认为3~6个月可拔除引流管,不应超过6个月,如吻合口小,企图支撑扩大是不可能的,时间再长也不可避免的发生吻合狭窄。

四、创伤性胆管损伤

(一)创伤性胆管损伤的一般情况

1. 创伤性胆管损伤的发生率　肝外胆管损伤多见于医源性损伤,在腹部创伤中,无论腹部开放性创伤或闭合性创伤中,胆管损伤均属少见,尤其是单纯的胆管创伤更为少见。创伤性胆管损伤多数情况下均伴有其他脏器的损伤,常伴有毗邻脏器损伤,如伴有门静脉、下腔静脉、肝脏、胰腺、十二指肠、胃、右肾、结肠肝曲等脏器的损伤。国内黄志强院士报道,胆管损伤占腹部外伤病人的1%~5%,其中85%为胆囊伤,只有15%为肝外胆管损伤。国外Posner等报道,肝外胆管伤占腹部损伤的2%~5%。易喜贤等报道外伤性胆道损伤15例,其中11例合并其他脏器伤。单纯胆管损伤4例。1982年总结笔者单位收治腹部创伤280例,其中胆管损伤6例,均为合并伤。无单纯胆管或胆囊损伤。因此,胆管损伤可合并胆管周围脏器损伤,伤后病情复杂,常因其他脏器损伤掩盖了胆管损伤,发生误诊、误治,导致不良后果。

2. 创伤性胆管损伤的原因　腹部开放性损伤和闭合性伤。

(1)开放性胆管损伤:腹部被穿透,常因刀伤、枪弹伤、弹片伤、棍棒刺伤、牛角伤等,这些损伤不仅是胆管伤,而有其他脏器合并伤。

(2)闭合性胆管伤:这种创伤腹壁完整,常有车撞、坠落、跌伤、交通事故、拳打足踢打伤等。这种损伤也可有胆管的损伤,也可有合并其他脏器伤。

3. 创伤性胆管损伤的类型

(1)胆囊损伤:胆囊损伤又分为胆囊撞伤,胆囊撕脱伤,胆囊破裂,胆囊穿孔,胆囊积血,创伤性胆囊炎。

(2)胆管损伤

1)胆管撕裂伤:可有胆管小的撕裂伤,也可有大的撕裂伤。

2)胆管断裂伤:这种损伤可为严重的损伤,无论火器伤或刀伤还是闭合性腹部损伤,均可有胆管完全断裂,但这种损伤多数情况下是合并其他脏器的损伤,伤情严重,尤其是合并门静脉、下腔静脉损伤,患者未得到治疗已死亡,因此临床上少见。

(3)胆囊和胆管损伤合并其他脏器伤,可合并肝、十二指肠、胰腺、胃、门静脉、下腔静脉、右肾、结肠肝曲等脏器损伤。

(4)胆漏和胆管狭窄

1)胆漏:胆漏是由于胆管损伤,可有部分损伤或完全断裂,胆汁流入腹腔,形成胆汁性腹膜炎,或由于在手术时遗漏胆管损伤,或处理不当形成胆汁漏,如有引流管胆汁从引流管内引出。根据引流量的多少,判断胆管损伤的程度、漏口大小、范围。胆漏到晚期,胆汁刺激局部炎症、水肿,可引起胆管狭窄,狭窄的近端可扩张,处理时有一定的困难。

2)胆管狭窄:胆管狭窄是创伤性胆管损伤的晚期并发症,多数是由于胆管损伤处理不当造成,或当时手术中未发现胆管损伤而造成胆管狭窄。胆管损伤部位炎症、纤维组织增生、形成瘢痕致胆管狭窄,狭窄的近端胆管扩张,可能反复发生胆管感染、黄疸等,久之发生胆汁性肝硬化,门静脉高压症等晚期症状。

(二)临床表现和诊断

1. 临床表现

(1)受伤史:无论开放性腹部创伤还是闭合性腹部创伤,腹部总有外伤的情况,特别是右上腹部和右下胸部外伤,除注意肝脏损伤、十二指肠损伤、胰腺损伤外,特别要注意胆囊及胆管的损伤。

(2)胆囊和胆管损伤时,胆汁可流入腹腔或顺伤口流出体外。在开放性腹部损伤,胆汁可经伤口流出体外,或肠内容物、血液流出体外,也诊断有胆囊或胆管损伤的可能。上述脏器损伤后病人症状表现严重,可掩盖胆管损伤,在临床上术前很难准确的诊断是否有胆管损伤。即便腹腔渗出液中带有胆汁,但肝损伤、汇管区肝管断裂,十二指肠损伤均可有胆汁样液体流出,但只能考虑到有胆管损伤的可能,在治疗时可仔细检查胆管有无损伤。

(3)胆汁性腹膜炎:在闭合性腹部损伤中,胆汁流入腹腔,由于胆汁刺激可发生胆汁性腹膜炎、腹胀等,如合并其他脏器损伤,除全身症状明显外,腹膜炎症状和体征也很重。同样也在术前很难肯定胆管损伤,在开腹手术时也要仔细检查胆管有无损伤。

(4)胆漏和胆管狭窄

1)胆漏:在早期处理腹部损伤时。一方面未发现胆管损伤,另一方面处理胆管置引流管,后期从引流管有较多的胆汁引出,T形管也有大量的胆汁引出,不能拔管,形成胆汁瘘。病人长期腹部带管,有时影响病人消化吸收,并影响生活质量,经常换药,保护引流管,防止脱出等。根据引流的胆汁多少,判断胆管瘘口的大小,因有引流管胆管不扩张,处理也困难。

2) 胆管狭窄:胆管狭窄是胆管损伤的晚期表现,常因胆管损伤初期手术未发现损伤,或虽发现胆管损伤,但由于处理不当或多次手术造成胆管狭窄。在临床上反复发生胆道感染,上腹部不适、疼痛、黄疸等表现,久之发生胆汁性肝硬化,门静脉高压症,脾大功能亢进等晚期症状,处理非常棘手。

2. 创伤性胆管损伤的诊断

(1) 根据临床表现和体征:开放性腹部创伤,伤口有胆汁流出或腹腔液体渗出混有胆汁者,应考虑有胆管损伤的可能,但上腹部其他脏器损伤也可混有胆汁,术前明确是否有胆管损伤较为困难。

(2) B超检查:腹部创伤中B超检查有一定的价值,尤其在闭合性腹部创伤中,B超可探查腹腔内积液,在病情危重的情况下,不适于其他方法检查者B超为首选检查。不仅可检查肝、脾、胰腺的完整性,而且可观察到胆管的完整性,可反复多次检查。在胆管狭窄的晚期病人,B超可观察到胆管狭窄的部位、近端胆管扩张、肝内胆管树枝样扩张、肝外胆管扩张的长度给手术提供依据,是一种有价值的检查方法。

(3) 诊断性腹腔穿刺:在闭合性腹部创伤中诊断性腹腔穿刺是一种简单的检查方法,虽然为损伤性检查,但损伤不大,在叩诊明确液区或B超准确的探查到液区,在B超引导下穿刺更为准确,如抽出液体中混合胆汁,考虑有胆管损伤。

(4) MRCP胰胆管成像:MRCP检查对胆管损伤非常重要,可清楚的看到胆管的形态,可惜在腹部创伤病情危重的情况下,病人不能搬动,限制了此项检查。但晚期的病人胆管狭窄进行此项检查是必要的。

(5) 胆瘘病人瘘道造影非常重要,经引流管或T形管造影,观察胆管情况,给治疗提供依据,是一种经济实惠有价值的检查方法。

(6) 其他检查:CT检查对胆管损伤的意义不大,但对合并伤情况可了解,但危重情况下受到限制。此外,PTC、ERCP等检查在急诊病人都不适宜检查,可根据病人具体情况选择。

(7) 剖腹探查:胆管损伤多数是合并伤,单纯胆管损伤极为罕见,术前很难明确是否有胆管损伤。因此,在开腹探查中,在处理其他损伤时,一定要仔细探查胆道有无损伤。发现胆管损伤要仔细、耐心处理,绝对不能遗漏,而造成不良后果。

(三) 创伤性胆管损伤的处理

1. 早期处理

(1) 术前准备:无论胆管穿透伤或闭合性胆管伤,多数情况有合并其他脏器伤,病人除有胆汁性腹膜炎外,可有内出血及出血性休克,应建立通畅的输液通道,补充血容量,纠正贫血和休克,纠正水、电解质平衡紊乱,并给抗生素等。

(2) 手术治疗:在积极术前准备后,立即手术探查。在探查中腹腔有胆汁或腹腔液中混有胆汁者,要仔细的探查胆道。可在十二指肠外侧行Kocher切口,将十二指肠翻起观察有无胆管损伤,如胆囊无破裂可注水到胆囊内,观察胆管有无渗漏,在腹部损伤中要想到胆管损伤的可能。经仔细探查发现胆管损伤,要妥善、细致、耐心、正确处理。早期修复容易,而且效果好,否则遗漏损伤后果严重。曾收治15岁女孩,车祸,肝外伤合并胆管损伤,在外院处理肝外伤时未发现胆管损伤,术后胆瘘续而梗阻性黄疸,再次手术,因粘连严重,仍未找到胆管,最后发生胆管支气管瘘,转来笔者单位后因肺部感染死亡。

(3) 胆囊损伤的处理:胆囊损伤可行破口修补,胆囊撕脱伤重新缝合固定在肝床上,胆囊造瘘,胆囊切除。黄志强院士意见行胆囊切除,何振平意见认为胆囊损伤后,修复后易漏,伤后血凝块易形成结石,主张胆囊切除。但张宝善主张保胆手术。笔者认为要根据具体情况决定,如胆囊损伤后有坏死先兆,破口大应切除,如胆囊破口小,有活力,应保胆。在需要切除胆囊暂不切除,可注水到胆囊内观察胆管有无损伤,另外先留下可修补的但管损伤。

(4) 胆管损伤的处理:

1) 胆管修复:胆管损伤不严重,仅为胆管撕裂伤,缺损又不大者,用5-0可吸收缝线缝合修补,胆管内置合适的T形管支撑,一短臂通过缝合修补处支撑引流,使胆汁顺利流入十二指肠内。

2) 胆管对端吻合术:胆管横断伤,缺损不多,缺损在2cm以内,将远近胆管找出对端吻合,胆管置T形管引流,要在吻合口上或下重新戳切口置T形管,一短臂通过吻合口支撑引流,T形管放置时间6个月,根据情况拔除。如缺损过多,尽管行Kocher切口游离十二指肠减少张力,对端吻合效果不好,术后可发生吻合口狭窄。

3) 胆肠吻合术:胆管损伤后缺损过多,超过2cm主张行胆肠吻合术(具体方法参照医源性损伤)。

4) 胆管损伤用其他材料修补:如用胆囊、胃浆膜瓣,肠浆膜瓣,肝圆韧带等修补。最好用胃浆膜瓣和胆囊修补,在急症情况下用胃浆膜瓣修补不合适。胆管损伤可用胆囊修补(图87-9,图87-10)。

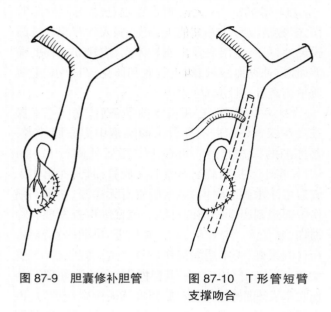

图87-9　胆囊修补胆管　　图87-10　T形管短臂
支撑吻合

2. 胆管损伤的晚期处理

1) 胆漏:在术前检查可经瘘道造影了解胆瘘大小、范围、部位。胆管扩张程度,再手术。一般在伤后3个月以上手术比较合适,多采用胆肠吻合术。如胆管不扩张而且瘘口位置高,可夹管使胆管扩张,夹管后病人不能耐受,放开,再夹管,使胆管扩张在1cm以上再手术,效果好。

2) 胆管狭窄:术前了解狭窄部位、范围,了解肝功能情况,补足维生素K。手术应切除狭窄处瘢痕,使近端胆管正常与空肠行Roux-en-Y吻合术(具体方法参照医源性胆管损伤)。

(高志清　尤　楠)

第二节　胆管、胰管、十二指肠结合部手术

胆管、胰管及十二指肠三个消化管道汇合处,由于解剖复杂功能特殊,发生病变后处理十分困难,近年来受到越来越多的关注。但直至目前,对其具体范围概念仍有不同的理解,因而也没有统一的名称。临床上常用的名称有:胆胰结合部、胆胰肠结合部、胆肠结合部、胆胰汇合部及壶腹部等。因为胆胰管结合部肯定位于十二指肠,为简化名词,笔者主张用胆胰结合部(JPBD)。归纳起来,对胆胰结合部(以下简称结合部)范围的理解,可有下面两个概念。

1. 解剖学概念　解剖学一贯主张:各部位器官

结构的边界一定要清楚,所谓三管汇合部,应该是指胆管和胰管靠拢汇合并共同或分别开口于十二指肠腔的一个解剖结构,即从汇合点到进入十二指肠腔开口的通道,亦称为共同通道(common channel,CC),此结构在十二指肠壁内侧形成一个乳头状的隆起,称为Vater乳头。这就是解剖学上的胆胰结合部。

2. 外科概念　从临床疾病的诊断和治疗角度出发,该结合部的病变,尤其是恶性肿瘤很难限制在Vater乳头这一狭小的范围内。在外科干预时,也不可能只局限于Vater乳头。因此,除了Vater乳头外还需要包括胰头、胆总管下段、十二指肠降部及周围的血管、淋巴、神经和其他软组织。当然其中最关键的、最特殊的功能结构还是Vater乳头,故在讨论结合部的疾病及其外科处理前,应简要复习Vater乳头的解剖和生理。

一、Vater乳头的解剖生理及其病变分类

(一)Vater乳头的局部解剖

1. Vater乳头　又称十二指肠主乳头,因德国解剖学家Abraham Vater对其进行了详细的描述而得名,其实,最早报道此乳头的是荷兰学者Bidloo,故有人建议改称为Bidloo乳头。该乳头位于十二指肠降段的后内侧壁,平第二腰椎下缘或第三腰椎上缘,也有少数位于十二指肠的第三段。其距幽门的距离约为7~10cm。从十二指肠肠腔内观察,Vater乳头外观形态和大小变化较多,较为常见的是圆球形或椭圆形隆起,也有扁平形或其他少见形状。主乳头长径多在0.5~1.5cm之间。在乳头的上方可见纵行的隆起称为口侧隆起,其表面有数条横行皱襞跨过,紧靠乳头开口上方的横行皱襞又称为缠头皱襞。在乳头开口部的远侧有1~3条呈八字形的纵行皱襞,称为小带,是辨认主乳头的重要解剖学标志(图87-11)。其开口形态也多种多样,一般分三型:①绒毛型:最为常见,由较粗的绒毛组成,开口处常不明显。②裂隙型:开口呈纵行裂口状。③单孔型:开口呈细小孔状,辨认稍困难。十二指肠副乳头是副胰管在十二指肠壁开口所形成的隆起,其位置不固定,内镜下观察通常位于主乳头的上方,相距约2~3cm,明显小于主乳头,通常无缠头皱襞及纵行小带等结构,仅为一半球形隆起,其临床意义不如Vater乳头。

2. Vater壶腹　是胆管和胰管分别将其消化液引出肝脏和胰腺后,在乏特乳头内汇合而形成的共

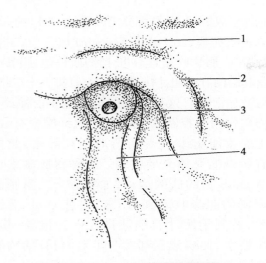

图 87-11　Vater 乳头及其周围结构

1. 十二指肠口侧隆起，2. 缠头皱襞，3.Vater 乳头，4. 小带

同管，理论上该处应该是一个膨大的管腔，所以取名叫"壶腹"。实际上此处多为一潜在的缝隙，在磁共振胆管成像（MRCP）中，由于大部分人此段内不含液体而不能显影。其长度也有较大的变异，这与肠腔的发生过程有关。在胚胎发育时，十二指肠形成后便发出分支形成胆管，再由胆管的中下段发出分支形成主胰管。随着十二指肠的发育扩展，胆总管中下段逐渐被十二指肠吸收融合，此时如果吸收得少，则留下的共同管就长，胆胰管汇合点就高，甚至可以在十二指肠壁外汇合；如果吸收得多，则共同管就短，甚至不存在共同管。根据 Michels 收集 25 位作者共 2500 分标本的统计，乏特壶腹可分别为下列三种类型：Ⅰ 型：胆胰管汇合后形成 1~14mm 的共同管即壶腹，然后开口于乳头，即 Y 形汇合，约占 85%。Ⅱ 型：胆胰管并行直达乳头，并汇合于同一个开口，即有共同开口而无壶腹，形成 "V" 形汇合，约占 6%。Ⅲ 型：胆胰管分别开口于乳头上，两个开口相隔一定距离，也无壶腹，即 U 形汇合，约占 9%（图 87-12）。

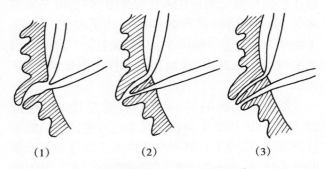

图 87-12　胆胰管末端在 Vater 乳头内汇合的 3 种形式

(1) 两管汇合后形成长度不一的共同管即壶腹；(2) 两管汇合于同一开口，无壶腹；(3) 两管分别开口于乳头，无壶腹

绝大多数哺乳动物的胆胰管都是分别开口于十二指肠。以共同管的方式开口于十二指肠是人类在此处解剖学上的重要特点，也正是由于这一特点，可能给人类易患胆胰相关联的疾病提供了潜在的解剖学基础。

在 Y 形和 V 形开口者，较细的胰管汇入较粗的胆管时两管合并，中间有一层极薄的膜相隔，称为壶腹隔膜，在健康人，此隔膜有阻止胆汁逆流入胰管的单向活瓣样功能。但是，SP 患者可因该隔膜病变及萎缩，发生胆胰管相互逆流。

3. Oddi 括约肌　是 Vater 乳头内围绕在胆胰管及共同管外的一组微小的平滑肌群，意大利医师 Ruggero Oddi 于 1887 年对其进行了详细的描述，但最早发现此结构者应属英国的 Francis Glisso（1654 年）。它由下列三部分组成：胆管下端括约肌、主胰管开口括约肌和共同管（壶腹）括约肌。肌纤维呈环形及 "8" 字形包绕在这些管壁外（图 87-13）。胚胎学研究认为该肌群是独立于十二指肠平滑肌而单独发生的，其收缩功能也是独立的。

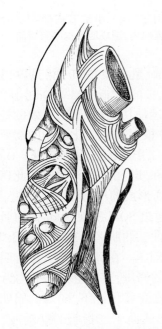

图 87-13　Oddi 括约肌结构示意图

关于 Oddi 括约肌的长度各家测定结果不一，一般认为是 6~30mm。近年来通过 Oddi 括约肌测压（SOM）发现，真正能发挥收缩作用且随时调控胆管压力的括约肌长度，即 SOM 所测得的"高压带"，长度一般较为恒定，为 4~10mm。因此，至少有一部分人，其 Oddi 括约肌包绕的长度与共同管的长度相比

要短些。当共同管的 Oddi 括约肌收缩时,可能无法"锁住"胆管和胰管的交汇口,就会发生胆胰管内容物的相互逆流(图 87-14)。在临床上,胆胰管逆流的证据可以从胆道术后 T 形管造影中得到:一部分患者在行术后 T 形管造影时,常会出现胰管同时显影。还可从测定胆汁中淀粉酶浓度得到证明,部分病人胆汁中淀粉酶浓度高达 1000U/L 以上,而正常人胆汁中淀粉酶浓度,一般要低于血清淀粉酶浓度,这种逆流很可能是造成一系列胆胰疾病的重要原因。

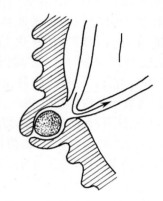

图 87-14　小结石嵌顿在 Vater
壶腹内,造成胆汁向胰管返流

(二) Vater 乳头及 Oddi 括约肌的生理

Vater 乳头的功能主要靠 Oddi 括约肌来完成,它与胆囊的运动功能相配合,有效的控制胆汁的贮存和浓缩,并根据机体消化活动的需要调节胆汁和胰液排入十二指肠的流量和流速。Oddi 括约肌还可维持胆管和胰管的压力,并保持此压力与十二指肠肠腔内压所形成的压力差。

Hogan 通过 SOM 发现 Oddi 括约肌由于存在持续性张力而使括约肌区形成一个高压带,这是 Oddi 括约肌的基础压。在此基础上,还有明显的节律性收缩所形成的峰压,其发生频率平均为 4 次 / 分,持续 4~5 秒。在正常情况下,60% 的周期性收缩是顺向传播,即形成向十二指肠的蠕动波,这样有利于胆汁胰液排入十二指肠。有 14% 是逆向蠕动波,有利于胆汁进入胆囊,还有 26% 是肌群的同时收缩。由于这些收缩功能,加上前述壶腹膈膜的作用,使 Oddi 括约肌不仅能把胆汁及胰液的流量控制在最适合于消化活动的状态,而且还可以防止十二指肠的内容物返流入胆管或 / 和胰管,同时,又防止了胆汁和胰液的相互逆流。

在餐间或夜间,胆囊处于松弛状态,而 Oddi 括约肌处于收缩状态,肝脏分泌的胆汁 80%(约 0.3ml/min)进入胆囊,20%(约 0.1ml/min)排入十二指肠。而在餐后,胆囊收缩且 Oddi 括约肌松弛,胆囊内胆汁及其后的肝内胆汁快速(3ml/min)排入十二指肠,参与消化活动。这种协调的运动主要由神经 - 体液协调作用来控制。Oddi 括约肌纤维含有 α、β 肾上腺素能受体,分别介导收缩和舒张,此外还含有胆碱能受体介导收缩。各种胃肠激素也可调节 Oddi 括约肌的运动,如餐后十二指肠黏膜所分泌的胆囊收缩素(CCK)可使 Oddi 括约肌松弛,有利于胆汁及胰液排入十二指肠;其次,胰高糖素、促胰液素都参与了对 Oddi 括约肌运动的调节。

(三) 结合部疾病的分类

如上节所述,从解剖及生理上看,胆胰结合部即 Vater 乳头,是一个构造复杂而精密、功能灵巧的阀门样结构。它控制着人体最大的两个消化腺体的"生产"和"输出",不但能够配合机体在不同时间对食物消化吸收的不同需求,精确及时地管理着胆汁和胰液的贮存及排放。而且,还能控制这两大消化液的混合和相互作用的时机。前者尤如"引信",后者所含的蛋白酶原、脂肪酶原则尤如"炸药"。在正确的时间、正确的部位进行混合、激活而"引爆",可以对肠道的食物发挥最大的裂解和消化作用。可以想象:一旦这种功能出现故障,比如,有胰液进入胆管,或者胆汁进入胰管,造成"引爆"地点的错误,哪怕只是少量的"错误",也会对相应器官带来明显的伤害。近年来,随着对该部位解剖功能研究的深入,国内外学者逐渐认识到:很多肝胆胰的疾病其实是由 Vater 乳头这个精密的阀门发生故障而引起的。从这个角度出发,归纳这个"阀门"的疾病,主要就是两大类:阀门过紧引起的狭窄类疾病和阀门过松引起的松弛类疾病。此外,虽然这一微小结构单独受到外伤的机会不多,但是由于近年来针对这一结构进行的特殊治疗的技术和设备不断增加,使这一部位受到"精确打击"的机会也不断增加。因此,还要增加一个创伤类疾病,如下所示。

结合部疾病的另一特点是:对于其先天性病变,当前的医学水平尚没有对之进行更换或功能修复的能力,在人工心脏瓣膜置换术已成为常规手术的今天,针对小小的"结合部"病变却只能采取无奈的"废除"手术,实在是令人遗憾,也进一步说明:我们的研究工作还任重道远。

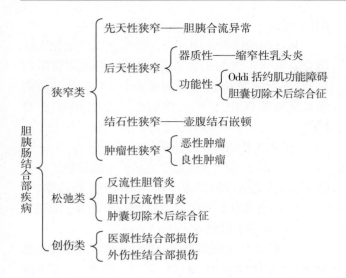

胆胰肠结合部疾病
- 狭窄类
  - 先天性狭窄——胆胰合流异常
  - 后天性狭窄
    - 器质性——缩窄性乳头炎
    - 功能性
      - Oddi 括约肌功能障碍
      - 胆囊切除术后综合征
  - 结石性狭窄——壶腹结石嵌顿
  - 肿瘤性狭窄
    - 恶性肿瘤
    - 良性肿瘤
- 松弛类
  - 反流性胆管炎
  - 胆汁反流性胃炎
  - 胆囊切除术后综合征
- 创伤类
  - 医源性结合部损伤
  - 外伤性结合部损伤

二、各类结合部疾病的诊断和治疗

（一）胆胰结合部狭窄类疾病

1. 先天性狭窄　胆胰结合部异常（AJPB）。

（1）病因及病理：本病是在胚胎期胆管胰管发育异常造成的先天性畸形。其主要特点是胰管与胆管在向下延伸时，提前以较钝的角度汇合于十二指肠壁外，合流以后的共同通道在十二指肠壁内行走较长一段距离后才通过乳头开口于十二指肠，因此形成了相对较长的共同通道（CC），究竟把 CC 的长度定为多少才能确定为 AJPB，各家意见不一，目前较多的意见认为 CC≥15mm。此外，除了 CC 的长度有变异外，在组织学结构上，也有如下异常：①管壁黏膜异常，常因过度分泌形成黏液栓子堵塞共同通道，形成间歇性狭窄；②在十二指肠壁内走行不但过长而且较为弯曲，这样更容易造成梗阻；③管壁外的 oddi 括约肌及其支配神经发育异常，造成其舒缩功能失调。笔者曾在术中用超细胆道镜对部分患者进行观察，发现共同通道狭窄弯曲，管壁黏膜不完整且充血糜烂，观察十分钟也未见有一次收缩动作。④发育不全的 Oddi 括约肌分布在过长的共同通道周围，而汇合点以上的胆管及胰管则缺乏括约肌管控，造成两管自由相通，由于胰液的分泌压高于胆汁的分泌压，故胆汁中经常混合大量胰液，被激活的胰蛋白酶、脂肪酶不断地腐蚀胆管壁，造成胆总管壁结构紊乱管腔不断扩张甚至形成囊肿。因此，目前较为一致的认识是：狭窄梗阻和胆胰返流是 AJPB 导致先天性胆总管囊状扩张的两大主要原因。虽然胆总管囊状扩张早在 1723 年 Vater 就描述过，而且在以后的多年中对其治疗也积累了较多的经验。但是，直到 1969 年才由 Babbit 提出，AJPB 才是引起该病

的根本原因。随后，众多学者从不同角度进行了深入的研究，在日本还专门成立了 AJPB 研究协会，不断有新的证据证明 Babbit 学说的正确性。Komi 等报告 654 例先天性胆总管囊状扩张症患者中，AJPB 占 92.2%，而 Aoki 报告在 569 例 AJPB 患者中，合并各种类型的胆总管扩张者占 84%，其中囊状扩张 44%。进一步研究发现，AJPB 中两管汇合的方式和角度的不同，是造成胆管扩张程度的不同及形状不同的可能原因。囊状扩张者，多由胆管汇入胰管型（B-P 型）的 AJPB 所引起，梭状或柱状扩张则多由胰管汇入胆管型（P-B 型）所引起。而汇合方式的不同为什么会对胆管产生不同的影响呢。通过检测不同形状扩张胆管内胆汁中淀粉酶的浓度发现：梭状扩张型者胆汁淀粉酶浓度显著高于囊状型。临床上发现：囊状扩张者，在胆管汇入胰管之前都先有一极度狭窄的细管，造成较严重的胆道梗阻，而这段梗阻区也阻碍了胰液"顺利"进入胆管。在膨大的囊肿内，胰液被大量胆汁稀释。经笔者临床观察，此类患者在手术中打开囊肿后，不论是直视下还是胆道镜下都很难找到胆管下端的开口。相比之下，梭状扩张者胰液可以较为顺利地返流入胆管，从而增加了胰酶含量。但由于胆管下端梗阻较轻，使胆管扩张程度亦稍轻。看来，仍然是"梗阻"和"反流"这两个主要因素在起作用。

当然，仅用"梗阻"和"反流"并不能解释所有类型的先天性胆管扩张症，可能还有别的因素。Alonso-lej 等 1959 年将胆管的囊性病变分为三型：

Ⅰ 型为胆总管囊肿，其特点如同上述，囊肿下端胆管极细，一级肝管可能继发性扩张，而肝内胆管一般不扩张。

Ⅱ 型为胆总管憩室，特点是胆总管扩张不明显，但其侧壁突出一个憩室，较少见。

Ⅲ 型是胆总管末端的十二指肠壁内部分膨大，可称为胆总管膨出。

这些特殊类型的扩张应与"梗阻"和"反流"无关。

针对上述问题，我科内镜室进行了长期的观察发现：AJPB 的诊断标准被人为地划定在 CC≥15mm 并不合理，客观事实是：人类 CC 的长度是呈近似的正态分布，正常和异常之间没有绝对的界限。不少 CC 长度达不到 15mm 的个体被排除在 AJPB 诊断之外，成为了"正常人群"，同样也有胆总管轻度扩张而无症状的个体也列入到"正常人群"中。实际上，造成胆管扩张的两大因素，"梗阻"和"反流"不

仅可以出现在先天性 CC 过长的病人中,也可出现在 CC 长度正常但因后天性疾病而形成的梗阻及反流的患者中,只不过是程度不同而已。这一点将在下一节"后天性狭窄"中讨论。

由 AJPB 引起的胰胆反流,不仅造成胆管扩张,而且还可诱发胆囊癌和胆管癌,这是因为长期胆汁胰液混合物在胆管及胆囊内积蓄,使管壁所衬之黏膜萎缩、细胞变性、肠上皮化生及不典型增生等癌前病变。整个胆管壁也产生大量炎性细胞浸润及纤维组织增生,出生后随着年龄的递增,而上述改变越来越严重。因此,一般都主张尽早手术。

(2) 临床表现:AJPB 所造成的狭窄梗阻与胰胆反流的直接后果是各种形式的胆管扩张,因此病人的表现主要是胆管梗阻和扩张所带来的病症。

婴幼儿时期,表现为不明原因的突然拒食,哭闹不止,双手抚摸自己的上腹部,随之呕吐出刚刚进食的奶或食物,却少伴有发烧及黄疸。若囊肿较大,医生可触到患儿上腹部包块。当患儿进入能准确表达自己痛苦的年龄时,会讲述上腹部突然绞痛,尤其以进食鸡蛋、肉类等食物后更为明显。

先天性胆总管囊状扩张症的诊断:配合上述症状和体征,B 型超声是最为简单、有效和准确的诊断手段。对于胆总管囊状扩张,诊断无任何困难,可以显示囊肿的部位、大小、囊壁厚度、腔内的絮状物或结石以及肝内胆管情况,以及肝脏及胰腺的情况。根据日本 AJPB 研究会的意见,在排除了结石、炎症和肿瘤等后天因素以后,成人胆管直径大于 10mm、小儿大于 7mm 即可诊断先天性胆管扩张。

除 B 超外,MRI 及 CT 对胆管囊状或梭状扩张的诊断都有价值,但若要显示 AJPB 的局部解剖畸形则都有困难。ERCP 为有创检查,而且由于患者胆管下端本身为不全梗阻,注入造影剂后很容易引发急性胆管炎或胰腺炎。加之难以用于婴幼儿患者,故一般对囊肿患者不作首选。而对梭状扩张者可以进行,不但能了解扩张情况,还使 AJPB 得以显示。经皮肝穿胆管造影(PTC)只适用于有肝内胆管扩张者。磁共振胰胆管造影(MRCP)虽是无创检查,但笔者体会,其显影要依赖共同通道内有无液体充盈。然而,大多数的 AJPB 患者 CC 管腔十分狭窄且经常处于排空状态,故显影率并不高,好在术前未获得 CC 影象学资料对手术计划并无太大影响。笔者单位多采用术中在关闭胆管下端时留置一细引流管,一方面有减压和防止胰瘘的作用,另一方面可在术后 10 天左右经引流管造影,这样可获得较清晰的

AJPB 图像。

大量临床病例证明:CC 过长虽然以造成先天性胆总管囊状扩张为主要损害,但其他的危害也不容忽视,如反复发作的急性胰腺炎(AP)、反复波动的慢性胰腺炎(CP),非结石性胆囊炎及胆囊癌、胆管癌等。

(3) 先天性 AJPB 的诊断

1) 凡具有先天性胆总管囊状扩张或梭状扩张的临床表现及影像学证据者,均应考虑 AJPB 的诊断。

2) 通过 ERCP、MRCP、术后经 T 形管胆道造影、PTC 等影像学手段测定 CC≥15mm 者。

3) 胆汁中淀粉酶测定,由于正常人及 AJPB 患者的胆汁中淀粉酶浓度都缺乏统一标准,笔者单位于 2006 年报告了 474 例通过 ERCP 采取不同患者胆汁中的淀粉酶检测结果,并建议将胆汁中淀粉酶浓度超过血清淀粉酶浓度的 10 倍,作为可疑 AJPB 患者的依据。

(4) 先天性 AJPB 的治疗:AJPB 属先天性畸形,从理论上讲,对于其治疗,应该首先做该部位的直接矫形术。如将 CC 缩短或将狭窄弯曲的 CC 切开,使胆管和胰管直接开口于十二指肠。也就是用治疗后天性缩窄性乳头炎的方法进行内镜乳头括约肌切开术(EST)。或者开腹 Oddi 括约肌切开成形术。但由于绝大部分 AJPB 都合并有先天性胆总管扩张症,且形成囊肿的占多数,仅处理结合部本身并不能治愈胆总管囊肿。加之,结合部畸形的直接矫形术困难极大、效果极差,故目前均以切除 AJPB 所造成的胆总管囊肿作为标准术式。

1) 手术适应证及手术时机:由于该病存在病变胆道发生癌变的可能性,故无论有无症状均应考虑手术。

对于婴幼儿患者,大部分作者主张尽早手术。因为随着胆汁逐渐积蓄,囊肿会不断增大,不仅会给今后手术带来困难,而且,也易发生囊肿破裂危及生命。另外,长期胆管高压,也易造成胆汁性肝纤维化,最后形成不可逆转的肝硬化。目前,多主张没有症状的婴儿在出生后 3 个月内手术。若有胃肠受压出现梗阻等表现,在出生后 2~4 周即可手术。部分患者由于症状不明显,加之农村医疗条件较差,直到儿童期甚至成人期才被发现,则应采取随时手术的积极态度。

2) 手术方法:考虑到幼儿或少年今后腹壁的发育,以右侧经腹直肌切口为宜,进入腹腔后先探查囊肿大小及囊壁纤维化情况,它与肝动脉、门静脉及

十二指肠的关系,注意囊肿下端内侧常有较薄的一层胰腺组织附着,甚至有移位的主胰管。对这一层胰组织应注意保护。常规穿刺囊肿,抽取胆汁送实验室检测其淀粉酶含量。大部分患者在必要时作肿瘤标志物检测以判断有无癌变。在囊肿中部无血管区,电刀纵行切开囊肿,吸尽胆汁后插入胆道镜以观察腔内情况,向上,观察左右肝管开口及胆囊管开口,检查有无副肝管开口,副肝管由于紧贴增厚的囊壁故在囊外不易被发现,但在囊腔内壁则易于找到其开口。此开口常较左右肝管为低,应作好标记,在肝门部横断囊肿时勿误伤此管。再往下检查,主要观察胰管开口位置及胆管最下端开口,但囊肿越大,越难找到这两个出口,使囊肿下端尤如一个"盲端"。了解囊内外结构后,决定上下切缘,可以延长囊肿纵行切口直至上下切缘。离断上缘时,最好保留一喇叭形囊肿壁,该壁内应包括左右肝管开口及副肝管开口。有时这些开口看似"极细",但只要术前肝内胆管没有扩张,说明这些"细口"没有造成梗阻,不必对其进行整形,否则反而会引起术后瘢痕狭窄。胆管后方带有较厚的纤维组织,距门静脉较远,但仍应注意保护之。肝动脉因有搏动易于辨认。有时,囊肿可向上嵌入肝内,在左右肝管开口的上方形成憩室样突起,这时若一味追求"高位横断囊肿",则很容易误伤左右肝管。此时,可以将手指从腔内顶住囊肿上极,在手指保护好左右肝管的条件下,逐渐游离囊肿的上极。故笔者主张,囊肿切除前打开囊肿以增加剥离的安全性。上端横断后逐渐向下剥离。少数成人囊肿壁炎症水肿剥离有困难时,可仅剥离较厚的内膜而保留纤维结缔组织的外层。囊肿下极内侧的胰腺组织和其内的胰管应注意保护,较厚的胰组织应用锐性分离切断结扎之,防止小胰管渗漏。为了保护胰管的畸形汇入点不受损伤,不强求将囊肿下端"彻底切除",而可以保留下端一个狭小的管腔,并在关闭此处时于管腔内放置一个细管引流,这样可以减少胰头、胰管及十二指肠壁损伤的机会,有效地防止胰漏,并且还可以在术后进行造影,以最后明确 AJPB 的诊断。术后 2~3 周可无任何困难地拔除此管。笔者单位近 20 年来进行此类手术 57 例,置管者占 36 例,从未出现过胰漏及其他并发症。而且保留一小段囊肿末端,从理论上讲并不会增加该处癌变的机会,因为通过手术,已将胆汁和胰液进行了分流,此处仅为胰管返流上来的少许纯胰液,随时可排入十二指肠。上述 57 例中,得到 10 年以上随访者 29 例,无 1 例癌变。

完成囊肿切除后即可进行胆肠吻合。目前公认的术式是胆管空肠端侧 Roux-en-Y 吻合术。输出袢长度成人为 60cm,以防肠液返流。小儿可酌情缩短。将空肠与囊肿壁保留的喇叭口吻合一般没有任何困难,故可以不放 T 形管以减少腹壁的管道。相比之下囊肿下端残腔内引流管显得更重要些。关腹前于手术区放置双套管,从腹壁另外戳孔引出体外。

3）术后处理:术后应严密观察出血及胆胰液渗漏情况,尤应注意:①囊肿下端残腔细引流管的管理:记录其引流液的量,一般都为少量的胰液,10~100ml/日不等。说明确有一部分胰液经 CC 反流入胆管内。笔者单位 36 例囊肿残腔置管者,34 例作过残腔液淀粉酶检查,平均值为 2.7 万单位。术后二周可经此管造影,以最终明确 AJPB 诊断是否正确。此举比术前 ERCP 要更准确和更安全。造影后无论此管自然引流量有多少,均可放心拔管,不会发生胰漏等并发症。②腹腔双套管的管理:术后进行间歇低负压吸引,万一有多量液体引出,则可能为胰漏或胆漏。可改为持续低负压引流。若引流物很少,可于术后 4 天开始逐日退出引流管,至第七天完全拔除。③术后并发症的防治:并发症主要是胆漏和胰漏,但本组介绍的术式——胆肠吻合利用"喇叭口",对防止胆漏较为有效,而囊肿下端残腔置管后加以缝闭,为防止胰漏的最好方法。故笔者单位 20 年 57 例从未发生过胆漏和胰漏。

2. 后天性狭窄　缩窄性乳头炎及 Oddi 括约肌功能障碍。

（1）病因及病理:缩窄性乳头炎（SP）与 Oddi 括约肌功能障碍（SOD）是因为结合部在结石排出或蛔虫钻入时的轻微损伤及其以后的炎症,造成其开口处管腔狭窄,使胆汁和胰液排放的调控能力受损所造成的一系列临床症状。由于 Vater 乳头将胆胰两管的末端紧紧地连在一起,所以该处的病变既可以累及到胆管,也可累及到胰管,甚至于使胆道和胰腺两大器官发生相互间的干扰和损害,从而在临床上产生涉及这两个器官的一系列症状。长久以来,本病一直受到广泛的关注。但是,以往由于检测手段的缺乏而难以认识到本病的实质,临床上常以不同的诊断名称来描述该病,如:Vater 乳头狭窄、Oddi 括约肌狭窄、壶腹狭窄、胆道运动障碍、胆囊切除术后综合征等等。近年来,随着十二指肠镜技术的普及,人们逐渐认识到:Vater 乳头病变的最终后果就是乳头内包绕在胆胰两管周围的括约肌舒缩功能受损。这种损害,在早期可能是功能性的,临床上称

Oddi 括约肌动力异常，但到后期，则成为器质性的纤维化或者瘢痕性狭窄。SP 主要指器质性病变，有一定的局限性。由于临床上难于将两者绝对地区别开来，故目前主张：此处病变，无论是功能性还是器质性所产生的症状均可以统称为 Oddi 括约肌功能障碍即 SOD。

造成 Oddi 括约肌的这种后天性损害的原因，目前认为 SP 及 SOD 主要与胆石有关，绝大部分的患者合并有胆石症。因此推测：当小的结石通过胆管下端排出时，造成了对 Vater 乳头黏膜的损伤，继之，带有腐蚀性的胆汁和胰液对创面的刺激，导致乳头处胆管黏膜的糜烂、出血及炎症反应。另外，胆固醇结晶的局部沉积和泥沙样结石的堆积、胆道蛔虫、肝吸虫的作用也可造成乳头的损伤及继发性炎症。化脓性胆管炎，甚至乳头旁憩室炎也可累及乳头。此外，胆道手术时使用扩张探子对胆管下端进行粗暴的扩张、内镜下插管、乳头括约肌切开术，都可以造成 Vater 乳头及其括约肌的损伤和炎症，导致其收缩和舒张功能的紊乱，最终形成纤维化、瘢痕化，直至发生程度不等的狭窄。

既然结石是主要病因，临床上常见的"胆囊术后综合征"患者，很可能在手术以前就同时合并有 SOD 了，尤其是术前 B 超发现胆囊结石合并胆管扩张者，在排除胆总管结石后，同时存在 SOD 的可能性就更大。此等病人术前 SOD 的临床症状可能被胆囊结石的症状所掩盖，术后即突出的表现出来，因此给病人留下"手术没有成功"的印象。这应该引起外科医生的高度警惕。胆囊切除术后仍有胆绞痛的病例，据国外统计约占 10%~20%。而诊断为 SOD 的比例，由于病例纳入的标准、对 SOD 定义的理解以及诊断 SOD 手段等方面的不同而有较大的差异。英国学者报告 SOD 在胆囊切除术后仍有腹痛的患者中的比例为 9%，说明 SOD 约占胆囊切除术后患者的 1%~2%。Sherman 等用 SOM 方法筛查 115 例胆胰性腹痛患者，在排除了胆石及肿瘤的条件下，发现 SO 基础压异常增高（大于 40mmHg）者有 59 例之多（占 51%）。统计成都军区总医院全军普通外科中心于 1997 年 1 月至 2007 年 1 月的十年间所进行的内镜乳头括约肌切开术（EST）1013 例：首先排除确诊胆总管结石者 606 例，治疗急性胰腺炎 62 例，肿瘤 21 例，胆道蛔虫 19 例，其余 305 例均为有胆胰性腹痛伴肝外胆管扩张而无结石者，符合 SOD 的临床诊断标准。其中 93 例是笔者单位曾为其做过胆囊切除术。而笔者单位同期胆囊切除术共 5196 例，

因此，笔者单位 SOD 患者至少约占胆囊切除术的 1.8%。

由于缩窄性乳头炎与结石、寄生虫所造成的局部损伤有关，故不同时期的病理改变也有所不同。损伤早期，在内镜下可见到乳头肿大、黏膜增厚及充血水肿。此时若作黏膜活检，可见局部充血及白细胞浸润。在慢性期，虽然临床表现较为突出，但内镜下乳头表面都很少有特异性临床病理改变，部分病人可见乳头黏膜较平滑、僵硬且开口变小，插管较困难。因为受损害的部位多集中在乳头内部的 Oddi 括约肌和管腔内壁，此时若用胆道镜观察其内壁，可以看到胆管黏膜充血水肿、糜烂和肉芽样增生。组织学上还可看到纤维组织增生及淋巴细胞浸润，增生的纤维组织可以深入到括约肌纤维之间，而肌纤维则可发生退行性改变，甚至形成瘢痕样纤维性狭窄环。

临床上，不同部位的 Oddi 括约肌可以同时发生损伤、炎症及狭窄等病理改变，也可以单独发生病理改变。而根据受累及的部位不同，就会产生不同类型的临床表现。如：单纯胆管末端括约肌的狭窄，临床主要表现为胆绞痛及肝功能轻度异常，而单纯胰管开口处括约肌狭窄，则主要表现为胰型腹痛及淀粉酶的改变。这已在临床及内镜观察中得到证实。

（2）临床表现及分型：腹痛是 SP 和 SOD 最主要的临床表现。目前认为：腹痛及其他临床表现产生的原因均与 Oddi 括约肌狭窄所造成的胆管及胰管不全梗阻及管腔压力升高相关。此外，Oddi 括约肌痉挛性收缩或被动性扩张也可以产生明显的"绞痛"样感觉，作者曾作过如下临床观察：在作 ERCP 时，将双腔球囊扩张器置于乳头内，在中心管腔引流减压，即不增加胆管腔压力的条件下，单纯扩张 Oddi 括约肌，病人可立即感到"与平时胆绞痛发作时一样的痛感"，这也可以解释临床上早期的 SP 或者 SOD，为什么可以不出现胆管或胰管的扩张。如前所述，Oddi 括约肌分为各司其责的三个部分，尽管三部分紧密相邻，但病变的程度仍有区别。在一组 360 例胆胰性腹痛的病人中，单纯胰管括约肌基础压升高者占 19%，单纯胆管括约肌基础压升高者占 11%，而两者同时升高者占 31%。由此可以说明：不同的临床症状可能与不同部位的 Oddi 括约肌结构或功能受损有关。目前，文献多主张将 SOD 分为胆管型和胰管型两大类型。

1）胆管型 SOD：胆管型 SOD 是由胆管末端 Oddi 括约肌狭窄所造成的不全梗阻引起，常在胆囊

切除术后的数年内发生,故以往多诊断为"胆囊切除术后综合征"。近年来由于诊断技术的提高,一些不伴胆囊结石,无胆囊手术史的 SOD 患者,在临床上也时有所见。腹痛的部位在上腹部,多集中在剑突下,可放射到背部正中,故病人常诉说是上腹部的"对穿性"疼痛,痛剧时伴有恶心呕吐。进食高脂肪饮食可以引起发作,有时情绪的变化、工作学习紧张也可引起发作。腹痛的程度可从轻微的钝痛到剧烈的绞痛不等,多为持续性隐痛伴阵发性加剧,解痉药可使其缓解,较少出现黄疸及寒颤发热。查体除了上腹部有轻度的压痛外,几乎无其他的阳性发现。实验室检查可出现转氨酶及碱性磷酸酶轻度升高。发作次数较多的患者,B 超检查可有胆总管扩张。

Hogan 及 Geenen 按临床症状的轻重把该型 SOD 分为三组:①胆管型 I 组:主要表现为,a. 胆绞痛;b. 发作时可伴有肝功异常(ALT 及 ALP 升高);c. ERCP 可见胆管扩张,直径大于 12mm;d. 造影剂排空延迟(超过 45 分钟)。②胆管型 II 组的症状较 I 组为轻,除了 a 项以外,后面的三项指标中可能只具备 1~2 项。③胆管型 III 组的症状则更轻,仅有胆绞痛而没有后面的三项指标异常。在该组中可能包含有胆管括约肌功能性狭窄的患者。此点也可说明:"SOD"较之"缩窄性乳头炎"一词更能包括 Vater 乳头器质性和功能性的两种病变。

2)胰管型 SOD:胰管型 SOD 是由于胰管的开口处 Oddi 括约肌狭窄所致不完全梗阻引起,其临床的特点是每次发作时:①腹痛的部位在中上腹部偏左,可放射至左背部或左肩部,多以持续性的胀痛为主;常伴有上腹部膨胀,而且因肠麻痹造成肛门排气减少或消失。同时伴有频繁的打呃或嗳气,病人常述排出胃内气体后症状可稍有缓解。这些症状可持续 1~2 天。康复时则先表现为腹胀得到缓解,然后解出稀大便 2~3 次,最后症状完全消失。②实验室检查可有血淀粉酶升高。③ERCP 可显示胰管扩张,此型也可分成 3 组。全部具备上述各项指标者为胰管型 SOD I 组,只有部分指标者为 II 组或 III 组。

上述分型方法体现了近年来对 SOD 研究的新进展,其贡献在于:用 Oddi 括约肌的解剖学知识来解释不同临床类型 SOD 的临床表现,从而进一步阐明了 SP 及 SOD 的本质,这对临床探索不同的治疗方法打下了可靠的基础。但经过临床长期的观察,笔者认为这一分型方法也还有欠缺之处,还有相当一部分临床病人仍无法用这种分型方法来解释,而且对临床治疗的指导意义也有不足。

3)双管型 SOD:即 Oddi 括约肌的胆管段和胰管段同时受累。其实类似此型的临床病例过去已有文献报道,只是未专门提出分型。胆管型 SOD 及胰管型 SOD 的症状同时或先后出现,腹痛位置不固定,放射的部位也不定,实验室检查既有肝功能酶学指标上升,也可合并血淀粉酶升高。医生常诊断为胆源性慢性胰腺炎,并把上述表现解释为:胰头水肿而引起的肝功能的轻度损伤。影像学上常出现胆管和胰管都有扩张,甚至出现胰管结石,但由于胆管扩张程度较轻微而常被医生忽视。笔者特别强调提出此分型的临床意义在于:因病人胰腺炎频繁的复发,而且影像学上胰管扩张等现象更为明显,医生在治疗上往往只考虑解决复发性胰腺炎的问题,而忽视了"轻微胆管扩张"的严重性,使治疗措施常难以获得满意的效果,这在后面的临床病历举例中再详加讨论,以期说明这一分型的重要性。

4)胆胰反流型 SOD:其解剖学基础是,①病人可能存在先天性胆胰管汇合异常,即共同管相对过长(一般超过 11mm)。②炎症和狭窄主要发生在这一段共同管的括约肌,而上方的胆管及胰管括约肌则相对正常或受累较轻。此时,若同时有壶腹膈膜纤维化而失去抗反流的活瓣作用,则很容易发生胆管和胰管的相互反流,而多次少量胆汁逆流入胰管,会造成胰酶在胰管内或少量腺泡内被激活,产生不同程度和不同范围的毛细胰管上皮或胰腺腺泡组织的化学性炎症,从而出现胰腺炎的临床表现。严重者甚至可发生胰腺自家消化而成为重型急性胰腺炎,轻者则为反复发作的胆源性慢性胰腺炎,该型的临床表现与胰管型 SOD 大致相同,其区别在于:①由于胆胰管相互反流通畅无阻,故胰管开口处基本无明显的狭窄和梗阻,因此,虽然临床症状突出,但并没有胰管扩张或仅有轻度扩张。②由于大多只是轻微的胆胰反流,靠胆胰合流部近的胰头部分胰管和腺泡组织更容易受累及,影像学上有时表现为胰头肿大,因此,有人将此种病人诊断为"胰头肿块性胰腺炎"。③在对该型 SOD 进行 ERCP 时,若同时抽取胆管内胆汁测定淀粉酶浓度,其浓度往往大于正常血清浓度,多数病例可达到 2~10 倍,甚至更高。④在对该型 SOD 进行 EST 时,由于此类患者多具有共同管细长及弯曲等畸形,EST 很难完全切开其狭窄段,常导致 EST 的失败。成都军区总医院全军普通外科中心内镜室对正常乳头病人的切开成功率高达 95% 以上,但对这部分病人的 EST 成功率只有 56%,还有部分患者甚至进行了 2~3 次 EST,仍不能完全打开狭窄细长的共同管,最后只有选择剖腹手术。

胆胰反流型 SOD 早期不一定出现胰管扩张,胆管也只有轻度扩张,但胰腺炎的症状可能比单纯胰管型 SOD 还要重。ERCP 或 MRCP 可见到细长的共同管,可惜由于平时此处 Oddi 括约肌张力的关系,共同管腔只是一个潜在的腔隙,只能在少数情况下才能获得共同管过长的影像图。患者可有胆管压力增高,且术中穿刺抽取胆汁测定其淀粉酶,浓度均大于血清淀粉酶的浓度。术中若进行胆道造影,可见到造影剂逆流入胰管。

(3)诊断方法:过去,由于缺乏可靠的诊断方法,缩窄性乳头炎及 SOD 诊断十分困难。近年来随着超声、CT、MRI 及内镜技术的不断进步,使其准确诊断成为可能。除了典型的病史、症状和体征可以作为重要的诊断依据以外,目前常用的诊断方法是:

1)实验室检查:SP 及 SOD 病人在其症状发作时,可能有某些肝功能酶学指标的升高,如转氨酶、碱性磷酸酶及谷氨酰转肽酶等。胰管型 SOD 可以有胰淀粉酶的升高。但这些指标的升高也可见于其他肝胆胰疾病。而且,还有相当一部分缩窄性乳头炎及 SOD 病人并不表现为这些指标的改变,故实验室检查对诊断的敏感性和特异性均不太高。

2)影像学检查:常用的非侵入性影像学检查如 CT、MRI 扫描、超声波等只能提供一些间接依据,如胆管及胰管的扩张等。但近年开发的螺旋 CT 胆道成像(CTCP)以及磁共振胆胰管成像(MRCP),不但可以清晰地显示胆管树的结构,而且还可以鉴别胆管下端结石、肿瘤等其他原因造成的梗阻。此外,通过 CTCP 或 MRCP,部分病人可以显示出共同管的长度,这是 SOD 分型的重要依据。

3)超声下胆胰分泌试验:病人给予高脂餐或用胆囊收缩素(CCK)促使胆汁分泌和排放增加,Oddi 括约肌正常者由于括约肌同时舒张,胆管内径不变。但对于 Oddi 括约肌狭窄的患者,胆管内径则会变粗。同理,若胰管括约肌有病变,当注射胰泌素后,也可用超声观察到胰管增粗,本法的优点是一般医院都可进行。缺点是胆胰管内径微小的变化难以精确的测出。

4)定量肝胆闪烁照相:定量肝胆闪烁照相是通过记录胆管中胆汁的流量,来判断胆流是否因下端的 Oddi 括约肌狭窄而造成胆流减慢,一般以含放射核素的胆汁由肝门部抵达十二指肠的时间为判断标准,时间大于 10 分钟者为胆流受阻,可作为诊断的

依据。

5)内镜逆行胆胰管造影(ERCP):本方法是目前诊断胆道胰腺疾病最常用的方法之一,国内大部分县级以上的医院已得到普及。该项检查的优点是:①可以在十二指肠镜下直接观察 Vater 乳头的改变;在乳头急性炎症时,可见乳头充血水肿、肥大糜烂。若为括约肌的纤维化狭窄,则镜下可见到乳头黏膜萎缩、色泽淡、体积小而质地硬。乳头多为单孔型开口,因开口小插管较困难。②通过造影可排除结石及肿瘤,也可测量共同管的长度,并能采集胆管内胆汁测定其淀粉酶含量,有利于 SOD 分型的鉴别诊断。③目前 ERCP 确诊 SOD 的标准是:胆管直径大于 12mm,造影剂排空延迟超过 45 分钟。

6)内镜 Oddi 括约肌测压术:内镜 Oddi 括约肌测压术(SOM)可由十二指肠镜在 ERCP 时进行,也可以在术中或术后经 T 形管窦道用胆道镜引导进行。国外开展这项技术较早,国内于 1989 年最先报道。测压时先将十二指肠腔压力设为 0 值,则正常人胆管压为 10±5mmHg。Oddi 括约肌全段的基础压为胆管压的 2 倍,在此基础上,SO 尚有周期性收缩形成的峰值,可高达 50~150mmHg,频率为 3~8 次/min,其中约 60% 的波峰是顺向传播的。

目前认为,SOM 是诊断缩窄性乳头炎及 SOD 的金标准,当 SOM 测得 Oddi 括约肌基础压 >40mmHg 时,即可确诊 SOD。另外,在使用胆囊收缩素 8 肽(CCK-OP)时,SOD 患者可能出现 Oddi 括约肌的矛盾性反应,即不但没有抑制作用,反而出现 SO 基础压的升高。通过使用 CCK 或其他平滑肌松弛剂,还可以做为 SO 器质性狭窄及功能性运动障碍鉴别的诊断手段。在后者,这些药物可以暂时性消除 SO 周期性收缩而使其基础压下降,而器质性狭窄者则没有这种反应。但 SOM 法也有其局限性,如操作较复杂,价格也较贵,而且由于 SOD 患者乳头开口狭窄且僵硬,插管难度较大,易造成 SOM 失败。另外,反复的插管本身对 Oddi 括约肌就可造成急性损伤,这种损伤必然影响 Oddi 括约肌的舒缩功能,造成测压结果的不准确。而且,它只能反映 Oddi 括约肌的短暂时间内压力而无法反映不同时间段的压力。因此,难以普遍开展。对于胆胰反流型的 SOD,单靠 SOM 还难以确诊,一般还应结合手术探查,如术中抽取胆汁测定淀粉酶及术中胆道造影观察造影剂排空时间及是否有胰管显影等资料进行综合判断。

总之,目前临床确诊缩窄性乳头炎及 SOD 的常用标准是:有较典型的临床症状,可以伴有肝功及淀

粉酶的异常,或具备下例条件之一:①SOM 基础压 >40mmHg;②对 CCK 有矛盾的压力反应;③ERCP 示胆总管及造影剂排空延迟。④胆总管直径大于 10mm 而又排除了胆总管结石及肿瘤。

(4) 治疗:胆管型 SOD 的内镜及手术治疗

1) 内镜治疗:绝大多数胆管型 SOD 都可以通过内镜胆管括约肌切开术(endoscopic biliary sphincterotomy,EBS)得到治愈。操作时,应充分切开 Oddi 括约肌的胆管部分,保证胆管下端的通畅引流。内镜操作的详细步骤请参看有关文献,这需要通过特殊培训的专职医师来完成。对于长期患病的 SOD 者,常合并有胆管下端结石,应确保清理干净,以达到满意的疗效。但是,仍有少部分病例最终仍需要外科开腹手术。统计成都军区总医院 1997—2007 年间临床确诊的 SOD 患者 305 例中,胆管型 SOD 为 229 例(占 75.1%),其中 16 例(6.9%)因乳头旁憩室等原因不适合进行 EST,选择了开腹手术。在 213 例首选 EST 的患者中,成功 202 例(成功率 94.8%),但在这 202 例中有 10 例 EST 后疗效不满意,仍有胆型腹痛及胆管扩张(占 4.9%),加上 EST 失败的 11 例(占 5.2%),共有 21 例中转开腹手术。这样,加上首选开腹手术的 16 例患者,本组胆管型 SOD 患者应该接受外科手术者为 37 例,其中实际已手术者 29 例,包括胆管空肠吻合术 21 例,该术式是胆道外科的常用术式,已在相关章节中介绍过。开腹 Oddi 括约肌成形术 8 例,效果良好。其余的 8 例为保守治疗,但效果不稳定。现将针对缩窄性乳头炎的开腹 Oddi 括约肌成形术介绍如下:

2) Oddi 括约肌成形术

手术指征:凡适合做内镜乳头括约肌切开术的病人出现下列情况时可改为外科手术处理:①胆管下端狭窄段大于 1.5cm 者,不能行 EST;②乳头旁憩室 EST 有危险者;③ EST 失败者;④在开腹胆囊切除过程中,发现有必要做该术式者。

手术方法:①进腹后先做胆总管切开,胆道镜进一步明确胆管下端狭窄的性质,排除恶性肿瘤,确定手术指征。对于超过 3cm 的下端良性狭窄,则可改为胆肠吻合术。②游离十二指肠第二、三段外侧作 Kocher 切口,钝性分离十二指肠及胰头后方的疏松组织,使下腔静脉能显露出 10cm 以上,以达到十二指肠充分游离。在切开十二指肠之前,可于胆管切口放入胆道向下顶起乳头,在十二指肠前壁触得探子后纵行切开之。用这种方法切开肠壁可准确选定切口位置,使切口尽量短。切开后,在胆道探

子的引导下能顺利找到乳头。③切开乳头括约肌,在直视下将较小的探子由胆总管向下插入,通过乳头开口,挑起乳头,以探条为标志,从乳头开口处向上,电刀切开挑起的乳头最下端的壶腹切口,不必缝合。再向上即到达胆管,可看到切缘是由胆管壁与十二指肠壁两层组成,边切开,边将两层用细线缝合,针距及边距均为 2~3mm,整个切口可达 2~2.5cm 长,最后注意缝好最上端的倒 V 字形尖口。④切开壶腹隔膜,在切开壶腹后,打开壶腹部后壁靠内侧看到胰管开口,若同时有胰管开口狭窄,可在直视下用小剪刀剪开壶腹隔膜并向胰管插管。⑤置管引流,先用 T 形管之长臂向下通过切开的乳头进入十二指肠,若在其管腔中有胰管引流,可将此细管插入 T 形管,在其管腔中一并引出体外。另外,为减低十二指肠腔的压力防止发生溢漏,可将胃管前端伸入到十二指肠腔。术后发挥胃和十二指肠同时减压的作用主。⑥缝合十二指肠壁切口,采用纵行间断两层缝合,常容易造成管腔变形和狭窄。

【胰管型 SOD 的内镜及手术治疗】

患者常伴有胰管增粗或有胰管结石,对此可进行胰管括约肌切开术(EPS),做 EPS 之前,常需要首先做 EST,显露出胰管开口以后,用弓式切开刀或者针式切开刀,把胰管开口处之括约肌切断,切开深度 3~10mm,为了防止切口水肿影响胰管的引流,可在切开后,用球囊导管将切口扩大,并作短期的鼻胰管引流。对狭窄段较长的患者,可在切开后再置入适合的支架引流,但其远期疗效尚待观察。成都军区总医院 10 年 305 例 SOD 中,明确为胰管型者 16 例(占 5.3%)。其中 3 例合并多发胰管结石,由于结石量大,位置较深,无法取尽,故不适合作 EPS,另 13 例先选择 EPS 而又有 3 例失败,成功率 76.9%。因此,这 6 例作了开腹手术,行胰管纵行切开及胰管空肠吻合术,取得了满意的疗效。而 10 例接受 EPS 的患者(其中 5 例为胰管支架置入)经 2 年以上随访,疗效满意者达 8 例(73%),2 例疗效不满意的患者改行开腹手术,终于得以治愈。说明开腹手术治疗不论有否合并胰管结石,都有较确切的疗效。

【双管型 SOD 的内镜及手术治疗】

用 EST 治疗双管型 SOD 的原则十分明确,EBS 和 EPS 应同时进行,而且 EPS 的目的不只是显露胰管开口,还应在安全允许的条件下尽量切开胆管末端所有缩窄的括约肌,遗留任何一部分都会导致治疗的失败。在本组 305 例 SOD 中,双管型 SOD19 例(6.2%),选择 EST 者 11 例,但 7 例成功(63.6%),

直接进行外科手术者 8 例,故有 12 例行开腹手术。手术方法为胆肠吻合 + 胰肠吻合 7 例,保留十二指肠胰头切除术后再加胆肠吻合者 1 例,胰十二指肠切除术 1 例,另 3 例是在 EST 完成胆管括约肌切开后,再通过胰肠吻合处理胰管扩张。经过随访疗效均满意,充分体现了内镜治疗与外科手术相结合的优势。

【胆胰反流型 SOD 的内镜及手术治疗】

理论上此型 SOD 可以将共同管的括约肌切开,一直切到胰管开口水平,使胰管和胆管分别开口于十二指肠,这样可以消除共同管的梗塞,胆汁能顺利进入十二指肠而不再反流入胰管,其治疗效果应该是可靠的。但是临床上凡是有胆胰反流的患者,大多具有一条狭长而弯曲的共同管,其外面所包绕的 Oddi 括约肌多已瘢痕化,不仅给 EST 带来困难,而且还十分危险,因为过长的切开容易造成十二指肠后壁穿孔。此时,绝不能盲目延长切口,只能改做手术。本组 305 例 SOD 中,反流型 41 例(13.4),其中 34 例首选 EST 治疗,但失败者达 14 例,成功率仅为 58.8%,内镜治疗的成功率大大低于其他 3 型的成功率。从而说明外科手术对该型治疗的重要性。为了彻底消除胆胰反流,近十余年的经验证明,将胆管横断,上断端与空肠作 Roux-Y 型吻合较其他术式(如胆管十二指肠吻合)效果更好,称之为开腹胆胰分流术(OBPD)。OBPD 手术的适应证是:临床诊断 SP 或 SOD,并满足下列 6 条指征中 3 条以上者:

1)术前 B 超检查胆总管内径 >10mm;

2)术前 MRCP 或 ERCP 可见到共同管长度大于 10mm;

3)ERCP 时导管进入上段胆总管抽取胆汁测其淀粉酶浓度大于 1000U/L;

4)术中胆管压力大于 15cmH_2O;

5)术中抽取胆总管上端的胆汁,测得其淀粉酶浓度大于血清淀粉酶的浓度;

6)术中胆道造影出现胰管同时显影。

OBPD 手术方法:按上述各条手术指征的要求尽量多的获取病人的各项指征。明确病人适合作胆胰分流手术后,于十二指肠上缘 1~2cm 横断胆总管,下断端先敞开作胆道镜检查,观察胆管末端狭窄情况、Oddi 括约肌收缩规律,清除下端之沉淀物及黏液,然后缝合关闭下断端,而上断端则与空肠袢作 Roux-en-Y 型吻合,胆汁输出袢长度大于 60cm 以防止反流性胆管炎的发生。

在本组 305 例 SOD 中,临床确诊胆胰反流型者 41 例(13.4%),其中 34 例首选 EST,但经过 1~3 次 EST,失败者达 14 例(41.2%)。另有 2 例首选手术治疗,16 例全部采用上述开腹胆胰分流术(OBPD),其中 14 例经随访 0.5~7 年疗效极满意。另 2 例病人因术中发现已有全胰硬化改变,术后偶有发作,但较术前发作程度明显减轻,次数明显减少。还有 5 例未做任何治疗,目前仍在观察中。

3. 结石性狭窄 壶腹部结石嵌顿。

胆石症是临床常见的疾病,结石可以位于胆管树的任何部位,但若结石停留于结合部,造成该处的狭窄和梗阻,则可能会给整个肝胆胰腺甚至全身带来极大的不良影响。实践证明,只有较小的结石才能进入结合部,这一狭小的空间内,根据这枚结石的具体位置、所造成狭窄的严重程度、它在此处停留时间的长短以及机体对于这一事件反应方式的不同,可产生不同的临床后果。1901 年,德国病理学家 Opie 在对一名因急性胰腺炎而死亡的患者进行尸检时发现,死者在结合部有一枚结石嵌顿,他根据该处解剖特点及胆汁对胰酶激活的生理现象提出了"共同通道学说",但这一学说后来由于下列两个客观现象而受到长期的质疑:①大部分急性胰腺炎患者在胆管最末端并没有发现结石;②人类包括其他哺乳动物,胆管压总是低于胰管压的,即使 CC 受阻,也不会发生胆汁大量涌入胰管。对于第一种质疑,1974 年 Acosta 提出了著名的"胆石移动学说",该作者针对一组急性胰腺炎患者进行观察,将患者发作后排出的粪便进行淘洗,结果发现约一半患者大便中可以找到一个以上的小结石。说明结石经乳头开口处排出时造成的损伤和局部水肿、狭窄也可以导致胆胰反流。针对第二种质疑,笔者单位也进行了动物实验:用双导生理记录仪同步记录实验犬胆管和胰管的压力曲线,在动物安静状态时,胆管压力曲线一直位于胰管曲线的下方,压力差为 15cmH_2O。但若给予动物咽部刺激造成其呕吐动作时,有趣的现象发生了:胰管压力只有轻微上升,而胆管压力则随每次呕吐动作而猛烈上升,呕吐动作越大,压力上升越猛,最高可造成胆胰管压力差,超过 60mmH_2O。呕吐停止,胆管压又回落到胰管压力以下,称之为脉冲式剪刀差。从而证明:正是这种一次又一次的脉冲式剪刀差导致了胆汁一次次涌入胰管。进一步临床观察发现:在一组 45 例重型急性胰腺炎(SAP)患者中曾有剧烈的恶心呕吐者占 41 例,占 91%。而且大多数是先有恶心呕吐,后有胰腺炎的重型化,说明 SAP 患者的恶心呕吐就是病因而不是 SAP 的后果！这种因果关系的换位,使我们对以后的 SAP 患者治疗提出了新的思路:如对 AP 患者,尽量避免可引起呕吐的治疗措施,如下胃管等操作,应积极治疗恶心呕吐等引起胆道压力增高的症状。

通过对 JPBD 解剖学的深入研究,不难理解,结石嵌顿在不同的部位所造成的不同后果。不同部位的狭窄会造成不同的后果。①胆管梗阻性结石嵌顿:常位于胰管开口的上方,结石只造成胆道梗阻而不影响胰管,以急性梗阻性化脓性胆管炎(acute obstructive suppurotive cholangitis,AOSC)最为多见。因为人类胆胰管汇合的结构分型中,CC 长度小于 5mm 者占多数。笔者单位收集 12 年 694 份可供测量的各种胆胰管造影资料里发现,短 CC 组(即 CC≤6mm)为 529 例,占 76.2%。如此短的 CC,很难容纳结石在此处停留,稍大的结石只能嵌顿在其上方,造成单纯胆管梗阻。而能进入此段的小结石则很容易经此孔排入十二指肠,不致影响胰管。②双管型结石嵌顿,指结石恰恰堵在胰管开口处,既可造成胆管梗阻,也同时造成胰管梗阻,当然,这样也阻止了胆管和胰管内容物的相互交流。因此,就形成了类似双管型 SOD 的现象,既有胆管炎的表现,也有胰腺炎的表现。但由于没有胆汁进入胰管而不会造成胰酶在腺泡内被激活,这种胰腺炎一般不会太重,只是在化脓性胆管炎的同时会有些水肿型胰腺炎的表现。③胆胰反流型结石嵌顿:从胆胰管汇合的解剖特点看,形成此类型狭窄必须具备如下条件:a.落入胆管的是小结石,其直径小于 CC 长度;b.结石恰好嵌顿在胰管开口下方;c.胰管与胆管之间防止胆胰反流的结构——壶腹隔膜的抗反流功能丧失;d.出现这种形式梗阻的同时,患者有造成胆管压力猛烈增加的反应性动作,如反复恶心呕吐、剧烈咳嗽、用力排便等腹压增加的动作。在临床实践中,同时具备上述 4 个条件者并不多见,这或许可以解释临床上同样是胆石症患者,同样的发病诱因,却会产生不同的胆胰急腹症。

壶腹结石嵌顿的外科治疗:此类患者应首选经十二指肠镜下 EST 取石,十二指肠镜下可直接观察到水肿的乳头,有的还可以直接看见卡在乳头开口处小结石的下半部分。此时,只需用针形切开刀对准乳头的上唇进行“点击”,即可见嵌顿的结石突然喷出,同时有脓性胆汁尾随涌出,患者立即感到缓解轻松。为了防止因乳头水肿造成的胆胰反流,笔者主张常规放入鼻胆管继续减压。此时,AP 往往迅速治愈。成都军区总医院自 1985 年在国内最先用

本法治疗 AP 或者防止 AP 重型化,至今已有 26 年,共计约 370 例。使该组 AP 患者重型化发生率降至 1.8%,而同期观察未经 EST 及 ENBD 治疗的 AP 患者 350 例,从腹痛开始 48 小时内重型化的发生率为 14.1%。笔者体会 EST 及 ENBD 用于“预防重型化”的效果较好,而不宜用于治疗已经发生的 SAP。因为一旦 SAP 已经形成,尤其是发生在胰头水肿并渗液以后,十二指肠壁常常同时水肿,管腔变细,使十二指肠镜无法在肠腔内进行各种操作,不但成功机会很少,而且易导致病情加重。因此,对胆管下端结石嵌顿的患者进行 EST 取石做如下规定:对胆管梗阻型或双管梗阻型结石嵌顿者,可在任何时机行内镜取石。对胆源性胰腺炎者,则有下列严格指征:①病人尚未发展成 SAP;②患者有胆囊结石病史;③B 超显示肝外胆管内径大于 7mm,并怀疑胆管下端结石嵌顿。临床经验证明:上述 3 项指征对提高治疗成功率减少并发症大有帮助。

4. 肿瘤性狭窄　除结石以外,结合部肿瘤是造成该处狭窄的另一重要原因,按解剖学概念,该处肿瘤应该是局限于胆管胰管汇合部的壶腹部,临床上称为壶腹肿瘤。该处虽然范围极为狭小,长度仅 10mm 左右,但发生肿瘤的机会却相当高。若按单位长度或面积的消化道组织发生肿瘤的概率来比较,该处可能是整个消化道甚至全身组织发生肿瘤概率最高的部位。其原因可能是由于此处为两大消化液胆汁和胰液的汇合点,大量消化酶在此处最先被激活,强烈的化学刺激作用于此,使该处的黏膜上皮发生由慢性炎症→腺瘤样增生→不典型增生→癌变的缓慢进展过程。因此,该处肿瘤以恶性为多,即使活检未发现癌细胞,临床上也应以恶性对待为妥。以往由于诊断技术的限制,发源于壶腹部的肿瘤很难与发源于附近其他组织如胆管下端、胰管、胰腺组织及十二指肠壁等处的肿瘤相鉴别。因此,习惯将该区域的肿瘤统称为“壶腹周围癌”。但是,不同来源的恶性肿瘤在其生物学特性、临床表现、治疗原则及预后等方面有一定的区别。随着诊断技术的进步,近年来将这些不同部位的肿瘤加以鉴别的条件逐渐成熟。因此,基于本章内容主要讨论“结合部”疾病,故此处以讨论由壶腹癌所造成的结合部狭窄及梗阻为主。

(1)临床特点:如前所述,该结合部最重要的功能是作为阀门调控肝胆胰的产物排放,不论何种原因引起的狭窄,都会引起相似的后果。前面已经讨论了“先天性”、“炎症性”及“结石性”狭窄。当此

处发生肿瘤时,同样也会形成该处的狭窄,尽管后果一样,但肿瘤性狭窄也有其特殊性,因肿瘤呈缓慢生长,不会产生由平滑肌痉挛而导致的突发性胆绞痛及恶心、呕吐等症状。而且可以在相当长的一段时间内逐渐适应这种狭窄,肝细胞和胰腺腺泡细胞的分泌压会逐渐升高以克服胆汁排放时所遇到的阻力,此时,胆管尤其是肝外胆管会被动的逐渐扩张。这种扩张多发生在黄疸出现之前。因此,这可能是狭窄类病变的最早期信号。在以往缺乏诊断设备和技术的情况下无法收集到这一信号,自从 B 超用于临床以来,精确测量胆管内径已是十分简单而毫无痛苦的无创技术。然而,目前临床上对胆管扩张的关注度多存在下列两个不足:①B 超室只报告扩张的"有"与"无",并不精确测量具体数据,这是对 B 超功能的极大浪费。②临床医师大多也只习惯于参看一次"静态"的 B 超报告来判断病情。近年来,笔者利用全军腹部外科中心设有腹部 B 超室这一有利条件,曾试行用胆管数据动态监测法从"正常人群"或良性胆道病患者中筛查出壶腹癌及其他胆道恶性梗阻性疾病。笔者发现"进行性增加的肝外胆管直径"这一临床现象常常比肉眼黄疸要早 2~4 个月出现。具体方法是:a. 腹部 B 超常规测量胆囊与胆管的具体数据,而废除"肝内外胆管无扩张"这种诊断报告。b. 对于任何原因来本中心做肝胆 B 超的患者,均测定其胆囊及胆管各径的具体数据。c. 对于年龄大于 40 岁胆总管直径≥8mm 或胆囊最大横径 >35mm 者而暂未明确诊断的患者作为"定期观察对象"。d. 对这些定期观察对象进行动态观察,每二周复查一次肝胆 B 超,对于连续三次复查(共 6 周)胆道直径平均每周增加 1.0mm 或者胆囊横径平均每周增加 2.0mm 的患者,作为"动态 B 超阳性",否则为"阴性"。笔者于 2005 年至 2009 年的 5 年中,共有 11 例进入阳性组,24 例进入阴性组,并对两组患者继续追踪观察,发现阳性组在 3 个月前后出现黄疸者 9 例,其中 8 例经手术证实为恶性梗阻性黄疸。包括壶腹癌 4 例、胆管下端癌 2 例,胰头癌 2 例。另 1 例为胆管下端结石。而阴性组 24 例中,仅 1 例为胰头癌所致的梗阻性黄疸,其余 23 例均为胆管良性疾病。以上结果表明,进行性增加的胆囊及肝外胆管直径可能是胆胰结合部恶性梗阻的一个早期预警信号。它在黄疸出现前 2~4 个月即有所表现,甚至于在肿瘤标记物阳性之前就可能出现。过去,临床医生主要靠梗阻性黄疸作出诊断,看来,随着医疗设备和病人就诊条件的改善,就壶腹癌而言,若开展

"B 超动态观测",则有可能将诊断进一步提前,这将大大有利于病人的预后。笔者单位壶腹癌的可切除率可达到 80%,而胰头癌仅为 19%,且术后 5 年生存率前者也远高于后者。若能将诊断再提前 3~6 个月,则可能取得更好的成绩。

(2) 确诊方法:由于壶腹癌手术较为复杂且危险性较大,故应尽量在术前明确诊断,以便事先做好手术计划。胆管扩张及黄疸尽管是重要依据,但单靠这两条尚难确诊。目前可通过下列诊断技术以达到早期确诊。

1) 十二指肠镜:单纯的壶腹肿瘤体积很小,且常位于十二指肠壁内,CT、B 超等影像学手段难以发现,而在十二指肠镜下则可很容易发现肿大的十二指肠乳头,有时肿瘤向外发展可形成菜花状特征,此时可作活检而迅速明确诊断。发源于壶腹内壁的肿瘤虽可见乳头肿大,但只在腔内造成梗阻,于乳头的表面作活检不一定能有阳性结果。因此,就壶腹与乳头的肿瘤而言,活检术的漏诊率可达 40%~60%。

2) ERCP 对诊断或有帮助,至少可以排除胆管下端结石嵌顿。但要注意若已形成了完全性梗阻,胆红素 >300μmol/L,则 ERCP 容易造成严重的胆道感染,故造影成功后应立即置入鼻胆管或临时塑料支架,以引流感染的胆汁并进行短期的术前减黄以减少术后并发症。

3) 超声内镜(EUS)可提高确诊率。在 EUS 下可见到胆管下端形态不规则的低回声团块,回声不均匀。并可排除胆管下端结石,结合其他检查如肿瘤标志物等,可提高确诊率。

近年来开展的 PET/CT 不仅可以发现壶腹部包块,而且可以通过 SUV 值的高低帮助判断其性质及是否有转移,对壶腹癌的早期确诊有重要价值。

(3) 内镜及手术治疗:如前所述,壶腹部由于长期受强烈的消化液刺激,一旦发生肿瘤常以恶性居多,即使为良性,也常显示有不典型增生等恶性趋势,加之活检阳性率低,故一般主张以切除肿物为主。由于近年来早期诊断的病例不断增加,为局部切除尤其是内镜下切除提供了可能性,故此处作适当介绍。

1) 壶腹肿瘤的内镜切除术:早在 1983 年 Suzuki 就报道了 2 例通过内镜切除的方法治疗壶腹部肿瘤。胆胰结合部恶性肿瘤包括腺癌、淋巴瘤和神经内分泌肿瘤等,以腺癌最为常见。胰十二指肠切除术是治疗胆胰结合部恶性肿瘤的标准方案,但创伤大手术死亡率较高,对于身体条件不能耐受外

科手术的患者,内镜切除就成为另一可选方案。近年来国外通过内镜乳头切除术治疗早期壶腹部恶性肿瘤临床报道逐渐增多,但目前尚未见其与胰十二指肠切除术的远期疗效比较结果。鉴于开腹经十二指肠乳头局部切除术治疗胆胰结合部恶性肿瘤相比有较高的复发率,因此建议术前应用超声内镜和腔内超声对胆胰结合部恶性肿瘤进行分期,内镜乳头切除术治疗的指征是 T1 期肿瘤局限于壶腹黏膜层而无胆管和胰管侵犯。内镜乳头切除术的操作过程和圈套法黏膜切除术类似,包括 5 个步骤:①黏膜下注射:十二指肠镜对正大乳头后向黏膜下层注射生理盐水抬高乳头,其要领是仔细观察黏膜下层生理盐水注入情况的同时,调整注射针的角度及深度,适当增加注入量,尽可能使整个乳头浮起来,必要时多点注射。②圈套乳头:对准经注射后人工隆起的病变大乳头,张开圈套器,慢慢收紧,直至感到轻微的阻力。收紧后稍微松一下圈套器,确认未卷入多余的黏膜及肌层后再重新收紧。③通电切除:切除时边通电边收紧圈套器,建议采用内镜切开模式(endocut),可降低穿孔的风险。④支架置入:从乳头切除后创面中寻找到胆胰管出口,留置塑料支架预防术后胆管炎和胰腺炎。必要时乳头切除之前,先在胆胰管留置斑马导丝以标识出口,便于乳头切除后置入支架。⑤标本回收:主要用网篮进行回收,尽量勿伤及病变。回收后的标本应迅速适当地展开,并用细针固定后置于福尔马林液中保存。目前国内尚未见内镜乳头切除术治疗胆胰结合部肿瘤的临床报告。成都军区总医院全军普外中心内镜室 2010 年开始采用该法治疗了 3 例胆胰结合部肿瘤患者,2 例为乳头状腺瘤伴重度不典型增生,1 例为乳头状腺瘤局灶癌变,术后病理切缘无肿瘤组织,手术顺利无严重并发症,均在术后 5 天内出院,远期疗效正在随访。

2) 壶腹肿瘤的开腹局部切除:尽管壶腹部解剖位置特殊,发生恶性肿瘤时很容易侵犯到邻近的胆管、胰管、胰头及十二指肠壁,给局部切除的决策造成极大的困难,但是,从以上介绍内镜下乳头及壶腹部局部切除的经验说明,随着壶腹部肿瘤早期诊断技术的不断进步,局限于壶腹部肿瘤逐渐增多,加之老龄患者较多,除了内镜下局部切除外,开腹经十二指肠壶腹部肿瘤局部切除应该在该处外科手术中占有应有的地位。

适应证:当然首先是该处的良性肿瘤,如腺瘤、平滑肌瘤、脂肪瘤等。另外,局限于壶腹部的"原位

癌",无淋巴结转移的 T1 期,瘤体局限且直径 <2cm,以及高龄难以接受大手术且没有条件行内镜切除者,均可考虑局部切除。

手术方法:可选择右侧经腹直肌切口,上端起至剑突,根据病人的肥胖程度酌情确定切口的下端位置。明确局部切除的可行性后,先常规切除胆囊,因为壶腹及其括约肌切除后,胆囊将失去充盈的条件。于胆总管前壁开小口伸入胆道镜,观察胆管下端情况,必要时镜下测量肿瘤性狭窄的实际长度。切开十二指肠,将十二指肠外侧腹膜切开,充分游离十二指肠第二、三两段,使之与下腔静脉及腹主动脉分离便于操作。从胆总管切口中放入胆道探子,向下顶住最狭窄部位,并轻轻顶向十二指肠前壁形成隆起,以此处为中点切开十二指肠壁,上下各延长 2.5~3cm,使切口长约 6cm,即可见壶腹部肿瘤位于十二指肠后壁。切除肿瘤,直视下触摸肿瘤的大小及范围,可在瘤体上缝扎一针,留下线尾作为牵引使癌体浮起,沿肿瘤硬结外 0.5cm 从上缘开始,用高频电刀切穿十二指肠后壁及胆管的前壁,并边切开边将二者用 3-0 线缝合,即可相当于在十二指肠腔内作胆肠吻合。同样处理胰管切口,使十二指肠壁切口与胆管及胰管的残端牢固吻合在一起。此时,胆管和胰管开口可能相距有一定距离,可用间断缝合将二管道靠拢缝合。置入引流管,于胆总管内置入 T 形管,其下臂留长,使之通过胆管下端切口处进入十二指肠,再于胰管内置入细的引流管,争取将全部胰液经此管引出体外防止漏出,胰引流管可以穿入 T 形管引出。十二指肠切口采取纵行间断缝合两层,确保无溢漏。于空肠上端置入营养管,于胰头区腹膜后置双套管外引流,术毕。

术后处理:T 形管及胰管放开自然引流,以确保十二指肠腔内无胆汁和胰液积聚,腹膜后双套管持续低负压吸引,防止手术野渗液积存,有利于十二指肠切口的愈合。对引出的渗液,每天应做淀粉酶含量的检测,以便了解胰漏的可能性。双套管引流视情况于第 5 天开始退出,第 7~8 天拔除。肠蠕动音出现后即可通过空肠管给予肠内营养。若恢复顺利,可于术后第 7 天恢复经口饮食。若有溢漏征象,则一直保持肠内营养,并积极处理溢漏。

(二)胆胰结合部松弛类疾病

如前所述,胆胰结合的主要功能是调控胆汁和胰液向十二指肠排放及防止十二指肠内容物反流进入胆管和胰管。狭窄类疾病主要引起排放不畅和胆胰管的梗阻。但若这个阀门过于松弛,则会造成下

列两个病症:①胆汁和胰液无节制地持续流入十二指并反流入胃,形成返流性胃炎。②胃及十二指肠内容物因"阀门"松弛而逆流进入胆管,形成反流性胆管炎。

1. 胆汁反流性胃炎

(1) 发病机理:之所以将结合部这个"阀门"的松弛作为一类疾病来讨论,主要是考虑到"松弛"是与"狭窄"一样,都是阀门的故障。按照其正常的生理功能,该阀门在进食和消化期应该是松弛开放,让胆汁及胰液顺利地进入十二指肠参与消化活动。而在消化间期,则应该保持关闭,使胆汁暂时进入胆囊以备下一次进餐时使用。但若该处括约肌在消化间期不需要胆汁时也松弛开放,势必造成空腹时过多的胆汁和胰液排入十二指肠。由于在空腹状态下胃内压力较低,十二指肠内过多的胆汁和胰液有可能随着肠壁的蠕动逆流入胃内,形成十二指肠胃反流(DGR),甚至十二指肠胃食管反流(DGER)。虽然这两种反流都存在胃十二指肠自身运动功能的失调,但显而易见,结合部松弛和功能紊乱所导致的胆汁胰液过多进入十二指肠是反流的初始原因。胆囊因病变或手术切除后因其减压及贮存功能的丧失,最易造成结合部 Oddi 括约肌功能紊乱,消化间期胆汁胰液的溢漏和"失禁"几乎是必然后果。1982年,Buxbanm 对 2563 例因上腹不适行胃镜检查,发现 170 例胆汁反流性胃炎,其中有 51% 是胆囊切除术后,11% 是胆囊和胃都被切除者,还有 5% 是胆囊结石患者,也就是说,胆囊-Oddi 括约肌协调障碍的患者占胆汁反流性胃炎的 67%。2000 年 Madura 对37 例严重的胆汁反流性胃炎行改道手术,其中 28例(占 75.7%)是胆囊切除术后患者,9 例为 Oddi 括约肌切开术(EST),还有 8 例为先后接受过这两种手术的患者。说明需要外科手术干预的严重胆汁反流性胃炎多与结合部溢漏失禁有关。为了进一步证明胆囊切除对胆汁排放的影响,Eriksson 对 39 例胆囊结石患者进行术前术后的胃镜、胆囊造影及胃内胆汁核素检查,发现术前胆囊虽有结石但功能正常的 16 例中,7 例(44%)胃内有少量反流的胆汁,而一旦胆囊切除,胆汁反流就增加到 13 例(82%)。说明有功能的胆囊切除后,空腹状态下肝内胆汁无法贮存,随时流入十二指肠,是造成 DGR 重要原因。参与 Oddi 括约肌舒缩调节的介质有胆囊收缩素(CCK)、胃动素(motilin)、组织胺(histamine)及内啡肽(endorphin)等多种激素,这些激素与靶器官效应与反馈机制的作用下保持和谐的协调作用,当胆囊

作为重要的靶器官被切除后,势必造成其他靶器官如 Oddi 括约肌的功能紊乱。

(2) 诊断

1) 病史及临床症状:结合部松弛所致胆汁溢漏的主要表现为胆汁反流入胃造成的消化道症状,如上腹部不适、烧灼感、嗳气甚至空腹时"反胃"呕吐等,若患者有胆囊结石或胆囊切除病史,则可增加诊断依据。

2) 胃镜检查:目前诊断胆汁反流性胃炎的主要手段是胃镜检查。多量胆汁在消化间期进入十二指肠使之产生无规律的收缩运动,加之此时胃内空虚缺乏向下的推送运动,胆汁便随着十二指肠的收缩反流入胃。胃镜下可见黏膜充血红肿、变脆易出血、萎缩甚至可见黄色黏膜斑散在分布于胃黏膜,病理检查可见黏膜下炎性细胞浸润,胃小凹上皮增生和肠上皮化生,可伴有腺体萎缩。

(3) 治疗

1) 药物治疗:以消除胃内胆汁酸的刺激为目的。常用的药物是达喜,既可中和胃酸,又可结合胃内胆汁酸。当被结合的胆汁酸进入肠内碱性环境后,可再将胆汁酸释放,从而不影响胆汁酸的肠肝循环。另外可用促动力药,如多潘立酮、莫沙比利等,通过促进胃排空,促进胆汁排入十二指肠。

2) 外科治疗:对严重的胆汁反流药物无法控制者,可采用外科治疗,术前应首先鉴别反流的原因,若由于胆囊术后肠粘连所致不全性十二指肠梗阻者,手术可解除梗阻,虽无法解决 Oddi 括约肌松弛的问题,但可以通畅十二指肠液向下排空的通道而缓解症状。笔者曾遇 1 例开腹胆囊切除病人,术后反复出现胃潴留及十二指肠不全梗阻表现,胃镜检查见胃内大量胆汁潴留,经手术发现小肠与十二指肠降部粘连扭曲造成不全性梗阻,解除梗阻后症状得以消除。

在排除各种机械性障碍之后严重的胆汁反流性胃炎,可采用胆流改道即胆管空肠吻合术,此式式是各种胆道疾病常用的手术方式恕不重复。唯需注意的是以下两点:①为彻底消除胆汁进入十二指肠,最好采用胆管横断后下端封闭的端-侧胆肠吻合术式,因为即使少量的胆汁进入十二指肠,也可以起到刺激十二指肠液分泌及激活胰酶的作用。②为防止该术式带来新的并发症反流性胆管炎,应使空肠的胆汁输出臂至少在 50cm 以上,因为其他各种抗肠胆反流的措施都不能达到满意的效果。根据前述Madura 的经验,由 Oddi 括约肌松弛所导致的胆汁

反流患者行胆肠内引流手术,可以取得满意的效果,不但症状改善,而且术后胃排空功能也大有改善。作者由此推断,病人术前的胃排空障碍主要是由于胆汁对胃黏膜的损害引起,而不是胃本身的功能障碍。

2. 返流性胆管炎

(1) 发病机理和临床表现:Oddi 括约肌异常松弛所致返流性胆管炎在临床上并不少见。笔者于 1989 年曾报告过肝内胆管结石病人的 Oddi 括约肌松弛问题,发现其与结石及蛔虫多次通过而造成的局部损伤和感染有关。由于乳头开口随时处于开放状态,当腹腔压力增加或十二指肠收缩运动时就有多量肠内容物返流入胆管,这不但改变了胆汁的酸碱环境,也增加了胆汁内细菌的含量,从而增加了胆汁感染的机会。感染的胆汁中,细菌所产生的 β-葡萄糖醛酸苷酶具有促使结合型胆红素转变为游离型胆红素的作用,后者与胆汁中的钙结合,是色素性结石形成的基础。因此,作者发现返流性胆管炎易导致胆管内色素结石的形成。笔者单位于 2004—2006 行 EST 取石术 136 例,结果发现有 11 例 Oddi 括约肌极为松弛,取石篮在胆管腔内套住结石后,可不经切开,直接将 1cm 以上的结石通过结合部开口拖出。当时感到欣慰,但是,在这 11 例患者中,有 5 例在内镜治疗前作 B 超检查均可见肝内胆管积气;有 4 例在取尽结石后仍反复发生胆管炎,其中 2 例在 1 年内复发结石。2 例复发结石患者再行 ERCP 取石后,其中 1 例又第二次复发,不得不行开腹胆肠吻合术,术中胆道镜下见下端十分松弛,胆道镜可顺利进入十二指肠,换用 10 号胆道探条也能轻易进入十二指肠。经胃管向十二指肠注入美兰,可见美兰从胆管切口流出。以上事实证明,由于 Oddi 括约肌异常松弛,使其失去了抗返流作用,长期返流所造成的胆管炎,不但复发结石的可能性增加,而且由于胆管受到各种返流物刺激,发生胆管癌的几率也会增加。最近已有这方面的研究报道。

(2) 诊断:在反复发作的"不明原因"胆管炎或胆管多次复发结石的病人中,凡符合下列几条中任意 1 条即可确诊:

1) B 超肝内胆管积气反复出现;

2) ERCP SO 测压,见压力 <1/3 正常胆管压;

3) 术中胆道镜或 10 号 Bakes 胆道探条能顺利进入十二指肠腔;

(3) 外科治疗:为了消除十二指肠内容物向胆管返流,最可靠的办法是横断胆管,行胆管空肠吻合术,注意空肠的胆汁输出段至少要 60cm,可以避免术后空肠液的返流。

3. 胆胰结合部损伤类疾病　解剖学概念上的胆胰结合部由于范围狭小而且深藏于腹膜后,外力损伤单独伤及此处的机会极少,多与胰头、十二指肠、肝胆系统及下腔静脉和门静脉等处的损伤一起形成致命的复合伤。然而,随着胆道手术的普及推广,加之专门用于结合部诊断和治疗设备技术的普及,该部位医源性损伤似有增加的趋势,故本节将重点讨论该处的医源性损伤。

(1) 损伤的原因与机理:目前针对结合部进行的操作有三种:①胆道探查手术时,用金属探条由上向下进行"常规"扩张性穿插,或企图将嵌顿于胆管下端的结石推入十二指肠腔。②经十二指肠 Oddi 括约肌成形术(STP)。③内镜 Oddi 括约肌切开术。以上三种手术都可能造成这一狭窄区的穿孔,而使胆汁、胰液及十二指肠液由此处漏入腹膜后间隙,由于该处深藏于胰头十二指肠的后方,加之穿孔的口径很小,消化液的溢漏较为缓慢,大部分穿孔不但在手术中难以觉察,甚至术后很多天都只会有轻度发烧,右侧腹部轻微胀痛不适等非特异临床表现。而在此过程中,腹膜后间隙内却在悄悄发生着致命的病理生理变化,待到各项临床证据陆续出现,等到医生意识到需要"认真对待"时,往往为时已晚。在诸多的风险面前,使各步处理一再被动,常历时几个月、经过多次被动手术仍难免死亡。近年来,随着胆道镜逐渐取代了术中用金属探条盲目推插,以及开腹 SPT 手术逐渐被内镜手术所替代,前两种手术所致该处损伤的案例稍有减少,但 EST 损伤却有增多趋势。若不引起重视,不仅给患者带来极大的痛苦,而且在经济上也有巨大损失。笔者曾于 2003 年报告过 9 例结合部损伤,以后又陆续接诊及会诊处理 12 例,在这 21 例中,诊断一再延误,处理步步被动者共 14 例。其中迁延时间长达 19 个月,反复 5 次被动手术最终死亡的 1 例。分析这些病例其损伤后的发展过程,大致可分为下列几个期:①以腰背微痛为主的腹膜后化学炎症期,②以低烧为主的腹膜后感染期,③以波动性发热为主的脓肿扩散期,④以反复呕吐为主的十二指肠梗阻期,⑤以脓肿引流物出现食物残渣为特点的瘘口腐蚀扩大期,⑥以寒颤、高烧、脓腔出血、恶病质状态等为主的多器官衰竭期。因不同的时期应有不同的对策,难以找到一个固定的术式来解决所有的问题。

(2) 结合部医源性损伤的补救手术原则:根据

上述两个具体病例的介绍和评论分析,说明不同的情况需要不同的处理方法,才能减少并发症、降低死亡率。综合近年来笔者所处理的 18 例具体病人,虽然还无法提出一个"标准术式",但下列原则应当遵循:

1) 做胆管探查术或 ERCP 及 EST 时均应想到有该处损伤的可能,术后对任何一点临床表现如"腰背痛"、低烧等都应想到有穿孔的可能,只有先想到,才有可能利用各种诊断方法加以确诊或排除。

2) 无论是术中确认、术后早期确诊或术后确定,都要想到此处不但可能穿孔,还有可能并发创伤性胰腺炎,有可能出现全胰及整个胰周的大面积坏死区。

3) 右腰背疼、局部引流液淀粉酶升高是该处穿孔的早期信号,若为 ERCP 或 EST 患者,右半身从颈部到股前部皮下积气也是重要标志,术后凡诉腹痛者都应注意检查。

4) 一旦确诊,根据发现和确诊时间的早晚,可按下列原则进行处理:

A. 直接处理穿孔:只有术中发现或术后 48 小时以内发现的穿孔才能有机会修补,对超过 48 小时的穿孔,除非穿孔大于 1cm(极少遇到),都不必勉强四处解剖分离去寻找穿孔,即使看见小孔在脓肿中,也不必刻意将其游离出来进行修补,那样反而会使其撕裂扩大。

B. 胆汁改道:对即刻发现穿孔得到修补者,可用胆总管 T 形管引流的方法作暂时性胆流改道,这样可以将 90% 的胆汁引出体外。对发现稍晚、漏洞较大修补无把握者,只有作胆肠内引流并阻断下端完全改道。

C. 十二指肠减压:胆汁改道后,每天还有 1000ml 的胰液及十二指肠液排出,故应设法将其引出,最简单的方法可如病例 2 所介绍的经胃造瘘术口向十二指肠腔内置入双套管持续负压吸引,尽量避免直接行十二指肠造瘘。

D. 胃液改道:可根据病情选用鼻胃管、胃造瘘术、胃空肠吻合甚至胃窦切除胃空肠吻合等方法,需要根据病情而定,既要保证穿孔的最终愈合,又要遵循损伤控制性处理的原则。

E. 空肠营养:要作好病程长、并发症多,长期不能进食及大量消化道液体被引出的准备。必须设法建立空肠营养通道,哪怕术后很顺利愈合、很快出院也不能抱侥幸心理而废除这一步骤。此管既可用于营养,又可大量回收上消化道引出的消化液。

F. 漏口处外引流:这也是极重要的一步,不仅要能引流,而且要做到确保长期有效、不易被堵塞,可以定期更换。故笔者推荐局部双套管,即内径 10mm 的外管加套入其腔内的冲洗管。这样术后在负压吸引外管时,内管可以进入经过滤的(外口包有无菌纱布)空气,防止因时间过久外管被网膜及坏死物堵塞,出现冲洗液"打得进抽不出"的尴尬局面。若已形成巨大脓肿,则用贯通全程的"并列双 U 形管"要比多根"排炮式"引流管要好。不但长期引流不会脱落,而且若侧孔堵塞还可以将其退到切口外,清洗通畅后再拉回到原位。对复杂的脓腔也可双套管和 U 形管联合引流。

(田伏洲)

第三节　先天性胆管囊性扩张手术

胆管囊肿(CCs)的定义是肝内或肝外胆管的囊样扩张。本病一般是先天性的,在西方较少见,但在东方则多见,日本和东亚更为多见。其发病机制主要有胰胆管异常合流(APBDJ)、先天性发育缺陷并胆管畸形、获得性胆总管远端梗阻等三个方面。从临床病史分析,当一个女性三联症时(黄疸、右上腹痛和腹部肿块),即应考虑本病的可能诊断,但这也并非恒定的,尤其在西方的病例组中。最近一些病例组分析,包括最大的一组 John Hopkins 医院的病例组显示,成人组病例最常见的症状是腹痛,这一特点应予重视;此外在评估成人病人时,还应注意有无反复发作的胰腺炎、胆管炎、胆管狭窄、胆管结石和恶性肿瘤的存在。对本病的治疗,最早是行囊肿肠管内引流术,但在 1980 年代一组长期随诊的病例报告残存的囊肿会发生胆管癌,于是开始使用完全切除囊肿而后重建胆道的手术方法,这已渐成为标准术式。

【分类】

目前临床上普遍使用的 CCs 分类是根据 Alonso-Lej 分类,后经由 Todani 改良的分类法,将 CCs 分为 5 种类型。

I 型:最为常见,占 50%~80%,为肝外胆管的扩张,又分三种亚型,即 I A、I B 和 I C 型。I A 型为囊状型,是全肝外胆管囊状扩张,肝内胆管未侵及,胆囊管和胆囊与扩张的胆总管相通。I B 型为局限型,是肝外胆管的局部或节段性扩张,尽管囊肿可从肝外胆管的任何部位扩张出来,但大多数在胆总管远端,分出胆囊管后的下方扩张出来。I C 型为梭状型,是肝外胆管全段梭状形扩张,常从近端的肝内胆向下延伸到远端胆管胰管接合部(图 87-15)。

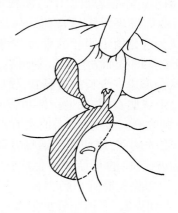

图 87-15 Ⅰ型

Ⅱ型:较少见,仅占 2% 左右,是肝外十二指肠上方的以一窄柄连接于胆总管的憩室(图 87-16)。

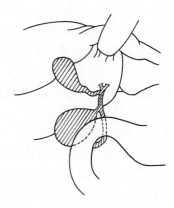

图 87-16 Ⅱ型

Ⅲ型:也较少见,约占 1.4%~4.5%,亦称胆总管膨出,是肝外胆管远端的一种向十二指肠肠腔内的囊状扩张,其形态学和病因学与输尿管膨出相似。膨出的囊肿外层常被以十二指肠黏膜,但内层则覆以胆管上皮或十二指肠上皮(图 87-17)。Sarris 又将此型分为 5 种亚型,主要根据囊肿与 Vater 的关系而分,但并无太多实用价值。

Ⅳ型:是第二种常见的类型,约占 15%~35%,为多发性肝内和肝外胆管的囊样扩张,此型又可分为ⅣA 和ⅣB 两种亚型,ⅣA 型是肝外和肝内胆管多发性的融合性扩张,在肝内胆管的扩张可为囊状,梭形或不规则型。Todani 又将其细分为囊 - 囊型,囊 - 梭型和梭 - 梭型三种。ⅣB 型是多个肝外胆管囊肿,从放射线学图像看,它可呈小珠线绳样或葡萄串珠样(图 87-18)。

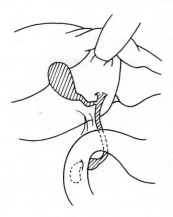

图 87-17 Ⅲ型

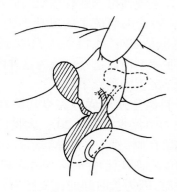

图 87-18 Ⅳ型

Ⅴ型:又名 Caroli 病,约占 20%,仅发生于肝内胆管,呈交通性海绵状外形,可侵及全肝,也可侵及一个肝叶,多发生在肝左叶。Caroli 病应与 Caroli 综合征相区别,单纯的 Caroli 病仅是孤立的扩张,Caroli 综合征是囊性疾病合并先天性肝纤维化,随后还会发生肝脾肿大和门静脉高压症。也有的学者指出,Caroli 病可合并肝外胆管囊肿,此时就很难与ⅣA 型 CCs 相区别了(图 87-19)。

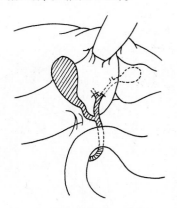

图 87-19 Ⅴ型

【手术方法】

对 CCs 的处理主要根据其分型种类而制定策

略和手术方法。

(一) I 型 CCs 的处理

对于 I 型以及 Ⅳ A 型 CC 的治疗在过去 10 多年有很大改变,尽管 Mcwhorter 首次在 1924 年就提出过切除囊肿,然后行肝管空肠吻合术的手术治疗方式,但因会发生许多并发症而未能推广。随后开展了囊肿与空肠或十二指肠吻合术的引流治疗方式,手术后恢复快,并发症也少。但长期随诊这些病人,发现由小肠逆行返流入囊肿和胆管的食物及肠道分泌物造成复发性逆行性胆管炎。囊肿肠管吻合口也易于发生狭窄甚至梗阻,胆汁淤积,形成结石。更为重要的是发现残留囊肿有恶变的危险性。总的看,这种囊肿肠管内引流术的成功率为 30%,手术后癌变危险也是 30%,死亡率达 11%,还有约半数病人需再次手术。所以迄今可认为这种内引流术是一种危险的不完整的治疗手段。

于是外科医生使用囊肿完全切除和肝管小肠吻合术替代内引流术(图 87-20)。大量的证据显示如将囊肿残留在原位而未行切除,约有 50% 病人有发生癌变的危险,所以治疗时必须将囊肿完全切除。在切除囊肿时,因为长时间的反复感染,胆管炎、胰腺炎的损伤,造成胆管囊肿和周围组织的炎性粘连,使得分离和切除产生困难,所以可注入生理盐水到囊内,便于分离和切除。如果不能完全切除囊肿,也应使用碘酒或酒精涂擦囊肿黏膜,将其破坏,或将黏膜层剥脱。任何残留囊肿的病人也必须使用超声检查严密随诊监测(图 87-20)。

肝管小肠吻合术包含了肝管十二指肠吻合术和肝管空肠 Roux-en-Y 吻合术(图 87-21),后者的成功率高达 92% 左右,其并发症率为 7% 左右。而肝管十二指肠吻合术的并发率高达 42% 左右,并有胆汁胃返流的危险,结果会造成胃炎、食管炎、溃疡形成和癌变。Todani 不推荐肝管十二指肠吻合术治疗 CCs,是因为他们发现手术后一些病例出现肝门部腺癌,他们认为这是由于胆汁返流,激活胰酶后致使肝门部胆管上皮间变而发生癌。但肝管 Roux-en-Y 吻合术后,又会形成一个长的盲肠袋,使胆汁在袋中潴留,长期会形成胆石,并发逆行性胆管炎。手术时同样要注意到吻合口要做大,有时需在肝门部向上切开左右肝管的侧壁,以使引流通畅并防止吻合口狭窄,肝管肠吻合口的直径最小也应在 3cm 以上。经过此种囊肿切除和肝管小肠吻合手术后,病人的临床症状会得到克服,肝内胆管扩张将会减轻,肝纤维化和门静脉高压食管静脉曲张等也会逆转。

CCs 切除和肝管小肠吻合术的早期并发症有:吻合口漏液、胰管损伤造成的胰管漏液、小肠囊肿套叠造成的肠梗阻,肠粘连引起的肠梗阻等。而晚期并发症有:消化性溃疡病,胆管炎、胆石症、胰腺炎、肝功能衰竭和癌变等。CCs 囊组织的纤维化和炎症,以及吻合口组织的脆弱,均会造成吻合口愈合不良、漏液和吻合口狭窄。又因为随年龄增长,纤维化和炎症反应也会加重,故老年病人更易发生这些并发症,这也反映手术尽早施行为好。

囊肿切除后的癌变率在 0.7%~6%,这是因为残留的囊壁组织演变而来,或是之前并未发现已存在囊壁的亚临床癌变组织。故许多作者推荐应在手术中行内镜超声检查和冰冻切片病理检查,排除异型性增生、发育不良和恶变组织。还有许多情况会妨碍手术的正常施行,如肝硬化、门静脉高压症和静脉曲张等。有时手术中会见到在肝十二指肠韧带附近

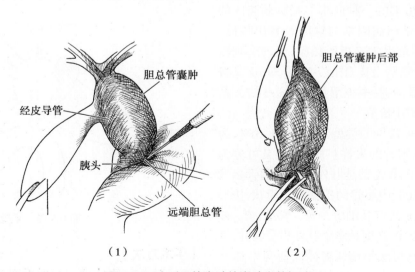

(1)   (2)

图 87-20　I 型胆管囊肿的囊肿完整切除

第十二篇
胰腺手术

第八十八章

胰腺应用解剖和生理概要

第一节　胰腺应用解剖

一、解剖特点

胰腺位于左上腹部的腹膜后间隙内,由于此处有大血管及其分支,多支神经和淋巴管分布,对胰腺的显露和手术就比较困难。健康成熟的胰腺,其外分泌系统分泌各种消化酶排入十二指肠内,其内分泌系统则分泌胰岛素等激素进入血循内。

胰腺形态狭长扁平,色淡柔软,长约15~20cm,重约75~900g(平均90g),但会因为患糖尿病或慢性胰腺炎而缩小。胰腺可分为四部分,即头部、颈部、体部和尾部。

1. 头部　是胰腺右端的膨大部分,被十二指肠所包绕,并位于肠系膜上血管右侧,胰头部在横结肠系膜根部前方跨过,并被 Treitz 韧带筋膜从附近的下腔静脉右肾静脉、右肾动脉分隔开来,当手术时将胰头部和十二指肠从腹膜后游离出时,必须了解这种关系。胰头部下方的钩突,是胰头部的下部向左下方的舌形突出部分,它围绕肠系膜上血管并从此伸向其后侧。在此处胆总管的胰腺内段在胰头部后表面向下延伸,在 Vater 壶腹部与主胰管交汇。此处胰头部和壶腹部结构有明显变异性,在切除胆总管囊肿时应掌握这一知识。

2. 颈部　是覆盖在肠系膜上血管前面的胰腺部分,短而狭窄,长约2cm,右侧从胰头部下方切迹开始,向左延伸至胰腺体部,此段胰腺亦称胰腺切迹(incisura pancreatis),在正常情况下,肠系膜上静脉与脾静脉在胰颈部后方汇合成门静脉。胰颈部前面一般无大血管分布,但有10%~20%的会出现血管侧支,一般位于颈部上缘,并从门静脉伸向胆管后面。

3. 体部　自颈部左侧开始,其前表面覆以腹膜,形成了小网膜囊的后板,横结肠系膜与其下缘相接触,胰体部位于胃后壁后方,覆盖在主动脉、腹腔神经丛/乳糜池起始部、左膈肌角和肠系膜上动脉

起始部的前方,这一解剖关系特点可解释急性胰腺炎时的炎症过程中常发生在小网膜囊内。

4. 尾部　一小部分胰腺向前上方伸向左肾的狭小末端称胰尾,胰尾与胰体无明显界限,胰尾接近脾脏、结肠脾曲、左肾上腺和左肾。在脾门部,胰尾与脾血管、淋巴管、神经等结构构成了脾肾韧带的内容。脾肾韧带后层与覆盖在肾前筋膜的后腹膜相连接,其前层腹膜则与脾胃韧带相连接。了解此解剖关系,有助于进行胰腺或其附近器官和结构的手术操作(图88-1)。

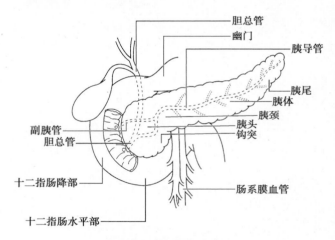

图88-1　胰腺的四部分

二、周围关系

胰腺在腹膜后间隙内,从横断面图可见,胰腺与周围许多组织结构紧密联系着(图88-2)。

胰腺前方覆盖着后腹膜,向上与胰腺上缘的后腹膜相延续,并覆盖了腹腔动脉、脾动脉、肝总动脉和腹腔神经丛。胰包膜向下与横结肠系膜相连续,在横结肠系膜根部,自右向左跨过了十二指肠降部、胰头下部、胰颈部、胰体尾部下缘,终止于脾门下方。覆盖在胰头部右下方和十二指肠水平部、肠系膜上血管的横结肠系膜,从胰颈部跨越十二指肠水平部,向下穿过横结肠系膜、胰腺后方及 Gerota 筋膜相连接(图88-3~图88-5)。

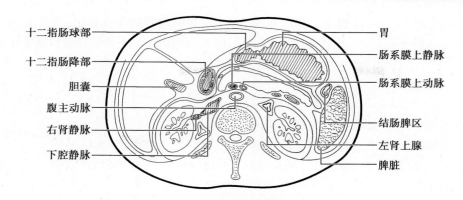

图 88-2　胰腺的周围关系

十二指肠球部　　胃
十二指肠降部　　肠系膜上静脉
胆囊　　肠系膜上动脉
腹主动脉　　结肠脾区
右肾静脉　　左肾上腺
下腔静脉　　脾脏

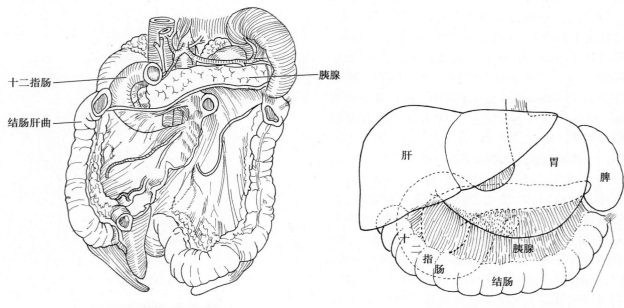

十二指肠　　胰腺
结肠肝曲

图 88-3　胰腺与周围间隙的关系

肝　胃　脾
十二指肠　胰腺　结肠

图 88-4　胰腺与前方的关系

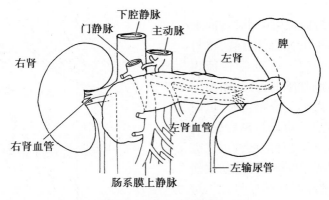

门静脉　下腔静脉　主动脉
右肾　左肾　脾
右肾血管　左肾血管
肠系膜上静脉　左输尿管

图 88-5　胰腺与后方的关系

又称肾筋膜，是一质地较坚韧的筋膜，分为前后两层，前层为肾前筋膜，后层为肾后筋膜，这两层筋膜共同包绕着肾与肾上腺，在左右肾的外侧缘此两层相融合，并与腹横筋膜连接。在肾内侧，肾前筋膜越过腹部大血管前方，与对侧肾前筋膜相连。出

血坏死性胰腺炎的外渗液体常沿 Greota 筋膜表面，向左右结肠后间隙蔓延，如这种消化力强的渗液穿透 Gerota 筋膜，则必然会侵袭肾周间隙。进一步致间隙内脂肪坏死，并不断向外蔓延至小网膜囊、胰上缘、胰尾和脾脏周围、肝肾间隙、脾肾间隙、左右结肠

后间隙、髂窝、肠系膜要部，并可压迫十二指肠水平部，引起其通过障碍和肠梗阻。

三、胰管

胰腺主胰管，亦即 Wirsung 管，自左至右行走于胰腺全程，并与胆总管汇合，并在 Vater 壶腹处进入十二指肠。Vater 壶腹常位于十二指肠第二段中部内侧壁偏后方，大约在距幽门 7~10cm 处。Vater 壶腹是胆管、胰管和消化道的交汇点，有重要功能。在内镜和外科手术时有其病理重要性。胰腺管由主胰管和二级和三级胰管构成，是胰腺外分泌的管道系统。其走行是经胰腺的上下缘之间中线处靠近后处，正常情况下的直径，在尾部为 1~2mm，体部 2~4mm，头部可达 4~5mm，有 20 支二级胰管，收集胰腺各部的胰液通过十二指肠乳头引流入十二指肠。胰管内压力为 15~30mmHg（正常空腹时），每日分泌胰液 1000~2000ml，此压力和流量受 Oddi 括约肌收缩和舒张的调节。胰管的正常压力变化与防止胆管内胆汁逆流入胰管后造成胰腺损伤有关。

此外，胰腺尚有一小的胰管，即 Santorini 管，在成人中占 10%~17%，它引流胰头部上部的胰液，与主胰管分别引入十二指肠内，Santorini 管通过距离 Vater 壶腹上方 2cm 处的小乳突引入十二指肠，主胰管和副胰管有许多变异，在外科手术时须留意分辨。有时，副胰管与形成主胰管的背胰管不融合，副胰管就会成为胰腺的主要排泄引流通道，这称为胰腺分离。如患者行胃部分切除，在处理十二指肠残端时，须防止副胰管的损伤（图 88-6）。

主胰管自胰尾部开始，经体部达颈部时折向下背侧，随之再转向右侧，在胰头下方行至右缘，再与胆总管汇合，形成 Vater 壶腹，这时主胰管管径为 6mm 左右。在施行胰十二指肠切除时，在胰断面上发现主胰管过于贴近后壁而影响安全吻合时，可向头体侧再切除 1~2cm，这时胰管会渐渐远离后壁缘，行胰空肠吻合时会更为安全。钩突部的胰液由二级胰管引入主胰管内，在切除胰腺钩突时，注意勿误伤主胰管，以可保持其余部分胰腺引流的连贯性。对钩突部良性肿瘤仅行局部切除即可。

在壶腹部的胰管的典型开口部位在末端胆管的前下方，约有 1/3 的成人在此处形成了较短的共同通道，汇入了胆管和胰管的液体，而这些液体是受其周围环绕的 Oddi 括约肌控制排到十二指肠内的。此括约肌为一围绕着胆总管和主胰管的肌纤维构成，受神经和激素因素调控，它的功能主要为防止

十二指肠内容物逆流到胆、胰管内，还能防止胆汁逆流入胰管内。Vater 壶腹部的常见变异如图 88-7 所示。

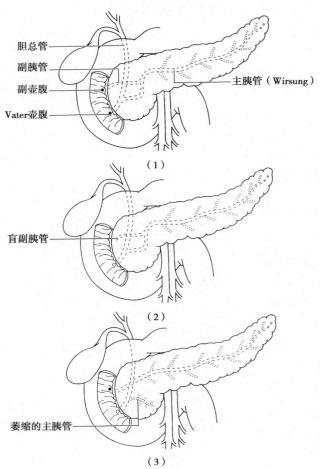

图 88-6　胰腺管的走行

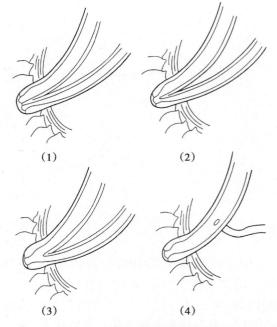

图 88-7　Vater 壶腹的各种变异百分比
（1）29%；（2）37%；（3）30%；（4）2%

四、胰腺动脉供应

在施行胰腺切除手术时,必须先了解胰腺的供应动脉走行分布,胰腺的动脉主要由腹腔动脉和肠系膜上动脉的分支所供应(图88-8,图88-9)。胰腺头部的血供主要由前面和后面的侧支弧所组成。

这些侧支弧由胃十二指肠动脉及其分出的胰十二指肠上动脉前后支;肠系膜上动脉分出的胰十二指肠下动脉前后支所组成。胃十二指肠动脉是肝总动脉的第一分支,在胰十二指肠切除术时应予游离。恰恰在十二指肠球部远端处,胃十二指肠动脉成为胰十二指肠上动脉,并分为前后两支。而胰十二指肠下动脉则为肠系膜上动脉的第一分支,并

即分为前后两支,前支位于胰头部前面。胰十二指肠上动脉后支与胆总管伴行并与胰十二指肠下动脉后支共同形成十二指肠头部的后弧。此头部的前后两个动脉弧,供应了丰富的动脉血流至胰头部和十二指肠第二、三部。胰头部的动脉约有20%~30%异常走行,主要是肝总动脉、肝右动脉和胃十二指肠动脉起源自肠系膜上动脉,这在手术时应特别留意。

胰体尾部的动脉由脾动脉的分支供应,这些分支主要有胰背动脉、胰大动脉、胰小动脉和胰尾动脉。胰背动脉自脾动脉根部分出,向下到胰体部背侧,再分左右两支,左支分出体尾部下方,形成胰横动脉,再与胰大动脉和胰尾动脉形成侧支吻合;右支与胰十二指肠动脉弓形成吻合(图88-10)。

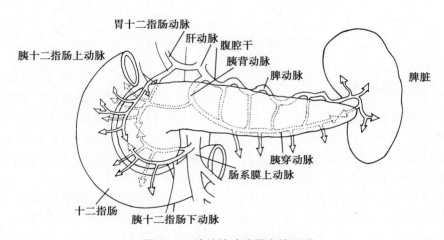

图 88-8　胰腺的动脉供应前面观

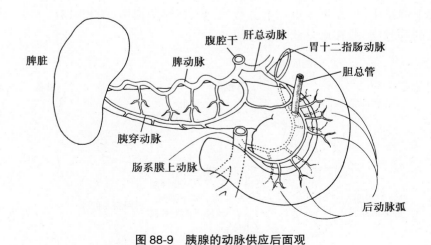

图 88-9　胰腺的动脉供应后面观

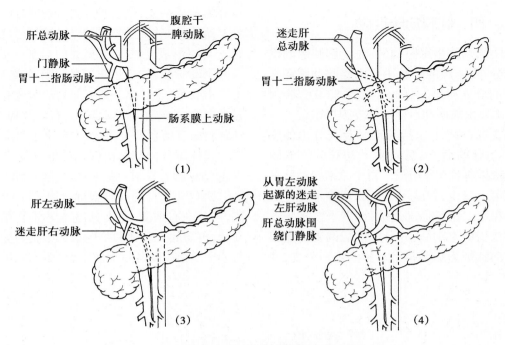

图 88-10　胰腺动脉供应的变异

五、胰腺静脉引流

　　胰静脉和十二指肠静脉均与动脉相伴行，一般静脉位于动脉的表浅处，其畸形比率亦与动脉相同。胰头部静脉通过前后静脉弧，直接流入胰腺上方的门静脉，体尾部则引注入脾静脉，最后均引入门静脉。胰十二指肠下静脉前弧引流入胃网膜右静脉，再与右结肠静脉共同形成一总的静脉干，这一静脉干称为 Henle 干，恰在胰腺颈部进入肠系膜上静脉处。这一部分的分辨，常在游离肠系膜上静脉切迹处的胰颈部有意义。这一静脉引流系统形成一总的静脉干进入肠系膜上静脉中，但在汇入点的上方数厘米处有三个分叉的静脉支，故在修复此处静脉损伤时会产生困难。至于胰十二指肠下静脉的后弧则直接汇入肠系膜上静脉内。为此，当施行胰十二指肠切除时，常保存此静脉干，而直接在门静脉前方游离十二指肠颈部。但在一部分患者中，胰十二指肠上静脉和胃结肠静脉可在前方汇入门静脉内（图 88-11，图 88-12）。

　　胰体部和胰尾部的静脉则从三条分支引流，即胰下静脉、胰尾静脉和胰大静脉，这三支静脉均汇入脾静脉，最后汇入门静脉。肠系膜下静脉的行程在胰腺内可与脾静脉汇合或直接与肠系膜上静脉汇合。在胰远端切除或胰体切除时，必须了解这种变异，以避免损伤（图 88-13）。

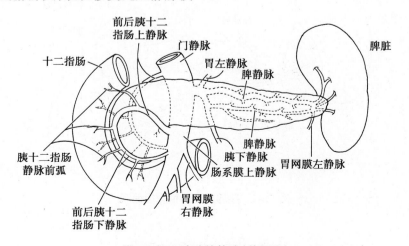

图 88-11　胰腺的静脉（前面观）

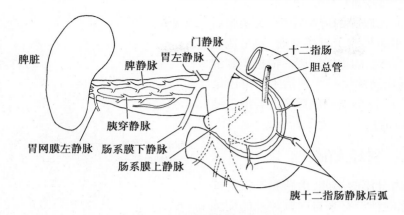

图 88-12　胰腺的静脉（后面观）

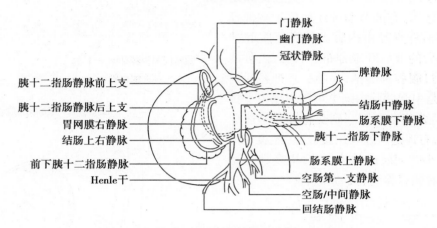

图 88-13　胰腺的静脉回流途径

六、胰腺淋巴引流

胰腺的淋巴管很丰富，淋巴管沿胰腺的小血管至胰的表面，再通过血管周围淋巴结，最后汇入腹腔动脉周围淋巴结。胰腺的淋巴回流在胰腺癌时已证实与癌的转移有密切的解剖相关联系。胰腺的淋巴管流至 5 个主要淋巴结组，即：①上组，位于胰腺上缘和腹腔干，它们引流头部上半部的淋巴液；②前

组，引流幽门前和幽门下的淋巴液；③下组，此淋巴结位于胰腺头部和体部下缘，后引流至肠系膜上血管和主动脉旁淋巴结；④胰十二指肠后组，此组淋巴结包括胆总管远端和壶腹部淋巴结，最后引流入右侧主动脉旁淋巴结；⑤脾组，将胰尾部淋巴液通过沿脾血管的淋巴管，引流至腹腔动脉和肠系膜根部淋巴结（图 88-14）。

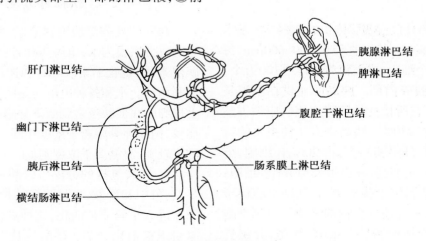

图 88-14　胰腺的淋巴引流

由于胰腺后表面无腹膜的屏障保护,故胰腺后的淋巴管与腹膜后组织形成了直接交通,这是造成胰腺癌术后高比率的复发的重要原因。依据胰腺淋巴回流的特点,来确定胰腺癌扩大根治术的淋巴结清扫范围,一般情况下,除需清扫胰腺旁的各淋巴结外,尚须按组、站加以清扫。

七、神经支配

胰腺外分泌和内分泌的功能,由胰腺丰富的神经支配所调节,胰腺的神经有来自内脏神经的交感神经和来自迷走神经的副交感神经。交感神经是内脏神经的传出纤维,它的节前神经元位于胸椎脊髓6~10节段,节前纤维经由内脏大神经至腹腔神经节更换神经元后的节后纤维分布于胰腺;内脏神经的感觉纤维通过腹腔神经丛,伴随交感神经回到第4~10胸椎,这是引起胰腺内痛觉可以表现为上腹痛、双肋缘痛和后背痛的原因。副交感神经是迷走神经的传出纤维,右迷走神经发出腹腔支,经腹腔神经神经止于胰腺小叶间隔内的神经节,更换神经元后的纤维支支配着胰腺腺泡、胰岛和胰管。

第二节　生理概要

胰腺的生理功能甚为重要,它具有外分泌和内分泌两种主要功能。胰腺外分泌部分占整个胰腺体积的80%~90%,具腺泡和小管两系统,腺泡是基本功能单位,每个腺泡由20~40个腺泡细胞构成,一个腺泡具一根导管,腺泡细胞的向心性排列,使其顶端朝向内脏,其分泌的各种酶排内腔后,汇集到导管,然后汇合到小叶间导管,最后汇合到外分泌导管系统。衬于腺泡内腔的泡心细胞则分泌水和电解质成分(图88-15)。

胰腺内分泌部分仅占胰腺体积的2%~3%,基本单位是胰岛(图88-16),胰岛直径仅100~600μm,每个胰岛约含3000个细胞,成人胰岛总计约100万个,均匀分布在整个胰腺内部。胰岛的血供在胰腺是占有优先地位的,它所接受的胰腺血流供应约占整个胰腺血流的20%~30%。胰岛含有4种主要的特异性细胞:α细胞,分泌胰岛素,占20%;β细胞,分泌胰岛素,占80%;δ细胞,分泌生长抑素;pp细胞,分泌胰多肽。β细胞位于胰岛中间,其他细胞位于胰岛周围。此外,胰岛还有少量的其他内分泌细胞D₁细胞,分泌血管活性肠肽(vip);G细胞,分泌胃泌素等。

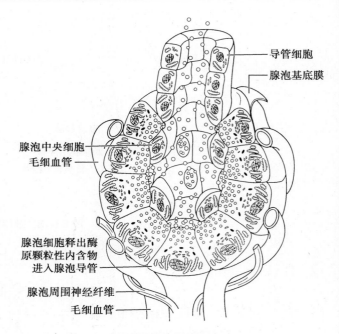

图88-15　胰腺的腺泡

导管细胞
腺泡基底膜
腺泡中央细胞
毛细血管
腺泡细胞释出酶原颗粒性内含物进入腺泡导管
腺泡周围神经纤维
毛细血管

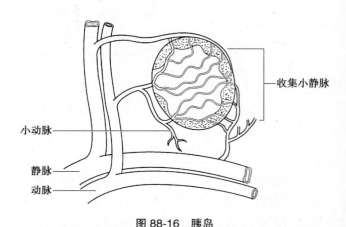

图88-16　胰岛
(胰岛周围点状区为非β细胞,中间无点状区为β细胞)

收集小静脉
小动脉
静脉
动脉

一、胰腺外分泌功能

胰腺的外分泌液为胰液,无色透明,pH7.0~8.3,它的成分主要为水,电解质和各种消化酶,胰液受促胰液素、胆囊收缩素(CCK)和迷走神经的刺激而分泌和调节。水和各种电解质是胰腺腺泡细胞和导管上皮细胞在促胰液素刺激下分泌的。胰液与血浆相比较,钠和钾等阳离子浓度相同,但碳酸氢根离子则浓度较高,而氯离子浓度则低。

1. 碳酸氢盐的分泌　碳酸氢盐的作用十分重要,它可中和胃酸,也是胰酶的携带媒介,防止蛋白酶在进入小肠前被活化,这种碱性环境还可防止胰腺组织被消化分解。碳酸氢盐的浓度在休息时为20mmol/L,刺激后可达150mmol/L,在胰导管和小叶间导管中,碳酸氢盐与氢离子进行交换。碳酸氢盐的分泌,主要是存在于十二指肠黏膜内的内分泌细胞分泌的促胰液素活化细胞中的CAMP而受刺激分泌出来的。当酸性物质进入十二指肠后,即会刺激促胰液素的分泌,酸性愈高,刺激的分泌量愈多。此外,CCK对碳酸氢盐的分泌亦有促进作用,这主要是CCK有增强促胰液素的作用,CCK在促胰液素浓度很低的情况下也能增强碳酸氢盐的分泌反应,甚至在十二指肠无酸的情况下,也具促进碳酸氢盐的分泌。此外,阿托品可抑制碳酸氢盐的分泌,而迷走神经切除后,可减少其分泌量的90%。

2. 消化酶的分泌　胰腺腺泡细胞分泌多种消化酶,主要的是淀粉酶、脂肪酶和蛋白酶。胰液中含有1%~10%的蛋白质,主要为酶、酶原、少量血浆蛋白、胰酶抑制物和黏液蛋白,胰腺的各种消化酶的前身,包含在腺泡细胞顶端的酶原颗粒中,当它释入腺泡内腔后,当腔内pH值>7.0时,在胰岛激素和迷走神经刺激使得各种消化酶得以释放。摄入不同食物,释放淀粉酶、肮脏酶和蛋白酶的比例也不同,促胰液素和VIP也能刺激胰腺腺泡细胞,增加腔内CAMP的制造,从而增强CCK和乙酰胆碱的反应。

淀粉酶是一种α-淀粉酶,它可切断淀粉的1,4-α-糖苷键,产生麦芽糖,麦芽寡糖和α-糊精,随即在麦芽糖酶和α-糊精酶的作用下生成葡萄糖。一般情况下,淀粉酶是以活化形式分泌的在较高pH范围内可维持较稳定的活性。淀粉酶的活性测定,用于急性胰腺炎的临床诊断。

脂肪酶在胆盐和共脂酶的辅助下水解甘油酯,共脂酶可使脂肪酶在小肠上段的pH=6.5情况下消化脂肪。而胆固醇酯酶在胆盐辅助下,将胆固醇酯水解为胆固醇和脂肪酶。磷脂酶A$_2$在胰蛋白酶激活后可催化卵磷脂水解为胆固醇和脂肪酶。磷脂在pH=7.0~9.0情况下功能最好。如胃酸分泌过多,十二指肠和空肠的pH<6.5时,即可造成脂肪消化不全,形成脂肪泻。胰脂肪酶的活性可作为急性胰腺炎的诊断指标。

蛋白酶原在pH<7.0情况下,自身分解或在肠激酶作用下脱去一个短肽-胰蛋白酶原激活肽,形成胰蛋白酶。胰蛋白酶可活化胰凝乳蛋白酶、磷脂酶、羟基肽酶和弹力蛋白酶等。血清和尿液的胰蛋白酶原测定可用于急性胰腺炎的诊断。

在胰腺外分泌的分泌促进机制中,主要受激素和神经的作用,激素中有促胰液素、CCK、胃泌素、鲑皮素和神经降压素等。神经是副交感神经的胆碱能

神经原。其抑制机制中,静脉血糖升高或注入氨基酸,均可抑制胰液的分泌,肠内营养增加亦可抑制胰液的分泌,其抑制机制是通过各种肽类激素的释放达成的,这些肽类激素有胰高糖素、生长抑素、胰多肽等。

二、胰腺内分泌功能

胰腺的胰岛内具有多种细胞,分泌不同的激素,会产生不同的内分泌肿瘤,如表88-1所示。

表88-1　各种胰腺内分泌和肿瘤

细胞种类	激素	内分泌肿瘤	%
α	胰岛素	胰岛素瘤	60%
β	胰高糖素	胰高糖素瘤	
δ	生长抑素	生长抑素瘤	
G	胃泌素	胃泌素瘤(ZES)	18%
D$_2$	VIP	VIPoma/WDHA	

(一)胰岛素的合成、分泌和作用

胰岛素为一56个氨基酸的多肽,分子量为6kD,含有两个多肽链,A链和B链,以两个双硫键联接,其前身是81氨基酸的前胰岛素,裁去含36个氨基酸的C肽后才形成胰岛素。胰岛素在胰岛内的β细胞分泌颗粒中合成,当其进入门静脉系统后,约一半胰岛素在肝内被清除。胰岛素与细胞上受体结合后,可促进胰岛素转运进入细胞内,但这是可逆过程,当胰岛素浓度改变后,受体数量及亲和性即向相反方向改变,这样才能维持葡萄糖的稳定输送;反之,当受体数量减少时,就会形成胰岛素抵抗。

胰岛素的功能是抑制肝糖原分解而加快核酸和蛋白质的合成,并能抵制脂肪的分解。所以当缺乏胰岛素时就会发生高血糖和酮症中毒,而当胰岛素过量时,或肝脏对胰岛素过度敏感,就会导致低血糖。

胰岛素的分泌调节,主要通过葡萄糖转运蛋白、肠道激素如胃抑肽类血糖增高素多肽、副交感神经和交感神经等,胰岛素分泌有很大的储备功能,在80%以上的β细胞破坏后才会产生糖尿病。发生在β细胞的肿瘤可分泌过量胰岛素,引起低血糖反应,即临床表现的Whipple三联症(低血糖;测血糖低;给予葡萄糖以后症状好转)。

(二)胰高糖素的合成、分泌和作用

胰高糖素为一29个氨基酸的多肽,有多种形式存在于胃肠道内,多为肠高血糖素。胰高糖素的功

能与胰岛素相反,促进肝糖原分解和加速葡萄糖异生,从而提高血糖浓度,提供组织额外的能源。它的分泌受低血糖的刺激,受高血糖的抑制。

当机体应急时,胰高糖素分泌会在皮质酮、儿茶酚胺和生长激素影响下升高。胰高糖素还有促进脂肪的分解作用;因而更易发生酮症酸中毒。

(三) 生长抑素的合成、分泌和作用

它是一 14 个氨基酸的多肽,产生于下视丘和胰腺 α 细胞内,同时也存在于胃底部和肠道内,可抑制生长激素的释放,还能抑制胰岛素、胰腺和小肠多肽激素的释放,抑制胃、胰消化酶和胆汁的分泌。因它同时存在于中枢神经和肠道内,是特殊的激素连接特殊范例,并称谓"脑肠轴"。如 δ 细胞生长肿瘤,可表现有糖尿病、胆石症和胰腺肿瘤等多肿瘤征。

(四) 胰多肽的合成、分泌和作用

它是一 36 个氨基酸多肽,是胰多肽细胞分泌的。它能抵制胰的消化酶、碳酸氢盐的分泌,抑制胆汁分泌和胆囊的排空。胰多肽在葡萄糖代谢稳定和营养平衡方面具重要作用,当摄入糖、蛋白和脂肪后可刺激其分泌释出。在糖尿病患者中胰多肽升高。发生于胰多肽细胞的肿瘤,仅有腹泻症状。

(五) 胃泌素的合成、分泌和作用

胃泌素有 G_{14}、G_{17} 和 G_{34} 三种亚型,所含的氨基酸残基数量不同,它们均由胃窦部 G 细胞所分泌,在胚胎时胰腺有大量 G 细胞,成人后退化消失。Zollinger 和 Elison 报告胃泌素瘤病例,具高酸、顽固性消化性溃疡和胰岛细胞瘤同时并存,故称为 Z-E 综合征。后又在肿瘤中分离出胃泌素,而胃泌素瘤的已成为仅次于胰岛素瘤的胰腺内分泌肿瘤,约有90% 发生在胰内,10% 发生在胰外,Z-E 综合征病人中 60%~70% 是恶性的,仅有 5% 是细胞增生。

(六) 血管活性多肽 (VIP) 的合成、分泌和作用

胰岛内少量的 D 细胞产生 VIP,它可以引起水样腹泻、酸中毒、低钾血症、低胃酸或无胃酸、皮肤潮红等症状。如 D_1 细胞发生肿瘤,则称胃胰致腹泻瘤。或腹泻低钾无胃酸(WDHA)或低胃酸综合征(WDHHS)。

（杨春明）

第八十九章

胰腺先天性发育异常手术

第一节　胰腺胚胎发育

　　人的胰腺源自内胚层,在胚胎发育至第4周时,形成了由前肠、中肠和后肠组成的原始肠管。在前肠尾端腹侧的内胚层增厚,形成肝憩室,这是肝和胆道系统的原基;同时在肝憩室尾侧和对角,同样的内胚层增厚,形成了胰腺的原基。胰腺原基有腹背两个,背胰稍高于肝憩室,腹胰稍低于肝憩室(图89-1)。

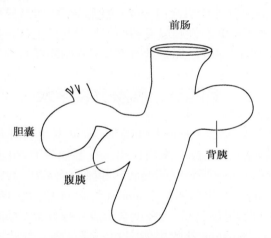

图89-1　胚胎4周时,前肠形成了肝、胆道和胰腺原基

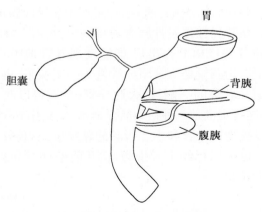

图89-2　胰原基的胰背和腹胰形成胰体尾部和头部

　　第5~6周时,随着胃、十二指肠的向左顺时针旋转,腹胰旋转至十二指肠背侧。第7周时,背胰和腹原基相汇合,背胰形成胰体尾部,腹胰形成胰头部(图89-2)。同时,腹胰和背胰管连接成主胰管,并与胆总汇合,开口于Vater壶腹部。背胰管的近侧部分残留为副胰管,开口于十二指肠小乳头(图89-3)。

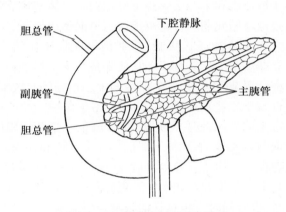

图89-3　副胰管开口于小乳头

　　如果胚胎发育过程中,在解剖上发生变异,即可形成多种先天性发育异常情况,如环状胰腺、胰腺异位、胰管胆管汇合变异等,常需手术纠正。

第二节　环状胰腺手术

　　如果在胚胎发育过程中,如腹胰未能与十二指肠顺时针旋转,其尖端固定于原位,则会形成一个带状胰腺组织,环绕着十二指肠。环状胰腺一般直径1cm左右,常位于十二指肠降部上段,致使十二指肠狭窄,造成十二指肠梗阻(图89-4)。环状胰腺为正常胰腺组织,并有胰管与十二指肠开口沟通。环状胰腺引起的高位肠梗阻症状,多发生于新生儿,也偶有成人才发生症状者。前者为婴儿型,表现为急性完全性肠梗阻;后者则表现为慢性部位肠梗阻。临床症状有频吐,呕吐物可有胆汁,有的会出现皮肤和巩膜黄染;慢性病例会有消瘦和营养不良。X线腹

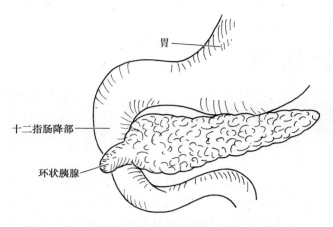

图 89-4 环状胰腺常见位置

部平片可见胃及十二指肠扩张充气,呈双球形,有两液平面,还有的可并发急性胰腺炎和消化性溃疡等。这与幽门梗阻仅有一个液气平面不同。胃肠碘剂上消化道造影和十二指肠镜可确定梗阻具体部位。最近报道在胎儿期间行超声检查可早期做出诊断。

一经诊断环状胰腺,特别是出现临床症状者,应立即手术治疗。由于环状胰腺常与十二指肠粘连紧密且混杂生长,并发生严重的十二指肠肠腔狭窄,且近端十二指肠肠壁又常变薄,易于撕裂。故一般不宜采取切除此环状胰腺,而采取十二指肠梗阻的近端与远端吻合手术,或十二指肠空肠 Roux-en-Y 式吻合。不然常会发生出血、胰瘘等并发症,这对于新儿生十分不利。如术中发现胆总管下端同时有梗阻时,也应同时行胆总管空肠吻合引流术。

【手术步骤】

1. 手术前准备 ①适当补充营养;②纠正水和电解质紊乱;③胃肠减压,减少胃及十二指肠近段的潴留所致的水肿和充血。

2. 切口 一般采用右上腹直肌切口,或右上腹横切口。

3. 探查 可从扩张肥厚的胃向远端探查,见十二指肠球部扩张明显,十二指肠降部被环状胰腺素索索带样物环绕,此处管腔明显狭窄。

4. 充分显露 先将结肠肝曲牵向下内方,剪开此处的横结肠系膜(前叶),向下钝性分离,即可显露出扩张的十二指肠球部和其下方的环状胰腺。

5. 十二指肠近端端侧吻合术 提起十二指肠扩张的近端肠壁,行横向切口,再于环形胰腺的远端十二指肠壁行纵形切口,两切口如同鱼口样拉拢,使用可吸收线行全层间断缝合,外浆肌层用一层细丝

线间断缝合加固(Lumbert)。如果两肠切口拉拢时张力很大,就应改行十二指肠空肠 Roux-en-Y 吻合术。

6. 十二指肠近端空肠 Roux-en-Y 吻合术 常使用的方法是结肠后途径吻合,在结肠系膜右侧无血管区戳一孔洞,将已切断的空肠远段端提上至十二指肠扩张的球部行端 - 侧或侧 - 侧吻合。空肠近段再与远段行端侧吻合术,结肠裂孔和肠系膜形成的间隙仔细闭合,以防内疝发生。

第三节 异位胰腺手术

也称为迷走胰腺,是胰腺以外部位出现的胰腺组织,常见的位置为十二指肠、胃、空肠和结肠,少见的位置为肠系膜、大网膜、胆囊、肝、胆管等,Meckel 憩室内也会出现异位胰腺。异位胰腺的临床征象是根据其出现部位而定,一是过多的异位胰腺可引起空腔脏器的梗阻症状;二是异位胰腺所含的外分泌可分泌各种消化酶,造成溃疡出血症状;三是异位胰腺的内分泌可引起内分泌性胰腺肿瘤;四是异位胰腺亦可引起急性胰腺炎和癌。当引起以上各种症状时,应予以切除,但尽量勿累及所在组织器官。

第四节 胰腺分裂手术

这也是一种先天性畸形,但可发生在任何年龄段,甚至尸检也无法检出。在胚胎发育期间,胰腺是经由腹胰和背胰的旋转和融合而形成,腹侧的 Wirsung 管和背侧的 Santorini 管也这样融合形成。如果此两胰管融合失败就会形成胰腺分裂。胰腺分裂时,Wirsung 管收集钩突和一部分胰头部胰液引入十二指肠壶腹部;而 Santorini 管则收集了其他大部分的胰液引入十二指肠降部头段的副乳头,如果此两导管的任一发生梗阻,即可产生急性胰腺炎。

在特异性复发性胰腺炎病例中,约有 25.6% 是胰腺分裂(ERCP 查出)。如能发现导管梗阻,可通过十二指肠镜送入梗阻导管乳头一支探子,再沿探子切开乳头的一侧,扩大此导管,希望得以改善梗阻,这其实也是一种括约肌成形术,是使用 6-0 可吸收线缝拢胰导管和十二指肠的黏膜层,不必置支撑物。也可以行经十二指肠(切开前壁)的梗阻导管乳头成形术。

(杨春明)

第 九 十 章

胰腺损伤手术

因为胰腺和十二指肠在腹膜后,所以腹部损伤中胰和十二指肠损伤较为少见,胰腺创伤仅占腹部损伤的4%左右,而十二指肠损伤约2%~5%。但胰腺损伤中却有多达40%的患者同时存在十二指肠损伤,所以在诊治时需注意这一特点。胰腺损伤的并发症和死亡率均较高,且在过去10多年中无明显改善,迄今其死亡率仍高达16%~18%,并发症率达36%左右。之所以有这样较差的预后,主要因素是:①胰腺损伤发病率低,以致对其治疗缺乏经验;②同时合并外伤较多,有的报道达90%左右,病情重且复杂,多为血管和附近脏器伤,这也是早期死亡的主要原因;③早期诊断较难,使治疗拖延。

近年来,随着循证医学资料的不断积累,对胰腺损伤的治疗出现了一些改进的方法;如:①可不采取旷置幽门的方法;②大大减少广泛切除胰腺的术式;③渐渐推广喂食性空肠造口和创伤控制外科(damage control surgery,DCS);④多采用单纯引流和直接修复创伤;⑤重视院前抢救治疗,使伤员情况稳定后再行决定性治疗;⑥通过影像学和ERCP检查,选择部分病例在严密观察下行非手术治疗。

对胰腺损伤的评估:在处理胰腺损伤时,应先对胰腺损伤做出评估。

在确定胰腺存在损伤后,要对伤员做出评估,这要从两方面考虑。一是合并伤情况,如合并十二指肠、胆总管和其他器官损伤情况;另一是胰腺损伤本身情况,如受伤机制,损伤部位和范围,胰腺组织破坏程度,损伤时间等。然后对胰腺损伤程度做出评级,评级的方法有Lucos 4级法(1997),Moore 5级法(1981),Smego 4级法(1985)等,但当前常以1990年的美国创伤外科学会器官损伤评级(AAST-01S)为常用方法(表90-1)。Cogbill在1991年分析74例胰腺损伤,按此分级结果是:Ⅰ级0例;Ⅱ级19例(26%);Ⅲ级50例(67%);Ⅳ级5例(7%);Ⅴ级0例。Ⅱ级死亡率为5%,Ⅲ级为16%。

表 90-1　胰腺损伤的分级(AAST-01S)

分级	胰腺损伤情况	
	血肿情况	裂伤情况
Ⅰ	小挫伤无胰管损伤	表浅裂伤无导管损伤
Ⅱ	大挫伤无胰管损伤和组织丢失	大裂伤无导管损伤和组织丢失
Ⅲ		胰腺远端断裂或实质损伤,有导管损伤
Ⅳ		胰腺近端断裂或实质,包括壶腹部损伤
Ⅴ		胰头部大范围破碎

【手术适应证】

如证实或怀疑有胰腺损伤时,再加上出现典型的腹腔内脏伤体征(腹部压痛、肌紧张、反跳痛、肠音消失等),即应立即剖腹探查手术。

【术前准备】

在抢救创伤和低血容量休克同时,积极术前准备,包括维护空气通畅,充分给氧、液体复苏、配血、预防性抗生素可选用二代头孢菌素。

【手术步骤】

1. 切口　一般采用腹部正中切口,上自剑突,向下绕脐,再根据术中发现伤情向下延长。

2. 探查　剖入腹腔后,首先立即止住影响生命的出血点,特别是大血管和肝、脾等实质脏器的出血。随即寻找空腔脏器的穿孔、破裂,止血和修补后,再探查腹腔。对于胰腺的显露,必须做到直视下检查头、颈、体和尾部,有些征象可协助对胰腺创伤的怀疑,如中央区腹膜后血肿、腹膜后胆汁染色、邻近器官创伤、胰腺周围和小网膜腔水肿等。

3. 显露胰腺　胰腺的显露应包括全部胰腺的前后壁。

(1)显露胰头和钩突部:使用Kocher手法操作,切开十二指肠外侧的后腹膜,使用锐性和钝性相结合的手法,将十二指肠第二及第三部向内侧方向游离。此时如发现胰头部有大血肿时,即将胃中的鼻胃管用手指经幽门放入十二指肠第二部内,以作为引导避免在分离十二指肠时造成肠壁损伤。助手在分离过程中仔细牵引十二指肠袢,最后至完全触及在肠系膜上血管水平的胰头部为止。这样手术者即可完全看清十二指肠二、三部的前后壁,也能允许术者显露出胰头部、钩突部和下腔静脉。此时还须注意勿损伤右侧生殖腺血管注入下方的下腔静脉汇合口。

约15%人群存在有钩突,所以当胰腺外伤决定行胰腺远端切除手术时,应判定伤者是否存在有钩突。如有钩突则在肠系膜上血管左侧切除胰腺,可能切除整个胰腺的65%,不会造成胰腺外分泌和内分泌功能不全;但伤员不存在钩突,这样会切除80%的胰腺,即会造成胰腺内分泌功能不全,手术后甚至需要胰岛素治疗。

(2) 显露胰腺上缘:分离并切断胃肝韧带,剖入小网膜腔,将胃上缘牵向下方,即可直视见到胰腺上缘,包括胰头、体部和脾动静脉。

(3) 显露胰腺全部:再沿胃结肠韧带向左右两侧分离,结扎切断左、右胃网膜血管,充分完全显露胰腺的全部,这不但能检查胰头、体、尾部的创伤,还能检查胃后壁有无外伤(图90-1)。

(4) 显露胰腺后面:在显露胰腺前面并对创伤给予处理后,必须显露胰腺后面,才能充分显露胰管,检查其有无损伤。在胰腺下缘横形切开后腹膜,将胰腺向头侧牵引,直视胰腺后面,并用双手手指触诊检查胰腺,施行这一操作时,须留意勿损伤肠系膜上血管(图90-2)。

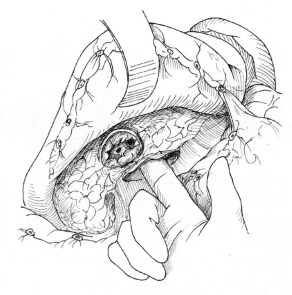

图 90-2　显露胰腺后面

(5) 检查胰管:当疑及胰管严重损伤时,即应行术中胰管造影术,这样可查出胰管的各种损伤,如完全断裂、胰液漏出、胰管撕裂、穿孔、合并胰实质损伤等情况。施行术中胰管造影术,先切开十二指肠降部乳头附近的前壁,通过 Vater 壶腹胰管造影;或是通过损伤断裂的胰尾部,寻出胰管插管造影。

使用 5F 导管注入胰管内对比剂 2~5ml 后造影,有时胰尾部胰管较细,不易插管,可改为 Vater 壶腹插管。如插管仍困难时,可行胆总管切开,置入导管或 Baker 扩张器送至胆总管下端,帮助寻见壶腹部。在缝合切口时需仔细轻巧,防止胆漏或十二指肠漏发生。如仍无法插管时,还可借助 ERCP 插管,但这时最好有配备荧光透视的手术台。

4. 合并脾损伤的处理　有时合并脾脏损伤时,可在脾门和胰尾区域出现血肿,这时可游离结肠脾曲并牵向下方,游离切断脾结肠韧带、脾肾韧带和脾胃韧带等,再从外侧向内侧游离脾脏,充分显露脾脏及其供应血管,此时也能检查胰尾的后面(图90-3)。

5. 手术治疗方法　对于胰腺和胰腺合并十二指肠损伤的外科手术治疗方法有多种,如表90-2所示:

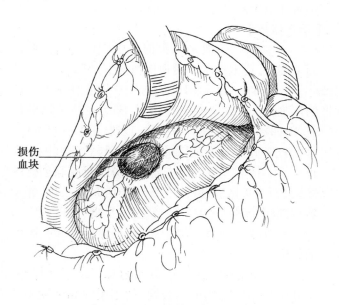

损伤
血块

图 90-1　显露胰腺全部

表 90-2　胰腺和胰腺合并十二指肠损伤的外科治疗方法

1. 单纯引流
2. 单纯胰腺修补
3. 复合性胰腺修补
4. 胰腺远端切除(至肠系膜上血管左侧)

续表

5. 胰腺远端切除,但保存脾脏

6. 广泛胰腺远端切除(至肠系膜上血管右侧)

7. 广泛胰腺远端切除,胰腺远端空肠吻合术

8. 十二指肠憩室化手术(迷走神切断术及胃窦部切断术、胃空肠吻合术、十二指肠修补术、T形管引流和外引流)

9. 幽门旷置术

10. 胰十二指肠切除术(Whipple 手术)

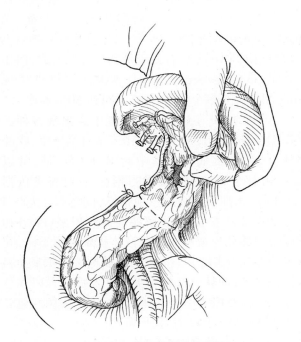

图 90-3　胰尾和脾脏的显露

大约有 70% 的胰腺损伤可使用单纯胰腺修补术加引流治疗。外科治疗的基本原则是扩创术至有生机的组织。将断裂的胰腺用吻合器或不吸收缝线缝合,破裂的胰管予以结扎,引流的方法以闭式抽吸引流为宜,外引流可减少并发胰瘘的发生,亦可降低腹内脓肿发生率;引流的时间一般为 10~14 日,直至伤员自己进食为止。

在外科处理胰腺损伤时,尚须遵循以下原则,首先是有效控制止住出血,清创除去无生机组织,缝合裂伤和防止胰漏等。

(1) 修补裂伤:对于胰腺包膜撕裂、实质裂伤,可用单纯缝合和闭式抽吸引流即可。当利用胰腺包膜覆盖行缝合撕裂伤时,注意勿引起以后的假囊肿形成,以不吸收线间断缝合,两端要抵达裂伤边缘,对胰腺实质裂伤,必须仔细检查除外胰管裂伤。

(2) 胰腺部分切除:当有主要胰管裂伤或断裂伤时,如在肠系膜上血管左侧,尽可能切除胰腺远端部分。如导管裂伤位于肠系膜血管右侧,也尽量采取扩大的胰远端切除。保留头部胰腺,断端间断全层缝合之。另外一种改良术式是裂伤段切除,近端胰腺闭合;远端胰腺行胰腺空肠对端吻合术,空肠本身再行 Roux-en-Y 式吻合术。

(3) 胰头部损伤的处理:对于胰头部严重损伤,或合并十二指肠损伤者,在必须切除胰头部的情况下,则可行 Whipple 手术(图 90-4),但施行 Whipple 手术有着严格的手术适应证,主要有:①胰头部和附近大血管破裂发生大出血;②胰头部发生导管损伤无法修复者;③合并无法修复的十二指肠、胰头伤和胆总管损伤。

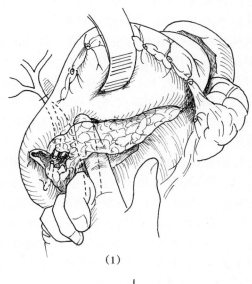

(1)

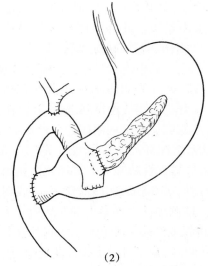

(2)

图 90-4　胰头部损伤的 Whipple 手术
(1)手术切除损伤的胰头部;(2)吻合方式

(杨春明)

第九十一章

急性坏死性胰腺炎手术

第一节　概述

一、急性胰腺炎病理变化和分类

急性胰腺炎是胰腺的一种可逆性炎症过程，它的临床病程变化多端，可局限在胰腺组织内，也会侵及胰周组织甚至更远的重要器官。可单次发作也可多次复发。严重程度不同，轻的占80%，仅住院治疗即常可治愈，死亡率 <1%；重的占20%，会发生多器官功能障碍而需要加强治疗，死亡率高达10%~30%，这主要依据胰腺炎症是无菌性坏死抑或感染性坏死。

急性胰腺炎是胰腺的消化酶，由于多种原因被激活后，造成胰腺自身和周围脏器发生消化作用而引起的炎症性疾病。常见的激活胰酶因素有：胆汁返流、十二指肠液返流、酒精中毒、高脂血症、妊娠、甲旁亢高钙血症、药物等。造成急性胰腺炎病理变化加剧的因素有：胰腺血液循环障碍、灌注供血不足；细胞因子过度激活而发生全身炎症反应综合征（SIRS）；感染因素等。此外机体自身的易感性也是重要原因，如损伤、营养、缺血、缺氧等。

根据疾病严重程度，又基于影像学表现，临床上将急性胰腺炎分为间质水肿性胰腺炎和坏死性胰腺炎两大类。①间质性胰腺炎多出现在发病一周以内，有胰腺实质和胰周组织的急性炎症，伴弥漫性肿胀，但无组织坏死。但如炎症发展严重，则有5%~10%形成坏死性胰腺炎。②坏死性胰腺炎呈弥漫性或局灶性，破坏胰腺实质深达3cm，或超过其体积的30%。胰腺灌注损伤常出现在病后4天。

急性胰腺炎的病情变化中，可出现两个死亡高峰期：①早期，发病后1~2周内，此时体内大量细胞因子和炎症性介质大量释放，除局部出现水肿、出血液化和坏死；全身还出现SIRS，严重时出现MODS，如再加重又会演变为MOF。②后期，多出现在中、重度病人中，此时还会出现抗炎症反应综合征

（CARS），加重感染的风险。

近年来，临床上将急性胰腺炎的严重程度分为三级：①轻型（MAP），无局部和全身并发症，无MOSD，早期可痊愈，死亡率低；②中度重症（MSAP），可短暂出现MOSD，可合并局部和全身并发症，但死亡率低；③重症（SAP），持续性MOSD，早期即出现SIRS，累及一至多个器官，死亡率可达30%~50%。

急性胰腺炎在病程演变过程中会出现各种炎症。①全身性的有MODS、SIRS、全身性感染、腹腔高压症、胰性脑病等。其中对MOF的评估，常以Marshall评分系统为主要参考指标，这种标准依据PaO_2/FiO_2，血肌酐和血压三项指标，按轻重分为0~4分。②局部并发症，应了解胰周体液积聚（PFC）和胰腺组织坏死形成的固体或液体积聚有所不同，间质水肿性胰腺炎的并发症有急性胰周液体积聚和胰腺假性囊肿；而坏死性胰腺炎的并发症有无菌性急性坏死性胰液积聚（ANC），感染性ANC，无菌性包裹性坏死和感染性包裹性坏死等。

二、手术前评估

1. 临床症状　最重要的是急性腹痛，以上腹部为重，常伴后背部放散；各种消化道症状，如恶心、呕吐、腹胀等；全身发热，精神症状等；T、P、R、BP等，此外还需了解病人的年龄、体重及伴随疾病等。

2. 实验室检查　血浆胰腺消化酶浓度增高，是诊断急性胰腺炎的基石，在入院48小时内做出，其中淀粉酶已广泛使用，是确定诊断的指标，脂肪酶也是诊断的有价值指标。CRP值在判断急性胰腺炎的严重性方面有实用价值，但它不能在发病48小时内反映出来。其他的实验室检查及特殊检查有：白细胞计数、不成熟中性粒细胞、PaO_2和$PaCO_2$、血尿素氮、Hct、肌酐等。

3. 影像学检查　对比剂增强CT检查是判断有无急性胰腺炎的好的证明，应在出现症状48~72小时完成，可通过证实有无坏死或其他局部或全身并发症而判断疾病严重性。对并发有持续的器官功能

不全、脓毒症、其入院后 6~10 小时内临床状况不佳者需重复 CT 检查。

增强 MRI 与增强 CT 在许多方面功用相同，其优越性仅在判断 >3mm 的胆管结石和胰腺出血优于 CT。此外，这两项检查对判断炎症的严重性有重要作用。

4. 病因学判定 急性胰腺炎时应通过临床病史、实验室检查及超声检查来判定其病因。临床病史包括胆石、嗜酒、药物、代谢疾病、自身免疫病、家庭史、感染和外伤等；实验室检查包括血清 ALT，如在发病 48 小时内超出正常值 3 倍考虑胆道疾病病因、血清钙和甘油三酯。

5. 判断预后的指标 目前常用的有以下几种：

（1）APACHE Ⅱ 分级：其分级内容包括的因素有各种急性生理性指标，如呼吸、直肠体温、平均动脉血压、心率、PaO_2（mmHg）、动脉血 pH、血清钾、血清钠、血清碳酸氢根、血清肌酐、红细胞压积、白细胞计数、Glascow 昏迷评分。此外，尚需了解年龄和慢性健康状况。

（2）Ranson 标准：由 11 种临床和实验室指标测量而成，最为常用，在入院 48 小时内完成，年龄 >55 岁，WBC>16.0 × 10^9/L，血糖 >11.1mmol/L，血清乳酸脱氢酶 >350U/L，AST>250U/L。在入院 48 小时内测量 HCT 降低 >10%，血尿素氮增加 >5μg/dl（1.8mmol/L），血清钙 <8mg/dl（2mmol/L），碱储量缺少 >4mmol/L（4mEg/L），液体需要量 >6000ml，PaO_2<60mmHg。以上每一项计分一点，如为 1~2 点死亡率 11%；3 点 10%；4 点 15%；如 >7 点则为 50%。

（3）最近 DeWaele 对过去 Balthazar 制定的 CT 检查严重性指数作了修正，主要使用胰腺外炎症和胰腺坏死情况，通过评分作预后判断。胰腺炎症方面，胰腺正常为 0 分，胰腺内炎症伴或不伴胰周脂肪组织坏死为 2 分，胰腺或胰周液体积聚或胰周脂肪坏死为 4 分；胰腺无坏死为 0 分，≤ 30% 坏死为 2 分，>30% 坏死为 4 分；此外，还添加了胸膜腔渗液、腹水、血管性并发症、胰实质并发症和胃肠道受累，各增加 2 分。将以上计分积累起来，0~2 分为轻型胰腺炎，4~6 分为中度胰腺炎，8~10 分为 SAP。三者的外科干预率分别为 1%、1% 和 50%；感染率分别为 1%、50% 和 70%；器官衰竭率分别为 1%、1% 和 50%。

Balthazar 的 CT 检查严重性指标，可用于指导治疗和判断预后（表 91-1）。

表 91-1 CT 检查分级及严重性指标

1. CT 分级	计分
（A）胰腺正常	0
（B）水肿性胰腺炎	1
（C）B+ 轻度胰腺外改变	2
（D）严重胰腺外改变包括一处液体积聚	3
（E）多处或扩张性胰外液体积聚	4
2. 坏死	
无	0
小于 1/3 胰腺	2
大于 1/3 但小于 1/2	4
大于 1/2	6
3. 严重性指标	
0~3 分	8%
4~6 分	35%
7~10 分	92%
死亡率	
0~3 分	3%
4~6 分	6%
7~10 分	17%

三、治疗原则和方法选择

非手术治疗方法可使大多数无菌性坏死性 AP 患者获得良效。但随着病情发展，有的患者需进行手术治疗。20 年前，对于 SAP 曾推荐早期外科治疗，但常在治疗过程中发生多器官功能衰竭，死亡率高达 65% 左右，后来从回顾性研究试验组中发现延迟手术治疗的死亡率可降至 12%。当前的共识是手术时机应尽量后延，一般在发病后 2 周，甚至到 3~4 周时再手术，这不但降低死亡率，还能减少术中出血和保存正常胰腺组织。

（一）非手术治疗

近年来这方面进展较快的是营养支持和抗生素应用。

1. 营养支持 2010 年版的 AP 指南中已明确提出，肠道内营养在 SAP 中有适应证。一组荟萃分析的总结也认为全肠道内营养（TEN）较全肠道外营养（TPN）更为优越。哪种肠道内营养方法更为有效适用尚待进一步探索，在口服、鼻胃管喂食和鼻空肠管喂食等方法中，随机研究显示鼻空肠管喂食较好，它可防止因肠道内细菌移位而造成的胰腺坏死感染的发生,从而减少许多并发症和降低死亡率。但应注意肠内营养更适用于未出现并发症的早期 AP,如出现肠麻痹后则不宜使用;此外当肠内营养无法满足能量供给时,也应使用 TPN 补充。对于轻型 AP,一般在发作后 5~7 天,影像学检查胰腺正常时,即可正常口服进食,以低脂固体食物为好。

2. 抗生素应用 SAP 的重要并发症是坏死组织感染,预防性抗生素有助于降低这种并发症。荟萃分析研究显示,预防性抗生素可降低胰腺坏死组织感染的脓毒症率、死亡率、胰外感染率和外科干预率;但另一组 114 例随机双盲对照试验组研究显示,使用环丙沙星加甲硝唑后,与对照组相比,发生坏死组织感染、全身并发症和死亡率无甚区别。使用预防性抗生素时还须注意致病菌的抗药性和并发真菌感染等问题。

3. 早期液体复苏 SAP 患者在 24 小时内的液体复苏,影响着预后,一组前瞻性研究显示 24 小时内的早期液体复苏较 72 小时晚期液体复苏的器官衰竭率为低,35%vs.43%;死亡率也明显降低,0%vs.18%。

4. 其他治疗措施 ① AP 常伴有持续性严重腹痛,止痛措施十分紧要。腹痛会造成忧虑,并会影响病程演变,包括加剧呼吸窘迫等。止痛以非麻醉剂止痛药为好,丁丙诺啡优于普鲁卡因,它不会像普鲁卡因那样加剧 AP 的病理变化,包括收缩 Oddi 括约肌等。②胃肠减压:除非患者出现麻痹性肠梗阻和频吐,不然对 AP 毋须鼻胃管胃肠减压;另外除非发生应激性溃疡,不然也不需使用 H_2 受体拮抗剂。但多数外科医生仍主张在 AP 早期可持续静脉输注质子泵抑制剂。③最近瑞典有人研究使用血管紧张素 Ⅱ 受体拮抗剂可降低发生 AP 风险程度,在 1995—2005 年间对 167 000 高血压患者使用血管紧张素 Ⅱ 受体拮抗剂后,降低了 AP 的发生危险。

(二)内镜治疗

对于怀疑有胆管梗阻或证实有胆管炎的 AP,可寻求急诊内镜治疗的帮助。目前认为早期急诊内镜括约肌切开术,对胆石症引起的 AP 有所裨益,尤其是并发急性胆管炎的患者。待急性发作后病情好转时,可施行开放胆囊切除术,再视病情行胆总管切开取石术。而对于轻型胆石症并发 AP 者,在发作后病情好转后即施行 LC;SAP 者则需待炎症充分消退和临床症状好转后行 LC。

(三)外科手术

1. 手术适应证 急性坏死性胰腺炎的外科手术适应证为感染性胰腺坏死又出现脓毒症的临床症状和体征。无菌性胰腺坏死者则应由非手术方法处理,只有当 ICU 治疗时病情仍待续加剧、或出现多器官衰竭时才外科干预。

2. 手术时机 外科治疗的时间宜在发病后 14 日之后,尽可能在 3~4 周之后,除非患者出现一些特殊情况,如多器官衰竭,腹腔隔离综合征等,或经加强治疗又不好转时。

3. 胰腺坏死组织切除术 感染性胰腺坏死的最理想的手术是胰腺坏死组织切除术,亦称坏死组织清创术,手术尽可能的将坏死的胰腺组织和胰周的坏死脂肪组织一并切除,是迄今为止处理坏死性胰腺炎时其他外科手术无可比拟的关键性术式,这已成为全球各国外科医师的共识,这是经过较长时间的摸索,积累了失败的教训和成功的经验的结果。在 1980—1990 年,许多医院治疗感染性胰腺坏死时使用了仅仅是术中松动坏死组织再加胰床引流的术式。后来通过影像学检查发现其中多数病例并不能通过单纯引流达到去除坏死组织的目的。

4. 坏死组织切除术后引流 由于胰腺坏死不可能通过一次清创切除后完全去除,所以在切除坏死组织后仍须行引流手术,常用的引流方法有三种:①常规引流,即留置引流导管于胰腺坏死处引流;②持续闭式引流灌洗,是每日使用 6~8L 生理盐水注入放置坏死组织处的双腔留置导管进行灌洗引流,一直持续到无坏死组织流出为止;③开放引流:通过开放的腹壁切口,用纱布卷填塞腹膜后间隙和小网膜腔进行引流,每 2~3 日更换纱布敷料一次,直到坏死组织消失为止。对这三种引流方法评价的争议一直持续近 20 年,1991 年 D'Egidio 总结了 1980 年代的结果,发现三者的死亡率分别为 42%、18% 和 21%,显然常规引流方法预后最差($P<0.005$)。2000 年 Isaji 总结了 1990 年代的结果,发现这三者的死亡率分别为 45.8%、6.3% 和 23.5%,显然持续闭式引流灌洗的效果最好。近年来又开展了计划性坏死组织切除术(拉链技术),但它和开放引流一样易发生胰瘘和出血等并发症。选择这三种不同的引流术式,还可参照胰腺坏死组织的范围,如坏死局限在胰腺时可选用持续闭式灌洗引流,如坏死扩散至肠系膜根部和左右结肠旁时可采用开放引流。

腹膜后入路引流是近年使用的新技术,其优点为:①防止发生弥漫性腹膜炎;②手术后短期内即可肠内营养;③发生肠瘘几率少;④发生创口感染和切口疝几率也小。但这种引流术式对右侧十二指肠附近的胰腺坏死组织较难清创引流,易于发生十二指肠和门静脉损伤。至于通过经皮肾镜腹腔后和内镜经胃胰腺坏死组织切除术也刚刚开展,尚须积累经验逐步推广。Heiss 还通过 CT 的发现,提出两项预示引流预后的 CT 征象,一是胰腺坏死的范围;一是胰周液体积聚是否侵及肾旁和结肠旁沟。

5. 并发症的外科治疗

(1) 胰腺脓肿:一经诊断即应外科干预,有 78%~80% 的病人可使用经皮引流,在影像学技术引导下戳孔置管引流,如不好转,再行外科切开引流。

(2) 胰腺假囊肿:引流的适应证有:①出现腹痛等症状;②并发感染和出血;③在观察期间增大;④直径 >6cm;⑤观察 6 周仍无缩小或症状减轻。引流的方法有多种,如经皮穿刺引流、内镜引流、外科引流(囊肿肠吻合)等。经皮引流仅适用于胰管正常者。内镜引流可经胃、经十二指肠和经乳头引流等,这些都须内镜超声检查协助定位,但这些方法易发生出血、感染和穿孔等并发症。外科手术行囊肿空肠 Roux-en-Y 手术,效果较为肯定。

第二节　胰腺坏死组织清创切除术

【手术步骤】

1. 切口　一般采用上腹正中切口,如显露不足则可向下绕脐延至下腹正中,这种切口适用于诊断上存有问题的患者,可全面探查上腹部,减少组织损伤,如手术前疑有胆道系统疾患,可采用右上腹部切口,以便于探查。如胰腺炎症较重,且范围较广,亦可采用双侧上腹部肋缘下倒弧形斜切口(图 91-1)。

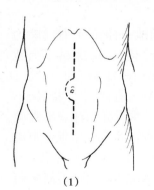 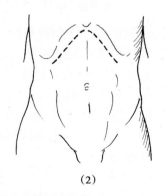

（1）　　　　　　　　（2）

图 91-1　胰腺坏死组织清创切除术切口

2. 探查　剖入腹腔后,首先检查腹膜的情况,包括充血、水肿、脓苔、坏死和皂化程度;腹水质、量、气味,并采集渗出腹水行常规、淀粉酶、脂肪酶的检查,并行细菌培养;同时检查胰腺周围器官和组织,

特别是大网膜受累情况;亦须注意有无脏器漏液和活动性出血。

3. 显露胰腺　显露胰腺胰床和小网膜腔的入路途径主要有两种:一种是经横结肠系膜入路;另一种是经胃结肠韧带。目前多数学者主张使用左侧经横结肠系膜入路,这种入路可避免接触炎症严重的大网膜,造成损伤和出血(图 91-2,图 91-3)。尽量在左侧无血管处切口横结肠系膜,向两侧继续扩大切口,当剖入小网膜膜腔后,向上牵开横结肠,向下牵开切口下方的横结肠系膜,随时注意勿损伤结肠中动脉及其主要属支。仔细向两侧扩大,这时即可完

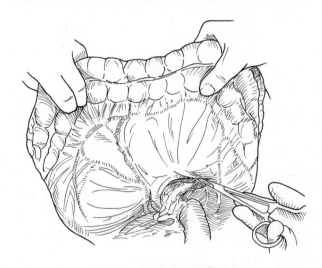

图 91-2　经横结肠系膜入路

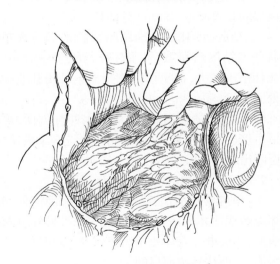

图 91-3　经胃结肠韧带入路

全显露胰腺的胰床。

4. 清创和切除坏死组织　检查并确定胰腺坏死组织的程度和范围,切开胰的包膜,对坏死组织采用手指钝性剥离、也可用卵圆钳和手术刀背轻柔松动,并切除。如坏死组织与正常胰腺组织界限不清

时,勿过度过深剥离,更不能使用刀剪锐器切剪,以防止胰腺坏死组织剥离而渗血或较大血管破裂出血。如发现脾动脉脾静脉或其主要分支破裂出血时,应立即结扎止血。对于毛细血管渗血,则耐心地压迫止血(图91-4)。

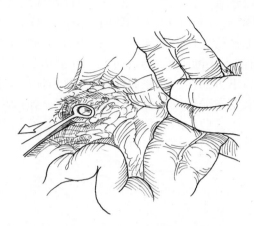

图 91-4　清创切除坏死组织

5. 清除胰外病灶　胰腺坏死组织清除后,对以下部位逐一检查和处理:

(1) 小网膜腔:特别是胰头后部、胰体尾部上方、左膈下区等处,检查有无坏死病灶,并沿胃后壁向上深部游离,进入此间隙内发现坏死灶,均一一清除。

(2) 胰尾部脾肾间隙:从横结肠系膜左端探查胰尾部的脾胃间隙,清除此处的坏死病灶。

(3) 结肠后间隙:在横结肠系膜根部探查左侧和右侧的结肠后间隙,发现坏死组织予以清除,如坏死灶范围较大,甚至可两侧分离至结肠肝曲和脾曲处。

6. 冲洗　清创后,先用双氧水冲洗创面,再用大量生理盐水反复冲洗,最后用稀释洗必泰液冲洗,直至吸出时冲洗液变得较清彻透明为止。

7. 引流　常用的引流方法有三种。

(1) 单纯常规引流:已不推荐使用,因清创和切除坏死组织手术不可能一次完全完成,另外也随病程演变,还会继续有坏死组织生成,所以仅靠单纯常规引流,不能达到预期目的。

(2) 持续性闭合性灌洗:使用引流三腔管引流[图91-5(1)],或两根硅胶管,放置于胰床较低处,缝合切口行闭式灌洗引流,一般持续6~8日,每日用生理盐水冲洗,引出液不再含有坏死组织和脓液为止。然后拔出引流管。值得注意的是,对于重症型坏死性胰腺炎的放置引流管,有时2~3根还不够用,如在

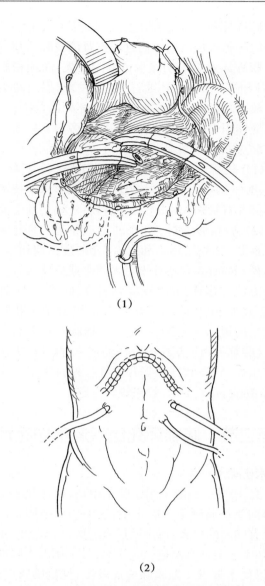

(1)

(2)

图 91-5　闭合性灌洗放置引流管的位置及引出路径

小网膜腔的左侧脾肾胰尾间隙,右侧的肝肾间隙均放置引流三腔管灌洗。右侧引流管自右肋缘下另戳创引出,左侧自左肋缘下引出[图91-5(2)]。

在放置引流管时,注意勿压迫胃、十二指肠、小肠、结肠而致损伤等并发症。术后亦须注意经常旋转引流管,防止与周围组织粘连,也要经常保持引流管通畅。

(3) 开放引流,当坏死组织较多,估计不能短期内消除炎症变化时宜采用,小网膜腔胰床放置多枝烟卷引流或软引流管,自前腹壁通出,每隔2~3日更换一枝,直至无坏死组织引出为止,也有的在腹壁安装生物性拉链(Zipper),可反复清创切除坏死组织,但现已很少使用。当遇到胰床渗血无法控制时,还可用纱布卷或垫放置胰床出血处,压迫止血,待出血

停止后再更换引流管引流。

（4）对各种引流方法的评价：20世纪末，曾有一组分析分别对常规引流、持续闭合性灌洗和开放引流三种方法的死亡率进行对比，三者分别为42%、18%和21%，显然常规引流预后最差（$P<0.05$）；另一组分别为23.3%、10.5%和28.3%。但对严重病例CAPACHE Ⅱ计分17分以上者分析，死亡率则分别为45.8%、6.3%和23.5%，此结果说明持续性闭合性灌洗引流方法效果最好。至于计划性反复坏死组织切除/清创方法（Zipper），其死亡率与闭合灌洗方法相似，但发生肠瘘、胰瘘和胰腺出血机会较高。最后决断选用哪种方法，还须视坏死范围和程度而定，如坏死组织仅局限于胰腺周围，可选持续性闭合性灌洗引流；如坏死组织范围较大，甚至扩散至肠系膜根部至左、右结肠曲时，则应考虑使用开放引流。

第三节　腹膜后经皮内镜胰腺坏死组织清除术

近年来微创技术有长足进展，开始使用腹膜后经皮内镜胰腺坏死组织清创术，此方法的优点是：①可以预防继发性腹膜炎，手术不进入大腹腔，胰腺坏死感染不会扩散到腹腔内；②手术后恢复较快，及时行肠内营养；③形成肠瘘并发症较低；④手术后切口感染和腹壁切口疝等并发症亦明显降低。其缺点是显露较小，不易全面直视坏死范围；一般在右侧入路，仅能达胰头部附近，不易窥视十二指肠后表面胰腺情况，也易发生损伤胰周血管门静脉和十二指肠壁而造成大出血。

【手术步骤】

1. 在手术前2~4周左右，在CT引导下循腹膜后途径置入外引流管（14~16F），先行引流胰腺周围渗出脓液。引流位置在胰腺坏死灶纵轴延长或附近的皮肤进针，并从肾前和筋膜前、结肠或十二指肠后方进入。

2. 置入外引流管后，间断冲洗持续引流脓液，并扩张引流管窦道，逐渐更换较粗引流管，最后使窦道能通过22F外引流管。

3. 清创手术在全麻下进行，先拔出外引流管，换入硬泥鳅导丝，并在窦道外口旁切开皮肤1.5cm长切口，置入胃镜所配套的套管扩张窦道至28F口径。

4. 顺扩大的窦道置入直径1cm的套管针外套管，再经外套管插入25F胃镜。

5. 在胃镜直视下，观察胰腺坏死组织的程度和范围，并尽量抽吸出胰周围和胰床上的脓液及坏死腐烂组织，再用抓钳依次尽量清除坏死组织，最后冲洗干净，再置入外引流管2根16F硅胶管作冲洗用，术毕。

【术后注意事项】

1. 手术后，每日使用3000~4000ml冲洗盐水持续冲洗，使冲出液保持清透。

2. 及时检查有无坏死组织堵塞引流导管，用注射器抽吸冲洗，使之保持通畅。

3. 术后1周CT复查，坏死组织是否清除干净，引流管位置是否得当。

4. 如坏死组织和积脓仍量多时，可于第一次术后一周后再次行胃镜下清除坏死组织，直至冲洗液持续清澈，CT证实已无坏死组织或积液，脓腔又渐消失后，拔出引流管。

第四节　急性坏死性胰腺炎并发症手术

一、胰腺脓肿手术

在急性重症型胰腺时，有两种情况可产生胰腺脓肿，一是感染性胰腺假囊肿，这时可出现全身性感染症状和局部炎症，一是胰腺坏死发生感染所引起的各种症状，如发热、脉速、中毒症状、白细胞升高、腹痛、呕吐、局部压迫症状及CRP增高、胃肠道症状等。检查时可触及腹部深在部位的囊性肿块，超声和CT检查可判断囊肿范围大小和位置。细针穿刺脓肿抽取脓汁行细菌镜检和培养，可帮助选择合理的抗生素治疗。

对其治疗时，应先区别脓肿是胰腺脓肿，还是感染性胰腺坏死。对前者大多可使用经皮穿刺置管引流，但对后者则需手术清创坏死组织后引流。但一经诊断胰腺脓肿均有手术指征。因为脓汁积聚是重要病患，只有除去脓汁才可治愈疾病。大约78%~86%的胰腺脓肿可由经皮穿刺置管引流治疗。如能在CT引导下寻找安全路径，则应首选这种简便方法。其一期愈合率可达30%~47%。仅当症状未能改善，才考虑改行外科手术清创引流。穿刺置管引流的缺点是易损伤胰管，另外也会产生导管狭窄不利于通畅引流等。还有的通过内镜超声定位引导，从胃内穿刺将引流管从胃腔置入脓肿引流，但也会因引流管较细而不易引出脓肿内坏死碎屑和稠厚脓液。

二、胰腺假囊肿手术

胰腺假囊肿指急性胰腺炎时胰周的渗液积聚，又被覆纤维肉芽组织的壁，但这种囊肿内壁并无真正的上皮层。急性胰腺炎的假囊肿常位于贴近胰腺的部位，特别易发生在小网膜腔内，但也有少数在盆腔、阴囊、纵隔和胸腔内。一部分胰腺假囊肿可在发病后6周以内自发性消失，如在6周内未消失反而增大者，将会持续增大，并出现各种并发症；而体积大小不是单一判断预后的指标，有时大的囊肿也会渐渐吸收缩小。主胰管的狭窄和囊肿与胰管交通的闭塞是不良预后的预兆。

慢性胰腺炎也会并发假囊肿形成，但常为多发性，囊肿较小，且在胰腺内。常用胰腺假囊肿的分类和治疗方法的选择如表91-2所示。

表91-2　D'egidio 胰腺假囊肿分类及治疗方法选择

分类	发生原因	胰腺管	囊肿导管联接	治疗选择
I	急性坏死性胰腺炎后	正常	不联接	经皮穿刺引流
II	慢性胰腺炎急性发作	异常无狭窄	50：50	内引流或切除
III	慢性胰腺炎	异常狭窄	联接	内引流导管减压

对于大多数急性胰腺炎并发胰腺假囊肿的病例，特别是囊肿直径＜6cm，又无明显症状者，可行非手术的支持治疗，随诊严密观察。仅当以下情况时才行引流治疗：①伴有腹痛等明显症状；②并发感染和出血；③在随诊期间出现囊肿增大，直径超过6cm；④观察6周，囊肿直径无缩小倾向。引流方法包括有经皮穿刺抽吸或置管引流，经内镜引流和囊肿肠吻合引流等。

1. 经皮穿刺置管引流　是侵害性最小的方法，其并发症率仅10%~30%，治愈率可达80%以上，但它仍为一种暂时性治疗措施，外科手术引流的效果较为更好。又因此种方法引流需时较长，平均达16~42日之久。宜需注意的还有术前最好通过影像学检查，了解胰腺管是否与假囊肿相通，此外还需了解有无假囊肿并发脾脏实质受累，这时应行远端胰腺切除和脾切除术。

2. 经内镜引流　可通过内镜，行经胃、十二指肠或经乳头等方法引流。但均须使用内镜超声检查及引导行各种引流。如有胰腺假囊肿与胰导管相通时，即行经乳头引流术，而不宜行经十二指肠引流术。经内镜引流术的主要并发症有出血、感染和穿孔等，施术时应注意防治。

3. 外科手术引流　假囊肿与胃或空肠行吻合术。

(1) 囊肿胃内引流术：囊肿的内引流手术，可与胃、十二指肠或空肠相吻合，这主要根据囊肿的位置以及囊肿与这些器官的关系而定。当囊肿与胃后壁相粘连时，可考虑行囊肿胃内引流吻合术，手术时先切开胃前壁[图91-6(1)]，显出胃的后壁，在接近囊肿的胃后壁用电刀切开一2cm长的小口[图91-6(2)]，深至囊肿的壁，穿刺囊肿证实后，将胃后壁切口上下缘缝至囊肿壁上，然后切开囊肿前壁[图91-6(3)]，吸出囊内液体，取出一块囊壁送冰冻切片病理检查，除外囊肿恶性肿瘤。再将胃后壁和囊肿切口扩大，以利于经胃行囊肿内清创术，清除囊内坏死残渣后，置入导尿管反复冲洗，待冲洗液变清后，全层褥式缝合囊壁及胃后壁，吻合口直径应尽量扩大，一般可达直径3cm以上，以免随后发生狭窄或闭塞[图91-6(4)]，最后缝合胃前壁切口[图91-6(5)]。

(2) 囊肿空肠内引流术：这种引流术式，由于术后避免发生囊肿液体流入胃内导致胃黏膜病变，手术效果较囊肿胃引流为好。此术式更适合于胰体和尾部的囊肿引流，当囊肿与胃后壁粘连不够紧密时亦应采取此术式。手术时先切开胃结肠韧带，显露小网膜壁，寻见胰腺假囊肿[图91-7(1)]。然后在 Treitz 韧带远端20cm处切断空肠，切断近端与远端空肠20cm处行端侧吻合，远端断端封闭后，自结肠系膜戳孔提上至囊肿附近行吻合术[图91-7(2)]。先行囊壁和空肠侧壁浆肌层缝合术，随即切开囊壁和空肠壁，切口约4cm，将囊内残留物清创除去后，行全层缝合术[图91-7(3)]，最后闭合结肠系膜戳创裂孔及空肠上段 Roux-en-Y 吻合口肠系膜根部裂孔，防止术后发生内疝[图91-7(4)]）。

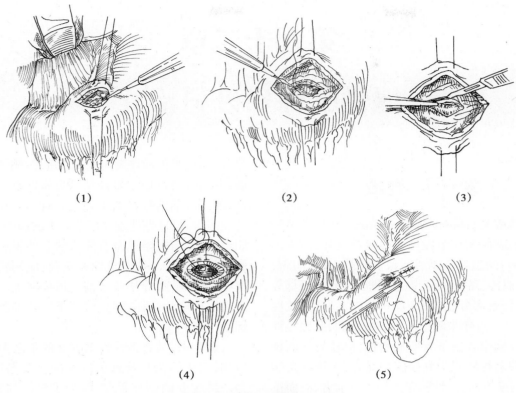

图 91-6　胰腺囊肿的胃内引流术
(1)切开胃前臂;(2)在胃后壁切一小口;(3)切开囊肿前壁;(4)缝合囊壁及胃后壁;(5)缝合胃前壁切口

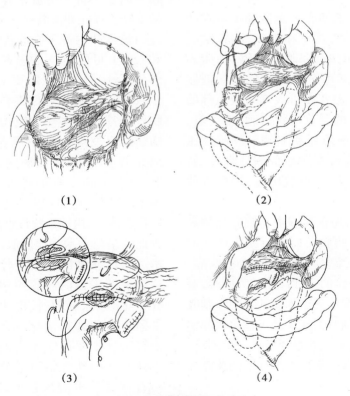

图 91-7　胰腺囊肿空肠内引流术
(1)切开胃结肠韧带,显露小网膜腔;(2)将空肠提上与囊肿吻合;
(3)囊壁与空肠行侧侧吻合;(4)吻合完毕

(杨春明)

第九十二章

慢性胰腺炎外科治疗

第一节 概述

慢性胰腺炎（chronic pancreatitis，CP）是由多种因素导致的胰腺实质节段性或弥漫性炎症，西方国家 70%~90% 的患者为酗酒所致。此外，尚有胆石、自身免疫、遗传、高钙血症、高能量饮食摄入、吸烟等致病因素，仍有部分患者原因不明，称之为"特发性慢性胰腺炎"。近年来随生活水平的提高，我国慢性胰腺炎的发病率较前虽有明显增加，但较另外两种胰腺疾患即急性胰腺炎和胰腺癌而言，无论在发病率或危害程度方面，慢性胰腺炎均不及前者，故而重视不足，在临床及基础研究方面较西方特别是欧洲国家有较大差距。

慢性胰腺炎以胰腺长期炎症刺激和不可逆的纤维化导致胰管不规则的狭窄和扩张、胰管结石（有机蛋白或无机钙盐积聚）和腺体萎缩，临床表现为腹痛、内外分泌功能不全的相关症状如糖尿病、腹泻等；慢性胰腺炎患者亦可表现为胰头部的炎性包块并可伴有相应的压迫症状，如胆道梗阻、上消化道梗阻、脾静脉梗阻导致左侧门静脉高压等。慢性胰腺炎导致液体聚积形成假性囊肿，假性囊肿继发假性动脉瘤可致破裂出血，严重者危及生命。

流行病学研究表明，慢性胰腺炎是胰腺癌的高危因素之一。在因慢性胰腺炎而施行胰头切除的患者中，约有 6% 的患者经病理最后确诊为胰头癌。在很多情况下，胰头部占位的定性诊断较为困难，对某些不典型患者虽经影像学甚至术前和术中穿刺或切取活检也往往难以准确鉴别胰头部炎性包块和胰腺癌，为治疗方式特别是术式的选择造成一定困难，这也在客观上为慢性胰腺炎新型手术标准的选择提供了依据。

慢性胰腺炎患者的初始治疗应采取非手术方法，包括病因学治疗如戒酒及各种针对原发病的治疗等，有望避免慢性炎症进一步进展，阻止及延缓胰腺纤维化进程；由于慢性胰腺炎病理改变的不可逆性，所以目前治疗目的主要是针对疼痛和内外分泌功能障碍，另外是处理慢性胰腺炎的腹腔并发症，如胆道、消化道梗阻以及有症状的假性囊肿和左侧门脉高压。治疗方法首选内科用药，应用胰岛素控制血糖，胰酶替代疗法改善消化道症状等。另有部分患者服用麻醉性镇痛药，三环类抗抑郁药是镇痛的辅助用药。

近年来，随着治疗性 ERCP 的不断发展和广泛应用，经内镜治疗慢性胰腺炎的报告渐增多，已成为一种主要的治疗手段，收到了较好的临床疗效，治疗方法包括十二指肠乳头括约肌切开术、内镜下胰管内支架置入引流术、内镜下胰管结石取石术、胰腺结石体外冲击波碎石术（ESWL）、胰腺假囊肿内镜引流术和内镜下腹腔神经阻滞等。胰管支架术和 ESWL 可使 80% 的患者最终达到症状完全或者部分缓解，但是往往需要多疗程治疗，耗时数月甚至数年。一项大型的多中心研究共调查了因慢性胰腺炎疼痛而接受内镜治疗的 1000 例患者，5 年随访结果发现 65% 的患者疼痛在其后得以缓解，而无需手术，但存在病例选择偏差和缺少合理对照，选择内镜治疗的患者的疼痛有较高的自发缓解率。此外，疼痛程度的准确量化也存在困难。所以目前认为，内镜治疗慢性胰腺炎特别是胰管结石，近期效果与手术治疗近似，但远期疗效不及外科手术。所以慢性胰腺炎治疗前需要多学科讨论，建议在经验丰富的胰腺疾病中心进行综合治疗，家庭医生、影像诊断科、消化内科、内镜和胰腺外科专家个体化选择治疗方案。在适应证的把握上，内镜治疗主要适应于主副胰管非嵌顿性结石，对于胰管嵌顿性大结石或分支胰管、胰腺实质内的结石首选手术治疗。超过 50% 的内科治疗患者因持续或反复发作的腹痛或者出现并发症而最终采取手术治疗。

第二节　手术治疗指征

慢性胰腺炎手术治疗的目的在于缓解疼痛等临床症状,解除因胰腺进行性纤维化所致的各种压迫或梗阻等并发症,改善胰腺内外分泌的功能状态,从而提高患者的生存质量。此外,在难以彻底排除胰腺癌诊断的情况下,施以必要的根治性切除手术,既有诊断意义,亦有治疗指征。具体如下:

1. 顽固性腹痛的患者,表现为镇痛药物或酒精依赖,严重影响其生活质量。

2. 因胰头部炎性包块导致的周围脏器压迫或梗阻症状,如胆管下端因压迫或炎性反应狭窄,进而出现梗阻性黄疸;十二指肠受压可致消化道梗阻;肠系膜上静脉特别是脾静脉受压可致肝外门脉高压症致消化道出血;胰管也可因狭窄、胰石等导致远侧胰管梗阻扩张。

3. 胰腺病变不排除有恶性可能者,特别是对于胰头部炎性包块患者,经术前及术中检查仍难以与胰腺癌鉴别时,亦有外科干预的指征。

4. 慢性胰腺炎继发胰腺假性囊肿,内镜治疗失败或难以内镜治疗者手术处理假性囊肿同时要考虑处理慢性胰腺炎病变。

5. 继发于假性囊肿的内瘘或胰源性腹水。此并发症少见,约占慢性胰腺炎患者的4%。内瘘患者中以胰胸膜瘘较为常见,少见者有胰液腐蚀漏入纵隔或支气管等。

关于慢性胰腺炎患者的手术时机,相关研究不多,有作者认为相对于保守治疗,早期外科引流手术可减缓胰腺功能损害的进度,故提倡早期外科干预,对于梗阻性慢性胰腺炎患者,在其出现营养及代谢障碍之前手术,可使患者获益。

第三节　手术方式演变和个体化选择

慢性胰腺炎无标准手术方式,由于患者并发症不同,胰腺病理形态学变化差异很大,因而应根据患者具体情况个体化选择,没有一种术式能适应所有患者,基本原则是在尽量保留胰腺内外分泌功能的前提下最大限度地缓解疼痛、去除并发症。慢性胰腺炎手术方式的演变反映出对慢性胰腺炎病理生理和病理解剖认识的不断深入。手术方式包括为缓解疼痛所行的神经切断、各种胰腺引流和不同部位及范围的胰腺切除手术等,亦包括为治疗慢性胰腺炎并发症而行的胆肠吻合、脾切除加贲门周围血管离断术、假性囊肿内引流和胃空肠吻合术等。

一、神经切除术

20世纪40~60年代,由于经验所限及胰腺手术本身的风险,针对胰腺病理学改变的各种引流及切除术式很少采用,而通过阻断胰腺的传入神经,达到控制疼痛的目的,但这一术式不能解除梗阻、结石、假性囊肿等并发症,亦无助于改善胰腺的内外分泌功能,无胰管扩张且不合并胰管结石、假性囊肿的胰头部病变可行胰头神经丛切除术;对于病变位于胰尾部者则可行内脏神经及腹腔神经节切除术。神经切除术的并发症主要是由于内脏神经的切除导致的胃肠道功能减弱,出现胃潴留、肠麻痹等。内脏神经切除后疼痛的缓解率低,复发率高,多数患者在数年内疼痛恢复到术前水平。目前以针对缓解慢性胰腺炎疼痛为目的的内脏神经切断术已很少应用,主要用于不适于行其他术式而病变广泛患者的对症止痛治疗,或与其他手术方式联合应用。

二、引流术式

1954年,针对近壶腹部Wirsung主胰管梗阻所导致的慢性复发性胰腺炎,Duval首先报道了远侧胰腺联合脾脏切除,胰腺体部断端与空肠端端Roux-Y吻合引流胰液的术式(图92-1)。但由于该术式的胰液引流为逆行性,不符合胰液排空的生理,且慢性胰腺炎单纯近乳头部胰管梗阻的情况并非常见。因此,其引流效果并不理想,对于胰管存在多处狭窄扩张者,不可能建立充分的引流,且以切除部分胰体尾及脾脏为代价,术后会加重患者糖尿病症状,目前此术式已基本废弃。

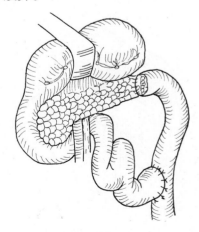

图 92-1　Duval 手术

1958 年,Puestow 和 Gillesby 报道了针对慢性胰腺炎胰管多发性狭窄(串珠样改变)的逆行胰管引流术式,即 Puestow 手术。为了更广泛地引流胰头侧胰管,在切除胰尾和脾脏后,自腹侧将胰管自断端向胰头部方向切开至肠系膜血管的右缘,并将切开胰管的体尾部套入空肠袢,Roux-en-Y 重建消化道(图 92-2)。此术式较 Duval 手术引流更加广泛,但仍以切除部分胰腺及脾脏为基础,胰液引流仍为逆行性,且胰肠吻合受胰腺断端与肠管直径限制,目前亦已废弃。

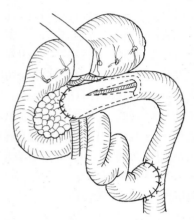

图 92-2　Puestow 手术

1974 年,Leger 报道了在慢性胰腺炎患者因远段胰管狭窄而行脾脏及远段约 40% 胰腺切除后,自断面向近侧将胰管切开,并行胰腺断面及胰管与空肠侧侧吻合(图 92-3)。该术式较前述方法在吻合方式上有较大的改进,更加符合生理,效果更加理想,也便于术中操作。此外,还有体部胰管空肠吻合如 Mercadier 手术等(图 92-4)。上述两种术式仍为部分胰管引流手术,吻合口直径偏小,引流区域及范围有限,术后短期内容易出现胰管的再次狭窄或闭塞,症状缓解率及持续时间不佳,切除胰尾甚至胰体,术

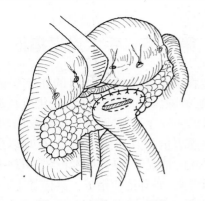

图 92-4　Mercadier 手术

后将有加重患者糖尿病可能,降低患者的生存质量并增加远期死亡率。因此,上述引流手术目前已基本被淘汰。

1960 年,Partington 和 Rochelle 首次报道了对 Puestow 手术的改良术式(Partington-Rochelle 手术)。该手术不切除胰尾和脾脏,而将主胰管近全程打开,与空肠行侧侧吻合。如果胰管直径过小(如 < 5mm),可行胰腺被膜与空肠黏膜的吻合,同样可产生较好的临床效果(图 92-5)。Partington-Rochelle 手术由于引流区域广泛,改善症状较好,是当前最为常用的引流术式。多数以主胰管狭窄和结石为主的慢性胰腺炎患者可以通过这一术式取出结石、纠正主胰管的狭窄,缓解疼痛。术中应最大限度地剖开胰管全程,包括主、副胰管并取尽结石,防止术后复发。如果有多发性狭窄导致胰管的直径扩张不够宽大,术中要确定主胰管的位置会比较困难,可以借助术中超声和细针穿刺来寻找和定位主胰管。Partington-Rochelle 手术的合理性在于最大限度地保留了胰腺组织,适于胰腺萎缩、不合并有胰头部炎性包块且胰管扩张 >7mm 的患者。对疼痛的近期缓解率为 75%,但远期缓解率不高,仅为 50%~65%。

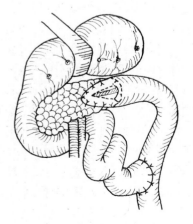

图 92-3　Leger 手术

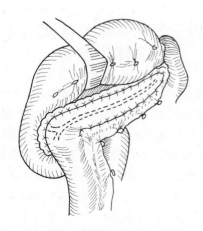

图 92-5　Partington-Rochelle 手术

原因为保留了胰头部,对钩突部胰管的引流不佳,其可继续因炎性反应导致近侧胰管特别是钩突部胰管的狭窄或假性囊肿形成等。目前虽然尚无引流术式与各种切除术式在远期效果评价方面的前瞻对照研究,但目前西方国家已较少开展引流术式,更多为联合术式。

三、切除术式

各种传统胰腺切除术式在针对慢性胰腺炎的治疗中多有应用,包括全胰腺切除术、远侧胰腺切除术和胰十二指肠切除术等,目的为去除病灶,改善症状。对于病变局限于胰体尾部或此部位合并有假性囊肿的患者,可行远侧胰腺切除术,胰体尾切除多可加重内分泌功能不全,对疼痛的缓解作用较差,加之对胰头部为炎症始动因素的认识,近年来此术式已较少应用。对于胰头部存在炎性包块或不排除恶性病变时,可行保留或不保留幽门的胰十二指肠切除术,此术式彻底去除了病灶,降低了复发率,如体尾部胰腺正常,症状改善满意。不足为手术复杂,技术要求较高,特别是以此术式治疗良性病变,加之周围正常脏器如胆管、十二指肠的切除,范围有过大之嫌。全胰腺切除术治疗慢性胰腺炎近年来亦有应用,适于胰腺弥漫性病变或钙化、腹痛剧烈、引流或切除术式均难以改善症状的患者,多为个案报告。全胰腺切除后再行自体胰岛移植,以尽可能减少患者内分泌功能的恶化,近年来亦有应用。

四、联合术式

慢性胰腺炎增生的纤维组织中可见大量神经纤维被炎性细胞浸润及神经束膜缺失,产生所谓的"神经炎",并对热、压力、酸、炎症细胞及其介质、细胞坏死产物的敏感性增加,胰头部及其周围组织是神经最为丰富、上述反应最为集中的部位,故而有认为胰头部是慢性胰腺炎的始动部位(pacemaker),各种形式的切除术式祛除该"起搏点",除能有效缓解腹痛及由于胰头部炎性包块产生的压迫症状外,还可阻止慢性炎性反应的进一步恶化。对于胰头部存在炎性包块的患者,单纯引流术式不足以去除胰头病灶及缓解症状,传统的切除术式又有范围过大之嫌,基于上述背景,1972 年德国 Hans G. Beger教授完成第一例保留十二指肠的胰头切除手术(duodenum-preserving pancreatic head resection),(图92-6),切除炎性增大的胰头,解除其对胆总管、十二指肠以及血管系统的压迫或导致的狭窄,保留对消

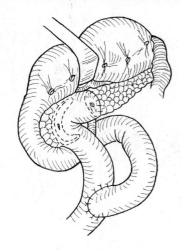

图 92-6　Beger 手术

化和糖代谢起关键作用的十二指肠,维持了胃十二指肠及胆总管的正常生理结构,成为普遍应用的慢性胰腺炎的手术方式。

Beger 术式由于在胰腺颈部离断胰腺,得以解除对肠系膜上静脉的压迫,亦可较大范围的切除病变胰头乃至钩突的胰腺组织,仅沿十二指肠保留少许边缘胰腺组织以保留十二指肠血管弓,进而解除对十二指肠及胆管的压迫。如果胆管下段存在炎性狭窄,可于胰腺创面内打开胆管下段,将胆汁因流入胰肠吻合口内。Beger 手术维持了正常的消化道生理解剖结构,对于维护胃肠道激素的生理水平及作用、葡萄糖代谢及胃的排空具有重要的意义,降低了术后胃、胆汁返流及消化不良等并发症的发生率。如果胰腺体尾部仍有节段性的狭窄,可打开体尾部胰管,将胰液引流入消化道内。Beger 手术术后疼痛缓解率可达 80%~85%,而且能够保持 5 年甚至更久,死亡率仅 1%,有 11% 患者内分泌功能获得改善,69% 的恢复正常工作,72% 的患者生活质量评分在90 分以上。Beger 手术的不足为操作较为复杂,手术技术要求较高,需要建立 2 个胰肠吻合,有胰瘘的风险。损伤十二指肠内侧壁及胰十二指肠上后动脉可造成十二指肠缺血坏死,出现十二指肠瘘。

1987 年,法国学者 Frey 针对 Beger 手术较高的复杂性,对其术式给予改良。不离断胰腺颈部,横行打开胰管并剜除胰头部病变组织,行胰管空肠侧侧吻合(Frey 术式)。Frey 手术结合了 Partington-Rochelle 和 Beger 手术各自的特点,适用于胰头炎性肿块同时伴有胰管扩张和胰管结石的患者(图92-7)。Frey 手术不切断胰颈,保留十二指肠内侧缘和胰头后方的胰腺组织,使操作较为简便易行。不足为由于不离断胰腺颈部,对胰腺钩突组织的切除

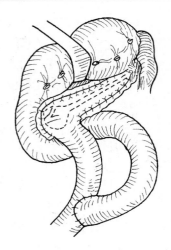

图 92-7　Frey 手术

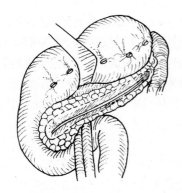

图 92-8　Izbicki 手术

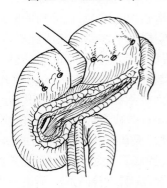

图 92-9　Hamburg 手术

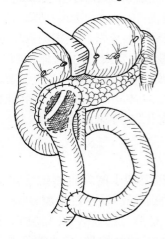

图 92-10　Berne 手术

范围不如 Beger 手术彻底,有学者认为其根本上是对引流术式的改良或称为扩大的引流术式。2001年,Frey 对自己的术式做了改良,即只行胰头核心的挖除,而不纵向打开胰管的手术。主要应用在主胰管正常且局限在胰头部的炎性包块。

Frey 手术的优点为切除胰头组织的同时切开体尾部的主胰管,并尽可能保留体尾部的胰腺组织,保障引流及缓解症状的同时,降低了术后出现内外分泌功能不全等并发症的发生率。与 Beger 手术相比,术中胰腺只行单个吻合,手术操作对简单,且因不需断开位于门静脉及肠系膜上静脉交会处的胰颈部,降低了术中损伤血管的风险。Falconi 等随访了40 例接受 Frey 手术的慢性胰腺炎患者,3~5 年的缓解率高达 90% 左右,仅 3 例新发糖尿病。

1998 年,另一德国学者 Izbicki 对 Frey 手术进行了改良,适用于主胰管不扩张的慢性胰腺炎患者。对于主胰管直径小于 3mm 的患者,除开放胰管外,沿胰腺长轴"V"形或楔形切除胰头至胰尾包含胰管在内的部分胰腺组织,胰腺创面再与空肠吻合,该手术不仅引流了主胰管,而且引流了二、三级胰管(图 92-8)。2007 年,Izbicki 将其术式与 Frey 手术结合,提出扩大的胰头挖除术联合纵向切开并 V 形切除胰头至胰尾全程包含胰管在内的部分胰腺组织,再与空肠行 Roux-Y 吻合,称为 Hamburg 手术(图92-9),此术式相关的文献报道不多。

Gloor 等在 2001 年报道的一种在 Frey 术和 Beger 手术基础上的改良手术,Berne 手术,手术适应证与 Beger 手术相同。术中仅切除胰腺中央组织,保留背侧部分胰腺组织,不切断胰腺,不需分离门静脉(图 92-10)。特别适用于存在门脉高压和门静脉扩张的患者中,减少了发生出血的危险。患者存在

胰体、尾内的主胰管阻塞,出现这种情况时可加行纵向切开胰管,清除结石后行胰空肠吻合术以保证胰液引流通畅。关于预后方面,2008 年 Michael 等报道了 100 例 Berne 手术后的评价,患者疼痛缓解率约 55%,平均住院天数 11.4 天,死亡率仅 1%,术后并发症发生率 16%。

五、术式选择

由前述可见,数十年来慢性胰腺炎的外科治疗方式发生了显著变化,也反映出对其病生理及治疗效果的认知过程。外科治疗慢性胰腺炎曾以内脏神

经切断术为主,主要目的在于切断导致疼痛的神经传导通路。后以较大范围的胰体尾及脾切除为主要治疗手段,一方面因为当时胰腺头部切除的风险过大,以其治疗胰腺良性疾患不为大多数学者接受,另外认为胰体尾部切除愈多,对病灶的消灭及疼痛的治疗效果愈好,但对术后内外分泌功能的恶化估计不足。在逐步认识到体尾部及脾脏对于胰内分泌功能及免疫的重要性后,逐步过渡到以引流为主要术式的时代。20 世纪 80 年代以来,随手术技术及安全性的提高,特别是意识到胰头部乃为慢性炎性病变的始动因素,加之对胰头部存在炎性包块的患者,单纯行引流术式不足以改善患者症状,各种保留器官的胰头切除辅之以体尾部引流即联合术式占据主导,积累了大量经验。

外科治疗慢性胰腺炎,性质上为针对良性病变的对症治疗,因而在保障手术安全的前提下,以缓解疼痛及改善患者生活质量为治疗目的,基本原则是最大限度地保留胰腺内外分泌功能及减少症状复发率。各种术式均有其优势,但也都存在不足,没有一种术式能适用于所有患者。选择内科保守治疗还是内镜切开取石、支架植入,或者施以外科手术,选择引流还是切除或联合术式,应以患者症状特别是影像学表现为基础,取决于胰腺导管系统和周围受累脏器的病理解剖特点以及病变的范围。对于胰头部无明显炎性占位、胰腺萎缩及胰管扩张的患者,可行引流术式,可有效缓解症状。对于胰头部存在炎性占位特别是存在相应压迫症状的患者,应以切除或联合术式为妥。因为均不同程度祛除了胰头病灶,不同改良的切除术式间的远期评价并无显著性差异。对于术前乃至术中都不能确定病变性质的胰头部占位患者的处理,历来为热点话题,选择恰当的处理方式尤为困难。对此之治疗原则 NCCN 指南已有明确表述,占位明确即有切除指征,无需病理结果支持,因为即使病灶为炎性亦有切除必要。在目前国内的医疗环境下,我们建议在和患者及家属建立良好沟通及充分理解的基础上,应行切除术式,也才有可能最后明确诊断。特别应强调的是,对于拟行新辅助化疗的患者,一定应有明确的病理学诊断的结果。

我国多数的慢性胰腺炎患者伴有胆道的梗阻,对此类病患术中应予以一并解决胆道梗阻问题。单纯行 Frey 手术仅切除了胆总管前方的胰腺组织,胆总管还可能受到钩突和侧方胰腺组织的压迫,而导致梗阻无法完全缓解。因此,有学者提出将胰头缺损面中的胆总管切开后与周围的胰腺组织吻合,但近期的文献报道,虽然此种手术能解决短期梗阻症状,但经长期的随访,有 20% 的患者出现症状复发,考虑与胆胰吻合口的狭窄有关。因此,对于合并胆道梗阻的慢性胰腺炎患者,有些医学中心更主张行胰十二指肠切除术,以有效的解决胆道的梗阻。

近年来内镜技术发展迅速,在慢性胰腺炎患者的治疗上也多有尝试和应用,但应严格掌握其适应证。对于十二指肠乳头或胰管开口处有狭窄、胰体尾部无结石或钙化的患者适于内镜处理,反之以行外科治疗为妥。虽然不断有内镜结合体外震波碎石治疗慢性胰腺炎合并胰管结石的报告,但多需频繁更换胰管支架,治疗周期较长,远期效果差于手术治疗。Cahen 等前瞻性研究引流术式与内镜治疗慢性胰腺炎合并胰管结石的结果提示,两组短期止痛效果近似,但治疗后 2 年再评价时,手术组显著优于内镜组。

综上,由于慢性胰腺炎症状、病理变化及影像学表现的复杂性,治疗上不可一概而论,更不可随意而为,在选择内科、内镜或外科特别是外科何种术式做为患者治疗的途径时,应对上述方式的优点、不足特别是应用指征有非常清楚的了解,个体化应用,使患者最大获益。

第四节　胰腺空肠侧侧吻合术

胰管空肠侧侧吻合术即 Partington-Rochelle 术,20 世纪 60 年代 Partington 及 Rochelle 对既往的引流术式予以改良,所以也叫改良 Peustow 术。保留脾及胰体尾部,纵形切开胰管,再行胰管、空肠侧侧吻合术。经数十年的实践,此术式较为简便,安全性较高,目前仍有广泛应用。

【适应证】

适于因胰腺慢性炎症或结石导致胰管(尤其是主胰管)梗阻、扩张的患者。胰管引流手术旨在解除胰管梗阻所形成的胰管高压,从而缓解慢性胰腺炎所导致的腹痛症状。至于胰管扩张到何种程度适合于行引流手术则尚无统一的意见,一般认为胰管的直径至少达到 5~8mm 以上。

【术前准备】

1. 对于营养不良者给予适当的静脉营养支持。

2. 手术前一日服半流质饮食及通便药(如番泻叶),术前 12 小时禁食,术前 8 小时禁水。

3. 对于有重度疼痛患者,术前给予适当的止痛药物,以缓解不适并保障适当的睡眠。

4. 术前置入胃管,术前或术中留置导尿管。

【麻醉】

全身麻醉。

【手术步骤】

1. 体位　仰卧位。

2. 切口　上腹正中或右侧旁正中切口,或经肋缘下切口、上腹部横切口等(图92-11)。

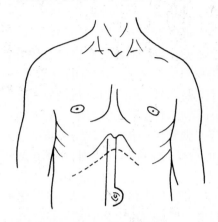

图 92-11　切口选择

3. 探查　开腹后依次探查肝脏、胆道、脾脏、胃、十二指肠、空肠始部至直肠上段、肾脏、腹盆腔腹膜等部位。在初步确定没有明显异常后,于胃网膜血管弓下自幽门左至胰尾分次离断胃结肠韧带。仔细分离粘连、显露胰腺全程即胰头、体、尾部;必要时可切断胃网膜右动静脉或者胃网膜左动静脉(图92-12)。排除胰头部无肿块样病变,必要时术中粗针穿刺活检。经十二指肠穿刺可有效避免术后胰漏并发症。

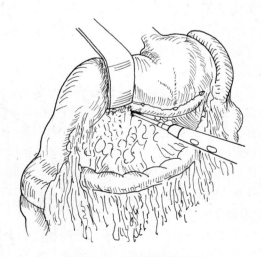

图 92-12　分离胃结肠韧带

4. 定位胰管　根据 CT 或 MRI 所显示胰管扩张部位,仔细触摸胰腺的腹侧面以辨别扩张的主胰管。以注射器试行穿刺主胰管,如抽出清亮的胰液,则表明为切开胰管的正确位置(图92-13),若寻找胰管失败则行术中 B 超定位穿刺后切开。

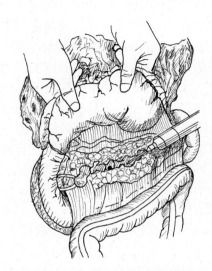

图 92-13　寻找切开胰管的正确位置

5. 切开主胰管　在穿刺出胰液的部位以电刀切开胰管后,以血管钳或探条探入胰管,探测其口径、通畅度和走行,并以此为引导尽可能纵向切开胰管全长。向右切开至最靠近胰头部扩张的主胰管及可能存在的、扩张的副胰管,向左切开至胰尾。切缘活动出血处以缝扎止血,并间以 3-0 丝线缝合牵引。此时常会见到钙性结石分布于主胰管或二级胰管、边缘胰管的开口处,应去除所有结石。胰管开口的长度几乎从胰尾至近十二指肠处(图92-14,图92-15)。胰管前胰腺组织较厚时可适当"V"行切除部分胰腺组织,使胰管充分敞开,达到引流通畅的目的。

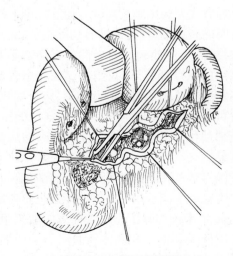

图 92-14　切开主胰管

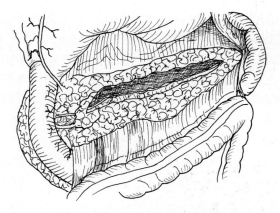

图 92-15　胰管开口长度要长

6. 处理空肠　距 Treitz 韧带约 10~15cm 处切断空肠，准备 Roux-en-Y 空肠段。一般去功能肠段的长度约在 40~50cm 左右。

7. 胰肠吻合　经切开之横结肠系膜孔上提无功能空肠袢，盲端朝向胰尾先行后壁空肠浆肌层与胰腺被膜和胰腺组织 3-0 丝线间断缝合；依胰管切开长度，自空肠对系膜缘切开空肠，可自断端开始或距已关闭的断端 2~3cm 开始。4-0 薇乔可吸收线将空肠全层与切开的胰腺被膜及少量胰腺组织间断逢合，先缝后壁，再缝前壁（图 92-16）；最后完成浆肌层缝合。将空肠近断端与 Roux-Y 空肠袢行端侧吻合，关闭横结肠系膜裂孔，于胰肠吻合口旁置管引流。

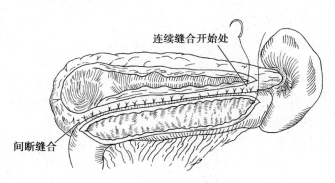

连续缝合开始处

间断缝合

图 92-16　胰肠吻合术缝合起始处

【术后处理】

在胃肠功能恢复前，采取禁食、静脉补液及预防性应用抗生素。术后五日内可酌情使用生长抑素。胃肠功能恢复后，撤除胃肠减压管，逐渐恢复饮食。腹腔引流管如无异常，常规测淀粉酶正常，无发热等胰漏表现可于术后 7~10 天拔除。

【并发症】

1. 术后腹腔或吻合口出血　术后短期内（24~72 小时内）的出血，一般是由于术中腹腔或吻合口的止血不彻底所致。临床表现为患者心动过速、血压下降（初始血压可能代偿性升高）、脉压差增大；腹腔引流管可能有多量新鲜血液引出；如为吻合口出血可有呕血或便血。血常规检查示血红素及血细胞压积下降，且其下降幅度与失血量成正比。

治疗：静脉积极补液、输血治疗，预防或纠正失血性休克。如患者经积极支持治疗后情况稳定，则可以在密切观察病情的前提下，予以保守治疗。否则需要再次手术止血。

2. 术后胰肠吻合口漏　在慢性胰腺炎患者，胰腺组织常因纤维化而较硬韧，尤其是胰腺被膜较为厚韧，不像正常胰腺组织质脆不易缝合，加之胰腺外分泌功能处于不良状态，因而此种胰腺吻合一般较为安全可靠，吻合口漏发生率较低。其发生多因缝合不良引起，多发生在术后一周左右。临床表现为腹腔引流出黏稠白色液体，可伴发烧。引流液的淀粉酶检测可以确定诊断。胰液的渗漏可以造成腹腔内的血管腐蚀出血、腹腔感染等继发性损害。

治疗：一经诊断，可经原引流管或另外置入一细管用生理盐水持续灌洗（另外一管保持流出通畅），一般即可逐渐控制感染，缓解发热等症状。如引流效果不满意，必要时可加行经腹 B-US 或 CT 引导下穿刺置管治疗。同时予禁食、静脉营养支持及必要的抗感染治疗。

【讨论】

本手术的目的在于引流胰管，解除胰腺慢性炎症所造成的胰管梗阻及高压状态，从而缓解疼痛症状。其缓解率可达 85% 左右。胰管引流务必做到彻底、可靠。如果只行部分的胰管引流，则引流效果大为降低。造成胰管梗阻的所有因素如胰管结石或炎性狭窄则必须予以解除。

本手术存在两个手术难点：①主胰管越靠近十二指肠乳头越向背侧深处走行，胰头部病变严重时，用 Partington 术对胰头部的引流不畅，此为术式本身缺陷。②直径小于 5mm 的导管难以吻合。上述两个原因导致主胰管近端、胰头钩突及其二、三级胰管不能充分引流，导致手术失败，疼痛复发。为了解决这两个问题，后人对本术式做了改良，Frey 为了弥补胰头引流不畅缺点，附加了胰头部分切除，进行胰头部的充分引流。而对于小胰管或不连续胰管的问题，Izbicki 等设计了纵向 V 形切除主胰管，并与空肠作 Roux-en-Y 吻合，通过在胰腺实质中建造一个通道或管沟覆盖导管，以形成持久开放的减压。

第五节 保留十二指肠的胰头次全切除术

保留十二指肠的胰头次全切除术（Beger 手术）在肠系膜上静脉及门静脉前方离断胰颈部，切除胰头部炎性组织，保留胃十二指肠动脉血管弓以保障十二指肠的血供。如胰体尾部仍有节段性狭窄扩张，可纵行切开胰管，胰体尾部与残余胰头部分别与空肠吻合。Beger 手术的优点为保留了十二指肠及胆管的连续性，去除了做为始动因素的大部分胰头组织，既能明确诊断，又可解除对胆管、血管及十二指肠的压迫，兼有对胰体尾部的引流作用，对疼痛的远期缓解率可达 75%~95%。此术式不足为需离断胰颈部，且需做两个吻合，技术要求较高。

【适应证】

Beger 手术适于胰头区存在炎性肿块且伴有重度疼痛的慢性胰腺炎患者，尤其是合并胆总管、门静脉或肠系膜上静脉、十二指肠压迫或梗阻症状等情况。此时单纯的引流手术如 Partington-Rochelle 术式通常难以达到完全引流胰头区胰管的目的，需要考虑行胰头切除或者胰头部分切除联合引流的术式。同时由于神经周围炎症是导致疼痛的主要原因之一，因此切除手术的目的主要在于缓解疼痛症状，解除梗阻。然而，当胰头慢性炎症和胰头癌难以鉴别时，则应行胰十二指肠切除术。

【手术步骤】

1. 体位、切口及腹腔内探查顺序同 Partington-Rochelle 手术。

2. 游离胰头 Kocher 切口游离十二指肠。充分显露胰头前面，可结扎、切断胃网膜右动、静脉；胰头背面毋需进行范围过大的游离，以保持胰头及钩突背鞘的完整性。

3. 切断胰颈 经胰颈后方间隙游离肠系膜上静脉和门静脉。由于慢性炎症导致的胰腺与门静脉之间的粘连一般均可以分开，在肠系膜上静脉前将胰颈部切断（参见胰十二指肠切除术）。

4. 胰头次全切除 于距十二指肠内缘约 5~8mm 处或胰十二指肠血管弓左侧，沿着胆总管走行的方向自上而下切除胰头部炎性肿块，包括纤维化或钙化组织。切除过程中术者左手指垫于胰头背外侧以便掌握胰头后壁保留厚度，防止切穿。最后胰头保留约 5~8mm 厚的鞘状突。一般所切除的胰腺组织湿重约 25~45g，平均 28g。通常经胰头次全切除术后，因受压变窄的胆总管往往得以解除压迫。

5. Roux-en-Y 胰腺空肠吻合：将远端空肠经结肠后分别与胰体断面和胰头切缘吻合。吻合前必须确认十二指肠及胰头残部的良好血运。保证胰十二指肠动脉弓的完整，至少是后弓（后鞘）的完整。

（1）胰腺（体尾侧）空肠端侧吻合或胰肠套入式吻合：吻合方法参见胰头十二指肠切除术。吻合前需探测远侧主胰管，如有结石需要刮除；如有局部粘连性狭窄需要扩张；但多发狭窄、扩张不满意者需要切开远侧主胰管，并行胰管空肠侧侧吻合。此术式亦称为扩大的 Beger 手术。

（2）胰腺（头侧）空肠侧侧吻合：距胰体空肠吻合口约 5~6cm 处的空肠对系膜缘，根据胰头壳状突大小切开空肠壁。用 1 号丝线，采用一层间断吻合法完成胰空肠后壁、前壁的吻合。

6. 完成近、远空肠之间的端侧吻合，并关闭横结肠系膜裂孔。

7. 如果尚存在明显的胆总管狭窄，则需要切开胆总管，额外加行胆总管空肠吻合。

8. 留置引流管 胰肠吻合口旁留置引流管。

【并发症】

除了胰肠吻合并发症之外，Beger 手术可能出现的一个并发症是由于胰头、十二指肠血运障碍所导致的局部坏死、穿孔及瘘的形成。只要术中对血供妥加保护，一般不会出现。尤其是在切割、吻合胰腺时，要注意避免损伤胰十二指肠动脉弓，一旦发生，将不可避免地产生严重后果。处理原则首先保持充分的引流；如情况不见好转或加重，则需要追加施行胰十二指肠切除术。

【讨论】

Beger 手术对于以胰头区炎性肿块为主且伴重度疼痛或梗阻症状的慢性胰腺炎患者而言，由于手术效果确切，且更加符合生理，所以应为首选手术。手术的要点在于将胰头区的纤维增生及钙化组织充分切除；在存在胆总管梗阻的情况下，需要加行相应的胆肠吻合。并根据情况决定是否施行胰腺体尾部胰管的切开引流。Beger 手术关键步骤是鉴别和保留胃十二指肠动脉的后支，它是十二指肠、胰腺壁内段胆总管、胰十二指肠的供应血管。避免胰内胆管壁损伤是该手术另一难点。沿十二指肠内侧面胰头次全切。为了避免损伤胰内段胆总管，可切开胆总管后通过金属探条引导。

第六节　Frey 手术

Frey 手术不离断胰颈部，挖除主胰管浅侧水平的胰头部组织，纵行切开胰管，胰腺创面与空肠 Roux-en-Y 吻合。Frey 术简化了 Beger 术的复杂性，不足为保留胰头部组织过多，特别是钩突及背侧胰腺组织，因而各种梗阻的缓解作用不似前者那样彻底，故有学者称 Frey 手术实际上是一种扩大的引流术式（extended drainage）。

【适应证】

Frey 手术适用于慢性胰腺炎胰头区炎性增生，疼痛症状严重；或同时合并有假性囊肿；胆总管轻度受压；体尾部胰管扩张；胰源性腹水，胰瘘或者胰腺空肠侧侧吻合术后疼痛复发的患者。由于该手术仅为胰腺的剜除术。因此，禁用于无法排除胰腺癌的患者。

【手术步骤】

1. 体位、切口、腹腔内探查及游离胰头同 Beger 手术。

2. 胰头组织剜除术　分别于距十二指肠缘、肠系膜上静脉侧缘 5~8mm 处以电刀剜除胰头和钩突部的纤维化或囊性变及嵌有结石的胰腺组织。操作时以左手示指垫于胰头背面，以掌握保留胰腺背面至少 5mm 厚的胰腺组织。操作中所遇出血可电灼或结扎止血。此手术切除的胰腺组织平均湿重仅约 5g。

3. 胰管定位及切开　经胰头颈切面可见扩张之胰管。以止血钳或探条插入引导，用电刀切开前壁。

4. 胰头切面、胰管-空肠侧侧吻合　吻合方法参见改良 Peustow 手术及 Beger 手术。

【讨论】

虽然 Frey 手术同样为保留十二指肠的胰头部分切除术，但是由于其切除的胰腺组织量少，因此更像是改良的 Peustow 手术。其优点为较 Beger 手术简单，但是在胆管梗阻或十二指肠狭窄等患者，效果欠理想。目前有 2 项比较二者远期效果的前瞻性对照研究，Frey 术后合并症发生率为 9%，Beger 术后为 15%，经 8 年随访，2 组生活质量及疼痛缓解率近似，内外分泌功能及再手术率亦无显著差异。由上述几种联合术式可见，其内涵既包括了对胰头部炎性病变即 Pacemaker 的去除，且最大限度地解除对周围器官如胆管、血管的压迫，又刻意保留了胃十二指肠的连续性，对胰体尾部的处理则视情形而定，合并有体尾部胰管扩张或节段性狭窄的患者可一并切开胰管引流。联合术式对于此良性炎性病变的处理更具合理性，也是目前欧美国家外科治疗慢性胰腺炎的主流方式。联合术式手术过程中应注意以下几个方面的问题：①注意保护十二指肠有充分血供：胃十二指肠动脉自肝总动脉发出后在胰腺上缘分为前后两支，前支沿十二指肠内侧走行于胰腺表浅位置，后支则进入胰腺实质内。前支并与发自肠系膜上动脉的胰十二指肠下动脉汇合成血管弓，行胰头部次全切除时注意保留此血管弓，以免十二指肠缺血。故挖除胰头部组织时，需要遗留十二指肠内侧部分胰腺组织，目的是保留动脉血供。②胰头部组织切除范围：理论上切除胰头部组织愈多，压迫的解除愈彻底，复发的可能性也愈小。Beger 手术在上述联合术式中唯一要求离断胰腺颈部，因而切除胰头部特别是钩突组织的范围最大，但技术要求及复杂性也最高。Frey 手术切除胰头部组织的范围最小。其他 2 种改良试图在简化 Beger 手术复杂性的基础上，切除和后者一样范围的胰头组织，以充分引流胰头背侧及钩突部组织。③胰腺段胆管的处理：原则上挖除胰头部组织时，应注意对胆管的保护，挖除后胆管多显露在胰腺创面内。如合并胆管下段狭窄或不慎切开胆管侧壁，可将其与胰腺创面间断缝合，以在重建后使胆汁经胰腺创面流入空肠内。近年来此种胆管的开窗方式受到质疑，有学者经长期随访认为此开窗术式有致胆管狭窄的可能，目前对合并有胆管下端狭窄的患者更主张另行 Roux-en-Y 胆肠吻合重建。④行上述联合术式时，挖除的胰腺组织应常规行冰冻活检，疑有恶性可能时，应改行胰十二指肠切除术。需要强调的是，对于术前或术中怀疑胰腺癌的患者，无论是在施行胰头部胰管切开，还是胰头部分切除术以前，都必须先要经穿刺或切取活检排除恶性的可能，否则宁可行保留幽门的胰头十二指肠切除术。

（杨尹默　高红桥　庄 岩）

第九十三章

胰腺癌及壶腹区癌手术

第一节　概述

壶腹区癌是指发生在 Vater 壶腹及其周围组织的癌，包括来自 Vater 壶腹、胆总管下端、十二指肠乳头和胰头部的肿瘤。近年来，壶腹区癌在国内外的发病率呈明显上升趋势。据报道，壶腹区癌的发病率在恶性肿瘤中居第 8~9 位，但病死率却居肿瘤的第 4 位。壶腹区癌中以胰头癌最多见，其次是 Vater 壶腹癌、胆总管下端癌和十二指肠乳头癌。多种原因造成了壶腹区癌的早期诊断较困难，多数患者就诊时已属中、晚期。由于对放疗和化疗均不敏感，目前手术治疗仍然是壶腹区癌患者获得长期生存的唯一希望。

历史上最早开展的胰十二指肠切除术（Pancreaticoduodenectomy PD）都是用于胰头癌和壶腹部癌患者。胰头癌和壶腹部癌有共同的临床表现和治疗方式，尽管后者的预后较好，但二者能获得长期生存机会的治疗方式均为胰十二指肠切除术。1908 年意大利 Codivilla 首次为患者进行了胰头和十二指肠的整块切除，开创了手术治疗胰腺癌的历史。1935 年，美国 Whipple 为壶腹癌患者成功进行胰十二指肠切除术之后，吸引了众多医师参与该术式的改进和推广。到 20 世纪 40 年代末有关该术式的切除范围、吻合方式等问题已日趋规范化。1953 年，余文光在我国进行了首例胰十二指肠切除术。80 年代以前，由于 PD 的手术死亡率为 10%~44%，而 5 年生存率小于 5%，使多数医师感到失望而使得 PD 不能得到广泛应用。随着手术技术的进步，80 年代以后 PD 的手术死亡率降至 5% 以下，而 5 年生存率升至 20%，为此 PD 手术重新受到重视，不仅得到了广泛开展，而且出现了许多概念上的改变。

曾有学者提出了"扩大的"或"区域性的"胰腺切除来治疗胰头癌，这些积极的外科手术方式切除整个十二指肠和大部分胰腺并包括周围的组织和 / 或血管。胰腺癌的区域性切除方法（RP）是由

Fortner 于 1973 年提出的，曾经是被广泛引用的外科方式之一。Fortner 进一步将 RP 手术分为 0、Ⅰ、Ⅱ三种类型。此后，不少日本专家也开展了扩大的胰腺癌根治术，并对其效果提出两种意见。赞成者认为，扩大切除术提高了胰头癌的切除率，并且对可能发生转移的胰周淋巴结和软组织进行了廓清，减轻了患者的肿瘤负荷，从而提高 5 年生存率。反对者则认为，盲目地扩大手术范围并切除腹腔内重要血管，增加了手术的危险性和手术死亡率，其术后并发症的机会也会增加，手术的 5 年生存率无明显提高。RP 术式未能在临床上广泛开展的原因除了技术上的难度外，主要是其疗效未得到确定，未能在患者生存时间上显现出优势。

由于生物学特性和解剖位置的特殊，50% 以上的胰头癌患者就诊时已属晚期，即已扩散到腹膜后间隙并累及肠系膜上静脉 - 门静脉（SMV-PV）系统，多数学者一直将肿瘤是否侵犯门静脉和肠系膜上静脉作为判断胰头癌能否切除的标志，这导致了标准根治手术切除率低、术后易复发、5 年生存率低。但已经有研究表明门静脉和肠系膜上静脉受侵犯主要是由于肿瘤的特殊部位所致，并不是预后不良的指标。目前认为，肠系膜上动脉和腹腔动脉受肿瘤侵犯是手术切除的禁忌证。与门静脉 - 肠系膜上静脉汇合部以及肝动脉有所不同，腹腔动脉和肠系膜上动脉近端被一层密集的自主神经丛所包裹，当这些血管受到肿瘤的侵犯，则存在沿神经间隙的广泛转移，使获得阴性切缘的肿瘤切除变得不可能。在手术之前必须确定肠系膜上动脉未受到肿瘤的侵犯，因为在手术当中只有当肿瘤切除进行到最后一步时才能对肿瘤与肠系膜上动脉的关系进行直接的探查。目前国内也有越来越多的医院开展联合肠系膜上静脉 - 门静脉切除的 PD。按照以往的原则许多患者在剖腹探察后宣布肿瘤无法切除，导致高达 48% 的单纯剖腹率，国外资料显示常规 PD 其切除率仅为 20%，而联合门静脉切除的 PD 其切除率高达 46%。还有资料显示联合门静脉切除的 PD 使术

后5年生存率提高到20%。因此,结合影像学检查在严格选择的患者中施行联合门静脉切除的PD可使更多的胰头癌得到根治性切除。

标准PD术后患者难以控制的腹泻及明显体重减轻给临床外科医生留下了深刻的印象。造成这种情况的原因是这种手术一直包括胃大部切除术、毕Ⅱ式重建及迷走神经干切断术。在迷走神经干切断和胃大部分切除术后,无论液体还是固体从残胃排空均要比正常快。较小的残胃也限制了膳食量,使患者进食量减少。小肠动力的改变以及小肠运输加快导致大约25%患者出现腹泻。为了减少这些并发症的出现,英国外科医生Watson在1944年首次为一位Vater壶腹癌患者施行了保留幽门的胰十二指肠切除术(pylorus-preserving pancreaticoduodenectomy,PPPD)。但这种术式直至20世纪70年代才引起多数外科医师的注意,虽然他们最初倾向于该手术只用于胰腺良性疾病的治疗,后来这种术式也应用于胰腺癌和壶腹周围癌治疗。目前多数临床研究认为PPPD不会影响治愈肿瘤的可能性。

第二节　胰十二指肠切除术

一、Child手术

【适应证】

适用于Vater壶腹癌、胆总管下端癌、胰头癌、十二指肠恶性肿瘤。少数情况下也应用于慢性钙化性胰腺炎伴有顽固性疼痛的病人。

【术前准备】

壶腹周围癌的病人多有明显黄疸、贫血和营养障碍,术前应做好充分准备。

1. 加强营养,术前应少量多次输新鲜血液、白蛋白和血浆,以改善贫血,提高血浆蛋白,增强机体的抵抗力。

2. 加强保肝治疗,术前每日口服或静脉注射高渗葡萄糖液,同时给多种维生素,如维生素B1、C等。

3. 肌肉注射维生素K或K₁,使凝血酶原值接近于正常,以纠正出血倾向。

4. 对长时间高度黄疸,血胆红素大于225μmol/L,或有胆道感染者,可先行减黄手术(PTCD),2~3周后再行根治性切除术。

5. 术前注射广谱抗生素,以治疗或预防感染。

6. 如果有可能联合切除结肠,术前应行肠道准备。

7. 手术日晨放置鼻胃管。

【麻醉】

通常选用气管插管全身麻醉,亦可选用连续性硬脊膜外麻醉。

【体位及切口】

患者采取仰卧位,右腰背部垫高,以利于术野显露。多采用上腹部反L形切口,切口上端起自剑突经腹正中线向下到达脐上方时转向右侧水平切至12肋尖附近。也可采用肋缘下弧形切口或上腹部正中切口。

【手术步骤】

胰十二指肠切除术是腹部外科最复杂的手术之一,手术操作步骤复杂、难度大、时间长、失血多,可以将整个手术过程归纳为以下四个主要步骤:

1. 一般性探查　检查有无远隔部位转移并了解癌肿局部浸润的情况,初步判定肿瘤的来源及切除的可能性。

2. 试行分离　游离胰头及十二指肠,显露肿瘤所在部位。探查肿瘤与下腔静脉、腹主动脉、门静脉和肠系膜上静脉之间有无浸润,以便最后确定能否切除肿瘤。

3. 切除病变　切除胆囊,切断胆总管、胃远端、胰腺和空肠上段,最后切除钩突,将病变整块移除。胰十二指肠切除术的切除范围见图93-1。

4. 重建消化道　按胰、胆、胃(child法)或胆、胰、胃(whiple法)的顺序与空肠吻合,重建消化道。具体手术操作步骤如下:

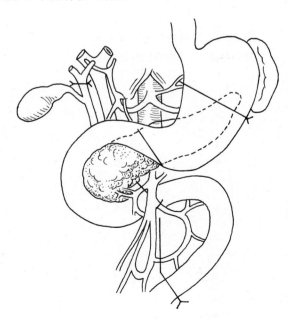

图93-1　胰十二指肠切除术的切除范围

（1）切开腹壁进入腹腔后,首先探查肝脏和腹膜有无转移性的癌肿。仔细扪诊肝脏,必要时用术中 B 超检查肝脏。对手术区域以外的可疑病灶及肿大淋巴结进行快速冰冻病理检查。如果发现远隔部位的转移灶,则改变手术方案,终止手术或改行姑息性的减黄手术。

(2) Cattel-Brassch 操作,切断肝结肠韧带,游离结肠肝曲,并切开脏层腹膜,游离右侧结肠直至显露整个胰头和十二指肠的前面。从大网膜的横结肠附着处离断大网膜进入小网膜囊。在紧靠肠系膜上静脉右侧壁的地方找到并结扎、切断胃结肠静脉干和胃网膜右静脉(图 93-2)。这样可以更好的显露肠系膜上静脉并避免术中因牵拉造成的静脉破裂出血。在做 Kocher 切口之前,先将胰腺下缘的肠系膜上静脉分离显露出来(图 93-3)。

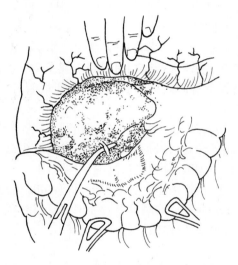

图 93-2 在肠系膜上静脉右侧壁的地方找到并结扎,切断胃结肠静脉干

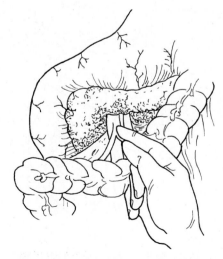

图 93-3 将胰腺下缘的肠系膜上静脉分离显露出来

(3) 从下腔静脉旁,靠近右侧输尿管和性腺静脉汇合部的地方开始,做 Kocher 切口,游离胰头和十二指肠(图 93-4)。在下腔静脉前方的间隙分离,将后腹膜(胰头后面)覆盖在下腔静脉前方的纤维脂肪层与胰头和十二指肠一起游离掀起,在胰头后面探查肿瘤和下腔静脉、腹主动脉之间有无浸润,并确定附近有无淋巴结转移,沿此间隙游离胰腺后方,直至到达腹主动脉前方。

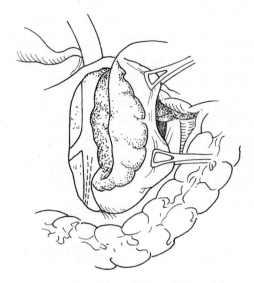

图 93-4 做 Kocher 切口,游离胰头和十二指肠

(4) 肝门部的解剖首先从游离显露肝总动脉开始,将胃右动脉和胃十二指肠动脉分离出来并离断。切断胃十二指肠动脉后,门静脉的前壁就得到暴露(图 93-5)。此时可在胰腺上缘沿门静脉前壁向下分离,在胰腺下缘沿肠系膜上静脉前壁向上分离,将胰颈后面与肠系膜上静脉之间的间隙分离出来(图 93-6)。但这样的操作并无助于探查肿瘤对门静脉-肠系膜上静脉侧壁和后壁的侵犯。胰头部的肿瘤很少侵犯静脉的前壁,而肿瘤对门静脉-肠系膜上静脉侧壁和后壁的侵犯只有在切断胃和胰腺后才能探查清楚。然后将胆囊从胆囊床上剥离下来,在胆囊管汇合部的上方切断肝总管,游离下段胆总管并清扫肝十二指肠韧带内的淋巴组织(图 93-7)。

(5) 游离胃的大、小弯。在胃小弯侧第 3 或第 4 根静脉与胃大弯侧胃网膜左、右静脉汇合点之间的连线上切断胃。胃的切除范围约为其远端的 1/3~1/2 不等。

(6) 在距离 Treitz 韧带大约 15cm 的地方切断空

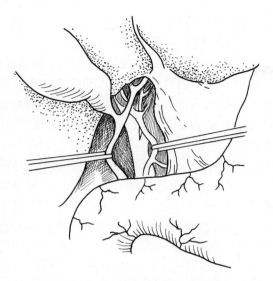

图 93-5　切断胃十二指肠动脉后，门静脉的前壁就得到暴露

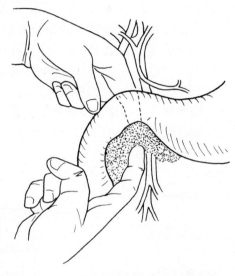

图 93-6　从上下两个方向分离胰颈后方与门静脉前壁之间的间隙

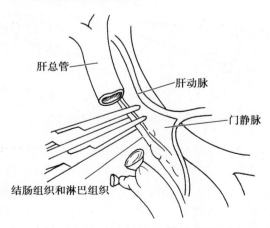

图 93-7　在胆囊管汇合部的上方切断肝总管，游离下段胆总管并清扫肝十二指肠韧带内的淋巴组织

肠。游离十二指肠水平部一直到主动脉上方水平（图93-8），然后在肠系膜血管的下方将离断的近端空肠反折后送到右侧。

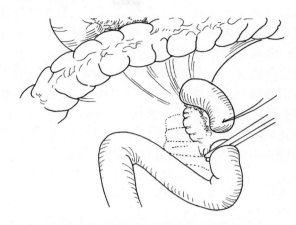

图 93-8　切断空肠，游离十二指肠水平部

（7）接下来的步骤是切断胰腺，胰腺切线部位的选择取决于胰头肿块的大小，一般情况切线应在腹主动脉左缘位置，壶腹部癌则可选在肠系膜上静脉的走行线上。切断前于胰腺上、下缘，预定切线的两侧各缝扎一针，以阻断沿胰腺横行的血管，特别是胰腺上缘的胰横动脉（图 93-9）。将一根橡胶导管或牵引带自胰颈后方与肠系膜上静脉之间的间隙内穿过，用于提拉牵引胰腺（图 93-9）。沿预定切线分离胰腺实质切断胰腺，切开胰腺的过程中注意寻找和显露胰管。胰腺断端可能还会有出血，需要用 4-0 Prolene 线仔细缝扎止血，注意不要将胰管缝闭。

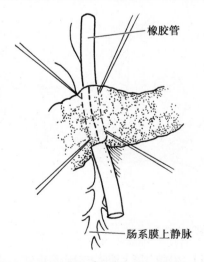

图 93-9　在切线两侧缝扎胰腺上下缘的血管，将一根橡胶导管或牵引带自胰颈后方与肠系膜上静脉之间的间隙内穿过，用于提拉牵引胰腺

（8）游离胃幽门部、十二指肠及胆总管下段，同时廓清肝总动脉、肝固有动脉和胆总管附近的淋巴

结。此时只剩下胰腺的钩突与肠系膜上动、静脉相连，这是处理上最困难的一部分。钩突与肠系膜上血管关系密切，较为发达的钩突会伸入肠系膜上动脉后方甚至到达其左侧，而肠系膜上血管在此处有很多分支进入钩突部，分离时必须十分注意。术者沿门静脉左侧壁仔细分离，将钩突左缘与门静脉左壁之间的细小血管全部分离出来并结扎、切断，直至将门静脉与钩突完全分离开（图93-10）。扪及肠系膜上动脉确定其位置后，沿其右缘剥离钩突，从根部结扎切断胰十二指肠下动脉，并完整切除胰腺钩突部（图93-11）。此时所有切除步骤已完成。

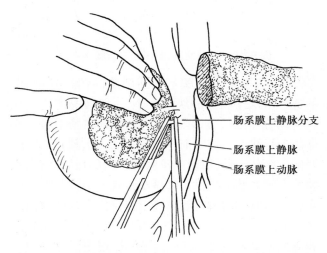

图93-10 门静脉左侧壁仔细分离，将钩突右缘与门静脉左壁之间的细小血管全部分离出来并结扎、切断

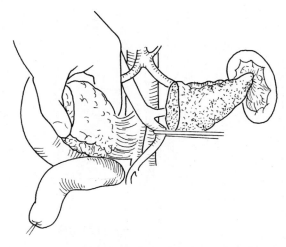

图93-11 沿肠系膜上动脉右缘剥离钩突，从根部结扎切断胰十二指肠下动脉，并完整切除胰腺钩突部

（9）重建手术：移除标本后开始重建步骤，在横结肠系膜无血管区做一切口，经此切口将远端空肠袢自横结肠下方拖至结肠上区，按照胰、胆、胃（Child

法）的顺序与空肠吻合，重建消化道。

具体手术操作步骤如下：

1）胰肠吻合：胰肠吻合的方法有多种，包括胰管空肠黏膜端侧吻合法、套入式胰腺空肠吻合法和捆绑式胰肠吻合法（banding pancreaticojejunostomy，BPJ）等。在此我们着重介绍比较通用的捆绑式胰肠吻合术。

A. 断胰：使用多功能手术解剖器（PMOD）采取刮吸法断胰，也可锐性断胰。除在胰上下缘常规缝扎外，其断面的出血点均采用电凝止血，直至绝无渗血为止。对活动性出血点应予缝扎。在断胰过程中注意寻找胰管开口。无须作鱼口状切断。胰断端应游离3cm，以备捆绑。用PMOD推开周围松弛的蜂窝状组织，随时电凝细小血管，很容易游离胰端。

B. 空肠断端的准备：靠近一根空肠终末动脉处离断空肠，把空肠断端翻转3cm，令其黏膜面朝外。翻转的方法是先在对系膜缘的肠断端缝一针，同根针线在距肠断端6cm处缝一针备用；再在靠近系膜缘的肠断端另缝一针，同根针线在距6cm处缝一针（图93-12）。两根线分别松弛临时结扎后，便自然地将肠断端外翻3cm。然后将翻转的黏膜面用电灼或石炭酸加以破坏，使其丧失分泌功能。

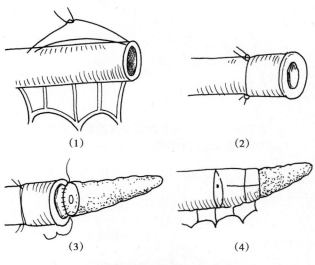

（1）　　　　　　　　　　（2）

（3）　　　　　　　　　　（4）

图93-12 捆绑式胰肠吻合术示意图

C. 吻合：将胰和肠断端靠拢，用丝线把二者作单层缝合，先缝后唇，再缝前唇。可采取间断缝合，也可连续缝合。肠端缝线仅缝黏膜，缝针要避免穿透浆肌层。胰管开口如果清晰可见，应将其后唇连同胰腺后唇与肠黏膜后唇缝合。

D. 胰端套入空肠浆肌鞘：将前述松松临时结扎的两根线结剪断，便可将黏膜面已被破坏的空肠翻回原处,于是胰断端 3cm 即自然套入肠内 3cm。然后将翻回原状的肠端与胰间断缝合固定 4 针。也可用 prolene 缝线连续缝合一周。

E. 捆绑:在接近空肠断端两根动脉之间的系膜上穿过一根可吸收线,用以环绕空肠结扎,使空肠壁与胰腺紧密相贴,从而阻止液体在二层面间流通(图 93-12)。

2) 胆肠吻合:在距离胰肠吻合口约 10cm 处做胆肠吻合。一般用细的可吸收缝线做间断缝合,尽量做广口的高位的吻合口(肝总管 - 空肠吻合)。

3) 胃肠吻合:将远侧的空肠自横结肠前方提至结肠上区,与残胃做半口的毕Ⅱ式吻合(图 93-13)。

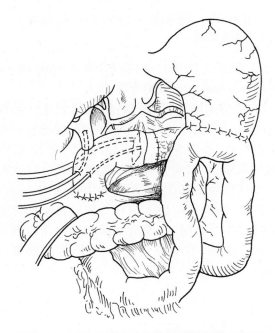

图 93-13　残胃在结肠前与远侧空肠吻合重建消化道(毕Ⅱ式吻合)

完成消化道重建后,认真冲洗腹腔,检查创面有无渗血。留置腹腔引流管。必要时留置空肠造瘘管用于术后进行早期肠内营养支持。

【术后处理】

手术后当晚,患者一般放在监护室内,严密监测生命体征、氧饱和度及液体进出量。第二天可以转入普通病房。鼻胃管一般在术后 3~4 天拔除。除了一些有尿路梗阻史的男性患者,导尿管一般在术后第二天拔除。

术后观察放在胆肠、胰肠吻合口附近引流管的引流液,以观察有无胆瘘、胰瘘或肠道瘘的征象。术后第四天任何一根引流管的引流量超过 30ml,引流液就要送检测淀粉酶。若术后第四天胆肠引流管的

引流液少于 50ml,没有胆瘘征象,淀粉酶浓度低,可拔去引流管。

在术后 1 个月内给予胃酸抑制剂(H2 受体抑制剂或 PPI)。为了促进胃排空,可自术后第二天起静脉应用红霉素至耐受正常饮食后 48 小时止。当患者饮食改为普食后开始补充胰酶治疗,并随大便规律调整剂量。

术后第一天鼓励患者起床并坐到椅子上。术后第二天能在帮助下行走,并在随后几天中逐步独立行走。根据患者的临床情况,可在术后第 3~4 天时少量饮水。5~7 天可进食澄清流质饮食并逐步过渡到普食。同时监测血糖,必要时用胰岛素控制血糖。术后每隔一天监测生化常规及血常规,必要时加测。在病理报告出来之后,请肿瘤内科及放疗科会诊。

二、Whipple 手术

胰头十二指肠切除的另一种重要的手术方式是 Wipple 手术,与 Child 手术相比,两种手术方式最大的区别在于重建消化道的方式。如上节所描述,Child 手术在重建消化道时是按照胰、胆、胃的顺序与空肠吻合,而 Wipple 手术在重建消化道时是按照胆、胰、胃的顺序与空肠吻合。

Wipple 手术的适应证、术前准备、麻醉方法、体位切口以及手术的切除部分都与 Child 手术相同,不再赘述,在此详细介绍 Wipple 手术的消化道重建方法。

1. 胆肠吻合　将空肠断端缝合关闭,将其自结肠后经横结肠系膜切口拉至结肠上区,靠近肝总管或胆总管断端,在距离空肠断端 3cm 处的空肠对系膜缘开一个小口,与胆管断端行端侧吻合(图 93-14)。

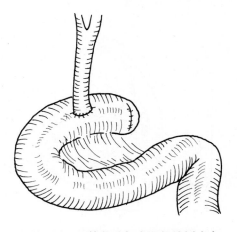

图 93-14　胆管断端与空肠行端侧吻合

2. 胰肠吻合　在距离胆肠吻合口下方约 15cm 处的空肠壁行胰肠吻合。吻合方法有两种,即胰管空肠黏膜端侧吻合法和捆绑式胰管对黏膜吻合术。

(1) 胰管空肠黏膜端侧吻合法:本法适合于胰管较粗大的患者。具体吻合方法是将空肠对系膜缘侧肠壁浆肌层切开,切口大小与胰腺断端相仿。用蚊式止血钳沿黏膜下层轻轻做钝性剥离,剥离的范围约等于胰腺断面。用 4-0 Prolene 缝线在胰腺断端后缘与空肠切口后壁浆肌层之间行间断缝合(图 93-15)。于胰管相对应的肠黏膜上切开一个与胰管直径相当的小口,用 5-0 Prolene 缝线缝合胰管与肠黏膜后壁。方法是由外向内穿过胰管壁,再由内向外穿过肠黏膜,线结打在黏膜外(图 93-16)。后壁缝合完成后,将胰管引流管送入空肠内,以同样方法缝合前壁,全周缝合约 6 针。用 4-0 Prolene 缝线缝合胰腺断端前缘和空肠浆肌层的前切缘,最后间断缝合胰腺被膜与空肠浆肌层(图 93-17)。

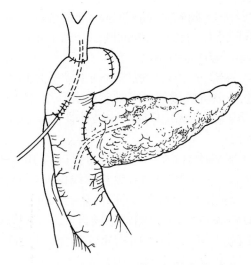

图 93-17　最后间断缝合胰腺前缘的被膜与空肠浆肌层

(2) 捆绑式胰管对黏膜吻合术 Binding duct-to-mucosa anastomosis(BDM)手术方法

1) 胰端的准备:①断胰:用钝锐交迭法断胰,同时进行电凝或缝扎法充分止血,在接近胰管时,要特别留意,加以保护。见到胰管后,将其周围胰腺实质向胰头方向推剥,显露出 3~5mm 长的一段。②胰管插管和捆扎:距离胰腺断面约 3mm 处切开胰管,向胰尾端插入口径比胰管略小的导管,环绕胰管和导管用 3-0 薇乔可吸收缝线予以捆绑,并将导管固定,线尾留长备用,随即切断胰管(图 93-18)。

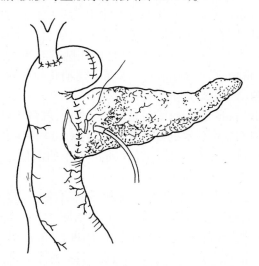

图 93-15　胰腺断端后缘与空肠切口后缘浆肌层之间行间断缝合

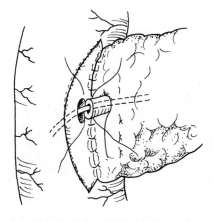

图 93-16　用 5-0Prolene 缝线缝合胰管与肠黏膜后壁

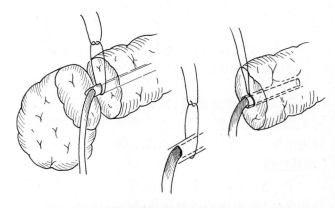

图 93-18　环绕胰管和导管用可吸收缝线予以捆绑

如果在断胰过程中,未能游离出足够长度的胰管,不能单纯直接捆绑,此时可用胰管边缘连续缝合法(每针都从胰管腔内进针,以免误缝到对面管壁),同样使用 3-0 薇乔可吸收缝线,缝完一周后,提起两端线尾,如同荷包缝合,将胰管连同导管进行捆绑固定,结扎不宜太紧,以免造成导管缩窄,线尾留长备用（图93-19）。胰腺断端对合缝闭以防微小胰管渗漏。

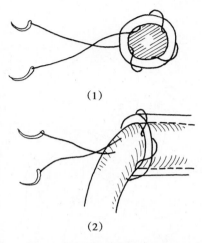

(1)

(2)

图93-19　胰管边缘连续缝合法，将胰管连同导管进行捆绑固定

2）肠侧的准备：①空肠黏膜准备：在与胰管相对处空肠作一相应大小的浆肌层切口，让肠黏膜鼓出并予血管钳尖捅开；用薇乔可吸收线将肠黏膜孔的边缘连续缝在浆肌层切缘，使肠黏膜覆盖浆肌层切缘。缝合一周，两端线尾留长，以备以后捆绑导管。②预置空肠浆肌层荷包缝合：环绕上述小切口预置一个荷包缝合以备捆绑导管，防止管周渗漏（图93-20）。

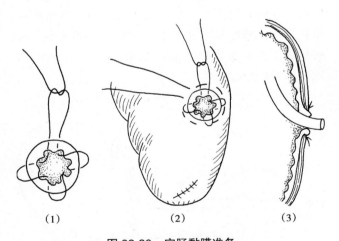

(1)　　　　(2)　　　　(3)

图93-20　空肠黏膜准备

(1)肠黏膜切缘连续缝合外翻；(2)空肠浆肌层荷包缝合；(3)侧面观 空肠黏膜与浆膜相接

3）胰断端与空肠对合固定的准备：两脏器互相对合固定的缝线总共只需3组（a、b、c），每组2根，总共6根缝线（图93-21）。a组为胰断端后缘的固定缝线；b组为贯穿胰断端全层的固定缝线；c组为

胰断端前缘的固定缝线；在此阶段只先预置a组缝线（图93-22）。

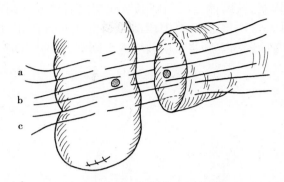

图93-21　胰断端与空肠对合固定准备（a,b,c 3组缝线），先预置a组缝线。a. 组为胰断端后缘的固定缝线；b. 组为贯穿胰断端全层的固定缝线；c. 组为胰断端前缘的固定缝线

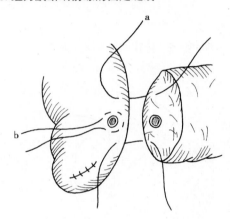

图93-22　预置a组缝线

4）吻合：将已插入胰管的导管插入空肠切口。使空肠向胰断端靠拢，抽紧空肠切口缝线并结扎，线尾留长并与胰管线尾结扎。随即抽紧预置的空肠浆肌层荷包缝线并予结扎。结扎都不宜太紧，以免造成导管缩窄（图93-23）。

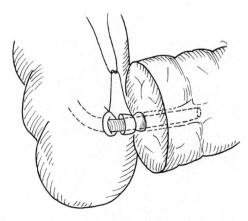

图93-23　支撑管插入空肠然后扎紧荷包线，线尾与结扎胰管的线尾相互打结

5）胰断端与空肠的对合固定：①结扎已预置的a组缝线（图93-24）；②胰断端上、下两头与空肠对合固定，胰断端全层与空肠浆肌层前后壁缝合固定（图93-25）；③胰断端中段前缘与空肠对合固定，胰断端前壁与空肠浆肌层前壁缝合固定（图93-26）。

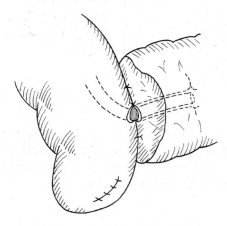

图 93-24 结扎已预置的 a 组缝线

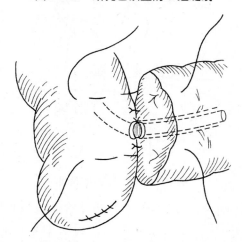

图 93-25 胰断端上、下两头与空肠对合固定（b 组缝线）

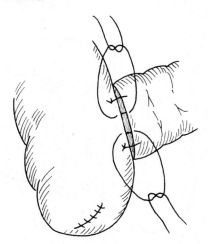

图 93-26 胰断端中段前缘与空肠对合固定（c 组缝线）

3. 胃肠吻合 距胆肠吻合口 40cm，于结肠前行胃空肠吻合。至此，以 Whipple 法完成消化道重建（图93-27）。

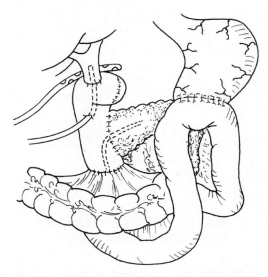

图 93-27 Whipple 法重建消化道，残胃在结肠前与远侧空肠吻合（毕Ⅱ式吻合）

三、保留幽门术式

保留幽门的胰十二指肠切除术（PPPD）与传统胰十二指肠切除术（PD）的主要区别在于保留了全胃、幽门和十二指肠球部，除此之外，两种术式的切除范围和手术方法相同。此术式的特点是在距幽门 2~3cm 处清扫周围组织后横断十二指肠。横断面通常在胃十二指肠动脉通过十二指肠后方的水平。同时尽量保留沿胃大弯分布的胃网膜血管。手术的切除范围（图93-28）。

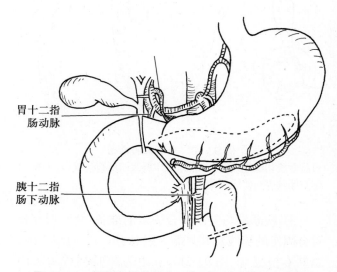

胃十二指肠动脉

胰十二指肠下动脉

图 93-28 保留幽门的胰十二指肠切除术的切除范围

【适应证】

1. 胰头周围的良性病变。

2. Vater 壶腹癌、胆总管下端癌。

3. 恶性程度较低的胰头部肿瘤,如囊腺癌、胰岛细胞癌等。

4. 胰头癌尚未浸润幽门及十二指肠,胃周尤其是幽门周围无淋巴结转移。

5. 胰头癌的姑息性切除。

术前准备、麻醉、体位及切口与 Child 手术相同,不再赘述。

【手术步骤】

1. 探察腹腔　进入腹腔后首先探查肝脏和腹膜有无转移性的癌肿。仔细扪诊肝脏,必要时用术中 B 超检查肝脏。对手术区域以外的可疑病灶及肿大淋巴结进行快速冰冻病理检查。如果发现远隔部位的转移灶,则改变手术方案。对胰头的病变进行针刺细胞学检查,如果为恶性病变且浸润至幽门及十二指肠,胃周和幽门周围有淋巴结转移,则必须放弃保留幽门的胰十二指肠切除术,改行其他术式。

2. 显露胰头和十二指肠　切断肝结肠韧带,游离结肠肝曲,并切开脏层腹膜,游离右侧结肠直至显露整个胰头和十二指肠的前面。沿十二指肠外侧缘切开后腹膜做 Kocher 切口,沿十二指肠和胰头后方的疏松组织间隙分离,充分游离胰腺后方和十二指肠水平部,直至到达主动脉前方(图 93-29)。

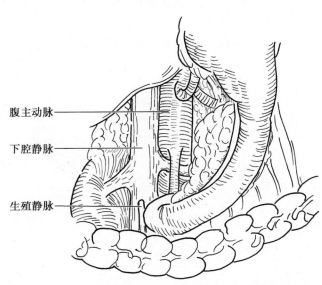

图 93-29　切开后腹膜做 Kocher 切口,充分游离胰腺后方和十二指肠水平部,直至到达主动脉前方

3. 切断大网膜　按照胃良性病变行胃切除术的标准切断大网膜,但要注意不要损伤胃网膜左、右动静脉的交通支。

4. 显露肠系膜上静脉　在胰腺下缘切开横结肠系膜的前叶,沿着结肠中静脉根部分离来寻找和显露肠系膜上静脉。切断胃结肠静脉干,充分暴露胰腺下缘及肠系膜上静脉。沿肠系膜上静脉前面与胰颈后面之间的间隙向上分离,将此间隙分离出来(图 93-30)。

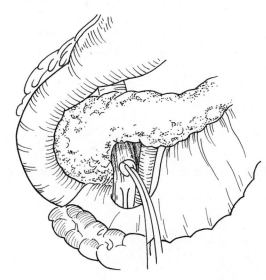

图 93-30　显露肠系膜上静脉

5. 处理胃网膜右血管　在胰头前方仔细分离,在根部显露胃网膜右动、静脉。并分别在根部结扎、切断。

6. 游离和切断十二指肠　沿十二指肠球部下缘分离,切断其与胰腺之间的附着。沿十二指肠上缘分离,结扎切断此处的几支小血管。使十二指肠球部完全游离。此时游离和处理胃右动脉和胃十二指肠动脉。如果是良性病变的手术则可以保留胃右动脉,否则就切断胃右动脉以游离胃。将胃十二指肠动脉分离出来并离断。切断胃十二指肠动脉后,门静脉的前壁就得到暴露(图 93-31)。此时可在胰腺上缘沿门静脉前壁向下分离,进一步分离胰颈后面与肠系膜上静脉之间的间隙。在充分游离十二指肠后在距离幽门约 4cm 的位置切断十二指肠(图 93-32)。

7. 切断胰腺　胰腺切线部位的选择取决于胰头肿块的大小和性质,一般情况切线应在腹主动脉左缘位置,良性病变则可选在肠系膜上静脉的走行线上。切断前于胰腺上、下缘,预定切线的两侧各缝扎一针,以阻断沿胰腺横行的血管,特别是胰腺上缘的胰横动脉(图 93-32)。将一根橡胶导管或牵引带自胰颈后方与肠系膜上静脉之间的间隙内穿过,用于提拉牵引胰腺(图 93-32)。沿预定切线分离肠下动脉,并完整切除胰腺钩突部(图93-35)。此时所有切除步骤已完成。

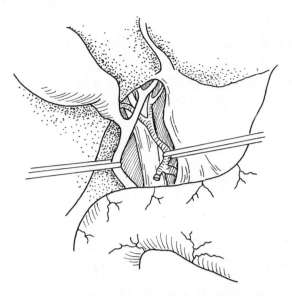

图93-31 切断胃十二指肠动脉,显露门静脉的前壁

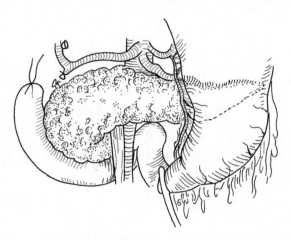

图93-32 在距离幽门约4cm的位置切断十二指肠

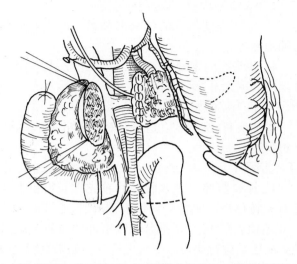

图93-33 在距离 Treitz 韧带大约 15cm 的地方切断空肠

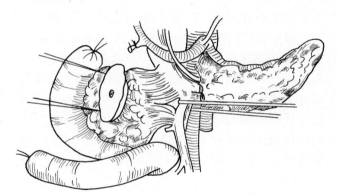

图93-34 将门静脉与钩突完全分离开

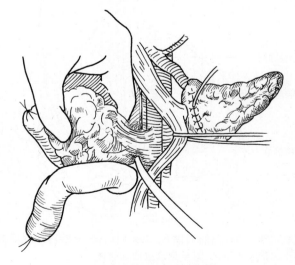

图93-35 完整切除胰腺钩突部

胰腺实质切断胰腺,切开胰腺的过程中注意寻找和显露胰管。胰腺断端可能还会有出血,需要用 4-0 Prolene 线仔细缝扎止血,注意不要将胰管缝闭。

8. 切断胆管 结扎胆囊动脉,自胆囊床剥离胆囊,显露肝总管,在胆囊管上方切断肝总管。

9. 切断小肠 在距离 Treitz 韧带大约 15cm 的地方切断空肠。游离十二指肠水平部一直到主动脉上方水平,然后在肠系膜血管的下方将离断的近端空肠反折后送到右侧(图93-33)。

10. 切除胰腺钩突 此时胰腺只剩下钩突与肠系膜上动、静脉相连,这也是切除步骤中最困难的一部分。分离时要十分注意。术者沿门静脉左侧壁仔细分离,将钩突左缘与门静脉左壁之间的细小血管全部分离出来并结扎、切断,直至将门静脉与钩突完全分离开(图93-34)。扪及肠系膜上动脉确定其位置后,沿其右缘剥离钩突,从根部结扎切断胰十二指

11. 重建消化道 消化道重建的原则及吻合技术与传统的胰十二指肠切除术相同。消化道重建的

884

顺序尽可能的符合生理。重建方法众多,除可采用前述的捆绑式胰肠吻合术(BPJ)和捆绑式胰管对黏膜吻合术(BDM)之外,也可采用捆绑式胰胃吻合术(BPG)或捆绑式胰肠端侧吻合术(end-to-side binding pancreaticojejunostomy,ESBPJ)。

四、捆绑式胰胃吻合术

【手术方法】

常规施行胰十二指肠切除术,可用闭合器断胃或用钳夹法临时封闭胃残端。BPG 的操作包括 4 个主要步骤:胰腺残端游离;胃后壁切开及荷包缝线预置;胃前壁切开;胰胃吻合(包括把胰腺残端拖入胃内、外捆绑、内捆绑)。

1. 胰腺残端游离　胰腺残端游离 2cm,残端断面用丝线间断缝合数针(避开胰管),线尾留长作为牵引线。

2. 胃后壁切开及荷包缝线预置　确定胃后壁与胰腺残端自然位置相对应的部位,用艾利斯钳提起并用电刀切除一块浆肌层,大小与胰腺断面大小相当,然后切开胃黏膜进入胃腔,聚维酮碘液消毒胃腔,随即环绕胃后壁切口应用 3-0 Proline 线预置荷包缝线,其深度仅至浆肌层,避免穿透胃黏膜(图 93-36),荷包缝线开口宜在胃小弯侧,便于以后结扎。

3. 胃前壁切开　为了进行胃腔内吻合,可切开胃前壁或利用胃断端开口。有两种方法:①于封闭的胃残端中间剪除 5cm 吻合钉;②用电刀切开与胃后壁切开处相对应的胃前壁约 5cm(此切口留作胃肠吻合用,图 93-37)。

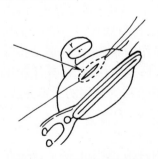
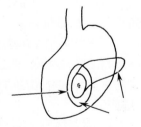

图 93-36　胃后壁切开及荷包缝线预置　　图 93-37　胃前壁切开

4. 胰胃吻合

(1) 将胰腺残端拖入胃内:用血管钳夹住胰腺残端牵引线,将胰腺残端通过胃后壁切口拉入胃内,甚至能通过胃前壁切口拉出,便于吻合。

(2) 外捆绑:继续拉紧牵引线,将胃向背侧推送,使其后壁尽量贴近后腹壁,然后在胃外抽紧预置

的荷包线加以结扎,使胃后壁开口的浆肌层与穿过其中的胰腺紧密相贴,成为防止吻合口漏的第三道防线[图 93-38(1)]。

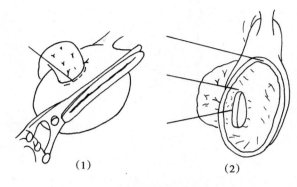

图 93-38　胰胃吻合

(1)腔外捆绑(吻合):胰腺残端植置入胃腔后,结扎预置的荷包缝线,形成外捆绑(浆肌层捆绑);(2)腔内吻合(捆绑):离胰断端 1 环绕覆盖胰腺的胃黏膜进行捆绑,形成内捆绑(黏膜捆绑)

(3) 胃腔内吻合:用 3-0Prolene 线将胰腺断端与覆盖其四周的胃黏膜进行连续或间断缝合,成为防止吻合口漏的第一道防线。

(4) 内捆绑:距离胰腺断端 1cm 处环绕被胃黏膜覆盖的胰腺进行捆绑,使胃黏膜与突入胃腔的胰腺残端紧贴,成为防止吻合口漏的第二道防线[图 93-38(2)]。

5. 胆肠吻合和胃肠吻合　同常规方法。消化道重建后的示意图(图 93-39)。

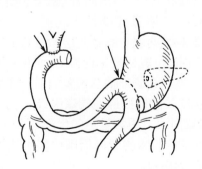

图 93-39　消化道重建后示意图

五、捆绑式胰肠端侧吻合术

【手术方法】

包括 3 个主要步骤:胰腺残端游离;空肠系膜对侧肠壁切开及荷包缝线预置;胰肠端侧吻合(包括把胰腺残端拖入空肠、吻合口两端肠壁固定于胰腺上下缘后腹膜、浆肌层荷包缝线结扎捆绑)。

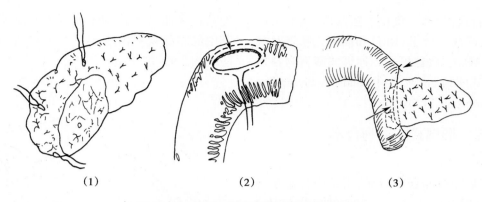

图 93-40　捆绑式胰肠端侧吻合术示意图

1. 断胰　在胰腺上下缘常规缝扎并作为牵引线,使用多功能手术解剖器刮吸法断胰,其断面出血点采用电凝止血,必要时缝扎出血点,断面不缝合。不放置内支架管,胰断端游离约 3cm,以备捆绑。最后在胰腺残端后缘再缝合一针作为牵引线 [图 93-40(1)]。

2. 空肠吻合口准备　远端空肠缝合关闭。距空肠断端约 3cm 的系膜对侧切开肠壁,大小稍大于胰腺断面,聚维酮碘液消毒肠腔,切除突出浆肌层的黏膜及黏膜下层,腔内黏膜不电灼或石炭酸破坏。距切口约 0.5~1cm 环绕肠壁切口应用 4 号丝线预置浆肌层荷包缝线,荷包缝线开口朝前,便于以后结扎 [图 93-40(2)]。

3. 吻合　胰腺残端上、下、及后缘三根牵引线经肠壁切口分别缝穿系膜侧肠壁(胰腺中段切除)或经拟行胆肠吻合口引出肠管(胰十二指肠切除),拉紧牵引线,将胰腺残端拉入肠腔。距离吻合口 2cm 的系膜对缘两侧空肠浆肌层和胰腺上下缘的后腹膜缝合固定,位置尽量靠近胰尾,使肠管紧紧卡住胰腺残端。然后在肠外抽紧预置的荷包线加以结扎 [图 93-40(3)]。切断胰腺残端牵引线。

4. 放置引流　用大量热的生理盐水冲洗腹腔,在胰肠吻合口、胆肠吻合口周围放置引流管。然后逐层关闭腹腔切口。

【术后处理】

同 Child 法胰十二指肠切除术。

第三节　全胰十二指肠切除术

全胰切除术的切除范围包括胃远端、十二指肠、空肠上段、胆道下段、和全部胰腺(图 93-41),然后将空肠与胆道、空肠与胃作吻合,重建消化道。由于全胰切除术远期生存率低于胰头十二指肠切除

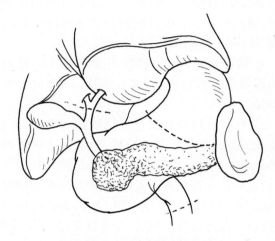

图 93-41　全胰切除术的切除范围

术,对于胰头癌行全胰切除术,持批判态度的学者居多。全胰切除后以腹泻为主的营养不良难以控制,病人终生需要注射胰岛素和口服消化酶,因此,无论对良性或恶性病变,均应严格掌握其适应证。根据手术顺序的不同,全胰十二指肠其切除方法有 3 种:①先行胰头十二指肠切除,再行胰体、尾切除;②从胰头部开始整块切除。操作困难较大,特别是胰腺钩突部的切除,因显露不佳,危险性较大;③从胰尾部开始的整块切除。第三种方法为常用的手术方法,也是本文详细介绍的方法。

【适应证】

1. 胰腺癌发生胰管内种植、多中心病灶或癌在胰内广泛浸润。行胰头十二指肠切除术或远端胰腺切除后,仍有癌残留可能者。

2. 慢性胰腺炎病变弥漫、肤管内有多发结石、多发囊肿,行胰管空肠吻合或胰尾侧次全切除术,不能消除症状者。

3. 胰岛过度增生行胰腺次全切除术,症状不能消除者。

术前准备、麻醉、体位及切口与 Child 手术相同,

不再赘述。

【手术步骤】

1. 一般性探查　若为恶性病变,开腹后首先检查有无腹水及腹膜转移,然后探查盆腔、肝脏,腹主动脉旁有无转移。对手术区域以外的可疑转移病灶应切除并送快速病理学检查。进一步检查胰腺病变部位、大小及周围浸润的范围。必要时经胃结肠韧带切开网膜囊,直视下检查胰腺体部。经一般性探查,未发现远隔部位转移,病变有可能切除时,在切除前必须有确切的细胞学或病理组织学诊断依据确定胰腺病灶的性质。

2. 显露胰头和十二指肠　切断肝结肠韧带,游离结肠肝曲,并切开脏层腹膜,游离右侧结肠直至显露整个胰头和十二指肠的前面。沿十二指肠外侧缘切开后腹膜做 Kocher 切口,沿十二指肠和胰头后方的疏松组织间隙分离,将十二指肠和胰头向右侧掀起,充分游离胰腺后方和十二指肠水平部,直至到达腹主动脉前方(图 93-42)。探查腹主动脉和肠系膜上动脉周围有没有淋巴转移。

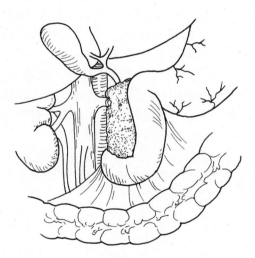

图 93-42　切开后腹膜做 Kocher 切口,充分游离胰腺后方和十二指肠水平部,直至到达主动脉前方

3. 显露肠系膜上静脉　在胰腺下缘切开横结肠系膜的前叶,沿着结肠中静脉根部分离来寻找和显露肠系膜上静脉。切断胃结肠静脉干,充分暴露胰腺下缘及肠系膜上静脉。沿肠系膜上静脉前面与胰颈后面之间的间隙向上分离,将此间隙分离出来(图 93-43)。

4. 切断胆管和胃十二指肠动脉　将胆囊从胆囊床上剥离下来,在胆囊管汇合部的上方切断肝总管,游离下段胆总管并清扫肝十二指肠韧带内的淋

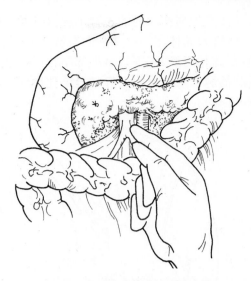

图 93-43　在胰腺下缘显露肠系膜上静脉,分离胰颈与肠系膜上静脉之间的间隙

巴组织。游离并显露肝总动脉,沿肝总动脉分离将胃右动脉和胃十二指肠动脉分离出来并离断。切断胃十二指肠动脉后,门静脉的前壁就得到暴露。此时可在胰腺上缘沿门静脉前壁向下分离,将胰颈后面与肠系膜上静脉之间的间隙分离出来(图 93-44)。

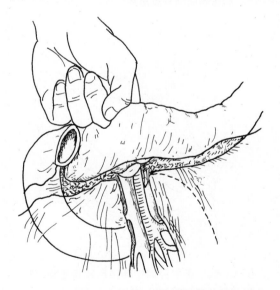

图 93-44　在胰腺上缘沿门静脉前壁向下分离,将胰颈后面与肠系膜上静脉之间的间隙分离出来

5. 切断胃　按胃窦癌根治的手术标准切断胃,切除远端胃的 1/3~2/3,远端以十二指肠钳钳夹,近端用胃钳钳夹,于两钳之间切开胃浆肌层,行黏膜下止血,然后切断胃。

6. 游离脾脏及胰体尾部　切断脾结肠韧带并将结肠脾曲压向下方。游离、切断脾肾韧带,将脾托起,并沿胰腺上、下缘分离切开后腹膜(图 93-45)。

此时,应注意勿损伤深面的左肾上腺血管及左膈下血管。将脾及胰体尾部一并翻向右侧,并逐层分离切断胰后疏松组织,于脾动脉根部结扎后切断脾动脉,在脾静脉汇入肠系膜上静脉处结扎后切断脾静脉(图 93-46)。

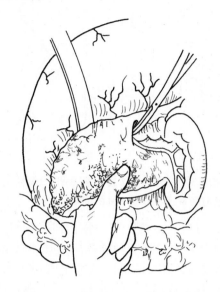

图 93-45　沿胰腺上、下缘分离切开后腹膜间隙分离出来

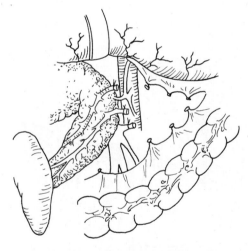

图 93-46　逐层分离切断胰后疏松组织、于根部结扎后切断脾动、静脉

7. 切断空肠　距 Treitz 韧带约 10cm 的空肠起始处切断空肠,切开侧方空肠系膜,游离十二指肠空肠曲,沿空肠壁结扎、切断空肠动脉第一或第二支,游离近段空肠(图 93-47)。于腹膜后游离十二指肠升部。将切断的空肠近端于肠系膜上动、静脉的后方牵拉至右侧。

8. 自门静脉 - 肠系膜上静脉上剥离胰腺　此时仅剩下胰头和钩突与门静脉 - 肠系膜上静脉及肠

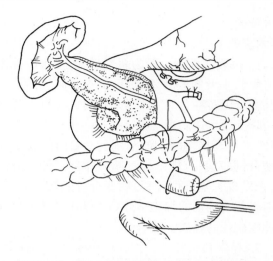

图 93-47　距 Treitz 韧带约 10cm 的空肠起始处切断空肠

系膜上动脉相连。这也是切除步骤中最困难的一部分。将游离的脾脏和胰体尾部向右侧牵拉,术者沿门静脉左侧壁仔细分离,将钩突左缘与门静脉左壁之间的细小血管全部分离出来并结扎、切断,直至将门静脉与钩突完全分离开(图 93-48)。扪及肠系膜上动脉确定其位置后,沿其右缘剥离钩突,从根部结扎切断胰十二指肠下动脉,并完整切除胰腺钩突部(图 93-49)。此时所有切除步骤已完成。

9. 重建消化道　由于完全切除了胰腺,所以此时的消化道重建相对简单。将远端空肠通过横结肠前或结肠后方提升至结肠上区。分别胆管和胃残端吻合,完成消化道重建(图 93-50)。

10. 放置引流　用大量热的生理盐水冲洗腹腔,在胆肠吻合口,胃肠吻合口及脾窝周围放置引流管。然后逐层关闭腹腔切口。

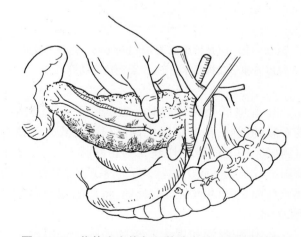

图 93-48　将钩突左缘与门静脉左壁之间的细小血管全部分离出来并结扎、切断,直至将门静脉与钩突完全分离开

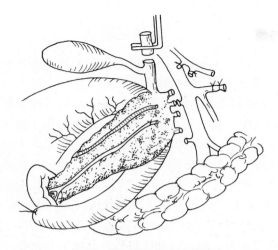

图 93-49　将钩突部与肠系膜上动脉分离,完整切除钩突

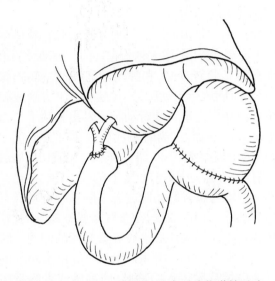

图 93-50　全胰十二指肠切除术后消化道的重建

【术后处理】

术后处理的重点是针对无胰腺的糖尿病,大量液体丧失所致的水与电解质紊乱以及低蛋白血症。

1. 术后早期经静脉营养和由经静脉营养向经口营养转换时,血糖变化显著,故应每日多次检查血糖、尿糖、尿酮体,并根据血糖变化情况,调整胰岛素的用量。防止低血糖发生,并控制血糖在合适的水平。

2. 完全经口营养时,一般宜选用长效的胰岛素。并同时给予胰腺外分泌制剂,如胰酶片协助食物消化。

3. 为预防感染应全身应用广谱抗生素。

术后的其他处理同 Child 法胰十二指肠切除。

（彭淑牖　许斌）

第四节　胰体、尾部切除术

1987 年,UICC 按照发生部位将胰腺癌分为胰头、胰体、胰尾和全胰癌。胰头胰体以肠系膜上静脉左侧缘为边界,胰体胰尾以腹主动脉左缘为界。胰腺的任何部位都可能发生胰腺癌。综合国内大的治疗中心的资料,各部位胰腺癌所占的比例分别为胰头 68.7%、胰体尾 21.0%、全胰 10.3%(表 93-1)。胰体尾癌大血管侵犯的可能性为胰头癌的一半:胰体尾肿瘤一般沿脾动脉、脾静脉扩散,浸润腹腔干动脉、门静脉,或者直接浸润脾脏、腹膜、胃、结肠、左侧肾上腺。胰体尾癌手术时远处转移(特别是肝转移)的可能性远远大于胰头癌(远处转移 36% vs. 21%,肝转移 29% vs. 18%)。胰体尾癌手术切除后的效果较胰头癌为差。

表 93-1　国人胰腺癌的发生部位及其比例

作者	患者数	胰头(%)	胰体尾(%)	全胰(%)
曾宪九	342	232(67.9)	90(26.3)	20(5.8)
张群华	484*	265(54.8)	92(19.0)	92(19.0)
沈魁	360	270(75.0)	43(11.9)	47(13.1)
郑树森	321	234(72.9)	79(24.6)	8(2.5)
邵永孚	365	260(71.2)	82(22.5)	23(6.3)
小计	1837	1261(68.7)	386(21.0)	190(10.3)

* 小计患者人数时该组资料以 449 人(265+92+92)计入

胰体尾癌主要表现为疼痛(腹痛和腰背痛)、上腹不适、体重下降三大症状,无明显黄疸,症状隐匿,持续时间长(表 93-2)。胰体尾腺癌很少引起胰腺内胆总管的梗阻,大多数患者在诊断时属于进展期或者转移性胰腺癌。极其偶然的情况下,较小的肿瘤引起脾静脉闭塞进而引起凶险的门静脉高压而引起上消化道出血而得以诊断。

表 93-2　胰头癌和胰体尾癌常见症状的比较
(中国医学科学院肿瘤医院资料)

前三位症状(%)	胰头癌(n=352)	胰体尾癌(n=106)
黄疸	243(69%)	
疼痛	139(40%)	79(75%)
上腹不适	116(33%)	43(32%)
体重下降		14(13%)
症状持续时间(周)	11.9 ± 1.3	18.0 ± 3.5

一、术前诊断和分期

绝大多数胰体尾肿瘤是通过影像学检查发现的。目前临床常用的胰体尾癌的临床诊断方法同胰头癌。除非出现肝外胆道梗阻的相关异常,胰体尾肿瘤不进行胆道影像学检查。

临床常常通过腹部超声、增强CT、MRI评估肿瘤的局部侵犯。腹部超声检查时注意,要从肠系膜上静脉汇入门静脉的部位开始,向两旁观察胰头、胰体和胰尾;在左侧肋间斜切位检查时,应该以脾脏为声窗观察胰尾部。胰体尾部经常受到胃肠道内气体和患者体形的影响,需要检查者具备丰富的临床经验和良好的责任心。

如果怀疑胰腺癌或者出现胰胆管扩张,首选的检查是增强螺旋薄层CT或者三相螺旋CT薄层扫描。如果肿瘤的CT影像学表现达到以下标准:①没有胰腺外病灶;②SMV-PV汇合处没有梗阻;③肿瘤没有直接侵犯CA/SMA,此时预测可切除性的准确率高(80%)。研究显示,CT影像学评估可切除的肿瘤,开腹后手术切除率70%~85%。

如果CT检查无法完成或者存在禁忌,可选择MRI检查。快速动态扫描、脂肪抑制扫描序列增加了MRI对小胰腺癌诊断的敏感性。三维动态MR增强血管成像(3D DCE MRA)能够获得清晰的血管图像,能够媲美数字化血管造影DSA,并能够显示肿瘤本身。

EUS也可以通过分期的重要信息,特别是评价血管侵犯。EUS评价门静脉等血管有一定的优势,评价SMA不如CT。EUS是CT分期的补充,在CT没有发现胰腺占位,或者发现肿瘤可疑累及血管或者淋巴结转移时,EUS可以提供补充信息。EUS在评价囊性胰腺占位上有独特优势。EUS检查恶性囊性肿瘤的征象,可以是囊性/实性肿物,也可以是复杂囊性肿物、常常合并扩张的主胰管。治疗前EUS-FNA可以获得胰腺癌的组织学证据,是目前推荐的定性诊断方法。

腹腔镜是另一项有效的分期检查,可以确定腹膜、囊内、浆膜种植,发现CT没有发现的肝脏转移灶。目前NCCN认为,如果在腹腔镜检查或者剖腹探查时进行腹腔冲洗发现阳性肿瘤细胞,应认为属于M1;对可切除性胰腺肿瘤的腹腔镜探查做2B推荐;对边缘可切除性胰腺癌、有不良预后指标的胰腺癌(如CA199显著升高,肿瘤较大、胰体尾癌),建议治疗前进行腹腔镜分期。

二、胰体尾解剖

肠系膜上静脉-门静脉左侧的胰腺由胰体和胰尾两部分组成,胰体和胰尾以主动脉左侧缘为分界线,胰体胰尾合称左侧胰腺。胰体被覆胃网膜囊的两层腹膜。横结肠系膜上叶向上走形覆盖于胰体的前面,结肠系膜下叶走形至胰体的下方,结肠中动脉在胰腺下方行走于结肠系膜前后两叶之间。胰体的后方分别有腹主动脉、肠系膜上动脉起始部、左膈肌角、左肾及其血管、左肾上腺、脾静脉等重要结构。

胰尾相对活动,50%可以达到脾门的水平、42%在脾门下方。脾动脉和脾静脉起始部和胰尾位于脾肾韧带的两层之间。脾肾韧带的外层是脾胃韧带的后层的延续,结扎不当易损伤胃短血管。胰尾脾门处不建议手法游离。

胰体尾主要由脾动脉供血。脾动脉在胰体尾上缘后方走形,随年龄增大越来越迂曲。脾动脉的第一个大分支是胰背动脉,和脾动脉的其他左侧胰腺供血小分支(胰腺后上动脉弓)在胰腺后下方形成胰横动脉并向胰尾走形。胰背动脉也发出和胰十二指肠后上动脉的交通支、为右侧胰腺提供部分血供。在不切除胰体尾的情况下,结扎脾动脉无需切除脾脏。

肝总动脉是腹腔动脉干的主要终末支。约2.0%~4.5%的患者肝动脉起源于肠系膜上动脉。也有左肝动脉、右肝动脉起源于肠系膜上动脉的情况。在胰腺切除时要关注肝动脉异常起源的问题。胰腺的回流静脉和供血动脉相伴行,一般位于胰管的后方。胰体尾静脉汇入门静脉、脾静脉或者肠系膜下静脉。切除胰腺如果需要保留脾静脉,需要结扎这些汇入静脉。

胰体尾的引流区淋巴结包括:胰腺上-胃左淋巴结、胰腺下淋巴结、肠系膜上淋巴结-腹主动脉旁-肠系膜根部淋巴结、脾门淋巴结。资料显示,手术切除的胰体尾癌淋巴结转移率60%,其中脾动脉周围30%、胰腺下方18%、主动脉周围16%、腹腔干周围和肠系膜上动脉周围各12%,淋巴结转移患者生存不超过3年。由于胰腺位于腹膜后,淋巴和静脉回流十分丰富、范围广泛,极易远处播散,扩大淋巴结清扫范围不能改善预后。

三、胰体尾切除

笔者建议的胰体尾+脾切除按照以下顺序进行:

1. 游离胃结肠韧带、脾结肠韧带,将横结肠和结肠脾曲向下牵引;胃后壁往往和胰腺的前面粘连,充分分离粘连、将胃向上牵引,此时可能需要游离结扎胃短血管直至胃食管交界。此时已经能够充分显露胰体尾和脾脏。

2. 在胰体尾下缘电刀切开腹膜 在腹膜后无血管区平面钝性分开胰体尾和后腹壁。电刀切开脾脏和腹壁之间的韧带样附着。将脾脏和胰尾从后方游离。将胰体尾和脾脏向右翻起,仔细辨别脾静脉、脾动脉。

3. 对胰体尾进行触诊,确定肿瘤范围和预切除的部分胰腺 在腹腔动脉干脾动脉起始部游离结扎脾动脉。注意清扫腹腔动脉干周围的淋巴结。在脾静脉汇入门静脉处的远端结扎切断脾静脉。注意肠系膜下静脉汇入脾静脉或者门静脉的位置,如果经脾静脉汇入,游离结扎肠系膜下静脉。

4. 一般选择胰颈部左侧切断胰腺 目前没有对胰腺断端是否需要进行切缘评估的临床证据。切断的主胰管是进行间断的缝合闭合还是进行引流、胰腺断端是进行简单的缝合还是胰腺空肠吻合,目前还没有证据。

中国医学科学院肿瘤医院治疗的 108 例胰体尾癌患者的资料,58 例手术切除的胰体尾癌的患者,中位生存 12(1~83) 个月,实际 1 年、2 年、5 年生存率分别为 59%(30/51)、29%(12/42) 和 15%(3/20);50 例未切除肿瘤患者,中位生存 5(1~6) 个月,实际 1 年生存率为 7.1%(1/43),无 2 年生存;二者之间差异显著(χ^2=55.06,P<0.001)。

四、胰体尾肿瘤手术探讨

胰体尾肿瘤切除时联合脾切除有许多优点:如能够彻底切除肿瘤和清扫周围淋巴结、同时切除可能发生肿瘤浸润的脾脏、可避免脾脏及其血管损伤引起的出血、可以联合切除肿瘤浸润的其他脏器等。但是脾切除后的凶险感染、腹腔积液、抵抗力下降又常常使人望而却步。目前临床已经开展了保留脾脏的胰体尾切除、胰腺节段切除等新的胰腺切除的方法。笔者认为,保留脾脏的手术适合那些体积小的恶性肿瘤、低度恶性肿瘤和良性肿瘤。鉴于胰腺肿瘤切除前获得组织学诊断的困难性,保留脾脏需要十分慎重。笔者认为,在不增加手术操作难度的情况下,获得 R0 切除是基本的、首要的。保留脾脏的手术需要循证医学的证据。

胰体尾+脾切除后手术并发症在 60% 左右。降低胰体尾切除后的并发症是一个十分急迫的问题。除了主胰管引流外,腹腔镜下胰体尾切除逐渐引起了临床的重视。

Cushieri 等在 1996 年首次报道了腹腔镜下胰体尾 + 脾切除的手术。同年,Gagner 等报道了腹腔镜下保留脾脏的胰体尾切除术。此后多个学者的临床实践证实,腹腔镜下胰体尾切除和开腹手术的手术并发症、死亡率没有显著区别,脾脏可以得到保留。不保留脾血管的脾保留手术也称 Warshaw 手术,其基本思想是残留的脾脏由胃短血管供血。保留脾脏的适应证同开腹手术。巨脾患者不适合保留脾脏。

五、多学科综合治疗

1996 年,前文献报道的胰体尾癌切除后生存 5 年以上的患者只有 3 人。目前文献报道的胰体尾癌 R0 切除后可以达到近 20% 的 5 年生存,大的治疗中心胰体尾癌术后长期生存者均已超过 10 人。Yamamoto 等对胰体尾癌患者术后进行吉西他滨化疗,化疗组可以获得 51% 的 5 年生存,长期生存和吉西他滨辅助治疗显著相关;R1/R2 切除的患者,也可以获得 1.3 年的中位生存;无法切除的局部进展期或者转移性胰体尾癌的患者中位生存只有 6 个月。笔者赞成 Yamamoto 的观点,胰体尾癌的姑息性切除可取,中国医学科学院肿瘤医院的资料对此提供了一定的支持。

由于科学设计的临床试验有限,已完成的随机临床实验样本量较小,没有将胰头癌和胰体尾癌分开讨论,胰体尾癌术后辅助治疗的效能不明。表93-3 列出了近年完成的部分随机试验的结果。胰腺癌患者肿瘤切除后再接受辅助治疗,中位生存 20~25 个月,5 年生存率 10%~20%。这种效果究竟是不是辅助治疗带来的目前无法确定。支持辅助治疗有效的临床试验,其试验设计的科学性和严谨性值得商榷。

1987 年,GITSG 报道了术后辅助放化疗提高胰腺癌患者术后生存的研究。治疗组 22 例患者中位生存 21 个月,对照组(单独手术)21 例患者中位生存 11 个月,无显著性差异(P=0.3)。2 年生存率两组分别为 43% 和 18%,5 年生存率分别为 18%、8%(P=0.05)。结果表明,GITSG 的辅助治疗方案耐受性好、可以获得生存益处。随后 GITSG 报道,治疗组 30 例患者中位生存 18 个月。但是由于手术恢复期较长,21 例意向化疗的患者中约 1/4(5 例)在手术后 10 个月才开始治疗。只有那些无手术并发症、术后恢复快的患者才可能接受辅助性治疗。这显然会造成选择偏倚。

表 93-3　辅助治疗随机临床试验

作者	治疗	患者数	中位生存	2 年生存率
GITSG	术后 5-FU(500mg/m²·d,6 天)+ 放疗(40Gy)	43	21 个月	43%
	单独手术		11 个月	18%
EORTC	术后 5-FU(500mg/m²·d,6 天)+ 放疗(40Gy)	119	17 个月	37%
	单独手术		12 个月	23%
RTOG	术后 5-FU(1g/ m²·d,3 天)+ 放疗(61.2Gy/7 周)	130	未结束	20%
	术后放疗			6.5%
ESPAC	术后 5-FU(500mg/ m²·d,3 天 /2 周)+ 放疗(40Gy)组	541	15.5 个月	未结束
	单独手术			
	术后 5-FU/FA 组(FA,425mg/ m²·d,5 天 /4 周,6 个月)		16.1 个月	
			19.7 个月	

1997 年,EORTC 使用 GITSG 同样的辅助治疗方法对 119 例患者进行了试验。治疗组中位生存 17 个月、2 年生存率 34%;对照组中位生存 12 个月、2 年生存率 26%,差异无显著性(P=0.1)。2 年后,EORTC 等报告的治疗组合对照组患者中位生存分别为 17.1 个月和 12.6 个月(P=0.099)。EORTC 认为,单纯从结果看,术后辅助放化疗不是胰腺癌十二指肠切除术后的标准辅助治疗。由于样本量较小、结果的可信区间较宽,不能排除辅助放化疗带来生存益处的可能性。和 GISTG 试验一样,所有的患者都是在手术恢复后才入组治疗。此外,20% 的患者由于拒绝入组、伴随疾病、肿瘤迅速进展,原计划入组而最后放弃了放化疗。该试验也没有评估手术切缘,因此无法评价手术切除的彻底性。

RTOG 的临床试验虽然有效地防止了肝转移,但是术后局部复发的风险极大,这个辅助治疗方案仅是一种实验性治疗方案。

ESPAC-1 是最大的胰腺癌辅助治疗随机临床试验,采用 2×2 析因设计。该研究没有发现辅助放化疗带来的生存益处(治疗组中位生存 15.5 个月,对照组 16.1 个月,P=0.24)。化疗可以显著延长中位生存(化疗组 19.7 个月,非化疗组 14 个月,P<0.0001)。但是对 285 例患者的析因研究发现,化疗也没有带来生存优势。不但如此,术后放疗可能降低化疗带来的生存益处。ESPAC-3 试验计划对 990 例患者进行研究,设计方案包括比较 5-FU/FA 和 GEMZ 的辅助治疗效果。

(邵永孚)

第九十四章

胰腺神经内分泌瘤手术

第一节　概述

胰腺神经内分泌瘤（PNETs），是一少见疾病，它能制造和分泌各种不同类型的激素，引起临床症状和体征。早在 1902 年内 Nicholls 首先报道，其发生率约为 1/10 万 / 年，但尸检发现率高达 1.5%。相对比胰腺外分泌肿瘤——胰腺癌的发生率则较 PNETs 高出 125 倍。PNETs 尽管少见，但易发生肝脏转移，其最常见的死亡原因是肝脏衰竭。

对于各种 PNETs，WHO 给予的分类为：①分化型 NETs，有一些恶性肿瘤的的可能；②分化型 PNE 癌，低度恶性；③未分化 PNE 癌，高度恶性。PNETs 还可据其呈现的功能分组为功能性和无功能性两大类，功能性 PNETs 约占 60%~70%，可产生典型的相关临床征象，最常见的有胰岛素瘤（insulinoma）和胃泌素瘤（gastrinoma），较少见的有生长抑素瘤（somatostinoma）、胰高糖素瘤（glucagonoma）、血管活性肠多肽瘤（vipoma）和生长激素释放激素分泌瘤（growth hormone~releasing hormon esecrating，GHRHoma）等。罕见的有造成 Cushing 综合征的 PNETs、造成类癌综合征的 NETs、造成高钙血症的 NETs 和肾上腺皮质激素瘤（ACTHomes）等，更为罕见的有异位分泌黄体素激素、肾素、胰岛素样生长因子Ⅱ和红细胞生成素的 NETs 等。无功能性 PNETs 约占 30%~40%，较少或不产生各种激素，也就没有明显的临床征象。功能性的因在早期即可产生症状而得到诊断和治疗；无功能性的因缺乏相应临床征象而不易及早诊断和治疗，常常发生局部扩展或远处转移。

外科手术治疗各种 PNETs，可归纳为四种类别：①切除原发肿瘤及局部区域淋巴结，达到治愈或姑息治疗目的；②切除区域或远处转移病灶，达到减瘤目的；③切除病灶仅为姑息而无减瘤目的（如治疗并发的出血、梗阻或穿孔等）；④切除为了治疗合并的多发泌肿瘤综合征（MEN）。现已认识到，无论怎样均应通过外科手术切除各种功能性 PNETs，仅有以下三种情况除外：① MEN1 患者；② ZES 综合征患者；③ <2cm 的无功能性 PNETs。

除外科手术切除外，其他多模式治疗方法，也是重要的辅助措施，如射频消融、化学栓塞、^{90} 钇微粒栓塞、^{131}I 治疗等。

【术前准备】

1. 手术前治疗相关的各种激素引起的症状，如低血糖、高胃泌素血症等。

2. 了解肿瘤位置、大小、起源、肿瘤负荷情况、全身营养情况和常见并发症，给予相应治疗。

3. 肿瘤定位　这是最关键的问题，利用各种方法精确将肿瘤定位，以利手术顺利进行。肿瘤定位应包括术前和术中两部分，此处仅讨论术前定位。定位方法应以简便、无创伤性、较为经济的方法作为一线方法。但应知晓没有哪一种单一方法显示能准确无误地定位，而需综合考虑各种方法，才可获取准确定位。常用的有：

（1）CT：随着多排螺旋 CT、三维重建、动态扫描、增强和灌注扫描技术的开展，明显提高了 CT 定位的精确性。目前已达 85%~90% 左右。CT 还能了解肿瘤有无肝转移和附近组织器官的受侵情况。增强和灌注扫描的关键步骤是注入速率要提高到每秒 3.5ml 以上。近年使用的宝石能谱还可检出隐匿型胰岛素瘤。

（2）MRI：最近使用脂肪抑制技术及增强剂，可抑制腹膜后及胰腺周围脂肪的高信号，能突出胰腺内肿瘤的增强影像，清楚显示较小肿瘤，定位敏感度可达到 70% 以上。

（3）内镜超声（EUS）：尤其对靠近胃十二指肠的胰头、体部肿瘤部位效果较好，阳性率可达 80%~90%，但胰尾部肿瘤因距超声探头较远而阳性率仅达 37%~50%。此时可行超声造影技术，提高胰岛素瘤的检出和定位。EUS 还能引导对可疑肿瘤行细针抽吸穿刺或切割活检，直接对肿瘤予以定性，其创伤性小，安全性高。

（4）经腹超声检查：已广泛应用于临床，但普通B超因受肠气、肥胖等因素影响，敏感性仅40%左右。有时患者检查前饮水充满胃后，可减少肠气的干扰。近年使用超声造影技术明显提高检出率。

（5）选择性动脉造影和动脉插管钙刺激静脉，采血测胰岛素水平：由于胰岛素瘤是一种富含血液的肿瘤，故动脉造影检出阳性率可达70%左右。动脉插管注钙方法是使用DSA引导下，选择性插管至胃十二指肠动脉；肠系膜上动脉和脾动脉内，随后静注葡萄糖酸钙，激发分泌胰岛素，在不同时期经肝静脉血测胰岛素水平而将胰岛素瘤定位；准确率为85%~100%。

（6）动脉增强CT：利用DSA将导管置入腹腔动脉干甚至送至供肿瘤血管，注射造影剂后行胰腺CT扫描，由于提高了局部血运中的造影剂浓度，使胰岛素瘤影像明显强化，如再利用三维螺旋CT定位，检出率可达95%以上。

（7）经皮经肝门静脉置管分段采血测胰岛素水平：经皮经肝将导管置于门静脉内，并向脾静脉送至脾门处，慢慢退出，每1cm间距取血样分别测定胰岛水平，再根据峰值所在静脉段定位，准确率达95%。

（8）奥曲肽扫描：对有生长抑素受体的NETs可使用奥曲肽，利用它和受体的亲和力进行CT扫描，可显出肿瘤具体部位。

第二节　胰岛素瘤剜除术

由于胰岛素瘤最为常见，直径小又较均匀地分散在胰腺各部位，手术中定位也十分重要，手术目的是切除肿瘤并尽量保存正常的胰腺组织和脾脏，对不涉及胰管的肿瘤尽量施行肿瘤剜除术（enucleation）。

【手术步骤】

1. 显露胰腺　手术时应尽量显露出胰腺，使术者能直视和完全触到肿瘤，首先在胰头部和颈部处用拉钩向前方牵引大网膜和横结肠，再用手将小肠系膜向下牵引，肝曲牵向左侧，显出右半结肠[图94-1（1）]。使用Kocher手法游离十二指肠，从其后方靠近主动脉和下腔静脉处开始，剪开十二指肠降部附着在腹膜后的系膜，显出十二指肠头部和降部，并显出胰腺的钩突部[图94-1（2）]。

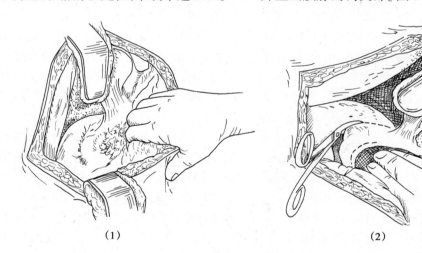

(1)　　　　　　　　　(2)

图94-1　游离胰腺

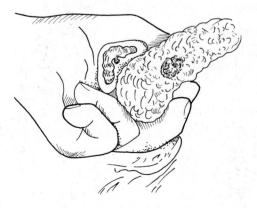

图94-2　检查胰岛素瘤

2. 检查胰岛素瘤　术者用拇指和示指对掌触诊胰腺头部和颈部,可触到较硬的胰岛素瘤,如此时仍未能查到钩突部,可完全游离右半结肠,向中线牵引游离,随后再向左侧游离胃、结肠韧带,显出胰体和尾部逐检查(图94-2)。

3. 显露全部胰腺　沿胰腺下缘切开胰体尾部前面的后腹膜,并将胰腺下缘与横结肠分开[图94-3(1)]。使用钝性分离方法游离此处的腹膜后间隙,逐渐显露出胰腺后侧的蜂窝结缔组织[图94-3(2)]。最后用手托住胰腺将全部胰腺体尾部自其与腹膜后的联结中分出[图94-3(3)]。

4. 仔细检查胰腺　使用拇、示指对称触诊[图94-4(1)],或使用术中超声探头检查胰腺头部[图94-4(2)]或体尾部,发现胰岛细胞瘤。

5. 一部分患者还可将胰头部向内前侧部提起,仔细检查胰头部后方(图94-5)。最后将肿瘤剜出,切缘距肿瘤1cm(图94-6)。

6. 清洗引流　术毕清洗术野,放置引流阀或引流管(图94-7)。

【术后注意事项】

1. 手术后,注意使用胰岛素治疗暂时性高血糖症,并通过监测血糖和尿糖值,逐渐降低胰岛素用量

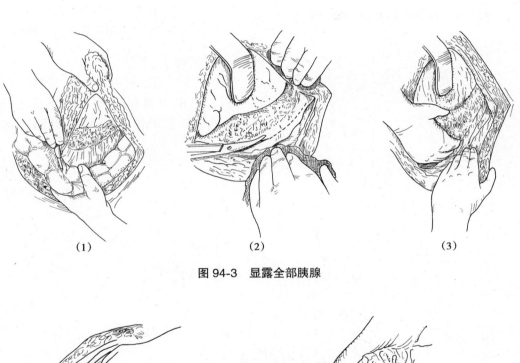

(1)　　　　　　　　　(2)　　　　　　　　　(3)

图94-3　显露全部胰腺

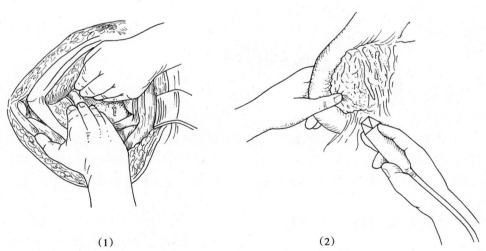

(1)　　　　　　　　　　　　　(2)

图94-4　用手法或术中超声检查胰腺内肿瘤

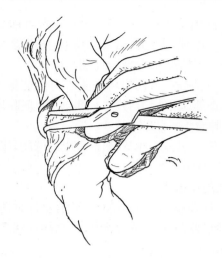

图 94-5　检查胰头部后方肿瘤

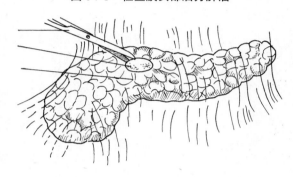

图 94-6　剜出肿瘤

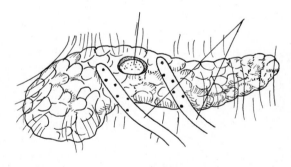

图 94-7　置管闭式引流

直至血糖值正常并稳定。

2. 术后第 1 个 24 小时,避免静注葡萄糖液,这将有助于治疗高胰岛素血症。

3. 一部分病人在术后短期内,使用小剂量胰岛素治疗。

4. 恢复正常饮食时,拔除腹腔内引流管。

第三节　胃泌素瘤的十二指肠切除术

对于胃泌素瘤的治疗,重要的问题在于这种肿瘤常位于胰腺之外,特别是易发生在十二指肠,从幽门线以远,直至十二指肠降部和水平部交界处是好

发部位,所以手术时必须仔细检查十二指肠,还有肝、胃、小肠、肠系膜和盆腔等处。女性患者还要在术中检查子宫、输卵管和卵巢等部位。

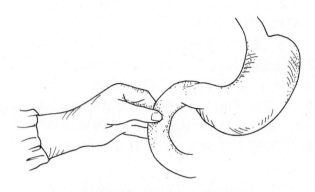

图 94-8　手指触诊检查十二指肠胃泌素瘤

【手术步骤】

以十二指肠胃泌素为例,手术步骤如下:

1. 检查胃泌素瘤　剖开胃结肠韧带,显露其深部的胰腺体和尾部,并沿胰腺下缘切开后腹

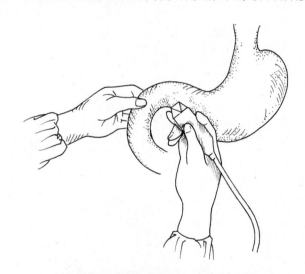

图 94-9　术中超声检查十二指肠胃泌素高

膜,游离出胰腺,以达到可用拇指和示指对掌检查胰腺的胃泌素肿瘤的目的。同样也在显露十二指肠后,用手指触诊检查十二指肠壁的胃泌素瘤(图 94-8)。

2. 使用术中超声检查胃泌素瘤　为了更为精确检查和定位肿瘤,可使用 7.5~10mHz 高频超声探头近距离检查胰腺肿物;使用 2.5~5mHz,广角超声探头检查肝脏和十二指肠(图 94-9)。

3. 局部切除十二指肠胃泌素瘤　当确定肿瘤位于十二指肠后,还可用十二指肠镜作腔内检查,进一步确定肿瘤位置及深浅及范围等情况。还需用手检

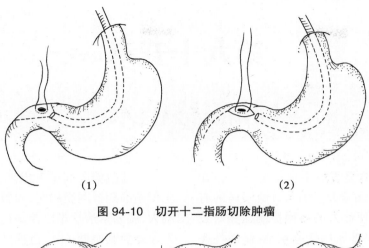

图 94-10　切开十二指肠切除肿瘤

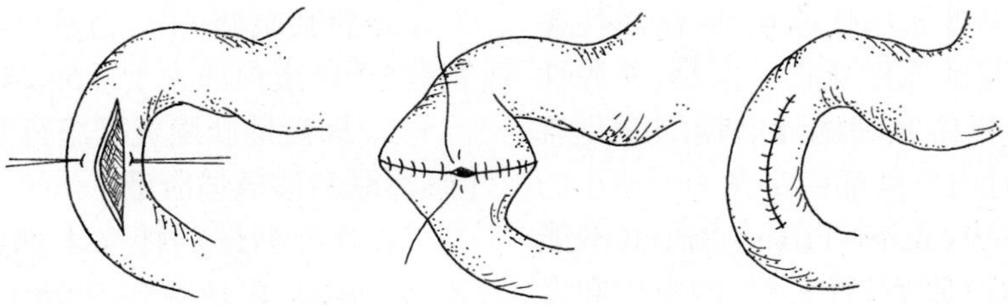

(1)　　　　　　　　　(2)　　　　　　　　　(3)

图 94-11　纵形切开横形缝合十二指肠

查全部十二指肠,以免遗漏。一般在十二指肠球部切开小口,切除肿瘤,止血妥当后缝合切口(图 94-10)。

有时肿瘤较大,位置较低,可在降部纵形切开十二指肠,切除肿瘤后,再横形缝合肠壁,以免造成管腔狭窄(图 94-11)。对于十二指肠内侧壁的肿物,更需仔细检查和解剖,有时甚至需要逆行插管至壶腹部,以免切除肿瘤时损伤胆管。

4. 检查附近区域淋巴结　术毕应常规检查胰腺周围,胆管周围和腹腔神经丛附近有无肿大淋巴结,如存在即清扫切除,并送病理检查。

5. 术毕冲洗术野,闭式导管引流。

【术后处理】

1. 手术后注意使用一段奥曲肽或组胺 H_2 拮抗剂,短期内根据检查血内胃泌素值,及时停药。

2. 恢复正常饮食后,拔除腹内闭式引流管。

3. 胃泌素瘤术后如胃内胃泌素值仍高,应注意可能遗漏肿瘤未予切除,需考虑再手术治疗。

(杨春明)

第九十五章

胰腺移植术

糖尿病是威胁人类健康的主要疾病之一。20世纪20年代发明的胰岛素是治疗Ⅰ型糖尿病的有效药物,应用胰岛素可使病人的血糖控制在相对较低的水平。显著减少了糖尿病代谢紊乱(高渗性昏迷、酮症酸中毒等)引起的急性死亡。但是,外源性胰岛素不可能像正常胰岛B细胞随血糖的变化持续分泌,使人体24小时内血糖都稳定在一个狭小的生理范围(3.9~6.1mmol/L或70~110mg/dL);也不能延缓糖尿病系列并发症(眼病、肾病等)的发生和发展。尤其是病情发展到尿毒症时,透析治疗的并发症很多,生活质量差。而单纯肾移植并不能从根本上解决问题,糖尿病得不到有效控制,移植肾将再度遭受损害而发生糖尿病肾病,影响移植肾的长期存活。因此,人们继续寻求更有效的方法,进行胰腺移植。

胰腺移植是指将带有血管并有活力的胰腺全部或节段体尾部移植给另一个体,使受者获得其所缺乏的胰腺内分泌功能。成功的胰腺移植能维持正常的糖代谢功能并可以阻止或逆转糖尿病血管并发症的进展。胰腺移植有三种类型:单纯胰腺移植(PTA);肾移植后胰腺移植(PAK)指亲属肾移植或尸体肾移植一段时间后施行胰腺移植;胰肾同期移植(SPK)指同期植入来自同一供者的胰腺和肾脏。1966年12月17日明尼苏达大学Kelly和Lillehei等施行全球首例临床尸体胰腺移植术,此后,经过数十年的探索,胰腺移植术式已定型,主要有胰液肠引流术式胰液膀胱引流术式两种,胰管阻塞术式现极少应用。20世纪90年代中期以来,由于强效免疫抑制剂应用、移植技术和器官保存技术的提高,胰肾联合移植的受者及移植胰存活率稳步提高,近期效果接近肾移植和肝移植,已成为治疗Ⅰ型糖尿病和部分Ⅱ型糖尿病最有效的方法。

第一节　适应证和禁忌证

【单纯胰腺移植的适应证】

1. Ⅰ型糖尿病或需胰岛素治疗的Ⅱ型糖尿病。

2. Ⅰ型糖尿病患者出现下列情况应尽早手术:①增殖前期视网膜病变,或激光治疗无效;②血糖波动大,胰岛素治疗难以控制;③需要超常规剂量胰岛素才能控制血糖;④严重神经性疼痛;⑤尿毒症前期肾病,持续蛋白尿大于0.5g/24h。

3. 因慢性胰腺炎已施行全胰切除者。

【胰肾联合移植适应证】

1. Ⅰ型糖尿病伴终末期肾功能衰竭已在透析者,或血清肌酐达300~500μmol/L的透析前期患者。

2. Ⅰ型糖尿病患者已行肾移植后,如移植肾功能良好,应在移植肾出现继发糖尿病肾病病变的临床表现以前施行二期胰腺移植。

3. Ⅱ型糖尿病伴终末期肾功能衰竭　血清C肽浓度下降、需用胰岛素的Ⅱ型糖尿病患者,如伴有肾功能衰竭(进展期糖尿病肾病或依赖于透析治疗,血肌酐>265μmol/L)、没有或轻微冠心病、无糖尿病血管并发症(如截肢)等,也是胰肾联合移植的适应证。

4. 需用胰岛素才能有效控制血糖的移植后糖尿病并发肾功能衰竭。

【禁忌证】

术前受者必须全面检查,并对检查结果全面、综合评估,并根据胰腺移植的禁忌证严格筛选受者。如果存在绝对禁忌证,绝不能贸然手术,否则,即使手术成功,也可能由非手术原因导致移植失败,或影响长期生存率。对某些禁忌证如活动性感染、溃疡病、心功能不全等,必须及时处理,必要时,请有关科室会诊,积极准备,仍然有移植的机会。

(一)绝对禁忌证

1. 恶性肿瘤未治疗或治愈后未满2年者;

2. 全身活动性感染(包括结核病);

3. 6个月内曾发作心肌梗死;

4. 难治性心力衰竭或左心室射血分数<40%;

5. 冠状动脉造影提示冠状动脉严重狭窄需放置支架或行冠状动脉搭桥者;

6. 肝炎活动期(尤其是伴有肝功能损害);

7. 艾滋病活动期；

8. 各种进展期代谢性疾病（如高草酸尿症等）；

9. 消化性溃疡活动期；

10. 伴发其他重要脏器终末期疾病，如肺、肝功能衰竭等；一般情况差，不能耐受移植手术；

11. 伴有精神病或心理异常者、依从性差者；

12. 嗜烟者、酗酒者或吸毒者；

13. 严重周围血管病变或进行性周围肢端坏死、卧床不起；

14. 严重胃肠免疫病、不能服用免疫抑制剂者；

如有下列情况应视为胰液膀胱引流术式的禁忌证：

1. 未治愈的尿道感染；

2. 下尿道狭窄；

3. 糖尿病晚期损害引起的神经性膀胱排尿功能障碍、膀胱挛缩或膀胱扩张，膀胱残余尿量测定大于100ml。

（二）相对禁忌证

1. 年龄 <18 岁或 >60 岁；

2. 近期视网膜出血；

3. 有症状的脑血管病；

4. 过度肥胖（体重指数大于 $30kg/m^2$）；

5. 乙型肝炎表面抗原阳性或丙型肝炎抗体阳性而肝功能正常者；

6. 癌前病变。

第二节　受者术前检查和准备

1. 特殊检查项目　除了器官移植术前常规检查项目外，特殊检查项目有：葡萄糖耐量、胰岛素释放试验和 C 肽释放试验，糖化血红蛋白及胰岛素抗体，冠状动脉三维成像，外周神经传导速度，眼科检查。

2. 一般支持疗法　在等待移植期间，患者应进高维生素饮食，及时纠正低蛋白血症，治疗贫血，对严重的营养不良患者，可在透析过程中补充营养物质，如在血透时静脉内补充氨基酸，使用含氨基酸的腹透液等措施。重组人生长激素可以促进蛋白质合成代谢，有助于纠正负氮平衡状态。

3. 加强血液透析、消除水钠潴留　首先加强宣教，嘱患者严格控制水、盐摄入，每天称体重，并酌情增加血透次数，消除水钠潴留，改善患者一般情况和心功能状态。

4. 控制血糖　移植前应进糖尿病饮食，严格控制血糖，胰岛素的需要量应个体化，根据血糖值进一步调整胰岛素用量，血糖控制的目标值是空腹血糖 7.1mmol/L（140mg/dl），餐后血糖 11.1 mmol/L（200mg/dl）以下。

5. 控制高血压，改善心功能　术前通常需将血压控制在 130~140/85mmHg 以下。透析间期控制水、盐摄入是有效、稳妥的降压治疗方法，可酌情选用血管紧张素转换酶抑制剂或血管紧张素受体拮抗剂、钙离子通道阻滞剂、α_1 受体阻滞剂、第三代 β 受体阻滞剂（如卡维地洛降血压效果好，且不影响血糖）等，必要时，可联合应用。

6. 其他准备　经免疫学检测包括 ABO 血型、群体反应性抗体（PRA）、淋巴细胞毒性试验确定供者和受者以及手术时间后，还需做如下准备工作：

（1）术前日充分血透。

（2）术前晚开始禁食、清洁灌肠。

（3）术日测体重、生命体征，复查血常规、血生化、血糖、血淀粉酶、凝血机能全套、胸片、心电图等。

（4）术日备血，上胃管、导尿管。

（5）术中备用药品、物品：甲基强的松龙、生长抑素或奥曲肽、低分子右旋糖酐、白蛋白、胃酸抑制剂、肝素速尿、胰岛素、广谱抗生素、双 J 管等。

（6）麻醉前用药。

第三节　供胰切取术

【无心跳供者供胰切取术】

采用原位灌注腹部多器官整块切取法，整块切取肝、全胰、十二指肠、脾、双侧肾脏及部分小肠。

首先在供者心跳停止前给予全身肝素化，充分准备好各种手术器械和器官灌注保存液。

腹部大"十字"形切口进入腹腔后，将小肠推向上方，在脐下水平面处切开后腹膜，在双侧髂总动脉分叉处近侧游离腹主动脉 3~4cm，用粗索线结扎腹主动脉远端，其近端绕套另一索线，在两索线间剪开腹主动脉前壁，插入一根带气囊与多侧孔的导管直至膈下。气囊充气后完全阻断主动脉腔，以 1℃~4℃ HCA 或 HTK 保存液作重力灌洗，高度约 1.0m，量约 2000ml，续灌 UW1000ml。结扎插管处近端并固定灌洗管，随即用同法在动脉插管相同平面经下腔静脉插入大号硅胶管引流管，排出血液和灌洗液。距胰腺颈部下缘 10cm 处游离缘小肠系膜根部，插入 16 号 Foley 导管或硅胶导管，结扎固定，灌注 1℃~4℃ HTK 或 UW 约 2000~3000ml。

切开降结肠后方腹膜和肾脂肪囊后,游离左侧肾脏及左输尿管,在髂血管平面处切断,然后切开升结肠后方腹膜,游离右肾和右输尿管。游离完毕后,双肾仍放回原位。

游离胰腺及十二指肠:切断脾胃韧带、胃结肠韧带,以脾为蒂提起胰尾,游离胰上缘至门静脉,避免损伤门静脉,再游离胰下缘至左肾上极。用棉索线结扎、离断十二指肠起始部。在肠系膜上静脉灌注管平面以下横断小肠系膜及肠系膜动、静脉,近Treitz韧带处用棉索线结扎、切断空肠,肠道两侧断端用碘伏消毒。

最后分别于腹主动脉插管水平面以下和膈肌胸腔侧横断主动脉、下腔静脉,整块切取肝脏、胰带十二指肠、脾、双肾,放入盛有冷保存液和冰块的大盆中。剪开胆囊底部用生理盐水灌洗胆囊和胆总管的同时,助手切取双侧髂血管。尽快将器官和备用血管放入充满1℃~4℃ UW液的三层无菌塑料袋内,装入有碎冰块的轻便保温箱中,尽快运送至受者手术室内。

注意事项:①切开腹壁进入腹腔时,避免误伤胃肠道,防止胃肠内容物外溢污染腹腔;②尽量缩短热缺血时间;③肝脏和胰腺联合切取时,不可经门静脉插管,而且,经肠系膜上静脉插管处不能太靠近胰腺下缘,以免损伤胰内的门静脉属支;④游离供体器官时操作准确迅速,要轻柔,避免误伤、挤压、牵拉胰腺和肾脏,造成器官损伤或血管撕裂伤;输尿管需保留足够长度;⑤术中宜尽量保留供肾及输尿管周围脂肪组织,避免在肾门区过分游离解剖;⑥供胰腺应充分灌洗,但也要避免过度灌洗。

【脑死亡供者供胰切取术】

供体为"脑死亡"有心跳者,准备步骤类似尸体多器官切取,但切取前、需用人工呼吸及维持循环的各种方法,维持收缩压不低于80mmHg。切取过程与尸体多器官切取基本相同,不同点是,"先游离,后灌洗"。

脑死亡供者依赖设备维持正常心肺功能和血液循环,采用腹部正中切口,上至剑突,下抵耻骨联合进入腹腔,首先探查肝脏、胃、十二指肠、小肠、胰腺及双肾等器官,有无异常。由于肝动脉解剖变异较常见,因仔细探查肝动脉有无变异。最常见的变异是肝左动脉发自胃左动脉,亦可发自腹腔干或腹主动脉;肝右动脉发自肠系膜上动脉。术者将供肝左外叶轻轻向供者右上方牵拉,沿肝侧小网膜寻找肝左动脉。然后用手指经温氏孔右侧检查有无发自肠系膜上动脉的肝右动脉或肝总动脉。

依次游离、结扎胃结肠韧带、脾胃韧带、脾结肠韧带,显露胰腺,沿十二指肠球部和供胰上缘仔细游离、结扎、断离胆总管,肝侧胆总管不予结扎,以便胆汁能自由流出。切开小网膜游离肝总动脉末端及肝固有动脉和胃十二指肠动脉起始处,并用红色软胶管标记肝总动脉,沿此处逆行游离肝总动脉至腹腔干,游离门静脉并用蓝色软胶管标记。距胰腺下缘5~10cm处游离肠系膜上静脉主干备插管灌注用。

将小肠推向右上腹,在骶骨前切开后腹膜,依次游离腹主动脉和肾静脉平面以下的下腔静脉,双侧输尿管、双肾、肝脏、脾脏、胰腺和十二指肠。需切取的各器官周围组织亦可按照无心跳供者器官切取术的方法,在腹主动脉和门静脉低温灌注开始后快速游离,此时游离不用结扎出血支小血管,可显著缩短多器官联合切取手术时间。全身肝素化,粗索线结扎腹主动脉远心端,在结扎线上方剪开腹主动脉,插入改装22号Foley气囊导管直至膈下,气囊冲气(或生理盐水)阻断胸主动脉,结扎固定导尿管,灌注1℃~4℃ HCA或HTK保存液作重力灌洗,高度约100cm,量约2000ml,续灌UW1000ml。结扎插管处近端索线并固定灌洗管,随即用同法在动脉插管相同平面经下腔静脉插入大号硅胶管引流管,排出血液和灌洗液。经肠系膜上动脉插入16号Foley导管或硅胶导管,结扎固定,灌注1℃~4℃ HTK或UW约2000~3000ml。

剪开胆囊底部,冲洗胆囊后,紧贴十二指肠上缘经胆总管内插入8号硅胶管,用生理盐水50~100ml冲洗胆总管,避免冷藏状态下胆汁引起胆道黏膜自溶。

于十二指肠起始处用粗索线结扎、切断,活力碘消毒,沿胃小弯游离肝胃韧带、肝左叶。在肠系膜上静脉灌注管平面以下用一大号血管钳钳夹、切断小肠系膜,近Treitz韧带处切断空肠,肠道断端用活力碘消毒。以脾脏为抓持物提起胰体尾部,充分游离至脊柱旁。连切断肝镰状韧带、膈肌,游离肝脏,近右心房切断肝上下腔静脉,切断胸主动脉。在腹主动脉插管处以下横断腹主动脉和下腔静脉。助手双手托起双侧肾脏及输尿管向上翻,术者用中弯钳夹住腹主动脉和下腔静脉,沿脊柱前缘向上锐性游离,将肝、胰十二指肠、脾、双肾连同腹主动脉、下腔静脉一并切取,迅速置入盛有1℃~4℃ UW液的容器中,将肝脏和肾脏分离,此时助手应切取双侧髂血管备肝脏和胰腺血管重建时用。

【注意事项】

①在血流动力学不稳定的供者,则需要采用心脏死亡供者切取器官的方法即先原位灌注,在完全冷灌注下整块切取供肾和其他器官;②注意有无变异的肝动脉。避免过多游离肝十二指肠韧带和肝动脉,以免肝动脉痉挛,引起术后肝功能紊乱;③脑死亡供者若需同时切取其他多个器官时,应先摘取心脏和肺,随后整块摘取肝脏、胰腺和肾脏。

【供体胰腺的修整】

切取和灌洗完成的供胰置入无菌密封容器内,放入保温箱保存温度在0~4℃采用简单保存法。尸体供胰系整块切取,在移植前需分离,进一步修整。

取出整块胰、脾、双肾、十二指肠和部分小肠等器官,浸泡在盛有1℃~4℃ UW 液或仿细胞内液型器官保存液的消毒盆中,并加入无菌小冰块。如果供胰灌洗不充分,可施行补充灌洗。

先将分离双肾后,确认并游离腹腔干和肠系膜上动脉起始部,游离腹腔干的分支肝固有动脉、脾动脉和胃左动脉。注意有无肝左叶的变异动脉直接发自腹主动脉、腹腔干或胃左动脉。游离肝总动脉主干和胃十二指肠动脉,距胃十二指肠动脉起始部1cm处分别横断肝固有动脉和胃十二指肠动脉,将肝固有动脉连带的肝总动脉末段和胃十二指肠动脉起始部留给肝脏。靠近胰腺上缘游离、横断门静脉和胆总管,结扎胰侧胆总管。断离肝脏与胰腺之间的结缔组织后,将肝脏完全分离。

修剪保留带腹腔动脉和肠系膜上动脉的腹主动脉袖片,结扎胃左动脉。

仔细分离十二指肠起始段和远侧段,结扎胰侧小血管和结缔组织。将十二指肠内容物轻轻挤压向肠管远侧段,保留十二指肠节段约10~12cm,在胰腺钩突部横断十二指肠,肠管断面用活力碘消毒,去除多余肠管,用 Vicryl 4-0 可吸收线连续缝合关闭十二指肠节段两侧断端,亦可用闭合器断离十二指肠两端需去除的肠管,丝线间断缝合浆肌层包埋。

仔细结扎胰头部、尤其是肠系膜根部的结缔组织,以免术中、术后出血,发生淋巴漏,尽可能去除胰体、尾周围脂肪组织,否则,术后极易发生胰周脂肪组织坏死,引起胰周感染,甚至腹腔感染。最后切除脾脏。

近年来,随着我国临床器官移植迅速发展,供体的需求日益增加,切取胰腺时,常常与肝脏联合切取,按照肝移植"优先"的原则,一般将腹腔动脉和门静脉大部分留给供肝,供胰血管则在修整时需要重建。供胰上缘门静脉与一段髂外静脉或髂总静脉端-端吻合,门静脉约延长2~3cm。在受者平卧时,髂外动脉的水平面高于髂外静脉,因此,延长后门静脉的总长度必须长于腹腔干。供胰动脉重建有以下两种情况:

1. 如肝固有动脉连带肝总动脉末段和胃十二指肠动脉起始部留给供肝[图95-1(1)],将胃十二指肠动脉与肝总动脉残端7-0线端-端吻合[图95-1(2)],如果长度不够,亦可在胃十二指肠动脉与肝总动脉之间间置一段口径相近的供体动脉;或将胃十二指肠动脉与胃左动脉7-0线端-端吻合。如果分别结扎胃十二指肠动脉和肝总动脉残端,一般不影响胰头部血供,但在供胰十二指肠上动脉和十二指肠下动脉交通支缺如时(约3%~5%),可能导致胰头部血供障碍。

2. 如果将腹腔干连同肝总动脉留给肝脏,胰腺带有脾动脉和肠系膜上动脉(有腹主动脉袖片),处理方法有:

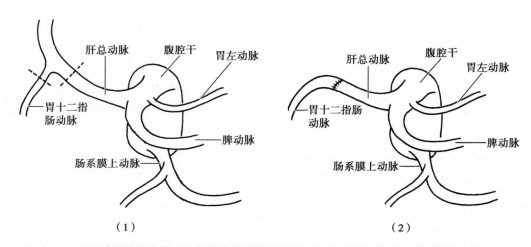

（1）　　　　　　　　　（2）

图 95-1　肝总动脉末段和胃十二指肠起始部留给供肝,胃十二指肠动脉与肝总动脉端-端吻合

（1）在胰腺下缘结扎肠系膜上动脉远端,脾动脉与肠系膜上动脉端侧吻合(图95-2)。

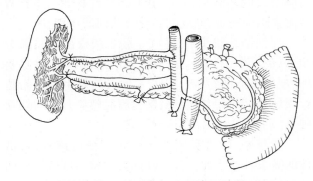

图 95-2 脾动脉与肠系膜上动脉端侧吻合

（2）用一段供体肠系膜上动脉分支或髂动脉"搭桥",两端分别与脾动脉端端吻合、与肠系膜上动脉端侧吻合(图95-3)。

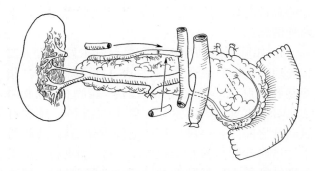

图 95-3 脾动脉与肠系膜上动脉之间间置一段供者动脉

（3）用"Y"形髂血管的髂内和髂外动脉分别与脾动脉和肠系膜上动脉端端吻合(图95-4)。

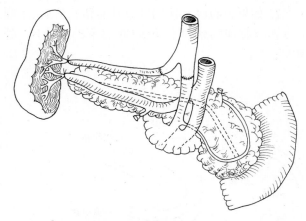

图 95-4 用 Y 形髂血管的髂内和髂外动脉分别与脾动脉和肠系膜上动脉端端吻合

（4）用一段带有袖片的供者髂内动脉与脾动脉端端吻合,其袖片与肠系膜上动脉带的腹主动脉袖片合并成大袖片(图 95-5)。

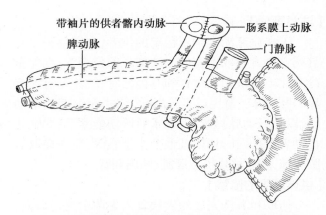

图 95-5 带有袖片的供者髂内动脉与脾动脉端端吻合,其袖片与肠系膜上动脉带的腹主动脉袖片合并成大袖片

修整完毕,仍保存于 1℃ ~4℃ 的相应保存液中,以待植入受者体内。

第四节 胰腺植入手术

【麻醉与体位】

气管内插管、全身麻醉。

体位取平卧位,可做桡动脉穿刺持续动脉压监测,放置中心静脉压导管,检测中心静脉压,放留置胃管、尿管,记录引流量和尿量。

【胰腺植入手术步骤】

1. 切口 双侧中下腹腹直肌旁口切或双侧右下腹 L 形切口,施行胰液空肠引流术式时,亦可仅作中下腹部正中切口,胰腺和肾脏均置于腹腔内。

2. 供肾植入 供肾植入左侧髂窝,供肾静脉与髂外静脉端侧吻合,供肾动脉与髂内动脉端端吻合或与髂外动脉端侧吻合。输尿管重建方法同肾移植。

3. 供胰植入 胰腺一般植入右侧,在腹膜外或腹腔内显露、游离髂总动、静脉,及髂外动、静脉上段,以备血管吻合。

（1）胰管阻塞术式:在施行血管吻合前,在切断胰创面上找到主胰管开口,用一次性注射器吸入摇匀的化学黏合剂,如硅橡胶约或 TH 胶 4~8ml 自胰管注入,并立即结扎胰管(图95-6)。应仔细检查胰腺的断面,如有血管和小胰管残端,应予以结扎或缝扎。供胰植入腹膜外,胰头向上方,尾端向下方,脾静脉(或带门静脉袖片)与受者髂总静脉或髂外静脉端侧吻合,脾动脉(或带腹腔动脉袖片)与受者髂总动脉或髂外动脉端侧吻合。

（2）胰液膀胱引流术式:移植胰植入腹膜外或腹腔内,将胰头部向下,先用 5-0 Prolene 线将带有肠系膜上动脉和腹腔干的腹主动脉袖片与髂总动脉或髂

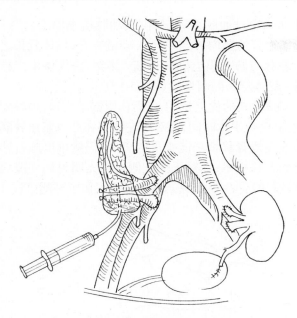

图 95-6　胰管阻塞术式

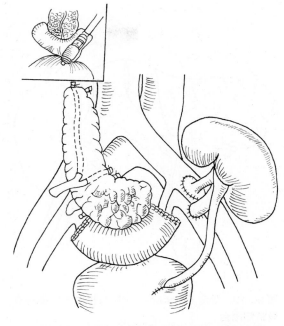

图 95-8　胰液膀胱引流术式（吻合器吻合）

外动脉作端侧吻合,随即以 5-0 Prolene 线作移植胰门静脉与髂总静脉或髂外静脉端侧吻合。在血管缝合最后两针前,用肝素生理盐水灌注血管腔内。吻合完毕后,先后开放静脉与动脉血供,可见胰腺与十二指肠逐渐恢复色泽。接着作供胰所带十二指肠段的游离侧面与膀胱底部前侧壁双层吻合,吻合口长约3cm,先作后壁外层间断缝合浆肌层,切开十二指肠和膀胱壁后作后壁内层的黏膜连续缝合,然后作前壁缝合,先行黏膜连续缝合,再作间断的浆肌层缝合加固(图 95-7)。亦可用环形吻合器吻合(图 95-8)。

（3）胰液空肠引流术式　移植物植入腹腔内,

将胰头部向上,采用全胰带十二指肠节段与受者 Roux-en-Y 空肠作侧侧吻合(图 95-9)或侧端吻合(图 95-10)端端吻合(图 95-11)。

先按常规法作空肠 Roux-en-Y 术,然后切开移植物十二指肠的侧面约 2~3cm,与受者 Roux-en-Y 空肠作侧侧吻合,后壁用 Vicryl 4-0 可吸收线全层连续缝合,浆肌层丝线间断缝合,全壁黏膜层和浆肌层分别用 Vicryl 4-0 可吸收线连续缝合,浆肌层丝线间断缝合加固。也可将十二指肠或全胰带十二指肠瓣与 Roux-en-Y 空肠短袢端侧吻合。笔者采用改良

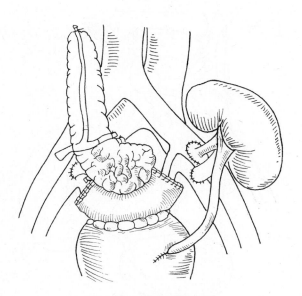

图 95-7　胰管阻塞术式

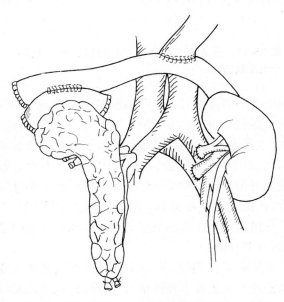

图 95-9　受者 Roux-en-Y 空肠与供胰十二指肠节段侧侧吻合

903

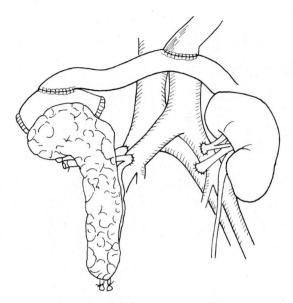

图 95-10　受者 Roux-en-Y 空肠与供胰十二指肠节段端侧吻合

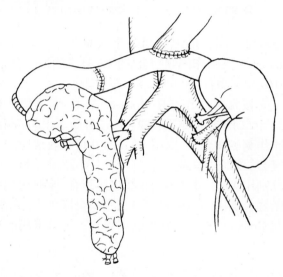

图 95-11　受者 Roux-en-Y 空肠与供胰十二指肠节段端端吻合

的胰液空肠引流术式,即:移植胰腺十二指肠节段与受者空肠仅行侧侧吻合,不作 Roux-en-Y 型吻合(图95-12)。带有肠系膜上动脉和腹腔干的腹主动脉袖片与髂总动脉端侧吻合,移植胰门静脉不与髂总静脉或髂外静脉端侧吻合,而与受者肠系膜上静脉端侧吻合,即为移植胰静脉 - 门静脉回流术式(图95-13)。移植胰腺十二指肠节段与受者空肠也可用吻合器吻合(图95-14)。

　　近年有学者报道,某些受者因插管或血管病变等因素左侧髂血管不宜移植,将胰腺、肾脏植入同时植入右侧腹腔,利用供者"Y"形髂血管的髂总动脉与受者右侧髂总动脉端侧吻合,"Y"形髂血管的髂

外动脉穿过回肠系膜,与供胰动脉端端吻合,"Y"形髂血管的髂内 A 与供肾 A 端端吻合,供体延长之门静脉与肠系膜上静脉行端 - 侧吻合,供体十二指肠 - 受体空肠侧侧吻合(图95-15)。

　　该术式的优点是:①仅需作腹部单切口,可减少创伤、缩短手术时间;②对于左侧存在严重髂血管病变或左侧肾移植功能丧失的患者,仍然可以施行胰肾联合移植术;③对于无左侧血管无明显病变或病变较轻的受者,为将来再次肾移植保留了一侧血管。

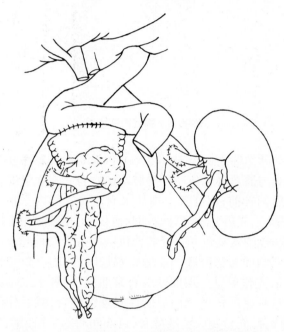

图 95-12　移植胰腺十二指肠节段与受者空肠仅行侧侧吻合,不做 Roux-en-Y 吻合

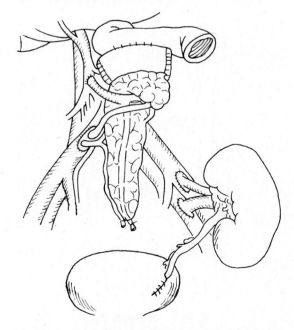

图 95-13　供胰门静脉与受者肠系膜上静脉端侧吻合

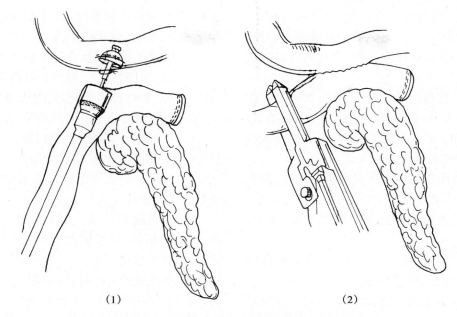

（1）　　　　　　　　　　　　　（2）

图 95-14　用吻合器吻合十二指肠节段与受者空肠

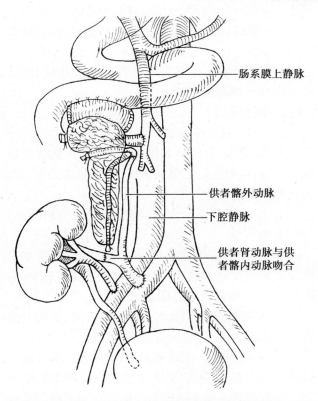

图 95-15　移植胰静脉 - 门静脉回流术式：供胰和供肾植入右侧腹腔，供者 Y 形髂血管髂内动脉和髂外动脉分别与供肾动脉和供胰动脉吻合

Friedell 等常规采用胰腺、肾脏同侧移植法，但不应用供者髂血管搭桥，供胰血管和供肾血管分别与受者髂血管吻合（图 95-16）。

【术中操作难点和要点】

1. 肝脏和胰腺联合切取时，不可经门静脉插

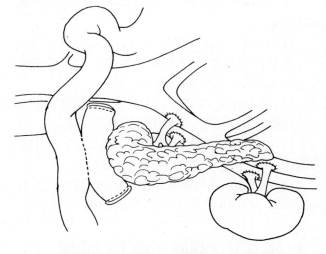

肠系膜上静脉

供者髂外动脉

下腔静脉

供者肾动脉与供者髂内动脉吻合

图 95-16　供胰和供肾植入右侧腹腔：供肾血管与髂外血管吻合，供胰血管与髂总血管吻合

管。而且，经肠系膜上静脉插管处不能太靠近胰腺下缘，以免损伤胰内的门静脉属支。

2. 器官切取时务必切取双侧髂血管，供胰腺修整时需要重建胰血管用。否则，将增加移植胰血管吻合时的难度，甚至可能导致移植失败或放弃胰肾联合移植。

3. 供胰修整时，沿十二指肠球部和供胰上缘仔细游离、结扎胆总管，注意有无肝右叶的变异支经过胰腺后面，避免损伤供肝侧胆总管周围营养血管。游离腹腔干和肝总动脉时注意有无变异的肝左动脉，可能发自胃左动脉或腹腔干。修整过程，始终维持低温，修整动作轻柔，避免挤压、拉扯胰腺。

4. 供者十二指肠节段保留约 10~12cm,过长,术后易引起肠内容物淤滞,导致移植胰胰腺炎;过短可能影响十二指肠和胰头部血供,并发吻合口漏或胰漏。

5. 供胰血管重建前注意胰头方向,胰液肠引流术式时胰头朝向头侧,切不可将供胰的方向放错,否则,必须做空肠 Roux-en-Y 吻合,将空肠短袢拖入盆腔内或临时改做胰液膀胱引流术式。

6. 血管开放前供胰应在低温保护下操作,避免在体内复温即二次热缺血。

7. 当遇到受者动脉管腔内有粥样硬化斑块时,应予以清除。

8. 术中应保持血压平稳,开放移植胰血流前应纠正低血压,必要时术中适量输血。

9. 开放移植胰血流时,注意防止高血钾导致心律失常。

10. 供胰恢复血流后,移植胰表面活动性出血缝扎止血。

11. 供胰十二指肠节段与受者上端空肠吻合处尽可能选择靠近 Treitz 韧带,但两者之间不能有张力。否则易发生肠梗阻或吻合口漏。

12. 在移植胰血管吻合完毕恢复血供后,选择合适位置放置移植胰,避免血管扭曲或折叠。

13. 由于移植胰表面易渗出,而且,渗出液中含大量消化酶,手术过程中,要严格止血。

14. 关腹前,胰周要放置多根引流管,并且术后保持通畅,防止胰腺周围积液、积血,术后并发感染。

第五节　胰腺移植术后处理

【术后监护】

1. 患者术后置于监护病房,待麻醉苏醒、呼吸平稳、意识清楚,试脱机 1~2 小时后,生命体征稳定,方可拔除气管插管,拔管前后注意吸痰,并鼓励患者咳出痰液,防止误吸。

2. 监测重要体征(血压、脉搏、体温、呼吸)、中心静脉压、血氧饱和度、心电图。

3. 观察、记录 24 小时出入水量、尿量。

4. 标明胃管、导尿管、肾周和腹腔引流管,保持通畅,记录各引流物的性质及引流量。

【术后实验室检查】

1. 术后即刻检查血常规、血生化,以后每日 2 次;1 周后,每日 1 次。

2. 血糖　术后早期每 2~4 小时 1 次。恢复饮食后,测三餐前空腹血糖,餐后 2 小时血糖。疑有排斥反应时,酌情增加检测次数。

3. 尿糖　三餐前及餐后 2 小时,必要时查尿酮。

4. 血、尿淀粉酶　术后 1 周内每日 4 次,以后每天 1 次。疑有排斥反应时,酌情增加检测次数;

5. 空肠造瘘管引流液淀粉酶　每日 1~2 次。

6. 凝血机制全套　一周内每日 4~6 次,以后每日 1~2 次,最好能检测血栓弹力图。

7. 痰、尿、引流物酌情送一般细菌和真菌培养及药敏试验。

8. 彩色超声检查　定期检查,必要时随时检查,观察移植肾、移植胰血管阻力指数、有无积液或积血、血栓形成等。

9. 多排螺旋 CT　扫描速度快、分辨率高、无损伤,可明确移植胰组织水肿状况,胰腺周围有无积血、积液,利用数字化成像技术,可进行移植物血管重建。根据术后病情,酌情选择此项检查。

10. 服用 CsA 或 FK506 3~4 天后测定血药浓度,每周 1~2 次。

11. 术后第 3~4 周时查口腹糖耐量试验、血清胰岛素和 C 肽释放试验。

【术后一般处理】

1. 术后平卧,清醒后半卧位。

2. 维持水、电解质与酸碱平衡,尤其是胰液膀胱引流术,应补充足量碳酸氢钠,防止胰液丢失引起的代谢性酸中毒。

3. 移植胰功能未恢复前,应给予适量胰岛素,控制血糖水平。

4. 预防性应用广谱抗生素,5~7 天;血肌酐水平恢复正常和接近正常后,静脉注射更昔洛韦,250mg/d,10~14 天,预防巨细胞病毒感染。

5. 肾周引流管术后 48~72 小时拔除,胰周引流管术后 4~5 天后,视引流量,酌情拔除。

6. 抗凝治疗　移植胰血栓形成是胰腺移植术后严重并发症,是术后早期移植胰丧失的主要原因之一。有效防治胰腺移植血栓形成有利于提高移植胰存活率,但胰腺移植术后血栓形成和出血是一对棘手的矛盾。因此,是否抗凝治疗尚有不同观点,有的移植中心常规抗凝,血栓形成发生率达 20% 左右,有的中心不用抗凝,而血栓形成发生率仅 0.6%~0.8%。选用何种抗凝药,如何应用? 是单一用药还是联合应用,则应根据情况采用个体化治疗方案,降低血栓形成率和抗凝治疗所致的出血发生率。主要防治方法有:①肝素 300~500U/h,静脉注射,术后应用 5~10 天。有学者认为用低分子肝素更安全;②术中静脉滴注 40% 低分子右旋糖酐 250ml,术后每天 250~500ml,共 7~10 天,然后改用阿司匹林 50~100mg/d,川芎嗪 150~300mg/d。

7. 生长抑素(somatostatin)持续静脉注射,6mg/d,5~7 天;或奥曲肽(Octreotide),皮下注射 0.1~0.2mg,1/6h,5~7 天。

8. 术后第 3~4 天拔除胃管,第 5~6 天开始进半量流质饮食 2~3 天,全量流质 2~3 天,半量半流质 2 天,全量半流质 2 天,逐渐过渡到普通饮食,在此期间,要特别注意血淀粉酶适量补充氨基酸和脂肪乳剂。

9. 术后 5~7 天拔除导尿管后可开始下床活动。

10. 免疫抑制剂

(1) 舒莱 20mg,分别于术前 24 小时、术后第 4 天静脉注射。

(2) 术中用甲基泼尼松龙 500mg,术后第 1~2 天 250~500mg/d,以后 1~2mg/kg·d 开始,逐渐递减,术后 1 周 20~30mg/d,术后半年 5~10mg/d 维持。术后早期,血糖控制不理想时,肾上腺皮质激素的用量可以更低或短期停用。

(3) 术中、术后第 1 天、第 2 天,静脉注射环磷酰胺 200mg/d,术后第 3 天 MMF 1.5~2.0/d,分 2 次服用。部分移植中心术中、术后不用环磷酰胺,而在术日或术后第 1 天开始服用 MMF。

(4) 术后第 3 天开始口服 TAC,0.05~0.1mg/kg·d,与 MMF 合用时,术后 1 个月内,TAC 血浓度维持在 8~10ng/ml,以后为 5~8ng/ml。CsA 口服起始剂量为:4~6mg/kg·d,并根据 CsA 血浓度调整用量。必须强调的是,CsA 吸收、代谢和排泄的个体内差异和个体间差异较大,应根据受者年龄、性别、体重及身体状况等,选择个体化免疫抑制治疗方案。

(明长生)

第十三篇
脾 脏 手 术

第九十六章

脾脏应用解剖和生理概要

脾脏是人体最大的外周淋巴器官。外观呈暗红色,质软而脆。脾脏表面由纤维结缔组织形成的光滑被膜包裹,水平断面呈半月形,额状断面为逗号形,矢状断面呈四边形或三角形,其内侧有一凹陷即为脾门,是脾脏血管、神经和淋巴出入之处。我国正常成人的脾脏,男性平均长 13.36cm,宽 8.64cm,厚 3.04cm;女性平均长 13.09cm,宽 8.84cm,厚 3.05cm;正常重量约为 100~250g,平均 135g。中年以后脾脏逐渐缩小,老年人如合并肺气肿,则肺下缘可遮挡住脾脏进而影响超声检查。

第一节 脾脏应用解剖

1. 脾脏的外观 脾脏位于人体左侧季肋部,左侧肋膈角下方,胃底的后外侧。脾脏的毗邻是:上方和前方为膈肌和第 9、10 和 11 肋弓,左侧和后方为侧、后腹壁,下方为结肠脾曲,右侧毗邻胃大弯。正常成人脾脏长轴与左侧第 10 肋骨平行,上端约在左腋中线第 9 肋,下端约于左腋前线第 11 肋,可随呼吸运动有小范围活动(图 96-1)。脾脏的外观分为膈面和脏面,膈面凸起,贴近膈肌和胸壁;脏面凹陷,前抵胃大弯,后靠近左肾和肾上腺,下端邻近胰腺尾部(图 96-2)。

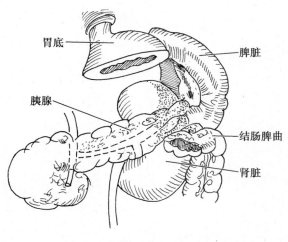

图 96-1 脾脏的毗邻

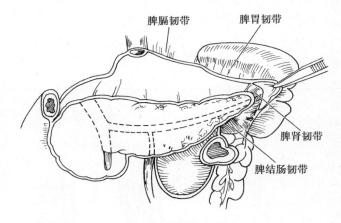

图 96-2 脾脏的韧带

2. 脾脏韧带 脾脏除脾门及其与胰尾接触的部位外,皆有腹膜覆盖,属腹膜间位器官。覆盖脾脏的腹膜返折后又去覆盖与脾脏相邻器官,将脾脏与其邻近器官连接起来,起到固定脾脏的作用。这些以腹膜和软组织组成,起固定脾脏作用的组织即为脾脏的韧带,有脾胃韧带、脾肾韧带、脾膈韧带和脾结肠韧带等。

(1)脾胃韧带:是由覆盖胃的腹膜于胃大弯侧延伸形成,在脾门处两层腹膜分开,浅层腹膜向前向外覆盖脾脏,形成脾脏被膜,回到脾门处再返折构成脾肾韧带后层;深层腹膜向内覆盖脾动脉,形成脾胃韧带前层,延续为网膜囊后壁的腹膜。脾胃韧带上部包含有胃短血管,下部包括胃网膜左血管。该韧带上部分很短,向上返折至膈,使脾上极与胃底、膈肌紧密相贴,故在术中切断此韧带时,要注意防止误伤胃底。脾胃韧带的深层腹膜向后移行至左肾前面,与有脾外后面移行至脾门后方再转到左肾前面的腹膜一起合成脾肾韧带;此韧带中包含有脾脏的血管、神经和淋巴管,以及部分胰尾组织。在脾脏切除手术中,必须切断脾肾韧带方可将脾脏移出体外,遇到胰尾与脾门贴近者,需切开脾肾韧带,防止损伤胰腺。在巨大脾脏切除术中,向外托起脾脏时,应向上和向内,以避免脾蒂撕脱导致严重出血。

(2)脾膈韧带:是由脾肾韧带向上延伸至膈形

成,此韧带很短,有时仅为一个小的突起或不甚明显,因其靠近胃底,钳夹时应避免胃损伤。

(3)脾结肠韧带为脾脏前下端腹膜返折向下与结肠脾曲腹膜汇合而成,此韧带多较短,处理时应警惕结肠损伤。

(4)脾肾韧带:又称脾胰韧带,在脾门下方是脾蒂处腹膜两层的下部(深层),连接左肾前后腹壁,内有脾血管和胰尾。

脾脏表面的脾切迹多位于脾脏前缘中下1/3处,一般为2~3个,最多者可达6个。切迹深度超过8mm者称为深切迹,小于8mm则称为浅切迹。研究发现,脾切迹与脾叶、脾段分界有一定关系,许多学者认为脾切迹多位于分界线上,其延长线与脾长轴垂直,与脾叶或脾段之间的无血管区一致,可作为脾叶和脾段的外科分界,但此学说尚存在一定争议。研究发现,相对无血管区在深切迹的出现率为86.57%,在深切迹中86.67%位于两叶间,26.25%位于段间,脾切迹延长线穿过相对无血管区者占87%。因此,可将脾切迹,尤其是深切迹的延长线作为脾脏部分切除时的脾外分界标志。

3. **脾脏血管**　脾脏的血管分为动脉和静脉,主要出入于脾门。由于脾脏功能需要,脾脏血流量较大,占心排出量约5%,脾脏具备富血供的特点,其血管网甚为丰富。

(1)脾动脉:脾动脉绝大多数(98.98%)起始于腹腔动脉,少数起始于腹腔动脉主干(0.28%)或肠系膜上动脉(0.65%)。脾动脉是腹腔动脉的三大分支之一,起始部以肝脾胃干型为主(占91.58%),多发自腹腔动脉左下壁(约50%),其次为右下壁(30%),起始部外径约0.5cm,主要走行在胰腺上缘,离开胰尾后开始分支分别进入脾脏(图96-3)。

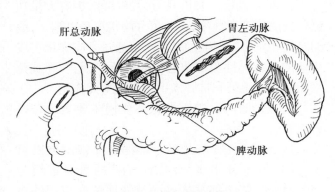

图96-3　脾脏的动脉

脾动脉长约5.7~23.1cm不等,中位长度12.5cm,与人体个体差异相关。脾动脉行程中与胰腺关系较为密切,除近端约占总长度的1/4未贴在胰背外,其余3/4与胰腺和脾静脉贴近,此段动脉走行分为4种类型:Ⅰ型(47%)脾动脉自腹腔动脉发出后,沿胰腺上缘走行至脾门;Ⅱ型(14%)脾动脉行程的中间两个1/4份,穿过胰腺或走行于胰腺后面;Ⅲ型(6%)脾动脉远段两个1/4,穿过胰腺或走行于胰腺后面至脾门;Ⅳ型(33%)脾动脉远段的3个1/4全部穿过胰腺或在胰腺后面走行。由于脾动脉的变异较多,因此在处理脾动脉时应细致解剖,以避免其意外损伤。

脾动脉走行中可向胰腺发出许多小分支。在距离脾门1~2cm处开始分出若干分支进入脾脏,脾动脉分支在脾门处的形式有以下类型:①分散型:约占80%,表现为脾动脉主干较短,脾叶动脉相对较长,在部分脾切除时,容易分离结扎。②集中型:约占14%,表现为主干相对较长,脾叶动脉相对较短,较集中,无脾极动脉,多以脾上、下叶动脉干形式进入脾门。③梳型:约占6%,主干最长,叶动脉更短,并且分成多数小细支排列成梳形进入脾门;此型不易行脾叶或脾段切除手术。

脾动脉分出的脾叶动脉以两支型较为常见,约占76.9%~98%,三支型少见,最多有7条分支的报道。脾段动脉是叶动脉的分支,每支叶动脉可分出1~3条段动脉;段动脉多与脾脏的纵轴垂直进入。分别供应对应段区域的血供。脾段动脉继续分出亚段动脉,脾亚段动脉分支数有9~21支。另外尚有不经过脾门直接进入脾上极和下极的脾极动脉。

脾脏周围有密集的侧支动脉网,构成脾脏丰富的血供,甚至在脾动脉结扎后不会出现脾脏缺血坏死。除脾动脉外,还可为脾脏供血的血管有胃网膜左动脉、胃短动脉和无名动脉等。在施行切断脾血管保留脾脏手术时,考虑到胃短动脉远侧与胃左动脉、胃网膜左动脉及膈下动脉有丰富的吻合支,可形成侧支循环为脾脏供血,应在胃网膜左和胃短动脉近侧处理。脾脏内的叶段间动脉也有丰富的吻合支,此外脾动脉和脾静脉在脾内也有吻合的情况,部分脾切除术时,应警惕各种血管状况,减少意外出血。

(2)脾静脉:脾血窦的血液流入毛细血管,汇成髓静脉流入小梁静脉,再汇成亚段静脉、段静脉、叶静脉,1~4条叶静脉在脾门后汇合成脾静脉,其中以脾上叶静脉和脾下叶静脉汇合成脾静脉的形式最为常见,约占84%。

脾静脉通常走行在脾动脉的后下方,胰腺的横沟内(约占80%)。沿途收纳胃短静脉、胃网膜左静脉、胃后静脉、肠系膜下静脉等,胰腺体尾部的多支小静脉也直接汇入脾静脉(图96-4)。

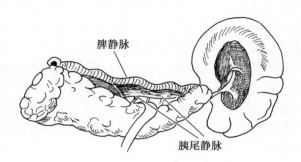

图 96-4 脾静脉和胰尾小静脉

此外,脾极静脉也较为常见,上极、下极静脉的出现率超过50%。脾内脾脏动脉和静脉通常是伴行的,研究发现,脾的节段性血管构筑形式可视为一个真正的独立形态学单位。

4. 脾脏的淋巴 脾脏的结构主要为红髓、边缘区和白髓,无论是结构还是功能,脾脏为体内最大的淋巴器官。脾脏内充满淋巴细胞,尤其在脾动脉行径的通路周围,甚至成为毛细动脉的外被。血液中的淋巴细胞是在脾脏白髓与红髓之间的边缘区的动脉毛细血管终端,离开血液进入淋巴循环。

脾脏淋巴引流至脾门和胰尾淋巴结,再由沿脾动脉分布的输出管汇入腹腔淋巴结;有一部分沿胃短动脉分布引至胃大弯淋巴结。分布在胰尾的淋巴结又可分为胰上淋巴结和胰下淋巴结两部分。

5. 脾脏神经 脾脏的神经支配源自腹腔丛,然后至脾丛,神经纤维再分布至脾门部。此外,随脾动脉经脾门入脾。左膈神经的终支经左膈下丛,再经脾胃韧带而分布于脾。因此,脾脏疾患时会引起左肩的牵涉痛,临床称Kehr征。

6. 脾脏的分叶和分段 脾脏根据血管的分布所供应组织的血液循环可分为脾叶和脾段。其类型有:①二叶四段型:约占51.1%~94.8%。②二叶三段型:约占17%。③其他类型,如二叶五段、三叶四段、三叶五段等。每个脾段组织为1~4cm不等(图96-5)。

7. 副脾 副脾的位置和数目变化较大,它常见于脾门部(50%)、脾蒂(25%)、大网膜(10%)、胰尾(5%)以及各脾韧带处,也可远至肠系膜和左卵巢处。

大多数脾叶和脾段间有较为明确的界限,是一无或少血管分布的区域,是外科进行脾脏部分切除的解剖学基础。脾叶和脾段的血液供应有相应的叶、段动脉,脾脏血窦血液也从毛细血管到小梁静脉、段

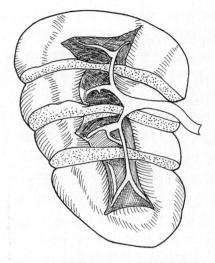

图 96-5 脾脏分叶分段(二叶四段型)

静脉、叶静脉,继而汇入脾静脉。

脾脏的亚段是由脾的亚段动脉供血的脾组织,一般每个脾段分为两个亚段,亚段的大小及血管分布变异较大。

第二节 脾脏生理概要

近40余年,随着免疫学研究的深入,人们对脾脏的功能有了新的认识。1952年,King等首次提出脾切除后的患儿,术后急性爆发性败血症和脑膜炎发病率增高,并认为脾切除直接与术后发生败血症有关,这一突破性的见解引起了外科领域的广泛重视,并相继被许多学者所证实,引发了各种保脾手术的探索。1979年,美国第39届创伤外科年会上,将这一创举的发现称之为脾脏外科发展史上的里程碑。近十余年来,人们对脾脏开展了从基础到临床的全面研究,对脾脏的生理功能也有了全新的认识。

1. 免疫功能 脾脏具有过滤功能,拥有大量功能各异的免疫活性细胞,并可分泌很多免疫因子,他们之间相互影响、相互制约,可以通过吞噬作用完成机体的非特异性免疫功能。大量研究证实,脾脏免疫功能在抗感染和抗肿瘤中均有重要的作用。

(1)过滤作用:脾脏的过滤作用主要表现在以下三方面:

1)血流量:脾脏是唯一能滤过血液的淋巴组织,其血流十分丰富,每分钟经脾的血流量约为150~250ml,是脾脏发挥过滤及处理抗原作用的血流动力学基础。

2)微循环:脾脏具有独特的缓慢微循环,末端毛细血管的血流90%先入脾索,血液中的颗粒物

质、微生物等沿着脾索的细网运行,再通过脾窦的长梭状内皮细胞间的 $0.5\sim2.5\mu m$ 大小的孔隙,进入静脉系统。大部分入脾血液通过中央的许多分支到达红髓与白髓的边缘区,此区致密的网状网络及巨噬细胞有很强的滤过作用。

3) 单核—吞噬细胞系统:脾脏内存在大量的吞噬细胞,除边缘区外,脾索中及脾窦的内皮细胞附近也有许多巨噬细胞,通过吞噬细胞膜上的受体和酸性黏糖及物理性地发挥吞噬功能。脾脏还有树突状细胞,对异物有吸附功能,因而在血液的过滤方面也有一定作用。

(2) 免疫活性细胞的免疫作用:脾脏内有丰富的免疫活性细胞,包括:

1) 巨噬细胞:由骨髓干细胞分化而来,当形成单核细胞后就离开骨髓进入血液,然后通过毛细血管进入脾、肝、淋巴结,分化为巨噬细胞。能非特异地吞噬和杀死多种微生物,清除体内衰老、损伤和死亡细胞,且可杀伤肿瘤细胞;识别、处理和传递抗原信息,在淋巴因子(巨噬细胞趋化因子、巨噬细胞移动抑制因子、巨噬细胞活化因子以及巨噬细胞武装因子等)和抗体(IgM、IgG 等)的作用下参与特异性细胞免疫和特异性体液免疫效应,发挥强大的吞噬和细胞毒作用;还可储存抗原、参与免疫调节。

2) T 淋巴细胞:脾脏约占全身淋巴组织的 1/4,其中 T 细胞约占 30%~40%,主要分布在中央动脉周围;T 细胞携带着抗原信息,在脾脏及其他组织的胸腺依赖区增生分化为致敏淋巴细胞,致敏的淋巴细胞再次与抗原相遇,释放多种淋巴因子,如趋化因子、移动抑制因子、巨噬细胞激活因子、巨噬细胞武装因子、促有丝分裂因子、干扰素等。这些淋巴因子与巨噬细胞、杀伤性 T 细胞及中性粒细胞相互配合,共同清除抗原异物,发挥特异性细胞免疫作用。

3) B 淋巴细胞:占脾脏淋巴细胞的 50%~60%,主要分布在脾小节、边缘区和红髓;B 细胞在抗原刺激下,转化为浆细胞,能生产具有特异性免疫功能的球蛋白 IgG 和 IgM,发挥特异性体液免疫作用。由于 IgM 分子较大,主要分布在血管内,在防止发生菌血症方面起着重要作用。

4) 自然杀伤细胞:在红骨髓中分散存在,为天然杀伤细胞,是构成机体非特异性细胞免疫中的一个重要组成部分。可在无抗体参与的情况下,能在体内、外杀伤肿瘤细胞(主要是白血病细胞、淋巴瘤细胞等),起到免疫监护和抗感染作用。

5) 杀伤细胞(K 细胞):能杀伤被抗体覆盖的靶细胞,又称为抗体依赖性杀伤细胞(ADCC),它所杀伤的靶细胞一般是比价大的、不易被吞噬的病原体,如寄生虫、恶性肿瘤细胞等。

6) 淋巴因子活化杀伤细胞:突出的特点是具有广谱的抗肿瘤效应,不但能溶解对它敏感的细胞,而且也能溶解不敏感的各种自体和同种异体的实体瘤细胞。

7) 树突状细胞:脾脏中这类细胞具有丰富而稳定的 Ia 抗原,具有吸附、保留和提呈抗原作用。此外,脾脏尚有一些未能确定类型的淋巴细胞有待于进一步研究。

(3) 其他免疫因子的免疫促进作用:脾脏中还有许多具有免疫促进作用的免疫因子,包括:

1) Tuftsin:Tuftsin 是依赖于脾脏产生的免疫球蛋白,和脾的内羟基肽酶作用有关;Tuftsin 通过其自身特有的受体系统可产生各种效应,如促中性粒细胞吞噬作用、促巨噬细胞及单核细胞的吞噬作用、抗肿瘤作用等。

2) 调理素(Opsonin)和补体:调理素是指脾脏内具有调理吞噬功能的因子,如吞噬细胞表面有特异性抗体、Fc 受体、C 受体,补体 C3b 片段等,这些特异性抗体具有促进吞噬细胞的功能;脾脏富含巨噬细胞,故亦是补体的重要产地之一,补体系统被激活后,能产生多种生物学效应,具有促吞噬、中和病毒和溶解细菌等免疫作用和免疫调节作用。

3) 备解素(properdin):亦称为 P 因子,主要在脾脏合成,是一种核蛋白,是补体旁路激活系统中的重要组成部分,可在机体和致敏 T 细胞尚未出现之前发挥系统的免疫作用。

4) 纤维结合蛋白(fibronectin,FN):由巨噬细胞、成纤维细胞、血管内皮细胞合成,是一种高相对分子质量的核蛋白,可促进巨噬细胞及中性粒细胞的吞噬功能,也是维持机体的完整性和机体防御功能的重要物质。

5) 免疫核糖核酸(iRNA):是致敏机体淋巴细胞或巨噬细胞胞质中所蕴藏的一类核酸,可活化其他淋巴细胞,增强免疫作用。

6) 环磷酸鸟苷:脾脏是环磷酸鸟苷(cGMP)的重要产地,系统特异的鸟苷酸环化酶催化三磷酸鸟苷生产,是某些激素的"第二信使",与免疫有密切关系。

7) 内源性细胞毒因子:具有免疫监视作用,能直接抵抗白血病细胞,防止白血病复发。

(4) 抗肿瘤免疫作用:临床上发生于脾脏的原

发性肿瘤少见,转移到脾脏的继发性肿瘤更为少见,由此可见脾脏具有抗肿瘤免疫作用。许多动物实验和临床研究发现,脾脏在抗肿瘤免疫作用中表现为"时相性"和"双相性"特点,即在癌肿早期,脾有抗癌功能,但到癌的进展期,发生了相反作用,变为负性免疫作用。推测其原因:脾脏并非一单纯的淋巴器官,而是参与多系统如血液、免疫、内分泌等的调控器官。它有丰富的血流量,强大的滤过能力,有其独特的调控器官,并有其独特的调控物质,如Tuftsin等在机体的免疫监视中起重要作用,但是在一定条件下,肿瘤本身可能产生一些因子作用于脾脏,使其调控作用紊乱或丧失调控作用,介入了肿瘤引起的机体免疫状态,反而转变为负性免疫作用。因此,临床上胃癌和结肠癌早期在保证根治的前提下,手术可以保留脾脏,晚期则必须联合同时切除脾脏。

2. 内分泌功能 脾脏是机体重要的免疫器官,同时具有一定的内分泌功能,这是机体"免疫-神经-内分泌网络"调节环路中心的一个重要组成部分,在机体的稳态调节中具有重要作用。正常的脾脏能分泌激素,这些激素包括由脾脏所产生的红细胞生成素、脾集落刺激因子、脾抑制素等一组糖蛋白激素。其作用分别为加速红细胞生成和促红细胞成熟;通过缩短细胞周期,增加细胞分裂次数,促进粒细胞、单核细胞和巨噬细胞的产生;抑制细胞的有丝分裂活动,使血细胞生成减少。脾切除术后异常形态的红细胞明显增多,可能是由于维持细胞正常形态的激素丧失所致,血小板大量增加则与调节血小板的激素失控有关。但正常的脾脏对内分泌激素的影响可能处于一种隐匿的自我稳态调节之中,故在一般情况下不易显示或被检出。临床上如果保留脾脏或移植1/3脾组织,均可使这些血细胞的失控现象明显减轻或消失。此外,Tuftsin、备解素和纤维结合素也是由脾脏分泌的激素,它们在抗感染或抗肿瘤中起重要作用。

脾脏还可产生免疫反应性激素因子,有促甲状腺激素(TSH)、促性腺激素、生长激素(GH)、生长抑素(SS)、血管升压素(ADH)、催产素(OXT)、血管活性肠肽(VIP)、促肾上腺皮质激素(ACTH)、促黑色素细胞激素(MSH)和胰高血糖素等。它们可接受不同的抗原刺激,通过一种特殊感受器,产生上述免疫反应性刺激因子,其中有许多因子或物质结构、功能和对靶细胞的生物效应与下丘脑-垂体-内分泌腺所产生的内源性激素可能无明显差异。此外,脾脏及其脾细胞群存在着多种内分泌激素受体,已知的

有ACTH受体,肾上腺皮质激素受体、促甲状腺激素释放激素、(TRH)受体、TSH受体、T3T4受体、促性腺激素释放激素(GnRH)受体性激素受体、促性腺激素(GnH)受体、GH受体、前列腺素(PG)受体和ADH、OXT受体等。这些激素受体不仅可接受内源性激素调节,也可接受免疫反应性激素调节,从而使脾脏与内分泌激素关系更为密切。

3. 储血及造血功能 脾脏红髓中有重多的血窦,可以储存血液。储血量随脾脏的大小不同差异较大,少者几十毫升,多者上千毫升,一般来说其容积只有150~200ml。脾被膜内面和它延伸而成的间隔都有纤维弹性组织和稀少的平滑肌都具有舒缩能力。在机体急需血液时,通过交感神经兴奋,儿茶酚胺类物质分泌增多,脾的被膜和间隔收缩,将血液尤其是储存的红细胞输送入血液循环,增加血容量和血细胞比容。脾脏还能储存大量的血小板可达全血中的1/3,正常人输入一定量的血小板后,其中30%储存于脾脏中备用。血小板黏附在网状纤维上,可重复进入血循环。

胚胎时期脾脏是生成各种血细胞的器官,脾脏中红系和粒系造血从胎龄12周始,持续至出生。出生后,脾脏失去这种能力,此时脾脏内淋巴组织成分逐渐增多,由髓样器官转变为淋巴器官,除了产生淋巴细胞和浆细胞外,不再造血。但在应激状态或病理情况下,如大量失血、严重珠蛋白生成障碍性贫血、慢性溶血性贫血和骨髓纤维化等血液疾病时,脾脏也能产生多种血细胞(髓外造血)发挥代偿造血作用。

髓外造血的可能机制是:当骨髓红系过度增生时,大量细胞挤穿贴服于骨髓窦壁细胞的细胞微孔(2μm),这种内皮屏障可能被损伤,未成熟细胞继而逃脱至血中,然后移入脾红髓滤器中。由于这些细胞还具有多次丝状分裂的能力,故形成一个相似于红系的造血灶。近年研究发现,脾脏除具有造血功能外,还能产生具有控制整个造血多种体液因子的作用,表现为刺激或抑制作用。

4. 滤血和毁血功能 脾脏富含毛细血管网,能从流经脾的血液中清除病原菌和颗粒抗原,除因血流量大外,尚因有独特的微循环系统决定的。研究发现脾脏动脉毛细血管的血流仅10%直接进入静脉系统,迫使各种血细胞、血中颗粒及病原菌呈单行排列,缓慢地通过脾脏的微循环。脾窦内的吞噬细胞、淋巴细胞、单核细胞和中性细胞可较长时间去吞噬各种微生物、颗粒抗原,最终到达清除病原体作用。肝脏虽然也有清除功能,但其最大清除率必

须依赖于脾脏产生的调理素作用,缺乏调理素时脾脏就成为清除血源性肺炎球菌的主要器官。脾脏对红细胞的清除具有选择性,即不破坏正常红细胞,但对衰老、异常、不完整或畸形的红细胞表现为剔除作用,而对红细胞内异常成分如铁粒红细胞核残余表现为去核作用。

脾脏一向被认为是机体清除衰老、退变红细胞的主要场所。红细胞寿命一般约 120 天,老化或衰老的红细胞表现为细胞膜的 Na^+-K^+-ATP 酶活性降低,红细胞脆性增加,膜脂流动性降低,膜骨架蛋白带 1 及带 2 降糖、含量减少。肝脏亦可破坏衰老的红细胞,这已通过 ^{51}Cr 和 ^{99m}Tc 扫描证实。除肝脏外,淋巴结、肺、骨髓等其他网状内皮组织也有清除血液中衰老红细胞的能力。然而,各器官清除红细胞的能力以脾脏为最强。当脾脏本身增大或红细胞结构异常时,则脾脏清除或破坏红细胞能力增强,其中脾的巨噬细胞、脾索和窦壁均可在红细胞破坏中起重要作用。脾大、脾功能亢进时,因其毁血机能增强亦能引起白细胞(包括血小板)减少。

5. 其他功能

(1)对血液流变学的影响:研究发现大鼠脾切除后血液黏度升高,易导致心肌梗死、脑血管血栓形成等;红细胞可发生各种异常,如出现空泡、Howell-Jolly 小体,痘痕红细胞比率增高等。姜洪池等从亚细胞水平、分子生物学角度通过实验研究和临床研究发现,脾切除后红细胞膜骨架蛋白的成分明显降低。脾切除后可使血液成分的流动性降低、黏滞性增加,使循环血液处于一种高黏滞状态,这种改变主要影响组织的血流灌注,导致微循环障碍。上述变化可能是术后血栓容易形成和栓塞的病理基础。

(2)产生和储存因子Ⅷ的场所:因子Ⅷ由肝、脾、肺、肾等器官产生,脾脏就其产生的量而言占第二位,这是脾移植能治疗血友病甲的主要依据。研究发现脾细胞输注和脾移植确能提高患者外周血Ⅷ因子水平,但是脾脏作为免疫器官,异体移植排斥反应之重,是致移植失败的主要原因,亲属供脾可能减轻排斥反应。

(朱明炜 曹金铎)

第九十七章

脾 切 除 术

脾脏切除手术是应用广泛的手术方式，尤其是没有异常粘连的脾脏切除，更成为外科一种经典术式。近年来，随着对脾脏功能的深入研究，以及对脾脏全切除后给机体带来的一系列不良后果的重新认识，脾脏切除手术的适应证也发生了许多变化，各种形式的保脾术式成为脾脏外科的亮点。

最大限度"去除病灶、维护功能、减少损伤"，是脾脏外科治疗不懈的追求目标。围绕此理念，在决策脾脏手术前，应充分考虑患者脾脏疾病情况、全身身体状况和现有技术、设备种意外情况，如大出血、顽固的创面渗血、邻近器官损伤等有充分预计，术后严密观察病情变化，警惕和积极治疗并发症等，均是最终促进患者康复的重要举措。脾切除常用的术式有：全脾切除术、部分脾切除术、脾栓塞术和切断脾血管行保脾手术等。

第一节　全脾脏切除术

【适应证】

脾脏全切除手术适应证包括以下几个方面：

1. 脾脏本身疾病

（1）脾脏外伤：各种原因导致的脾脏严重破裂，出现以下情况应选择脾脏全切除手术。如全脾破裂或广泛性脾实质破裂，脾脏血供完全中断；合并威胁生命的多发伤；病情危重，循环不稳定；脾脏缝合后止血不满意者等。此外，腹腔手术操作中意外损伤脾脏，如出血时间较长，出血量大于200ml等，也建议行全脾切除手术。

（2）脾脏肿瘤：脾脏肿瘤临床较为少见，良性肿瘤有血管瘤、淋巴管瘤、错构瘤、纤维瘤和脂肪瘤等；原发性恶性肿瘤甚为罕见，有淋巴肉瘤、网织细胞肉瘤、纤维肉瘤和血管肉瘤等；以上疾病均应行全脾切除术。继发性脾脏恶性肿瘤应根据原发肿瘤情况和全身治疗需要，慎重进行脾脏全切除手术。

（3）脾囊肿：临床少见，分真性和假性两类。真性脾囊肿多见寄生虫性囊肿，如脾棘球病；假性脾

囊肿多见于脾外伤后的血液液化和脾脏梗死后的坏死液化。巨大的脾囊肿和寄生虫性脾囊肿建议全脾切除。

（4）脾感染性疾病：全身感染合并脾功能亢进：全身急性感染如败血症、伤寒、亚急性心内膜炎等可伴有循环中的红细胞破坏，单核吞噬细胞系统相应增强其作用以及机体过度炎症反应等，可引起脾肿大和脾功能亢进，对于急性感染控制后，脾功能亢进不能缓解，并发自发性破裂和脓肿，以及慢性反复感染导致的脾功能亢进者，应行全脾切除手术。脾脓肿：多为继发性，原发多不明显，或在原发感染消失后的几周或几个月出现；首选全脾切除，如粘连严重不易切除者，可行外引流术。脾结核：继发在儿童期的初染结核后，由其他器官的结核播散而来；对于结核性巨脾、结核性脾脓肿、伴有出血、坏死或纤维化者、合并脾功能亢进等情况，建议行全脾切除手术。人类免疫缺陷病毒（HIV）感染：HIV感染可伴发血小板减少，对皮质激素持续治疗无效或出现不良反应者，可行全脾切除。

（5）脾假性动脉瘤：病因有先天性、动脉硬化和外伤等，常见于妇女，尤其是多次孕妊娠者，急性破裂是致死性并发症。包括动脉瘤在内的全脾切除是有效的治疗手段，也可根据病情选择动脉结扎或栓塞治疗。

（6）脾梗死：各种原因导致脾动脉完全堵塞可致。常见于镰形细胞性贫血、慢性粒细胞型白血病、骨髓纤维化症以及继发于亚急性细菌性心内膜炎、类风湿性心脏病、心房颤动等。梗死区域可纤维化萎缩，如果累积整个脾脏最终失去脾脏功能，成为"自身性脾切除"。梗死区域也可形成假囊肿，继发感染导致脾脓肿，需进行脾脏全切手术。

（7）脾扭转：由于先天性脾脏不在正常解剖位置，位于腹腔其他部位且可自行复位者，称之为游走脾。游走脾易发生脾扭转，需急诊手术切除脾脏。

2. 血液系统疾病　很多血液系统疾病可导致脾脏肿大和脾功能亢进。在此类疾病的治疗中，脾

切除手术主要是解除脾亢导致的血细胞减少，缓解某些贫血，消除巨大脾脏带来的机械性压迫和疼痛症状。但是脾切除不能解除改变血细胞和免疫功能变化的根本原因，因此对于此类疾患，应慎重选择脾脏全切除手术。

（1）先天性溶血性贫血：本病包括四种类型：①遗传性球形红细胞增多症（HS）；又称先天性溶血性黄疸，临床表现有贫血和脾肿大，对于血色素在100g/L的患儿，建议行脾切除，但应充分评估脾切除术后患严重感染的风险，在4岁以下的幼儿更应慎重应用。②遗传性椭圆形红细胞增多症（HE）；对于合并溶血性贫血和黄疸者，可行脾切除。③血红蛋白病（Hb病）；此病有丙酮酸激酶缺乏、镰形细胞性贫血和球蛋白生成障碍性贫血（地中海贫血）三个亚型；对于此类疾病，脾切除可以解除继发的脾肿大和脾亢，减少输血量。④红细胞生成性病；此类疾病可由于光感过敏引起红斑、大疱性皮炎等严重皮肤损害，脾切除有利于减轻溶血和降低光感过敏现象。

（2）自体免疫性溶血性贫血（AIHA）：AIHA是因为免疫功能紊乱，产生某种抗体吸附于红细胞表面的抗原上，或激活补体促使红细胞过早破坏而导致的溶血性贫血，可伴有血小板减少。此类疾病行脾切除的指征包括：药物治疗无效或长期用药后停药后复发；伴有血小板减少者应用激素治疗无效；^{51}Cr检查测定，红细胞主要在脾脏破坏者；单纯IgG型Coombs试验阳性者。

（3）血小板减少性紫癜：对于原发性血小板减少性紫癜，脾切除的适应证包括：严重出血不能控制，尤其是出现颅内出血者；经糖皮质激素治疗6个月以上无效或治疗后反复复发者；大剂量激素治疗虽能缓解症状，但出现激素严重副反应者；激素应用禁忌证。对于血栓性血小板减少性紫癜，联合应用糖皮质激素和脾切除有较好疗效。

（4）淋巴瘤：脾切除术适用于合并脾亢的何杰金病，对于明确诊断和临床分期，选择合理治疗提供依据。

（5）白血病：慢性粒细胞性白血病、淋巴细胞性白血病和毛细胞白血病，如合并脾肿大和脾功能亢进，均是脾脏切除的指征。

（6）慢性再生障碍性贫血：此类疾病的脾切除指征为：骨髓增生好，红系偏高，合并溶血且长期内科治疗无效；或^{51}Cr测定红细胞和血小板寿命缩短以脾破坏为主。

（7）原发性脾源性中性粒细胞减少症和全血细胞减少症：亦称"原发性脾功能亢进"，临床较为罕见，表现为中性粒细胞减少或全血细胞减少，骨髓正常或增生，脾脏肿大。脾切除是主要的治疗手段。

（8）骨髓纤维化症：该病以药物治疗为主，出现疼痛性脾肿大、巨脾引起机械性压迫、脾亢导致全血细胞减少和难以控制的溶血、内科治疗无效且骨髓涂片尚见部分造血灶和发病年龄较轻者。

3. 其他　肝炎后肝硬化和血吸虫性肝硬化是国内导致门静脉高压征的主要原因，长期门脉高压可致充血性脾肿大和脾功能亢进，脾切除手术可降低门静脉压力和解除脾亢症状，是临床常见的手术方式，根据病情可同时选择断流术或分流术。慢性充血性脾肿大（Banti综合征）合并脾功能亢进者，也可施行脾切除术。

脾脏邻近器官如胃、食管下段、胰体尾、结肠脾曲等的恶性肿瘤施行根治手术时，根据病情需要可同时切除脾脏。此外，类脂沉积病、胶原疾病等合并脾肿大和脾功能亢进时，脾切除也是一种治疗手段。

【术前准备】

接受脾切除手术的患者，根据病因、病情轻重、伴发疾病以及是否合并急性出血等因素，术前准备不尽相同。详细了解病史、准确评估病情和全身情况、积极治疗或控制伴随疾病、充分预计术中可能发生的各种意外情况等是保障手术成功的重要手段。

1. 一般准备　术前常规的检查主要包括血常规（红细胞、白细胞和血小板计数）、凝血象、肝肾功能、心肺功能等。常规准备包括戒烟、咳嗽训练、术前流食、预防性使用抗生素、手术当日晨留置胃管（合并食管胃底静脉曲张者，谨慎置管）、备血至少2个单位等。心理辅导是体现"以人为本"的重要举措，能有效缓解患者的焦虑状态，知情同意是医患良好沟通的主要途径。严重脾功能亢进患者血小板可低于50×10^9/L，白细胞低于2.5×10^9/L，但临床多无紫癜等症状，一般无需术前补充血小板，血色素低于80g/L者，可适量补充红细胞悬液。

2. 肝功能不良患者的准备　门脉高压症导致的脾肿大和脾亢是我国最多见的脾切除病因。由于多合并慢性肝病，肝功能受损，也影响机体凝血功能。Child-Pugh评分（1973）是目前术前评估肝功能较为准确的手段。A级：可耐受复杂的根治性手术；B级：可酌情考虑根治性或姑息性手术；C级：不宜进行手术。对于肝功能较差（如Child-Pugh评分B或C）的患者，术前应积极护肝治疗，尽可能使其达到或接近Child-Pugh评分A级水平，减少手术风险。

3. 肾功能不全患者的准备 轻度肾功能不全者,无需特殊术前准备,但手术前后药物使用应充分考虑对肾功能的影响。严重肾功能不全或肾衰接受透析患者需要接受脾切除手术者,应在术前 2 天进行透析,术后病情稳定后继续透析治疗。对于肾移植术后患者,术前可通过静脉维持使用免疫抑制剂。

4. 心肺功能不全患者的准备 术前戒烟和呼吸、咳痰训练有助于改善肺功能;阻塞性肺病患者可适量应用支气管扩张剂;合并肺部感染者,应积极治疗,感染控制后方可进行手术。严重心功能不全患者可适量应用洋地黄制剂,术中应注意避免液体过量补充。

5. 糖尿病患者准备 对于Ⅱ型糖尿病患者,接受脾切除手术前,应积极控制血糖在 5.6~8.1mmol/L 之间。口服降糖药者,建议在术前 1~2 天改为皮下分次注射短效胰岛素,使用中长效胰岛素者,也建议改为短效胰岛素,并严密监测血糖(不少于 4 次 / 天)。

6. 妊娠患者的准备 妊娠不是脾切除的禁忌证,但如病情许可,脾切除手术宜在妊娠后 3 个月进行,急症手术需与产科医师合作。如妊娠超过 30 周,可在切除脾脏同时剖宫取胎。术后需要继续妊娠者,应严密监测胎心,避免使用影响胎儿生长发育的药物。

7. 营养不良(不足)患者的准备 对于拟接受脾切除手术的患者,建议术前进行营养状态评价,目前中华医学会肠外肠内营养学分会推荐的方法是营养风险筛查(nutrition risk screening, NRS),评分 ≥ 3 分认为存在营养风险,建议给予营养支持。研究证实术前营养支持可以减少超过 10% 的术后并发症,如其胃肠功能正常或基本正常,肠内营养是首选的营养支持手段,可分次口服补充肠内营养制剂(可选择整蛋白型);严重营养不足者建议术前使用鼻胃管足量(25~30cal/kg·d)补充肠内营养,并维持 7~10 天以上,术后持续进行。对于严重营养不足,且不接受管饲的患者,术前也可给予肠外营养,并延续到术后肠内营养或口服饮食能满足身体需要。

【麻醉】

脾切除手术麻醉多为全身麻醉(气管插管),尤其适合脾外伤、需胸腹联合切口和巨脾患者。连续硬膜外麻醉对肝脏损害少,腹肌松弛较好,较为适合肝肾功能不全患者。近年来,联合应用全麻和硬膜外麻醉,既减少了药物用量,又获得了较好肌肉松弛,并且术后可通过硬膜外止痛,是有条件医院较好的选择。

【手术步骤】

对于脾脏肿大不严重和粘连较轻的患者,脾切除术多无困难。但是,对于广泛粘连或巨脾者,术中可能发生不能控制的出血、失血性休克,甚或导致死亡,术后也可能继发大出血和腹腔感染等。因此,为获得手术成功,除必须充分术前准备和正确的术后处理外,还必须有熟练而规范化的手术操作。以下介绍开腹全脾切除术。

1. 体位和切口选择 常用的手术体位为仰卧位,左侧腰背部垫软垫抬高约 30°;选用胸腹联合切口者,可取 45° 左前斜位。脾切除手术切口选择应考虑:①脾脏大小、脾周粘连程度、病变性质、有无出血倾向等;②手术类型,是否同时合并其他手术,如胆囊切除、胆管探查等;③患者的全身情况,如外伤性脾破裂、上消化道大出血等;④术者习惯等。常见的切口如图 97-1 示:

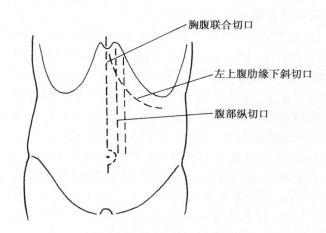

图 97-1 脾切除手术切口

(1) 左上腹肋缘下斜切口:距离脾脏最近,容易充分显露脾脏和左膈下区域,切口裂开和疝发生率较低,必要时可向上延长,进入胸腔。适合择期脾切除,尤其需要行脾肾静脉分流术者。但此切口创伤较大,费时较长,容易损伤肋间神经,导致术后切口下方麻木和痛觉减退。

(2) 腹部纵切口:包括上腹正中、左旁正中或左侧经腹直肌等。操作简单,创伤较少,可迅速控制脾蒂,减少出血,特别适合脾外伤患者,并容易探查腹腔其他器官,需要时可向左侧延长切口呈"卜"形。适合于肋骨较窄、巨脾并严重粘连者。但术后切口并发症较多,必要时辅以减张缝合技术。

(3) 胸腹联合切口:虽可提供较为满意手术显露,但创伤较大,对呼吸循环影响多,目前已较少应用。只在脾周粘连致密,且含丰富粗大血管,术中出血难以控制等。门脉高压合并重度食管胃底静脉曲张，需行 Sugiura 手术者，可直接选择此切口。

2. 探查和结扎脾动脉 遵循由远及近的原则，仔细探查腹腔。重点查看肝脏、胆囊和胆总管，判断是否合并肿瘤或结石，肝硬化程度，必要时可行肝活检。检查脾周是否存在粘连、粘连程度、是血管性粘连还是纤维性粘连，从而指导手术入路，避免盲目分离导致的意外损伤。存在门脉高压者，可经胃网膜右静脉测定门静脉压力。此外，还需注意是否存在副脾，由于副脾可能导致血液系统某些疾病的脾亢复发，脾外伤患者又需尽力保留，应慎重处理之。术中还需常规检查胃、十二指肠和胰腺。

探查过程中决定脾脏切除后，可从胰腺上缘切开后腹膜和脾动脉鞘，游离出脾动脉主干 2cm，用较粗丝线结扎 2 次，有助于减少术中出血（图 97-2）。对于老年患者，尤其合并较重动脉粥样硬化者，应避免用力过大，导致血管断裂。

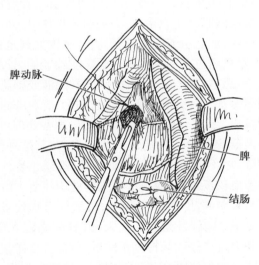

图 97-2 切开后腹膜 显露脾动脉

3. 游离脾脏 游离脾脏有两种入路，其一是术者从脾脏后方用左手将其拉向右侧，助手将切开缘拉向右侧，显示脾肾韧带；沿脾缘将脾肾韧带剪开，于 Gerota 筋膜浅面即肾和肾上腺前面分离，必要时切断脾结肠韧带；此方法适用于处理脾破裂及游离无明显粘连且重度不明显的脾脏。其二是从前方入路切开胃结肠韧带进入小网膜囊，将脾脏略拉向左侧，胃和肝左叶牵向右侧，于胃大弯血管弓下方，分次从下向上切断结扎胃结肠韧带、胃网膜左血管、脾胃韧带和胃短血管达脾上极；然后沿脾下极切断结扎脾结肠韧带及其内含的血管，并找到脾肾韧带下缘（图 97-3）；术者将脾脏推向右侧，助手向左拉开切

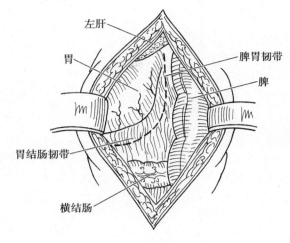

图 97-3 显露脾脏韧带

口，充分显示脾脏后外侧和脾肾韧带，稍离开脾缘从下向上逐次牵开脾肾韧带及脾膈韧带（图 97-4），遇含丰富血管者应妥善结扎；先将脾内侧缘和下极提出切口外，助手向左侧牵拉切口，术者用右手伸入脾脏凸面和膈下，握住脾脏持续均匀用力，把脾脏自左外上方，向右内下方牵拉，搬移直至完全托出切口外（图 97-5），即刻用大纱垫填塞入脾窝，有助于止血和防止脾脏滑回腹腔。继而切断结扎脾上极最高位的胃短血管，完成脾脏游离。

4. 处理脾蒂 在脾门附近，胰尾与脾脏紧密相连，分离过程中容易损伤脾血管，尤其是脾静脉。为防止大出血，术者可在胰腺体尾部用手控制脾血管主干，继而仔细分离胰尾和脾动、静脉。三者之间正常情况下为疏松结缔组织包裹，主张将脾脏动、静脉分别切断，用较粗丝线结扎，并妥善缝扎（双重以上）。也可在看清脾血管前提下，用三把止血钳集束钳夹脾蒂，在远端两把止血钳间切断脾蒂，再妥善结

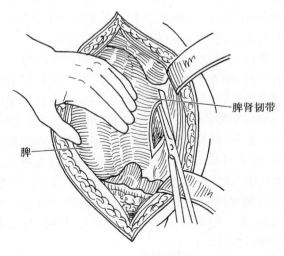

图 97-4 切开脾肾韧带

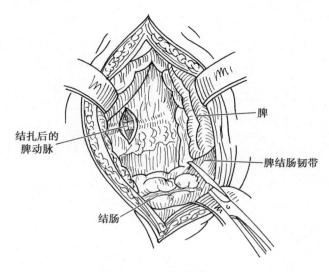

结扎后的脾动脉

脾

脾结肠韧带

结肠

图 97-5　切断脾结肠韧带

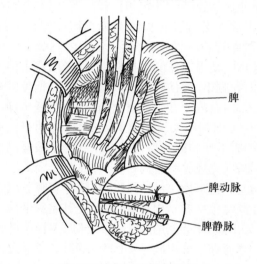

脾

脾动脉

脾静脉

图 97-6　钳夹和切断脾蒂

扎血管,缝扎脾蒂可防止结扎线脱落而导致的大出血(图97-6)。离体之脾脏可进行血液回收,在回输给患者。处理脾蒂时,块状结扎容易损伤胰尾,应尽可能避免之;此外,块状结扎后远端可坏死,易导致术后出血,腹腔感染和发热等。

晚期血吸虫病合并巨脾患者,胰尾常较粗且伸入脾门中,很难充分显露脾动、静脉;可先找到血管分别引线结扎,然后贴近脾脏切断脾蒂,再在脾蒂中分出胰尾和脾动、静脉,分别再次结扎和缝扎。胰尾慢性炎症和脾门淋巴结聚集可使脾门与后腹膜粘连成板,较为困难从腹侧分离脾血管和胰尾,为避免大出血风险,建议从脾肾韧带的壁层腹膜缘打开后腹膜,分离腹膜外疏松的结缔组织,然后将脾脏向前向内翻起,即可显露胰尾的背面和脾动、静脉,将脾血管处理后再分离胰尾。

对于粘连严重的巨脾,国内学者采用了包膜下

脾切除和逆行脾切除的方法。包膜下脾切除是先结扎脾动脉,并用橡皮筋控制脾蒂后,在粘连部位下方切开脾包膜,于包膜下快速分离脾实质,若局部粘连紧密,可残留少许脾组织。逆行脾切除也是先切断脾蒂,吸出积血后,再行脾包膜下分离,逆行切除脾脏,残留的脾包膜渗血可缝合或电灼止血,但对于脾蒂过短、脾动脉深在或晚期血吸虫并合并门脉高压的患者不适合此方法。

5. 止血和引流　处理脾蒂后,去除脾窝填塞的纱垫,对所见的出血点采用结扎或缝扎的方法,予以可靠地止血。也可将脾肾韧带外侧缘与胃大弯网膜缝合,修补脾床创面,其他渗血处,亦可用电灼、喷涂纤维蛋白粘合剂或止血辅料填塞的方法止血,可能时展开大网膜覆盖于脾床处。

脾切除术后是否放置引流存在一定争议。置放引流可减少或避免膈下积液,可预防腹腔感染;此外通过引流液的性状和数量,可及时发现出血、胰瘘等并发症,且可发挥治疗作用。但如果引流管置放不当或被大网膜等组织堵塞,失去引流作用,反而增加感染机会,加之引流管为异物,置入体内尤其是长期留置,对机体也有不利影响。临床实践表明,置放引流与否,患者术后恢复,特别是膈下积液或感染,并无明显差别。一般而言,手术经过顺利、脾脏非过大、创面较小、渗血不多、止血较为完善、脾蒂处理可靠、未伤及胰腺和凝血功能正常的患者,尤其是外伤性脾切除,可不放置引流。对于巨脾、脾周粘连广泛、术中渗血较多者,建议在脾窝处留置引流管,无出血表现可及早拔出(24~48小时);对胰尾有损伤者,需常规留置引流,且超过5~7天,只有在确定无胰瘘存在和引流物淀粉酶检查正常者,可分2~3次拔出。术中留置的引流管,应置于左膈下,顶端在脾窝最高处;应离开胰尾、脾蒂血管结扎处,且避免压迫结肠。引流管一般经左肋缘下腋前线另外戳孔引出体外,并妥善固定,主动或被动引流依病情决定。

最后,清点纱布器械无误后,分层缝合腹壁各层。对于术前合并严重营养不良(不足)患者,尤其合并肺部疾患,也可加用减张缝合的手段。

【脾切除手术要点】

择期脾切除术的要点包括:①术中操作规范化,有次序地游离脾脏,切断结扎周韧带,并避免邻近脏器损伤;只有脾肾韧带游离后,脾脏方可松动,脾上极的脾胃韧带较短,处理困难,可在脾脏移出体外后再处理;②保脾手术宜谨慎,并处理存在的副脾,脾脏的肿瘤性病变,不宜行保脾手术;③应备

有术中意外大出血的抢救和监测措施。

外伤性脾切除手术要点包括：①术前备好吸引器，有条件准备自体输血设备；采用开腹较迅速的切口，并预留延伸余地。②先作小切口切开腹膜，快速吸出腹腔内积血，清除血块；术中确诊脾破裂后，应立即控制脾蒂（手控或使用无创钳夹），通常脾周被渗血浸润，韧带多已松弛，容易将脾周托出体外。③在脾破裂出血已被控制的前提下，查明是否合并腹腔其他器官损伤，确定无其他部位出血后，酌情行脾切除手术（全脾或部分脾切除）；④查明腹腔内有无合并伤，彻底完善止血，恢复器官解剖位置。

【术中大出血和邻近器官损伤预防和处理】

脾切除手术，尤其是切除粘连较重的巨脾时，术中、术后均可发生大出血。术中大出血主要可能来自：①分离结扎脾动脉时，损伤伴行的脾静脉及其侧支；②处理脾上极的脾胃韧带，因其位置深在，胃短血管损伤或结扎线脱落导致出血；③脾脏移出腹部切口外过程中，操作不当或过度牵拉脾脏损伤血管，尤其是脾静脉受损出血；④分离粘连，尤其是分离富含血管的粘连时，止血不完善，特别是在膈面、脾床，以及分离脾脏中脾包膜破损伤及脾实质等导致的出血和广泛渗血；⑤病理性巨脾多合并凝血机制障碍，大量输注库血可伴发 DIC 导致创面严重渗血。

脾切除术中可发生邻近器官损伤，如处理脾胃韧带上极时损伤胃底，或因缺血导致胃壁坏死，术后发生胃瘘；处理脾蒂是损伤胰尾，术后出现胰瘘；分离脾结肠韧带损伤结肠脾曲；分离脾肾韧带时损伤肾或肾上腺。

术中应采取积极的预防措施避免发生大出血和邻近器官损伤。充分的术前准备，尤其是纠正凝血功能障碍，熟悉局部解剖，良好的术野，规范的手术操作等都是不可忽视的。手术操作应注意：①从小网膜囊显露结扎脾动脉时，应切开其外鞘，于鞘内逐渐深入轻柔分离至其后方，再用直角钳绕过血管，引线结扎，可避免脾静脉及其分支损伤。②处理胃短、胃网膜、脾床、脾蒂血管时，宜采用缝扎方法，避免结扎线脱落。结扎时松紧度要适宜，过紧易勒断血管，过松易脱落。处理脾上极处的胃短血管，将其留在脾脏托出切口外时进行，可在直视下处理。胃壁血管断端应采用贯穿缝合，缝线可穿过胃壁浆肌层防止结扎线脱落。如有胃壁损伤，则应及时以双层修补。③游离脾脏并将其托出切口，必须在充分切断脾肾韧带和脾结肠韧带后方可进行。在搬动

过程中，应注意操作方向，避免脾脏和脾血管损伤。④处理脾蒂时需推开胰尾，应在直视下分离脾动、静脉和胰尾，脾血管结扎应分出，逐一妥善结扎加缝扎，避免集束结扎。⑤分离脾肾韧带时应避免肾脏、肾上腺和肾血管，应在 Gerota 筋膜浅面钝性分离。处理脾结肠韧带时，可分两层先切断前层，推开分离后层，分段结扎。⑥关腹前应仔细检查膈面、脾床、脾蒂以及血管结扎处，活动性出血建议结扎或缝扎处理，局部渗血可电灼或用止血辅料填塞。对膈面、脾床等渗血，经常规处理仍然不能止血者，可用长纱条填塞压迫，末端由切口引出，在出血停止后逐渐拔出。

脏器损伤的处理原则是早发现和及时修复，胃、结肠、胰腺损伤处宜双层缝合修补，必要时留置引流管；肾脏损伤可用可吸收缝线修复。术中大出血切忌盲目钳夹，可用纱垫压迫控制出血，循环稳定后，清理术野，充分显露出血处，准确钳夹止血，缝合出血处 Prolene 线优于丝线。如脾脏出血控制脾蒂困难，可用手将胰体上缘压向脊柱阻断脾血管，控制出血；脾脏移出体外，处理脾蒂时出血，可用手或无创钳夹压迫脾蒂，妥善处理出血处。

【术后处理】

脾切除手术的围手术期处理是保障成功的重要一环。全脾切除术后的处理与其他腹腔手术相似，主要包括：密切观察病情变化，监测生命体征，尤其注意腹腔出血，以及上消化道出血、肠系膜静脉血栓形成、胰腺炎、膈下积液和感染、肺部感染等。对于脾亢患者，应监测血小板变化，必要时给予抗凝处理。术后体位多以平卧位为主，病情稳定后可半卧位。留置胃肠减压，注意胃液性状和数量，胃肠功能恢复后尽早拔出胃管。腹腔引流管要妥善固定，保持通畅，观察引流液颜色和记录引流量，必要时可测定其中血红蛋白和淀粉酶含量，无异常者，可在术后 48~2 小时拔出。合理应用抗生素，适量使用抑酸剂，维持水电解质平衡，血红蛋白低于 80g/L 者，可补充红细胞悬液。鼓励床上活动，病情稳定后早下床，协助咳痰和预防下肢静脉血栓。其伴随疾病应继续治疗。

【术后常见并发症的处理】

1. 腹腔内大出血　一般都在术后 24~48 小时内发生。最常见的原因是膈面的严重渗血，脾蒂结扎线脱落，或术中遗漏结扎的血管出血。短时间内自膈下引流管流出大量血液并出现低血压甚至失血性休克，应迅速进行再次剖腹探查止血，切不可等待

延误。脾切除手术结束前,应反复顺序检查膈面、脾胃韧带结扎端、侧腹壁、后腹膜以及脾蒂和胰尾等处有否有活动性出血点;对脆薄的脾动脉或脾静脉要带着少许附近的结缔组织一起结扎,以防脆裂;不采用脾蒂集束结扎是预防术后腹腔内大出血的重要措施。

2. 膈下脓肿 脾切除后 1~2 周内,患者常有发热,但一般不超过 38.5 度。如术后高热不退,或在手术 1 周后体温不降而复升,不能简单地视为"脾热"。实际上,"脾热"也多与膈下积血或感染有关。应仔细注意体征变化,如左季肋部叩击痛等;必要时进行超声波和 X 线检查,常能明确诊断。X 线检查的主要表现是左膈抬高和活动受限,或左膈下可见液平阴影。超声波检查比较适用于不直接位于膈下,而比较靠近侧腹壁的膈下脓肿,它不但能确定部位和脓肿的大小,且能测出脓肿离皮肤表面的深度,可引导脓肿穿刺和切开引流。脾切除术中严格止血,处理脾蒂时避免挫伤胰尾,以及术后在膈下放置有效的引流,及时引流尽脾窝的积血,都是预防膈下脓肿的有效措施。

3. 血管栓塞性并发症 此并发症临床不多见,但一旦发生常会造成严重后果,如视网膜动脉、肠系膜上静脉、门静脉主干等。此并发症的发生与脾切除后外周血血小板数量急骤增多有关,但尚有争议。有人认为不仅与血小板的数量,包括其质量即血小板的功能有关。目前,多数主张对脾切除术后血小板超过 $(1000~2000) \times 10^9/L$,应用肝素等抗凝剂作预防治疗。如果发生了血管栓塞性并发症,就应积极抗凝治疗,并卧床休息。

4. 脾梗死或坏死 处理脾脏破裂性保脾手术,尤其是切断脾血管或结扎脾动脉,以及行脾血管栓塞术等,可造成脾脏或脾段坏死,并可能继发感染,发生脾脓肿或脾周感染等。

5. 脾切除术后凶险性感染 脾切除术后凶险性感染可发生于术后数周至数年,多见于术后 1~3 年内。其临床特点是隐匿性发病,开始可能有轻度流感样症状,继而骤起高热、头痛、呕吐、恶心、呼吸困难、神志模糊,乃至昏迷、休克,常可在几小时至十几小时内死亡。常并发弥散性血管内凝血、菌血症。发病后尽管及时使用大剂量抗生素治疗,死亡率仍很高。50% 病人的致病菌为肺炎球菌,其他如嗜血性流感杆菌、脑膜炎球菌、大肠杆菌、乙型溶血链球菌等。临床研究发现,脾切除患者因感染性疾病所致的死亡率大大高出正常人群,尤其是儿童。另一

方面,这种危险性的增加也与原有的疾病的种类密切有关。如何杰金病、白血病等恶性肿瘤及血液疾病而行脾切除者,发生脾切除术后凶险性感染的危险性较因外伤而行脾切除者为高。因此,对于全脾切除,特别是 4~5 岁以下儿童的全脾切除,应持慎重态度。

由于半数病原菌为肺炎球菌,可用青霉素(青霉素过敏者,可用红霉素等)治疗,主要用于儿童,术后应用数年,尤其是术后 3 年内,或接种肺炎球菌疫苗进行预防。注射疫苗后有效抗体效价浓度可维持 1~3 年之久。择期脾切除术患者至少应于术前两周施行,脾破裂等急诊手术则应在术后出院前施行。一旦发生脾切除术后凶险性感染,则应积极应用大剂量抗生素控制感染,补充血容量,抗休克,纠正水与电解质紊乱,早期应用大剂量糖皮质激素。积极开展脾脏修补缝合手术,或部分脾切除,脾脏移植等保留脾脏的手术,无疑有利于保持脾脏的免疫功能,但问题在于究竟应保留多少脾脏组织,才足以防止脾切除后严重感染性疾病,迄今仍不明确。

第二节 部分脾切除术

通过对脾脏解剖,特别是脾脏血管节段性分布的研究,部分脾切除术具备解剖学基础并开始临床应用。部分脾切除术可分为规则性和非规则性两类。前者系依照脾脏血管分布规律先行处理血管后,行相应的脾段、叶或半脾切除术。但当脾破裂时,常很难辨清和处理脾门血管分支。此时可根据脾组织血供及活力情况加以判断和施行非规则性切除。但正如非规则性肝切除一样,术者仍应熟悉并遵循其血管分布等解剖学的基本规律处理。

【适应证】

脾部分切除的适应证包括:严重的Ⅱ、Ⅲ度裂伤,无法粘合止血或缝合修补者;脾脏良性肿瘤、单纯性脾囊肿、表皮样囊肿、脾海绵状血管瘤等,局限于脾脏的一叶或一段;脾梗死、炎性假瘤、慢性脓肿和脾结核病等,病变局限于脾脏某一区域;某些血液系统疾病如遗传性球形细胞增多症、慢性原发性血小板减少性紫癜、骨髓纤维硬化症、地中海贫血以及肝硬化门脉高压症等行半脾或脾叶切除等。

【手术要点】

脾部分切除术前准备和麻醉与全脾切除手术基本相同,其手术要点有:①保留脾脏相应的侧支血管;同脾切除术一样,需要充分游离脾脏并将其托到

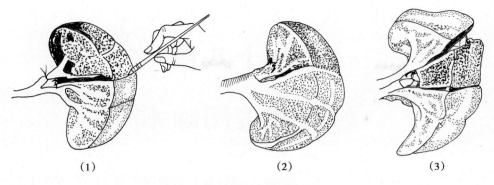

图 97-7 部分脾切除手术
(1)半脾切除术;(2)脾上极段切除术;(3)脾中上段切除术

腹部切口处,才便于操作。不同的是部分脾切除时应保护相应的脾脏侧支血管,在做保留脾脏上极的部分脾切除时,不要切断脾胃韧带,以便保留胃短血管和脾上极血管支,如上极处有血管性粘连,也不必离断。由于脾下极血管有时可从胃网膜左血管分出,所以在做保留脾脏下极的部分切除时,应保留脾胃韧带下段和脾结肠韧带。正常的脾脏(如脾破裂),往往只要离断脾肾韧带和脾膈韧带,轻轻分离后腹膜的疏松组织,便可容易地将脾脏从外后方翻起,托到切口处。②结扎脾动、静脉分支;在脾门处仔细分辨并结扎、切断拟切除脾块的动、静脉分支,是手术的重要步骤。一般脾动脉主干在脾门处分为2~3个分支,再分为二级或三级分支后进入脾实质;脾静脉分支则常伴行着动脉,操作时稍不慎,常易损伤静脉引起出血。对于仅保留上极或下极脾块时,更应细心,因为有的上极或下极血管长可达15cm,而却很细,极易扭伤。辨清脾门血管分支后,将所拟切除脾段、叶的脾动,静脉分支予以结扎。③切除方法:拟切除的脾块的动、静脉分支结扎后,等待数分钟,脾脏表面有血供区域与缺血区域的界线分明后,便可进行切除,为了确保保留脾块的活力,应在离交界线的有血供侧1cm左右,用刀切开脾被膜。再用手术刀柄切割进入脾实质,切口应由脾脏前后缘向内略呈V形,并逐渐向脾门深入。脾门处切缘应稍远离脾血管分支进入脾实质处,以免缝合后由于组织张力关系,压迫而影响血流通过。在脾部分切除的整个过程中,术者应始终以左手拇指和示指握持压迫

脾切缘,并固定脾脏。这样能有效地控制和减少术中出血,从容不迫地进行手术。脾脏切面少量渗血,不必特殊处理;小的动脉或静脉断离后常退缩于脾实质内,由于脾实质很脆,血管壁又甚薄,一般不宜用血管钳钳夹,可用细丝线缝扎,或待缝合切缘后即可止血。脾破裂施行部分脾切除术时,可采用非规则性切除法。先用无损伤的方法暂时阻断脾蒂血管,有利于手术进行。拟切除部分脾块的相应血管分支,可在紧靠脾门处处理。④脾切缘缝合方法;呈V形的切口有利于脾脏前后切缘的合拢。脾脏实质虽脆,但脾被膜仍有一定韧性,只要缝合和打结时操作得当,并不会引起撕裂。通常以距离切缘断面1cm处用长的直针或肝针粗丝线作水平褥式缝合和间断对合缝合,一般并不困难,且能获得有效的止血。缝合后的创面如尚有少量渗血,可配合应用生物蛋白胶等材料行粘合凝固止血,脾创面也可用大网膜等覆盖固定。

根据脾脏叶、段解剖,部分脾切除可分为1/3、半脾、大部(2/3)和次全切除。脾破裂时有切除上、下(叶)各1/3,而保留中1/3的。此外,尚有报道切除破裂的中1/3,然后用纤维蛋白黏合剂将上、下1/3脾脏黏合或缝合连接的。保留脾脏下极的手术较保留上极为容易,但后者毋需附加固定手术;而保留脾脏下极者因血管蒂较长,应妥善用大网膜包裹固定,以免术后发生脾蒂扭转。部分脾切除术的脾窝引流和术后处理,同脾切除术(图97-7)。

(朱明炜 曹金铎)

第九十八章

意外性脾切除术

第一节　概述

意外性脾切除术（incidental or accidental splenectomy）是指在邻近脾脏的脏器疾病施行手术治疗或检查操作及使用医疗器械过程中，造成意外脾脏损伤即医源性损伤，需行切除脾脏处理的一种手术，也称医源性脾切除术（iatrogenic splenectomy）。这种突如其来的意外事件，从疾病诊治本身来说绝对不需要，无益于病人，相反增加了病人额外负担和治疗复杂性、困难性以及手术的危险性；延长了手术麻醉时间，并有不同程度的失血；而且切除的脾脏多数是正常的，除损伤外无病理变化；偶尔术中可能遗漏脾损伤，错失治疗良机于手术后再行急症手术控制脾出血，更增加救治难度和风险不言而喻；此外，脾损伤的处理，尤其是行脾切除术应力争满意的治疗效果，避免可能出现的医疗纠纷。临床实践中，这类医源性损伤意外事件，关键在于采取有效预防措施，防患于未然。外科医师应高度警惕，绝不可掉以轻心。

脾脏深居上腹左季肋部，毗邻胃、结肠脾曲、左肾和肾上腺、食管下段、腹主动脉等。有胃脾、脾膈、脾肾、脾结肠韧带以及脾下极与网膜相连的韧带称之为脾网膜韧带（lieno-omental band）。当在上述脏器和组织行手术时，稍有不慎即可发生医源性脾损伤。临床上，较多见于胃手术；左侧结肠或游离结肠脾曲　手术；左肾手术；其他如膈肌裂孔疝手术；胰体尾、左肾上腺、食管下段和腹主动脉瘤手术以及经皮左肾穿刺，闭式胸外心脏按摩等。医源性脾切除术，自1949年报道首例以来，其发生率各家报道不一。据统计胃手术行意外性脾切除术占全部脾切除的比率为20.5%~58.5%；左侧结肠手术为16%~40%；左肾手术为5%~28%。Coon报道1957—1967年，医源性脾切除术占脾切除术21%，而1971—1987年降为9%：其中发生在胃手术32例；肾手术28例；结肠手术24例；裂孔疝修补术14例；腹主动脉瘤手术11例；血管手术（左肾、肝、腹腔动脉）8例；左上腹探查术7例；其他手术10例（肾上腺、胰腺、间置结肠），共134例占行脾切除术1557例的9%。但在134例中有13例术中遗漏诊断，术后行再手术控制了脾出血，应引以为戒。Langevin组996例结直肠手术中，医源性脾损伤8例（0.8%），脾切除术3例（0.3%），保脾处理5例（63%）；其中260例游离结肠脾曲，脾损伤发生率3.1%，脾切除术1.15%，明显高于全组。

据统计，意外性脾切除术并发症发生率19%~50%；死亡率10%~15%。Wolloch比较意外性脾切除（30例）和急症外伤（47例）、择期性（83例）脾切除术，其死亡率为10%，高于择期和急症者（分别为3.6%、8.5%）；术后并发症发生率为56.6%，高于全组的27.5%从平均住院日测估术后并发症发生之可能性，意外性脾切除术为20.8日，多于择期和急症者（分别为14.6和16.7日），并发败血性感染其为10%，高于择期和急症者（分别为2.4%和4.2%）。结果表明：意外性脾切除术可能带来手术风险，增加了并发症和死亡率，延长术后恢复期等，因此建议，意外性脾损伤应加强预防措施避免其发生，且一旦发生可试用保脾处理（止血剂、缝合修补等）。

第二节　急性意外性脾损伤预防

意外性脾损伤，与其他医源性损伤相同，预防重于治疗。传统开腹术或微创腹腔镜手术，都可发生意外性脾损伤需考虑行脾切除。但腹腔镜手术发生几率少，对其预防与开腹术有相似之处，且一旦发生意外性脾损伤，通常应果断中转开腹术处理。故以开腹术为主介绍。

具体预防措施可概括为一般性措施和特殊性措施两个方面，前者是共性属通用的；后者是针对不同脏器手术而采取的措施。

1. 一般性预防措施

（1）术前应有发生和处理意外性脾损伤的准

备,尤其是胃、左结肠或需游离结肠脾曲、左肾脏等困难性手术;既往脾疾病或手术致脾周粘连明显,发生几率可能增加,更应有所考虑,并做好病情交待和知情同意签字。

(2)熟知局部解剖和手术操作;更应了解、掌握涉及脾脏与其相关联的内容以及解剖变异;术者应有较丰富经验,能妥善处理术中意外情况。

(3)手术操作规范化:①手术全过程良好麻醉;②选择恰当适宜切口,术野有良好显露,不可单纯追求美观做小切口施行手术;③切口拉钩或牵开器直接造成的脾损伤日益受到重视;因此,手术过程中应置放合适,用力适度不可过大过猛。

稳、准、轻、快规范化手术操作,解剖层次清晰、步骤有序;意外出血沉着应对,明视下合理妥善处理出血点,切记不可慌张盲目钳夹止血;术中高度警惕脾损伤,且一旦发现应立即及时处理,力争避免或减少可能发生的并发症。关腹前应注意检查有无脾损伤之可能,切忌遗漏。只要有所警惕几乎都可以于术中发现。

2. 关于特殊性预防措施

(1)胃及胃迷走神经切断手术。应知晓胃部分切除同时行脾切除术可发生残胃缺血坏死、吻合口瘘,可能由于切断了胃短血管等减少残胃血供,特别是高龄动脉硬化者。所以,应加强预防脾损伤措施,避免同时加行脾切除术。

(2)行远侧胃大部切除,分离胃脾韧带宜轻柔地向下方牵拉胃,着力于胃小弯侧,特别是其短缩增厚和有脾网膜韧带时,不应用力过大横行向右牵拉胃体和用切口拉钩向左上方牵拉脾脏。Lord 报道行胃部分切除术发生医源性脾损伤的部位,通常在脾下极内侧面前方,横径约 1/2 英寸,呈三角形或四边形。这是由于该处有连接胃大弯大网膜与脾下极的脾网膜韧带(其在 25 例尸体中,清晰可见脾网膜韧带 22 例),当分离胃大弯胃脾韧带时,将胃体横行向右或脾下极向左上牵拉,甚至很轻的牵拉力即可将其从脾脏包膜撕脱,造成脾损伤出血。因而,建议游离胃大弯大网膜、胃脾韧带时,应小心谨慎处理脾网膜韧带,避免造成脾损伤。

行近侧胃大部切除或全胃切除术,分离胃大弯、胃底的胃脾韧带,有时其很短尤其是脾上极与胃底部紧密毗邻或粘连,甚或其间放不下两把血管钳,绝不可强行分离。为避免损伤脾脏和胃短血管,可用肠钳夹住胃底部,沿胃大弯仔细分离并结扎或缝扎血管;在 His 角,切断胃膈韧带时,术野应清晰,不可盲目剪

切损伤脾脏。

(3)结肠手术,尤其涉及游离结肠脾曲时,应加强预防脾和结肠损伤措施。①游离结肠脾曲,应在明视下分辨清楚局部解剖再操作,不可过度用力向下牵拉脾曲或脾结肠韧带、脾网膜韧带,特别是其短缩或脾曲位置较高邻近脾脏时,避免撕裂或剪破脾脏或结肠。②脾曲游离可从降结肠外侧腹膜开始,向上逐次分离,向下轻拉横、降结肠,暴露脾脏,明视下将脾曲游离;垫高左侧腰背部,将小肠推向内侧更有助于脾曲显露。③James 提出,病人取改良截石位,术者位于病人分开的腿间游离脾曲,更方便操作或可有助于预防脾损伤。

(4)左肾手术,特别是左肾癌根治术时脾损伤的预防。Carmignani 认为左肾癌根治术致脾损伤占第二位,仅次于胃切除术,究其原因多由于明显脾肾粘连所致,且多在分离肾上极时,特别病变较大位于肾上极,因此手术中应谨慎操作,加强预防措施。Carmignani 推荐上腹中线倒 T 形切口(Mercedes 切口)可有助术野显露,减少脾损伤。和前外侧经腹切口比较,施行意外性脾切除术的几率,从原为 13.2% 降至 2.6%;死亡率原为 6% 降至 0。

(5)侵入性或介入性检查及治疗,如左肾穿刺活检,胸腔穿刺等,在可能时应采取避免刺伤脾脏的入路,必要时在 B 超、CT 等影像导引下进行;穿刺脾脏检查,应做好准备,规范操作,检查结束后密切观察病情变化。经脾穿刺门静脉造影检查,宜安排在术日晨施行;如有脾破裂出血应妥善处理,并考虑行剖腹术之可能。

【手术实施要点】

一般而言,意外性脾切除术是安全可行的。笔者在肝硬化、门脉高压症伴胆囊结石 6 例同期行脾切除术、断流术和胆囊切除术,收到较满意效果。尽管这种计划性联合手术与意外性脾切除术有所不同,后者是在原发病手术治疗中,再施行的意外、非计划性或附加的联合手术,手术实施有不同要求,不可相提并论。但似可提示联合手术并非不可行。在施行意外性脾切除术时,更应考虑病人年龄、全身情况、原发病及其手术(急症还是非急症)等情况。

1. 传统择期开腹脾切除术操作要点、术中意外和术后并发症防治以及术后处理等,均适用于意外性脾切除术。其主要步骤包括设计切口,分离、切断、结扎脾周围韧带,游离脾脏;依次处理胃脾、脾网膜韧带、脾结肠韧带、脾肾、脾膈韧带,将脾松动并提出切口外,可明视下处理上极残留的部分胃

脾韧带,最后处理脾蒂血管,摘除脾脏缝合切口等。但意外性脾切除术可采用快速脾脏切除法,手术过程中,更应避免再发生邻近脏器医源性损伤,如胰尾等,可酌情实施脾种植术,尤其是儿童患者。通常妥善止血后,脾窝放软胶管引流。

2. 医源性脾损伤处理上,面临第一要务是暂时控制脾脏损伤处出血。可采用伤处纱垫填塞压迫或控制脾蒂(手捏法或心耳钳、肠钳钳夹法)等,但以控制脾蒂法较为有效。

3. 原手术切口不能满意显露脾脏,可在暂时控制脾损伤部位出血的基础上,较快做延长或补加一横或斜行向左上切口。

4. 快速脾脏切除法。由于脾脏是正常的、多不肿大,特别是脾蒂长、活动度较大,多不需分次逐层解剖处理,可较容易将脾脏提出切口外处理,或有时仅切开脾肾韧带后叶(脾锁)可将其提出,甚至有时胃脾韧带和脾蒂可一并结扎切断处理,摘除脾脏。

5. 明视下处理脾损伤,确定保脾还是切脾。应遵循"救命第一,保脾第二"的原则。根据病人情况;失血量和手术耗费的时间以及原发病和实施手术的难易程度、复杂性等综合判断,尽管为数不少人主张局部应用止血剂、填塞压迫、修补术、脾捆绑等保脾处理。其理由也较为明确:损伤的脾多数是正常的(Danforth 资料正常脾多 85%),切除后可发生并发症,尤其是严重暴发性感染;脾损伤往往是小范围、浅表伤保脾较易施行等。但由于全脾切除术是较为安全的,止血措施可靠,尽管暴发感染并发症死亡率高(50%)但发生率不高(2%)等,通常多需考虑行脾切除术。尤其救治意外性损伤,不宜过多延长手术时间,增加救治难度。在下列情况更应考虑行脾切除术:①脾撕裂伤大且深在;②损伤部位邻近脾门、出血多;③病人全身情况、手术治疗的原发疾病及手术处理过程,需要及早结束手术,减少失血等。无切脾适应证,且病人情况允许,可先试行保脾处理,特别是小范围、浅表包膜撕裂伤,力争保脾成功。但保脾止血效果不满意,特别是越处理越出血时,应果断行脾切除术,且不宜行部分脾切除术(手术费时间和增加出血量等)。保脾处理见相关章节。

(曹金铎　朱明炜)

第九十九章

腹腔镜脾切除术

随着腹腔镜技术的发展与成熟,世界首例腹腔镜脾切除术(laparoscopic splenectomy,LS)在澳大利亚里斯本皇家医院成功实施。其具有安全、创伤小、痛苦轻、出血少、粘连轻、恢复快和美容等优点,近年随着新手术器械和设备的发明和应用,如内镜下血管切割闭合器(Endo GIA)、超声刀、LigaSure等,腹腔镜脾脏外科已发生质的飞跃。

【适应证】

选择应遵循从易到难的原则。一般认为其适应证如下:

1. 需行脾切除治疗的血液病患者,如遗传性球形红细胞增多症、原发性血小板减少性紫癜(ITP)、遗传性椭圆形红细胞增多症、霍奇金病等;对于上述血液病患者,切脾是内科治疗无效时所采取的一种有效措施;

2. 脾脏良性占位病变,如脾囊肿、脾错构瘤、脾血管瘤及游走脾等;

3. 脾外伤适应证

(1) 初步诊断外伤性脾破裂,患者生命体征平稳,估计出血不迅猛;

(2) 无其他器官和系统的严重并发症;

(3) 无严重的胸部外伤(多发肋骨骨折、血气胸)、脊柱、骨盆、四肢骨折,不影响术中体位的选择及变换。

4. 人类免疫缺陷病毒(HIV)感染相关性血小板减少症。

【禁忌证】

LS的绝对禁忌证主要包括:

1. 重要器官功能不全,难以耐受麻醉者;

2. 有上腹部手术史伴有严重粘连者;

3. 严重的脾外伤伴不可逆的凝血障碍性疾病。

随着LS技术的进步,以前被认为是LS绝对禁忌证的一些疾病已经成为LS的相对禁忌证或适应证。主要包括:

1. 门静脉高压症脾肿大、脾功能亢进;

2. 妊娠;

3. 脾脏恶性肿瘤;

4. 高度肥胖者;

5. 脾动脉钙化;

6. 脾包虫病等。

【术前准备】

LS术前准备工作基本与开腹脾切除术相同。术前除行各项常规检查外,还需做腹部B超或CT等检查,以明确脾的形状和大小,而脾大小与手术难易度密切相关;术前薄层CT检查有助于发现副脾和判断是否为恶性病变,还有助于明确脾与周围脏器的解剖关系。巨脾LS术前CT检查尤为重要,如肿大的脾上极紧贴胃底部或脾门与胰尾紧密相连,则会明显增加手术难度。一些原发性脾功能亢进等血液疾病,术前常应用糖皮质激素、免疫球蛋白、免疫抑制剂或输红细胞等,以增加患者血小板数量,控制溶血症状和纠正贫血等。长期应用糖皮质激素治疗的ITP患者,术前1天及手术日应加倍于术前用量,术后以维持量维持,以防肾上腺皮质功能衰竭,同时又能增加血管的应激性,减少术中出血。肝炎后肝硬化和门静脉高压症等继发性脾功能亢进患者,术前要进行护肝等对症治疗,以改善全身情况,尽量使肝功能分级达到Child A或Child B级。根据不同疾病,术前准备全血、红细胞或血小板等。术前30~60分钟静注抗生素一次。国外强调术前10~14天注射肺炎球菌疫苗,以防术后并发严重感染。因脾功能亢进致血小板减少者,术前一般不补充血小板;但术前血小板低于$40 \times 10^9/L$,而且临床伴有严重出血倾向者,可在手术开始或术中结扎脾动脉后输注血小板。如血小板减少系骨髓功能抑制所致,则术前可输血小板。手术时插胃管,以防术中胃膨胀,影响手术操作,一般术毕即可拔除胃管。

【手术步骤】

1. 麻醉与体位　手术在气管插管全麻下进行。

体位的选择应遵循有利于腹腔镜手术术中的显露及操作的原则。目前手术体位主要有仰卧截石位和右侧卧位两种:

（1）仰卧截石位时术者站在患者两腿之间，该体位处理脾胃韧带及脾蒂较容易；

（2）右侧卧位时术者站在患者右侧，处理脾外周韧带较容易，由于重力作用脾脏滑向前方，减少了用器械牵拉脾脏造成的损伤，且脾脏悬吊于膈肌上，要进入脾脏后方进行操作较为方便，此时脾肾韧带的分离也变得简单。但该体位时脾脏移向小网膜囊，使脾动静脉及胃短血管不易暴露，处理脾蒂时较困难，易损伤胃及胰尾，而且不易彻底探查副脾。

先采用头高足低右侧斜卧体位，处理好脾周韧带后，再调整倾斜角度接近平卧位，此时处理胃短血管、脾蒂较为容易。

2. 腹壁穿孔位置　选取脐左上缘作为腹腔镜观察孔，置入 10mm 套管，30°、10mm 直径腹腔镜，术者右手及左手操作孔分别位于左肋缘下及剑突下左侧，分别置入一 10mm 套管为主操作孔和 5mm 套管为辅助操作孔（图 99-1）。气腹压 14mmHg。

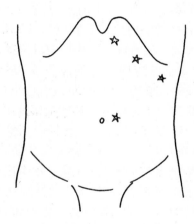

图 99-1　腹壁穿孔位置

3. 处理脾周围韧带　先切断胃结肠韧带，探查脾门血管是否暴露，如其容易显露，可先用超声刀紧贴脾门游离脾动静脉后用血管夹或钛夹夹闭其近端后用超声刀或 Ligasure 切断，再处理脾脏下极，反之则先处理脾结肠韧带（图 99-2），用无损伤钳将脾脏向上、内、下各方向拨起，以配合离断脾肾、脾膈及脾胃各韧带（图 99-3，图 99-4），将脾周游离后推离胰尾，游离出脾门血管分支近端用血管夹夹闭后 Ligasure 离断，或用 Endo GIA 切断，部分患者脾膈韧带难处理时可先处理脾蒂最后处理脾膈韧带。切除的脾脏装入塑料袋经肋缘下穿刺孔扩大至 3~4cm 后将脾脏剪为小块取出。冲洗腹腔，检查脾床无出血后在脾窝放置引流管肋缘下穿刺孔引出。

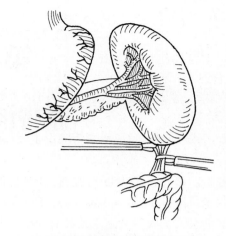

图 99-2　脾结肠韧带的处理

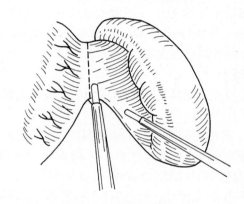

图 99-3　处理脾胃韧带

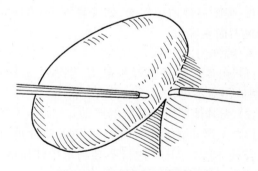

图 99-4　处理脾肾、脾膈韧带

4. 脾蒂的处理

（1）脾蒂游离的顺序选择：脾蒂处理的顺序的选择与脾蒂显露的情况及脾门血管的直径、解剖结构有关，如果脾门血管容易显露，与周围组织粘连少，可以先游离结扎脾动脉，减少脾脏血供，可缩小脾脏，扩大了操作空间，间接起到显露脾门的作用，对充血性脾肿大尤其重要，然后游离脾周韧带及胃短血管，处理脾静脉；如果脾门血管难于显露，可先由脾下极开始先游离切断脾结肠韧带、将脾下极抬起，游离脾肾韧带，将胃向上牵起，将脾脏往下推，展开脾胃韧带，最后处理脾门血管。

（2）脾门血管的处理：研究发现大多数人的脾动脉主干在脾门处分出 2 支或多支次级血管后，再进入脾脏，因此有足够的长度在脾门处进行解剖结扎。根据脾血管这一解剖特点，靠近脾脏逐支分离结扎离断脾动、静脉的二级分支，在分离过程中将二级脾蒂血管骨骼化后，用钛夹夹闭即可，又称二级脾蒂离断法。二级脾蒂离断法不需分离出很宽的间隙，这样就减少了损伤胰尾的机会（图 99-5）。

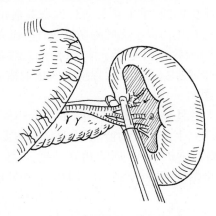

图 99-5　脾门血管的处理

5. LS 术中副脾探查及切除　正常人中副脾的发生率在 10% 左右，但是患有血液疾病的患者其发生率可达 15%~30%。副脾通常单发，多位于脾门、胃结肠韧带附近的脾蒂和胰尾附近的大网膜。这些部位在腹腔镜手术时容易暴露和接近。副脾亦可位于结肠和小肠系膜，甚至盆腔，这些部位较难分离和暴露，可能会遗漏副脾，因此在行腹腔镜脾切除时应仔细探查。

【巨脾的腹腔镜手术】

巨脾切除的难点在于脾周间隙狭窄，病理脾致脾周围粘连较重，脾蒂情况复杂，加之可能存在的侧支循环等，发生术中大出血及中转开腹手术的几率大大增加。在开展 LS 的初期，一般认为脾脏的大小与 LS 的成败关系较大，国内学者普遍认同的是 B 超下脾脏大小基本正常或长径小于 15cm，国外学者也多主张手术适应证为正常大小（小于 11cm）或适度增大（11~20cm）的脾脏。

巨脾手术操作要点：

（1）采用气管插管全身麻醉和右斜卧位以增加显露；

（2）对轻、中度脾肿大可采用常规气腹针穿刺建立气腹，超过正中线者应采用开放法建立气腹，手术切口选择在上腹正中，如需同时行 LC，应处理完胆囊再做辅助切口；

（3）进腹后要首先解剖脾动脉，近端结扎，远端注入含肾上腺素的盐水（1/10 000）30ml 使脾脏缩小，既有利于操作，又能使脾血回输，减少失血；

（4）巨脾时胃脾韧带较短，处理不当，可导致胃损伤，发生胃瘘和胃短血管出血，或者脾上极被膜撕裂导致脾出血；应分层次解剖，打开韧带的前、后层腹膜，使胃脾韧带松解，这样血管就能游离，长度增大，易上钛夹或用超声刀切断；

（5）术中使用超声刀和 LigaSure 等操作器械分离脾周韧带可方便手术操作，尤其对肝硬化门静脉高压症脾肿大、脾功能亢进的患者，脾周韧带中的血管多较粗大，应用 LigaSure 血管闭合系统可直接闭合直径 < 7mm 的血管，达到与缝线结扎相似的效果；

（6）切除脾脏装入标本袋内有一定的困难。应选择较大的标本袋，先将脾脏放置在盆腔，把标本袋置于脾窝处展开，然后再将脾逐渐移到脾窝置入袋内。

【术中注意事项】

（1）建立气腹后首先常规探查是否存在副脾，防止术中因出血影响手术视野而遗漏副脾；副脾的遗留是血液病患者脾切除后病症复发的常见原因；副脾切除后应立即将其取出，以防遗漏于腹腔。

（2）脾脏富于血管且质脆，不可试图使用即使相对无创的设备直接钳抓脾脏，使用吸引器协助分离可起到承托脾脏、钝性分离和吸净积血显露术野的作用；术中遇到脾脏出血，不宜使用超声刀或电刀电凝出血处，少量出血可使用纱条填塞压迫止血；

（3）对于中等大小的脾脏，一般无需事先分离、夹闭脾动脉干，仔细、有序、逐层分离二级脾蒂常不会有大量出血。但对于脾脏较大、感觉镜下操作困难者，可暴露胰尾上方的脾动脉，予以结扎，可使脾脏体积缩小；

（4）对于外伤性脾破裂，术中吸净腹腔和脾周积血和血块后暂不清理脾脏破裂处的凝血块，以防出血增多；在尽量不搬动脾脏的情况下首先离断脾蒂血管分支，再离断脾周韧带，最后切除脾脏，可有效减少术中出血和手术时间；

（5）严格意义上的二级脾蒂离断损伤胰腺可能性很小，但对于少数胰尾紧贴脾门、脾蒂在胰尾后面者，从下方小心仔细游离胰尾背面并向右上方翻起，显露脾蒂后再处理脾门血管，可防止胰尾损伤；

（6）常规准备开腹器械，一旦发生大出血，应果断快速中转开腹或小切口用手辅助腹腔镜手术控制出血;常规准备自体血回输装置,一旦发生大出血,可回输自体血。

【术中、术后出血原因及预防措施】

血液病和肝硬化的患者术中、术后出血的原因除凝血机制异常外,主要与以下因素有关:

(1) 脾被膜损伤出血:主要与抓钳钳夹或提拉脾周围韧带时过度用力及未预先分离粘连就推移脾脏有关;

(2) 脾实质破裂出血:与用器械拨动脾脏显露脾周围韧带或血管时用力不当有关;

(3) 脾蒂破裂出血:应用 Endo GIA 切断脾或胃短血管时有导致大出血或脾动静脉瘘的可能;

(4) 胃短动、静脉撕裂出血:过度牵拉胃体及脾上极时,易造成胃短动、静脉破裂出血;

(5) 周围静脉交通支破裂出血:门静脉高压症继发脾肿大时,脾膈韧带与脾肾韧带内的血管增粗迂曲,分离过程中未予钳夹,只钝性分离或电切,可引起曲张静脉破裂出血;

(6) ITP 患者血小板低易出血。

为了避免 LS 术中术后发生出血,建议采取以下预防措施:

(1) 血小板明显减少者,可输入血小板悬液,或新鲜血,尽可能使血小板升至 $40 \times 10^9/L$ 以上时再手术;

(2) 对凝血机制异常的患者,应根据病因及发病机制,尽可能纠正凝血缺陷,如输注凝血酶原复合物、纤维蛋白原、维生素 K 等以改善凝血机能;

(3) 避免用力提拉脾周围韧带或直接钳夹脾脏;

(4) 脾床放置引流管于体外,作为观察窗口,能及时发现腹腔内有无出血,以便及时采取措施。

【术后处理】

LS 术后处理与开腹脾切除术基本相同。包括麻醉的复苏、生命体征的监测、内环境和重要器官功能的监测和维护、并存病的相应处理、并发症的防治、抗感染措施、营养支持、切口的保护和处理等。

(张伟辉　姜洪池)

第一○○章

脾 移 植 术

脾移植的研究和临床应用可概括为 20 世纪 60 年代的研究阶段、70 年代的临床尝试阶段以及 80 年代后临床发展和飞跃阶段。脾移植在我国很多医院已广泛开展，既有自体脾组织移植，也有同种异体带血管蒂脾移植，前者已达数千例，成为临床上的常规术式。在同种异体带血管蒂脾移植方面，华中科技大学同济医学院附属同济医院及哈尔滨医科大学附属第一医院所做的例数及生存时间已达世界领先水平。其中华中科技大学同济医学院附属同济医院开展 12 例，哈尔滨医科大学附属第一医院开展 9 例。国际上尸体脾移植有功能存活最长达 44 天，我国最长的 1 例已达 4 年以上。国际上亲属活体供脾脾移植治疗血友病甲 1 例，有功能存活 4 天即因排斥反应致移植脾肿胀破裂，被迫切除；而我国最初 2 例均已有功能存活超过 12 年，系国际上最佳纪录。

亲属供脾脾移植在我国始于 20 世纪 80 年代，迄今能开展这项工作的单位主要是华中科技大学同济医学院附属同济医院和哈尔滨医科大学附属第一医院。1989 年笔者开展了世界首例活体供脾带血管蒂部分脾移植，手术获得成功，并取得了当时移植后维持功能最长纪录，移植脾有功能逾一年半。1992 年，在部分脾移植的基础上，借鉴劈离式肝移植技术，笔者率先开展了劈离式脾移植。

脾移植是我国脾脏外科的特色和强项，应继续发挥优势，不断探索和总结，在供体来源有限的情况下，应积极提倡采用活体亲属供脾移植，在技术条件和血管条件具备的情况下，可选用劈离式脾移植。鉴于异体移植后 3 年移植脾均有不同程度的纤维化、萎缩，即慢性移植物功能丧失，如何防治、提高远期疗效应是未来的研究重点。

第一节　自体脾组织移植术

早在 20 世纪 80 年代初，国外即有学者对自体脾组织移植进行了实验研究。Chattejee 等将兔、大鼠的自体脾组织片移植到皮下、肌肉，手术成功率超过 90%。随之不久，Patel 和 Minikan 等又进行了临床试验，将脾组织片移植到网膜囊内，也获得了满意的效果。国内自 1984 年开始，刘乐欣、姜洪池、马宏敏等先后做了较系统的报道，也获得了满意的效果。目前，自体脾组织移植已被普遍认为是全脾切除后弥补脾脏功能的有效方法。鉴于临床上约有 50% 的脾破裂病人需迅速切除脾脏，控制住出血，方能确保患者生命安全，因此自体脾组织移植有十分广泛的应用价值。网膜囊内移植是目前使用最广泛和最理想的方式，其优点是大网膜具有良好的血液供应，有利于移植物血管再生，能避免移植物外移，操作简便。

【适应证】

1. 多处深而大的脾破裂，无法进行脾缝合、修补或部分脾切除者；

2. 脾门撕裂，脾蒂血管离断，发生紧急大出血者；

3. 外伤性迟发型脾破裂，但部分脾组织尚有活力者；

4. 全身情况良好，生命体征平稳者；

5. 无严重多发伤者；

6. 闭合性腹部外伤，无空腔脏器破裂者；

7. 年龄越小越应重视保脾。

【禁忌证】

1. 除脾损伤外，同时伴有多脏器损伤，需尽快手术抢救生命者；

2. 失血过多，或生命体征不稳定，必须尽快结束手术者；

3. 年龄超过 60 岁者，或伴有重要器官功能不全，不能耐受长时间手术者；

4. 开放性腹部损伤或合并空腔脏器损伤导致腹腔污染者；

5. 病理性脾。

【术前准备】

1. 紧急做必要的实验室检查，如血常规、血型、出凝血时间、尿常规、心电图、X 线胸腹部透视等。

2. 常规颈外静脉置管或锁骨下静脉置管，一方面可以紧急快速输液输血,另一方面可以监测中心静脉压,以供输液量及输液种类的选择。

3. 紧急备血,尽早输入同型血。输血前可先行输入一定量的平衡盐溶液和血浆代用品。

4. 在输血输液的同时留置胃管和尿管。

5. 给予止血药,如维生素 K、酚磺乙胺(止血敏)或纤溶芳酸等,以利于裂口处血液凝固。

6. 准备平衡液 1000ml,内加 12500 单位肝素,庆大霉素 12 万单位,青霉素 160 万单位,置于冰箱内,维持 4℃备用。

【手术步骤】

1. 麻醉 一般情况较好、血压平稳时,可首先采用硬膜外麻醉或全身麻醉。出血性休克的病人,为了抓紧时间以及尽量减少休克对机体的影响,可以采用局部麻醉,或在手术前加肋间神经阻滞麻醉。

对于急诊脾破裂者,病人常处于休克前期或休克状态,手术宜在全麻下进行,这样可以充分给氧,同时肌肉松弛,术野显露良好,确保手术安全,且全麻适应于术中各种抢救措施。

2. 体位 麻醉后,取平卧位,于左季肋下脾区用软枕垫高。

3. 切口的选择 急诊脾切除一般选用上腹正中切口、左侧经腹直肌切口或左肋缘下切口,探查后根据病情可酌情延长切口,为多数外科医生所熟悉,能迅速进腹,符合急诊手术探查的需要。

4. 探查 进入腹腔后,应仔细探查腹腔内脏器。若为脾破裂大出血,进腹后即应迅速而准确地控制出血,一边吸出腹腔内的游离血液,一边向血块最多的位置探查,取出血块。右手扪查脾脏并分开脾脏外侧后腹膜,将脾脏向内侧翻转,然后以左手捏住或用脾蒂钳夹住胰尾部,暂时阻断脾动静脉血流,了解脾脏损伤情况,判断损伤分级,并决定进一步的处理方法。如果在控制脾蒂的情况下仍有腹腔内出血,则可能合并有其他脏器或血管损伤,应立即查清并进行相应处理。如果此时发现脾脏损伤较重,不能用保脾的措施进行处理则应尽快切除脾脏,然后探查左肾、肝脏及贲门以下的消化道及其系膜,以免遗漏损伤。

值得注意的是,探查脾脏时要注意观察及判断伤情,然后据此决定进行脾组织片移植是否是最佳选择。如果具体情况适合做脾组织片移植,则进一步进行相应的准备工作。

5. 切除脾脏 一旦脾破裂诊断明确,而脾脏又不宜保留时,术者应尽量将脾脏托出腹腔外,在直

视下用脾蒂钳或血管钳夹住脾蒂,然后将脾脏切除。注意不必要按照常规的方法先分离脾周围韧带和结扎脾动脉,因为这样耗费时间长,失血量大。如果进入腹腔后发现脾脏损伤处仍然出血不止,而由于脾脏周围韧带的束缚又不能快速将脾脏托出,此时应用左手捏住脾蒂血管,然后将脾周围韧带快速进行分离,再将脾脏托出腹腔外处理。

将脾脏托至切口外后,向脾窝内填塞几块大纱布,既有止血作用,又可防止脾脏落回脾窝。然后分离脾蒂,动、静脉不必分离,注意尽量勿损伤胰尾。脾蒂游离清楚后,用三把止血钳在紧靠脾门处钳夹脾蒂,在近脾门处两把血管钳间切断脾蒂(图100-1)。除去带血管钳的脾脏,放入 4℃的平衡液中。脾蒂血管用 7 号丝线结扎,再做缝扎(图100-2)。

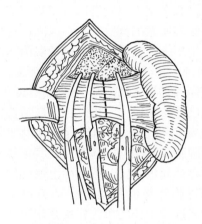

图 100-1 三钳法处理脾蒂

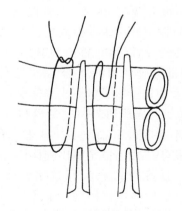

图 100-2 缝扎脾蒂血管

值得特别说明的是,如果脾脏较大,脾蒂较宽时,三钳法处理脾蒂不是良策,应该紧靠脾门分束处理脾蒂,即采取二级脾蒂处理法。其优点是结扎确切,损伤胰尾的几率大为减少。

6. 处理脾窝,冲洗腹腔 脾蒂处理可靠后,取出填塞在脾窝的纱布,认真止血,用长持针器及 4 号

丝线缝合脾窝的后腹膜。温生理盐水冲洗腹腔,至满意为止。另外,特别要注意盆腔的冲洗。

7. 制作脾组织片 在冲洗腹腔时,手术人员可有 1~2 人进行脾被膜剥除,将部分脾脏切成组织片。将带血管钳的脾脏放置在盛有 4℃平衡液的盆中,提起该血管钳,连同脾门的脾组织一同剪除。将脾门区裸面朝下,放尽脾内的血液,以准备的冷平衡液冲洗脾脏,用解剖剪刀以钝性加锐性分离的方法,剥去约 1/3 脾脏被膜(图 100-3)。将此 1/3 的脾脏切成约 3cm×2cm×0.5cm 大小的脾组织片十余块或数十块,放入配好的 4℃平衡液中,进行漂洗。只要掌握要领,此过程可在数分钟内完成,恰是手术台上手术人员清理腹腔的时间。

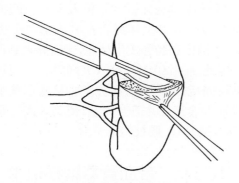

图 100-3 剥离脾脏被膜

8. 移植 将大网膜展平,术者与助手各持一把镊子,将大网膜前叶提起,剪一个小孔,将脾组织片自小孔一一放入其中,缝闭小孔。将脾组织片铺平放入血运丰富又不是脾片成堆的位置(图 100-4,图 100-5)。各脾片均以圆针细线固定 1~2 针。移植完毕后将大网膜置于脾窝处。

9. 缝合切口、放置引流 清拭腹腔,清点器械纱布如数后,逐层缝合腹壁。脾组织移植的部位不必放置引流,但因切除脾脏后脾窝常有渗血、渗液,或术中胰尾有轻微损伤等,因此术后应在脾窝处常规放置引流。根据情况,引流管可在术后 24~48 小时拔除。

【术中注意事项】

脾切除以后,脾外伤的出血得到控制,生命体征趋于稳定,一般说来不会因为行脾组织片移植而给患者带来危险,也不会因行脾组织片移植而使整个手术时间延长很多,但术中有几个问题需要注意:

1. 移植的量 脾切除后移植多少脾组织才能有效保证脾脏功能,目前尚无统一标准。许多学者曾对此进行了研究。有动物实验提示移植的脾组织

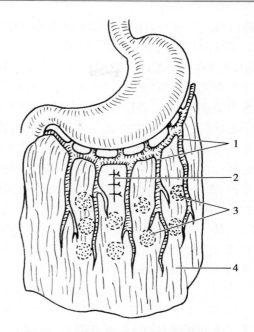

图 100-4 移植的脾片于网膜囊中(正面)
1. 大网膜血管,2. 大网膜前壁切口,3. 移植的脾块,4. 大网膜

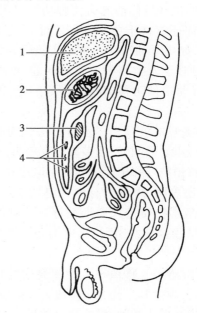

图 100-5 移植的脾片于网膜囊中(侧面)
1. 肝,2. 胃,3. 网膜囊,4. 脾组织片

片量越多,可能效果越好,但是全脾量的脾组织片移植,也存在移植床的容积、血运及存活问题,易导致成团、腹腔粘连等。目前,我们的经验认为移植 1/3 的脾即足以代偿脾的抗感染免疫功能。有的学者就为何外伤性脾切除术后 OPSI 的发生率并不像预想的那么惊人,进行了大宗病例的回顾性及前瞻性研究,结果显示外伤性脾破裂发生脾种植的机会较多,

这也是没有必要进行全脾量组织移植的事实依据。

2. 脾组织片的大小　关于移植脾组织片的大小，目前尚无统一标准。脾组织可以小到浆糊状，也可大到数厘米，各有优缺点。前者体积小，易生长，但过滤功能难以实现；而后者则太大，移植的脾组织片经中心坏死、再生和生长这三个阶段，历时较长，即恢复脾功能的时间较长，可能要超过正常的 3~5 个月时间。而且，由于脾组织移植是非吻合血管的组织移植，在一定时间内依靠移植物与移植床的血管建立侧支循环。因此，如果移植物太大，可造成变性、坏死，甚至导致移植物中心缺血性坏死、粘连性肠梗阻、腹腔脓肿等。根据我们的实验研究及临床经验，我们认为 3cm×2cm×0.5cm 大小为宜。

3. 移植的部位　可选的移植部位较多，例如大网膜、腹膜后、皮下、肌肉间等，其中以大网膜两层间为首选。大网膜两层间，不但范围大，血运丰富，易于早期建立血运，有利于移植物的存活，而且移植物的静脉血流仍回流到肝门静脉，保留了门脉相续性。脾静脉血回流到肝门静脉可使脾功能得到保障，确切效果如何还有待于更多病例验证。至于移植到其他部位，如皮下、肌间等，虽然实验研究的成功报道不少，但对于人类有很多实际问题，如移植床容量问题、劳动中预防移植物挫伤等问题，因此不作为首选。

4. 脾被膜的处理　尽管有报道认为去留脾被膜并非十分重要的问题，但多数研究表明，去掉脾被膜有利于移植物与移植床之间的血运建立。尤其是近来研究还表明，脾脏尚有内分泌功能，去掉脾被膜有利于激素物质进入血液循环。况且切除脾脏后去除脾被膜操作并不困难，也不会增加手术的总体时间。

5. 预防感染　移植在大网膜囊中的脾组织片要经历坏死、再生和生长 3 个阶段，在坏死阶段极易因细菌污染而形成脓肿，影响移植效果。迄今，已有脾组织片移植后腹腔脓肿及肠梗阻的报道，前者与后者有因果关系。因此，术中必须严格无菌操作。术中将脾组织片漂洗干净后置入含抗生素的生理盐水，对细菌污染具有一定的预防作用。

6. 预防肠粘连　注意将脾组织片用圆针细线固定好，勿使其脱离进入腹腔，以免形成肠粘连。另外，应注意将移植了脾组织的大网膜置入脾窝处并适当固定。因脾组织片在坏死过程中会产生炎症反应，同时形成粘连的肠管可对移植的脾组织产生压迫，故将其置于脾窝处，脱离与肠管的接触，减少肠

粘连、肠梗阻的机会，可明显提高其存活率。

【术后处理】

主要参考全脾切除术。另外，术后可定期做 B 型超声和放射性同位素扫描（99m锝）及相关的化验检查对移植后的脾组织片生长和功能情况进行监测。

【手术并发症】

脾切除相关的手术并发症参考全脾切除术。

脾组织片移植相关的并发症主要包括：

1. 感染与脓肿　移植在大网膜囊中的脾组织片要经历坏死、再生和生长 3 个阶段，在坏死阶段极易因细菌污染而形成脓肿。迄今已有脾组织片移植后腹腔脓肿的报道，前者与后者有因果关系。因此，术中应严格无菌操作，避免术后感染的发生。

2. 肠粘连与肠梗阻　若植入大网膜的脾组织片脱落至腹腔或发生坏死会在其周围产生炎症反应，导致大网膜和肠管发生粘连，继而导致肠梗阻的发生。因此，将脾组织片植入大网膜后必须将其用圆针细线固定好。另外，应注意将移植了脾组织的大网膜置入脾窝处并适当固定，使其脱离与肠管的接触，减少肠粘连、肠梗阻的机会。

第二节　带血管蒂脾移植术

带血管蒂脾移植术系指取自其他个体的整个脾脏，连同主要血管一起移植给病人，手术当时即进行供脾动、静脉与病人血管的吻合，术后迅速获得脾脏功能以治疗相应的疾病。与脾组织片和脾细胞移植相比较，带血管蒂脾移植的优点是作为一个完整的器官加以移植，保持着脾完整的外形和内部结构，有单独而充分的血供和通畅的血液循环，能迅速恢复脾的特有功能。

【适应证】

1. 重症血友病甲　重症血友病甲是目前同种异体带血管蒂脾移植最主要的适应证。临床研究已证明，脾移植确能提高患者外周血凝血因子Ⅷ水平。因此，脾移植无疑为血友病甲提供了一种新的有前途的治疗方法。

2. 晚期肝癌　晚期肝癌指已不能做肝切除、肝动脉栓塞或肝移植，但尚无明显黄疸、腹水、肝功能衰竭和门静脉高压食管静脉曲张大出血者。同种异体脾移植后甲胎蛋白值能大幅度下降，NK 细胞活性增加，B 超、CT 和 99mTc 扫描测得癌块缩小，小的卫星灶能消失，一般情况好转，能恢复生活自理，可望得到延长生命的较好姑息性疗效。

3. 其他　同种异体带血管蒂脾移植的适应证还包括各种晚期原发性和转移性恶性肿瘤、免疫缺陷性疾病和先天性免疫缺陷症、丙种球蛋白缺乏症及戈谢病等。此外，有文献报道脾脏与肝脏、胰腺、肾脏、心脏、睾丸、卵泡等器官的联合移植。与其他器官联合移植脾脏的目的有：①器官切取及移植均较方便；②同时移植的脾脏可增加脾动、静脉血流，使胰腺发生血栓的几率下降，从而利于移植胰腺的血液回流；③脾脏移植可以诱导免疫耐受，延长其他器官的成活率。

但也有不同的意见，认为脾移植对其他器官移植有负面作用，现在仍无定论。

【禁忌证】

1. 已伴有全身转移，出现重要器官功能不全的晚期恶性肿瘤；

2. 严重肝、肾功能损害；

3. 全身严重感染或活动性结核；

4. 溃疡病活动期；

5. 严重心、肺功能不全及糖尿病伴有的并发症。

【术前准备】

1. 一般检查

(1) 晚期肝癌病人：主要记录病人的主观症状，包括一般情况、食欲和消化功能等，以及体征，包括肝触诊、腹胀、腹水、黄疸和颈部淋巴结肿大等。

(2) 血友病甲病人：主要记录家庭血友病史，以及病人本人的发热、出血情况，四肢关节活动度、肿胀度，是否出现僵直，上肢的运动度、工作能力，下肢能否站立等。

2. 特殊检查

(1) 晚期肝癌：HbsAg、HbeAg、甲胎蛋白测定、肝B超、CT。记录癌块大小、数目、分布情况等。

(2) 血友病甲：血Ⅷ:C因子水平。

(3) 免疫学检查：T淋巴细胞玫瑰花结形成实验(EaEt)、T淋巴细胞转化试验(Lt)、血IgA、IgG、IgM、补体C3、NK细胞活性，如有可能应做Tuftsin测定。

(4) 凝血机制：出凝血时间、凝血酶原时间、血小板计数，血栓弹力图以及全套凝血机制检查。

(5) 供体选配：同种异体脾移植供、受者血型需相同，HLA配型尽量相符。亲属父母均有一单倍体相符，同胞间有1/4机会全符或全不符，1/2机会有一个单倍体相符。淋巴细胞毒交叉配合试验必须阴性或低于0.10。

3. 其他

(1) 血友病甲病人手术前1日开始补充Ⅷ:C因子(FⅧ浓缩剂或冷沉淀液800单位)，使Ⅷ:C因子水平上升到50%左右，以使手术正常进行，不至于出现渗血不止。一般在手术中还需输入FⅧ浓缩剂2000单位。

(2) 所有受者术前3天起开始接受免疫抑制治疗，每日口服环孢素A 5~8mg/kg体重，加硫唑嘌呤1~2mg/kg体重。如系活体亲属供脾，供者可做预处理，以环孢素A、泼尼松和抗淋巴细胞球蛋白等处理。可以杀灭脾内免疫活性细胞，以减轻排斥反应和移植物抗宿主反应。

(3) 术前置胃肠减压管、尿管，病情及时间允许时要进行灌肠。

(4) 备用无菌生理盐水冰块，可将生理盐水放入无菌的铝饭盒内，置冰箱冷却室内速冻。

(5) 备足同型新鲜血。

(6) 备用移植器官灌洗液，我们采用脾脏分段灌洗保存的方法比较Hartmann液、Collins液及WMO-1号液的优劣，通过形态学和脾细胞存活率等指标证明WMO-1号液最适合于脾脏的灌洗、保存。

(7) 备用血管吻合器械如萨氏钳(Satinsky钳)、血管夹、无损伤血管吻合针线等。

(8) 手术当天给予预防性抗生素治疗。

【手术步骤】

(一)供体手术

1. 麻醉及体位　一般选用全身麻醉及连续硬膜外麻醉，平卧位。

2. 供脾的切取　供脾可来自尸体，也可来自活体，由直系亲属自愿提供。

(1) 尸体供脾的切取：取自脑死亡或非脑死亡供者，目前多为腹部多脏器联合切取，脾作为其中的一个器官。"十"字形切口进腹，先作原位冷灌洗。推开肠管，显露肾动脉平面下方的腹主动脉，远端结扎，在其前壁作一切口，插入特制Foley导尿管(普通Foley导尿管气囊前端开口闭塞，在气囊后方另作开口)，注意插管气囊要超过腹腔干(腹腔动脉)以上，导管连接输液装置，气囊充盈后开始灌洗，灌注液为0~4℃的WMO-1号液或UW液，灌注压力为8~10kPa；如果联合切取肝脏，则需迅速显露肠系膜上静脉，插入另一硅胶管至肝门静脉，作同样低温重力灌洗。然后切开肝下下腔静脉，插入粗导管放血和排出灌洗液。由于胰腺共享同一血供系统，常作联合整块切取(图100-6)。

靠近胃底离断血管及周围韧带，解剖出胰腺，然后在胰尾部离脾门稍远处切断脾动静脉，以保留

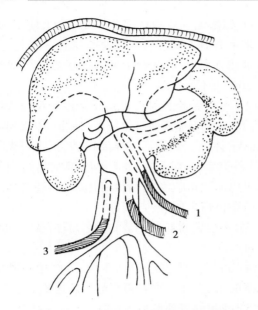

图 100-6　人体腹部多器官原位低温灌洗

1.插入肝门静脉灌洗肝脏的导管 2.插入腹主动脉的灌洗导管 3.插入下腔静脉放血和排出灌洗液的导管

其足够长度,便于作血管吻合,其他器官则按各自常规切取,在此不再详述。如果单独切取脾脏也可在原位自脾动脉插入导管作上述的低温灌洗,灌洗液自脾静脉排出(图 100-7)。

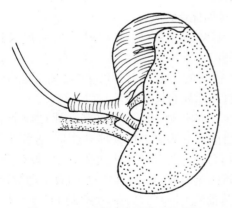

图 100-7　经脾动脉插管冲洗供脾

切下后的胰脾整块或单独脾脏,置于含有保存液的三层无菌塑料袋内,再放入低温(0~4℃)冰桶,然后迅速返回受者手术室中。在手术室进行修剪,再次经脾动脉插入硅胶管,用 0~4℃的保存液作重力灌洗脾脏,直至脾静脉流出液清澈为止。修剪时楔状分离脾门组织,注意不宜过多地剥离脾上、下极周围组织,以免影响脾的静脉回流,脾动脉主干至胰尾的细小血管均予切断、结扎,一般保留脾动静脉 4~5cm 即足够作吻合用(图 100-8)。

(2)活体亲属供脾的切取:将供者与受者安置

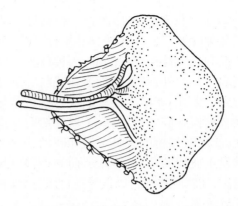

图 100-8　楔形修剪脾门区组织

于邻近的两个手术间,以便于移植。切取脾脏手术基本上和脾切除相同,左侧肋缘下切口进腹,游离脾脏,术者用右手从肾外侧贴腹壁插入脾外侧,手掌托住脾的凸面,手指尖盖住脾的上极,用力持续、均匀、平衡而缓慢地将脾向外托出切口外。以大纱布卷塞入脾窝以防止脾回缩。迅速用两把长弯钳夹住胃脾韧带,中间切断。游离整个脾,然后将脾从后面翻开,从脾蒂后面游离,仔细轻轻推开胰尾,显露脾动静脉,不时可触摸脾动脉的搏动以定位。细心分别游离出脾静脉,然后脾动脉。尽可能远地离开脾门分别以粗丝线结扎脾静、动脉主干。从脾动脉中注入肝素稀释液 10~20ml,切下完整的脾脏。

3. 灌洗脾脏　将连接输液瓶的细硅胶管或钝头 9 号针头插入脾动脉,在大约 9.8kPa 的压力下进行低温(0~4℃)灌洗,至脾静脉流出液清亮为止。

(二)受体手术

1. 麻醉与体位　一般选用全身麻醉及连续硬膜外麻醉,平仰卧位。

2. 切口　下腹取"L"形切口,左、右侧均可,以右侧为多。

3. 移植脾脏

(1)将腹腔内同侧腹膜推向对侧,游离并牵开同侧输尿管,分离出髂总静脉至下腔静脉汇合处,同时分离出髂内动脉至和髂外动脉汇合处。

(2)分离髂内动脉,远端双重结扎切断,近端用萨氏钳阻断,脾动脉与髂内动脉作端端吻合,以5-0 无损伤血管缝线,作 180° 两定点外翻吻合(图100-9)。

(3)将髂总静脉游离出 4cm,用宽萨氏钳钳住侧壁,用同样吻合操作(3-0 线)将供脾静脉与髂总静脉作端侧吻合(图 100-10)。

(4)血管吻合完毕后,相继开放静脉、动脉血流,随即可见植入脾色泽变得红润,并重新出现饱满

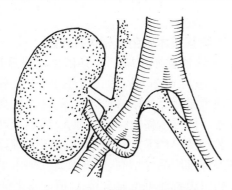

图 100-9　重建血液循环（动脉）脾动脉
与髂内动脉行端端吻合

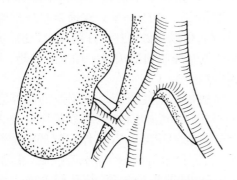

图 100-10　重建血液循环（静脉）脾静脉
与髂总静脉端侧吻合

状态。

（5）将植入的脾脏放正，固定几针，以防止脾蒂扭曲。如有小渗血，可用热生理盐水纱布压紧几分钟，可以止血。如植入脾有小裂伤，可用间断缝合止血，缝合前再次暂时阻断脾的血流，可以避免缝合时的脾脏实质出血。

（6）移植完毕，于移植脾上下极各置引流管一根。

4. 测定血浆Ⅷ:C浓度　手术中，血友病病人需监测血浆Ⅷ:C浓度，使其维持在 30%~50% 之间，以防止渗血。

5. 术中用药　甲基泼尼松龙（MP）500mg 和环磷酰胺（CTX）100~200mg，静脉注射。

【术中注意事项】

1. 脾脏的切取　在整个切取过程中，必须小心谨慎，防止撕裂脾脏。脾切除后，仔细检查切下的脾脏，确认脾被膜完整。脾动静脉应有足够的长度，至少达到 4~5cm，过短不利于移植操作。笔者 1 例因脾静脉过短，而临时切取供者的大隐静脉 5cm 一段，和供脾静脉作端端吻合以延长，方便吻合。

2. 脾脏的灌洗　一般来说，脾脏不像其他器官，如肾脏可灌洗得发白，脾脏即使洗得彻底，仍略呈暗红色。因此，不宜以所灌洗器官的颜色作为是否灌洗满意的标志。

3. 血管的吻合　血管吻合过程中应注意以下几点：①通过动脉端的修剪，尽量使动脉吻合处两动脉端口径一致；②用萨氏钳阻断髂总静脉时，所放钳子的位置要适当，既要达到吻合处血流完全阻断，又不能影响下肢静脉的血流；③吻合时缝线的间距要适当，以免吻合口漏血，在吻合动脉时，必须将内、中、外膜全层一并缝合；④髂内静脉有许多瓣膜，在吻合脾静脉时应避开静脉瓣，防止因静脉瓣而阻塞吻合口；⑤血管吻合完毕以前，要用肝素溶液认真冲洗，以防发生血栓，特别是动脉的吻合尤为重要；⑥如血管开放后明显漏血，可加强缝合，并注意勿缝合对侧壁，小的漏血可用热盐水纱布热敷片刻即可止血；⑦如发生动脉痉挛，可用细针穿刺，注入普鲁卡因获得缓解；⑧必要时可固定脾脏数针，以防脾扭转。

【术后处理】

1. 脾脏移植是一个较大的手术，同腹部其他器官移植手术一样，术后应严密监测各项生命体征，特别是注意引流管引流情况；

2. 肝癌患者需动态观察甲胎蛋白值、NK 细胞活性；

3. 血友病甲患者应定期检查凝血功能及血浆Ⅷ:C 水平，应保持 APTT 在正常范围，Ⅷ:C 水平在 20% 以上，同时需特别观察其自发性出血和外伤性出血，包括静脉注射和肌内注射处的出血情况；

4. 给予广谱抗生素预防感染；

5. 根据病情需要，超声监测移植脾脏的大小及血流情况，监测脾周围有无出血。如出血较多，形成脾周围血肿，应及时手术清除，以防止血肿压迫引起血管栓塞，或感染后形成脓肿和全身性败血症。

【手术并发症】

（一）脾移植术后外科并发症

1. 腹腔内出血　脾移植术后腹腔内出血的原因有如下几个方面：①移植脾破裂；②血管吻合口漏血；③供脾脾门小血管漏扎或结扎线滑脱；④部分劈离式脾移植断面术中处理不妥有出血；⑤血友病甲患者补充Ⅷ:C 不够，创面广泛渗血。针对上述情况，应该提高吻合技术，仔细检查手术区域，尤其是吻合完毕移植脾恢复血流后，反复检查吻合口及脾脏断面可早期发现出血征象，从而可避免术后早期再次手术止血之虞。另外，对于重症血友病甲的患者，凝血功能障碍仍有术后出血倾向。术前由于Ⅷ:C 的缺乏，患者具有自发性出血倾向，而移植脾术后发挥功能直至完全满足人体生理需要需经过一段时间,故术后早期仍需适当补充外源性Ⅷ:C因子。刘慎微等发现,APTT值基本能反应Ⅷ:C因子水平,故可根据连续监测APTT值而间接发现Ⅷ:C的变化,及时输入新鲜血、Ⅷ:C因子或冷沉淀等。必要时给予立止血、止血芳酸或止血敏等药物,并密切注意血压、脉搏等生命体征的变化。将APTT值维持在轻度延长状态,红细胞压积保持在30%左右,这样既可有效预防出血,又可避免吻合口血栓形成,使移植脾氧供充分。另外,预防胃肠道应激性溃疡出血也是必不可少的,因此术后应严密观察有无胃肠道出血迹象,并常规给予质子泵抑制剂等制酸剂。如术后出血量过大,伴有血红蛋白的明显下降和生命体征的变化时,需立即再次手术止血。

2. 移植脾蒂扭转 既往脾脏移植在腹腔内固定不好时可发生脾蒂扭转,现因脾脏移植于髂窝腹膜外,故脾蒂扭转很少见,一旦发生,多需切除移植脾脏。

3. 手术后感染 脾移植术后较一般的腹部外科手术易于发生感染,这除与术中及术后的创面容易出血、渗出,从而导致积血引流不充分有关外,更主要的原因是移植术后免疫抑制剂的使用,引起机体抵抗力的下降。因此,脾移植患者细菌感染的机会大大增加,定期测定血白细胞和细菌培养十分必要,一旦有感染迹象,应及时、足量地应用抗生素。但抗生素种类的选择要强调根据感染细菌的种类,尽量选择抗菌谱较窄、细菌敏感的抗生素,以免造成菌群失调而引起二重感染。

4. 吻合口血栓形成 吻合口血栓形成较少见,多发生于静脉吻合口。与吻合口血管蒂的长短、有无扭转及吻合时血管内膜损伤、断端内膜是否充分外翻等吻合技术有关。一旦发生将严重威胁移植脾的存活,因而要采取积极措施预防本症的发生。

首先,术中在血管吻合之前,要将移植脾的位置摆放好并妥善固定,避免吻合后的位置变动而造成血管蒂的扭转、牵拉。其次,脾蒂血管长度适宜,位置要正,切勿扭转或受压。再者,吻合血管时操作要轻柔,尽量减少血管断端处内膜的操作,并确保内膜充分外翻,吻合口处无外膜的卷入。另外,术后定期行多普勒超声波检查,一经发现有血栓形成迹象,应及时给予治疗,可根据超声波检查情况及化验结果应用丹参、阿司匹林、小分子肝素、低分子右旋糖酐等抗凝血药物。用药过程中严密监测并积极治疗,若无效且病情持续恶化者,必要时切除移植脾,以确保患者生命安全。

(二)脾移植术后免疫相关并发症

1. 脾移植排斥反应 脾移植急性排斥反应一般发生在术后6~7天以后,3个月内发生率较高。具体表现为腰背部及移植脾区胀痛,伴突发高热、精神食欲差。体检示移植脾明显肿大、质地变硬、有压痛。化验检查APTT延长,外周血淋巴细胞绝对计数增多,NK细胞活性增高,IL-2及其受体水平升高,在血友病甲患者还可见血浆Ⅷ:C值的水平降低。

治疗上选择甲基泼尼松龙冲击3~5天,用量为每天500mg。如效果不明显,则考虑用OKT3每天5mg/kg共10天。由于排斥反应通常是环孢素A用量不足引起,所以在做上述治疗的同时,还需加大环孢素A等免疫抑制剂的用量。经上述处理,多数排斥反应能够控制。

2. 移植物抗宿主反应 可累及的靶器官包括皮肤、胃肠道、肝和淋巴结等,所以临床表现为不同程度的阵发性或频繁腹泻,可伴有腹部痉挛性疼痛和黑便,使用常规的止泻药物不能控制。以后又出现皮肤丘疹,早期呈斑丘疹、苔藓样疹或大疱样病变,持续几天,可呈鳞屑样脱屑。还可伴有黄疸和肝脾肿大,轻度的肝功能损害,严重时可伴有白细胞下降。患者的一般情况差,食欲不振,头发欠光泽。皮肤切片组织学检查示表皮棘层与颗粒层菲薄,成熟与角化不佳,基底层细胞散在空泡样变,真皮乳头低平乃至消失,其浅层弥漫性纤维组织增生伴有轻、中度胶原化,皮肤附件萎缩、消失。

典型的移植物抗宿主反应诊断并不困难,治疗主要是放射治疗。由于全身放射副作用大,现在多采用移植脾局部放射治疗。用深部X线或^{60}Co照射,剂量为每天100~200cGy,连续4~6天,多数能控制。而常规的抗急性排斥反应的药物如甲基泼尼松龙、ALG、OKT3等证明无效。在患者腹泻严重时要禁食、补液、维持水电解质的平衡。此外,对白细胞严重减少者,进行输血或成分输血(输白细胞),同时要给予广谱抗生素预防感染。对移植物抗宿主反应凶猛、局部照射治疗无效、病情严重的患者,则需当机立断切除移植脾脏,以保全病人性命。

3. 移植脾功能亢进 这是移植脾功能过强引起的一系列病理变化的结果,准确地说并非是一种免疫反应,只不过移植脾功能亢进与移植物抗宿主反应有诸多相似之处,故一并叙述。移植脾功能亢进的主要临床表现为外周血"三少",即红细胞、白细胞及血小板均减少,继而可出现头昏、乏力、精神差,全身皮肤出现出血点,严重时可并发局部或全身的感染。

移植脾功能亢进的治疗同移植物抗宿主反应,行移植脾局部的深部 X 线或 ^{60}Co 照射,同时输血,使"三少"现象迅速改善,脾功能恢复,对严重的不可控制的移植脾功能亢进则需要切除植入脾。

第三节　脾细胞移植术

脾细胞移植又称脾细胞输注,是将脾组织制备成细胞悬液,通过各种途径输注给异体。脾细胞移植利用了脾的造血、抗肿瘤、免疫调节以及合成产生Ⅷ:C 因子等方面的功能,其目的是研究机体免疫功能和治疗临床上某些难治性疾病。早在 20 世纪 60 年代,Woodruff 首先用脾细胞移植治疗 8 例晚期恶性肿瘤病例,均获得临床症状的暂时缓解和体征的改善,之后 Desai 和 Mehta 分别报告用脾细胞输注治疗 6 例和 4 例血友病,输注后均见血Ⅷ:C 因子水平有不同程度升高。国内最早由华中科技大学同济医学院附属同济医院于 1985 年开展,主要用于治疗血友病甲和晚期肝癌,获得和国外相似的疗效,但改进了制备方法,脾细胞收获率和成活率都有所提高,并且于 1990 年开展了门静脉插管输注治疗晚期肝癌。如果有朝一日排斥反应的堡垒被攻破,脾细胞输注将有望成为最简单、安全、经济的脾移植术。

【适应证】

1. 血友病　人们通过细胞培养、器官的离体灌注、Ⅷ:C 因子荧光抗体染色以及移植等手段证实,脾是Ⅷ:C 因子的合成器官之一。最近采用 FⅧ mRNA 特异性探测,在脾也检出 FⅧ mRNA 的表达,进一步证实了上述结论。1969 年,Desai 为 6 例血友病患者进行了同种异体脾细胞移植,6 例中 4 例为血友病甲,1 例为血友病乙,1 例为 von Willebrand 病。6 例患者经浅表静脉输注 20 亿 ~30 亿个脾细胞后,血清中Ⅷ:C 值和因子Ⅸ的水平均有不同程度的上升,最高达 15%,Ⅷ:C 值升高最长维持 8 个月。在此期间患者出血症状明显减少、减轻。1985 年,华中科技大学同济学医院器官移植研究所开展脾细胞移植的系统研究,约 85% 患者有效。输注后 1 周,最高可使Ⅷ:C 值上升 61.7%,1 次输注脾细胞可使体内Ⅷ:C 值水平升高并维持 3~12 个月,再次输注后,可使Ⅷ:C 值水平再次上升,而且输注的脾细胞基本不受 ABO 血型的限制。输注脾细胞后Ⅷ:C 水平升高期间,患者的临床出血症状显著改善,部分出

血引起的并发症在一定程度上得到纠正,患者的生活质量明显提高。

临床发现有些患者行脾细胞移植,一段时间后Ⅷ:C 因子逐渐降至原有水平,但其出血症状较前减轻,表现为出血程度的减轻和自发性出血间隔时间的延长。产生这种现象的机制目前尚不清楚,推测可能与移植的异体脾细胞刺激了受者的某些促凝机制有关。

目前,血友病甲尤其是重症患者尚无有效的治疗方法,在反复输血或补充外源性抗血友病蛋白制剂后容易产生抗抗血友病球蛋白抗体,使疗效显著下降,同种异体脾细胞移植不失为一种简单、经济而有效的治疗手段。

2. 晚期恶性肿瘤　晚期恶性肿瘤患者一般均伴有免疫功能低下。脾是机体最大的外周淋巴器官,具有强大的免疫功能,脾脏本身含有大量的淋巴细胞、NK 细胞和巨噬细胞等,同时可产生 Tuftsin、γ-干扰素和各种淋巴因子,因此其抗肿瘤作用是不言而喻的。利用这些功能,1963 年 Woodruff 等将脾脏制成细胞悬液经过腹腔注射和浅表静脉输注,治疗 8 例晚期恶性肿瘤,其中包括腹腔转移性卵巢癌、肝癌和皮肤鳞状上皮癌等,均取得了较为满意的临床效果。患者生命期延长,从平均 3 个月延长至 8.8 个月,同时生活质量提高,表现为疼痛、腹胀减轻,腹水得以控制或消退,饮食和睡眠改善等。移植后患者的免疫力均有提高,包括 NK 细胞活性、CD3 细胞、IgM、IgG 的水平上升。B 超及 CT 复查示癌肿缩小。部分患者的生命期维持 1~2 年。在此基础上,他们还在临床上率先开展了经门静脉肝内输注同种脾细胞治疗晚期肝癌。具体方法是开腹后,寻找肠系膜上静脉一小分支,插入一根细硅胶管,在超声引导下,经门静脉至左、右分支,输注部位视肿瘤所在的位置而定。输注脾细胞后可取得比浅表静脉输注更好的疗效。经门静脉输注脾细胞的优点是脾细胞在肝内容易存活,排斥反应轻,同时移植的脾细胞的免疫作用直接针对肿瘤组织,因此疗效更直接。当然经门静脉输注脾细胞也有其局限性,首先对晚期肝癌、大量腹水、腹腔广泛转移、体质极差不能耐受麻醉者,不宜使用;其次,门静脉输注脾细胞不宜反复多次进行。

3. 其他疾病　如先天性免疫缺陷症、戈谢病和Ⅰ型糖尿病有应用脾细胞移植的少数病例报道。

【术前准备】

参考本章第二节带血管蒂脾移植术。

【手术步骤】

1. 脾细胞悬液的制备 供脾的来源包括尸体供脾、活体供脾和胚胎脾。其中尸体脾是主要的,取自"脑死亡"病人;活体供脾来自因脾外伤和门静脉高压症切下的脾脏;胎脾则来自水囊引产的足月胎儿。

(1) 成年脾细胞悬液的制备:成年脾细胞悬液的制备有剪碎离心法、组织捣碎法和研磨法三种。

剪碎离心法是最早采用的方法,由 Desai 和 Mehta 创制。具体方法是将脾剪成细片,悬于生理盐水中,通过不同目的筛网过滤,再离心去除破碎的脾细胞而得。这种方法要求在容积很小的接种箱或超净工作台上操作,这样不仅程序多、费时,而且细胞破坏较多,制备的脾细胞悬液易污染,现已基本不用。

组织捣碎法由华中科技大学同济医学院器官移植研究所夏穗生、刘乐欣等创制。具体方法是将切下的脾先经脾动脉插管,用 0~4℃ 冷平衡液灌洗干净。然后剪除脾门区组织,去除脾包膜。将脾剪成 0.5cm × 0.5cm 大小的组织块,再将脾块(占 2/3)和冰屑(占 1/3)混合装入 MSE 组织捣碎罐内,以 2500r/min 捣碎 5 分钟,最后将脾组织匀浆用枸橼酸葡萄糖(ACD)溶液稀释,经 80~120 目不锈钢筛网两次过滤而得脾细胞悬液。上述操作过程均在消毒的手术间内进行,减少了细胞污染的机会,同时制作时间缩短,获得细胞数及活力却有所提高。

研磨法是夏穗生、陈知水等在组织捣碎法基础上进行的改进。具体方法是将脾块(占 2/3)和细冰屑(占 1/3)混合装入 XB-Ⅱ型细胞悬液制备器内,启动后不断加入冰盐水。该装置利用研磨的方法缓慢研碎脾组织,同时内芯含有两层不锈钢筛网,分别为 80 目和 120 目,研磨后的脾细胞匀浆直接通过筛网过滤。这种方法较组织捣碎法更简单、快速、组织破坏少,同时整个过程均在低温下进行,因而获得细胞多。一个脾可制得大约 800×10^9 个脾细胞,且活力高,在 80% 以上。

(2) 胚胎脾细胞悬液的制备:胚胎脾由于组织较脆弱,纤维组织少,体积也小,故制备起来相对简单些。切取的胚胎脾一般无需灌洗,直接在冰盐水中用剪刀剪碎,然后用玻璃器皿研碎,再通过 60~120 目的不锈钢丝网滤过即可。在动物实验中,脾细胞悬液的制备也可用此法。

2. 脾细胞计数及活力测定 脾细胞计数采用常规血细胞计数的方法。根据活细胞对活体染色剂有拒染作用,死细胞则被染色液侵入而着色的原理,用锥虫蓝拒染法测定细胞活力。具体操作步骤如下:

将获取的脾细胞悬液 2ml 以 1500r/min 离心 5 分钟,弃上清液,再加 1ml 蒸馏水以溶解细胞悬液内未冲洗干净的红细胞,并迅速用 2 倍浓度的无 Ca^{2+}、Mg^{2+} 的 Hanks 液 1ml 恢复至等渗,然后取悬液 $10\mu l$,用 RPMI1640 培养液稀释 200 倍,再按常规法进行计数。然后将处理后的细胞悬液用 RPMI1640 培养液调整细胞浓度为 5×10^6/ml,取 2 滴和染色液混匀,室温下静置 10 分钟,吸取 1 滴于玻片上,加盖玻片,在高倍镜下计数 200 个脾细胞内着蓝色的膨大的死细胞数,然后计算活细胞百分率。脾细胞活力的测定还可以在倒置显微镜下用曙光法检测,此方法有操作简单、可靠的特点。

3. 移植操作 临床上脾细胞移植常用的途径有 3 个:①腹腔内注射,这是 1963 年 Woodruff 采用的途径,目的是治疗腹腔内转移性恶性肿瘤和腹水,并取得了初步疗效。这种方法能否多次使用,使用后是否会引起腹腔粘连等并发症,尚不太清楚。②经浅表静脉输注,类同于一般的输液,只是速度上放慢,这是目前最常用的移植途径,主要特点是简单易行,可反复多次输注,文献报道最多达 30 次,临床疗效满意。经周围静脉输入的脾细胞周游全身,部分脾细胞团可能在肺泡壁的毛细血管内"驻扎",但何时"迁移",何时"驻扎","驻扎"在何处尚不明了。③肝内移植法,又分 B 型超声波引导下门静脉插管输注法和用 Seldinger 技术经肝动脉插管输注法。这种方法是基于肝脏是免疫特惠器官,肝门静脉血供类同脾内环境,将脾细胞移植到肝内期望能获得免疫耐受和长期存活。采用这种方法治疗晚期肝癌,还可以将脾细胞直接输注到恶性肿瘤所在部位。由于脾细胞本身包含大量的免疫活性细胞,如 NK 细胞,以及能产生释放多种淋巴因子,将脾细胞直接输注到恶性肿瘤所在部位可利用脾细胞的免疫功能直接对肿瘤细胞产生杀伤作用。

动物实验中,脾细胞移植主要是经门静脉注射和胸腔内注射,目的在于研究免疫耐受。脾细胞移植诱导耐受的机制尚不清楚,可能的原因有:①肝巨噬细胞的激活作用;②脾细胞释放的抗原物质刺激机体产生大量的 Ts 细胞;③诱导产生介导耐受因子。

【术中注意事项】

1. 脾细胞的保存 脾细胞悬液制备好后一般应及时使用,若保存也是短期的,无需特别的保存液。常用的有枸橼酸葡萄糖保存液,也有用 WMO-1 号保存液。使用前可置于 4℃ 冰箱内,保存期一般不宜超过 6~8 小时。有实验表明,保存 24 小时,脾细胞活力降至 67% 左右。值得注意的是,脾细胞移植前应抽样检查悬液有无细菌,并且留样做细菌学培养 + 药敏实验。在确保无菌的前提下,方能将脾细胞悬液输给患者。

2. 脾细胞的输注　为防止输注时发生过敏反应,防止移植后的排斥和移植物抗宿主反应,在 300~500ml 的脾细胞悬液内加入地塞米松 5~10mg。为预防悬液污染,可加入抗生素。遵循"先慢后快"的原则,每分钟滴注 70~90 滴,一次输完。

3. 脾细胞移植的数量与次数　脾细胞移植的数量依移植的目的而定,实验与临床的移植数量也有不同。实验动物(大鼠、小鼠)脾细胞移植的数量为 10^3~10^7 个,次数也多为 1 次。临床上则需 >10^9 个细胞,尤其是对恶性肿瘤的治疗,细胞数宜更多。Woodruff 的 1 次用量为 48 亿,而陈知水在治疗晚期肝癌时用量高达 880 亿。不过目前尚无一个确切的标准来说明单次脾细胞移植的最小有效数量是多少。至于脾细胞输注次数和间隔时间,实际工作中可不作限制,即使是不同来源的脾细胞同一天内也可同时输注。国内祁岩超在胎脾细胞移植中,隔日输注 1 次,最多的达 30 次。此外,脾细胞可跨血型(供、受者血型不相配)输注。华中科技大学同济医学院器官移植研究所就有这样的例子,将 A 型供体的脾细胞输注给 B 型的患者,并未发现有不良反应,B 型或 AB 型输注给 O 型或 A 型,也是如此。

【术后处理】

1. 移植后不良反应的处理　关于脾细胞移植的不良反应,主要表现为短暂寒颤、发热、全身皮肤出现红丘疹等过敏症状,给予地塞米松或异丙嗪对症处理即可控制,如果反应过于强烈,则须停止脾细胞的输注。有个别患者行脾细胞移植后皮疹可以 1 个月不退,伴皮肤瘙痒,治疗也多以抗过敏为主。经门静脉输注脾细胞有时可导致一过性门静脉高压,在推注脾细胞的速度和数量上加以小心则可预防。临床尚未发现明显的移植物抗宿主反应表现。在动物实验中还曾出现肺栓塞而致动物死亡,但临床上尚未出现。

2. 移植后免疫抑制剂的应用　理论上,免疫抑制剂的应用可能会延长脾细胞在受者体内存活时间,但由于脾细胞移植后排斥反应发生不典型、不严重,诊断却十分困难;相反,长时间免疫抑制剂的应用不仅花费高,而且毒副作用大,因此目前一般不主张长期使用,只是为了防止输注脾细胞过程的过敏反应或避免急性排斥反应,而短期应用地塞米松 5~10mg 或琥珀酰氢化可的松 150~200mg,通常用 3 天。

(姜洪池)

第十四篇
血 管 手 术

第一〇一章

周围血管手术的基本技术

第一节　血管缝合法

对于主干动、静脉疾病或损伤的手术治疗,需通过直接缝合修复、补片血管成形或血管旁路移植术等方法重建血流。血管缝合和吻合是整个手术操作中的基本技术之一,技术不当是造成重建血管早期失败的重要原因,如缝合与吻合技术不良或失误导致吻合口狭窄,移植物扭曲、成角,以及血管腔内栓子、内膜斑块等异物形成或脱落等。血管缝合修复的原则最早是由 Alexis Carrel 在 20 世纪初建立的,随着缝合材料的技术改进,使从主动脉到指动脉或大脑表面动脉等大部分动脉的重建成为可能。

一、血管手术器械与缝合材料

(一)血管手术器械

血管外科手术的施行需要在良好显露的前提下,阻断血流或者转流后进行。显露过程常用器械包括手术剪、DeBakey 血管镊以及牵开器等。普通手术剪具有钝性头部,适用于血管周围的分离;而弯头血管剪,头端有弯曲、笔直、成角及反向成角的各种类型可供选择,其尖头用于剪开和切除血管壁。血管镊头端为无损伤的锯齿,因此提起血管时对血管壁损伤较小,且不会压碎血管斑块。

血流控制可分为血管腔外控制和血管腔内控制两类,血管腔外控制常使用金属血管阻断钳,并根据切口的深度、术野显露的程度、血管的大小以及所需应用的角度,选择不同类型的血管阻断钳。术前应备有各种类型的阻断钳以供选择。DeBakey Atraugrip 系列适用于胸腹腔大血管,较小的动脉如股腘动脉、锁骨下动脉、肱动脉、颈动脉等血管可选用 Castaneda 型阻断钳,小分支动脉的返流血可用不同大小的"哈巴狗"夹(Bulldog),小的外周动脉如腘动脉、肱动脉以远的动脉易受钳夹损伤,故可用细巧的血管阻断带或光滑的圆头无创伤腔内导管来控制。血管阻断带多为硅胶制成,应有不同颜色以便识别,围绕目标动脉套两圈可以达到无损伤阻断全部或部分血流的目的,并在不影响手术野的情况下提供牵引。

缝合血管用的持针器应有尖巧的头端以便于缝合时精确定位。其咬针部分应以高质量的金属,如用钨制造以使持针牢固。同时应有不同规格的持针器以备不同深浅的缝合之用。皮头钳为小止血钳嘴部包以软橡皮或塑料带,用以抓持缝线尾端,防止其滑脱。绝不可用无保护的金属器械来夹单丝纤维,以免损伤。

(二)血管缝合材料

1. 常见血管缝线类型与特性　以往曾使用蚕丝缝线用于血管缝合,虽然其不可吸收,但容易发生降解,过一段时间后会失去张力,并且与远期吻合口假性动脉瘤形成有关,因此现在基本不用于血管吻合。理想的血管缝线应具有无菌、便于使用、组织反应小、强度高、打结牢靠、易吸收等特性,但是目前动脉缝合时常使用带无损伤针的不可吸收线。可吸收缝线如聚二噁烷酮缝线半衰期长,已在小儿血管外科中应用,以适应儿童组织的生长。常用的血管缝线有如下类型:

(1)编织的聚酯缝线:如涤纶线、Mersilene 线等,不可吸收,由聚酯纤维编织而成,强度高,牢固且不易断,具有较好的组织相容性和张力,没有"记忆"特性,易打结。但涤纶线和 Mersilene 线外层没有覆盖层,表面较粗糙,当穿过组织或打结时会有牵拉感,影响手感。

(2)聚丙烯缝线:如 Prolene 线,是目前血管重建术中最常用的缝线材料,由人造的线形聚烯烃的单股细线制成,能持久维持其张力,摩擦系数很低,非常光滑,对组织损伤小,便于缝合和收紧,且表面无裂隙,细菌不易存留。其主要缺点是较易断,并有"记忆"倾向易致扭结。尤其应注意增加打结数目以免滑脱。

(3)聚四氟乙烯缝线(PTFE):如 Gore-Tex 缝线,材料柔韧性好,强度高,且生物相容性稳定,几乎不引起组织炎症反应，没有记忆性，具有良好的操作手感。PTFE 缝线为针线一体，1:1 的针线直径比使得缝合穿过移植物后线周围所留空隙较少，而且线体遇血后可发生体积膨胀，因而针眼出血相对较少，有效改善了聚丙烯缝线用于 PTFE 移植物或补片时出现的针孔出血情况。

2. 血管缝线选用的基本原则　血管缝线从 2-0 到 11-0 不等，原则上在确保缝合的足够强度前提下，尽可能选用最细的线，同时应选用圆形缝针，弧度合适（通常为 1/2 及 3/8 弧），缝线与缝针融合在一起的缝线，以减少缝线穿过血管壁引起的针孔出血。为最大限度减少对血管的损伤，尽可能选用摩擦系数较小的光滑、单丝或外有被覆的缝线。由于多股编织缝线的丝与丝间隙中更易隐匿感染源，因此应尽可能选用单丝缝线。动脉缝合可以用单针，也可以用双针，实际手术中多使用"一线双针"，更灵活更迅速的进行血管吻合。PTFE 缝线主要应用于各种 PTFE 相关产品，而在必须完成血管缝合或吻合而又无合适的血管缝线备用条件下，尼龙线甚至丝线仍可选用。

从 2-0 到 7-0 的血管缝线可以基本满足从大血管到外周血管的缝合及吻合的需要。大血管以 3-0 及 4-0 的血管缝线最为常用，外周血管则常用 5-0 及 6-0 的血管缝线。一般缝线选择的标准为：主动脉用 3-0，髂动脉 4-0，腋动脉、颈总动脉及股动脉 5-0，颈内动脉、肱动脉及腘动脉 6-0，胫动脉及踝下动脉 7-0 或 8-0。注意 PTFE 缝线尺寸以 CV 来表示，最大尺寸为 CV-0，最小尺寸为 CV-8。CV-3 相当于 2-0，CV-4 相当于 3-0，以此类推。

二、血管缝合的基本技术

（一）血管显露与血流控制

血管显露是血管手术的重要步骤，而控制血流才能提供无血视野完成手术操作。寻找目标动脉过程中，动脉的搏动感可作为引导，但术者必需熟悉局部血管、侧支循环及周围组织的解剖，依此寻找和显露手术血管，静脉因与同名动脉伴行而不难找到。动静脉常为同一血管鞘包裹，切开该层即可见血管，动脉表面有典型的滋养血管，而静脉表面则呈蓝色。根据手术需要，沿血管外疏松组织，游离动脉或静脉。通常控制血流的顺序是先控制流入道血管端，然后控制流出道与属支血管。根据血管大小及解剖部位，选用不同类型的无损伤血管钳（夹）、柔软而有弹性的胶质带，或用球囊导管经血管腔内阻断血流（图 101-1）。

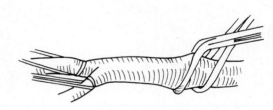

图 101-1　血流控制的两种方法

（二）血管的切开方式

血管切口有纵行与横行两种方式（图 101-2，图 101-3），两种切口在缝合时都会引起血管横截面积减少，如果血管直径减少接近 50% 就会引起明显的血流动力学改变（图 101-4）。

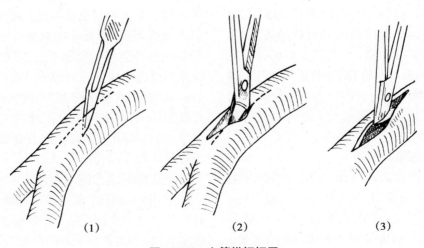

|（1）|（2）|（3）|

图 101-2　血管纵切切开

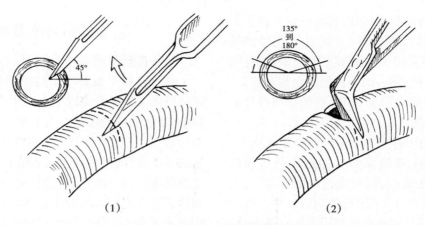

(1)　　　　　　　　　　(2)

图 101-3　血管横行切开
(1)尖刀挑开血管;(2)剪刀修剪血管切口

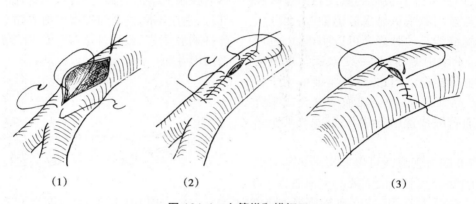

(1)　　　　　　(2)　　　　　　　　(3)

图 101-4　血管纵和横切口
(1)(2)纵切口;(3)从切口两端开始连续缝合,至切口中间打结

　　而在低血流、高阻力的情况下,这种情况对血流的干扰更明显,尤其是术后的病人往往处于高凝状态,并伴有血管内膜的损伤、异物的存留(缝线)等,很容易导致血栓形成,因此在切开及缝合时要尽量减少血管腔的缩窄。横切口缝合关闭后不易引起管腔狭窄,适合于口径较小的血管(直径 <4mm),但其缺点在于切口可因血管内膜收缩而较难关闭,并且容易形成内膜夹层和活瓣。血管纵切口可提供良好的显露,切口容易延长及缝合关闭,适用于端 - 侧或端 - 端吻合。但是纵切口直接缝合关闭较易引起管腔狭窄,因此加用自体静脉或人工血管材料行补片血管成形为宜。

(三)血管缝合的基本原则

　　血管显露操作须轻柔,且只能使用无损伤的血管镊抓持血管外膜,避免直接钳夹造成内膜损伤。血管缝合前首先应清除血管腔内血块、斑块碎屑等异物。要全层缝合,尽可能自血管腔内向腔外进针,尤其是在动脉硬化病变血管,由外向内进针很易将

动脉硬化斑块掀起造成漂浮的内膜片,在血流冲击下很可能形成夹层及继发血栓形成,导致动脉的闭塞。如果行动脉内膜切除,远端内膜有形成活瓣或夹层的危险,应由动脉外向内进针,再由内缝向外,在血管腔外打结予以缝合固定。缝合时应避免外膜进入血管腔内引起血栓形成。必要时可修剪切口周围多余的外膜,但是外膜修剪过度或缝合时遗漏外膜组织有可能导致针眼渗血的增加。缝合血管时,注意不要缝到血管的对侧壁。连续缝合的缝线需保持一定的张力,过于松弛会引起出血,如果拉紧后仍有针眼渗血,可采用压迫止血,多数情况下可以止住出血,也可采用粘合剂止血或将邻近外膜缝合覆盖于针眼出血点以止血。

(四)血管缝合的常用方法

　　常用的血管缝合方法有间断缝合、连续缝合、补片缝合等(图 101-5)。大多数动脉可采取连续缝合来关闭,小血管应采取间断缝合以避免狭窄,儿童患者也应该行间断缝合以便于血管的生长。除了大

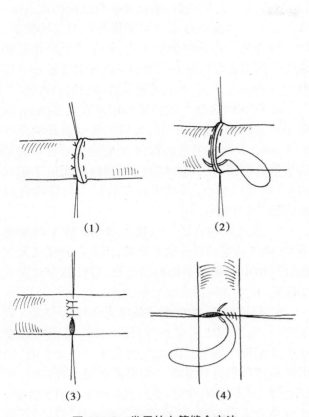

图 101-5　常用的血管缝合方法
(1)间断褥式缝合;(2)连续褥式缝合;(3)间断缝合;(4)连续缝合

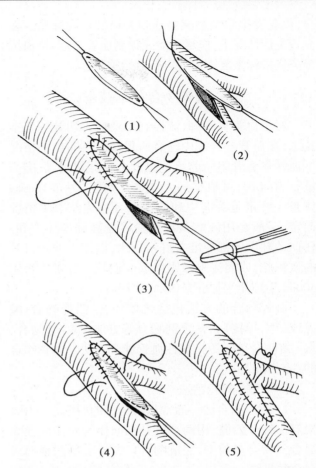

图 101-6　血管补片成形方法(从补片的一端开始缝合,缝合过程中仍可修剪补片长度以适应血管切口,缝合完毕后于血管补片中点打结)

血管或血管壁特别厚的血管,一般血管缝合的间距和边距都可为 1mm,通常采用等针距缝合,但有时因粥样硬化斑块的影响,也可采用不等距缝合。间断或连续水平褥式缝合可以使血管外翻,从而保持内膜的光滑,减少血栓形成的发生率,但因褥式缝合可引起明显的血管缩窄,现在已较少应用。在第一针缝合时采用水平褥式缝合,之后连续缝合,并用镊子轻柔外翻血管壁也能形成外翻效果。

补片缝合时使用血管补片,主要用于小于 4mm 的血管以及有动脉壁缺损,缝合可能造成明显动脉管腔狭窄的情况,也可用于治疗血管狭窄性病变(图 101-6)。小血管可用自体静脉作补片,必要时可使用自体大隐静脉,但考虑到下肢动脉血管旁路及冠脉搭桥的需要,尽可能保留以备未来所需。大血管可用人工材料,如涤纶或 PTFE。血管补片常需修剪成卵圆形,而带尖角的补片在两个角处易造成血管狭窄。马凡综合征等病变可造成动脉壁变脆,缝合时易撕裂,造成严重出血,可在血管壁外加衬垫后

再缝合,大血管可用涤纶片,小血管可用小片肌肉做衬垫。

第二节　血管吻合法

动脉重建的手术指征主要有 3 个方面:损伤、动脉瘤样扩张和动脉闭塞。虽然非主干动脉或有良好侧支循环的部位,如桡动脉损伤伴完整掌动脉弓的情况下,不必做血管重建手术。但是多数情况下,解剖或功能血管重建对于维持组织器官最佳生理功能以及提高患者生存质量,有较大意义。

一、血运重建禁忌证

肢体长达数小时的完全缺血会导致大量肌肉坏死,重建血运会引起致命的代谢紊乱,此为血管重建的绝对禁忌证。伴有大块组织缺损的严重复合伤或挤压伤也应做截肢而不是血管重建。在有感染的情况下,应尽量用自体静脉重建血运或避免血管缝

合,以免发生移植物感染或吻合口假性动脉瘤。在血管炎症情况下,应尽可能先控制血管炎症,待血沉等炎症指标恢复正常后再行血运重建。

二、血管吻合基本技术

对于血管显露、血流控制以及血管切开等基本技术,在血管缝合法中已有所提及。在非创伤情况下通常在血管阻断前给予患者全身肝素化,标准剂量是 5000IU,可根据病人体重作调整,例如 1mg/kg 体重。肝素是否需中和应视患者病史及手术情况而定,一般是用硫酸鱼精蛋白缓慢静脉推注中和。任何动脉手术都应准备肝素盐水,以用于冲洗打开的血管腔,或灌注阻断钳以远的血管。肝素盐水用 500ml 生理盐水加肝素 5000IU 配制。

血管吻合的方法包括机械吻合、温控吻合(激光或热力焊接)和粘合剂吻合等方法,端-端吻合、端-侧吻合等应用机械性血管缝合方法是血管吻合的"金标准"。

(一)端-端吻合法

1. 单点吻合法 通常从吻合口的后壁中点用 1 根双头针开始缝,用两个针分别向血管两侧做连续缝合到吻合口前壁,完成吻合口的缝合后两根缝线会合并打结。

2. 两定点吻合法 在血管吻合口的相对 180 度两处(前、后壁或两侧两点),完成第 1、第 2 针缝合(均为一线双针),然后每根线上的两枚针分别缝合 1/4 周径的血管吻合口,拉紧连续缝合的血管缝线并打结(图 101-7)。侧壁作为两定点时,完成吻合口前半部的缝合后,需要移动阻断钳将血管翻转 180 度,显露吻合口的后半部;而前后壁作为两定点时,经血管腔内缝合血管后壁,并从后壁向两侧壁缝合,不需要大幅度翻动血管就可获得足够的操作空间。

3. 三定点吻合法 三定点法的第一针位于吻合口后壁中点或最深面,以此为基点三等分即相隔 120 度完成第 2、第 3 针,依次缝合打结同两定点法。缝合过程中通过调整血管阻断钳和牵引线的位置,使正缝合的一边始终朝向术者,便于吻合操作。如果吻合两端血管口径不相等也可在此时作矫正。与两定点法相比,三定点法可避免缝到对侧血管壁。

4. 斜面吻合法 该技术多用于直径 2~5mm 的微小血管缝合,首先将两段血管的管壁沿长轴纵行剪开,剪开长度相当于血管直径,将血管吻合口边角适当修剪圆滑,使其呈 45 度斜面(两斜面位于相对位置)再进行吻合,该技术可有效扩大血管吻合口的面积(图 101-8)。

5. 嵌入式吻合法 该技术多用于腹主动脉瘤手术,瘤颈部主动脉后壁不离断,用双针缝线从人工血管后壁中点起行单纯连续缝合,贯穿缝合双层主动脉壁,在血管腔内完成后壁吻合。

6. 特殊情况的处理 采用连续缝合行端-端吻合时,收紧缝线后会有"收缩效应",可能导致吻合口处血管腔狭窄。因此在吻合小口径血管时,采用间断缝合则更为适合。如果采用连续缝合时,在打结前缓缓松开阻断钳,在血流冲击下血管腔膨胀,使血管缝线稍滑动,此时重新阻断血管、打结,可避免或减少"收缩效应"(图 101-9)。

如果血管动脉硬化严重或质地较差时,吻合时可每针加一垫片,以防止打结时造成血管的切割,也有报道应用人工材料做成围领,以加固血管吻合口,对比研究显示能减少出血及缩短阻断时间。

(二)端-侧吻合法

端-侧吻合常用于血管旁路移植时。一般在"侧"侧血管前壁或侧壁做纵切口或剪除部分血管使之成椭圆形切口,以避免吻合后"足尖"部位过于尖锐。"端"侧血管修剪成斜面或略呈"S"形,其长

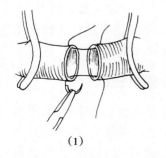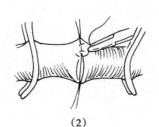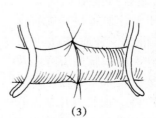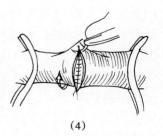

(1) (2) (3) (4)

图 101-7 两定点法端-端吻合

(1)(2)在血管吻合口的相对 180 度两处完成第 1、第 2 针缝合;(3)连续缝合吻合口前半部;(4)移动阻断钳将血管翻转 180 度,显露吻合口的后半部继续缝合

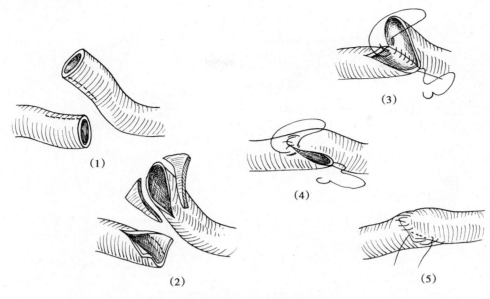

图 101-8　斜面吻合技术

(1)将两段血管的管壁沿长轴纵行剪开,剪开长度相当于血管直径;(2)将血管吻合口边角适当修剪圆滑,使其呈 45 度斜面(两斜面位于相对位置);(3)(4)(5)自吻合口一端开始连续缝合,至吻合口一侧的中点打结

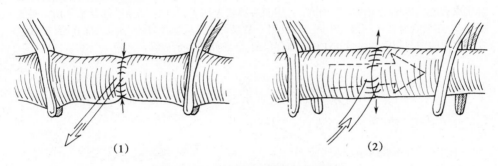

图 101-9　连续缝合行端 - 端吻合法

(1)采用连续缝合行端 - 端吻合时,收紧缝线后会有"收缩效应",可能导致吻合口处血管腔狭窄;(2)在打结前缓缓松开阻断钳,在血流冲击下血管腔膨胀,使血管缝线稍滑动,此时重新阻断血管、打结,可避免或减少"收缩效应"

度至少是"侧"侧血管直径的 2 倍,使缝合完成后吻合口呈锐角以减少湍流,动脉吻合一般以 30~45 度为宜,但是根据解剖需要,吻合口角度也可增加至 70 度左右。因"足跟"部位的显露和缝合较"足尖"部位困难,因此多用双头缝线先从吻合口的"足跟"部开始分别向两侧壁缝合,连续缝合至每一边的中间。然后另用一根双头缝线从吻合口的"足尖"部开始,连续缝合至侧边的中间与前线会合(图 101-10)。此法既保证了显露最困难的部位(足跟)的严密缝合,防止漏血,又使交界部位(足尖)精确缝合,防止狭窄,是常用的吻合方法之一。完成端 - 侧吻合也可从"足跟"部开始行单纯缝合或水平褥式缝合,吻合过程中还可以根据实际情况,通过修剪"足尖"部的长短或者延长血管切口等方式来获得满意的吻合

口长度(图 101-11)。水平褥式缝合有助于吻合口外翻,但是在较细的血管会导致管腔狭窄。在较细的血管吻合口"足尖"部采用间断缝合代替连续缝合,这样能允许吻合口随动脉搏动而伸缩,并且不受连续缝合长度的限制。

对于小血管或位置较深的血管,最初在"足跟"部和"足尖"部的缝合显露可能遇到困难,而采用降落伞技术可以降低显露和操作的难度。降落伞技术跟常规端 - 侧吻合的不同之处在于"足跟"部和"足尖"部的缝线最初并不拉紧,因此旁路血管距动脉切口尚有数厘米的距离,不会影响"足跟"和"足尖"部吻合口的显露和缝合操作。待缝合数针后,再以交替提拉的方式收紧两端的缝合线,使旁路血管逐渐靠近动脉切口(图 101-12)。需注意如缝线连续 5

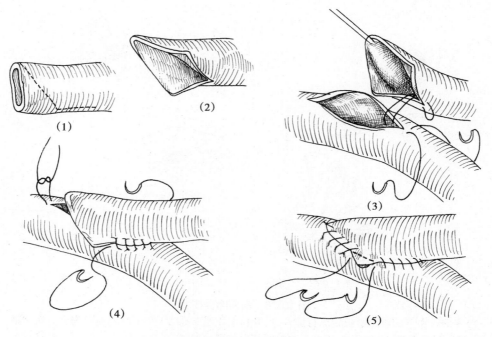

图 101-10 端 - 侧吻合

(1)(2)"端"侧血管修剪成斜面或略呈"S"形,其长度至少是"侧"侧血管直径的 2 倍,使缝
合完成后吻合口呈锐角以减少湍流;(3)用双头缝线先从吻合口的"足跟"部开始分别向两侧
壁缝合,连续缝合至每一边的中间;(4)另用一根双头缝线从吻合口的"足尖"部开始,连续缝
合至侧边的中间与前线会合;(5)完成吻合口前,注意修剪多余边缘

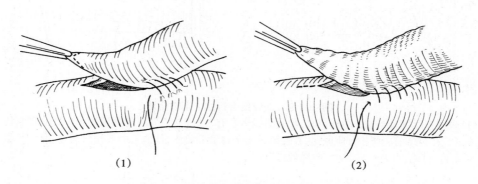

图 101-11 先从"足跟"部开始的端 - 侧吻合法

(1)延长血管切口;(2)获得满意的吻合口长度

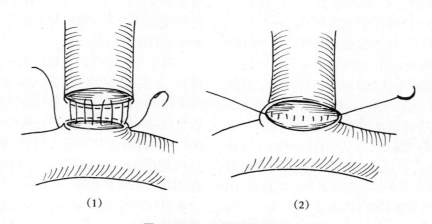

图 101-12 降落伞缝合技术

针以上未收紧,则可能较难收紧,此时可用神经拉钩来收紧缝线。

(三) 侧-侧吻合法

侧-侧吻合在临床上应用相对较少,比较常见的有门-腔分流,主-肺动脉分流以及构建血透通路的动静脉内瘘等。方法与其他血管吻合相似,首先将待吻合的两血管靠近,并用特制的血管钳夹住吻合部位的侧壁,做相对应的纵向切口后行连续缝合或间断缝合。当构建侧-侧吻合时,注意要解剖并松解血管,使毗邻的血管间张力最小。

第三节　血管移植术

从自体静脉代替动脉移植成功后,血管代用品领域已取得了较大进展,对血管代用品的综合研究已成为近代生物医学工程的重要研究课题之一。理想的血管代用品应具有耐久、无害、无渗血、组织相容性好、抗血栓性、抗感染性、口径长度选择多样、手术操作简单等特点。简单而言,血管代用品应与其替代的动脉或静脉具有相似的特性,目前尚无一种血管代用品可完全满足上述要求,血管移植后远期通畅率是评价其优劣性的一项可靠指标。

一、移植血管分类

按照材料来源可分成生物血管、人工合成血管两种,生物血管包括自体血管、同种异体血管和异种血管,人工合成血管包括尼龙(Nylon)、奥纶(Orlon)、涤纶(Dacron)、聚四氟乙烯(PTFE)等高分子合成材料人工血管,而复合血管即为生物血管和人工血管拼合而成。

(一) 生物血管

1. 自体静脉　自体静脉的组织相容性良好,抗感染能力强,在吻合部位能形成完整的内膜表面,可以减少血栓形成,并且具有很好的经济性。其缺点是组织材料获取受到一定的限制。最早研究及应用于临床的自体静脉是大隐静脉,目前自体大隐静脉已经广泛用于各种外周动脉旁路移植、冠状动脉搭桥等手术。除此之外,可供使用的自体静脉还要小隐静脉、头静脉及颈内静脉等,由于自体大隐静脉相对容易获取,有足够的长度(一般长为60cm),移植后通畅率高,是重建膝下腘动脉甚至更远动脉的首选移植物,也是目前替代中小血管最理想的生物血管。但是长期随访也发现,移植的自体静脉因滋养血管破坏、血管顺应性差异、动脉内高压高速血流、

血液涡流及血小板沉积等因素,可出现血管再狭窄甚至闭塞。

2. 自体动脉　与静脉相比,自体动脉移植的优点在于血管壁较厚,动脉瘤的发生较小,另外移植时可保持移植血管的滋养血管,减少了移植后的退行性变。但是缺点在于可用于移植的来源很有限,仅有髂内动脉、桡动脉、脾动脉、胸廓内动脉及颈外动脉等,其血管口径和长度也受到限制。

3. 同种异体血管及异种血管　同种异体的动、静脉主要来自异体或尸体血管,异种生物血管主要用牛颈动脉、脐带静脉等,因血管的抗原性不同,同种异体血管及异种动脉易形成血栓致血管闭塞,通畅率很低。晚期可发生退行性变,血管广泛钙化、扩张、动脉瘤形成及破裂出血,目前临床已很少使用。

(二) 高分子合成材料人工血管

虽然远期通畅率低于自体静脉,但是人工血管的优点在于有多种口径可供选择,与动脉匹配较为容易,可简化手术步骤,而且一旦发生移植物闭塞,人工血管易于辨认寻找,降低了二次手术的难度。

1. 涤纶人工血管　涤纶人工血管植入活体后,血液立即渗透其管壁微孔形成一凝血层,而后肉芽组织包绕并渗入人工血管内壁形成肉芽内膜面,供内皮细胞和平滑肌细胞生长、爬行和覆盖。人工血管内皮化过程来源于宿主血管内皮细胞向移植血管侧爬行,经血管壁微孔穿入的毛细血管或小血管中的内皮细胞,以及血流中脱落的内皮细胞种植,因自行内皮化程度有限,内皮化范围往往局限于人工血管的两端。目前涤纶人工血管有机织(Woven)、针织(Knitted)和绒毛型三种制作方法,针织法制作的人工血管纤维呈环状连接,而机织法制作的纤维呈单纯的上下纵横交错排列,相应的人工血管孔隙最大,在使用前需作预凝处理,或通过增加胶原(Collagen)或凝胶(Gelatin)涂层来提高防水性。绒毛型人工血管的设计目的是使纤维母细胞易于黏附并长入人工血管空隙。涤纶人工血管用于主髂动脉及股动脉移植的效果较满意,但是对于小口径血管,特别是膝下血管吻合,远期通畅率较低。

2. 膨化聚四氟乙烯(ePTFE)人工血管　1970年Wlliam Gore发明了膨化聚四氟乙烯人工血管(简称ePTFE),采用铸型(Extruded)而非织物的方法制作。聚四氟乙烯是惰性材料,组织反应轻微,制成的人工血管网孔较小,内面光滑且柔软,无需预凝,在体内新生内膜薄,与涤纶人工血管相比,相对不易形成血栓,即使用于中、小血管移植,其长期通畅率也

相对较高。当自体大隐静脉因口径过小或曲张变薄等原因不能被选用时,ePTFE 是中小口径人工血管移植的首选材料。

（三）其他特殊类型的人工血管

虽然有尝试通过人工血管加生物血管构建复合血管,在补充生物血管长度不足的同时,改善人工血管的远期通畅率,但是目前仍缺乏理想的血管代用品,大口径的人工血管在高流速的大、中动脉重建中效果良好,但小口径人工血管的通畅率远低于大、中口径人工血管。许多学者进行了一些卓有成效的尝试,如管腔表面具有抗血栓性的人工血管、管腔面内衬血管内皮细胞的人工血管、可吸收型人工血管等,但远期疗效仍有待进一步研究。

二、移植血管方法

血管移植术可用于主髂动脉旁路、中小口径的外周动脉旁路、静脉旁路以及建立血液透析用的动静脉旁路等。按照移植血管的走行,血管移植分为解剖内旁路和解剖外旁路两种。解剖内旁路即按照人体血管行径架设旁路血管,因符合正常人体解剖及血流动力学结构,远期通畅率高,为首选。常用的包括主 - 髂动脉旁路术、主 - 股动脉旁路术、髂 - 股动脉旁路术、股 - 腘动脉旁路术、股 - 胫后动脉旁路术等(图 101-13)。而解剖外旁路是指移植血管通过与病变血管不同的通路进行的旁路移植术。常用的解剖外旁路有腋 - 股动脉旁路术、股 - 股动脉旁路术、经闭孔髂 - 股动脉旁路术、经大腿外侧股 - 腘动脉旁路术(图 101-14,图 101-15)等。适用于全身情况差,无法耐受常规旁路手术,或者发生移植血管感染无法行解剖内旁路的患者,但是远期通畅率低于解剖内旁路。

三、移植血管远期疗效

血管移植术后患者需终身定期随访,并发症包括移植物血栓形成、移植物远期闭塞、移植物感染、吻合口假性动脉瘤、淋巴漏及移植物周围血肿等。其中血管移植术后通畅率受多种因素的影响,术后近期闭塞常与手术技术和血液高凝状态有关,而远期闭塞常与吻合口内膜增生有关。移植物的材料和吻合口的位置是影响移植血管远期通畅性的最重要因素。远端吻合口愈远,远期通畅率愈低;吻合口位置处于相同平面时,人工血管旁路的远期通畅率比自体大隐静脉低。临床随访证实自体大隐静脉旁路的 5 年通畅率高于人工血管,膝上动脉旁路术的通畅率比膝下旁路术高。其他影响通畅率的因素包括移植血管近端流入道和远端流出道的通畅性,血管炎症或动脉硬化等原始疾病的控制情况,避免外力压迫等局部移植血管的护理,以及血管移植术后抗凝抗血小板治疗等。

四、移植血管与腔内治疗

血管腔内治疗(endovascular therapy)不需要显露

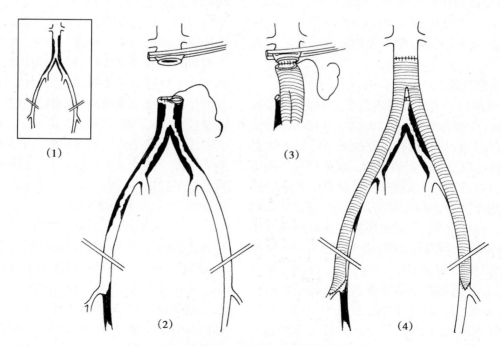

图 101-13 主动脉 - 双侧股动脉人工血管旁路术

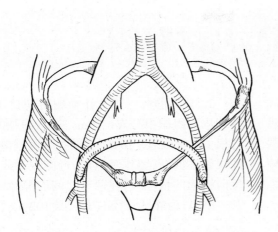

图 101-14　股动脉 - 股动脉人工血管旁路术

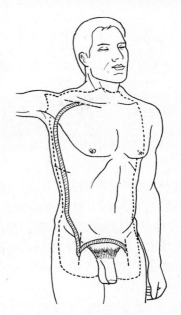

图 101-15　右腋动脉 - 右股动脉 -
左股动脉人工血管旁路术

解剖位置深和周围解剖关系复杂的血管,也避免了精细的血管吻合,减少了手术创伤和风险。目前多种血管外科疾病均可通过腔内介入技术进行治疗,如主动脉夹层、胸主动脉瘤、腹主动脉瘤、周围动脉瘤、动脉闭塞性疾病、血管损伤、动静脉瘘以及多种静脉性疾病。但是血管腔内治疗尚不能完全替代以人工

血管和血管吻合为基础的传统血管外科手术,如多平面多节段弥漫型的动脉硬化病变和累及重要分支血管的动脉扩张性病变等,通过血管旁路移植与血管腔内治疗相结合,杂交手术(hybrid technique)和序贯治疗已经成为处理复杂血管疾病的重要手段。

(唐　骁　符伟国)

第一○二章

内踝部大隐静脉切开术

大隐静脉是人体解剖变异最小、全身最长的浅静脉。该静脉经过内踝前方时位置表浅而恒定,静脉管腔粗大,弹性好,是静脉切开的常用部位。内踝部大隐静脉切开术是静脉穿刺不成功或不能保证输液速度病人的常用手术。

【适应证】

1. 严重脱水、重度外伤、大面积烧伤、大出血、休克等紧急情况,需要迅速补液输血而静脉穿刺不成功或不能保证输液速度的病人;

2. 在大手术时,静脉穿刺有困难或输注速度不良的病人。

【禁忌证】

1. 下腔静脉及下肢深静脉血栓形成的病人;

2. 下肢局部有感染灶的病人。

【术前准备】

1. 局部皮肤消毒;

2. 准备输液用具,备好各种不同口径的静脉导管,其中以硅胶管最佳。

【麻醉】

局麻

【体位】

仰卧位

【手术步骤】

1. 切口　在内踝的前上方 2cm 处,作一个与静脉走行方向垂直的切口,长约 1.5cm,切开皮肤。切皮时不要过分用力,以免切断静脉和隐神经(图 102-1)。

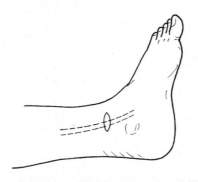

图 102-1　内踝静脉切开的切口

2. 分离静脉　用弯止血钳将切口下的大隐静脉从皮下组织中分离出 1cm 长,从静脉的深部引进二根 1 号丝线(图 102-2)。结扎静脉远侧端丝线,结扎线暂不剪断,留作牵引用,近侧端丝线暂不结扎。反向提起两根丝线,在两线之间的静脉壁上斜行剪开一小口,为静脉管径的 1/3(图 102-3)。

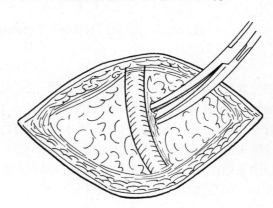

图 102-2　分离内踝静脉

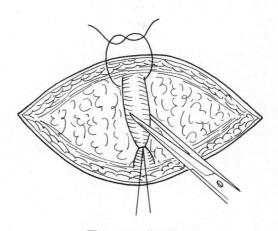

图 102-3　剪开静脉

3. 插管　左手提起远端结扎线,右手将粗细合适的已接好注射器(内有生理盐水)并排净空气的塑料管对准静脉切口,轻轻插入静脉腔内(图 102-4)。回抽见血后,缓慢注入生理盐水 2ml,结扎静脉近端丝线,将插入的塑料管固定。观察输液是否通畅、局部有无肿胀及血管有无穿破等现象,如有漏液,

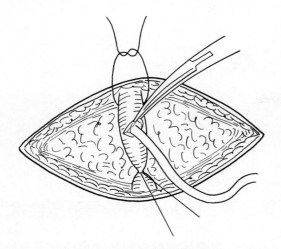

图 102-4　将输液管插入静脉内

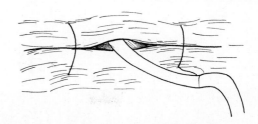

图 102-5　固定好输液导管

应加线结扎。一般导管插入深度约 10cm，小儿插入 3~5cm。插管时动作要轻巧，以免拉断静脉或将导管插入静脉管壁的夹层中。

4. 缝合切口，固定导管　间断缝合皮肤切口，用缝线将导管固定，以防脱落，无菌纱布覆盖，胶布固定（图 102-5）。

【术后处理】

1. 切口外的静脉导管应另用胶布妥善固定，对小儿和不合作患者宜用夹板将踝部固定，以防导管脱落；

2. 保持导管通肠，血管痉挛、导管腔内凝血等情况可造成管腔不通，可用 0.5% 普鲁卡因或肝素液冲洗；

3. 保持切口敷料干燥、清洁；

4. 局部插管一般不超过 1 周，以免导致静脉炎。发现切口红肿，及时拔管。

5. 术后 7 日拆除切口缝线。

（李　斌）

第一〇三章

周围动脉栓塞手术

动脉栓塞(artery embolization)是指栓子(embolism)从心脏或近心端动脉壁脱落,被血流推向远侧,阻塞动脉血流,导致组织、器官缺血,甚至死亡的病理过程。栓子脱落后常见的栓塞部位是下肢动脉分叉处。动脉栓塞是引起急性肢体缺血的主要病因之一。动脉栓塞起病急骤,发展迅速,威胁肢体存活及生命,早期诊断与治疗极其重要。

可引起动脉栓塞的栓子来源非常广泛,可以分为心源性和非心源性两大类。心源性栓子包括:房颤所致左心房血栓、心肌梗死所致附壁血栓、左房黏液瘤和感染性心内膜炎瓣膜赘生物、静脉栓子通过未闭的卵圆孔进入动脉循环的反常血栓等,其中房颤所致左心房血栓是最常见的栓子来源;非心源性包括:动脉瘤的附壁血栓、肿瘤瘤栓、羊水、脂肪、空气和医源性栓子如断裂的导管等,另有极少部分病例栓子来源不明。

急性动脉栓塞的临床表现取决于动脉阻塞的水平节段、重要侧支循环是否开放。临床表现主要是由于机体急性缺血所致,包括:无脉(pulselessness)、疼痛(pain)、苍白(pallor)、感觉异常(paresthesia)和运动障碍(paralysis),即"5P"征。

随着人类平均寿命的提高,社会老龄化趋势日益严重。急件动脉栓塞的发病率成倍增加。尽管随着 Fogarty 带囊取栓导管的问世极大地提高了手术的成功率,但对高危患者而言,仍有一定的死亡率和截肢率。动脉栓塞的病因治疗、缺血再灌注损伤的防治、进一步提高救肢率、降低死亡率是在治疗动脉栓塞疾病时需要重视的方面。

急性动脉栓塞的治疗以手术取栓为主。处理的原则是积极控制内科疾病,改善心脏功能,提高手术耐受力;及早手术,解除肢体缺血;术后密切观察,减少再灌注损伤对全身各脏器的影响。手术包括利用 Fogarty 带囊导管取栓和直接切开取栓两种方式。

第一节 Fogarty 带囊导管取栓术

Fogarty 带囊导管的应用极大地简化了取栓手术过程,提高了手术的成功率,降低了手术引起的创伤。Fogarty 导管取栓几乎可以应用在所有部位的动脉栓塞。手术过程简单的概括为:解剖显露相对表浅的动脉,插入 Fogarty 导管过栓塞部位,充盈球囊后回拉出栓子,检查近端喷血和远端回血,缝合血管。最常应用的术式是经股动脉 Fogarty 带囊导管取栓,适用于主动脉栓塞(主动脉骑跨栓)、髂动脉栓塞、股动脉栓塞、腘动脉栓塞和部分膝下动脉栓塞,本节以此为重点进行讲述。

一、经股动脉 Fogarty 带囊 导管取栓术

【解剖要点】

做好应用 Fogarty 导管取栓术的关键是掌握几个常用血管显露部位的解剖。对于下肢动脉栓塞,最常用的血管显露部位是股动脉分叉处。髂外动脉过腹股沟韧带后成为股总动脉,股总动脉的长度约为 4~6cm。股深动脉在腹股沟韧带下方约3~5cm 处发自股动脉的后外侧壁,股总动脉的主干移行为股浅动脉,为供应下肢血管的主干动脉。股动脉出收肌孔处移行为腘动脉,腘动脉过膝关节后分叉,在胫骨粗隆与腓骨头连线平面处分为胫前动脉和胫腓干,胫腓干再分出胫后动脉和腓动脉。栓子顺血流方向往远心段移动时往往阻塞在动脉分叉处,因此下肢最常见的血管栓塞部位为股动脉分叉处和腘动脉分叉处。对于下肢动脉的栓塞,通常只需要显露股动脉分叉处。通过股动脉切口,向远端可以取股动脉分叉处和腘动脉分叉处的血栓;向近心端可以取髂动脉分叉处和腹主动脉下段的血栓。

【适应证】

1. 早期取栓术　急性趾（指）动脉分支以上动脉栓塞。力争在发病 6~8 小时内取栓，是最佳手术时机。

2. 后期手术　超过上述时限，只要远端肢体未发生坏疽，病人一般情况尚可，抓紧时机尽早手术。

【禁忌证】

1. 受累肢体已坏疽。

2. 全身情况差，无法耐受手术。

3. 小动脉栓塞，影响远端肢体血供。

【手术前准备】

1. 术前心电图检查，了解患者心脏情况并尽可能改善心功能。

2. 术前血尿常规、肝肾功能等检查，了解重要脏器功能情况，以便在术后及时加以调整，预防储备较差的脏器发生功能障碍。

3. 术前电解质和血气分析，尽量纠正水电解质和酸碱平衡紊乱。纠正低血钾不宜过快，以防止下肢血流纠正后所致缺血再灌注损伤导致大量坏死组织和酸性代谢产物入血引起代谢性酸中毒和高钾血症。

4. 术前凝血功能检查，检查凝血酶原时间、出凝血时间、纤维蛋白原，了解患者的凝血功能状态。

5. 术前静脉推注肝素 20mg（2500U）或者低分子肝素 5000U 皮下注射以防止继发血栓形成和蔓延。

【手术步骤】

1. 体位、切口　采用平卧位，消毒范围应包括双足，以便在术中方便地触摸足背和胫后动脉搏动以判断取栓的效果。可选择腹股沟纵切口，优点是可以比较方便的上下延长；也可选择腹股沟韧带下缘平行切口，优点是对淋巴的损伤较少，术后愈合较快。

2. 暴露股动脉　切开皮肤、皮下组织，避免损伤大隐静脉主干，通常显露时首先看到蓝色的股深静脉，股动脉紧贴其外侧走形。打开股动脉鞘，显露股总动脉、股浅动脉和股深动脉，分别缠绕塑料带以控制血流，注意保护内侧的股深静脉和外侧的股神经。解剖股浅动脉时，注意避免损伤横跨其表面的隐神经。主动脉骑跨栓时需要做双侧股动脉的显露。

3. 近端动脉取栓　肝素化，通常是 1mg/kg 体重计算总量静脉注射。血管阻断钳阻断股浅和股深动脉，在股总动脉做横行切口（缝合切口后不易发生狭窄），放松股总动脉近端塑料带，以 5F Fogarty 导管向近端插入 40cm 左右进入腹主动脉，注入肝素

盐水充盈导管球囊。缓慢、持续、用力拉出导管。注意根据球囊的回拉阻力控制充盈球囊的力度。用血管钳自股动脉切开处取出血栓，重复上述过程，直至股动脉近端出现搏动性喷血，再次收紧塑料带，阻断近端动脉血流。

4. 远端动脉取栓术　放松股浅动脉阻断钳和塑料带，以 4F Fogarty 导管插入股浅动脉远端，充盈球囊回拉出血栓。当病变范围较广时，有时难以一次取尽血栓，可多次插入导管分次取出，直至远端动脉回血良好。当使用 4F 取栓导管无法取出血栓时，可插入 3F Fogarty 取栓导管至膝下动脉取栓。

5. 股深动脉取栓术　血管钳阻断股总和股浅动脉（这样可避免 Fogarty 导管再次进入股浅动脉）。放松股深动脉塑料带，向远端插入 4F Fogarty 导管约 20cm 左右，回拉取出血栓直至回血良好。对于股浅动脉取栓不畅者，应积极通过股深动脉取栓建立大腿血供，对挽救肢体有重要意义。

6. 远端动脉内灌注肝素生理盐水和尿激酶　在一支动脉取栓完成后阻断前，需要向远端灌注肝素生理盐水以避免阻断时继发性血栓形成。取栓结束后切口缝合前可向远端动脉灌注尿激酶 25 万~50 万 U，溶解残留在细小分支内或微循环内的血栓。

7. 对侧股动脉切开取栓　如为主动脉骑跨栓，或者为双侧髂股动脉栓塞，需要做双侧的股动脉切开取栓。对于单侧的髂股动脉取栓，在向近心端插入取栓导管时可将血栓推入腹主动脉下端从而冲入对侧髂动脉引起栓塞，因此，术中应注意对侧股动脉搏动情况，如搏动消失，也应做对侧的股动脉切开取栓。

8. 缝合股动脉　确认股总动脉近端喷血和股浅和股深动脉回血良好后可以缝合股动脉，阻断前再次用肝素生理盐水冲洗管腔，然后阻断股总、股浅和股深动脉。采用 6-0prolene 缝线，股动脉边距 1mm，针距 1mm，连续外翻缝合股动脉。缝合接近结束时松开缝线，放回血，冲出气体，然后收紧缝合打结。动脉重建后将最初静脉回流的血液放出 300~500ml，过滤后（cell saver 装置）再将红细胞输还患者，其余部分丢弃，可减少再灌注损伤对全身的影响。

9. 关闭切口　仔细止血，缝合股动脉鞘，伤口放置引流管，然后逐层关闭切口。

【术中注意事项】

1. 术中可遇到取栓后近端喷血差　此时应警惕：取栓导管是否插到血管夹层里，在动脉硬化病例

中尤其容易发生这种情况;怀疑引起下肢动脉缺血的原因是否为主动脉夹层,此时股动脉近端不能取出血栓或仅取出少量与缺血症状不符合的血栓,球囊拉出后短时间内喷血良好,稍后喷血即消失,流出鲜红色血;髂内动脉是否有"活塞样"血栓,此种情况为取出一些血栓后,即时有喷血,而后喷血消失,插入 Fogarty 导管,约至髂内动脉分叉处有阻力感,但不能取出血栓,近端喷血差,原因为髂内动脉血栓呈"活塞样",气囊通过髂总动脉、髂外动脉时,把血栓挤向髂内动脉远端,导管通过后,髂内动脉血栓又伸出来阻挡髂动脉血流。处理方法为直接进腹或经后腹膜途径控制腹主动该下端或髂动脉,然后取出髂内动脉血栓,有时甚至需行主 - 双股、腋 - 股或股 - 股旁路术,以解决下肢缺血。

2. Fogarty 导管的选择　髂股动脉取栓一般选用 5F 取栓导管,股腘动脉或腋肱动脉用 4F,股深动脉或胭动脉用 3F 或 4F,膝下动脉或尺动脉、桡动脉用 2F 或 3F。气囊过大易损伤血管内膜或引起血管夹层;过小导致血栓破碎,造成血栓无法取尽,同时可引起末梢动脉栓塞,加重肢体缺血。

3. 避免意外损伤　避免暴力取栓,取栓导管上表明的气囊容积在取栓过程中并非一成不变,根据阻力和血管直径不断调整;血管成角或弯曲影响取栓导管通过,可多次轻柔地试插管、改变关节角度、弯曲导管头端或旋转插管,警惕进入血管的导管长度和阻力,避免血管穿孔。血管穿孔常发生在动脉分叉处,轻柔插入导管是减少血管穿孔的有效手段。

4. 评价血栓残留　近端喷血佳、远端回血良好提示取栓充分,有时患者肢体侧枝循环不丰富,即使取尽血栓,回血也不理想,可通过以下方法评价:检查取出的血栓,血栓头圆润提示取栓完全,尖锐、破碎的血栓提示可能有血栓残留;患肢体检,远端动脉搏动恢复,皮温暖,皮色红,提示取栓完全。最理想的评估血栓残留的手段是进行术中动脉造影。具备条件的单位,可选择在 DSA 下进行取栓。取栓前造影明确栓塞的部位和程度,取栓完全后评价血栓是否取尽;对于胭动脉远端的栓塞,在 DSA 下可选用双腔取栓导管,在导丝的帮助下选择到膝下胫前、胫后和胭动脉内,尽可能恢复膝下大多数血管的通畅;对于不能通过取栓导管的血栓或者不能取出的血栓,可选择导管溶栓。常规动脉造影提示取栓后有30%~40% 残余栓子,比例虽高,但有相当部分是分支残留,对患肢血供影响不大。血管造影应结合临床表现综合评价,对影响肢体血供的残留血栓应采

取积极措施;对肢体血供和功能影响不大时,可不必强行取尽以免造成手术时间过长。

【术后处理】

1. 监测尿量,观察尿色,动态查尿有形成分的变化,观测有无肌红蛋白尿;应用利尿剂,帮助排出钾离子、代谢产物和减轻下肢水肿。

2. 查血气和电解质,纠正酸碱平衡紊乱和电解质失衡;查血常规、凝血和肝肾功能,适当应用保护肝肾功能的药物。

3. 术后皮下注射低分子肝素抗凝,口服阿司匹林抗血小板聚集;应用七叶皂甙钠、马栗种子提取物等药物改善下肢肿胀,防止出现骨筋膜室综合征。

4. 积极治疗引起栓塞的原发病,如房颤、心房黏液瘤、心肌梗死所致室壁瘤和恶性肿瘤等。

5. 对于明确栓子来源为房颤所致左心房血栓的患者,术后长期口服华法林抗凝,调整药量使 INR 在 2~3 之间,减少进一步的栓塞事件发生。

【并发症】

术中并发症:动脉穿孔、血管内膜撕脱、球囊破裂碎片栓塞、损伤性动静脉瘘等。

术后并发症:高钾血症、代谢性酸中毒、骨筋膜室综合征、肌红蛋白尿、肾功能衰竭等。

二、经胭动脉取栓术

因为胭动脉为相对远端动脉,一旦栓塞形成侧枝的能力较差,因此胭动脉栓塞的预后较髂股动脉栓塞差。对于许多老年人,可同时合并膝下糖尿病血管病变和下肢动脉硬化,更易发生下肢严重缺血,应积极手术取出胭动脉处血栓。对于大部分的胭动脉栓塞,可通过股动脉切开向远端插入 Fogarty 导管取栓。但是对于从股动脉切口无法将 Fogarty 导管插入至膝关节以下动脉时,强行插入可导致动脉损伤和夹层形成。此时可通过胭动脉入路取栓。临床上遇到部分患者腹股沟处有多次手术史瘢痕严重者,也可选择胭动脉入路。

【手术步骤】

在接近胫动脉起始部,游离胭动脉,切断结扎其周围静脉血管网,分开比目鱼肌,暴露胭动脉近端和分支动脉起始部,以塑料带阻断胭动脉近端和各分支。在直视下,向胭动脉近端插入 3F 或者 4F Fogarty 导管,取出胭动脉近端血栓至喷血良好,将 2F 或者 3F Fogarty 导管分别插入胭动脉分支内,取出血栓至远端回血良好,向远端血管床灌注稀肝素盐水和尿激酶后,6-0 Prolene 线连续外翻缝合胭动

脉壁,创口放置乳胶引流管一根,逐层关闭切口。

【注意事项】

　　腘动脉处取栓相比股动脉取栓更应易于操作,注意球囊充盈大小,过大易导致内膜撕脱,过小导致血栓残留,糖尿病和动脉硬化的老年病人,更易发生内膜撕脱、夹层等并发症,术后继发血栓形成,加重肢体缺血。有时腘动脉分支有闭塞,导管不能插至踝关节处,则不必强求,以免造成血管穿孔等严重并发症,腘动脉分支中如能取通 1~2 支,对恢复膝下动脉血供、挽救肢体至关重要。

三、经肱动脉取栓术

　　上肢动脉栓塞是急性手缺血的重要原因。由于解剖的关系,仅 17% 的栓子引起上肢动脉栓塞。大部分上肢动脉栓塞发生在动脉分叉处,如肱动脉起始部或肱动脉分出桡动脉和尺动脉处。

【手术步骤】

　　做上臂中下 1/3 肘内侧直切口或者肘横纹内侧直切口,也可做平行肘窝皮纹的横切开。在肱二头肌内侧打开血管鞘,暴露肱动脉,避免损伤贵要静脉、肘正中静脉和正中神经,必要时可取"S"形切口超过肘关节。切断肱二头肌腱膜,暴露桡动脉、尺动脉起始部,绕以塑料带控制血流。放松近端塑料带,以 4F Fogarty 导管向近端肱动脉插入,一直插至有阻力感并超过此阻力时,注入肝素盐水充盈球囊,缓慢、持续、拉出导管,用血管钳自肱动脉切口取出血栓;重复上述过程,直至肱动脉近端出搏动性喷血,再次收紧塑料带,阻断近端肱动脉血流。放松肱动脉远端塑料带,以 3F 或 4F Fogarty 导管插入肱动脉远端至腕关节,取出桡动脉和(或)尺动脉血栓,直至远端动脉回血良好;有时导管不能插至腕关节而手缺血严重,可直接暴露腕部桡动脉或尺动脉切开取栓。放松肱动脉近端塑料带,如肱动脉喷血佳,再次阻断,以肝素盐水冲洗管腔后,7-0 prolene 线,连续外翻缝合肱动脉。仔细止血,切口置乳胶引流一根,逐层关闭切口。

【注意事项】

　　上肢动脉栓塞时,因不能触及肱动脉搏动,显露肱动脉主要依靠解剖定位。可以先找到肱二头肌腱,在其内侧寻找肱动脉。因肱动脉紧贴正中神经,术中应注意保护避免损伤。因上肢动脉管径较细,容易发生血管痉挛,有时在取栓完成后仍不能触及桡尺动脉搏动。这时,可根据近端喷血、远端回血情况和上肢末梢皮色皮温改善做判断取栓是否成功。

第二节　动脉切开取栓手术（经股、经腹）

　　自从 Fogarty 导管问世以来,绝大部分的腹主动脉下端、髂动脉和下肢动脉栓塞可以通过 Fogarty 导管取栓。但是当存在以下情况时需要应用常规的动脉切开取栓:①所在单位无法及时获得 Fogarty 导管;②应用 Fogarty 导管无法取尽血栓;③髂内动脉"活塞样"栓塞;④伴有动脉硬化病变患者取栓时斑块部分脱离。

一、经腹主动脉切开取栓手术

【解剖要点】

　　对于腹主动脉下端的骑跨性栓塞,需要显露、游离和控制腹主动脉下端和双侧髂总动脉。双侧的输尿管跨过髂总动脉汇入到膀胱,术中分离时要注意保护。在腹主动脉分叉、髂动脉前缘,有属于交感神经的骶前神经和属于副交感神经的盆内脏神经,控制男性的性功能,术中分离时亦要注意保护。

【手术前准备】

　　手术前的准备工作基本同应用 Fogarty 导管经股动脉取栓。但是腹主动脉骑跨栓等病变对患者全身血流动力学的影响较大,术前双下肢可出现严重的组织坏死和代谢性酸中毒,术后缺血再灌注损伤可引起大量的肌红蛋白、毒素回到体循环和高钾血症。因此,术前对全身情况的评估应更加全面,积极纠正酸碱和水电解质平衡紊乱。但也不能只顾纠正上述紊乱而延误手术时机,否则缺血时间延长会加重术后再灌注损伤的程度。

【手术步骤】

　　1. 体位、切口　仰卧位。整个腹部、腹股沟部和双侧大腿至膝关节稍下处皮肤,均应消毒。常规选择腹部正中切口,显露较为充分。

　　2. 显露控制腹主动脉下端和双侧髂动脉　进腹后,用纱布垫分别将横结肠推向上方,将小肠推向右方,以显露腹主动脉下段及其分叉处。沿主动脉及双侧髂动脉切开后腹膜,观察及扪诊确定栓塞的部位及范围。在血栓阻塞近端,动脉搏动明显增强;从栓塞部位开始,搏动即突然消失。栓塞处可触及动脉膨大、发硬、管壁呈紫红色。阻塞远端的动脉往往因痉挛、缺少血流的充盈而变细。探查时,手法要轻柔温和,以免栓子脱落栓塞远端动脉。明确栓塞部位后,先稍分离双侧髂总动脉的远段,塑料带控制,然后再栓塞的远端放置血管阻断钳阻断,以防血栓脱落导致远端动脉栓塞。再游离栓塞部位上缘的的腹主动脉,塑料带控制,并放置主动脉钳,暂不阻断。如无合适的主动脉钳,可将纱布带绕双圈拉紧止血。

3. 切开动脉、取栓 栓塞部位近端腹主动脉阻断后,分叉处上方纵行切开腹主动脉前壁约2cm长,栓子的主体即从切口中突出,可用血管镊将其取出。再用手指先在一侧髂总动脉向上挤压,后在对侧挤压,将腹主分叉以下的栓子从切口中挤出。如未能将血栓完全挤出,可同时用双手从下而上缓慢挤压,较坚韧的栓子,可被整块挤出。交替开放阻断左、右髂总动脉的血管钳,利用逆行血流冲出剩余的碎血栓块,并检查远侧动脉是否通畅。如果髂总动脉回血冲出迅速,表示血栓已安全清除。如回血缓慢,表明远端可能尚有残留血栓,此时应先阻断髂内动脉,然后用管径匹配的塑料吸引管从腹主动脉切口插入至髂外动脉远端,吸出遗留的血栓块。如仍不通畅,则需于该侧股动脉处另作切口。先用手指沿股动脉从下而上挤出血栓块,并用注射器针头插入股动脉内用生理盐水或淡肝素液逆行冲洗;必要时,切开股动脉,用吸引管吸引。

4. 缝合动脉 确认血栓取尽后,用肝素生理盐水冲洗切口。用3-0Prolene缝线连续缝合腹主动脉切口。在接近缝合完全时(剩余2~3针时),松开双侧髂总动脉的血管阻断钳,放回血;然后松开近端腹主动脉阻断钳,近端喷血,使动脉内充满血液、排出气体。然后继续缝完并打结,再慢慢松开腹主动脉上的阻断钳。如切口尚有渗血,一般用干纱布轻压几分钟即可止血,必要时加作1~2针间断缝合。

5. 检查远端动脉血运 放松主动脉钳后,检查双侧髂动脉、股动脉和腘动脉的搏动。如股动脉搏动扪及不清,须在关闭腹腔前探查股动脉,将其切开后用吸引管吸引。下肢恢复血供后,腘动脉的搏动常于短时间内恢复。足背和胫后动脉搏动的恢复常需要一段较长的时间,可通过观察足部的皮色皮温和静脉充盈情况判断远端血供情况。

6. 关腹 关腹之前需要重建后腹膜,以保护腹主动脉缝合处,恢复原来后腹膜对腹腔脏器的分隔。

然后彻底止血,逐层缝合腹壁。

【术中注意事项】

术中如遇到腹主动脉分叉处有明显的内膜斑块形成,可一并施行内膜剥脱术。因髂静脉紧贴于髂动脉后缘,输尿管横跨髂动脉上缘,分离显露时注意保护,避免损伤。

【术后处理】

1. 术后心电监护、吸氧,密切注射生命体征变化,有条件时可于外科重症监护室观察治疗至平稳。

2. 监测尿量,观察尿色,动态查尿有形成分的变化,观测有无肌红蛋白尿。

3. 勤查血气和电解质,观察有无酸碱平衡紊乱和电解质失衡。主动脉骑跨栓术后常有严重的代谢性酸中毒和高钾血症。如血钾通过利尿、纠酸、促进向细胞内转移和口服降钾树脂等措施后仍不能得到有效控制,可早期进行床旁血透或者超滤,在降低血钾的同时可滤出血液内大量回吸收的毒素,有助于内稳态的恢复。

4. 动态查血常规、凝血和肝肾功能。因术后大量毒素入血,患者可出现明显的肝肾功能损害,严重时影响凝血功能。术后在利尿的同时注意水化,做到"多进多出",帮助毒素排出。术后适当应用保护肝功能的药物,避免使用对肝肾功能毒性大的药物。

5. 其余治疗原则同上一节"Fogarty 带囊导管取栓"。

二、经股动脉切开取栓术

目前大部分的下肢动脉栓塞通过 Fogarty 导管取栓,已较少做单纯的股动脉切开取栓。如术前能证实栓塞仅位于股动脉分叉,可行经股动脉切开取栓。术前的准备工作和术后的处理同经股动脉 Fogarty 导管取栓。手术同样采用腹股沟的纵行切口或者平行腹股沟韧带切口,显露股总、股深和股浅动脉,塑料带控制。为了能更好的取出血栓,此时应稍扩大股动脉切口(相对应用 Fogarty 导管取栓)。切开后将切口下面的血栓用血管镊子直接取出,切口近端残余的血栓可通过松开阻断钳借助喷血的力量将其冲出,远端可通过插入吸引器吸出。

(王利新 符伟国)

第一〇四章

周围动脉瘤切除手术

第一节　股动脉瘤和腘动脉瘤切除手术

【定义与自然病程】

累及股腘动脉节段的动脉瘤是最常见的外周动脉瘤。然而,对于此类病变的理想处理方法的争论还在持续,尤其是那些发现时无症状的动脉瘤。自然病程数据包括无症状的动脉瘤,尤其是当它们还小的时候。一般规定,与预期正常动脉直径比较,局部动脉直径增大至少50%以上时为动脉瘤,实践中由于正常动脉直径随着年龄和性别而变化,小动脉瘤的诊断并不清楚。此外,扩张范围和附壁血栓的存在可能影响此类病变的自然病程。

组织学检查方面,真性动脉瘤表现为所有三层动脉壁扩张,最好认为是退行性动脉瘤。与之相比,假性动脉瘤壁不包含所有三个微观层次,搏动性肿块是外伤、感染或动脉吻合口破裂引起动脉壁机械性断裂的结果。多数腘动脉瘤是真性或退行性动脉瘤,然而临床实践中遇到的多数股动脉瘤是假性动脉瘤。

累及股腘动脉的真性动脉瘤与对侧肢体或其他动脉节段的动脉疾病有重要联系。例如,约三分之一到一半的股动脉瘤和腘动脉瘤患者会发现累及肾下主髂动脉节段的动脉瘤。相反地,累及主髂动脉节段的动脉瘤患者也更可能发现股动脉瘤和腘动脉瘤,这一发现要求仔细评估此类患者的相关动脉瘤。

退行性股动脉瘤的自然病程并不清楚,这是由于此类动脉瘤是罕见病变,通常仅当它们出现症状或因为其他目的在影像学检查中偶尔发现才会引起注意。此类动脉瘤被认为是相对良性的病变,很少破裂,但是它们是栓塞物质的来源,偶尔会威胁肢体。然而当它们长大时,它们可能与腿肿胀或因压迫邻近股静脉或股神经刺激的疼痛有关。相反地,股动脉假性动脉瘤更为常见,由于它们扩张、破裂、血栓或栓塞的倾向,也被认为会威胁肢体。相对比,腘动脉瘤通常是退行性动脉瘤,很少破裂。然而,在30%~40%的患者中由于动脉瘤血栓形成或源于动脉瘤的栓子闭塞远端动脉流出道,它们与威胁肢体的缺血有关。此倾向被认为与腘动脉瘤的大小无关,而仅与其存在与否有关。大的腘动脉瘤由于其肿块效应也会引起疼痛或水肿,重要的是手术策略的制定。

【诊断】

如果高度怀疑,股动脉瘤和腘动脉瘤的诊断常常基于仔细的病史和体格检查。由于腘动脉被小腿肌肉包裹,腘动脉瘤的诊断常常比股动脉瘤更加困难,尤其是当患者肥胖时。然而,在腹股沟或腘窝发现大的搏动性肿块,尤其是当患者已知有主髂动脉瘤时,需要客观影像来评估股腘动脉。有时,囊性病变传导动脉搏动,例如腹股沟淋巴囊肿或腘窝Baker囊肿,可能误以为动脉瘤。诊断通常由影像学检查确定,并用来测量动脉瘤的尺寸和范围。超声检查是最有用的初步影像学手段,而磁共振(MR)和计算机轴向断层扫描(CAT)也是确定动脉瘤尺寸和范围的有用方法。由于动脉造影能显示有关流入道和流出道的闭塞性病变,在制定外科治疗计划时有用;然而由于动脉瘤腔内存在附壁血栓,在确定动脉瘤尺寸时作用有限。尤其是存在多发性动脉瘤或广泛动脉扩张时,为了制定有效的手术策略,估计需要修复的受累动脉节段的范围很重要。局部病变可以从某节段进入,与需要股腘动脉旁路术的广泛弥散病变相比,可以用较短的动脉移植物。对于后者,也需要修复同时存在的股动脉瘤和腘动脉瘤。

【治疗原则】

治疗股动脉瘤和腘动脉瘤的四项基本原则是:

1. 消灭作为栓塞物质潜在来源或者破裂出血来源的动脉瘤。

2. 当动脉瘤大而且压迫其他结构时,消灭肿块效应。

3. 持久地维持远端血供。

4. 将复发风险降至最低。

存在多发性动脉瘤时,决定同时治疗还是分节段治疗取决于威胁最大病变的优先权,病变范围和患者条件。总之,如果解剖允许,从有症状或威胁最大的病变开始分节段治疗较好。修复股动脉瘤和腘动脉瘤的重建手术远期成功的其他重要因素有移植物材料的选择、所需旁路移植物的长度和远端流出道血管床的状态。总之,最好选择短段移植物,腘动脉区域足够的自体隐静脉较合适,股动脉部位短段人工血管较合适。

【手术指征】

无论何种病因,一切有症状的股动脉瘤都需要治疗已成为共识。表现为威胁肢体的缺血、出血或局部疼痛、压迫症状的患者需要立即修复手术。无症状真性股动脉瘤的干预指征有些争议,这是由于此类病变的自然病程被认为相对良性。多数人会同意超过 2.5cm 或者系列影像学检查显示逐渐增大的无症状真性股动脉瘤,都应该修复,尤其是当患者有合理的预期寿命而成为良好的外科手术候选人。小的无症状股动脉瘤必须要修复,旨在为远端旁路术修复腘动脉瘤提供平台。相似地,当近端旁路移植物置于股动脉瘤患者的股动脉区域,股动脉瘤需要修复,这是由于若将移植物肢体直接植到成瘤股动脉上,可能出现吻合口假性动脉瘤。与之相比,股动脉假性动脉瘤,尤其是现吻合口假性动脉瘤,可能更具威胁,无论是否存在症状,除非患者外科风险较高且预期寿命有限,理应采用更主动的方法处理此类病变。

一切有症状的腘动脉瘤都应迅速治疗,尤其是那些表现为威胁肢体缺血的患者。由于约 40% 的患者中腘动脉瘤与威胁肢体的缺血有关,其中约半数最终失去肢体,对于大的腘动脉瘤,一致意见是当诊断明确时有指征修复。然而更具争议的是小的腘动脉瘤的修复。虽然因腘动脉瘤引起并发症的发病率与动脉瘤的大小无关,尺寸大于 2cm、存在腔内血栓和动脉畸形被认为是与最终血栓有关的因素,是修复术的争论要点,尤其是当病变局限时。

【术前评估】

由于此类患者年老且常常有多种相关伴发病,术前必须进行仔细的医学评估。如前所述,需要主髂动脉节段的影像学检查来定位此处动脉瘤并允许优先治疗。由于已证明冠状动脉疾病与动脉瘤之间的关系,应优先用应激试验或心导管术评估心脏。

理想地,术前也应特别考虑使已有的肾和肺疾病达到最佳状态。

建议术前血管造影,能说明受累动脉瘤范围和有关闭塞性疾病范围,充分计划重建术。血管造影其他优势在于可以应用辅助溶栓治疗,某些人提倡在急性流出道或动脉瘤血栓时打开流出道血管床。当血栓形成不久时,这方法最有效,其应用需要认真判断,尤其是在严重缺血时。由于动脉瘤含血栓容量,尤其当容量大时,与单独的闭塞性疾病相比,溶栓需要更长时间。

虽然某些股动脉瘤和腘动脉瘤建议以腔内血管技术治疗,考虑到腔内血管技术的现状,此类病变最好以开放手术技术治疗。股动脉和腘动脉需要随着髋和膝运动分别大幅度地屈曲和伸展,目前支架型人工血管不能很好适应这些要求。此外,开放外科手术并不要求侵入任何体腔,多数患者都可以很好耐受。

【手术方案】

某些导管介入手术引起小的股动脉假性动脉瘤,可以在影像学诊断时成功处理,用双工超声引导压迫诱发假性动脉瘤血栓形成而不完全闭塞动脉本身。此方法的加强可以辅助应用双工超声引导将凝血酶直接注入假性动脉瘤加速血栓形成。当动脉穿刺的管道和动脉缺损本身小,上述方法最成功。当动脉缺损大,由于血栓栓塞风险,开放外科手术直接闭合动脉缺损较合适,采用一期修复还是补片血管成形术取决于缺损范围(图 104-1)。开放修复术的优势是可以解除大血肿的压迫,如果预期长期抗凝,还应放置引流。

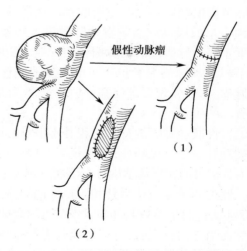

图 104-1　按照动脉缺损范围一期缝合
(1)实处补片血管成形术;(2)修复股总动脉假性动脉瘤

局限的真性股动脉瘤可以用何种技术处理,取决于动脉瘤和相关闭塞性疾病的范围。此类手术通常经股动脉上方纵切口。纵切口向内侧成角约20度便于显露股深动脉,当向远端解剖时特别有用。对于局限于股总动脉的动脉瘤,间置短移植物就足够,也可以作为股腘旁路移植物的近端吻合口或主股旁路移植物的远端吻合口。对于范围更广累及股总动脉分叉的动脉瘤(Ⅱ型),近端股深动脉或股浅动脉,笔者倾向于股总股深动脉旁路,并用移植物跳跃至股浅动脉。另一种有用的选择是重新将股深动脉或股浅动脉与间置移植物吻合,如果局部几何学结构适合这种方法(图104-2)。某些人建议股深动脉或股浅动脉形成共同开口,作为间置移植物的流出道,但是可能有困难并且费时,尤其是当动脉有闭塞性疾病时。由于人工移植物材料在股动脉处功能良好,而且与股动脉尺寸匹配,因此适用,除非局部感染需要使用自体静脉材料。

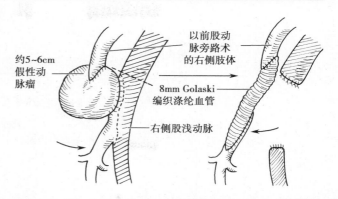

图104-3　股动脉吻合口假性动脉重建术,当股浅动脉慢性闭塞,可以保留股深动脉流入道

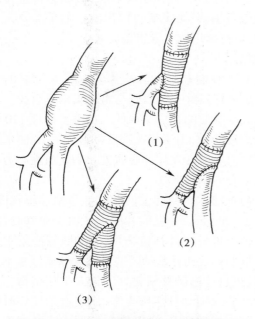

图104-2　股总动脉瘤修复术多种重建方法
(1)间置人工血管至股浅动脉,将股深动脉移植到移植物上;(2)间置人工血管至股深动脉,将股浅动脉移植到移植物上;(3)间置人工血管至股深动脉,人工血管(跳跃)吻合到股浅动脉上

吻合口假性动脉瘤可以用相似的重建术处理,重点在于保留进入股深动脉的动脉血流和缝合足够多非动脉瘤动脉组织(图104-3)。对于感染性吻合口假性动脉瘤的特殊病例,一般应切除感染移植物材料、建立解剖外旁路或者自体重建术。

影响腘动脉瘤修复入路的技术因素包括累及动脉范围和动脉瘤尺寸。笔者偏向于将患者置于仰卧位后的内侧入路,由于此方法在处理广泛、大或多个动脉瘤时具有灵活性。大隐静脉和股动脉入路得以保留。内侧入路的其他优势在于允许解剖内侧肌肉组织以完全显露腘动脉,当大腘动脉瘤需要切开以消灭侧支流入道或者可以清除附壁血栓以解除压迫,这一特征偶尔有用。然后可以修复半膜肌,半腱肌和腓肠肌腱,对膝关节稳定性的负面影响可以忽略不计(图104-4)。腘动脉后入路可以为局限的腘动脉瘤提供绝佳的显露,但是术中患者应仰卧(图104-5)。而且无法经股动脉或浅动脉入路,麻醉中患者体位不重新摆放要取大隐静脉有困难。小隐静脉可以备用,但是通常口径小于大隐静脉。

对于小的、局限的腘动脉瘤,结扎动脉瘤近端和远端以消灭动脉瘤栓塞可能。用短的隐静脉旁路绕过动脉瘤可以重新建立远端灌注,通常用倒置静脉移植物,在腓肠肌腱内侧头深面作解剖位隧道。近端常常作端侧吻合,而远端常常作端端吻合,取决于局部血管几何学结构(图104-6)。大的腘动脉瘤,在清除附壁血栓后,有足够空间可以在动脉瘤腔内间置移植物,其形式与腹主动脉瘤修复技术相似。对于累及股浅动脉的更广泛的动脉瘤,需要从股总动脉建立长的隐静脉旁路。这可以根据静脉和动脉尺寸采用原位或倒置静脉移植物技术。如果自体移植物材料无法取得,人工材料可以作为第二选择。移植物应尽可能短,与隔离动脉瘤节段的目的一致。目前笔者的做法是术中连续动脉造影,在关闭腿部切口前发现与重建术有关可纠正的问题。远端广泛血栓栓塞需要偶然地术中取栓或溶栓治疗。

【术后处理】

股动脉瘤和腘动脉瘤修复术后,术后不常规抗

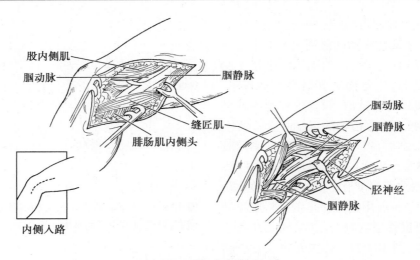

图 104-4　腘动脉内侧入路

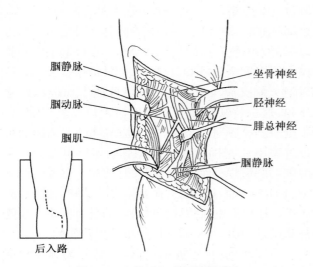

图 104-5　从后入路显露腘动脉

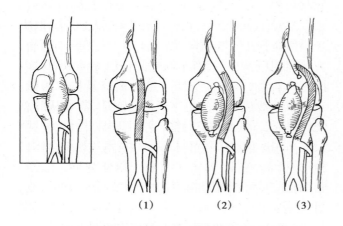

图 104-6　腘动脉修复术的多种形式

(1) 在大腘动脉瘤内间置移植物;(2) 如果移植民动脉尺寸相符,则结扎动脉瘤;(3) 结扎动脉瘤并以端侧吻合建立旁路,用于移植物与动脉尺寸不相符时

凝,术后第一天鼓励患者下床活动。当患者不积极走动时,应鼓励抬高患肢以减轻术后水肿。当患者可以走动而且充分控制疼痛后,假如伤口愈合满意而且未置引流,则患者可以出院。如果需要人工移植物,应持续用抗生素直至去除引流。

【并发症】

股动脉瘤和腘动脉瘤修复术后并发症的特征是与患者伴发症有关以及与重建术本身有关。择期真性股动脉瘤的死亡率很低。在笔者处理 110 例腘动脉瘤经验中,由于相关冠状动脉疾病,8 例术后早期死亡由心脏并发症如心肌梗死和充血性心力衰竭导致的有 6 例(75%)。

与重建术本身有关的并发症包括移植物闭塞、截肢、出血、伤口并发症和感染。由于血管管径大,流出道条件好以及移植物短,股动脉瘤修复术后很少有早期和晚期移植物闭塞。腘动脉瘤修复术后通畅率,短自体静脉移植物好于长人工移植物。考虑股动脉瘤或腘动脉瘤修复术,流出道条件好时择期手术肢体挽救率高,动脉瘤血栓形成或远端栓塞导致急性肢体缺血需要急诊手术时肢体挽救率低。

据报道有一种腘动脉瘤修复术并发症发生率增加,即动脉瘤经结扎加旁路术后仍逐渐扩张。此并发症的原因是膝部侧支返流充盈,或者较少见地,远端动脉瘤腔不能充分结扎造成返流灌注,动脉瘤受到持续压力。因此,笔者倾向于在腘动脉瘤修复时,结扎所有灌注小动脉瘤腔的大侧支血管。对于大腘动脉瘤,动脉瘤减压时,清除附壁血栓后在动脉瘤腔内完成此操作更容易。

(石赟　符伟国)

第二节　内脏动脉瘤手术

内脏动脉瘤是指腹主动脉所属各内脏动脉及其分支所产生的动脉瘤。内脏动脉瘤的发生率约占人群的0.2%，未破裂时内脏动脉瘤的总死亡率为8.5%，而瘤体破裂的死亡率高达70%~80%，按其发生频率依次为脾动脉瘤(占60%)，肝动脉瘤(占20%)，肠系膜上动脉瘤(占3.5%)，腹腔动脉瘤(占4%)，尚有肾动脉瘤，胃及胃网膜动脉瘤、肠系膜下动脉瘤。内脏动脉瘤病因多为动脉硬化、感染、先天发育不良、创伤等，一般临床症状隐匿，多在其他疾病的检查中偶然发现，但部分患者以破裂为首发症状，据统计22%的内脏动脉瘤表现为外科急腹症而急诊手术治疗。

一、脾动脉瘤手术

脾动脉瘤多发于脾动脉远端1/3及近脾门处，此型约占78%，包括部分位于脾实质中的动脉瘤，位于脾动脉近端及中1/3者相对较少。因此，依照脾动脉瘤与脾动脉主干的关系将其分为3型：近脾门型、远离脾门型及中间型，以前者最常见。

脾动脉瘤常见的原因有妊娠、动脉粥样硬化、中层纤维结构异常、门静脉高压症、外伤、炎症等。

【临床表现】

脾动脉瘤的临床表现，因多数无症状，故早期诊断较为困难，少数患者表现为左上腹或中上腹部不适乃至钝痛。瘤体破裂可有先驱症状：间歇性的左季肋区或左上腹部的疼痛，偶感左肩背部放射性疼痛，还可伴有Kehr征。脾动脉瘤以破裂为首发症状时，部分患者可直接破入腹腔内引起失血性休克。有时可表现为"二次破裂"现象，即脾动脉瘤破入小网膜囊，此时有晕厥、低血压、季肋部疼痛，当血块充满小网膜囊后，破裂口因填塞作用而止血。当血凝块从winslow孔脱出后，血液流入腹膜腔，此时患者腹痛突然加剧，并可因血液沿右结肠旁沟流向右下腹部而出现该区疼痛，并出现低血压、失血性休克，腹腔穿刺可以抽到不凝固血液。动脉瘤如破入消化道可引起消化道出血，并出现明显贫血，甚至休克。

在体征方面，查体有时可扪及肿大的脾脏，瘤体较大时可于左上腹触及搏动性肿块，左上腹部可闻及血管杂音。在伴有门脉高压症的病例，可扪及肿大的脾脏，伴有胰腺炎时，有时可触及胰腺假性囊肿的囊性包块。急性破裂时临床上表现出腹腔内出血及失血性休克的体征。

【诊断】

主要靠各种影像学方法，如腰部X线平片。约58%~72%的脾动脉瘤伴有钙化，腹部平片常可发现左上腹部曲线形或环状不透亮区域的钙化灶。彩色超声多普勒检查，可显示瘤体的大小、破裂和瘤体内血流的变化情况。腹部CT扫描可了解动脉瘤的大小、与周围脏器关系等，可对动脉瘤的成因提供一些依据。选择性腹腔动脉造影，可确切了解脾动脉瘤的部位、大小、范围及与邻近器官的关系，并可了解脾动脉瘤是单发或多发、脾内型或脾外型以及是否合并其他部位内脏动脉瘤，是术前诊断及制定手术方案的最重要手段。

【手术适应证】

1. 症状明显，伴有急剧左上腹疼痛的患者，疑有破裂先兆或腹腔内出血者，应急诊手术。

2. 育龄期患者应在怀孕前择期手术。孕妇即使无症状，一经确诊，应尽早择期手术。

3. 动脉瘤一经诊断且直径>20mm，只要病人周身状况允许应手术治疗。

4. 脾动脉瘤逐渐增大者，应尽早手术。

【手术步骤】

1. 麻醉　全身麻醉。

2. 体位　仰卧位，左腰背下垫枕。

3. 切口　左肋缘下斜切口或左上腹L形切口。

4. 如瘤体靠近腹腔动脉侧，远离胰腺时，可切除瘤体，移植血管重建脾动脉。

5. 如瘤体紧靠胰腺，则行脾动脉瘤远、近端动脉结扎术。脾脏是血供十分丰富的器官，有很广泛的侧支循环，结扎脾动脉不会引起脾脏缺血、坏死。胃短动脉和胃网膜左动脉是最主要的侧支血管，手术时需要保留。

6. 脾动脉破入脾静脉形成脾动静脉瘘，造成肠系膜窃血综合征，或门静脉高压症食管下端静脉破裂出血，脾动脉瘤破入胃、结肠时，手术方式应同时处理继发病变，行胃、结肠部分切除；破入胰腺及主胰管可合并切除部分胰腺；急慢性胰腺炎时应同时处理胰腺病变及血管病，肝移植术中发现的脾动脉瘤应同时切除。

妊娠时，对多产及高血压、动脉纤维发育不良等病史阳性孕妇应加强监护与检查。脾动脉瘤小者，可继续妊娠并住院观察，适时选择剖宫产分娩，并同时处理脾动脉瘤；瘤体大时，应果断中止妊娠。育龄妇女检查发现脾动脉瘤者，应尽可能妊娠前择期手术切除。

【保脾技术】

由于脾脏的重要免疫功能，手术时应尽可能保全脾脏，这对于儿童及肝移植术后免疫抑制使用者尤为重要。脾脏的双重血液循环通路是保留性脾手术的关键与基础。脾动脉切断后亦可对端吻合或自体血管移植脾动脉重建。由于脾动脉是胰体尾的重要血供来源、游离脾动脉瘤体时应防止胰腺缺血。保留脾脏者，术中应仔细确认脾脏血运无障碍，有异常时应及时检查补救，切不可勉强保脾。保留的脾脏应定期复查超声，CT 或核素扫描，以判断脾功能状况。

【手术并发症】

1. 腹腔内出血，术中损伤血管或处理不当引起；

2. 胸腔积液、膈下脓肿、肺不张、肺炎，为术后发热的常见原因，是膈下广泛被剥离、呼吸受限制等引起；

3. 血小板增多症、血管栓塞，是脾切除引起，血小板一般在 1~3 周内恢复正常，早期应用小剂量阿司匹林可预防血管栓塞；

4. 难治性血小板减少症，认为是脾切除后副脾增生肥大引起；

5. 脾热，一般为 38.5℃ ~39℃，多在 1 个月内自行消退，症状明显者可口服非甾体抗炎药物；

6. 水、电解质平衡紊乱，多见于大出血而失血性休克的病人。

【介入治疗】

近年来，介入医学的发展日新月异，为脾动脉瘤提供新的治疗手段。大量临床报告证实，动脉栓塞是择期处理脾动脉瘤的有效方法，成功率达 85%，尤其适用于无法耐受手术者或高危患者。栓塞疗法的基本原理是将动脉瘤的供血通道加以阻断，导致瘤腔内血栓形成并机化。一般采用 Seldinger 插管法。常用钢圈作为栓塞物，栓塞的部位应尽量靠近脾动脉瘤。对破裂性脾动脉瘤，脾动脉栓塞术能达到紧急止血的目的，并可为择期手术创造条件。一般瘤体近端脾动脉干 <7mm 时，先用直径 8mm 钢圈栓塞，如能成功停留于近端主干，再加一至二枚完全栓塞主干。如钢圈不能停留而入瘤腔或其远端，可用 3~5mm 钢圈数枚，栓塞脾门动脉。因介入栓塞需在放射透视下进行，故不宜用于孕妇。亦可应用内支架支撑于脾动脉瘤的近远端动脉，以达到动脉瘤与动脉血流隔绝的目的。此方法手术创伤小，免

于开腹，又可以保留脾脏的血运，具有广阔的发展前景。

手术禁忌证：全身感染、脓毒血症，可引起脾脓肿；全身衰竭、严重出血倾向者；碘剂过敏者；孕妇。

手术并发症：发热；脾脓肿；脾梗塞；左侧胸腔积液、肺炎；栓塞剂反流入其他脏器引起梗死，如胰腺炎；损伤动脉内膜形成假性动脉瘤等。

【腹腔镜手术】

在左锁骨中线上和脐下各置 10mm 套管，在中上腹和左上腹外侧各置 5.5mm 套管。电凝钩打开胃大弯侧网膜组织，进入胃后区小腹膜腔，见一扭曲而明显扩大的脾动脉瘤自胰腺上缘凸凹，确切游离后双重结扎和贯穿缝扎。动脉结扎按改良型 Roeder 方法，即用缝线绕过动脉后将线的两端提出套管外，采用腔外打结法，收紧缝线完成结扎、可再加贯穿缝扎，在两缝线之间切开动脉。术后影像学检查确定动脉瘤无血流，无并发症发生。Makoto 等人于 1993 年首次应用腹腔镜对脾动脉瘤进行结扎。适于脾动脉明显扭曲且突出于胰腺的患者，术后效果良好。国内亦有应用腹腔镜治疗脾动脉瘤的报道。

禁忌证：血流动力学不稳定，不能耐受二氧化碳气腹者；积血或胀气不能再做气腹者；有多次腹部手术者，腹腔粘连严重者；有颅内压增高表现者。

并发症：操作器械机械性损伤；出血；气体栓塞；膈下感染、脓肿；急性胰腺炎；肺炎、肺不张等；下肢深静脉血栓及并发肺栓塞。

二、肝动脉瘤手术

肝动脉瘤发病率在内脏动脉瘤中居第二位，约占所有内脏动脉瘤的 20%，患者者高发年龄为 50~70 岁，男女之比为 2∶1，常为孤立性。肝外型 80%，其中累及肝总动脉占 63%，肝右动脉占 28%，肝左动脉占 5%，肝左、右动脉均累及的约占 4%。肝内型占 20%，以右侧最为多见。

肝动脉瘤的病因有，动脉粥样硬化、动脉中层退行性改变、创伤、炎症等。肝动脉瘤的临床表现，在症状方面是隐匿的，有时出现右上腹部隐痛，常无特异性的临床表现。急性扩张时可引起右上腹部剧烈疼痛，并向腰背部放散，进而压迫胆道时可引起梗阻性黄疸，压迫胰管可导致继发性胰腺炎。很多患者以急性破裂为首发症状。依其破裂方式不同，临床表现有所差别。破入胆道可出典型的 Quincke 三联征——胆绞痛、上消化道出血和梗阻性黄疸。破

入腹腔则表现为腹腔内出血和失血性休克。肝动脉瘤很少破入十二指肠导致上消化道出血,也很少破入门静脉引起门静脉高压和食管静脉曲张。

在体征方面,肝动脉瘤较大的患者在右上腹部可触及搏动性包块。大多数胆道出血患者有发热,少数可表现为胆囊肿大或上腹部包块,破入腹腔者则可以出现腹腔内出血和失血性休克的体征。

对肝动脉瘤的诊断,主要依靠彩色多普勒超声、CT 检查、选择性腹腔动脉造影、MRI 和 MRA、X线检查等实验室检查常缺乏特异性,可有血清中肝脏转氨酶及淀粉酶的水平升高,便潜血阳性,白细胞升高。

由于肝动脉症状、体征不明显,影像学检查是确诊的主要手段。而对于肝动脉瘤突发破裂,发生腹腔内出血、失血性休克时,剖腹探查常是及时准确的诊断治疗方法。

手术治疗肝动脉瘤手术治疗迄今已有百余年的历史。Kehr 于 1903 年率先用肝动脉结扎法治愈了肝动脉瘤。1951 年,Paul 等应用血管重建术治疗肝动脉瘤获得成功。

【手术适应证】

肝动脉瘤的破裂率为 20%,病死率高达 35%。因此,肝动脉瘤一经诊断,如情况允许,均应手术治疗。

【手术步骤】

仰卧位,右肋下垫枕。常采用右上腹经腹直肌切口或右肋缘下斜切口。

1. 传统开腹手术　根据肝动脉瘤的位置变化,采用不同的术式。

(1)胃十二指肠动脉近端的肝动脉瘤,由于侧支循环丰富(主要是肠系膜上动脉和胃十二指肠动脉之间的侧支循环),可行瘤体结扎或结扎加切除术,不影响肝脏的血供,故不需要血管重建。

(2)位于胃十二指肠动脉远端的肝动脉瘤则需血管重建术,通常选用自体静脉或人工血管,行瘤体结扎或结扎加切除术后,进行间置或旁路架桥手术,恢复肝动脉血运。

当肝总动脉同时受累不适于作为流入道时,可结扎并切除动脉瘤行十二指肠后主动脉—肝动脉旁路移植术。

对于无肝脏疾病的患者,如果暂时阻断肝动脉后肝脏表面无变色(提示无明显缺血),可不需进行瘤体远端血管重建术,如果上述操作使肝脏血流减少很明显,则必须重建血运。

(3)对肝内动脉瘤来说,结扎所有供应此瘤的侧支血管是手术成功的关键,如果结扎失败或肝内巨大动脉瘤可行动脉瘤所在肝叶或肝段切除术。

禁忌证:肝、肾功能衰竭不能耐受手术者。

并发症:术中误伤肝静脉;出血;术后肝性脑病;肝脓肿等。

2. 介入治疗　1976 年,Walter 等首次应用肝动脉栓塞治疗肝动脉破裂成功。此技术的优点是,栓塞前的肝动脉造影可明确动脉瘤及出血部位、肝动脉解剖变异,从而避免了肝动脉结扎的盲目性;微创;非开腹手术。对于高危患者、远端肝动脉瘤或感染性动脉瘤及破裂性动脉瘤的患者,经介入行动脉栓塞术成为治疗肝动脉瘤的有效手段,成功率达76%,既能达到紧急治疗的目的,也能为手术切除创造条件。如果动脉栓塞失败,部分肝叶切除可解决肝内动脉瘤引起的出血。①肝总动脉栓塞术,适用于瘤体位于肝总动脉、胃十二指肠动脉近侧的肝动脉瘤;②瘤体栓塞术,适用于瘤颈较明显变化者;③血管内支架置入术,适用于瘤体较大者,胃十二指肠动脉近侧及远侧肝动脉瘤均可用。

禁忌证:瘤颈过大者因栓塞后不易形成血栓效果不满意;无明显瘤颈者无法施行该技术,所以都不宜行栓塞治疗。

并发症:发热;肝功能异常;局部肝坏死;肝脓肿;败血症;栓塞剂反流入其他脏器引起梗死等。

三、肾动脉瘤手术

肾动脉瘤的发病率在 0.01%~0.1%,约 50%~80% 病例同时伴有肾性高血压。临床将肾动脉瘤分为非夹层性(囊状、梭形肾动脉瘤和肾内动脉瘤)和夹层性肾动脉瘤两类。

(一)非夹层性肾动脉瘤

非夹层性肾动脉瘤(囊状、梭形肾动脉瘤和肾内动脉瘤)男女发病率之比约 1:1.2,常为右肾受累。临床上最常见的是囊状动脉瘤,约有 75% 位于肾动脉的一级或二级动脉分叉处,囊壁可有部分钙化,容易破裂;其次为梭形动脉瘤,常伴有肾动脉狭窄,狭窄的近远端扩张,较少累及分叉部;肾内动脉瘤仅占 10% 以下,常为多发细小的动脉瘤。

其病因与病理变化主要有:动脉粥样硬化、先天性、创伤、感染等。

主要症状有,高血压引起的头晕,视物模糊,还可有肉眼血尿,肾动脉瘤扩张或栓塞造成肾梗死时症状明显,常有明显腹痛、腰痛。肾动脉瘤破裂时常表现失血性休克症状。

在体征方面,腹部听诊可有血管杂音,因肾动脉瘤体较小,触及腹部搏动性包块的情形少见。急性破裂时可出现腹腔内出而及失血性休克的体征。

对其诊断依靠,腹部 X 线平片、彩色超声多普勒、肾动脉造影、静脉肾盂造影等。其他如尿常规,内生肌酐清除率,血尿素氮、肌酐等检查,可以帮助了解肾脏功能情况。CT 有助于肾动脉瘤的诊断,并了解邻近关系。有条件作磁共振(MR)检查,对于肾动脉瘤的诊断也有所帮助。

对临床上出现高血压、血尿、腹痛、腹部杂音的患者,应警惕肾动脉瘤的可能,通过彩色超声多普勒及肾动脉造影、IVP 常可确定诊断。

对其治疗,因肾动脉瘤随瘤体直径增加,破裂倾向增大,一旦破裂常不可避免地需行肾切除术。肾动脉瘤在妊娠期破裂率高,可造成 85% 的胎儿死亡和 45% 母亲死亡。手术仍然是治疗肾动脉瘤的主要手段,对于不适合手术的患者,应通过内科治疗控制血压和保护肾脏功能。

【手术适应证】

1. 所有有症状的肾动脉瘤;
2. 合并肾动脉狭窄的肾动脉瘤;
3. 合并肾动脉远端栓塞的肾动脉瘤;
4. 孕妇或育龄期患者;
5. 肾动脉瘤直径大于 1.5cm 非钙化性动脉瘤。

【手术步骤】

手术原则是切除肾动脉瘤、尽最大可能保留肾脏血运和维持正常的肾功能。

1. 体位　仰卧位。
2. 切口　常采用左、右上腹经腹直肌切口或腹正中切口。

(1) 对位于肾动脉主干或偶尔累及分叉起始部的单个动脉瘤,可切除动脉瘤外加修补术。

(2) 对于累及肾段动脉的动脉瘤,切除动脉瘤后,直接将受累动脉移植于邻近未受累动脉或利用自体大隐静脉行肾血管重建术,对于肾动脉瘤切除后肾动脉太短或合并肾动脉狭窄时,可利用大隐静脉或人工血管行主动脉 - 肾动脉旁路移植术。

(3) 若肾动脉瘤累及肾门,呈多发性时,可将动脉瘤逐个切除,然后用大隐静脉或下腹部血管进行重建。

(4) 但对于破裂性肾动脉瘤,肾切除可能是唯一选择。

(5) 对肾内动脉瘤,有时需要部分肾切除甚至

全肾切除,但需保证对侧肾脏功能良好。

(二)肾动脉夹层动脉瘤

男女之比约 10∶1,右肾多于左肾,约 1/3 的患者为双侧性的。原发性肾动脉夹层动脉瘤易发生于肾动脉近端与第一级分支的近端之间,可自发产生或由腹部钝性损伤、腔内插管引起,也可以是主动脉夹层动脉瘤延续所致。

临床表现主要有,腰腹疼痛、血尿和高血压通常是急性肾动脉夹层动脉瘤的主要表现。慢性期通常为肾动脉受损和肾血管性高血压。

体征方面有,腹部听诊可有血管杂音,因肾动脉瘤体较小,触及腹部搏动性包块的情形少见。急性破裂时可出现腹腔内出血及失血性休克的体征。

对其诊断主要依靠:彩色超声多普勒、CT、肾动脉照影、经静脉肾盂造影等。对临床上出现高血压、血尿、腰腹疼痛、腹部杂音的患者,应警惕肾夹层动脉瘤的可能。通过彩色超声多普勒及肾动脉造影常可明确诊断。

治疗的原则是保存肾脏是治疗的宗旨。

【手术适应证】

对原发性夹层动脉瘤,如果有引起肾血管性高血压和肾功能受损的狭窄或阻塞时,主张积极手术治疗。

【手术步骤】

1. 体位　仰卧位。
2. 切口　常采用左、右上腹经腹直肌切口或腹正中切口。

3. 手术步骤

(1) 可用大隐静脉或髂内动脉进行血管重建。

(2) 部分病例适于非原位肾移植术,即在低温肾灌注下切除患侧肾脏,移植于同侧髂血管上。巨大肾动脉瘤的手术治疗有时难度很大,特别是左肾动脉的巨大动脉瘤有时很类似胸腹主动脉瘤的治疗难度。

(3) 晚期修补适于持续性高血压和肾功能受损的患者。

近年来随介入治疗发展,动脉栓塞术和应用血管内支架等技术治疗肾动脉瘤报道逐年增多,但其远期疗效仍在探讨中。

四、肠系膜动脉瘤手术

肠系膜动脉瘤是指肠系膜上、下动脉及其分支扩张形成的动脉瘤,肠系膜上动脉瘤多见,发病率约

占内脏动脉瘤的 5.5%,男女发生率相等。根据病变部位不同分为肠系膜上动脉瘤、肠系膜下动脉瘤和分支动脉瘤。

(一)肠系膜上动脉瘤

肠系膜上动脉瘤(SMAA)发生率居内脏动脉瘤第三位,占其总数的 5%~8%;其好发部位多位于肠系膜上动脉起始端 5cm 以内,多为囊状动脉瘤或梭形动脉瘤;男性发生比率略高于女性,约占 63% 左右;平均发病年龄 52 岁,13~87 岁均有报告。

其病因主要有:感染、动脉粥样硬化、肠系膜上动脉夹层形成、中膜退行性病变、外伤、医源性损伤等因素。

动脉瘤引起的肠道缺血或破裂出血是其主要临床表现。疼痛是最常见的症状,约 67% 的患者会出现渐进性的局限在上腹的疼痛,可为阵发的绞痛或持续的隐痛,有时向腰背部放散。还可以有消化不良、腹胀等慢性肠缺血的表现;其他的症状还包括发热、恶心、呕吐、胃肠道或胆道出血、黄疸、慢性贫血及体重减轻等。

大于 50% 的肠系膜上动脉瘤最终会发生破裂,因为发病位置靠近腹主动脉,出血往往迅猛,可形成急性的腹膜后巨大血肿,或引起严重的腹腔内出血、胃肠道大出血等;临床上表现为突发的上腹及腰背疼痛,可伴有恶心、呕吐等消化道症状,常导致患者发生失血性休克,甚至突发死亡。

在体征方面,大部分病人无明显体征,27% 的患者在查体时会发现柔软的、移动度很好的可能有搏动的肿物,听诊可以听到杂音。

对其诊断,主要依据腹部 X 线平片、多普勒超声检查、CT 检查、MRI 和血管造影术等。

肠系膜上动脉瘤的自然进程是渐进性的生长、扩张。在直径很小时即可发生破裂,破裂后患者病死率在 30% 以上,而且其并发的动脉内夹层或动脉瘤内血栓形成乃至脱落栓塞均可导致肠管缺血、坏死。因此,目前认为,肠系膜上动脉瘤一经诊断,无论瘤体大小,均应手术治疗,其目的是解决肠管的缺血问题,挽救患者生命。

肠系膜上动脉瘤外科手术原则是一切除病变动脉瘤,并重建供血动脉。手术治疗通常采用经腹膜腔或腹膜后入路。经腹膜腔入路需要切开横结肠系膜根部并向上游离、操作时间短,可以充分暴露病变部位,迅速处理难以控制的大出血;经腹膜后入路创伤小恢复快,适合于局限的腹膜后血肿且全身状况良好的患者或择期手术患者。

1. 肠系膜上动脉主干动脉瘤　特别是怀疑侧支血运不足的病例,行瘤体切除动脉重建术是必须的。如果动脉瘤没有感染,可以应用自体静脉或人工血管行主动脉 - 肠系膜上动脉旁路移植或其他血管重建术,因肠缺血易致移植血管感染,故以自体大隐静脉或髂内静脉作为首选移植物;在处理感染性动脉瘤或有肠缺血情况存在的动脉瘤时,动脉瘤结扎旷置近远端动脉血管旁路术或自体静脉与邻近动脉旁路移植手术也可以适当采用;如果肠系膜动脉的根部是正常的,亦可以在动脉瘤切除后采用自体静脉原位单纯重建肠系膜上动脉;对于瘤颈较小相邻肠系膜上动脉管壁结构尚完好的囊性动脉瘤,单纯行动脉瘤内缝术也可以考虑应用。

2. 肠系膜上动脉分支动脉瘤　可单纯结扎或切除动脉瘤,切除后需观察肠管活力 20~30 分钟,如肠管活力可疑或不佳,应将该动脉所供血的肠段一并切除。

【介入治疗】

导管的超选技术和金属丝的应用使定位和治疗肠系膜上动脉以及其分支动脉的动脉瘤成为可能。在术前造影明确远端脏器有丰富侧支循环供血时,通过充填动脉瘤或使动脉瘤颈闭塞来治疗这一疾病,并成功地避免了肠缺血的发生。对于外科手术很难探查到的黏膜下动脉瘤或小动脉瘤,以及没有外科手术条件或外科手术失败的患者,经导管的动脉瘤栓塞术非常适合。但由于仍有肠梗死的潜在危险,经导管治疗在临床上并不常用。

(二)肠系膜下动脉瘤

肠系膜下动脉瘤(IMAA)十分罕见。病因通常为动脉粥样硬化或相应部位胸 / 腹主动脉瘤导致肠系膜上动脉及腹腔干动脉狭窄或闭塞,上腹部脏器血运供应不足,肠系膜下动脉作为侧支供血动脉代偿蜿蜒扩张所致。

本病多无明显临床表现,有报道患者有轻微腹部不适,可伴随腹泻、慢性血便、体重减轻等症状;常在外科手术前或进行其他相关疾病造影检查时发现肠系膜下动脉蜿蜒状动脉瘤,扩张的血管逆行向结肠、空肠甚至上腹部脏器供血。

因为存在临床症状及潜在的破裂危险。因此,一旦发现,应处理相关疾病恢复脏器血运同时手术切除动脉瘤,人工血管重建肠系膜下动脉以恢复其供血能力。因不能除外切除相应结肠可能,术前需肠道准备;对侧支血运完好的局限动脉瘤,亦可在结肠缺血耐受试验后仅行动脉瘤切除术。

五、胃和胃网膜动脉瘤手术

胃动脉瘤（GAA）占内脏动脉瘤的4%，胃网膜动脉瘤（GEAA）仅占0.4%，绝大多数胃动脉瘤和胃网膜动脉瘤是孤立的，可发生在胃网膜动脉、胃十二指肠动脉或胰十二指肠动脉，多为真性动脉瘤。男女比例约为3：1，多在60~70岁发病。

一般胃动脉瘤和胃网膜动脉瘤直径并不大，所以通常并无临床症状，只有少数迅速增大的动脉瘤可以有放射至肩背的上腹痛，有些还会被原发疾病诸如胰腺炎、胰腺假性囊肿或胆管炎等所掩盖。胃动脉瘤和胃网膜动脉瘤破裂率高达90%，即使很小的动脉瘤也有可能破裂。因此，临床上尽管有些胃动脉瘤和胃网膜动脉瘤是因为出现相关症状进行检查或在其他疾病的造影中被偶然发现的，但仍有90%的病人是以意想不到的破裂导致的出血或失血征象作为首发症状而被诊断。

以破裂作为首发症状的胃动脉瘤及胃网膜动脉瘤患者，其中2/3动脉瘤破入胃腔，表现为上消化道出血；另外1/3破裂至腹膜腔，表现为自发腹膜腔出血或腹膜后血肿；亦有少数胆道出血、胃壁内血肿，与伴行静脉形成动静脉瘘甚至发生胸腔积液、形成食管旁血肿的报道。胃动脉瘤和胃网膜动脉瘤破裂常伴有大出血，可发生血流动力学紊乱甚至失血性休克，病死率为70%。紧急发病的患者，70%出现上消化道出血，30%表现为危及生命的自发腹膜腔内出血。

胃壁内黏膜下微动脉瘤破裂是导致上述上消化道出血的主要原因，胃壁外动脉瘤和胃网膜动脉瘤则以发生自发性腹腔内出血或形成腹膜后血肿多见。

对其诊断的依据：腹腔动脉造影、选择性内脏动脉造影、CTA和MRA等。

鉴于动脉瘤破裂这种严重并发症的存在。因此，建议对所有的胃动脉瘤及胃网膜动脉瘤，一旦确诊，无论动脉瘤破裂与否，都应积极外科治疗。动脉瘤治疗的具体实施既要考虑患者的状态和动脉瘤的定位，又要考虑手术的风险和病死率。

1. 手术治疗 表现为破裂的患者因为发生致命性大出血，常需要紧急处置。胃及胃网膜动脉血流丰富，有发达的侧支循环。因此，对胃壁外动脉瘤和胃网膜动脉瘤的手术多为结扎而不是重建，特别是对那些生命体征不稳定的患者一般不需血管吻合或移植，仅需手术结扎动脉瘤远近端，切除动脉瘤；

对破入胃壁的胃动脉瘤或胃壁内出血的黏膜下微动脉瘤，可以楔形切除出血部位；如果血肿破坏胃壁较多，则应行胃次全切除术切除出血部位及血肿。通常，处理这些病人除切除或闭塞动脉瘤外，还应处理相应的原发病变，比如治疗继发于胰腺假性囊肿的动脉瘤，应行胰腺假性囊肿的内引流手术。

2. 介入治疗 对于距离主干较近、可行超选择性插管的动脉瘤，可以应用经皮穿刺小动脉选择性栓塞来治愈。介入栓塞可以是钢圈填塞动脉瘤、钢圈远近端阻断"结扎"动脉瘤，或通过导管注入生物胶填塞破裂出血的动脉瘤。因为有可能发生再通或栓塞不完全，多交通支动脉瘤的治疗对栓塞术是一种考验，该技术应用于胃动脉瘤和胃网膜动脉瘤要考虑局部血管解剖因素。

3. 腹腔镜手术 对于破裂进入腹膜腔的自发性出血的病例，若定位明确、出血不多，亦可施行腹腔镜手术结扎瘤变动脉远近端达到止血或预防远期破裂的目的。

总之，若动脉瘤破裂，传统的外科手术多半是必须的。对无症状的动脉瘤，择期外科治疗是一种安全有效的方法；经皮穿刺动脉瘤栓塞术及腹腔镜动脉瘤结扎术作为可以替代外科手术的治疗技术，正逐渐显示出特有的优势。

六、胃、胰十二指肠动脉瘤

胃十二指肠动脉瘤（gastroduodenal artery aneurysm）约占内脏动脉瘤的1.5%，胰十二指肠动脉瘤约占内脏动脉瘤的2%。发生率男女之比为4：1。这些胰周围动脉瘤是所有内脏动脉瘤中最难处理的。

绝大多数患者有上腹部疼痛和不适感，可能与原有胰腺病变有关，无症状的动脉瘤少见。有65%的动脉瘤破裂出血直接进入胃肠道，引起呕血和黑便。也有一些出血经胰胆管间接进入肠道，只有少数是出血进入腹腔表现为急腹症。

胰十二指肠动脉瘤的常见症状是腹痛，有的表现为全腹痛或是局限性的上腹痛，与胃、胆道或胰腺疾患的疼痛相似，或伴有消化不良、黄疸等症状。胃十二指肠动脉瘤可压迫其周围组织而产生疼痛、黄疸或出血。黄疸除可因该动脉瘤压迫胆总管外，也可能由于动脉瘤破入胆道后，血块堵塞胆道而造成阻塞性黄疸。

胃十二指肠动脉瘤和胰十二指肠动脉瘤约半数发生破裂（出血可发生于75%炎性病变和50%非炎性病变），破裂出血可以到腹腔、腹膜后、胃肠道、胰胆管等,可出现相应临床症状,破裂死亡率达 50%。

胃十二指肠动脉瘤的手术较为简单,即游离胃窦的远端和十二指肠就能结扎或切除该动脉瘤。

胰十二指肠动脉瘤的手术有一定的困难,据报告手术死亡率将近 50%,须根据具体情况采用动脉瘤结扎、切除或者根治性的胰十二指肠切除。位于胰十二指肠上动脉的动脉瘤经游离十二指肠与进一步解剖胰头后可以达到结扎或切除的目的。胰十二指肠下动脉瘤的手术由于该动脉通常(约 60%~70%)来源于肠系膜上动脉,而且胰十二指肠下动脉的前下支与后下支都紧贴胰实质,因此手术时势必部分切除胰腺而施行部分胰十二指肠切除,手术并发症与死亡率均很高。对于处理困难的胰十二指肠下动脉瘤,术中作选择性动脉造影,将造影结果与手术所见相参照,明确病变的位置,然后把动脉瘤的近端(包括供血的侧支)予以结扎后,再重复动脉造影,如不再显示原可见的病变,说明结扎有效。此法比胰十二指肠切除简便,手术死亡率低,远期效果好,一般无并发症。

(辛世杰　高洪明)

第一〇五章

慢性动脉硬化性闭塞症手术

慢性动脉硬化性闭塞症(ASO)的手术方式总体可以分为传统开放手术、腔内治疗和两者相结合的杂交手术。传统手术中主要包括旁路手术和内膜剥脱。前者一般根据近远端吻合口的部位来命名,常用的有腹主动脉-髂/股动脉旁路,股动脉-膝上/膝下腘动脉旁路,股动脉-胫前/腓/胫后动脉旁路,腋动脉-股动脉旁路,股动脉-股动脉转流。后两者的血流线路与生理解剖途径不符,又称为解剖外旁路。旁路的移植物目前主要仍然以自体大隐静脉和人工血管旁路为主。有少数脱基质的异种血管可以用于临床。虽然针对旁路手术设计研发组织工程血管移植物的相关研究不少,但是距离临床实际应用仍然有待进一步的研究。内膜剥脱主要用于病变相对较短,硬化斑块集中的病变。腔内治疗是近年来兴起的新方法,主要包括球囊扩张、内支架、导管溶栓和斑块旋切等,主要优点是创伤小,术后恢复快,在ASO的总体手术中所占的比例不断升高,在大的血管中心高达70%~80%。杂交手术将传统开放手术和腔内治疗相结合,例如髂动脉球囊扩张和内支架术后再行股-腘动脉旁路,髂股动脉段开放手术创伤相对较大,而内支架术后中远期通畅率高,适合于腔内治疗,同时为股-腘动脉旁路提供了流入道,而股腘动脉段长段闭塞不适合于腔内治疗,旁路手术的通畅率更高,这样通过两种手术方法取长补短,以求获得最佳的治疗效果。尽管腔内治疗发展迅速,所占比重明显上升,甚至已经超过旁路手术。但是,旁路手术仍然具有其不可替代的价值,例如TASC C和D级的长段或者多节段病变,内支架术后的中远期通畅率较低,仍然需要旁路手术。自体大隐静脉中远期通畅率高,抗感染能力强,顺应性好,是腹股沟水平以下动脉旁路的首选移植物。本章节主要讲述腹股沟水平以下自体大隐静脉动脉旁路的几种常用术式。

第一节　大隐静脉倒置转流手术

【解剖要点】

股总动脉在腹股沟中点深面延续于髂外动脉,在腹股沟韧带下方2~5cm处分为股浅和股深动脉。股深动脉向后、外走行,发出旋股内侧和旋股外侧动脉。股浅动脉通过股三角入收肌管,逐渐由股前部转折股内侧部,出收肌管裂孔至腘窝移行为腘动脉,在腘肌下缘分为胫前和胫后动脉,胫前动脉向前穿过小腿骨间膜上方在小腿前群肌之间下降,移行于足背动脉。胫后动脉沿小腿后面浅、深屈肌之间下降,经内踝后方转入足底。腓动脉起于胫后动脉上部,其近端的胫后动脉也称作胫腓干,腓动脉经胫后动脉前面斜向下外,再沿腓骨内侧下降至外踝上方浅出。

大隐静脉起自足背静脉网内侧,于浅筋膜内经内踝前方沿小腿内侧上行,渐偏后经股骨内侧髁后方转至大腿内侧,向前上方行至耻骨结节下外方,经卵圆窝汇入股静脉。大隐静脉根部汇入股静脉前一般有5条属支:旋髂浅静脉、腹壁浅静脉、阴部浅静脉、股内侧静脉和股外侧静脉。大隐静脉全程约有9~10对瓣膜,起到防止血液反流的作用,旁路手术中将大隐静脉取出后倒置后再行吻合就是为了顺应瓣膜对血流方向的控制作用。

【适应证】

严重的间歇性跛行(<100m);Rutherford 4~5级缺血,即静息痛,下肢溃疡,或者局限性坏死;间歇性跛行绝对距离虽然未达到<100m,但是患者年龄较轻,对无痛步行时间要求相对较高。

【术前准备】

1. 全身检查　患者虽然以下肢症状前来就诊,但是ASO是全身性病变,下肢缺血的同时往往合并有心、脑血管病变,也是术后并发症发生的常见因素，所以要求医生必须具有"全局"观，术前注重全身情况的评估，除了血常规、血脂、血糖、肝肾功能、心电图、胸片等常规检查外，最好进行 24 小时动态心电图和心超评估。

2. 缺血程度客观评估　下肢无损伤节段性测压和动脉血流描计。

3. 血管影像学评估　是判断和评估旁路流入道和流出道条件的主要方法，常用的包括 MRA 和 CTA。两者各有优缺点，前者无造影剂肾病风险，无放射损伤，但是对于斑块的显影相对较差，而且可能夸大血管闭塞程度，误判流出道条件差，影响远端吻合口位置的准确选择；后者虽然具有放射损伤和造影剂肾病的潜在风险，但是可以清晰显示斑块，依靠"斑块减影"的技术处理还可同时显示出斑块部位的血流情况，一般无明显"闭塞夸大"效应，而且随着等渗性造影剂的使用，肾损害和过敏反应发生率降低。因此，作者倾向于使用 CTA。对于 MRA 或者 CTA 评估仍然存在疑问的病例，最后还可以通过数字减影血管造影进一步评估。另外，值得一提的是彩超评估，更加简便、易行，目前国内应用所受的限制主要是临床医生检查时并不在场，只是获得文字描述和某一较短节段的图片，比较抽象地判断和"想象"闭塞及流入、流出道等情况，妨碍了对手术条件的准确全面评估，如果超声检查时手术医生能够在场动态了解血管和血流的全面情况，或者更加理想的是手术医生直接参与超声检查操作，从手术需要的角度直接获取信息，将可以最大限度的利用超声评估的优势，甚至可以避免 MRA 和 CTA，此外还可以同时评估大隐静脉、头静脉、贵要静脉和小隐静脉，包括直径、有无曲张、通畅度、有无血栓等。

4. 手术当天准备会阴部和下肢皮肤，估计一侧大隐静脉长度不能满足要求，需要同时取对侧大隐静脉拼接的患者，同时备对侧下肢皮肤。

5. 麻醉时静脉预防性使用抗生素。

【手术步骤】

1. 显露探查膝上 / 膝下腘动脉　靠近膝关节，大腿内侧，缝匠肌前缘，尽量靠近大隐静脉走形，做纵行切口，切开深筋膜，显露出血管神经鞘，分离出腘动脉，探查动脉壁硬化程度，是否存在管腔狭窄，评估作为远端吻合口的可行性。若不适合，在膝下内侧另作切口，切开深筋膜，利用自动牵开器将腓肠肌、比目鱼肌向后牵开，向前牵开内收肌，在胫骨后方显露出腘动脉，位于腘静脉的后外侧。游离 4~5cm，用血管阻断带套起（图 105-1）。

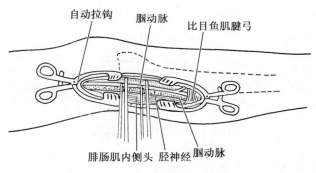

图 105-1　腘动静脉的显露

2. 显露股总动脉　腹股沟区，沿股动脉搏动走行，做纵行切口，1/3 位于腹股沟皱褶上。切开深筋膜，在股静脉外侧，股神经内侧显露股总、股浅和股深动脉，分别套血管阻断带（图 105-2）。探查股总动脉硬化程度，硬化斑块分布，尽量避开斑块选择切开作为近端吻合口，如果整个周径硬化明显，不适合作为吻合口，可以先行内膜剥脱。

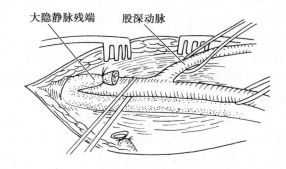

图 105-2　股总、股浅和股深动脉的显露

3. 切取大隐静脉　利用显露股总动脉的切口，于股总动脉内侧，深筋膜的浅层，显露大隐静脉主干，离断、结扎 5 根主要属支。沿大隐静脉走行，根据所需长度，自大腿至膝下内侧，做多个间断切口制成皮桥，显露游离大隐静脉主干，离断、结扎 5 根属支，注意结扎时避免贴近大隐静脉管壁，以免缩小管腔，影响血流（图 105-3）。在卵圆窝靠近隐股交接点切断大隐静脉，近端结扎两道，血管夹阻断远端。根据所需长度，离断大隐静脉主干远端，取下后，用平针头由远端向近端注射肝素生理盐水，注射时由远而近地分段阻断大隐静脉，一方面扩张管腔，另一方面检查有无漏扎的属支断端或者破口，结扎或者用 6-0 无损伤血管缝线修补（图 105-4）。以血管夹为标记，或者其他方法，辨清大隐静脉的近远端，确保吻合时处于倒置状态。将大隐静脉理顺，放直，可用美兰沿大隐静脉长轴做一标记，待完成一端吻合，经隧

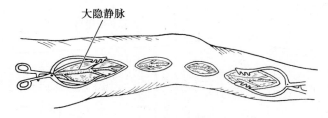

图 105-3　大隐静脉的显露与切取

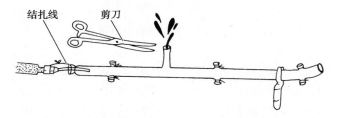

图 105-4　冲洗、扩张大隐静脉，结扎／缝合属支断端

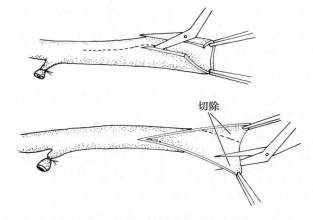

图 105-6　纵行剖开大隐静脉，剪去两角

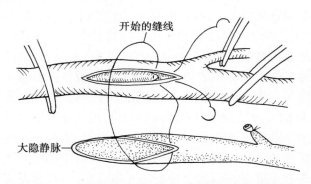

图 105-7　吻合时大隐静脉由外而内，股总动脉由内而外进针

道引至另一端时作为防止扭曲的指引。

4. 建立隧道　使用隧道器，于缝匠肌下或者皮下，自腘动脉显露切口向腹股沟切口建立隧道，留置隧道器。相比较而言，在缝匠肌下建立的隧道大隐静脉走行的角度较为缓和，而且术后不易受压，因此推荐使用。在吻合前建立隧道，并将隧道器留置在位的优点是：避免建立隧道突破时可能撕裂已经建立的吻合口。

5. 近端吻合　外周静脉注射肝素 30~50mg。无损伤血管钳阻断股总动脉的近远端，若靠近股总动脉分叉，可以分别阻断股浅和股深动脉。股总动脉前壁较软部位纵行切开 1cm（图 105-5）。纵行剖开大隐静脉远侧断端，减去两角（图 105-6），6-0 无损伤血管缝线与股总动脉做连续外翻缝合。大隐静脉由外而内，股总动脉由内而外进针，以避免股总动脉内膜／斑块分离形成活瓣影响吻合口通畅（图 105-7）。每一针均应穿过动、静脉壁全层，特别是内膜，吻合最后完成前，分别开放远近端阻断，冲出血凝块和空气，观察远端回血（图 105-8）。

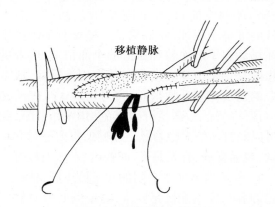

图 105-8　冲出血凝块和空气

6. 远端吻合　伸直小腿，获得移植物所需的最大长度，将移植物的另一端缝合固定于先期留置到位的隧道器头端，注意对准调直，避免在隧道内扭曲。移植物引到腘动脉显露切口之后，开放其近端吻合口的阻断钳，通过喷血是否通畅最后确认移植物有无扭曲受阻。用小的心耳钳阻断预期吻合的腘动脉节段，切开动脉前壁约 8mm，肝素生理盐水冲洗管腔，纵行剖开大隐静脉近侧断端 8mm，修建两角及边缘，与腘动脉做端侧连续外翻缝合，每一针必须缝合动、静脉全层，缝至最后 2 针时，松开腘动脉

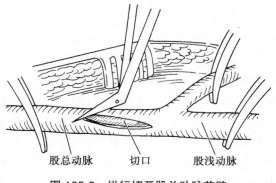

图 105-5　纵行切开股总动脉前壁

阻断钳,观察回血是否通畅。再次阻断腘动脉,完成吻合(图 105-9~ 图 105-14)。开放近端阻断,检查移植物以及远端腘动脉搏动是否良好。

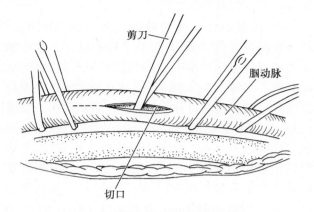

图 105-9　剪开腘动脉前壁

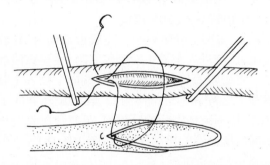

图 105-10　吻合时大隐静脉由外而内,股总动脉由内而外进针

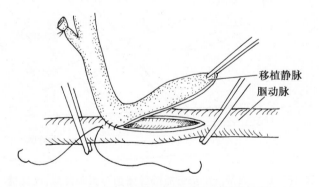

图 105-11　连续外翻缝合大隐静脉和腘动脉的一边

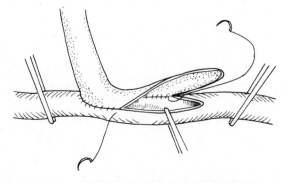

图 105-12　连续外翻缝合大隐静脉和腘动脉的另一边

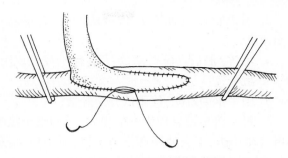

图 105-13　冲出血凝块和空气

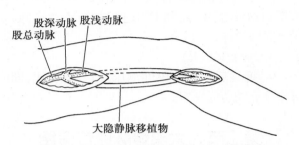

图 105-14　吻合后的股动脉和大隐静脉移植物

7. 关闭切口　严密止血,近远端吻合口各放置 1 根负压球引流,另戳口引出。

【术中注意事项】

1. 游离大隐静脉时操作轻柔,避免暴力,以免撕裂静脉壁。

2. 结扎大隐静脉属支时避免贴近主干,以免移植物缩窄。

3. 冲洗、扩张准备移植物时,避免压力过高,避免内皮细胞损伤,降低移植物血栓形成的发生率。

4. 吻合时,进针顺序为移植物由外而内,动脉由内而外,避免动脉内膜斑块翻起。对于动脉钙化严重,进针困难者,可以使用专门穿透钙化斑块的缝针。

5. 吻合口上下端的两个角容易漏血,适当缩小针距。

6. 与人工血管相比,大隐静脉在通过隧道时容易发生扭曲,导致闭塞,在牵引通过隧道的过程中注意避免,完成远端吻合口前后放血确认移植物是否通畅。

7. 大隐静脉留取的长短应合适,过短吻合口存在张力,可能导致吻合口撕裂出血,尤其术后伸直下肢/活动时;过长,大隐静脉迂曲,甚至打折,引起闭塞。因而,在完成近端吻合口将移植物引至远端切口后,应该伸直下肢,反复确认移植物应该保留的长度。

【术后处理】

1. 监测生命体征,注意 ASO 患者全身基础疾病所带来的全身重要脏器的并发症;

2. 引流管是否通畅,引流液的颜色、总量以及引出速度;

3. 足背／胫后动脉搏动,足及足趾的皮色皮温;

4. 抗炎;

5. 围手术期抗凝:使用低分子肝素;

6. 对于流出道条件较好的患者,长期给予氯吡格雷抗血小板,配合使用西洛他唑,抗血小板,缓解缺血的同时,还有抑制内膜增生的作用;

7. 对于流出道条件差,尤其是膝下旁路的患者长期口服华法林,监测 INR,控制 INR2~3 之间,超过 3 立即暂停;

8. 卧床 1~2 天;

9. 拆线后下肢节段性测压,与术前相比,同时留作今后随访的参照。

第二节　大隐静脉原位旁路吻合术

原位大隐静脉股 - 腘动脉旁路术有 Hall 在 1961 年首次成功施行,之后逐渐成为治疗下肢 ASO 的常用术式之一,与大隐静脉倒置旁路相比,主要优点包括:①移植静脉与动脉的口径相近,匹配性更好,在膝下旁路时更加明显,尤其远端吻合口需要重建于胫动脉或者腓动脉时;②保留了部分移植静脉的滋养血管;③避免长时间热缺血给移植静脉带来的损伤。另外一方面,原位旁路的特殊之处是需要使用瓣膜刀破坏大隐静脉瓣膜,保证血流通畅。

【解剖要点】

同第一节。

【适应证】

1. 同第一节。

2. 病变累及膝上腘动脉,甚至膝下腘动脉主干,远端吻合口需要重建于膝下腘动脉,甚至其远端分支。

3. 大隐静脉近端直径 <4mm,远端直径 <2mm,施行倒置大隐静脉旁路有困难时。

【术前准备】

同第一节。根据所需大隐静脉的长度和远端吻合口的预计位置,标记所需显露的大隐静脉的全程走行。

【手术步骤】

1. 显露探查膝上／膝下腘动脉　同第一节。

2. 显露股总动脉　同第一节。

3. 显露、准备大隐静脉　在股动脉内侧浅筋膜层中解剖显露大隐静脉,离断结扎主要属支,沿大隐静脉行径标记分别做几处皮肤切口,存留皮桥,显露大隐静脉前壁,结扎所有属支,保留后壁完整性,利于保留移植静脉壁的血供。

4. 近端吻合　外周静脉注射肝素 30~50mg。切开卵圆窝处的浅筋膜,显露大隐静脉汇入股静脉处。可以连带一小部分股静脉壁切下大隐静脉,从而获取尽可能长的大隐静脉。5-0 或者 6-0 无损伤缝线缝合股静脉切口(图 105-15)。阻断股总动脉近远端,或者分别阻断股总、股浅和股深动脉。切开股总动脉前壁 1cm。裁剪大隐静脉近侧断端,头端两侧边缘修剪成椭圆形,自其根部 6-0 无损伤血管缝线从大隐静脉外侧进针,股总动脉切口的远端出针。大隐静脉边距 1mm,股总动脉 1.5mm,针距均为 1.5mm,完成大隐静脉 - 股总动脉端侧连续外翻缝合(图 105-16,图 105-17)。

5. 切除大隐静脉瓣膜　完成近端吻合,开放近端血流,血流进入至第 1 对瓣膜受阻,使得该段静脉扩张。将瓣膜刀从大隐静脉远心端向上插入至股总动脉和大隐静脉的近端吻合口,轻轻旋转并向下牵拉,依次切割破坏大隐静脉瓣膜,重复数次直至移植物远端出现剧烈的搏动性喷血(图 105-18)。

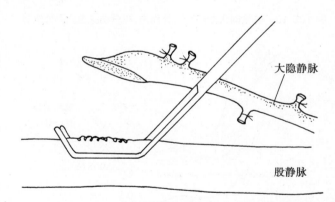

图 105-15　连带一小部分股静脉壁切下大隐静脉,连续缝合股静脉前壁

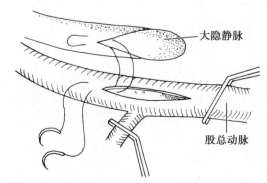

图 105-16　大隐静脉 - 股总动脉端侧连续外翻缝合

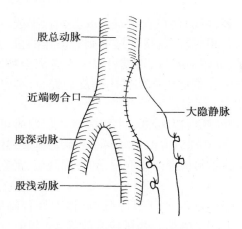

图 105-17　完成后的近端吻合口

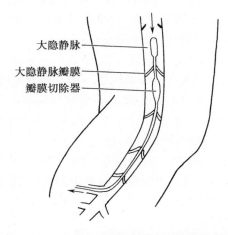

图 105-18　用瓣膜切割器切割破坏大隐静脉瓣膜

6. 远端吻合　用小号心耳钳阻断预先显露的膝上 / 膝下腘动脉,纵行切开前壁约 8mm。纵行剖开大隐静脉远侧端后壁,修剪成椭圆形(图 105-19),在椭圆形根部用 6-0 无损伤血管缝线从大隐静脉外到里进针,腘动脉切口的近端里到外出针,大隐静脉边距 1mm,腘动脉边距 1.5mm,针距 1.5mm,行大隐静脉和腘动脉端侧连续外翻缝合,在缝至最后两针时先短暂依次开放腘动脉和大隐静脉血流,冲出血凝块和气体,然后完成吻合(图 105-20)。

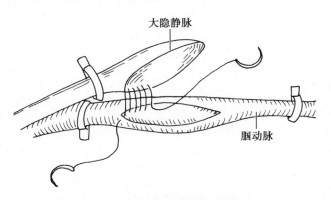

图 105-19　吻合大隐静脉和腘动脉

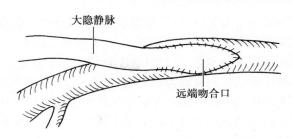

图 105-20　吻合完成图

7. 关闭切口　严密止血,近远端吻合口各放置 1 根负压球引流,另戳口引出。

【术中注意事项】

1. 移植静脉撕裂　施行瓣膜切除破坏时,忌用暴力,否则可能撕裂移植静脉,以及破坏较多内皮细胞,增加移植物血栓形成的风险。预防的方法是瓣膜切除过程中如果遇到阻力,应该将瓣膜刀轻轻旋转,调整方向至阻力减小时再轻柔地继续切除瓣膜。

2. 大隐静脉瓣膜切除不全　原位大隐静脉旁路术成功的关键在于移植静脉瓣膜必须切除完全,否则移植物因为血流不通畅容易急性血栓形成,导致手术急性失败。所以,使用瓣膜刀切除瓣膜时应该多次反复,直至大隐静脉远端剧烈喷血为止。

3. 动静脉瘘形成　如果漏扎大隐静脉较粗的属支,术后可能形成流量较大的动静脉瘘,导致静脉分流,减少了远端动脉血供,同时增加心脏的前负荷。因此,术中尽量结扎大隐静脉较粗的属支,必要时可以术中移植物造影识别。

【术后处理】

同第一节。

第三节　大隐静脉股动脉-胫前、后-腓动脉旁路吻合手术

【适应证】

在缺血程度达到第一、二节适应证所描述的程度基础上,闭塞的平面累及腘动脉主干,而胫前、胫后或者腓动脉通畅。

【手术前准备】

不像股-腘动脉膝上旁路可以选择人工血管作为移植物,吻合到如此远端的水平,人工血管无论是直径的匹配性,还是通畅率都难以胜任,要求必须使用自体大隐静脉作为移植物,至少需要使用人工血管-大隐静脉复合移植物,利用大隐静脉跨越膝关节,与远端动脉吻合,如果吻合平面低,大隐静脉长

度不能满足要求,可以考虑取两侧大隐静脉拼接,或者大隐静脉与头/贵要静脉拼接来完成。因此,术前评估除了参考第一、二节的全身和局部评估外,需要着重评估双侧大隐静脉的长度、直径、通畅度以及有无曲张,同时必要时评估头/贵要静脉的通畅度和直径,进行标记,便于指引术中切取。

【手术步骤】

1. 股动脉显露同第一节。

2. 胫后动脉和腓动脉显露 可以利用小腿内侧取大隐静脉的切口,切开深筋膜,在胫骨后方切断比目鱼肌附着点,进入小腿后深肌室。胫后动脉位于后深肌室浅面(趾长屈肌上方),与成对静脉伴行,手指探查关闭是否柔软,是否存在管腔,游离出一段备吻合。

腓动脉位于后深肌室的深面,靠近腓骨。沿小腿上部踇长屈肌的深面游离,可见成对伴行静脉包绕腓动脉,为了便于显露腓动脉,必要时离断静脉。

3. 胫前动脉的显露 沿小腿前外侧做纵行切口,沿胫前肌肌腹外侧,胫骨上方肌和趾长伸肌之间分离,在骨间膜上方可见胫前动静脉和伴行的腓深神经。近端有大量肌束,放低下肢显露部位可以使血管变浅,有利于操作。

4. 行大隐静脉倒置旁路,取大隐静脉;或者行大隐静脉原位旁路,方法分别同第一、二节。

大隐静脉长度不足时可以取上肢浅静脉作为补充。头静脉位置相对表浅,可以从远端游离至三角肌肌间沟,但前臂段接受穿刺、置管等操作的机会

相对较多,可能存在管壁硬化或者血栓形成。贵要静脉位置相对较深,接受过穿刺等操作的机会相对较少,质量相对较好,近端可以一直游离至腋窝,游离过程中注意避免损伤臂内侧皮神经、尺神经和正中神经。

另外,还可以考虑取小隐静脉。切取时可以取俯卧位,在外踝后方取切口向小腿后方延长,注意保护相邻的腓肠神经。获取后,转为仰卧位,重新消毒铺巾。

拼接所获取的几根静脉段,整理好各静脉段,近端向远端呈锥形。两拼接端剪成45°斜面,用7-0无损伤血管缝线行端端吻合。注意做到内膜对内膜的外翻缝合。完成之前,冲洗扩张静脉,防止静脉-静脉吻合的"荷包"缩窄效应。

5. 近端吻合 同第一、二节。

6. 建立隧道 基本同第一节。远端吻合于胫前动脉时,可以通过小腿骨间膜建立隧道。在胫前动脉吻合口上方2cm处的骨间膜上开窗,约15mm,通过此窗与膝下腘窝之间建立一隧道。

7. 远端阻断 对于远端阻断空间小,尤其伴有明显钙化时,可以考虑使用驱血带驱血后,上止血带阻断的方法。

【术后处理】

同第一节。

【术中注意事项】

同第一节。

(董智慧 符伟国)

第一〇六章

先天性动静脉瘘手术

一、概述

先天性动静脉瘘(congenital arterio-venous fistula,CAVF)是因血管发育畸形,使动静脉不经过毛细血管网而直接沟通。典型的动静脉瘘除瘘本身外,还包括瘘的近端动静脉,连接瘘近端的侧支动脉和静脉,以及动静脉瘘远端的周围血管床。动静脉瘘可发生在任何血管,从口径略大于毛细血管或中间小动脉的小血管直到主动脉与腔静脉间的直接通道。先天性动静脉瘘常累及无数细小动静脉分支血管,因而瘘口都是多发的,后天性动静脉瘘常发生在中等大小动静脉,瘘口一般是单发的。动静脉瘘可发生在身体任何部位,但以四肢较为常见。

病因,关于先天性动静脉瘘的原始的血管和血细胞均起源于中胚层的间充质。循环系统的胚胎发育一般分为三个阶段。①未分化的血管原始期:未分化的原始细胞形成束状并伴血管细胞发育,这些早期的毛细血管细胞自发形成管状结构,生物学上类似毛细血管瘤来源的细胞;②网状期:原始的动静脉管道开始分化,但主干动静脉尚未出现;③血管基干形成期:成熟血管形成。其中任何一期或发育全过程中出现发育停滞或异常均可导致血管畸变,其中网状期的发育停滞较易导致 CAVF,扩张的血管沟通、聚集并趋于融合,组织学上可看到血管沟通往往极其细小,称为微小动静脉瘘;血管基于形成期的发育异常使异常血管腔道持续存在,形成较大的动静脉瘘。

二、动静脉瘘的类型

先天性动静脉瘘可发生在身体任何部位,但常见于四肢,以下肢更多见,特别是踝部。上肢瘘管常起源于尺动脉分支,手掌动脉和手指动脉。病变常发生在皮肤表面和软组织,但在肌肉、骨骼、消化道、脑、肺和肾等器官也可发生。先天性动静脉瘘的瘘口小而多发,瘘口形成后不断发展和蔓延,常广泛地侵犯邻近的组织和器官,如肌肉、骨骼、神经等,甚至蔓延到整个肢体和躯干。根据瘘口大小和发生部位,在病理上分为以下三种类型:

1. 干状动 - 静脉瘘 瘘口的部位大多在小动、静脉的主干之间,存在横轴方向的交通支,多数为一个瘘口,但也有多个细小瘘及分支。多数的瘘口稍大,动、静脉之间的血液分流较多,静脉压较高。临床上常出现杂音、震颤、静脉曲张和蜿蜒状动脉瘤。若瘘口小,临床症状轻。

2. 瘤样动 - 静脉瘘 瘘口的部位在动、静脉主干间的分支上,局部组织伴瘤样血管扩张,一般血液分流量较少,局部无杂音和震颤。

3. 混合型 有干状或瘤样的多发性动、静脉交通。

先天性动 - 静脉瘘如瘘口较小,对血流动力学影响不大,但如瘘口较大则可能累及心脏功能。先天性动 - 静脉瘘与后天性动 - 静脉瘘的不同在于:①瘘口细小而广泛;②病变常累及几种组织,如骨骼、肌肉等;③较少引起全身性血液循环紊乱。

三、临床表现

先天性动 - 静脉瘘在婴幼儿时期,一般为隐伏或低度活动性,常无明显症状,到学龄期或青春发育期,由于内分泌的刺激、劳动或外伤,促使动 - 静脉瘘迅速增长,迅速显示出临床症状。

1. 肢体发育异常 受累肢体可增粗,骨和软组织常肥厚,有时患肢可有毛发增多、多汗现象。

2. 皮温异常 由于肢体血液丰富和静脉充血,使局部温度明显增高,但肢体远端温度可正常。

3. 局部病变 先天性动 - 静脉瘘和先天性血管瘤常在同一部位并存。血管瘤常呈蓝红色,有的平坦,有的高出皮肤表面,大小不一。瘤样动 - 静脉瘘局部可有毛细血管扩张症和海绵状血管瘤并存。

4. 杂音和震颤 沿患者的血管行径,有时有散在多发的震颤和杂音,但不明显。这是由于先天性动 - 静脉瘘虽有许多通道存在,但一般均很细小。

5. 静脉高压 出现慢性静脉功能不全表现,如水肿、皮肤增厚、色素沉着、溃疡和出血等。

6. 动脉供血不足　少数病例由于患肢动脉血液分流到静脉，瘘口远端动脉血流量量减少，组织因供血不足，产生远端肢体血液循环障碍而出现溃疡和坏疽。

7. 心力衰竭　少数瘘口大、路程长的患者，由于动、静脉之间异常通道，周围血管阻力明显下降，使心搏出量明显增加，长时间可导致心力衰竭。

四、辅助检查

1. 无损伤检查　动脉脉搏容量节段性描记可发现瘘口近端震颤，远端动脉搏动描记降低。数字式体积描记仪显示瘘口部位脉搏容量增加，其容量与瘘口的大小成正比。定向多普勒扫描仪、双功彩超可显示血管造影所不能发现的微小瘘口、大血管的异常血流分布、静脉功能不全或血栓。

2. 周围静脉测压和血氧测定　可显示静脉压升高，静脉内血氧含量升高。从动静脉瘘处静脉或从瘘口近端的静脉抽血，和对侧肢体同一部位的静脉血检测比较，患侧的静脉压比正常肢体的静脉血红，且氧分压明显增高。

3. 血管造影　动静脉瘘影像学检查可显示动静脉间沟通、流入动脉扩张伴静脉早期充盈或动静脉同时显影及近端动静脉流速增加。当瘘口很大，远端动脉血流减少或完全消失时，远端静脉可有逆流。通常近端动脉扩张，可伴瘤样变；如瘘口长期存在，近端动脉可曲张；近端静脉扩张，尤其在近瘘口部位；远端静脉扩张时，可有瓣膜功能不全。如瘘口很小，外周动脉显影可不延迟，沟通静脉显影相对较慢。

4. CT、MRI 和 MRA　CT 可明确病变部位、范围、累及的肌肉组织和骨骼。深肌群间病变显示出斑点影，随造影剂注入，显影增强取决于病变的动静脉分流速度和细胞化程度。其缺点是需用造影剂，需多横截面显影重建病变部位解剖。MRI 不需造影剂，解剖范围显示更清楚，可获得横切面和纵切面影像。其信号强度依赖于质子密度、核磁释放时间(T1、T2)和容积质子通量。如在搏动性质子后(迅速移动的血液中)获得的影像超出范围，T2 增强扫描显示流出排空(黑影)，则可鉴别高血流区及其滋养动脉和引流静脉；而明显静脉畸形伴低流速时显示白影。MRA 用于动静脉瘘检查，具有三维成像作用。

根据病史和体检，诊断一般并不困难。由于先天性动 - 静脉瘘都伴有静脉曲张。因此，在儿童或者青少年当发现肢体静脉曲张而无明确原因时，尤其是单侧或不常见部位，应先考虑先天性动 - 静脉瘘的可能。如同时有肢体增长、增粗，局部组织肿胀，伴有海绵状血管瘤或蔓状血管瘤，闻及杂音等，则更有助于诊断。

五、治疗

局限型先天性动 - 静脉瘘手术治疗效果好。一般以为，无症状或症状轻微者在明确诊断后一般可随访观察。绝对手术适应证包括病变部位感染、出血、有远端组织缺血和伴心力衰竭或内脏病变者；相对适应证包括疼痛、功能障碍和影响美观。局限的先天性动 - 静脉瘘可考虑手术治疗，效果良好。

【手术适应证】

生长迅速的局部动静脉瘘，伴有明显临床症状者或有发展趋势者，应尽早进行手术，儿童应在 6 岁前。病变累及周围组织，如神经受压性疼痛或病变范围大，侵犯皮肤并发出血、溃疡或感染者。反复发作心力衰竭者。治疗方法包括手术、介入和联合治疗。

【手术治疗】

1. 动静脉瘘切除术　局限性先天性动静脉瘘，病变比较浅表，可行局部切除或将受累的肌肉一并切除，但要保护神经和动静脉主干，如必须切除主干动静脉瘘，则应作血管移植。由于先天性动静脉瘘病变广泛，第一次手术切除较大的动静脉瘘后，周围较小病变会迅速发展，往往须多次手术才能达到目的。对于范围广泛，如侵犯一组肌群外，尚累及附近的肌腱、骨膜和周围软组织者吧，可做选择性切除。

2. 动静脉瘘主要动静脉分支结扎术　适用于病变较广泛或深层的动静脉瘘，伴有反复感染、溃疡、出血者。根据动脉造影，明确病变部位及其分支，作多处结扎。这样可减少动静脉之间的分流，解除一部分由于静脉压力增高而引起的症状。如病变广泛，可分期手术结扎，但应避免作动静脉瘘近端主干动脉结扎，因为结扎后，侧支循环的血液易经过瘘口返流到静脉中去，造成肢体远端严重缺血，有致截肢可能。手术近期效果尚可，但术后有引起远端组织缺血、术后远期因侧支循环而复发的并发症。

【栓塞治疗】

插管技术、各类材料和介入治疗的发展为 CAVF 的治疗提供了新的手段，目前已成为治疗先天性动静脉瘘的主要方法，在 X 线定位下，插管至动静脉瘘附近的主要分支血管，注入栓塞物质(如吸收性明胶海绵、硅塑胶、自体肌肉或自体血凝块或其他高分子制剂、金属圈等),以造成动静脉瘘的栓塞。栓塞后可使症状减轻,减少术中出血,尤其是病变广泛血供丰富手术困难者,可先行栓塞疗法,再行手术切除。栓塞材料必须为非吸收性、有较好的组织相容性、颗粒应足以达到毛细血管水平,但又需较瘘口稍大,以免引起肺栓塞,同时不能有反流。栓塞材料分暂时性和永久性两大类:暂时性的栓塞材料包括自体材料如血凝块、肌肉、脂肪、明胶海绵和胶原微丝等,它对正常组织损伤小,在几天或几周内不发生溶解,常用手术前栓塞治疗以减少术中失血;永久性材料包括硅胶颗粒、聚乙烯醇颗粒(polyvinyl alcohol,PVA)、各类金属弹簧圈、可分离球囊、液体如无水乙醇和氯丙烯酸盐等。栓塞材料的选择,很大程度上取决于病变的性质和手术指征,其大小的选择根据栓塞血管直径及是否存在动静脉沟通。硅胶颗粒需用大直径导管作为输送工具;PVA 能用较小直径导管输送,栓塞后颗粒直径增加 10 倍。因颗粒材料能以液态形式注射,具操作简便等优点,是较理想的栓塞材料。液态栓塞剂如无水乙醇等,因可能导致正常组织、器官的栓塞,现已较少使用。不同直径的金属弹簧圈可栓塞较大的血管,带绒毛的弹簧圈可增加血栓形成面积,并能更好地固定弹簧圈。栓塞后综合征:栓塞区域疼痛、发热、乏力、白细胞增多等,通常维持 24~48 小时,也可持续一周或更长时间。较严重的并发症可有栓塞部位感染。任何术后持续发热和白细胞增多的患者应行血培养。栓塞材料还可经瘘口进入肺动脉引起肺栓塞,或因静脉瘀滞继发血栓形成后导致肺栓塞。选择合适的栓塞材料、熟练的插管技术、掌握血管解剖知识可减少并发症的发生。

【栓塞和手术联合治疗】

大多数 CAVF 动静脉间交通支众多而细小、病变范围广泛。手术治疗往往只能结扎其主要瘘支,术后细小瘘支可逐渐扩张导致复发;栓塞治疗虽可栓塞细小瘘支,但很难精确地将导管插入瘘支内,多数情况下只能作为一种姑息性治疗方法。联合治疗集二者优点,术前、术中或术后合并栓塞治疗,为治疗 CAVF 开辟了新途径。

肢体病变范围广泛,在上述治疗均不能很好控制病情时,可行截肢术。内脏器官动静脉瘘如危及生命,需积极治疗,可选择根治性手术,有时需切除部分或全部受累器官,肺、肾或胃肠道病变常可采用这种手术方法。内脏器官广泛受累不适宜根治性手术时,可选择栓塞治疗或联合治疗。

大多数先天性动 - 静脉瘘由于动静脉之间的交通支多而细小,病变范围广泛,有时累及整个肢体,因而治疗困难,切除不彻底,不仅病变复发,或者更激发病变进一步发展。若病情进展,无法行栓塞或手术治疗时,最终可考虑截肢。因此,有学者指出:治疗常以栓塞或手术开始,而以截肢告终,所以采用任何治疗前,必须慎重考虑。重要器官的动静脉瘘常可危及生命。

(张东明　李磊)

第一〇七章

下肢静脉曲张手术

下肢静脉曲张的治疗曾经以静脉高位结扎剥脱为主,但近二十年来随着多种微创技术的应用,静脉曲张手术方式的选择面不断增宽。作为术者,术前应充分了解各种手术方法的疗效和局限性,根据病人静脉曲张的程度和病情选择最佳的治疗方法,以获得医生和病人的最大满意。国内常用的微创技术包括:大隐静脉激光闭合术、大隐静脉射频消融闭合术、透光旋切术、电凝术及硬化治疗等。但是,任何一种新技术的开展都有其不可避免的副作用。微创治疗静脉曲张虽具有创伤小、手术时间短、恢复快等优点,但仍有穿破血管、烧伤皮肤、静脉炎等并发症。而且单独应用一种方法治疗,其术后复发率较高,需两种以上方法联合应用,才能取得良好效果,如大隐静脉激光闭合术联合透光旋切术。大隐静脉高位结扎剥脱术虽有创伤大、伤口不美观等缺点,但其具有能彻底消除大隐静脉主干的返流,降低术后复发的优点。若采用点式切法去除曲张静脉团块和交通静脉,既能大大地降低术后复发率,更能解决切口不美观等缺点。下肢静脉曲张手术时,术前准确判定交通支瓣膜功能及其部位并进行标记是降低术后复发的关键,手术时不要拘泥于一种手术方法,据病情选择合适的多种方法联合应用才能达到创伤小、复发率低的治疗效果。

第一节　大隐静脉高位
结扎剥脱术

【适应证】

适用于大隐静脉瓣膜功能不全和交通支瓣膜功能不全导致下肢浅静脉曲张明显而深静脉通畅的病人。

【禁忌证】

1. 深静脉血栓后综合征的下肢静脉曲张病人;
2. 布加综合征的下肢静脉曲张病人;
3. 盆腔肿瘤压迫或浸润引起的下肢静脉曲张病人;
4. 妊娠期的下肢静脉曲张病人;
5. 患肢有急性感染病灶的病人;
6. 重要脏器功能不全,不能耐受手术的病人;
7. 患肢有严重动脉缺血的病人。

【术前准备】

1. 详细检查并行彩色多普勒超声了解下肢深浅静脉的通畅情况及瓣膜功能,必要时做静脉造影。下肢深静脉通畅无阻塞方可手术,如果下肢深静脉瓣膜功能不全在 Kistner 分级Ⅲ级以上者,则应行相应手术;

2. 下肢静脉曲张如并发小腿皮炎或溃疡时,应先处理,待炎症控制后再行手术;

3. 下腹、会阴及患肢常规备皮,用油性标记笔或用龙胆紫和碘酊溶液对需要处理的曲张静脉及功能不全的交通支准确标记;

4. 术前 30 分钟静脉滴注广谱抗生素。

【麻醉】

硬膜外麻醉、腰麻、局麻,必要时全身麻醉。

【体位】

仰卧位

【手术步骤】

1. 在股部皮肤皱褶,股动脉搏动内侧卵圆窝处作一 3cm 长沿皮纹行走的斜切口(图 107-1)。

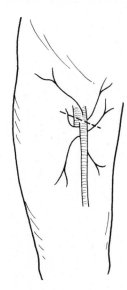

图 107-1　大隐静脉切开的切口

2. 切开皮肤、浅筋膜后,在切口中央显露出大隐静脉干的近段(图107-2)。

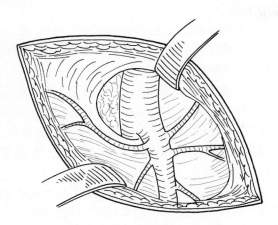

图 107-2　显露大隐静脉干的近段

3. 游离大隐静脉,在切口下部钳夹横断大隐静脉主干。较早横断大隐静脉主干,有利于向近侧分离大隐静脉与股静脉的交汇处(图107-3)。

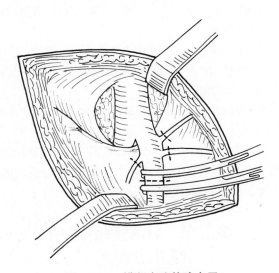

图 107-3　横断大隐静脉主干

4. 提起近端分离近侧大隐静脉与股静脉交汇处,并显露出大隐静脉的分支股外侧浅静脉、阴部外静脉、腹壁浅静脉及旋髂浅静脉,将其分别钳夹、切断、结扎(图107-4)。

5. 自然状态下距股静脉0.5cm处,用7号丝线结扎大隐静脉,远侧0.2cm处止血钳压榨后4号丝线再缝扎一次,多余部分残端剪掉(图107-5)。

6. 提起远侧大隐静脉止血钳向远侧分离大隐静脉干,若视野内有股内侧浅静脉,钳夹、切断、结扎。向远端大隐静脉腔内插入静脉剥脱器,并用粗丝线结扎控制止血,然后将其送向远端内踝处(图107-6)。

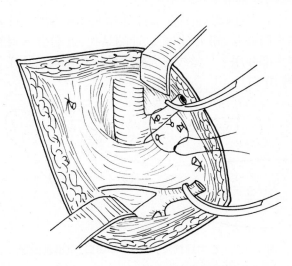

图 107-4　分别结扎切断大隐静脉的诸分支

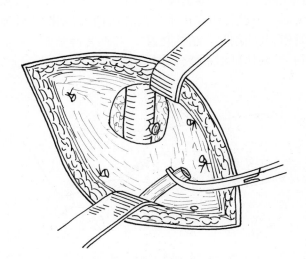

图 107-5　结扎切断大隐静脉

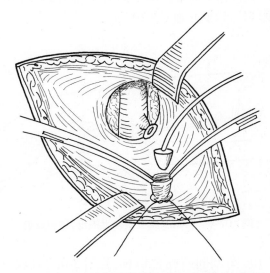

图 107-6　向远端大隐静脉腔内插入静脉剥脱器

7. 在内踝前上方 2cm 处作长 1cm 横切口，分离大隐静脉，钳夹、切断。远端结扎，近端引出剥脱器头部并用 7 号丝线将大隐静脉结扎在剥脱器杆上（图 107-7）。

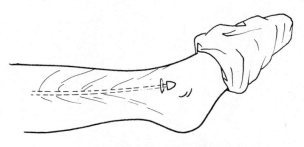

图 107-7　在内踝前上方 2cm 作切口，引出剥脱器

8. 点式切除预先标记好的曲张静脉团块和 / 或功能不全的交通支静脉。用小尖刀点状切开皮肤 0.3cm，小血管钳在皮下分离提出曲张静脉，旋转血管钳，卷曲剔除。结扎交通支，将曲张静脉充分剥离切除，小切口不用缝合（图 107-8）。

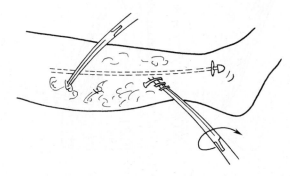

图 107-8　结扎交通支

9. 将剥脱器慢慢向上抽出，助手用纱布压迫已剥脱部位，以利止血（图 107-9）。

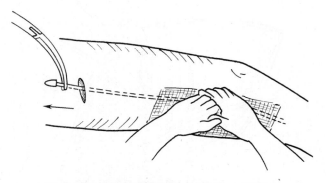

图 107-9　将剥脱器慢慢向上抽出，纱布压迫

10. 分别间断缝合切口，若用 5-0 可吸收缝线作皮内缝合关闭踝部和股部切口，外观效果更佳。

纱布棉垫覆盖，从足踝部至腹股沟应用弹力绷带适度加压包扎。

【术中要点】

1. 分离大隐静脉要在卵圆窝下方 2cm 处，此处有一淋巴结作为标志。不要直接在卵圆窝处分离，以免损伤股静脉。

2. 大隐静脉五个属支变异较多，有时独立汇入大隐静脉，有时合干后汇入大隐静脉，故高位结扎时一定要在卵圆窝处认清大隐静脉及股静脉，勿将大隐静脉分支误认为大隐静脉结扎，造成手术失败。

3. 剥脱器从股部大隐静脉切口不能向下插到踝部时，可改为从踝部大隐静脉切口向上插入。

4. 抽出剥脱器时动作要轻柔，力量均匀，以免拉断大隐静脉。

5. 术中尽可能结扎所有交通支静脉，避免复发。

【术后处理】

1. 椎管内麻醉术后 6 小时内行患肢气压治疗，每 2 小时 1 次，每次 30 分钟。若无条件，被动行踝关节背屈运动。

2. 术后 6 小时鼓励病人离床活动，每 1~2 小时 1 次，每次 5~10 分钟，卧床时抬高患肢 15~20 度，适度做踝关节背屈运动。

3. 静脉滴注低分子右旋糖酐 500ml，每日 1 次，连续 3 天。

4. 术后股部切口 7 日拆线，踝部切口 10~12 日拆线。拆线后穿减压袜 3 个月。若静脉瓣膜功能不全，建议长期穿减压袜。

第二节　小隐静脉高位结扎剥脱术

【适应证】

1. 原发性小隐静脉曲张病人；

2. 大隐静脉曲张如合并有小隐静脉曲张病人，大隐静脉和小隐静脉需同时手术处理。

【术前准备】

同大隐静脉高位结扎及剥脱术。

【麻醉】

硬膜外麻醉、腰麻、局麻。

【体位】

俯卧位，膝关节稍屈曲。合并有大隐静脉曲张者先仰卧位处理大隐静脉，然后转为健侧向下侧卧位。

【手术步骤】

1. 在外踝与跟腱之间做一长 2cm 横切口,切开皮肤,分离出小隐静脉的远端。注意保护腓肠神经(图 107-10)。

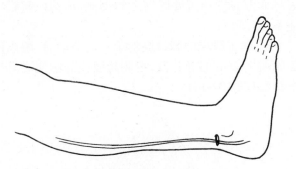

图 107-10　在外踝与跟腱之间做一 2cm 切口,分离小隐静脉远端

2. 钳夹、切断小隐静脉,远端结扎,近端插入抽剥器至腘横纹处。

3. 在腘横纹处在抽剥器引导下作一长 2cm 横切口,切开皮肤、皮下组织,显露腘筋膜。切开腘筋膜,游离出小隐静脉(图 107-11)。

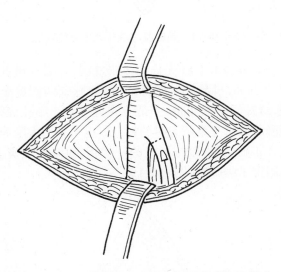

图 107-11　在腘窝横纹处作切口,游离出小隐静脉

4. 钳夹后切断小隐静脉,近端以 7 号丝线结扎,止血钳压榨后 4 号丝线再缝扎一次,多余剪掉。引出剥脱器头,将小隐静脉远端结扎在剥脱器杆上(图 107-12)。

5. 将剥脱器慢慢向上抽出剥脱小隐静脉,助手用纱布压迫已剥脱部位,以利止血。

6. 分别间断缝合切口,若用 5-0 可吸收缝线作皮内缝合关闭踝部和腘窝部切口,美容效果更佳。

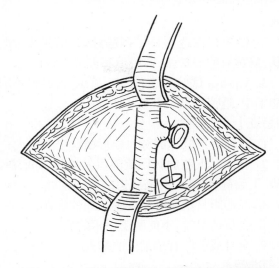

图 107-12　引出剥脱器头,切断后将小隐静脉结扎在剥脱器杆上

纱布棉垫覆盖,弹力绷带适度加压包扎。

【术中要点】

1. 在抽剥器引导下于腘横纹处作横切口,切口不宜过高,以免损伤腘静脉。

2. 一般不强求显露隐、腘静脉交界,因分离过高时易损伤胫神经和腘静脉。

3. 腘筋膜应间断缝合,否则可发生脂肪疝。

【术后处理】

同大隐静脉高位结扎及静脉剥脱术。

(李　斌)

第三节　下肢深静脉瓣膜功能
不全手术

下肢深静脉原发性瓣膜功能不全的手术,是指通过瓣膜重建,使关闭不全的瓣膜恢复紧密闭合的结构,以阻断静脉返流。常用术式有静脉瓣膜环缩术、带瓣静脉段移植术、肌腱襻腘静脉瓣替代术。

一、静脉瓣膜环缩术

静脉瓣膜环缩术首先由张柏根 1985 年报道临床应用。原理是在股浅静脉瓣膜下环缝缩窄,纠正静脉管径扩大而引起的静脉瓣膜相对关闭不全,减轻下肢静脉淤血状态。以后虽然衍生了几种术式,在静脉瓣膜环缩使用的材料不同,缩窄部位有别,但理论基础一致。本手术操作简单,疗效确切。

【适应证】

1. 病人有下肢深静脉瓣膜功能不全的临床

表现;

2. 经顺行性造影显示深静脉通畅、扩大、呈直管状,静脉有明显扩张,瓣膜形态大致正常;

3. Valsava 试验和逆行造影显示股浅静脉瓣膜功能不全,返流程度在Ⅱ度以上。

【禁忌证】

1. 既往有下肢深静脉血栓形成病史的病人;

2. 有引起下腔静脉回流障碍的疾病,如心脏瓣膜病、下腔静脉梗阻、肿瘤压迫的病人;

3. 经造影显示深静脉瓣膜缺如的病人;

4. 全身情况差,不能耐受手术的病人;

5. 全身或患肢有感染灶的病人。

【术前准备】

1. 下肢深静脉逆行及顺行造影,了解静脉扩张剂逆流情况。

2. 如下肢慢性溃疡,应连续换药,使创面洁净,周围炎症消退后方可手术。

3. 术前预防应用抗生素。

【麻醉】

连续硬膜外麻醉。

【体位】

仰卧位,患肢略外展。

【手术步骤】

1. 腹股沟韧带下方股动脉搏动内侧纵行切口,长约 8cm,显露大隐静脉,结扎大隐静脉各属支,显露出股总静脉、股浅静脉和股深静脉。在股浅静脉与股深静脉汇合处的远侧可见到股浅静脉第一对瓣膜。此时该静脉瓣处静脉有不同程度的扩张(图 107-13)。

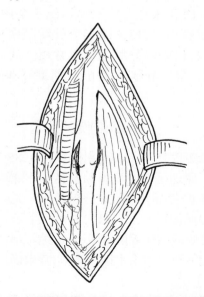

图 107-13 在股浅静脉第一对瓣膜处可见静脉扩张

2. 检测股浅静脉瓣膜功能 瓣膜所在处的股浅静脉略膨出,在瓣膜远侧 5cm 处阻断股浅静脉血流,并同时阻断股深静脉血流,将阻断处近侧的血液挤压到股总静脉内,使之排空,如放开挤压的手指,可见血液立即通过瓣膜向远侧倒流,证实该瓣膜功能不全。

3. 确定股浅静脉最高的第一对瓣膜后,游离该静脉瓣下 2cm 的静脉段,轻刺激股浅静脉使之呈痉挛状态(图 107-14)。

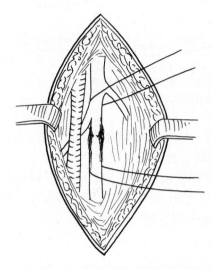

图 107-14 刺激股静脉使之呈痉挛状态

4. 取 7-0 双针无损伤血管缝线,在瓣环最低点下约 2mm,自静脉后壁开始,沿静脉壁两侧缝至前壁,缝针间距约 2mm,不能穿透静脉壁。结扎缝线,使静脉保持痉挛状态时的口径。也可利用大隐静脉或人工血管制成 5mm 宽的片状物,包绕在瓣窦下,并固定于静脉壁(图 107-15)。

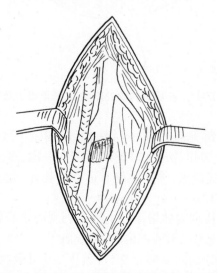

图 107-15 利用人造血管包绕瓣窦下,固定于静脉壁

5. 若大隐静脉曲张未处理,可将大隐静脉高位结扎,分段剥脱曲张静脉。

6. 缝合切口。

【术中要点】

1. 准确确定股浅静脉的第一对瓣膜,通常位于卵圆窝下方 7~8cm 处;

2. 术中见股静脉扩张明显而静脉瓣膜存在时,手术效果较好,否则应根据情况行其他瓣膜重建术。

3. 环缩的松紧度要合适,不可环缩过紧,缝合及固定时要避免损伤静脉内膜,以防深静脉血栓形成。用 7-0 无损伤血管缝合线,不能穿透静脉壁,使缝合后的静脉口径相当于痉挛状的静脉口径(一般缩小 1/3)。

【术后处理】

1. 低分子右旋糖酐 500ml,日一次静滴,连续5 天。

2. 口服阿司匹林 50~100mg,每日一次,服 1~2个月。

3. 抬高患肢,以利静脉回流,早期床上做踝关节背屈运动,气压治疗,每 6 小时 1 次。第二天可下床活动。

二、带瓣静脉段移植术

利用一段带有正常瓣膜功能的肱静脉或腋静脉作股静脉间置移植,以替代失去功能的股静脉瓣膜,防止血液倒流,改善下肢静脉高压状态。

【适应证】

1. 下肢深静脉血栓后综合征的病人,血管已再通而瓣膜遭破坏,造影显示深静脉有严重倒流;

2. 原发性下肢深静脉瓣膜功能不全而股浅静脉瓣膜破坏严重无法修复,造影显示深静脉有严重倒流的病人。

【禁忌证】

1. 病人有下肢深静脉血栓后综合征,但髂、股静脉未再通;

2. 供瓣膜侧肢体静脉回流不畅;

3. 术前检查或术中检查供移植段静脉瓣膜功能不全或静脉管径较细。

【术前准备】

1. 下肢深静脉逆行或顺行造影,证明股、髂静脉通畅,并了解深静脉瓣膜功能不全的程度及范围。

2. 上肢深静脉顺行造影,观察腋、肱静脉管径粗细,以及其中瓣膜的数目和位置,选择适合移植的静脉段。确定静脉瓣膜功能正常,一般以左上肢为首选。

3. 手术开始前预防性应用抗生素。

【麻醉】

上肢采用臂丛麻醉,下肢采用硬膜外麻醉。也可做全身麻醉。

【体位】

仰卧位,取静脉侧患肢外展。

【手术步骤】

1. 在股动脉搏动内侧自腹股沟往下作纵切口,长约 10cm。显露股总、股浅和股深静脉,并经测试证实有股浅静脉最高一对瓣膜功能不全(图 107-16)。

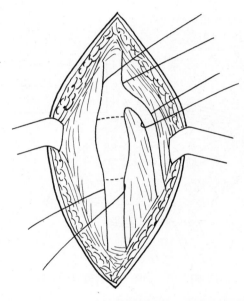

图 107-16　测试股浅静脉最高一对瓣膜功能

2. 将选取移植段的上肢外展 90 度,沿肱二头肌沟近侧段作纵行切口,长约 8cm(图 107-17)。

3. 切开皮肤、皮下组织和深筋膜。贵要静脉恰在肱二头肌沟内上行,小心避免损伤。将肱二头肌向外侧拉开,切开血管鞘膜,显露肱动脉和肱静脉。此段正中神经列于血管的外侧,慎勿损伤。找出将选用的瓣膜,测试其功能完好后,切取含瓣膜的静脉一段,长 2cm,遗留静脉远近端结扎(图 107-18)。

4. 严密止血,切口内放皮片引流,依次缝合上肢切口各层。拟移植的静脉段用肝素盐水冲洗,保存备用。

5. 移植静脉段的吻合　静脉注射肝素 1mg/kg使全身肝素化。用无损伤血管阻断钳阻断血流,控制股总、股浅及股深静脉。在股浅静脉最高一对瓣膜的远侧切断股浅静脉,断端回缩留下的空隙以备

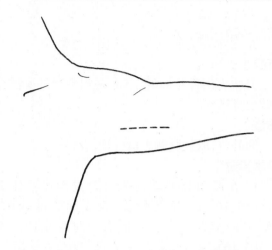

图 107-17 沿二头肌沟近侧段作纵形切口

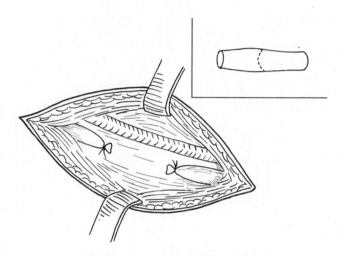

图 107-18 切除一段含瓣膜的静脉

带瓣肱静脉移植,若断端空隙不足 2cm,去除小段股浅静脉,使断端空隙为 2cm。将带有瓣膜的静脉段顺行置入做端端吻合。用 7-0 的无损伤缝合线做连续外翻缝合,肱静脉的近端对股浅静脉的近端(图 107-19)。

6. 严密止血,置引流管,逐层缝合切口。

【术中要点】

1. 移植段与受移植段管径的比例不能小于 1:3,尽可能口径一致,若取腋静脉段,应在头静脉汇入处远侧切取。

2. 静脉取下后立刻浸泡在生理盐水中,不使干燥;

3. 吻合血管时动作要轻柔,保护静脉内膜,以免手术后血栓形成。

【术后处理】

1. 术后卧床一周,患肢抬高,床上做踝关节背

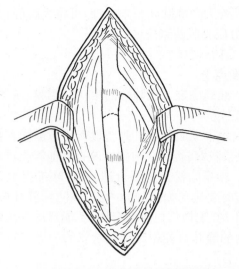

图 107-19 移植带有瓣膜的静脉段

屈运动,气压治疗,每 6 小时 1 次。

2. 低分子右旋糖酐 500ml,每日 1~2 次,共 7 天,

3. 低分子肝素 0.1ml/kg,每日 2 次皮下注射,共 5~7 天,以后口服华法令 3 个月。

4. 下床时穿减压裤。

三、肌腱袢腘静脉瓣替代术

腘静脉瓣膜替代术又称腘静脉外肌袢形成术。手术原理是利用半腱肌和股二头肌形成的腱袢,兜勒住腘静脉,在肌肉收缩和放松的过程中,使腘静脉获得瓣膜样功能,从而消除小腿静脉高压状态,是深静脉重度倒流、特别是先天性深静脉无瓣膜症和深静脉血栓形成后完全再通者,用其他方法无法应用时的唯一可供选用的方法。但本手术并发症较多,应严格掌握手术适应证并保证手术规范、精细操作。

【适应证】

1. 下肢原发性深静脉瓣膜功能不全重度倒流的病人;

2. 下肢深静脉血栓形成后完全再通,静脉瓣膜已遭破坏的病人;

3. 病人为先天性下肢深静脉无瓣膜症。

【禁忌证】

1. 各种原因不能耐受手术的病人;

2. 下肢深静脉血栓形成后无再通或部分再通的病人;

3. 不能正常行走的病人。

【术前准备】

同前

【麻醉】

连续硬膜外麻醉或腰麻

【体位】

俯卧位。

【手术步骤】

1. 俯卧位,膝下垫一软枕 在腘窝横纹近侧 3cm 处作横 "S" 形切口,切口的内侧沿半腱肌向上延伸 4cm,外侧向下达腓骨小头(图 107-20)。

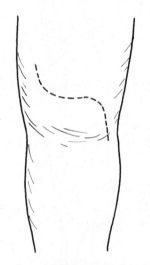

图 107-20 在腘高横纹处作 S 形切口

2. 切开皮肤、皮下组织和深筋膜,在该筋膜深面向上、下分离 4cm,以扩大手术野(图 107-21)。

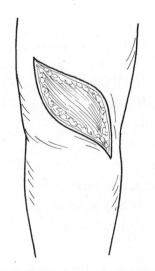

图 107-21 切开皮肤后,向上下分离达 4cm,以扩大术野

3. 在切口外侧股二头肌腱内侧缘腘窝脂肪组织中显露腓总神经,以橡皮带绕过,免受损伤。在切口中部分离脂肪组织,显露胫神经,用橡皮带绕过牵向一侧(图 107-22)。

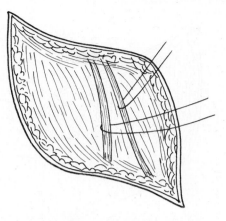

图 107-22 保护好腓总和胫神经

4. 向侧方拉开胫神经在其深面继续分离脂肪组织,显露腘静脉。游离腘静脉一段,长约 2~3cm,用橡皮带绕过。此段腘静脉常有 1~2 个分支,游离时需切断、结扎(图 107-23)。

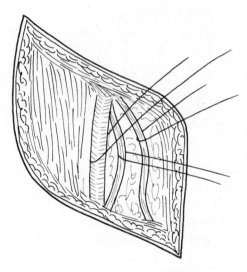

图 107-23 游离一段腘静脉

5. 在切口内侧解剖半腱肌,在胫骨内侧的止点处切断,再向近侧游离 12cm。将已切断的半腱肌经腘静脉的深面引向外侧,并使胫神经和腓总神经皆位于其浅面(图 107-24)。

6. 在切口外侧股二头肌腱远侧段纵行剖开该腱的内侧部分,切取 1cm 厚的肌腱片,向下在腓骨头止点切断,向上游离达 12cm 长度。将游离段的肌腱包绕缝合,使其表面光滑,且粗细约与半腱肌相当(图 107-25)。

7. 将半腱肌和股二头肌两个游离端于腘静脉深面重叠缝合 1cm,形成 "U" 形肌腱襻。提起 "U" 形肌腱襻,其宽松度一般以提起 4~5cm 为宜

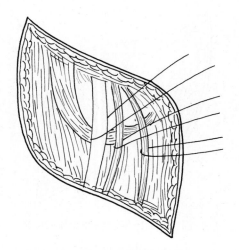

图 107-24　将半腱肌经腘静脉

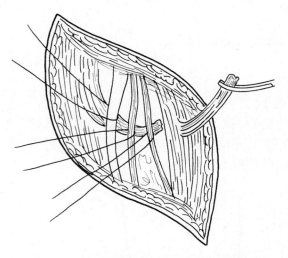

图 107-25　将股二头肌远侧段肌腱包绕缝合

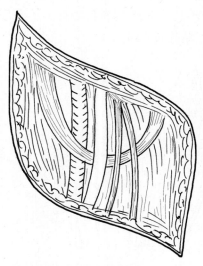

图 107-26　将半腱肌和股二头肌重叠缝合,形成 U 形肌腱袢

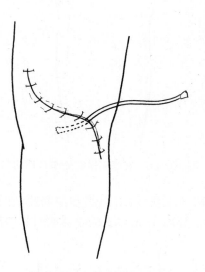

图 107-27　缝合切口,引流

（图 107-26）。

8. 取细硅胶管 1 根,一端置于腘静脉深面腱袢旁,另一端置于切口外。缝合深筋膜、皮下组织及皮肤(图 107-27)。

9. 待皮肤缝毕后注入醋酸氢化可的松 1ml,预防腱袢粘连,注药后随即拔出细硅胶管。

【术中要点】

1. 腱袢长度至关重要,过长则对腘静脉无兜勒作用,过短则可钳闭腘静脉。

2. 在游离和切断股二头肌时,须注意保护腓总神经,以免损伤。

【术后处理】

1. 术后卧床一天,患肢抬高,床上做踝关节背屈运动,气压治疗,每 6 小时 1 次。

2. 低分子右旋糖酐 500ml,每日 1~2 次,共 7 天。

3. 术后穿减压袜 3 个月。

(李　斌)

第一〇八章

下肢深静脉血栓形成及其综合征手术

第一节　股静脉切开取栓术

下肢深静脉血栓形成（DVT）的治疗方法主要有溶栓治疗和手术取栓。临床上有一种少见的严重类型称股青肿，病理特点是深、浅静脉广泛性血栓形成，伴有强烈的动脉痉挛，可出现静脉性坏疽，是股静脉切开取栓术的绝对适应证。但对于下肢深静脉血栓形成的其他类型，其治疗方法是采用保守治疗，还是手术治疗仍有争论。溶栓治疗后血栓再通引起的静脉瓣膜破坏是导致血栓后综合征的主要原因，保守治疗不能预防瓣膜功能不全。手术目的：取出血栓，保护静脉瓣膜功能，防止致命肺栓塞和血栓后综合征的发生。

【适应证】

1. 下肢肿胀显著、疼痛严重而且发病在 1 周以内的下肢深静脉血栓病人；

2. 股青肿病人。

【禁忌证】

1. 下肢深静脉血栓病程超过 7 天，血栓已机化者；

2. 妊娠期的下肢深静脉血栓形成病人；

3. 恶性肿瘤晚期的下肢深静脉血栓形成病人；

4. 周围型下肢深静脉血栓形成病人；

5. 凝血功能障碍的下肢深静脉血栓形成病人。

【术前准备】

1. 一般要放置下腔静脉滤器；

2. 备血 800~1200ml；

3. 术前 30 分钟静脉滴注广谱抗生素。

【麻醉】

局麻、硬膜外麻醉或腰麻，若已抗凝时可全身麻醉。

【体位】

仰卧位。

【手术步骤】

1. 下肢外展、外旋　自腹股沟韧带稍上方沿股动脉搏动内侧作纵切口，长 8cm（图 108-1）。

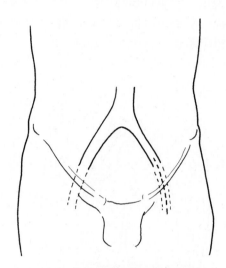

图 108-1　腹股沟韧带稍上方做纵切口

2. 切开皮肤，分次钳夹、切断、结扎大隐静脉周围组织，游离大隐静脉。沿大隐静脉切开卵圆窝上下深筋膜及血管鞘膜，显露股总、股浅和股深静脉，分别用橡皮条绕过（图 108-2）。

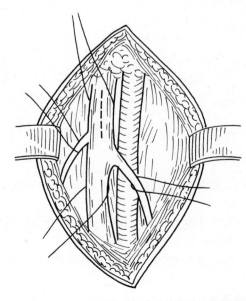

图 108-2　切开皮肤，游离大隐静脉，并显露股总、股浅和股深静脉

3. 静脉注射肝素 1mg/kg 体重，控制股总、股浅、股深静脉血流后，纵行切开股总静脉，插入一根 6~8F 的 Fogarty 静脉取栓管向髂静脉方向，进入 20cm，说明取栓管球囊部已进入下腔静脉。用肝素生理盐水按取栓管标记量充盈气囊后，将取栓管缓慢拖拉，取出髂总、髂外及股总静脉内的血栓（图 108-3）。如此反复多次，直到股总静脉切口有血液涌出为止。经股总静脉切口向近侧注入肝素生理盐水 40ml，收紧切口近侧股总静脉橡皮条，用无损伤血管钳阻断切口近侧股总静脉。

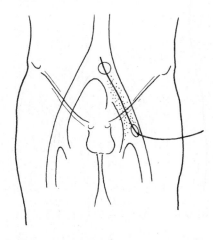

图 108-3　向髂静脉方向插入 Fogarty 静脉取栓管进入 20cm，充气囊后取出血栓

4. 沿深静脉行走方向由远向近用双手用力挤压患肢，将远侧静脉内血栓驱出（图 108-4）。可见股总静脉切口血液涌出。再经股总静脉切口向远侧注入肝素生理盐水 40ml，用无损伤血管钳阻断切口远侧股总静脉。

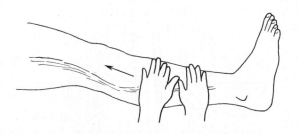

图 108-4　沿深静脉由远向近挤压，将远侧静脉内血栓驱出

5. 用 5-0 或 6-0 无损伤血管缝线缝合股静脉切口，开放静脉。

6. 切口放置橡皮引流条或引流管，逐层缝合关闭切口。

【术中要点】

1. 股总静脉的显露可沿大隐静脉找到卵圆窝，在卵圆窝上下缘切开深筋膜及血管鞘膜；

2. 若放置下腔静脉永久滤器，Fogarty 静脉取栓管向髂静脉方向进入不得超过 20cm，否则可能将球囊挂在下腔静脉滤器上。

3. 切口远侧血栓虽然也可插入 Fogarty 静脉取栓管取栓，但静脉瓣必遭破坏。若采用沿深静脉走行方向由远向近双手用力挤压的方法，驱血栓效果确实可靠，而且不损伤静脉瓣膜。

4. 最好作术中静脉造影，了解髂静脉是否完全通畅，因单凭回血并不可靠，在髂总静脉有阻塞时，回血可来自髂内静脉。

5. 在取血栓过程中或造影后，如发现左髂总静脉受压而明显变窄，或发现左髂总静脉内有先天性蹼状结构，为防止血栓复发，用球囊扩张后置入支架或行 Palma 术。

【术后处理】

1. 抬高患肢，床上作患足背屈运动，3 天后下床活动，并穿减压袜。

2. 术后继续抗凝溶栓治疗，1 周后改华法林口服，并持续应用 6 个月。

3. 静脉应用抗生素 1 周。

4. 术后静脉滴注低分子右旋糖酐 500ml，日 1 次，连续 2 周。

第二节　大隐静脉交叉转流术

大隐静脉交叉转流术（Palma 术）由 Palma 于 1958 年首创，1965 年 Dale 推广，故又称 Palma-Dale 手术。Palma-Dale 手术应在患肢闭塞段远侧深静脉主干瓣膜和小腿肌泵功能尚未破坏之前施行，主干静脉瓣膜已被破坏时，宜考虑同时作瓣膜重建术。成功的关键在于严格合理地选择病例、娴熟的手术技巧以及正规的术后抗凝。

【适应证】

病人患有单侧下肢深静脉回流障碍性病变，造影显示阻塞部位局限在髂股静脉，股总静脉以下正常，而健侧下肢深静脉和下腔静脉完全通畅，大隐静脉结构正常。

【禁忌证】

1. 健侧静脉回流不畅的病人；

2. 全身情况差，不能耐受手术的病人；

3. 下肢有感染灶的病人。

【术前准备】

1. 双下肢深、浅静脉造影，明确诊断为患肢髂

股静脉高位阻塞,而健侧肢体深静脉通畅,大隐静脉瓣膜功能良好;

2. 患肢有溃疡者加强换药,术前应用抗生素。

【麻醉】

连续硬膜外麻醉或全身麻醉

【体位】

仰卧位。

【手术步骤】

1. 患侧作由腹股沟韧带上方沿股动脉内侧向下的纵行切口,长约 8cm。健侧做腹股沟纵行切口及大腿内侧切口(图 108-5)。

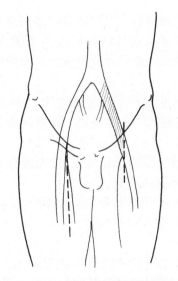

图 108-5　患侧和健侧均做切口

2. 解剖患侧静脉:游离患侧股总和股浅静脉,找到阻塞段远侧结构基本正常的静脉主干(图 108-6)。

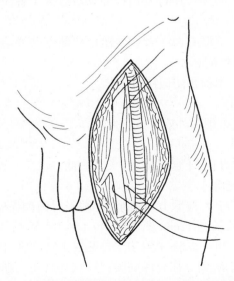

图 108-6　游离患侧股总和股浅静脉,找到远端静脉主干

3. 解剖健侧大隐静脉,健侧做腹股沟纵行切口及大腿内侧切口,游离大隐静脉,结扎切断大隐静脉各属支,直至达到所需长度。测定健侧隐股静脉连接点至患侧股静脉通畅段间的距离,据此确定截取大隐静脉的长度,切断大隐静脉,远端结扎(图 108-7)。

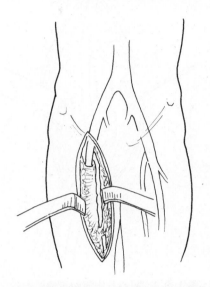

图 108-7　解剖健侧大隐静脉,截取足够长度的大隐静脉

在隐股静脉交汇处用血管夹阻断大隐静脉,肝素盐水冲洗并轻轻扩张大隐静脉,有漏水处予以结扎或缝合,备用。

4. 由两侧腹股沟切口上方,用双手示指在皮下组织与深筋膜之间经耻骨上方分别向内侧分离做皮下隧道(图 108-8)。

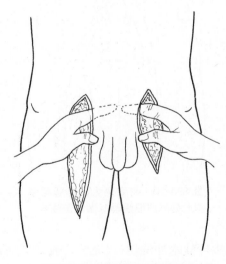

图 108-8　用双手做皮下隧道

5. 用一把血管钳由患侧经皮下隧道至健侧,夹持健侧大隐静脉断端,穿过此隧道,轻柔地引向患侧

拟做转流处。注意切勿旋转扭曲,将大隐静脉断端剪成斜面。全身肝素化后,用心耳钳部分或全部阻断患侧通畅股静脉(图108-9)。

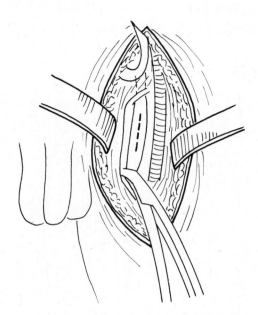

图108-9　用心耳钳阻断患侧股静脉

6. 切开患侧股静脉,肝素盐水冲洗,用6-0无损伤血管缝合线连续外翻缝合,将健侧大隐静脉端与股静脉或股浅静脉做端侧吻合(图108-10)。

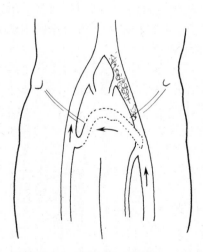

图108-10　将健侧大隐静脉与患侧股静脉或股浅静脉做端侧吻合

7. 生理盐水冲洗切口,充分止血,放置引流,缝合切口。

【术中要点】

1. 大隐静脉通过隧道时,应注意避免扭曲。

2. 大隐静脉与股静脉的吻合口应尽可能的大,

以避免狭窄;

3. 如果健侧大隐静脉条件不适宜,可选用带支撑环的 ePTFE 人造血管。

【术后处理】

1. 全身应用抗生素1周。

2. 静滴低分子右旋糖酐500ml,每日1次,共7天,

3. 低分子肝素 0.4ml,Q12h 皮下注射,7天后口服华法林,持续2个月。

第三节　原位大隐静脉 - 胭静脉转流术

原位大隐静脉 - 胭静脉转流术又称为 Husni 手术,Husni 手术宜选择病程较短、腓肠肌泵功能尚未严重衰退的股浅静脉血栓形成后阻塞的病人。

【适应证】

1. 病人患肢顺行和逆行静脉造影显示股浅静脉闭塞,髂静脉、股总静脉、胭静脉和胫、腓静脉通畅;

2. 患肢大隐静脉结构正常,无静脉炎及静脉曲张,无瓣膜功能不全;

3. 患肢有明显静脉回流障碍,如浅静脉怒张、淤积性皮炎、复发性溃疡等。

【禁忌证】

1. 大隐静脉瓣膜功能不全病人;

2. 股总静脉或髂静脉闭塞病人;

3. 下腔静脉回流障碍的病人;

4. 胭静脉和胫、腓静脉闭塞的病人。

【术前准备】

1. 必须行逆行及顺行静脉造影以了解浅、深静脉情况;

2. 下肢有溃疡者应多次换药使创面清洁,周围去炎症反应;

3. 术前预防应用抗生素。

【麻醉】

连续硬膜外麻醉或腰麻。

【体位】

仰卧位,下肢外旋,膝关节微曲。

【手术步骤】

1. 于大腿下1/3内侧至小腿胫骨内侧缘做一弧形切口,长约12cm(图108-11)。

2. 切开皮肤、皮下组织,见到大隐静脉,仔细保护,暂不游离。切开深筋膜,分离肌肉,摸到胭动脉,在其后方游离胭静脉(图108-12)。

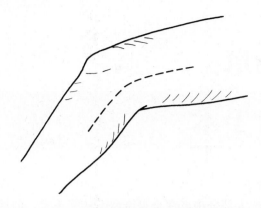

图 108-11　大腿下 1/3 内侧至小腿胫骨内侧做一弧形切口

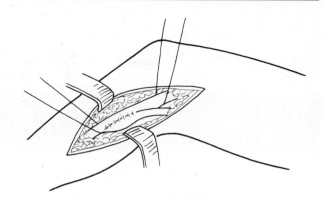

图 108-13　将大隐静脉与腘静脉行端侧吻合

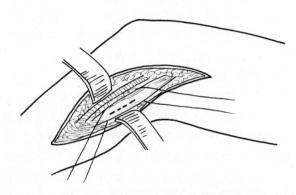

图 108-12　切开皮肤,寻找大隐静脉,并在其后方游离腘静脉

3. 向膝以下游离大隐静脉,分离结扎并切断各分支,伸直小腿,确定截取大隐静脉的平面。全身肝素化后,切断大隐静脉,远侧断端结扎,近端通过深筋膜引向深层的腘静脉,并将末端剪成斜面,是口径为腘静脉直径的 2 倍。将大隐静脉与腘静脉用 7-0 无损伤血管缝合线端侧吻合(图 108-13)。

4. 如病变累及腘静脉,可向远侧游离出胫腓干静脉或胫前胫后静脉,将大隐静脉与远端侧吻合(图 108-14)。

5. 切口充分止血,不缝合深筋膜,缝合皮下和皮肤。

【术中要点】

1. 大隐静脉游离长度应适当,过长时引起扭

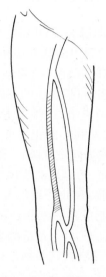

图 108-14　如病变累及腘静脉,则将大隐静脉与远端侧吻合

曲,过短则吻合有张力,易形成血栓。

2. 大隐静脉穿过腘窝部深筋膜于腘静脉吻合,其深筋膜开窗应足够大,以防静脉受压。

【术后处理】

1. 全身应用抗生素。

2. 静滴低分子右旋糖酐 500ml,每日 1 次,共 7 天。

3. 低分子肝素 0.4ml,Q12h 皮下注射,7 天后口服华法林,持续 2 个月。

(李　斌)

第一〇九章

腹部大血管手术

第一节　腹主动脉分支闭塞重建术

所谓的腹主动脉分支闭塞主要是指由于动脉粥样硬化所引起的腹主动脉下端和髂动脉的狭窄或者闭塞,简称主髂闭塞症。随着动脉硬化的危险因素:高血压、糖尿病、高脂血症的发病率逐年上升,以及吸烟人口的居高不下,近年来主髂闭塞症的发病率显著上升,而且发病年龄也有明显提前。主髂闭塞症早期主要表现为间歇性跛行,随着缺血加重,患者可以出现静息痛、乃至足部溃疡或者坏疽,最终导致肢体丧失而截肢,因此严重危害人群健康。早期患者主要是以控制危险因素和药物治疗为主,但是当出现中重度缺血,尤其是足部静息痛、坏疽和溃疡预示着患者将丧失肢体,就必须进行动脉重建,以挽救肢体。

目前主髂闭塞症的外科治疗包括重建手术和腔内治疗,其中重建手术主要适用于长段的动脉闭塞或者腔内治疗失败的患者。

【适应证】

1. 严重的间歇性跛行,跛行距离不足 200~300m。

2. 足部静息痛。

3. 足部坏疽以及溃疡。

4. 长段的动脉闭塞或者腔内治疗失败的患者。

【手术前准备】

1. 对有心绞痛、心肌梗死、心律失常及心功能不全的患者,术前应详尽检查以评估其心功能状况,严重冠心病患者应延期手术而先行冠脉搭桥或者冠脉扩张成形术。

2. 对有慢性阻塞性肺病的患者,术前应行适当时间的抗感染、解痉治疗及呼吸功能锻炼。所有患者应严格戒烟。

3. 高血压及糖尿病患者须控制血压和血糖。

4. 术前半小时常规使用广谱抗生素以预防移植血管感染。

【麻醉】

绝大部分患者在全身麻醉下接受手术。但现在主张在全身和硬膜外联合麻醉下施行手术,其优点是可在术中减少全麻的深度并可在术后行硬膜外镇痛治疗。但是对于呼吸功能差、仅施行股股动脉旁路术的患者也可以仅行硬膜外麻醉。

【手术方法】

1. 主-双髂或者主-双股动脉旁路术

(1) 适应证:腹主动脉下段以及一侧或者两侧髂动脉狭窄或闭塞,而全身情况较佳的患者。该术式疗效确切,远期通畅率高,5 年通畅率为 85%~90%,10 年通畅率为 75%~80%。因为主-单髂或者主-单股动脉旁路术通畅率相对较低,而且同样需要开腹手术,创伤大,因此建议行主-双髂或者主-双股动脉旁路术。

(2) 手术步骤

1) 体位、切口:仰卧位,多采用自剑突至耻骨联合的正中切口(图 109-1)。正中切口进腹迅速且显露充分,但术后较易引起肺部并发症。

2) 进腹后应全面彻底探查肝、胆、胰、胃肠及盆腔。如发现事先未预料的腹腔病变,则视其性

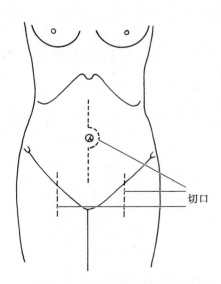

图 109-1　主-双股动脉旁路术切口

质而决定手术方案:可切除的腹部肿瘤与动脉重建术应分二期手术,并视病情严重程度,决定何者优先处理;晚期恶性肿瘤或急性感染性疾病,应中止手术。

3) 将横结肠向头端牵拉,将小肠向右侧牵拉,可以使用自动拉钩固定,如果近端吻合口位置高必要时可剪开 Treitz 韧带用于显露。在腹主动脉前方纵行切开后腹膜,显露病变近端相对正常的腹主动脉(图 109-2)。不需要全程游离肾下腹主动脉,仅需要游离足够近端吻合的腹主动脉的前壁,绕以血管阻断带以便提起。游离时并不需要显露腰动脉,但需要注意避免损伤后壁的腰动静脉。

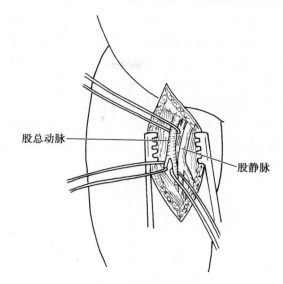

图 109-3　双股动脉的显露

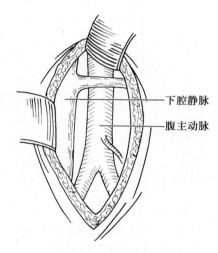

图 109-2　腹主动脉的显露

4) 如果仅是髂总动脉闭塞,远端吻合口可以作在髂外动脉,此时需要打开相应的后腹膜,将吻合口附近的髂外动脉前后壁游离绕以血管阻断带以便提起,游离时需要注意避免损伤后侧的髂外静脉。同时应注意识别并保护输尿管,输尿管一般在髂动脉分叉处横跨。如果髂总和髂外动脉均闭塞,远端吻合口就必须坐在股总动脉,此时就需要另行腹股沟切口,显露游离股总动脉以备吻合(图 109-3)。对于远端吻合口 Rutherford 主张无论闭塞远端髂动脉是否通畅,均应行主双股动脉旁路术,将远端吻合口做在股动脉分叉近端即股总动脉水平。原因有以下方面:①操作简单、快速;②可更好保证良好流出道直接至股深动脉,尤其适合于股浅动脉有闭塞者;③主髂动脉旁路术后往往因髂外动脉等部位有较高的病变发生率而导致移植血管闭塞。

5) 静脉用肝素后,用无损伤血管钳在肾动脉以下阻断腹主动脉,再用另一把无损伤血管钳由下而

上斜形夹住腹主动脉,以阻断腰动脉血流。近端主动脉与人工血管吻合口有两种方式:端 - 端或者端 - 侧吻合。理论上端端吻合更符合血流动力学原理,因此通畅率应更高,但是需要前后壁全程游离腹主动脉,容易损伤腰动静脉致出血,因此目前多主张近端行端侧吻合。

6) 纵形切开腹主动脉前壁,切口长度应该大于人工血管直径,将局部的硬化斑块剥除,修整切缘使呈椭圆形切口(图 109-4)。有时肾动脉以下的腹主动脉已经全程闭塞,此时需要先将肾下腹主动脉阻断,纵形切开后,部分松开阻断钳,将阻断近端的硬化斑块和碎屑掏除,直至近端有明显喷血后再重新阻断以备吻合。

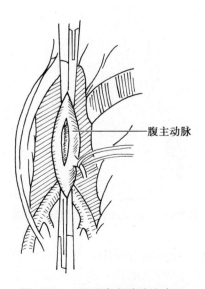

图 109-4　近端腹主动脉吻合口

997

7）选择适当口径的移植血管，一般推荐使用 16mm×8mm 或口径更小的人工血管。将近端直行段部分剪除，使人工血管分叉明显高于宿主的腹主动脉分叉，并将人工血管近端剪成斜口（约 30 度角），使与主动脉的椭圆形切口大致相同，然后用 3-0 血管缝线将人工血管近端与腹主动脉进行端侧吻合（图 109-5）。

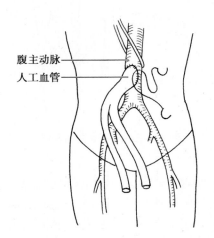

图 109-5　人工血管与近端腹主动脉端侧吻合

8）松开腹主动脉的阻断钳，分别阻断人工血管的两臂，在腹膜后潜行到远端髂外动脉或者股总动脉，注意在腹膜后打隧道时人工血管应在输尿管后方通过（图 109-6）。

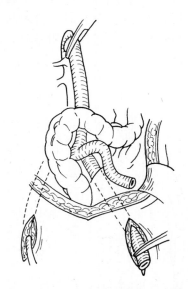

图 109-6　人工血管在后腹膜的隧道

9）然后分别先后阻断远端吻合部位的髂外动脉或者股总动脉，纵形切开动脉的前壁约 2cm，将人工血管一臂调整至合适长度并剪成 30 度斜面，与宿

主动脉行端侧吻合，注意在远端吻合口结束前，应短暂放松近端阻断，以利气体及血凝块或动脉斑块碎片排出。按相同方法完成另一侧人工血管臂与宿主动脉的吻合（图 109-7）。另外在人工血管远端与宿主动脉吻合时如发现局部动脉有较明显的动脉硬化，可先作局部动脉血栓内膜剥除术，然后再行吻合。若在股总动脉作吻合，如果远端股浅动脉有明显狭窄或者闭塞，吻合前应先确保股深动脉基本通畅，有良好的返流血。

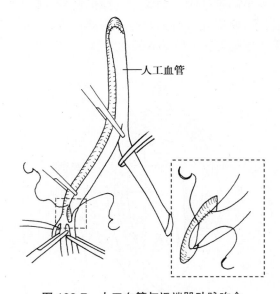

图 109-7　人工血管与远端股动脉吻合

10）吻合完毕以后，检查人工血管以及远端下肢动脉是否有搏动性血流，观察两足皮温皮色，以排除远端栓塞可能。必要时向吻合口远近端插入 Fogarty 导管探查和取栓，直至喷血和回血满意为止，再继续完成吻合（图 109-8）。

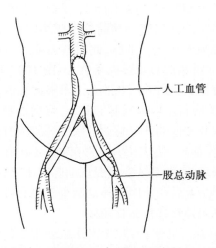

图 109-8　主双股动脉旁路术完成后示意图

11）彻底止血后,缝闭后腹膜,将十二指肠和大网膜复位。最后逐层关腹。

2. 腋-双股动脉旁路术

(1) 适应证:解剖外腋-双股动脉旁路术适用于双侧主髂动脉闭塞症,但是不能耐受经腹手术的年老体弱病人,以及用于主股动脉旁路失败或移植物感染的病人。该术式路程长,长期通畅率较低。总体5年通畅率约33%~85%,但由于该手术均在皮下进行,不需要打开腹腔,手术创伤小,操作简便,且有一定疗效,所以临床上仍有一定的应用空间(图109-9)。

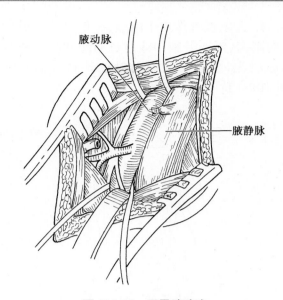

图 109-10　显露腋动脉

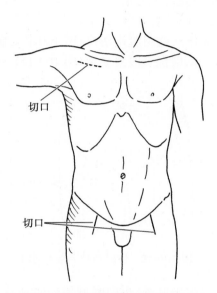

图 109-9　腋双股动脉旁路术切口

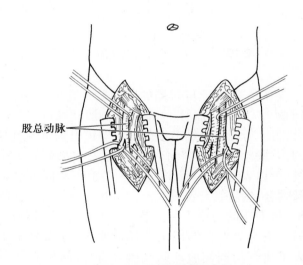

图 109-11　显露双侧股动脉

(2) 手术步骤

1）行一侧锁骨下横切口,分离胸大肌锁骨头和胸骨头之间的肌纤维,将胸小肌向外牵引,有时为了显露方便,也可以直接将胸小肌切断。打开腋动脉鞘,显露并游离近段腋动脉长约4cm(图109-10)。

2）取双侧腹股沟切口,显露并游离双侧股总脉(图109-11)。

3）静脉用肝素,阻断吻合口近远端的腋动脉。取直径8cm或者10cm的人工血管,人工血管要求带有支撑环以免屈曲受压。近端剪成45度斜面与腋动脉行端侧吻合(图109-12)。

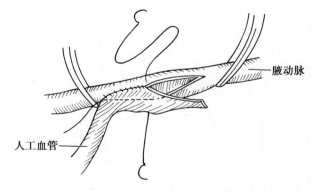

图 109-12　人工血管近端与腋动脉吻合

4）人工血管作皮下隧道，一般自胸大肌后方通向腋窝，沿胸壁腋中线越过肋缘和腹壁外侧到达腹股沟，远端与同侧的股总动脉行端侧吻合（图109-13）。

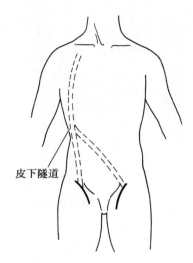

图 109-13　人工血管作皮下隧道示意图

5）人工血管与对侧的股动脉重建的方法：使用腋-双股人工血管，一端以同侧股动脉行端侧吻合，另一臂经耻骨结节上的皮下隧道引到对侧腹股沟，与股动脉行端侧吻合；如果仅有直型的人工血管，可以先剪出一段，将主干人工血管与同侧股动脉吻合，然后靠近腹股沟上方切开主干人工血管侧壁，将上述的一段人工血管一头与主干端侧吻合，另一头引到对侧腹股沟作端侧吻合；或者将主干人工血管与同侧股动脉端侧吻合后，将剪除的一段人工血管两端分别与双侧股总动脉行端侧吻合（图109-14）。

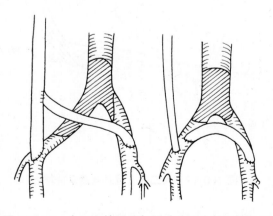

图 109-14　人工血管远端与股动脉吻合的两种方法

6）在人工血管与股动脉吻合时如发现局部动脉有较明显的动脉硬化，可先作局部动脉血栓内膜剥除术，然后再行吻合。如果远端股浅动脉有明显狭窄或者闭塞，吻合前应先确保股深动脉基本通畅，有良好的返流血。

3. 股-股动脉旁路术

（1）适应证：适用于单侧主髂动脉闭塞症，而患者全身情况较差，无法耐受开腹手术。股-股动脉旁路术在解剖外旁路手术中总体通畅率最高，如适应证选择适当，手术操作正确，5年通畅率可达80%~90 % 以上，可作为单侧髂动脉闭塞的老年危重病人的首选手术方法之一。

（2）手术步骤

1）先作双侧腹股沟切口（图109-15），显露并游离股总动脉、股深和股浅动脉（图109-11）。

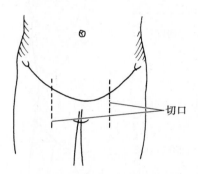

图 109-15　股股动脉旁路术切口

2）静脉用肝素，先阻断健侧的股动脉，一般取口径 6mm 或者 8mm 的带支撑环的人工血管与股总作端侧吻合（图109-16）。由于 8mm 人工血管通畅率高，现多主张选用 8mm 的血管。

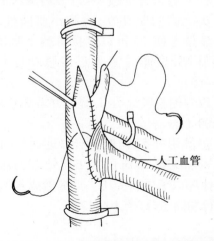

图 109-16　人工血管近端与健侧股动脉吻合

3）人工血管经耻骨结节上的皮下隧道引到对侧腹股沟（图 109-17），与患侧股动脉行端侧吻合（图 109-18）。吻合时如发现局部动脉有较明显的动脉硬化，可先作局部动脉血栓内膜剥除术，然后再行吻合。如果远端股浅动脉有明显狭窄或者闭塞，吻合前应先确保患侧股深动脉基本通畅，有良好的返流血（图 109-19）。

【术后处理】

1. 对于主 - 双股动脉旁路术后应密切监护心率、血压、氧饱和度、中心静脉压和尿量，注意再次出血，保持出入水量平衡。必要时可送外科监护室观察数天。

2. 主 - 双股动脉旁路术后一般禁食至少 3 天，待排气后进少量流质，7 天后逐渐恢复正常饮食。如果腹胀明显，应胃肠减压，按常规补液或者营养支

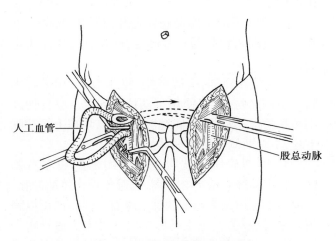

图 109-17　人工血管作皮下隧道

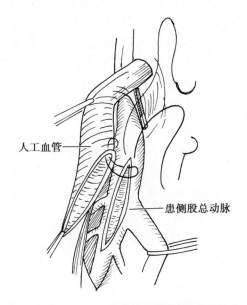

图 109-18　人工血管远端与患侧股动脉吻合

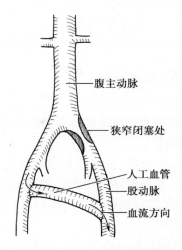

图 109-19　股股动脉旁路术完成后血流示意图

持；其他的解剖外旁路术后第二天就可以进食。

3. 定期协助患者作深呼吸和有效咳嗽，经常改变体位，排除呼吸道分泌物，使肺扩张。

4. 病情稳定后鼓励患者早期在床上半坐位，活动四肢，术后一周可以下床。

5. 仔细观察肢体的皮温、皮色、远端动脉搏动等血液循环状况，以了解血管的通畅情况。

6. 术中及术后均需常规应用抗生素以预防感染，由于术后感染的菌种以金黄色葡萄球菌为最多见，其次为大肠杆菌。宜选用青霉素类或头孢菌素类抗生素分次静脉滴注。

7. 术后住院期间一般用低分子肝素皮下注射进行抗凝。同时术后和出院以后长期服用抗血小板药物。

(史振宇　王玉琦)

第二节　腹主动脉瘤切除术

腹主动脉瘤如任其发展最终会发生破裂，因此只有外科治疗才是根本的治疗手段。自 1951 年 DuBost 首次成功地施行腹主动脉瘤切除、人工血管移植术后，经不断改良，这一术式已在世界范围内被广泛接受。近年来，随着术前评估、麻醉、手术器械、血管替代品、术后监护等一系列技术的完善和发展，目前在开展比较成熟的血管外科中心，腹主动脉瘤切除术的围手术期死亡率约 5%。虽然目前腹主动脉瘤腔内治疗蓬勃发展，但是对于年轻患者以及动脉瘤形态不适合进行腔内治疗者，传统腹主动脉瘤切除术仍是首选。

【适应证】

1. 腹主动脉瘤瘤体最大直径为 5cm 或者半年

内最大直径增长超过 0.5cm。

2. 有症状的腹主动脉瘤,主要包括疼痛、压迫周围脏器等。

3. 腹主动脉瘤破裂。

4. 腹主动脉瘤伴有严重并发症如下肢动脉栓塞、腹主动脉肠瘘和腹主动脉下腔静脉瘘。

【手术前准备】

1. 对有心绞痛、心肌梗死、心律失常及心功能不全的患者,术前应详尽检查以评估其心功能状况,严重冠心病患者应延期手术而先行冠脉搭桥或者冠脉扩张成形术。

2. 对有慢性阻塞性肺病的患者,术前应行适当时间的抗感染、解痉治疗及呼吸功能锻炼。所有患者应严格戒烟。

3. 高血压及糖尿病患者须控制血压和血糖。

4. 术前半小时常规使用广谱抗生素以预防移植血管感染。

5. 手术前一般需下鼻胃管(施行外科快速通道者可免去)。

【麻醉】

绝大部分患者在全身麻醉下接受手术。但现在主张在全身和硬膜外联合麻醉下施行手术,其优点是可在术中减少全麻的深度并可在术后行硬膜外镇痛治疗。同时,硬膜外麻醉可降低交感 - 儿茶酚胺系统的应激反应,减少术中和术后的心血管并发症。

【手术途径】

手术途径分为经腹膜和后腹膜两种。大多数术者采用经腹膜途径。而主张采用后腹膜途径的术者认为由于不打开腹腔,后腹膜途径可降低术后肺部并发症和肠麻痹等的发生率,加快术后恢复。但最新文献报道,两种途径在手术时间、阻断时间、失血量、肺部并发症、胃肠道功能及术后恢复等方面均无明显差异。后腹膜途径在显露右肾动脉及右髂动脉时存在不少困难,但在处理有反复腹部手术史、炎性腹主动脉瘤以及需要显露肾动脉上段腹主动脉患者时,具有一定优势。总体而言目前绝大多数腹主动脉瘤切除术采用经腹途径。

【手术步骤】

(一) 经腹膜途径

1. 体位、切口　仰卧位,多采用自剑突至耻骨联合的正中切口(图 109-20)。正中切口进腹迅速且显露充分,但术后较易引起肺部并发症。也可以横行经腹腔切口完成,脐上或者脐下的横行切口显露

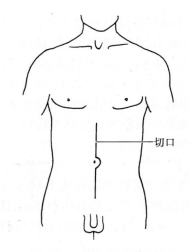

图 109-20　腹主动脉瘤切除术切口

比较困难,比较费时间,但是术后肺部并发症的几率相对较小。

2. 进腹后应全面彻底探查肝、胆、胰、胃肠及盆腔　如发现未预料的腹腔病变,则视其性质而决定手术方案。

3. 将横结肠向头端牵拉,剪开 Treitz 韧带将小肠向右侧牵拉,可以使用自动拉钩固定。纵行切开小肠系膜根部左侧,显露动脉瘤瘤体,切口上至胰腺下缘,下至两侧正常髂动脉。

4. 解剖瘤体近端腹主动脉的前壁和左右侧壁　腹主动脉后壁不必游离,以避免损伤腰动静脉。大部分动脉瘤颈部与肾动脉下缘有一段距离可以解剖出来,供放置一把主动脉钳以及做人工血管吻合口。手术要求充分显露瘤颈时,必须在肠系膜下静脉深面解剖左肾静脉,并将左肾静脉向上牵拉,可以得到这一空间(图 109-21)。非常必要时在主动脉右侧、精索内静脉远端切断,结束手术前可以重新吻合。

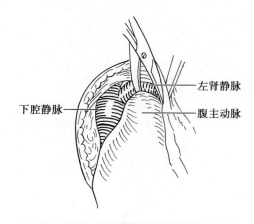

图 109-21　显露腹主动脉瘤近端颈

5. 解剖瘤体远端双侧髂动脉的前、内外侧壁，应游离至相对正常的动脉壁　动脉后壁不宜分离，以免损伤髂静脉。如果髂动脉闭塞或者瘤样变，须在腹股沟下方另做切口显露股动脉备做吻合。分离髂动脉时，应注意识别并保护双侧输尿管及盆腔自主神经。输尿管一般在髂动脉分叉处横跨。盆腔自主神经跨过左侧髂总动脉前方，应注意保护，以免损害男性性功能。

6. 阻断前于瘤体中注入肝素或静脉用肝素抗凝　在动脉瘤近端肾动脉下阻断腹主动脉，并阻断瘤体远端的双侧髂动脉。在腹主动脉近端钳夹后，由第二助手扶住主动脉钳并稍用力压向椎体，即可完成以后的步骤而无滑脱之虞。在这种方法下做近端吻合口时，主动脉近端偶有少量出血，只要将动脉钳再稍加压力抵住椎体便能止血。

7. 纵行切开瘤体前壁（图 109-22），这时会有压力比较高的血液涌出　如果大部分腰动脉已经闭塞，出血只来自已经阻断的动脉腔，则很快就会停止。否则，将继续出血。迅速清除瘤腔内的附壁血栓（图 109-22），用纱布压迫打开的瘤腔，然后逐步移除，逐一"8"字缝扎有返流血的腰动脉、骶中动脉以及肠系膜下动脉（图 109-23）。修剪瘤壁远近端正常、

准备做吻合的主动脉、髂总或者髂外动脉甚至股动脉，通常是将前壁修成横断状，保留后壁。

8. 选用长度和直径适宜的膨体聚四氟乙烯或涤纶人工血管近远端均与自体动脉行连续外翻端端吻合（图 109-24）。动脉瘤未累及髂总动脉时可选用直型，而累及髂动脉时应选用分叉型人造血管。建议采用"降落伞法"连续缝合，特别是肥胖病人或者近端吻合口接近肾动脉显露不佳时。步骤是在人工血管和宿主血管之间保持一定的距离，先在他们的后壁用同一缝线各缝一针，不收紧，创造操作空间。接着用同一缝线缝合二者的后壁。缝合完后壁后收紧缝线打结，接着缝合前壁，边缝合边收紧。注意吻合时，特别是缝后壁时一定要贯穿全层，实际上是双层缝合。在远端吻合口结束前，应短暂放松近端阻断，以利气体及血凝块或动脉斑块碎片排出（图 109-25）。在两侧髂动脉都瘤样变或者闭塞，人工血管不得不吻合于两侧髂动脉或者股动脉时，必须恢复一侧髂内动脉的通畅，预防盆腔脏器缺血。

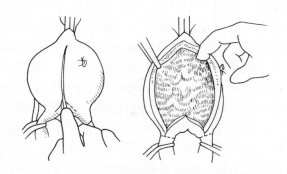

图 109-22　切开瘤体前壁，清除瘤腔内的附壁血栓

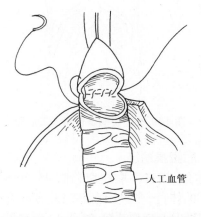

图 109-24　人工血管近端与腹主动脉吻合

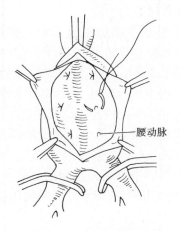

图 109-23　缝扎返流的腰动脉

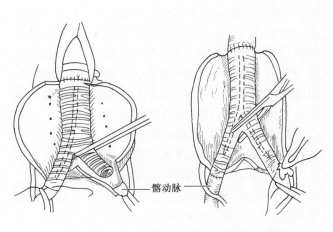

图 109-25　人工血管远端与双侧髂动脉吻合

9. 肠系膜下动脉在以下任何一种情况下不需重建：①动脉直径较细或已经闭塞；②回血良好；③阻断后乙状结肠色泽正常；④至少一侧髂内动脉通畅。否则，应在肠系膜下动脉起始处剪取环状腹主动脉壁，将动脉回植于人工血管上。

10. 吻合完毕以后，检查人工血管以及远端下肢动脉是否有搏动性血流，观察两足皮温皮色，以排除远端栓塞可能。必要时向吻合口远近端插入 Fogarty 导管探查和取栓，直至喷血和回血满意为止，再继续完成吻合。

11. 彻底止血后将瘤壁重叠缝合于人工血管外（图 109-26） 缝闭后腹膜，缝合 Treiz 韧带，将十二指肠和大网膜复位。最后逐层关腹。

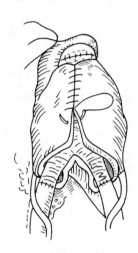

图 109-26　将瘤壁包裹人工血管

(二)后腹膜途径

1. 体位、切口　取左肩抬高 45° 至 60° 而臀部相对水平的体位，多采用自脐与耻骨联合中点沿腹直肌外侧缘向上延伸至第 11 或 12 肋尖的切口。一般采用左侧切口显露。左侧腹膜外切口起自耻骨结节左外侧、经腹直肌外缘向近心端，止于第十或者第十一肋间水平。在腹膜外钝性分离，将所有内脏连同腹膜柔和地牵拉向右侧，直至显露左肾和主动脉。肾下腹主动脉瘤腹膜外手术，左肾留在原位即可。需要解剖肾动脉上方腹主动脉的，则须将左肾游离并向右侧牵拉，从后方显露腹主动脉。

2. 如果显露右髂总动脉有困难，可以先切开瘤体，向右髂总动脉插入球囊导管，再游离髂动脉。

3. 人工血管移植同经腹膜途径。

4. 吻合后如无法确定肠道血供状况，可打开腹膜观察。另外若分离腹膜外间隙时渗血很多，应改为经腹腔手术。

【几种特殊腹主动脉瘤手术】

1. 腹主动脉瘤破裂的手术治疗　腹主动脉瘤破裂如果不及时手术近期死亡率几乎 100%。一旦做出诊断，必须立即手术。如患者具有突发性腹痛或腰背痛、低血压及腹部搏动性肿块等典型临床表现提示腹主动脉瘤破裂时，应行紧急手术。即使手术成功，由于术后心、肾、肺和脑等脏器并发症的发生率远较选择性手术的病人高，围手术期死亡率始终居高不下，达 40%~70%，平均为 54%。鉴于此，目前对于动脉瘤形态符合腔内治疗指征的患者，有条件建议行腔内修复。

术前应先建立充足的静脉通路输血和输液，并立即送手术室，同时密切监护使收缩压维持在 90mmHg 左右。过分补液升高血压可能加重失血，对患者反而不利。

手术应在全麻下进行。一般采用正中切口。进腹后视后腹膜血肿的范围判断破口的位置和大小。如破口较小且位置较低，可直接于肾动脉下阻断，否则应打开小网膜显露腹主动脉上段，于腹腔干上方钳夹阻断，在控制出血的情况下，解剖并阻断肾动脉下方的瘤颈后，移去近端阻断钳。也有一些术者在打开瘤体后向上插入球囊导管或者经肱动脉插入球囊导管在瘤颈上方阻断。由于后腹膜血肿的关系，髂动脉的分离存在一定难度，建议在打开瘤体后通过球囊导管控制髂动脉回血，以避免钳夹损伤髂静脉或下腔静脉。其他手术步骤与选择性手术相同。术中不主张使用肝素，但应常规给予广谱抗生素。最后清除后腹膜血肿，检查内脏及下肢的血供情况。

2. 炎性腹主动脉瘤的手术　术中见动脉瘤呈灰白色瓷样变，发亮，触之感觉极厚。解剖时要特别注意不要损伤左侧输尿管。要把人工血管吻合于正常的动脉上。由于炎性腹主动脉瘤显露非常困难，目前多主张首选腔内治疗。

3. 感染性腹主动脉瘤的手术　感染性动脉瘤约占腹主动脉瘤总数的 1%。除了常规的手术步骤，感染灶周围必须彻底清创。如果是明显的脓性感染，建议将肾下腹主动脉结扎，而后做解剖外的腋股旁路术。否则可行常规的人工血管移植术。移植材料选自体血管当然最好，但是口径能够匹配的却无来源。目前市场上有抗生素浸泡过的人工血管可供选用。因为术后感染得不到控制的可能性很大，因此术前、术中使用抗生素和术后长期使用抗生素非常重要。

4. 原发性主动脉下腔静脉瘘的手术　手术显

露与选择性腹主动脉瘤手术相同。阻断腹主动脉、切开瘤体后立即用手指探及和尽量封堵主动脉内侧的破口,将一根 30ml 的球囊阻断导管顺势插入下腔静脉并注入生理盐水。如此腔静脉回血将大大减少。随即用 3-0 的 Prolene 缝线连续缝合破口,将缝线提起,吸净球囊,拉出导管,继续缝合破口。其余步骤同选择性手术。也可以优先考虑腔内治疗。

5. 腹主动脉肠瘘的手术　腹主动脉肠瘘的发生率不高,但是来势凶险。一种是大的腹主动脉瘤侵蚀并破入肠道,一种是腹主动脉瘤切除术后人工血管与主动脉吻合口假性动脉瘤破入肠道,多是十二指肠第四段。处理方法是修复受累肠段,彻底清除病灶周围,结扎腹主动脉远近端后行解剖外腋股动脉旁路术。如果手术野污染比较轻,也可以考虑行原位人工血管移植。术后必须加强使用抗生素。

【术后处理】

1. 一般患者术后应送外科监护室进行严密观察,待生命体征稳定再转入普通病房。

2. 术后应密切监护心率、血压、氧饱和度、中心静脉压和尿量,注意再次出血,保持出入水量平衡。

3. 病人术后一般禁食至少 3 天,待排气后进少量流质,7 天后逐渐恢复正常饮食。如果腹胀明显,应胃肠减压,按常规补液或者营养支持。

4. 定期协助患者作深呼吸和有效咳嗽,经常改变体位,排除呼吸道分泌物,使肺扩张。

5. 病情稳定后鼓励患者早期在床上半坐位,活动四肢,术后一周可以下床。

6. 仔细观察肢体的血液循环状况,以了解血管的通畅度。

7. 术中及术后均需常规应用抗生素以预防感染,由于术后感染的菌种以金黄色葡萄球菌为最多见,其次为大肠杆菌。宜选用青霉素类或头孢菌素类抗生素分次静脉滴注。

8. 腹主动脉手术后一般不用抗凝血药物、抗血小板药物和溶血栓药物。

(史振宇　王玉琦)

第三节　腹主动脉瘤腔内修复术

1991 年 Parodi 发明人工血管支架,行腔内修复术(endovascular aneurysm repair,EVAR 术)成功治愈腹主动脉瘤(abdominal aortic aneurysm,AAA)。手术原理是借助介入放射手段,将支架送至腹主动脉瘤部位,使瘤腔与体循环完全隔离。人工血管支架(stent-graft,SG)是由人工血管和金属支架缝制而成,可以通过球囊扩张或记忆合金支架自膨,使支架二端分别固定于腹主动脉瘤近远端瘤颈,形成密闭状态。由于腹主动脉瘤腔内治疗避免了传统开腹手术的巨大创伤、大量出血和腹主动脉阻断,使高龄或伴有心肺肝肾等重要脏器功能不全者获得积极治疗的机会。

【解剖要点】

根据 AAA 近段瘤颈长度和瘤体远端累及范围的分型由 Schumacher 提出:Ⅰ型:近端瘤颈大于 1.5cm,远端瘤颈大于 1.0cm。ⅡA 型:近端瘤颈大于 1.5cm,腹主动脉瘤远端累及主动脉分叉。ⅡB型:近端瘤颈大于 1.5cm,腹主动脉瘤远端累及髂总动脉。ⅡC 型:近端瘤颈大于 1.5cm,腹主动脉瘤远端累及髂动脉分叉。Ⅲ型:近端瘤颈小于 1.5cm。Ⅰ型适用直形支架,ⅡA 型和ⅡB 型适用分叉形支架。ⅡC 型适用分叉形支架或主动脉单侧髂动脉支架(Aortic-Unilateral Stent-Graft,AUI 支架)。Ⅲ型是腔内手术禁忌证。理想动脉瘤形态是瘤颈长度 >15mm、成角 >120 度、直径 <30mm、形状呈筒形、无附壁血栓,髂总动脉直径 <22mm、长度 >35mm、无扭曲、无钙化。随着经验的积累、技术的提高,EVAR 术适应证逐渐放宽。瘤颈严重钙化、瘤颈附壁血栓和漏斗状瘤颈都是 EVAR 术的相对禁忌证,需要经验丰富医师评估能否手术。

【适应证】

AAA 腔内治疗指征的掌握涉及瘤体破裂风险、治疗风险和生存期望三方面。对有症状、有破裂趋势或者伴有严重并发症如 AAA 肠瘘、DTAA 气管瘘和主动脉 - 腔静脉瘘的患者,应尽早行手术治疗。腹主动脉瘤破裂的患者必须急诊手术以挽救生命。对无症状患者手术指征的掌握存在较多争议。就总体而言,通常采用瘤体最大直径为 5cm 作为标准;直径小于 5cm 的腹主动脉瘤可采用超声或 CT 等检查每隔 6 个月进行随访,如直径达到 5cm 或者半年内最大直径增长超过 0.5cm 时,应行外科治疗。年龄轻、女性、全身情况好、选择腔内治疗的患者,腹主动脉瘤最大直径 4~5cm 就可以考虑外科治疗。反之极高龄(>75 岁)、全身状况差的患者腔内治疗仍应慎重,对恶性肿瘤等临终患者,一般不考虑积极治疗。虽然腔内治疗对患者全身情况要求较低,但是对腹主动脉瘤形态条件要求较高。由于支架二端需分别固定于近远端瘤颈,因此近端瘤颈条件和瘤体累及范围是 EVAR 术适应证的决定因素,其次要求入路动脉允许支架导入和输送到理想部位。

1. 急诊手术指征　①动脉瘤破裂或先兆破裂（绝对指征）；② AAA 肠瘘、DTAA 气管瘘和主动脉-腔静脉瘘（相对指征）。

2. 常规 AAA（不包括复杂病变）择期手术的排除标准　①近端瘤颈长度 <10mm；②近端瘤颈内径 >32mm 且有过度钙化和附壁血栓；③瘤颈与瘤体的角度 <120°；④髂外动脉有严重的狭窄、扭曲、成角，内径 <7mm 及双侧髂动脉病变。

【手术前准备】

1. 高质量的 CTA 检查并测定以下参数　①瘤颈部：长度、内径及成角；②瘤体部：长度和直径；③腹主动脉分叉部：直径；④髂总动脉：直径，髂总起始部到髂内动脉开口处长度，支架固定处动脉直径；⑤髂-股动脉：内径及钙化程度。

2. 围手术期药物治疗　①控制血压，保证血流动力学稳定；②充分水化利尿，预防肾功能不全（瘤颈血栓落入、瘤颈扭曲压迫、造影剂肾病）。

【手术步骤】

1. 麻醉　连续硬膜外麻醉为主（安全、患者配合，避免全麻插管引起的呼吸系统并发症）。

2. 抗生素的应用和术中肝素化　①术前 30 分钟予抗生素；②动脉穿刺前，静脉注射 0.5~0.7mg/Kg 体重肝素。

3. 选择入路　①显露双侧股总动脉并切开，注意入路血管有无严重扭曲和钙化（术前 CTA 评估），必要时可先行内膜剥脱；②SG 主体支的入路选择原则（首选左侧，髂动脉足够粗、行径直）。

4. 主动脉造影　①T_{12} 水平腹主动脉段猪尾导管造影，精确测量近端瘤颈、肾动脉至主动脉分叉、肾动脉至髂动脉分叉等参数；②球管 P-A 位（后-前位）显示近端瘤颈太短，可加做 Cranial-Caudal 位 25° 展开瘤颈，精确显示肾动脉开口位置；③明确是否需要栓塞髂内动脉。

5. 导入 SG 释放系统，确认释放部位后精确释放　交换超硬导丝，释放鞘沿导丝送入腹主动脉，使支架主体近端覆膜部位恰好位于肾动脉开口下。再次造影确定位置无误，释放支架主体。从对侧导入超滑导丝与合适导管配合送入支架主体开口处，交换超硬导丝，送入支架髂肢与主体重叠至少一节支架。SG 有直型、分叉型和 AUI 三种。①目前 90% 以上的腔内治疗选用分叉型移植物；②对于一侧髂动脉有严重的狭窄、扭曲、成角或者闭塞的患者，可从没有严重病变的一侧股动脉植入 AUI 腔内移植

物，同时结扎或者封堵对侧髂动脉，并行股股动脉旁路术；③对于急诊 AAA 破裂患者，首选 AUI。

6. 球囊导管扩张　SG 释放完全后均需导入球囊导管分别扩张近端锚定区、主体与髂支重叠处、两侧髂支末端锚定区。

7. 再次造影评估腔内治疗后的即时疗效　SG 移位、即时内漏、髂内动脉返血程度等。

8. 术毕观测　①神志、呼吸、脉搏变化；②血压、心电活动、氧饱和度变化；③入路血管有无渗血、血肿；④双下肢股动脉搏动、足趾皮色、皮温改变。

【腔内修复破裂 AAA】

1. 急诊手术首选 AUI　目前，AUI 约占所有急诊 rAAA 腔内手术的 46%。AUI 的优势是方便、安全、能明显缩短手术时间，这对于提高 rAAA 患者抢救存活率极其有利。

2. 术中顺应性（compliance）阻断球囊的运用　在行 EVAR 术前，先从对侧或经肱动脉途径送入一根大口径（30mm）顺应性球囊导管，在肾动脉上方暂时性的阻断主动脉，对提高抢救成功率绝对有效，特别是对血流动力学不稳定的患者，其即刻血压回升率可达到 96%。如条件允许，术中更推荐运用双腔球囊导管进行阻断，因为它能在阻断的同时进行局部造影，这样能更准确的定位内脏动脉及双侧肾动脉开口的位置，便于接下来 SG 的精确释放。

【术后处理】

EVAR 术长期疗效尚不明确，术后应定期随访，随访时间点通常在术后 3 个月、6 个月、12 个月、18 个月、24 个月，依此类推。随访重点关注有无远期内漏、移位或下肢动脉栓塞等并发症。询问病史包括有无腹痛或腰痛、间歇性跛行、高血压以及持续发热等，这些症状分别提示内漏导致动脉瘤增大、下肢动脉栓塞或支架分支闭塞、肾动脉狭窄以及移植后综合征甚至移植物感染。体格检查重点在触诊腹主动脉瘤搏动和下肢动脉搏动。

影像学检查是术后随访的重点。影像学检查主要目的在于测量腹主动脉瘤体大小以及发现内漏和鉴别内漏分型。持续监测腹主动脉瘤大小仍是判断 EVAR 术是否成功的重要标志。目前测量动脉瘤大小有二维直径和三维容积 2 种方法。尽管 CT 容积测定软件逐步改进，常用横断面二维直径仍是测量动脉瘤大小的"金标准"。二维直径测量法具有方便易掌握、可比性强、不需软件确认以及无技术争论等优点。腹主动脉瘤最大直径绝对值变化 ≥5mm 具有临床意义。

影像学检查常用方法有 CTA、磁共振动脉造影（MRA）、动脉造影和数字减影血管造影（DSA）、多普勒彩色超声和腔内血管超声（IVUS）。

【术中注意事项】

1. 准确测量各项参数是 EVAR 术成功的基础，与支架规格和类型选择密切相关。由于 DSA 不能分辨附壁血栓，因此瘤颈、瘤体和髂动脉直径应以 CTA 测量为准。选取支架直径应比瘤颈直径大 10%~20%。测量主动脉与髂动脉纵轴长度，可以用 CTA 三维重建软件测量，也可以参考术中标记导管长度。值得注意的是，扭曲的腹主动脉瘤会被甚硬导丝撑直，用标记导管测量时，应退出甚硬导丝，使腹主动脉瘤恢复扭曲的自然状态。由于无法预测到支架在动脉瘤腔内如何展开，尤其是在扭曲面大的动脉瘤腔内，支架不一定沿着标记导管方向展开，这给选取支架长度带来困难。选用模块化支架时，模块之间可以或多或少重叠，一定程度上调节长度偏差。作为入路动脉的髂动脉测量相当重要，尤其对于动脉直径较小的女性和髂动脉严重扭曲或狭窄的患者。释放鞘强行通过严重狭窄扭曲的髂动脉，可能引起内膜损伤甚至髂动脉破裂大出血。解决方法是送入释放鞘前，先用非顺应性球囊扩张髂动脉狭窄。

2. 准确标记肾动脉、主动脉分叉和髂动脉分叉至关重要。我们采用在显示器上贴半透明胶布作标记，方法看似"原始"，但是实践证明相当可靠。支架释放位置过高可能阻塞肾动脉。支架主体近端部分释放后应再次造影显示肾动脉，如果肾动脉阻塞，可以后退释放鞘将支架主体向远端牵拉。如果支架主体完全释放后发现肾动脉阻塞，补救方法是：导丝从一侧股动脉切口进入支架分叉，从对侧股动脉切口送入圈套器捕捉导丝拉出，然后在 DSA 监视下持导丝二端向远端牵拉支架主体。对于近端有倒钩的支架，切不可向远端牵拉支架。支架释放位置过低阻塞双侧髂内动脉，可能导致盆腔脏器及臀肌缺血，因此至少保留一侧髂内动脉。送入甚硬导丝和输送鞘后，髂内动脉位置可能改变，释放支架髂肢前应再次造影标记。

3. 支架主体释放后，植入髂肢较困难。在超滑导丝选入支架主体开口之前，不要释放支架主体远端肢体，避免挤压支架主体开口，给导丝导管操作留出空间。有时不能排除导丝选入支架与动脉壁之间，这时可以沿导丝送入猪尾导管至支架主体，退出导丝并旋转猪尾导管。如果导管近端猪尾形袢旋转无阻碍，则可以证实导丝位于支架内，反之猪尾形袢无法旋转，则导丝位于支架与动脉壁之间。如导丝难以选入支架主体开口，可以尝试以下方法。方法一，从支架主体远端肢体一侧送入导丝，翻过主体分叉部通过主体开口，从对侧用圈套器捕捉导丝。方法二，从左侧肱动脉送入导丝，经锁骨下动脉、降主动脉、通过支架主体开口，再从对侧用圈套器捕捉导丝。当髂动脉严重扭曲时，经肱动脉法常可奏效。

4. 有时腹主动脉瘤伴主髂动脉狭窄，或者腹主动脉瘤未完全累及主动脉分叉而远端瘤颈不足，分叉形支架主体释放后，剩余空间不一定能够容纳髂肢，应慎重考虑选择分叉形支架还是 AUI 支架。

5. 腹主动脉瘤附壁血栓脱落可能栓塞下肢动脉，送入释放鞘前应阻断股动脉远端。缝合股动脉后应检查足背胫后动脉。近端瘤颈处有附壁血栓时，输送释放鞘时注意避免将附壁血栓推向近端栓塞肾动脉。

（竺 挺 符伟国）

第十五篇
软组织手术

第一一〇章

表浅组织外伤手术

第一节　清创术

任何部位的开放性损伤,不论其损伤程度和损伤类型如何,其治疗的首要问题是彻底地清创。有效及时地进行清创手术是修复组织损伤的关键步骤。

一、清创术基本问题

清创术是指对开放损伤伤口的外科处理过程,包括清除异物、切除已经坏死和难以清洗干净而污染严重的组织,使伤口成为一个接近无菌的新鲜伤口,以期能一期闭合伤口或促进二期伤口尽早愈合。广义的清创术还包括对没有外口的深部组织或器官内坏死组织、血肿、感染灶等的清除,如腹腔脓肿的清除、肌肉内血肿的清除等。

清创术是每一位外科医生必须掌握的外科技术,正确有效的清创术,需要达到以下的目的:①清除伤口及其周围皮肤上的污染物:伤口和皮肤上沾污的尘土、油垢、衣物碎片等污物必须清除干净,最大程度地减少污染和细菌数量。②切除污染严重或已经坏死的组织,受损伤后断面无活力的组织,不仅是细菌生长繁殖的培养基,容易导致感染,而且由于失活的组织将伤口的组织分开,妨碍毛细血管和纤维组织再生,不利于伤口愈合。同时由于失活组织大量坏死液化,积聚于伤口内,产生大量的毒性物质,促使毛细血管通透性增加,细胞外液大量渗出,导致伤口周围组织严重水肿,影响血液循环,不利于伤口愈合,严重者引起全身中毒症状,危及生命。因此,彻底的清除坏死组织,减少污染和进一步感染的机会是清创术中关键问题。伤员通常暴露在不同的受伤环境下,受伤的因素也不相同。因此,每位伤员的受伤程度和被污染的程度也不相同。凡被致伤物接触或暴露于空气中的损伤面,均已被污染。在清创过程中,不论伤口是大还是小,是宽还是窄,是深还是浅,都应寻找到其受伤的断面,毫无遗漏地将坏死组织切除或将污染严重的组织断面切除一层,以达到彻底清除污染的目的。对于污染较轻,特别是伤口创面整齐、新鲜的伤口,如刀切割伤等,经过清洗后也可以不切除伤口断面;③清除异物:开放性损伤伤口表面以及创口深部常存有异物,如衣物、金属、石块、木屑、泥沙等。这些异物影响伤口愈合并且因为存在大量微生物,很容易引起伤口感染。因此,在清创过程中应将其清除;④清除血肿,消灭死腔,伤口内的血肿或死腔是细菌繁殖的重要部位,不但容易引起感染,而且妨碍组织接触,不利愈合。因此,在清创过程中,应该彻底、细致地止血,尽最大努力争取组织的对合,不遗留死腔。对于缺损严重的伤口,不能对合的可以敞开伤口做充分引流,二期缝合。

二、清创术术前评估

首先应该对病人的全身情况进行评估,判断患者是否能耐受手术。对于合并有休克,或其他部位的严重损伤,如颅脑损伤、胸部损伤,均应作及时有效的处理,再作清创术。如合并有失血性休克,则应在输血、补液等抗休克的同时,进行清创和止血手术。其次是了解局部情况,需要了解伤口部位、深度、大小、污染程度、是否有骨关节外露等情况以及有无肢体神经和血管的合并损伤。伤口内如怀疑有异物或骨折,应该先行 X 线检查。

三、麻醉

根据受伤患者的部位、伤情及受伤时间的长短采用相应的麻醉方式。对于较小的损伤可以采用局部浸润麻醉,对于较大的损伤根据受伤的部位不同,可以采用臂丛麻醉、椎管内麻醉或全身麻醉。上肢可用臂丛麻醉,下肢一般用椎管内麻醉。

四、清创术步骤

1. 刷洗伤口周围皮肤　刷洗伤口周围皮肤是机械地清除创面及受伤部位皮肤上的异物及部分细

菌的必要措施之一。皮肤开放性损伤多是在劳动或生活中发生的,受伤部位或伤口内常粘附有一些污染物如泥沙、机油、铁屑、锯末、草叶等,而且伤口也被大量细菌所污染。因此,有效彻底地刷洗受伤部位的皮肤是减少伤口感染的有效措施。但是,为了避免加重组织损伤,刷洗范围只限于受伤部位的正常皮肤,包括伤口边缘的皮肤,而创面组织不能刷洗。刷洗前应先用无菌辅料覆盖伤口再刷洗,如果伤口内粘附有较多异物、泥土等,可用清水冲洗。刷洗所用的刷子、肥皂水应该是经过消毒的。可用自来水和生理盐水溶液冲洗。最好先后换用2副手套、3把刷子刷洗3遍,每遍5~10分钟。油污等污物不易清除,可先用汽油或乙醚等有机溶剂涂擦,但要避免使汽油、乙醚流入伤口内。若有活动性出血,应在加压止血下刷洗。刷洗受伤伤口处应放在较高位置,以避免污水流入伤口内,加重伤口的污染。刷洗后用消毒巾擦干刷洗部位。

2. 冲洗伤口　先用生理盐水冲洗创面,再用3%的过氧化氢溶液浸泡,以减少厌氧菌感染,最后再用生理盐水冲洗一次。冲洗后用消毒液消毒皮肤,一般以碘酒、酒精或消毒用碘伏常规消毒,铺盖手术巾。消毒范围应与刷洗范围一致,要特别注意避免消毒液流入伤口内,以免加重软组织损伤。

3. 伤口清创　包括清除异物和清除伤口内坏死组织。术者常规刷手,穿无菌手术衣进行清创,其要点是:受挫伤的皮肤,呈苍白色、不出血者,可切除1~2mm,但不宜切除过多;坏死的皮下脂肪组织应尽可能切除;色泽灰暗、无出血、无收缩力的肌肉应予切除;挫伤严重、失去光泽,纤维束挫散的肌腱,应切除;污染严重的伤口,肌腱不做一期修补,反之应予一期修复;神经断裂者彻底清创后尽量缝合,如污染严重的伤口神经断裂伤,应用黑丝线将神经两断端按原位悬缝在一起,待伤口愈合后尽量行二期修复;对无损于肢体血液供应的小血管可结扎,主要血管破裂应予缝合或吻合,有缺损时可作自体静脉移植;骨碎片应尽量多保留,尤其与部分骨膜或软组织相连者,不可轻易去除,即使是完全游离的大块碎骨,只要能冲洗干净,仍需植入骨折断端的较大缺损部位;污染不严重,清创彻底后伤口可做一期缝合,否则宜行延期缝合;如皮肤不足,应选用减张切口转移皮瓣或带蒂皮瓣、游离皮瓣移植方法,尽量不留有创口。

在清创操作中,必须熟悉局部解剖,按一定顺序进行,正确判断组织损伤程度,避免东一刀、西一剪,应按一定的方向、层次循序地进行。

清创时根据伤口的形状和持点,可自上而下或自下而上地进行,也可环绕伤口从周围向中心进行。先浅后深,先皮肤,再皮下组织、筋膜、肌肉、肌腱、神经、骨骼等,每一层的清创也要按一定的方向循序进行。清创时要根据局部解剖情况,按不同的组织进行清创,以防止神经、血管、肌肉等组织因回缩而被遗漏。

4. 缝合　对于新鲜的伤口、清除彻底的伤口应逐层缝合伤口,包括肌肉、肌腱、筋膜、皮下组织和皮肤,较深的伤口可根据情况放置胶片引流条。较浅的、污染不重的伤口,也可不必放置引流条。受伤时间较长、污染严重的伤口,也可以暂时敞开伤口,留待二期缝合,以免导致伤口感染。

5. 手术后处理　①包扎伤口,根据受伤的部位适当包扎,有神经、肌腱、血管吻合的伤口应适当的进行伤处的固定;②肌注破伤风抗毒素(TAT)1500~3000单位;③适当应用抗菌药物,较小的损伤不必应用抗菌药物。较大的损伤、污染较重的损伤应该应用抗菌药物;④对症处理,适当的应用止痛药物。液体丢失较多的伤员,应适当补液;⑤及时更换敷料,一般48~72小时后更换敷料,以利于观察伤口愈合情况,发现有感染迹象要及时拆开缝线引流。

第二节　手部软组织损伤早期处理

一、手指甲下血肿引流术

绝大部分外伤后形成指甲下血肿者,特别是导致指端张力较高而引起剧痛的患者,应行甲下血肿引流术。一般不需要麻醉,其方法是:先局部消毒,消毒范围为指甲及周围皮肤,将一经酒精灯烧红后的细克氏针或伸直之曲别针用一直血管钳或针持夹持,在血肿明显处的指甲上烙一小孔,使积血流出,达到引流的目的。也可用安装直径0.7~1mm的克氏针的微型钻在积血明显处指甲上钻孔,引出积血,引出积血后用纱布包扎。

二、手指尖端横断伤缝合术

手指尖端横断伤的缝合方式要根据手指断面的受伤程度以及皮肤缺损大小决定。部分手指尖端横断伤可直接缝合,手指尖端切割性离断伤,经无菌生理盐水清洗断端后可酌情予修剪,指端对位要准确,用细针线缝合固定。缝合深浅要适中,不宜太深,打结松紧适度,以利于血循环的建立,多数断指可以存活。

三、手指皮肤缺损修复术

完整的皮肤覆盖创面是手指创伤早期治疗的关键措施。经过彻底清创,早期皮肤覆盖创口能获一期愈合,可预防感染,减少肿胀与瘢痕形成。

手的功能主要是抓、握、捏,这些基本动作的完成不仅需要骨的支撑,关节的活动,肌肉、神经和血管的完整,而且覆盖全身皮肤的正常与否也直接影响手功能的发挥。因此,在手外伤治疗中,认识掌握和正确运用皮肤、皮瓣移植术是相当重要的。

(一)指端皮肤缺损修复

1. 推移皮瓣

(1)适应证:指端缺损兼指骨外露。

(2)麻醉:指总神经阻滞麻醉。

(3)手术方法:指端缺损常用局部皮瓣提升法进行修复,有两种方法。

1)双侧三角皮瓣提升法(双"V"皮瓣):按指端直径长度于指端两侧各做一"V"形切口,形成两个三角形皮瓣,稍加游离,将皮瓣推移缝合,覆盖创面(图110-1)。

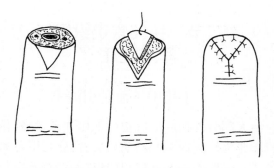

图 110-1　双侧三角皮瓣

2)掌侧三角皮瓣"V-Y"提升法:于指端腹侧做一"V"形切口,形成三角皮瓣,稍加游离,提升后与甲床及指甲缝合(图110-2)。

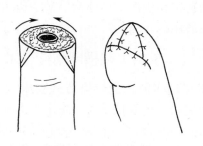

图 110-2　V-Y 皮瓣

(4)注意事项:做"V"形皮瓣切口时切到真皮下层即可,否则易损伤皮下血管网,导致皮瓣供血障碍。

(二)指掌侧皮肤缺损修复术

常用邻指皮瓣法(图110-3)。

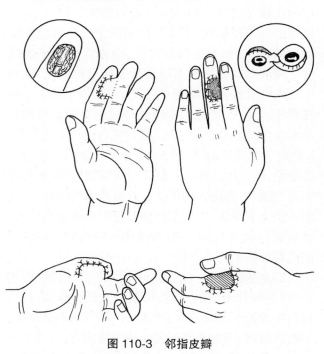

图 110-3　邻指皮瓣

1. 适应证　手指掌侧皮肤缺损、肌腱、指骨外露者。

2. 麻醉　指根神经阻滞或臂丛神经阻滞麻醉。

3. 手术方法　皮瓣设计根据掌侧创面皮肤缺损情况可设计不同方向的邻指皮瓣。根据伤指皮肤缺损情况,选择合适部位切取皮瓣,邻伤指侧为蒂,深筋膜下将蒂部掀起后,于前臂内侧或股内侧取一中厚皮片,先于供区留尾线做间断缝合,然后用连续外翻缝合法与邻指相邻的伤指、创缘作缝合,最后把邻指皮瓣呈翻书样翻向伤指掌侧,间断缝合皮肤。

(三)指背侧皮肤缺损修复术

常用交臂皮瓣法:(图110-4)。

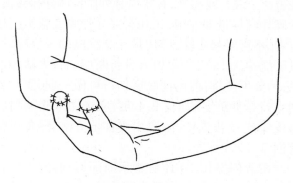

图 110-4　交臂皮瓣

1. 适应证　指背侧皮肤缺损致肌腱、指骨外露。

2. 麻醉　臂丛神经麻醉或局部浸润麻醉。

3. 手术方法　依创面大小做一布样皮瓣，置对侧上臂或前臂适当位置上，使两上肢交臂在一个舒适的位置上，并使供肢手能自由的活动为原则来设计皮瓣。皮瓣自深筋膜以浅掀起并予以修薄止血后，取一中厚皮片，移植于供区创面。近蒂部处留一段皮片与近蒂部侧手指创缘连续外翻缝合，植皮处加压打包包扎。手臂间衬垫纱布或棉花，最后用宽胶布固定，三角巾吊悬。2~3周断蒂。

四、手指外伤性截指修复术

手指外伤性截指修复的常用方法是断指再植术。随着科技与医学技术的发展，断指再植术的适应证和方法不断进步。20世纪60、70年代，由于技术、设备等影响，认为手指中节中段以上的离断难以再植。而进入20世纪80、90年代，手指再植平面已达到指根以远水平。目前，不仅成人可以末节再植成活，小儿末节断指的成功率也接近90%。又如旋转撕脱性手指离断，由于血管、神经、肌腱均从近端抽出，过去被视为再植的禁忌证。但是，程国良等（1982）利用血管、神经、肌腱的移位吻接法，使再植获得成功，从而使禁忌证变为了适应证。因此可以说，伴随着外科技术，特别是显微外科技术的发展，以及对损伤及再植规律的认识不断地深入，再植适应证的选择还会不断的发展。

1. 适应证　断指是否适于再植，受许多因素制约，包括断指损伤情况、医生技术能力、医院条件、患者的经济状况、职业、生活要求、主观意愿及是否合并重要器官的严重损伤等。为此，应对再植的适应证有较全面的考虑。

2. 断指的条件　离断指两端较整齐，指体无明显挤压伤及多发骨折，此类断指基本上可以进行再植；虽有轻度挫伤，若未伤及两侧血管神经束及指背静脉，也可试行再植。而严重的碾挫伤将使毛细血管床及指背静脉网破坏，即使吻合的血管通畅，手指也难重建血液循环，无法成活，故这类断指不适宜再植。

3. 手指血管的应用解剖　末节手指血管解剖恒定，两侧指固有动脉沿指深屈肌腱的腱鞘两侧向远端走行，在指深屈肌腱止点以远形成指远侧掌横弓，在指甲半月线水平发出3~5条终末支相互吻合成网，分布于指腹和甲床。终末支的外径为0.1~0.3mm，可供再植吻合。末节指背静脉起于指甲两旁。经甲襞走向近侧，在甲根以近汇成末端静脉。掌侧静脉常位于指腹中央或偏尺侧，外径为0.2~0.4mm。

（1）末节分区：Ramano将末节断指分为三区（图110-5）：Ⅰ区为指动脉远侧掌横弓以远的区域。Ⅱ区为远侧指间关节至指动脉远侧掌横弓之间的区域，Ⅲ区为中节指骨远侧1/3处至指间关节的区域。

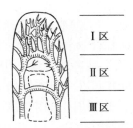

图110-5　Ramano末节分区

根据是否能在掌侧找到供吻合用的静脉，Ramano将Ⅰ区断指分为三型：Ⅰ型为甲半月线处的离断，正好伤及指动脉弓，在指腹侧能够找到供吻合用的静脉；Ⅱ型为甲半月线以远的离断，掌侧难于找到适宜吻合的静脉，指动脉发出的经末节动脉也受到损伤；Ⅲ型为指端的斜形离断，掌侧有时也可找到供吻合的静脉。

（2）指固有动脉：指固有动脉位于指屈肌腱鞘的两侧，与指固有神经走行在骨皮韧带一个狭长的血管神经束中。指固有动脉位于指固有神经的外背侧，其外径比神经细，指固有神经位于指固有动脉的内掌侧。断指再植术中应根据这一解剖关系去寻找，一般均能顺利的找到动脉、神经。

（3）指静脉：手指静脉也有一定的走行规律。指背静脉是走行在皮下与伸指肌腱之间指甲两侧的小静脉，在甲基远侧指间关节背侧正中汇合成1~2条小静脉，外径0.5~0.6mm向近端呈网状汇集。汇合这些小静脉，在近指间关节背侧又形成2~3条外径为0.8~1.0mm较粗静脉，在近节指背侧又呈网状分散形成静脉弓，在指根部相互毗邻手指的静脉弓脚汇合成掌背静脉或头间静脉。指掌侧静脉紧贴于皮下，口径粗而管壁薄，一般位于手指掌侧正中真皮下或血管神经束相对应的掌侧皮下。指固有动脉少数也有伴行静脉。

（4）神经：指神经沿两侧指固有动脉内侧向远走行至远侧指横纹处，向远端延续中呈树状分支，在动脉弓处由动脉前内侧移行至动脉前外侧，外径0.2~0.3mm，每支均可供吻合（图110-6）。

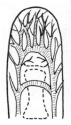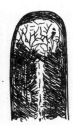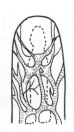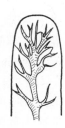

图 110-6　指神经

4. 手术方法　根据 Ramano 分区，Ⅰ区断指，指骨不做缩短对血管吻合无影响。清创时注意用 1∶1000 新洁尔灭溶液冲洗骨端。用细克氏针做内固定。Ⅰ和Ⅲ型断指可在掌侧找到供吻合用的动脉、静脉，直接吻合。Ⅱ型损伤如果离断面整齐可以原位缝合。据报道能获得 60% 左右的成活率。

Ⅱ区损伤，如果指间关节有骨折或骨缺损可做关节融合。儿童应保护骨骺，尽量不做关节融合，以免影响手指发育。该区动脉直径为 0.2~0.5mm，静脉直径为 0.3~0.6mm，血管吻合并不十分困难。

Ⅲ区损伤应以缩短中节指骨为主。尽量保存远侧指间关节，修复屈伸指肌腱，以利术后恢复活动。

手指末节组织少，低血流量供给即可成活。远侧指间关节即使做融合对整个手指的功能影响亦不大。末节指神经丰富，稍加吻合即能恢复满意的感觉功能。末节指再植后指腹多显饱满，外形美观。故一般对末节指的离断，只要离断的指体条件容许，均可考虑再植。

五、手指远端皮肤脱套撕脱伤修复术

（一）单指皮肤套状撕脱伤

常用锁骨下管状皮瓣。

1. 麻醉　臂丛神经麻醉及局部浸润麻醉。

2. 手术方法　手指清创后，根据同名健指周径估计皮肤缺损范围，于对侧锁骨下区设计一带蒂皮瓣，深筋膜浅层掀起，在不影响皮瓣血液循环情况下，尽量将皮瓣修薄以接近手指皮肤厚度为原则，止血后将其缝成管状。皮管的蒂采用对合褥式法缝合，"Z"形切口缝合，单侧附加切口及单侧"V"形切口缝合法以消灭创面。最后将患指套入皮管内缝合创缘。10 天拆线，进行皮管血液循环阻断训练。方法：用橡皮筋在血管蒂部阻断血供，阻断时间由短到长，经反复训练，凡阻断训练超过 1 小时移植的皮管血循环仍良好时可断蒂。

（二）多指皮肤撕脱伤

适用于袋状皮瓣及桥式皮瓣。

1. 适应证　手部多个手指皮肤呈套状撕脱伤及手指皮肤环形缺损。

2. 麻醉　臂丛神经麻醉加硬膜外神经阻滞麻醉。

3. 手术方法

（1）袋状皮瓣：手部清创后彻底止血，末节指骨解脱，用咬骨钳将中节指骨头部软骨面咬除修平。在同侧腹部相当于脐与髂前上棘连线中点做一斜形切口，长度以能容纳手掌宽度为宜。于深筋膜上做潜行钝性分离到能宽松容纳整个伤手为止，然后将伤手置于腹部袋状皮瓣内，并使诸手指在袋内分开，处于伸直位，置引流条后，缝合腕部与腹壁创口。术后 5~6 周取出，分指、植皮。

注意事项：①手部清创后要彻底止血，以免引起腹部血肿；②施行袋状皮瓣将伤手置入腹壁口袋时，应使手指伸直并分开，防止手指屈曲合拢；若拇指亦成套状撕脱，应把拇指单独置入伸展位。

（2）桥式皮瓣：手指或手掌皮肤呈环状缺损、深部组织外露，而手指远端或末节指体完整，血供正常，可采用桥式皮瓣修复。凡单指皮瓣桥式设计于同侧腹部。根据环状皮肤缺损纵轴长度，在前臂或腹部设计一与纵轴长度相同的皮桥，其两相对切口长度相当于手指、手掌的周径。切开皮肤于深筋膜浅层钝性分离，止血后把伤指（肢）环形缺损处置于皮桥下，置引流，缝合两相对伤口，术后 2~3 周做皮瓣延迟，延迟后 2 周断蒂。

注意事项：①传统带蒂皮瓣蒂宽与皮瓣长之比为 1∶1.5 以内为妥；②每一皮瓣的面积要略大于创面面积；③皮瓣设计的位置应使肢体与躯体能制动于舒适位置；④皮瓣修薄程度以不影响皮瓣最远端血循环为原则；⑤皮瓣掀起后创面应彻底止血；⑥供区创面无论是行皮片移植还是皮肤拉拢缝合，其皮缘均应与创缘做连续外翻缝合，以消灭创面；⑦皮瓣移植后基底置引流；⑧带蒂皮瓣移植术后，应牢固地制动，避免皮瓣蒂扭转、受压及过度折叠。

（三）全手脱套伤

目前，对全手脱套伤的治疗方法是，经彻底清创后，在腹部做袋状皮瓣，将撕脱皮肤的手掌、手背和手指埋于皮瓣下。前臂部皮肤撕脱处，可行游离植皮。若撕脱皮肤本身没有捻挫，可将撕脱皮肤切削成断层皮片，植回原处。埋于皮瓣下的手或手指创面经过肉芽组织覆盖和毛细血管的再生，可以接受游离植皮时，将手由腹部皮瓣下取出，或以腹部皮瓣移植，或以游离植皮，或二者结合起来消减创面。在手指上行游离植皮时,操作比较困难,需要造指蹼,另外还要注意避免皮片缝合处发生晚期挛缩。用一块大小适合的皮片,按手指数及手指周径大小,在皮片上做出一排孔洞,将该皮片套至指根部即形成指蹼,同时覆盖手背及手掌创面。然后再用皮片分别缝合于各指,最好用一整皮片分别覆盖手指。缝合切口最好位于手指侧方,这样完成了手指、指蹼、手背及手掌皮肤的覆盖。

在治疗中应注意的几点事项:

1. 清创术是手术成败的关键。因为一旦发生较严重的感染,袋状皮瓣下积脓难以引流,有时只能将伤手自皮瓣中取出,感染才得以控制。但是,伤手取出后无法消减创面,往往不得不截肢以结束治疗。

2. 套状撕脱的第 2~5 指不宜保留全部长度,以保留一节半到两节为宜。因为过长手指的远端血液循环重建有困难,即使急诊手术时保留了末节指,将整个手埋入袋状皮瓣下,但二次手术植皮时,在末节游离植皮很难成活。

3. 将撕脱皮肤的伤手埋藏在腹部皮下,目的是使手部表面重建血液循环,创造条件以便游离植皮。伤手埋藏于皮下的期限一般为 6 周。时间过短对重建血液循环不利,时间过长将影响关节功能的恢复。

4. 治疗后手功能的好坏,很大程度上取决于手指分离的早晚。从临床病例观察,伤手自腹壁取出,立即分开五个手指并分别进行游离植皮者,较将伤手带着腹壁皮瓣取下,伤指被皮瓣包在一起,过一段时间后再做分指手术的功能要好得多。

六、手掌皮肤缺损修复术

(一)手背侧皮肤缺损修复术

手背小块皮肤缺损者,可以行局部推进皮瓣修复。其方法为:创面两侧向近侧切开适当大小的皮肤,再于深、浅筋膜之间分离成皮瓣。将皮瓣远侧缘与皮肤缺损的远侧缝合,再缝合两侧皮缘。皮瓣设计要合适,其宽与长之比不能超过 1:1.5 以利于血液供应。

对于皮肤缺损较大、较深的皮肤缺损患者,则需要行带蒂皮瓣移植术。

常用腹部皮瓣移植术:

1. 适应证　手掌、手背或前臂大面积皮肤缺损致肌腱、骨骼外露者。

2. 麻醉　臂丛神经麻醉及硬脊膜外神经阻滞麻醉。

3. 设计原则　手背皮肤缺损皮瓣设计于同侧下腹部。

4. 手术方法　创面清创后做一布样,置于同侧下腹部设计皮瓣,使皮瓣位置与躯体血管走向大致相同,切开皮肤,于深筋膜以浅掀起,彻底止血。将皮瓣修薄至类似伤区皮肤厚度,腹部两侧及下部经皮下游离,凡能缝合腹部皮肤者可予以缝合,然后将手移至同侧腹部,使尺侧缘与推移皮瓣做连续外翻缝合,最后将皮瓣覆盖创面以间断缝合之。凡腹部创面行游离皮片移植者近蒂的皮片与近蒂部的创缘皮肤做连续外翻缝合,皮片其他三边做间断留尾线缝合并加压打包。术毕于皮瓣最低外侧置引流。用宽胶布将上臂及前臂与躯体呈垂直固定两道,最后用腹带加固包扎。

(二)手掌侧皮肤缺损修复术

前臂桡动脉逆行岛状皮瓣

1. 适应证　新鲜或择期手术导致的手背或手掌侧皮肤缺损并深部组织外露者;虎口皮肤缺损者。

2. 麻醉　臂丛神经麻醉。

3. 手术方法

(1)皮瓣设计:以近侧腕横纹与桡动脉交点为旋转轴心点,以手部近侧创缘至轴心点的距离为血管蒂长度,以此点沿桡动脉轴线向近端量出血管蒂的长度,然后在其近端以桡动脉轴线为中心设计所需皮瓣。

(2)皮瓣切取:在皮瓣远侧缘至桡动脉与腕横纹交点之间做一"S"状切口,于深筋膜下游离该段桡动脉及伴行静脉及头静脉。依皮瓣设计线切开皮肤,先结扎切断头静脉。在肱桡肌与桡侧腕屈肌肌间隙内保护桡动脉分向皮瓣的肌间隙血管,并在深层游离桡动脉及伴行静脉。然后于桡动脉近端用血管夹阻断血流,观察皮瓣血液循环,如果正常,于高位切断结扎桡动脉。此时皮瓣除由远端血管蒂相连外,已经完全游离。然后于腕部切口与手部创缘间做一弧形切口,向两侧分离皮下,把带蒂皮瓣呈 180° 逆转到创面,在逆转时,如果头静脉能顺应逆转应保留,如果妨碍逆转可将头静脉远端切断结扎,然后把血管蒂埋入皮下,缝合皮肤。前臂创面取中厚皮片移植打包加压包扎。本皮瓣质地较优,切取后有损于前臂外形为其最大缺点。

4. 注意事项　①游离血管蒂时勿误伤血管,并注意保留血管周围组织;②当血管从肌间隙游离出来时,勿使血管与皮瓣分离;③血管蒂倒转时勿折叠,扭转或折角。

第三节　软组织金属异物取出术

外伤后软组织异物比较常见。异物种类较多，常为木刺、玻璃及金属等，是导致局部感染和伤口不愈合的重要原因。另有一部分异物可以造成局部疼痛、压迫血管或神经等，导致肢体功能障碍，因而，绝大部分软组织异物需要取出，以免引起感染。但某些细小异物可被周围组织包裹而不发生感染或不适感，且在体内的定位困难，手术时不易找到，故不必勉强取出。

（一）适应证

1. 由体表可触摸到的异物均应取出。

2. 由于异物引起局部疼痛或肢体远端放射性疼痛者，应予取出。

3. 位于大血管附近的异物，可压迫及腐蚀血管壁引起血管痉挛甚至破裂，或诱发某些血管疾病，应予取出。

4. 异物合并感染或破溃后形成经久不愈的窦道者，均应取出。

5. 开放性损伤伴有异物者，应在清创的同时尽量将异物全部取出。

除上述情况外，体内异物对机体没有影响者，可不必手术取出。

（二）术前准备

1. 术前摄片　术前摄片是异物定位的有效方法，应摄正、侧位片，以便异物定位，指示手术入路。X线不显影的异物可用超声定位。位置表浅者可通过仔细触诊，有时常可触到异物以明确位置。受伤初期，由于组织肿胀严重和局部疼痛，影响触诊效果。异物对身体没有较大影响的部分伤者，可待肿胀消退，疼痛减轻后再进行触诊。一般需要2周后。

2. 注射破伤风抗毒素血清　由于伤口和异物内常沾染破伤风杆菌，故无论早期或晚期手术，取异物之前均应注射破伤风抗毒素血清1500U，以预防破伤风。

（三）麻醉、体位

根据受伤的部位不同，可采用局麻、臂丛或硬膜外麻醉和相应的体位。

（四）手术操作原则

1. 手术时机　受伤后，组织内异物争取在早期取出，一般于受伤后12小时以内来诊者，如符合上述手术适应证，均可早期手术治疗。超过12小时，

伤口多有感染，可行抗感染等对症治疗，待3周后，炎症完全消退，创口愈合，再择期手术。已形成窦道者，可经窦道取出异物。如术中未能找到异物，常因造成假道所致。因此，术前应仔细阅读X线片，准确定位。手术中确实难以找到异物，不必反复寻找，造成组织损伤过重，可于8周后再行晚期手术。

2. 手术切口选择　应当选择距离异物位置较近，又能避开重要血管及神经处作切口，较深的异物，还应该考虑有延长切口的可能。例如刺入手掌的木刺，有时须由手背部切开取出。切口的大小，一般以能容纳食指探查为宜。

3. 查找和取异物　手术前要反复阅读X线片，要对异物的大小、形状、数目及位置有充分的了解。术中要仔细地探查，轻柔而准确的触诊，并且要反复与X线摄片对照，以便掌握异物的正确位置。在接近异物时，用手指伸入创口内轻轻触摸，感觉异物的位置和方向，但要防止用力过大，避免暴力探查，以免引起异物移位，给手术造成困难。触到异物后，可适当扩大和加深切口，用止血钳分离开周围组织，在直视下取出异物。在取异物时，应注意用力适当，勿将异物夹碎。如为金属异物，应以止血钳钳夹，固定后再取出。取出后的异物应与术前X线片核对，必要时术中摄片，以免异物部分残留。

4. 晚期异物取出　部分异物位置较深或未能及时取出，形成经久不愈的窦道，异物往往位于窦道深部。手术时，先用探针探得窦道的方向及深度。对表浅窦道，可切开全部窦道，取出异物，再清除窦道壁或用刮匙刮除陈旧的肉芽组织，创口敞开不作缝合，填充凡士林纱布引流，间断换药，待其自然愈合。如窦道位置较深，不宜过多损伤周围组织，可适当地切开窦道的较浅部分，用止血钳伸入窦道盲端取出异物，用刮匙搔刮残余窦道后，行换药处理。

（五）术中注意事项及异常情况处理

1. 如异物为缝针，如能在体表触摸到针的两端，则可用一手将缝针固定，另一只手顶住针尾，稍加用力即可将针尖顶出皮肤，顺利取出。

2. 取异物时，要尽量做到直视下取出，异物表面的软组织要分离开以便能看到或触摸到异物以利于取出。有时虽已触到异物，但其表面软组织未分离开即盲目钳夹，常不能取出异物并易造成副损伤。

3. 对多数异物（如猎枪子弹伤所致），可在异物集中的部位，作一较大的切口，尽量取净异物，特别是血管、神经附近的异物应尽量取净。散在软组织中的异物，如无症状，也可以不取出，待组织包裹。

4. 有些异物过小,定位不准确,术中难以找到异物,如软骨附近的断针,常因断针刺入软骨内,很难找到,这时,需要结合 X 线摄片和 B 超提示的位置,细心寻找针眼。找到针眼后,将该处软骨切除一小片,露出针尾,即可钳夹取出。对术中难以找到的异物,可在透视下或 B 超引导下取出。但必须注意无菌操作原则,以免感染。

因臀部肌肉较厚,因而,发生于臀部的异物其位置常较深,无论采用什么方法定位均有困难。因此,应在 X 线透视下,向异物处插入多枚细长针头,然后摄片定位,将异物处的长针头保留,拔掉其他针头,将保留针头作为手术入路的标志和引导,寻针头找到异物加以取出。经过上述措施最终找不到异物时,可先缝合切口,行抗感染对症治疗,如发生感染,可行晚期手术。

5. 对 X 线不显影的异物,不易定位,取出较困难。早期应在清创术的同时,仔细查找异物,并将其取净。如晚期创口已愈合,可暂行观察及对症治疗。如发生感染,则行手术取出异物。

6. 因异物导致局部感染并形成脓肿时,应力争在切开引流的同时将异物取净。如未能取净,则往往形成不易愈合的窦道,需要再次取出异物,窦道才能愈合。

(六) 术后处理

术后多给予抗菌药物,以预防感染。一期缝合的伤口,应于手术后第 3 天换药并查看伤口,如发现有感染,应尽早拆除缝线,以利于引流,防止炎症扩散。未缝合的伤口则行间断换药,待其逐渐愈合。

(任双义)

第一一一章

软组织感染手术

第一节 表浅脓肿切开引流术

一、表浅脓肿切开引流术

【适应证】

表浅脓肿形成,有波动者,应切开引流。

【术前准备】

1. 合理应用抗菌药物。

2. 多发性脓肿,全身情况较差者,应注意改善全身状况。

【麻醉】

局麻。小儿可用氯胺酮分离麻醉或辅加硫喷妥钠肌肉注射作为基础麻醉。

【手术步骤】

在表浅脓肿隆起外用 1% 普鲁卡因作皮肤浸润麻醉。用尖刃刀沿皮纹先将脓肿切开一小口,再把刀翻转,使刀刃朝上,由里向外挑开脓肿壁,排出脓液。随后用手指或止血钳伸入脓腔,探查脓腔大小,并分开脓腔间隔。根据脓肿大小,在止血钳引导下,向两端延长切口,达到脓腔边缘,把脓肿完全切开。如脓肿较大,或因局部解剖关系,不宜作大切口者,可以作对口引流,使引流通畅。最后,用止血钳把凡士林纱布条一直送到脓腔底部(图 111-1),另一端留在脓腔外,垫放干纱布包扎。

【术中注意事项】

1. 表浅脓肿切开后常有渗血,若无活动性出血,一般用凡士林纱布条填塞脓腔压迫即可止血。

2. 放置引流时,应把凡士林纱布的一端一直放到脓腔底,不要放在脓腔口阻塞脓腔,影响通畅引流。引流条的外段应予摊开,使切口两边缘全部隔开,不要只注意隔开切口的中央部分,以免切口两端过早愈合,使引流口缩小,影响引流。

【术后处理】

术后第 2 日起更换敷料,拔除引流条,检查引流情况,并重新放置引流条后包扎。

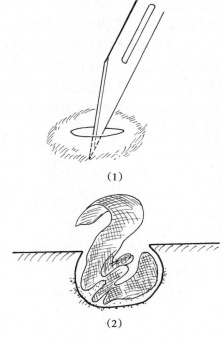

(1)

(2)

图 111-1　表浅脓肿切开引流术
(1)刀刃朝上;(2)细纱填塞

二、痈切开引流术

痈呈一片稍隆起的紫红色浸润区,质地坚韧,界限不清,在中央部的表面有多个脓栓,破溃后呈蜂窝状。以后,中央部逐渐坏死、溶解、塌陷,其内含有脓液和大量坏死组织。痈易向四周和深部发展,周围呈浸润性水肿,局部淋巴结有肿大和疼痛。除有局部剧痛外,病人多有明显的全身症状,如畏寒、发热、食欲不佳、白细胞计数增加等。痈不仅局部病变比疖重,且易并发全身性化脓性感染。唇痈容易引起颅内的海绵静脉窦炎,危险性更大。

【适应证】

痈的病变范围较大,引流不畅,经各种非手术疗法不能控制时,应在全身应用抗生素的同时,作切开引流。

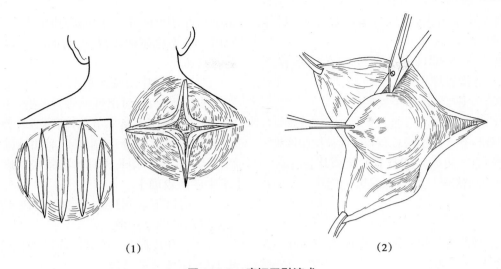

图 111-2　痈切开引流术
(1)切口;(2)清除皮下的坏死腐烂组织

【术前准备】

1. 术前应治疗合并症(如糖尿病,结核病等)。

2. 合理应用抗生素,防止炎症扩散。

3. 对重危患者或合并败血症者,应积极提高全身抵抗力(如输液、输血等)。

【麻醉】

1. 全麻。

2. 局部浸润麻醉。

【手术步骤】

1. 切口　在痈的肿胀处作"+"形或"++"形切开,深度须达痈的基底部(深筋膜层),长度须达病灶边缘的健康组织[图 111-2(1)]。

2. 翻开皮瓣　切开皮肤后,向外翻开皮瓣,清除皮下全部腐烂和坏死的组织达深筋膜[图 111-2(2)];如深筋膜下已被波及,也应予切开。

3. 清洗创面　创面用双氧水清洗后,用凡士林纱布或纱布条堵塞止血,然后包扎。

【术中注意事项】

1. 切开引流的操作应十分轻柔,不要用力挤压,以免炎症扩散。后颈部的痈切开引流时,更须注意,以免炎症沿枕静脉扩散至颅内海绵窦,引起海绵窦炎。

2. 作"+"形或"++"形切开时,应将炎性浸润部分完全切开,以免炎症继续扩大,浸润部分逐渐坏死。

3. 较大的出血点可用细线结扎。渗血用纱布压迫止血即可,以免结扎线过多,形成异物,影响创面愈合。

【术后处理】

1. 术后 2~3 日,取出填塞在伤口内的纱布条,

用双氧水或 1∶1000 新洁尔灭溶液清洗伤口,用凡士林纱布条引流后包扎。

2. 观察创面待健康肉芽组织生长后,用胶布拉拢两侧皮肤,以缩小创面,加快创面愈合。如创面大,可在创面清洁后作皮片移植。

3. 全身应用抗生素,注意加强营养。

第二节　手部感染切开引流术

一、脓性指头炎切开引流术

脓性指头炎是指手指末节指腹部的皮下组织化脓性感染。常由轻微损伤或异物继发细菌感染所致,主要致病菌为金黄色葡萄球菌。

【临床表现】

局部疼痛为其主要症状。初起时多为刺痛,随着局部炎症加重,指腹间隙内压力升高,出现局部剧烈疼痛。当手指两侧指动脉受压,可出现搏动性跳痛。手下垂或轻叩指端时,由于压力增高,疼痛更加剧烈,病人常难以忍受,在夜间因剧痛病人常不能入睡。指端可有红肿,但多不明显;随着指腹皮下腔隙内压力增高,出现血液循环障碍,指端可呈现黄白色。如不及时处理,可形成慢性骨髓炎。脓性指头炎时多有不同程度的全身感染中毒症状,如发热、乏力、食欲减退等症状,血常规检查可有白细胞计数升高。

【诊断】

1. 手指末节面肿胀,外观呈蛇头状,伴剧烈跳痛,手下垂时加重。

2. 掌侧皮肤张力大，微红且有明显压痛，局部波动感多不明显。

3. 处理不及时，可自行破溃，创口久治不愈，X线片可显示末节指骨坏死。

4. 可伴有发热、头痛等全身症状。

【检查】

1. 血常规检查　白细胞总数和中性粒细胞增高。

2. X线检查　可发现指骨骨髓炎或死骨存在。

3. 透光验脓检查　指端有深黑色阴影者，表明脓已形成。

【适应证】

指头炎出现跳痛，明显肿胀，应即切开减压、引流，不能等待波动出现。

【麻醉】

脓性指头炎切开引流术或甲下积脓拔甲术，一般采用指根神经阻滞麻醉。麻醉剂内不可加用肾上腺素，以免小动脉痉挛，造成手指血运障碍。

【手术步骤】

在手指末节的一侧作纵切口[图 111-3(1)(2)]。切开皮肤后，用止血钳分入脓腔，撑开纤维索带间小房，放出脓液，置凡士林纱布条或胶皮片引流。若脓肿较大，可用止血钳插入腔内，在手指对侧作对口引流[图 111-3(3)]。但局限在掌面指垫间隙的感染，

无论在近、中、远节、对向脂肪垫中央穿头的脓肿，应采用中央不跨越横屈纹的纵向切口，以免指端失去感觉或坏死。

未及时治疗的脓性指头炎，已并发手指末节指骨慢性骨髓炎者，可出现死骨，使脓性指头炎经久不愈。对此可采用手指末节鱼口状切口[图 111-3(4)]，显露指骨，摘除死骨；或用小咬骨钳咬除其末端的骨髓炎病骨。伤口用凡士林纱布条或胶皮片引流。

【术中注意事项】

1. 切口不应超过末节手指远段 4/5，以免伤及屈肌腱鞘使感染扩散。

2. 切开皮肤后，必须切断脓腔内纤维索带，打开小房，引流才能通畅。

二、甲沟炎切开引流术

甲沟炎是指（趾）甲周围软组织的化脓感染，是细菌通过甲旁皮肤的微创破损袭至皮下并生长繁殖引起。在手指，多由于刺伤，撕剥肉刺或修剪指甲过深等损伤引起。在足趾，多因嵌甲或鞋子过紧引起，大多发生在拇指。甲沟炎多见于青少年或妇女。一般它可发生于手指，或者发生在足趾，发于手指者常有啃手指的不良习惯，发于足趾者常由嵌甲继发感染引起。

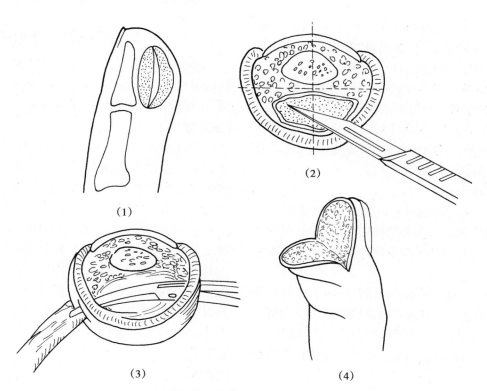

(1)　　(2)　　(3)　　(4)

图 111-3　脓性指头炎切开引流术
(1)切口；(2)切开引流；(3)对口引流；(4)鱼口状切开

【临床表现】

开始时,指甲一侧的皮下组织发生红、肿、痛,有的可自行消退,有的却迅速化脓。脓液自甲沟一侧蔓延到甲根部的皮下及对侧甲沟,形成半环形脓肿。甲沟炎多无全身症状,如不切开引流,脓肿可向甲下蔓延,成为指甲下脓肿,在指甲下可见到黄白色脓液,使该部指甲与甲床分离。指甲下脓肿变可因异物直接刺伤指甲或指甲下的外伤性血肿感染引起。如不及时处理,可成为慢性甲沟炎或慢性指骨骨髓炎。

【诊断】

1. 指、趾甲一侧或双侧甲沟之近端发红,肿胀、疼痛,继而出现脓点,流脓后可见肉芽组织。

2. 感染蔓延至甲床时,局部积脓可使整个指、趾甲浮起、脱落。

【适应证】

甲沟炎有脓液积聚者,应切开引流。

【术前准备】

1. 根据病情合理选用抗生素。

2. 对严重手部感染,全身情况衰弱者,应注意改善全身情况,提高身体抵抗力。

【麻醉】

脓性指头炎切开引流术或甲下积脓拔甲术,一般采用指根神经阻滞麻醉。

【手术步骤】

沿病变侧甲根角作一纵行切口[图 111-4(1)(2)(3)]。如为全甲沟炎,则在两侧各作一纵行切口,近端不宜超过甲床基部平面。再用尖刃刀插入指甲根部和皮肤之间作锐性分离,向上翻转皮瓣,放出脓液,置胶皮片引流[图 111-4(4)(5)(6)]。如伴有甲下积脓,在作甲沟炎引流的同时,应拔除指甲,排出脓液,用凡士林纱布覆盖后包扎。对仅有指甲根部的甲下积脓,也可作部分切甲引流术,将甲根挑起剪去。须注意将甲角全部切尽,以免残留而影响愈合。

【术后处理】

1. 手部感染切开引流后,应注意仔细换药。用碘伏消毒,用胶皮片或凡士林纱布条引流后包扎。

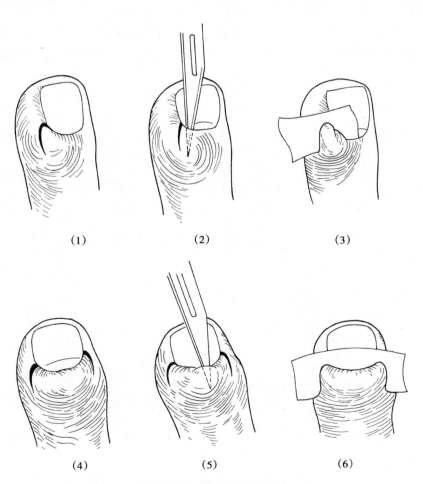

(1)　　　　　　　(2)　　　　　　　(3)

(4)　　　　　　　(5)　　　　　　　(6)

图 111-4　甲沟炎切开引流术

(1)甲沟炎切口;(2)用尖刀分离甲上皮;(3)油纱布条引流;(4)全甲沟炎切口;
(5)用尖刀锐性分离;(6)油纱布条引流

2. 一般术后 3~5 日即可拔除引流条。

三、甲下积脓拔甲术

【适应证】

甲沟炎已侵入甲下形成甲下脓肿者,嵌甲合并感染者,均应拔除指甲引流。

【术前准备】

1. 根据病情合理选用抗生素。

2. 对严重手部感染,全身情况衰弱者,应注意改善全身情况,提高身体抵抗力。

【麻醉】

脓性指头炎切开引流术或甲下积脓拔甲术,一般采用指根神经阻滞麻醉。

【手术步骤】

术者用左手拇指和示指捏紧病指末节两侧,控制出血。在甲根两侧各作一纵行切口,用尖刃刀顺甲根分离甲上皮,再从指甲尖端顺甲床面将指甲与甲床分离[图111-5(1)(2)]。当指甲完全游离后,直接拔出,或用止血钳夹持指甲的一侧向另一侧翻卷,使指甲脱离甲床[图111-5(3)(4)]。检查无甲角残留后,即可用凡士林纱布覆盖包扎。

【术中注意事项】

1. 用尖刃刀分离甲上皮时,应注意不要使其损伤,以免日后从甲上皮生出的指甲永久畸形。分离甲床面时,应紧贴指甲,刀刃指向指甲背面,注意不要损坏甲床组织。

2. 为防止损伤甲床,也可在以刀分开指甲尖端的甲床后,用蚊式止血钳插入间隙,在分开止血钳时即可使指甲脱离甲床。

3. 甲癣拔甲时,因指甲较脆,难以翻转拔甲,可在甲下分离后直接拔出。

四、化脓性腱鞘炎切开引流术

【临床诊断】

化脓性腱鞘炎是手部一种严重的感染,发病迅猛,当鞘管内尚未形成脓液时,即可出现明显的全身症状,如高热、寒战、恶心、呕吐、白细胞增高等。

典型的症状为:患指均匀红肿,类似腊肠样;手指呈半屈曲状态;主、被动伸直手指可引起剧烈的疼痛;沿整个鞘管均有明显压痛。

手指屈肌腱由腱鞘包绕,腱鞘内层为封闭的滑液囊,外层是由指鞘状韧带和指骨所构成的一个无

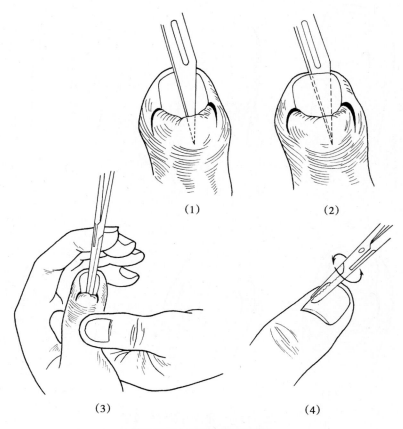

(1)   (2)

(3)   (4)

图 111-5 甲下积脓拔甲术

(1)用尖刀分离甲上皮;(2)分离甲床与指甲;(3)抽拔法拔甲术;(4)卷拔法拔甲术

伸缩性的骨纤维性套管。腱鞘炎性肿胀时,压力升高,可引起肌腱缺血、坏死。小指、拇指腱鞘分别与尺侧、桡侧滑液囊相通,前者炎症可蔓延到后者。示指腱鞘炎可波及大鱼际间隙,中指、无名指腱鞘炎可波及掌中间隙。故对化脓性腱鞘炎,应早期切开引流。

【适应证】

化脓性腱鞘炎诊断成立,明显肿胀,应即切开减压、引流。

【术前准备】

1. 根据病情合理选用抗生素。

2. 对严重手部感染,全身情况衰弱者,应注意改善全身情况,提高身体抵抗力。

3. 手部较深脓肿切开时,宜用止血带控制止血,使手术野清晰,保证手术安全。

【麻醉】

掌间隙脓肿、化脓性腱鞘炎或手部滑囊炎切开引流时,采用臂丛神经或腕部神经阻滞麻醉;也可采用氯胺酮静脉麻醉。

【手术步骤】

在手指一侧作纵切口,小心拉开切口,避开血管和神经,切开腱鞘,排除脓液(图111-6)。用生理盐水将腱鞘冲洗清洁后,在腱鞘外皮下放胶皮片引流后包扎。

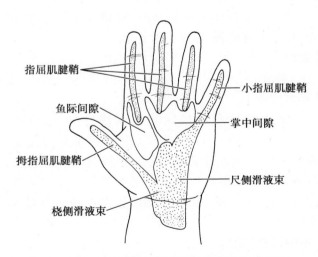

图 111-6　指屈肌腱鞘、滑液囊及掌间膜示意图

【术中注意事项】

1. 手指腱鞘炎病变范围常超过一个指节,但引流切口不应跨过关节,应分别在每个指节侧面切开,以免日后影响指关节功能。

2. 引流片不宜放在腱鞘或滑液囊内,以免发生

肌腱粘连,影响功能。

【术后处理】

1. 手部感染切开引流后,应注意仔细换药。

2. 一般术后3~5日即可拔除引流条。待红肿消退,疼痛减轻后,即应开始作手指功能锻炼,以免肌腱粘连、瘢痕挛缩而造成功能障碍。

五、化脓性滑囊炎切开引流术

桡侧滑囊和尺侧滑囊互相沟通,炎症可互相蔓延,二者近端在尺、桡骨茎突上2cm处与屈肌后间隙相邻。故化脓性滑囊炎应及时治疗,以防扩散。

【适应证】

化脓性滑囊炎明显肿胀,穿刺有脓时,应及早切开减压、引流。

【术前准备】

1. 根据病情合理选用抗生素。

2. 对严重手部感染,全身情况衰弱者,应注意改善全身情况,提高身体抵抗力。

3. 手部较深脓肿切开时,宜用止血带控制止血,使手术野清晰,保证手术安全。

【麻醉】

掌间隙脓肿、化脓性腱鞘炎或手部滑囊炎切开引流时,采用臂丛神经或腕部神经阻滞麻醉;也可采用氯胺酮静脉麻醉。

【手术步骤】

尺侧滑囊炎可沿小鱼际肌的桡侧,从远侧掌横纹至腕横韧带平面作纵切口。向两侧拉开切口,在第5掌骨掌面即可看到肿胀的尺侧滑囊,予以切开后扩大引流,排出脓液。然后冲洗脓腔。囊外放凡士林纱布条或胶皮片引流。尺侧滑囊炎可合并掌中间隙感染,需同时切开引流。桡侧滑囊炎用大鱼际肌尺侧缘切口,即在近侧掌横纹远半段的桡侧切开皮肤、皮下组织及桡侧滑囊,进行引流(图111-7)。

【术中注意事项】

桡侧滑囊炎切开时,切口宜在大鱼际肌尺侧缘远侧半段,因近侧半段有正中神经返支(运动支)存在,如受损伤将会丧失重要的拇指对掌功能。

六、掌中间隙脓肿切开引流术

掌中间隙感染一旦形成脓肿,应及时引流,以免破坏手部解剖结构而影响功能。

【术前准备】

1. 根据病情合理选用抗生素。

2. 对严重手部感染,全身情况衰弱者,应注意

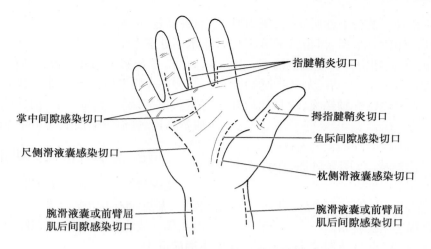

图 111-7　化脓性滑囊炎切开引流术的切口

改善全身情况,提高身体抵抗力。

3. 手部较深脓肿切开时,宜用止血带控制止血,使手术野清晰,保证手术安全。

【麻醉】

掌间隙脓肿、化脓性腱鞘炎或手部滑囊炎切开引流时,采用臂丛神经或腕部神经阻滞麻醉;也可采用氯胺酮静脉麻醉。

【手术步骤】

常用掌中间隙切口有两种:一是沿第 4 掌骨头部附近的远侧掌横纹中 1/3 作一横切口;二是在掌侧中指和无名指之间指蹼处作纵切口,近端不应超过远侧掌横纹(必要时可沿掌横纹延长),以免损伤掌浅弓(图 111-7)。切开皮肤和皮下组织后,用止血钳钝性分离,扩大组织间隙,进入脓腔,排除脓液。冲洗脓腔后,放置胶皮片或凡士林纱布条引流,包扎伤口。

【术中注意事项】

1. 手背结缔组织松弛,当手掌感染时易引起手背肿胀,诊断时应注意,不要误诊而行手背切开。

2. 手掌部切口的选择,必须考虑到痊愈后的手部功能。跨过横纹的纵形切口,不但会引起手掌瘢痕挛缩,还可引起疼痛;近侧纵切口可能损伤掌浅弓,应注意避免。

3. 切开掌中间隙时,不要损伤手指腱鞘的近端,以免感染扩散。

【术后处理】

1. 手部感染切开引流后,应注意仔细换药。

2. 一般术后 3~5 日即可拔除引流条。待红肿消退,疼痛减轻后,即应开始作手指功能锻炼,以免肌腱粘连、瘢痕挛缩而造成功能障碍。

七、大鱼际间隙脓肿切开引流术

【适应证】

大鱼际间隙感染形成脓肿,应及时切开引流。

【术前准备】

1. 根据病情合理选用抗生素。

2. 对严重手部感染,全身情况衰弱者,应注意改善全身情况,提高身体抵抗力。

3. 手部较深脓肿切开时,宜用止血带控制止血,使手术野清晰,保证手术安全。

【麻醉】

同前

【手术步骤】

采用拇指和示指间间指蹼切口,但不宜太长。切开皮肤、皮下组织后,沿骨间肌掌面用止血钳钝性分离组织间隙,进入脓腔,扩大引流口,排除脓液。必要时可在掌侧沿大鱼际皱襞的桡侧切开,作对口引流,但不应切断指蹼皮肤的游离缘(图 111-8)。

【术中注意事项】

切开、分离大鱼际间隙时,切勿损伤大鱼际肌皱襞附近的正中神经返支。此外,在分离大鱼际间隙脓腔时,不可超越中指,以免穿入掌中间隙,扩散感染。

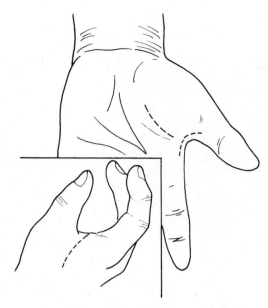

图 111-8　大鱼际肌间隙脓肿切开引流术

第三节　新生儿皮下坏疽切开引流术

新生儿皮下坏疽是新生儿时期特有的常见的严重感染症之一,常由金黄色葡萄球菌,偶为绿脓杆菌引起,好发于新生儿容易受压的背部或腰骶部,偶尔发生在枕部、肩、腿和会阴部。新生儿的皮肤薄嫩,局部皮肤在冬季又易受压潮,不易保持清洁,故细菌容易从皮肤受损处侵入,引起感染。由于新生儿免疫防御功能较差,新生儿皮下坏疽发病急,病变扩展迅速,如不及时进行积极治疗,可以并发败血症,故其死亡率较高。治疗方法除提高全身抵抗力、控制感染外,应及早在病变处作充分引流,减轻炎性张力;切不可等待波动出现再作切开引流,以免失去抢救患儿的良机。

【适应证】

新生儿皮下坏疽者,都应切开引流。

【术前准备】

1. 手术引流前,应全身应用抗生素。

2. 应备新鲜血 30~50ml,以补充切开引流时的失血。

【麻醉】

氯胺酮肌肉注射尤其适用于小儿。

【手术步骤】

在病变中心用尖刃刀顺皮纹作长 1~1.5cm 的多个小切口,切口间距离 2~3cm,各切口应交错排列呈筛状,不宜绝对平行排列(图 111-9)。边作切开,边

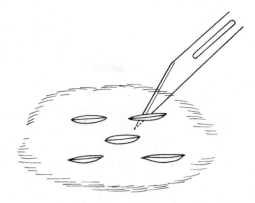

图 111-9　新生儿皮下坏疽切开引流的切口

放置引流用凡士林纱布条,以减少患儿失血量。也可作两个切口间的对口引流。切开范围应切至病变区与正常交界的边缘部份。最后用敷料包扎。

【术中注意事项】

1. 新生儿的胸壁很薄,切开引流时弯止血钳的尖端应朝上,以免在分离背部皮下脓腔时误刺入胸腔。

2. 病灶区皮下不要完全分离,以免引起大块皮肤坏死。

【术后处理】

1. 全身应用抗生素,继续控制感染。

2. 提高全身抵抗力,增强营养,必要时输全血或血浆。

第四节　髂窝脓肿切开引流术

髂窝脓肿是指髂窝部化脓性感染所致脓肿。当化脓菌沿淋巴回流或者血行感染侵入到髂窝淋巴结时,可形成急性淋巴结炎。如果原发病(包括败血症、脓毒血症等)未能控制或者病儿抵抗力低,病情进一步发展,则形成淋巴结周围炎,并秧及髂窝间隙,最终形成髂窝脓肿。常伴有寒战高热,恶心呕吐,食欲不振,全身乏力,局部肿胀,髂窝疼痛症状,多由金黄色葡萄球菌或大肠杆菌通过血液和淋巴或下肢外伤感染,治疗以手术为主,早期可使用抗生素治疗。

【临床诊断】

1. 有身体某部位损伤及感染史。

2. 发病急骤,有寒战、高热、食欲不振、乏力等症状,局部疼痛,但无放射痛。

3. 腹股沟韧带上方可触及硬性肿块,触痛,但波动不明显,髋关节呈屈曲挛缩。

4. 肿块局部穿刺,可抽出脓液。

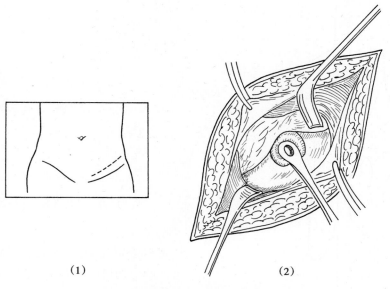

(1)   (2)

图 111-10　髂窝脓肿切开引流术
(1)切口;(2)小心推开腹膜

【适应证】

脓肿形成后切开引流。

【术前准备】

1. 术前应仔细询问病史与体检,并作穿刺,需与阑尾脓肿、腰椎结核冷脓肿、髂骨骨髓炎和急性化脓性髋关节炎等鉴别。

2. 合理应用抗生素。

3. 注意支持疗法,如输血、输液,纠正贫血和水、电解质平衡失调等。

【麻醉】

1. 成人可用椎管内麻醉或局部浸润麻醉。

2. 小儿可用氯胺酮肌肉注射麻醉或采用骶管麻醉、硬膜外麻醉及局麻。

【手术步骤】

在髂前上棘内侧约 2cm、沿腹股沟韧带上缘约 2cm 与其平行作 4~5cm 长的斜切口。切开皮肤、皮下组织和腹外斜肌腱膜,显露腹内斜肌,沿肌纤维方向剪开筋膜,钝性分开腹内斜肌和腹横肌纤维,显露腹膜。推开腹膜,用包绕湿纱布的手指向上内侧推开腹膜,显露髂窝部,可见髂窝脓肿向前凸起。用粗穿刺针穿刺抽得脓液,确定脓肿壁的厚度,留针作为脓肿切开的指示。用刀在脓肿壁上切一小口,再用止血钳分进脓腔,并用吸引器吸尽脓液(图 111-10)。根据脓腔大小,扩大脓肿壁切口,以通畅引流。

【术中注意事项】

1. 用手指钝性分离推开腹膜时,注意操作要轻柔,不要分破腹膜;一旦发现腹膜破损,应立即行间

断缝合修补,以免脓液流入腹腔,使感染蔓延。

2. 切勿盲目用尖刀插入脓腔内切开脓腔壁,或用止血钳深入脓腔内,张开钳子盲目作分离操作,以免误伤髂窝部大血管,造成不易处理的大出血。

【术后处理】

1. 继续全身应用抗生素与支持疗法。

2. 如脓液减少到每日 10ml 以下,即可拔管。

3. 如果引流不畅,临床表现分泌物少而症状不缓解,应在换药时戴上消毒手套探查脓腔,分开纤维间隔,或重新扩大引流。

第五节　深脓肿切开引流术

【适应证】

凡深部脓肿形成,穿刺抽得脓液者,均应切开引流。

【术前准备】

1. 合理应用抗生素。

2. 全身情况衰弱者,应加强全身支持治疗。

【麻醉】

1. 局部浸润麻醉。

2. 臂丛神经阻滞麻醉或腰麻。

3. 全麻。

4. 小儿可采用氯胺酮肌肉注射麻醉,辅加局麻或神经阻滞麻醉。

【手术步骤】

以股内侧深脓肿为例。

皮肤用碘酊、酒精消毒,铺无菌巾。局部穿刺抽得脓液后留针。切口方向应根据脓肿部位,与股动、静脉和股神经或其他主要血管、神经走行方向平行,以免损伤。找到肌层深部脓肿的部位,将脓肿壁作一纵行小切口,用止血钳分进脓腔内排出脓液(图 111-11)。再用手指伸入脓腔,分开纤维间隔。再扩大脓肿壁切口,使引流通畅。按脓肿大小与深度放置凡士林纱布条引流。若有活动性出血可用止血钳钳夹后结扎;一般小渗血用凡士林纱布堵塞,加压包扎后即可止血。

【术后注意事项】

1. 深脓肿切口的方向应与动、静脉和神经的走行方向平行,以避免损伤。

2. 切开深脓肿前,应注意邻近重要组织的解剖关系——尤其对神经和血管,切勿损伤。如股内侧深脓肿,应注意股动、静脉和股神经;腘窝脓肿,要注意腘动、静脉和胫神经;腋窝部脓肿,要注意腋动、静脉和臂丛神经。

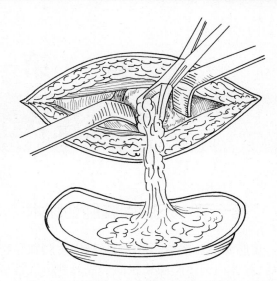

图 111-11　深脓肿切开引流时,用血管钳刺入脓腔,放出浓汁

【术后处理】

术后第 2 日换药,松动脓腔内引流。

(刘　岩)

第一一二章

表浅软组织肿块手术

第一节 皮脂腺囊肿切除术

皮脂腺囊肿俗称"粉瘤",是指因皮脂腺导管阻塞后,腺体内因皮脂腺聚积而形成囊肿。这是最为多见的一种皮肤良性肿瘤,尤其是处于生长发育旺盛期的青年人。皮脂腺囊肿好发于头皮和颜面部,其次是躯干部。由于其深浅不一,内容物多少不同,因而其体积大小不等且差距很大,小的如米粒大小,大的如鸡蛋大小。皮脂腺囊肿生长十分缓慢,有时在囊肿表面皮肤上可见点状凹陷的皮脂腺开口。皮脂腺囊肿癌变的机会极为罕见。

组织病理检查可见皮脂腺发生囊性变,囊内充满白色粉膏状的皮脂腺分泌物和破碎的皮脂腺细胞及大量胆固醇结晶,有恶臭味。囊壁外层为纤维结缔组织,内层为上皮细胞构成。

【适应证】

1. 手术切除 一经确诊后,均应手术将囊肿完整摘除。

2. 并发感染者应予口服抗菌药及热敷等抗炎治疗,炎症消退后手术切除。有脓肿形成者尚应做切开引流。

3. 皮脂腺囊肿无感染时,应手术切除。

【术前准备】

局部皮肤剃去毛发,清洗干净。

【麻醉】

局麻。

【手术步骤】

以囊肿为中心作梭形切口,将皮瓣连同囊肿一并切除。切开皮下组织后,用组织钳翻起一端皮瓣,轻轻提起肿物,再用组织剪或刀沿囊肿边缘分离,使之完全游离;囊肿底部的纤维条索,用止血钳钳夹、剪断后结扎,即可完整切除囊肿(图112-1)。伤口冲洗、止血后,缝合切口,稍微加压包扎。

【术中注意事项】

1. 在分离囊肿时,应紧靠包膜外面,环绕其周

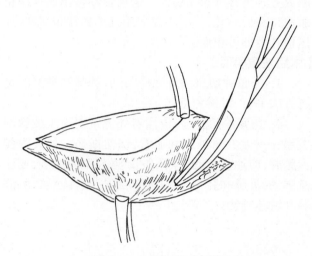

图 112-1 皮脂腺囊肿切除术

围进行;若仅在一处分离,容易穿破囊壁。

2. 如不慎穿破囊壁,应擦去流出的内容物,用止血钳夹住破口,再行分离。如囊肿分破后无法钳夹,可在排出囊肿内容物后,再将囊壁完全切除,以防复发。

3. 如囊肿壁与周围组织粘连很紧,难以切除,可刮出囊肿内容物,然后用纯石炭酸或5%碘酊涂擦囊壁内侧面,将其上皮破坏,使以后肉芽组织生长,减少再发机会。

第二节 毛细血管瘤和海绵状血管瘤切除术

血管瘤按其临床表现及组织学特征一般可分为毛细血管型血管瘤、海绵状血管瘤及蔓状血管瘤。其中以毛细血管瘤及海绵状血管瘤较常见,属于血管畸形。

【适应证】

1. 血管瘤发生在易引起出血、感染(如唇部海绵状血管瘤)或有碍功能的部位者。

2. 血管瘤生长迅速,且因条件限制,不能冷冻或用硬化剂注射等治疗者。

【术前准备】

1. 要周密考虑、充分估计血管瘤的范围大小及与邻近重要组织器官的关系,制定好相应的治疗方案。

2. 对较大的海绵状血管瘤,可酌情先行硬化剂注射,使其体积缩小硬化后,再作切除手术。

3. 血管瘤切除后,估计创缘不能直接缝合,需要植皮或作邻位皮瓣修复者,术前应做好供皮区皮肤准备。

4. 较大、较深的血管瘤,术前应备血。

【麻醉】

局麻、神经阻滞麻醉或全麻。

【手术步骤】

切口应稍大些,也可作梭形切口,以便充分显露血管瘤周围组织。从血管瘤周围正常组织内进行钝性和锐性分离。对较大、较深的血管瘤逐一分离、结扎、切断穿透筋膜层的分支和进入瘤体的主要血管,仔细将肿瘤彻底切除(图112-2)。注意勿损伤瘤体,以免引起出血,增加手术困难。逐层缝合切口。皮肤有缺损者应同时植皮或作皮瓣修复。伤口加压包扎。

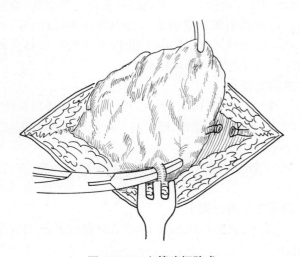

图 112-2　血管瘤切除术

【术中注意事项】

1. 血管瘤切除务必彻底,才能预防复发。术中应随时估计病变情况,如发现血管瘤范围广泛或已穿入深层组织和体腔,与原定治疗方案出入较大,应即停止,准备条件后再作手术,或改作其他疗法。否则,既不能彻底切除,又有发生大出血的危险。

2. 海绵状血管瘤的管壁很薄,易被分破引起出血。预防的主要方法是,皮肤切开不要过深,免伤瘤

体;要在瘤体周围正常组织中分离,容易识别和结扎进入瘤体的血管。一旦分破引起出血时,用细针线缝扎即可止血;如用止血钳钳夹,反会引起更多的出血。

【术后处理】

预防感染和注意局部出血。

第三节　腱鞘囊肿切除术

腱鞘囊肿是发生于关节部腱鞘内的囊性肿物,一种关节囊周围结缔组织退变所致的病症。患者多为青壮年,女性多见。以半球样隆起于皮下浅表,内含有无色透明或橙色、淡黄色的浓稠黏液,柔软可推动,多发于腕部中央为主要临床特征。

（一）手腕部腱鞘囊肿

多发生于腕背侧,少数在掌侧。最好发的部位是指总伸肌腱桡侧的腕关节背侧关节囊处,其次是桡侧腕屈肌腱和拇长展肌腱之间。在腕关节掌侧的腱鞘囊肿,有时需与桡动脉瘤相鉴别,在切除该处囊肿时要保护好桡动脉、头静脉和桡神经浅支。腕管内的屈指肌腱鞘亦可发生囊肿,压迫正中神经,诱发腕管综合征。少数腱鞘囊肿可发生在掌指关节以远的手指屈肌腱鞘上,米粒大小,硬如软骨。

（二）足踝部腱鞘囊肿

足踝部共有 8 个腱鞘:前方 3 个(胫前肌腱、拇长伸肌腱和趾长伸肌腱)、内侧 3 个(胫后肌腱、踇长屈肌腱和趾长屈肌腱)、外侧 1 个(腓骨长、短肌腱)、后侧 1 个(跟腱)。以足背腱鞘囊肿较多见,多起源于足背动脉外侧的趾长伸肌腱腱鞘。跗管内的腱鞘囊肿可压迫胫神经,是跗管综合征的原因之一。

【适应证】

囊肿较大,影响关节功能,非手术治疗无效或复发者,应手术切除。

【麻醉】

局麻。

【手术步骤】

沿皮纹作切口,纵行切开皮下筋膜,注意避开附近的神经分支和血管,显露囊肿表面,作钝性或锐性分离,分离囊肿四周直达底部。用剪刀分离基底部,切除整个囊肿。如囊肿蒂部与关节囊相通,在切除囊肿后应将关节囊缝合;如无法缝合,则可任其敞开。如囊肿壁与腱鞘紧密相连,可作大部分切除,保留紧贴腱鞘的部分,慎勿损伤腱鞘或肌腱。如分破腱鞘,亦宜任其敞开,不要缝合,以免造成狭窄。取

出囊肿后,结扎出血点,缝合皮肤。

【术后处理】

术后保持伤口清洁。如无特殊情况,于术后7~10日拆线。

【术后预防】

腱鞘囊肿切除术术后复发的原因是术中未将囊肿周围的腱鞘充分剥离导致。

第四节　脂肪瘤切除术

脂肪瘤属于一种良性肿瘤,浅部不易恶变,不要轻易的采用所谓的手术治疗,脂肪瘤切除并不能给患者带来很好的疗效,尤其是多发性脂肪瘤。

【适应证】

表浅脂肪瘤影响功能和美观者,可考虑手术。

【术前准备】

清洗局部皮肤。

【麻醉】

局麻。

【手术步骤】

沿皮纹切开脂肪瘤的表面皮肤。用弯止血钳沿瘤体包膜分离肿瘤,钳夹及结扎所有见到的血管。脂肪瘤多呈多叶状,形态不规则,应注意完整地分离出具有包膜的脂肪瘤组织。用组织钳提起瘤体分离基底,切除肿瘤。止血后,分层缝合切口(图112-3)。

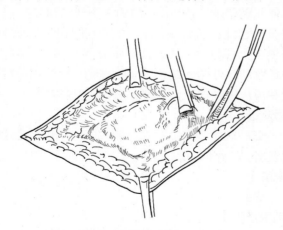

图 112-3　脂肪瘤切除术

【术后处理】

切口敷料要妥善包扎。

第五节　鸡眼切除术

鸡眼为皮肤角质层增生呈圆锥形向真皮层伸

入的肿物,好发生在足底、趾侧受压部位。一般小的鸡眼可用药物敷贴治愈。对位于足跟负重部位,行走剧痛,经药物治疗无效者,或屡发感染者,在炎症消退后均应行手术切除。

对于不能直接缝合的大鸡眼,则不应用单纯切除术,以免造成切口不能缝合,残留痛性瘢痕,更影响功能。应积极采用非手术治疗,如无效,再行切除术及皮瓣修复术。

趾(指)关节部位及手指掌面的鸡眼,切除后易形成瘢痕,影响活动或指端触觉,宜采用非手术疗法。

跖、趾骨畸形或突起所引起的鸡眼,须在畸形矫正或骨突切除后,才考虑作鸡眼切除术。

【术前准备】

1. 清洗局部皮肤。病变附近皮肤及趾(指)甲有真菌病者,应先予治疗后再行手术。

2. 热水浸泡,除去表层厚皮。

【麻醉】

局麻。

【手术步骤】

沿鸡眼两侧作梭形皮肤切口,切至皮下后,用组织钳将皮瓣提起,可见鸡眼呈黄白色圆锥状,质坚硬,与周围组织分界明显。沿鸡眼周围钝性分离直至根部,完整去除,不可残留,以免复发。出血点勿需结扎,缝合切口即可止血。

【术后处理】

1. 术后10~14日拆线,过早拆线易使切口裂开。

2. 伤口保持清洁,避免过早负重行走,以免裂开。

第六节　颈部淋巴结切除术

【颈部主要淋巴结】

颏下淋巴结群、颌下淋巴结群和颈淋巴结群等几组。

1. 颏下淋巴结群　在下颌舌骨肌浅面,收集下唇中部和口底部淋巴液,注入颌下及颈深淋巴结。

2. 颌下淋巴结群　约有3~5个,位于颌下腺浅部,收集面部、鼻、上唇、颊、下唇外侧部和舌前部淋巴,注入颈深淋巴结。

3. 颈淋巴结群　又分颈浅淋巴结群和颈深淋巴结群两组:

(1) 颈浅淋巴结群主要沿颈外静脉和胸锁乳突肌的后缘及其浅面排列,收集来自耳下部及腮腺部淋巴,注入颈深淋巴结。

（2）颈深淋巴结群在颈内静脉周围，是头、颈部淋巴管汇合处，其最高者位于咽旁。在口腔器官发生癌肿或炎症时，颈总动脉分叉平面的淋巴结最早被侵犯；胃和食管下段癌肿，则常转移至左颈内静脉、锁骨下静脉角邻近的淋巴结。颈深淋巴结最后流入颈淋巴干，左侧大多数直接流入胸导管，而右侧与锁骨下及支气管纵隔淋巴干汇合成右淋巴导管，或直接流入右侧颈内静脉。

【术前准备】

1. 采取淋巴结作病理检查者，应详细全面体格检查及必要的特殊检查；疑为转移癌者，应寻找原发病灶。预先作好切口标记。

2. 对淋巴结结核，术前应先用抗结核药物 1 周。

【麻醉】

局麻。

【手术步骤】

前斜角肌旁淋巴结切除术为例。

1. 体位　仰卧位。上半身稍高，背部垫枕，颈部过伸，头上仰并转向健侧。

2. 切口　根据病变部位选择。原则上切口方向应与皮纹、大血管走行相一致，以减少损伤及瘢痕挛缩。前斜角肌旁淋巴结切除时，采用锁骨上切口。在锁骨上一横指，以胸锁乳突肌外缘为中点，作一长 3~4cm 的横切口。

3. 切除淋巴结　切断颈阔肌，向中线拉开胸锁乳突肌，辨认肩胛舌骨肌。于锁骨上三角内将颈横动、静脉分支结扎，钝性分离位于斜角肌及臂丛神经前面的淋巴结，结扎、切断出入淋巴结的小血管后，将淋巴结切除。如为活检，较小可完整切除，太大固定者可只切取部分。

【术后处理】

1. 注意防止出血、感染。

2. 淋巴结结核切除术后，应继续用抗结核药物治疗。

3. 病理检查确诊后，应根据病情及时作进一步治疗（如根治性手术等）。

【注意事项】

1. 颈内静脉损伤或结扎线松脱　颈内静脉管壁菲薄，分离应细致，以免损伤而致严重出血。如静脉壁剥破，应立即将破口之两端压迫，并作修补缝合。颈内静脉上、下断端的结扎线脱落，除可导致严重出血外，还可能引起空气栓塞。

2. 转移性淋巴结与颈动脉粘连　如转移性颈淋巴结与颈外动脉粘连，必要时可将颈外动脉结扎切断，与颈淋巴结一并切除。由于结扎颈总动脉或颈内动脉后，可能导致偏瘫，因此要十分慎重，一般不予结扎。有时可沿动脉管壁将粘连的淋巴结轻轻剥离切除。剥离时必须不使颈动脉剥破，但往往不能达到根治。

3. 损伤舌神经、迷走神经、舌下神经、膈神经或臂丛。

4. 淋巴液外漏　在切除锁骨上三角区组织时不宜过低，内静脉和锁骨下静脉夹角处均应结扎，以防损伤胸导管，因左侧胸导管位置较右侧淋巴导管高，损伤机会较右侧多。如胸导管误伤，可产生淋巴液外漏，术后伤口有大量淘米水样渗出液漏出，应及时加压包扎，应用抗生素和注意补液，数日内可封闭愈合。若渗出持续不停时，应重行手术寻找结扎。

5. 出血　原发性出血多因手术时血管未扎紧或结扎线脱落引起。

6. 纵隔气肿、气胸　于切除锁骨上三角区淋巴组织时，分离位置不宜过低，以免误伤胸膜，并发气胸或纵隔气肿。

（刘　岩）

第一一三章

皮肤手术

皮肤手术,顾名思义是在皮肤上施术,不涉及内脏,既往多用于体表外伤,烧伤及体表小肿瘤,斑痣等的治疗,近年更多用于美容手术中,而美容界的文刺术,皮下填充术等也皆为皮肤手术的范畴。本章从普通外科手术治疗医学角度,重点介绍一下传统的皮肤移植,瘢痕修复,下肢象皮肿和腋臭的手术治疗。

第一节　皮片移植术

皮片移植术是皮肤手术中最常用的一种。外科手术五大原则一为无菌技术,二为无创操作,三为无不适张力,四为无血肿死腔,五为无创面裸露,要争取一期消灭创面,这第五项就需要皮肤移植术(包括皮片和皮瓣的移植),因此皮片移植术虽隶属于整形烧伤专科,同时也是一个普通外科各专科领域广泛应用的手术。

皮片是指不含皮下脂肪组织的皮肤块——单纯皮肤块。由身体某一部位取皮片移植于另一部位,称为皮片移植术。供皮的部位称为供皮区,受皮的部位称为受皮区。

临床常用的皮片按其厚度分为薄型(多称刃厚皮片也称表层皮片)、中型(多称中厚皮片也称断层皮片)和厚型(多称全厚皮片也称全层皮片)三型。

一、刃厚皮片

刃厚皮片包括表皮层和极少的真皮乳头层,是最薄的皮片。因在切取时,皮片下隐约可见刀片影像,故而形象命名刃厚皮片。它的主要优点是生命力强,能较长时间地依靠血浆渗透维持生存,故在血运不良的创面或有轻度感染的肉芽创面上(如烧伤或外伤后创面)均易成活。同时,刃厚皮片切取容易,供皮区不受限制,且在同一供皮区可以反复切取,供皮区愈合迅速,不遗留瘢痕,尤以头皮最为理想。但其缺点是质地脆弱,缺乏弹性,不耐磨压,后期皱缩,色泽深暗,外形不佳,尤不适宜裸露部位。

二、全厚皮片

全厚皮片为最厚的皮片,包括表皮和真皮的全层。全厚皮片富有真皮层内的弹力纤维、腺体和毛细血管等组织结构,其优点为成活后收缩少,色泽好,坚固柔韧,能耐磨压和负重。尤适于颜面部位和掌跖磨压部位。20世纪后期,有含真皮下血管网皮片(所谓超厚皮片)的报道,严格讲从解剖学层面上应是介于传统皮片和皮瓣两者之间了(确有超薄皮瓣的报道)。

三、中厚皮片

中厚皮片包括表皮和部分真皮。依据包含真皮多少不同,又分为厚、薄两种。中厚皮片的厚度介于全厚和刃厚皮片之间,兼有两者的优点,易于成活,功能较好,应用范围广泛,为成形术中最常用的皮片,但在供皮区常有增厚性瘢痕遗留,是其主要缺点(图113-1)。

【适应证】

1. 皮片移植术主要用于修复体表软组织的浅层缺损。无论是无菌操作下形成的新鲜创面,抑或有细菌感染的肉芽创面,均可行皮片移植术。

2. 皮片可用于填补与身体表面相通的腔穴管道,如口腔、鼻腔、阴道、眼窝等的内壁黏膜缺损。

3. 可将皮片做成管形用于修复阻塞的鼻泪管,或延长尿道下裂的尿道等。

4. 刃厚皮片主要用于闭合创面,如消灭三度烧伤的创面,闭合血运极差以及细菌感染的创面,修复口腔、鼻腔手术的创面等。

5. 全厚皮片通常用于颜面、颈部、手掌、足跖等磨压和负重多的部位。但只能在新鲜创面生长,供皮区不能自行愈合,如拉拢不成,尚须另处取皮覆盖。

6. 中厚皮片广泛地运用在各类新鲜创面和肉芽创面,根据受皮区的部位决定中厚皮片的厚薄。兼刃厚、全厚二者之优点,易成活,功能好,应用范围

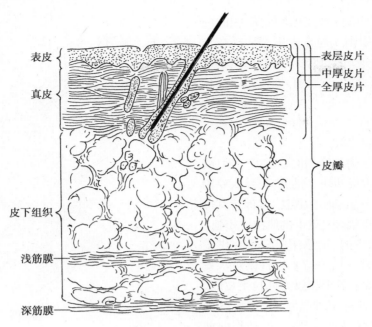

图 113-1　皮肤的层次

广。但供皮区易出现增生性瘢痕。

【术前准备】

1. 改善全身情况　如对贫血、血浆蛋白过低、脱水等情况的纠正。

2. 选择供皮区　按下述标准选择供皮区。

(1) 皮面宽阔、平坦的区域。如大腿内侧、后外侧、腹壁及胸壁等处，可以大量取皮，也容易切取。

(2) 与受皮区质地相近的部位。如面部或与体表相通的腔穴管道植皮时，应选择毛发稀少的区域取皮；颜面植皮还应注意选用色泽相近的皮片，皮片小者可取自耳后部或锁骨上窝，需要皮片大者多取自上臂内侧或侧胸壁及腹股沟部位。

(3) 较隐蔽的部位。

(4) 不易受污染的部位。

(5) 不影响日后局部功能的部位。尤其关节部位禁忌取厚皮片。

(6) 包扎后不影响受皮区血运的部位。如肢体远端植皮时，尽量不选在同侧的近端，以免绷带压迫，造成远端充血，影响皮片成活。

3. 肉芽创面的准备

(1) 通畅引流，勤于更换敷料及盐水湿敷（一般湿敷 2~3 天）。

(2) 适当加压包扎。

(3) 抬高患肢。

(4) 如肉芽组织高者可行削除。

待肉芽色泽新鲜红润，质地坚实无水肿，分泌物少，周围创缘无炎症现象，方可植皮。

4. 新鲜创面的准备　应按清创步骤进行处理，使创面无活动性出血和坏死组织，边缘修剪整齐。

5. 供皮区的准备　应于手术前 1 天剃毛，常规用肥皂水刷洗，也可用专用手术清洁液，擦干后用 75% 乙醇涂拭，以无菌巾包扎。注意不能用烈性杀菌消毒剂（如碘酊等），以免损害表皮，降低皮片活力。手术时用 1：1000 硫柳汞酊溶液与 75% 乙醇溶液进行皮肤消毒。

【手术步骤】

植皮面积大者，可用全身麻醉；面积较小者，可用局部麻醉、硬膜外或椎管内麻醉，也可用其他神经阻滞麻醉。局麻下用取皮机切取中厚皮片时，注意要从供皮区周缘或四角进针，扇形浸润，避免在供皮区内进针，针孔渗液，影响取皮机鼓面胶水的粘度（图 113-2）。

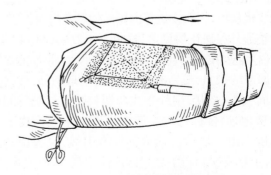

图 113-2　去皮区的局部浸润麻醉

1033

1. 体位　病人的体位按供皮区和受皮区的部位而定,以便于操作为原则。通常供皮区选择在大腿内侧及胸、腹壁,故一般取仰卧位。大腿内侧取皮时,该下肢应外展、外旋,膝关节屈曲,方便切取皮片的操作。

2. 切取皮片

(1) 表层中厚皮片的切取

手法切取:准备刃长、薄而锋利的切皮刀一把(或用直钳夹持剃须刀片),木板两块,将切皮刀浸入专用消毒液内消毒60分钟(不用煮沸消毒法,以保持其锋利)。供皮区要保持平坦而紧张,皮下的肌肉要松弛。

如在大腿或上臂取皮时,助手用一只手在供皮区对侧将皮横向拉紧,另一只手持木板将供皮区皮肤纵向拉紧;术者一手持木板于相反方向拉平皮肤,另一手持刀,将刀片滴少量生理盐水润滑后,一般与皮面呈15°角切入皮肤,做拉锯样往返动作向前推进,随切随将木板后退。动作宜均匀、平稳、迅速(图113-3)。

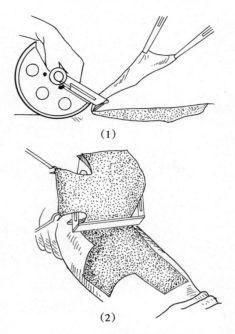
图113-4　鼓式取皮切皮片切取术
(1) 切取皮片;(2) 切取宽面皮片

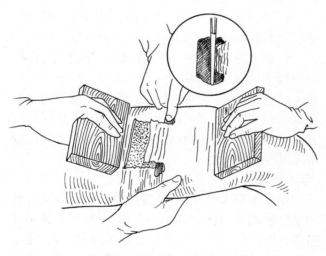
图113-3　刃厚皮关手法切取法

机械切取:用手法切取大块中厚皮片往往不理想,需用鼓式取皮机切取,也可用滚轴式取皮刀或电动取皮机切取,因取皮机等的操作须经专门训练,所以可请整形外科医生协助之,这里不予赘述(图113-4)。

(2) 全厚皮片的切取:全厚皮片移植时,如能保持皮片原来的张力,最易成功。因此,切取前,应按受皮区创面大小、形状,用纱布或薄塑料膜剪制受皮创面的样型,然后依样切取。切入深度以不进入皮下脂肪为度。由一端做一针或数针牵引线,拉起切口边缘后,于真皮层和脂肪之间做锐性切割,取下皮片。

为了便于分离和掌握厚度,可将示指横放在翻转

的皮片下,助手压紧供皮区,保持皮肤紧张平坦,以利操作。也可将皮肤、皮下组织一并切下,再将皮片的脂肪切除而成全厚皮片(图113-5)。供皮区的创面可直接愈合。为切取超大面积皮片,可于本次术前先行皮肤扩张,于供皮区皮下置入充水囊,每天少量注水以扩张皮肤至理想面积,约2~4周后可行皮片移植。

3. 皮片移植固定　将切取的皮片置于已做好术前准备的创面上固定包扎。固定方法分为缝合固定和非缝合固定两种。

(1) 缝合固定法

1) 包裹包扎:适于无菌创面。先将皮片略加剪裁,使之适合受皮区创面形状,将其贴紧。缝合时皮片应有一定张力,不能过松,亦不可过紧。将皮片与创缘做间断缝合,每隔1~3针保留一根长线头,分组将邻近的几根缝线用一止血钳夹住,以免互相扭结或打结时拉力不均。缝合后,注意将皮片下积液用生理盐水冲洗干净,可在充水浮起皮片的情况下,在皮片上平摊含抗生素的生理盐水纱布,均匀盖上松散的纱布团,一次性均匀加压,挤压出皮片下充盈的液体,从而压实皮片于创面上,不留间隙,并使压力均匀。用保留的长线头扎紧纱布团(包裹包扎),再在外面加上敷料包扎。为使固定牢靠,可加胶布数条扎紧。在创面凹凸不平或极难保持不动的部位植皮时,除用上述方法固定外,还可用穿过皮片和创面基底的间断缝合,另垫小纱布卷行局部压迫后结扎(图113-6)。

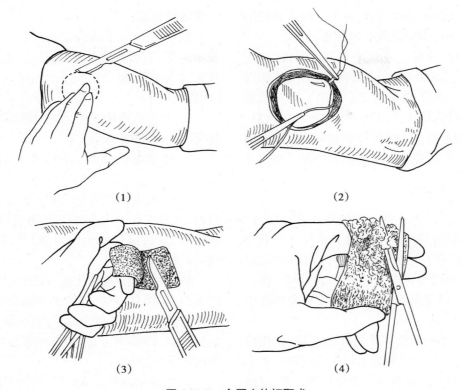

图 113-5　全厚皮片切取术
(1)切开皮肤;(2)牵引皮缘;(3)切取皮片;(4)剪除皮下脂肪

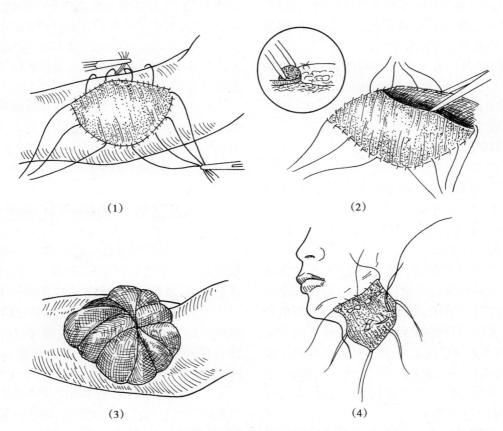

图 113-6　皮片缝合固定法
(1)缝合皮片边缘;(2)压平皮片边缘;(3)包裹包扎;(4)小纱布卷压迫缝扎

2）边缘缝合数针：肉芽创面行刃厚皮片移植不易固定时，也可于边缘缝合数针做包裹包扎。

3）筛状植皮：为便于皮片下积液的引流，防止皮片浮起致坏死，可用此法。即将拟植的皮片切许多小口，在一定张力下缝合固定于创面。既可增加皮片的面积，同时也便于渗出液引流。皮片生长后，这些小孔即自行愈合。遗留的斑状瘢痕亦可逐渐消退。筛状植皮一般适用于感染创面或创面大而皮片不足等情况。

（2）非缝合固定法

1）点状植皮法：肉芽创面多用此法，因缝合固定不利于引流，创缘脆弱也不耐缝合牵拉。一般将皮片切成邮票状或 0.3~0.5cm 小皮片，也可为大片皮片，直接贴在创面上，皮片间保持一定间距，便于分泌物的引流。肉芽组织不需剪除，皮片要舒展平坦，紧贴创面。

2）包扎法：创面小或容易包扎的部位，植皮后先用大于创面的一薄层生理盐水纱布或网眼纱布平盖在上面，其上用多块松散的干纱布均匀压平，上面再敷干纱布与棉花包扎。

3）暴露法：大面积植皮或难以包扎的部位（如面部、臀部、会阴部等），可不敷盖任何敷料，随时小心清除创面分泌物。此外，取得病人充分合作，保持室温恒定及通风良好等也很重要。

4）支持固定法：在与体表相通的腔穴管道（如眼窝、口腔、阴道等部位）植皮时，因受视野的限制，无法缝合固定，只能做少数缝合，然后用纱布、胶皮管或牙印模胶支撑做支持固定。

【术中注意事项】

术中注意事项可总结为"5 要"如下：

1. 瘢痕切除要彻底。如瘢痕切除不彻底，易渗血且血运差影响皮片成活。

2. 止血要彻底。否则，易致皮片下积血，使皮片与创面分离，影响成活。

3. 皮片下冲洗要彻底。皮片移植后，皮片下冲洗可将皮片下的血块或污物冲洗出去，以提高皮片成活率。冲洗时，先用针尖轻轻挑起皮缘，再用抽满生理盐水的注射器针尖插入皮片下，变换方向缓缓冲洗，然后用纱布轻轻压出生理盐水，即可包扎。或在充盈下，一次性均匀加压，挤压出生理盐水后，及时包扎。手术时间长者或污染较重的创面，可用抗生素生理盐水溶液冲洗。

4. 皮片固定要可靠。否则，皮片易滑动移位以至无营养来源而坏死。必要时可用夹板、石膏托或石膏绷带固定。

5. 包扎压力要适当。压力过小，皮片与基底部接触不紧，可影响皮片成活；压力过大，则血管向皮片生长受阻碍，也会造成皮片坏死。

【术后处理】

1. 抗菌药物和镇静止痛剂的应用，以及补充营养等，与一般手术相同。

2. 植皮区应抬高，保持血液回流通畅，防止水肿。

3. 无菌创面植皮后，一般于 8~10 天首次更换敷料，观察皮片生长情况。成活者色红润；如有血肿、水泡等，应拆除缝线予以引流，再持续加压包扎至 10~14 天。

植皮后如有体温升高、白细胞计数增高、伤口剧痛、局部腐臭、淋巴结肿大等感染征象时，应立即打开敷料检查。确有感染时，应立即予以引流，间断更换敷料，继续固定，并用抗生素控制感染，严密观察皮片生长情况。

4. 肉芽创面植皮或感染，长期不愈的创面，应于术后 3 天更换敷料。如脓液不多，可不动接触创面的一层纱布，使皮片不致移动或脱落。待 1 周后皮片生长稳定，方可除去底层纱布或网眼纱。如有脓液，应在泡湿底层纱布后小心轻轻去除，重新更换。

5. 腔穴内植皮多属污染手术，应略提前在术后 5~7 天更换敷料，并注意放入支撑物保持腔穴稳定，继续支持固定皮片。

6. 供皮区一般可在 2 周后更换敷料，观察愈合情况。切取刃厚皮片者，在 7~10 天后（切取中厚皮片者 2 周后）可见上皮重新覆盖创面。如无感染征象，不宜过早更换敷料。

第二节　有蒂皮肤移植术

有蒂皮肤移植又称皮瓣移植。皮瓣组织包括皮肤全层和皮下脂肪组织（浅筋膜）。它的成活条件要求较高，必须有足够的血液供应才能保证成活。

一般根据形状分为扁平皮瓣和管状皮瓣（皮管）两类。20 世纪后期，在游离皮瓣兴起后，不断出现血管蒂的带有供养血管蒂的岛状皮瓣。

【适应证】

一般较深的畸形无法用皮片修复者，或损伤深达肌腱、神经、骨骼和大血管者，需用皮瓣移植修复。

【术前准备】

1. 同皮片移植术。

2. 超长宽比皮瓣、超大面积皮瓣、预制皮瓣等常规血供达不到周缘区域，须先行延迟手术，即于本次术前先行将超范围部分皮瓣掀起后，原位缝回，2~3周后再将皮瓣按设计范围全部掀起移植。

3. 岛状皮瓣应先行测试皮瓣切取后有否影响供皮区远侧血供，如有影响则禁忌取瓣。

【手术步骤】

酌情选用相应麻醉方法。

一、扁平皮瓣移植术

扁平皮瓣系传统皮瓣，又称单纯皮瓣或开放皮瓣。这种皮瓣以扁平的形式进行移植手术，通常只需一个蒂，偶尔也用双蒂。皮瓣的长、宽比例一般不能超过1.5：1，但在血运较丰富的部位或切取包含轴心血管的皮瓣，其长、宽比例可放大。而在血运较差的小腿等部位，长宽比例应为1：1；否则就有可能发生血运障碍。皮瓣的大小可根据修复部位的具体情况来选择，此瓣的方向应根据血管的走向来设计，蒂部应指向血管的近心端。供皮区创面可直接缝合，或用中厚皮片移植来闭合。

常用皮瓣移植的方法有"Z"形旋转、局部推进、局部侧移、远位转移等，现分述如下。

1. "Z"形旋转法 即用"Z"形（单个或多个）旋转皮瓣（"Z"形成形术也叫对偶皮瓣）采用相对三角形皮瓣易位的手术方法，治疗条索状瘢痕挛缩，这是防治瘢痕挛缩的基本手术方法之一。此法利用皮肤组织的松动性重新配置，使挛缩线松解伸长，且改变瘢痕方向，利于疗效巩固。

具体操作：以挛缩线为共同边，或切除长索状瘢痕形成一狭长的创面，纵行在两侧各形成一个或多个大小、形状相同的三角形皮瓣。然后，将皮瓣各自旋转互换位置后缝合。延长的长度与皮瓣顶角的大小成正比，一般以60°角左右最为适宜（图113-7）。

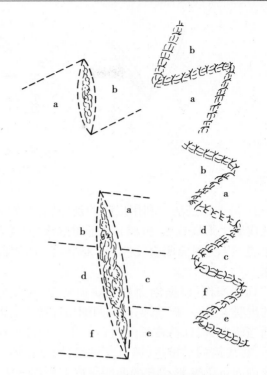

图113-7 Z形旋转法皮瓣移植

2. 局部旋转法 利用创缘周围的部分皮肤组织制成皮瓣，经顺时针或逆时针方向旋转一定角度，转移至缺损部位闭合创面。

具体操作：在设计局部旋转皮瓣时，其长径要大于创面长径；否则，移植后缝合过紧，不仅伤口易裂开，且对皮瓣血运亦有严重影响。按设计切开、分离皮瓣，旋转覆盖创面。皮瓣旋转后，在蒂的近缺损侧可因旋转角度大小的不同而出现轻重不等的皮肤皱襞，称"猫耳"。角度愈大，愈为明显。此皱襞不可马上切除，须留待术后自行舒平或于另一次手术修整；否则易致皮瓣因血运障碍而发生坏死。皮瓣移植后的供皮区创面可直接缝合，或移植皮片闭合（图113-8）。

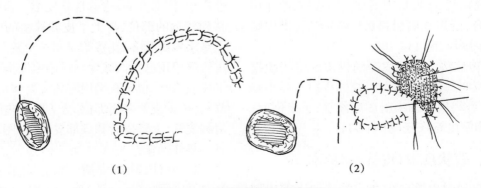

(1)　　　　　　　　　(2)

图113-8 局部碾转法皮瓣移植
(1)供皮区直接缝合；(2)供皮区移植皮片

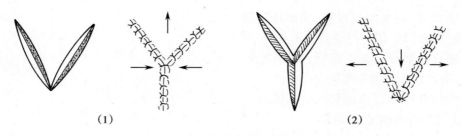

图 113-9　局部推进法皮瓣移植
(1) V-Y 成形术;(2) Y-V 成形术

3. 局部推进法　利用皮肤的延伸性,在创面周围的皮肤上形成皮瓣,并将皮瓣向创面做垂直方向的推进,以使创面闭合。"V-Y"成形术,即属此类方法。

具体操作:根据创面皮肤缺损情况,在创面一侧的皮肤上做一"V"形切开。两侧切开端应与创缘有适当距离,以保持皮瓣的血运。皮下分离形成皮瓣后,将皮瓣向前推进,缝合于创缘,闭合创面。供皮区创面可于 V 形切开的两侧缘皮下稍作分离后,拉拢行 V-Y 缝合。同样也可用 Y 形切开行 Y-V 缝合(图 113-9)。

狭长的皮肤缺损可直接在缺损创缘的两侧各做一垂直切口,分别于各侧的切口和创缘间形成皮瓣,利用皮肤延伸性,两侧的皮瓣均向前推进,缝合以闭合创面。供皮区创面可移植皮片。

4. 局部侧移法　在不能直接缝合的较宽创面的一侧创缘行皮下分离,并作以附加切口,形成双蒂扁平皮瓣,可以侧移,修复创面,称为局部侧移皮瓣,常用以修复小腿胫前区有纵向梭形皮肤缺损或有骨组织裸露的创面。

具体操作:以小腿皮肤缺损为例。在小腿创面内侧做平行于内侧创缘的弧形切口,切口两端须达创面上、下端的平面,皮下分离形成双蒂扁平皮瓣,向侧方推进移植。长度与宽度之比以 1.5：1 为宜(如皮瓣长度超过宽度 3 倍时,则不宜立即移植,改作切开后原位缝合,延迟 3 周后移植)。移植后,供皮区创面植以中厚皮片(图 113-10)。

5. 远位转移法　扁平皮瓣的供皮区位于缺损区的远隔部位叫远位皮瓣,也叫绞链皮瓣。如小腿胫前区创面,可利用对侧小腿皮肤修复;手指创面,可利用对侧胸壁皮瓣修复(图 113-11)。

二、管状皮瓣(皮管)移植术

将一块双蒂的皮瓣向内卷成管状,长、宽比例一般是 3：1;因做到完全没有创面,故亦称为闭合

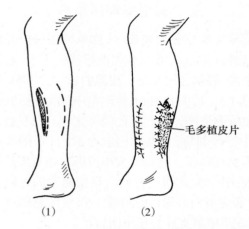

图 113-10　局部侧移法皮瓣移植
(1) 切取;(2) 侧移后缝合

毛多植皮片

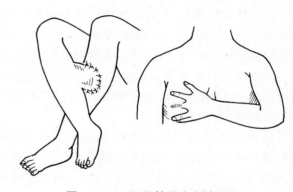

图 113-11　远位转移法皮瓣移植

性皮瓣,因非实心,也称柱状皮瓣。这种皮瓣可以转移到较远的部位,扩大了皮瓣移植的应用范围。缺点是手术次数多,花费的时间长。游离皮瓣问世后,皮管的使用已大大减少。在确定缺损部位不能用扁平皮瓣修复,也不宜采用游离皮瓣移植时,可用皮管修复。根据皮管采用部位,分为腹部皮管、胸腹皮管、肩胸皮管、上臂皮管和颈部皮管等(图 113-12)。

具体操作:

1. 设计、分离皮瓣　根据皮管长、宽比例为 3：1 的原则定点画线(图 113-13)。按照画线切开皮肤、皮下组织(也称浅筋膜)。定点缝线牵引后,

再在深、浅筋膜间轻轻分离皮瓣,使浅筋膜以上的组织完全与深筋膜分离,形成有两个蒂的皮瓣组织(图113-14)。

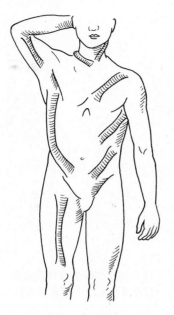

图 113-12 皮管采用部位

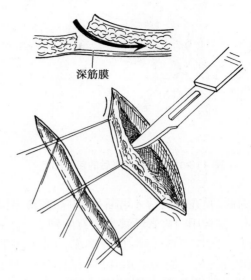

深筋膜

图 113-14 皮管的切开、分离

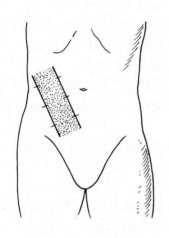

图 113-13 皮管的定点、画线

2. 卷成皮管 剪除多余脂肪组织,检查无出血后,将皮瓣向内卷成管状,用3-0到5-0尼龙线缝合。供皮区创面可于创缘皮下分离后拉拢缝合,并用8~10号粗丝线作减张缝合。两端的菱形创面可用褥式缝合闭合;如张力太大,可移植中厚皮片,闭合创面(图113-15)。

3. 包扎固定 供皮区创面缝合呈">-<"形,分别用凡士林油纱布置于皮管和供皮区上,油纱布间置纱布垫,皮管两侧分别置两个较皮管略粗的纱布卷保护皮管不致受压,然后包扎(图113-16)。

4. 断蒂及转移皮管 无论是扁平皮瓣或管状皮瓣移植到另一部位后,再建血运,需要3周左右的

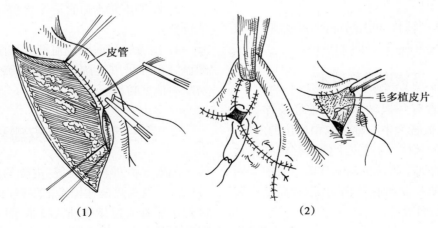

(1)　　　　　　　　　(2)

图 113-15 皮管的形成
(1)卷成皮管;(2)两端褥式缝合或植皮

1039

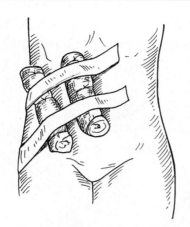

图 113-16　皮管形成后的包扎固定

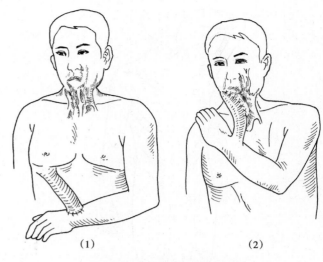

(1)　　　　　　　　　　　　(2)

图 113-18　手腕携带转移皮管
(1)胸腹皮管先转移至手腕;(2)手腕携带皮管再转移至颈部

时间,因此,须在 3 周后才可断蒂;如有感染,则需延长时间。较常用的皮管转移方法有两种。

(1) 一次性直接转移:皮管形成 3 周后,切断皮管一端转移;再 3 周后切皮管另一端,断蒂,将其沿缝合处切开,止血后,修剪成适当厚度,用其一部分或全部修复缺损或畸形(图 113-17)。

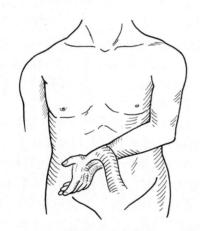

图 113-17　一次直接转移腹部皮管修复上肢

(2) 手腕部携带转移:利用手腕携带皮管,可将皮管转移到较远的缺损部位(图 113-18)。

三、岛状皮瓣移植术

岛状皮瓣即含有一根动脉或皮神经及伴行血管为蒂的皮瓣,以血管为中心轴可取稍远位的皮瓣,皮瓣可视血管蒂的长度,通过皮下隧道移植到稍远位的受皮区。因而优于传统的扁平皮瓣。目前常用的有足背岛状皮瓣修复跖底部创面,指背岛状皮瓣修复虎口及掌部创面等。

【术中注意事项】
扁平皮瓣和管状皮瓣在术中均需注意下列事项

1. 皮瓣的设计必须与血管的走向平行,以利皮瓣的血液供应。

2. 一个蒂的扁平皮瓣的长、宽比例,一般不得超过 1.5∶1;管状皮瓣的长、宽一般不得超过 3∶1。

3. 皮瓣形成后,止血一定要彻底;否则,发生血肿压迫血管,会使皮瓣坏死。

4. 移植皮瓣或形成皮管后,一定不能有张力。

5. 岛状皮瓣的供应血管不能扭曲,必须保持畅通。

6. 皮瓣通过的皮下隧道要足够宽敞,防暴力牵拉皮瓣。

【术后处理】
1. 严密观察血运情况,一旦有血运障碍,应立即找出原因加以解决(如出血所致,应予止血,岛状皮瓣供应面血管扭折,应予舒缓等)。

2. 皮瓣或皮管不能扭转,要有良好可靠的固定。

3. 腹部皮管术后宜取半坐位,使皮管处于松弛的位置。

4. 皮管转移前要经血液循环阻断训练,证明一侧血液循环足以维持皮管的存活时,才可将训练端切断向他处转移。

第三节　游离皮瓣移植术

随着显微外科的发展,皮瓣的游离移植应用日益广泛。游离皮瓣移植是把皮瓣内的小血管和受皮区的小血管通过显微外科技术予以接通,从而使皮瓣的营养立即由受皮区供应,血供充足,取瓣大小不受传统皮瓣长宽比例的限,且可一次完成手术。文献记载 Jacobson 于 1960 年第一个在实验室用显微镜吻合直径 1.6~3.2mm 血管成功。Goldwyn、Lamb和 White 1963 年以狗做吻合血管的皮瓣移植,5 只有 3 只成活了 48 小时,1972 年国外报道首例临床游离皮瓣移植成功。我国 1965 年张涤生作狗腹股沟游离皮瓣移植成功,杨东岳于 1973 年采用吻合腹壁浅血管的腹股沟游离皮瓣移植修复颈部肿瘤切除后创面。此后吻合血管的皮瓣移植术在临床上被广泛采用。皮瓣的种类也日益翻新,诸如 20 世纪 80年代出现的逆行岛状皮瓣、筋膜皮瓣、真皮下血管网皮瓣、静脉皮瓣、颈构皮瓣等,20 世纪 90 年代又出现皮神经营养血管皮瓣和穿支皮瓣等报道。

皮瓣的供区也迅速发展到 76 处。可以根据受皮区的需要而选择较为理想的皮瓣供区,例如,四肢大面积的创面修复,多采用侧胸部、股前外侧部、脐旁部等几个常用的皮瓣移植修复;而手部、足部小面积的创面,可采用臂内侧、足外、内侧、膝内侧以及大腿和小腿内、外侧部小型皮瓣移植修复,而且这些部位多采用非重要的血管为蒂,如肌间隔、肌间隙、肌内以及皮支血管等,不破坏重要血管,供区影响小。临床常用的有背皮瓣、下腹部皮瓣和前肢皮瓣。

【适应证】

1. 有可供选择的供瓣区,供瓣区皮肤颜色质地与受皮区相宜,有可供吻接的一组动、静血管,且血管变异少。

2. 受皮区有可供吻接的一组血管。

3. 具备显微外科技术和器材。

4. 不适于皮片或有蒂皮肤移植者。

5. 病人全身情况允许者。

【术前准备】

1. 同皮片移植术。

2. 要测试供瓣区远端于切取皮瓣后血供有无影响,如有影响则禁忌取瓣。

3. 具备显微外科设备和技术。

【手术步骤】

酌情选用相应麻醉方法。

一、足背皮瓣切取术

足背皮瓣取自足背皮肤,含足背动脉和大隐静脉,并含足背内侧皮神经和足背中间皮神经。切取皮瓣时可包括这些血管和神经,也可包括趾伸肌腱。

足背动脉走行的投影线可通过触摸感知而画出,以此为中轴线设计皮瓣,近端可达小腿十字韧带,远端可达趾根部,两侧可达侧中线(图 113-19)。

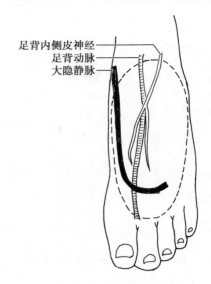

足背内侧皮神经
足背动脉
大隐静脉

图 113-19　足背皮瓣示意图

足背皮瓣血管走行恒定,厚度较薄,宜用于手部,但供皮面积较小,足背创面需用皮片修复。胫后动脉供血不畅禁取此瓣。

具体操作:用尖刃刀切开皮瓣的近侧缘,显露足背动脉及大隐静脉,附加纵切口,向上剥离血管达血管蒂所需的长度,必要时纵切开十字韧带。切开皮瓣的两侧缘和远侧缘,于腱周膜浅面锐性分离皮瓣,外侧至第 2 伸趾长肌腱背面,内侧至伸(姆)长肌腱背面,沿途结扎、切断跗内、外侧动脉和弓状动脉,于第 1 跖间隙前内侧切断伸(姆)短肌腱,断端缝于皮瓣上。然后,显露并结扎、切断第 1 跖背动脉,于第 1 跖间隙近侧觅得足背动脉的足底深支,亦予以结扎、切断。继而于跗骨浅面自远而近锐性分离皮瓣,并注意勿致足背动脉脱离皮瓣,直至皮瓣完全掀起,仅余近端的血管蒂相连接。

二、下腹部皮瓣切取术

下腹部皮瓣取自一侧下腹部,多于患侧同侧。包含腹壁浅动、静脉和旋髂浅动、静脉,以前者为主。

腹壁浅动脉走行的投影线,为自脐至腹股沟韧带下股动脉搏动处连线。以此为中轴线设计皮瓣,上端可平脐,下端在腹股沟韧带上 2~4cm,内侧为腹中线,外侧平髂前上棘(图 113-20),下腹部皮瓣供皮面积大,含较多的皮下脂肪组织,供皮区创面多能直接拉拢缝合,因此适于四肢较大创面的修复,但血管变异较多。

具体操作:在股上端沿股动脉做长约 8cm 的直切口,于皮瓣下端两侧的切口相连呈"Y"形。于切口内显露腹壁浅静脉、旋髂浅静脉和大隐静脉。继

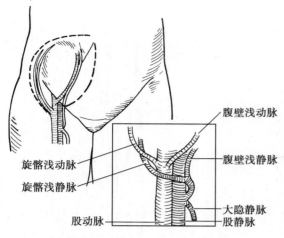

图 113-20　下腹壁皮瓣示意图

之显露股动脉,沿其走行向上显露腹壁浅动脉在股动脉的起始段。旋髂浅动脉的起点多于股动脉内侧,距腹股沟韧带约 1cm,将其向上游离直至进入皮瓣内为止。沿皮瓣周围切开皮肤,直达腹外斜肌腱膜,然后自上而下腹外科肌腱膜浅面锐性分离皮瓣,仅余皮瓣下端血管蒂相连续。

三、前臂皮瓣切取术

多取左前臂桡侧皮瓣,该皮瓣包含桡动、静脉,头静脉和前臂外侧皮神经及桡神经浅支,后者多保留于前臂。

桡动脉走行投影线为自肘窝部肱骨内外髁间连线的中点至腕部桡骨茎突内侧桡动脉搏动处,以此为中轴线设计皮瓣,上端可达上臂下 1/3 水平,下端可达腕横韧带,两侧宽度可达前臂周径的 3/4(图 113-21)。前臂皮瓣血管走行恒定,厚度较薄,供皮面积也较大,尤其适于颜面部和手部创面的修复。但因前臂属暴露部位,创面缝合或植皮后仍遗有丑陋痕迹。尺动脉供血不畅禁取此瓣。

具体操作:切开皮瓣下侧缘,显露桡动、静脉和头静脉,附加纵切口,剥离血管达血管所需长度,可

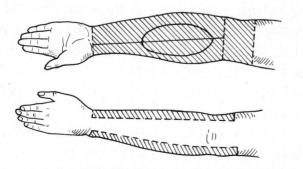

图 113-21　前臂皮瓣示意图(暗影区为可切取的最大范围)

先行结扎、切断,便于以后的操作。切开皮瓣的两侧缘达肌膜浅面,用尖刃刀锐性推剥皮瓣,尺侧达桡侧屈腕肌腱浅面,桡侧达肱桡肌腱浅面,提起血管蒂和皮瓣下端,沿桡动脉走行自下而上剥离至掩盖部后,谨慎于肌腹间隙深处剥离血管直至皮瓣上侧缘,切开上侧缘,切断、结扎血管。也可根据需要继续向上剥离血管至所需长度,沿途注意勿使血管与皮瓣脱离。

【术中注意事项】

1. 注意勿使皮瓣脱离供应血管。

2. 防皮瓣血管内凝血,用肝素盐水冲洗。

3. 血管吻合端留足够长度。

4. 先松松固定皮瓣于受皮区,再行血管吻合,防撕拉。

5. 包扎勿过紧,留观察孔便于术后观察皮瓣血运。

【术后处理】

1. 严密观察皮瓣血运。

2. 24~48 小时可换药。

3. 7~10 天间断拆线。

4. 及时处理血管危象,尤于术后 24 小时为危险期,发现皮瓣苍白或青紫、水肿、皮温低,及时用肝素利多卡因液冲洗血管,并轻揉挤皮瓣促血流,发现血栓须切开取栓,直至重新吻合。

5. 术后可用高压氧治疗,给 2.0~2.5 大气压纯氧 90~120 分钟,每日 2 次,皮瓣血运稳定后可改一天一次。

第四节　瘢痕挛缩畸形修复术

一、瘢痕挛缩手术治疗原则

瘢痕所致的畸形是外科常见病,多由烧伤、其他外伤和感染引起,尤以烧伤后瘢痕挛缩最为多见。除可以引起外形改变外,时间过长还可以引起关节僵直、神经和血管短缩等,功能恢复多不满意,因此应尽早解除病人痛苦。瘢痕可以分为稳定性和不稳定性两种。在不稳定性瘢痕阶段,由明显的炎性反应,瘢痕表现充血。不稳定性瘢痕可发展为增生性瘢痕,也可转化为扁平瘢痕,一般经过 1~2 年时间后均变成稳定性瘢痕。在不稳定阶段不宜手术治疗,因为术中出血多、手术失败率高、效果不佳,须待其转化为稳定性瘢痕后才宜手术。

【适应证】

1. 挛缩性瘢痕影响功能者,瘢痕稳定后,及早

手术；

2. 眼睑外翻者要及早进行修复，以防止角膜长期暴露所致的角膜溃疡；

3. 疼痛性瘢痕影响功能者，可彻底切除，进行修复；

4. 易受摩擦和伴有溃疡长期不愈的瘢痕，宜早期切除、修复，防癌变；

5. 暴露部位有碍容颜影响美容的瘢痕亦应切除、修复。

【术前准备】

1. 确定手术时机　瘢痕痉挛畸形修复术是择期手术，术前应全面询问病史和作全身检查，如有其他急性疾病，须于病愈后才能手术，如有慢性疾病，要全面衡量利弊，慎重决定。

2. 预测瘢痕切除松懈后创面的大小　以便准备充足的皮片或皮瓣。对于大片瘢痕，可以根据瘢痕范围有计划地分次切除、修复。

3. 确定瘢痕的深度，以利选择修复的方法　轻型挛缩如二度烧伤所引起的瘢痕较浅，切除后可用皮片修复创面；三度烧伤所引起的瘢痕则较深，切除后肌腱、血管、神经、关节或骨骼均可能外露，必须用皮瓣修复。

4. 检查出血时间和凝血时间，凝血功能异常，应在纠正后才可手术。

5. 关节部位长期的瘢痕挛缩，可造成僵硬或血管、神经短缩　术前可先予中药熏洗、浸泡，也可用理疗或牵引，矫正部分畸形，以减少手术的复杂性。

6. 手术区和供皮区(尤其在瘢痕陷窝内)的污物，要注意清除　肢体的瘢痕，应在术前2~3日用1∶2000的新洁尔灭浸泡，以避免术后感染。

【手术步骤】

四肢的手术多选用神经阻滞麻醉(如臂丛、腰麻等)；躯干和面、颈部的手术，则多选用全麻(如静脉麻醉和气管内麻醉)。

瘢痕的临床表现是多种多样的。不同类型采用不同的手术方法，通常瘢痕挛缩归纳为轻型挛缩和重型挛缩两大类。

1. 轻型瘢痕挛缩　瘢痕深度较浅，未侵及深层肌腱、神经、骨骼和关节囊等组织。轻型瘢痕又可分为条索状、蹼状及片状瘢痕三种。

(1) 条索状和蹼状瘢痕柔软时，多可用Z形或连续Z形成形术修复。分离两侧三角瓣时，应注意保留皮瓣的厚度，避免造成三角瓣坏死。

(2) 片状瘢痕切除后，可直接用中厚或全厚皮片修复。

2. 重型瘢痕挛缩　瘢痕组织波及深层的肌腱、血管(大动脉)、神经、关节囊和骨骼等组织，严重的烧伤甚至可造成指(趾)、肢体部分或全部缺损。此种类型可以发生各种畸形改变，如爪形手就是最常见的一种典型畸形。修复时，必须根据不同的部位和范围，选用适宜的皮瓣。

【术中注意事项】

1. 止血带要正确应用　手术区消毒和放好消毒巾后，首先抬高肢体，用弹力绷带将远端血液向近端驱回，再于肢体上端上止血带。上止血带要注意两点，一是止血带松紧要适度。过松，只阻断了静脉血的回流，而动脉血照样流通，手术区出血反而增加；过紧，可造成神经的损伤。一般充气止血带的压力，成人上肢保持在33.2kpa(250mmHg)以下，下肢在46.48kpa(350mmHg)以下即可。二是上止血带要准确记录时间。每小时放松一次(5~10分钟)，避免远端组织因长时间缺血而造成肢体的坏死。

2. 创面要彻底止血　手术中如遇到大的活动性出血点，可用3-0丝线结扎止血。小的出血点和渗血，可尽量用热敷、压迫的方法止血，以减少结扎线头。也可用电凝止血。如止血不彻底，术后容易发生皮片下血肿，造成移植皮片的坏死。

3. 瘢痕要彻底切除　瘢痕组织要彻底切除，以利于功能的完全恢复和移植皮片的成活。切除的瘢痕缘应避免呈直线形，宜呈大锯齿状。如有正常皮肤，应尽量利用，形成三角瓣，交错缝合。颈部、四肢、指(趾)等瘢痕切除后，两侧减张切开要超过侧面中线(图113-22)。如无正常皮肤残留，则应移植皮片修复(图113-23)。

【术后处理】

1. 同皮瓣移植术后处理。

2. 关节部位松解后，须加支架以维持，一般应持续3个月，并早期锻炼加理疗。

3. 松解效果不理想者，可于术后3个月行二次手术。

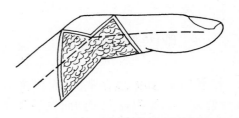

图113-22　减张切开超过侧面中线

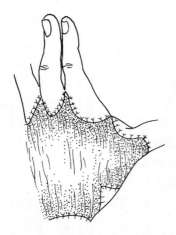

图 113-23　大锯齿状切除瘢痕，移植皮瓣术后

二、常见部位瘢痕挛缩手术治疗

(一)手部烧伤瘢痕挛缩畸形修复术

手部是重要功能部位，瘢痕挛缩的处理宜早不宜迟，不必按常规等待瘢痕组织的完全稳定，即可行术。手部瘢痕挛缩分为轻型挛缩和重型挛缩畸形两种。

【手术步骤】

1. 轻型挛缩畸形修复术

(1) 切除瘢痕:沿挛缩瘢痕缘作大锯齿状切开，用锐性及钝性分离将瘢痕组织彻底切除，显露皮下组织(图 113-24)。切开分离时，应注意勿损伤肌腱和重要血管;矫正畸形后，放开止血带，用热盐水纱布压迫，彻底止血。

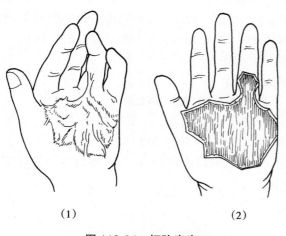

（1）　　　　　　　　　（2）

图 113-24　切除瘢痕

(2) 修复创面:如瘢痕在掌面，面积较小，可用全厚皮片修复。如面积较大或创面在手背，可用中厚皮片修复。皮片切取的大小要与创面大小一致。

沿创缘作间断或连续缝合，再行皮片下冲洗，加压包扎，固定于功能位或拮抗位。

2. 重型瘢痕挛缩畸形修复术(爪形手修复术)

爪形手是手背重型瘢痕挛缩引起的畸形。其主要表现有:①拇指内收，系由于第Ⅰ骨间肌和内收拇肌挛缩所致;②掌指关节过度背伸，关节囊背侧挛缩，甚至引起关节脱位、粘连和关节囊破裂;③近端指间关节屈曲或强直;④远端指间关节背伸、屈曲或强直，甲根暴露，指甲增厚;⑤掌弓消失;⑥腕关节多呈屈曲畸形(图 113-25)。

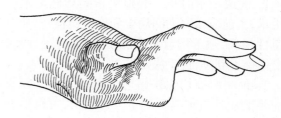

图 113-25　爪形手

上述畸形皆须在术中矫正。瘢痕切除后的创面，宜用皮瓣修复，可于腹部取远位皮瓣，制备皮管等，也可取游离皮瓣、同侧前臂带蒂皮瓣等。远位皮瓣或游离皮瓣和同侧前臂带蒂皮瓣均可在瘢痕切除后，依创面大小设计。

现介绍用皮管修复的方法:

1. 皮管制备　根据手的大小不同，以及爪形手挛缩瘢痕切除后创面的大小，估计出拟制皮管的皮瓣长度和宽度(一般为 18cm×6cm)，在腹部制备皮管。

2. 皮管转移　皮管形成后 3 周，可将皮管一端切断，转移到手背桡侧。再过 3 周后将腹部另一端皮管转移到手背尺侧(图 113-26)。

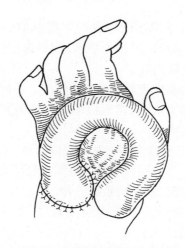

图 113-26　腹部皮管转移至手背

3. 瘢痕切除　全部完成皮管转移后 3 周,沿瘢痕缘切开,将瘢痕组织完全切除。如遇瘢痕与深层组织粘连,分离时应注意不要损伤尚存的肌腱、血管、神经与深层组织,然后彻底止血(图 113-27)。

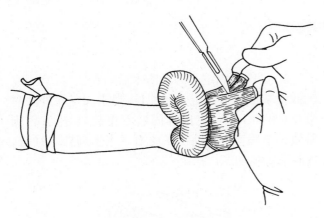

图 113-27　切除瘢痕

4. 掌指关节复位　瘢痕切除后,掌指关节多数仍呈背伸状态,不能复位,需进一步处理。

(1) 切断侧副韧带:在关节处沿伸肌腱的两侧纵形切开,找到侧副韧带,予以切断或部分剪除,即可使关节复位(图 113-28)。

(2) 松解背侧关节囊挛缩,分离关节内粘连:侧副韧带切断后,关节仍不能复位,说明背侧关节囊有挛缩,可将伸肌腱拉向一侧,显得关节囊和掌骨头、颈部。在该处骨膜及关节囊上作 U 形或 V 形切开,分离成瓣,并试行复位。如仍不能复位,说明关节内有粘连,应显露关节面,用小型剥离器将关节内粘连分离,使关节复位。然后,将骨膜瓣向前推进,作 V-Y 形成形术,修复关节囊的缺损(图 113-29)。

(3) 掌指关节成形:如经上述处理后,掌指关节

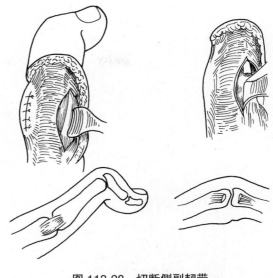

图 113-28　切断侧副韧带

仍不能屈曲及完全复位,则需将掌骨头切除。切除的多少应以掌指关节屈曲为度,不能过多切除。掌骨头切除后的断端用骨锉修成圆形(图 113-30)。

5. 矫正拇指内收畸形　沿伸拇长肌腱尺侧切开筋膜,显露第一指骨的尺侧面,切断部分内收拇肌和第一骨间肌纤维,使拇指恢复外展位(图 113-31)。对于有掌指关节脱位的病例,可将掌骨头部分切除,使掌指关节复位。

6. 伸肌腱的处理　如经上述处理,掌指关节仍不能屈曲,应考虑肌腱短缩,可用肌腱移植或肌腱延长术加以纠正。如有肌腱损伤,应予以修复,使手指恢复伸屈的功能。

7. 皮瓣修复　将皮管剖开,根据创面大小选择适当部位切断皮瓣(剪去皮下脂肪,注意勿损伤皮管的血管),止血后,用皮管的桡侧段修复"虎口"和拇指创面,尺侧段修复手背及掌指关节创面(图 113-32,图 113-33)。

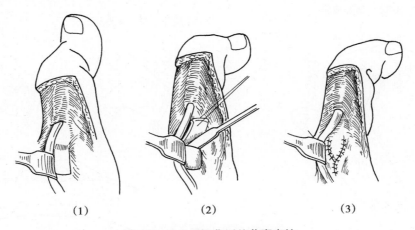

(1)　　　　　　　　(2)　　　　　　　　(3)

图 113-29　松解背侧关节囊挛缩
(1)口形切开骨膜和关节囊;(2)分离关节内粘连;(3)Y 形缝合

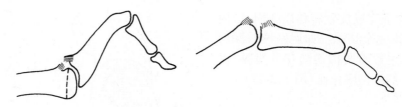

图 113-30 掌指关节成形

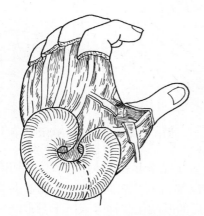

图 113-31 切断内收拇指肌腱

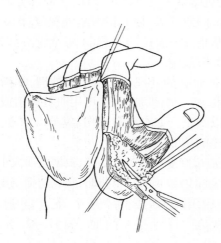

图 113-32 剖开皮管

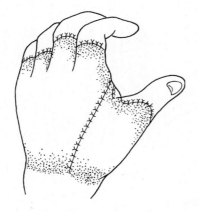

图 113-33 皮瓣修复

8. 克氏针固定 为预防术后畸形复发,宜用克氏针将掌指关节固定在屈曲位,拇指固定在外展对掌位(图 113-34)(克氏针固定不得超过 3 周,否则易致关节强直)。最后,在皮瓣下用生理盐水冲洗,皮肤消毒后加压包扎。

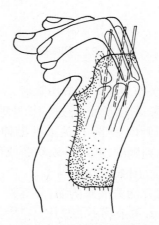

图 113-34 钢针固定掌指关节

9. 指关节的处理 一般指间关节屈曲或过伸畸形,须待二期整复。指间关节多须作关节融合术,其融合角度决定于掌指关节屈曲功能的恢复情况。指间关节多固定在 90°~120° 之间。处理时可于指间关节背侧作横切口,切开关节囊,显露关节面,按设计要求楔形切骨,再用克氏针固定在功能位后缝合皮肤(图 113-35)。

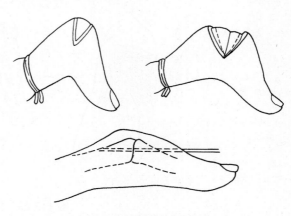

图 113-35 指间关切切除、融合

如指间关节被动功能变好,但不能主动伸直,说明中央腱已损伤,可将两侧侧副腱向中央拉拢缝合,代替中央腱的功能(图113-36)。

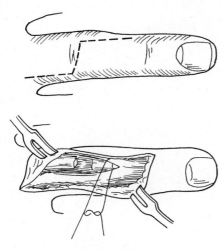

图113-36　拉拢,缝合侧副腱

(二)瘢痕性睑外翻修复术

眼睑外翻后,结膜呈现充血、肥厚或角化。上睑外翻可使角膜暴露,形成角膜溃疡或白斑,甚至引起失明,故应及时矫正。勿须等待瘢痕稳定。矫正睑外翻的方法很多,需依据外翻的不同程度加以选用。下睑轻度直线状瘢痕所引起的外翻,可用V-Y或Z形成形术矫正;大面积瘢痕性睑外翻,则应用皮片移植术治疗;下睑轻度外翻者,也可用上眼睑的皮瓣修复;严重外翻,组织破坏很深,只剩结膜正常者,上睑多用颞部皮瓣修复,下睑常用颧部皮瓣修复。

如结膜有明显炎症,分泌物较多时,可用抗生素眼药膏涂敷或理疗数日,待炎症消退或减轻后再作手术。下睑外翻合并有泪囊炎者,应先予治疗。

【手术步骤】

局麻。

1. 皮片修复术

以上睑外翻为例。

(1)切口:在距睑缘2~3mm处作与睑缘平行的切口,切口的两端略超过内、外眦部[图113-37(1)]。

(2)分离矫正:用尖头钩牵引上、下创缘,仔细分离,使外翻的眼睑复位[图113-37(2)]。一般瘢痕深度均在眼轮匝肌表层,可沿轮匝肌表层分离,避免过深。

(3)移植皮片:自上臂内侧或锁骨上窝取全厚或中厚皮片移植于创面上,缝合皮片[图113-37(3)]。

(4)缝合睑缘:在上、下睑缘的中、内1/3交界处

和中、外1/3交界处的睑缘上,分别切除4×2mm的长方形组织,形成上、下相对的创面,作睑缘间缝合,造成眼睑粘连[113-37(4)(5)]。

(5)压迫包扎:用包裹包扎固定移植皮片后,用注射器将生理盐水把结膜囊内的凝血冲洗干净后,向眼裂内涂入抗生素眼膏,外加敷料压迫包扎[113-37(6)]。

(6)术后3~5日首次更换敷料,用棉签拭去分泌物,使局部保持干燥、清洁,防止感染。术后10~12日可拆除包裹包扎及皮片缝线。

睑缘粘连的缝线在术后10~14日拆除,但睑缘缝合一般需要维持3~6个月,甚至更长时间,待皮片已经松软并可轻轻提起时才可将粘连剪开。如此可保持眼睛安静,易于皮片成活,防止后期皮片的收缩。

(7)术后3周开始理疗,以软化植皮。病人自己也可作局部按摩。

2. 局部旋转皮瓣修复术

以下睑外翻为例:先将局部瘢痕切开松解或切除,使下睑恢复到正常位置。然后,设计相应的旋转皮瓣(此处皮瓣长、宽比例可达(3~4):1亦不致发生组织坏死)。供皮区可作潜行分离拉拢缝合(图113-38)。用皮瓣修复时,一般可以不做睑缘粘连术。

(三)瘢痕性唇外翻修复术

唇外翻后,口不能闭,牙齿外露,口涎溢流,语言不清。如幼时发生此种畸形,还可影响下颌骨发育,使牙列不整并向前突出。因此,应根据瘢痕情况,选择不同的手术方法,及早修复。

【手术步骤】

1. V-Y形成形术　轻度唇外翻,如瘢痕不太硬,可用V-Y形成形术矫正(图113-39)。

2. 皮片修复术　较严重的瘢痕,需切除瘢痕行皮片修复术。切口两端要超过两侧口角,分离时应将瘢痕彻底切除,使唇恢复原位,然后选用中厚或全厚皮片移植修复(图113-40)。如属瘢痕所致的小口症,在切除瘢痕时两侧要对称,皮片要完整。在分离颊部时出血较多,需注意仔细止血。此外,此处软组织少,在加压包扎时用力不要过大,以免皮片发生坏死。

3. 局部侧移皮瓣修复术　对严重病例,可于下颊后部做横弧形切口,两端可达下颌角水平,于皮瓣下向创缘潜行分离,形成一双蒂皮瓣,推移覆盖下唇创面,间断缝合,下颊后部创面用中厚皮片移植。

下唇长期外翻后,由于组织的伸延增长,在切除瘢痕及唇部组织复位后,可将过多的唇组织作楔

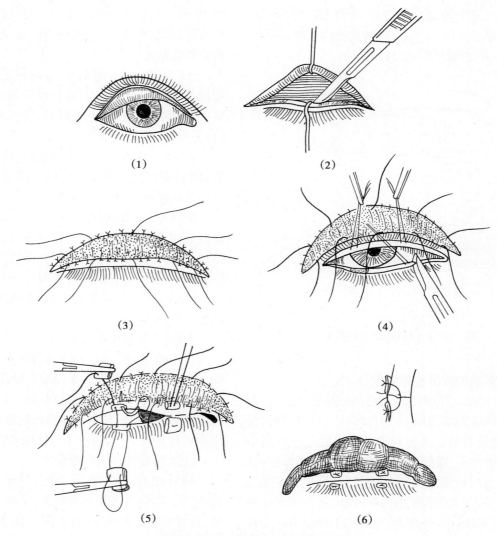

(1)

(2)

(3)

(4)

(5)

(6)

图 113-37 上睑外翻皮片修复术

(1)切口;(2)分离矫正;(3)移植皮片;(4)切开睑缘;(5)缝合睑缘;(6)压迫包扎

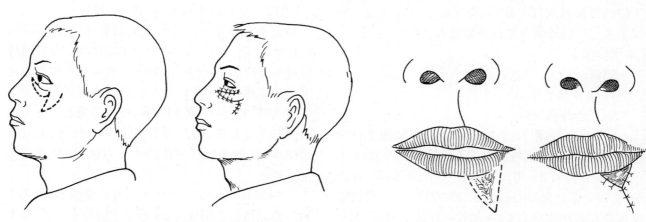

图 113-38 下睑外翻局部旋转皮瓣修复术

图 113-39 轻度唇外翻 V-Y 形成形术

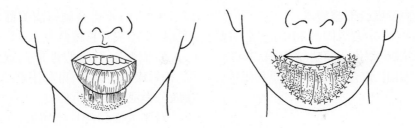

图 113-40　唇外翻皮片修复术

形切除(包括黏膜和肌层)。在轻度唇外翻也可能发生黏膜过多的情况,可作横的梭形切口,切除过多的黏膜。

(四)颈前瘢痕挛缩畸形修复术

颈前瘢痕挛缩的程度不一,最严重的是颏胸挛缩或称颏胸粘连(即颏部与胸骨柄部粘连在一起),除严重妨碍颈部活动外,可继发下唇外翻、口角歪斜、耳垂引长和下睑外翻等畸形。幼年期得病者,可发生下颌骨发育不良或颈椎半脱位。

【手术步骤】

轻型挛缩可在局麻下手术,重型者则需采用全麻。但颈部后仰受限,难以进行气管内插,一旦诱导期发生上呼吸道梗阻或喉痉挛时,气管切开也不易操作,容易发生危险,故以清醒鼻插管比较安全。如清醒鼻插管也不能成功,应行"两步法"插管,即在局麻下先将挛缩部切开,使头部后仰,然后再进行插管。静脉麻醉在苏醒过程中很少呕吐,最为理想。

1. 皮片修复术　叠高肩部,以便彻底解除挛缩。

切除瘢痕组织要彻底,两端切口尖端超过颈部侧中线,然后取与创面等大的中厚皮片整张移植于创面上(图 113-41)。甲状软骨部位可在局部贯穿缝合数针,以防术后吞咽动作影响皮片成活。最后作包裹包扎。

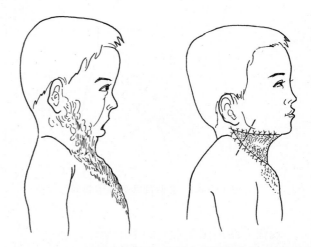

图 113-41　颈前瘢痕挛缩畸形皮片修复术(皮片超过侧面中线)

2. 局部旋转皮瓣修复术　颈部、锁骨区、肩、胸部的皮肤具有细薄、基底松动、血运丰富、富有弹力和延伸性等特点,故可用来作为旋转皮瓣。按创面大小、形状设计划线,切开皮肤、皮下组织,潜行分离皮瓣。创面不大者,可用旋转皮瓣闭合创面;如创面过大,可将皮瓣旋转至颈前甲状软骨处的创面,其余颏下、胸上区的创面则加用皮片移植闭合(图 113-42)。

3. 游离皮瓣修复术　一般宜取胸三角皮瓣和下腹部皮瓣,也可取前臂皮瓣。

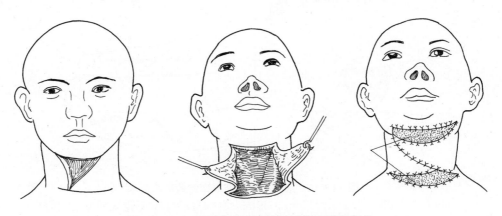

图 113-42　颈前瘢痕挛缩畸形局部皮瓣修复术

（五）会阴部瘢痕挛缩畸形修复术

会阴部烧伤瘢痕可分为周围型和中间型。以周围型较多见，主要影响髋关节的功能（图 113-43）。中央型可造成阴茎、阴道、肛门等畸形、狭窄和闭锁，临床较为少见。

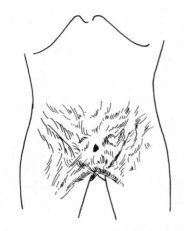

图 113-43　会阴部瘢痕挛缩畸形

现仅介绍周围型常用的手术治疗方法。

【手术步骤】

会阴部蹼状瘢痕如柔软、厚实，轻者可用 Z 形成形术修复；重者在施行皮瓣修复后，如仍有创面，可加用中厚皮片移植修复。

瘢痕挛缩引起假性肛门或阴道闭锁者，在切除、松解瘢痕组织后，可利用肛门或阴道周围的正常皮肤分离成皮瓣进行修复。

对于大面积的片状瘢痕，在瘢痕切除、松解后，常利用中厚皮片修复创面。

手术前后，须进少渣饮食。术后服用复方鸦片酊以控制过早排便（最好能控制在术后 5-7 日内不排便）。

（六）关节部位瘢痕挛缩畸形修复术

关节部位的瘢痕多数可造成屈曲挛缩。治疗目的主要是解决屈曲挛缩畸形，使关节恢复伸屈功能。瘢痕轻者为条索状、蹼状，重者则关节上、下肢体可粘连在一起。同时，由于烧伤时年龄多较小，瘢痕形成时间长，往往造成肌腱、血管、神经的短缩。

【手术步骤】

条索状或蹼状瘢痕挛缩，可用单个或多个 Z 形成形术修复。如瘢痕范围较广，Z 形成形术不能完全闭合创面者，可附以中厚皮片移植（图 113-44）。

重型瘢痕挛缩，在瘢痕切除、松懈和关节伸开后，创面常用中厚皮片移植修复。遇有肌腱、神经外

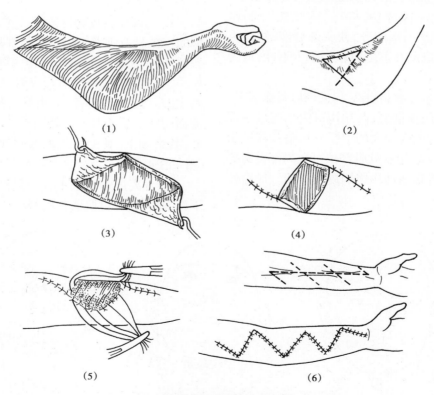

图 113-44　肘关节蹼状瘢痕挛缩畸形修复术

(1)右肘蹼状瘢痕；(2)Z 形切开；(3)形成皮瓣；(4)皮瓣移植后遗留创面；(5)移植皮片闭合创面；(6)多个 Z 形成形术

露;可先用周围软组织包埋。如周围无软组织,则需用皮瓣修复,决不允许在裸露的肌腱和神经上行皮片移植术。

在切除瘢痕时,应注意勿损伤血管和神经。作皮片移植时,瘢痕切除的创缘两侧必须超过侧面的中线,以免术后再次发生挛缩。

在瘢痕切除、松解后,关节不能完全伸直者,应分析具体原因,在术中予以处理。如为单纯肌腱短缩,可行肌腱延长术;对伴有血管、神经短缩者,术中应作充分分离。在切口愈合后,可进行持续牵引,逐渐增加重量,使关节逐渐伸直。对于关节僵硬者,应根据情况施行关节囊切开、关节内粘连松懈、切骨矫形等手术。术后用石膏固定 2 周,然后开始关节功能锻炼。

(七)足底瘢痕或慢性溃疡切除修复术

【手术步骤】

足心部受压和摩擦较少,瘢痕切除后可用中厚皮片修复。但足跟及足掌部则因受压大、摩擦多,其深在的瘢痕或慢性溃疡切除后的创面,如用不耐压的远位皮瓣或皮管修复,术后容易形成慢性溃疡,因此宜尽量应用足底的局部旋转皮瓣修复。由于足底皮肤血运较差弹力又小,在设计皮瓣时要注意大小适宜,长、宽比例不要大于 1∶1,否则皮瓣容易发生坏死(图 113-45)。

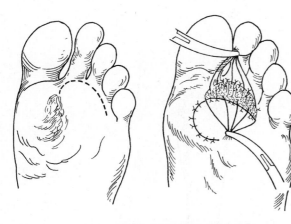

图 113-45　足掌部瘢痕旋转皮瓣修复术

第五节　下肢象皮肿手术

象皮肿系因淋巴水肿日久导致皮肤增厚、表面粗糙甚至坚硬如象皮而得名。淋巴水肿系因先天性淋巴管发育不全或后天性原因,如丝虫病感染、复发性丹毒、淋巴清除术、放射治疗、创伤后和恶性肿瘤广泛转移等使淋巴管狭窄、闭塞,所属肢体远端淋巴回流受阻、淤积于皮下组织间隙内而引起。可发生于上肢、下肢和会阴部。本节仅介绍下肢象皮肿手术。

【适应证】

轻度下肢象皮肿,可用非手术疗法(如早年盛行的烘绑疗法)。20 世纪末随着显微外科的发展,也有行淋巴管吻合的报道。这里仅介绍传统的病理组织切除、皮肤移植术的适应证:

1. 巨大象皮肿。

2. 屡发丹毒样炎症,非手术疗法无效者。

3. 局部疣状增生严重,或慢性溃疡久治不愈者。

4. 术后复发或伴淋巴液外漏者。

丝虫引起的下肢象皮肿,在丝虫病未治愈前,或下肢象皮肿合并急性炎症时,不应手术。

【术前准备】

1. 查微丝蚴　如为阳性须先行药物治疗。

2. 供皮区准备　根据切除皮肤的范围,选择供皮区并确定供皮区的大小,按常规备皮。

3. 患肢准备

(1)卧床休息并抬高患肢,亦可每日浸泡,待肿胀消退至最大限度后再进行手术。

(2)渗液多且有慢性炎症者,可用 1∶5000 的高锰酸钾溶液浸泡,并全身应用抗生素,促使炎症消退、渗液减少,以利手术。

(3)患肢充分备皮 7 日。患象皮肿的肢体,皮肤粗糙多皱褶且有许多疣状增殖或增生结节,清洗时必须用软毛刷蘸肥皂水刷洗干净。

4. 造影检查　根据病人情况和具体条件,可采用淋巴管造影;必要时作静脉造影,以排除静脉血栓的可能性。

【手术步骤】

以右小腿象皮肿为例。患肢上止血带,皮肤消毒,按皮肤切口设计划线,在胫骨结节下方 3cm 处环形大锯齿状切口,并在两侧各切除一三角形皮肤。沿小腿内侧由上向下纵行切开皮肤,上端与环形切口连接,下端到内踝后缘。再切开患肢足背皮肤,足的内、外两侧切线,在跟骨结节后缘上方相交。

切开皮肤后,分离皮下组织,注意避免损伤小腿内侧的大隐静脉。将小腿皮肤自深筋膜(即肌膜)以上完全分离剥下。放松止血带,创面彻底止血。将游离下来的大块皮瓣切除其角化增生和糜烂溃疡部分,剩余部分切取中厚皮片备用(图 113-46)。

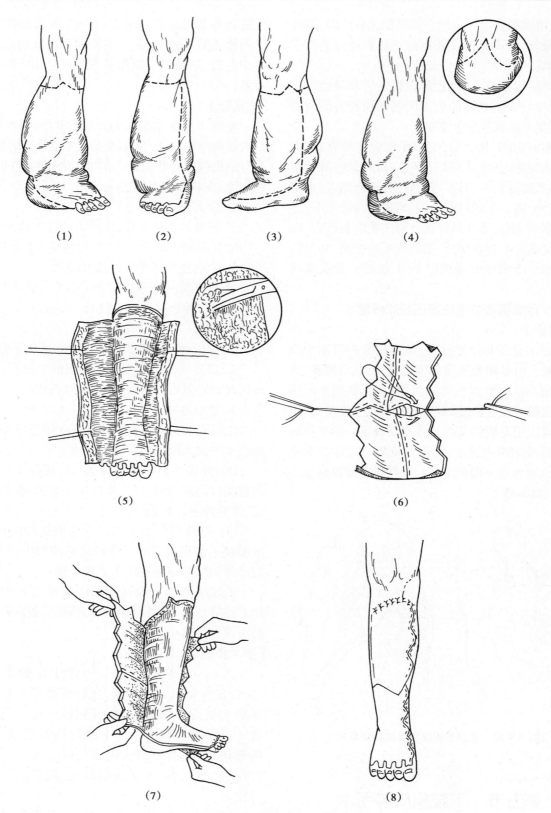

(1)　　　　　　(2)　　　　　　(3)　　　　　　(4)

(5)　　　　　　　　　　　　　　(6)

(7)　　　　　　　　　　　　　　(8)

图 113-46　下肢象皮肿手术

(1)外观;(2)前侧切口;(3)内侧切口;(4)后外侧切口;(5)剥离皮肤,制成中厚皮片;(6)对拢缝合大皮片;
(7)覆盖小腿创面;(8)缝合固定

【术中注意事项】

1. 估计创面大小,如制备的中厚皮片不足以闭合创面时,可另从供皮区切取。把准备移植的皮片对拢缝合成为大皮片,覆盖在小腿创面上,与创面周缘皮肤作间断缝合(图113-46)。

2. 皮片对拢的缝线应避免处在一条直线上,以防瘢痕挛缩,影响肢体功能。

3. 植皮结束后,用厚层敷料加压包扎,患肢用上、下石膏托固定。

【术后处理】

1. 严格卧床休息。抬高、固定患肢以避免水肿。

2. 合理应用抗生素。

3. 加强营养。

4. 如创面无渗出,也无感染,可在术后10~14日换药、拆线。拆线后仍用厚层敷料加压包扎,用石膏托固定,1个月后拆除。

5. 术后4周可下地活动。患肢应长期用弹力绷带自趾端向上紧绕到膝下,或用长腿医用弹力袜,以防止肿胀。6~8个月内避免重体力劳动,因在淋巴回流未完全建立前过早的重体力劳动,易使病情复发。

6. 对于局部复发的病例,可择期再行切除和植皮手术。

第六节 腋臭手术

腋臭亦称"狐臭",又称局部臭汗症,主要是由腋下大汗腺分泌物经皮面附生细菌作用后,产生不饱和脂肪酸而放出的异常气味。

【适应证】

治疗腋臭的方法很多,有药物、X线、冷冻、激光和手术等。手术目的在于切除真皮内的大汗腺,手术治疗是彻底的治疗方法。既往采用有毛区单纯梭行切除,创缘拉拢缝合的手术方法治疗腋臭,但因皮肤切除过多,缝合张力大,容易造成切口全部或部分裂开,后期亦易致瘢痕挛缩,影响活动,故不宜采用。近年有从事美容外科的人士推崇微创皮下手术。本节重点介绍传统的通过整形外科技术,且行之有效的手术方法,既采用梭行切除Z形成形术的方法,也可采用S形皮瓣真皮层切除术治疗,既切除了真皮层内的大汗腺,又不致造成皮肤缺损,瘢痕挛缩。

【术前准备】

剃除腋毛,将腋窝皮肤清洗干净。

【手术步骤】

1. 梭行切除"Z"形成形术

(1) 体位:平卧位,头、颈、肩部垫枕头。上举上肢,手掌枕于头后部,充分显露腋窝三角区。

(2) 切口:将有毛区皮肤、皮下组织及汗腺作梭行切除,彻底止血。再于切口两侧分别作两个侧切口,形成A、B两个三角瓣,其顶角各约60°。

(3) 缝合:止血后将皮瓣易位,缝合皮下组织和皮肤(图113-47)。

2. S形皮瓣真皮层切除术

(1) 体位:同上。

(2) 切口:于腋窝部有毛区作S形切开上半部皮瓣,用锐利的组织剪或尖刃刀切除大部分真皮层,将全部汗腺及毛囊切除,只留下薄中厚皮片。用同样的方法处理S形的下半部皮瓣。至此,腋窝部大部分真皮层和汗腺已被切除。

(3) 缝合:彻底止血后缝合皮肤(图113-48)。

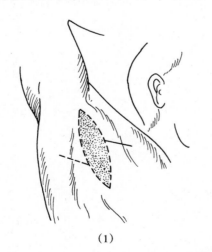 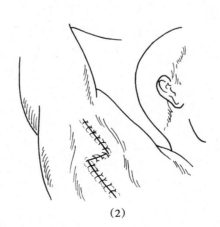

(1) (2)

图113-47 腋臭梭形切除Z形成形术
(1)梭形切除,两侧作二角瓣;(2)异位缝合三角瓣

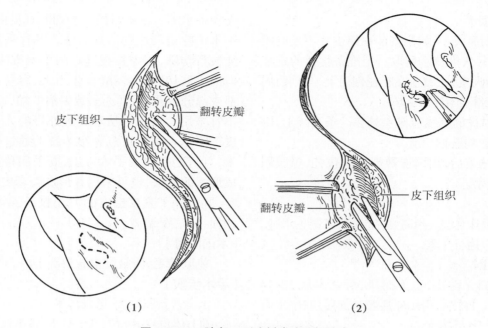

皮下组织 —— 翻转皮瓣

皮下组织

翻转皮瓣

（1）　　　　　　　　　　　（2）

图 113-48　腋臭 S 形皮瓣真皮层切除术
（1）S 形切开,上半皮瓣真皮层切除;(2)下半皮瓣真皮层切除及缝合

【术中注意事项】

1. 注意无菌操作,彻底止血,以防感染和瘢痕挛缩。

2. 腋毛范围较大时,宜采用 S 形切口术。

3. S 形切口的翻转皮瓣范围宜大一些,应把有毛区皮肤的真皮层均切除。

4. 腋窝三角内有动脉、静脉、臂丛神经等重要组织,切口不宜过深,以免造成损伤。

【术后处理】

1. 术后腋窝部厚层敷料用肩关节 8 字绷带包扎,使术侧上肢轻度外展,利于固定和伤口愈合。

2. 注意防止伤口感染。常规应用抗生素。

3. 术后 10~14 日分次拆线。

（侯在恩）

第一一四章

常见体表先天性畸形修复手术

第一节　上睑下垂矫正术

先天性上睑下垂是由于上睑提肌发育不全或支配上睑提肌的运动神经功能不全等原因造成提上睑肌功能减弱或丧失，从而导致患者平视时上睑不能充分上提，上睑覆盖角膜上方或瞳孔。上睑覆盖角膜上方超过 2mm 即可诊断为上睑下垂。患者需要扬眉以借助额肌过度收缩或昂头姿势从而增大视野，形成一种特殊的面容，即额部皱纹加深，眉毛上抬，甚至颈椎畸形。上睑下垂矫正术的方法有多种，归纳起来主要有上睑提肌缩短术和额肌瓣悬吊术。

【术前检查】

术前检查上睑的功能，以判定上睑下垂的性质及程度，是选择手术方法，估计手术效果和预测可能出现某种并发症的依据。

1. 上睑下垂程度测定　正常人两眼平视前方时，上睑缘位于角膜上缘与瞳孔上缘之间，或上睑覆盖角膜上缘 1.5~2mm，如下垂 1~2mm 为轻度下垂，下垂 3~4mm 为中度下垂，下垂超过 4mm 以上为重度下垂。

单侧上睑下垂程度的测定，可以正常侧为参照标准，两眼平视前方时，双侧睑裂高度之差为下垂量。

2. 上睑提肌肌力的测定　用拇指压住双侧眉弓，以阻断额肌参与提上睑的作用。令患者向下看，以此时睑缘所在的位置为"0"，再嘱患者向上看，测得上睑缘提高的幅度，即为上睑提肌的肌力。肌力可分为三级：0~3mm 为弱；4~7mm 为中等；8mm 以上为良好；正常为 13~16mm。另一种方法是按比例计算，方法：头正位平视下，上睑睑缘遮盖瞳孔至角膜上缘距离的 1/3 者为轻度上睑下垂，遮盖 1/2 为中度上睑下垂，遮盖大于 2/3 以上为重度上睑下垂。

3. 上直肌功能的测定　提起上睑，令患者眼球向各个方向转动，检查眼外肌的功能。如上直肌无功能或提起上睑有不能忍受的复视者，不宜行上睑下垂矫正术。

4. 额肌肌力的测定　让患者先向下看，再睁眼尽量向上看，测量眉上缘移动的距离即为额肌的肌力。正常位 10~15mm。选用额肌瓣悬吊法矫正上睑下垂时，患者需要有良好的额肌肌力。

【手术时机】

先天性上睑下垂原则上应及早矫治。但由于患儿年龄太小，眼睑及周围组织发育不健全，患儿不合作，易导致手术失败。故一般认为 5 岁以后手术适宜。但重度上睑下垂者，手术时机可适当提前，以防患儿弱视和颈部畸形。

一、上睑提肌缩短术

【适应证】

上睑提肌活动幅度大于 4mm 的先天性、老年性、外伤性或其他类型的轻、中度上睑下垂病例。

【禁忌证】

上直肌无功能者或提起上睑有严重复视者，重症肌无力、Horner 综合征或下颌 - 瞬目现象所引起的下垂。

【术前准备】

1. 详细询问病史，了解家族史。

2. 术前做好上睑提肌肌力的测定及上直肌功能的测定。

【手术步骤】

1. 取重睑线切口，切开皮肤、皮下组织，剪除一条睑板前眼轮匝肌，显露睑板，由睑板向上分离，将腱膜与眶隔后壁分开，或打开眶隔，切除脱出的脂肪，充分显露上睑提肌。

2. 将上睑提肌及 Müller 肌与结膜分离，并夹持后于睑板上方切断，于 Müller 肌的下缘分离达所需高度。

3. 向下牵拉上睑提肌，调整后以褥式缝合固定上睑提肌于睑板上。

4. 切除多余的上睑提肌，间断缝合皮肤切口。为同时形成稳定的重睑，在缝合皮肤时的内、中、外三针要穿过切口下缘、睑板前或下移的提上睑肌（图 114-1）。

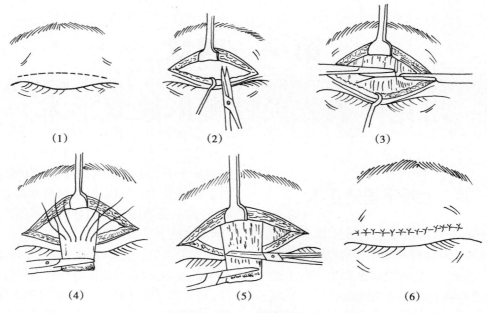

(1)　　　　　　　　(2)　　　　　　　　(3)

(4)　　　　　　　　(5)　　　　　　　　(6)

图 114-1　上睑提肌缩短术

(1)切口;(2)显露上睑提肌;(3)切断上睑提肌;(4)固定上睑提肌于睑板上;(5)切除多余的上睑提肌;(6)缝合切口图

【术中要点】

　　手术的关键在于肌肉缩短量的测定,一般每矫正 1mm 下垂量,应缩短上睑提肌 4~6mm。上睑缘的高度通常矫正至比正常位置上提 1mm 为宜。

【术后处理】

　　1. 常规应用抗生素 3~5 天。

　　2. 术后 6 天拆线。

　　3. 早期功能锻炼,训练患眼的睁、闭功能。

二、额肌瓣悬吊术

【适应证】

　　上睑提肌肌力小于 4mm、下垂量达 4mm 以上且额肌功能良好的重度上睑下垂的患者。

【禁忌证】

　　进行性重症肌无力、周围性面瘫、额肌肌力消失的病例。

【手术步骤】

　　1. 设计重睑线切口,切开皮肤、皮下组织,剪除一条睑板前眼轮匝肌,显露睑板前筋膜。

　　2. 于皮下组织下方即眼轮匝肌浅层作潜行分离至眉上方 1cm 处。

　　3. 于眶下缘下方额肌与眼轮匝肌交界处横行切开额肌筋膜,并在其深面沿眶上缘骨膜下剥离达眉上 1cm,形成蒂宽 2cm 的额肌瓣。

　　4. 将额肌瓣穿过眼轮匝肌的深面,以 3-0 丝线作 3~5 针褥式缝合,使额肌瓣固定于睑板的中部。间断缝合皮肤切口(图 114-2)。

【术中要点】

　　1. 额肌瓣缝合至睑板中部的张力,一般以上睑缘在瞳孔上 2~3mm 为宜。

　　2. 术中注意止血,避免形成血肿压迫视神经。

　　3. 术毕结膜囊内涂大量的抗生素眼膏,以免纱布敷料擦伤角膜。

【术后处理】

　　1. 常规应用抗生素。

　　2. 术后 48h 除去外敷料,清洁外眼,结膜囊内每晚睡前用眼膏,直至眼睑可以完全闭合。

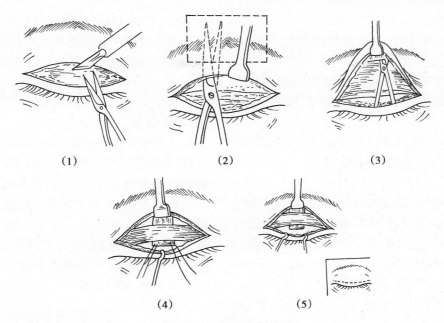

(1)　　　　　　　　　(2)　　　　　　　　　(3)

(4)　　　　　　　　　(5)

图 114-2　额肌瓣悬吊术

(1)显露板前筋膜;(2)在眼轮匝肌浅层潜行分离;(3)形成额肌瓣;(4)额肌瓣穿过眼
轮匝肌深面;(5)额肌瓣固定于睑板中部并缝合切口

第二节　并指分开术

并指在手部畸形中最为常见,是指两个或两个
以上相毗邻的手指部分或全部组织成分先天性病理
相连。一般以中指和环指并连的状况最为多见,拇
指发生并连的几率最低。并指的临床症状除了外形
的畸形外,还有手指的外展及内收功能受限,影响患
指的发育。

【适应证】

1. 各种先天性并指畸形。

2. 手术时机在 2 岁左右。

【手术步骤】

1. 在两指相连近掌指关节处的掌背两面各设
计一个三角形皮瓣。三角形的底位于掌指关节,长

度为掌骨头间的距离,三角形的高为近节指骨的
2/3。在并指背侧两指相连处设计"Z"形切口线,形
成两个大小不等的三角形皮瓣。在掌侧设计与背侧
相对应的镜像切口线。

2. 沿切口线切开皮肤,在掌指关节处掌背侧分
别形成两个三角形皮瓣,错位缝合形成指蹼部分。
分离皮瓣时注意避免损伤指血管和指神经。然后由
指尖开始,锐性分离两相邻指间的软组织,使并指中
间部分的软组织均匀分布于相邻的两指。缝合各指
相对应的三角形皮瓣形成手指的侧面。手指近段残
余的创面予以游离皮片移植。

3. 如果在并指末端两指的指甲已合二为一,分
离此处时需要重建甲沟。即在并指的顶端设计两个
对等或不对等的对偶三角形皮瓣,用其重建分离侧
的甲沟(图 114-3)。

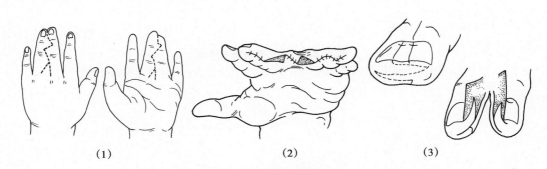

(1)　　　　　　　　　(2)　　　　　　　　　(3)

图 114-3　并指分开术

(1)掌侧及背侧切口线设计;(2)皮瓣修复后,残余创面游离皮片移植;(3)重建甲沟

【术中注意】

1. 多个手指并连时,手术要分次进行,以免造成中间的手指缺血坏死。

2. 并指分离时,如皮瓣无法将指间创面覆盖而需要植皮时,尽量将植皮创面设计在手指末梢的桡侧。

3. 重建的指蹼必须有足够的宽度和深度,分离并指时要分离充分直达指蹼基底。

【术后处理】

1. 术后 72 小时内注意观察手指特别是分离的两并指的末梢血运情况,如果出现末梢苍白、发绀等危象,应立刻放松包扎的敷料,待症状缓解后重新包扎。如无缓解,则高度怀疑该手指存在血管畸形并在术中损伤,应及时探查,予以修复。

2. 两周内无须更换敷料,一旦有感染迹象,可提前打开敷料。

3. 植皮区两周拆线,并加强受区的康复训练。

第三节　多指切除术

正常手指以外的手指赘生,或手指的骨、软组织成分的孪生称为多指畸形。多指畸形的外形与结构变化很大,可以仅是一个球形的小肉赘,有一细小的蒂与正常手指相连,也可以是形似正常手指,具有骨关节、肌腱、神经、血管和指甲,以至于造成留舍困难。

多指畸形可以分为桡侧多指、尺侧多指和中央形多指,其中以桡侧多指最为常见。

拇指桡侧多指又称为复拇指畸形,表现为拇指孪生、拇指桡侧多指、拇指尺侧多指。

一、末节多指畸形

【手术步骤】

在两指中央区设计一个从甲缘到甲根的"V"切口,在指腹作三角形切口。沿切口切开皮肤及皮下组织直达指骨,注意保护指神经血管不受损伤。解剖出远节指骨,在指骨纵轴中线截除桡侧手指远端指骨的尺侧一半以及尺侧手指远节指骨上桡侧一半,用细钢丝将剩余的远节两指骨结扎合二为一。缝合皮肤及指甲,使形成的手指之末节指腹饱满,指甲末端平滑,指甲不留中央凹沟畸形(图 114-4)。

二、拇指多指畸形

【手术步骤】

1. 设计皮肤切口　在多指根部的背侧和掌侧设计反向"Z"形切口。注意充分保留皮肤,防止皮肤切口张力过大。

2. 在关节处离断多指,保留关节囊,将拇短展肌在止点处切断。

3. 掌骨头近端作一楔形截骨,矫正掌骨畸形。

4. 用克氏针固定。

5. 将拇短展肌止点及关节囊分别缝于近节指骨基底和拇长伸肌腱上。

6. 缝合皮肤切口,石膏托固定(图 114-5)。

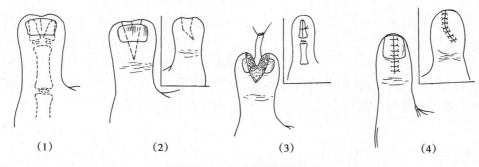

(1)　　　　　(2)　　　　　(3)　　　　　(4)

图 114-4　末节多指畸形手术

(1)末节多指畸形;(2)切口线设计;(3)将两指骨合二为一;(4)缝合皮肤及指甲

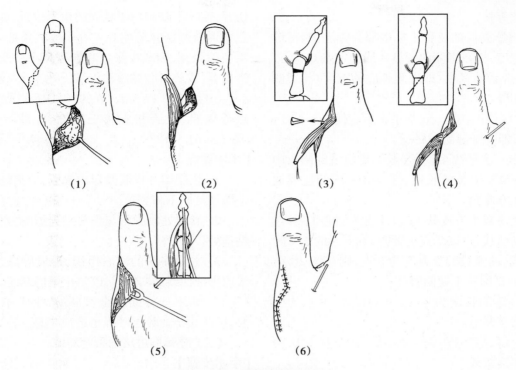

图 114-5　拇指多指畸形手术

(1) Z形切口;(2) 离断多指,切断拇短展肌;(3) 楔形截骨、矫正掌骨畸形;(4) 田克氏针固定;(5) 缝合拇短展肌;(6) 缝合切口

第四节　唇裂修复术

先天性唇裂是口腔颌面部最常见的先天性畸形,可以单独发生,也可与腭裂同时发生。唇裂不仅影响患者的容貌,还会导致患儿吸吮困难、发音障碍。随着患儿的生长,还会出现上前牙槽嵴发育异常、牙齿咬合异常及继发鼻部畸形等。因此,尽早手术修复很有必要。

唇裂的分类方法很多,目前国内多采用按裂隙的程度分类。分为三度:Ⅰ度唇裂:只限于红唇部裂开。Ⅱ度唇裂:上唇部红唇及部分白唇裂开,但未至鼻底。Ⅲ度唇裂:上唇红唇至鼻底完全裂开。

【适应证】

应在出生后 6 个月以前完成手术,以免影响上前牙的萌出。如手术技术及麻醉条件允许的情况下可在 3 个月左右完成手术。患儿身体条件好甚至可以在 3 周内手术。

【术前准备】

1. 全身准备　患儿两周内应无上呼吸道感染,无咳嗽、流涕、腹泻及发热。血红蛋白应在 100g/l 以上。胸透无胸腺肥大。

2. 局部准备　上唇及周围皮肤无疖肿、皮损及湿疹。

3. 术前制作唇弓。

4. 喂养锻炼　术前三天开始用汤勺喂养患儿,以免术后因唇部缝合伤口疼痛及唇弓的戴用影响患儿的吸吮进食。

【术后处理】

1. 注意保持上唇敷料的清洁干燥,喂养时要避免浸湿纱布。

2. 上唇裂口缝合处张力大者可外用唇弓。

3. 鼻孔用短管支撑,其外形大小应与健侧鼻孔一致,放置 1~2 周;术后 7 天拆线。

一、单侧唇裂修复术

(一) 三角瓣法唇裂修复术

【手术步骤】

1. 设计定点　在健侧唇峰处定点①,人中切迹出处定点②,在健侧裂隙的唇缘上定点③,使②~③的长度等于①~②,在患侧裂隙的唇缘上定点④,使④至患侧口角的距离约等于①至健侧口角的距离。

在健侧鼻底线中点定点 a 点,并至健侧唇峰①点作一连线,a-1 即为健侧唇的高度,手术后,患侧唇高应与此等长。

以健侧鼻翼根部及鼻小柱根部为标志,测得健康鼻底的宽度,再在患侧两旁鼻底线上定点⑥和⑦,使⑥、⑦缝合后的宽度(即患侧鼻底的宽度)与健侧鼻底宽度相等。

(a~①)−(⑥~③)=X,在手术后应使(⑥~③)+X=(a~①),即等于健侧的唇高。

从③作一水平线至⑤,⑤点不要超过健侧人中嵴,使③~⑤等于 X 的长度,⑥~③~⑤的连线通常约构成 120 度角。

在患侧鼻翼下方皮肤上,以④点为圆心,③~⑤长为半径划弧线,再以⑦点为圆心,⑥~③的长度为半径划弧线,两弧线的交点定为⑧点,则(⑦~⑧)+(④~⑧)=a~1,即等于健侧唇高。

以③~⑤的长度为半径,分别以④、⑧点为圆心画弧线交于⑨点。

沿⑥~③,③~⑤,⑦~⑧,⑧~⑨,④~⑨,用亚甲蓝画出连接线。

2. 切开　按照所画连线垂直皮肤作全层组织切开,使③下降到与①相同的水平位置,即形成一个三角形缺损区并能使⑧~⑨~④三角插入此区,如果裂隙较宽,为减少张力和恢复鼻小柱及鼻翼的正常位置,需要口腔黏膜移行皱折处作水平松弛切口。

3. 缝合　以 3/0、5/0 的丝线按照所定相应各点分黏膜、肌层和皮肤三层缝合,最后修整红唇(图 114-6)。

【术中要点】

1. 全层切开皮肤及口内黏膜,分离切开要充分才能使红唇下移到位。

2. 唇裂处黏膜常与齿龈粘连影响复位,应剪断粘连处。

3. 去除多余的红唇组织,形成唇珠,红唇切口线应做成曲线或"Z"形,以防止瘢痕挛缩。

4. 如不选择插管全身麻醉,手术中止血很重要,以防止出血流至呼吸道造成窒息。

(二)旋转推进法唇裂修复术

【手术步骤】

1. 设计定点　在红唇缘定四个点,即健侧唇峰

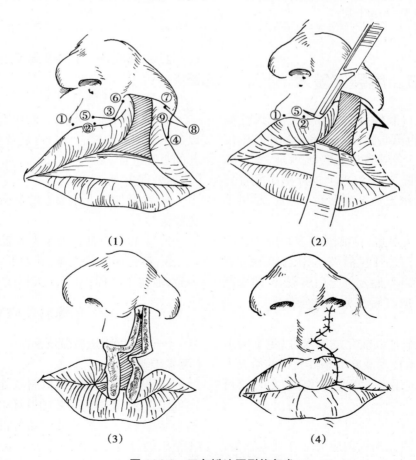

(1)　　　　　　　(2)

(3)　　　　　　　(4)

图 114-6　三角瓣法唇裂修复术
(1)设计定点和画线;(2)按边线垂直切开;(3)三角瓣形成、对位;(4)缝合切口、修整红唇

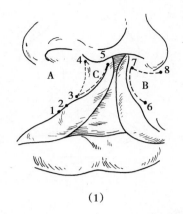 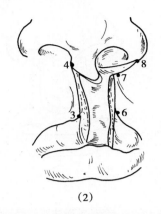 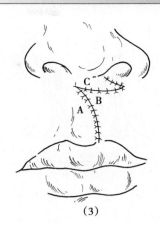

(1)　　　　　　　　(2)　　　　　　　　(3)

图 114-7　旋转推进法唇裂修复术
(1)设计定点;(2)全层切开;(3)缝合切口

定点 1,人中切迹定点 2,健侧裂隙唇缘上定点 3,使 2~3 等于 1~2,在患侧裂隙唇缘上定点 6,使 6 至患侧口角的距离约等于 1 至健侧口角的距离。

在鼻底部也定四个点,即鼻小柱健侧根部定点 4,此点不宜超过健侧人中嵴。患侧裂隙鼻底部两侧定点 5 和 7,5 至鼻小柱根部的距离与 7 至患侧鼻翼根部的距离相加应等于健侧鼻底的宽度。在患侧鼻翼根部的下方,暂定一点 8,此点待 3~4 切开后,视 3 点下降的程度再定。

定点完毕后,从 4 横过鼻小柱根部下方向 3 画一弧线,此线下段约与健侧人中嵴平行,从 3 点皮肤黏膜交界处向上至 5 点画连接线。如此,按上述两连接线切开后,则在健侧唇部形成“A”和“C”两个唇瓣,旋转“C”瓣可以矫正鼻小柱的位置和封闭鼻底部的裂隙:旋转“A”瓣,可将 3 点降至与 1 点相同的水平位置。待“A”“C”两瓣旋转至预期部位时,以 3~3 的距离来确定 8 的位置,即使 6~8 等于 3~3,待 8 点确定后,从 7 向 6、8 画一线,沿此线切开后,在患侧唇部形成一个唇瓣“B”。

2. 切开　先将健侧 5~3 和 4~3 全层切开,止血,并向上、向患侧旋转“C”瓣,向下旋转“A”瓣。确定患侧 8 点,再于患侧沿 7~6 及 7~8 画线全层切开,则“B”瓣可向下旋转和向健侧推进。如裂隙过宽,缝合张力大,可在口腔黏膜移行皱折处作松弛切口,以减少缝合张力。

3. 缝合　将“C”瓣向上旋转并推进插入 7~8 切开后所形成的三角间隙内,将“B”瓣向下旋转并推进至 4~3 切开后所形成的三角间隙内,分层缝合。缝合时,如 4~3 与 7~6 距离的长度不等,可向健侧略延长 4 的切口或将 7~6 作成微呈弧形切口等方法加以调整。红唇缘的处理与三角瓣手术相

同(图 114-7)。

【术中要点】

1. C 瓣过短常导致裂侧唇不能充分下移,唇峰过高,应将 C 瓣弯曲或其起始部旋转以增加长度,也可以在患侧唇峰处做小“Z”字切口使唇峰下降。

2. 裂侧 B 瓣鼻翼底横向切口的长度应视鼻孔大小而定,鼻孔大鼻翼内收,切口应适当延长。

二、双侧唇裂瓣修复术

(一)保留前唇法

【手术步骤】

1. 设计　在中央唇鼻小柱下外方定点 1,在前唇缘相当于唇峰的位置定点 2,前红唇缘中点定点 3,在侧唇鼻翼内下方定点 4,侧唇缘由厚变薄处定点 5,应使 4~5=1~2= 唇高,连接相应各点。

2. 沿 1~2 全层切开皮肤层及黏膜,切除部分与鼻底分离,下部在点 2 处相连成瓣,再于侧唇部 4~5 连线全层切开,上端游离,下端在 5 点相连成瓣,并按同法切开另一侧唇。

3. 将 1~2 切口缘与 4~5 侧缘并拢,缝合黏膜、口轮匝肌肌层及皮肤,再以同样方式缝合另一侧裂口。

4. 修整并剪除多余的两侧红唇,缝合成斜线或“Z”字形切口线,中央部位组织稍厚成形唇珠(图 114-8)。

【术中要点】

1. 与点 5 和点 7 相连的红唇瓣不宜过窄,以免修复唇珠时组织量不够。

2. 齿龈与红唇裂隙处的粘连影响上唇复位,应做彻底松解。

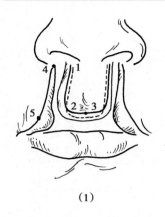 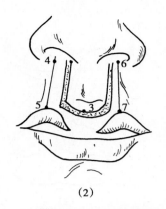 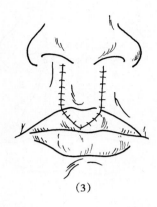

(1)　　　　　　　　(2)　　　　　　　　(3)

图 114-8　保留前唇法双侧唇裂修复术
(1)设计定点;(2)全层切开;(3)修整后缝合

(二)双侧矩形瓣法

【手术步骤】

1. 设计　在前唇鼻小柱外下方红唇缘定点 1,在其下方红唇缘约 2/3 唇高处定点 2,前唇下部中心点红唇缘定点 3,连线 1~2,2~3。另一侧鼻翼内侧定点 4,红唇缘由厚变薄处定点 5,在点 4 的外下方按点 1~2 的距离定点 6,使 4~6=1~2 在 6~4 线上定点 7。使 6~7=2~3,连线点 5~7,使∠576 接近 90°,另一侧以同样的方法画线。

2. 按画线全层切开 1~2~3~9~8。再垂直切开 4~6 及 7~5,上端红唇缘游离,下端在点 5 处相连成瓣。另一侧唇以同法切开。

3. 将点 1 与 4,点 6 与 2 相对合,缝合口内黏膜,口轮匝肌层,皮肤,再将另一侧对合,缝合黏膜肌层及皮肤。

4. 点 5 与 10 在中央对合,剪除两侧红唇缘多余的组织,缝合红唇成斜线,使中央丰满成唇珠(图 114-9)。

【术中要点】

1. 定点 6 至红唇的距离应稍短于 5~7 的距离,以利于形成两侧唇峰。

2. 点 6 应垂直切透,使∠675 充分展开。

3. 红唇下降复位时有与齿龈粘连部位应充分游离,以减少创口缝合张力。

三、唇裂术后继发唇鼻畸形修复术

【适应证】

唇裂修复术后因手术未完全纠正畸形或发育导致的继发畸形,包括上唇瘢痕,唇红不整,无唇珠,鼻翼塌陷,鼻孔不对称,人中嵴及红唇不对称。

【术中要点】

1. 鼻翼塌陷矫正,其分离应充分。

2. 上唇肌层应充分分离,并向中央缝合,以纠正上唇凹陷。

3. 唇珠切口呈斜线或"Z"字成形。可使红唇中央丰满成形唇珠,避免切口收缩变形。

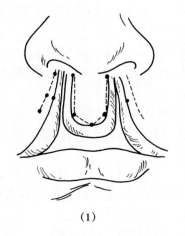 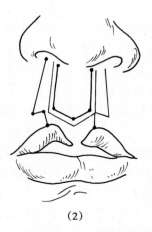 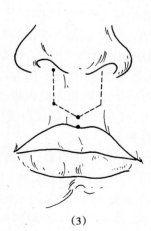

(1)　　　　　　　　(2)　　　　　　　　(3)

图 114-9　双侧矩形瓣法双侧唇裂修复术
(1)设计定点;(2)全层切开;(3)缝合切口

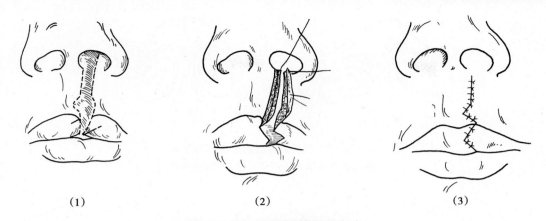

图 114-10　上唇瘢痕畸形修复术
(1)切除上唇瘢痕;(2)口轮匝肌瓣形成;(3)Z 形缝合切口

(一)上唇瘢痕畸形修复
【手术步骤】

1. 切除上唇瘢痕,并在口轮匝肌浅层向两侧分离。

2. 于口轮匝肌肌肉深层稍作分离,形成口轮匝肌瓣,并向鼻小柱牵拉,缝合固定在唇中央及鼻小柱基部,纠正上唇凹陷及内移鼻翼,缝合上唇皮肤。

3. 上唇切口下延,切开红唇中央,去除瘢痕,行"Z"成形,使中央丰满成唇珠(图 114-10)。

(二)鼻翼塌陷、鼻尖畸形矫正术
【手术步骤】

1. 切口从患侧鼻翼内侧经鼻小柱下方横向绕至另一侧鼻孔内侧,切开并掀起皮瓣,显露鼻大翼软骨。

2. 将塌陷的鼻大翼软骨切断,上提与健侧鼻大翼软骨膝部缝合使鼻孔上移。

3. 鼻小柱瓣复位,缝合。

4. 患侧鼻孔上部多余皮肤可去除后缝合(图 114-11)。

(三)鼻翼上部塌陷"Z"成形矫正术
【手术步骤】

1. 拉钩拉开患侧鼻孔,显露鼻前庭,于庭嵴顺行画中轴线,两端分出 45°~60° 角延长线成"Z"字形瓣。

2. 切开皮肤,两瓣换位缝合,使鼻翼上部丰满(图 114-12)。

(四)鼻翼基底内旋塌陷畸形矫正术
【手术步骤】

患侧鼻翼上内及鼻小柱内侧切口,向下经鼻孔下缘至鼻翼外侧切开,另于切口线 1cm 处前庭平行至鼻小柱顶部切开,将条形皮肤向鼻尖推进并与相应的部位缝合(图 114-13)。

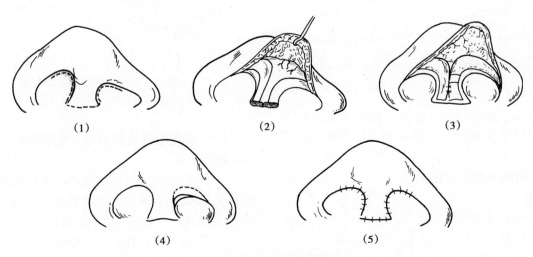

图 114-11　鼻尖畸形修复术
(1)切口;(2)显露鼻翼软骨;(3)鼻大翼软骨的切断、上移、缝合;(4)缝合切口;(5)切除多余皮肤

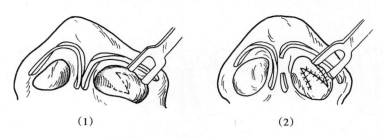

图 114-12　鼻翼上部塌陷 Z 成形矫正术

(1) 做成 Z 形皮瓣;(2) 切开皮缝,两瓣换位缝合

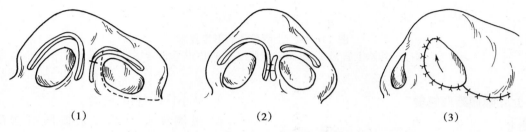

图 114-13　鼻翼基底内旋塌陷畸形矫形术

(1) 切口;(2) 鼻小柱上缘切开;(3) 缝合皮肤

(五) 鼻小柱半边上提"Z"成形鼻翼塌陷矫正术

【手术步骤】

1. 鼻小柱中间纵向切口,鼻尖处适当去除部分皮肤,切口基底部"Z"形切口,在患侧去除皮肤切口瘢痕。

2. 按设计切开皮肤及皮下组织,局部皮下游离,使患侧皮肤上移,鼻孔提高(图 114-14)。

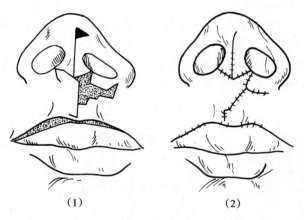

图 114-14　鼻小柱半边上提:成形鼻翼塌陷矫正术

(1) 去除皮肤切口瘢痕;(2) 另侧皮肤上移,鼻孔提高

(六) 单侧小鼻孔矫正术

【手术步骤】

1. 鼻小柱中央切口,顶点去除小块三角皮肤,鼻小柱基底健侧设计"U"形瓣,患侧去除一小块三角形组织,上唇患侧去除瘢痕并设计切口线将上唇向中央移位。

2. 按设计切开,将患侧鼻孔上移并开大,患侧上唇切口两侧在肌层浅面分离,并适当做横向缝合,上唇向中央及鼻小柱底部推移,缝合切口(图 114-15)。

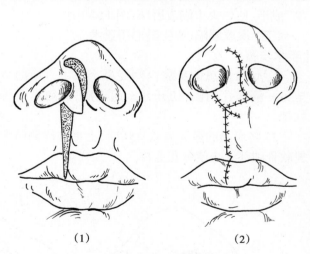

图 114-15　单侧小鼻孔矫正术

(1) 上唇患侧去除瘢痕后将上唇向中央移位;(2) 缝合切口

(七) 鼻翼塌陷鼻翼单侧上提矫正术

【手术步骤】

1. 在塌陷鼻翼及健侧鼻孔上平行切口,显露双侧鼻大翼软骨,将塌陷的大翼软骨适当分离,膝部切断,上段上移,与健侧大翼软骨膝部缝合。

2. 两侧大翼软骨中央移植软骨条支撑,并将塌陷的鼻翼向鼻尖牵拉缝合。

3. 缝合皮肤切口(图 114-16)。

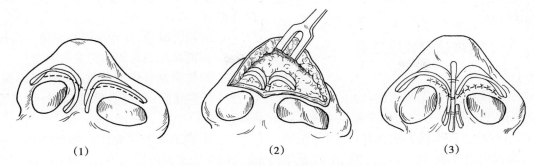

图 114-16　鼻翼塌陷鼻翼单侧上提矫正术

(1)切口设计;(2)两侧鼻大翼软骨中央移植软骨条;(3)缝合皮肤切口

(八) 唇珠成形术

【手术步骤】

1. 红唇切迹或需增厚的唇珠处设计成"Z"字形皮瓣。

2. 切开皮肤掀开皮瓣,将两对偶三角瓣换位缝合,使切迹消失或形成唇珠(图 114-17)。

(九) S 形瓣两侧厚唇矫正术

【手术步骤】

1. 在两侧厚唇及中央薄唇处做横向"S"形切口,两红唇瓣掀起并作充分游离。

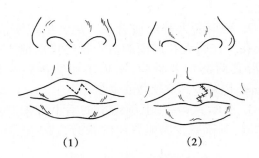

图 114-17　唇珠成形术

(1)Z 形皮瓣;(2)换位缝合后形成唇珠

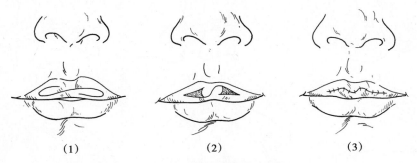

图 114-18　S 形瓣两侧厚唇矫正术

(1)S 形切口;(2)唇瓣中央移位,增厚成唇珠;(3)创伤缝合

2. 两侧红唇瓣中央移位使之增厚成唇珠,两侧创缘直接缝合(图 114-18)。

第五节　腭裂修复术

腭裂修复术的主要目的是:重建腭部的形态、封闭裂隙,恢复腭部的生理功能,为正常的吞咽、发音创造条件,为了达到上述目的可将腭裂修复术分为以封闭裂隙为主的腭成形术和以改善腭咽闭合为主的咽成形术两类。

【适应证】

先天性腭裂:出生后 18 个月以后,行腭成形术;如软腭过短或腭垂缺少,软腭活动度差,而咽侧壁移动度好的腭咽闭合不全者可用咽成形术。

【禁忌证】

身体状况不佳;胸腺肥大患儿,手术刺激易致心脏停跳,应推迟手术;口腔颌面炎症疾患。

【术前准备】

全面健康检查,胸透、血常规、出凝血时间等,必要时针对性检查,判断对手术的耐受性。口周炎症疾患先予以治疗。

一、两瓣法腭裂修复术

【手术步骤】

1. 在腭部用加适量肾上腺素的 0.2% 利多卡因盐水局部浸润注射,用 11 号尖刀剖开裂隙边缘。由裂隙缘前端向后直至悬雍垂尖端,切口前方延至侧切牙再沿牙龈缘内侧 2mm 处向后至上颌结节,止于舌腭弓。用剥离器剥离硬腭的黏膜膜瓣达裂隙边缘。出血多时可用加适量肾上腺素的盐水纱布填塞创面上。

2. 游离腭大神经血管束　翻转组织瓣,显露腭大孔。在腭大孔周围顺血管神经束向前走行方向,沿其两侧切开骨膜,剥离出血管神经束长约 1~2mm,以减少其对软腭的牵制。

3. 凿断翼钩:在上颌结节的后上方扪及翼钩并凿断,利于减少腭帆张肌的张力,减少软腭中线

缝合张力。

4. 剪断腭腱膜,使得黏膜膜瓣进一步松弛。

5. 剥离鼻腔面黏膜即腭腱膜附着。

6. 两侧腭黏骨膜瓣及软腭向中央靠拢并缝合,缝合鼻腔侧黏膜,再缝合软腭肌层,后缝合口腔侧黏膜。

7. 用碘仿纱条填充于两侧松弛切口中防止出血并减少中央缝合处张力(图 114-19)。

【术中要点】

1. 腭裂黏膜膜瓣剥离时应避免损伤腭大神经血管束。

2. 裂隙宽度小于两侧磨牙宽度 1/3 者可用单侧黏膜膜瓣。

3. 软硬腭交界处张力不应过大,以防伤口裂开。

【术后处理】

1. 清醒后方可拔除气管内插管。

2. 注意防止术后出血。少量渗血无明显出血

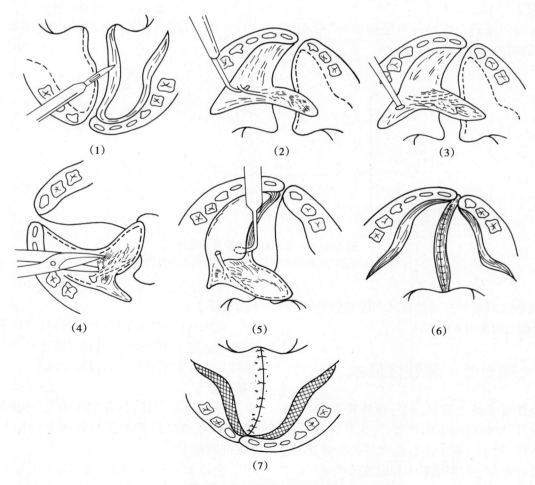

图 114-19　两瓣法腭裂修复术

(1)切口和剥离;(2)剥离出血管神经;(3)凿断翼钩;(4)剪断腭腱膜;(5)剥离鼻腔面粘骨膜;(6)缝合;
(7)碘仿纱条填充防止出血

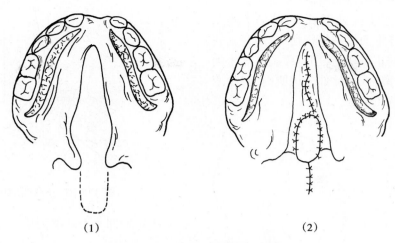

图 114-20　咽后壁组织瓣咽成形术
(1)在咽后壁设计舌形瓣;(2)舌形瓣翻转缝合

点者,局部用纱布压迫止血。如见有明显的出血点应缝扎止血;量多者应回手术室探查,彻底止血。

3. 饮食　流质术后 2~3 周,半流质 1 周,1 个月后可进普食。

4. 口腔护理　严禁哭叫以防创口裂开。术后 8~10 天可抽除两侧松弛切口内所填塞的碘仿油纱条;腭部创口缝线于术后 2 周拆除;如线头感染,可提前拆除;如患儿不配合,缝线可不拆除任自行脱落。

5. 常规应用抗生素 3~5 天,预防创口感染。

二、咽后壁组织瓣咽成形术

咽后壁组织瓣咽成形术是利用咽后壁黏膜肌肉瓣翻转移植于软腭部,以封闭裂隙,延长软腭,改进腭咽闭合。

【手术步骤】

1. 用缝线或单钩将软腭向前牵拉,显露咽后壁,在咽后壁设计舌形瓣,蒂在上方,相当于第一颈椎平面上方,瓣宽约为咽后壁宽度的 2/3,长度约为长∶宽 =2∶1 或 3∶1。

2. 用 1∶20 万肾上腺素的 0.2% 利多卡因盐水局部注射,以减少出血,按设计切开舌形瓣,切透黏膜、咽筋膜及咽上缩肌,深达椎前筋膜浅面。用弯组织剪剥离,形成咽后壁黏膜肌瓣,向上翻起达软腭中后部鼻侧面,咽后壁两侧创缘稍分离,向中央拉拢缝合,消除咽后创面。

3. 在软腭中后交界处的鼻侧黏膜面形成一蒂在腭垂方向的黏膜瓣,将鼻侧黏膜瓣向后翻转,形成的创面与咽后壁组织瓣缝合(图 114-20)。

第六节　先天性肌性斜颈矫正术

斜颈有先天性斜颈和后天性斜颈,先天性斜颈分为肌性斜颈和脊柱发育畸形所致的斜颈;后天性斜颈包括继发于创伤、感染等引起的斜颈、眼性斜颈、痉挛性斜颈和精神性斜颈。其中先天性肌性斜颈最为常见,其发病原因是胸锁乳突肌纤维化和挛缩。

一、胸锁乳突肌切断术

【适应证】

1. 先天性肌性斜颈较重,早期保守治疗无效者,可于 1~5 岁施行手术。

2. 对继发性胸锁乳肌纤维化和挛缩的患者亦主张手术治疗。

【术前准备】

1. 需拍颈部 X 线片,以便排除颈椎畸形造成的斜颈。

2. 小儿对手术创伤、麻醉、失水或失血的耐受力差,手术后易造成高热或脱水,故术前应根据全身情况予以适当处理。

【手术步骤】

1. 在患侧锁骨上缘胸锁乳突肌锁骨头与胸骨头处做一短横切口,切开皮肤皮下组织以及挛缩的颈筋膜和颈阔肌,显露胸锁乳突肌的胸骨头及锁骨头肌腱,将其与周围的软组织分开,于锁骨上 2cm 处横向切断胸骨头和锁骨头肌腱并充分松解,使头部在无张力情况下转向正中或过矫正位。

2. 挛缩严重者,经上述处理后,畸形仍不能完全矫正,则在乳突下缘平面做一横行切口,切开皮肤组织,将胸锁乳突肌的止点切断,用骨膜剥离器将胸锁乳突肌自乳突上分离,或切除部分该肌肉,解除挛缩,任其自然回缩(图114-21)。

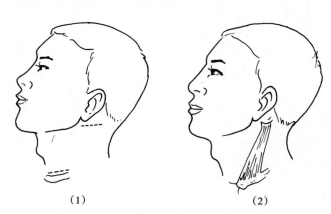

（1）　　　　　　　（2）

图 114-21　胸锁乳突肌切断术
(1)切口;(2)切断胸锁乳突肌止点,切除部分肌肉

【术中要点】

1. 术中要不断活动头颈部,判断松解的程度及范围,病变严重者,需同时将受累挛缩的深筋膜、软组织、前斜角肌、斜方肌等一并切断松解。

2. 要注意保护耳大神经、面神经、颈神经及肺尖等组织。

【术后处理】

1. 术后用颈围或石膏绷带将头颈固定于头偏向于健侧,下颌转向患侧的过度矫正位,尽量保持患侧胸锁关节与乳突间处于最大距离。

2. 术后1周拆线,仍需用颈围或石膏绷带固定过度矫正位4~6周,以防复发。去除固定后,要进行功能锻炼。

二、胸锁乳突肌延长术

【适应证】

胸锁乳突肌纤维化较轻的患者。

【手术步骤】

切口设计同胸锁乳突肌切断术,切开皮肤、颈阔肌,显露胸锁乳突肌胸骨头及锁骨头,切断锁骨头并松解挛缩的筋膜,游离胸锁乳突肌胸骨头4~6cm,在胸锁乳突肌的胸骨头做"Z"字形延长,延长的长度为健、患侧胸锁乳突肌长度之差(图114-22)。

【术后处理】

术后石膏或颈托将头颈部固定于头偏向于健侧,下颌转向患侧的过矫正位6~8周,以防止复发。

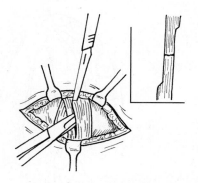

图 114-22　胸锁乳突肌延长术

去除固定物即开始功能锻炼。

第七节　先天性尿道下裂修复术

尿道下裂是常见的先天性畸形,主要特征为尿道发育不全,尿道外口可异位于阴茎腹侧或会阴部的任何部位,多数病例有阴茎向腹侧弯曲,勃起时疼痛,弯曲尤甚。临床上根据尿道外口开口位置不同,尿道下裂可分为阴茎头型、阴茎型、阴囊型、会阴型。

【适应证】

1. 适用于各种类型先天性尿道下裂,手术时机应在学龄前完成。

2. 病情严重者怀疑有两性畸形须先确定性别再手术。合并阴茎弯曲畸形者须先期行矫直手术,或在尿道成形同期矫直下弯阴茎。

【术前准备】

1. 术前3天用1:5000高锰酸钾温水坐浴,每晚1次,每次20分钟。

2. 术前1天,会阴部备皮,小儿局部清洁皮肤。

3. 术前晚灌肠。

一、阴茎皮管尿道成形法

【手术步骤】

1. 于阴茎腹侧偏离中线一侧设计平行切口,使缝合后尿道缝线与阴茎皮瓣缝合线不在同一平面。皮瓣宽度视患者年龄及阴茎大小而定,一般儿童0.6~1.2cm,成人为2cm。切口的近侧绕过尿道外口。

2. 按设计切开皮肤达阴茎白膜,分离形成尿道皮瓣的两侧切缘,使之能卷成尿道又不影响血供为度。经尿道口插入导尿管作支撑,用5-0尼龙线将卷起的皮瓣做皮内间断缝合,形成尿道。

3. 两侧阴茎皮瓣做筋膜与白膜间分离达阴茎背部,使两皮瓣在无张力下拉拢缝合,用5-0尼龙线间断缝合皮瓣两创缘。尿道远端创缘与皮瓣缝合形

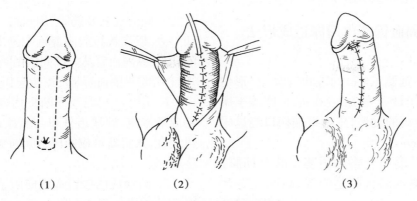

图 114-23　阴茎皮管尿道成形术
(1) 切口；(2) 形成尿道；(3) 缝合皮肤

成新的尿道外口。予阴茎敷料缝线包扎固定,做耻骨上膀胱造瘘术(图 114-23)。

二、阴茎阴囊皮瓣尿道成形法

【手术步骤】

1. 在阴茎腹侧做起自冠状沟向后延伸绕过尿道外口近侧,再向前绕抵达冠状沟"U"形切口。皮瓣宽度根据形成尿道的粗细要求而定,由尿道口处,将切口向阴囊中线延伸,长度等于阴茎腹侧平行切口。

2. 按设计切开阴茎腹侧皮肤直达白膜,尿道皮瓣切缘分离,分离范围以使皮瓣能卷成皮管而不影响血供为度。经尿道外口插入到导尿管作支撑,用 5-0 尼龙线做皮内间断缝合,将皮瓣卷缝形成尿道。

3. 然后将阴囊正中纵行切口切开,将阴茎翻向阴囊,使新建尿道贴近阴囊创面,阴茎侧面的阴茎筋膜与阴囊筋膜相逢合,间断缝合阴茎与阴囊皮肤。

4. 术后 3 个月在距阴茎 1.5cm 处切开阴囊皮肤,将阴茎与阴囊分离,利用携带的阴囊皮瓣封闭阴茎创面。阴囊创面直接缝合闭合之,尿道形成完毕(图 114-24)。

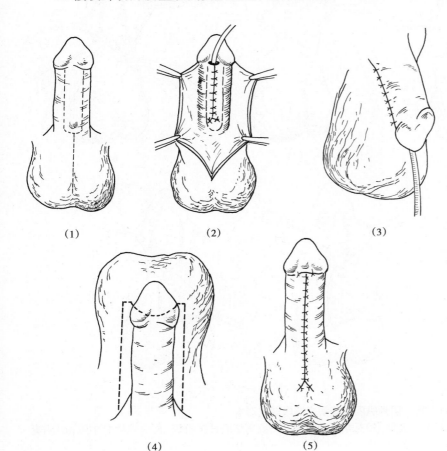

图 114-24　阴茎阴囊皮瓣尿道成形术
(1) 切口；(2) 形成尿道；(3) 缝合切口；(4) 缝合切口；(5) 缝合创面

三、阴囊纵隔血管蒂皮瓣尿道成形法

【手术步骤】

1. 在尿道外口远侧 1.5cm 向冠状沟做"Z"形切口,于阴囊中线上设计一宽 1.2~2.0cm,长度等于尿道外口至冠状沟距离的皮瓣,皮瓣近端切口绕过尿道外口,距外口 0.5cm。

2. 按设计"Z"形切开腹侧阴茎皮肤至筋膜,在筋膜浅层向两侧剥离至阴茎中线,掀起左右两个皮瓣。

3. 从一侧阴茎侧中线切开阴茎筋膜至深部白色发亮的白膜,用蚊氏钳于白膜上平面向中线分离,并与对侧分离的平面会合,其中间部分即为纤维组织索带,将此游离的索条状纤维组织在冠状沟处切断,使阴茎前段松解矫直。

4. 继续向尿道口端游离纤维束组织,将其在尿道口深面的部分切断,彻底使阴茎矫直。

5. 从尿道口插入导尿管作支撑,切开阴囊纵隔皮瓣一侧的皮肤及筋膜,用示指、拇指将睾丸固定于切口处,以皮钩拉起阴囊近中侧皮肤,分离出阴囊中隔,即见纵隔血管丛。以同法做阴囊纵隔皮瓣的对侧切口,并将纵隔血管蒂皮瓣掀起,电凝或结扎出血点。

6. 用 5-0 尼龙线间断皮内缝合皮瓣两侧切缘,卷成新尿道,原尿道外口与新尿道衔接部采用半荷包缝合,并将新形成的尿道间断缝合 4 针,固定于阴茎腹侧。

7. 新形成的尿道远端向阴茎腹侧外翻,缝合形成新的尿道外口。阴茎腹侧"Z"形皮瓣易位缝合。皮瓣下放置皮片引流。做耻骨上膀胱造瘘术,使尿流改道。阴茎用缝线包扎敷料固定(图 114-25)。

【术中要点】

1. 切除阴茎腹侧纤维组织必须彻底,保证充分矫正阴茎弯曲畸形。术中可向阴茎海绵体内注入等渗盐水,使阴茎勃起,观察是否完全伸直,从而判断是否已将纤维结缔组织切净。

2. 应在阴茎海绵体白膜浅面分离纤维组织,避

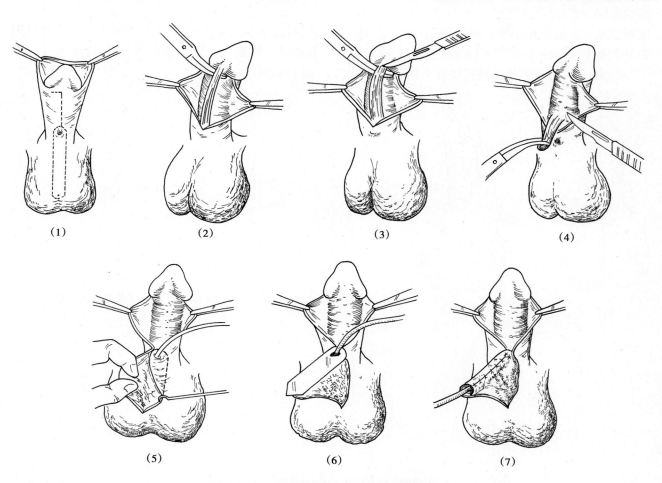

图 114-25　阴囊纵隔血管蒂皮瓣尿道成形术
(1)Z 切口及纵隔皮瓣设计;(2)Z 形切开,掀起左右皮瓣;(3)松解矫直阴茎;(4)游离切断纤维组织;(5)分离阴囊中隔;(6)阴囊纵隔皮瓣形成;(7)缝合形成新尿道

免将白膜切除或切开。一旦切开白膜,创面容易出血,应予以缝合止血。

3. 形成尿道皮瓣的两侧切缘的分离不能过大,只要能使两切缘缝卷成尿道即可。如分离范围过广,将引起皮瓣血供障碍,使形成的尿道组织坏死,导致手术失败。

【术后处理】

1. 术后 48 小时取出引流条。

2. 应用雌激素,防止阴茎勃起。

3. 应用抗生素预防感染。

4. 作耻骨上膀胱造瘘术者,术后常规膀胱冲洗。

（郑妍丽）

参 考 文 献

1. 裘法祖.外科学.第4版.北京:人民卫生出版社,1977.
2. 朱维继,吴汝舟.实用外科手术学.北京:人民卫生出版社,1977.
3. 吴孟超,吴在德.黄家驷外科学.第7版.北京:人民卫生出版社,2008.
4. 陈孝平,汪建平.外科学.第8版.北京:人民卫生出版社,2013.
5. 郑树森.外科学.北京:高等教育出版社,2012.
6. 石美鑫.实用外科学.第2版.北京:人民卫生出版社,2002.
7. 黄洁夫.腹部外科学.北京:人民卫生出版社,2001.
8. 杨春明.外科学原理与实践.北京:人民卫生出版社,2003.
9. 黄志强.普通外科手术学.第2版.北京:人民军医出版社,2008.
10. 黄志强.腹部外科手术学.第2版.长沙:湖南科学技术出版社,2004.
11. 詹文华.胃癌外科学.北京:人民卫生出版社,2014.
12. 潘凯.腹部外科急症学.北京:人民卫生出版社,2013.
13. 戴显伟.肝胆胰肿瘤外科.北京:人民卫生出版社,2013.
14. 刘允怡.肝门部胆管癌.北京:人民卫生出版社,2012.
15. 余佩武.腹腔镜胃癌手术学.北京:人民卫生出版社,2011.
16. 陈规划.消化外科手术图谱.上卷.人民卫生出版社,2010.
17. 黄洁夫.肝胆胰外科学.上、下卷.人民卫生出版社,2009.
18. 万远廉,严仲瑜,刘玉村.腹部外科手术学.北京:北京大学医学出版社,2010.
19. 黄洁夫.现代外科学.北京:人民军医出版社,2003.
20. 邹声泉,龚建平.外科学—前沿与争论.第2版.北京:人民卫生出版社,2005.
21. 杨春明.现代急症外科学.北京:人民军医出版社,2001.
22. 张启瑜.钱礼腹部外科学.北京:人民卫生出版社,2006.
23. 裘法祖,王健本,张祜曾.腹部外科临床解剖学.济南:山东科学出版社,2001.
24. 黄莛庭,王正廉.腹部外科手术学.第2版.北京:中国协和医科大学出版社,2003.
25. 黄志强,林言箴,祝学光,吴在德.腹部外科学理论与实践.北京:科学出版社,2011.
26. 黄志强,李荣,周宁新.现代腹腔镜外科学.天津:天津科学技术出版社,2006.
27. 邹声泉.胆道病学.北京:人民卫生出版社,2010.
28. 黄志强.黄志强胆道外科学.济南:山东学科技术出版社,1999.
29. 赵玉沛.胰腺病学.北京:人民卫生出版社,2007.
30. 汤钊猷.现代肿瘤学.第2版.上海:复旦大学出版社,2006.
31. 施维锦.施维锦胆道外科学.第2版.北京:科学出版社,2010.
32. 郑树森.肝移植.第2版.北京:人民卫生出版社,2012.
33. 吴祥德,耿翠芝.乳腺外科手术学.北京:人民卫生出版社,2009.
34. Townsend Jr. CM,Deauchamp RD,Evers BM,et al. Sabiston Textbook of Surgery.19th Eds. Philadelphia:Saunders,2013.
35. Vyas D. Comprehensive Textbook of Surgery. Lansing:Jaypee Brothers Medical Publishers,2012.
36. Muholland MW,Lillemore KD,Roherty G,et al. Greenfield's Surgery:Scientific Principles & Practice. 5th Eds. New York,NY:Lippincott Williams & Wilkins,2010.
37. Fuller JK. Surgical Technology,Principles and Practice. 6th Eds. Philadelphia:Saunders,2012.
38. Parrett PM,Roses RE. Trederick JR,et al. The Surgical Review:An Integrated Basic and Clinical Science Study Guide. 3rd Eds. New york,NY. Lippincott Williams & Wilkins,2009.
39. Norton IA,Bollinger RR,Chang JE,et al. Surgery:Basic Science and Clinical Evidence. New York,NY:Springer,2004.
40. Yeo CT. Shackelford's Surgery of the Alimentary Tract.7th Eds. Philadelphia:Saunder Elsevier,2013.

41. Drake RL，Vogl W，Mitchell AWM. Gray' Anatomy for Student.1st Eds，Singapore：Elsevier，2005.

42. Zinner MJ，Ashley SW. Maingot' Abdominal Operation.11th Eds. New York，NY：McGrams Hill，2007.

43. Vijay P，Khatri VP. Atlas of Advanced Operative Surgery. Philadelphia：Saunders Elsevier，2013.

44. Townsend CM，Evers BM. Atlas of General Surgical Techniques，Philadelphia：Saunders Elsevier，2010.

45. Frantzides CT. Atlas of Minimally Invasive Surgery. Philadelphia：Saunders Elsevier，2009.

46. Cameron JL，Cameron AM. Current Surgical Therapy. 11th Eds. Philadelphia：Saunders Elsevier，2014.

47. Becker JM，Stucchi AF. Essentials Surgery. Philadelphia：Saunders Elsevier，2014.

48. Novell R，Baker DM，Goddard N. Kirk General Surgical Operation.6th Eds. Philadelphia：Churchill Livingston，2013.

49. Penn I，Baker R. Mastery of Surgery. New York，NY：Lippincott Williams & Wilkins，2001.

50. Cormman ML. Colon and Rectal Surgery.3rd Eds. Philadelphia：JB Lippincott，1993.

51. Rosai J. Rosai and Ackerman's Surgical Pathology.9th Eds. Singapore：Elsevier，2006.

52. Garden OJ，Paterson-Brown S. Endocrine Surgery.5th Eds. Philadelphia：Saunders Elsevier，2014.

53. Randolph GW.Surgery of the Thyroid and Parathyroid Gland.2nd Eds. Philadelphia：Saunders Elsevier，2013.

索　引

Ⅰ期、Ⅱ期乳腺癌保乳手术中的重建策略　153
2~3 级肝管切开术　771

A

APACHE Ⅱ分级　857
Appleby 术式　334
APR　549
Auerbach 神经丛　377

B

Barrett 食管　372
Beger 手术　867
Belghiti 肝悬吊技术　594
Bendavid 分类法　217
Berne 手术　868
Billroth Ⅰ式胃部分切除术　286
Billroth Ⅱ式胃部分切除术　293
Bismuth 分型　731
Braun 吻合　297
白线　175
瘢痕挛缩畸形修复术　1042
瘢痕挛缩手术治疗原则　1042
瘢痕性唇外翻修复术　1047
瘢痕性睑外翻修复术　1047
半环线　175
半舌切除术　74
半月线　175
保存和增大残留肠管手术　397
保存括约肌胆总管狭窄修复术　755
保留前唇法　1061
保留十二指肠的胰头次全切除术　872
保留十二指肠的胰头切除手术　867
保留十二指肠升部的胰头十二指肠切除术　802
保留胃冠状静脉的远端脾 - 肾静脉分流术　672
保留幽门的胃切除术　328
保留幽门的胰十二指肠切除术（PPPD）　882
保留幽门的胰头十二指肠切除术　801
背阔肌肌皮瓣　159
背阔肌肌皮瓣乳房再造术　168

背驮式肝移植术　625
贲门下方的高位胃溃疡手术术式　291
贲门周围血管离断术　661
鼻小柱半边上提 "Z" 成形鼻翼塌陷矫正术　1064
鼻翼基底内旋塌陷畸形矫正术　1063
鼻翼上部塌陷 "Z" 成形矫正术　1063
鼻翼塌陷、鼻尖畸形矫正术　1063
鼻翼塌陷鼻翼单侧上提矫正术　1064
边缘动脉　441
扁平皮瓣移植术　1037
便秘手术　544
标准 D2 根治术　327
标准供肝切取技术　620
表层中厚皮片的切取　1034
表浅脓肿切开引流术　1018
并指分开术　1057
病导向型制剂　52
病毒性肝炎的处理　709
病肝切除术　643
不同的执刀法　9
布 - 加综合征（Budd-Chiari syndrome　678
部分脾切除术　922

C

Calot 三角　700
Cattel-Brassch 操作　876
Celsus　2
Charcot 三联征　704
Child Pugh 分级　656
Childs-Phillips 改良肠排列折叠术　405
Child 手术　875
Cooper 韧带　213
Courtney 间隙　497
Crohn 病的手术方法　393
Crohn 病　393
CT 检查严重性指数　857
CT 引导方法　609
侧旁正中切口　179
插管空肠造口术　390

肠梗阻剖腹探查术　399
肠管浆膜覆盖修补术　418
肠减压术　400
肠瘘旷置术　419
肠内营养　47
肠内营养管理　52
肠内营养应用影响　54
肠内营养制剂　51
肠排列内固定法（White 法）　405
肠套叠复位术　407
肠外瘘病因和诊断　416
肠外瘘肠管切除吻合术　418
肠外瘘处理原则　416
肠外瘘分类　416
肠外瘘局部切除缝合术　417
肠外瘘重要并发症　416
肠外营养　47
肠外营养支持并发症及其预防　53
肠外营养支持方式　50
肠外营养支持临床监测　52
肠系膜动脉瘤手术　968
肠系膜囊肿切除术　210
肠系膜上静脉的外科干　653
肠系膜上静脉切开取栓术　412
肠系膜上静脉 - 下静脉腔 C 形架桥术　691
肠系膜上静脉 - 右心房（肠 - 房转流术）分流术　693
肠系膜血管压迫综合征手术　366
肠造口闭合术　477
肠粘连肠排列术　404
肠粘连松解术　401
常用皮瓣移植的方法　1037
超低位前切除术　563
超声下胆胰分泌试验　828
超声引导方法　608
超选择性动脉栓塞术　585
成人活体供肝移植术　637
持续入肝血流阻断（Pringle 法）　592
持针器的握持方法　11
耻骨直肠肌综合征手术　547
传统右半肝切除术　591
创伤 / 感染后的代谢反应　49
创伤性胆管损伤　818
创伤性胆管损伤的处理　819
垂直疤痕乳房成形术和 J 形整复　153
垂直切口（纵切口）　177
垂直双蒂法乳房缩小术　164
唇癌切除术　73
唇部的淋巴引流　73
唇裂的分类　1059

唇裂术后继发唇鼻畸形修复术　1062
唇裂修复术　1059
唇珠成形术　1065
雌激素　121

D

D'egidio 胰腺假囊肿分类　862
Delorme 手术　547
Denonvilliers 筋膜　496
Duhamel 手术　453
Duval 手术　865
达芬奇辅助直肠癌根治术　32
达芬奇机器人辅助半肝切除术　32
达芬奇机器人辅助胃癌根治术　31
达芬奇机器人辅助胰十二指肠切除术（PD）　30
达芬奇机器人临床应用　27
达芬奇系统　27
大网膜囊肿切除术　211
大隐静脉倒置转流手术　972
大隐静脉高位结扎剥脱术　982
大隐静脉股动脉 - 胫前、后 - 腓动脉旁路吻合手术　977
大隐静脉交叉转流术　992
大隐静脉原位旁路吻合术　976
大鱼际间隙脓肿切开引流术　1024
带瓣静脉段移植术　987
带蒂 TRAM 皮瓣　160
带蒂肠浆肌层片覆盖修补术　418
带血管蒂脾移植术　934
单侧唇裂修复术　1059
单侧小鼻孔矫正术　1064
单纯胰腺移植（PTA）　898
单独小肠移植　428
单手打结法　16
单指皮肤套状撕脱伤　1014
胆肠内引流术　804
胆道并发症　649
胆道镜联合激光、超声等碎石技术　778
胆道镜联合术中超声　778
胆道手术的围手术期处理　704
胆道系统应用解剖　696
胆管、胰管、十二指肠结合部手术　820
胆管结石合并肝胆管狭窄手术　773
胆管上端癌手术　730,789
胆管生理　702
胆管损伤手术　811
胆管吻合口和胆肠吻合口狭窄的预防　816
胆管吻合口狭窄手术　813
胆管狭窄胆管空肠吻合术　757
胆管中、下端癌手术　792

胆管中、下段癌根治性切除术　792
胆管中段癌扩大根治术　794
胆囊　698
胆囊癌根治术　724
胆囊癌根治性切除术　728
胆囊癌扩大根治术　727
胆囊的血流供应　700
胆囊管　699
胆囊空肠吻合术　804
胆囊切除术　718
胆囊三角　700
胆囊生理　702
胆囊造口术　715
胆胰结合部松弛类疾病　833
胆胰结合部狭窄类疾病　823
胆胰转流加十二指肠转位术　364
胆胰转流术　364
胆汁反流性胃炎　834
胆总管　700
胆总管对端吻合术　756
胆总管空肠 Roux-en-Y 吻合术　806
胆总管囊肿空肠吻合术　752
胆总管囊肿切除术　750
胆总管囊肿十二指肠吻合术　751
胆总管十二指肠吻合术　805
胆总管探查引流术　744
胆总管狭窄整形术　755
蛋白质（氨基酸）代谢　48
导管相关血循感染　62
导管原位癌全乳切除与重建　152
岛状皮瓣移植术　1040
倒 T 形乳房成形术　153
低位前切除术手术操作步骤　553
第 14 版《胃癌处理规约》　309
第 3 版《胃癌治疗指南》　309
定量肝胆闪烁照相　828
动静脉瘘的类型　979
短肠综合征　396
短肠综合征手术方法　396
断肝实质方法和器械　592
断指再植术　1013
对切口创伤修复现代认识　56
钝性分离　15
多指皮肤撕脱伤　1014
多指切除术　1058

E

EndoWrist 器械　29
额肌瓣悬吊术　1056

腭裂修复术　1065
二次打击学说　61

F

Finney 术式　394
Fogarty 带囊导管取栓术　956
Frey 手术　868
返流性胆管炎　835
方结　16
非规则性肝中叶切除术　600
非选择性门 - 体分流术　672
非甾体抗炎药　269
肥胖症　356
分区域进行手术操作　339
缝合器痔切除术　541
复杂肛瘘手术　530
腹壁切口裂开缝合术　188
腹壁切口疝修补术　244
腹壁神经　176
腹壁血管　175
腹壁应用解剖　174
腹部切口闭合　187
腹部切口选择　187
腹部切口种类　176
腹股沟管的解剖　214
腹股沟区应用解剖　212
腹股沟区组织器官损伤　245
腹股沟疝手术　212
腹股沟疝修补术并发症　245
腹股沟直疝修补术　231
腹横筋膜　175
腹会阴直肠肛管成形术　502
腹膜后和腹膜外切口　185
腹膜后经皮内镜胰腺坏死组织清除术　861
腹膜后肿瘤切除术　205
腹膜外脓肿切开引流术　579
腹内疝手术　209
腹腔多器官移植　434
腹腔镜 Roux-en-Y 分流　362
腹腔镜、胆道镜及十二指肠镜"三镜"联合的术中应用　779
腹腔镜 TME 腹会阴直肠切除术　566
腹腔镜 TME 直肠前切除术及低位　563
腹腔镜垂直胃成形术　363
腹腔镜胆囊切除术　733
腹腔镜胆总管探查术　758
腹腔镜的应用　23
腹腔镜腹股沟疝修补　235
腹腔镜肝切除术　600

腹腔镜根治性全胃切除术　346
腹腔镜根治性远端胃切除术　341
腹腔镜姑息性非胃切除术　350
腹腔镜姑息性胃切除术　350
腹腔镜可调式胃束带术　363
腹腔镜阑尾切除术　449
腹腔镜联合胆道镜胆管探查、取石术　777
腹腔镜脾切除术　927
腹腔镜全结肠切除术　489
腹腔镜手术麻醉　44
腹腔镜胃癌根治术　341
腹腔镜胃癌根治术联合脾脏与胰体尾切除　350
腹腔镜胃癌局部切除术　347
腹腔镜胃癌扩大切除术　347
腹腔镜胃癌扩大手术的适应证　347
腹腔镜胃癌手术　335
腹腔镜胃癌手术后近期常见并发症　354
腹腔镜胃癌手术禁忌证　335
腹腔镜胃癌手术路径　338
腹腔镜胃癌手术适应证　335
腹腔镜胃癌手术围手术期处理　336
腹腔镜胃癌手术中相关并发症　354
腹腔镜胃空肠吻合术　350
腹腔镜胃腔内黏膜切除术　335
腹腔镜胃楔形切除术　335
腹腔镜胃造瘘术　352
腹腔镜下肝脓肿切开引流术　581
腹腔镜下胃癌根治术　335
腹腔镜袖状胃切除术　364
腹腔镜直肠癌手术　562
腹腔内感染　64
腹腔外滑疝修补术　226
腹腔外滑疝修补术（Zimmerman）　229
腹水处理　710
腹直肌肌皮瓣法乳房再造术　170
腹主动脉分支闭塞重建术　996
腹主动脉瘤腔内修复术　1005

G

Galen　2
Gerota 筋膜　312
Gerota 淋巴结　498
Gilbert 分类法　215
Gimbernat 韧带　213
Glissonian 鞘入路　595
改良 Bacon 术　557
改良胆囊空肠祥式吻合　804
改良精索腱膜下移位腹股沟斜疝修复术——耻骨韧带修复
　术（McVay 修补术）　221

改良式背驮式肝移植　629
改良性颈清扫术　99
改善肠管运动功能手术　397
肝癌局部消融治疗　608
肝癌冷冻治疗　615
肝癌射频消融治疗　610
肝癌微波固化治疗　615
肝部分切除术　575
肝部分切除治疗肝胆管结石　786
肝肠联合移植　430
肝胆管探查术　762,780
肝胆胰疾病手术麻醉　40
肝动脉并发症　646
肝动脉插管灌注术　606
肝动脉结扎、栓塞术　603
肝动脉瘤手术　966
肝动脉阻断术　604
肝段切除术　770
肝功能不全处理　708
肝功能衰竭的处理　709
肝海绵状血管瘤手术　584
肝静脉附近肝损伤的处理　576
肝静脉扩张成形并支架置入术　687
肝静脉在肝内的属支　572
肝门部胆管成形术　773
肝内胆管　696
肝内胆管结石清除术　765
肝内胆管结石手术　783
肝内门静脉分支　572
肝内外胆管结石微创治疗　776
肝囊型包虫内囊摘除术　587
肝囊肿手术　582
肝脓肿手术　578
肝损伤伤情分级　574
肝填塞缝合术　575
肝外胆道　698
肝外胆道的血流供应　701
肝外胆道淋巴引流　701
肝外胆道神经支配　701
肝性脑病　658
肝血管埋入式药物输注装置置入术　606
肝移植病人的麻醉　42
肝移植术后并发症及处理　646
肝右叶切除术　768
肝脏 Couinaud 功能分区和分段　571
肝脏包裹术　576
肝脏分叶和分段　571
肝脏生理功能　572
肝脏外部形态　570

肝脏血管和胆管 571
肝脏移植术后移植物抗宿主病 649
肝中段切除术 597
肝周填塞术 576
肝总管 698
肝左外叶切除术 767
肝左叶切除术 768
肛裂手术 526
肛瘘手术 528
肛、直肠狭窄 520
肛管的解剖 496
肛管的神经支配 498
肛管括约肌修补术 515
肛管皮瓣成形术 520
肛裂 526
肛裂切除术 526
肛瘘 528
肛瘘的解剖类型 528
肛瘘挂线疗法 528
肛瘘切除术 529
肛瘘切开术 529
肛门后方盆底修补术 516
肛门环缩术 510
肛门前方括约肌折叠术 518
肛门失禁 515
肛门外括约肌切断术 527
肛周脓肿切开挂线术 532
肛周脓肿切开引流术 532
肛柱（Morgogni 柱） 496
高度选择性胃迷走神经切断术 283
高分子合成材料人工血管 951
高频电刀 9
高位肝胆管空肠吻合术 774
膈下间隙应用解剖 198
膈下脓肿切开引流术 198
功能性颈清扫术 99
供肝的切取技术 620
供体的随访及预后 642
供体的选择原则 638
供体全身情况评估 638
供体手术方式及技巧 639
供体术后监测与常见并发症诊治 642
供体胰腺的修整 901
供体影像学评估 639
供胰切取术 899
股动脉瘤和腘动脉瘤切除手术 961
股管应用解剖 237
股静脉切开取栓术 991
股疝修补术 237

骨盆直肠脓肿切开引流术 533
挂线疗法 525
关节部位瘢痕挛缩畸形修复术 1050
冠腔静脉分流术 671
管状皮瓣（皮管）移植 1038
管状吻合器 302
规则性肝中叶切除术 598
国际肝移植术的发展沿革 618

H

Halsted 3
Hamburg 手术 868
Hartmann 囊 699
Hartmann 术 553
Hassab 手术 661
Heineke-Mikulicz 术式 394
Heister 瓣 699
Hesselbach 三角 214
Hippocrates 2
Houston 瓣 496
H 形储袋 469
荷包缝合器 302
荷包式胃造口术（Stamm 术式） 265
颌下囊肿切除术 86
横结肠造口术 475
横切口 180
后侧脓肿切开引流术 579
呼吸系统监测 36
壶腹部结石嵌顿 830
壶腹区癌 874
壶腹肿瘤的内镜切除术 832
华佗 4
滑疝修补术 226
化脓性滑囊炎切开引流术 1023
化脓性腱鞘炎切开引流术 1022
环甲膜穿刺术 84
环乳晕技术 153
环状胰腺手术 260,851
黄疸处理 710
回肠 Kock 造口术 471
回肠末端造瘘 488
回肠直肠吻合术 488
回肠贮袋肛管吻合 489
回肠贮袋制作 466
会阴部瘢痕挛缩畸形修复术 1050
会阴部肛门成形术 500
混合痔切除术 538
活瓣管式胃造口术（Spivack 术式） 265
活体肝移植手术相关并发症处理 645

活体肝脏移植的肝静脉回流障碍　648

I

Izbicki 手术　868

J

Jaboulay 术式　395
Judd 术式　394
J 形储袋　467
肌腱袢腘静脉瓣替代术　988
鸡眼切除术　1030
基本原则　9
急性肠系膜上动脉栓塞或血栓形成手术　413
急性坏死性胰腺炎并发症手术　861
急性假性肠梗阻致病（Ogilvie 病）　453
急性乳腺炎手术　123
急性胰腺炎病理变化和分类　856
急性意外性脾损伤预防　924
甲沟炎切开引流术　1020
甲下积脓拔甲术　1022
甲状旁腺切除术　112
甲状旁腺素　111
甲状旁腺应用解剖和生理概要　111
甲状舌管囊肿手术　85
甲状腺 Zuckerkandl 结节　92
甲状腺癌颈淋巴结清扫术　98
甲状腺大部切除术　93
甲状腺的血管　90
甲状腺和甲状旁腺手术麻醉　38
甲状腺良性疾病腔镜手术　104
甲状腺全切除术　96
甲状腺生理概要　92
甲状腺微创手术　100
甲状腺腺瘤切除术　92
甲状腺应用解剖　90
间断缝合法　19
间置空肠胆管十二指肠吻合术　809
减肥治疗的选择　357
建立腹壁戳孔要领　338
建立气腹的常用方法　734
腱鞘囊肿切除术　1029
浆细胞性乳腺炎手术　124
绞窄性腹股沟斜疝修补术　230
结肠解剖概要　440
结肠拉出切除术　557
结肠淋巴引流　482
结肠生理概要　442
结肠损伤肠部分切除一期吻合术　461
结肠损伤肠外置造口术　461

结肠损伤一期缝合修补术　460
结肠直肠切除肛门外吻合术　456
结直肠切除 - 回肠造口及结肠切除 - 回肠直肠吻合术　464
结直肠切除直肠后吻合术　453
近端脾 - 肾静脉分流术　674
经肠系膜裂孔内疝　210
经大网膜裂孔内疝　210
经腹腹膜前修补法（TAPP）　235
经腹股沟部股疝修补术　240
经腹会阴直肠肛管切除术　549
经腹腔滑疝修补术（LaRoque-Moschcowitz）　227
经腹腔镜手术方法　609
经腹腔切开引流术　200,579
经腹切开引流术　197
经腹入路联合断流术　666
经腹直肌切口　180
经腹主动脉切开取栓手术　959
经肝后无血管通道的陈氏双肝悬吊技术　595
经肛门息肉切除术　506
经肛门直肠息肉切除术　481
经肱动脉取栓术　959
经股部股疝修补术　238
经股动脉 Fogarty 带囊导管取栓术　956
经股动脉切开取栓术　960
经腘动脉取栓术　958
经后侧腹膜外切开引流术　200
经会阴结直肠部分切除术　513
经结肠镜结直肠息肉切除术　479
经颈静脉肝内门 - 体静脉分流术（TIPS）　674
经皮经肝胆道镜取石术（PTCSL）　778
经皮内镜胃造口术　266
经前侧腹膜外引流　198
经胸腔切开引流术　202
经胸食管曲张静脉断流术　665
经阴道切开引流术　197
经直肠肛门行远端直肠黏膜纵行缝叠　547
经直肠肌鞘结肠拖出术　458
经直肠镜息肉切除　507
经直肠切开引流术　196
经周围静脉置入的中心静脉导管　50
经自然孔道腔镜手术（NOTES）　104
精索腱膜下移位腹股沟斜疝修复术（Bassini 修补术）　221
精索皮下移位腹股沟斜疝修复术（Halsted 修补术）　222
精索原位腹股沟斜疝修复术（Ferguson 修补术）　219
颈部范围　70
颈部分区　72
颈部肌肉　70
颈部筋膜　70

颈部淋巴结分组　71
颈部淋巴结切除术　1030
颈部淋巴组织　71
颈部脓肿切开引流术　86
颈部软组织损伤手术　75
颈部神经　71
颈部损伤手术　75
颈部血管　70
颈部血管损伤手术　76
颈淋巴结清扫术　99
颈内动脉损伤手术　77
颈前瘢痕挛缩畸形修复术　1049
颈外动脉损伤手术　76
颈总动脉损伤手术　78
静脉瓣膜环缩术　985
静脉引流　846
局部浸润麻醉　37
巨脾的腹腔镜手术　929
均衡型制剂　51
菌株定植（catheter colonization）　63

K

Khubchandani 手术　545
Kocher　3
Kocher 右肋缘下斜切口　181
Kugel 修补法　233
抗感染封闭导管（anti-infective lock catheter）　63
空、回肠肠狭窄手术　383
空肠十二指肠瘘吻合术　419
溃疡性结肠炎手术　464
捆绑式胰肠端侧吻合术　885
捆绑式胰胃吻合术　885
扩大背阔肌肌皮瓣　159
扩大胃癌根治术　319
扩大右肝切除术　594
扩大左肝切除术　594

L

Langer 线　174
Latarjet 神经　254
LDMF　159
Leger 手术　866
Lichtenstein 修补术　232
Lister　3
Ludwig 颈炎　86
阑尾脓肿引流术　449
阑尾切除术　444
阑尾应用解剖与生理概要　443
冷冻治疗　586

理想体重　356
连续缝合法　19
两瓣法腭裂修复术　1066
瘤内无水酒精注射术　616
隆乳术　162

M

Mallory-Weiss 综合征　262
McBurney 切口　182
Meckel 憩室手术　384
Meissner 神经丛　377
Mercadier 手术　866
MIVAT　101
Moskel-Walske-Neumayer 术式　394
MRSA　66
麻醉后监护　45
麻醉前评估　34
麻醉前用药　35
麻醉前准备　35
麻醉深度监测　37
麻醉中监测　36
马蹄形切开式幽门成形术　275
慢性动脉硬化性闭塞症手术　972
慢性胰腺炎　864
慢性胰腺炎外科治疗　864
盲肠造口术　474
毛细血管瘤和海绵状血管瘤切除术　1028
门静脉并发症　647
门静脉高压症　652
门静脉高压症病人的麻醉　42
门静脉与腔静脉之间的侧支吻合支　654
门静脉组成　652
弥漫性血管内凝血病人的围手术期处理　712
迷走神经　254
免疫平衡失调　61
末节多指畸形　1058
拇指多指畸形　1058

N

N1、N2 站淋巴结清扫　348
N3 站淋巴结清扫方法　349
Nissen 胃底折叠　374
Noble 肠排列折叠术　404
Nyhus 分类法　216
内侧乳房成形术　154
内踝部大隐静脉切开术　954
内镜 Oddi 括约肌测压术　828
内镜胆管括约肌切开术　829
内镜基本操作　25

内镜技术　25
内镜技术应用　26
内镜黏膜下剥离术　324
内镜下黏膜切除术　324
内镜硬化剂注射和套扎手术　660
内乳淋巴结清除　134
内痔、外痔和混合痔　535
内痔环形切除术　536
内痔切除术　535
耐甲氧西林金黄色葡萄球菌感染　66
难治性十二指肠溃疡病的手术选择　269
难治性胃溃疡病的手术选择　269
囊状淋巴管瘤切除术　87
脑死亡供体移植物获取术　422
脑死亡供者供胰切取术　900
逆行性阑尾切除术　448
黏膜内癌　323
黏膜下癌　323
凝血功能障碍处理　711
脓毒症　60
脓性指头炎切开引流术　1019

O

Oddi 括约肌　821
Oddi 括约肌成形术　809,829
Oddi 括约肌功能障碍　825
Omega 成形术　154

P

Partington-Rochelle 手术　866
Poupart 韧带　212
PPH　541
Puestow 手术　866
旁正中切口　178
盆底肌肉　496
盆腔脓肿引流术　196
皮片移植固定　1034
皮片移植术　1032
皮下盲袢胆管空肠吻合术　807
皮脂腺囊肿切除术　1028
脾动脉瘤手术　965
脾静脉 - 颈内静脉转流术　685
脾切除加大网膜固定术　666
脾切除手术要点　920
脾细胞移植术　939
脾移植术后免疫相关并发症　938
脾移植术后外科并发症　937
脾脏的动脉　911
脾脏的毗邻　910

脾脏的韧带　910
脾脏生理概要　912
脾脏应用解剖　910
剖腹或腹腔镜结合结肠镜息肉切除术　480
剖腹探查术　191

Q

脐疝修补术　241
气管的应用解剖　82
气管和食管损伤手术　76
气管切开术　82
器械打结法　16
髂窝脓肿　1025
髂窝脓肿切开引流术　1025
前臂皮瓣切取术　1042
前入路肝切除　594
前哨淋巴结的意义　138
前哨淋巴结活检　137
前哨淋巴结转移类型的判定标准　138
浅筋膜浅层（Camper 筋膜）　174
浅筋膜深层（Scarpa 筋膜）　174
腔 - 房或腔 - 腔转流术　688
腔镜单侧甲状腺大部切除术　105
腔镜辅助甲状腺癌手术　107
腔镜辅助甲状腺切除术　101
腔镜基本操作　22
腔镜技术　22
腔镜甲状腺结节切除术　104
腔镜甲状腺手术应用解剖　101
腔镜手术器械　22
腔镜下皮下腺体切除术　143
腔镜下腋窝淋巴结清扫术　142
腔镜腋窝淋巴结清扫术　145
腔内铺网修补法（IPOM）　236
切口和创伤愈合基本类型　57
切口或创伤愈合病理生理过程　57
亲水性肠梗阻导管　410
亲属活体节段小肠移植物获取术　421
清创术　1010
清创术步骤　1010
全肝血流阻断　593
全厚皮片　1032
全厚皮片的切取　1034
全结肠切除术　486
全脾脏切除术　916
全腔镜乳腺癌改良根治术　141
全身炎症反应综合征（SIRS）　60
全手脱套伤　1014
全胃切除术　320

全胰十二指肠切除术　886

R

Ramano 末节分区　1013
Ranson 标准　857
Reitz 静脉丛　654
Rotter 淋巴结群　119
Roux-en-Y 式吻合　299
Roux-en-Y 胃短路术　359
Rutkow-Robbins 附加分类法　215
人工肛门括约肌植入术　518
刃厚皮片　1032
乳房下皱褶成形术　154
乳房中央的肿瘤保乳成形术　154
乳腺癌保乳手术　135
乳腺癌改良根治术　129
乳腺癌各种手术方式　128
乳腺癌根治术　133
乳腺癌扩大根治术　134
乳腺癌手术中意外处理　138
乳腺导管内乳头状瘤手术　126
乳腺分叶状肿瘤手术　125
乳腺生长发育　120
乳腺生理概要　120
乳腺手术麻醉　39
乳腺微创旋切手术　146
乳腺尾部　118
乳腺纤维腺瘤手术　125
乳腺悬韧带　118
乳腺有关淋巴结　119
乳腺脂肪坏死手术　124
软组织金属异物取出术　1016
锐性分离　15

S

S 形瓣两侧厚唇矫正术　1065
S 形皮瓣真皮层切除术　1053
Santorini 管　844
Shouldice 修补术　223
Simon 三角　91
SLNB　137
Soave 手术　458
Sommelwels　4
Stoppa 分类法　217
Surgiura 手术　663
Swan-Ganz 漂浮导管监测肺毛细血管楔压　36
Swenson 手术　456
腮腺的应用解剖　78
腮腺混合瘤　79

腮腺切除术　78
鳃囊肿和鳃瘘手术　88
三角瓣法唇裂修复术　1059
三重结　16
疝复发　247
上唇瘢痕畸形修复术　1063
上睑提肌缩短术　1055
上睑下垂矫正术　1055
舌部分切除术　74
舌切除术　74
射频消融设备　610
深脓肿切开引流术　1026
神经切除术　865
神经阻滞麻醉　37
肾动脉瘤手术　967
肾移植后胰腺移植（PAK）　898
生长抑素的合成、分泌和作用　850
生物血管　951
十二指肠闭锁和狭窄手术　258
十二指肠镜及其联合腹腔镜"双镜"的术中应用　779
十二指肠溃疡旷置术　298
十二指肠旁疝　209
十二指肠憩室手术　368
十二指肠损伤手术　262
十二指肠息肉切除术　371
十二指肠悬韧带（Treitz 韧带）　250
十二指肠肿瘤手术　371
手背侧皮肤缺损修复术　1015
手部烧伤瘢痕挛缩畸形修复术　1044
手术部位感染分类　62
手术操作层　9
手术减重的原理与术式　357
手腕部腱鞘囊肿　1029
手掌侧皮肤缺损修复术　1015
手掌皮肤缺损修复术　1015
手指甲下血肿引流术　1011
手指尖端横断伤缝合术　1011
手指皮肤缺损修复术　1012
手指外伤性截指修复术　1013
手指远端皮肤脱套撕脱伤修复术　1014
受体肝切除术　622
受体手术麻醉中注意事项　642
术后胆道镜经 T 形管窦道取石术　778
术后胆管狭窄手术　753
术后肺部并发症处理　713
术后腹腔内出血　646
术后漏胆汁和梗阻性黄疸　813
术中大量输入库血致血不凝的处理　712
术中发现胆管损伤手术处理　812

术中淋巴结的确认　138
双侧唇裂瓣修复术　1061
双侧矩形瓣法　1062
双环法乳房缩小术　167
双肋缘下斜切口　182
双手打结法　16
水泵式人工肛门括约肌　518
宿主抗感染防御机制　61
隧道插管小肠造口术　390
隧道式胃造口术（Witzel 式式）　264
梭行切除"Z"形成形术　1053
缩窄性乳头炎　825

T

Takasaki Glissonian 鞘入路　596
TDAP　156
Turnbull-Cutait 腹会阴拉出切除术　560
碳水化合物的代谢　48
套管针穿刺造口术　392

V

Vater 壶腹　820,844
Vater 乳头　820
Vater 乳头的局部解剖　820

W

Waldeyer 筋膜　496
Whipple 手术　879
W 形储袋　470
体温监测　37
体重指数　356
外侧乳房成形术　154
外科安全核对目录清单　8
外科感染　60
外科感染发病机制　60
外科感染抗生素防治　65
外科结　16
外科切口部位感染（SSI）　62
外科切口的种类　62
外科切口愈合　56
外科手术并发症　7
外科手术并发症分类　7
外科手术感染的炎症和免疫病理机制　61
外科手术患者营养支持　47
外科手术基本操作　13
外痔血栓切除术　540
外置小肠造口术　390
完全腹膜外修补法（TEP）　236
网塞修补法　233

微波固化术及射频消融术　586
微创甲状旁腺切除术　115
微创外科技术　22
围手术期监测　713
胃、十二指肠应用解剖　250
胃、食管曲的静脉分区　653
胃、胰十二指肠动脉瘤　970
胃癌 D_2 式根治术　311
胃癌各站淋巴结的划分　254
胃癌联合 Krukenberg 瘤切除　334
胃癌联合肝脏切除　333
胃癌联合脾脏切除　332
胃癌联合胰十二指肠切除　333
胃癌联合胰体 / 尾联合脾切除　333
胃癌联合脏器切除术　331
胃癌联合种植的腹膜切除　333
胃癌淋巴结清扫　316
胃癌手术治疗适应证　311
胃癌缩小手术　328
胃癌治疗策略　309
胃壁病灶局部切除术　303
胃壁结构与早期胃癌　324
胃部分切除术后胃肠道重建方式　286
胃肠道并发症　649
胃肠道吻合器使用　302
胃肠吻合器的种类　303
胃的分泌功能　255
胃的屏障功能　255
胃的运动功能　255
胃底横断术　665
胃底静脉缝扎术　664
胃底食管下段侧支吻合支　654
胃和近段十二指肠的淋巴引流　252
胃和近段十二指肠的神经支配　254
胃和胃网膜动脉瘤手术　970
胃后静脉　653
胃节段切除术　304
胃空肠吻合术　276
胃溃疡的分型（Jonson 改良法）　269
胃迷走神经干切断术　280
胃迷走神经切断术　280
胃泌素的合成、分泌和作用　850
胃泌素瘤的十二指肠切除术　896
胃切除后的消化道重建　304
胃切开溃疡切除术　285
胃十二指肠端侧吻合术式　291
胃十二指肠吻合术　278
胃食管反流病　372
胃损伤手术　262

1083

胃引流术 273
胃造口术 264
我国肝移植的发展沿革 618
我国肝移植现状 619
无心跳供体移植物获取术 425
无心跳供者供胰切取术 899
无张力腹股沟疝修补术 232

X

系列横向肠整形术 398
细菌性肝脓肿手术治疗 578
狭窄成形术 394
下蒂法乳房成形术 153
下蒂法乳房缩小术 166
下腹部供区的皮瓣 160
下腹部皮瓣切取术 1041
下腹部游离皮瓣 161
下腔静脉并发症 648
下腔静脉隔膜切除并血栓取出术 681
下腔静脉球囊扩张成形并支架置入术 684
下丘脑促性腺激素释放激素 121
下肢深静脉瓣膜功能不全手术 985
下肢象皮肿手术 1051
先天性肠闭锁手术 380
先天性肠旋转不全整复术 379
先天性胆管囊性扩张手术 836
先天性动静脉瘘手术 979
先天性肥厚性幽门狭窄手术 258
先天性肌性斜颈矫正术 1067
先天性巨结肠（Hirschsprung 病） 453
先天性尿道下裂修复术 1068
先天性上睑下垂 1055
显微外科 26
限制性肠 - 腔静脉架桥分流术 674
限制性门 - 腔静脉侧侧分流术 672
限制性门 - 腔静脉架桥分流术 673
消化性溃疡穿孔修补术 271
消化性溃疡各种并发症的急症手术 270
小肠导管抽吸治疗粘连性肠梗阻 410
小肠扭转复位术 408
小肠生理概要 377
小肠损伤的分类 386
小肠损伤手术方法 387
小肠移植的基本术式 420
小肠移植术 420
小肠应用解剖 376
小肠造口手术方法 389
小儿腹股沟斜疝修补术 224
小儿活体供肝移植术 632

小隐静脉高位结扎剥脱术 984
斜切口 180
心血管系统监测 36
新肝植入术 644
新生儿皮下坏疽 1025
新生儿皮下坏疽切开引流术 1025
新生儿胃穿孔修补术 257
新生儿胃造口术 257
形状记忆合金人工肛门括约肌 519
胸背动脉穿支皮瓣 156
胸腹联合切口 183
胸锁乳突肌切断术 1067
胸锁乳突肌延长术 1068
袖状胃切除术 361
旋转推进法唇裂修复术 1060
选择性门 - 体分流术 668
选择性全肝血流阻断 593
选择性入肝血流阻断 593
选择性胃迷走神经切断术 282
血管的切开方式 945
血管缝合材料 944
血管缝合的常用方法 946
血管缝合的基本原则 946
血管活性多肽（VIP）的合成、分泌和作用 850
血管瘤捆扎术 585
血管腔内治疗 952
血管手术器械 944
血管手术器械与缝合材料 944
血管吻合基本技术 948
血管显露与血流控制 945
血管移植术 951
血流动力学监测 713
血运重建禁忌证 947

Y

鸦爪支 254
咽后壁组织瓣咽成形术 1067
延长小肠输送手术 397
腋臭手术 1053
腋窝局部解剖 119
腋窝淋巴结清扫（ALND） 137
医疗过失 6
医疗过失诉讼 6
医疗警惕 6
医源性胆管损伤的手术适应证和禁忌证 811
医源性胆管损伤手术 812
胰岛素的合成、分泌和作用 849
胰岛素瘤剜除术 894
胰多肽的合成、分泌和作用 850

胰高糖素的合成、分泌和作用　849
胰肾同期移植（SPK）　898
胰十二指肠切除术　875
胰十二指肠切除术（PD）　30
胰体、尾部切除术　889
胰体尾解剖　890
胰体尾切除　890
胰头十二指肠切除术　794
胰腺癌及壶腹区癌手术　874
胰腺动脉供应　845
胰腺分裂　852
胰腺分裂手术　852
胰腺坏死组织清创切除术　859
胰腺假囊肿手术　862
胰腺空肠侧侧吻合术　869
胰腺淋巴引流　847
胰腺内分泌功能　849
胰腺脓肿手术　861
胰腺胚胎发育　851
胰腺神经内分泌瘤（PNETs）　893
胰腺神经内分泌瘤手术　893
胰腺损伤的分级　853
胰腺损伤手术　853
胰腺外分泌功能　848
胰腺移植术　898
胰腺移植术后处理　906
胰腺应用解剖　842
胰腺植入手术　902
移植术后新生恶性肿瘤　650
移植物修剪　426
移植血管方法　952
移植血管与腔内治疗　952
乙状结肠造口术　476
以肝段为本的肝切除　596
异位甲状旁腺的处理　114
异位胰腺手术　852
意外性脾切除术　924
阴茎皮管尿道成形法　1068
阴茎阴囊皮瓣尿道成形法　1069
阴囊纵隔血管蒂皮瓣尿道成形法　1070
营养基质代谢　48
影响机体免疫反应的因素　61
影响麻醉处理的重要因素　34
影响切口或创伤愈合因素　58
痈切开引流术　1018
幽门螺杆菌　269
游离皮瓣移植术　1040
有蒂皮肤移植术　1036
右侧结肠切除术　482

右三区肝切除术　594
右下腹斜切口　182
预防 SSI 的措施　62
预防性回、结肠造口术　462
预防性全乳切除时乳房重建　150
原位大隐静脉 - 腘静脉转流术　994
原位肝移植术　623
远端脾 - 腔静脉分流术　671
远端脾 - 肾静脉侧侧分流术　671
远端脾 - 肾静脉分流术　668
孕激素　121

Z

早期肝内控制 Glissonian 鞘的前入路断肝法　594
早期胃癌　323
早期胃癌分型　324
早期胃癌手术　323
早期胃癌外科治疗的基本原则　324
增加面积手术　398
掌中间隙脓肿切开引流术　1023
整块切除腹腔脏器分离　426
正中切口　177
证据医学对肠外　54
脂肪瘤切除术　1030
脂质代谢　48
直肠、肛管的动脉和静脉　497
直肠、肛管的淋巴引流　498
直肠、肛管周围间隙　497
直肠癌经腹前切除术　553
直肠的解剖　496
直肠的神经支配　498
直肠肛管周围脓肿　531
直肠肛管周围脓肿切开引流术　531
直肠后部直肠狭窄切开术　524
直肠后脓肿切口引流术　533
直肠经腹切除　557
直肠内套叠手术　546
直肠内直肠狭窄切开术　524
直肠前膨出经阴道切开修补术　546
直肠前膨出经直肠闭合式修补术（Black 手术）　546
直肠前膨出经直肠切开修补术　544
直肠前膨出修补术　544
直肠前切除术发展与种类　553
直肠损伤手术　462
直肠脱垂　509
直肠脱垂的注射疗法　546
直肠息肉　505
直肠息肉手术　505
直肠系膜的解剖学基础　563

直肠悬吊术　512
直肠远端松弛黏膜胶圈套扎术　547
直疝三角　214
直视下胃冠状静脉栓塞加脾切除术　666
直线缝合器　302
直线切割吻合器　302
植入物的类型　158
植入物乳房重建　157
植入物相关的重建技术　158
植入物相关的重建时机　158
指背侧皮肤缺损修复术　1012
指端皮肤缺损修复　1012
指屈肌腱鞘、滑液囊及掌间膜　1023
指掌侧皮肤缺损修复术　1012
中厚皮片　1032
中心静脉压(CVP)监测　36
中央区淋巴结清扫　99
中央组淋巴结　71

爪形手　1044
椎管内麻醉　37
自体脾组织移植术　931
自体组织乳房重建　159
纵切横缝式幽门成形术　274
纵切横缝术　511
足背皮瓣切取术　1041
足底瘢痕或慢性溃疡切除修复术　1051
足踝部腱鞘囊肿　1029
组件型肠内营养制剂　52
罪恶支　254
左半肝切除术　593
左侧结肠切除术　485
左肋缘下斜切口　181
左三区肝切除术　594
左肾静脉、脾静脉端侧吻合术　672
左右肝管探查术　782
坐骨直肠窝脓肿切开引流术　533